江西文化研究会组织编写

邹嘉玉临证精要

主编：邹嘉玉

副主编：邹伟东

编委：徐捷　史小玲

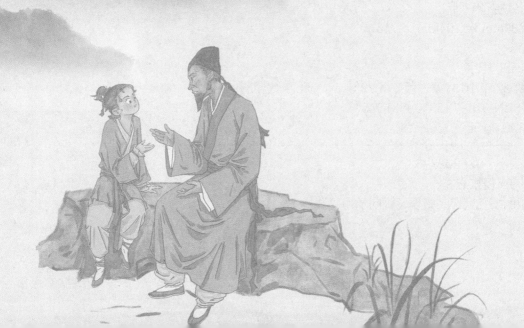

江西科学技术出版社

图书在版编目（CIP）数据

邹嘉玉临证精要 / 邹嘉玉主编 . -- 南昌：江西科
学技术出版社，2022.10
ISBN 978-7-5390-8315-5

Ⅰ . ①邹… Ⅱ . ①邹… Ⅲ . ①医案 - 汇编 - 中国 - 现
代 Ⅳ . ① R249.7

中国版本图书馆 CIP 数据核字 (2022) 第 166756 号

国际互联网（Internet）地址： http://www.jxkjcbs.com
选题序号： KX2022052

责任编辑 / 宋　涛
责任印制 / 夏至寰
封面设计 / 傅司晨

邹嘉玉临证精要　　　　　　　　　　　　　邹嘉玉　　主编
ZOUJIAYU LINZHENG JINGYAO

出版发行 / 江西科学技术出版社
社址 / 南昌市蓼洲街 2 号附 1 号
邮编 / 330009
电话 / 0791-86623491
印刷 / 湖北金港彩印有限公司
经销 / 各地新华书店
开本 / 889mm×1194mm　1/16
印张 / 52
字数 / 1500 千字
版次 / 2022 年 10 月第 1 版　2022 年 10 月第 1 次印刷
书号 / ISBN 978-7-5390-8315-5
定价 / 300.00 元

　　"循前贤之规范，积跬步之体验"，作者迟暮之年将劄记奋力整理，集1.2万余份病案，分《经方实践》《医经启悟》《时方裁切》《杂合以治》《衷中御西》《守正创新》《误诊误治》《简易一得》等束撰成册，立名《邹嘉玉临证精要》，分享同仁，启迪后学，实乃可敬可佩！

　　细读本书，深知作者自学履步中医药，由当年"赤脚"为医，初心自强，砥砺攀行，业至执医从教，职得副主任中医师，进而出刊论文编著，兼任学会委员、理事，其可谓一片"咬住青山不放松"的执着之心，尤可"点赞"称美！

　　书中所辑《杂合以治》《衷中御西》《守正创新》《误诊误治》展现了作者50余年的学术建树与治学态度；既遵古守正，又兼容创新；既注重实效，又不弃误诊失治，且可见作者在字里行间紧挚真实，记录原貌，致力可读可信！写自我经历，记临证实情，录正误所得，不容虚言，终以阅读有益为目的！

　　作者虽云"点滴之汇，粗浅一得"，但读后，甚感本书还体现了"仁心仁术"之贵，明白了"阴阳脏腑之理"，不失翔实有益之作，兴奋之际，欣然应邀，提笔书此数语以为序。

江西中医药大学

国医大师　皮持衡

二○二一年十二月于南昌

自序

"中国医药学是一个伟大的宝库"。毛泽东主席的精辟论断，影响吾的人生走向。吾怀探奇寻宝之心，仰读《黄帝内经》《伤寒论》《金匮要略》。先贤巨著，文字简约，玄奥难解，初感茫然，相互参读，略有所悟。此时吾罹石淋之疾，尿频尿急，反复不瘥，虽经大剂抗生素，无济于事。试请乡医以针刺治之，一针见效，二次获愈。使吾初沐宝气，得窥珠光。此后，自扎苦练针术。当时，农村缺医少药，感冒头痛、腰腿疼痛等多发病、常见病难获及时治疗。吾试用针，收效立竿；又恰逢一少女学生罹癫狂之疾，当地中西医均束手无策，荐其往省城求医。其父力邀试诊，揣忐忑之心，询病诊脉，仿泻火法，授"泻心汤"，一剂知、三剂瘥，竟如桴鼓之应。知行相合，初明其道。深知国之医药，防病治疾，保障健康，其功至伟！由此，笃信弥坚，矢志岐黄，以解乡亲之困厄。

初始行医，欠缺章法，幸好笔勤，凡中药体用者，片言只语，均予留记，迄今五十余载，积案数万余份。所涉诸疾，虽无至深、精要之案，然点滴之汇，粗浅一得，足证宝藏之妙！若问，中医中药妙在何处？吾以为：宇宙造化，矿素形成，人类动植，生机延续，互为关联，实为一体，形成大序。人之为病，无外阴阳气血失调。医者执药之寒热温凉、四气五味之性，按照阴阳八纲、脏腑气血盛衰之情而用之，实乃同气相求之妙！殊不知，十五六世纪，西方航海者，罹坏血病，视为不治，弃之荒岛，坐以待毙。其以野果充饥者，病竟愈。进而发现维生素，与中药之形成，实乃异曲同工。足证泱泱五千年，吾华夏先贤之智慧，何独谓中医药不科学欤！近百年"取消中医"之聒噪，可否休矣？

二十世纪八十年代初，中医药教育、科研、临床乏人乏术之际，吾幸被择录于江西中医学院任教、从医。其间深受老辈影响与提携，在教学及管理中，尤其是在参编《中华本草》之时，有幸与国内知名专家、学者交往并聆听教诲，得益匪浅。

二十一世纪初，企老有所为，为弘扬中医药，吾借助农工南昌中草药门诊部之实践平台。励志实践，规范中药，剔除伪劣，遵古炮制，提高疗效，历十七载，遇"非典""新冠"大疫，乃吾体验与见证中华国粹、重露光芒之时期。

发掘宝库，振兴中医，让其为人类健康造福。故迟暮之年，不揣愚陋，将剖记奋力整理。整理后的 1.2 万余份病案中：治愈者 61.2%，好转者 18.6%。处于国医弱化、几乎沦为另类医学、中药加工炮制逐渐淡化、质量难于保证之际，纯用中医药治病疗伤。且多为久治不愈、或病因不明之疾，收此疗效，实乃中医药文化之精辟，亦是百摧不垮、生命顽强之根本。总之，循前贤之轨范，积跬步之体验。深悟：方有定式，病无常态。临证之要，首重养生防病，既病治疗则遵"谨察阴阳所在而调之，以平为期"之训，以伤寒六经方证为本；以辨证施治为基石；以致中和为目的。采用汤药膏散、针药互补、衷中御西、按蹻火罐、食疗调养、燔灸汗疗、内服外洗、心理疏导，凡此等等，颇有收效。所录病案僭名《邹嘉玉临证精要》，内容分列为：经方实践、医经启悟、时方裁切、杂合以治、衷中御西、守正创新、误诊误治、简易一得、附药后瞑眩。其中既有经验，亦有教训。意犹抛砖引玉，亦冀为后学在发掘宝库中添一垫足之石！同时，借此绵薄之得，以激励国人，尤其是中医药工作者的文化自信！以助中医药之振兴，为中华民族之复兴贡献一份力量！

在长期的临证与教学中，承蒙肾病专家皮持衡教授、针灸专家魏稼教授、黄新发主任中医师及陈荣华先生的指导；在励志中草药实践的十七年中，得益于农工南昌市委领导龙国英女士、沈婷女士、王冠华先生的关怀与扶持；医案的编纂工作，得到了江西中医学院 1994 级 1 班中医专业全体同学的督促和全力帮助。在此，一并致以谢忱！

由于学习不够，认识肤浅，研究局限，整理之医案医话，难免谬误，敬请指正！

邹嘉玉

于 2021 年 10 月 19 日

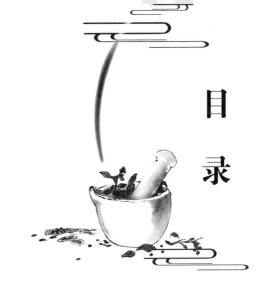

目 录

一、经方实践

1. 麻黄汤 ……………………………… 3

　【案例1】外感（病毒性感冒）……… 3

　【案例2】感冒变病（流行性感冒、风湿性关节炎）

　　　　　 ……………………………… 3

　【案例3】化妆品皮疹（接触性皮炎）… 3

2. 桂枝汤 ……………………………… 4

　【案例1】食泻（肠易激综合征）…… 4

　【案例2】外感（太阳少阳合病、病毒性感冒）…… 4

　【案例3】外感（太阳少阳并病、流行性感冒）…… 5

　【案例4】身痛（空调综合征）……… 5

　【案例5】身痛发热（普通感冒）…… 5

　【案例6】自汗（太阳中风、普通感冒）… 6

　【案例7】闭经（月经不调）………… 6

　【案例8】手背黝黑斑（青霉素过敏）… 6

　【案例9】大便难（便秘）…………… 7

　【案例10】肩胛扭伤（软组织损伤）… 7

3. 小青龙汤 …………………………… 7

　【案例】水肿（急性肾小球肾炎）…… 7

4. 大青龙汤 …………………………… 8

　【案例1】牛皮癣（银屑病）[1]……… 8

　【案例2】牛皮癣（银屑病）[2]……… 8

5. 桔梗汤 ……………………………… 9

　【案例1】风热喉痹（急性咽炎）…… 9

　【案例2】鼻窒（过敏性鼻炎）……… 9

　【案例3】大便秘结 ………………… 10

6. 麻黄杏仁甘草石膏汤 ……………… 10

　【案例1】咳嗽（咳嗽性哮喘）……… 10

　【案例2】咳嗽（急性支气管炎）[1]… 10

　【案例3】咳嗽（急性支气管炎）[2]… 11

　【案例4】咳喘（慢性支气管炎急性发作）…… 11

　【案例5】风热喉痹（急性扁桃体炎）… 11

　【案例6】粉刺（寻常痤疮）………… 11

7. 越婢汤 ……………………………… 12

　【案例1】喘咳（慢性支气管炎伴哮喘、水肿）… 12

　【案例2】风水（急性肾小球肾炎）… 12

　【案例3】水肿（高血压肾病、蛋白尿、乳糜尿）13

8. 越婢加术汤 ………………………… 13

　【案例1】水肿（急性肾小球肾炎）[1]… 13

　【案例2】水肿（急性肾小球肾炎）[2]… 14

9. 麻黄细辛附子汤 ······· 14

【案例1】外感（少阴太阳合病、流行性感冒）··· 14

【案例2】外感腰痛 ············· 15

【案例3】腰痛（腰椎骨质增生）········· 15

【案例4】腰痛（风湿性腰痛）········· 15

【案例5】足厥（微循环障碍）········· 16

【案例6】痛痹（左颌关节炎）········· 16

【案例7】痛痹（膝关节炎）·········· 16

【案例8】痛痹（网球肘）··········· 17

【案例9】龟头痛（少阴寒证）········· 17

10. 大承气汤 ··············· 17

【案例1】胃灼（反流性食道炎）········ 17

【案例2】发热（脑瘤术后）·········· 18

【案例3】腹痛（胆石症术后）········· 18

【案例4】便秘（胆石症术后）········· 19

【案例5】大便秘结（外感便秘）········ 19

11. 小承气汤 ··············· 19

【案例1】便秘（药源性便秘）········· 20

【案例2】新生儿大便不通（脑积水）····· 20

12. 调胃承气汤 ············· 20

【案例1】右下腹痛（肠粘连）········· 20

【案例2】口臭（慢性胃炎）·········· 21

【案例3】胸痛（胆汁反流性食道炎）····· 21

13. 大黄牡丹汤 ············· 21

【案例1】肠痛（急性阑尾炎）[1] ······· 21

【案例2】肠痛（急性阑尾炎）[2] ······· 22

【案例3】肠痛（慢性阑尾炎急性发作）··· 22

14. 薏苡附子败酱散 ········· 22

【案例1】肠痛（急性阑尾炎）········· 22

【案例2】积聚（升结肠腺瘤）········· 23

15. 小柴胡汤 ··············· 23

【案例1】体虚感冒（空调综合征）····· 24

【案例2】时行感冒（少阳经证、流行性感冒）··· 24

【案例3】时行感冒（少阳腑证、病毒性感冒）··· 24

【案例4】外感（少阳病、流行性感冒）··· 25

【案例5】外感（太阳病变证、病毒性感冒）··· 25

【案例6】外感（流行性感冒）········· 25

【案例7】外感（太阳少阳合病、病毒性感冒）··· 26

【案例8】感冒失治（病毒性感冒）····· 26

【案例9】外感（病毒性感冒）[1] ······· 26

【案例10】外感（病毒性感冒）[2] ······ 26

【案例11】外感（病毒性感冒）[3] ······ 27

【案例12】喉风（流感、急性咽炎）····· 27

【案例13】头痛（空调综合征）········ 27

【案例14】头痛（流行性感冒）[1] ······ 28

【案例15】头痛（流行性感冒）[2] ······ 28

【案例16】眩晕（流行性感冒）[1] ······ 28

【案例17】眩晕（流行性感冒）[2] ······ 28

【案例18】眩晕（药源性眩晕）········ 29

【案例19】头眩（房劳复、流行性感冒）··· 29

【案例20】头眩（流行性感冒）········ 29

【案例21】低热（流行性感冒）········ 30

【案例22】盗汗（流行性感冒）········ 30

【案例23】咳嗽（上呼吸道感染）[1] ····· 30

【案例24】咳嗽（上呼吸道感染）[2] ····· 30

【案例25】咳嗽（两下肺炎）········· 31

【案例26】咳嗽（急性支气管炎）[1] ···· 31

【案例27】咳嗽（急性支气管炎）[2] ···· 31

【案例28】咳嗽（太少并病、急性支气管炎）··· 32

【案例29】胁肋痛（胆囊炎）········· 32

【案例30】双耳闭塞（高原反应症）····· 32

【案例31】左耳闭塞（太少并病、流行性感冒）··· 33

【案例32】肢无力（有机磷农药中毒后遗症）··· 33

【案例33】疮后痛证（带状疱疹后遗症）··· 33

【案例34】腰腹痛（人工流产术后）····· 34

【案例35】腰痛（前列腺炎）········· 34

【案例 36】发热（多囊肾）…………………… 34

【案例 37】脑鸣（脑供血不足）……………… 35

【案例 38】肢体麻木（附子过量中毒）……… 35

【案例 39】妊娠感冒（流行性感冒）………… 35

【案例 40】妊娠咳嗽（上呼吸道感染）……… 36

【案例 41】经行咳嗽（慢支急性发作）……… 36

【案例 42】经行感冒（流行性感冒）………… 36

【案例 43】经行乍冷乍热（抑郁性神经症）… 36

【案例 44】交接不射精（不射精症）………… 37

【案例 45】术后发热（左输尿管下端结石术后）… 37

【案例 46】齿龋（磨牙）……………………… 38

【案例 47】黄疸（胆总管结石）……………… 38

16. 柴胡桂枝汤 ………………………………… 38

【案例 1】头眩（太阳少阳并病、流行性感冒）… 39

【案例 2】腹痛（太阳少阳合病、普通感冒）… 39

【案例 3】右少腹痛（盆腔积液）…………… 39

17. 大柴胡汤 …………………………………… 39

【案例】胸灼（胃液反流、胆汁反流）……… 39

18. 桂枝加龙骨牡蛎汤 ……………………… 40

【案例 1】颤振（不明原因半身颤抖）……… 40

【案例 2】不寐（人流术后失眠）…………… 41

【案例 3】自汗（药源性自汗）[1]…………… 41

【案例 4】自汗（药源性自汗）[2]…………… 41

【案例 5】自汗（感冒胶囊致汗出不止）…… 42

【案例 6】自汗并盗汗（自主神经功能紊乱）… 42

【案例 7】自汗（氨酚伪麻那敏片致自汗）… 42

【案例 8】自汗并不寐（感冒灵致自汗并不寐）… 43

【案例 9】汗证（产后自汗盗汗）…………… 43

【案例 10】盗汗（刮宫术后盗汗）…………… 43

【案例 11】盗汗（阑尾炎术后盗汗）………… 43

【案例 12】头汗（自主神经功能紊乱）……… 44

【案例 13】胸汗（自主神经功能紊乱、高血压病）… 44

【案例 14】郁证（抑郁症）…………………… 44

【案例 15】瘾疹（药疹）……………………… 45

【案例 16】瘾疹（过敏性荨麻疹）…………… 45

【案例 17】痉病（颈领痉挛）………………… 45

【案例 18】痉病（四肢痉挛）………………… 46

【案例 19】躁动（学龄儿童多动综合征）[1]…… 46

【案例 20】躁动（学龄儿童多动综合征）[2]…… 47

【案例 21】躁动（婴儿多动综合征）………… 47

19. 四逆散 ……………………………………… 47

【案例 1】龟头痛 ……………………………… 47

【案例 2】眩晕（前庭神经元炎）…………… 48

【案例 3】肝泻（过敏性结肠炎）…………… 48

【案例 4】肝泻（慢性腹泻）………………… 49

【案例 5】夜间多溺（精神神经性多尿）…… 49

【案例 6】身痛（药物性身痛）……………… 49

【案例 7】郁证（焦虑症）…………………… 50

【案例 8】郁证（抑郁症）…………………… 50

【案例 9】郁证（戒烟焦虑症）……………… 51

【案例 10】鼻忌秽气（嗅觉过敏症）………… 51

【案例 11】目灼（眼干燥症）………………… 52

【案例 12】胃痛（食管多发白斑、非萎缩性胃炎并
糜烂、胆汁反流）…………………………… 52

【案例 13】胃痞（慢性胃炎）………………… 53

【案例 14】水肿（围绝经期综合征）………… 53

【案例 15】痉病（突发性抽搐、低血钾）…… 53

【案例 16】崩漏（单纯性子宫增生症）……… 54

【案例 17】闭经（继发性闭经）[1]…………… 54

【案例 18】闭经（继发性闭经）[2]…………… 55

【案例 19】咬舌症 …………………………… 55

【案例 20】不育（精子活力低）……………… 55

【案例 21】滑精 ……………………………… 56

【案例 22】少腹痛（人流术后）……………… 56

【案例 23】创口红肿（舌扁平苔藓术后）…… 57

【案例 24】大便秘结（结肠息肉术后）……… 57

目录

3

【案例25】性早熟 …………………………… 57

【案例26】乙型肝炎 ………………………… 58

20. 芍药甘草汤 ……………………………… 58

　　【案例1】血瘕（左卵巢囊肿）…………… 58

　　【案例2】热痹（痛风）…………………… 59

　　【案例3】腰痛（腰椎病小针刀术后）…… 59

　　【案例4】大便秘结（慢性结肠炎）……… 59

21. 枳实芍药散 ……………………………… 59

　　【案例】积证（左腹痛、输卵管积液）… 60

22. 泻心汤 …………………………………… 60

　　【案例】热淋（慢性肾盂肾炎）………… 60

23. 半夏泻心汤 ……………………………… 61

　　【案例1】暑泄（急性肠炎）……………… 61

　　【案例2】休息痢（慢性菌痢）…………… 61

　　【案例3】白滞痢（慢性菌痢）…………… 61

　　【案例4】食泄（慢性腹泻）……………… 62

　　【案例5】痛泻（胆石症术后）…………… 62

　　【案例6】嘈杂（慢性浅表性胃炎）……… 62

　　【案例7】胃痞（非萎缩性胃炎、食管功能不全）

　　………………………………………………… 63

　　【案例8】胃痞（残胃炎、食道炎）……… 63

　　【案例9】胃痞（胃息肉灼除术后、食管糜烂）… 63

　　【案例10】唇风（单纯疱疹）…………… 64

　　【案例11】腹胀（急性肠胃炎）………… 64

　　【案例12】口疮（鼻咽癌放、化疗后）… 64

　　【案例13】口疮（口腔溃疡）…………… 65

　　【案例14】舌灼痛（舌炎）……………… 65

　　【案例15】腹痛（人流术后）…………… 65

　　【案例16】创口不合（子宫切除术后）… 66

24. 生姜泻心汤 ……………………………… 66

　　【案例1】食泻（慢性肠炎）……………… 66

　　【案例2】胃痛（慢性浅表性胃炎、轻度胃黏膜

　　脱垂）………………………………………… 67

【案例3】湿滞腹痛（急性胃肠炎）……… 67

25. 甘草泻心汤 ……………………………… 68

　　【案例1】风泻（急性腹泻）……………… 68

　　【案例2】肛门下坠（抗结核"三联"药致）… 68

26. 干姜黄芩黄连人参汤 …………………… 69

　　【案例】热淋（下尿路感染）…………… 69

27. 白虎加人参汤 …………………………… 69

　　【案例】眼口干燥（口眼综合征）……… 69

28. 竹叶石膏汤 ……………………………… 70

　　【案例1】疰夏（小儿夏季热）[1] ……… 70

　　【案例2】疰夏（小儿夏季热）[2] ……… 70

　　【案例3】发热（流行性感冒）…………… 70

　　【案例4】发热（房劳复、急性上呼吸道感染）… 71

　　【案例5】暑热（普通感冒）……………… 71

29. 三物黄芩汤 ……………………………… 71

　　【案例1】热淋（下尿路感染、慢性宫颈炎）… 71

　　【案例2】四弯风（慢性湿疹）…………… 72

　　【案例3】头疹（脂溢性皮炎）…………… 72

　　【案例4】肥疮疮［急性过敏（接触）性皮炎］… 72

　　【案例5】瘾疹（荨麻疹）………………… 73

　　【案例6】乳癖（乳房小叶增生症）……… 73

　　【案例7】水痘（急性疱疹病毒性皮肤病）…… 73

30. 甘草汤 …………………………………… 74

　　【案例】头痛（食物中毒后遗症）……… 74

31. 栀子豉汤 ………………………………… 74

　　【案例1】脏躁（神经症）………………… 74

　　【案例2】郁证（抑郁性神经症）………… 74

　　【案例3】不寐（普通感冒）……………… 75

　　【案例4】不寐（失眠）[1] ……………… 75

　　【案例5】不寐（失眠）[2] ……………… 76

　　【案例6】青春期不寐（失眠）…………… 76

　　【案例7】风火牙痛（牙周炎）…………… 76

　　【案例8】恶露不绝（产后子宫收缩欠良）… 77

【案例9】口臭 ……………………………… 77

【案例10】早泄（性功能障碍）………… 77

【案例11】夜啼（烟酸缺乏病）………… 78

32. 葶苈大枣泻肺汤 ………………………… 78

【案例1】咳嗽（咳嗽变异性哮喘）…… 78

【案例2】悬饮（左肺癌切除术后并胸腔积液）… 78

33. 白头翁汤 ………………………………… 79

【案例1】久痢（慢性痢疾）[1]………… 79

【案例2】久痢（慢性痢疾）[2]………… 80

【案例3】久痢（直肠炎）……………… 80

【案例4】白滞痢（细菌性痢疾）……… 80

【案例5】痢疾（细菌性痢疾）………… 81

【案例6】痢疾（急性细菌性肠炎）…… 81

【案例7】肛门急胀（结肠息肉摘除术后）… 81

34. 理中汤 …………………………………… 82

【案例1】头眩（窦性心动过缓）……… 82

【案例2】脾泻（慢性腹泻、浅表性胃炎）… 82

【案例3】寒泄（急性腹泻）…………… 83

【案例4】鹜泄（慢性腹泻）…………… 83

【案例5】食泄（非萎缩性胃炎、慢性肠炎）… 83

【案例6】胃胀（胃溃疡术后）………… 83

【案例7】胃胀（十二指肠息肉切除术后）… 84

【案例8】大便秘结 ……………………… 84

【案例9】久痢（直肠息肉）…………… 85

35. 小建中汤 ………………………………… 85

【案例1】头眩（食物性头眩）………… 85

【案例2】溏泄（慢性腹泻）…………… 85

【案例3】嗜睡（甲状腺功能减退）…… 86

【案例4】手足干燥脱皮（手足干燥症）… 86

【案例5】胃痛（慢性胃炎、胃下垂）… 87

36. 黄芪建中汤 ……………………………… 87

【案例1】月经过少 ……………………… 87

【案例2】脏寒泄泻（急性腹泻）……… 87

【案例3】食泄（过敏性肠炎）………… 88

【案例4】脾泄（消化不良）…………… 88

【案例5】厌食（味觉失常）…………… 88

【案例6】厌食（消化不良）…………… 89

【案例7】胃痛（饮食不当）…………… 89

【案例8】腹痛（缺血性腹痛）………… 89

【案例9】虚损（甲状腺功能减退）…… 90

37. 吴茱萸汤 ………………………………… 90

【案例1】反胃（贲门失弛缓症）……… 90

【案例2】小腹胀痛（阴道炎）………… 91

38. 通脉四逆汤 ……………………………… 91

【案例】胸痹（高血压病、冠心病并心绞痛）… 91

39. 黄芪桂枝五物汤 ………………………… 92

【案例1】虚损（甲减）………………… 92

【案例2】虚损（甲减、低血糖）……… 92

【案例3】虚损（卵巢巧克力囊肿术后）… 93

【案例4】头痛（发作性紧张型头痛）… 93

【案例5】胃痛（十二指肠球炎、慢性浅表性胃炎）

………………………………………………… 93

【案例6】尾骶骨痛（尾骶骨炎）……… 94

【案例7】左足肿痛（下肢静脉血栓形成）… 94

【案例8】右手短暂无力（肢体瘫痪综合征）… 94

【案例9】瘾疹（荨麻疹）……………… 95

【案例10】手足麻木（产后末梢神经炎）… 95

【案例11】足趾麻木（末梢神经炎）…… 95

【案例12】左腿麻木（末梢神经炎）…… 95

【案例13】手足麻木无力（多发性神经炎）… 96

【案例14】冷痹（交感神经链综合征、双侧腘

动脉多发细小斑块）………………………… 96

【案例15】痛痹（跟骨骨质增生）……… 97

【案例16】月经量少（月经不调）……… 97

【案例17】下肢轻瘫（腰椎术后不全截瘫）… 97

【案例18】油风（斑秃）………………… 98

【案例 19】左足拖沓（维生素 B$_{12}$ 缺乏病）…… 98

40. 乌头汤 …………………… 99
　【案例 1】身痛（空调综合征）…… 99
　【案例 2】行痹（风湿性关节炎）…… 99

41. 芎归胶艾汤 ………………… 99
　【案例 1】助孕种子 ……………… 100
　【案例 2】崩漏（月经过多）……… 100
　【案例 3】漏下（月经过多）……… 100
　【案例 4】胎动不安（先兆流产）… 100
　【案例 5】胎漏（先兆流产、胚胎停育）… 101
　【案例 6】胎漏 …………………… 101

42. 炙甘草汤 …………………… 101
　【案例 1】房事后头眩心悸（频发房早）… 102
　【案例 2】心悸不寐（不明原因心慌）… 102
　【案例 3】心悸（不完全性右束支传导阻滞、频发期前收缩）… 103
　【案例 4】心悸（心房颤动）……… 103
　【案例 5】心悸（高血压病）……… 103
　【案例 6】心悸（酒精综合征）…… 104
　【案例 7】心悸（室性期前收缩）… 104
　【案例 8】心悸（频发室性期前收缩）… 105
　【案例 9】心悸（偶发房早、室早）… 105
　【案例 10】心悸（心房纤颤）…… 105
　【案例 11】心悸（室早二联律）… 106
　【案例 12】心悸（射频消融术后）… 106
　【案例 13】心悸（冠状动脉支架术后）… 107

43. 八味肾气丸 ………………… 107
　【案例 1】劳淋（膀胱刺激综合征）… 107
　【案例 2】不孕（甲状腺机能减退症）… 107
　【案例 3】腰痛（非特异性腰痛）… 108
　【案例 4】水肿（慢性肾盂肾炎）… 108
　【案例 5】水肿（特发性水肿）…… 109
　【案例 6】虚火喉痹（慢性咽炎）… 109

44. 酸枣汤 ……………………… 109
　【案例 1】内伤头痛（失眠性头痛）… 110
　【案例 2】梦呓 …………………… 110
　【案例 3】不寐（卵巢囊肿术后）… 110
　【案例 4】不寐（更年期综合征、高血压病）… 110
　【案例 5】不寐（失眠）…………… 111
　【案例 6】不寐（痔疮术后）……… 111
　【案例 7】心悸（神经衰弱症）…… 111
　【案例 8】经断前后诸证（围绝经期综合征）… 111
　【案例 9】夜惊（神经衰弱症）…… 112

45. 甘草小麦大枣汤 …………… 112
　【案例 1】盗汗（胆石症术后）…… 112
　【案例 2】自汗（痰热内扰、多汗症）… 113
　【案例 3】自汗（阴虚内热、多汗症）… 113
　【案例 4】自汗（多汗症）………… 113
　【案例 5】眩晕（颈椎病、围绝经期综合征）… 114
　【案例 6】小便频数（精神神经性尿频）… 114
　【案例 7】夜间多溺（精神神经性多尿）… 114
　【案例 8】梦魇（神经症）………… 115
　【案例 9】心悸（室上性心动过速）… 115
　【案例 10】经断前后诸证（围绝经期综合征）[1] … 116
　【案例 11】经断前后诸症（围绝经期综合征）[2] … 116
　【案例 12】郁证（产后抑郁症）… 116
　【案例 13】脏躁（抑郁症）……… 117
　【案例 14】脏躁（焦虑性抑郁症）… 117
　【案例 15】脏躁（神经症）……… 118
　【案例 16】不寐（失眠、肠胃功能紊乱、糜烂性胃炎）… 118
　【案例 17】不寐（郁证、抑郁性神经症）… 119
　【案例 18】不寐（失眠、心脏起搏器术后）… 119
　【案例 19】肛灼（结肠息肉摘除术后）… 120

46.栝楼薤白半夏汤 ···················· 120

【案例1】胸痛（慢性支气管炎、心动过缓）·····120

【案例2】胸痛（高血压病）··············120

【案例3】胸痛（经断前后诸证、冠心病）·····121

【案例4】胸痛（拔牙术后）··············121

【案例5】胸痛（糖尿病）················121

【案例6】胸痛（围绝经期综合征）········122

【案例7】胸痛（房室传导阻滞）··········122

【案例8】胸痹（心肌供血不足）··········122

【案例9】胸痹（高血压、心脏降支轻度粥样硬化）

·······························123

【案例10】胸痹颤振（冠状动脉支架术后）···123

【案例11】胸闷（昏仆、冠心病、期前收缩）···123

【案例12】胸闷气憋（冠心病）···········124

【案例13】胸闷（冠心病）···············124

【案例14】胸闷（冠状动脉狭窄、糖尿病）···124

【案例15】头晕（流行性感冒、慢性胃炎）···125

【案例16】胁肋痛（肋间神经炎）·········125

47.小半夏加茯苓汤 ·················· 125

【案例1】妊娠恶阻··················126

【案例2】呕吐（急性胃炎）············126

【案例3】胃胀便血（慢性浅表性胃炎、十二指肠

球部溃疡并出血）················126

【案例4】大便失禁（过度使用开塞露）···127

48.旋覆代赭汤 ···················· 127

【案例1】嗳气（慢性浅表性胃炎）········127

【案例2】反胃（食管癌术后吻合口狭窄）···128

【案例3】干呕（神经性呕吐）············128

【案例4】眩晕（梅尼埃病）·············129

【案例5】呃逆（膈肌痉挛）·············129

49.干姜人参半夏丸 ·················· 129

【案例】妊娠恶阻··················129

50.半夏干姜散 ···················· 130

【案例】睡时流涎（自主神经功能紊乱）·······130

51.橘皮竹茹汤 ···················· 130

【案例1】眩晕（耳源性眩晕、帕金森病）·····130

【案例2】眩晕（腔隙性脑梗）············131

【案例3】妊娠恶阻··················131

52.温经汤 ························ 131

【案例1】调经助孕[1]················132

【案例2】调经助孕[2]················132

【案例3】石瘕（宫颈囊肿）············132

【案例4】不孕（不孕症）··············133

【案例5】月经量少（月经不调）··········133

【案例6】腰痛（经行腰痛）············133

【案例7】月经先后无定期·············134

【案例8】崩证（功血症）··············134

【案例9】漏下（子宫肌瘤）············134

【案例10】月经后期（月经不调）·········135

【案例11】月经后期（经行腹痛、巧克力囊肿、继发

性痛经）·······················135

【案例12】经闭（月经不调）············136

【案例13】月经先期（月经不调）·········136

【案例14】经闭（人流术后）············136

【案例15】月经后期（人流术后）·········137

【案例16】不寐（失眠）···············137

【案例17】油风（斑秃）···············137

53.桂枝茯苓丸 ···················· 137

【案例1】癥瘕（子宫肌瘤）············138

【案例2】月经先期（癥瘕、月经失调）·····138

【案例3】经行腹痛（子宫腺肌病、宫颈息肉）···139

54.当归芍药散 ···················· 139

【案例】妊娠腹痛··················139

55.黄土汤 ························ 140

【案例1】虚损（胃出血后贫血）··········140

【案例2】便血（胃出血）·····140

【案例3】便血（胃溃疡出血）·····141

【案例4】便血（胃十二指肠球部溃疡并出血）···141

56. 茵陈蒿汤 ·····141

【案例1】胁肋痛（慢性乙型肝炎）·····141

【案例2】口臭（慢性乙型肝炎）·····142

57. 五苓散 ·····142

【案例1】寒泄（慢性腹泻）·····142

【案例2】夜间多溺（糖尿病）·····143

【案例3】癃闭（前列腺增生症）·····143

【案例4】癃闭（尿路结石症术后）·····144

【案例5】小便不利（尿潴留）·····144

【案例6】小便失禁（急迫性尿失禁）[1]·····145

【案例7】小便失禁（急迫性尿失禁）[2]·····145

【案例8】小便失禁（压力性尿失禁）·····145

【案例9】小便频数（神经性多尿）·····146

【案例10】气淋（尿频尿急尿多）·····146

【案例11】气淋（前列腺结石）·····146

【案例12】气淋（前列腺炎并钙化）·····147

【案例13】劳淋（尿道炎）·····147

【案例14】劳淋（经期尿频）·····147

【案例15】水肿（围绝经期综合征）·····148

【案例16】水肿（急性肾炎）·····148

【案例17】水肿（体位性水肿）·····149

【案例18】水肿（急性肾盂肾炎）·····149

【案例19】水肿（多囊肾术后）·····149

【案例20】腹胀（直肠癌术后）·····150

【案例21】遗尿·····150

58. 茵陈五苓散 ·····150

【案例1】聚证（早期肝硬化）·····150

【案例2】腹胀（肝功能异常）·····151

【案例3】黄疸（急性黄疸型肝炎）·····151

【案例4】黄疸（甲型肝炎）·····151

【案例5】黄疸（乙型肝炎）·····152

【案例6】黄疸（慢性乙型肝炎）·····152

59. 防己黄芪汤 ·····153

【案例1】水肿（慢性肾小球肾炎）·····153

【案例2】着痹（右坐骨神经炎）·····153

60. 麻黄连轺赤小豆汤 ·····154

【案例1】水肿（急性肾小球肾炎）·····154

【案例2】水肿（尿路感染）·····155

61. 赤小豆当归散 ·····155

【案例1】湿疡疮（急性湿疹）·····155

【案例2】便血（慢性结肠炎）·····155

62. 泽泻汤 ·····156

【案例1】眩晕（左侧颈动脉供血不足）·····156

【案例2】眩晕［药源（人参）性眩晕］·····156

【案例3】眩晕（耳源性眩晕）·····156

【案例4】眩晕（前庭周围性眩晕）·····157

【案例5】头痛（发作性紧张型头痛）·····157

【案例6】水肿（慢性肾小球肾炎）·····157

【案例7】水肿（高血压肾病、慢性肾功能不全）

·····158

【案例8】水肿（围绝经期综合征）·····158

【案例9】子肿（妊娠期水肿）·····159

【案例10】水肿（体位性水肿）·····159

【案例11】水肿（特发性水肿）·····159

【案例12】心悸（食物中毒后遗症）·····160

【案例13】湿脚气证（脚气病）·····160

63. 茯苓桂枝白术甘草汤 ·····160

【案例1】背冷（空调综合征）·····160

【案例2】背冷（神经症）·····161

【案例3】背冷不寐（失眠）·····161

【案例4】胸冷（围绝经期综合征）·····161

【案例5】胸痹（窦性心动过缓）·····162

【案例6】腰冷·····162

【案例7】额冷 ·················· 162

【案例8】盗汗 ·················· 162

【案例9】头脑昏蒙（糖尿病）·········· 163

【案例10】水肿（子宫癌术后）········· 163

【案例11】水肿（高血压心脏病）······· 163

【案例12】术后虚损（胰腺异位术后）··· 164

【案例13】心悸（窦性心律不齐、不完全性右束
支传导阻滞）·········· 164

【案例14】奔豚气（脐下悸动）········ 165

64. 真武汤 ··························· 165

【案例】小便频数（交感神经兴奋）···· 165

65. 桂枝芍药知母汤 ·················· 166

【案例1】鹤膝风（滑膜炎、关节腔积液）····· 166

【案例2】热痹（左膝关节炎）········· 166

【案例3】热痹（手腕肌腱炎）········· 166

【案例4】热痹（痛风）·············· 167

【案例5】腰背痛（腰背筋膜炎）······· 167

【案例6】痛痹（足趾关节炎）········· 167

【案例7】痛痹（双侧髋关节面硬化）··· 168

【案例8】痛痹（风湿性关节炎）······· 168

66. 小陷胸汤 ······················· 169

【案例1】发热（上呼吸道感染）······· 169

【案例2】妊娠咳嗽（上呼吸道感染）··· 169

【案例3】咳嗽（上呼吸道感染、急性鼻炎）··· 169

【案例4】咳嗽（慢性支气管炎）······· 170

【案例5】咳嗽（急性支气管炎）[1]···· 170

【案例6】咳嗽（急性支气管炎）[2]···· 170

【案例7】咳嗽（急性支气管炎）[3]···· 171

【案例8】咳嗽（急性支气管炎、肺门淋巴结核）
·················· 171

【案例9】咳嗽（流行性感冒）········· 171

【案例10】咳血（支气管扩张）········ 172

【案例11】喘咳（急性支气管炎并哮喘）··· 172

【案例12】痰热乳蛾（急性扁桃体炎）··· 172

67. 苓甘五味姜辛汤 ·················· 173

【案例1】外感（病毒性感冒）········· 173

【案例2】咳嗽（支气管炎）··········· 173

【案例3】咳喘（慢性支气管炎）[1]···· 173

【案例4】咳嗽（慢性支气管炎）[2]···· 174

【案例5】咳嗽（慢性支气管炎急性发作）··· 174

【案例6】咳嗽（急性支气管炎）······· 175

【案例7】咳嗽（咳嗽变异性哮喘）····· 175

【案例8】产后咳嗽（咳嗽变异性哮喘）··· 175

【案例9】咳嗽（左上肺感染）········· 176

68. 苓甘五味加姜辛半夏杏仁汤 ······· 176

【案例】咳喘（慢性支气管炎急性发作并哮喘）··· 176

69. 乌梅丸 ························· 176

【案例1】蛔厥（胆道蛔虫症）········· 177

【案例2】唇风（唇炎）·············· 177

【案例3】热疮（单纯性疱疹）[1]······ 177

【案例4】热疮（单纯性疱疹）[2]······ 177

【案例5】腹痛（肝内胆管结石、胆道蛔虫症）··· 178

二、医经启悟

1. 感冒发热 ·························· 181

【案例1】外感失治（病毒性感冒）····· 181

【案例2】外感（太阳少阳并病、普通感冒）··· 181

【案例3】外感变证（流行性感冒）····· 181

【案例4】高热（阳明少阳合病、右肾重度积水、
左肾多发性结石伴积水）········ 182

【案例5】发热（流行性感冒）········· 182

【案例6】发热（坏病、流行性感冒）··· 183

【案例7】发热（考前综合征）·············· 183

【案例8】发热（少阳阳明病、普通感冒、扁桃体炎）

··· 184

【案例9】低热（流行性感冒）·············· 184

【案例10】阴阳易（流行性感冒）··········· 184

2. 咳嗽 ··· 185

【案例1】咳嗽（伤寒变证、流行性感冒并咳嗽变异性哮喘）··························· 185

【案例2】咳嗽（咳嗽变异性哮喘）·········· 185

【案例3】咳嗽（慢支并感染、哮喘）········ 186

【案例4】咳嗽并低热（间质性肺炎并肺大疱形成）

··· 186

3. 内伤发热 ······································ 187

【案例1】低热（不明原因发热）·········· 187

【案例2】低热（左胸膜炎）·············· 187

【案例3】手足发热 ······················ 188

【案例4】足心发热 ······················ 188

【案例5】五心烦热 [1] ···················· 189

【案例6】五心烦热 [2] ···················· 189

4. 颤振 ··· 189

【案例1】颤振（郁证、抑郁症）·········· 189

【案例2】颤振（早期帕金森氏症）········ 190

【案例3】四肢肢颤（精神心理性震颤）···· 190

5. 爪斑 ··· 191

【案例1】爪斑（豹骨酒过敏）············ 191

【案例2】爪斑（乳猪肉过敏）············ 191

6. 心悸自汗 ······································ 191

【案例】心悸自汗（心房颤动）·········· 191

7. 瘰疬 ··· 192

【案例】瘰疬（鼠瘘、淋巴结炎）········ 192

8. 梦游 ··· 193

【案例】梦游（睡眠梦游症）············ 193

9. 息鼾 ··· 193

【案例】息鼾（呼吸暂停综合征）········ 193

10. 胁肋痛 ······································· 194

【案例】胁肋痛（右肝后叶血管瘤）······ 194

11. 胃胀 ·· 194

【案例】胃胀（右肝前叶血管瘤）········ 194

12. 气淋 ·· 195

【案例】气淋（慢性胆囊炎）············ 195

13. 狐惑 ·· 195

【案例】狐惑（白塞氏综合征）·········· 195

14. 厥证 ·· 196

【案例1】厥逆（抑郁症）··············· 196

【案例2】厥逆（四肢厥冷、末梢循环障碍）····· 197

【案例3】厥逆（四肢厥冷、人流术后）··· 197

15. 痹证 ·· 197

【案例1】着痹（风湿性关节炎）········· 197

【案例2】筋痹（肌腱炎）··············· 198

16. 瘿瘤 ·· 198

【案例】瘿瘤（甲状腺肿大并甲亢）······ 198

17. 拘挛 ·· 199

【案例】拘挛（手指抽搐）·············· 199

18. 癫狂 ·· 199

【案例】少年癫狂（躁狂抑郁症）········ 199

19. 偏瘫 ·· 200

【案例】偏瘫（病毒性脑炎后遗症）······ 200

三、时方裁切

一、解表剂 ………………………………… 203

1. 银翘散 …………………………………… 203

　【案例1】外感耳聋（病毒性感冒）…… 203

　【案例2】外感（流行性感冒）………… 203

　【案例3】鼻衄（流行性感冒）………… 203

　【案例4】化妆品皮疹（接触性皮炎）… 204

　【案例5】麻疹 …………………………… 204

　【案例6】漆疮（接触性皮炎）………… 204

　【案例7】瘾疹（虾过敏性荨麻疹）…… 205

　【案例8】瘾疹（海鲜过敏性荨麻疹）… 205

　【案例9】瘾疹（阿莫西林过敏性荨麻疹）… 205

　【案例10】妊娠水肿（子肿、妊娠感冒并水肿）

　………………………………………… 206

2. 银翘马勃散 …………………………… 206

　【案例1】发热（喉风、上呼吸道感染、扁桃体炎）

　………………………………………… 206

　【案例2】咳嗽（荔枝过敏性咳嗽）…… 206

　【案例3】咳嗽（急性咽炎）…………… 207

　【案例4】疟腮（流行性腮腺炎）……… 207

　【案例5】风热喉痹（慢性咽炎急性发作）… 207

　【案例6】风热喉痹（急性咽炎）……… 207

　【案例7】烂喉风（急性化脓性扁桃体炎）… 208

　【案例8】喉风（咽鼓管腺样体肿大术后）… 208

　【案例9】大便秘结（慢性结肠炎、结肠息肉）… 208

3. 桑菊饮 …………………………………… 209

　【案例1】鼻衄（鼻出血）……………… 209

　【案例2】白睛溢血（眼结膜出血）…… 209

　【案例3】风热喉痹（急性咽炎）……… 210

4. 三拗汤 …………………………………… 210

　【案例1】外感（流行性感冒）………… 210

　【案例2】咳嗽（上呼吸道感染）……… 210

　【案例3】咳嗽（伤寒坏病、右下肺感染）… 210

　【案例4】咳嗽（咳嗽变异性哮喘）…… 211

　【案例5】外感并咳嗽（病毒性感冒并支气管炎）

　………………………………………… 211

　【案例6】咳嗽（慢性支气管炎）[1] … 212

　【案例7】咳嗽（慢性支气管炎）[2] … 212

　【案例8】咳嗽（慢支并上呼吸道感染）… 212

　【案例9】咳嗽（右下肺感染）………… 213

　【案例10】喘咳（慢性支气管炎并哮喘）… 213

　【案例11】急喉瘖（急性喉炎）……… 213

　【案例12】湿疹（接触性皮炎）……… 214

　【案例13】大便增多（肠功能紊乱）… 214

5. 华盖散 …………………………………… 214

　【案例1】咳嗽（流行性感冒）………… 215

　【案例2】咳嗽（急性支气管炎）……… 215

　【案例3】急喉瘖（急性喉炎）………… 215

　【案例4】突发喘息（索米痛片过敏）… 215

6. 香苏散 …………………………………… 216

　【案例1】外感（病毒性感冒）………… 216

　【案例2】风热喉痹（急性咽炎）……… 216

7. 人参败毒散 …………………………… 217

　【案例1】外感发热（病毒性感冒）…… 217

　【案例2】感冒（空调综合征）………… 217

　【案例3】感冒身痛（流行性感冒）…… 217

　【案例4】鼻鼽（灰尘过敏性鼻炎）…… 217

　【案例5】产后瘾疹（荨麻疹）………… 218

　【案例6】瘾疹（呋喃唑酮过敏）……… 218

　【案例7】瘾疹（抗生素过敏）………… 218

　【案例8】瘾疹（芒果过敏）…………… 218

【案例9】头面肿胀（头孢替唑钠、乳酸环丙沙星过敏）…………………………………… 219

8. 参苏饮 ……………………………………… 219

　【案例1】感冒（病毒性感冒）………………… 219

　【案例2】感冒（普通感冒）…………………… 220

9. 止嗽散 ……………………………………… 220

　【案例1】咳嗽（慢性支气管炎）……………… 220

　【案例2】咳嗽（急性支气管炎）……………… 220

10. 九味羌活汤 ………………………………… 220

　【案例1】头痛（普通感冒）…………………… 221

　【案例2】头痛（腔隙性脑梗、左上颌窦炎）… 221

　【案例3】颈部伤筋（劳损、颈椎病）………… 221

　【案例4】痛痹（左下颌关节炎）……………… 222

　【案例5】经断前后诸证（围绝经期综合征）… 222

二、泻下剂 …………………………………… 222

1. 润燥汤 ……………………………………… 222

　【案例1】大便秘结[1] ………………………… 222

　【案例2】大便秘结[2] ………………………… 223

　【案例3】大便秘结（痔疮术后）……………… 223

2. 苁蓉润肠丸 ………………………………… 223

　【案例1】大便秘结[1] ………………………… 223

　【案例2】大便秘结[2] ………………………… 224

　【案例3】大便秘结[3] ………………………… 224

3. 温脾汤 ……………………………………… 224

　【案例1】冷秘（胃溃疡术后便秘）…………… 224

　【案例2】大便秘结 …………………………… 225

　【案例3】大便秘结（药源性便秘）…………… 225

三、和解剂 …………………………………… 226

1. 柴胡疏肝散 ………………………………… 226

　【案例1】头眩（抑郁症）……………………… 226

　【案例2】胃胀（慢性胃炎）…………………… 226

　【案例3】郁证（癔症）………………………… 226

　【案例4】郁证（甲状腺瘤术后）……………… 227

　【案例5】乳痈（左乳腺炎）…………………… 227

　【案例6】乳癖（乳房小叶增生）……………… 227

　【案例7】男子乳癖 …………………………… 228

　【案例8】性早熟 ……………………………… 228

　【案例9】黄疸（慢性胆囊炎）………………… 228

　【案例10】胁痛（胆囊炎）…………………… 229

　【案例11】颤振（四肢颤抖）………………… 229

　【案例12】痉病（头项抽搐）………………… 230

2. 柴胡六合汤 ………………………………… 230

　【案例】子烦 ………………………………… 230

3. 逍遥散 ……………………………………… 230

　【案例1】头痛（心因性头痛）………………… 231

　【案例2】身痛（围绝经期综合征）…………… 231

　【案例3】郁证（抑郁症）……………………… 231

　【案例4】鼻梁胀痛（郁证、抑郁症、神经症）… 231

　【案例5】粉刺（闭经、寻常痤疮）…………… 232

　【案例6】黧黑斑（黄褐斑）…………………… 232

　【案例7】昏迷（昏厥）………………………… 233

　【案例8】胸闷（丰胸术后）…………………… 233

　【案例9】崩中（误补致月经过多）…………… 233

　【案例10】经行忽止（经行饮冷）…………… 234

　【案例11】月经先后无定期（人流术后）…… 234

　【案例12】月经过少（月经失调）…………… 234

　【案例13】心悸（雄激素副作用）…………… 234

4. 丹栀逍遥散 ………………………………… 235

　【案例1】内伤头痛（抑郁症）………………… 235

　【案例2】房事后尿血 ………………………… 235

　【案例3】少腹痛（盆腔积液）………………… 236

　【案例4】漏下（子宫腺肌病、卵巢功能紊乱）… 236

　【案例5】漏下（黄体萎缩不全子宫出血）…… 236

　【案例6】经行阴痒（细菌性阴道炎）………… 237

　【案例7】月经先期（月经不调）……………… 237

　【案例8】经净复至（病毒性感冒）…………… 237

【案例9】经期吐衄（子宫内膜异位症）……… 238

【案例10】月经先后无定期（月经不调）……… 238

【案例11】月经过多（月经过多、子宫内鳞状上皮炎症）……………………………………… 239

【案例12】耳鸣（神经性耳鸣）…………… 239

5. 痛泻要方 ……………………………………… 239

【案例1】肝泄（胆石症术后腹泻）………… 240

【案例2】肝泄（霉菌性肠炎）……………… 240

【案例3】泄泻（负压吸宫术后泄）………… 240

【案例4】食泻（慢性结肠炎）……………… 240

【案例5】食泻（慢性直肠炎）……………… 241

四、清热剂 ……………………………………… 241

1. 犀角地黄汤 ……………………………………… 241

【案例1】舌衄（舌头出血）………………… 241

【案例2】肌衄（药物性血小板减少性紫癜）… 242

【案例3】肌衄（过敏性紫癜）……………… 242

【案例4】肌衄（紫癜性肾炎）……………… 242

【案例5】丘疹（变应性皮肤血管炎）……… 243

【案例6】舌麻（舌神经炎？）……………… 243

2. 黄连解毒汤 ……………………………………… 243

【案例】湿疹（食物过敏性皮疹）………… 243

3. 凉膈散 ……………………………………… 244

【案例1】粉刺（寻常痤疮）………………… 244

【案例2】口臭（牙龈炎）…………………… 244

4. 普济消毒饮子 ……………………………… 244

【案例1】痄腮（腮腺炎）[1]………………… 245

【案例2】痄腮（腮腺炎）[2]………………… 245

5. 仙方活命饮 ……………………………………… 245

【案例1】手掌痛（黄颡鱼毒）……………… 245

【案例2】右食指肿痛（蛙毒感染）………… 246

【案例3】阴肿（慢性外阴脓肿）…………… 246

【案例4】痰核（右颈侧慢性淋巴结炎）…… 246

【案例5】乳发（左乳腺囊性肿并感染发热）… 247

【案例6】粉刺（寻常痤疮、疖病）………… 247

【案例7】疖病（毛囊炎）…………………… 247

6. 五味消毒饮 ……………………………………… 248

【案例1】右耳瘘管肿痛（右耳前瘘管炎）… 248

【案例2】脓窠疮（蜂窝组织炎）…………… 248

7. 四妙勇安汤 ……………………………………… 249

【案例1】内臁疮（脉管炎）………………… 249

【案例2】左肾子肿痛（左侧精索炎）……… 249

【案例3】腹胀（急性坏死性胰腺炎术后）… 249

【案例4】流火（急性管状淋巴管炎）……… 250

【案例5】扁瘊（扁平疣）…………………… 250

【案例6】口疮（口腔溃疡）………………… 250

【案例7】血风疮（湿疹）…………………… 251

【案例8】湿疹（食物过敏性皮炎）………… 251

【案例9】虚火喉痹（慢性咽炎）…………… 251

8. 导赤散 ……………………………………… 251

【案例1】粉刺（寻常痤疮）………………… 252

【案例2】舌疮（舌尖溃疡）………………… 252

9. 龙胆泻肝汤 ……………………………………… 252

【案例1】鼻衄（鼻出血）[1]………………… 252

【案例2】鼻衄（鼻出血）[2]………………… 253

【案例3】神珠自胀（病毒性结膜炎）……… 253

【案例4】白睛溢血（眼结膜出血症）……… 253

【案例5】雀目（产后夜盲症）……………… 253

【案例6】粉刺（寻常痤疮）………………… 254

【案例7】疱疹后痛证（带状疱疹后遗症）[1]… 254

【案例8】疱疹后痛证（带状疱疹后遗症）[2]… 255

【案例9】脓耳（慢性中耳乳突炎）………… 255

【案例10】舌痛（舌神经痛）………………… 256

【案例11】阴茎痛（阴茎勃起异常）………… 256

【案例12】阳强（不射精）…………………… 256

10. 清胃散 ……………………………………… 257

【案例1】热淋（尿道炎）…………………… 257

【案例2】齿衄（牙龈炎）⋯⋯⋯⋯⋯⋯ 257

【案例3】齿衄（慢性牙龈炎）⋯⋯⋯⋯ 257

【案例4】神珠自胀（不明原因眼球胀痛）⋯ 258

【案例5】鼻奇痒（急性鼻炎）⋯⋯⋯⋯ 258

【案例6】粉刺（寻常痤疮）⋯⋯⋯⋯⋯ 258

【案例7】唇风（唇炎）⋯⋯⋯⋯⋯⋯⋯ 258

【案例8】热疮（单纯性疱疹）⋯⋯⋯⋯ 259

【案例9】口疮（口腔溃疡）⋯⋯⋯⋯⋯ 259

【案例10】口疮（季节性口腔溃疡）⋯⋯ 259

【案例11】口腔肿痛（食物性口腔炎）⋯ 259

【案例12】口臭（慢性胃炎）⋯⋯⋯⋯⋯ 260

【案例13】舌灼（舌炎）⋯⋯⋯⋯⋯⋯⋯ 260

【案例14】烂喉蛾（急性化脓性扁桃体炎）⋯ 260

11. 玉女煎 ⋯⋯⋯⋯⋯⋯⋯⋯⋯⋯⋯⋯⋯ 261

【案例1】风瘙痒（瘙痒症）⋯⋯⋯⋯⋯ 261

【案例2】眼口阴干燥（眼口生殖器三联征）⋯ 261

【案例3】唇风（唇炎）⋯⋯⋯⋯⋯⋯⋯ 261

【案例4】舌痛（舌炎）⋯⋯⋯⋯⋯⋯⋯ 262

12. 清经散 ⋯⋯⋯⋯⋯⋯⋯⋯⋯⋯⋯⋯⋯ 262

【案例1】头痛（月经期头痛、颈椎退行性变）⋯ 262

【案例2】经期延长（月经病）⋯⋯⋯⋯ 263

【案例3】经期延长（宫颈囊肿）⋯⋯⋯ 263

【案例4】经期延长（子宫肌瘤摘除术后）⋯ 263

【案例5】经行腹痛（右附件巧克力囊肿、盆腔积液）

⋯⋯⋯⋯⋯⋯⋯⋯⋯⋯⋯⋯⋯⋯⋯ 263

【案例6】少腹痛（宫腔积液）⋯⋯⋯⋯ 264

【案例7】恶露不绝（产后子宫复旧不良）⋯ 264

【案例8】月经过多（置节育环后）⋯⋯ 264

【案例9】阴道出血（左炔诺孕酮滴丸不良反应）

⋯⋯⋯⋯⋯⋯⋯⋯⋯⋯⋯⋯⋯⋯⋯ 265

13. 青蒿鳖甲汤 ⋯⋯⋯⋯⋯⋯⋯⋯⋯⋯⋯ 265

【案例1】发热（不明原因发热）⋯⋯⋯ 265

【案例2】低热（外伤原因发热）⋯⋯⋯ 265

14. 当归六黄汤 ⋯⋯⋯⋯⋯⋯⋯⋯⋯⋯⋯ 266

【案例1】盗汗（交感神经功能紊乱）⋯ 266

【案例2】盗汗（左侧结核性胸膜炎）⋯ 266

【案例3】盗汗（慢性支气管炎）⋯⋯⋯ 267

【案例4】盗汗并自汗（微量元素异常）⋯ 267

【案例5】自汗并盗汗（高血压、高血脂）⋯ 267

五、清暑剂 ⋯⋯⋯⋯⋯⋯⋯⋯⋯⋯⋯⋯⋯⋯ 268

1. 香薷散 ⋯⋯⋯⋯⋯⋯⋯⋯⋯⋯⋯⋯⋯⋯ 268

【案例1】伤暑（感冒）⋯⋯⋯⋯⋯⋯⋯ 268

【案例2】伤暑（急性胃肠炎）⋯⋯⋯⋯ 268

【案例3】痧证（虚损）⋯⋯⋯⋯⋯⋯⋯ 269

2. 三物香薷饮 ⋯⋯⋯⋯⋯⋯⋯⋯⋯⋯⋯⋯ 269

【案例】泄泻（婴幼儿感染性腹泻）⋯⋯ 269

3. 清暑益气汤 ⋯⋯⋯⋯⋯⋯⋯⋯⋯⋯⋯⋯ 269

【案例1】伤暑（冒暑、低热）⋯⋯⋯⋯ 270

【案例2】疰夏（小儿夏季热）⋯⋯⋯⋯ 270

六、温里剂 ⋯⋯⋯⋯⋯⋯⋯⋯⋯⋯⋯⋯⋯⋯ 270

1. 附子理中汤 ⋯⋯⋯⋯⋯⋯⋯⋯⋯⋯⋯⋯ 270

【案例1】食泄（慢性腹泻）⋯⋯⋯⋯⋯ 270

【案例2】虚损（甲状腺功能减退？）⋯ 271

【案例3】昏仆（昏厥）⋯⋯⋯⋯⋯⋯⋯ 271

【案例4】胃痞（胆结石术后）⋯⋯⋯⋯ 271

2. 通脉四逆汤 ⋯⋯⋯⋯⋯⋯⋯⋯⋯⋯⋯⋯ 272

【案例】足干燥脱皮（足干燥综合征）⋯ 272

3. 参附汤 ⋯⋯⋯⋯⋯⋯⋯⋯⋯⋯⋯⋯⋯⋯ 272

【案例】胸闷（液化气中毒）⋯⋯⋯⋯⋯ 272

七、补益剂 ⋯⋯⋯⋯⋯⋯⋯⋯⋯⋯⋯⋯⋯⋯ 272

（一）补气 ⋯⋯⋯⋯⋯⋯⋯⋯⋯⋯⋯⋯⋯⋯ 272

1. 四君子汤 ⋯⋯⋯⋯⋯⋯⋯⋯⋯⋯⋯⋯⋯ 272

【案例1】咳嗽（慢性支气管炎）⋯⋯⋯ 273

【案例2】乙型肝炎 ⋯⋯⋯⋯⋯⋯⋯⋯⋯ 273

2. 异功散 ⋯⋯⋯⋯⋯⋯⋯⋯⋯⋯⋯⋯⋯⋯ 273

【案例1】咳嗽（慢性支气管炎）⋯⋯⋯ 273

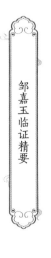

邹嘉玉临证精要

【案例2】伤酒头痛（酒精性头痛）………… 274

【案例3】水肿（高血压性心脏病）………… 274

3. 六君子汤 …………………………………… 274

【案例】酒哮（过敏性哮喘）………………… 274

4. 香砂六君子汤 ……………………………… 274

【案例1】口中多痰（农药中毒后遗症）…… 275

【案例2】腹胀（慢性胃炎）………………… 275

【案例3】咳嗽（急性支气管炎）…………… 275

【案例4】水肿（不明原因水肿）…………… 276

【案例5】懈怠（亚健康）…………………… 276

【案例6】头痛（胆石症术后）……………… 276

【案例7】嗜睡 ………………………………… 276

5. 香砂养胃丸 …………………………………… 277

【案例】食后反胃 …………………………… 277

6. 参苓白术散 …………………………………… 277

【案例1】头眩（脑供血不足）……………… 277

【案例2】久痢（慢性菌痢）………………… 278

【案例3】白滞痢（肠息肉术后）…………… 278

【案例4】脾泄（盲肠部炎）………………… 278

【案例5】溏泄（绝育术后泄泻、慢性结肠炎并

黏膜间质水肿）…………………………… 279

【案例6】食泻（左半结肠炎）……………… 279

【案例7】食泻（慢性腹泻）………………… 280

【案例8】酒积泄（肝功能异常、慢性腹泻）… 280

【案例9】泄泻（灌肠术后腹泻）…………… 280

【案例10】反胃（蔬果过敏性呕吐）……… 281

7. 七味白术散 …………………………………… 281

【案例1】头眩（消化吸收障碍）…………… 281

【案例2】久痢（慢性结肠炎）……………… 281

【案例3】湿热泄（急性腹泻）……………… 282

【案例4】脾泄（慢性腹泻）………………… 282

【案例5】食泄（婴幼儿消化不良腹泻）…… 282

【案例6】泄泻（婴幼儿感染性腹泻）……… 283

【案例7】食复泄泻（急性肠炎）…………… 283

【案例8】妊娠泄泻（急性肠炎）…………… 283

8. 补中益气汤 …………………………………… 284

【案例1】发热（不明原因发热）…………… 284

【案例2】全身麻木（多发性神经炎）……… 284

【案例3】解㑊（亚健康）…………………… 285

【案例4】头眩（内痔出血）………………… 285

【案例5】头眩（产后贫血）………………… 285

【案例6】眩晕（糖尿病）…………………… 285

【案例7】内伤头痛（紧张性头痛）………… 286

【案例8】内伤头痛（高血压病）…………… 286

【案例9】太阳穴鼓胀闷痛（不明原因头痛）… 286

【案例10】鼻衄（鼻出血）………………… 287

【案例11】秒睡（发作性睡眠障碍）……… 287

【案例12】嗜睡（睡眠障碍）……………… 287

【案例13】不寐（失眠、神经衰弱）……… 288

【案例14】虚喘（不明原因哮喘）………… 288

【案例15】腰痛（肾下垂）………………… 288

【案例16】虚劳（低血压）………………… 289

【案例17】虚劳（低血糖）………………… 289

【案例18】牙齿酸软（牙龈炎）…………… 290

【案例19】昏仆（昏厥）…………………… 290

【案例20】秋乏（季节性困乏）…………… 290

【案例21】昼乏（疲倦综合征）…………… 291

【案例22】痿证（痿躄、运动神经元病）… 291

【案例23】痿证（目睑下垂、重症肌无力）… 292

【案例24】阴挺下脱（人工流产后）……… 292

【案例25】大便增多（卵巢浆液性腺癌术后）… 293

【案例26】虚损（甲状腺瘤术后）………… 293

【案例27】虚损（白细胞减少症）………… 293

【案例28】虚损（食物中毒）……………… 294

9. 调中益气汤 …………………………………… 294

【案例1】发热（肝功能异常）……………… 294

【案例2】解㑊（亚健康）……………295

【案例3】舌麻（舌神经炎？）……………295

【案例4】大便增多（人参误补）……………295

10. 益胃升阳汤 ……………295

　【案例1】虚损（疲劳综合征、眼干燥症）……296

　【案例2】头眩（胃神经症）……………296

　【案例3】头眩（胃出血后）……………296

　【案例4】胃胀（慢性胃炎）……………296

　【案例5】胃痛（慢性浅表性胃炎）……………297

　【案例6】胃痛（胆汁反流）……………297

11. 益气聪明汤 ……………298

　【案例1】耳鸣（神经性耳鸣）[1] ……………298

　【案例2】耳鸣（神经性耳鸣）[2] ……………298

12. 生脉散 ……………298

　【案例】心悸（阵发性心动过速）……………298

13. 玉屏风散 ……………299

　【案例1】体虚易感（流行性感冒）……………299

　【案例2】酒疹（脂溢性皮炎）……………299

　【案例3】瘾疹（酒精过敏性荨麻疹）……………300

14. 完带汤 ……………300

　【案例1】小腹痛（慢性宫颈炎）……………300

　【案例2】白带（肝内血管瘤术后）……………300

15. 黄芪六一汤 ……………301

　【案例】尿浊（膀胱癌术后）……………301

（二）补血剂 ……………301

1. 四物汤 ……………301

　【案例1】不寐（阴火扰神、失眠）……………301

　【案例2】腰背痛（腰背筋膜炎）……………302

　【案例3】产后头痛 ……………302

　【案例4】油风（产后斑秃）……………302

2. 桃红四物汤 ……………302

　【案例1】不育症（少精虫症）……………303

　【案例2】小产后不孕（继发不孕症）……………303

【案例3】鹅掌风（手掌皲裂）……………303

【案例4】腰痛（盆腔炎）……………303

【案例5】经行乳痛（子宫肌瘤、畸胎瘤）……………304

【案例6】月经愆期（人流术后）……………304

【案例7】经行不畅（子宫肌瘤介入术）……………305

【案例8】头痛（左鼻窦后部肿瘤术后）……………305

【案例9】脱发（脂溢性脱发）……………305

【案例10】大便秘结 ……………306

【案例11】跌打损伤（软组织损伤）……………306

3. 归脾汤 ……………306

　【案例1】头眩（神经症）……………307

　【案例2】噪声头眩 ……………307

　【案例3】头痛（脑血管痉挛）……………307

　【案例4】头痛（脑动脉硬化、脑血管痉挛）……308

　【案例5】偏头痛（应激性头痛）……………308

　【案例6】肌衄（血小板减少性紫癜）……………308

　【案例7】肌衄（过敏性紫癜）……………309

　【案例8】梦魇（睡眠障碍）……………309

　【案例9】嗜睡（嗜睡症）……………309

　【案例10】郁证（高考综合征、焦虑症）……………310

　【案例11】不寐（经期不寐、失眠症）……………310

　【案例12】不寐（心肾不交、神经衰弱症）……311

　【案例13】胆怯不寐（失眠症、焦虑症）……311

　【案例14】季节性不寐（失眠症）……………311

　【案例15】外伤性不寐（失眠、轻微脑震荡）……312

　【案例16】少寐（康泰克副作用）……………312

　【案例17】昏仆（晕厥）……………313

　【案例18】春困（疲劳综合征）……………313

　【案例19】胸痛（神经症）……………313

　【案例20】崩漏（月经过多）……………313

　【案例21】崩漏（酒后漏下）……………314

　【案例22】产后不寐（产后失眠症）……………314

　【案例23】恶露不绝（晚期产后出血）……………314

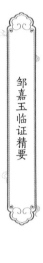

邹嘉玉临证精要

16

【案例24】交接出血（阴道炎、接触性出血）…315

【案例25】经净复至（排卵期出血）…………315

【案例26】月经过多（围绝经期综合征）………315

【案例27】经期延长（月经过多）……………316

【案例28】油风（斑秃）……………………316

【案例29】虚损（鼻咽癌放疗术后）…………316

【案例30】虚损（考前综合征）………………317

【案例31】虚损（白细胞减少症）……………317

（三）气血双补 ……………………………318

1. 八珍汤 ……………………………………318

【案例1】虚劳（亚健康）……………………318

【案例2】妊娠头眩（妊娠贫血）……………318

【案例3】解㑊（亚健康）……………………318

【案例4】闭经（甲状腺肿术后）……………319

【案例5】闭经（双卵巢多囊性变）…………319

【案例6】阴道干燥（阴道干燥综合征）……319

【案例7】脱发（产后脱发）…………………320

2. 十全大补汤 ………………………………320

【案例1】眩晕（非耳源性眩晕）……………320

【案例2】水肿（血红蛋白减低）……………321

【案例3】虚劳（不明原因低血红蛋白症）…321

【案例4】虚损（白细胞减少症）……………321

【案例5】心慌（不明原因贫血）……………321

【案例6】萎黄（营养性缺铁性贫血）………322

【案例7】产后痉病（末梢神经炎）…………322

【案例8】闭经（药物性闭经）………………322

【案例9】闭经（取节育环后）………………323

3. 泰山磐石散 ………………………………323

【案例1】妊娠头眩（妊娠贫血）……………323

【案例2】胎动不安（先兆流产）……………324

（四）补阴 …………………………………324

1. 地黄丸 ……………………………………324

【案例1】小便失禁（压力性尿失禁）………324

【案例2】膏淋（糖尿病）……………………324

【案例3】血淋（胡桃夹综合征）……………325

【案例4】腰痛（肾体外碎石术后）…………325

【案例5】小便频数（老年性尿道炎）………326

【案例6】虚损（甲状腺机能减退）…………326

【案例7】耳鸣（脑干脑炎）…………………326

【案例8】油风（斑秃）………………………327

【案例9】面𪒰黯（黄褐斑）…………………327

2. 知柏地黄丸 ………………………………328

【案例1】头痛（劳累性头痛）………………328

【案例2】耳鸣（神经性耳鸣）………………328

【案例3】粉刺（寻常痤疮）…………………328

【案例4】阳痿（性功能障碍）………………329

【案例5】阳事频举（性功能亢进）…………329

【案例6】水声致尿（强迫性条件反射性尿急）…329

【案例7】腰痛（慢性肾盂肾炎）……………330

【案例8】癫痫………………………………330

【案例9】口中异味（围绝经期综合征）……331

3. 杞菊地黄汤 ………………………………331

【案例1】瞳神散大（左瞳孔散大）…………331

【案例2】神珠自胀（视神经病变）…………331

【案例3】眼涩昏蒙（青光眼滤过术后）……332

【案例4】石淋、神珠自胀（右肾中盂结石、视疲劳症）

……………………………………………332

4. 归芍地黄汤 ………………………………333

【案例1】腰痛（急性腰痛）…………………333

【案例2】不孕（不排卵）……………………333

【案例3】颌关节脱位（颌关节韧带松弛症）……333

5. 左归丸 ……………………………………333

【案例1】头眩（脑供血不足）………………334

【案例2】脑鸣（脑血管功能异常）…………334

6. 左归饮 ……………………………………334

【案例1】耳鸣（神经性耳鸣）………………334

【案例2】腰痛（产后腰痛）·········· 335
【案例3】阴道干燥（雌激素减少）····· 335
【案例4】发斑脱发（脂溢性脱发）····· 335
7. 大补阴丸 ···································· 336
　【案例1】性欲低下（性功能障碍）···· 336
　【案例2】滑精 ··························· 336
8. 一贯煎 ······································ 336
　【案例1】头眩（神经症）··············· 337
　【案例2】头痛（酒精性头痛）········· 337
　【案例3】鼻衄（血小板减少症）······· 337
　【案例4】齿衄（血小板减少症）······· 338
　【案例5】尾骶骨痛（腰骶劳损）······· 338
　【案例6】胃胀（慢性浅表性胃炎）···· 338
　【案例7】唇风（唇炎）················· 338
　【案例8】水肿（特发性水肿）[1]····· 339
　【案例9】水肿（特发性水肿）[2]····· 339
　【案例10】心悸（甲状腺功能亢进）··· 340
　【案例11】舌痛（糖尿病）············· 340
　【案例12】虚损（左乳腺癌术后贫血）·· 340
　【案例13】口干（咽喉癌放化疗术后）· 341
　【案例14】震颤（药物性震颤）······· 341
　【案例15】昏仆（昏厥）··············· 341
（五）补阳 ····································· 342
1. 右归饮 ······································ 342
　【案例1】房事头眩（性神经症）······· 342
　【案例2】呆滞（发作性反应迟钝）···· 342
　【案例3】滑精（病理性滑精）········· 343
2. 济生肾气丸 ································ 343
　【案例1】水肿（高血压病）··········· 343
　【案例2】水肿（围绝经期综合征）···· 343
　【案例3】腰间空虚（颈椎病、腰椎病）· 344
3. 滋肾通关丸 ································ 344
　【案例1】交接出血（霉菌性阴道炎）·· 344

【案例2】血精（前列腺炎）············· 344
4. 滋肾丸 ······································ 345
　【案例】不育（弱精症、精索静脉曲张）· 345
5. 五子衍宗丸 ································ 345
　【案例1】阳痿（性功能障碍）[1]····· 346
　【案例2】阳痿（性功能障碍）[2]····· 346
（六）阴阳双补 ······························· 346
1. 地黄饮 ······································ 346
　【案例】头麻（脑内多发小缺血灶）··· 347
2. 燮理汤 ······································ 347
　【案例1】痢疾（急性细菌性痢疾）[1]· 347
　【案例2】痢疾（急性细菌性痢疾）[2]· 348
　【案例3】久痢（休息痢、乙状结肠息肉）· 348
　【案例4】慢性痢疾（溃疡性结肠炎）·· 348
八、固涩剂 ····································· 349
1. 牡蛎散 ······································ 349
　【案例1】盗汗（交感神经功能紊乱）·· 349
　【案例2】盗汗（感冒盗汗）··········· 349
　【案例3】盗汗（舌纤维瘤术后）······· 350
　【案例4】自汗（交感神经功能紊乱）·· 350
　【案例5】自汗并盗汗（剖宫产后）···· 350
2. 真人养脏汤 ································ 350
　【案例1】泄泻（滑泄、婴幼儿非感染性腹泻）·· 351
　【案例2】食泄（慢性结肠炎）········· 351
3. 四神丸 ······································ 351
　【案例1】五更泄（慢性腹泻）········· 351
　【案例2】五更泻（卵巢术后）········· 352
　【案例3】脾泄（慢性结肠炎）········· 352
　【案例4】食泻（慢性浅表性胃炎、直肠糜烂性炎）
　　　　　　······························· 352
　【案例5】飧泄（慢性腹泻）··········· 353
　【案例6】酒泄（酒精中毒性腹泻）···· 353
4. 金锁固精丸 ································ 353
　【案例1】遗精 ························· 353

【案例2】遗精并早泄 ·················· 354

5. 桑螵蛸散 ·················· 354

【案例1】小便频数（神经性多尿）[1] ·········· 354

【案例2】小便频数（神经性多尿）[2] ·········· 354

【案例3】遗尿（原发性遗尿） ············ 355

【案例4】遗尿（继发性遗尿） ············ 355

【案例5】二便失控 ·················· 355

6. 易黄汤 ·················· 356

【案例1】黄带（宫颈糜烂） ············ 356

【案例2】赤带（宫颈糜烂） ············ 356

【案例3】赤带（阴道壁黏膜脱落症） ········ 357

【案例4】交接出血（宫颈炎并糜烂） ········ 357

九、安神剂 ·················· 357

1. 天王补心丹 ·················· 357

【案例1】昏仆（晕厥、心神经症） ········ 358

【案例2】头眩（心神经症） ············ 358

【案例3】心悸（阵发性心动过速） ········ 358

【案例4】心悸（窦性心动过速） ·········· 359

【案例5】心悸（预激综合征） ············ 359

【案例6】心悸（房颤） ················ 360

【案例7】产后心悸（阵发性心动过速） ······ 360

【案例8】虚劳（白细胞减少症） ·········· 360

【案例9】脑悸（心神经症） ············ 361

【案例10】经断前后诸症（围绝经期综合征） ··· 361

【案例11】早泄（心因性早泄） ·········· 361

2. 交泰丸 ·················· 362

【案例1】不寐（神经衰弱症） ············ 362

【案例2】夜间多溺 ·················· 362

【案例3】耳聋（突发性耳聋） ············ 363

十、理气剂 ·················· 363

1. 越鞠丸 ·················· 363

【案例1】胁痛（急性胃炎） ············ 364

【案例2】胁痛（慢性胆囊炎） ············ 364

【案例3】胃痛（胃十二指肠球部浅表溃疡伴胃炎）
·················· 364

【案例4】胃痛（十二指肠球部溃疡） ········ 364

【案例5】胃痛（慢性浅表性胃炎、胃溃疡）····· 365

【案例6】胃痛（慢性浅表性胃炎伴糜烂） ····· 365

【案例7】胃痛（酒后胃痛） ············ 366

【案例8】胃胀痛（非萎缩性胃炎） ········ 366

【案例9】胃胀（胆囊结石、肝囊肿） ········ 366

【案例10】胃胀（子宫及右侧阔韧带平滑肌瘤术后）
·················· 367

【案例11】胃胀（胆汁反流、慢性浅表性胃炎） 367

【案例12】胃胀（药物性胃炎） ·········· 367

【案例13】胃胀（慢性乙型肝炎） ········ 368

【案例14】胃痞（胃神经症） ············ 368

【案例15】胃痹（慢性浅表性胃炎） ········ 369

【案例16】胃灼［十二指肠球部溃疡（疤痕期）并
球炎、食道下段炎、浅表性胃炎］ ····· 369

【案例17】食积腹痛（十二指肠壅积症） ····· 369

【案例18】肝泻（过敏性结肠炎） ·········· 370

【案例19】心悸（抑郁症） ············ 370

【案例20】舌麻（慢性浅表性胃炎） ········ 371

【案例21】不孕（输卵管通而不畅） ········ 371

【案例22】大便秘结 ·················· 371

【案例23】肝功能异常（乙型肝炎）[1] ····· 372

【案例24】肝功能异常（乙型肝炎）[2] ····· 372

【案例25】肝功能异常（乙型黄疸型肝炎） ··· 373

【案例26】脾郁（乙型肝炎） ············ 373

2. 厚朴温中汤 ·················· 373

【案例1】胃胀（慢性浅表性胃炎） ········ 374

【案例2】腹胀（外感腹胀、药物性腹胀） ····· 374

【案例3】腹痛（胆囊术后） ············ 374

3. 定喘汤 ·················· 375

【案例1】外感咳嗽（流行性感冒并急性支气管炎）
·················· 375

【案例2】咳嗽（咳嗽变异性哮喘）………… 375

【案例3】喘咳（有机磷农药中毒、两肺支气管炎性

改变）…………………………………… 376

【案例4】咳嗽（急性支气管炎）…………… 376

【案例5】咳喘（急性支气管炎并哮喘）…… 376

【案例6】咳喘（慢支并哮喘）[1]…………… 377

【案例7】咳喘（慢支并哮喘）[2]…………… 377

【案例8】酒后喘咳（慢支并哮喘）………… 377

【案例9】喘咳（过敏性哮喘）……………… 378

4. 丁香柿蒂汤 ……………………………… 378

【案例】呃逆（膈肌痉挛）………………… 378

5. 加味乌沉汤 ……………………………… 378

【案例1】腰痛（双侧附件炎）……………… 378

【案例2】经行腹痛（原发性痛经）[1]……… 379

【案例3】经行腹痛（原发性痛经）[2]……… 379

【案例4】经行腹痛（原发性痛经）[3]……… 380

【案例5】经期腹痛（继发性痛经）………… 380

【案例6】经行腹痛（人流术后继发性痛经）…… 380

6. 导气汤 …………………………………… 381

【案例1】肾子肿痛（左睾丸炎）…………… 381

【案例2】血疝（右睾丸挫伤）……………… 381

【案例3】睾丸胀痛（前列腺炎、衣原体感染）… 381

【案例4】子痛（附睾炎）…………………… 382

【案例5】会阴胀疼（前列腺炎）…………… 382

【案例6】少腹痛（疝气术后、阴茎静脉曲张）… 383

【案例7】少腹痛（淋巴结炎）……………… 383

十一、理血剂 ………………………………… 383

1. 血府逐瘀汤 ……………………………… 383

【案例1】眩晕（外伤性轻度脑震荡）……… 384

【案例2】血淋（外伤性血尿）……………… 384

【案例3】胁肋痛（肋间神经痛）…………… 384

【案例4】左肋痛（外伤性肋骨损伤）……… 384

【案例5】背痛（胆囊炎）…………………… 385

【案例6】背痛（脾切除术后）……………… 385

【案例7】胸痛（胸部软组织挫伤）………… 385

【案例8】白睛溢血（眼结膜出血）………… 386

【案例9】腰瘘胀痛（T12压缩性骨折）…… 386

【案例10】岔气（急性胸肋痛）……………… 386

【案例11】口渴（微循环障碍）……………… 387

【案例12】紫舌（微循环障碍）……………… 387

【案例13】发热（白细胞升高）……………… 387

2. 通窍活血汤 ……………………………… 388

【案例1】头眩头痛（头颅顶右侧硬膜外血肿）

…………………………………………… 388

【案例2】头痛（外伤性头痛）……………… 388

3. 补阳还五汤 ……………………………… 388

【案例1】偏瘫（腔隙性脑梗死）…………… 389

【案例2】左手麻木不仁（右脑外伤）……… 389

【案例3】昏仆（排尿性晕厥）……………… 389

4. 生化汤 …………………………………… 390

【案例1】头痛（药物流产头痛）…………… 390

【案例2】产后恶露不绝 …………………… 390

【案例3】经行腹痛（继发性痛经）………… 390

5. 咳血方 …………………………………… 391

【案例1】咳血（误补服鹿茸致咳血）……… 391

【案例2】咳血（支气管扩张）[1]…………… 391

【案例3】咳血（支气管扩张）[2]…………… 392

【案例4】咳血（支气管扩张）[3]…………… 392

【案例5】咯血（硝、硫酸烟雾致咯血）…… 392

6. 小蓟饮子 ………………………………… 393

【案例1】热淋（尿路感染）………………… 393

【案例2】血淋（不明原因尿血）…………… 393

【案例3】血淋（肾盂肾炎）………………… 394

【案例4】血淋（药物副作用）……………… 394

【案例5】血淋（胡桃夹综合征、双肾小囊肿）… 394

【案例6】血淋（前列腺炎、膀胱癌?）…… 395

7. 乙字汤 ·················· 395

　【案例1】痔疮（内外痔、混合痔伴血栓、内痔糜烂）

　　·················· 395

　【案例2】便血（痔疮出血、肛周脓肿、内痔糜烂、

　　直肠炎）·················· 396

　【案例3】肛门肿痛（肛瘘术后）·········· 396

　【案例4】发热（内、外痔术后）·········· 396

十二、治风剂 ·················· 396

1. 川芎茶调散 ·················· 396

　【案例1】产后头痛 ·············· 397

　【案例2】内伤头痛（脑动脉供血不足）······ 397

　【案例3】内伤头痛（紧张性头痛）········ 397

　【案例4】内伤偏头痛（脑动脉供血不足）····· 398

　【案例5】头痛（脑血管痉挛）·········· 398

　【案例6】头紧如箍（围绝经期综合征）····· 398

　【案例7】经行头痛（脑动脉供血不足）····· 399

　【案例8】偏头痛（球结膜微血管形态异常）··· 399

2. 小续命汤 ·················· 399

　【案例1】身痛（流行性感冒）·········· 400

　【案例2】胁肋痛（肋间神经痛）········ 400

3. 大定风珠 ·················· 400

　【案例】眩晕（高血压危象）·········· 400

4. 苍耳散 ·················· 401

　【案例1】鼻室（慢性鼻炎）·········· 401

　【案例2】幻臭（慢性萎缩性鼻炎）······· 401

　【案例3】眩晕（过敏性鼻炎）·········· 402

5. 奇授藿香丸 ·················· 402

　【案例1】鼻渊（慢性鼻炎）·········· 402

　【案例2】鼻渊（慢性鼻窦炎）········· 402

　【案例3】鼻室（急性鼻炎）·········· 403

　【案例4】鼻室（慢性鼻炎、双鼻下甲黏膜肥厚）

　　·················· 403

　【案例5】无嗅觉（嗅觉丧失）·········· 403

　【案例6】头痛（鼻息肉电灼术后）······· 404

6. 茱萸汤 ·················· 404

　【案例1】腰痛（慢性腰痛）·········· 404

　【案例2】小腿肚转筋（腓肠肌痉挛）····· 404

　【案例3】大腿转筋（股四头肌痉挛）····· 405

十三、治燥剂 ·················· 405

1. 桑杏汤 ·················· 405

　【案例1】时行感冒（流行性感冒）······· 405

　【案例2】伤寒变病（病毒性感冒并支气管炎）··· 405

　【案例3】咳嗽（急性支气管炎）········ 406

　【案例4】食毒咳嗽（上呼吸道感染）····· 406

　【案例5】妊娠咳嗽（上呼吸道感染）····· 406

2. 清燥救肺汤 ·················· 407

　【案例1】咳嗽（慢性支气管炎并感染）···· 407

　【案例2】咳嗽（急性支气管炎）········ 407

　【案例3】慢喉瘖（慢性喉炎）·········· 407

　【案例4】咯血（支气管扩张）·········· 407

3. 沙参麦冬汤 ·················· 408

　【案例1】发热（伤阴证、发热原因待查）····· 408

　【案例2】咳嗽（急性支气管炎）········ 408

　【案例3】咳嗽（药物性咳嗽）·········· 409

　【案例4】胃胀痛（慢性浅表性胃炎）····· 409

　【案例5】血风疮（慢性湿疹）·········· 410

4. 增液汤 ·················· 410

　【案例】大便秘结 ·············· 410

十四、祛湿剂 ·················· 410

1. 平胃散 ·················· 410

　【案例1】胃胀（急性胰腺炎）·········· 411

　【案例2】酒伤胁痛 ·············· 411

　【案例3】大便秘结 ·············· 411

2. 不换金正气散 ·················· 412

　【案例1】外感变证（病毒性感冒）······· 412

　【案例2】暑痧（慢性肠炎）·········· 412

【案例3】头痛（流行性感冒）……………412
【案例4】湿泻（急性胃肠炎）……………413
【案例5】食泻（过敏性肠炎）……………413
【案例6】食泻（急性肠胃炎）……………413
【案例7】厌食（消化不良）………………413
【案例8】顽固腹胀（左肋骨陈旧性骨折、部分胸椎
压缩性骨折）……………………………414
【案例9】伤食腹痛（急性胃炎）…………414
【案例10】气郁腹胀（胃神经症、胃潴留）……415

3. 八正散 ……………………………………415
【案例1】血淋（多囊肾）…………………415
【案例2】劳淋（右肾囊肿并轻度积水）…416
【案例3】石淋（膀胱结石）………………416
【案例4】气淋（尿路感染）………………416
【案例5】热淋（急性尿道炎）……………417
【案例6】水肿（急性肾盂肾炎）…………417
【案例7】阴茎内痒（尿路感染）…………417
【案例8】阴茎湿冷（包皮术后）…………417
【案例9】腰痛（尿路感染）………………418

4. 藿香正气散 ………………………………418
【案例1】挟湿感冒（病毒性感冒、食物中毒、急性
肠炎）……………………………………418
【案例2】夹阴伤寒（病毒性感冒）………419
【案例3】伏暑（病毒性感冒）……………419
【案例4】头痛（慢性头痛）………………419
【案例5】风泄（急性肠炎）………………419
【案例6】暑泄（急性肠炎）………………420
【案例7】脾泻（肠激惹综合征）…………420

5. 三仁汤 ……………………………………420
【案例1】发热（病毒性感冒）……………421
【案例2】湿温（病毒性感冒）……………421
【案例3】伤暑（感冒）……………………421
【案例4】低热（胃出血后低热）…………421

【案例5】嗜睡（慢性腹泻）………………422

6. 藿朴夏苓汤 ………………………………422
【案例1】时行感冒（病毒性感冒）………422
【案例2】外感（挟湿、病毒性感冒）……422
【案例3】外感（太阳少阳合病、病毒性感冒）…423
【案例4】夹阴伤寒（病毒性感冒）………423
【案例5】酒泄（慢性腹泻）………………423
【案例6】腹胀（胃溃疡切除术后）………424

7. 三妙丸 ……………………………………424
【案例1】热痹（痛风）……………………424
【案例2】腰痛（腰骶劳损）………………424
【案例3】浸淫疮（慢性湿疹）……………425
【案例4】血风疮（慢性湿疹）……………425
【案例5】燥疮疮（急性湿疹）……………425
【案例6】湿疮疮（慢性湿疹）……………426

8. 四妙丸 ……………………………………426
【案例1】皮痹（双下肢皮肤灼痛、皮神经痛）…426
【案例2】热痹（痛风）……………………427
【案例3】下肢麻木刺痛（胆石症术后）…427
【案例4】低热（湿温、陈旧性肺结核）…427
【案例5】黄掌 ……………………………428
【案例6】浸淫疮（湿疹）…………………428

9. 四苓散 ……………………………………428
【案例1】劳淋（前列腺炎）………………428
【案例2】腰痛（慢性肾盂肾炎）…………429

10. 五皮散 …………………………………429
【案例1】水肿（急性肾小球肾炎）………429
【案例2】产后水肿 ………………………430
【案例3】浮肿（右肾囊肿并积水）………430
【案例4】胃胀（胆囊术后）………………430

11. 胆道排石汤（Ⅱ号）……………………431
【案例1】胁肋痛（胆管结石）……………431

邹嘉玉临证精要

【案例2】黄疸（胆总管中下段泥沙样结石并不全
　　梗阻）·············431
【案例3】胁痛（胆泥淤积并胆囊炎）·············431

12. 萆薢分清饮 ·············432
【案例1】阳痿（性功能障碍）·············432
【案例2】尿浊（乳糜尿）[1]·············432
【案例3】尿浊（乳糜尿）[2]·············433

13. 三痹汤 ·············433
【案例1】双足麻木（末梢神经炎）·············433
【案例2】痿躄（腰椎间盘突出）·············434
【案例3】腰痛（腰椎间盘突出）·············434

十五、祛痰剂 ·············434

1. 二陈汤 ·············434
【案例1】咳嗽（急性支气管炎）·············435
【案例2】口冒清水（口腔唾液过多）·············435
【案例3】睡眠流口水（自主神经功能紊乱）·····435
【案例4】乳癖（乳腺小叶增生）·············435

2. 导痰汤 ·············436
【案例1】痰核（淋巴结炎）·············436
【案例2】瘰疬（淋巴结肿大）·············437
【案例3】咳嗽晕厥（咳嗽晕厥综合征）·············437
【案例4】眩晕（病毒性感冒）·············437
【案例5】梦魇（睡眠瘫痪症）·············438
【案例6】少寐（失眠）·············438
【案例7】昏仆（昏厥）·············438
【案例8】头悸不寐（人参毒副反应）·············438
【案例9】头眩（高血压病）·············439
【案例10】痉病（破伤风后遗症）·············439

3. 涤痰汤 ·············439
【案例1】急惊风（癫痫）·············440
【案例2】慢惊风（多动综合征）·············440

4. 金水六君煎 ·············440
【案例1】咳嗽（急性支气管炎）[1]·············440

【案例2】咳嗽（急性支气管炎）[2]·············441
【案例3】咳嗽（慢性支气管炎）·············441
【案例4】咳嗽（左肺部分切除术后）·············441
【案例5】泄泻（大肠泄、慢性泄泻）·············442

5. 温胆汤 ·············442
【案例1】头眩（剖宫产后）·············442
【案例2】眩晕（高血压病）·············443
【案例3】眩晕（颈椎病、高血压病）·············443
【案例4】头痛（发作性头痛）·············443
【案例5】头眩（湿痰、高脂血症）·············443
【案例6】间歇性痴呆（脑发育迟缓综合征）·····444
【案例7】瘿瘤（甲状腺腺瘤）·············444
【案例8】不寐（失眠）·············445
【案例9】恶阻（妊娠呕吐）·············445

6. 黄连温胆汤 ·············446
【案例1】头眩（肥胖症）·············446
【案例2】不寐（失眠）·············446
【案例3】不寐（失眠、神经症、精神病？）·····446
【案例4】失眠并头重（血液透析失衡综合征）···447
【案例5】心烦不寐（烟酸缺乏病）·············447
【案例6】郁证（焦虑症）·············448
【案例7】眩晕（脑供血不足、颈椎病）·············448
【案例8】脑鸣（脑干炎）·············448
【案例9】偏瘫（脑梗死）·············449
【案例10】颤振（抽搐、神经症）·············449
【案例11】昏迷（短暂性休克）·············450
【案例12】昏迷（晕厥、高血压病）·············450
【案例13】左胸痛（淋巴结炎）·············450
【案例14】癫证（药物副作用）·············451

7. 半夏白术天麻汤 ·············451
【案例1】眩晕（耳源性眩晕）·············451
【案例2】眩晕（脑动脉硬化症）·············451
【案例3】眩晕（围绝经期综合征）·············452

【案例4】眩晕（颈椎病）··············452

【案例5】眩晕（幕上脑积水）·······452

【案例6】眩晕（颈源性眩晕）·······453

【案例7】眩晕（中枢性眩晕）·······453

【案例8】偏头痛（丛集性头痛）····453

【案例9】头痛（紧张型头痛）·······454

【案例10】胞睑振跳（面肌痉挛）··454

8.白金丸·························455

【案例1】身体困重（脂肪肝）·······455

【案例2】梦魇（睡眠瘫痪症）·······455

【案例3】肥胖症（脂肪肝、肝功能异常）····455

【案例4】湿痰证（高脂血症）·······456

【案例5】黄汗（胆石症并胆汁淤积）··········457

十六、消食剂·····················457

健脾丸·····························457

【案例1】厌食（消化不良）·········457

【案例2】厌肉食（消化不良）·······457

【案例3】泄泻（脾泻、婴幼儿非感染性腹泻）···458

【案例4】大便秘结（单纯性便秘）··458

【案例5】齿龂（蛔虫症）···········458

【案例6】突发性昏睡（浅昏迷）····459

【案例7】行迟（生长发育不良）····459

【案例8】夜惊不安（烟酸缺乏病）··459

【案例9】厌食（厌食症）···········459

四、杂合以治

一. 肺系疾病·····················463

1.感冒·····························463

【案例1】普通感冒（病毒性感冒）··463

【案例2】普通感冒（太阳少阳并病）··463

【案例3】发热（流行性感冒）·······463

【案例4】感染性发热（流行性感冒）··464

【案例5】低热（病毒性感冒）·······465

2.咳嗽·····························465

【案例1】风咳（急性支气管炎）····465

【案例2】脾咳（急性支气管炎）····465

【案例3】肾咳（咳嗽变异性哮喘）··466

【案例4】肺咳（间质性肺炎）·······466

3.咳喘·····························467

【案例1】咳喘（慢支并肺大泡形成）··467

【案例2】咳喘（老年性慢性支气管炎、肺源性心脏病）·····················467

【案例3】咳喘（支气管炎并喘）····468

【案例4】咳喘（咳嗽性哮喘）·······468

【案例5】咳喘（慢支并感染）·······469

【案例6】咳喘（食物过敏性咳喘）··469

【案例7】咳喘（急性支气管炎并哮喘）··470

【案例8】咳喘（过敏性鼻炎并哮喘）··470

【案例9】咳嗽性哮喘（空调综合征）··471

4.咯血·····························472

【案例1】咳血（支气管扩张）·······472

【案例2】咳血（支气管炎并扩张）··472

【案例3】肺癌咯血·················473

二、心系疾病·····················473

1.心悸·····························473

【案例】心悸（酒后心慌心悸）·····473

2.胸闷·····························474

【案例1】胸闷（自发性气胸术后）··474

【案例2】胸闷（心电图T波异常）··475

【案例3】胸闷（高血压、心肌桥、心肌供血不足）··················475

【案例4】胸闷（红细胞增多症并血黏度异常）···476

3. 胸痛 ……………………………… 476

　　【案例1】胸痛（肋间神经痛）[1]………… 476

　　【案例2】胸痛（肋间神经痛）[2]………… 477

三、脑系疾病 ……………………………… 477

1. 头眩 ……………………………… 477

　　【案例1】头眩（药源性头眩）………… 477

　　【案例2】头眩（减肥节食不当）……… 478

　　【案例3】头眩（流行性感冒）………… 478

　　【案例4】头眩（缺铁性贫血）………… 478

2. 眩晕 ……………………………… 479

　　【案例1】眩晕（农药中毒）…………… 479

　　【案例2】眩晕（颈椎病）……………… 479

3. 头痛 ……………………………… 480

　　【案例1】内伤头痛（脑动脉供血不足）… 480

　　【案例2】头痛（药物性头痛）………… 481

　　【案例3】头痛（头晕、脑震荡）……… 481

　　【案例4】头痛（慢性紧张型头痛）…… 481

　　【案例5】头痛（高血压病）…………… 482

　　【案例6】头痛（失眠性头痛）[1]……… 482

　　【案例7】头痛（失眠性头痛）[2]……… 482

4. 偏瘫 ……………………………… 483

　　【案例1】右偏瘫（脑血管意外）……… 483

　　【案例2】左偏瘫（脑血管意外）……… 484

　　【案例3】右偏瘫（腔隙性脑梗死）…… 485

5. 不寐 ……………………………… 485

　　【案例1】不寐（焦虑症）……………… 486

　　【案例2】不寐（神经症）……………… 486

　　【案例3】脏燥不寐（围绝经期综合征）… 487

　　【案例4】气虚不寐（神经衰弱症）…… 487

　　【案例5】痰火不寐（突发失眠）……… 487

　　【案例6】心悸不寐（失眠）…………… 487

　　【案例7】抑郁不寐（顽固性失眠、焦虑症）… 488

　　【案例8】药物性不寐（失眠）………… 488

　　【案例9】虚火不寐（抑郁症）………… 489

　　【案例10】胆虚不寐（考前综合征）…… 489

四、脾胃系疾病 …………………………… 489

1. 嗳气 ……………………………… 489

　　【案例】嗳气（反流性食管炎）………… 490

2. 呃逆 ……………………………… 490

　　【案例1】呃逆（膈肌痉挛）[1]………… 490

　　【案例2】呃逆（膈肌痉挛）[2]………… 491

　　【案例3】呃逆（复发性膈肌痉挛）…… 491

　　【案例4】呃逆（静脉滴注后膈肌痉挛）… 492

3. 呕吐 ……………………………… 492

　　【案例1】呕吐（急性胃炎）…………… 492

　　【案例2】呕吐（神经性呕吐）………… 492

4. 胃痛 ……………………………… 493

　　【案例1】胃脘痛（十二指肠球部对吻性溃疡、胆汁反流性胃炎）…………………… 493

　　【案例2】胃胀（胆汁反流性胃炎伴糜烂）… 494

　　【案例3】胃脘痛（浅表性胃炎）……… 495

　　【案例4】胃脘痛（十二指肠球部溃疡、糜烂性胃炎）…………………………… 495

　　【案例5】胃冷（慢性浅表性胃炎）…… 496

　　【案例6】胃脘痛（十二指肠球部小弯溃疡、隆起糜烂性胃窦炎）……………… 496

　　【案例7】嘈杂（慢性浅表性胃炎）…… 497

　　【案例8】胃脘痛并恶心（药物性胃痛）… 497

　　【案例9】胃胀（萎缩性胃炎伴重度肠化）… 498

　　【案例10】胃痞（非萎缩性胃炎伴胃窦糜烂、肠上皮化生）………………………… 499

　　【案例11】胃脘痛［复合性溃疡（A1期）、非萎缩性胃炎］…………………………… 499

　　【案例12】胃脘痛（慢性萎缩性胃炎）… 500

　　【案例13】胃脘痛（中度慢性非萎缩性炎、轻度肠上皮化生、息肉性改变）……… 501

【案例14】胃胀痛（十二指肠球部溃疡、慢性萎缩性胃炎伴肠上皮化生）…………… 501

【案例15】胃痛（十二指肠降部溃疡、慢性浅表性胃炎并糜烂）…………………… 502

【案例16】胃痛（非萎缩性胃炎伴胃窦糜烂、轻度肠上皮化生）………………… 502

5. 腹痛 …………………………………………… 503

【案例1】腹痛（慢性结肠炎）………………… 503

【案例2】小腹痛（前列腺炎）………………… 504

【案例3】腹痛（急性肠胃炎）………………… 504

【案例4】右下腹痛（慢性阑尾炎急性发作）…… 505

6. 久痢 …………………………………………… 505

【案例1】白滞痢（慢性乙状结肠炎）………… 505

【案例2】休息痢（慢性结肠炎）……………… 506

7. 便秘 …………………………………………… 506

【案例1】便秘[1] ……………………………… 506

【案例2】便秘[2] ……………………………… 507

【案例3】便秘[3] ……………………………… 507

【案例4】便秘[4] ……………………………… 507

【案例5】便秘[5] ……………………………… 508

8. 便血 …………………………………………… 508

【案例1】便血（胃溃疡并出血）[1] ………… 508

【案例2】便血（胃溃疡并出血）[2] ………… 508

【案例3】痔（内痔出血）……………………… 509

9. 大便不净 ……………………………………… 509

【案例】大便梗阻（出口梗阻型便秘）……… 509

10. 大便增多 …………………………………… 510

【案例】大便增多（慢性肠炎）……………… 510

五、肾系疾病 ………………………………………… 510

1. 水肿 …………………………………………… 510

【案例1】水肿（慢性肾盂肾炎）……………… 511

【案例2】水肿（IgM肾病）…………………… 511

【案例3】子肿（妊娠水肿）…………………… 512

【案例4】水肿（肝硬化）……………………… 512

2. 小便不利 ……………………………………… 513

【案例】尿不净（非淋菌性尿道炎）………… 513

3. 小便失禁 ……………………………………… 513

【案例1】小便失控（急迫性尿失禁）………… 514

【案例2】尿后滴沥不禁（前列腺肥大）……… 514

【案例3】尿失禁（小产后盆底肌松弛）……… 514

4. 小便过多 ……………………………………… 515

【案例1】尿频（尿崩症）……………………… 515

【案例2】夜尿频（精神神经性尿频）………… 515

5. 癃闭 …………………………………………… 516

【案例1】癃闭（产后尿潴留）………………… 516

【案例2】癃闭（前列腺肥大）………………… 516

【案例3】小便滴沥（前列腺钙化、尿残留）… 516

【案例4】小便艰涩（前列腺增生症）………… 517

6. 淋证 …………………………………………… 517

【案例1】劳淋（前列腺炎）…………………… 517

【案例2】劳淋（慢性膀胱炎）………………… 518

六、头面五官疾病 …………………………………… 518

1. 头皮奇痒 ……………………………………… 518

【案例】头皮奇痒 ……………………………… 518

2. 油风 …………………………………………… 518

【案例1】油风（斑秃）[1] …………………… 519

【案例2】油风（斑秃）[2] …………………… 519

【案例3】油风（斑秃）[3] …………………… 519

【案例4】油风（复发性斑秃）………………… 520

3. 白发 …………………………………………… 520

【案例】少白头 ………………………………… 520

4. 目疾 …………………………………………… 521

【案例1】视瞻昏渺（黄斑变性）……………… 521

【案例2】目劄（眼结石）……………………… 521

【案例3】目劄（电光性眼炎）………………… 522

【案例4】目干涩（电脑综合征）[1] ………… 522

【案例 5】目干涩（电脑综合征）[2] ·········· 522
【案例 6】目干涩（眼干燥症）·········· 523

5. 左目不动 ·········· 523
【案例】左目不动（颅底脊索瘤放疗术后）·········· 523

6. 耳鸣 ·········· 524
【案例 1】耳鸣（神经性耳鸣）·········· 524
【案例 2】耳鸣（食物性耳鸣）·········· 525
【案例 3】耳鸣（外伤性耳鸣）·········· 525

7. 耳闭塞 ·········· 526
【案例 1】右耳闭塞（右耳听力障碍）[1] ·········· 526
【案例 2】右耳闭塞（右耳听力障碍）[2] ·········· 526
【案例 3】两耳闭塞（听力障碍）·········· 526
【案例 4】耳痛闭塞（听力障碍）·········· 527

8. 鼻窒 ·········· 527
【案例】鼻窒（慢性鼻炎）·········· 527

9. 鼻衄 ·········· 528
【案例】鼻衄（鼻出血）·········· 528

10. 唇风 ·········· 528
【案例 1】唇风（唇炎）[1] ·········· 528
【案例 2】唇风（唇炎）[2] ·········· 528
【案例 3】唇风（唇炎）[3] ·········· 529

11. 口疮 ·········· 529
【案例 1】口疮（口腔溃疡）·········· 530
【案例 2】积年口疮（复发性口舌溃疡）·········· 530
【案例 3】久口疮（慢性口腔溃疡）·········· 530

12. 吐涎沫 ·········· 531
【案例】吐涎沫（非萎缩性胃炎）·········· 531

13. 紫舌 ·········· 531
【案例】紫舌（末梢循环障碍）·········· 532

14. 喉痹 ·········· 532
【案例 1】风热喉痹（急性咽炎）[1] ·········· 532
【案例 2】风热喉痹（急性咽炎）[2] ·········· 533
【案例 3】虚火喉痹（慢性咽炎）[1] ·········· 533

【案例 4】虚火喉痹（慢性咽炎）[2] ·········· 533
【案例 5】虚火喉痹（慢性咽炎）[3] ·········· 534
【案例 6】虚火喉痹（慢性咽炎）[4] ·········· 534
【案例 7】虚火喉痹（慢性咽炎、焦虑症）·········· 535

15. 乳蛾 ·········· 535
【案例】风热乳蛾（急性扁桃体炎）·········· 535

16. 面瘫 ·········· 535
【案例 1】左面瘫（面神经炎）·········· 536
【案例 2】左面瘫（外伤性左面神经麻痹）·········· 536
【案例 3】右面瘫（复发性面神经麻痹）·········· 536
【案例 4】右面瘫（右面神经麻痹）[1] ·········· 537
【案例 5】右面瘫（右面神经麻痹）[2] ·········· 537
【案例 6】右面瘫（右面神经麻痹）[3] ·········· 538
【案例 7】右面瘫（右面神经麻痹）[4] ·········· 538
【案例 8】面瘫（左右交替面神经麻痹）·········· 539

七、外科疾病 ·········· 539

1. 粉刺 ·········· 539
【案例 1】粉刺（寻常痤疮）[1] ·········· 539
【案例 2】粉刺（寻常痤疮）[2] ·········· 540
【案例 3】粉刺（寻常痤疮）[3] ·········· 540
【案例 4】粉刺（寻常痤疮）[4] ·········· 540
【案例 5】粉刺（便秘性寻常痤疮）·········· 541

2. 皮肤干燥 ·········· 541
【案例】皮肤干燥（维生素 A 缺乏症）·········· 541

3. 蝴蝶疮 ·········· 542
【案例】红蝴蝶疮（红斑狼疮）·········· 542

4. 瘾疹 ·········· 543
【案例 1】瘾疹（丘疹性荨麻疹）·········· 543
【案例 2】瘾疹（花生过敏性荨麻疹）·········· 544
【案例 3】瘾疹（荨麻疹）·········· 544
【案例 4】瘾疹（荨麻疹、过敏性皮炎）·········· 544

5. 疮疹 ·········· 545
【案例 1】浸淫疮（慢性湿疹）[1] ·········· 545

【案例2】浸淫疮（慢性湿疹）[2] ·············· 545

【案例3】湿毒（特异性皮炎） ·············· 546

【案例4】内臁疮（静脉曲张综合征） ·········· 547

【案例5】漆疮（接触性皮炎） ·············· 547

【案例6】血风疮（玫瑰糠疹） ·············· 548

【案例7】四弯风（慢性湿疹） ·············· 548

【案例8】肾囊风（急性湿疹）[1] ············ 548

【案例9】肾囊风（急性湿疹）[2] ············ 549

【案例10】肛门湿疹（慢性湿疹） ·········· 549

【案例11】化妆品皮疹（接触性皮炎） ········ 549

【案例12】面膜皮疹（接触性皮炎） ·········· 550

【案例13】风疹（榴莲过敏性皮疹） ·········· 550

【案例14】热疮（单纯疱疹） ·············· 550

6. 疱疹后痛证 ·············· 551

【案例1】疱疹痛（带状疱疹后遗症） ········· 551

【案例2】疱疹痒痛（带状疱疹后遗症） ······· 551

【案例3】右侧颞部痛（带状疱疹后遗症） ····· 552

7. 局部溃疡 ·············· 552

【案例1】足背肿疡（局部皮肤溃烂） ········ 552

【案例2】臁疮（右下肢胫前溃疡） ········· 553

8. 肿疡 ·············· 553

【案例1】大腿肿疡（急性化脓性感染） ······· 553

【案例2】手背肿疡（急性化脓性感染） ······· 553

【案例3】胫前肿疡（急性化脓性感染） ······· 554

【案例4】小腿肿疡（急性化脓性感染） ······· 554

【案例5】踝关节肿痛（急性化脓性感染） ····· 554

9. 痈毒 ·············· 555

【案例1】委中毒（急性化脓性感染） ········ 555

【案例2】子痈（睾丸炎） ·············· 555

10. 足趾溃疡 ·············· 556

【案例1】足趾溃疡（脚癣感染溃疡） ········ 556

【案例2】足趾肿痛（冷冻术后感染） ········ 556

11. 疮疡 ·············· 556

【案例1】脉窠疮（右外踝下溃疡） ·········· 556

【案例2】臀痈（臀部发作性溃疡） ·········· 557

【案例3】臀痈（臀部肿块） ·············· 557

【案例4】肛门肿痈（肛门脓肿） ············ 557

12. 毒虫螫伤 ·············· 558

【案例】虫螫（野蜂螫伤） ·············· 558

13. 脱疽 ·············· 558

【案例】脱疽（血栓闭塞性脉管炎） ·········· 558

14. 乳痈 ·············· 559

【案例】乳痈（急性乳腺炎） ·············· 559

15. 跌扑损伤 ·············· 560

【案例1】右手背肿痛（软组织损伤） ········· 560

【案例2】面痛麻木（外伤性面神经炎） ······· 560

八. 妇科疾病 ·············· 561

1. 带下 ·············· 561

【案例1】白带（人流术后遗症） ············ 561

【案例2】黄带（慢性宫颈炎、宫颈上皮内癌变）

·············· 561

2. 湿疹 ·············· 562

【案例】外阴湿疹（巨细胞病毒感染） ········ 562

3. 阴痒 ·············· 563

【案例1】阴痒（外阴炎并口腔溃疡） ········· 563

【案例2】阴痒（慢性宫颈炎） ············· 563

【案例3】经前阴痒（宫颈糜烂） ············ 563

【案例4】阴痒（慢性阴道炎） ············· 564

4. 阴痛 ·············· 564

【案例】交接阴痛（阴道炎并宫颈轻度糜烂） ··· 564

5. 阴吹 ·············· 565

【案例】阴吹（盆腔炎） ·············· 565

6. 卵巢功能早衰 ·············· 565

【案例】早衰症 ·············· 565

7. 经行腹痛 ·················· 566
　【案例】经行腹痛（原发性痛经）·········· 566

九、男科疾病 ·················· 567

1. 阳强 ·················· 567
　【案例】阳强（不射精症）·········· 567

2. 不育症 ·················· 567
　【案例1】不育症（精液液化异常）·········· 567
　【案例2】不育症（精子活力低下）·········· 568

3. 龟头肿痛 ·················· 568
　【案例】龟头肿痛（龟头炎、衣原体感染）·········· 568

4. 滑精 ·················· 568
　【案例】滑精 ·········· 568

5. 遗精 ·················· 569
　【案例】遗精（手淫过度）·········· 569

6. 阴茎丘疹并溃疡 ·················· 569
　【案例】阴茎丘疹并溃疡（生殖器疱疹）·········· 569

7. 阴囊潮湿 ·················· 570
　【案例】阴囊潮湿（多汗症）·········· 570

8. 肾囊风 ·················· 570
　【案例】肾囊风（阴囊湿疹）·········· 570

9. 阳痿 ·················· 571
　【案例1】功能性阳痿（性功能障碍）·········· 571
　【案例2】器质性阳痿（腰椎术后性功能丧失、二便失禁）·········· 571
　【案例3】阳痿（阴茎勃起障碍）·········· 572
　【案例4】阳痿（性功能障碍）·········· 572
　【案例5】阳痿（心因性性欲缺乏症）·········· 573
　【案例6】阳痿（心因性功能障碍）·········· 573

十、儿科疾病 ·················· 573

1. 遗尿 ·················· 573
　【案例1】遗尿[1] ·········· 573
　【案例2】遗尿[2] ·········· 574
　【案例3】遗尿[3] ·········· 574

　【案例4】遗尿[4] ·········· 574

2. 疳证 ·················· 575
　【案例1】疳证（营养不良）[1] ·········· 575
　【案例2】疳证（营养不良）[2] ·········· 575

3. 水痘 ·················· 576
　【案例】水痘（急性疱疹性皮肤病）·········· 576

4. 新生儿癃闭 ·················· 576
　【案例】新生儿癃闭（新生儿尿潴留）·········· 576

5. 幼儿黑苔 ·················· 576
　【案例】婴幼儿黑苔（消化不良）·········· 577

6. 滞颐 ·················· 577
　【案例】滞颐（小儿口水过多）·········· 577

十一、气血津液疾病 ·················· 577

1. 解㑊 ·················· 577
　【案例1】解㑊（亚健康）[1] ·········· 577
　【案例2】解㑊（亚健康）[2] ·········· 578

2. 虚损 ·················· 578
　【案例1】虚损（甲状腺功能减退症）·········· 578
　【案例2】虚损（血小板减少症）·········· 579

3. 湿秽 ·················· 580
　【案例】湿秽（病毒性感冒）·········· 580

4. 伤暑 ·················· 580
　【案例1】暑热（普通感冒）·········· 580
　【案例2】暑温（普通感冒）·········· 580
　【案例3】阳暑（普通感冒）·········· 581
　【案例4】阴暑（季节性感冒）·········· 581

5. 暑泻 ·················· 582
　【案例】泄泻（急性肠炎）·········· 582

6. 盗汗 ·················· 582
　【案例1】盗汗（刮宫术后盗汗）·········· 582
　【案例2】盗汗、低热（结核可疑）·········· 582
　【案例3】盗汗（不明原因盗汗）·········· 583
　【案例4】盗汗（伤寒盗汗）·········· 583

7. 痧证 ……………………………… 583

　　【案例 1】痧证 [1] ………………… 584

　　【案例 2】痧证 [2] ………………… 584

8. 郁证 ……………………………… 584

　　【案例 1】气郁（焦虑症）…………… 584

　　【案例 2】气郁（抑郁症）…………… 585

　　【案例 3】痰郁（抑郁症）[1] ……… 585

　　【案例 4】痰郁（抑郁症）[2] ……… 586

　　【案例 5】痰郁（焦虑症）…………… 586

　　【案例 6】脾郁（焦虑症）…………… 587

　　【案例 7】肝郁（焦虑症）[1] ……… 588

　　【案例 8】肝郁（焦虑症）[2] ……… 588

　　【案例 9】心郁（焦虑症）…………… 589

　　【案例 10】心郁（失眠、神经衰弱）… 590

　　【案例 11】肺郁（抑郁症）…………… 591

9. 脏躁 ……………………………… 591

　　【案例 1】脏躁（恐惧症）…………… 592

　　【案例 2】脏躁（失眠、焦虑症）…… 592

10. 糖尿病 …………………………… 592

　　【案例 1】脾瘅（糖尿病）…………… 593

　　【案例 2】中消（糖尿病）…………… 594

11. 口渴 ……………………………… 594

　　【案例】瘀血口渴（微循环障碍）…… 594

12. 瘿瘤 ……………………………… 595

　　【案例 1】瘿瘤（甲状腺瘤）………… 595

　　【案例 2】肉瘿（右侧叶甲状腺结节并囊肿）… 596

13. 流注 ……………………………… 597

　　【案例】关节流注（左坐骨结节）…… 597

14. 练功走火 ………………………… 597

　　【案例 1】练功走火（幻觉）………… 597

　　【案例 2】心悸（阵发性心动过速）… 598

十二、肢体经络疾病 ……………… 599

1. 痉病 ……………………………… 599

　　【案例】痉病（面部痉挛）…………… 599

2. 鹤膝风 …………………………… 599

　　【案例】鹤膝风（膝关节滑膜炎）…… 599

3. 痿证 ……………………………… 600

　　【案例 1】痿证（运动神经元病）…… 600

　　【案例 2】痿证（手臂肌肉萎缩症）… 600

　　【案例 3】痿证（多发性末梢神经炎）… 601

　　【案例 4】痿证（多发性神经炎）…… 602

4. 痹证 ……………………………… 602

　　【案例 1】行痹（颈椎病）…………… 602

　　【案例 2】冷痹（心因性肢冷）……… 603

　　【案例 3】筋痹（风湿性关节炎）…… 603

　　【案例 4】筋痹（坐骨神经痛）……… 604

　　【案例 5】热痹（风湿性关节炎）…… 605

　　【案例 6】着痹（左膝骨性关节炎）… 605

　　【案例 7】着痹（颈椎退行性病变）… 605

　　【案例 8】着痹（不明原因双大腿肌肉痛）… 606

　　【案例 9】痛痹（胫前外侧肌腱炎）… 606

　　【案例 10】痛痹（风湿性关节炎）…… 607

　　【案例 11】痛痹（坐骨神经痛）…… 607

　　【案例 12】痛痹（左肩周关节炎）… 608

　　【案例 13】痛痹（右手臂痉挛性疼痛）… 608

　　【案例 14】痛痹（骨质增生症、骨性关节炎）… 608

　　【案例 15】痛痹（下肢动脉斑块、骨质疏松症）

　　　　　　　………………………… 609

　　【案例 16】痛痹（膝关节炎）……… 609

　　【案例 17】痛痹（颈肩综合征）…… 610

　　【案例 18】痛痹（肌腱炎）………… 610

　　【案例 19】痛痹（坐骨神经痛）…… 610

　　【案例 20】骨痹（颈椎病）………… 611

5. 尪痹 ……………………………… 611

　　【案例 1】尪痹（强直性脊柱炎）…… 612

　　【案例 2】尪痹（类风湿关节炎）…… 612

6. **麻木** ···················· 613

　【案例1】手指麻木（颈椎病） ·········· 613

　【案例2】双手麻木（颈椎病） ·········· 613

　【案例3】左肢体麻木（缺血脱髓鞘脑改变、颈椎病）

　　　　　　 ························ 614

　【案例4】后脑麻木（高血压） ·········· 614

　【案例5】下肢麻胀（血液黏度增高） ······ 615

7. **颤振** ···················· 615

　【案例】颤振（郁证误补） ············ 615

8. **失枕** ···················· 616

　【案例1】失枕（颈部慢性软组织损伤） ····· 616

　【案例2】失枕（急性颈部软组织损伤） ····· 616

　【案例3】失枕（颈椎病） ············ 616

9. **背冷** ···················· 617

　【案例1】背冷（慢性支气管炎） ········ 617

　【案例2】背冷（虚损） ·············· 618

10. **背痛** ···················· 618

　【案例1】背痛（背扭伤） ············ 618

　【案例2】背痛（腰背筋膜炎） ·········· 618

11. **漏肩风** ·················· 619

　【案例1】漏肩风（肩周炎、肩胛关节炎） ····· 619

　【案例2】漏肩风（左肩周炎）[1] ········ 619

　【案例3】漏肩风（左肩周炎）[2] ········ 620

　【案例4】漏肩风（右肩周炎） ·········· 620

12. **肩痛** ···················· 621

　【案例】右肩痛（肩腱袖损伤） ········· 621

13. **肩胛奇痒** ················ 621

　【案例】肩胛奇痒 ················· 621

14. **腰痛** ···················· 622

　【案例1】腰痛（腰部扭伤） ··········· 622

　【案例2】腰痛（急性腰闪伤） ·········· 622

　【案例3】腰痛（复发性腰扭伤） ········· 622

　【案例4】腰痛（急性腰损伤） ·········· 623

　【案例5】腰痛（陈旧性腰扭伤） ········· 623

　【案例6】腰痛（腰椎间盘后突） ········· 623

　【案例7】腰痛（腰椎间盘突出） ········· 624

　【案例8】腰痛（腰椎后关节紊乱症） ······ 624

　【案例9】腰痛（腰椎骨质退变） ········· 625

　【案例10】腰痛（腰肌劳损） ·········· 625

　【案例11】腰痛（风湿性腰骶痛） ········ 625

　【案例12】腰痛（风湿性腰痛） ········· 626

　【案例13】腰痛（左侧坐骨神经炎） ······ 626

　【案例14】腰痛（右侧坐骨神经炎） ······ 626

　【案例15】腰痛（腰骶椎间盘膨出并后突） ··· 627

　【案例16】腰痛（外感性腰痛）[1] ······· 627

　【案例17】腰痛（外感性腰痛）[2] ······· 627

　【案例18】腰骶痛（外伤性腰骶痛） ······ 628

　【案例19】腰痛（宫颈糜烂术后） ········ 628

15. **足背麻痛** ················ 629

　【案例】血痹（慢性末梢神经炎） ········ 629

16. **足跟痛** ·················· 629

　【案例1】足跟痛（足跟骨退变） ········· 629

　【案例2】右足跟痛（跟垫炎） ·········· 629

17. **足踝痛** ·················· 630

　【案例1】左踝肿痛（左踝骨裂） ········· 630

　【案例2】右内踝肿痛（右内踝骨裂） ······ 630

　【案例3】左足外踝肿痛（左足外踝扭伤） ····· 630

　【案例4】右足踝肿痛（右足踝扭伤） ······ 631

18. **尾骶骨痛** ················ 631

　【案例】尾骶痛（腰骶扭伤） ··········· 631

十三、术后诸证 ··············· 631

　【案例1】自汗（人流术后） ··········· 632

　【案例2】盗汗（刮宫术后） ··········· 632

　【案例3】带证（人流术后） ··········· 633

　【案例4】下肢厥冷（子宫肌瘤术后） ······ 633

　【案例5】下肢冷（小针刀术后、抑郁症） ····· 633

【案例6】不寐（子宫颈癌放化疗术后）………634

【案例7】不寐（膀胱癌术后并肺转移）………634

【案例8】咳血（胸膜粘连改胸术后）………635

【案例9】水肿（腰椎间盘术后）………635

十四、药物致病 ………636

【案例】肝功能异常（药源性肝炎）………636

五、衷中御西

1. 咳喘 ………639

【案例1】喘咳（哮喘性支气管炎）………639

【案例2】咳喘（慢支并肺气肿）………639

【案例3】咳嗽（肺门淋巴结核）………639

2. 咯血 ………640

【案例1】咳血（支气管扩张症）[1]………640

【案例2】咳血（支气管扩张症）[2]………641

【案例3】咳血（支气管扩张症）[3]………641

3. 痨瘵 ………641

【案例1】痨瘵（肺结核、支气管糜烂）………642

【案例2】痨瘵（浸润性肺结核）………642

4. 心慌 ………642

【案例】心慌（高血压、颈动脉硬化、右侧颈动脉斑块形成）………642

5. 奔豚气 ………643

【案例】奔豚气（青霉素过敏症）………643

6. 胸痛 ………644

【案例】胸痛（间质性肺炎伴双侧胸膜增厚）…644

7. 胸痹 ………645

【案例】胸痹（高血压伴心脏病、心肌梗死）…645

8. 眩晕 ………645

【案例1】头眩（高血压病）………645

【案例2】头眩（窦性心动过缓）………646

【案例3】头眩（高脂血症）………646

【案例4】头眩（缺血脱髓鞘脑改变）………647

【案例5】眩晕（高血压并耳源性眩晕）………647

【案例6】眩晕（妊娠期眩晕）………648

【案例7】眩晕（高血压病）………648

【案例8】耳眩晕（梅尼埃病）………649

9. 头痛 ………649

【案例1】头痛（高血压病）………649

【案例2】头痛（风湿性头痛）………649

【案例3】头痛（颈椎病、高血压病）………650

【案例4】头痛（中耳炎术后）………650

10. 类中风 ………651

【案例】类中风（高血压脑病、脑血管痉挛、心搏骤停）………651

11. 癫疾 ………652

【案例】癫疾（躁狂抑郁症）………652

12. 不寐 ………652

【案例1】不寐（慢性顽固性失眠）………652

【案例2】不寐（高血压病失眠）………653

13. 呃逆、呕吐 ………654

【案例】呃逆、呕吐（神经性呕吐）………654

14. 噎膈 ………654

【案例】噎膈（食道中段癌症）………654

15. 胃冷 ………655

【案例】胃冷（胃窦溃疡、药物性肝炎）………655

16. 食泻 ………656

【案例】食泻（直肠乙状结肠炎）………656

17. 久痢 ………657

【案例】久痢（溃疡性结肠炎、钩虫病）………657

18. 便血 ………658

【案例】便血（远血、胃出血）………658

19. 大便秘结 ·················· 658

【案例】大便秘结（慢性胃炎、慢性胆囊炎）··· 658

20. 肝痛 ·················· 658

【案例】肝痛（肝脓肿）·················· 658

21. 水肿 ·················· 659

【案例1】水肿（急性肾小球肾炎）[1] ·········· 659

【案例2】水肿（急性肾小球肾炎）[2] ·········· 660

【案例3】水肿（急性肾小球肾炎）[3] ·········· 661

【案例4】水肿（慢性肾小球肾炎）·········· 662

【案例5】水肿（肾病综合征）·········· 662

【案例6】水肿咳喘（急支并哮喘）·········· 663

【案例7】水肿（特发性水肿）·········· 663

22. 关格 ·················· 664

【案例】关格（胆结石并发化脓性胆囊炎术后危症）

·················· 664

23. 淋病 ·················· 665

【案例1】淋病（支原体、衣原体感染）[1] ······ 665

【案例2】淋病（支原体、衣原体感染）[2] ······ 666

【案例3】淋病（淋球菌感染）·········· 666

【案例4】淋病（支原体感染）·········· 667

24. 淋证 ·················· 667

【案例1】热淋（尿路感染）·········· 667

【案例2】血淋（腺性膀胱炎、盆腔脂肪增多症、

左肾积水）·················· 668

【案例3】血淋（肾结核）·········· 669

25. 发热 ·················· 670

【案例1】发热（流行性感冒）·········· 670

【案例2】发热（温病伤阴、流行性感冒）······ 671

【案例3】发热（扁桃体发炎）·········· 672

【案例4】潮热（左肺门淋巴结炎）·········· 672

【案例6】足心发热 ·················· 673

26. 盗汗 ·················· 673

【案例】盗汗 ·················· 673

27. 虚损 ·················· 673

【案例1】虚损（白细胞减少症）·········· 673

【案例2】虚损（甲状腺功能减退）·········· 674

28. 紫癜 ·················· 674

【案例1】肌衄（过敏性紫癜）·········· 674

【案例2】肌衄（过敏性紫癜性肾炎）·········· 675

【案例3】肌衄（特发性血小板减少性紫癜）····· 676

【案例4】肌衄（血小板减少性紫癜）·········· 677

29. 经期泄泻 ·················· 678

【案例】经期泄泻（慢性肠炎）·········· 678

30. 崩证 ·················· 678

【案例】崩证（功能性子宫出血）·········· 678

31. 产后焦虑 ·················· 679

【案例】产后焦虑（产褥期抑郁症）·········· 679

32. 黄带 ·················· 679

【案例1】黄带（慢性子宫颈炎）·········· 679

【案例2】黄带（霉菌性阴道炎）·········· 680

33. 阴痒 ·················· 680

【案例】阴痒（阴道滴虫症）·········· 680

34. 经期头痛 ·················· 681

【案例】经期头痛 ·················· 681

35. 月经先后无定期 ·················· 681

【案例】月经先后无定期（月经不调）·········· 681

36. 经断前后诸症 ·················· 682

【案例】经断前后诸症（围绝经期综合征）····· 682

37. 阴茎丘疹 ·················· 683

【案例】阴茎丘疹（生殖器疱疹）·········· 683

38. 耳聋 ·················· 683

【案例】耳聋（左耳突发性耳聋）·········· 683

39. 面瘫 ·················· 684

【案例】面瘫（面神经麻痹）·········· 684

40. 头面肿胀 ·················· 685

【案例】头面肿胀（头孢替唑钠过敏）·········· 685

41. 烂喉风 ……………………………… 685

　　【案例】烂喉风（耐药性扁桃体溃疡）……… 685

42. 齿龋 ……………………………… 686

　　【案例】齿龋（磨牙、蛔虫病）……………… 686

43. 蛔厥 ……………………………… 686

　　【案例】蛔厥（胆道蛔虫症）………………… 686

44. 瘿瘤 ……………………………… 687

　　【案例】瘿瘤（甲状腺肿伴甲亢）…………… 687

45. 石瘿 ……………………………… 687

　　【案例】石瘿（亚急性甲状腺炎）…………… 687

46. 疖肿 ……………………………… 688

　　【案例】疖肿（急性化脓性感染）…………… 688

47. 无名肿毒 ………………………… 688

　　【案例】无名肿毒（小圆细胞恶性肿瘤）…… 688

48. 浸淫疮 …………………………… 689

　　【案例】浸淫疮（急性湿疹）………………… 689

49. 黑斑病 …………………………… 690

　　【案例】黑斑病（免疫性疾病）……………… 690

50. 右腹肿块 ………………………… 690

　　【案例】右腹肿块（阑尾炎术后）…………… 690

51. 身痛 ……………………………… 691

　　【案例】身痛（韦格纳肉芽肿、雷诺氏病）…… 691

52. 痉病 ……………………………… 692

　　【案例】痉病（小腿抽筋、腓肠肌痉挛、高血压）
　　　………………………………………… 692

53. 痛痹 ……………………………… 692

　　【案例】痛痹（坐骨神经炎）………………… 692

54. 全身麻木 ………………………… 693

　　【案例】全身麻木（乌头中毒）……………… 693

55. 步履失稳 ………………………… 694

　　【案例】步履失稳（共济失调、高血压病）…… 694

56. 腰背痛 …………………………… 694

　　【案例】腰背痛（腰椎退行性病、骨质疏松症、
　　第12胸椎压缩性改变）……………………… 694

六、守正创新

一、速汗法（汗蒸疗法）…………… 697

1. 癣疾 ……………………………… 697

　　【案例1】牛皮癣（神经性皮炎）[1] ………… 697

　　【案例2】牛皮癣（神经性皮炎）[2] ………… 697

　　【案例3】体癣（玫瑰糠疹）………………… 698

2. 外感 ……………………………… 698

　　【案例】外感（病毒性感冒）………………… 698

3. 足胫胀痛 ………………………… 699

　　【案例】足胫胀痛（腓总神经卡压综合征）…… 699

4. 不寐 ……………………………… 699

　　【案例】不寐（忧郁症并失眠）……………… 699

5. 痛痹 ……………………………… 700

　　【案例1】痛痹（房劳复、坐骨神经炎）……… 700

　　【案例2】痛痹（左髋关节炎）……………… 700

　　【案例3】痛痹（左坐骨神经炎）…………… 701

　　【案例4】痛痹（骨质疏松症）……………… 701

6. 腰痛 ……………………………… 702

　　【案例】腰痛（急性腰扭伤）………………… 702

7. 皮痹 ……………………………… 702

　　【案例】皮痹（皮肌炎）……………………… 702

8. 冷痹 ……………………………… 704

　　【案例】冷痹（交感神经链综合征、双侧腘动脉多发
　　细小斑块）…………………………………… 704

9. 尾骶奇冷 …………………… 705

　【案例】尾骶奇冷（盆腔炎并盆腔积液）…… 705

10. 虚火喉痹 …………………… 705

　【案例】虚火喉痹（慢性咽炎）…………… 705

11. 大便梗阻 …………………… 705

　【案例】大便梗阻（出口梗阻型便秘）…… 705

12. 脏躁 …………………………… 706

　【案例】脏躁（郁证、焦虑症）…………… 706

13. 湿毒疹 ……………………… 707

　【案例】湿毒疹（特异性皮炎）…………… 707

14. 腿游风 ……………………… 707

　【案例】腿游风（丹毒）…………………… 707

二、小针刀术妙用 ………………… 708

1. 右手麻木 …………………… 708

　【案例】右手麻木（右肘肱骨内外髁炎）… 708

2. 头晕 …………………………… 708

　【案例】头晕（颈椎病）…………………… 708

3. 痿证 …………………………… 709

　【案例】痿证（颈髓型颈椎病改变）……… 709

4. 痹证 …………………………… 710

　【案例1】痛痹（腰椎间盘膨出）………… 710

　【案例2】腰痛（腰椎病）………………… 710

　【案例3】痛痹（颈肩综合征）…………… 710

　【案例4】左肩臂麻痹（颈椎病）………… 711

5. 萎躄 …………………………… 711

　【案例】萎躄（腰椎间盘突出症）………… 711

三、燔灸巧治蛇串疮 …………… 711

　【案例1】左手臂蛇串疮（带状疱疹）…… 712

　【案例2】右前胸、肩胛蛇串疮（带状疱疹）… 712

　【案例3】左臂、乳房下蛇串疮（带状疱疹）… 712

　【案例4】右手腕、肩背蛇串疮（带状疱疹）… 712

　【案例5】左乳房、背部蛇串疮（带状疱疹）… 713

　【案例6】右颈、锁骨蛇串疮（带状疱疹）… 713

四、石淋的综合治疗 ……………… 713

　【案例1】石淋（左肾中极结石）………… 714

　【案例2】石淋（右肾上下极结石）……… 714

　【案例3】石淋（右肾上极结石）………… 714

　【案例4】石淋（右输尿管上段结石并积水）… 715

　【案例5】石淋（右输尿管上段结石并扩张）… 715

　【案例6】石淋（左肾结石）……………… 715

　【案例7】石淋（双输尿管下段结石）…… 716

　【案例8】石淋（尿路结石）……………… 716

　【案例9】石淋（左肾上盏结石）………… 716

五、针灸新知 ……………………… 717

1. 自创新穴：腰伤穴 ………… 717

　【案例1】腰痛（急性腰扭伤）[1]………… 717

　【案例2】腰痛（急性腰扭伤）[2]………… 717

　【案例3】腰痛（急性腰扭伤）[3]………… 717

　【案例4】腰痛（急性腰扭伤）[4]………… 717

　【案例5】腰痛（急性腰扭伤）[5]………… 718

　【案例6】腰痛（急性腰扭伤）[6]………… 718

　【案例7】腰痛（急性腰扭伤）[7]………… 718

　【案例8】腰痛（急性腰扭伤）[8]………… 718

　【案例9】腰痛（腰椎病）………………… 718

2. 围针消瘿 …………………… 719

　【案例】肉瘿（右侧叶甲状腺结节）…… 719

六、医方新创 ……………………… 719

1. 通调利水排石饮 …………… 720

　【案例1】石淋（右肾结石）[1]…………… 720

　【案例2】石淋（右肾结石）[2]…………… 720

　【案例3】石淋（右肾结石）[3]…………… 720

　【案例4】石淋（右肾结石）[4]…………… 721

　【案例5】石淋（左肾钙盐结晶）………… 721

　【案例6】石淋（左输尿管下段结石）…… 721

　【案例7】石淋（右肾下极结石）………… 722

　【案例8】石淋（右输尿管下段结石）…… 722

【案例9】石淋（左肾结石）[1] ………………… 722

【案例10】石淋（左肾结石）[2] ……………… 722

【案例11】石淋（右肾下盏结石伴右侧输尿管上段
扩张） ………………………………… 723

【案例12】石淋（左肾下盏结石） ………… 723

【案例13】石淋（双肾结石） ……………… 724

【案例14】石淋（右肾结石、微创术后） … 724

【案例15】夜间多溺（右肾结石、盆腔积液）… 724

2. 疏风泻火通络饮 ………………………… 725

【案例1】牙痛[1] ……………………………… 725

【案例2】牙痛[2] ……………………………… 725

3. 顺气化痰汤 ………………………………… 725

【案例1】胸闷（流行性感冒） ……………… 726

【案例2】胸痛（食道炎伴胃炎） …………… 726

【案例3】胸痛（间质性肺炎伴双侧胸膜增厚）… 726

【案例4】胸闷（支气管炎） ………………… 727

【案例5】胸闷（围绝经期综合征） ………… 727

【案例6】胸闷（自主神经功能紊乱） ……… 728

【案例7】胸闷胸痛（化学品吸入伤害） …… 728

【案例8】胸闷胸痛（慢性支气管炎、支气管扩张）
………………………………………… 728

【案例9】胸闷（冠状动脉心肌桥、慢支并肺气肿）
………………………………………… 729

【案例10】胸痛（化学气体污染、慢性支气管炎、
窦性心动过缓） ……………………… 729

【案例11】胸痛（不明原因胸痛） ………… 729

【案例12】胸痛（化学气体吸入伤害） …… 729

【案例13】痰嗽（急性支气管炎） ………… 730

【案例14】咳嗽（慢性支气管炎） ………… 730

【案例15】青痰（右乳腺癌术后） ………… 730

【案例16】胸闷（自发性气胸术后） ……… 730

【案例17】息鼾（呼吸暂停综合征）[1] …… 731

【案例18】息鼾（呼吸暂停综合征）[2] …… 731

【案例19】胸闷肛堵（郁证、焦虑症） …… 732

【案例20】恶心（浅表性胃炎） …………… 732

【案例21】嗳气（慢性浅表性胃炎） ……… 732

【案例22】噎隔（食管鳞状上皮乳头瘤） … 732

4. 温肾通络饮 ………………………………… 733

【案例1】尾骶骨痛（骶椎压缩性骨折） …… 733

【案例2】足跟痛（跟垫炎） ………………… 734

【案例3】腰痛（急性腰扭伤） ……………… 734

【案例4】腰痛（腰椎病） …………………… 734

【案例5】腰痛（慢性腰肌劳损） …………… 734

【案例6】腰痛（腰椎病、第3腰椎轻度滑脱）… 735

【案例7】腰痛（腰椎病） …………………… 735

【案例8】腰痛（腰骶椎病） ………………… 735

【案例9】腰背痛（肩胛关节炎） …………… 735

【案例10】腰痛（风湿性腰痛） …………… 736

【案例11】腰痛（宫外孕术后） …………… 736

【案例12】腰痛（人工流产术后）[1] ……… 736

【案例13】腰痛（人工流产术后）[2] ……… 736

【案例14】腰痛（人工流产术后）[3] ……… 737

5. 三伏贴治不孕 ……………………………… 737

七、简易一得

1. 发热 ………………………………………… 741

【案例1】发热（泌尿系统感染） …………… 741

【案例2】发热（夏季热） …………………… 741

2. 中暑 ………………………………………… 741

【案例】中暑（休克） ………………………… 741

3. 鼻衄 ………………………………………… 741

【案例 1】急性鼻衄（鼻腔出血）[1] ·········· 742

【案例 2】慢性鼻衄（鼻腔出血）[2] ·········· 742

【案例 3】慢性鼻衄（高血压鼻腔出血）·········· 742

4. 足跟痛 ·········· 742

【案例 1】脚跟痛（跟骨炎）·········· 743

【案例 2】左脚跟痛（跟痛症）·········· 743

5. 脚前掌痛 ·········· 743

【案例】右脚前掌痛（筋膜炎）·········· 743

6. 硝酸烧伤 ·········· 743

【案例】右脚硝酸烧伤 ·········· 743

7. 脚背肿痛 ·········· 744

【案例】左脚背肿痛（足背软组织挫伤）·········· 744

8. 产后失语 ·········· 744

【案例】产后失语（癔症、分离性运动障碍）··· 744

9. 酒后心烦 ·········· 744

【案例】酒后心烦 ·········· 744

10. 耳内奇痒 ·········· 745

【案例】右耳奇痒 ·········· 745

11. 手足皲裂 ·········· 745

【案例 1】双手皲裂 [1] ·········· 745

【案例 2】双手皲裂 [2] ·········· 745

【案例 3】足跟皲裂 ·········· 746

12. 鹅掌风 ·········· 746

【案例】鹅掌风（手掌皲裂）·········· 746

13. 无名肿毒 ·········· 746

【案例】左脚肿痛 ·········· 746

14. 跌打损伤 ·········· 746

【案例】跌打损伤（软组织损伤）·········· 746

15. 胃痛（消化性溃疡）·········· 747

【案例 1】胃溃疡 ·········· 747

【案例 2】十二指肠球部溃疡 ·········· 747

16. 胃脘拘挛 ·········· 747

【案例】胃脘拘挛（胃神经症）·········· 747

17. 肥风 ·········· 748

【案例】肥风（接触性皮炎）·········· 748

18. 瘾疹 ·········· 748

【案例】瘾疹（荨麻疹）·········· 748

19. 妊娠蛇串疮 ·········· 748

【案例 1】蛇串疮（妊娠期、带状疱疹）[1] ··· 749

【案例 2】蛇串疮（妊娠期、带状疱疹）[2] ··· 749

【案例 3】蛇串疮（妊娠期、带状疱疹）[3] ··· 749

20. 腰背痛 ·········· 749

【案例 1】腰痛（外感腰痛）·········· 749

【案例 2】腰痛（急性腰扭伤）[1] ·········· 749

【案例 3】腰痛（急性腰扭伤）[2] ·········· 750

【案例 4】背痛（慢性腰背筋膜炎）·········· 750

【案例 5】腰痛（软组织损伤）·········· 750

21. 颈脖痛 ·········· 750

【案例】甩鞭伤（颈脖痛、颈部伤筋）·········· 750

22. 湿脚气 ·········· 750

【案例】湿脚气（全身性水肿）·········· 750

23. 腹痛 ·········· 751

【案例】腹痛 ·········· 751

24. 指趾麻木 ·········· 751

【案例 1】右足趾麻木（末梢神经炎）·········· 751

【案例 2】筋痹（左手指麻木歪斜）·········· 751

25. 偏瘫 ·········· 752

【案例】偏瘫（病毒脑后遗症）·········· 752

26. 着痹 ·········· 752

【案例】着痹（风湿性关节炎）·········· 752

27. 妊娠少寐 ·········· 752

【案例】妊娠少寐（妊娠失眠）·········· 752

28. 经行腹痛 ·········· 753

【案例】经行腹痛（继发性痛经）·········· 753

29. 喉痹 ·········· 753

【案例 1】虚火喉痹（慢性咽炎）[1] ·········· 753

【案例2】虚火喉痹（慢性咽炎）[2]…………753

【案例3】虚火喉痹（慢性咽炎）[3]…………753

【案例4】虚火喉痹（慢性咽炎）[4]…………754

30. 口干口苦 ………………………………754

【案例】口干口苦（过服保健药品）……754

31. 羸弱 ……………………………………754

【案例】羸弱（营养性锌缺乏病）………754

32. 水花 ……………………………………754

【案例】水花（水痘）……………………754

33. 脑鸣 ……………………………………754

【案例】脑鸣 ……………………………754

34. 颈、肩、腰痛 …………………………755

【案例1】落枕（颈项急性软组织损伤）………755

【案例2】颈部扭伤（颈项急性软组织损伤）……755

【案例3】腰扭伤（腰部急性软组织损伤）……755

35. 泄泻 ……………………………………756

【案例】泄泻（细菌性食物中毒）………756

36. 目疾 ……………………………………756

【案例】目干涩（眼干燥症）……………756

37. 耳疾 ……………………………………756

【案例1】耳鸣 ……………………………756

【案例2】耳闭塞（耳闭症）……………756

38. 阳痿 ……………………………………757

【案例】阳痿（性功能障碍）……………757

八、误诊误治

【案例1】外感（病毒性感冒）失治 ………761

【案例2】外感服温药变证（病毒性感冒）……761

【案例3】外感（病毒性感冒并发肠胃炎）误治
…………………………………………761

【案例4】咳嗽（急性支气管炎）误治……762

【案例5】咳嗽（咳嗽变异性哮喘）误治……762

【案例6】内伤头痛（脑动脉供血不足）误治…763

【案例7】头痛伴短暂失忆（精神性头痛、失神发作）误治…………………………763

【案例8】脾泄（腹泻、乙肝）误诊 ………764

【案例9】小便不利（右肾囊肿）误治 ……764

【案例10】发热（支气管炎、营养不良症、夏季热）误治………………………………764

【案例11】肠痈（阑尾炎）误诊 …………765

【案例12】妊娠腰腹痛（早孕）误诊 ……765

【案例13】气虚发热（尿路结石术后）误治……766

【案例14】腰痛（风湿性腰痛）误治 ……766

【案例15】腰痛（腰部软组织劳损）失治 ……767

【案例16】伤寒误治辨（流行性感冒）……767

【案例17】自汗（流行性感冒、药物性汗症）误治
…………………………………………767

【案例18】气淋（膀胱括约肌松弛）失治 ……768

【案例19】盗汗（感冒药致盗汗）失治 ……768

【案例20】阴蚀误辨（慢性外阴炎）……768

【案例21】耳闭（传音性耳聋）失治 ……769

【案例22】身痛（围绝经期综合征）误治 ……769

【案例23】外感（流行性感冒）失治 ……770

【案例24】咳嗽（左肺癌）误诊 …………770

【案例25】泄泻（急性肠炎）误治 ………770

【案例26】发热（亚急性感染心内膜炎、先天性主动脉瓣二叶瓣畸形、主动脉瓣关闭不全）误辨 …771

【案例27】湿温（重感冒、急性肾盂肾炎）误治 772

【案例28】腹胀（肠梗阻?）失治 ………772

【案例29】经行腹痛（继发性痛经）失治 ……773

【案例 30】月经后期（月经不调）失治 ………… 773

【案例 31】呃逆 呕吐（神经性呕吐）误治 …… 774

【案例 32】感冒通误服成瘾 ………………… 774

【案例 33】瘾疹、牛皮癣（荨麻疹、神经性皮炎）

误治 ………………………………………… 775

【案例 34】脾约误治致溏泄（慢性腹泻）……… 775

【案例 35】热淋（下尿路感染）失治 ………… 776

【案例 36】呃逆（膈肌痉挛）失治 …………… 776

【案例 37】大便秘结（胆石症术后）失治 …… 777

【案例 38】腹中急痛证（阳明腑实、不全性肠梗阻?）

失治 ………………………………………… 777

【案例 39】郁证（尿道综合征）误治 ………… 777

【案例 40】痛痹（下肢周围神经卡压症）失治… 778

附、药后瞑眩

【案例 1】胃痛（十二指肠球炎、慢性浅表性胃炎）

………………………………………………… 781

【案例 2】恶心呕吐（农药中毒）……………… 781

【案例 3】月经过少（月经不调）……………… 781

【案例 4】滑精 ………………………………… 781

【案例 5】痿躄（腰椎间盘突出症）…………… 782

【案例 6】经期腹痛（盆腔积液、阴道炎）…… 782

【案例 7】外伤头痛（轻度脑震荡）…………… 783

【案例 8】热痹（风湿性关节炎）……………… 783

【案例 9】月经后期 经行腹痛（巧克力囊肿、继发性

痛经）………………………………………… 784

一、经方实践

经方，乃经典的组方。所谓经典，就是从春秋时代成书的黄帝内经，到东汉医圣张仲景所著的伤寒论金匮要略中所记载的组方，可谓医方之祖。

经方又是中医临证之轨范。古往今来，凡有成就之名家，无不推崇和认真研究。故善用经方者，皆成为明医和高手。因此，学习和使用经方，也是传承和发展中医学术的必经之路。本处经方实践，是临证中以经方为基础，根据不同的时期、不同的环境、不同的患者、不同的病因和性质，以及临床表现，『师古不泥古』，予以灵活运用，并据证加减，使经方发挥最佳效果。故录之与同道共同探讨。

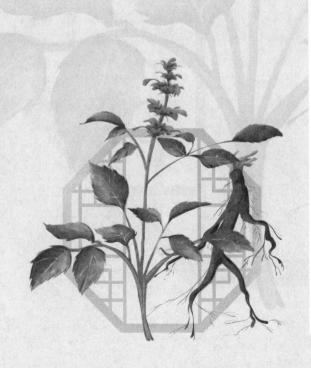

1. 麻黄汤

麻黄汤治伤寒太阳证，邪气在表。证见发热头痛、身痛、腰痛、骨节痛、项背僵、恶寒、无汗而喘，脉浮而紧。故其为发汗之峻剂，善攻在表之风寒。

方中麻黄发散风寒，宣肺平喘为君；桂枝辛温，能引营分之邪，达之肌表为臣；杏仁苦甘，散寒并宣降肺气，止咳平喘为佐；炙甘草甘平，调和诸药并和中为使。四药合用，具有发汗解表，宣肺平喘之功。

随着人们的生活、劳动、饮食及自然环境的改变，疾病也在改变。故临证除有上述主证外，并必有兼挟证。故用药遣方必需灵活，随证加减治之，方为上策。

【案例1】 外感（病毒性感冒）

聂某某　女　64岁　居民

2011年11月15日初诊　感冒一周余。缘于外出旅行后感冒，不仅恶风、头晕、无汗，而且眼泡微浮（左侧甚）。喜叹息，腰背冷。经查肝肾功能无明显异常；空腹血糖9.6mmol/L；甘油三酯6.02mmol/L，总胆固醇6.15mmol/L。有糖尿病史。舌红苔微黄，脉细而微弦。

证属　外感风寒，内停痰饮。

治法　疏风透表，温化痰饮。

方药　麻黄汤合苓桂术甘汤加减。生麻黄5g、光杏仁10g、桂枝5g、炙甘草6g、茯苓15g、茯神15g、炒白术10g、天麻10g、法半夏15g、陈皮10g、陈葫芦壳30g、红枣5枚、生姜3片、大腹皮15g、桑白皮15g，4剂，日一剂，水煎服。

2011年12月19日二诊　头晕、面浮减轻，精神增。仍喜叹息、腰背冷。舌红苔薄黄，脉细弦软。守方加重桂枝5g、加北柴胡10g、郁金10g，以增温阳升清之力，再服7剂而愈。

按　旅行劳累后伤寒无汗，眼泡水肿。《金匮要略·水气病脉证并治》云："诸有水者，腰以下肿，当利小便；腰以上肿，当发汗乃愈。"本案恶风无汗，眼泡水肿。故以麻黄汤为主，发散风寒，宣肺利水。因其素体阳虚，痰饮内停，出现腰背冷，以苓桂术甘汤温化痰饮固其本，两方合奏疏风散寒，宣肺利水，温阳化饮之功。

【案例2】 感冒变病（流行性感冒、风湿性关节炎）

熊某某　男　52岁　干部

2014年4月10日初诊　感凉后怕冷，身痛、背痛，手腕关节也疼痛，双足踝关节肿痛已10余天。缘于下矿井工作，汗后受凉致病。经丰城矿务局总医院检查血常规、肝肾功能、尿酸、风湿四项、CT扫描等均无明显异常。经拔火罐、按摩后稍稍缓解。睡眠时翻身疼痛，二便调。舌红苔微黄，脉细弦软。

证属　外感时气，风寒束表。

治法　发散风寒，益气解表。

方药　麻黄汤合人参败毒散加味。生麻黄6g、桂枝10g、光杏仁10g、炙甘草6g、红参15g、羌活10g、独活10g、北柴胡15g、前胡15g、炒枳壳15g、桔梗10g、薄荷15g、川芎15g、茯苓15g、白芍15g、生姜3片、红枣5枚，3剂，日一剂，水煎服。

2014年5月22日电话告　药后诸痛除。

2016年春节再访　身体安康。

按　下矿井汗后受凉并感湿，致使既有寒邪在表，又有湿邪内侵。《素问·痹论》云："风寒湿三气杂至……寒气胜者为痛痹。"《灵枢·寿天刚柔》则云："寒痹之为病，留而不去，时痛而皮不仁。""邪之所凑，其气必虚。"患者年逾天命，正气渐弱。故以人参败毒散配合散表寒之麻黄汤，而扶正祛邪，使正气强而寒湿去，焉有不应之理。

【案例3】 化妆品皮疹（接触性皮炎）

卢某某　女　26岁　教师

2014年4月9日初诊　面部小丘疹成片瘙痒脱屑，并有热烫刺痛感，以两颧为甚，反复已一年。西医诊为"接触性皮炎"（化妆品所致），经多方用药，内服、外涂，未能见愈。有甲减史。舌红苔薄白，脉细而微弦微数。

证属　寒热蕴结，邪毒上犯。

治法　发表疏风，泻火解毒。

方药　麻黄汤合清胃散加味。生麻黄5g、光杏仁10g、桂枝5g、炙甘草6g、生地15g、升麻10g、黄连6g、北山楂15g、当归10g、白芍15g、蝉衣6g、丹皮10g、龙衣10g、牛蒡子15g、红枣3枚、生姜2片，7剂，日一剂，水煎服。

2014年4月16日二诊 药后疹减，皮屑已脱，两颧仍稍红，热烫刺痛已去。舌红苔薄白，脉弦数。守方加黄芩10g，再服7剂而愈。

按 化妆品过敏而致面部丘疹，瘙痒脱屑，屡治不愈。经麻黄汤"开鬼门"，以发汗祛邪（改善皮肤微循环），用清胃散加蝉、龙二衣，以清热疏风而收效。

2. 桂枝汤

桂枝汤又名阳旦汤。本方证属腠理不固，风寒外袭，营卫不和。证见发热恶风，头痛项强，身痛自汗，鼻鸣干呕，苔白不渴，脉浮缓或浮弱。故治以辛温解肌，调和营卫。方中桂枝散寒解肌为君；芍药敛阴和营为臣；生姜助桂枝解肌祛邪，大枣助芍药和营，并为佐药；甘草益气和中，调和诸药为使。诸药共成解肌发汗，调和营卫之功。

桂枝汤的临床应用，时至今日，已不仅仅局限于上述太阳中风的表虚证，即除呼吸系统的各种感冒外，凡属营卫不和（阳浮而阴弱）而出现的不寐、少寐、多寐、健忘、胃病、腰腿痛、闭经、自汗、盗汗、身汗、黑斑病、便秘等，均可以桂枝汤调和营卫治疗；或伍以他方协同治疗一些顽症痼疾。

【案例1】 食泻（肠易激综合征）

魏某 男 22岁 学生

1994年10月21日初诊 泄泻反复1年余。每食辛辣必泄泻，受凉也拉稀。刻下，食辣后泄泻，每天5~6次，并出现怕冷、腹胀，右下肋有撑痛感。经市某医院检查乙肝小三阳，肝功能尚无明显异常。抗菌、止泻未效。舌红苔薄淡白，脉细弦软。

证属 脾胃虚寒，传导失司。

治法 健脾和胃，温中助运。

方药 桂枝汤加味。桂枝10g、白芍15g、炙甘草10g、生姜3片、红枣5枚、炙黄芪15g、灵芝10g、炒神曲10g、焦山楂15g、炒谷芽30g、台乌药10g，7剂，日一剂，水煎服。

1994年11月16日二诊 服药一周，诸症见减，感觉良好。自行按方再服一周，共服14剂。精神增，胁下撑痛感已除。若食辣椒粉仍会泄泻。舌红苔薄白，脉细弦稍软。守方再服10剂以善后。

药后随访 已愈。

按 食泻一证，乃饮食所伤，恣食膏粱厚味，损伤脾胃，运化失司，宿食内停所致。一般为伤食泻、酒积泻者居多。本案食辣则泄泻，而且具有表证之状，颇为罕见。从西医辨病来看：该症是一种肠敏感，肠功能紊乱所致，属肠易激综合征。与胃肠动力学异常，内脏感觉异常，胃肠道刺激失衡及精神心理障碍因素相关。治疗上则抗菌、止泻或静脉滴注外，别无他法，但对本案治疗未效。按《金匮要略·呕吐哕下利病脉证并治》中"下利，腹胀满，身体疼痛者，先温其里，后攻其表。温里宜四逆汤，攻表宜桂枝汤"之说，用桂枝汤加味而收殊效。

【案例2】 外感（太阳少阳合病、病毒性感冒）

邹某某 男 74岁 退休职工

2011年6月11日初诊 感冒3天。头紧头痛，往来寒热，汗多恶风，神疲乏力，口苦，恶心，脘痞纳呆，食无味。有吸烟、嗜酒史，感冒后不思烟酒。舌红苔薄白，脉略弦。

证属 外感风寒，营卫不和，邪入少阳。

治法 发表解肌，调和营卫，和解枢机。

方药 桂枝汤合小柴胡汤加味。桂枝5g、白芍10g、北柴胡15g、法半夏10g、党参10g、枯黄芩10g、炙甘草5g、生姜3片、红枣6枚、煅龙骨30g、煅牡蛎30g、炒麦芽30g、炒谷芽30g、神曲10g，3剂，日一剂，水煎服。

2011年6月14日二诊 药后症愈六成，汗止，右偏头有时仍疼痛，纳食增，仍不思烟酒。舌红苔黄，脉细弦软。

患者太阳经证已解，续以和解少阳调治。

方用小柴胡汤加减。北柴胡15g、党参15g、法半夏15g、枯黄芩10g、炙甘草6g、炒麦芽30g、炒谷芽30g、羌活10g、川芎15g、红枣5枚、生姜3片，4剂，日一剂，水煎服。

2011年6月20日随访 诸症已除，纳仍少，上下楼梯足力稍差。舌红苔淡黄，脉细弦软。

外邪已解，脾气尚弱，故拟调中益气以善后。

方用补中益气汤加减。生黄芪20g、苍术10g、陈皮10g、党参10g、炙甘草5g、柴胡10g、升麻10g、当归6g、生麦芽30g、红枣5枚、生姜3片，3剂，日一剂，水煎服。

2011年6月28日四诊　药3剂后，纳食复常。自行要求再按方调理。嘱：将息调理。

2017年再访　身体安康。

按　患者初病太阳经证，而且虚实夹杂，同时又出现少阳病。故临床予与太少合治。治与桂枝汤合小柴胡汤加减化裁，既调和营卫又和解少阳以收两全之效。由于患者高龄中气亏虚，故予调中益气以善后。

【案例3】　外感（太阳少阳并病、流行性感冒）

刘某某　女　63岁　居民

2015年7月26日初诊　发热头晕，时时目眩，汗多恶风，怕水，嗜睡。晨练时手指尖痒，胃脘痞满灼热，口干口苦，食则恶心。平时失眠，不易入睡，二便尚调。血压：105/70mmHg。舌红、尖部少苔而红甚、苔淡黄、舌中略厚，脉微弦而软、寸浮。

证属　外感时气，太少合病。

治法　疏风和营，和解枢机。

方药　桂枝汤合小柴胡汤加味。桂枝10g、白芍20g、北柴胡15g、黄芩12g、党参15g、法半夏15g、炙甘草6g、红枣6枚、生姜3片、天麻10g、漂白术10g、陈皮10g、茯苓15g，7剂，日一剂，水煎服。

2015年8月10日二诊　诸症减轻，双胁肋叩击痛（＋）。舌红苔薄而微黄，脉细弦软。守方加炙黄芪35g，以助益气固表，再进服7剂而愈。

按　发热头晕，汗多怕风乃为太阳中风证；同时又出现烦热口苦，默默不欲食并恶心之少阳证，此乃一经未罢，又传一经，即为太少并病。故以桂枝汤调和营卫；小柴胡汤和解表里。正如《伤寒论》第12条文云："太阳中风，阳浮而阴弱，阳浮者，热自发；阴弱者，汗自出。啬啬恶寒，淅淅恶风，翕翕发热，鼻鸣干呕者，桂枝汤主之。"第37条文云："太阳病，十日已去，脉浮细而嗜卧者……设胸满胁痛者，与小柴胡汤。"方证契合，其病自愈。

【案例4】　身痛（空调综合征）

罗某某　女　44岁　公安干警

2009年9月19日初诊　身痛1月余。缘于8月开始，睡眠使用空调（温度设定26℃）后，每天全身关节痠胀疼，以双膝及肘关节疼痛为主，恶风。半夜四肢僵硬，难以辗转活动。前医拟祛风化湿疗效不显，故而求治。经摄X线片及CT扫描报告：双膝、腰骶骨轻度退变。纳香，因身痛而睡眠不安。舌红苔黄、舌体偏胖，脉细弦软。

证属　寒湿外侵，营卫不和。

治法　益气祛湿，和营通络。

方药　①桂枝汤合防己黄芪汤加减。桂枝10g、炒白芍15g、红枣5枚、生姜3片、炙黄芪30g、汉防己10g、防风15g、威灵仙15g、白术10g、炙甘草6g、陈皮10g，5剂，日一剂，水煎服。

②针刺＋脉冲电疗。取穴：曲池、手三里、内外膝眼、鹤顶、足三里等穴，均为双穴。每天1次，留针15分钟。

2009年10月5日二诊　身痛缓解，睡眠已安。舌红苔淡黄，脉细弦软。守方再服7剂；再针7天而愈。

按　本案感寒后身痛恶风，表证未解。《伤寒论》第91条文云："伤寒……后身疼痛，清便自调者，急当救表……救表宜桂枝汤。"第8条文云："太阳病，头痛至七日以上自愈者，以行其经尽故也。若欲作再经者，针足阳明，使经不传则愈。"故以桂枝汤救表，调其营卫；针刺以泄其邪，使经不传，患者感寒挟湿，配以防己黄芪汤利水除湿。诸法协同，邪尽病愈。

【案例5】　身痛发热（普通感冒）

彭某某　女　48岁

2002年9月4日初诊　发热并全身关节及胸背疼痛一周。缘于一周前被雨淋，接着使用井水洗衣后，出现胸背肩胛疼痛，旋即全身关节痛并发热，体温：38.8~40℃。急诊入樟树市人民医院住院检查：红细胞沉降率100mm/h，乙肝表面抗原阳性；肝功能：总胆红素9.91μmol/L，谷丙转氨酶105U/L，谷草转氨酶61U/L；肾功能检查：尿素氮3.9mmol/L，肌酐79.83μmol/L；血糖5.33mmol/L；胸部X线片及B超肝、胆、脾、双肾、输尿管、膀胱均未发现明显异常。经注射"撒通风""风湿宁"并静脉滴注给药（何药不详），热退，疼痛未愈，出院又发热。刻诊，发热并颈项僵直，自汗，恶风，头晕，心慌，神疲乏力，睡后噩梦。纳尚可，二便调。舌红苔薄白，脉浮。

证属　风寒外袭，营卫不和。

治法　先拟和营解肌，镇潜敛汗。

方用桂枝汤加味。桂枝6g、白芍12g、炙甘草6g、煅龙骨30g、煅牡蛎30g、神曲10g、谷芽30g、麦芽30g、葛根10g、红枣4枚、生姜3片，3剂，日一剂，水煎服。药尽后：

次拟益气祛风，健脾利湿。

方用防己黄芪汤加味。生黄芪30g、防己10g、防风10g、白术10g、炙甘草5g、陈皮10g、薏米30g、谷芽30g、麦芽30g、羌活10g、党参10g、茯苓15g，7剂，日一剂，水煎服。

2002年9月18日二诊　前3剂药后热退、汗止，全身关节疼痛缓解，噩梦已除。后7剂药，使神疲乏力，伴头晕，心慌及全身疲胀愈。刻下，尚不耐疲劳，劳累后仍稍身重。舌红苔薄黄，脉细软微数。守后方加减进退再服7剂以善后。

按　《伤寒论》首条云："太阳之为病，脉浮，头项强痛而恶寒。"本案雨淋感寒发热，虽经住院治疗，七天后停针仍发热，当为再经。故仍以桂枝汤和营解肌，因其淋雨受湿，次以防己黄芪汤益气祛风，利水除湿而获安。

【案例6】 自汗（太阳中风、普通感冒）

邹某　男　43岁　职工

2018年1月29日初诊　感冒4天，自汗1天。双肩疲胀疼痛，周身不适，并卧床2天，未测体温。刻下，汗多，动则剧，额头出现汗珠，恶风。纳如常。体温：37.3℃。舌红苔黄，脉浮。

证属　风寒外袭，营卫不和。

治法　调和营卫，固表疏风。

方药　桂枝汤。桂枝10g、白芍15g、炙甘草6g、红枣8枚、生姜3片，3剂，日一剂，水煎服。

随访　1月31日，一剂汗减，二剂汗止，诸症悉除。

按　《伤寒论》第2条文云："太阳病，发热、汗出、恶风、脉缓者，名为中风。"第12条文又云："太阳中风，阳浮而阴弱，阳浮者，热自发；阴弱者，汗自出。……渐渐恶风……桂枝汤主之。"方证相符，仅药2剂而愈。

【案例7】 闭经（月经不调）

陈某　女　33岁　居民

2015年9月10日初诊　3个月未行经。以往月经一般滞后一周。3个月不仅经水未来，而且伴有心烦易怒，汗多。纳香，眠可，二便尚调。身体偏胖。生育1胎，已1岁。舌淡红苔白润、舌边有齿印，脉细弦微数。

证属　肝郁脾虚，营卫不和，冲任失调。

治法　疏肝解郁，调和营卫，养血调冲。

方药　桂枝汤合逍遥散加减。桂枝6g、白芍15g、炙甘草6g、生姜3片、红枣6枚、北柴胡15g、当归身15g、茯苓15g、薄荷10g、炒白术10g、川芎10g、北山楂15g、炒枳壳10g、益母草15g，7剂，日一剂，水煎服。

2015年9月26日二诊　心烦易怒、自汗明显缓解。舌红苔白，脉微弦滑。

据其脉证建议停药观察。数日后告　经行。

按　闭经一证，《金匮要略·妇人杂病脉证并治》云："妇人之病，因虚、积冷、结气，为诸经水断绝。"本案体虚自汗，肝郁脾虚，故以桂枝汤为主，养血和营；辅以逍遥散化裁以疏肝健脾。药后正中肯綮，药至经行。

【案例8】 手背黝黑斑（青霉素过敏）

万某　女　12岁　学生

2001年3月10日初诊　双手背黝黑4个月。缘于4个月前，注射青霉素出现过敏反应，之后双手背形成黝黑斑并成片。同时经常头晕，手冷。纳可，便调。舌红苔白，脉沉细。

证属　寒湿凝结，瘀阻脉络。

治法　温经和营，活血通络。

方药　桂枝汤加味。桂枝6g、白芍10g、炙甘草5g、红枣6枚、生姜3片、生黄芪20g、红花6g、当归10g，7剂，日一剂，水煎服。

随访　药后黝黑色渐退。

2016年9月12日陪丈夫就诊，观其双手背光润无瑕。

按　注射青霉素过敏反应，出现手背黝黑斑块并成片，实属罕见，尚未见有报道。一般反应为皮疹、哮喘、药物热、血管神经性水肿及过敏性休克等。偶可致周围神经炎。本案治予桂枝汤温经和营，加当归、黄芪、红花以益气活血而收效，故录此供同道观察。

【案例9】 大便难（便秘）

刘某某　女　46岁　居民

2013年6月25日初诊　大便难解。每日可解，但解而不畅，有时便状如羊屎。如厕时需按摩腹部，才能解出，伴小便有针刺感，导致心烦不爽。四肢麻木，有时久坐后腹壁发麻。腹胀，纳呆，月经量极少，上月点滴行而即净、色黯。舌红苔白，脉微弦无力。

证属　脾胃虚弱，气血不足，肠道瘀滞。

治法　养血和营，益气通腑，化瘀行滞。

方药　桂枝汤合桃红四物汤加味。桂枝5g、白芍10g、炙甘草6g、红枣5枚、生姜3片、当归身15g、生地15g、川芎15g、川红花10g、桃仁泥10g、漂白术35g、火麻仁10g、炒枳壳15g、北山楂20g、核桃仁15g，7剂，日一剂，水煎服。

2013年7月2日二诊　药后精神增，四肢麻木及腹壁发麻均缓解，小便刺痛亦止，但大便仍结而不爽。舌红苔白，脉细弦软。守方加炒莱菔子10g，以助消食化滞，再投7剂。

2013年7月8日三诊　大便已通畅，四肢麻木愈。舌红苔薄白，脉细微弦。守方再服7剂以善后。

2016年3月15日随访　三年来大便通调。

按　《素问·灵兰秘典论》云："大肠者，传道之官，变化出焉。"故便难或便秘乃传导失职所致，其症有虚实之分。本案乃为虚秘，针对其四肢麻木，腹壁发麻，均为脾虚之象，因"脾主四肢"也。脾虚则气滞，故肠运无力，排便费力并难以解出。故治与桂枝汤温中助阳；并领桃红四物汤养血润肠，以协同桂枝汤化瘀行滞，和胃运脾。阳复脾运则大便畅。

【案例10】 肩胛扭伤（软组织损伤）

袁某某　男　36岁　自由职业

2011年2月19日初诊　因提重突然扭伤右背肩胛部位，疼痛、僵硬、活动受限2天。舌红苔白，脉细软。

证属　风寒外袭，寒凝气滞。

治法　发表解肌，温经散寒。

方药　桂枝汤合麻黄细辛附子汤加味。桂枝10g、白芍30g、炙甘草10g、生麻黄10g、细辛3g、黑附片10g、防风15g、羌活10g、安痛藤30g、红枣5枚、生姜3片、田七粉5g（冲服）、徐长卿20g，4剂，日一剂，水煎服。

喜告　药后痛愈，效果显著。

按　因扭闪而致右背部疼痛，《素问·举痛论》云："寒气入经而稽迟，泣而不行，客于脉外则血少，客于脉中则气不通，故卒然而痛。"本案应是先受寒气，之后提重闪扭致脉中气血不通，"不通则痛"。故以桂枝汤合麻黄细辛附子汤温经散寒，和营通脉而收效立竿。

3. 小青龙汤

小青龙汤，源于《伤寒论·辨太阳病脉证并治中》，用于风寒客表，水饮内停，表里同病的治疗。方中麻黄、桂枝解表发汗，宣肺平喘；干姜、细辛温肺化饮；芍药配桂枝调和营卫；五味子敛肺止咳，并防诸药温散太过而耗散肺气；炙甘草缓和药性，益气调中。诸药合用，解表化饮，止咳平喘。临证用治水肿兼表证者，其效非凡。

【案例】 水肿（急性肾小球肾炎）

王某　男　50岁　农民

1975年2月10日初诊　全身浮肿数日。患者15日前因感冒，经中西药治疗后症状有所缓解，但一直未痊愈。近几日周身浮肿，以下肢为甚，肢体倦怠沉重，少腹胀满，纳呆食少，咳唾痰涎，溲清。诊见：下肢按之如泥，时咳吐白色涎沫，腹软。舌红苔白，脉浮弦。

证属　风寒袭肺，通调失职。

治法　温肺化饮，发汗解表。

方药　小青龙汤加减化裁。生麻黄6g、桂枝6g、白芍10g、干姜3g、法半夏10g、五味子5g、生甘草3g、黑附片5g，日一剂，水煎服。

2月12日复诊　药进2剂后，浮肿、咳唾大减。为加大泻水逐饮之力度，守方去甘草，加芫花5g、大腹皮10g，再服2剂。一周后，浮肿、咳唾尽除，并已下地劳作。

按　本案水肿，类似现代医学中的"急性肾小球肾炎"之轻症，由"上呼吸道感染"所致。因当时农村无实验室检查，未予以证实。但按辨证乃为外感风寒，肺失宣降，兼之脾阳不振，水道不畅，溢饮为患而致水肿。遵《伤寒论·辨太阳病脉证并治》第40条文"伤寒，表不解，心下有水气，干呕、发热而咳，或渴，或利，或噎，或小便不利、少腹满，或喘者，小青龙汤主之"和《金匮要略·痰饮咳嗽病脉证并治》"病溢饮者，当发其汗，大青龙汤主之，小青龙汤亦主之"之宣肺发汗法，并以黑附片易细辛，使其与干姜相伍以振奋肺脾之阳气而达到温宣之目的；次以芫花、大腹皮易甘草以加大逐饮力度，故收表解饮除之效。

4. 大青龙汤

大青龙汤，源自于《伤寒论·辨太阳病脉证并治中》第38条文："太阳中风，脉浮紧、发热、恶寒、身疼痛、不汗出而烦躁者，大青龙汤主之。"第39条文云："伤寒，脉浮缓，身不疼，但重，乍有轻时，无少阴证者，大青龙汤主之。"《金匮要略·痰饮咳嗽病脉证并治》则云："病溢饮者，当发其汗，大青龙汤主之。"其立意均为外解风寒，内清郁热。本方以麻黄汤为基础加重麻黄及甘草，再加石膏、生姜、大枣所组成。麻黄汤发汗解表，加重麻黄则发汗解表之力更强；增加石膏清内热而除烦躁；倍甘草，加姜、枣以和中调营，助益汗源。诸药相伍，共奏发汗解表，清热除烦之功。

临证凡表证无汗，内有郁热者，治之良效。尤其是运用本方之汗法，用于牛皮癣的治疗，收效显著。

【案例1】 牛皮癣（银屑病）[1]

王某某　男　21岁　学生

2011年6月12日初诊　肢体生癣2年余。刻下，两肋及肩胛癣斑成片，浅褐色，上覆白色鳞屑，并漫及手臂内外侧。瘙痒，尤其天热汗出时加剧。曾服西药（何药不详）缓解，停药复发，并逐渐加重。追忆两年前大一时曾经常失眠。纳可，便调。舌鲜红苔黄、舌面布满红点，脉浮弦软而微数。

证属　风寒交阻，脉络失疏。

治法　发汗透表，清热疏风。

方药　大青龙汤加味。生麻黄10g、桂枝10g、光杏仁10g、生甘草10g、生石膏35g、红枣5枚、生姜3片、白芍30g、蝉衣6g、桑白皮15g、黄芩10g、桑叶15g、防风15g、蛇蜕10g，5剂，日一剂，水煎服。

2011年6月20日二诊　皮癣见褪。舌红苔微黄，脉细弦微数。守方再投4剂。

2011年6月25日三诊　刻下，天热则痒甚。舌红苔微黄，脉细弦微数。守方加蛇床子5g、百部15g，以增祛风燥湿，温润肺气之功，暑假带药20剂返乡。

2011年7月18日电话　皮癣消退大半，但未痊愈，嘱其按方再服。

2011年8月23日四诊　共服药近两个月，手臂、胸背均基本愈好，但两胁下未愈，返校天气炎热，又觉瘙痒。追询，休假在家食羊肉较多。舌红苔薄而淡黄，脉略浮。守方再进并嘱：少肉食，多蔬果。

随访　共续服14剂癣愈，并继续读硕。

按　银屑病，中医又有"白疕""松皮癣""干癣""蛇风"之称。乃皮肤病中的疑难疾病。《素问·玉机真脏论》云："风寒客于人，使人毫毛毕直，皮肤闭而为热，当是之时，可汗而发也。"《诸病源候论·癣候》则云："皆是风湿邪气，客于腠理，复值寒湿，与气血相搏，则气血痞涩，发此疾。"又谓："若其风毒气多，湿气少，故风沉入深，故无汗，为干癣也。"其病机在风湿与气分相搏，风多则湿少，故局部无汗，脉络闭阻。故"发汗"不失为一正确选择，本案治与大青龙汤外解风寒，内清郁热；加入白芍协同桂枝，仿桂枝汤意以调和营卫，乃"以辛润之"之义以增汗源；再加入桑、芩、防风、蝉衣、蛇蜕以清肺疏风，诸药相伍以收"开发腠里，致津液通气也"（《素问·至真要大论》）。此外，治疗期间戒荤腥、辛辣，亦为保证治疗之要素。

【案例2】 牛皮癣（银屑病）[2]

胡某某　男　36岁　职工

2015年6月4日初诊　双侧颈肩部及右食指根部呈圆形和三角形成片粟粒状丘疹，顶部扁平，皮肤隆起如苔藓样淡红色斑片并脱屑，瘙痒无度，历时数年。刻下，局部皮肤僵硬脱屑。舌红苔微黄、舌中细碎裂纹，脉微弦。

证属　风热交阻，脉络失疏。

治法　发汗透表，养血疏风。

方药　大青龙汤加味。生麻黄6g、桂枝10g、生石膏30g、杏仁10g、大红枣5枚、生姜3片、炙甘草6g、白芍15g、龙衣10g、防风15g、白术10g、生黄芪30g、当归10g、川红花10g、桃仁泥10g、路路通

30g、百部 15g、白鲜皮 15g、桑白皮 15g，7 剂，日一剂，水煎服；

速汗法（汗疗） 隔 1~2 日一次。入汗蒸房进行汗蒸，温度 39~41℃，时间 35~45 分钟，取大汗，并徐徐饮温开水 1000mL 左右，以补充体液以助透汗。

2015 年 6 月 11 日二诊 本周因出差未持续汗蒸，但表面已柔软，癣有缩小之倾向。舌脉如前。守方再投 7 剂，同时汗疗。

2015 年 6 月 19 日三诊 右手食指根部癣已消退，留下浅斑疹痕，肩颈处缩小，皮屑显减。舌脉仍如前。守方再进。

2015 年 8 月 13 日再诊 共服药 63 剂，汗蒸 15 次。癣色转为浅红色，瘙痒显减，范围缩小，右手食指根部癣已消退。汗蒸时身大汗，而头顶部一直无汗或微汗。舌红苔微黄，脉细弦软而微数。守方再投，加以针刺。取穴：头维、风池、大椎、肩井、百会，疏通经脉，以助发汗。每日 1 次，留针 15 分钟。继续汗蒸。

2015 年 10 月 16 日五诊 共续服中药 42 剂，仅针刺 4 次后，头顶汗出。癣疹消失。舌脉如前。守方加紫河车 15g，以助扶正祛邪，再服 7 剂以善后。

2018 年 12 月 9 日随访 患处皮肤光泽无痕，至今安康。

2020 年 12 月 29 日再访 癣愈后五年余，未复发。

按 本案在使用大青龙汤外解风寒，内清郁热；加入白芍，仿桂枝汤意调和营卫，乃"以辛润之"之义以增汗源；同时采取"汗疗"，即定期入汗蒸房以电与远红外线电热膜发热的物理方法，配合内服中药取周身"透汗"，即速汗法。而且，电热汗蒸房，便于控制时间、温度及汗出度，若使用得当，效果可靠。正如《素问·汤液醪醴论》云："开鬼门，洁净府，精以时服，五阳已布，疏涤五藏。故精自生，形自盛，骨肉相保，巨气乃平。"唐·王冰在《黄帝内经素问》的注释中云："开鬼门，是启玄府遣气也。"这与《素问·至真要大论》中"开发腠里，致津液通气也"的论述颇为一致。也就是说"开鬼门，启玄府遣气"，一是改善微循环，使阴阳互济，气阴通达，汗透邪出；二是改变皮损，使精生形盛，骨肉相保，正气复常，如是则顽固性癣疾自然获愈。

5. 桔梗汤

桔梗汤，又名桔梗甘草汤。乃张仲景为风邪热毒客于少阴，上攻咽喉，咽痛喉痹，或风热郁肺，致成肺痈，胸满、振寒、咳嗽、时出浊唾、气息腥臭之证而设。甘草甘平，解毒泻火，桔梗苦辛，清肺利膈，并能开提肺气，表散寒邪。本处使用桔梗汤，取其清热利咽，开提肺气之功效。并通过辨证，择以他方协助其治疗一些难症。

【案例 1】 风热喉痹（急性咽炎）

陈某某 女 8 岁 学生

2000 年 12 月 30 日初诊 家长述：咽喉痛 2 天。因食炸鸡腿后出现咽喉痛。同时胃痛纳呆。观其咽红。舌红苔黄、舌中厚滑，脉弦滑。

证属 风热袭肺，郁而化火，热毒灼咽。

治法 开提肺气，泻火解毒，滋阴益胃。

方药 桔梗汤合四妙勇安汤加味。桔梗 5g、生甘草 5g、金银花 15g、当归 5g、玄参 5g、苍术 5g、栀子 5g、川芎 5g、制香附 5g、炒谷芽 15g、炒麦芽 15g，7 剂，日一剂，水煎服。

嘱 饮食宜清淡。

2001 年 1 月 6 日二诊 家长述：咽痛止。纳稍增，胃痛未愈。舌红苔黄稍厚，脉细。

据其舌脉，乃湿困气滞。故拟行气化湿调治。方用二妙丸合越鞠丸加减善后。

按 本案因炸食热毒直袭咽喉，并使肺气失宣，热毒困结，乃致咽喉脉络受阻发为本病。正如《内经》所云："一阴一阳结，谓之喉痹。"故治与桔梗汤为主方开提肺气；四妙勇安汤助凉血解毒；气滞胃痛乃兼病，则以越鞠丸行气止痛，故药至病除。

【案例 2】 鼻窒（过敏性鼻炎）

孙某某 男 15 岁 学生

2002 年 2 月 9 日初诊 母述：鼻塞，经常感冒并加重。刻诊，一周来，鼻塞流涕并咽痛，纳呆食少。患者易感，感冒则鼻塞加重，虽经服药，始终不愈，故求助于中医药。观其咽红。舌红苔白，脉略浮。

证属 风热郁肺，上攻咽窍。

治法 开提肺气，利咽通窍。

方药 桔梗汤合藿胆丸加味化裁。桔梗 6g、生甘草 3g、藿香 5g、桑白皮 10g、胆南星 5g、黄芩 10g、白芷 6g、辛夷花 6g、鱼腥草 15g，7 剂，日一剂，水煎服。

2002 年 2 月 20 日二诊　鼻塞咽痛减，纳仍差。守方加北山楂 10g、鸡内金 10g，以助健脾助运，再服 7 剂以善后。药尽其母告知：已愈。

2010 年寒假回昌（在杭州某校读研），体格健康。

按　肺开窍于鼻。本案乃肺气虚弱，清阳不能上达，致风寒水湿壅塞鼻窍。正如《灵枢·本神》谓："肺气虚则鼻塞不利。"故治以桔梗汤开提肺气；以藿胆丸加味以清肺除湿。

【案例 3】　大便秘结

马某某　女　100 岁　居民

2011 年 8 月 18 日初诊　女儿代述：大便干结，量少难解。纳食无味，进食极少。故此，老人身体日渐虚弱。舌红苔薄少，脉虚少力。

证属　脾胃虚弱，气虚失运，传道失职。

治法　健脾益气，宣肺肃降，润肠通腑。

方药　桔梗汤合润燥汤加减。桔梗 6g、炙甘草 5g、漂白术 20g、郁李仁 10g（打碎）、桃仁泥 10g、炒枳壳 10g、麦冬 10g、生地 12g、生麦芽 30g、北山楂 15g、火麻仁 10g、炒莱菔子 10g，4 剂，日一剂，水煎服。

随访　其子包某告：药后大便已通畅。

按　肺与大肠相表里，《灵枢·经脉》云："肺手太阴之脉……起于中焦，下络大肠。"故大肠之传道失职，其根源应责之于肺气不足，治节障碍。故治以桔梗汤开提肺气，以彰治节；伍以润肠汤以增液行舟。

6. 麻黄杏仁甘草石膏汤

麻黄杏仁甘草石膏汤出自《伤寒论》，即麻黄汤去桂枝，加入石膏而成。用于外感风邪，身热不解，咳逆气急，鼻扇口渴，有汗或无汗，脉滑而数之证。方中麻黄宣肺平喘为君；石膏清泄肺热为臣；杏仁降气止咳为佐，甘草调和诸药为使。诸药相伍，使肺气宣肃，肺热得清，喘咳自止。

实践证明，本方不仅能治风热所致的咳逆气息之喘咳。而且对急慢性咳嗽、哮喘、风热喉痹、粉刺等，运用本方，或以本方配以他方，或临证加

减，疗效颇佳。

【案例 1】　咳嗽（咳嗽性哮喘）

易某　女　22 岁　职工

2008 年 7 月 25 日初诊　感冒后咳嗽发作 6 天。几乎每年夏季（使用空调之际）都会感冒、咳嗽。刻下，咽痒欲咳，声重，咳剧时腹痛、呕恶，痰少，纳尚可，大便调。舌红苔深黄，脉略浮而数。

证属　风寒外袭，痰饮内停。

治法　清宣疏风，化痰止咳。

方药　麻黄杏仁甘草石膏汤合苓甘五味姜辛夏汤加味。炙麻黄 4g、光杏仁 10g、生石膏 40g、生甘草 6g、法半夏 10g、五味子 10g、茯苓 15g、生姜 3 片、细辛 3g、当归 5g、地龙 15g，3 剂，日一剂，水煎服。

2008 年 8 月 8 日随访　咳愈；第二年暑期再访：咳嗽今年未再发作。

按　患者内有伏饮，外感风寒而诱发咳嗽。由于是慢性咳嗽，而在夏季感寒而发，实为"咳嗽性哮喘"。其证有如《伤寒论》第 63 条文所云："汗出而喘，无大热者。"其表现为咳，实则为喘，故以麻杏甘石汤清宣肺热以平喘；而以苓甘五味姜辛夏汤温化伏饮，降其冲逆，以治咳喘。两方配合，一清一温，相得益彰，咳喘自平。

【案例 2】　咳嗽（急性支气管炎）[1]

彭某某　女　10 岁　学生

2000 年 6 月 3 日初诊　母述：咳嗽 1 天。始于感冒并发热，继而咳嗽，咽痒而咳，面红气促，微汗，咳吐黄色黏痰。听诊：两肺呼吸音粗糙，可闻及痰鸣音；望其咽喉，咽红，扁桃体Ⅰ度肿大；体温：38.5℃。舌红苔白，脉浮数。

证属　痰热郁肺，肺气不宣。

治法　宣肺泄热，化痰止咳。

方药　麻黄杏仁甘草石膏汤加味。生麻黄 5g、杏仁 6g、炙甘草 5g、生石膏 15g、地龙 10g、银花 10g、连翘 6g，2 剂，日一剂，水煎服。

2000 年 6 月 6 日其母告　药后热退咳减。

数日后随访　咳亦止。

按　《伤寒论》云："若汗出而喘，无大热者，可与麻黄杏子甘草石膏汤。"本案乃外感所致，痰热郁肺，肺气失宣而咳。两肺听诊痰鸣可证。故以麻黄杏

子甘草石膏汤宣肺泄热，化痰止咳立效。

【案例3】 咳嗽（急性支气管炎）[2]

刘某某　男　53岁　干部

1998年8月7日初诊　发热伴咳嗽3天。因畏寒，声重，咳嗽无痰。入南昌大学第一附属医院就诊，诊为：急性上呼吸道感染、支气管炎。经用"先锋Ⅴ 6.0g、双黄连2.4g、5%葡萄糖"静脉滴注治疗，疗效不显，转就诊于中医。刻下，咳嗽、声重、气促，体温：38.5℃。舌深红苔白滑、中根部苔黄厚，脉浮紧。

证属　风热犯肺，痰热壅阻。

治法　宣肺泄热，化痰止咳。

方药　麻黄杏仁甘草石膏汤加味。生麻黄12g、光杏仁12g、生甘草10g、生石膏30g、紫苏叶10g、桔梗10g、茯苓15g、桑白皮15g、大红枣5枚、鲜生姜5片，3剂，日一剂，水煎服。

1998年8月10日电话告知　药仅3剂，热退咳愈，按嘱止服。

按　本案乃喘而兼咳，故单纯抗感染，难以取效。《灵枢·胀论》云："肺胀者，虚满而喘咳。"《素问·至真要大论》云："诸气膹郁，皆属于肺。"故喘咳上气，其病机在肺、在痰。以麻黄杏仁甘草石膏汤宣肺泄热，化痰止咳。方证相符，其咳立止。

【案例4】 咳喘（慢性支气管炎急性发作）

罗某　男　4岁　居民

1998年8月4日初诊　家长述：咳嗽并气促1天。有"支气管炎"史。昨日因进食冰棒后，旋即咳嗽，汗出。昨晚加剧并呼吸急促，发热，体温：38.5℃。经服解热镇痛药后，今晨体温正常，仍咳而气促。听诊：两肺呼吸音粗糙伴有哮鸣音。舌红尖甚，苔薄白，脉略滑。指纹紫暗。

证属　寒邪束肺，痰热内阻。

治法　温肺化饮，宣肺泄热。

方药　麻黄杏仁甘草石膏汤合苓甘五味姜辛汤加味。生麻黄6g、光杏仁6g、炙甘草6g、生石膏20g、茯苓8g、五味子6g、五味子6g、干姜4g、细辛1.5g、桔梗6g、地龙6g、炒枳壳6g，3剂，日一剂，水煎服。

随访　药后咳止

按　患儿素有痰饮留伏，经常咳嗽，因进食冰棒诱发咳嗽喘满。《伤寒论》第63条云："汗出而喘，无大热者，可与麻黄杏仁甘草石膏汤。"由于痰饮留伏，而按《金匮要略·痰饮咳嗽病脉证并治》"用桂苓五味甘草汤，去桂加干姜、细辛，以治其咳满"，故两方协作既清肺之邪热，宣降肺气，又能温肺化饮，敛肺止咳。痰去热清，咳喘自愈。

【案例5】 风热喉痹（急性扁桃体炎）

袁某　男　8岁　学生

1996年6月27日初诊　家长述：咽喉痛并咳嗽3天。自诉"咽喉梗塞，饮食吞咽疼痛难受"。观其气息短促；望其咽喉，充血红肿、扁桃体Ⅱ度肿大。曾经肌内注射抗生素2天罔效，舌红苔薄黄，脉浮数。

证属　风热外侵，肺窍阻塞。

治法　辛凉泄热，利咽止咳。

方药　麻黄杏仁甘草石膏汤合桔梗甘草汤加味。生麻黄5g、生石膏10g、杏仁5g、桔梗5g、生甘草10g、山豆根5g、川牛膝10g、射干5g、金银花10g、连翘5g，3剂，日一剂，水煎服。

1996年6月30日其父告知　一剂药后咳嗽缓解，两剂显减，三剂后痊愈，咽喉痛随之消失。

按　急性扁桃体炎致咳嗽气促，用麻黄杏仁甘草石膏汤统领诸药，竟收如此神效，实属意外。若仔细琢磨《伤寒论》中第63条原文"汗出而喘，无大热者，可与麻黄杏仁甘草石膏汤"。本案咳而气促，舌红苔黄，脉浮数，实乃邪热壅肺，方证相应，其病立愈。

【案例6】 粉刺（寻常痤疮）

付某　男　17岁　学生

2014年10月28日初诊　患痤疮3年余。痤疮以两颧、太阳穴处为主并波及颈周形成项圈，胸前也瘙痒。在当地也曾服中药，未效。老痤疮已形成紫瘀斑块。凡运动时则烦躁无汗，皮肤起疹而刺痒，凉后自行消退。曾有"胃出血"史，刻下，纳呆，胃脘饱胀。正在服"兰索拉唑、庆大霉素冲剂"。舌鲜红苔薄白、舌体呈扇面状细裂口，脉细弦数。

证属　肺经风热，瘀毒阻滞。

治法　宣肺泄热，解毒化瘀。

方药 麻黄杏仁甘草石膏汤合仙方活命饮加减。生麻黄5g、光杏仁10g、生石膏25g、金银花15g、防风10g、白芷10g、陈皮10g、当归尾10g、赤芍10g、白芍10g、炙甘草6g、浙贝母15g、竹茹10g、皂角刺15g、炮山甲3g（打碎冲服），7剂，日一剂，水煎服。

嘱 坚持晨练，增强体质；暂停服治胃病西药。

2014年11月6日二诊 家长代诉：用药仅一周，痤疮已消退未再新生，要求续服。守方再投7剂以善后。

按 粉刺，又称痤疮、面疱、面皶、酒刺，好发于青春期。其病机为肺经风热，熏蒸于肌肤，搏结不散而成；或过食肥甘厚味，辛辣食品，肺胃湿热蕴积，上熏于肺，侵于肌肤。不论是风热，还是湿热，均上熏于肺，再入侵肌肤致病。故以麻黄杏仁甘草石膏汤宣肺泄热；并领仙方活命饮解毒化瘀，使罹患3年之久的痤疮及瘀斑，药至疮退斑消。

7. 越婢汤

越婢汤源自于《金匮要略·水气病脉证并治》，其云："风水，恶风，一身悉肿，脉浮，不渴，续自汗出，无大热，越婢汤主之。"方后又云："风水，加术四两。"故凡治水肿，均加用白术更妙。方中麻黄、生姜宣肺气，散水湿；石膏清泄肺热；甘草、大枣、白术和中益脾。诸药合用，共成宣肺泄热，散水消肿之功。本方除用于因风致水、阳热内郁证之外，凡类似于本病者，亦可用之。故临证用于治疗水肿及喘咳合并水肿，疗效同样卓越。

【案例1】 喘咳（慢性支气管炎伴哮喘、水肿）

邹某某 男 48岁 农民

1981年10月1日初诊 咳嗽并喘息1个月。素有慢性咳嗽及哮喘史，时好时发。今年中秋节后咳剧，痰略白质黏。夜咳喘而不能平卧安睡，必坐起喘咳。同时尿频，尿后则可短暂获舒，故每晚拉尿3~4次。颜面微浮，纳差，口淡乏味，大便尚可。检查血常规：白细胞计数8400、中性粒细胞百分比70%、淋巴细胞百分比30%、血红蛋白10.6g/dl。舌红、苔薄中间少苔，脉沉、重按无力。

证属 外邪内饮，肺失宣降。

治法 发汗利水，宣肺平喘。

方药 越婢汤加味。生麻黄9g、生姜3片、生石膏25g、生甘草6g、红枣6枚、白术10g、姜半夏9g，1剂，水煎服。

1981年10月2日二诊 一剂药后，喘息平，颜面浮肿见减，精神、睡眠亦好转。舌质红苔白、舌根稍呈黄色，脉左细弦、右浮略呈紧象。①守方再进2剂；②后续以健脾渗湿调治：方用五皮散加减化裁。大腹皮9g、生姜皮6g、广陈皮6g、桑白皮6g、云茯苓15g、木防己9g、炒白术9g、白蔻仁4.5g、炒谷芽15g、炒鸡内金6g、生甘草3g，3剂，日一剂，水煎服。

随访 喘平、咳止、肿消。

按 《金匮要略·水气病脉证并治》云："诸有水者，腰以下肿，当利小便；腰以上肿，当发汗乃愈。"本案咳喘，面目浮肿。以越婢汤加术宣肺平喘，利水消肿。肺气清肃，则咳喘水肿自愈。

【案例2】 风水（急性肾小球肾炎）

杨某某 女 45岁 农民

1979年3月31日初诊 恶寒发热，眼睑浮肿，伴头痛、腰膝沉重2天。病前七天右上智齿疼痛，牙痛渐愈时，前晚开始恶寒发热（体温不详）伴头痛，继而眼睑浮肿，腰膝沉重，小便短少。舌质深红苔薄白，脉浮数。

证属 风热犯肺，肺失宣肃。

治法 宣肺泄热，散水消肿。

方药 越婢汤加味。生麻黄6g、生姜3片、生石膏25g、甘草6g、红枣5枚、白术7g、杏仁6g、白茅根15g、金银花15g，2剂，日一剂，水煎服。

1979年4月2日二诊 热退肿减，头痛已愈，口稍渴喜热饮，四肢麻木，小便灼热，腰膝仍重，舌如前，脉数。守方减麻黄2g，加大腹皮10g、桑白皮10g、茯苓皮10g，以助健脾利水，再服3剂而愈。

1989年夏随访 愈后十年，至今安康。

按 "肾炎"是一种由细菌、病毒、原虫等感染，引起的以肾脏病变为主的变态反应性疾病，其主要表现为血尿、蛋白尿、管型尿、水肿、高血压等。本案先有牙痛，后又发热，之后浮肿，其证符合"风水"之病机。由于当时医疗条件所限，未能有实验室检查。但按"风水"从越婢汤加味，其效若桴鼓之应，而且无后遗症。

【案例3】 水肿（高血压肾病、蛋白尿、乳糜尿）

陈某某 女 61岁

2013年4月9日初诊 头晕，面浮。1987年左肾因乳糜尿做过"肾蒂淋巴管剥脱术"，肾炎也同时出现，经治疗缓解有10年之久。2002年体检发现高血压，经服"罗布麻、硝苯地平片"，血压尚稳定。刻下，头晕，面目浮肿，全身瘙痒，已服19剂中药未效而来就诊。今日尿常规：蛋白质1.0g/L（++），隐血（3+），酸碱度6.0；镜检：红细胞（+++），白细胞2~4个/HP；检查肾功能无明显异常。舌深红、苔黄厚少津，脉浮弦少力微数。

证属 风邪犯肺，水湿外溢。

治法 宣肺泄热，健脾利水。

方药 越婢汤合四苓汤加味。生麻黄5g、生姜3片、生石膏30g、生甘草6g、红枣5枚、白术10g、茯苓15g、泽泻10g、猪苓15g、苍术10g、光杏仁10g、黄柏10g、炒荆芥6g、赤芍30g、仙鹤草30g、桃仁泥10g、五倍子6g、太子参10g、芡实30g、山药30g，4剂，日一剂，水煎服。

2013年4月13日二诊 3剂药后则觉精神增，头晕已明显缓解，晨起偶尔短暂头晕。尿常规：酸碱度6.0，潜血（3+），蛋白质（++）。但自己观察尿液较前清澈，尿仍短伴腰疲胀，血压：120/80mmHg。舌红苔薄黄，脉弦而微浮微数、重按少力。守方加玉米须30g、车前草15g，以助淡渗利湿，再投5剂。

2013年4月19日三诊 今日晨尿常规检查阴性，从尿常规看，渐趋康复。舌脉如前。守上方再服7剂。

2013年4月27日下午电话致谢！告知"尿常规复常，症状消失"。

2013年5月9日再诊 因下乡服侍母病，劳累后尿中又出现潜血（3+）。自己按原方续服7剂，尿常规潜血镜检阴性；血压也一直稳定。舌红苔薄黄，脉微弦。守方再服5剂以善后。

按 本案水肿，乃高血压病和乳糜尿术后出现，故属于慢性"肾炎"所致。其病机既有"风水"的特征，又有"皮水"的征象。故用越婢汤合四苓

汤，以宣肺泄热，健脾利湿，使尿常规复常、血压稳定。

8. 越婢加术汤

越婢加术汤，出自《金匮要略·水气病脉证并治》，为一身面目悉肿、发热恶风，小便不利之风水所设。方由越婢加白术而成。方中麻黄、生姜宣肺气，散水湿；石膏清泄肺热；甘草、大枣和中养脾；白术补脾燥湿，诸药合用，共建疏风泄热，发汗利水之功。故本方常用于急慢性肾小球肾炎、肾盂肾炎及不明原因水肿等。

【案例1】 水肿（急性肾小球肾炎）[1]

张某某 男 15岁

1988年12月12日初诊 浮肿7天，发热4天，无尿1天。11日入解放军九四医院住院，经抗生素等（具体用药不详）治疗，因患疥疮而动员转门诊治疗。由于患儿发热、头痛，父母携其就诊。刻诊：颜面微红，浮肿，精神淡漠，自述头痛，腹胀，口干。心肺听诊无明显异常；腹部稍膨隆，叩之呈鼓音。九四医院化验报告显示，血常规：血红蛋白8.5g/dl，白细胞总数9600/UL，中性粒细胞96%，淋巴细胞4%，血小板11.2/mm³，无异形淋巴细胞；尿常规：蛋白（++），红细胞满视野，白细胞0~5个/HP，尿混；血生化：尿素氮300mg/dl，肌酐1.9mg/dl，二氧化碳含量44.8mo/mol。血压150/100mmHg。舌红苔微黑、少津，脉细弦软数。

证属 风热浸淫，湿毒内蕴。

治法 宣肺泄热，凉血利水。

方药 越婢加术汤加味。生麻黄7g、生姜3片、漂白术10g、生石膏25g、生甘草5g、红枣6枚、白茅根20g、光杏仁7g、玄参10g，2剂，日一剂，水煎服。

1988年12月15日二诊 头痛已基本缓解，精神转佳，已能起床活动。每日服第二次药时恶心呕吐，口仍干，尿量增加，日行3~4次，尿短、色黄。尿常规：蛋白（++），红细胞（++），白细胞0~2个/HP，血压下降为110/80mmHg，舌红苔黄并覆盖一层薄黑苔、舌体胖、边有明显齿痕，脉细弦微数少力。药虽中的，但热伤阴津，故守方加麦冬10g、连翘6g，以

助护阴解毒，再投2剂。

1988年12月17日三诊　除稍咳外，余症均去，疥疮也随着缓解。复查血常规：血红蛋白已升至11.8g/dl，白细胞总数9800/UL，中性粒细胞70%，淋巴细胞30%；尿常规：蛋白（3+）、红细胞（++）、白细胞（+-）、粒细胞管型1~3个/HP，红细胞管型0~1个/HP。患孩热退津回。舌苔已转微黄腻、舌质淡红，脉细弦数而无力。

据其脉证，拟益气活血，利尿消肿以善后。

方用麻黄连翘赤小豆汤加味。生麻黄3g、赤小豆10g、连翘10g、猪苓10g、漂白术10g、白茅根30g、生黄芪20g、桔梗10g、桑叶10g、生甘草5g、生姜3片、红枣6枚、田七粉1.5g、茯苓10g，日一剂，水煎服。

1988年12月19日四诊　服2剂，咳嗽已愈，大便也已解，已可到户外活动，小便较前长，舌苔薄黄根部稍黄腻，脉现滑象仍数而无力。守方再服2剂而愈。

2010年夏初追访　其家人告：至今安康，无后遗症。

按　本案起病急，水肿、发热、无尿、舌苔黑、脉数，当为"阳水"。其病机，《素问·阴阳别论》云："结阳者，肿四支。"《素问·水热穴论》云："肾者，胃之关也，关门不利，故聚水而从其类也。上下溢于皮肤，故为胕肿，胕肿者，聚水而生病也。"治疗上，《金匮要略·水气病脉证并治》云："风水，恶风，一身悉肿……越婢汤主之。……里水，越婢加术汤主之。"由于苔黑津少，乃肾水耗伤之征，故加用玄参、麦冬等以护阴解毒。此等重症仅服药8剂，肿消病愈。当然首诊以西药之抗生素治疗，起到了遏制病势之作用。

【案例2】水肿（急性肾小球肾炎）[2]
邹某某　男　16岁　学生

1981年10月1日初诊　浮肿一周。在校读书，一周来颜面浮肿，并遍及全身，按之不凹陷。昨日在公社卫生院检查，尿常规：蛋白少量，白细胞1~8个/HP，红细胞3~4个/HP，管型0~1个/HP。拟"急性肾炎"为治，给西药"链霉素"肌内注射，"氯霉素、氢氯噻嗪"口服；中药：车前子、淮山、泽泻、白术、桑白皮、陈皮、大腹皮、西党、升皮、麦冬、猪苓、扁

豆、枸杞、甘草。服药后，今晨浮肿加剧，伴稍咳、喘息、口渴喜冷饮。唇红而少津干燥，舌红苔白而中间黄，脉浮稍数。

证属　风热侵淫，水湿外泛。
治法　宣肺泄热，健脾利水。
方药　越婢加术汤加味。生麻黄9g、炒白术9g、生石膏30g、生姜3片、甘草3g、红枣3枚、桔梗9g、炒苍术6g、光杏仁6g，2剂，日一剂，水煎服。

药后肿退，检查尿常规无异常。
2011年春节随访　至今30年来安康无恙。

按　"胕肿者，聚水而生病也"（《素问·水热穴论》）。本案外感风邪，肺为水之上源，主一身之表，外合皮毛，肺受风邪之袭，气失宣肃，不能通调水道，下输膀胱，致使风遏水阻，风水相搏，则流溢于肌肤，发为水肿。虽经治疗，由于前医中药虽有健脾利水之品，但其过早使用党参、枸杞温补，导致气壅湿阻，病情急转加剧。好在急用越婢加术汤，疏风宣肺，清热散水而挽危难于顷刻。

9. 麻黄细辛附子汤

麻黄细辛附子汤乃张仲景用于治疗"太少两感"之方。"少阴病始得之，反发热，脉沉者，麻黄细辛附子汤主之"（《伤寒论·辨少阴病脉证并治》第301条文）。本方能攻表发汗，温经扶阳，乃补散相兼之剂。方中麻黄辛温走太阳经发散表邪；附子辛热入少阴以温里散寒；细辛辛温走表可助麻黄，行里可助附子，使发汗不致亡阳，温里可扶正祛邪。共成发表温里，表里双解之剂。其化裁，《伤寒论》中已有条文论及。本处除用以太少两感之外，对内伤之腰痛，阴茎痛，痹证，药物性瘾疹等，不论骤发，还是久病，均有可靠之疗效。

【案例1】外感（少阴太阳合病、流行性感冒）
王某某　女　65岁　居民

2009年1月13日初诊　感冒发热恶寒，并腰痛10余天。刻下，怕冷，发热，体温38℃，腰冷、腰痛难支。观其体肥偏胖，面色㿠白。舌暗红苔微黄，脉沉细。

证属　外感寒邪，正虚邪实。

治法　助阳发表，温经散寒。

方药　麻黄细辛附子汤合小续命汤加减。生麻黄5g、细辛3g、黑附子10g、桂枝10g、川芎15g、党参12g、续断10g、羌活5g、独活5g、生甘草6g、汉防己12g、白芍15g、黄芩12g、光杏仁10g、防风10g，3剂，日一剂，水煎服。

随访　3剂药尽，热退、腰痛愈。

按　《伤寒论》第301条："少阴病始得之，反发热，脉沉者，麻黄细辛附子汤主之。"《医宗金鉴·伤寒论注》则明确指出："如太阳病脉反沉，少阴病反发热，是少阴太阳合病也。"本案患者体蕴寒湿，肾亏阳弱而感寒，出现发热，脉沉，腰冷、腰痛难支，故以麻黄细辛附子汤领小续命汤，以攻表发汗，温经扶阳，兼有祛风除痹之功。

【案例2】外感腰痛

付某某　女　60岁　居民

2013年10月29日初诊　腰、腿、背部呈游走性疼痛3个月。缘于7月份一直使用空调后出现斯症，近日加重。晨起起床艰难，有时游走至前胸疼痛。纳尚可，二便调。舌红苔白稍腻，脉弦软、左细弦软。

证属　肾阳不足，风寒相搏。

治法　温阳散寒，养血疏风。

方药　麻黄细辛附子汤合桂枝汤加味。生麻黄5g、细辛3g、黑附片10g、桂枝10g、白芍15g、炙甘草6g、红枣3枚、生姜3片、黄芩10g、党参15g、羌活6g、独活6g、川续断10g、川牛膝15g、川木通6g，4剂，日一剂，水煎服。

2013年11月5日二诊　晨起腰部已显灵活，疼痛减半，尤其背部明显缓解。停药两天后又出现背部微疼，双足冰冷。舌红苔白，脉细而微弦。守方加制川乌5g、制草乌5g、乌梢蛇10g，以助温经疏风，再服7剂而愈。

按　外感腰痛乃外邪所致，其特点为发病急骤。《素问·缪刺论》云："邪客于太阴之络，令人腰痛。"《素问·六元正纪大论》又云："阴气暴举，大寒乃至……故民病寒客心痛，腰脽痛。"故外感腰痛，以寒湿者居多。故以麻黄细辛附子汤温阳散寒，领桂枝汤养血疏风，寒去营和，其病自除。

【案例3】腰痛（腰椎骨质增生）

李某某　女　59岁　农民

2008年9月8日初诊　腰痛反复发作已40年，加重2年。每年发作并无规律，一般天冷发作，刚近秋凉又疼痛一周，坐立不安。曾在河南某医院摄腰椎片诊为"骨质增生"。历经治疗总不见愈。刻诊，腰痛，唇紫，怕冷。舌红苔薄而微黄，脉细弦软而微数。

证属　肝肾亏虚，寒滞经脉。

治法　温经散寒，和营通络。

方药　麻黄细辛附子汤合桂枝汤加味。生麻黄5g、细辛3g、黑附片10g、桂枝10g、白芍30g、炙甘草6g、红枣6枚、生姜3片、制草乌6g、制川乌6g、防风10g、川续断10g、党参15g、乌梢蛇15g，4剂，日一剂，水煎服。

2009年12月9日告　药后痛除，至今再未发作。

按　腰痛为常见病，但反复发作40年，尚属罕见。而且仅服4剂药病除，更加不可思议。其实本案乃为肾气亏虚，寒滞经脉所致，正如《灵枢·百病始生》云："盖无虚故邪不能独伤人。此必因虚邪之风，与其身形，两虚相得，乃客其形。"又由于失治，导致寒邪羁留不去而成痼疾，每遇受寒则发。据其脉证，以麻黄细辛附子汤温经扶阳，发表散寒；以桂枝汤调和营卫，协同其扶正祛邪，加上川芎、草乌、党参、防风、乌梢蛇以增温经扶正，祛风通络之力，故收药到病除之功。

【案例4】腰痛（风湿性腰痛）

罗某某　女　61岁　居民

2011年5月26日初诊　腰痛连及臀部已10余年。刻诊，不仅腰痛，又出现指关节肿痛，伴指、趾甲紫暗无华，腿足僵硬、怕冷，温度高及在太阳下可获缓解。因痛而失眠。曾于2001年摔伤，有"胸椎压缩性骨折"史。舌红苔白，脉细弦少力。

证属　肾阳不足，风寒相搏。

治法　温阳散寒，舒筋通络。

方药　麻黄细辛附子汤合桂枝汤加味化裁。生麻黄5g、细辛3g、黑附片15g、桂枝15g、炒白芍15g、炙甘草6g、生姜3片、红枣5枚、防风15g、汉防己10g、金毛狗脊15g、木通10g、续断15g、怀牛膝15g、羌活10g、独活10g、制川乌10g、制草乌10g（二乌连同黑附片三味另包先煎30分钟），4剂，日一剂，水煎服。

2011年5月20日二诊 药后腿足已感温暖轻松。舌淡红苔薄而微黄，脉细弦软。守方再投4剂。

2011年6月2日三诊 药后疼痛显减，可睡，仍少寐。舌红苔薄白，脉细弦重按少力。守方加炒枣仁6g（打粉冲服），以助养血宁神，再投7剂。

2011年6月20日四诊 疼痛缓解，仍怕风，腿足已灵活轻松，指、趾甲已渐红润。近大便次数增多，每日2~3次。舌红苔白，脉微弦少力。守方加焦山楂15g，以助消食助运，再服7剂后告愈。

按 本案因外伤而致内伤，复感风寒湿气。气血瘀滞，致使气血运行不畅，经气闭阻不通，不通则痛。由于患者年逾花甲，又因外伤形成内伤，复感风寒湿邪，年久未愈，终成痼疾。治与麻黄细辛附子汤加川乌、草乌以成温阳散寒之峻剂；并领桂枝汤调和营卫，并加入祛风除湿，舒筋通络之品，竟起沉疴于一朝。

【案例5】 足厥（微循环障碍）

程某某 女 44岁 居民

2011年10月8日初诊 膝以下冰冷，今年暑天也如此。自觉足趾冰凉刺骨，但摸之又温暖。双耳有"中耳炎"史，经常有少量脓水渗出。纳、眠尚可。舌红苔白，脉沉细、左关微弦。

证属 肝肾阳虚，血脉凝涩。

治法 助阳行血，温经通脉。

方药 麻黄细辛附子汤合当归四逆汤加减。生麻黄5g、细辛3g、制草乌6g、制川乌6g、当归10g、桂枝10g、白芍30g、木通10g、生黄芪30g、防风15g、独活10g、大活血30g、炙甘草6g、红枣6枚、生姜3片，7剂，日一剂，水煎服。

2011年10月14日电话复诊 药后足已热，而且耳内发炎也显然缓解，脓水减少，故要求续服7剂。

随访 已愈。

按 《伤寒论·辨厥阴病脉证并治》云："凡厥者，阴阳气不相顺接，便为厥。"后世医家明确指出："四肢者，诸阳之本。""足心冷者，阴气胜也"（引自《中国医学百科全书·中医学》）。故本案为"阴气胜"，导致阴阳不相顺接而足厥。故治以麻黄细辛附子汤温经扶阳以除阴寒；当归四逆汤温经通脉，阴去阳回，足厥自愈。

【案例6】 痛痹（左颌关节炎）

江某某 女 24岁 杂志编辑

2012年1月19日初诊 左颌关节僵硬疼痛二天。类似情况病史已有2~3年，发作时左颌关节张合受限。纳、眠均可。舌红苔薄白，脉细软。

证属 肝血不足，风寒犯络。

治法 温经散寒，养血柔肝。

方药 麻黄细辛附子汤合桂枝汤加减。生麻黄5g、细辛3g、黑附片10g、制草乌5g、制川乌5g、桂枝10g、白芍15g、党参15g、生黄芪30g、当归10g、炙甘草6g、防风15g、红枣5枚、生姜3片，5剂，日一剂，水煎服。

2012年1月30日二诊 药后左颌关节张合已自由灵活，病已除。舌红苔薄白、舌边有齿痕，脉细。守方再服5剂以善后。

2018年9月19日询其母黄氏告 女儿至今安康。

按 《素问·举痛论》云："寒气入经而稽迟，泣而不行，客于脉外则血少，客于脉中则气不通，故卒然而痛。"本案寒气客于颌关节脉中，"不通则痛"，故以麻黄细辛附子汤发表散寒，温经扶阳；桂枝汤调和营卫，散寒解肌。经脉通，营卫和，痛自愈。

【案例7】 痛痹（膝关节炎）

盖某某 女 61岁 居民

2016年11月2日初诊 双膝疼痛，反复发作已有时日。刻下加重，双膝痛伴小腿痠胀，行走不便，以左为甚，同时伴肩颈痠胀。由于治不见效，深感十分痛楚而致心烦流泪。纳、眠尚可，小便调，大便次数增多（凌晨4点一次，上午3~4次），量少、不稀。舌红苔白，脉弦少力。

证属 阳虚气弱，风寒相搏。

治法 温阳散寒，清里除烦。

方药 ①麻黄细辛附子汤合九味羌活汤加味。生麻黄5g、细辛5g、黑附片10g、桂枝10g、炙甘草6g、白芍15g、防风15g、羌活10g、川芎10g、苍术10g、白芷10g、黄芩10g、制川乌6g、制草乌6g、生地15g、独活10g、生石膏15g、红枣5枚、生姜3片，7剂，日一剂，水煎服；

②点穴按摩：当即按压肩井等穴后，肩颈痠胀缓解，治疗信心大增。

2016年11月11日二诊 药至第二剂时身痒，

抓而起团红肿。经询问起居，告知同时服"深海鱼油胶囊"和食了带鱼（过去吃带鱼无过敏史）。双膝及肩颈疼痛缓解。舌红苔淡黄，脉沉细。守方再投7剂；并嘱：服药期间，停服"深海鱼油胶囊"。

2016年11月16日三诊 按嘱停服"深海鱼油"，未再出现"风团"。双膝与颈痛已止，身体已感轻松。舌红苔白，脉微弦少力。守方再投7剂。

2016年11月25日四诊 近天气变冷，双膝及肩颈微微疼痛，为防复发，再次复诊，以求痊愈。舌红苔白、根略厚，脉软寸浮。守方加减进退再服7剂而愈。

按 凡寒客脉中致痛，首当祛寒。本案膝痛久羁，累及肩颈，导致心烦不安。故在使用麻黄细辛附子汤的同时，伍以九味羌活汤发汗祛湿，轻加石膏以制诸温热药之燥性。本案治疗中出现过特殊现象，即同时服用"深海鱼油胶囊"时引起瘾疹停服则无虞！故录以示同道。

【案例8】 痛痹（网球肘）
周某某 女 50岁 农民

2013年10月14日初诊 右肘关节疼，反复发作。曾用注射针剂（何药不详）局部封闭三次。也曾服"藤黄健骨胶囊、复方鹿茸健骨胶囊、右旋酮洛芬氨丁三醇片"，药后不仅不见愈，而且导致口腔溃疡及痔疮发作。舌红苔微黄，脉细微数。

证属 气血亏虚，风寒相搏。

治法 助阳散寒，辛凉疏风。

方药 麻黄细辛附子汤合桂枝汤加减。生麻黄5g、细辛3g、黑附片10g、制川乌6g、制草乌6g、桂枝10g、白芍30g、炙甘草6g、红枣5枚、生姜3片、生石膏35g、羌活10g、防风15g、徐长卿15g、生黄芪30g，7剂，日一剂，水煎餐后服。

2013年11月15日二诊 10月14日药后上肢关节痛大减并伸展自如，因故未能按时复诊，尚未痊愈。舌红苔薄而微黄，脉细而微弦。守方加乌梢蛇10g，以助疏风通络，再服10剂而愈。

按 肱骨外上髁炎，又称网球肘，乃桡侧伸腕肌肌腱损伤所致。其痛固定不移，故称之为痛痹。故以麻黄细辛附子汤助阳发汗，搜风通络，伍以桂枝汤养血和营。因伴口疮及痔疮，乃为内有郁热，故加生石膏以辛透表散，寒热共逐，其痛自止，诸症悉除。

【案例9】 龟头痛（少阴寒证）
余某 男 46岁 职工

1989年2月25日初诊 龟头阵发隐痛伴左偏头掣痛1天。昨日下午2时开始阴茎龟头部位隐隐作痛并伴左侧偏头痛。头痛部位从风池穴至头维、太阳穴，以左侧巅顶处为甚，抽掣样痛，时疼时止，稍触摸及震动疼痛部位，亦感疼痛。稍畏风，四肢凉，不发热，口苦稍干，但不欲饮。龟头虽隐隐疼痛，但排尿无碍。晚饭后自行艾条灸左侧风池、头维、太阳穴数壮，灸时觉舒，停灸后症状如初。晚10时入睡至半夜1时许醒，因头痛兼心烦再难入睡，辗转至天明。询及素体阳虚怕冷，病前一天曾行房事。触其四肢凉。舌淡苔薄白，脉浮软。

证属 阳气不足，复感风寒。

治法 助阳发表，温肾散寒。

方药 麻黄细辛附子汤。生麻黄10g、黑附片10g、细辛3g，日一剂，水煎服，上药连服2剂而愈。

按 本案上下头痛，其素体阳虚，行房后致病。对此，《伤寒论》第392条云："伤寒阴阳易之为病，其人身体重、少气、少腹里急，或引阴中拘挛……"故是否乃妻相传之"阴阳易"，尚难得知，但其病证已经说明了这一点。《伤寒全生集·辨阴证似阳例》明确指出："此先因欲事，而后伤寒，名曰夹阴伤寒"，故亦可诊为"夹阴伤寒。"证情明晰，仅麻黄细辛附子汤2剂而愈。

10. 大承气汤

大承气汤乃峻下热结之剂。《伤寒论·辨阳明病脉证并治》第208条文云："阳明病，脉迟，虽汗出不恶寒者，其身必重，短气，腹满而喘，有潮热者，此外欲解，可攻里也。手足濈然汗出者，此大便已鞕也，大承气汤主之。"《辨少阴病脉证并治》第320条文又云："少阴病，得之二三日，口燥咽干者，急下之，宜大承气汤。"方中大黄泄热通便，厚朴行气散满，枳实破气消痞，芒硝润燥软坚。四药结合，具有峻下热结之功。故临证中凡中焦或下焦积热者，用之豁然。

【案例1】 胃灼（反流性食道炎）
熊某某 男 59岁 农民

2016年6月1日初诊 胃胀伴上腹部灼痛半年

余。因胸骨柄处灼热疼痛不适，伴脘腹胀满，躺下则有向下牵拉感。而入医院多方检查，血糖、血脂、肝功能、血常规均未见明显异常；螺旋CT检查报告：考虑右肺尖陈旧性病灶；心电图正常；彩超：考虑结甲；喉镜：慢性咽喉炎，鼻中隔偏曲；肺功能检查正常；电子胃镜报告：食管下段可见片状糜烂、食管炎（LA-A）、反流性食道炎、非萎缩性胃炎。经服西药"磷酸铝凝胶、泮多拉唑、康复新液"三个月未效。由于情绪焦急，西医建议找心理医生就诊。刻下，胸灼及胸闷、胸痛，上午稍轻，下午增重，频频嗳气，不嗳则闷胀不适，大便干结。纳虽可，但食则胀满，眠尚可。血压118/84mmHg。舌质红苔白，脉弦软。

证属　中焦积热，胃气上逆。

治法　降逆泄热，化痰和胃。

方药　大承气汤合旋覆代赭汤加减。生大黄10g、芒硝5g（冲服）、枳实10g、炒厚朴20g、旋覆花10g、代赭石30g、干姜5g、炙甘草6g、法半夏15g、党参15g、茯苓30g、陈皮10g、桂枝10g，5剂，日一剂，水煎服。

2016年6月6日二诊　嗳气减，大便稀软。舌红苔白，脉细弦软。守方加重干姜5g，以温中和胃，再投7剂。

2016年6月13日三诊　诸症缓解，精神见增，大便通调，胸部仍稍闷胀。血压135/85mmHg。舌红苔白，脉弦软。守方再投14剂。

2016年6月27日四诊　嗳气已基本未作。喉中稍有梗塞感，饮食无碍。舌红苔淡黄，脉弦软。守方加减进退共服50剂。

随访　病已去。建议一年后复查胃镜。

2018年11月10日荐同乡涂某就诊胃痛，并转告自己胃病已愈，至今安康。

按　本案中焦热积，胆胃失和、胃气上逆。用大承气汤以荡涤热积，其中芒硝软坚通利，减量以防峻下；伍以旋覆代赭汤下气化痰，和胃降逆。热积除，胃气顺则胃灼安。

【案例2】　发热（脑瘤术后）

王某某　男　67岁　农民

1993年7月17日初诊　脑瘤术后发热十余天。经西药治疗发热不退。刻诊，发热，体温38~39℃。口干，喜饮冰。腹胀拒按，大便未解。舌红苔焦黄而粗厚，脉洪实。

证属　阳明腑实，大便壅结。

治法　峻下热积，化瘀通络。

方药　大承气汤加味。大黄6g、芒硝10g（冲服）、炒厚朴15g、枳实10g、桃仁泥10g、川红花6g、生甘草10g，2剂，日一剂，水煎服。

1993年7月19日二诊　大便已解、质稀，腹已软。舌苔上已见湿润之象，脉较前软。守方去芒硝，加生地15g、玄参10g、石斛10g，以助滋阴清热，再进2剂。

1993年7月22日三诊　舌红、舌尖处老黄苔已脱、舌根仍黄而厚、已见津液，脉稍滑。守方再服2剂而热退症除。

按　脑膜瘤术后发热，其原因较多，但常见的是患者肺部或泌尿系感染，还有手术区的感染，出现脑膜炎的表现；此外，术区一旦发生出血，随着脑脊液的刺激，也会出现一定程度的发热。而中医对术后发热，同样是根据《素问·热论》所云："今夫热病者，皆伤寒之类也。"《素问·调经论》则云："阳盛则外热。""阴虚则内热。"其病因分为外感与内伤。本案术后虽为内伤发热，但术后"伤寒"则为外感致病之重要因素。此外，术后创伤之瘀血所致发热，亦是原因之一。故治与大承气汤苦寒泄热，急下存阴；加入桃仁、红花以破血行瘀，逐瘀退热。故收热泄阴回，瘀散热退之效。

【案例3】　腹痛（胆石症术后）

罗某某　女　35岁　农民

1977年9月28日初诊　腹痛反复发作11个月。因"胆道结石"于去年十月在江西医学院第一附属医院手术治疗。术后经常上腹部阵发性疼痛如绞，每个月发作一次，发作时伴发热。经抗生素治疗数天后可好转，由于反复不愈，故再入江西医学院第一附属医院复查：发现胆管内有残余结石，经镇痛抗感染治疗后也未见改善。故就诊于中医。刻下，上腹部疼痛，精神欠佳，不能参加体力劳动。纳呆食少，无黄疸，形体略瘦。舌质红边甚、苔薄黄、舌边略见瘀斑，脉细弦微数。

证属　肝胆郁积，湿热瘀结。

治法　清肝利胆，峻下瘀积。

方药　大承气汤加味。大黄二钱、芒硝三钱

（后下）、厚朴四钱、枳实三钱、金银花四钱、茵陈五钱、黄芩三钱、广木香三钱、赤芍四钱、地榆四钱、炒麦芽四钱、鸡内金二钱、北柴胡一钱半，15剂，日一剂，水煎服。

嘱　忌食辛辣油腻。

1977年12月4日再诊　服药15剂后，至今三个月腹痛未发，精神好，并能参加适当体力劳动。纳可，二便调。舌红苔薄白、舌边仍有少许瘀斑，脉细弦。要求服药以巩固疗效，守方再投10剂以善后。

1994年11月30日随访　腹痛除，17年来尚健康。

按　胆石症手术摘除后，胆总管残石未净，自然会导致上腹部绞痛，或并发胆管炎。本案类似于《伤寒论·辨太阳病脉证并治中》中第100条文"伤寒，阳脉涩，阴脉弦，法当腹中急痛"。患者既热郁于里，外感寒邪诱发。故治与大承气汤峻下热积，消瘀除满；辅以茵陈、柴胡、银花、黄芩、木香，疏肝利胆，行气开郁而收痊功。

【案例4】 便秘（胆石症术后）

翁某某　女　49岁　职工

2008年7月26日初诊　大便秘结难解已3年。3年前因胆石症手术治疗后，导致大便秘结难解。之后逐渐加重，必须服用"肠清茶"方可排便。刻下，停服"肠清茶"后已4天未解伴腹胀，并心烦不寐。月经不调、经色淡红、时有时无。舌红尖甚，苔淡黄，脉细弦小数。

证属　脏虚气滞，瘀结肠燥。

治法　行气散瘀，润肠通腑。

方药　大承气汤合麻子仁丸加减。生大黄6g、芒硝4g（后下）、炒枳壳15g、炒厚朴15g、火麻仁30g、白芍10g、生地15g、当归身15g、杏仁10g、栝楼仁10g、炒莱菔子15g、炙甘草6g，3剂，日一剂，水煎服。

2008年7月29日二诊　药至第2天，每日可解大便一次，睡眠改善。今日尚未解，故腹部出现胀满。舌红尖甚，苔白，脉细弦软。守方加重生大黄4g、芒硝2g，以增峻下通腑之力，再投5剂。

2008年8月4日三诊　大便能解，量仍少。本月经行2次。舌红苔白，脉细。①守方再加北柴胡10g，以疏肝健脾，再投7剂。②食疗。生核桃仁10

枚，嚼服，每日一次，以助润肠通腑。

2008年8月11日四诊　大便已通畅，每日一解。舌红尖甚，苔薄而淡黄，脉细而微弦。守方去芒硝，加漂白术30g，以益气通腑，再服7剂以善后。

随访　大便通畅。

按　胆石症手术摘除后，一般会出现大便次数增多并不成形。而本案则是便秘，可能是术后导致肠胃蠕动减缓，从而形成便秘。中医则认为其病因是术后，气滞血瘀，热积于里。正如《金匮要略·五脏风寒积聚病脉证并治》中云："热在中焦者，则为坚。"患者虚实夹杂，故以大承气汤荡涤肠胃之热积；麻子仁丸润肠通便，两方配合清润结合，热去腑通。

【案例5】 大便秘结（外感便秘）

张某某　男　72岁　居民

2009年10月7日初诊　大便秘结4天，腹不胀。始因感冒，之后便秘。经服"番泻叶"煎水，并用了2支"开塞露"均未解。故心烦欠安而就诊。舌红苔浅黄，脉细弦。

证属　外感时邪，寒热结滞，腑气不通。

治法　温中和胃，益气健脾，通腑除烦。

方药　大承气汤合理中丸加减化裁。生大黄10g、芒硝6g（后下）、炒厚朴15g、枳实10g、炙甘草6g、黑附片10g、漂白术30g、党参15g、桔梗10g，1剂，水煎服。

2009年10月16日来告　药后大便已通。

按　患者高龄，感寒便秘，《伤寒论·辨阳明病脉证并治》第208条云："此大便已鞕也，大承气汤主之。"故为阳明腑实无疑，但无"腹满而喘，有潮热者"，而且腑实不用水，其内夹寒也。故辅以理中丸化裁，以收温中攻下之效，仅一剂药而收痊功。

11. 小承气汤

小承气汤，源于《伤寒论·辨阳明病脉证并治》，用于阳明热结轻症，邪热与燥屎搏结，腑气不畅的治疗。第208条文云："若腹大满不通者。"《伤寒论·辨厥阴病脉证并治》第374条文亦云："下利谵语者，有燥屎也。"说明了本方用于积秽与气壅之证。方中大黄泻热通便，厚朴行气散满，枳实破气消痞。诸药合用，共成破积除满，轻下热结之功。临证用于大便秘结，或因此变生危症者，使用得当有挽危难之力。

【案例1】 便秘（药源性便秘）

王某某 女 43岁 职工

2013年9月21日初诊 大便解而不出已3天。之前因感冒腹（胃）胀，恶心。社区医疗站给静脉滴注抗生素"头孢拉啶针"一次，之后则出现大便不解，腹满憋胀。曾用"开塞露"排出了一些干结粪块。素无便秘史。刻下，仍腹满憋胀，故求治于中医。舌红苔微黄，脉细弦软。

证属 外邪内迫，肠腑热结。

治法 通腑泄热，理气和胃。

方药 小承气汤加味。生大黄6g、枳实10g、炒厚朴20g、白术10g、红枣5枚、生姜3片、炙甘草6g、广木香10g、法半夏15g，3剂，日一剂，水煎服。药尽便通而愈。

按 本案患者乃一般感冒，使用头孢拉啶针剂静滴，致使肠道菌群紊乱致病。对头孢拉啶针的使用，《实用药物手册》有明确提示"胃肠道反应"。《伤寒论·辨阳明病脉证并治》第208条文中云："若腹大满不通者，可以小承气汤。"故用小承气汤轻下热结而愈。

【案例2】 新生儿大便不通（脑积水）

王某某 男 10天

1994年10月17日初诊 母述：出生后大便不解。急入江西省儿童医院就诊，诊断为"脑积水"，建议去脑外科诊治。故而求治于中医药。观患儿前额宽大突出，囟门稍饱满。

证属 胎热壅结，传道失司。

治法 清热解毒，轻下热结。

方药 小承气汤合桔梗甘草汤加味。生大黄3g、炒枳实5g、炒厚朴10g、桔梗5g、生甘草5g、火麻仁5g、炒莱菔子5g、当归5g、浙贝母5g，5剂，日一剂，水煎频频喂服。

1994年10月31日二诊 母述：药后即泄泻，日换尿布3~4次，便质稀软，停药又不排便。守方再投7剂，两日一剂，以小剂量缓图。

1994年11月14日三诊 囟门已平软。4天前因发热，经静脉滴注及肌内注射"青霉素"后热退，夜寐有时惊啼。指纹红而隐伏风关。

患儿大便已趋于正常。其夜间惊而啼哭，乃心气怯弱，神志不安。此乃失养，当培补脾胃，故拟健脾助运。方用健脾丸加减化裁。太子参5g、白术3g、黄芪5g、陈皮3g、北山楂5g、炒麦芽5g、枳实3g、桔梗3g、茯苓5g，7剂，日一剂，水煎服。

1995年1月17日四诊 大便已复常。囟门已逐渐缩小并软硬适度。守方加枸杞3g，以助补肾益精，再投10剂。

1995年7月17日再诊 囟门已趋向闭合，神情活泼，纳仍差。守方再服14剂善后调理。

按 脑积水是一种常见的颅脑疾病，也是儿科神经外科最常见的疾病。任何年龄段均可发病，尤以婴幼儿和60岁以上的成人多见。其病因多样，如梗阻，吸收不良，生成过多等。而新生儿多因中枢神经系统发育异常，阻碍了脑脊液的流通；或早产引起的并发症；或妊娠期间子宫感染，引起胎儿脑组织发炎。

本案新生儿脑积水，乃胎毒壅结肠胃，致浊气不降，清阳不升，大便不通，孰为重症。故急用小承气汤轻下热结以降浊；辅以桔梗甘草汤清宣肺气以肃降。浊降清升而收挽危难之效。

12. 调胃承气汤

调胃承气汤，源于《伤寒论·辨太阳病脉证并治上》，用于阳明热结之轻缓症，即胃气失和，尚未至大便不通的治疗。所以，本方乃为缓下热结之剂。方中大黄苦寒，泻下通结为君；芒硝咸寒，软坚润燥为臣；甘草甘缓和中，益气养胃，以缓硝、黄之苦泄，使药力缓下为佐。三药合用，使燥热得解，胃气自和，故名调胃承气汤。临证用于胃气失和之腹痛、胸痛、口臭治疗，其效颇佳。

【案例1】 右下腹痛（肠粘连）

李某某 女 79岁 农民

2008年5月17日初诊 右下腹疼痛3天，始于感冒发热，继则腹痛并致失眠。1986年曾因"急性阑尾炎"施行阑尾手术，术后隔三岔五地出现腹痛。触诊：腹软，压痛阳性，大便四天未解。舌红苔白少津，脉细关弦而数。

证属 脾虚津亏，肠枯瘀阻。

治法 养阴润肠，行气通腑。

方药 调胃承气汤加味。生大黄10g、芒硝5g

（冲入）、生甘草6g、广木香10g、川黄连10g、炒厚朴20g、枳实10g、玄参10g、麦冬10g，3剂，日一剂，水煎服。

2008年5月19日二诊　大便已通，腹痛减，睡眠改善，纳可。舌红苔黄，脉细弦软。守方加减进退再服3剂而愈。

随访　腹痛愈后，于88岁病逝。

按　本案因阑尾炎腹腔手术，导致肠道与肠道、肠道与腹腔之间粘连，使肠胃蠕动变慢，肠道功能下降。从而引起腹痛，甚或恶心呕吐、大便不通等。患者术后22年反复发作不愈，经用调胃承气汤加味养阴润肠，行气通腑，仅投6剂而获愈。

【案例2】　口臭（慢性胃炎）

卢某某　男　13岁　学生

2008年3月1日初诊　口臭，近日还出现口中有酸臭味。纳尚可，大便时结时软。舌红尖甚、苔淡黄、舌中根苔厚，脉细弦软。

证属　脾胃失运，食滞不化。

治法　缓下通腑，芳香除秽。

方药　调胃承气汤加味。生大黄6g、玄明粉4g（冲入）、生甘草6g、连翘10g、生栀子10g、黄芩10g、白蔻仁6g、枳实10g、薄荷6g、荷叶10g，7剂，日一剂，水煎服。

2008年4月12日电话随治　药时症去，停药又作。

2008年4月26日再诊　停药口臭复发。舌红尖、舌面布满红点、状若杨梅，脉细弦软数。守方加山药20g、苍术8g、黄柏8g、制香附8g、川芎10g、竹叶10g，以行气开郁，健脾燥湿，再服15剂而愈。

按　引起口臭的原因很多，本案青少年因饮食失节导致慢性胃炎而出现口臭，治与调胃承气汤加味缓下通腑，芳香除秽而收效。

【案例3】　胸痛（胆汁反流性食道炎）

万某某　男　41岁　职工

2015年11月24日初诊　左前胸痛16个月。经检查心脏血管造影无异常；胃镜报告："胆汁反流性食管炎"。经服"雷贝拉唑"可缓解，但一直不愈。刻下，左前胸痛，饮热水也疼痛。心率：76次/分，律齐。口腔下唇内黏膜有一绿豆大小溃疡面并疼痛，

同时怕冷怕风，时时嗳气，纳尚可，小便调，大便稍软。舌红苔白厚，脉细弦软而微数。

证属　脾虚失运，胃气上逆。

治法　清热和胃，降逆宽胸。

方药　调胃承气汤合栝楼薤白半夏汤加减。生大黄10g、芒硝5g（冲入）、炙甘草6g、薤白15g、栝楼皮15g、法半夏15g、炒厚朴20g、桂枝10g、炒白芍15g、红枣6枚、生姜3片，5剂，日一剂，水煎服。

嘱　停服雷贝拉唑等西药。

2015年11月30日二诊　3剂后症状见减。自觉身体虚弱，每日食用肉饼汤和自配黄芪枸杞泡茶，致近两日胸部疼痛又作。舌红苔黄根稍厚，脉细弦、左弦软。守方再投7剂。

嘱　忌油荤及高蛋白食物，停服黄芪枸杞茶。

2015年12月9日三诊　胸痛已基本缓解，但近日眠差。舌红苔白，脉细而微弦、左弦软。守方加煅龙骨25g、煅牡蛎25g，以敛阳宁神，再服7剂而愈。

2015年12月31日随访　胸痛已安。

按　胆汁反流性食管炎，是胆汁的引流途径异常导致胆汁进入胃内，然后反流到食管下段，灼伤食管黏膜，这样会出现上腹部不适、食欲缺乏、胃灼热感；甚或口苦，反酸嗳气，饱腹后胸骨后烧灼样疼痛明显，并可能放射至后背部。西医往往是用雷贝拉唑控制胃酸分泌，以减轻胃灼热。但忽略了如何抑制反流，即如何解决胃气上逆的问题。本案之胸痛，就是阳明热结，胃气不和所致。故治与调胃承气汤清热和胃；辅以栝楼薤白半夏汤降逆宽胸，气顺胃和，反流自止。

13.大黄牡丹汤

大黄牡丹汤，源于《金匮要略·疮痈肠痈浸淫病脉证并治》，用于热毒蕴结之肠痈病的治疗。方中大黄清热解毒，泄热通腑，丹皮凉血散瘀共为君；芒硝助大黄清热毒，泻下通便为臣；桃仁、丹皮活血化瘀为佐；冬瓜仁排脓散结为使。五药合用，共成泻热逐瘀，散结消痈之功。临证中对肠痈治疗，凡实热者，效果卓著。

【案例1】　肠痛（急性阑尾炎）[1]

梁某某　男　25岁　个体户

2005月12月4日初诊　右下腹疼痛3天。某

职工医院检查血常规：白细胞偏高，结合B超诊断为"阑尾炎"，给予抗感染治疗，病情虽缓解并未痊愈。刻下，腹痛，大便4天未解。舌红边甚苔白、舌边有齿痕，脉浮而弦数。

证属　热毒瘀积，肠痈初起。

治法　清热解毒，通腑化瘀。

方药　大黄牡丹汤加味。生大黄10g、丹皮15g、芒硝6g（冲入）、桃仁10g、冬瓜仁30g（打碎）、蒲公英15g、生甘草6g、赤芍15g、大腹皮15g、败酱草15g、地榆15g、栀子根15g，3剂，日一剂，水煎服。

2005年12月8日二诊　同时仍在服"头孢拉唑胶囊"，药后腑通痛止。舌红苔黄，脉弦软数。守方再服5剂以善后。

十天后随访　药后诸症悉除。

按　肠痈系热毒内聚，血瘀肠中，腑气不通所致。本案肠痈初起，虽经西药抗感染治疗，仍腹痛，大便未解，腑气不通，实热难除，病故不愈。治与大黄牡丹汤荡热逐瘀，腑气一通，瘀热得下，肠痈可愈。由于据证加入蒲公英、败酱草、栀子根清热解毒之品，药仅3剂，收腑通痛止之效。

【案例2】肠痈（急性阑尾炎）[2]

蔡某某　女　33岁　职工

2010月1月14日初诊　右下腹疼痛4天。触诊：右下腹拒按，反跳痛阳性，低热，体温37.8℃。习惯性大便干结，数日一解，故欲便必须服"肠清胶囊"。舌红苔白，脉细弦数。

证属　热毒蕴结，气血瘀滞。

治法　清热解毒，散瘀通腑。

方药　大黄牡丹汤加味。生大黄15g、丹皮15g、芒硝12g（冲入）、桃仁泥12g、冬瓜仁50g（打碎）、白花蛇舌草30g、败酱草30g，上药1剂，水煎服。

2010年1月15日二诊　今日大便已通，拉稀便一次，右下腹痛已减。体温37℃。舌红苔白，脉细而微弦。守方加大血藤30g、金银花25g、千里光20g，以助活血逐瘀、解毒散结，再服2剂告愈。

按　"肠痈者，少腹肿痞，按之即痛如淋，小便自调，时时发热，自汗出，复恶寒。其脉迟紧者，脓未成，可下之，当有血。脉洪数者，脓已成，不可下也。大黄牡丹汤主之"（《金匮要略·疮痈肠痈浸淫病脉证并治》）。本案虽未经实验室检查证实，其证正如

经文所云，故用之并重用芒硝，3剂羔平。

【案例3】肠痈（慢性阑尾炎急性发作）

章某某　女　40岁　职工

1998年3月27日初诊　右下腹疼痛发作一天。曾多次右腹痛，市某医院诊为"慢性阑尾炎"。刻下触诊：阑尾点压痛阳性，无反跳痛；血常规：白细胞5.9×10⁹/L。白细胞分类：中性分叶70%，单核2%，淋巴28%。血压95/75mmHg。大便结。舌红苔淡黄，脉沉细软。

证属　寒温失调，瘀毒蕴滞。

治法　通腑泄热，破瘀散结。

方药　大黄牡丹汤加味。生大黄10g、芒硝5g（冲入）、丹皮10g、桃仁泥10g、冬瓜仁30g（打碎）、赤芍15g、生地榆15g、白花蛇舌草30g，4剂，日一剂，水煎服。

1998年4月1日随访　病愈并已上班工作。

按　肠痈属于急重之证，而本案右下腹多次发作腹痛，经触诊发现"少腹肿痞，按之即痛如淋"（《金匮要略·疮痈肠痈浸淫病脉证并治》）。故急用大黄牡丹汤以通腑泄热，破瘀散结获愈。

14.薏苡附子败酱散

薏苡附子败酱散，源于《金匮要略·疮痈肠痈浸淫病脉证并治》，用于脓成正虚之肠痈病的治疗。正如其中云："肠痈之为病，其身甲错，腹皮急，按之濡如肿状，腹无积聚，身无热，脉数，此为肠内有痈脓，薏苡附子败酱散主之。"方中重用薏苡仁利湿排脓，轻用附子扶助阳气，以散寒湿，佐用败酱草破瘀排脓，三药配合，共成利湿排脓，破瘀消肿之功。临证除用于正虚脓成之肠痈，对于寒湿结于肠中癥病（腺瘤），同样有效。

【案例1】肠痈（急性阑尾炎）

袁某某　女　32岁　居民

2011月4月18日初诊　右下腹痛1天。缘于昨日胃脘痛并下移至脐周，进而移痛于右侧下腹，并呈绞痛状。触诊：腹痛拒按，尤其是阑尾点呈反跳痛。经某医院静脉滴注抗生素（何药不详）及止痛针后当时缓解，之后又渐复痛。今日血常规无明显异常。有

习惯性便秘史，每周一次，难解、量少。舌红苔白，脉沉细微弦无力。

证属　寒热互结，气血瘀滞。

治法　利湿排脓，化瘀通腑。

方药　薏苡附子败酱散合小承气汤加味化裁。薏苡仁50g、败酱草30g、黑附片10g、生大黄10g、枳实10g、炒厚朴10g、生甘草6g、丹皮15g、桃仁泥10g、冬瓜子30g，上药1剂，水煎服。

2011年4月19日二诊　彩超检查腹部，已未见明显异常。守方再投4剂。

2011年4月23日三诊　腹痛止，4天来大便二次、质软。舌红苔淡黄，脉细弦软而微数。守方加减再服5剂以善后。

2011年7月5日外感就诊告　右下腹痛药尽愈后，至今安康。

按　本案右下腹痛"腹皮急"，"身无热"，脉沉细微弦无力，有正虚阳弱之象，但未成脓；因素有便秘史，"若腹大满不通者，可与小承气汤"（《伤寒论·辨阳明病脉证并治》）。故与小承气汤辅助薏苡附子败酱散既扶阳败毒，又微泄通腑。

【案例2】　积聚（升结肠腺瘤）

范某某　女　47岁　农民

2015年5月4日初诊　右下腹痛一年余。素有胃病，空腹嘈杂，餐后胀满。去年初出现右下腹胀痛，6月下旬赴南昌大学第一附属医院就诊，胃镜、肠镜检查诊断："非萎缩性胃炎伴胃窦糜烂；结肠息肉，直肠炎"。病理报告："（升结肠）腺瘤（低级别上皮内癌变）；（胃窦）中度慢性浅表性炎，轻度肠上皮化生"。经西医及中医治疗，疗效不显而求诊。刻下，以右下腹胀痛为主，纳食口味尚好，但不能多食。大便量少而细小不畅。舌红苔白，脉细弦软。

证属　寒湿互结，气滞瘀阻。

治法　理气温通，通络散结。

方药　薏苡附子败酱散合四磨饮加减化裁。薏苡仁30g、败酱草30g、黑附片10g、槟榔10g、广木香10g、枳实10g、台乌药15g、醋延胡索15g、冬瓜仁30g、丹皮15g、炒厚朴15g、陈皮10g、炒莱菔子15g，14剂，日一剂，水煎服。

2015年5月19日二诊　药后诸症显见好转。

因腹部胀痛时间过长而焦急，故回乡后愈病心切，在服中药的同时于当地卫生院加用"头孢"静滴10天。刻诊，餐后3~4个小时，右腹仍会出现疼痛。舌红苔白稍厚，脉细弦软。守方加蛇六谷15g、山慈菇15g、藿香梗10g，以助化痰散结，行气通络，再进。

2015年8月31日三诊　二诊续服3周后，右下腹痛缓解。并于6月3日经丰城市人民医院复查肠镜报告：慢性结肠炎。近日不知何故，又有些腹痛，担心病情变化，而复于南昌大学第一附属医院肠镜复查结果：结肠未见明显异常。由于担心结肠腺瘤复发，再次要求服中药。纳眠尚好，二便通调。舌红苔淡黄略厚，脉细弦软缓。

根据脉证，考虑患者有胃炎伴糜烂史，故守方再投8剂，并加服云南白药，每日3次，每次0.5g，以助化瘀通络。

2016年6月20日再诊　数天前在丰城市人民医院再次复查肠镜报告"无明显异常"。

2017年11月10日电话　告知腹痛愈后未再发作。

按　结肠腺瘤，一般为结肠黏膜腺上皮的良性肿瘤，多数无临床表现。若是有临床表现并发展下去，也可以被认为是癌前病变。本案已出现腹部胀痛不适，又由肠镜检查证实为"升结肠腺瘤"。《金匮要略·五脏风寒积聚病脉证并治》就有"积者藏病也，终不移；聚者府病也，发作有时，辗转痛移，为可治"。据脉证可知乃寒湿互结，气滞瘀阻，故治与薏苡附子败酱散温通化湿；辅以四磨饮行滞散结，故药至积散。

15. 小柴胡汤

小柴胡汤为和解少阳之主方，乃少阳经证用药。治伤寒中风，少阳证往来寒热，胸胁痞满，心烦喜呕，默默不欲食。或胁下痛，或腹中痛，或渴或利，或咳或悸，小便不利，耳聋口苦，脉弦。少阳经证有汗、吐、下三禁，故取小柴胡汤以和之。即和解少阳，清解胆热，和胃降逆。从治疗上述证候看来，临证应用甚广，除往来寒热，心烦喜呕，呕而不食，口苦，目眩为治疗重点外。凡具备其中1~2个证者，便可用本方。"伤寒中风，有柴胡证，但见一证便是，不必悉具"（《伤寒论·辨太阳病脉证并治中》）。故临床用其治疗：诸如外感，急慢性支气管炎之咳嗽，疰夏、低热、盗汗、眩晕、头痛、耳闭、胁肋痛、胆石症并胆囊炎、疝后痛证、腰痛、甚则妊娠恶阻、男性不射精等等。其使用范围之广，无论外感内伤，男女老少各种病证，只要符合少阳枢机不利的病证，皆可使用。可见仲圣制方之妙。关于小柴胡汤，历代医家在临证使用中，均既宗仲圣之立意，又各有拓展与发挥，评价虽不一，但临证均奉之为圭臬。正如柯韵伯在《伤寒来苏集》中云："柴胡为枢机之剂"，"和解表里之主方。"

（1）立法明确。清解胆热，和胃降逆，为中医治疗八法中的和法。

（2）组方严密。以柴胡、黄芩、半夏、生姜、人参、炙甘草、红枣共七味组成。柴胡升散向外，以透少阳半表半里之邪，并能疏畅肝胆之气机；黄芩苦寒清热、降泄走里，能清少阳半表半里之热，两药相伍，升降相成。半夏、生姜和胃降逆，可解肝胆之气，横逆犯胃；人参、大枣益气扶正，祛邪外出，以防邪之入内；炙甘草既助参、枣扶正，又能调和诸药。诸药合用，共奏和解少阳畅达枢机之功。

（3）适用广泛。小柴胡汤加减可衍化出一系列以柴胡为主药，并以柴胡命名的一类方剂，也称之为"柴胡剂"。而且临床凡是遇上少阳枢机不利的病患者，均可以本方为主，或临证加减，或以他方协同本方，治疗各种疾病及疑难杂症，故有"小柴胡汤能治百病"之说。

【案例1】 体虚感冒（空调综合征）

曾某 女 24岁 职工

2012年7月27日初诊 月初感冒刚愈，近日又感冒。只要一上班，进入办公室，用上空调，则打喷嚏、流清涕。纳食少，稍有恶心。舌红尖甚、苔薄黄，脉浮。

证属 外感风寒，表里不和。

治法 疏风散寒，和解表里。

方药 小柴胡汤合香薷饮加减。北柴胡15g、法半夏15g、党参15g、枯黄芩10g、炙甘草6g、香薷10g、厚朴花10g、红枣5枚、生姜3片、辛夷花10g、苍耳子10g，3剂，日一剂，水煎服。

2012年8月3日二诊 药后症除，停药证复。

询及单位空调温度均设定为20℃。温度过低，故使感冒一直难愈，服药症除，停药又头晕、鼻塞声重。纳尚可，二便尚调。舌红尖甚、苔薄黄，脉浮而微弦。

观其脉证，当为体虚易感，症在肺脾气弱，故拟补脾益肺，升阳固表调治。

方用小柴胡汤合补中益气汤加减。北柴胡15g、法半夏10g、党参15g、炙甘草6g、炙黄芪25g、当归10g、陈皮10g、升麻15g、白术10g、辛夷花10g、防风10g、苍耳子10g、红枣6枚、生姜3片、红景天15g、紫河车10g，日一剂，水煎服，上药连服7剂而愈。

按 本案暑月因空调而频频感冒。首诊以小柴胡汤和解表里，领香薷散祛湿和中收效；次诊，小柴胡汤领补中益气，和解表里，升阳固表而收痊功。

【案例2】 时行感冒（少阳经证、流行性感冒）

王某某 女 66岁 退休工人

2010年11月2日初诊 感冒1天。缘于昨晚开始发热，怕冷，头痛，胃脘嘈杂，稍恶心，口苦，纳食少味。有高血压史，长期服用降压药。刻下血压95/75mmHg。体温38℃。舌红苔白，脉细弦软而微数。

证属 外感时气，邪入少阳。

治法 清解风寒，和解少阳。

方药 小柴胡汤加味。北柴胡15g、法半夏15g、黄芩15g、党参15g、炙甘草10g、红枣5枚、生姜3片、羌活10g、木贼草30g、神曲10g，4剂，日一剂，水煎服。

三周后随访 药后即愈。

按 发热怕冷，乃寒热往来之兆，头痛、口苦均乃邪入半表之证。故与小柴胡汤和解表里，药至病愈。

【案例3】 时行感冒（少阳腑证、病毒性感冒）

万某某 女 52岁 居民

2012年3月29日初诊 感冒鼻塞10余天。经社区医疗站静脉滴注"头孢"两天导致身痒而停药。刻下，鼻塞、头痛，稍咳，喉中有痰，咳吐黄色浓痰，手指麻木，眼睛发胀，心中懊恼难以入寐。自觉有热，测体温又正常。口中无味，纳呆。舌红苔白，脉略浮而细弦。

证属　邪入少阳，热郁胸膈。

治法　和解少阳，清心除烦。

方药　小柴胡汤合栀子豉汤加味。北柴胡15g、党参15g、枯黄芩15g、法半夏15g、炙甘草6g、生栀子15g、淡豆豉15g、红枣8枚、生姜3片、葱一束、辛夷花15g、羌活10g、白芷10g、竹叶15g、栝楼皮15g，日一剂，水煎服，上药连服3剂告愈。

按　本案外感治而未愈表里不解，又热郁胸膈，致心中懊恼虚烦不寐，此乃半里为少阳腑证。《伤寒论·辨阳明病脉证并治》云："病过十日，脉续浮者，与小柴胡汤。"《伤寒论·辨太阳病脉证并治中》云："发汗、吐下后，虚烦不得眠；若剧者，必反复颠倒，心中懊恼栀子豉汤主之。"故取小柴胡汤和其半里，栀子汤豉清热除烦，加入葱、辛夷、羌活、白芷以疏风祛邪；竹叶助栀子以清心，方虽繁杂，收效甚速，关键是识证也。

【案例4】外感（少阳病、流行性感冒）

王某　男　32岁　职工

2014年11月16日初诊　感冒发热一周，体温：38.3℃。经社区医疗门诊静脉滴注＋口服"头孢"，未效。现症：恶风与烦热，交替而作，流涕，同时咽痛咽干，口苦、干呕、纳呆。每天下午体温升高，刻下体温37.3℃。舌红苔白厚，脉细弦微数。

证属　外感时邪，表里失和。

治法　清解风热，和解少阳。

方药　小柴胡汤加味。北柴胡15g、党参15g、法半夏15g、枯黄芩15g、炙甘草6g、木贼草30g、大青叶15g、红枣6枚、生姜3片，3剂，日一剂，水煎服。

随访　3剂药后愈。

按　"本太阳病不解，转入少阳者，胁下硬满，干呕不能食，往来寒热，尚未吐下……与小柴胡汤"（《伤寒论·辨少阳病脉证并治》）。故与小柴胡和解少阳而收效。

【案例5】外感（太阳病变证、病毒性感冒）

王某　女　34岁　居民

2016年9月5日初诊　恶风、烦热，伴恶心、反胃2周余。缘于2周前因烦热而进食冰西瓜，旋即出现乍冷乍热。测体温37℃。刻下，口苦，脘腹胀满而不能食，食则欲吐。舌红苔淡黄，脉细弦软而微数。

证属　邪入少阳，胆胃不和。

治法　先和解枢机，次清胃温胆。

方药　小柴胡汤加味。北柴胡15g、红参片10g、炙甘草6g、枯黄芩12g、法半夏15g、红枣6枚、生姜3片、木贼草30g，4剂，日一剂，水煎服。

2016年9月9日二诊　乍冷乍热已除，但仍恶心欲吐，或呕吐酸水。欲食，但食后即难受。舌红苔黄而稍腻，脉微浮而弦软。

方药　黄连温胆汤加减。法半夏15g、川黄连6g、茯苓15g、茯神15g、炙甘草6g、竹茹15g、陈皮10g、枳实10g、红枣5枚、生姜5片、苏叶10g、生麦芽30g，4剂，日一剂，水煎服。

随访　药后诸症悉除。

按　始烦热而食冰，旋即乍冷乍热，病邪由表迅速入里，寒热之邪痞结于心下，脾胃升降失常，故出现脘腹胀满并食则吐。此乃气逆饮痞也，为太阳病之变证。正如《伤寒论·太阳病脉证并治上》云："此为坏病，桂枝不中与之也。观其脉证，知犯何逆，随证治之。"故首先治与小柴胡汤以和解枢机；次与黄连温胆汤清胃温胆，化痰降逆而收效。

【案例6】外感（流行性感冒）

李某某　男　7岁　学生

2006年9月5日初诊　母述：发热2天。昨日下午开始发热，体温：38.5℃，最高时39.5℃。经静脉滴注"头孢"后，热未退。而且出现恶心、呕吐，口腔溃疡，纳呆。舌红尖甚，苔黄，脉细弦。

证属　外感时气，邪入少阳。

治法　清解风热，和解少阳。

方药　小柴胡汤加减化裁。北柴胡6g、种洋参6g、法半夏6g、黄芩6g、炙甘草4g、木贼草12g、荷叶10g、芦根15g、红枣3枚、生姜2片、大青叶10g，3剂，日一剂，水煎服。

随访　乃父李某告：药后热退，口疮亦愈。

按　外感而使用"头孢"静脉滴注，贻误治疗，邪入少阳，以小柴胡和解表里，加入木贼草疏散风热，大青叶、芦根、荷叶以解毒升清，共奏和解表里，清热解毒之功。

25

【案例7】 外感（太阳少阳合病、病毒性感冒）

段某某　男　45岁　木工

2011年10月22日初诊　头痛头晕，神疲乏力，嗜睡，恶风怕冷，睡后盗汗，左唇疱疹，口苦，纳减，腰酸痛，上述症状每年发作2~3次。舌红苔白，脉浮而细弦。

证属　外感时气，太少合病。

治法　通阳解表，和解少阳。

方药　小柴胡汤合葱豉汤加味。北柴胡15g、党参15g、炙甘草6g、法半夏15g、黄芩15g、淡豆豉15g、连须葱白一束（约15根）、红枣6枚、生姜3片、板蓝根15g、独活10g、羌活10g、葛根30g、桑叶15g，4剂，日一剂，水煎服。

随访　药后即愈，并未再复发。

按　患者感冒周期性发作，据其脉证辨为太少合病，治与小柴胡和解少阳，葱豉汤通阳发汗，祛邪外出；加葛根、桑叶、羌活、独活、板蓝根以升清、祛风、胜湿祛邪。

【案例8】 感冒失治（病毒性感冒）

陈某某　女　48岁　职工

2015年11月20日初诊　感冒反复不愈1年。缘于去年秋罹患感冒，服了一些外感药，当时症减，停药则不适。一年来曾多次治疗，从未获得痊愈。刻下，怕冷，鼻塞咽梗，头痛，稍咳，咳吐淡黄色浓痰。胸闷气短，周身疲楚，纳呆，寐少。舌红苔白，脉微浮而弦。

证属　外感风寒，内伤痰饮。

治法　和解少阳，化痰宽胸。

方药　小柴胡汤合小陷胸汤加味化裁。北柴胡15g、法半夏15g、黄芩10g、党参15g、炙甘草6g、红枣5枚、生姜3片、栝楼皮10g、川黄连3g、辛夷花15g、苍耳子10g、蔓荆子15g、桔梗10g，4剂，日一剂，水煎服。

2015年11月24日二诊　诸症好转。舌红苔白，脉细而微弦。守方再服4剂以善后。

一个月后随访　诸症悉除，已愈。

按　邪入少阳，兼之痰热互结。故在和解少阳的基础上，以小陷胸汤清热化痰，同时根据鼻塞、头痛之兼证，加入辛夷花、桔梗、苍耳子、蔓荆子以宣肺通窍，疏风祛邪。使反复不愈之感冒，药到病除。

【案例9】 外感（病毒性感冒）[1]

谭某　女　23岁　工人

2010年5月30日初诊　发热一周余。经吊针、服药多方治疗，发热反复不愈。入南昌大学第一附属医院就诊，摄胸部X线片、血常规、肝功能、风湿四项检查均无明显异常。白细胞$3.7×10^9$/L，偏低。刻下，时有烦热，乏力嗜卧，纳食无味，便调。体温：38.5℃。舌红苔薄黄，脉细弦软而微数。

证属　外感时气，邪入少阳。

治法　疏风散邪，和解少阳。

方药　小柴胡汤加味。北柴胡15g、枯黄芩15g、法半夏15g、炙甘草6g、党参15g、红枣5枚、生姜3片、木贼草30g、羌活10g、谷芽30g、麦芽30g，2剂，日一剂，水煎服。

2010年6月1日二诊　药后热退，昨日上班吹电风扇后，晚上又出现低热，体温：37.5℃。仍怕风，纳食一般。舌红苔薄而微黄，脉细弦软而微数。守方再进5剂。

药尽电话告　热退病愈并已上班。

按　《伤寒论》第37条云："太阳病，十日以去，脉浮细而嗜卧者，外已解也。设胸满胁痛者，与小柴胡汤。"本案虽经治疗，邪入表里之间，留而不去。以小柴胡汤和解表里，邪去则正安热退。

【案例10】 外感（病毒性感冒）[2]

饶某某　女　80岁　居民

2014年6月27日初诊　感冒发热，恶心欲吐，呕而不出，伴咳嗽，咳吐白色黏痰。急入南昌市第三人民医院静脉滴注（何药不详），当时热退，刻下又时冷时热，咳嗽，咽喉灼热，恶心，口苦，纳呆。体温：39.8℃。舌深红苔白而厚，脉微浮而弦。

证属　风寒犯表，表里失和。

治法　疏散风邪，和解少阳。

方药　小柴胡汤加味。北柴胡15g、法半夏15g、党参15g、炙甘草6g、枯黄芩10g、红枣5枚、生姜3片、木贼草30g、炙冬花10g、当归尾10g、浙贝母15g，3剂，日一剂，水煎服。

2014年7月1日二诊　药后热退。但咳嗽痰多，喉中痰鸣，咳时胸背痛。舌红苔白，脉弦而略滑。

邪已向表，患者高龄，诱发风痰，发为咳嗽，胸背痛，乃痰热互结，故治拟清宣肺气，化痰止咳。

方用小陷胸汤合三拗汤加减。黄芩15g、法半夏15g、栝楼皮15g、炙甘草6g、光杏仁10g、炙麻黄3g、当归尾10g、地龙15g、炙冬花10g、浙贝母15g、化橘红10g，4剂，日一剂，水煎服。

2014年7月5日随访　咳止。

按　本案外感风寒，内有风痰。首诊小柴胡和解，高热退。由于高龄，诱发风痰，并出现痰热互结。二诊以小陷胸汤清化痰热，尤以黄芩易黄连，取其善清泻肺热；三拗汤疏风宣肺。两方合用清中有宣，痰热易化。虽为高龄，收效甚妙。

【案例11】　外感（病毒性感冒）[3]
王某　男　79岁　退休工人

2015年10月23日初诊　感冒伴头晕、口苦、咽痛；咳嗽、痰少黏稠一周。经当地医疗室给服"VC银翘软胶囊、蒲地蓝消炎片、治咳川贝枇杷滴丸"4天，未效。刻下，仍头晕乏力，咳嗽，痰少黏稠，口苦，咽痛，纳食无味，二便调。有糖尿病史，在服降糖药"格列齐特片"。体温37.5℃，血压132/80mmHg。舌红尖甚，苔黄，脉浮弦。

证属　外感燥邪，表里不和，肺失清肃。

治法　和解少阳，开提肺气，清肺利咽。

方药　小柴胡汤合桔梗汤加减。北柴胡15g、法半夏15g、枯黄芩15g、党参15g、炙甘草6g、桔梗10g、红枣5枚、生姜3片、栝楼皮10g、麦冬15g，3剂，日一剂，水煎服。

2016年元旦告　药3剂感冒及咳嗽豁然而愈。

按　本案头晕、口苦、不欲食，邪已入半表半里；但同时又咽痛，可证为邪客于少阴，上攻咽喉。正如《伤寒论》中311条云："少阴病二三日，咽痛者，可与甘草汤，不差，与桔梗汤"。故于和解少阳的同时，于以桔梗汤宣肺利咽，收效豁然。

【案例12】　喉风（流感、急性咽炎）
张某某　女　26岁　职工

2007年2月1日初诊　咽痛、发热2天。刻下，咽痛，恶寒发热，口苦、纳呆。体温：38.5℃。舌红苔薄白，脉细弦数。

证属　外感时邪，表里不和。

治法　和解少阳，清肺利咽。

方药　小柴胡汤合银翘马勃散加味。北柴胡10g、黄芩10g、法半夏10g、党参15g、炙甘草6g、全银花30g、连翘15g、马勃15g、射干10g、牛蒡子10g、桔梗10g、生姜2片、红枣3枚，4剂，日一剂，水煎服。

2008年5月13日就诊告　去年咽痛、发热，药4剂辄愈。

按　外感风寒，温邪内阻。致发热恶寒，口苦纳呆，咽喉疼痛。治与小柴胡汤合银翘马勃散以外和表里，内清肺窍，表里兼顾，而收速效。

【案例13】　头痛（空调综合征）
曾某　女　36岁　职工

2007年7月6日初诊　反复头痛1月余。缘于入夏以来进出于空调房中后，出现头痛、头晕、恶心不适，稍劳累症状加重。而且，心烦不寐，尤其是午夜后则无法入睡。有时睡后出汗。素有咳嗽史，两天前因子宫糜烂而施行凝固刀术。趁返赣之机而就诊。刻下，头痛、头晕、恶心，纳呆，二便尚调，形体偏胖。舌红苔白，脉细弦软。

证属　卫外不固，表里不和。

治法　益气固表，和解枢机。

方药　①小柴胡汤合玉屏风散加减。北柴胡10g、法半夏10g、老边条红参10g（切，另炖兑服）、黄芩10g、炙甘草5g、防风10g、白术10g、北黄芪25g、生姜3片、红枣5枚、藿香10g、陈皮10g、茯苓30g、浮小麦30g，7剂，日一剂，水煎服。

②冬虫夏草10g、西洋参50g（研粉），汤剂服完后，每日2次，每次2g，温水送服，以补益肺肾，培元固本。

2007年7月28日二诊　药后头晕恶心、失眠均已见明显缓解。舌红苔淡黄，脉细弦软。守方再进30天，亦图巩固以善后。

2008年5月27日电话　去年药后诸症悉除，处空调亦未复发。今年开始使用空调后，又出现同一症状，但病势较前轻，自按原方服药1剂而病除。

按　本案头痛，乃感风寒所致。正如《素问·风论》云："风气循风府而上则为脑风。"《素问·奇病论》又云："大寒，内至骨髓，髓者以脑为主，脑逆故令头痛。"本案头痛发作均与空调相关。故先有体虚、卫外不固，易感风寒。而每次发作均伴头晕、恶心，外邪入少阳。因此，在和解中配以玉屏风散益气固表，尤筑篱防寇也。

【案例14】 头痛（流行性感冒）[1]

邹某某　男　28岁　木工

1992年6月13日初诊　头痛半月余。缘于半个月前，感冒流涕，头痛。同时咽痒咽痛。有时咳嗽，咯吐黏痰，口苦，纳呆，食则恶心欲吐，小便黄。曾服感冒药未愈。于6月12日入南昌大学第二附属医院就诊检查，未发现明显异常，故就诊于中医。刻下，头痛，咽痒，咳嗽，口苦纳呆，恶心欲吐。舌红苔薄略黄，脉弦软。

证属　风寒上犯，表里失和。

治法　和解表里，宣肺疏风。

方药　小柴胡汤合桔梗甘草汤加味。北柴胡10g、西党参15g、法半夏10g、枯黄芩10g、炙甘草10g、红枣5枚、生姜3片、桔梗10g、茯苓20g、陈皮10g，5剂，日一剂，水煎服。

1992年11月3日随访　药后诸症悉除。

按　《素问·热论》云："伤寒一日，巨阳受之，故头项痛腰脊强。"本案感冒后头痛，同时又出现咽痛，咳嗽，纳呆，恶心欲吐，风寒之邪越经进入少阳。因治疗失当而迁延两周，兼之咽痛咳嗽，咳吐黏痰。故以小柴胡和其表里，桔梗汤宣肺疏风而收效。

【案例15】 头痛（流行性感冒）[2]

刘某某　男　77岁　农民

1985年9月19日初诊　头痛头昏1年余。近一年来经常发冷发热，体温最高时39度左右。经某医院多方检查未发现明显异常，今年7月份下肢开始浮肿。刻下，腹部胀气，纳呆，大便结、3~4天一解。下肢浮肿。按触腹部：软稍膨隆；经检查：心肺无明显异常，血压115/65mmHg。舌质暗红苔白稍滑、中间剥脱，左脉濡、右略细。

证属　风寒上犯，中焦湿困，清阳郁闭。

治法　和解表里，燥湿运脾，行气和胃。

方药　小柴胡汤合平胃散加味。北柴胡10g、枯黄芩10g、法半夏10g、西党参15g、红枣3枚、生姜3片、生甘草5g、陈皮10g、苍术7g、炒厚朴10g、

台乌药10g、木贼草10g，3剂，日一剂，水煎服。

1985年9月24日二诊　头痛、发冷发热止，腹胀愈，但背部麻木，胃脘隐痛。经B超检查肝、脾及查血常规均未见明显异常。口和，纳已可，大便日一解。舌质暗红苔白、中间剥脱苔已缩小，脉如前。守方加减再服4剂以善后。

按　头痛伴寒热往来，历时1年余。难以伤寒辨治，但其证若少阳证。正如《伤寒论》第101条云："伤寒中风，有柴胡证，但见一证便是，不必悉具。"故仍以小柴胡与之；由于失治，累及脾胃，出现腹胀，下肢浮肿，伍以平胃散以燥湿运脾，诸症若失。

【案例16】 眩晕（流行性感冒）[1]

熊某　女　20岁　学生

1996年11月16日初诊　头晕目眩、口干口苦2天。因参加学校运动会400米跑，当天气候寒冷下雨，运动后即感不适。第二天头晕目眩，不能起床，米水未进，同时恶寒、口干口苦。体温38℃。舌红苔薄黄，脉细弦软。

证属　邪入少阳，表里不和。

治法　和解少阳，调理枢机。

方药　①当即给饮糖盐开水300ml，以助胃气。

②小柴胡汤。北柴胡10g、党参20g、法半夏10g、黄芩10g、炙甘草10g、生姜3片、红枣5枚，2剂，日一剂，水煎服。

1996年11月17日二诊　药后热退，但仍头晕乏力，故而入本院（江西中医学院）附属医院住院观察，经颅多普勒检查报告：基底动脉痉挛。中药仍服上方，同时予以静脉滴注药物的支持疗法，一周后痊愈。

按　"少阳之为病，口苦、咽干、目眩也"（《伤寒论·辨少阳病脉证并治》）。本案伤寒直入少阳，故与小柴胡汤1剂热退。由于头晕乏力而收住院观察，在服小柴胡的同时静脉滴注，一周痊愈。

【案例17】 眩晕（流行性感冒）[2]

李某某　女　85岁　农民

2014年10月25日初诊　眩晕1个多月，忽冷忽热2个多月。缘于两个月前，感冒怕风、发热反复发作，在当地医院治疗服药始终不愈。一个月后又出现眩晕，治而无效。故赴省城求治。刻下，眩晕并作冷乍热，纳食无味，小便灼热，大便2~3天一解、干

结，下肢乏力。舌红苔微黄，脉弦略滑。

证属 外感风寒，脾虚饮停，枢机不利。

治法 和解少阳，燥湿运脾，化痰熄风。

方药 小柴胡汤合半夏白术天麻汤加减。北柴胡10g、法半夏15g、太子参15g、炙甘草6g、黄芩10g、天麻10g、白术10g、红枣5枚、生姜3片、车前草15g、玉米须30g、陈皮10g、茯苓15g，5剂，日一剂，水煎服。

2014年10月30日二诊 头晕减，冷热止，小便灼热除，但仍尿多、尿频。舌红苔白，脉弦微数。守方加生麦芽30g，以助疏肝健脾，再进7剂而愈。

2016年4月随访 眩晕愈后，至今安康。

按 患者耄耋高龄，外感风寒未解，内有痰饮。正如《金匮要略·痰饮咳嗽病脉证并治》中云："心下有支饮，其人苦冒眩。"故治与小柴胡和解枢机，领半夏白术天麻汤化痰熄风而收效。

【案例18】 眩晕（药源性眩晕）

王某某 男 60岁 农民

1981年1月10日初诊 头目眩晕20余天。缘于上个月（20天前），因稍咳，一乡医诊为"肺结核"，而以"硫酸链霉素"1g肌内注射，每日一次，注射7天后，出现头目眩晕，下肢麻木，不能行动，活动则天旋地转，乃至卧床不起。每天夜晚上半夜恶寒，下半夜则发热。四肢乏力，动则气促，遇风则颤。纳减，只能进食少量稀饭，食后觉口中味甜。睡眠尚可，大便结，便后肛门灼热，小便黄短，亦感灼热不适。除食几次绿豆汤外，余未服药。邀余往治，观其形态消瘦，面色萎黄，精神疲惫，语言低弱。舌红苔白少津、舌根苔厚、左右侧少苔，脉细弦无力。

证属 外寒内热，邪郁少阳。

治法 和解少阳，清热燥湿。

方药 小柴胡汤合二妙丸加减。红参须10g、法半夏10g、北柴胡10g、黄芩10g、甘草5g、红枣5枚、生姜3片、苍术10g、黄柏10g、车前子10g、金银花20g，2剂，日一剂，水煎服。

1981年1月11日二诊 二剂服完，自觉精神好转，诸症殊除，今日已进食少量米饭，但小便仍灼热。舌红苔薄白润，脉弦少力。药已中病，守方再进2剂而愈。

按 "硫酸链霉素"对第8对脑神经的耳毒性（眩晕、耳鸣、听力减退）明显。本案注射一周后，毒副作用显现而眩晕并卧床不起，恶寒发热，肢颤，纳呆，二便灼热。《伤寒论》第263条："少阳之为病，口苦，咽干，目眩也。"第266条："本太阳病不解，转入少阳者，胁下硬满，干呕不能食，往来寒热，尚未吐下，脉沉紧者，与小柴胡汤。"本案虽为药源性眩晕，其病在少阳，兼二便灼热，舌苔根厚，湿热下注。故以小柴胡和之，率二妙清热利湿，药到病除。

【案例19】 头眩（房劳复、流行性感冒）

谌某某 男 34岁 农民

2007年5月20日初诊 头眩4~5天。缘于感冒后尚未痊愈而行房事，之后出现头眩、身重、微恶心、纳呆、嗜睡。血压110/75mmHg。舌红、苔微黄而腻，脉细弦软。

证属 夹阴伤寒，枢机不利。

治法 和解少阳，清热燥湿。

方药 小柴胡汤合二妙散加味。北柴胡10g、全须红参10g（切片另炖兑服）、枯黄芩10g、法半夏10g、炙甘草6g、红枣6枚、生姜4片、苍术10g、黄柏10g、炒谷芽30g、炒麦芽30g，日一剂，水煎服，连服7剂而痊愈。

按 本案为先有感冒，尚未痊愈而行房事，致使房劳复。《伤寒论》第393条文云："大病差之后，劳复者，枳实栀子汤主之。"393条文又云："伤寒差以后更发热，小柴胡汤主之。"本案劳复后夹湿热，故以小柴胡和解表里；领二妙清热燥湿而病愈。

【案例20】 头眩（流行性感冒）

万某某 女 72岁 退休职工

2008年8月28日初诊 头眩、乏力、纳呆4天。缘于病前外出旅游，旅途劳顿后出现头晕，口苦，恶心，胃脘痞闷，不思饮食。同时伴胸闷、心慌。血压138/80mmHg。舌红苔薄黄，脉略浮而弦软。

证属 体虚气滞，表里失和。

治法 和解少阳，理气解表。

方药 小柴胡汤合香苏散加味。北柴胡10g、法半夏10g、黄芩12g、党参15g、炙甘草6g、红枣5枚、生姜3片、苏叶10g、陈皮10g、制香附10g、炒谷芽30g、炒麦芽30g，3剂，日一剂，水煎服。

2008年10月16日随访　药后即愈。

按　本案外感时邪，内有气滞。故头眩，口苦，恶心，痞满，纳呆。以小柴胡和其表里，香苏散理气行滞，助其祛表里之邪。

【案例21】　低热（流行性感冒）
邹某　男　16岁　学生

2005年11月28日初诊　父述：低热反复发作2周余，加重2天。自述：肩颈酸痛，有时伴头疼，尤以中午温度高时加重。纳减，食无味。刻下，体温37.8℃。舌红苔白，脉细弦。

证属　时气犯表，邪入少阳。

治法　益气解表，和解少阳。

方药　小柴胡汤合人参败毒散加味。北柴胡10g、法半夏10g、枯黄芩10g、红参10g、生甘草6g、茯苓12g、川芎10g、羌活5g、独活5g、前胡10g、炒枳壳10g、桔梗10g、薄荷10g、木贼草15g、红枣3枚、生姜3片，2剂，日一剂，水煎服。

2005年11月29日二诊　药后体温37.0℃。舌红尖甚，苔白，脉细微数。守方再服3剂以善后。

随访　愈并已返校上课。

按　患者弱冠，气血不充，卫外不固，故反复发热。针对其证，施以小柴胡，同时配以人参败毒散，扶正祛邪，疏中寓补，邪去正安。

【案例22】　盗汗（流行性感冒）
何某某　男　17岁　学生

2010年3月2日初诊　家长述：感冒后盗汗。盗汗同时伴颜面间断性麻木，纳呆，进食时恶心呕吐，咽痛。舌红苔黄、舌中根厚苔，脉细弦软。

证属　外感内伤，表虚不固。

治法　和解少阳，固表敛汗。

方药　小柴胡汤合牡蛎散加味。北柴胡15g、党参15g、法半夏12g、炙甘草6g、黄芩10g、红枣6枚、生姜3片、麻黄根10g、浮小麦30g、煅龙骨30g、煅牡蛎30g，3剂，日一剂，水煎服。

随访　家长告，3剂药尽辄愈。

按　本案乃外感伤寒盗汗，同时颜面麻木，乃营卫不和所致。小柴胡中既可和解表里，又有姜枣和其营血，又配以牡蛎散固表敛汗，故药至汗止。

【案例23】　咳嗽（上呼吸道感染）[1]
陈某某　男　71岁　居民

2013年4月22日初诊　咳嗽低热一周。缘于感冒发热后咳嗽并低热，经在南昌大学第一附属医院摄胸片报告：无明显异常。服"头孢克肟钠片、山腊梅颗粒"。但服药后出现头晕、恶心，故转就诊中医。刻诊，咳而无痰，口干舌燥，不断温饮，但仍不解渴。口苦，纳而无味，大便尚可。体温37.5℃；血压110/70mmHg。舌红尖甚苔薄黄，脉细弦微数。

证属　风寒外袭，邪入少阳，肺失清肃。

治法　疏散风寒，和解少阳，润宣止咳。

方药　小柴胡汤加味。北柴胡15g、党参15g、法半夏15g、黄芩15g、炙甘草6g、红枣5枚、生姜5片、紫菀10g、炙冬花15g、百部15g、南沙参15g、天花粉15g，4剂，日一剂，水煎服。

2013年7月12日随访　药后咳止。

按　患者低热伴咳嗽，虽经服大量西药，但少阳证仍在。正如《伤寒论》394条文中云："伤寒差以后更发热，小柴胡汤主之。"故在以小柴胡和解的基础上，加紫菀、冬花等，仿紫菀发散之意，以宣肺止咳。

【案例24】　咳嗽（上呼吸道感染）[2]
胡某某　男　8岁　学生

2015年1月13日初诊　家长述：咳嗽2周。经常感冒、便溏。刻下，感冒，鼻塞流清涕并咳嗽。自诉：怕风，咳时头痛，纳食无味。舌红苔白，脉浮。

证属　风寒外袭，邪入少阳，肺失宣肃。

治法　益气扶正，和解表里，宣肺止咳。

方药　小柴胡汤合参苏饮加减。柴胡6g、法半夏8g、黄芩8g、太子参10g、炙甘草3g、红枣2枚、生姜1片、苏叶6g、白术6g、羌活5g、葛根10g、广木香5g、桔梗5g、陈皮6g、炒枳壳6g、前胡6g、茯苓10g、川芎6g，日一剂，水煎服，连服3剂而愈。

2015年4月21日再诊　家长述：时隔3个月，孩子感冒咳嗽又作。刻下，咳嗽3天。白昼咳为重，鼻塞流涕，咳时头痛，纳减，诸症如前。舌红苔白，脉浮。按原方再进3剂。

2015年4月22日其母专告　一剂药后咳止。

2019年7月12日随访　其父告：四年来，孩子健康，未再咳嗽。

按 患儿禀赋不足，既易外感风寒，又内伤痰饮。故每次感冒均以咳为主，并挟有枢机不利之少阳证，治以小柴胡疏利枢机，领参苏饮益气解表，宣肺化痰。两方配合，正气复，枢机利，痰饮化，收一劳永逸之效！

【案例25】 咳嗽（两下肺炎）

卢某某　男　6岁

1994年11月6日初诊　家长述：发热12天（体温37.5~39℃）。现以"发热原因待查"入住南昌市三院，住院部拟"上呼吸道感染"治疗。血常规：白细胞12.2×10⁹/L，中性粒细胞0.73，淋巴细胞0.27，经用"先锋霉素"及"丁胺卡那霉素"2天，热亦不退。复摄X线片示"两下肺均见不均匀模糊影"，诊为"两下肺炎"。家长急求中医协诊。刻下，发热，恶风，萎靡，咽干，纳呆。舌红苔薄黄，脉浮弦略数。

证属　邪入少阳，痰热郁肺。

治法　和解少阳，宣肺止咳。

方药　小柴胡汤合桔梗汤加味。北柴胡10g、西党参10g、法半夏6g、黄芩6g、桔梗6g、生甘草10g、生姜2片、红枣3枚、桑白皮10g、木贼草10g，2剂，日一剂，水煎服。

1994年11月8日二诊　家长述：住院血培养结果：已排除伤寒。药后热势见减，腹部胀气。触按腹部膨隆，叩之如鼓。舌红苔白，脉如前。守方加苍术6g、青蒿10g、炒厚朴10g，以助行气除胀，再服2剂而热退。因稍咳，以止嗽散5剂善后。

随访　其母告：药后热退、咳愈。

按 本案发热12天，既无再经之象，又未传经，乃治疗失当之故，诊时少阳证仍在。首诊以桔梗汤助小柴胡汤宣肺利咽，防止咳唾之变。正如《金匮要略·肺痿肺痈咳嗽上气病脉证并治》中云："咳而胸满，振寒，脉数，咽干不渴……桔梗汤主之。"而《伤寒论·辨阳明病脉证并治》则云："阳明中风，脉弦浮大……病过十日，脉续浮者，与小柴胡汤。"故两方协同开提肺气，和解枢机而获热退病愈。

【案例26】 咳嗽（急性支气管炎）[1]

彭某某　男　36岁　职工

1999年8月14日初诊　咳嗽伴发热3天。昨晚体温：39℃。咳吐白色泡沫痰，乍寒乍热，汗出热退，口苦，咽干，不欲食。有吸烟史。血常规检查：白细胞6.8×10⁹/L，淋巴细胞31%，中性粒细胞百分比69%.舌红苔薄黄，脉细弦软。

证属　邪入少阳，热郁于肺。

治法　和解少阳，清热化痰。

方药　小柴胡汤加味。北柴胡10g、党参15g、法半夏10g、黄芩10g、炙甘草6g、大青叶30g、陈皮10g、茯苓15g、红枣4枚、生姜3片，4剂，日一剂，水煎服。

1999年8月20日二诊　热退，咳嗽减，但痰中挟少量血丝。胸部疼痛，江西省中医院X线胸片示：双肺纹理增粗，呈网状结构改变，心脏及双隔正常。诊断：支气管炎。纳食增，二便调。舌红苔薄白、中根部苔淡黄，脉略弦。

患者表证已解，热伤肺络，故痰中夹血丝，故拟清肺泻火，轻宣化痰以善后。

方用咳血合三拗汤加减。青黛12g（包煎）、焦山栀10g、栝楼仁15g、栝楼皮12g、煨柯子10g、法半夏10g、黄芩10g、荆芥炭6g、地龙12g、炙麻黄3g、杏仁10g、生甘草15g，4剂，日一剂，水煎服。

1999年8月29日电话告　咳止血除。

按 本案高热，给小柴胡汤和解少阳而热退。因有吸烟史，肺有伏火，复感而致咳嗽挟血。治与咳血方合三拗汤以泻火清宣而收痊功。

【案例27】 咳嗽（急性支气管炎）[2]

陈某　男　20岁　学生

2008年6月6日初诊　咳嗽2周。始于感冒发热后咳嗽，痰呈绿色、质黏稠，不易咳出。近日又出现恶心，纳呆，盗汗，咽红。体温：37.5℃。舌红苔淡黄厚、左舌边有一蚕豆大剥苔，脉弦软。

证属　邪入少阳，痰热郁肺。

治法　清肺疏风，和解表里。

方药　小柴胡汤加三拗汤、小陷胸汤加减。北柴胡10g、黄芩10g、太子参15g、法半夏10g、红枣3枚、生姜2片、炙麻黄2g、光杏仁10g、生甘草6g、川黄连10g、栝楼皮15g、浙贝母15g、广地龙15g、当归6g，3剂，日一剂，水煎服。

2008年6月10日二诊　咳吐已爽，体温复常。但仍有少量绿色黏痰，鼻塞，纳食已香，精神增。舌红苔白，脉弦软、左细弦软。守方加辛夷花5g、鱼腥草30g，以增清肺通窍之力。

2008年6月14日三诊　热清，盗汗止，咳尚未痊愈，痰已转为白色，纳食已如常，大便调。舌红苔白，脉略浮。拟补土生金调理并善后。方用金水六君煎，服7剂而咳愈。

按　本案始虽以咳嗽为主证，《伤寒论·辨太阳病脉证并治中》41条文云："伤寒，心下有水气，咳有微喘，发热不渴，服汤已，渴者，此寒去欲解也……"但后期出现恶心，纳呆，发热，有小柴胡汤证；其痰绿色黏稠，虽无"正在心下，按之则痛"之状。而胸中痰热互结无疑。故以小柴胡领三拗、小陷胸和解少阳，清热化痰，清宣疏风而收效，方药贵在灵活与切证。

【案例28】　咳嗽（太少并病、急性支气管炎）

王某某　女　4岁6个月

2015年8月8日初诊　家长述：咳嗽一周。咳嗽前在某泳池学游泳1个月，停泳后患咳，伴流涕，纳呆，呕恶，食则作呕，甚则饭食全吐。听诊：右肺可闻及干湿性啰音。舌红苔白，脉略浮，指纹青紫隐伏命关。

证属　外邪内饮，邪入少阳，肺失清肃。

治法　疏风散寒，和解枢机，宣肺止咳。

方药　小柴胡汤合定喘汤加减化裁。北柴胡6g、法半夏4g、炙甘草3g、黄芩5g、太子参6g、白果3g、炙麻黄2g、光杏仁3g、川贝母4g、炙冬花5g、桑白皮6g、当归尾4g，日一剂，水煎服，连服4剂咳止纳复。

按　本案为太少并病，既有伤风流涕，咳嗽，又出现呕恶、不食。故治与小柴胡，《伤寒论·辨太阳病脉证并治中》第99条文云："伤寒四五日，身热、恶风，颈项强，胁下满，手足温而渴者，小柴胡汤主之。"正如《伤寒贯珠集·少阳篇》认为："此条类似太阳与少阳并病……非小柴胡不可耳。"因素患咳嗽，以定喘汤助宣肺平喘，化痰止咳而收显效。

【案例29】　胁肋痛（胆囊炎）

嵇某某　女　20岁　学生

2008年7月12日初诊　右胁肋下疼痛反复1月余。B超报告：胆囊壁毛糙。刻诊，体温37.4℃，头晕，纳呆，恶心，身重，大便拉稀，日解2次。舌红苔黄、舌体偏胖、边有齿痕，脉细数微弦。

证属　风寒外袭，表里不和。

治法　辛凉疏风，和解表里。

方药　小柴胡汤加味。北柴胡10g、法半夏10g、黄芩10g、炙甘草6g、党参10g、红枣5枚、生姜3片、绵茵陈15g、藿香10g、大腹皮10g，3剂，日一剂，水煎服。

2008年7月15日二诊　胁肋痛止，大便已调。仍神疲乏力，纳呆。舌红苔黄，脉细。

风寒已解，表里已和，胁肋痛止，仍脾虚运弱。故拟调中益气，健脾助运。服调中益气汤10剂，诸症愈。

按　《素问·缪刺论》曰："邪客于足少阳之络，令人胁痛不得息。"《伤寒论·辨阳明病脉证并治》第229条文云："阳明病，发潮热，大便溏，小便自可，胸胁满不去者，与小柴胡汤。"故本案以小柴胡汤加绵茵陈、藿香、大腹皮以清热除湿，和解少阳，收效甚妙。

【案例30】　双耳闭塞（高原反应症）

王某　男　22岁　职工

2009年7月7日初诊　双耳闭塞、胀痛并致听力减退半个月。缘于到青藏高原旅游之后出现耳闭胀痛。同时失眠头晕，神疲乏力，口苦纳差。舌红苔白、舌根滑腻、舌面布满小红点，脉细弦数。

证属　风寒外侵，枢机郁闭。

治法　和解少阳，疏风通窍。

方药　小柴胡汤合半夏白术天麻汤加味。北柴胡15g、法半夏15g、黄芩12g、炙甘草6g、党参15g、天麻12g、白术12g、陈皮12g、茯苓15g、茯神15g、木贼草30g、芦根30g、红枣5枚、生姜3片、全蝎10g、大腹皮15g，7剂，日一剂，水煎服。

2009年7月14日二诊　头晕止，两耳闭塞及胀痛已愈七成。舌红苔白、舌中微黄，脉细弦微数。守方再服5剂。

2009年7月20日告　诸症悉除。

按　《伤寒论·辨少阴病脉证并治》第264条文云："少阳中风，两耳无所闻、目赤、胸中满而烦者，不可吐下，吐下则悸而惊。"《素问·生气通天论》对"耳闭"的阐释为："耳闭不可以听。"本案为少阳中风无疑，由于其挟痰并化热，故以小柴胡汤领半夏白术天麻汤加味，既和解少阳，又疏风化痰，利窍通闭而收立竿之效。

【案例31】 左耳闭塞（太少并病、流行性感冒）

柳某某 女 65岁 居民

2008年10月28日初诊 左耳胀闷堵塞不适4天。缘于4天前怕风，胸闷，胸中似有火往上冲至脑顶，并头皮疼痛。随之左耳闭气似有物堵塞，咽喉疼痛，口干喜饮，恶心纳呆。舌红苔薄而微黄，脉浮而微弦。

证属 风寒外袭，表里不和，清窍困阻。

治法 和解少阳，辛凉疏风，通闭利窍。

方药 小柴胡汤合银翘散加减化裁。北柴胡10g、法半夏12g、黄芩12g、党参15g、炙甘草6g、红枣5枚、生姜3片、金银花15g、栝楼皮10g、连翘15g、竹叶15g、牛蒡子10g、薄荷10g，3剂，日一剂，水煎服。

2008年11月20日随访 3剂药后，左耳闭气愈。

按 本案为太阳少阳并病，恶风烦热，头痛胸闷，口渴咽痛，恶心纳呆，故以小柴胡汤领银翘散和解枢机，疏散风热，通闭利窍。药仅3剂，邪去体安。

【案例32】 肢无力（有机磷农药中毒后遗症）

王某某 女 26岁 农民

1998年11月7日初诊 四肢无力，活动受限20天。缘于10月11日因口角置气而服毒（甲胺磷），经当地医院抢救治疗后，中毒症状缓解。遗下下肢腓肠肌胀痛，上肢及手指麻木不仁无力，四肢活动受限，穿衣扣扣子、吃饭均困难；下肢踝关节以下感觉不良并冰冷，行走不便。当地医院给服"三磷酸腺苷二钠片、肌苷片、谷维素、维生素B_6"及中药银花、当归、熟地、牛膝、茯苓、地龙、桂枝等药治疗7天罔效，故家属陪同赴省城就诊。刻诊，除四肢麻木不仁，活动不便等症状外，同时烦而恶风，睡眠不安，月经未行。口淡口水多，稍食油腻则恶心。触摸其下肢冰凉。舌红苔白、舌体胖润、舌边有齿痕，脉细软。

证属 毒浊蕴结，表里失和，脉络闭阻。

治法 先和解表里，次补气通阳，养血除痹。

方药 ①小柴胡汤加味。北柴胡10g、红参6g、法半夏10g、炙甘草10g、生姜5片、红枣5枚、苦参10g、砂仁5g，5剂，日一剂，水煎服。

②黄芪桂枝五物汤加减。生黄芪50g、桂枝10g、白芍10g、赤芍10g、炙甘草10g、生姜3片、红枣8枚、当归10g、川芎10g、熟地30g、木瓜10g、吴茱萸5g、怀牛膝10g，7剂，日一剂，水煎服。

1998年12月6日电话告知 服完方①后，续服方②。药尽下肢已活动自如，纳香，眠好，但上肢仍感麻木，因害怕服药。故嘱其将息调养，可愈。

按 本案虽因农药中毒，其典型症状有"烦而恶风，不食而恶心"。《伤寒论·辨太阳病脉证并治中》第96条文云："伤寒五六日中风，往来寒热，胸胁苦满，嘿嘿不欲饮食，心烦喜呕……小柴胡汤主之。"故首用小柴胡散其风寒，和其表里；次用黄芪桂枝五物汤，补气通阳，养血除痹而获安。

【案例33】 疮后痛证（带状疱疹后遗症）

唐某 女 24岁 护士

2013年6月3日初诊 腰部疼痛4天。缘于腰部罹患"带状疱疹"，经服"阿昔洛韦"等药之后疱疹愈，但遗下疼痛伴心慌，纳虽可，但餐后呕吐，而且怕冷。舌红苔薄黄，脉细弦软数。

证属 表里失和，气阴两虚。

治法 和解枢机，养阴益气。

方药 小柴胡汤合生脉散加味化裁。北柴胡15g、法半夏15g、黄芩10g、炙甘草6g、党参15g、红枣5枚、生姜3片、五味子10g、麦冬10g、茯苓15g、陈皮10g、三白草根30g，4剂，日一剂，水煎服。

2013年6月11日二诊 腰痛基本缓解，偶尔微痛，餐后呕吐止。喉中痰多，咯吐不爽。舌红苔薄黄，脉微弦。守方加乌梅10g，以生津化痰，再服4剂。

2014年6月25日随访告 已愈。

按 带状疱疹之后遗症痛证。为湿热之毒蕴结搏击于肌肤与脉络之间，其病位亦应在表里之间，其食后呕吐一症，就属少阳腑证之列。故用小柴胡和之，由于痛时心慌脉数，乃气阴亏耗，故加麦冬、五味子，仿生脉散以养阴生脉，益气败毒。药证相符，收效豁然。

【案例34】 腰腹痛（人工流产术后）

章某某　女　35岁　个体

2010年1月28日初诊　人工流产后腰腹痛10天。术后曾静脉滴注"缩宫素"加"头孢"3天、专用"缩宫素"4天，共7天。仍腰痛伴腹痛，而且怕冷，烦热出汗，口苦，恶心，纳呆。B超报告：双侧输卵管水肿。舌红尖甚，苔淡黄，脉细弦软而数。

证属　肝肾亏损，邪入血室，枢机不利。

治法　和解枢机，生新化瘀，温里定痛。

方药　小柴胡汤合生化汤加味。北柴胡15g、党参15g、黄芩10g、法半夏12g、红枣3枚、生姜3片、炙甘草6g、当归10g、川芎10g、桃仁泥10g、炮姜10g、赤芍10g、白芍10g、台乌药10g、小茴香10g、蒲公英15g、延胡索10g，4剂，日一剂，水煎服。

2010年2月1日二诊　药后怕冷、恶心已除，腹痛大减但未愈。同时在使用"左氧氟沙星＋替硝唑"静脉滴注。查血常规：无明显异常。复查B超报告：直肠窝积液1.1cm。双侧输卵管无明显异常。恶露尚未净。舌红尖微甚，苔薄而黄白相兼，脉细微弦。

患者少阳证已除，气滞血瘀显现，故拟行气活血，温里止痛。方用生化汤加味，再服7剂而愈。

按　人流术后腰并腹痛，虽经术后用药一周未效，而且出现怕冷、烦热、口苦、恶心、纳呆。B超提示"双侧输卵管水肿"。正如《伤寒论·辨太阳病脉证并治下》第143条文云："妇人中风，发热恶寒，经水适来，得之七八日……此为热入血室也。"第144条又云："其血必结，致使如疟状发作有时，小柴胡汤主之。"由于是人流术后之腰腹痛，故以小柴胡汤和解枢机，领生化汤生新化瘀，温里定痛。

【案例35】 腰痛（前列腺炎）

王某某　男　58岁　公务员

2007年3月22日初诊　腰疼并发热恶寒已一周。尿常规：隐血（＋），蛋白质微量；B超报告：前列腺包膜毛糙，双肾及尿路无异常。刻诊：恶寒发热，尿灼尿痛伴腰痛，体温37.5℃。舌红边甚，苔薄黄，脉细弦数。

证属　下焦湿热，枢机不利。

治法　清热利尿，和解少阳。

方药　小柴胡汤合六一散加味。北柴胡10g、党参15g、黄芩10g、法半夏10g、炙甘草6g、滑石粉

35g（包煎）、萹蓄20g、瞿麦20g、木贼草20g、蒲公英20g、车前子15g（包煎）、红枣5枚、生姜3片，5剂，日一剂，水煎服。

2007年3月27日二诊　热已退，尿痛已缓解。尿常规：蛋白质转阴。镜检：白细胞1-2。刻下，夜尿多，每晚3~4次。舌红苔白、舌中根淡黄，脉细弦软。治拟益肾缩泉，健脾涩精，佐以清热利尿。方用缩泉丸合四苓汤，服6剂而愈。

按　本案为淋证，若与"前列腺炎症"挂钩，则为劳淋。因其腰痛并发热恶寒，尿灼尿痛，《伤寒论·辨太阳病脉证并治中》第96条文云："伤寒五六日中风，往来寒热……小便不利……小柴胡汤主之。"故治与小柴胡汤以和解少阳；因尿灼痛，辅以六一散清热利尿而收痊功。

【案例36】 发热（多囊肾）

李某　女　43岁　居民

2001年9月8日初诊　发热近一个月。每到下午发热，体温37.5~38℃，怕风、恶寒时即发热。口干喜热饮，饮冷则呕吐，胃脘痞塞，进食则胀痛，颜面苍白，眼泡水肿，小便短少。有"多囊肾"病史，就诊中医前曾在省某医院住院抗感染治疗，疗效欠佳。舌淡红苔薄白润，脉沉细弦微数。

证属　外有表证，内停水湿。

治法　和解少阳，益肾化气。

方药　小柴胡汤合五苓散化裁。北柴胡10g、党参10g、法半夏10g、黄芩10g、炙甘草6g、生姜3片、红枣3枚、猪苓10g、泽泻10g、白术10g、茯苓15g、桂枝5g、木贼草15g，3剂，日一剂，水煎服。

2001年9月12日二诊　药后尿量增长，怕风、恶寒、发热减轻，发热至38℃时间缩短，有时少腹胀闷。舌淡红苔薄白，脉沉细关弦。

观其脉证，外邪已除，枢机已发。下焦湿热留恋，故拟清利下焦调治。

方用蒲公英汤合四苓散加减，再服3剂而愈。

2001年9月15日随访　体温复常37℃，诸症悉除。

按　《伤寒论·辨太阳病脉证并治中》第71条文云："太阳病，发汗后，大汗出，胃中干，烦躁不得眠，欲得饮水者……若脉浮，小便不利，微热，消渴者，五苓散主之。"第74条又云："中风，发热六七日不解而

烦，有里证，渴欲饮水，水入则吐者，名曰水逆，五苓散主之。"本案小便短少，眼睑浮肿，渴而引饮，饮冷则吐，水湿内停，兼之定时发热，表里不和，故以小柴胡汤领五苓散化裁，表里和，肾气化，水湿除。

【案例37】 脑鸣（脑供血不足）

傅某某　女　27岁　农民

1991年2月22日初诊　头顶麻木伴不间断的有响声三个余月。缘于去年农历九月间淋雨受凉后，第二天即出现头顶有响声（脑鸣），并心烦不适。经当地医院肌内注射"维生素"及"三磷三腺苷"，口服"谷维素、安定"二个月无效，之后又服中药6剂及"杞菊地黄丸"1瓶，天麻炖鸡三次，"补脑汁"等均无效。曾在县医院检查脑电图正常。南昌大学第一附属医院五官科检查"耳膜下陷"，余未发现异常。病前病后经常略痰、恶心。月经延迟一周，量可，但色黑，有少量瘀块。刻下，脑鸣伴头顶麻木并头晕，肢体酸软，纳呆，口苦，口干，小便灼，血压130/80mmHg，舌红边甚，苔薄黄，脉细弦软数。

证属　表里不和，痰湿闭阻。

治法　和解枢机，清胃化痰。

方药　小柴胡汤合橘皮竹茹汤化裁。北柴胡10g、红参6g、法半夏10g、黄芩15g、红枣6枚、生姜3片、竹茹10g、陈皮10g、甘草6g、白茯苓20g，日一剂，水煎服，连服7剂后愈。

按　本案感寒后脑鸣及头顶麻木失治，使病邪越经传，致表里不和，枢机不利。患者又素有留饮而呕哕，《金匮要略·呕吐哕下利病脉证治》云："哕逆者，橘皮竹茹汤主之。"故治与小柴胡汤和解少阳；橘皮竹茹汤清胃豁痰而收显效。

【案例38】 肢体麻木（附子过量中毒）

袁某某　男　28岁　农民

1999年7月3日初诊　四肢麻木近一周。因全身痠痛而服草药偏方（生黄芪100g、黑附片50g，还有何草药不详）。药后四肢麻木，嗜睡，经输液后症状有所缓解。刻下，四肢麻木，尤其是指尖，并头晕脑胀，乏力嗜睡，稍恶心，胃中灼热，口酸纳呆，不能从事劳作。舌红边甚，苔薄黄，脉细弦、左细、重按均无力。

证属　药毒中络，经脉闭阻。

治法　益气解毒，和解枢机。

方药　小柴胡汤加味。北柴胡10g、党参10g、法半夏10g、炙甘草6g、红枣5枚、生姜3片、黄芪10g，5剂，日一剂，水煎服。

嘱：多饮温水。

1999年7月7日二诊　麻木已除，现头顶及太阳穴稍胀痛并灼热。检查血常规无异常。血压90/70mmHg。舌红苔薄淡黄，脉细。拟养阴益气以调理。方用一贯煎加味以善后。

1999年7月31日随访　共续服一贯煎6剂而愈，并已恢复田间劳作。

按　附子为乌头碱类植物，其中毒症状主要为神经和心血管系统。其毒性作用可引起中枢神经系统及周围神经先兴奋后麻痹，因麻痹运动中枢致肢体活动障碍。本案少阳证不显，但抓住"嗜睡、恶心"一症，足可用小柴胡汤调畅枢机。《伤寒论·辨太阳病脉证并治中》第37条文云："太阳病，十日以去，脉浮细而嗜卧者，外已解也……与小柴胡汤。"小柴胡汤转环枢机，扶正祛邪，加黄芪能益气除痹，并助小柴胡益气扶正。

【案例39】 妊娠感冒（流行性感冒）

曹某某　女　21岁　职工

2010年9月29日初诊　感冒发热，体温37.8℃，流涕伴咳嗽，咳吐黄痰，恶心呕吐已4~5天。妊娠3个月，感冒后曾查血尿常规无异常，经服"头孢地尼胶囊"及"清开灵颗粒"，疗效不显。刻下，体温37.7℃，咳嗽伴恶心。舌红尖甚，苔黄，脉滑。

证属　外感风寒，表里不和，胃失和降。

治法　健脾化痰，和解表里，和胃降逆。

方药　小柴胡汤合香砂六君子汤加减。北柴胡10g、法半夏10g、生姜4片、大红枣5枚、党参15g、黄芩15g、炙甘草6g、炙冬花10g、白术10g、茯苓15g、砂仁3g、陈皮10g，3剂，日一剂，水煎服。

2010年10月2日二诊　药后热退，口味仍差，仍恶心呕吐痰涎。舌红尖甚苔白，脉滑而少力。

外感已解，孕妇脾胃不健，胃失和降，故拟健脾助运，和胃止呕调治。单用香砂六君子汤加减服5剂而安。

2011年7月12日面告　药后症去，上月顺产一男婴。

按　香砂六君子汤，益气补中，化痰和胃。能协助小柴胡汤和解表里，祛邪外出；同时能化痰和胃，以治妊娠恶阻，方中加黄芩配砂仁，前者清胃中热，后者行气调中，两药相配，有安胎之功；两方相伍，外御寒邪，内固胎元，确保妊娠感寒无虞！

【案例40】 妊娠咳嗽（上呼吸道感染）

涂某某 女 25岁 职工

2014年6月21日初诊 发热、头痛、咽痛、咳嗽3天。妊娠5个半月，3天来发热头痛伴咳嗽，早晨体温37.7℃，咽喉微痛，咳时胸腹痛。纳呆，恶心呕吐，口干，喜热饮。舌红苔白，脉浮而滑。

证属 风寒外袭，化燥犯肺，邪入少阳。

治法 辛凉疏风，和解枢机，清宣润燥。

方药 小柴胡汤合桑杏饮加减化裁。北柴胡10g、黄芩10g、太子参15g、法半夏10g、红枣4枚、生姜3片、桑叶10g、桑白皮10g、光杏仁10g、生栀子10g、南沙参15g、北沙参15g、麦冬10g、浙贝母10g，3剂，日一剂，水煎服。

2014年6月26日二诊 热退，仍稍咳，咳吐少量白色黏痰，不易咳出，咽稍痒。舌红苔薄黄，脉滑而少力。守上方去柴胡、太子参、生姜、大枣，加松贝母5g、当归10g、炙冬花10g，以助化痰止咳，再服4剂。

当年10月随访 药尽热退咳止，足月顺产。

按 妊娠感寒，一则失治化燥；二则血养胎元，阴血亏欠。故燥邪犯肺致咳，必使周身百脉震荡，于胎元不利。又由于恶心呕吐，少阳证在。故以小柴胡汤和其表里，安其胃气；取桑杏汤清宣润燥，化痰止咳。胃气和，肺气清，诸症自解，胎元得安。

【案例41】 经行咳嗽（慢支急性发作）

葛某某 女 13岁 学生

2013年6月14日初诊 经行咳嗽1年余。11岁9个月（去年1月）初潮，之后每隔二到四个月行经一次，无规律，经期延长为10天，经量多。经期则咳嗽，咳吐黄色浓痰。怕风，纳食尚可。平时白带多。舌红苔薄黄，脉细弦软而微数。

证属 肾亏肝旺，表里失和。

治法 和利枢机，清肝调冲。

方药 小柴胡汤合清经散加减化裁。北柴胡10g、党参10g、法半夏10g、黄芩10g、地骨皮10g、黄柏10g、芡实15g、山药15g、赤芍10g、当归10g、青蒿10g、炒侧柏10g、地榆炭10g、栝楼皮10g、炙冬花10g、浙贝母6g、川贝母6g、炙甘草5g、红枣3枚、生姜3片，4剂，日一剂，水煎服。

2013年6月18日告 本次经行未再咳嗽。

按 经行前后，血室正开，邪易入侵。复因经期失血，阴血偏虚，阳气偏盛，若摄养失宜，则诸症丛生。本案经行则咳，乃阳气偏盛，故经期延长，咳唾黄色浓痰。治与小柴胡汤和利枢机，以清经散清肝泻火，两方协同，则枢机和利，肝火得清，其咳自愈。

【案例42】 经行感冒（流行性感冒）

何某 女 31岁 教师

2016年6月20日初诊 经行感冒。今晨月经超前8天至。同时出现怕风烦热，恶心呕吐，纳呆腹胀，头晕腰痠，神疲乏力。舌红苔白，脉细而微弦。

证属 血室空虚，外邪入侵。

治法 和解表里，扶正祛邪。

方药 小柴胡汤加味。北柴胡15g、党参15g、法半夏15g、黄芩10g、炙甘草6g、红枣6枚、炮姜5g、当归10g、川芎10g、艾叶10g，3剂，日一剂，水煎服。

2016年7月20日就诊告之，上月药尽经水畅、感冒愈。

按 "妇人中风，发热恶寒，经水适来，得之七八日，热除而脉迟、身凉、胸胁下满，如结胸状，谵语者，此为热入血室也"（《伤寒论·辨太阳病脉证并治下》）。本案经行中风，因经水适来，血室空虚，给表邪有内陷之机。故出现怕风、烦热，并出现恶心呕吐，腹胀纳呆之少阳证。此时，迅即以小柴胡汤和其表里，祛邪外出；加入归、芎、姜、艾以温经散寒，防邪入血室，使其病邪去、经水畅。

【案例43】 经行乍冷乍热（抑郁性神经症）

黄某某 女 37岁 居民

2016年3月2日初诊 经行乍冷乍热近半年。每在月水来时则乍冷乍热，之后又手足心出汗，头顶痛，面灼，整个头部有热气上冲之感，经水量少。刻诊，昨日下午经至，诸症如前，而且昨晚经至失眠伴心烦意苦。舌红苔白，脉细弦软。

证属 血室空虚，风邪外袭，心神不宁。

治法 和解表里，扶正祛邪，养心宁神。

方药 小柴胡汤合甘麦大枣汤加味。北柴胡15g、党参15g、黄芩12g、炙甘草6g、法半夏15g、淮小麦50g、红枣6枚、生姜3片、醋延胡索15g、羌活10g、当归10g，4剂，日一剂，水煎服。

2016年3月7日二诊 头痛止，仍怕冷。舌红苔白，脉细弦软。守方加炮姜5g，以助温阳祛寒，再服7剂。

随访 6月9日端午节相聚时告，药后两个月来，经行乍冷乍热未再。

按 《金匮要略·妇人杂病脉证并治》中云："妇人藏躁，喜悲伤……数欠伸，甘麦大枣汤主之。"本案经行乍冷乍热并失眠，心有所苦，实乃伤寒邪入少阳与脏躁同时存在，故与小柴胡和其表里，领甘麦大枣汤滋阴（润燥）宁心。两方一和一润，则表里和，脏腑宁。

【案例44】 交接不射精（不射精症）

王某某 男 25岁 农民

1989年6月13日初诊 结婚4年，交接不射精。性交时非常疲倦后阴茎则自行萎软。每隔一段时期（10天左右）会梦遗，排出清稀精液。小便在梦遗后又麻辣灼痛，阴茎根部疲胀疼痛。曾经服中草药及穴位注射均无疗效。纳可，大便尚调。舌红苔白，脉弦、尺软。

证属 肝胆失疏，枢机不利，升降失常。

治法 疏利肝胆，和畅枢机，升阳利窍。

方药 小柴胡汤加减化裁。北柴胡10g、法半夏6g、北沙参15g、生姜2片、红枣4枚、黄芩10g、粉甘草10g、玄参15g、怀牛膝10g、车前子30g、丹皮15g，6剂，日一剂，水煎服。

嘱 服药期间，暂忌房事。

1989年6月20日二诊 精神见好，梦遗后小便灼热痛缓解。药后试房事，已有射精动作，但精液极少。舌红苔白，脉弦、尺仍软。

据其脉证，邪热已去，精室空虚，故而无精可射。因此，当应补肾填精。方用知柏地黄汤加味。生地12g、熟地12g、山萸肉10g、淮山药15g、茯苓10g、丹皮10g、泽泻10g、黄柏10g、玄参15g、车前子30g、知母10g、王不留行5g，7剂，日一剂，水煎服。

1989年6月27日三诊 近日梦遗后，有大量黏稠精液排出，改变了原水样清稀状，遗精后阴茎及尿道不再灼痛。舌红苔白，脉弦细。守方再投7剂。

1989年7月4日四诊 性交后能射精。舌红苔薄白，脉细弦软。守方加重王不留行5g，以增化瘀通窍之力，再投7剂。

1989年7月13日五诊 性欲已趋平和。近2周未再梦遗。舌红苔薄白，脉细弦软。守方再服7剂以善后。

2016年2月10日托其乡里追访 王来电话告：愈后，迄今已生育两胎。

按 交接不射精，古称强中，或阳强不倒。其成因为饵金石丹药，过服温热壮阳之品，故以火毒内盛，或阴虚内热论治。本案结婚4年，性生活不能正常射精，致使阳强。据其脉证，虽有心火下移，扰动精室之象，如梦遗后小便灼痛；但脏腑表里，枢机不利，升降失和，则是其主要病机。如梦遗后，有精液外泄。而性交时，心火过炽，枢机不利，开阖失权。故治以和解枢机，用小柴胡汤疏其机窍而获益，据证而加减应用亦为关键。方中以北沙参代替党参，既可益气又长于养阴清热；加入玄参、丹皮、牛膝滋补肝肾，以泻肾火；重用车前子以利水通窍，疏利精关。枢机和畅，精道通利后，以知柏地黄汤既补肾填精，又坚阴固肾而获痊功。

【案例45】 术后发热（左输尿管下端结石术后）

王某某 女 43岁 农民

1995年5月13日初诊 发热反复40余天。缘于左输卵管下端结石伴发热入住南昌市中西医结合医院手术取石，术后经静脉滴注抗生素，发热不退，体温最高40℃，一般38~39.5℃。刻诊，发热、畏寒，寒热往来已近40余天。同时头晕、口苦，不欲食，大便干结、数日一解，小便尚通调。舌红苔薄黄，脉细弦小数。

证属 风寒外袭，表里失和。

治法 清透少阳，和解表里。

方药 小柴胡汤加味。北柴胡12g、党参15g、法半夏10g、黄芩10g、炙甘草10g、徐长卿10g、青蒿12g、生姜3片、红枣6枚、炒莱菔子10g，4剂，日一剂，水煎服。

1995年5月22日告 4剂药后发热已退。刻下，神疲乏力，纳食少味。舌红边甚、苔薄淡黄，脉细软。守方加减再服4剂以巩固疗效。

按 因石淋而发热，虽经取石并静脉注射抗生素发热不退。《伤寒论·辨太阳病脉证并治中》第97条文云："血弱、气尽、腠理开，邪气因入，与正气相搏，结于胁下。正邪分争，往来寒热，休作有时，默默不欲饮食……小柴胡汤主之。"遵旨投小柴胡汤加青蒿等，4剂热退，8剂病愈。

邹嘉玉临证精要

【案例46】 齿齘（磨牙）

吴某某 女 6岁

2015年8月19日初诊 母述：晚上睡觉磨牙，白天则喜长叹息，伸脖抬肩。夜间睡眠不安，不断翻身。纳食少，大便秘结如羊屎，怕热喜空调。观其咽红，扁桃体Ⅱ度肥大。舌红苔微黄厚，脉细弦。

证属 肝郁脾虚，痰火扰神。

治法 疏肝和脾，泻火宁神。

方药 小柴胡汤加味。北柴胡6g、黄芩5g、太子参6g、法半夏4g、炙甘草3g、桔梗4g、生麦芽10g、北山楂6g、炒鸡金6g、生大黄3g、漂白术5g、漂苍术5g、茯苓8g、红枣1枚、生姜1片，5剂，日一剂，水煎服。

2015年8月26日二诊 大便已软，磨牙减少，鼻子稍塞。观其鼻腔内无异常，咽稍红。舌红苔白、舌中微黄厚，脉细弦。守方加辛夷花6g，以益肺通窍，再服7剂。

随访 母告，药尽磨牙已愈。

按 齿齘，即睡眠时牙齿自相磨切，致嘎嘎作响的病证。一般为胃火积热所致，小儿有的多为虫积。本案患儿心烦不安，喜叹息，伸脖抬肩。乃肝胆失和，心志欠宁，故夜寐磨牙。以小柴胡汤疏肝利胆，调畅枢机而收效。

【案例47】 黄疸（胆总管结石）

王某某 男 51岁 农民

1998年4月12日初诊 右上腹阵发性绞痛，经常发作一年余。曾因胆及胆总管结石于1993年、1995年两次在丰城市人民医院手术取石。刻诊，右上腹疼痛满闷并恶寒发热，头晕，巩膜黄染，大便结，小便深黄。B超报告：胆总管结石并扩张。舌红尖甚苔白，脉弦偏数。

证属 肝郁脾虚，湿热瘀结。

治法 疏肝利胆，峻下瘀热。

方药 小柴胡汤合大承气汤加减化裁。北柴胡15g、黄芩10g、法半夏10g、生姜3片、甘草5g、芒硝10g（冲服）、枳实10g、生大黄10g、厚朴15g、绵茵陈15g、广木香10g，3剂，日一剂，水煎服。

1998年4月15日二诊 三剂药后，大便拉稀，右上腹痛止，周身轻松，纳增，巩膜黄染减轻，小便仍黄。舌暗红苔白润，脉细弦。守方加黑附片10g，以温补脾肾，再投7剂。

1998年4月22日三诊 药后疼痛缓解，拉稀便一日仍2~3行，近日出现下肢浮肿。舌淡暗苔白，脉沉细、左略弦。守方加鸡内金15g，以健脾助运，再进。

1998年5月13日随访 共续服21剂，黄疸退，纳食增加，精神渐佳。

按 《伤寒论·辨阳明病脉证并治》第231条文云："阳明中风，脉弦浮大，而短气，腹都满，胁下及心痛……一身及目悉黄，小便难，有潮热，时时哕……与小柴胡汤。"第208条文亦云："阳明病……短气，腹满而喘，有潮热者，此外欲解，可攻里也……大承气汤主之。"本案腹满腹痛，恶寒发热，目黄，脉弦，诸证悉具，故以小柴胡疏利肝胆，协理枢机；大承气汤峻下积热。表里和，积热除，黄疸退，腹痛止。

16. 柴胡桂枝汤

柴胡桂枝汤，乃《伤寒论》中的桂枝汤与小柴胡汤的合方。其证候既有太阳中风之表虚证，如身热、恶风寒、头痛汗出、脉浮缓等，又具有往来寒热、胸胁苦满、心烦喜呕、默默不欲食、口苦、咽干、目眩、脉弦或弦细之半表半里之证，属太阳少阳并病。《伤寒论·辨太阳病脉证并治下》第146条文云："伤寒六七日，发热、微恶寒、支节烦痛、微呕、心下支结、外证未去者，柴胡桂枝汤主之。"

本方用于因感冒致头晕、腹痛、少腹痛，疗效确切。

【案例 1】 头眩（太阳少阳并病、流行性感冒）

孙某某 女 76 岁 退休职工

2015 年 7 月 31 日初诊 头眩 10 余天。始因感冒，口服了些"感冒颗粒"等，之后出现纳呆乏味，食则欲吐；头顶冷而紧裹伴口苦唇麻，右胁肋胀闷。触诊：右胁肋敲击时疼痛。血压 120/75mmHg。舌红苔薄黄，脉虚弦少力。

证属 外感风寒，表里失和。

治法 发散表邪，和解少阳。

方药 柴胡桂枝汤。北柴胡 15g、法半夏 15g、炙甘草 6g、黄芩 12g、党参 15g、桂枝 6g、白芍 10g、红枣 5 枚、生姜 3 片，4 剂，日一剂，水煎服。

2015 年 8 月 31 日随访 药 4 剂而愈。

按 患者外感风寒，治疗失当。导致表证未解，太阳之邪并及少阳。出现口苦、纳呆、欲吐、胁肋胀闷及脉虚弦，故治与柴胡桂枝汤祛风解肌，和解表里。虽近耄耋高龄，药仅 4 剂而愈。

【案例 2】 腹痛（太阳少阳合病、普通感冒）

梅某 男 29 岁 职工

2015 年 8 月 3 日初诊 外感 4 天，腹痛 2 天。缘于感冒后汗出怕风，两天后出现恶心、脐周腹部疼痛。纳无味，进食时恶心加重，动则出汗。舌红苔黄、根稍厚，脉弦微紧。

证属 风寒外袭，邪入少阳。

治法 发散风邪，和解表里。

方药 柴胡桂枝汤。北柴胡 15g、法半夏 15g、黄芩 15g、炙甘草 6g、党参 10g、桂枝 10g、炒白芍 15g、红枣 5 枚、生姜 3 片，日一剂，水煎服。

2015 年 9 月 1 日电话告 药 3 剂后病除。

按 太阳中风，故出现动则出汗、怕风、恶心腹痛、不欲食、进食则恶心加重。治与柴胡桂枝汤发散表邪、和解少阳同治，奏药至病除之功。

【案例 3】 右少腹痛（盆腔积液）

张某某 女 37 岁 职工

2015 月 9 月 17 日初诊：右侧少腹疼痛时作数年。小腹痛反复发作，发病时间无以追溯。每次自服"妇科千金片"或"金鸡胶囊"可缓解。经 B 超诊断报告：盆腔积液。近两日夜饮啤酒，熬至深夜 2 点多，腹痛加重并胃痛。有"慢性胃炎伴少许糜烂"史。双眼红丝满布，眠可，二便调。月经先后不定期。已生育一胎。舌红苔白，脉细而微弦、寸浮尺沉。

证属 肝郁复感，枢机不利，寒滞厥阴。

治法 疏肝理气，和解枢机，温经通络。

方药 柴胡桂枝汤加味。北柴胡 15g、法半夏 15g、炙甘草 6g、党参 10g、黄芩 10g、桂枝 6g、白芍 10g、红枣 5 枚、生姜 3 片、菝葜 30g、小茴香 10g、青皮 10g、神曲 10g、土茯苓 30g，7 剂，日一剂，水煎服。

嘱 坚持晨练，睡好子午觉。

2015 年 9 月 24 日二诊 少腹痛减，胃痛也止，双眼红丝亦淡化。餐前、餐后胃脘稍有不适。舌红苔白，脉细弦微浮。守方再服 7 剂。

2015 年 10 月 10 日随访 腹痛止，感觉良好。6 日经至，月经周期已准时。

按 "寒气客于厥阴之脉，厥阴之脉者，络阴器，系于肝，寒气客于脉中，则血泣脉急，故胁肋与少腹相引痛矣"（《素问·举痛论》）。本案少腹痛，乃内伤与外感兼而有之，先有内伤，次为外感寒邪侵袭厥阴经脉，留滞不去，气血不行所致。故以柴胡桂枝汤疏解枢机，解肌祛风；辅以小茴香、青皮等行气通络而收效。

17. 大柴胡汤

大柴胡汤，源自于《伤寒论·辨太阳病脉证并治中》第 103 条文用于小柴胡汤的兼夹证，其以祛邪为主，既清少阳邪热，又下阳明里实；"辨太阳病脉证并治下"第 165 条文也涉及少阳不解，内结阳明。《金匮要略·腹满寒疝宿食病脉证治》中用于少阳郁热、阳明腑实证之腹满病。方中柴胡、黄芩和解少阳；枳实、大黄内泻热结；芍药助柴胡、黄芩清肝胆之热，合枳实、大黄治腹中实痛；半夏和胃降浊以止呕逆；生姜、大枣既能助半夏和胃止呕，又能调营卫以和诸药。诸药相伍，共奏和解少阳，内泻热结之功。

临证用于胸灼（胃液、胆汁反流）的治疗颇显功效。

【案例】 胸灼（胃液反流、胆汁反流）

万某某 男 37 岁 职工

2015 年 7 月 6 日初诊 胸灼反复一年余。近一年来胸部（食道处）灼热难受，似痛非痛，似嘈非嘈。去年药（何药不详）后缓解，不久又作，并有加重之势。刻下，胃胀胸灼，尤其夜间加重，影响睡眠，或睡至半夜，痰涌咽喉致醒。白昼则口中痰多，呕恶，咯出痰为黄色而量多，痰呈苦味。经南昌大学第一附属医院胸部X线片报告：未见明显异常；胃镜诊断："非萎缩性胃炎""胃液反流""胆汁反流"。纳食无碍，每日嗜好饮用牛奶。大便黏腻。舌红苔微黄，脉弦而略滑、左脉细弦略滑。

证属　肝郁脾虚，痰热互结，胃气上逆。

治法　疏肝健脾，缓泻热结，化痰降逆。

方药　大柴胡汤合调胃承气汤加味。北柴胡15g、黄芩10g、炒白芍15g、法半夏15g、枳实10g、生大黄6g、生姜3片、大枣5枚、炙甘草6g、芒硝5g（另包，冲入）、桂枝15g、淡豆豉10g，4剂，日一剂，水煎服。

嘱　停饮牛奶，服药期间暂不食肉类。

2015年7月10日二诊　痰减半以上，但胸后（食道处）仍有干灼之感，纳香，睡眠已明显安稳。舌红苔微黄，脉弦软微浮。守方再投4剂。

2015年7月14日三诊　夜间已能安睡，情绪不好时胃脘及胸部有瘙痒感。纳香，二便调。舌红苔白，脉弦软缓。守方再服7剂以善后。

随访　药尽病愈，至今安康。

按　胃液反流，其病因可能是食道下括约肌功能障碍等原因，导致胃液反流。同时如果胃排空延迟以及胃酸过多都可以导致胃液反流，从而引起反流性食管炎。本案不仅胃液反流，而且伴有胆汁反流，造成慢性胃炎。致使胃胀、呕恶、胸灼难受。此亦乃少阳郁热所致，正如《伤寒论·辨太阳病脉证并治中》中第103条文云："呕不止，心下急，郁郁微烦者，……与大柴胡汤下之则愈"。故治用大柴胡汤以清少阳邪热，制其胸灼及呕恶；辅以调胃承气泄热和胃，加入桂枝温中化湿。两方及诸药配合，邪热清，胃腑和，其胸灼自除。

18. 桂枝加龙骨牡蛎汤

桂枝加龙骨牡蛎汤是《金匮要略》中针对阴损及阳、阴阳俱虚、亡血失精之虚劳病而设。用治阴阳两虚，夜梦遗精，少腹弦急，阴头寒凉，目眩发落，

脉像极虚芤迟，或芤动微紧；亦可治下焦虚寒，少腹拘急，脐下动悸及遗尿等症。方中桂枝汤调和营卫，加龙骨、牡蛎，则具有重镇宁神，敛摄止遗之力。因而本方具有调和阴阳，镇潜固涩的功用。

临证用之于治疗血虚之颤振、不寐、诸般汗证、郁证、瘾疹、药疹、痉病、产后虚羸、早泄、躁动等。并根据证情及兼夹证，用本方或伍以他方，或随证加味，均收显效。案例：

【案例1】　颤振（不明原因半身颤抖）

王某某　男　36岁　工友

1989年4月17日初诊　左上下肢阵发性抖动3月余。缘于今年春节前突然闻及同事一女孩病亡后为之一惊，大脑如被刺样并随之麻木，当即感左下肢疲软无力并阵发性抖动，继而连及上肢。于2月20日入丰城市人民医院住院一个月，治疗（服药不详）后症状未减，而觉加重，口唇有时也抽动。故而赴江西医学院第二附属医院神经科检查未发现明显异常。给予"维生素B₁、谷维素、安定"等药治疗，亦无明显改善。现改就诊于中医。刻诊，左半身阵发性颤抖，纳可，眠差、睡后有时噩梦纷纭，颜面萎黄。舌黯并有瘀斑、苔白稍腻，脉右弦、左沉细弦软。

证属　肝血不足，血虚风动。

治法　养血柔肝，熄风止颤。

方药　桂枝加龙骨牡蛎汤加味。嫩桂枝10g、赤芍10g、白芍10g、生龙骨30g（先煎）、生牡蛎30g（先煎）、生姜3片、红枣5枚、炙甘草6g、北柴胡10g、法半夏10g、当归15g、川芎10g、青皮10g、制香附10g，7剂，日一剂，水煎服。

1989年4月27日二诊　药后阵发性抖动止，但劳累后头昏，喜叹息，纳呆食少。舌红苔白稍厚腻，脉弦稍滑。守方加生谷芽15g、生麦芽15g、鸡内金10g、北山楂10g，以健脾助运，再投7剂。

1989年5月7日三诊　颤振未作，现遗下头晕乏力，倦怠，时时哈欠，有时心惊、肉瞤，仍纳呆，颜面萎黄。舌红苔白，脉滑而少力。

观其脉证，阳潜风止，但显露出气血亏虚，中气不足之象，故治与补中益气汤合二陈汤化裁以善后。

方药　西党参15g、炒白术10g、炙甘草5g、当归10g、陈皮10g、北黄芪20g、升麻10g、北柴胡10g、苍术10g、广木香10g、法半夏10g、茯苓10g、生姜

3 片，共服 10 剂而诸症悉除。

按 "惊则气乱"（《素问·举痛论》）；"诸风掉眩，皆属于肝"（《素问·至真要大论》）。故本案"颤振"皆与肝血亏虚，血虚生风相关。再者受惊致使气乱，气乱则血失所率，肾精受累，正如《灵枢·寿天刚柔》云："忧恐忿怒伤气，气伤脏。"《灵枢·口问》则云："悲哀愁忧则心动，心动则五脏六腑皆摇。"因此，受惊而使精血逆乱，造成颤振。故治与桂枝加龙骨牡蛎汤，一则养血柔肝，二则重镇安神。血旺风熄，神潜志宁，颤振自止。后期与补中益气善后而收痊功。

【案例 2】 不寐（人流术后失眠）

涂某某 女 41 岁 公司职工

2013 年 10 月 15 日初诊 失眠一周。缘于人流术后，两周来出现心烦失眠，烦热自汗，白昼欲睡而不能入睡，夜间也入睡难，睡后则噩梦纷纭。口鼻干燥，纳尚可，二便尚调。舌红尖边微甚、舌苔微黄，脉细软而微数。

证属 阴阳两虚，虚火上扰。

治法 和营敛阳，滋阴除烦。

方药 桂枝加龙骨牡蛎汤合甘麦大枣汤加味。桂枝 6g、白芍 30g、炙甘草 6g、红枣 5 枚、生姜 3 片、煅龙骨 30g、煅牡蛎 30g、淮小麦 30g、生栀子 10g、淡豆豉 10g、生地 15g、丹皮 10g、当归 10g、田七粉 3g（冲服），日一剂，水煎服，药 4 剂而烦除睡安。

按 不寐，或正虚、或邪扰所致。本案因人流术后，胞宫受伤，冲任受损致气血亏虚，营卫不和，卫气不得入于阴，发为不寐。正如《灵枢·口问》云："卫气昼日行于阳……阳气尽，阴气盛，则目瞑。"故以桂枝加龙骨牡蛎汤调和营卫，平补阴阳；伍以甘麦大枣汤润燥除烦。两方协同收效甚捷。

【案例 3】 自汗（药源性自汗）[1]

王某某 女 46 岁 居民

2005 年 6 月 22 日初诊 自汗 2 天。缘于之前患荨麻疹 8 天，经静脉滴注"地塞米松"及"莲必治注射液"之后，出现自汗怕冷，神疲乏力，有时咳嗽，纳可便调。舌红苔微黄，脉细软。

证属 阴阳失和，表虚不固。

治法 调和阴阳，固表敛汗。

方药 桂枝加龙骨牡蛎汤加味。桂枝 10g、白芍 15g、炙甘草 6g、红枣 5 枚、生姜 3 片、煅龙骨 30g、煅牡蛎 30g、浮小麦 30g、凤凰衣 6g，4 剂，日一剂，水煎服。

2005 年 6 月 24 日二诊 自汗大减，仍乏力。舌红苔微黄，脉细关弦。守方加防风 10g、白术 10g、生黄芪 30g、陈皮 10g，以增强益气固表之力，再服 5 剂而愈。

2005 年 7 月 1 日随访 诸症悉除。

按 本案因输液及用药而损及阳气，尤其是"莲必治"苦寒伤阳，致使阴阳失调，阳虚阴泄而自汗。治与桂枝加龙骨牡蛎汤平补阴阳，潜阳敛汗；伍以浮小麦协同牡蛎（仿牡蛎散意）育阴潜阳而愈。

【案例 4】 自汗（药源性自汗）[2]

付某某 女 87 岁 居民

2012 年 4 月 25 日初诊 自汗 2 天。缘于感冒发热而入市某医院住院 10 天，感冒愈但遗下自汗，动则大汗。住院期间因高血压和胃病，口服"奥美拉唑肠溶胶囊"和"厄贝沙坦分散片"；又因眩晕，加服了"甲磺酸倍他司汀片"后出现自汗。刻下，自汗，头晕，纳呆，口苦，口干而不欲饮。血压 100/60mmHg。舌红苔白，脉浮弦软。

证属 阴阳两虚，卫外不固。

治法 平补阴阳，潜镇敛汗。

方药 桂枝加龙骨牡蛎汤加味。桂枝 10g、白芍 15g、炙甘草 6g、红枣 8 枚、生姜 3 片、煅龙骨 30g、煅牡蛎 30g、党参 15g、谷芽 30g、麦芽 30g，3 剂，日一剂，水煎服。

2012 年 4 月 28 日二诊 药后汗止，口苦已愈；刻诊，稍有头晕，下肢乏力。舌暗红苔薄黄，脉弦软。

观其舌脉，老人阴阳复调，表虚已固。但阴血不足，气虚突显。故在原方基础上加炙黄芪 30g、当归 10g、川芎 10g、熟地 10g，以助益气养血，再服 5 剂。

旬日其儿媳来告 老人汗止，诸症悉除。

按 患者在服用"奥美拉唑、厄贝沙坦"后，加服了"甲磺酸倍他司汀片"后导致自汗。考三种西药均无引起自汗的不良副作用。是巧合还是药物组合后出现的不良反应？故录下供同道共同观察探讨。但值得一提的是，无论是亡血虚劳，阴阳俱虚或药物等原因所致之自汗，桂枝加龙骨牡蛎汤在平补阴阳，镇潜敛汗中功效卓著。

【案例5】 自汗（感冒胶囊致汗出不止）

刘某某 女 68岁 居民

1998年9月11日初诊 汗出恶风2个月。始于感冒，经静脉滴注"氨苄"，口服"速效感冒胶囊"后，导致尿痛、发热并自汗。经治疗后遗下自汗、恶风，每日要用毛巾垫敷于背部，经服"参茸黑锡丹"可缓解，但一直不愈，汗出伴头晕，尤其肘以下冰凉并渍渍汗出。血压140/80mmHg。舌红苔薄淡黄，脉软、右细软。

证属 阴阳两虚，卫外不固。

治法 平补阴阳，潜镇固表。

方药 桂枝加龙骨牡蛎汤加味。桂枝10g、白芍10g、炙甘草10g、红枣6枚、生姜3片、煅龙骨30g、煅牡蛎30g、党参15g、葛根15g，5剂，日一剂，水煎服。

1998年9月16日二诊 汗显减，略有汗，肘及手指已温，头晕除，皮肤微凉，纳食如常。舌红苔淡黄，脉略弦。守方再服4剂以善后。

1998年10月随访 已愈。

按 患者口服"速效感冒胶囊"后尿痛、发热并自汗。因其主要成分是"对乙酰氨基酚"，有致肾与肝脏损害之副作用，但导致自汗尚无报道。本案服后则自汗不止并恶风。经服回阳固脱之"参茸黑锡丹"，只可缓解，而以桂枝加龙骨牡蛎汤调和阴阳则效如桴鼓。

【案例6】 自汗并盗汗（自主神经功能紊乱）

夏某某 女 65岁 农民

2009年9月15日初诊 自汗并盗汗反复发作已5年，加重半年。汗后怕冷、怕风，口唇紫暗，皮肤黧黑，睡眠时好时差，甚则噩梦纷纭。纳呆食少，二便尚调。曾多次在本市医院和赴省城医院就医，检查结果：肝肾功能无明显异常；B超报告：肝、胆、胰、脾亦无明显异常。舌质略暗红、苔白，脉细弦软。

证属 阴阳两虚，表虚不固。

治法 平补阴阳，益气固表。

方药 桂枝加龙骨牡蛎汤合牡蛎散加味化裁。桂枝10g、炒白芍30g、红枣5枚、生姜3片、煅龙骨30g、煅牡蛎30g、浮小麦50g、炙黄芪30g、炒白术10g、防风15g、陈皮12g、炙甘草6g、北五味子10g、红景天15g，7剂，日一剂，水煎服。

2009年9月24日二诊 服至5剂时，汗已减半。血压110/70mmHg。舌暗红苔薄白，脉弦软、左脉细软。守方加凤凰衣10g，以助养阴润肺，再服10剂。

2009年10月23日三诊 儿代述：诸症缓解，家母恐反复，要求续服。故守方再服7剂以善后。

随访 告愈。

按 自汗，不因气候与劳累等因素而全身性汗出。分外感或内伤，外感从"伤寒""温病"辨治；内伤多属虚证，抑或虚实夹杂致汗，诸如五脏之虚，以及气、血、阳虚。若因胃热、痰盛自汗，则为虚实夹杂。盗汗，入睡后汗泄，醒后即止。亦分外感伤寒和内伤虚劳，故有伤寒所致。大多为肺肾亏虚，卫气不固，心气内微，心液失敛致汗。本案既自汗，夜眠又盗汗，而且绵延5年之久，当属罕见。久病必虚，据其脉证，既有肺虚、卫表不固，又有心肾不足，心液失敛。故治疗必须首先调和营卫，补益肺气以实卫固表；又必须兼顾心肾两虚，以补益心肾，育阴敛汗。故用桂枝加龙骨牡蛎汤统领牡蛎散，前者调和阴阳，补益肺卫；后者育阴敛汗，再加黄芪、白术、防风仿玉屏风之意，以助益气固表。从而收一箭双雕之效。

【案例7】 自汗（氨酚伪麻那敏片致自汗）

廖某某 男 28岁 职工

2005年9月29日初诊 自汗4天。缘于一周前感冒，经服"康泰克"加"阿莫西林"2天无效，改服"海王银得菲"而出现自汗并微咳，伴神疲乏力，纳尚可。舌红苔微黄，脉细少力。

证属 卫气失固，营卫不和。

治法 调和营卫，潜镇敛汗。

方药 桂枝加龙骨牡蛎汤加味。桂枝10g、白芍15g、炙甘草10g、红枣6枚、生姜3片、煅龙骨30g、煅牡蛎30g、浮小麦35g，3剂，日一剂，水煎服。

随访 药后汗止，告愈。

按 "海王银得菲"（氨酚伪麻那敏片），其不良反应为头晕、困倦、口干、恶心、多汗、皮疹等。本案患者服药后而自汗，应为过敏反应。用桂枝加龙骨牡蛎汤加浮小麦，调和营卫，镇潜敛汗，本方得浮小麦而补心敛汗更著。

【案例8】　自汗并不寐（感冒灵致自汗并不寐）

周某某　女　47岁　职工

2015年10月9日初诊　自汗伴心烦不寐1天。近10天患感冒，一直在服用"感冒灵胶囊"，昨天停药。晚上突然自汗、心烦、不寐。刻下，汗出溱溱，神疲乏力，口淡而又咽痒。纳尚可。舌红苔薄白，脉虚弦无力。

证属　营血不和，热郁胸膈。

治法　和营敛汗，清心除烦。

方药　桂枝加龙骨牡蛎汤合栀子豉汤。桂枝6g、白芍12g、炙甘草6g、红枣6枚、生姜3片、生龙骨30g、煅牡蛎30g、生栀子12g、淡豆豉10g，上药连服3剂，汗止症除。

2016年1月9日电话再询　愈后安康。

按　"感冒灵胶囊"的不良反应"困倦、嗜睡、口渴、虚弱感等"，并无导致自汗与不寐的副作用。而本案"自汗"，与服药过久有关，"不寐"则与"感冒灵"中"对乙酰氨基酚"等有解热镇痛功效之药物相关。正如《伤寒论·辨太阳病脉证并治中》第76条文云："发汗、吐下后，虚烦不得眠；若剧者，必反复颠倒，心中懊恼栀子豉汤主之。"故在桂枝加龙骨牡蛎汤平补阴阳，调和营卫的基础上，领栀子豉汤以清心除烦。共收和营敛汗，清心除烦之功。

【案例9】　汗证（产后自汗盗汗）

皮某某　女　27岁　职工

2011年4月24日初诊　产后自汗并盗汗已10天。刻诊，自汗盗汗，神疲乏力。动则出汗，睡后又因汗致醒，并身冷而不适，伴手关节酸软。纳食尚可，大便尚调，小便少。舌暗红、苔微黄、舌中少苔，脉细弦软。

证属　卫气虚弱，阴阳失调。

治法　和营固表，育阴镇潜。

方药　桂枝加龙骨牡蛎汤合甘麦大枣汤加减化裁。桂枝10g、白芍30g、炙甘草6g、红枣6枚、生姜3片、煅龙骨35g、煅牡蛎35g、淮小麦30g、生黄芪35g，3剂，日一剂，水煎服。

2011年4月27日二诊　自汗虽改善但仍盗汗。舌红苔白、舌中已长苔，脉细弦软而微数。守方加浮小麦20g，以助养阴敛汗，再服4剂。

电话　二诊后汗止，诸症愈。

按　"新产血虚，多汗出……所以产妇喜汗出者，亡阴血虚，阳气独盛，故当汗出"《金匮要略·妇人产后病脉证治》。故自汗、盗汗乃产后气血骤虚，元气受损，津亏血少之疾。桂枝加龙骨牡蛎汤可平补阴阳，和阴敛阳；甘麦大枣汤补益脾气，育阴敛汗。二诊仍盗汗，加入浮小麦20g，其汗立止，可见其补虚敛汗之功力。

【案例10】　盗汗（刮宫术后盗汗）

王某某　女　36岁　居民

1998年12月19日初诊　刮宫术后盗汗一周。刻诊，盗汗伴腰痛膝软，眠好，纳可，二便调。舌红苔白，脉虚。

证属　肝肾亏损，阴阳两虚。

治法　镇潜固涩，平补阴阳。

方药　①桂枝加龙骨牡蛎汤加减化裁。桂枝10g、白芍15g、炙甘草10g、红枣5枚、生姜3片、煅龙骨30g、煅牡蛎30g、浮小麦30g、凤凰衣6g，5剂，日一剂，水煎服；

②食疗：杜仲20g、红枣5枚、生姜3片，炖猪肚一具，食肉喝汤。

1999年3月3日告知　3个月前盗汗，药后即止。

按　刮宫人流，如同小产。招致胞宫脉络损伤，营血亏虚而盗汗；肾以系胞，腰为肾府，故刮宫致胞络损伤而腰酸膝软。正如《灵枢·五癃津液别》云："虚，故腰背痛而胫痠。"故以桂枝加龙骨牡蛎汤和营敛汗外，辅以食疗，杜仲、姜、枣炖猪肚，以益肾补虚而收效。

【案例11】　盗汗（阑尾炎术后盗汗）

陶某某　男　36岁　自由职业

2011年4月9日初诊　盗汗2周。缘于两周前阑尾炎术后，夜寐一直盗汗，半夜醒后衣衫湿渍而废寐，故此渐觉体虚乏力。纳尚可，二便调。舌红苔白而稍厚，脉虚微数。

证属　阴阳两虚，卫外不固。

治法　平补阴阳，固表敛汗。

方药　桂枝加龙骨牡蛎汤加味。桂枝6g、白芍15g、炙甘草6g、红枣5枚、生姜3片、煅龙骨35g、煅牡蛎35g、浮小麦30g、麻黄根10g、凤凰衣6g，4

剂，日一剂，水煎服。

随访 药后汗止。

按 肠痈初成，乃饮食劳伤，胃肠失运，寒温失调，湿热丛生，忧思暴怒，气血失和，败血壅遏。"营气不从，逆于肉理，乃生痈肿"（《素问·生气通天论》），故痈肿之后，必致气血损伤，加上手术损伤脏腑经络，导致心气内微，心液失敛而盗汗。治用桂枝加龙骨牡蛎汤平补阴阳；加浮小麦、麻黄根、凤凰衣以助本方益气固表，收敛止汗之不足。故二方配合，立收药至汗止之效。

邹嘉玉临证精要

【案例12】 头汗（自主神经功能紊乱）

符某 男 35岁 职工

2006年8月26日初诊 头汗已数周之久。出汗，以头部为主，有时躯干也汗多，天气稍热则更甚。同时气短，胸闷，头晕，纳眠尚可，大便干结，1~2日一解。血压100/70mmHg。舌红苔白，脉细。

证属 气虚血弱，营卫不和，虚阳外越。

治法 益气固表，平补阴阳，育阴和营。

方药 桂枝加龙骨牡蛎汤合玉屏风散加减。桂枝6g、炒白芍20g、大红枣6枚、生姜3片、炙甘草10g、煅龙骨30g、煅牡蛎30g、浮小麦50g、麻黄根6g、凤凰衣10g、白术15g、防风10g、炙黄芪25g，7剂，日一剂，水煎服。

2006年9月2日二诊 药后汗大减。舌红苔白，脉细弦软。药已中的，守方再进7剂。

随访 汗止体安。

按 "诸阳之会，皆在于面"（《灵枢·邪气脏腑病形》）。故头汗病机有阴虚阳浮，或胃热上腾所致。《医略六书·汗病》进一步阐明："头为诸阳之首，六阳皆上循于头，而三阴之经，乃齐颈而还，是以阴虚阳浮者，当汗出头颈而不能遍身。"本案当属阴虚阳浮之头汗，故以桂枝加龙骨牡蛎汤平调阴阳；领玉屏风散加浮小麦益气滋阴敛汗而建奇功。

【案例13】 胸汗（自主神经功能紊乱、高血压病）

王某某 男 60岁 个体

2015年1月12日初诊 夜间胸前出汗1个月。近一个月来，每日半夜醒来，胸前汗出溱溱。有时醒后小腿肚转筋。少寐，每晚睡上四个小时则醒，再入

睡较难。纳食香，二便调。血压145/95mmHg。舌红苔白、舌中有一短细纵裂，脉细弦、左细弦软。

证属 阴阳两虚，阴虚脏躁。

治法 益血养心，滋阴敛汗。

方药 桂枝加龙骨牡蛎汤合甘草小麦大枣汤加味化裁。桂枝10g、白芍30g、炙甘草6g、红枣6g、生姜3片、煅龙骨30g、煅牡蛎30g、淮小麦30g、麻黄根10g，7剂，日一剂，水煎服。

2015年3月10日再诊 上次药后汗止、眠好。刻下，又胸前出汗，小腿也有时转筋，影响睡眠。舌红苔白，脉细弦。守原方加吴茱萸5g、木瓜20g、怀牛膝15g、生栀子15g、淡豆豉15g、炒枣仁15g，以增强柔肝止痉，清心宁神之功，再投7剂。

2015年3月26日三诊 刻诊胸汗减，而头部汗多。守方加知母20g，以助养阴清热，再服7剂。

2015年5月26日随访面告 汗止。

按 胸汗，又称之为心汗，《灵枢·经脉》："肾足少阴之脉……其支者，从肺出络心，注胸中"。故心气虚弱，不能摄血，致使津液外泄而胸汗。《张氏医通·杂病门》明确指出："别处无汗，独心胸一片有汗……其病在心，名曰心汗。"治取桂枝加龙骨牡蛎汤辛甘化阴，阴阳两调；甘麦大枣滋阴益血，甘润宁心，共奏益血养心，滋阴敛汗之功。

【案例14】 郁证（抑郁症）

陈某某 女 14岁 学生

2016年8月10日初诊 父述：孩子近来性情急躁易怒，有时出现魂不守舍之状态。正在读初一，读书精力不易集中，成绩下滑。可睡，睡后流口水。月经期正常，经行腹痛，经色红。自述：无烦躁感。纳食少味，二便调。舌红苔白，脉细弦微数。

证属 志虑不伸，肝郁脾虚，心神失养。

治法 柔肝开郁，益智安魂，清心宁神。

方药 桂枝加龙骨牡蛎汤合栀子豉汤加味化裁。桂枝4g、白芍10g、大红枣4枚、生姜2片、炙甘草5g、煅龙骨15g、煅牡蛎15g、生栀子10g、淡豆豉10g、炒枳壳10g、炙远志10g、醋柴胡10g、建菖蒲10g，10剂，日一剂，水煎服。

2016年8月22日二诊 父述：脾气已和缓，精力也能集中。睡眠已好。自述：纳食胃口很好。舌红苔白，脉细弦软而微数。守方再服10剂以善后。

随访 药尽病愈。

按 "百病生于气也"（《素问·举痛论》），本案乃情志不舒，气机郁结所致。《张氏医通》认为："郁证多缘于志虑不伸，而气先受病。"《医砭·郁》："郁而不舒，则皆肝木之病矣。"故气郁日久，累积血分，神魂失守，肝失条达，横逆犯胃，脾虚失运，则饮食日减，气血日消，心神失养。故本案治疗，首当用桂枝加龙骨牡蛎汤，酸甘化阴以柔肝木，阴阳两调；伍以栀子豉汤以清心宁神，再加远志、菖蒲以助益志安魂，柴胡、枳壳以疏肝行气，共达气行郁开，心清魂安之效。

【案例15】 瘾疹（药疹）

戴某某 男 18岁 学生

2012年6月8日初诊 全身风疹块、色红、瘙痒1个多月。缘于上个月因发热，某医院注射退热西药针剂（何药不详）后，全身出现"风团块"，瘙痒难受并自汗。虽经服药抗过敏，仍时时发作。刻下，风团此起彼伏并自汗乏力，同时也经常盗汗及口腔溃疡。纳可，但饮食稍不慎即拉稀。舌红苔白稍腻，脉细弦软。

证属 卫外不固，药毒外侵。
治法 益气固表，和营疏风。
方药 桂枝加龙骨牡蛎汤合玉屏风散加减化裁。桂枝10g、白芍15g、炙甘草6g、红枣5枚、生姜3片、煅龙骨30g、煅牡蛎30g、生黄芪30g、防风10g、白术10g、陈皮10g、路路通15g、紫河车10g、淮小麦20g、紫浮萍15g，5剂，日一剂，水煎服。

2012年7月9日再诊 上月服药5剂，自汗及"荨麻疹"均显然减轻，因读书过于紧张而未能及时复诊，近日又心烦失眠，不易入睡。舌红苔白，脉细而微弦。守方加栀子10g、淡豆豉15g，以清心除烦，再服两周。

随访 家长告愈。

按 解热镇痛药物，有引起皮疹等过敏副作用，而伤寒中风亦可导致瘾疹。正如《金匮要略·中风历节病脉证并治》云："邪气中经，则身痒而瘾疹。"本案由于读书劳倦体虚，加上中风及用药过敏致患瘾疹。故用桂枝加龙骨牡蛎汤领玉屏风散，以益气和营，疏风固表；加上紫河车补元固本而收效甚捷。

【案例16】 瘾疹（过敏性荨麻疹）

杜某某 女 47岁 职工

1997年11月2日初诊 患荨麻疹反复发作多年。过敏原试验：花粉、鱼、虾阳性。数年前，每遇风则周身出风团块并瘙痒，伴有过敏性哮喘。近几年哮喘缓解，但颜面一吹风或到野外走动则瘙痒，尤其上眼睑红肿，数日后脱皮屑。上海某医院诊断为"脂溢性皮疹"。曾经注射脱敏剂，无效。于4~5月在江西省中医院住院一个来月，亦周效。纳可，大便结。舌红苔薄白，舌中少苔，脉细濡。

证属 营血亏虚，卫外不固。
治法 益气固表，和营疏风。
方药 桂枝加龙骨牡蛎汤合玉屏风散加味。嫩桂枝5g、白芍10g、炙甘草10g、生姜2片、红枣5枚、煅龙骨15g、煅牡蛎15g、生黄芪30g、白术30g、防风10g、菟丝子15g、路路通15g、薏苡仁30g，7剂，日一剂，水煎服。

1997年11月21日家人代述，症显减，要求续服，故守方再服7剂。

1998年2月26日电话告知 已进食鱼虾，未再复发。嘱其善自珍摄，若有复发迹象及时再服药。

1998年4月13日电话告知 今年清明试着上山扫墓，野外行走未再出现过敏现象。

按 不论是《素问·四时刺逆从论》中"少阴有余，病皮痹隐轸"。还是《金匮要略·中风历节病脉证并治》的"邪气中经，则身痒而瘾疹"。均为体虚，邪风中经所致。故以桂枝加龙骨牡蛎汤领玉屏风散以和营疏风，益气固表。营和风灭，风清疹消。

【案例17】 痉病（颈颌痉挛）

吴某 女 16岁 学生

2002年7月3日初诊 颈肌及下颌不自主抽搐三年。母述：孩子患病尚不知原因何在，虽经治疗总不见愈，故就诊中医。月经14岁来潮，周期28~30天，经期5-7天，经行时腹痛及下肢酸痛。刻下，颈肌与下颌阵发性搐动，难以自制。睡眠易惊，纳呆食少、餐后胃脘胀闷不适。舌红尖微甚、苔淡黄、中根黄厚，脉细微数。

证属 肝血不足，筋脉失养。
治法 养血柔肝，潜镇熄风。
方药 桂枝加龙骨牡蛎汤加味。桂枝10g、白芍

10g、炙甘草5g、红枣5枚、生姜3片、煅龙骨20g、煅牡蛎20g、天麻10g、苍术10g、炒谷芽15g、炒麦芽15g、黄柏10g，7剂，一日一剂，水煎服。

2002年7月10日二诊　药后抽搐较前已有减轻，口稍干，喜冷饮。舌红苔淡黄、中根稍厚，脉细弦软。守方加重白芍5g，并加北柴胡10g，以助养血疏肝，再服7剂。

2002年7月17日三诊　下颌及颈脖处抽搐明显缓解，本次痛经亦较前明显减轻，经行下肢酸痛除。但胃脘仍痞塞不适，纳少，大便1~3日一行。舌红尖甚，苔薄淡黄，脉仍细弦少力。守方加减进退共服28剂而愈。

按　痉，乃瘛疭，亦为痓。其病因《素问·至真要大论》云："诸痉项强，皆属于湿。""诸风掉眩，皆属于肝。""诸禁鼓栗，如丧神守，皆属于火。"而《素问·脏气法时论》则云："脾病者，身重，善饥，肉萎，足不收行，善瘛。"所以风、火、湿、热及脾虚，兼能使人发痉。本案主要是脾虚血弱风动，故以桂枝加龙骨牡蛎汤，温中健脾，资生化源，以此平补阴阳；再加天麻以熄风止痉，柴、芍养血疏肝，脾健血旺，风熄痉止。

【案例18】痉病（四肢痉挛）

刘某某　男　69岁　农民

1990年11月9日初诊　以阵发性四肢拘急、挛缩而就诊。自1986年春季出现手指拘急、挛缩，片刻自行缓解，但时时发作。刻诊，四肢拘急挛缩痛苦之极并满头大汗。并述及近来夜寐小腿常抽筋，晚间咳嗽。既往有"肾炎、高血压"史。形体消瘦，皮肤干燥，血压174/95mmHg。舌红苔薄白而滑，两脉弦左细。

证属　营卫失调，风痰内扰。

治法　养营和卫，化痰止痉。

方药　桂枝加龙骨牡蛎汤加味化裁。桂枝10g、白芍15g、生甘草6g、煅龙骨30g、煅牡蛎30g、木瓜10g、吴茱萸3g、怀牛膝10g、僵蚕12g、法半夏10g、黄芩10g、生姜3片、红枣4枚，5剂，日一剂，水煎服。

嘱　禁酒并配合进食猪排骨汤以调养。

1990年11月13日复诊，手足拘急挛缩未发，食欲较前增加，血压123/80mmHg。守方再进10剂。

1991年5月22日再诊　服上方15剂后，四肢拘急挛缩已止，咳嗽之疾也已愈八成。由于停药及饮酒而复发，但症状较前轻微，仍宗上方，再服7剂。

1991年5月28日四诊　家属代述：病情稳定。按原方加田七末3g（冲服）。带药15剂善后。1992年暑期告病愈。

按　四肢痉挛，现代医学认为其确切的原因尚不清楚，研究认为是由于神经肌肉的兴奋性增高所致。《素问·至真要大论》则认为："诸痉项强，皆属于湿。"《灵枢·邪气脏腑病形》则云："心脉急甚者为瘛疭。"对于"瘛疭"一证，《张氏医通·瘛疭》解释云："瘛者，筋脉拘急也，疭者，筋脉弛纵也，俗谓之抽。"故瘛疭亦属于痉病。因此，风寒湿邪均可导致本病的发生。此外痰浊、瘀血、血虚亦可致痉。本案年近七旬，据其脉证，乃营卫俱虚，兼夹风痰。故治疗未落入祛风除湿之窠臼，而用桂枝加龙骨牡蛎汤调和营卫，平补阴阳，加木瓜、吴茱萸、怀牛膝柔肝舒筋，半夏、黄芩燥湿祛痰；同时以黄芩之苦寒制半夏之燥热，以防伤阴之弊；僵蚕和脾去风；猪排骨汤滋阴润燥，药食并举，共建养营和卫、化痰止瘛之功。

【案例19】躁动（学龄儿童多动综合征）[1]

廖某　男　8岁　学生

2014年6月8日初诊　母述：孩子躁扰多动几近半年。病始目赤干涩，之后出现躁动。眨眼、吭咳、好动，喜抠鼻孔，上课思想不集中。纳差，大便秘结。舌红尖甚、苔白，脉细弦。

证属　营血亏虚，肝血不足，湿热蕴结。

治法　和营敛阳，泻肝缓急，养阴清热。

方药　桂枝加龙骨牡蛎汤合龙胆泻肝汤加减化裁。桂枝4g、白芍8g、生甘草4g、生姜1片、红枣3枚、生龙骨15g、生牡蛎15g、龙胆草5g、黄芩8g、生栀子6g、北柴胡5g、车前子10g、木通3g、北山楂10g、生地8g、当归5g、淡豆豉6g、谷精草15g，7剂，日一剂，水煎服。

2014年7月16日二诊　母述：眨眼已止，嘴角仍不断地翘动。自述：鼻子内痒。纳呆食少，大便已调。血液检查：全血锌63.8μmol/L。舌红苔黄、舌尖红甚，脉细弦。守方加蝉衣4g、胆南星5g，以疏风止痒，再投7剂。

46

2014年7月24日　自述早晨鼻塞，翘鼻嘴动作较前减轻。舌红苔微黄，脉细弦。守方再服7剂。

2015年1月20日其祖母吴某告　多动已愈。

按　小儿多动综合征，西医认为遗传、生化、神经与生理、精神、脑损伤等多种因素有关。而中医学认为先天不足，后天失养，产伤或他病导致心、肝、脾、肾四脏功能失调，表现为阴虚阳亢与虚阳浮动两个方面，而本案目赤、鼻痒夹有肝经湿热，肺火上熏鼻窍之象。故以桂枝加龙骨牡蛎汤和营敛阳，养阴柔肝；用龙胆泻肝汤泻肝经之热，以补前方之不足，一和一泻，相得益彰。

【案例20】　躁动（学龄儿童多动综合征）[2]

戴某某　男　9岁　学生

1990年10月18日初诊　家长述：孩子不自主地频频点头、搔挠，反复发作已3年。从6岁时开始出现点头（不自主动作），曾经治疗，服维生素、谷维素等药有所缓解。刻下，复发并且加重，时时躁动，不自主地用手搔挠颈后。纳、眠均可，读书成绩尚好。家族史：父亲10岁时患过舞蹈病，经针灸＋服中药而愈。舌红、苔根稍黄厚，脉细弦。

证属　阴阳失调，肝失疏泄。

治法　燮理阴阳，疏肝解郁。

方药　桂枝加龙骨牡蛎汤合四逆散加味。桂枝6g、白芍10g、炙甘草3g、生牡蛎15g、生龙骨15g、北柴胡6g、枳实5g、北枸杞10g、当归6g、葛根6g、生姜2片、红枣2枚，7剂，日一剂，水煎服。

1990年11月1日二诊　自诉：药后舒坦一些，症状明显减少。家长述：据观察，用手搔挠每日最多1~2次。因故停药一周。舌红、舌苔微黄厚、右舌边剥苔，脉细弦。守方再服10剂而愈。

按　本案躁动达三年之久，虽经治疗未愈，而且复发并加重，究其根源，入学后罹患斯疾，皆因思虑劳倦，脾虚肝郁所致。而且又有家族史，生父曾患"舞蹈病"，既有先天不足，又有后天失调。故以桂枝加龙骨牡蛎汤领四逆散，燮理阴阳，疏肝解郁而愈。

【案例21】　躁动（婴儿多动综合征）

邹某　男　9个月

2001年2月14日初诊　母述：经常眨眼伴咬牙摇头，发作几秒钟后自行停止，如此反复发作。纳可，大便稀软。有支气管炎史，刻下，仍喉中痰鸣。指纹紫暗隐伏风关。

证属　阴阳失调，痰湿内蕴。

治法　平补阴阳，化痰熄风。

方药　桂枝加龙骨牡蛎汤合二陈汤化裁。桂枝3g、白芍5g、炙甘草3g、煅龙骨10g、煅牡蛎10g、法半夏3g、陈皮3g、茯苓5g、生姜1片、红枣1枚，7剂，日一剂，水煎服。

2001年3月7日二诊　母述：药后躁动未再发作，守原方再服10剂以善后。

随访　家长告愈。

按　本案尚属婴儿期，竟然出现躁动，其临床表现又类似于西医的少儿"抽动秽语综合征"。但与临床常见的5~10岁少儿发病年龄并不相符，故如此婴儿罹患斯疾，尚属罕见。姑且按躁动证治疗。观其脉证，当属阴阳失调，痰湿内蕴。方用桂枝加龙骨牡蛎汤领二陈汤，以平补阴阳，化痰熄风，服一周则缓解未作，可谓药到病除。

19. 四逆散

四逆散乃《伤寒论·辨少阴病脉证并治》为阳气内郁，气机阻滞之阳气不能外达四肢末端，致手足不温之证而设。方中柴胡辛凉疏肝，升阳透热为君药；白芍酸寒入肝，养血敛阴，与柴胡相伍一升一敛，透热解郁而不伤阴为臣药；枳实行气散结，以助疏畅气机为佐；炙甘草缓急和中，调和诸药为使。诸药合用，共成清透疏肝，调和肝脾之剂。临床运用中，辨清虚实。若偏虚者，用枳壳易枳实，重在行气，慎防破气，以顾其虚。

临床运用本方，或伍以他方治疗，因肝郁脾虚之头眩、眩晕、肝泄、身痛、郁证、脏躁、目灼、胃痛、小腹胀痛、颤振、痉病、月经不调、崩漏、不育、儿童性早熟、乙肝等。

【案例1】　龟头痛

王某某　男　49岁　职工

1994年9月7日初诊　龟头阵发性刺、掣痛半年。同时伴有头掣痛，心烦少寐，睡后有时噩梦惊醒，有时耳鸣。尿后阴茎麻、灼不适。检查尿常规无明显异常。纳香，眠可，大便尚调。舌红苔薄而淡黄，脉弦。

证属　肝郁气滞，肾络闭阻。

治法　疏肝行气，解郁通闭。

方药　四逆散加味。北柴胡10g、白芍30g、枳实10g、生甘草10g、台乌药10g、炒麦芽30g、防风10g、陈皮10g、桔梗10g，7剂，每日一剂，水煎服。

1994年9月17日二诊　药后龟头刺掣痛减，但仍麻辣微痛伴心烦不安。舌红苔薄黄，脉细弦。

据其心烦不安，阴茎麻辣之证，可见心火已下移。故疏肝解郁，清心泻火兼治。即在原方上加龙齿30g，川黄连6g，肉桂3g，以清其源，再投7剂。

1994年11月23日再诊　龟头刺、掣痛已基本痊愈。停药2个多月后，现有时仍心烦不安，龟头隐隐作痛，并有尿急胀感。舌红尖甚苔白，脉细弦。守方加减进退再投10剂。

1994年12月3日四诊　尿后阴茎仍有麻辣感。舌红苔薄白，脉细弦。守方再进。

1995年2月19日五诊　龟头刺、掣痛痊愈。因春节期间频繁饮酒后，又有时隐隐作痛或阵发性掣痛。睡眠稍差、半夜一觉醒后、不易再入睡伴心烦意乱。舌红边甚、苔淡黄厚，脉浮略弦。守方加灵芝12g，以安神定志。

随访　续服30剂后，诸症悉除。

按　男性龟头痛，现代医学认为是包皮龟头炎，或是非淋菌性尿道炎及淋病引起龟头刺痛，本案检查观察并无明显异常。按其脉证当责之于肝郁气滞，气失条达，导致龟头掣痛。《伤寒论·辨少阴病脉证并治》云："少阴病，四逆，其人或咳、或悸、或小便不利、或腹中痛、或泄利下重者，四逆散主之。"这里虽指的是阳气内郁，不能外达四末，而致四肢不温的病证。按经络走向，足少阴经筋起于足小指下边，入足心部，同足太阴经筋一起向上行，沿大腿内侧，结于阴器。由此可知，足少阴阳气内郁，同样会引起阴器的病证。故治与四逆散疏肝行气，解郁通闭而愈。

【案例2】　眩晕（前庭神经元炎）

卢某某　女　51岁　居民

2009年4月13日初诊　头晕、头痛、肢冷，继之如坐舟车并恶心二十余天，加重一周。南昌大学第一附属医院经颅多普勒检查报告：未见明显异常；血生化亦无异常。刻下，稍一劳作则头晕头痛，四肢冰冷，鼻塞伴两耳闭塞，口干喜饮，少寐，纳尚可，三天未大便。面色淡黄。血压110/70mmHg，舌红苔白，脉略滑。

证属　肝郁脾虚，胃热胆寒，气机阻滞。

治法　疏肝解郁，和畅气机，温胆清胃。

方药　四逆散合温胆汤加味。北柴胡15g、枳实10g、白芍10g、炙甘草10g、法半夏15g、陈皮15g、茯苓30g、竹茹10g、川黄连6g、羌活10g、天麻12g、漂白术30g、红枣5枚、生姜3片，7剂，日一剂，水煎服。

2009年4月21日二诊　药后眩晕减轻，肢冷除，若鼻塞则头晕并两耳闭塞，大便已通畅。舌红苔白，脉细弦软。守方减去白术20g，加辛夷花15g、夏枯草30g，以助疏风通窍，除湿通络，再投7剂。

2009年4月30日三诊　鼻塞已通，耳闭塞也缓解，颜面已红润。舌红苔黄，脉弦而软。守方再进。

2013年12月4日随访　续服至两周后，诸症豁然。

按　据其症类似于西医的"前庭神经元炎症"。其病之前期虽无明确病史，仅从"头晕头痛"并逐渐形成眩晕来看，当由伤寒失治而来。正如《伤寒论·辨少阴病脉证并治》第318条文云："少阴病，四逆，其人或咳、或悸、或小便不利、或腹中痛、或泄利下重者，四逆散主之。"本案伤寒开始，传变于少阴，故"四逆"，虽无咳、悸等症，但因少阴寒热互化，致痰热互结，并诱动伏饮，至少寐、眩晕。故以四逆散领温胆汤，以疏肝解郁，和畅气机，并温胆清胃而愈。

【案例3】　肝泻（过敏性结肠炎）

查某某　女　51岁　医技师

2005年3月8日初诊　大便时泄时结反复发作4年。四年来，大便时泄时结，以泄为主，伴心烦易躁，失眠多梦。曾于省、市医院就诊，均诊断为：过敏性结肠炎。血常规显示，轻度贫血，白细胞也长期低于正常值。多方治疗，一直未愈。刻下，神疲乏力，四肢冰凉，心烦难寐，纳尚香，但多食则脘腹胀满，大便或泄、或结。舌红尖甚苔黄、舌中不规则细裂，脉细软。

证属　肝郁脾虚，气机阻滞，痰火扰神。

治法　疏肝解郁，和畅气机，清心宁神。

方药　四逆散合栀子豉汤加减化裁。北柴胡10g、炒枳壳10g、白芍10g、生甘草5g、生栀子12g、淡豆豉10g、白头翁10g、太子参15g、羌活5g、独活5g、桔梗10g、生黄芪30g、当归6g、防风10g、陈皮10g、川芎10g、茯苓15g、薄荷10g，7剂，日一剂，水煎服。

随访　按方服至3周后愈。

按　肝郁脾虚之慢泄，因其与情志不畅相关，故有"肝泄"，或"气泄""恼怒泄"之称。本案既有心烦易躁，又有四肢不温之气机郁闭之征。故以四逆散合栀子豉汤疏肝解郁，清心除烦，并据其证加入防风、陈皮、黄芪、当归等药，以助疏肝行气，养血补虚之力。迁延四年之疾，仅药三周而愈，其效妙哉！

【案例4】　肝泻（慢性腹泻）

李某　女　41岁　个体

2017年1月20日初诊　胃痛后则如厕，泄泻水样便或稀软便2年。便泄每月发作一次，同时伴有郁闷不畅，心烦易躁。由于长期在天津从商，疏于治疗。因症状加重，故返赣求治。刻下，胃痛、便泄、纳呆、食少、肢凉、心烦、少寐。舌红苔薄而淡黄，脉细弦而微数。

证属　肝郁脾虚，气机阻滞。

治法　行气开郁，疏肝和脾。

方药　四逆散合痛泻要方加味。北柴胡10g、炒枳实10g、炒白芍15g、炙甘草5g、防风15g、陈皮10g、炒白术10g、川芎10g、炒苍术10g、制香附10g、神曲10g、生栀子10g、焦山楂15g、炒麦芽30g，7剂，日一剂，水煎服。

2017年2月20日二诊　电话述：胃痛止，泄泻亦止。纳香，眠好。要求续服，守方加紫灵芝20g、茯苓15g，以助补虚益脾，再服14剂以善后。

随访　药尽病愈。

按　本案乃忧思日积，气结不舒，致使气滞而胃痛。由于失治，气郁日渐，致横逆犯胃乘脾，运化失常，湿由内生，湿胜则胃痛泄泻。故《素问·气交变大论》云："化气不政，生气独活。"意思是：化气，土气也；生气，木气也。为木盛则土衰，故化气不能

布政于万物。治与四逆散合痛泻要方以疏肝和脾，抑木扶土获效。

【案例5】　夜间多溺（精神神经性多尿）

任某某　女　52岁　退休职工

2015年10月27日初诊　夜尿频数，每2个小时须起床小便一次，每晚2~4次。因尿频而影响睡眠，白昼则头痛如裂并伴四肢麻木欠温，下肢乏力、浮肿。月经极少，而且心烦多疑。舌红苔白，脉细。

证属　肝郁脾虚，气机郁滞，肾气不固。

治法　疏肝解郁，和畅气机，益肾化气。

方药　四逆散合五苓散加味。北柴胡6g、白芍15g、枳实10g、炙甘草5g、猪苓15g、白术10g、茯苓15g、泽泻25g、桂枝5g、法半夏15g、竹茹10g、红枣5枚、生姜3片、黄连6g、炒厚朴10g、苏叶6g、生黄芪30g，7剂，日一剂，水煎服。

2015年11月4日二诊　药效如神，每晚只醒一回，并小便1次。下肢肿消，面色已红润，心情舒坦。舌红苔白，脉细而微弦。守方再服7剂以善后。

随访　药尽诸症悉除。

2019年8月18日陪友人就诊，告之：自药后夜尿愈，至今安康。

按　肝郁则脾虚，脾虚则气弱，乃至肾脏衰弱，气化失司，故夜尿频作。治用四逆散领五苓散，疏肝解郁，益肾化气，使气机和畅，水道通调，多尿自愈。

【案例6】　身痛（药物性身痛）

师某某　女　57岁　居民

2017年5月20日初诊　全身冷痛。因颈痛、腰痛，去年3月份入南昌大学第二附属医院就诊，检查骨密度结果诊断为：骨质疏松症。故而静滴进口"唑来膦酸针"后致头痛、身痛并呕吐一天。今年复用一针后，导致全身冷痛，尤其是四肢及背部并失眠。刻诊，全身及四肢冷痛，而心烦，失眠、不易入睡。曾针刺＋姜灸未效。舌红尖甚，苔白而稍腻，脉细而无力、右微弦无力。

证属　肝郁脾虚，阳弱饮停，气机阻滞。

治法　疏肝健脾，温化痰饮，和畅气机。

方药　四逆散合苓桂术甘汤加味。北柴胡15g、白芍10g、枳实10g、炙甘草6g、桂枝10g、茯苓30g、

白术 10g、淮小麦 50g、红枣 8 枚、生姜 3 片、煅龙骨 15g、煅牡蛎 15g，7 剂，日一剂，水煎服。

建议　晨起坚持适当运动，以助疏经通络；并嘱：睡前热水泡足，取微汗，以助温阳通络。

2017 年 5 月 17 日二诊　药后睡眠已改善，但近两天又胃痛。每餐以馒头＋稀饭为食。舌红苔白，脉细而微弦。守方加炒苍术 10g、高良姜 10g、制香附 10g，以助燥湿醒胃，再投 7 剂。

2017 年 5 月 26 日三诊　诸症除，欣感两足力量大增，眠也好。舌红苔白，脉细而微弦。守方再服 7 剂以善后。

按　"唑来膦酸注射液"的不良反应：全身反应：乏力、胸痛、腿浮肿……神经系统：失眠、焦虑、兴奋、头痛、嗜睡等。而本案则出现全身冷痛伴心烦失眠，先后两次使用均表现"身痛"，第一次伴呕吐；第二次则冷痛伴心烦失眠。《伤寒论·辨少阴病脉证并治》第 318 条文云："少阴病，四逆……四逆散主之。"患者药致全身冷痛，当为阴阳不相顺接；《金匮要略·痰饮咳嗽病脉证并治》又有云："胸中有留饮，其人短气而渴，四肢历节痛，脉沉者，有留饮……病痰饮者，当以温药和之。"故而治与四逆散和畅气机基础上，伍以苓桂术甘汤温阳化饮，两方协同共奏和畅气机，祛邪通络之效。

【案例 7】　郁证（焦虑症）
周某某　男　17 岁　学生

2018 年 1 月 1 日初诊　心烦焦躁，睡眠梦多，上课时思想难以集中已有数月之久。由于心烦失眠、焦躁不安而影响学习。观其心烦不安，两耳嫣红。母补述：孩子两耳长期嫣红。舌红苔淡黄，脉弦软、左关有力。

证属　肝郁脾虚，气机郁滞，血不养心。

治法　疏肝健脾，调和气机，养血宁神。

方药　四逆散合桂枝加龙骨牡蛎汤加味化裁。北柴胡 10g、白芍 8g、枳实 6g、炙甘草 4g、桂枝 3.5g、煅龙骨 15g、煅牡蛎 15g 党参 10g、白术 7g、当归 7g、炙黄芪 15g、炒枣仁 7g、生远志 7g、茯神 10g、广木香 5g、龙眼肉 6g、红枣 4 枚、生姜 2 片，7 剂，日一剂，水煎服。

2018 年 1 月 10 日二诊　诸症改善，两耳嫣红已褪。舌红苔白，脉弦软。药已中的，守方再投 7 剂，

并嘱：睡好子午觉以防复作。

2018 年 1 月 17 日三诊　由于面临期末考试而少寐伴情绪焦躁。舌红苔白，脉弦数、寸浮。

刻诊，压力过重，肝失条达，肝郁化火，心火上扰，故而失眠。拟疏肝解郁，清心泻火调治。方用四逆散合栀子豉汤加味。北柴胡 6g、白芍 10g、生甘草 4g、枳实 6g、生栀子 6g、淡豆豉 6g、绿萼梅 10g、川黄连 5g、郁金 10g，7 剂，日一剂，水煎服。

2018 年 1 月 24 日四诊　眠已可，焦躁减。舌红苔白，脉弦软。守方再服 7 剂以善后。

2019 年 4 月 9 日电话访　其父周某喜告，孩子念高二，情绪稳定，成绩很好，这次学校考试名列前茅。

按　由于学习压力过重，导致焦虑症的学生为数不少。本案较为典型，而且两耳长期嫣红。《素问·阴阳应象大论》有"肾主耳"之说，而《灵枢·本脏》云"耳坚者肾坚"。故耳廓嫣红，乃知肾阴不足，虚火上炎之征，故此出现心烦焦躁。故首诊与四逆散疏肝解郁，和畅气机；配以桂枝加龙骨牡蛎汤以调和阴阳，交通心肾，再加参、芪、术、归、枣仁、龙眼等（仿归脾汤意）以助养血补虚，引血归脾收效。次诊与四逆散合栀子豉汤以疏肝解郁，清心泻火而获安。

【案例 8】　郁证（抑郁症）
胡某某　女　45 岁　职工

2005 年 6 月 19 日初诊　头部怕冷、怕风伴抑郁 1 年。时近夏至，患者戴着帽子，外罩秋衫就诊。自述怕风、怕冷并心烦不宁。上月 27 日在当地医院检查 T3、T4、TSH 未见明显异常。1992 年曾因焦虑烦躁而被某医院拟诊"精神分裂症"而服抗精神病药物"苏比利"达 12 年，已停药 1 年余。近期又烦躁怕冷，自行再吃了几天"苏比利"，似乎效果已不明显。刻诊，多愁善虑，胆怯心惊，除头部怕冷外，还不能接触水，下水则头冷加重并疼痛。晨起腰僵痛，口苦，月经尚调，两颧黄褐斑。舌红苔微黄厚，脉细关弦。

证属　肝郁脾虚，气机郁结，胆虚痰盛。

治法　疏肝解郁，清胃温胆，豁痰宁神。

方药　四逆散合温胆汤加减化裁。北柴胡 10g、白芍 10g、枳实 10g、炙甘草 6g、法半夏 10g、陈皮 10g、茯苓 15g、竹茹 10g、生姜 4 片、石菖蒲 10g、

郁金12g、川黄连6g、胆南星10g，10剂，日一剂，水煎服。

2005年6月29日二诊　怕风、怕冷减轻一半。刻下，颈脖仍怕冷，胃脘时时嘈杂，喜温饮及酸食。舌红苔白，脉细微弦。守方加北山楂10g，以助消食健运，再投10剂。

2005年7月8日三诊　头身怕风怕冷已除，已摘帽脱衣。若不吹风，则无任何不良感觉，已经可短暂下乡参加劳动。舌红苔白，脉细软。守方加浮小麦30g、红枣4枚，仿甘麦大枣汤之意，补益脾气，养心宁神，共服26剂后诸症悉除。

按　本案虽说是郁证，但从现代医学的认识：情感及意志行为障碍，属精神疾病范畴，而且服抗精神病药物"苏比利"12年之久。据其就诊时脉证，当为肝郁脾虚，气机逆乱，痰热上扰。《难经·五十一难》云："病欲得温，而不欲见人者，病在脏也。"故治疗上疏肝解郁，和畅气机为治，以收"木郁达之"（《素问·六元正纪大论》）调气之效。同时与温胆汤以清化痰热，治其胆虚，和其脾胃，标本兼治，其病自安。

【案例9】　郁证（戒烟焦虑症）

尹某某　男　70岁　退休干部

2016年4月1日初诊　心烦不寐伴忧郁不安已1个月。缘于戒烟后出现心烦，坐立不安，夜不能寐，故以玩电脑消磨时间。纳食少味，口干欲饮温水。小便黄，大便调。舌红苔白，脉弦软微数。

证属　肝郁气滞，脾虚血弱，虚火内扰。

治法　疏肝健脾，育阴潜阳，清心除烦。

方药　四逆散合栀子豉汤、甘麦大枣汤加味化裁。北柴胡10g、白芍15g、炒枳实10g、生甘草6g、淮小麦30g、红枣5枚、生栀子15g、淡豆豉12g、煅龙骨25g、煅牡蛎25g、绿萼梅10g、生地15g、知母15g、黄柏15g，7剂，日一剂，水煎服。

2016年4月8日二诊　心烦不安减及睡眠改善，口唇仍干，咽喉干燥并有痰梗塞，而且黏稠不易咳出。舌红苔白，右脉弦软微数、左细弦软而微数。守方加毛冬青叶10g，以助清肺利咽，再投7剂。

2016年4月13日三诊　诸症见减。舌红苔微黄，脉略弦。守方加重淮小麦20g，以增加益脾、养阴、润燥之力，再服7剂。

嘱　控制玩电脑时间，每次不要超过2小时，防止过劳。

2016年6月15日再诊　情绪已稳定，纳香，眠可、但入睡后仍易惊醒。有时咽痛，二便调。血压160/55mmHg。舌脉如上。

患者因戒烟导致的心烦、不寐、纳果等症已获解除，为巩固疗效，拟用食疗调养：①绿豆加甘草汤。②莲子银耳羹。③泥鳅炖豆腐。以上三款食疗，可轮番食用。

随访　诸症悉除，已恢复正常生活。

按　因戒烟而罹患焦虑，是人体大脑的精神系统在尼古丁的刺激下，产生依赖性与成瘾性。本案就是因戒烟后出现的戒断反应，而心烦不寐，焦躁不安。其病机为肝郁脾虚，气机阻滞；阴虚血弱，虚火内扰所致。治以疏肝理气，达透郁滞；育阴润燥，清心除烦，而用四逆散、栀子豉汤、甘麦大枣汤联合治疗而收效。

【案例10】　鼻忌秽气（嗅觉过敏症）

袁某　男　25岁　教师

2012年4月27日初诊　闻及异味则心烦头晕、双眼灼热已数月之久。每当鼻腔闻及腥臭异味，则出现心烦头晕伴双眼灼热。而且经常胸闷，喜长叹息。纳食虽好，但经常大便溏稀。舌红苔白而稍腻，脉细弦数。

证属　肝郁脾虚，痰热上扰，肺窍不利。

治法　疏肝健脾，化痰泄热，益肺利窍。

方药　四逆散合顺气化痰汤加味化裁。北柴胡10g、枳实10g、白芍10g、炙甘草6g、法半夏15g、栝蒌皮15g、炒莱菔子15g、生麦芽30g、北山楂15g、浙贝母15g、白芷10g、黄芩10g、胆南星10g、神曲10g、辛夷花15g、藿香10g、广木香10g、红景天15g，日一剂，水煎服，上药连服7剂告愈。

按　因闻及异味而心烦头晕较为罕见，诸多文献尚未涉及本病。《素问·气厥论》所云："脾移热于肝，则为惊衄。……胆移热于脑，则辛頞鼻渊，鼻渊者，浊涕下不止也，传为衄蔑瞑目。故得之气厥也。"本病应与脾、肝、胆、脑相关。患者先有肝郁，继则脾虚，痰湿内生，郁而化热，热移于肝胆，乃至神魂不定。每遇异味刺激，发为心烦头晕。故在治疗上，用四逆散疏其肝气，同时顺气化痰以健脾祛湿，湿去痰化，热自消退，则肺窍通利，其病自愈。

【案例11】 目灼（眼干燥症）

罗某某　男　25岁　公务员

2015年1月5日初诊　眼睛灼热干涩已数周。由于近一时期工作压力大，心情紧张并出现双眼干涩，而且是闭上眼睛则感觉灼热加重。同时乏力疲倦，昏昏欲睡，工作时注意力难于集中。但又从未失眠，每晚均可睡上8~9个小时。纳尚可，二便调。舌红苔白，脉细弦数。

证属　肝郁化火，气机郁滞，邪热上扰。

治法　疏肝健脾，和畅气机，育阴泻火。

方药　四逆散合酸枣汤加味。北柴胡10g、枳实10g、白芍15g、炙甘草6g、炒枣仁10g、茯神15g、知母15g、川芎10g、生栀子12g、淡豆豉10g、漂白术10g、当归10g、生远志10g、薄荷10g、煅龙骨30g、煅牡蛎30g，7剂，日一剂，水煎服。

2015年6月6日陪父就诊告知　药后诸症豁然。

按　目灼类似于《审视瑶函》中的"白涩"证，但又不同于白涩证，其虽有干涩，但主要是双目灼热难受并乏力疲倦，昏昏欲睡，心情紧张，注意力难于集中。因此，其病机是肝郁脾虚，气机阻滞，虚火上灼所致。故疏其肝郁，和畅气机，兼之滋养肝血，泻其虚火，以四逆散领酸枣汤加味，7剂而收痊功。

【案例12】 胃痛（食管多发白斑、非萎缩性胃炎并糜烂、胆汁反流）

刘某某　女　57岁　个体户

2015年7月29日初诊　胃痛并咽喉梗塞已数月之久。5月18日江西省中医院电子胃镜诊断报告：①食管多发白斑。②非萎缩性胃炎伴糜烂，胆汁反流。HP（++）。经服"胃脘痛方"（颗粒剂何药不详）加"艾普拉唑"（6月15日又改用"奥美拉唑镁肠溶片"及"胃三联"）。胃痛、胃灼热虽有缓解，但咽喉梗塞不减。而且时时嗳气，尤其晚上左腹一直疼痛。纳尚可，眠可，腹痛则醒，二便调。敲击右胁肋下疼痛。血压：156/92mmHg。舌红苔黄、舌中根部略厚，脉弦关软。

证属　肝郁脾虚，阳热内郁。

治法　理气疏肝，抑木扶土。

方药　四逆散合厚朴生姜半夏甘草人参汤加减化裁。北柴胡15g、炒枳实12g、杭白芍20g、炙甘草6g、炒厚朴10g、生姜3片、法半夏15g、郁金30g、黄芩12g、川黄连3g、吴茱萸3g、青皮10g，7剂，日一剂，水煎服。

2015年8月4日二诊　咽喉梗塞明显减轻，嗳气也大减。舌红苔白、舌根部淡黄稍厚，脉弦左软。守方再投7剂。

2015年8月16日三诊　11日复查胃镜报告：①非萎缩性胃炎伴糜烂。②胆汁反流，食管黏膜未见多发白斑。刻下，胃灼、口干、呃逆。舌红苔黄、左舌边厚，脉弦软、左细弦软。守方去黄芩，加桂枝10g、芒硝5g（冲服）、生大黄6g，以调胃降逆，再投7剂。

2015年8月24日四诊　呃逆止，大便日解2次，纳食增。舌红苔黄，脉弦软、左略细。守方再服7剂。

2015年9月30日再诊　上月药后，胃灼、呃逆均已缓解而停药。最近胞姐胃癌病重，导致心情也不好。刻下又出现餐后胃胀并时有"胃灼热"。二便尚调，近为增强营养，每天晚餐后喝杯牛奶。舌红苔白稍厚，脉浮而弦软。

患者因情绪紧张，既忧心胞姐病情，又担心自己的胃痛有类似发展。故而胃胀，"胃灼热"发作。必须进行心理疏导，明确地告知，"食管白斑"，其癌变率极低，而且胃镜复查已排除；调整心态，注意饮食，期可康复。并拟疏肝解郁，建中助运调治。

方用四逆散合黄芪建中汤化裁。北柴胡15g、枳实10g、炒白芍15g、炙甘草6g、炙黄芪30g、桂枝10g、炒厚朴15g、法半夏15g、海螵蛸15g、红枣5枚、生姜3片、川红花6g、饴糖2匙，7剂，日一剂，水煎服。

嘱　停饮牛奶，以防生湿碍胃。

2015年10月8日六诊　症状明显减轻，有时胃脘稍有痞塞，纳已香。舌红苔微黄、左舌边厚苔，脉浮弦、按之少力。守方加炒苍术6g，以燥湿醒脾，再服14剂。

随访　2017年7月18日携孙就诊告：胃已康复。

按　黏膜发生角化过度，即出现白色斑块状变化，而食管白斑比较罕见。据相关统计，食管白斑发生癌变者约5%，临床必须注意，若白斑损害迅速扩大、基底硬结，症状突起或发生明显疼痛，应予警惕。本案情绪抑郁既有慢性胃炎，又有胆汁反流，即是致病原因。前期用"艾普拉唑"等较有效地抑制了胃酸的分泌，缓解了症状，为后期中药治疗打下了基

52

础。中医治疗则以四逆散疏肝解郁，和畅气机；厚朴生姜半夏甘草人参汤去人参健脾温通，散滞除满，降逆开结；后期以四逆散领黄芪建中汤既疏肝解郁，和畅气机，又益气建中而收痊功。

【案例13】 胃痞（慢性胃炎）

周某　女　31岁　教师

2016年7月11日初诊　胃脘胀满痞塞已数月。数月来胃胀痞满，痞满时舌苔发黑，手足凉而怕风，而整个躯干又怕热。因从事小学教学，讲课时声音会由大而逐渐变小，有气力不接之虞。在当地虽经健脾化湿治疗，难以见效，经荐就诊。刻下，胃胀、胃痞，神疲乏力，面部痤痛常常此起彼伏。纳虽可，多食则痞塞甚，舌苔则由灰转黑。大便稀烂黏稠，夜尿1~2次。每在晚9时左右口渴，但饮少。月经色黑不畅，因此而取出节育环。舌红苔浅灰黄、舌中根部灰黄。脉细弦软而微数。

证属　肝郁气滞，中焦窒塞，气机不畅。

治法　疏肝解郁，和畅气机，破滞消痞。

方药　四逆散合四磨汤、越鞠丸加味化裁。醋柴胡15g、白芍15g、炒枳实12g、炙甘草6g、沉香10g、槟榔10g、台乌药10g、川芎15g、炒苍术10g、制香附10g、神曲10g、生栀子10g、炒厚朴15g、陈皮10g、玫瑰花10g、九香虫6g，7剂，日一剂，水煎服。

2016年7月18日二诊　药后精神显增。饮食增，若过食则仍胀，大便仍不成形。舌红苔薄而微黄、根略厚，脉弦软。守方加草果10g，以助除痰消痞，再投10剂。

2016年8月29日随访　胃痞已止，舌苔复常。

按　胃痞一证，是常见之疾。其病因：或为伤寒误下，或为血气壅塞，也有中气虚弱不能运化所致。正如《素问·六元正纪大论》云："凡此太阴司天之政……民病寒湿，腹满，身䐜愤。"《伤寒论·辨太阳病脉证并治下》第131条文云："病发于阴，而反下之，因作痞也。"故痞塞多为寒湿，或伤寒误下导致。而本案治无起色，迁延不愈，应为少见。据其脉证，究其原因，应为肝郁气滞，脾虚湿蕴，化热壅塞而成。治宜解其郁滞，畅其气机，才能消其痞塞。故以四逆散领四磨汤、越鞠丸化裁疏肝解郁，和畅气机，破滞消痞获效。

【案例14】 水肿（围绝经期综合征）

李某某　女　46岁　居民

2003年8月6日初诊　眼睑水肿以左侧为甚一周。半年来，月经不规律，一般滞后5天，并出现心烦不安。近期自觉眼皮沉重，手紧而难以握成拳头。纳可，大便尚调。触其小腿以下，按之微凹陷。舌红苔薄淡黄，脉细弦。

证属　肝郁脾虚，水湿外溢。

治法　疏肝健脾，利湿消肿。

方药　四逆散合五皮散加减化裁。北柴胡10g、白芍10g、枳实10g、炙甘草10g、生姜皮10g、大腹皮10g、茯苓皮12g、广陈皮10g、桑白皮10g、当归10g、白术10g、薄荷10g，5剂，日一剂，水煎服。

2003年8月13日二诊　药后肿消，手已松软。舌红苔薄白，脉细弦。守方加泽泻15g，以助健脾利湿，再服7剂而愈。

按　本案为经断前后诸证，患者以肝郁气滞，脾肾亏虚，水湿内停为主证。故以四逆散疏肝解郁，和畅气机；以五皮散健脾利水，并加白术、当归、薄荷，仿逍遥散之意，调其冲任。如此，气机和畅，脾健湿化，诸证豁然。

【案例15】 痉病（突发性抽搐、低血钾）

王某某　女　27岁　居民

2005年5月18日初诊　突发性头晕伴全身麻木冰冷、抽搐，反复发作已2年。缘于2002年12月分娩后，2003年初出现上症。抽搐时神志清楚，喝点温水后可缓解。上月赴上海中山医院检查血液生化等项目，除血钾3.14mmol/L（参考值3.5~5.5mmol/L）偏低外，其余项目未见明显异常；头部CT检查亦无异常。刻下，频繁发作，近又失眠、失眠时白昼则头痛，纳可，便调。舌红苔薄白，脉细弦软微数。

证属　肝郁脾虚，血虚生风。

治法　疏肝健脾，养血熄风。

方药　四逆散合桂枝加龙骨牡蛎汤加减。北柴胡10g、白芍30g、炒枳壳12g、炙甘草6g、桂枝10g、煅龙骨30g、煅牡蛎30g、红枣5枚、生姜3片、木瓜10g、郁金12g、漂白术10g、当归10g、茯苓10g，7剂，日一剂，水煎服。

2005年5月27日二诊　服药期间抽搐未再发

作。21日因取节育环时抽搐一次，当时吸氧，半个小时后缓解。舌红苔白，脉沉细微数。守方再投7剂。

2005年6月3日三诊　抽搐已缓解，病情稳定。神疲乏力，稍劳累（劳作或骑自行车等）会出现气短嘘嘘。舌淡红苔薄白、舌边浅齿印，脉细。①守方加炙黄芪30g，以助补脾益气，再服14剂。②药尽后，以"金匮肾气丸（浓缩）"善后，每日3次，每次8粒，以培补肾气。

随访　已愈。

按　产后痉证，除因分娩失血所致外，与产前压抑，产时焦虑相关。失血使肝血不足，肝阴亏耗，疏泄失常，体失濡养，致使头晕、肢凉伴痉挛抽搐。正如《金匮要略·妇人产后病脉证治》云："新产血虚，多汗出，喜中风，故令病痉。"治与四逆散疏肝解郁，和畅气机；伍以桂枝加龙骨牡蛎汤调和阴阳，以资化源。气机畅，化源足，其痉自愈。

【案例16】 崩漏（单纯性子宫增生症）

罗某某　女　49岁　营业员

2015年8月24日初诊　7月20日经行，至今未止，点滴不净。8月13日经九四医院妇科诊断：单纯性子宫增生症。而行"整刮"术，并给服"醋酸甲羟孕酮片"，经水不仅不净，而且量增不断。刻诊，颜面萎黄，头晕乏力，心烦失眠。纳可，但食后胃脘胀满及两胁痛。大便先硬后软，小腹冷如冰。素有一痼疾，足趾一年四季冰冷，暑天也必须包裹而睡。舌红苔白、舌边有齿印，脉细弦软、右沉细弦软。心率72次/分，律齐。

证属　肝郁脾虚，气不摄血。

治法　疏肝和脾，益气摄血。

方药　四逆散合归脾汤加味化裁。醋柴胡15g、炒白芍10g、枳实10g、炙甘草6g、炙黄芪35g、党参15g、炒白术10g、当归15g、茯神15g、炒枣仁10g、生远志10g、广木香10g、龙眼肉10g、红枣6枚、生姜3片、淮小麦30g、艾叶炭10g、阿胶珠5g（打粉冲服），5剂，日一剂，水煎服。

2015年8月29日二诊　药至四剂血止，两胁及乳房胀痛大减，小腹冰冷已温，足趾冰冷也明显减轻。舌红苔白，脉细弦软。药已中的，守方加减进退共服17剂而诸症悉除，患者感叹中医药之魅力！

按　本案应属气虚之疾，当以归脾汤益气统血即

可。但因患者素有厥逆之证，气机阻滞，阴阳乖张，而出现足冷腹冰。故用四逆散统领归脾汤疏肝和脾，益气摄血。既起沉疴，又除新疾。

【案例17】 闭经（继发性闭经）[1]

龚某　女　23岁　营销员

2015年8月24日初诊　月经未行4个月之久。从事产品销售工作，工作压力较重。又因家庭矛盾生气，至今尚未释怀，之后出现月经未行。末次月经为2月底，5月份就治于江西省中医院妇科，医生给服中药并每日用大剂量红花25g，6月中旬月经至，停药后至今两个多月又未行。江西省中医院激素五项测定：睾酮41ng/ml、雌二醇164.82ng/m、促卵泡生成素2.07mIU/ml、催乳素21.18ng/ml、黄体生成素4.97mIU/ml；彩超：子宫–双卵巢无异常、子宫内膜9mm。刻下，经常做噩梦，重现吵架景象，醒来竟泪目。纳可，小便调，大便自闭经后次数增多，日解4次，仅早晨必须如厕三次。晚餐后须上一次，均质干量少。睡前小腹冷，最近喜食酸辣，头偶晕，纳少味，喜食冰棒冷饮。舌红苔白，脉细弦关软。

证属　肝郁脾虚，冲任失调。

治法　疏肝建中，养血调冲。

方药　四逆散合建中汤加减。北柴胡15g、白芍15g、炒枳壳10g、炙甘草6g、桂枝10g、生姜3片、大红枣8枚、淮小麦30g、当归10g、川芎10g、制香附10g、苍术10g、神曲20g、茜草15g、海螵蛸20g、饴糖2匙（烊服），5剂，日一剂，水煎服。

嘱　忌冷饮冰食。

2015年9月9日二诊　药至4剂，8月28日经行，量先多后少，色红，5天后净。情绪稳定，睡眠安稳，小腹冷除，大便已调，感觉疗效特好。刻诊，要求继续调理，准备元旦结婚并备孕。舌红苔白、舌边有齿痕，脉细弦软。守方加减进退再服7剂以善后。

2015年10月8日随访　月经已正常。

2016年6月4日喜告　月经调后已怀孕。

按　《素问·阴阳别论》云："二阳之病发心脾，有不得隐曲，女子不月"。《兰室秘藏》则明确指出："妇人脾胃久虚或形羸，气血俱衰而致经水断绝不行"。均说明月经不行与心、脾（胃）有较直接的关系。本案先劳伤心脾，致气血亏虚，后又家庭矛盾，致肝郁气滞，从而导致闭经。故治其气并调其阴阳气

血。以四逆散疏肝解郁，和畅气机；小建中汤温中健脾，调和气血。气机畅，气血和，月经自至。而且，如愿受孕。

【案例18】 闭经（继发性闭经）[2]

罗某 女 45岁 职工

2016年7月11日初诊 一年来闭经。服用"妈富隆"月经则行，不服则经不至。10年前因右侧"巧克力囊肿"，曾行微创术治疗。刻下，每到经期则胸部乳房胀痛，而月经不下伴心烦气躁。纳可，少寐不安、睡时易惊醒。体检（包括性激素）无明显异常。舌红尖微甚、苔白，脉细弦软而微数。

证属 肝郁脾虚，精血不足，冲任失调。

治法 疏肝健脾，益精补血，通调冲任。

方药 四逆散合四乌鲗骨一藘茹丸加减。醋柴胡15g、赤芍15g、酒白芍15g、炒枳壳10g、炙甘草6g、茜草30g、海螵蛸15g、阿胶5g（烊服）、当归15g、白术10g、茯苓15g、薄荷10g、制香附10g，7剂，日一剂，水煎服。

2016年7月25日二诊 药后经行，色淡红，量也不多，七日净。舌红苔淡黄、舌边有齿痕，脉细弦软而微数。守方加炙黄芪30g，以助益气行血，再服7剂。

2016年8月26日陪友人前来就诊告之 月经复常，诸症悉除。

按 本案闭经兼有胸胁胀痛并心烦气躁，故在四逆散疏肝健脾，和畅气机的基础上，加上四乌鲗骨一藘茹丸（缺麻雀卵、未用鲍鱼汁，以阿胶代之）益精补血，化瘀通经，其效仍如桴鼓之应！

【案例19】 咬舌症

曾某某 女 45岁 居民

2010年12月21日初诊 四年来经常咬破舌头。咬舌不自主的发生，尤以月经期间。虽经医院多方诊治，尚未发现牙齿或脑血管有何明显异常。故此，心烦难安。而且近年又出现喉中梗塞，反复失眠，既不易入睡、睡后又易醒、醒后更不易再睡。纳呆食少，腹部经常胀气，月经也逐渐减少。故就治于中医。舌红苔白，脉细而微数。

证属 肝郁脾虚，痰热上扰，心神不宁。

治法 疏肝解郁，清热化痰，养血宁神。

方药 四逆散合黄连温胆汤加味。北柴胡15g、炒白芍15g、枳实12g、炙甘草6g、川黄连10g、法半夏15g、竹茹20g、陈皮12g、茯苓15g、茯神15g、红枣5枚、生姜3片、炒枣仁15g、知母20g、川芎10g、煅龙骨30g、煅牡蛎30g，7剂，日一剂，水煎服。

2011年3月19日再诊 去年服药一周，咬舌次数大减。因故停药，近又有加重趋势。同时伴眠差、难以入睡，喜悲伤。口腔经常溃疡。舌红苔黄、根微厚，脉细弦微数。

刻诊脉证，稍有差异，脏躁突显。故治拟育阴润燥，养血宁神。

方用甘麦大枣汤合酸枣汤加味。淮小麦50g、大红枣6枚、炙甘草10g、炒枣仁15、茯苓15g、茯神15g、川芎10g、知母15g、煅龙骨35g、煅牡蛎35g、生铁落50g、夜交藤30g、制何首乌15g、当归身10g、石菖蒲10g、生远志10g、五味子10g，7剂，日一剂，水煎服。

2011年3月26日三诊 心烦不寐，月经似至非至。舌红尖微甚，脉细数少力。守方加生栀子10g、淡豆豉15g、竹叶20g，以助清心宁神，再投7剂。

2011年4月6日四诊 偶尔咬舌，夜间盗汗，睡眠欠安并因梦哭泣致醒。舌红苔白，脉细弦软而微数。守方加磁石50g，以助重镇安神，再服7剂。

2013年11月1日电话随访 其丈夫告之：咬舌症已基本愈好，偶尔咬舌，口腔溃疡也愈而未发。

按 偶尔不自主地咬伤舌头，这是一种心不在焉的生理现象。而本案患者不仅经常咬破舌头，尤其是经期加重而成为病态。由于自己的神经系统没能控制肌肉进行正常的咀嚼活动，其病因应是精神心理压力过大，睡眠欠安，导致注意力不集中而咬舌。而中医认为是肝郁脾虚，脾失健运，化源不足，气血亏虚，血不养神；此外，脾虚生痰，痰郁化热，痰热上扰，导致心烦不寐，心神不宁。故治与四逆散合黄连温胆汤疏肝解郁，清热化痰收效。后期治疗与甘麦大枣汤合酸枣汤育阴润燥，养血宁神而收痊功。

【案例20】 不育（精子活力低）

胡某某 男 44岁 职工

2015年9月11日初诊 欲育二胎。数年来，欲育二胎未遂心愿。故而导致心烦不安，情绪欠佳并腰疲背痛。精液检查报告：精液量1.5ml（参考值1.8ml）、PH7.4（参考值≥7.2）、精子总活力15.64%（参考值≥40%）、向前运动力14.36%（参考值≥32%）、精子浓度70.38×10^6/ml（参考值≥15×10^6/ml）、精子总数126.69×10^6（参考值≥39×10^6）。刻下，腰疲足软，纳、眠尚好，大便经常拉稀。有前列腺增生及前列腺炎史。舌红边微甚、苔淡黄，脉细弦微浮微数。

证属　肝郁脾虚，肾精不足。

治法　疏肝和脾，滋肾填精。

方药　四逆散合滋肾通关丸加减化裁。北柴胡15g、炒枳壳10g、炒白芍15g、炙甘草6g、黄柏15g、生地黄20g、肉桂3g、知母15g、肉苁蓉15g、巴戟天15g、胡芦巴10g、神曲20g、北山楂15g、山萸肉10g、当归尾10g，7剂，日一剂，水煎服。

2015年9月18日二诊　腰疲显然缓解。舌红边微甚、苔白，脉细弦软。守方再服7剂以善后。

随访　妻子已孕并于2016年底分娩一胖小子。

按　因情绪不佳，心烦不安，导致肝郁脾虚，肾精亏虚而不育。《金匮要略·血痹虚劳病脉证并治》云："男子脉浮弱而涩，为无子"。男子不育之治疗，或温阳、或滋肾、或补气、或益精。而本案则因心绪不安，肝气郁滞，致脾虚肾亏。故以四逆散疏肝解郁，健脾益肾，并领滋肾通关丸滋阴补肾，温化下焦而收种子之效。

【案例21】　滑精

张某　男　22岁　学生

2010年4月7日初诊　滑精伴四肢冰冷4年余。4~5年来，每看一次情片，则精液自出。因此心情压抑、夜梦、甚则梦呓，白昼神疲乏力，腰酸不适伴四肢冰冷。纳尚好，大便二日一行、尚通畅。舌红苔薄白、舌中有细人字串状碎细裂，脉细弦软而微数。

证属　肝郁脾虚，肾气不固。

治法　疏肝解郁，益肾固精。

方药　四逆散合金锁固精丸加味。北柴胡15g、白芍15g、枳实12g、生甘草6g、芡实30g、莲须10g、煅龙骨30g、煅牡蛎30g、沙苑子30g、党参15g、醋龟板25g、金樱子30g、木馒头15g，5剂，日一剂，水煎服。

2010年4月28日二诊　精液自出现象减轻，心情压抑及手足冰冷也缓解，梦呓解除。仍神疲乏力，大便仍二日一行。舌红苔薄黄、舌面裂纹转浅，脉细弦软。守方加生黄芪25g、白术10g、茯苓15g，以益气健脾，资生化源，再服5剂而愈。

按　男子遗精、早泄临证有之，但通过感官刺激则精液自出，尚属罕见。本案乃妄想不遂，久而肝郁脾虚，相火妄动，致肾气亏虚，精关弛纵，造成精液滑脱。经与四逆散以疏肝解郁，健脾益肾；并领固精丸以固肾摄精；加入木馒头以涩精止滑，共奏透达阳郁，固关摄精之功。

【案例22】　少腹痛（人流术后）

王某某　女　26岁　职工

2010年9月25日初诊　少腹痛2个多月，缘于2个月前人工流产，后又整刮一次，从而出现少腹痛。经江西省妇保院B超诊断报告：盆腔积液。服西药（何药不详）一个多月未效。刻下，少腹痛伴心烦肢冷，口淡纳呆，术后月经未至。舌红苔薄黄，脉细弦软。

证属　肝经虚寒，脉络闭阻。

治法　理气疏肝，温经通络。

方药　四逆散合内补当归建中汤加味。北柴胡15g、炒枳壳10g、白芍15g、炙甘草6g、当归10g、桂枝10g、生姜3片、红枣5枚、台乌药12g、茯苓15g、小茴香10g、青皮10g、大云10g、淫羊藿15g、菝葜30g、川芎10g、砂仁3g、枸杞15g，7剂，日一剂，水煎服。

2010年10月8日二诊　药后今日经至，经量少，经行出现腹痛。舌红苔白，脉细弦。

经行腹痛，乃术后气滞血瘀，经脉不畅所致。治拟理气活血，温经止痛。方用加味乌沉汤加味。西砂仁10g、制香附10g、台乌药15g、炙甘草6g、广木香10g、延胡索12g、川芎15g、川红花10g、桃仁泥10g，3剂，日一剂，水煎服。

2010年10月9日来告　药很管用，药一剂则痛止。

随访　少腹痛愈，月经复常。

按　《素问·举痛论》云："寒气客于厥阴之脉，厥阴之脉者，络阴器，系于肝，寒气客于脉中，则血涩脉急，故胁肋与少腹相引痛矣。"本案因人流＋整刮术，致使寒客厥阴，脉络伤损所致。治疗以四逆散疏肝理气，透达郁阳；伍以《金匮要略·妇人产后病脉证并治》中《千金》内补当归建中汤，治妇人产后虚羸不足，腹中刺痛不止"。两方协同，收效甚捷！

【案例 23】 创口红肿（舌扁平苔藓术后）

万某某　女　41 岁

2009 年 5 月 19 日初诊　舌创口红肿。舌左边因"扁平苔藓"，在上海第九医院手术切除两次，最近一次是一个月前。一周前因劳累及生气后，手术处红肿疼痛，并出现一绿豆大小的肿块、痠胀麻木，同时心烦耳鸣。纳食少味，胃胀饱闷，尤其是生气时。大便尚调，日一行。寐时梦多，甚则噩梦，尤其刚睡时极易惊醒。舌红苔薄白淡黄，脉沉细而弦软。

证属　肝郁脾虚，寒热中阻。

治法　疏肝健脾，清胃泄热。

方药　四逆散合半夏泻心汤加减化裁。北柴胡 15g、炒枳壳 10g、赤芍 15g、白芍 15g、生甘草 6g、法半夏 12g、川黄连 10g、黄芩 10g、党参 15g、干姜 5g、红枣 5 枚、蛇舌草 30g、竹叶 20g、连翘 20g，7 剂，日一剂，水煎服。

2009 年 5 月 26 日二诊　左舌中小肿块缩小，痠胀麻木减轻，仍耳鸣及心烦，眠差易惊，大便日两次。舌红苔白，脉细而微弦。守方加桃仁泥 10g、川红花 10g、北山楂 15g，以助化瘀散血，再服 14 剂。

2008 年 6 月 4 日三诊　睡眠已改善，舌头稍有肿胀并有沉重感。舌红苔薄黄、左舌边中偏硬，脉细弦软。

患者肝郁已解，痰湿未化，故拟温胆清胃，豁痰散结调治。

方用温胆汤加味。法半夏 10g、生甘草 6g、茯苓 15g、陈皮 10g、竹茹 10g、枳实 10g、川黄连 10g、内红消 30g、山慈菇 15g、浙贝母 15g、蛇舌草 30g、玄参 12g、金银花 30g、当归 10g，再服 7 剂以善后。

按　患者因生气而致伤口红肿疼痛，痠胀麻木。其病机无疑是肝郁气滞，阳气郁遏，舌络瘀阻所致。而且扁平苔藓本是痰瘀郁结之物，故以四逆散疏肝解郁，和畅气机；半夏泻心汤以和脾胃气机，泻中土热结而收效。

本案提示　凡手术创伤后患者，除注意休息及饮食调理外，心理调适非常重要。古人已有"三气周

瑜"致旧创逆裂之戒。虽为小说，但颇有道理。

【案例 24】 大便秘结（结肠息肉术后）

宗某某　男　53 岁　医生

2014 年 9 月 25 日初诊　便秘不解。一年来，因"结肠息肉"，曾先后 2 次施行摘除术。术后无便意，3 天不如厕则大便干结解不出，必需依赖"开塞露"以通便。同时，心烦易怒。纳、眠尚好。舌红苔薄黄，脉细弦、重按少力。

证属　肝郁脾虚，肺失宣降。

治法　疏肝和脾，宣肺肃降。

方药　四逆散合桔梗汤加减化裁。北柴胡 6g、炒枳壳 10g、白芍 10g、炙甘草 6g、桔梗 10g、当归身 10g、火麻仁 10g、升麻 10g、太子参 15g、漂白术 30g、郁金 30g、生地 15g、广木香 6g、炒厚朴 15g，7 剂，日一剂，水煎服。

随访　药尽大便通调。

按　大便秘结，本应是肺失宣肃，大肠传导失职所致。而本案则为肝郁气结，气壅大肠致结。正如《素问·举痛论》云："余知百病生于气也，怒则气上……思则气结。"故治用四逆散疏肝解郁，和畅气机；桔梗汤开提肺气，宣肺肃降，以助传道变化。郁解气顺，传道复常。

【案例 25】 性早熟

周某某　女　7 岁　学生

2008 年 10 月 21 日初诊　母述：患儿两乳房交替肿大半年余。去年下半年左乳头出现肿胀、质硬，按之疼痛。市某医院诊为"性早熟"。今年右侧又类似肿胀，而且性格暴躁。纳可，小便灼热。舌红苔白，脉细弦软。

证属　肝郁脾虚，肾燥痰结。

治法　疏肝理气，润燥散结。

方药　四逆散合当归贝母苦参丸加味化裁。北柴胡 5g、白芍 7g、枳实 5g、生甘草 4g、当归 5g、浙贝母 7g、苦参 6g、制香附 5g、川芎 5g、丝瓜络 5g、炒橘核 5g、蛇舌草 10g，5 剂，日一剂，水煎服。

2009 年 3 月 8 日母告　诸症解除，健康复常。

按　性早熟，各类医籍尚无此记载。现代医学认为：小儿性早熟的界定，女孩八岁前、男孩九岁前，出现第二性征。如女孩乳房发育、出现阴毛、初

来月经；男孩睾丸和阴茎增大，出现阴毛胡须、喉结凸起、声音变粗等。据临证观察，无论男女，在出现第二性征的同时，常伴心烦气躁，肝郁气虚，气机阻滞，痰瘀经络之征，本案还伴有肾燥之小便灼热。故在四逆散疏肝解郁，和畅气机的基础上，伍以当归贝母苦参丸化痰散结，润燥益肾；同时，随证加入疏肝行气，散结通络之品。使其郁达燥除。诸症悉除。

【案例 26】 乙型肝炎

邹某某　男　34 岁　建筑技工

1996 年 3 月 29 日初诊　右上腹胀痛、痞塞不适一个余月。缘于春节后出现右上腹胀疼，而且每在进食油腻后，上腹部则胀满痞塞。有"慢性乙肝"史，检查两对半 1、3、5 阳性；有嗜酒史。B 超报告提示：胆囊壁毛糙。舌红苔黄而腻，脉弦小数。

证属　肝郁脾虚，湿遏气滞。

治法　疏肝健脾，行气利湿。

方药　四逆散加味。北柴胡 10g、枳实 10g、白芍 10g、生甘草 5g、绵茵陈 30g、白茯苓 30g、川芎 6g、炒麦芽 30g、金银花 15g、广木香 10g、炒厚朴 10g，5 剂，日一剂，水煎服。

1996 年 4 月 5 日二诊　上腹胀满已除。乙肝两对半检查报告：1、3 阳性；肝功能：未见明显异常。舌红苔淡黄、舌尖中有一纵形裂纹，脉右沉细略弦、左细弦、均小数。守方加郁金 15g、丹参 30g、苍术 10g、黄柏 10g、田基黄 15g，以助利湿化瘀，再投 10 剂。

1996 年 10 月 9 日　四个半月来，按方加减进退共服中药 98 剂，诸症悉除。复查乙肝两对半：表面抗体转阳。

2014 年 5 月 1 日随访　药后 18 年，至今安康，身体也偏胖。

按　自 1963 年布隆伯格等医学专家在澳大利亚土著人血中发现了抗原性物质 Aa（澳大利亚抗原，后称之为 HBSAg，即乙型肝炎表面抗原）。之后医学家们均在做相应的研究，除预防用的疫苗外，在治疗上尚未有突破性进展。中医药的治疗，通过"木郁达之"（《素问·六元正纪大论》）；"见肝之病，知肝传脾，当先实脾"（《金匮要略·脏腑经络先后病脉证》）。从而确立疏肝解郁，健脾助运等治疗原则。但肝之病变尤为复杂多样，故在上述原则的指导下，必须辨证治疗，方免贻误之虞！本案则是肝郁脾虚，湿遏气滞。故治与四

逆散疏肝解郁，和胃实脾。并加用茵陈、茯苓、川芎、木香等利湿行气之品而收实效。

20. 芍药甘草汤

芍药甘草汤，源于《伤寒论·辨太阳病脉证并治上》，第 29 条文云："伤寒脉浮、自汗出、小便数、心烦、微恶寒、脚挛急……若厥愈足温者，更作芍药甘草汤与之。"此乃伤寒伤津，阴血不足，筋脉失濡，导致腿脚挛急，心烦，微恶寒；肝脾不和，脘腹疼痛。方中芍药酸寒，养血敛阴，柔肝止痛；甘草甘温，健脾益气，缓急止痛。二药相伍，酸甘化阴，调和肝脾，柔筋止痛。故本方主治津液损伤，阴血不足，筋脉失养所致诸证。

临证取本方酸甘化阴，柔肝缓急之功，配合他方、他药治疗血癥、热痹、腰痛、便秘等病，累显奇效。

【案例 1】 血癥（左卵巢囊肿）

高某某　女　39 岁　司机

2010 年 10 月 23 日初诊　腰痛伴腹部不适。腰痛以右侧为甚，并放射至大腿。月经紊乱，甚则闭而不行。新建县某医院 B 超报告：左侧卵巢囊肿大小约 23mm×15mm。形体消瘦，舌红苔薄黄，脉细弦软而微数。

证属　阴血不足，痰瘀胶结，脉络闭阻。

治法　养血敛阴，化瘀豁痰，散结除癥。

方药　芍药甘草汤合二陈汤加味。炒白芍 15g、炙甘草 6g、法半夏 10g、茯苓 15g、陈皮 10g、浙贝母 15g、蛇舌草 15g、猫爪草 15g、土茯苓 15g、拔葜 30g、小茴香 10g、台乌药 15g、藤梨根 30g、桃仁泥 10g、三棱 10g、莪术 10g、川红花 10g、黄柏 15g，7 剂，日一剂，水煎服。

2010 年 11 月 1 日二诊　电话述：药后腰痛止，精神好转，要求再服。药已中的，守方再服 14 剂后告愈。

2017 年 1 月 10 日电话随访　腰痛愈后，每年的例行体格检查，"囊肿"消失，一直安康。

按　腹腔内的肿块，有形证隐现可验，称之为癥瘕。癥瘕一名出自《金匮要略·疟病脉证并治》中："此结为癥瘕。"本病一般认为乃七情损伤，寒温失调，饮食内伤，痰浊瘀血，搏结癥结而成。患者因腹痛而

以 B 超检查诊断为"左卵巢囊肿"。本案有形而坚硬不移，痛有定处为癥。由于其月经紊乱或经闭，故诊其为血癥。因其阴虚不足，故首选芍药甘草汤养血柔肝，和中缓急；辅以二陈汤化痰散结，选用猫爪草、拔葜、蛇舌草、藤梨根以化瘀散结；再辅以桃仁、红花、三棱、莪术等活血祛瘀。阴血足，痰瘀化，其癥自散。

【案例 2】 热痹（痛风）
谢某某　男　61 岁　职工

2010 年 3 月 28 日初诊　左足膝、踝肿胀疼痛，下午加剧伴心烦已一周。尿酸检查报告：530μmol/L。舌红苔淡黄，脉细弦软而微数。

证属　肝脾失和，湿浊瘀阻。

治法　清热燥湿，柔肝缓急。

方药　芍药甘草汤合三妙散加味化裁。白芍15g、炙甘草6g、苍术15g、黄柏15g、怀牛膝15g、吴茱萸6g、木瓜15g、豨莶草20g、海桐皮20g、半枝莲15g、晚蚕砂15g、台乌药15g，7 剂，日一剂，水煎服。

2010 年 4 月 8 日二诊　肿消痛止。刻下，膝后侧稍拘急，尤以下蹲时。舌红苔微黄，脉细弦软。守方加伸筋草30g，以助舒筋活络，再服 7 剂以善后。

2016 年 9 月 29 日随访　膝、踝肿痛愈后，至今六年半未再发作。

按　痛风病是嘌呤代谢紊乱所致。临床以高尿酸血症，伴痛风性急性关节炎反复发作，后期痛风石沉积、关节畸形。本病的形成，乃外感风寒湿热，内伤饮食，过食肥甘厚味，致使湿浊闭阻于关节经脉。故以芍药甘草汤调和肝脾，柔筋止痛；辅以三妙散清热化湿。肝脾和，湿热除，其痛自愈。

【案例 3】 腰痛（腰椎病小针刀术后）
王某某　女　51 岁　居民

2010 年 5 月 28 日初诊　椎间盘突出而腰腿痛，经小针刀术后。刻下，施术处疼痛，行走不利。舌红苔白，脉细软、左细弦软。

证属　肝血不足，筋脉失养。

治法　疏肝和脾，养血通络。

方药　芍药甘草汤加味。白芍 15g、炙甘草6g、山萸 10g、熟地15g、葫芦巴10g、巴戟天10g、肉苁蓉10g、川断10g、杜仲20g、独活10g、怀牛膝15g、

夏天无10g，7 剂，日一剂，水煎服。

面告　药尽腰痛止，行动自如。

按　小针刀术，乃在针灸的理论基础上，创新发展的一门微创术。在颈、腰椎及关节痛的治疗上，创伤小，疗效好。术后为使患者尽快康复，故选用芍药甘草汤以养血柔肝，和中缓急，舒筋止痛；根据病证部位，选用一些补益肝肾的药物，康复效果卓著。

【案例 4】 大便秘结（慢性结肠炎）
王某某　女　30 岁　营业员

1995 年 3 月 22 日初诊　腹痛，大便一周一解、状如羊屎并挟白色黏液已有时日。南昌市第三医人民院肠镜诊断为"慢性结肠炎"。刻下，不仅腹痛便结，而且经常头晕，心烦，腹冷喜温。口干饮少，纳差食少，嗜辛辣咸味。舌质淡暗、苔薄白、舌体胖嫩，脉细略弦。

证属　血虚肠燥，肝郁脾虚，寒湿搏结。

治法　养血润燥，调和肝脾，温中化湿。

方药　芍药甘草汤合肉果理中汤加减化裁。白芍30g、生甘草10g、煨肉豆蔻10g、党参15g、白术15g、肉桂5g、广木香10g、青皮10g、秦皮10g、生姜3片，7 剂，日一剂，水煎服。

1995 年 3 月 29 日二诊　本周大便已解二次，无白色黏液。纳已可，口中痰涎增多。舌质淡红、苔薄白、舌体仍胖，脉细而微弦。守方加吴茱萸3g，以助温中燥湿之力，再投 7 剂。

1995 年 4 月 7 日三诊　大便已复常。前日进食油腻后腹痛约半个小时，大便后即缓解。舌暗红苔薄淡黄，脉弦软。守方加薏苡仁30g，以助健脾利湿，再服 10 剂以善后。

一年后随访　便秘愈，至今安康。

按　便秘一证，《伤寒论》中有"阳结""阴结""脾约"之称，本案病久，寒热互结，虚实夹杂。故以芍药甘草汤养血润燥，芍药能安脾经，治腹痛；辅以肉果理中汤散寒湿，治冷结。故而久病痼疾，药至病愈。

21.枳实芍药散

枳实芍药散，源于《金匮要略·妇人产后病脉证治》为"产后腹痛，烦满不得卧"而设。方中枳实破

气消积，尤其烧令黑，得火化而善攻积；芍药养血柔肝，缓急止痛，二要配合，共奏破气消积，行气止痛之功。临证用于气郁血滞，胞宫不和之产后腹痛，也可用于类似病机之疾病。

【案例】积证（左腹痛、输卵管积液）

余某某　女　48岁　农民

2014年9月27日初诊　左腹部胀痛，经服中药1年余未愈。超声波提示：左卵巢旁液暗区。诊断：输卵管积液，子宫、双卵巢未见明显异常。刻下，经期紊乱，左腹可触及块垒状物。纳尚香，眠亦好，大便稍结，小便调。舌红苔淡黄腻，脉细数。

证属　湿热下注，气滞血瘀。

治法　行气燥湿，破气化积。

方药　枳实芍药散合四妙丸加味化裁。枳实10g、赤芍15g、白芍15g、薏苡仁30g、黄柏15g、炒苍术15g、川牛膝10g、小茴香10g、菝葜30g、土贝母15g、北山楂15g、川芎10g、青皮10g、丹皮10g、海金沙藤30g、败酱草30g、土茯苓30g、生甘草6g、车前子15g，7剂，日一剂，水煎服。

2014年10月8日二诊　腹痛减轻，大便通畅，月经按期至。舌红苔白、舌边有齿痕，脉细、左细而微弦。守方再进。

2014年11月20日再诊　续服3周药后精神增，体重增，左腹块垒缩小难以触及。舌红苔白，脉沉细。守方加桃仁泥10g、川红花10g，以助活血化瘀，再投14剂以善后。

2014年12月1日随访　腹痛愈，块垒散。

按　患者因左输卵管积液致腹痛不愈，乃气郁血滞，复受寒邪湿热入侵，致气血凝滞，留着不去，日久成积。正如《金匮要略·五脏风寒积聚病脉证并治》中云："积者藏病也，终不移。"故首选枳实芍药散破气消积；由于气血寒湿郁久化热，而辅以四妙清热除湿；加入菝葜、土贝母、败酱草等以解毒散积。共服药4周，使沉疴得除。

22. 泻心汤

泻心汤乃《金匮要略·惊悸吐衄下血胸满瘀血病脉证治》为心胃火旺、热伤阳络所致的吐血证而设。方中黄芩泻上焦之火，黄连泻中焦之火，大黄泻下焦之火。故三黄合用有清热燥湿，泻火泄热，并能通便逐瘀。由于本方苦能燥湿，寒能清热，故因湿热内蕴而发黄疸，也可治之。

临证取其苦寒泄热之性，治疗热淋，即慢性肾盂肾炎急性发作，竟收奇效！

【案例】热淋（慢性肾盂肾炎）

邹某某　女　21岁　自由职业

1995年2月18日复诊　尿黄、尿短、尿频、急胀伴尿刺痛反复发作已1年。缘于去年二月产后第一次房事后即出现尿急、尿黄、尿短、刺痛。尿频时每2分钟即欲解。经厦门市医院中西药治疗，症状虽可缓解，但一直未治愈。故回赣就诊，2月7日据其家人代述：刻下，尿急、尿频、尿痛、带下并外阴灼痒不适。余授方5剂，煎二次后，药渣再煎外洗，药尽诸症大减。由于经水至，而延迟一周复诊。药后经期缩短，过去经期近10天，本次4天即净。经后仍出现白带。今日尿常规：白细胞0~2、上皮细胞少许；蛋白质：痕迹，余无异常。舌红边甚，苔薄黄，脉细弦小数。

治宗原法　清热泻火，利尿通淋。

方药　守原方泻心汤加味。生大黄10g、黄连5g、黄芩10g、黄柏10g、干姜10g，再加薏苡仁30g、芡实15g，再投10剂，药渣再煎外洗。

1995年2月28日二诊　小便仍频数但无灼痛，口干少饮。尿常规：蛋白质微量、白细胞0~2。舌红苔薄黄，脉沉细弦软。

刻下患者的尿频，据其脉证，乃肾气亏虚、气化失权之征。故拟益肾化气调治。

方用五苓散加味。猪苓15g、泽泻15g、白术20g、茯苓30g、桂枝10g、西洋参4g、黄连5g，共服20剂而愈。

1995年3月22日告　房事后，曾出现过尿急尿频，稍事休息则复常。多次查尿常规亦无异常。

按　慢性肾盂肾炎，乃急性迁延所致。据其症状乃为热淋，与热相关。在治疗上或清热利湿，或泻肝通淋，或清暑化湿。本案运用清热泻火之重剂泻心汤治之，为防苦寒太过，而加用干姜制之，竟获意想不到的效果。可见久羁不解的湿热证，非泻火重剂难去其久伏之邪热。

23. 半夏泻心汤

半夏泻心汤，乃《伤寒论·辨太阳病脉证并治下》中第149条文为"心下痞满，呕逆下利"而设。其病机为寒热中阻，胃气上逆。方中半夏和胃降逆，消痞散结为君；干姜温中散寒，黄芩、黄连清泄里热为臣；人参、炙甘草、大枣益气健脾，和中补虚为佐。由于方中寒热并用，辛开苦降。故有燮理阴阳，和调肠胃之功。凡见于寒热互结于心下，胃气不和者，皆可用之。由于其能攻补兼施，今人多用于治疗胃肠与肝胆等多种疾病。临证用于暑泄、食泄、久痢、痛泻、胃痞、嘈杂、腹胀、口疮、舌灼、术后腹痛及创口不愈者，均有显效。

【案例1】 暑泄（急性肠炎）
陈某某 男 14岁 学生

2008年7月9日初诊 泄泻一周。缘于之前感冒发热，经江西省人民医院静滴"头孢注射液"一次，发热缓解，但便泄。尤其食后则泄泻，日3~4解。医生又给服"思密达蒙脱石散"可缓解，停服又泄，泄泻前肠鸣腹响，纳呆。舌红尖甚苔白，脉细数略弦。

证属 外感暑湿，传化失司。
治法 燥湿祛暑，健脾止泄。
方药 半夏泻心汤加减化裁。法半夏10g、黄芩10g、川黄连10g、炙甘草6g、太子参15g、红枣5枚、干姜4g、藿香10g、炒白术10g、茯苓15g、葛根15g、炒谷芽30g、炒麦芽30g，7剂，日一剂，水煎服。

2008年7月20日其母张氏就诊告 药后泄止。

按 本案暑季感邪而泄泻，为暑热中阻，正如《伤寒论·辨太阳病脉证并治下》第149条文云："伤寒五六日，呕而发热者……若心下满而鞭痛者，此为结胸也……但满而不痛者，此为痞……宜半夏泻心汤。"故治与半夏泻心汤燥湿消痞而获效。

【案例2】 休息痢（慢性菌痢）
邹某某 男 23岁 职工

1992年12月21日初诊 腹痛，解黏液便反复1年余。缘于1990年8月出现腹胀肠鸣并拉稀便，之后解白色或黄色黏液便，伴脘腹胀满。曾经西药治

疗，未能痊可，而且时好时发。今日大便常规：红细胞0~1个/HP，白细胞0~2个/HP，其余无明显异常。纳食尚可，若稍犯油腻则腹痛便黏液。而且，神疲乏力，经常头闷痛并头晕。舌红苔薄白少苔，脉弦数、左细弦数。

证属 肠腑虚弱，湿热胶结。
治法 辛开苦降，理中化湿。
方药 半夏泻心汤加减化裁。法半夏10g、黄芩10g、川黄连10g、干姜6g、北沙参30g、生甘草10g、赤芍20g、白术10g、青木香10g、藿香10g，5剂，日一剂，水煎服。

1992年12月28日二诊 服药四剂，腹胀减半以上，纳增，精神亦增，大便先硬后软，腹仍鸣响。舌红苔薄白，脉细弦濡微数。药已中的，守方加炒谷芽30g，以助消食助运，再服6剂告愈。

按 本案患痢，时发时止，休作无时，经年不愈。据其脉证，虽为湿热胶结，脘腹痞满。但热重于湿，并有伤阴之象。故在燥湿和胃的同时，弃人参而重用北沙参益气、养阴、清热，以防人参之壅滞。据证变通，收效甚妙。

【案例3】 白滞痢（慢性菌痢）
王某某 18岁 男 农民

1994年6月23日初诊 腹痛，解黏液便半年。腹痛并拉黏液将近半年之久，在当地屡治屡发。昨日腹痛，怕冷，晚间肠鸣腹响，便而艰涩，里急后重，故赴省城求治。刻诊，腹痛便黏液，纳呆食少，空腹时胃脘嘈杂不适。每到傍晚神疲乏力伴头晕。检查大便常规：白细胞0~3个/HP。舌暗红苔薄淡黄、舌面满布红点、状若杨梅，脉濡数。

证属 寒热中阻，湿热蕴结。
治法 清热燥湿，和胃益脾。
方药 半夏泻心汤加味。法半夏10g、黄芩10g、川黄连5g、干姜10g、党参15g、焦白术10g、炙甘草6g、荆芥3g、红枣3枚，5剂，日一剂，水煎服。

1994年7月1日二诊 诸症殊除，便时尚有少量黏液。舌红苔薄黄、舌面杨梅色点转淡。守方减干姜4g，加生薏苡仁20g，以助健脾除湿，再服7剂而愈。

按 白滞痢，本应为肠虚寒凝而成。而本案下白滞痢半年之久，寒湿郁久化热，故而胃脘嘈杂，舌若

杨梅，脉濡数，均乃湿热蕴结之象。故治与半夏泻心汤，收清热燥湿，和胃助运，化湿散结之功。

【案例4】 食泄（慢性腹泻）

晏某某　女　40岁　农民

2008年1月6日初诊　泄泻反复发作1年。若进食米酒、油腻或红薯，则会出现肠鸣腹响、胀气并泄泻，尤其天冷时发作较多，日2~3次。每次泄泻均服用"诺氟沙星"可缓解，但一直不愈，饮食稍不慎则发作。刻下，又泄泻数天，故赴省城就诊。纳、眠可。舌红苔淡黄稍腻，脉细软。

证属　肠胃不和，水热互结。

治法　清热和胃，燥湿健运。

方药　半夏泻心汤加味。法半夏10g、黄芩10g、川黄连10g、干姜5g、党参15g、炙甘草6g、红枣5枚、煨肉豆蔻6g、煨葛根20g、焦山楂20g、神曲20g、茯苓15g、藿香6g，7剂，日一剂，水煎服。

2008年1月14日二诊　泄止，但大便尚未成形，夜间还会出现肠鸣腹响。舌红苔薄少淡黄，脉细。守方再进。

2008年5月21日随访　按方共服14剂，泄泻已愈。

2018年1月24日因头晕就诊告知　泄泻愈后，10年来肠胃安康。

按　食泻，又称胃泄。一是饮食所伤；二为酒积致泄。本案患者嗜饮米酒，湿热酝酿，积湿成热，致成湿热互结。泄泻前腹胀肠鸣，正如《伤寒论·辨太阳病脉证并治下》第149条文云："若心下满而鞕痛者，此为结胸也……但满而不痛者，此为痞。"故以半夏泻心汤治之获愈。

【案例5】 痛泻（胆石症术后）

刘某某　女　63岁　居民

2018年6月6日初诊　腹痛泄泻发作一周余。因胆石症，于7年前行胆囊摘除术，之后经常腹痛即泻。刻下，腹痛则须如厕，脘胀纳呆，伴胃脘嘈杂，肠鸣腹响，大便稀溏，日拉3~4次。自觉术后体虚，为了加强营养，每日早餐坚持鸡蛋一枚、酸奶一瓶、馒头一个、粥一小碗。舌红尖微甚、苔微黄，脉细弦微数、关少力。

证属　肝旺脾虚，湿热中阻。

治法　清热燥湿，补脾泻肝。

方药　半夏泻心汤合痛泻要方加减化裁。法半夏15g、子黄芩10g、川黄连3.5g、干姜8g、炙甘草5g、红枣6枚、太子参15g、防风10g、陈皮10g、炒白芍10g、炒白术10g、野灵芝15g，7剂，日一剂，水煎服。

嘱　在服药的同时调整饮食，早餐以粥和馒头为主，暂不食蛋及酸奶，并坚持晨练。

2018年6月13日电话告　药尽症除。

按　本案因结石症术后，经常腹痛泄泻。其既有术后脏腑损伤的一面，亦有饮食不当之原因。术后长期饮食失当，食积肠胃，滞碍运化，累积酿成湿热，发为痛泻。故以半夏泻心汤清热燥湿，和中消痞；领痛泻要方补脾泻肝而收效。此外，调整饮食至关重要，否则，将功亏一篑。

【案例6】 嘈杂（慢性浅表性胃炎）

何某某　女　37岁　职工

2012年3月14日初诊　胃脘杂嘈，晨起发作已数年。南昌大学第四附属医院胃镜诊断：慢性浅表性胃炎。刻下，胃内嘈杂伴肠鸣腹响，纳食尚可，每日早餐饮牛奶或豆浆。大便有时泄泻。同时有"乳腺增生症"史。舌深红苔黄、舌前及根部有两大块剥苔，脉细弦软。

证属　寒热中阻，胃气不和。

治法　清热燥湿，健脾和胃。

方药　半夏泻心汤加减。川黄连10g、黄芩10g、炮干姜4g、太子参10g、炙甘草6g、法半夏15g、淮山药30g、生麦芽30g、蒲公英15g、红枣3枚，7剂，日一剂，水煎服。

嘱　暂停饮用牛奶，豆浆。

2012年3月22日二诊　肠鸣减轻，嘈杂仍存。舌红苔薄黄、舌苔斑剥处已长薄苔，脉细弦软。守方加海螵蛸25g、苍术10g、白术10g，以增健脾除湿、散瘀和胃之力，再进7剂。

2012年3月29日三诊　嘈杂消失，纳香，便调，但睡眠梦多。舌苔薄白、舌中偏左仍有一绿豆大小浅剥苔，脉细弦软。守方加生栀子10g、淡豆豉10g，以清心宁神，再进7剂。

2012年4月18日五诊　近期因工作变动原因，思想压力重，心情欠佳，由于情绪问题，近二天不寐，胃脘又出现嘈杂。舌红苔白、右舌边有两块剥苔尚未平复，脉细弦。

患者因工作变故，思想压力过重而出现不寐，胃脘嘈杂，乃肝胃失和使然，与前之嘈杂有别，故应以疏肝和胃，清心宁神为法。

方用越鞠丸合栀子豉汤加味。川芎10g、制香附10g、炒苍术10g、神曲10g、炒栀子10g、淡豆豉10g、海螵蛸20g、煅瓦楞25g、漂白术10g、当归10g、生麦芽30g、八月扎15g，7剂，日一剂，水煎服。

2012年4月27日六诊　诸症悉除，感觉良好。舌红苔白、剥苔已平复，脉细软。守方再进7剂以善后。

随访　药尽嘈杂愈。

按　嘈杂一证，病在胃，与火、痰、饮相关。故前人有"嘈杂，是痰因火动"之说。本案前期属痰热扰胃，以半夏泻心汤燥湿和胃；后期则是肝胃不和，肝失条达，故以越鞠丸合栀子豉汤化裁疏肝和胃，以收同病异治之效。

【案例7】　胃痞（非萎缩性胃炎、食管功能不全）

张某某　女　57岁　居民

2012年4月16日初诊　胃脘痞塞两月余。缘于因胸部麻木并闷痛，而入江西省胸科医院CT检查诊断为"肺结核"。经服9个月的抗结核药（抗结核三联：异烟肼、利福平和乙胺丁醇）后停药已3个月。刻下，胃脘痞塞，胸部仍麻木并闷痛，头也闷闷作痛。纳、眠尚可，大便稀软不成形。经CT复查报告：左上叶结核（病灶部分纤维化）。今日南昌大学一附院胃镜报告诊断：非萎缩性胃炎，食管功能不全。舌红苔薄黄、舌尖处有短裂纹，脉微弦、少力。

证属　寒热中阻，胃气不和。

治法　行气和胃，燥湿消痞。

方药　半夏泻心汤加减。法半夏15g、黄芩10g、川黄连6g、干姜4g、炙甘草6g、太子参15g、红枣6枚、广木香10g、川芎15g、醋延胡索10g、醋柴胡10g、台乌药10g、炒谷芽30g、炒麦芽30g，7剂，日一剂，水煎服。

2012年4月24日二诊　痞塞减，闷痛止，气已顺，大便调，但胃脘右下（右肋下）仍有些堵塞感。舌红苔薄而淡黄，脉细弦、关微滑。守方再进7剂以善后。

2016年10月31日随访　胃脘痞塞已愈。

按　抗结核三联中的异烟肼可引起"感觉异常""肝损害、末梢神经炎"；乙胺丁醇则可引起"恶心、呕吐，腹泻"等胃肠症状；而利福平也有"腹部不适，食欲减退"的胃肠症状。故本案乃为药物之副作用所致。据其脉证，辨为寒热中阻之胃痞，施以半夏泻心汤而收效。正如《金匮要略·呕吐哕下利病脉证治》中云："哕而腹满，视其前后，知何部不利，利之即愈。"

【案例8】　胃痞（残胃炎、食道炎）

袁某某　男　70岁　退休职工

1993年5月22日初诊　胃脘胀闷，遇寒则发作，加剧已2年。曾于去年12月22日因胃痛入江西中医学院附属医院住院治疗。胃镜报告诊断：食道炎、残胃炎；B超报告：胆囊增大。诊断：考虑胆囊炎。刻诊，腹胀痞闷，纳呆，口臭，口舌发麻，肠鸣腹响。前医给服"附子理中汤+复方铝酸铋"罔效。舌红苔黄、中间有人字裂纹，脉细弦小数。

证属　寒热中阻，肠胃失和。

治法　清热燥湿，和胃消痞。

方药　半夏泻心汤加减。法半夏10g、黄芩10g、黄连6g、干姜6g、炙甘草6g、北沙参20g、红枣4枚、大腹皮10g、乌梅10g，7剂，日一剂，水煎服。

1993年6月12日二诊　药后症除。舌红苔微黄厚，脉滑小数。守方再进5剂以善后。

随访　胃痞愈。

按　痞乃胸腹部膜满痞塞不舒，按之不硬不痛，正如《伤寒论·辨太阳病脉证并治下》中149条文所云："若心下满……但满而不痛者，此为痞。"痞之为病，不外乎外感与内伤，"阴伏阳蓄，气血不运而成"（《赤水玄珠》）。本案因"胃切除术"后，胃土虚弱，运化失健，饮食痰积，蕴酿成痞，治用半夏泻心汤以清热燥湿，和胃消痞。方证相符，其痞自愈。

【案例9】　胃痞（胃息肉灼除术后、食管糜烂）

王某某　女　46岁　居民

2016年10月28日初诊　胃脘痞塞伴餐后反胃28天。因胃多发息肉经APC灼除术后出现胃痞并反胃。术前胃镜发现食管糜烂。病理诊断：（食管）慢性鳞状上皮增生。刻下，心烦易怒，胃脘痞满，餐后加重，并扩展至咽喉处梗塞，有时可咯出黄色痰液。纳虽可，因食后痞甚而不能多食。大便在肠鸣腹响时则拉稀。舌红苔薄白，脉细弦软缓。

证属　湿热中阻，肝胃失和。

治法　燥湿和胃，疏肝健脾。

方药　半夏泻心汤合四逆散加减。法半夏15g、川黄连10g、干姜10g、党参12g、黄芩10g、炙甘草5g、柴胡10g、白芍10g、炒枳壳10g、莪术10g、炒苍术10g、红枣5枚，7剂，日一剂，水煎服。

嘱　饮食宜清淡，以五谷蔬果为主。

2016年12年28日再诊　上次药7剂后胃痞满已缓解。刻诊，纳呆，稍多食则反胃、吐食。大便先结后软。舌红苔淡黄，脉细弦关软。

治拟益气健脾，和胃降逆善后。

方用香砂六君子汤加味。砂仁5g、广木香10g、党参15g、炒白术10g、炙甘草6g、陈皮10g、茯苓15g、法半夏15g、红枣3枚、生姜2片、山药30g，7剂，日一剂，水煎服。

2017年1月2日随访　共服14剂而愈。

按　本案因胃息肉术后，气滞血瘀，中气困顿，饮食不化，蕴成湿热，胃失和降，加上心有疑虑，肝气失疏，气机壅滞而致痞。故以半夏泻心汤清热燥湿；辅以四逆散和畅气机，共奏和胃消痞之功。

【案例10】　唇风（单纯疱疹）

徐某某　女　44岁　职工

2006年12月14日初诊　上嘴唇疱疹伴口舌溃疡2天。缘于昨日食油饼后出现上唇疱疹疼痛。口干口苦，大便稀伴肠鸣腹响、矢气多。舌红苔白、右舌尖边有一溃疡点，脉略滑。

证属　脾胃积热，食毒挟湿，化火上犯。

治法　清热燥湿，泻火疏风，解毒除疹。

方药　半夏泻心汤加味。川黄连10g、法半夏10g、黄芩10g、太子参20g、炙甘草6g、大红枣5枚、连翘20g、生栀子10g、薄荷10g、蒲公英20g，5剂，日一剂，水煎服。

2007年1月15日随访喜告　按方服至10剂后，诸症悉除，而且口干口苦亦愈。

按　唇风属胃经风热，发病迅速，唇部疱疹、红肿疼痛。患者本有胃腑积热，又食油炸面饼，食毒化热，外风内热，熏灼唇部而发。故治以半夏泻心汤清热泻火，和其胃腑；加用连翘、栀子、薄荷等以助解毒疏风。

【案例11】　腹胀（急性肠胃炎）

饶某某　女　66岁　农民

1999月6月20日初诊　腹胀痞满伴肠鸣腹响16天。16天前发热并腹泻水样便，经服止泻药（何药不详）泄止，但时至今日只解大便二次。刻下，腹胀纳呆，食后胀甚，肠鸣腹响，神疲乏力，动则气短。眠可，小便长，口和。按之腹软。舌红尖甚、苔淡黄根厚润，脉微弦而软。

证属　湿热中阻，胃失和降。

治法　燥湿和胃，除胀消痞。

方药　半夏泻心汤加减。法半夏10g、党参15g、黄连6g、黄芩10g、炙甘草6g、干姜6g、生姜3片、红枣5枚，日一剂，水煎服，上药连服3剂告愈。

按　时近夏至，患者感邪而泄泻，止泻过快，邪热内结发为热痞。故以半夏泻心汤苦寒泄热，和中消痞。药仅4剂而收效。

【案例12】　口疮（鼻咽癌放、化疗后）

应某某　男　75岁　退休职工

2016年9月9日初诊　鼻咽癌放疗29次，化疗2次。刻下，口腔上颚溃疡并灼痛，鼻干而无涕，喉中痰梗，咯吐白色黏痰，有时挟少量血丝。多方服药未愈，故就诊于中医。观其口腔上颚有淡黄色溃烂点，周边色红。纳如常，大便尚调。舌红苔黄稍厚，脉浮弦。

证属　脾胃热盛，心火上炎。

治法　清胃泻火，清气化痰。

方药　半夏泻心汤合清胃散加减化裁。川黄连10g、生甘草10g、法半夏15g、枯黄芩12g、生姜3片、太子参15g、红枣3枚、生地15g、当归10g、升麻10g、茯苓5g、丹皮10g、赤芍30g，7剂，日一剂，水煎服。

2016年9月16日二诊　痰减少，有时咯痰时仍挟少量血丝，晚上已无痰梗。舌红苔微黄、舌中浅灰苔、舌根微厚，脉弦软。守方加栀子10g、蒲公英15g，以助清热解毒，再进。

2016年9月30日三诊　共续服2周，痰中挟少量血丝减少，血腥味已除。鼻腔可擤出白色鼻涕，喉中仍有痰。大便增多、稀软，日2~3次。舌红苔白腻、舌中浅灰苔已转白，脉弦软缓。

据其脉证，火降津回，治拟清气化痰善后。

方用咳血方合温胆汤加减　青黛15g（包煎）、焦栀子10g、栝楼皮12g、冬瓜子15g（打碎）、诃子12g、海浮石15g、法半夏10g、陈皮10g、茯苓15g、炙甘草5g、竹茹10g、炒枳壳10g、淡豆豉10g、生麦芽30g、焦山楂15g、胆南星10g，7剂，日一剂，水煎服。

随访　药后咳血止，痰梗除，口疮愈。

按　口舌生疮，多由心脾积热，循经上冲所致，并有虚实之分。而本案乃因放射性核素对癌变组织的照射治疗。由于放射治疗带来正常组织的损伤，从而产生一些副作用。临床观察，这些副作用均表现为化热伤阴。本案之口腔溃疡疼痛、鼻腔干燥无涕，均为火热上熏之变。故用半夏泻心汤以泻心脾积热；辅以清胃散清热凉血，共奏泻火凉血，清气化痰之功。

【案例13】　口疮（口腔溃疡）

齐某某　男　44岁　职工

2007年7月17日初诊　电话述：口腔溃疡反复发作已多年。每以劳累后发作，或进食辛辣香燥食物也随之发作。在当地医院多方治疗，未能痊可，经友人举荐而以电话求诊。纳可，便调。

证属　脾胃积热，虚火上炎。

治法　清热泻火，凉血解毒。

方药　半夏泻心汤合四妙勇安汤加减。川黄连10g、黄芩10g、生甘草10g、法半夏10g、干姜5g、西洋参10g（另煎兑服）、红枣5枚、玄参10g、当归10g、银花30g、川红花10g、桃仁泥10g，15剂，日一剂，水煎服。

2008年1月1日短讯致意并喜告　药后口疮已愈。

按　由于半夏泻心汤，其寒热并用，辛开苦降。有燮理阴阳，和调肠胃之功。本案取其辛开苦降以清热解毒，升清降浊；并辅用四妙勇安汤以养阴清热，凉血解毒，加入桃仁、红花以化瘀通络，防止瘀积热结，致使蕴热复溃。诸药协同，共收痊功。

【案例14】　舌灼痛（舌炎）

宾某某　女　75岁　居民

2008年3月18日初诊　舌尖部灼痛反复发作已40年。曾经服中药缓解过，也曾服大量维生素B$_2$及复合维生素无效。刻下发作，灼痛难安。大便每日2~3次，质软。舌红苔黄、舌体偏大，脉细弦而数、寸关脉浮。

证属　寒热中阻，火热上灼。

治法　调脾和胃，泻火止灼。

方药　半夏泻心汤加减。法半夏10g、生甘草10g、黄芩10g、川黄连10g、太子参20g、生栀子10g、浮小麦30g、红枣4枚、生姜3片，5剂，日一剂，水煎服。

2008年4月1日二诊　舌灼痛已除，尚有点麻木。这两天腹胀，昨日泄泻。舌红苔薄黄，脉弦软小数。守方去栀子之苦寒，加生麦芽30g，以疏肝健脾，再进5剂以善后。

2015年8月13日告　2008年，药后舌灼已愈。

按　舌炎，现代医学认为常见原因，病毒感染或细菌感染，但抗病毒、抗菌治疗毫无起色。舌灼痛久治不愈，久则必虚。故中医认为肾阴亏虚，虚火上炎所致。舌为心之苗，故"心气通于舌"（《灵枢·脉度》）。本案舌灼痛实乃肾水亏虚，心火上冲之患。其发作每以外感风热之扰，内受饮食之患。致阴阳失调，火热上灼诱发。故治与半夏泻心汤燥湿泄热，燮理阴阳而收痊功。

【案例15】　腹痛（人流术后）

雷某某　女　26岁　职工

2010年10月26日初诊　腹痛已有3个多月。始于6月份人工流产，之后出现腹痛绵绵。同时满面痤疮（西医诊断为雄性激素过高），但又怕冷肢凉。口苦口臭，唇干口燥，纳呆乏味。大便日解1~3次。B超报告：右侧卵巢囊肿。舌红尖甚、苔黄厚，脉细弦软数。

证属　寒热中阻，痰瘀内结。

治法　清热燥湿，化瘀散结。

方药　半夏泻心汤加味。川黄连10g、法半夏15g、炮姜6g、炙甘草6g、黄芩12g、红枣5枚、党参15g、蒲公英30g、猫爪草15根、菝葜30g、皂角刺15g、银花25g、白芍15g、赤芍15g，7剂，日一剂，水煎服。

2010年11月3日二诊　口臭除，饥饿时胃痛，两少腹稍有胀痛、有时短暂刺痛。舌红、苔黄根微厚，脉细而微弦微数。守方加小茴香10g、台乌药15g、煅蛤壳30g，以行气和胃，再进7剂。

2010年12月5日告　除右腹股沟上方有些不适外，诸症悉除。经南昌大学第二附属医院彩超检查报告：肝、胆、胰、脾、双肾及腹部均无异常，右侧卵巢囊肿消失；妇检亦无明显异常。

按　人流术后腹痛，现代医学一般为子宫或盆腔感染所致。《金匮要略·妇人杂病脉证并治》中有云："曾经半产，瘀血在少腹不去，何以知之？其证唇干口燥，故知之。"本案之腹痛，据脉证与检查报告，既有人流瘀血为患，又兼有痰热中阻，故痰瘀内结所致。故取半夏泻心汤寒热并用，化痰散结；并辅以芍药、皂角刺、猫爪草等以凉血化瘀，祛瘀散结而奏奇效。

【案例16】　创口不合（子宫切除术后）
沈某某　女　50岁　职工

2006年6月28日初诊　创口不愈合3周余。因子宫肌瘤于5月下旬，入住南昌铁路职工医院行"子宫全切除术"。至今腹部手术切口未能愈合，故邀余会诊。观切口渗液，同时腹胀肠鸣，大便拉稀。纳呆。舌苔黄厚，脉濡数。

证属　寒热中阻，湿瘀互结

治法　辛开苦降，解毒排脓。

方药　半夏泻心汤合薏苡附子败酱散加减化裁。川黄连10g、法半夏10g、西洋参10g、黄芩10g、炮干姜5g、炙甘草5g、红枣4枚、败酱草15g、蛇舌草15g、制附子5g、薏苡仁30g、生麦芽30g、蒲公英15g、大活血15g、焦山楂15g，4剂，日一剂，水煎服。

2006年7月2日二诊　创口渗液止，肠鸣除，精神增。舌红苔淡黄，脉细弦软。守方再进7剂以善后。

2007年1月16日随访　药尽创口愈合。

按　下腹部手术切口一般7天可愈合，本案3周余不能痊愈出院。据其脉证，创口渗液，肠鸣腹胀，大便拉稀，一派脾虚湿阻之象。"脾之合肉也"（《素问·五藏生成篇》）。故脾虚湿阻则肌肉无所荣合，而肌肤的创伤则难以按时愈合。故以半夏泻心汤调和脾胃；辅以薏苡附子败酱散利湿排脓而收健脾生肌之效。

24. 生姜泻心汤

生姜泻心汤，乃半夏泻心汤加生姜、减干姜而成。生姜散湿止呕，干姜温中逐寒。水湿散，寒气除，胃气温和，气逆痞满自除。故本方治"胃中不和，心下痞鞭，干噫食臭，胁下有水气，腹中雷鸣，下利者"（《伤寒论》第157条文）。临证用之治疗因此而致的食泻、胃痛、湿滞腹痛等，其效神速。

【案例1】　食泻（慢性肠炎）
吴某某　女　63岁　居民

2009年10月29日初诊　食油腻或海鲜则泄泻已数年。近数年（具体发病时间难以追溯）每当饮食油腻或海鲜品，则大便泄泻，日数次。故此形体消瘦，身高1.6m。体重45kg。因"胆结石症"于1999年行胆囊摘除术。曾经南昌市第三医院检查：甲亢、血糖、血脂及B超腹部，除胆囊缺如外，其余均无明显异常。刻下，由于喜好海产品，食后又泄泻，夜间肠鸣腹响，故就诊于中医。因身体欠佳，服用"安利蛋白粉、钙片、卵磷脂及深海鱼油胶丸"等保健品已有时日。舌红尖甚苔薄黄，脉细弦。

证属　胃肠不和，水热互结。

治法　清热和胃，渗湿除水。

方药　生姜泻心汤加味。生姜5片（20g）、法半夏15g、黄芩10g、川黄连10g、党参12g、红枣5枚、炙甘草6g、干姜6g、广木香10g、炒麦芽30g、炒谷芽30g、焦山楂30g、炒鸡内金30g、苍术10g、白术10g、茯苓30g、疳积草30g，7剂，日一剂，水煎服。

2009年11月5日二诊　药后泄减，肠鸣止。前天生日饮酒后，又出现肠鸣。舌红尖甚、苔薄黄，脉细弦软。守方加神曲20g，以消食调中，再进7剂。

嘱　停服"安利蛋白粉、钙片、卵磷脂及深海鱼油"等保健品。

2009年11月12日三诊　第二周药后，肠鸣止，大便复常。近日受凉后反胃。舌红苔黄，脉细弦软。守方加紫苏梗10g，以散寒畅中，再进7剂。

2009年11月20日四诊　反胃除，纳已香，大便调。刻下，进入冬季，不能进食水果，否则胃脘不适。舌红苔黄而微滑，脉细软。

根据脉证，水湿消散，胃气已和，而脾肾阳气显现不足。故拟散剂培元固本，以防复发。

方药　煨山药70g、西洋参50g、鹿茸10g，打粉，每日2次，每次1g。

2012年7月16日随访　散剂共进两料；2年8个月期间安然无恙。

按　食泻又称胃泄，脾运失司。"饮食自倍，肠胃乃伤"（《素问·痹论篇》）。本案不仅嗜油腻、好海鲜，而且恣食保健品。长期进补蛋白粉、深海鱼油，岂能消化？《难经·五十七难》有云："胃泄者，饮食不化。"遵《伤寒论》157条中云："胃中不和，心下痞鞕，干噫食臭，胁下有水气，腹中雷鸣，下利者，生姜泻心汤主之。"故用之去其水饮食滞；同时必须调整饮食，摒弃保健品，减轻肠胃负荷，方能向愈。

【案例2】　胃痛（慢性浅表性胃炎、轻度胃黏膜脱垂）

王某某　女　40岁　农民

2008年4月21日初诊　胃痛反复发作10余年，胃闷痛2月余。经抚州市第二人民医院胃镜检查报告："胃角：胃黏膜充血，水肿，可见点状小糜烂。幽门：收缩可见黏膜外翻。"诊断：慢性浅表性胃炎，轻度胃黏膜脱垂。并给服"达立通颗粒（中成药），雷贝拉唑钠肠溶胶囊"，疼痛有所缓解，疼痛时躺卧也可缓解。食欲尚好，食后则胃脘有堵塞感（痞塞），故只能少量进食。大便稀、日解1~2次。近日南昌大学一附院B超提示：胆囊壁毛糙。刻下，胃闷痛并痞塞，有时恶心。怕冷，头晕，同时伴有失眠、易醒、梦多。血压95/60mmHg。舌红苔黄厚，脉细软、左细弦软均小数。

证属　水热互结，胃中不和。

治法　除水散结，和胃消痞。

方药　生姜泻心汤加减化裁。法半夏10g、生姜3片（12g）、干姜5g、黄芩12g、川黄连10g、太子参15g、红枣4枚、炙甘草6g、炒鸡内金20g、广木香10g、生谷芽30g、生麦芽30g、制香附10g、高良姜10g、蒲公英20g、野生灵芝10g，10剂，日一剂，水煎服。

嘱　饮食清淡，忌油腻、麻辣；避免情绪激动或忧虑。

2008年5月1日二诊　诸症显减，已易入睡，胃脘仍闷痛。舌红、黄厚苔已转为薄黄苔、舌根苔稍厚，脉细弦软小数。守方加苍术10g，以助燥湿醒脾，再进10剂。

2008年5月12日三诊　胃闷痛已愈半，有时脐周疼痛。血压85/60mmHg。舌红苔薄黄、舌中有一纵裂，脉细弦小数、重按少力。守方加减再进15剂。

2008年5月31日四诊　近日突因家事恼气心情不好，导致胃脘阵发性闷痛，纳尚可。舌红苔薄黄，脉细弦小数、重按少力。

患者胃痛、胃痞，药后缓解。刻下，因心情不舒而出现阵发性闷痛。乃为肝胃不和。故拟疏肝理气，和胃止痛。

方用柴胡疏肝散合左金丸加减。北柴胡10g、吴茱萸4g、白芍15g、炒枳壳10g、青皮10g、陈皮10g、醋延胡索10g、制香附10g、当归6g、川芎10g、川黄连10g、黄芩10g、干姜5g、太子参15g、野灵芝10g（切片）、炙甘草6g、生麦芽30g，再进10剂。

2008年7月29日来访　诸症悉除，面色红润，纳香，便调。

2017年秋季陪家人就诊告　近10年来，胃痛未再复作。

按　本案胃痛，检查发现"胃角黏膜充血、水肿并点状小糜烂"，为典型的"胃炎"，但又见"胃黏膜轻度脱垂"。此乃胃黏膜异常松弛而逆行突入食管，甚或向前通过幽门管脱入十二指肠球部，故引起脘腹闷痛。这就是《伤寒论》中157条云："胃中不和，心下痞鞕，干噫食臭，胁下有水气，腹中雷鸣，下利者，生姜泻心汤主之。"服药三周而症缓解。后以柴胡疏肝散以疏肝健脾，和胃通络而收痊功。

【案例3】　湿滞腹痛（急性胃肠炎）

彭某某　女　19岁　学生

2010年9月28日初诊　腹痛近一周。始发热，泄泻。药（何药不详）后第二天热退泄止，但脐周一直攻窜作痛，脘腹痞满，夜间肠鸣腹响伴失眠。纳呆，大便量少，舌红苔薄黄，脉细弦数。

证属　水热互结，胃中不和。

治法　燥湿利水，和胃消痞。

方药　生姜泻心汤合四磨饮加减化裁。生姜5片（20g）、炮姜5g、黄芩10g、川黄连10g、法半夏12g、太子参10g、红枣4枚、槟榔10g、沉香10g、枳实10g、台乌药10g，3剂，日一剂，水煎服。

2010年10月2日，其母电话喜告　女儿药后痛止。

按　本案始感湿热致泻，服药则泻止，进而导致腹痛。此乃感邪泄泻，时值初秋，暑热仍存。湿热之泄，收敛过早，余邪未净。兼之患者脾胃虚弱，功能失调，气机逆乱，发为腹痛。正如《素问·气交变大论》云："岁土太过，雨湿流行，肾水受邪，民病腹痛。"由于腹痛而痞满，肠鸣腹响，"胁下有水气"也，故以生姜泻心汤消其水湿；辅以四磨汤行气导滞，共奏奇效。

25. 甘草泻心汤

甘草泻心汤，乃半夏泻心汤去人参，加重甘草而成。其目的是去人参之壅滞，加甘草以补虚缓中。故本方用于"伤寒中风，医反下之，其人下利，日数十行，谷不化，腹中雷鸣，心下痞鞭而满，干呕，心烦不得安。医见心下痞，谓病不尽，复下之，其痞益甚。此非热结，但以胃中虚，客气上逆，故使鞭也。"（《伤寒论》第158条文）。临证用之风泻（急性腹泻）、肛门下坠，效验非凡。

【案例1】　风泻（急性腹泻）

邹某某　男　50岁　农民

1983年2月1日初诊　腹泻伴肠鸣腹响3天。经当地医院静脉滴注抗生素（庆大霉素）两天，未效。刻下，泄泻水样便，眼窝轻度下陷，口干口苦，渴而少饮，脘腹满闷，恶心干呕。舌红苔薄白、根部苔稍厚，脉濡微数。

证属　脾虚失运，湿滞胃肠。

治法　益气和胃，燥湿止泻。

方药　甘草泻心汤加味化裁。炙甘草10g、法半夏10g、川黄连5g、黄芩10g、干姜5g、红枣7枚、煨葛根12g，2剂，日一剂，水煎服。

1983年2月3日二诊　泄止，腹稍胀，不思饮食。舌红苔白，脉细。拟用保和丸去莱菔子，加炒鸡内金10g，以助和胃健运，调理善后。

随访　续服2剂，诸症悉除。

按　风泻，由风邪引起并兼有外感的泄泻。本案肠鸣腹响，泄泻水样便，伴恶心干呕。正如《伤寒论》第158条云："伤寒中风……其人下利，日数十行，谷不化，腹中雷鸣，心下痞鞭而满，干呕心烦不

得安……甘草泻心汤主之。"故治与甘草泻心汤和胃补中，消痞止利。

【案例2】　肛门下坠（抗结核"三联"药致）

吴某某　男　23岁　学生

2006年9月23日初诊　肛门胀坠有便意伴恶心，肠鸣腹响，小腹鸣响甚，排矢气后缓解，故乐于放屁。因患有"肺结核"病，服用三联抗结核药，即"异烟肼、利福平及乙胺丁醇"。之后出现脘闷纳呆，肠鸣腹响、肛门下坠，矢气多，而且用餐稍多食即症状加重。B超检查报告：肝、脾未发现明显异常。触诊：腹部稍膨隆，叩诊呈轻微鼓音。舌红尖甚、苔淡黄，脉滑、右脉为反关脉。

证属　胃气虚弱，寒热中阻。

治法　燥湿和胃，行气除胀。

方药　甘草泻心汤加味。炙甘草6g、川黄连10g、法半夏10g、黄芩10g、干姜5g、地锦草20g、痄积草20g、红枣4枚、广木香10g、大腹皮15g、茯苓15g、生麦芽30g，7剂，日一剂，水煎服。

2006年9月30日二诊　肛门下坠及时有便意缓解，大便虽已通畅，但解时仍有不净感。舌红尖甚、苔淡黄，脉略滑。守方加藿香梗10g，以芳香醒脾，再进7剂。

2006年10月7日三诊　除腹胀时仍肠鸣腹响外，症情稳定。舌红尖甚、苔薄黄、根部苔稍厚，脉略滑。

据其脉证，心下满，肠鸣、恶心已除，但痰湿气滞未清。故拟燥湿运脾，行气和胃以收痊功。方用平胃散合四磨饮加减。川芎10g、苍术10g、黄柏10g、制香附10g、神曲15g、谷芽30g、麦芽30g、炒鸡金15g、槟榔10g、台乌药10g、降香10g、枳实10g、漂白术20g、炒厚朴10g、陈皮10g、生甘草5g、地锦草15g、痄积草15g、炒白芍10g、北柴胡10g，上药连服7剂而愈。

2010年4月9日随访告　愈后一直安康。

按　本案因服抗结核药致腹部及肛门症状，此乃为"盐酸乙胺丁醇"所致，其副作用药典中有"恶心、呕吐、腹泻、下肢麻木"等提示。按中医辨证为胃气虚弱，寒热中阻，升降失常。治以调中补虚，益脾和胃而收痊功。

26. 干姜黄芩黄连人参汤

干姜黄芩黄连人参汤，乃《伤寒论·辨厥阴病脉证并治》第 359 条文中，为上热下寒之寒热格拒，出现食入即吐而设。本方有清上温下、辛开苦降之功。方中黄芩，黄连苦寒以清上热，应为主药；干姜辛温，既能除下寒，又可制芩连过于苦寒之性为辅；人参补益中气，中气健则清热祛寒之诸药各得其所，更易发挥效果，故为佐。诸药相伍，故能辛温通阳，苦寒泄降。临证不仅用于上热下寒之寒热格拒证，对湿热胶结之热淋也有较好的治疗效果。

【案例】 热淋（下尿路感染）

王某某　女　46 岁　农民

1974 年 1 月 6 日初诊　小便频数、急胀、灼热，纳呆，伴食则恶心呕吐，并口苦咽干。大便结。舌红苔微黄，脉数有力。

证属　湿热胶结，下注膀胱。

治法　清热燥湿，利尿通淋。

方药　干姜黄芩黄连人参汤加减。干姜二钱、黄芩五钱、黄连三钱、黄柏五钱、滑石五钱、甘草一钱，3 剂，日一剂，水煎服。注：首诊未用人参，是惧其益气助热。

1974 年 1 月 9 日二诊　尿频、尿急、灼热缓解，但纳呆、恶心、便结疗效不显。舌红苔薄白滑，脉仍数有力。守方加党参三钱、生大黄三钱，以助益气、通腑、泄热之力，再进 2 剂，药尽诸症竟豁然而愈。

按　本案以小便频急、灼热就诊，同时伴食则恶心呕吐。首诊将小便症状作为主证，同时也惧人参益气助热，故弃人参而加黄柏、滑石、甘草，重在清热利尿。虽尿频灼减轻，但恶心呕吐及便结未效。由于本案之疾乃寒热错杂，中焦气虚不运。二诊加上党参，并辅以大黄，竟效如桴鼓。实乃中焦气复，转输复常之故。

27. 白虎加人参汤

白虎加人参汤，出自《伤寒论·辨太阳病脉证并治上》第 26 条文"服桂枝汤，大汗出后，大烦渴不解，脉洪大者"；《伤寒论·辨太阳病脉证并治下》第 168 条文"伤寒若吐若下后，七八日不解，热结在里，表里俱热、时时恶风、大渴、舌上干燥而烦、欲饮水数升者"及《伤寒论·辨阳明病脉证并治》第 222 条文"若渴欲饮水，口干舌燥者"。《金匮要略·痉湿暍病脉证》："太阳中热者，暍是也，汗出恶寒，身热而渴，白虎加人参汤主之。"其立意均为气分热盛，津气两伤。故在白虎汤清热生津的基础上，加人参以益气生津。

临床用之治疗血虚津伤之虚损疾病，并根据证情灵活地配以相应方剂，亦收满意疗效。案例：

【案例】 眼口干燥（口眼综合征）

李某某　女　51 岁　职工

2012 年 8 月 28 日初诊　双眼干涩伴口舌干燥已 2 年余，近期加重。每当半夜醒后，双眼干涩如沙子样摩擦难受。口干喜冷饮，饮后又尿多。四肢及小关节冰凉怕冷，状若恶寒，失眠。经多方检查诸如风湿 4 项、血糖、红斑狼疮、血清三碘甲状腺原氨酸、血清甲状腺素、血清促甲状腺激素等，均无明显异常。血常规：白细胞 3.08×10^9/L，偏低；尿常规阴性。经在当地医院服中药 3 个月，失眠有些改善，但上症无一减轻。纳食少味。若感冒时，每次均为半边身体出汗。舌红苔白，脉细、寸浮。

证属　里热阴伤，血虚营弱。

治法　清热养阴，养血和营。

方药　白虎加人参汤合桂枝汤加味化裁。知母 30g、生石膏 50g、炙甘草 6g、粳米 30g、党参 15g、桂枝 10g、白芍 30g、红枣 8 枚、生姜 3 片、五味子 10g、麦冬 15g、刺五加 30g、漂白术 15g、当归身 10g、鸡血藤 30g、汉防己 15g，7 剂，日一剂，水煎服。

2012 年 9 月 3 日二诊　口干明显减轻，晚上饮水亦减少，眼干涩疼痛减轻。舌红苔薄白、根部苔淡黄而稍厚，脉细弦软、寸仍浮。守方加杭白菊 10g、牛蒡子 10g、淮小麦 30g，以助清热润燥，再进 7 剂。

2012 年 9 月 12 日三诊　关节冰凉已改善，口中已有湿润感，纳食也增。舌红苔淡黄，脉细、寸仍浮。守方再进 7 剂。

2012 年 9 月 21 日四诊　口眼干燥已基本缓解，夜尿减为一次。

2018 年 10 月 6 日陪父就诊询及告　眼口干涩愈后，至今安康。

按　口眼干燥证，类似于《金匮要略》之"狐惑"。正如"百合狐惑阴阳毒病证治"中云："狐惑之为病，状如伤寒，默默欲眠，目不得闭，卧起不安……甘草泻心汤主之。"本案除口眼干燥外，还伴有四肢及关节怕冷，有如感寒。若是感冒，则半身出汗，其证情复杂。故未用甘草泻心汤和胃补中，而是用白虎加人参汤以泄其热毒，补益气津；辅以桂枝汤之温中和营；加入麦冬、五味、刺五加以育阴清热，加入鸡血藤、防己以祛风除湿。共成泄热益津，温中和营，祛风除湿之功。使其热泄津回，脾健清升，诸症获愈。

28. 竹叶石膏汤

竹叶石膏汤乃治热伤气津，胃失和降之方。证见气阴两伤，虚羸少气，呕逆烦渴，或虚烦不寐。舌红少苔，脉虚数。《伤寒论》第397条云："伤寒解后，虚羸少气，气逆欲吐，竹叶石膏汤主之。"方中竹叶、石膏清热除烦为君；人参、麦冬益气养阴为臣；半夏降逆止呕为佐；甘草、粳米调养胃气为使。诸药合用，使热去烦除，气复津生，胃气调和，诸症自愈。

临证用此方治疗疰夏、发热、劳复等案，若无呕逆者，去半夏，并根据症情随证加减，尤其方中粳米，应是晚粳方可入药。南方农村多食籼稻，城市用米较杂。故以谷芽入药，既能养胃，又能消食，均收良效。

【案例1】 疰夏（小儿夏季热）[1]
王某某　女　2岁

1975年8月16日初诊　母述：15天前开始腹泻腹胀，继之持续发烧，体温38.5℃左右。口渴引饮，晚上啼哭不休。小便清长，大便稀薄，完谷不化，食欲显减。稍干咳，形态消瘦。曾经服退热药加注射"青霉素"多日无效。舌质红苔少津，脉虚数，指纹青红相兼俱达气关。

证属　暑热熏蒸，气阴两伤。

治法　清暑益气，养阴退热。

方药　竹叶石膏汤加减。竹叶一钱半、生石膏四钱、党参三钱、制半夏一钱半、麦冬一钱半、谷芽三钱、粉甘草一钱、藿香一钱半、苍术一钱半、知母一钱、五味子一钱半、生姜二片，2剂，日一剂，水煎服。

1975年8月19日询访，其母告　药已服2剂，某医讲"小儿发烧，服党参、石膏不当"，故而弃用，孩子仍发烧。告知：党参、石膏入煎无碍，嘱其必须加入，不可缺。

1975年8月21日喜告　服1剂热退，2剂痊愈。

按　患儿久热不退，已致气阴两伤，虚烦不寐，竹叶石膏汤证具备。某医囿于党参温补助热，石膏大寒碍脾而惧之。其忘却了"有是证，用是法"之训。按方加用后，效如桴鼓之应。充分验证了先人"有故无殒"（《素问·六元正纪大论》）的大智慧，也足见党参、石膏在方中的地位与作用！

【案例2】 疰夏（小儿夏季热）[2]
李某某　男　2岁2个月

2001年7月7日初诊　母述：低热2周余。早晨体温38.1℃，中午可退，下午4时后又复热。口渴喜饮，纳呆，大便稀。某医院诊为"夏季热"，故就诊于中医。舌红苔薄白，指纹紫暗隐伏。

证属　外感暑热，脾胃气虚。

治法　清热生津，益气和胃。

方药　竹叶石膏汤加减。竹叶5g、生石膏10g、种洋参3g、川黄连3g、香薷3g、西瓜翠衣10g、麦冬3g、生甘草3g、北山楂6g、炒麦芽15g、炒谷芽15g，4剂，日一剂，水煎服。

2001年7月14日二诊　母述：发热减，但未清，仍在37.8℃左右徘徊，大便已调。舌、指纹如前。守方去黄连、香薷，加嫩鲜荷叶1/3张、石斛5g，以助养阴升清，再进10剂热退而安。

按　"夏季热"又称之为"小儿暑热证"，皆因禀赋不足，后天失调，气阴亏虚。故入夏后受暑令酷热而患。暑为阳邪，直犯肺卫，暑热熏蒸，内热炽盛，津气耗伤。从而出现发热、口渴、多饮。患儿虽发热两周，其证仍在气分，故以竹叶石膏汤清其气分之热，辅以香薷、西瓜翠衣、黄连以发汗解暑，清心止渴。有"夏季热待秋凉热自退"之说。余认为，患儿本属禀赋薄弱，若是经久发热，必耗伤气津，徒生变证！当应及时调治。

【案例3】 发热（流行性感冒）
金某某　男　6岁

2017年7月28日初诊　祖母述：小孩发热一

周。入南昌大学第一附属医院急诊室输液＋抗生素（何药不详）治疗4天，热未退。体温38.5℃左右，而且是早凉暮热。刻诊：双眼充血，口腔黏膜及皮肤无斑疹。咽不红。口干喜饮，纳食少味，精神尚好。时为早晨7点许，触其头部及皮肤暂无大热。舌红尖甚、苔薄少，脉浮。

证属 暑气外犯，气阴两虚。

治法 清热生津，益气消暑。

方药 竹叶石膏汤加减。党参6g、竹叶8g、生石膏12g、麦冬4g、炙甘草3g、香薷3g、黄连3g、鲜西瓜翠衣1握（约50g）。

2017年7月31日早晨致谢告 患儿服药2剂，热退身凉！

按 患儿暑期感冒发热，虽经输液及抗生素治疗不应，其证俱竹叶石膏汤，故以其清热生津，益气消暑。时为夏季，故加香薷发汗解暑、西瓜翠衣解热止渴、黄连解毒清心，仅2剂药而热退身凉。

【案例4】 发热（房劳复、急性上呼吸道感染）

万某某 男 27岁 职工

1998年7月13初诊 发热反复发作16天。经江西医学院二附院检查：肥达氏反应阴性，疟原虫阴性，血常规未见明显异常；B超报告：脾稍大；心脏听诊：心率100次/分、节律齐；扁桃体Ⅰ度肿大。诊断：发热待查，急性上呼吸道感染。用药：来立信针0.2g、穿琥宁200mg、热可平4ml加生理盐水静脉滴注。药后热退，停针热复。刻下，自前天早上开始发热伴头痛，昨天下午加重，体温升至40℃。热时恶风，热退后可进食。神疲乏力，二便调。舌红苔淡黄稍腻、舌根中部有红色芒刺样小点（触及则痛）、舌边有齿印，脉浮数无力。追询病史，得知首次热退辄行房事而复热。

证属 房劳内伤，热伤气阴。

治法 益气扶正，养阴清热。

方药 ①竹叶石膏汤加减。西洋参5g、竹叶12g、生石膏30g、黄连6g、石斛10g、大鲜荷叶半张、鲜西瓜翠衣50g、生甘草10g、北柴胡10g、麦冬10g，上药连服4剂；

②药后啜热稀粥半碗。

1998年7月14日（第二日）电话喜告 热已

退。月底再访：4剂药尽，发热愈而未再。

按 "房劳复"，实为《伤寒全生集》所谓"夹阴伤寒"之病。夹阴伤寒乃肾亏，因于房事感寒出现腹痛胀满，少腹弦急，发热恶寒，犯恶腰痛，小便不畅等。而本案先有发热，药后热退而行房复热，故名其房劳复。正如《伤寒论》第393条所云："大病差后劳复者。"故称其为"房劳复"。虽类似于"夹阴伤寒"，但其证类似于竹叶石膏汤证，故以竹叶石膏汤加减清热生津，益气和胃收效。

【案例5】 暑热（普通感冒）

邹某某 男 2岁

1973年8月10日初诊 家长述：暮热早凉，喜热饮，饮食减少，小便清长已一周余。刻下，体温38℃。舌红少苔，脉略滑，指纹紫红露于气关。

证属 禀赋不足，暑热内蕴。

治法 清暑宣透，除烦止渴。

方药 竹叶石膏汤加减化裁。竹叶二钱、生石膏三钱、生甘草一钱、香薷一钱、佩兰一钱半、连翘二钱、知母二钱、银花二钱、黄芩二钱、地骨皮二钱，2剂，日一剂，水煎服。

按 由于当时医疗所条件，中药缺乏，勉强凑上诸药，方中虽缺人参、麦冬、半夏，亦药2剂而热退，可见只要按照经方的思路，辨证准确、用药寒热温凉恰当，同样能取得好的疗效。

29. 三物黄芩汤

三物黄芩汤，乃《金匮要略》引自于《备急千金要方》，其云："治妇人在草蓐自发露得风。四肢苦烦热……头不痛但烦者，此方主之。"即产后血虚阴亏，风邪入里化热，四肢烦热，头不痛者用之。方中黄芩清热除烦；苦参燥湿杀虫；生地滋阴养血，共奏滋阴养血，清热除烦之功。

临证逢阴亏血虚而感风热湿毒者，并据其兼夹证加味相伍，使热清湿除，阴回津复。收效甚显。

【案例1】 热淋（下尿路感染、慢性宫颈炎）

王某某 女 56岁 居民

2015年1月13日初诊 小便灼热、刺痛反复发作已3年。每次发作均在社区医疗站静脉滴注"左氧"或"头孢"可缓解。也曾服过中药，均久治不愈。昨日检查尿常规：无明显异常。白带常规：清澈度Ⅲ、白细胞（++）、球菌（+++）。B超报告：膀胱及尿路未见明显异常。刻下，小便灼热，刺痛并阵发性烦热。纳、眠尚可，大便2~3日一解、不结。已绝经3年。舌红苔黄而稍厚，脉细数。

证属 阴虚内热，湿热下注。

治法 清热除烦，利尿通淋。

方药 三物黄芩汤加味。黄芩10g、苦参15g、生地15g、车前草30g、木通10g、生大黄6g、萹蓄15g、滑石粉30g（包煎）、生甘草5g、生栀子10g、郁金15g，7剂，日一剂，水煎服。

2015年1月19日二诊 尿灼及刺痛已大减，仍频急、尿量少。舌红苔白稍厚，脉细弦软而微数。守方加玉米须30g，以助利尿泄热之力，再进7剂。

2015年1月26日三诊 尿灼刺痛缓解，两少腹仍急胀。23日B超复查："膀胱及尿路未见明显异常"。舌红苔淡黄，脉细弦软。守方再进7剂以善后。

随访 药尽告愈。

按 热淋之因，皆由三焦有热，搏击于肾，流入于胞而成。其症小便短数，热赤涩痛，伴有寒热、腰痛，少腹拘急等。而本案长期发作，阴津耗损，复感外邪发病，故出现烦热。若单独清热利尿，则阴津更伤。因此长期不愈。经三物黄芩汤育阴除烦；辅利尿通淋之品，服药21剂，诸症悉除。

【案例2】 四弯风（慢性湿疹）

陶某某 男 15岁 学生

2016年8月22日初诊 上肢肘弯、肋下疱疹，并漫及躯干反复发作已二年。皮疹处奇痒难忍，伴烦躁不适，抓后渗出并结痂。嗜食卤牛肉、辛辣水煮。大便结，有时一周解一次。舌红苔白，脉细弦软。

证属 脾胃积热，食毒化燥。

治法 清热解毒，凉血消风。

方药 三物黄芩汤合升降散加味。黄芩10g、苦参10g、生地12g、生大黄7g、僵蚕7g、蝉衣7g、片姜黄7g、黄连5g、升麻10g、当归7g、丹皮7g、赤芍10g，7剂，日一剂，水煎服。

2016年8月29日二诊 服药六剂则痒除、疹去。舌红尖甚，脉微浮而细弦软。守方再进4剂以善后。

随访 药尽而愈。

按 四弯风发生于四肢弯曲处，以红斑、丘疹、水疱、渗出等为特征的皮肤病，属西医的湿疹范畴。本病的发生与风、湿、热邪阻于肌肤有关，饮食不节也是致病的因素。本案就是过食辛辣致脾虚血燥，湿热浸淫肌肤所致。故以三物黄芩汤清热润燥；辅以升降散泄热疏风，仅药11剂而获痊愈。

【案例3】 头疹（脂溢性皮炎）

潘某 男 43岁 职工

2015年9月12日初诊 头皮痒疹反复发作已多年。自觉"上火"了则出疹、瘙痒脱屑，过一段时间又可自行缓解。纳可，二便调，无饮酒史。舌暗红苔白，脉浮数。

证属 风邪蕴阻，湿热上蒸。

治法 清热疏风，升清降浊。

方药 三物黄芩汤合升降散加味。黄芩12g、生地15g、苦参15g、生大黄10g、僵蚕20g、蝉衣10g、片姜黄10g、郁金30g、贡菊花10g，7剂，日一剂，水煎服。

随访 其妻告：药尽而愈。

按 患者头部小丘疹、脱屑、瘙痒，属于脂溢性皮炎，发生于皮脂腺丰富的部位。据其脉证，乃风邪不散，久郁化燥，致阴伤血燥之患。故以三物黄芩汤滋阴润燥；辅以升降散疏风泄热，多年痼疾，仅7剂而痊愈。

【案例4】 肥毒疮［急性过敏（接触）性皮炎］

刘某某 男 64岁 退休职工

2011年7月11日初诊 右胁及双臀部灼热红肿、斑疹、瘙痒一周。缘于种菜施农家肥后出现。自用"皮康王"外涂，痒可减轻，但皮疹一直不退，停药又痒。舌红苔白，脉细弦软。

证属 邪毒挟风，熏蒸肺卫。

治法 清热疏风，燥湿解毒。

方药 三物黄芩汤加味。黄芩15g、苦参15g、生地15g、紫浮萍15g、桑白皮30g、白鲜皮30g、荆芥10g、防风15g、生甘草6g、蛇床子5g，日一剂，水煎服，上药连服5剂而愈。

按 肥毒疮又称为肥风，是因天气炎热农作时接触了农家肥及其植物所致，西医称之为接触性皮炎。其病因乃热毒挟湿，湿热蕴滞，与气血相搏为患，使皮肤出现斑疹，重者呈血疱或水疱，甚至于溃烂，其瘙痒无比。由于患者素体阴虚，故用三物黄芩汤，滋阴败毒；加上浮萍、荆、防祛风透邪，药至病除。

【案例5】 瘾疹（荨麻疹）

胡某某　男　76岁　退休干部

2013年8月4日初诊　荨麻疹，周身散发斑块，色鲜红，瘙痒，心烦气躁已2个月。曾服抗过敏之西药，药则去、停则复。故求诊于中医。有糖尿病史。舌红苔淡黄，脉浮。

证属　阴虚血亏，风邪外客。

治法　滋阴养血，疏风解毒。

方药　三物黄芩汤合浮萍丸加减化裁。黄芩15g、苦参10g、生地15g、紫浮萍30g、桑白皮15g、路路通30g、防风10g、生甘草6g、煅龙骨30g、煅牡蛎30g、蝉衣6g、赤芍30g，5剂，日一剂，水煎服。

2013年8月10日二诊　药4剂已获控制，瘾疹未作。舌红苔微黄，脉微浮。守方再进5剂。

2013年8月19日三诊　停药后有零星小块"风团"此起彼伏。舌红苔白，脉仍微浮。守方再进5剂以善后。

2013年8月28日来门诊喜告　药后病愈，未再发作，并对中医药大加赞赏！

按　荨麻疹是常见的皮肤血管反应性过敏性皮肤病。俗称风疹（团）块，因其时隐时现，故称为瘾疹。其病因，《金匮要略·中风历节病脉证并治》云："邪气中经，则身痒而瘾疹。"说明了经气不足，风邪乘虚而发病。由于患者有糖尿病史，其内热伤阴可见，故以三物黄芩汤滋阴润燥；辅以浮萍丸并加防风、蝉衣以疏风透邪而收神效。

【案例6】 乳癖（乳房小叶增生症）

黄某某　女　33岁　居民

2010年6月26日初诊　右侧乳房胀痛反复发作2年。右乳房内逐渐形成小结节块并经常胀痛，每在经前或情绪不佳时发作或加重。而且素有右侧手足心发热，喜冰，若抚摸铁块则舒适。虽经中西药治疗，疗效不佳。刻下，南昌市第三医院检查后诊为"小叶增生"。月经如期，心烦少寐，纳可，二便调。舌红

苔白，脉细数、微弦。

证属　阴虚血燥，痰热互结。

治法　滋阴养血，化坚散结。

方药　三物黄芩汤合化坚二陈丸加味化裁。黄芩10g、苦参10g、生地15g、法半夏15g、浙贝母15g、竹茹20g、炒枳壳10g、川黄连6g、茯神30g、青皮10g、陈皮10g、炒僵蚕10g、延胡索10g、麦冬10g、炙甘草6g、磁石30g、红枣5枚、生姜3片，7剂，日一剂，水煎服。

2010年7月12日二诊　乳房胀痛缓解，左手心热也减轻，仍心烦少寐。本次月经延后一周余。舌红苔白，脉细而微弦少力。守方加淮小麦50g，以助滋阴养心，再进7剂。

2010年7月21日三诊　月经后期右乳房胀痛，左手心夜间仍发热。舌红苔薄而微黄，脉细弦软数。

虽月经延后，其证仍为阴虚肝郁之象，正如《内经》所云："精气夺则虚。"故后期治疗，拟滋养肝肾，疏肝解郁调治。

方用玉女煎合四逆散加减化裁。知母20g、生地20g、麦冬15g、生石膏35g、怀牛膝15g、北柴胡15g、白芍15g、炒枳壳12g、生甘草10g、炒橘核10g、山药30g，再进7剂。

2010年7月29日电话诉　一周药尽，诸症悉除。

按　乳房小叶增生，是乳腺增生性疾病中最常见的一种非肿瘤、非炎症性的增生性病变，好发于育龄期妇女。其特点为单侧或双侧乳房疼痛并出现肿块，与月经周期及情绪变化密切相关。中医学认为其成因乃冲任不调，情志不畅，肝气不舒，或过度忧思伤脾，运化失司，痰浊积聚而成。在治疗上多行气解郁，化痰散结。而本案素有阴虚烦热之征。故用三物黄芩汤滋阴润燥以治本，辅以化坚二陈丸化痰散结以治标。后期以玉女煎合四逆散，滋养肝肾，疏肝解郁以收痊功。

【案例7】 水痘（急性疱疹病毒性皮肤病）

罗某某　女　7岁　学生

2014年1月22日初诊　母述：三周前发热咽痛，体温：39℃。经静脉滴注抗生素（何药不详），口服"阿莫西林"热退，则出现咳嗽与全身水痘疱疹，瘙痒，有的地方抓破后有渗出液或结痂。舌红尖甚、苔薄白少苔，脉浮。

证属　外感时邪，湿毒熏蒸。

治法　清热解毒，疏风利湿。

方药　三物黄芩汤合二妙丸加味。黄芩8g、苦参8g、生地8g、黄柏8g、苍术8g、桑白皮10g、川黄连4g、白鲜皮6g、生甘草3g、蝉衣5g、防风4g、蛇床子3g、紫浮萍10g，5剂，日一剂，水煎服。

2014年5月27日其外婆电话告　药后水痘即愈。

按　水痘，中医学还有水花、水疮之称。发热，皮肤出现斑疹、丘疹、水疱、结痂为其特征，好发于冬春，儿童多见。其成因为外感时行，风热毒邪侵入口鼻皮毛，蕴郁肺脾，肺失宣肃，湿蕴于脾，发于肌表而成。本应疏风清热，解毒除湿为治。奈其高热之后伤阴。故用三物黄芩汤滋阴清热；辅以浮萍、二妙疏风除湿而获效。

30. 甘草汤

甘草汤，《伤寒论》中第311条"少阴病二三日，咽痛者，可与甘草汤"，故其为热邪客于少阴咽痛而设。方虽一味，直可泻火解毒。本处则用以治疗食物中毒之头痛，疗效奇妙！正如《中华本草》"药论"中引缪希雍论甘草曰："味甘平、性和缓，故能解一切毒气，安脏腑、除邪热也。"

【案例】　头痛（食物中毒后遗症）

蒋某某　女　32岁　居民

1994年10月15日初诊　头痛头晕2个月。缘于食用蘑菇后导致呕吐，继而出现头痛头晕，颈后拘急，转侧时疼痛，伴口苦口干。纳果，眠可，二便调。曾经服药（何药不详）诸症有所缓解，但头痛头晕一直不愈。舌红苔薄白，脉细弦软。

证属　邪毒犯胃，上扰清窍。

治法　解毒祛邪，疏风升清。

方药　甘草汤合九味羌活汤加减。生甘草20g、羌活10g、防风10g、细辛3g、苍术10g、白芷10g、川芎10g、黄芩10g、生地30g、葛根30g、延胡索10g、红枣6枚、生姜3片，4剂，日一剂，水煎服。

1994年10月22日二诊　头痛减，转侧已灵活，精神、食纳均增，舌红苔薄白，脉细弦。守方再进5剂而痊愈。

按　《神农本草经》中有言，"甘草，味甘平，主

五脏六腑寒热邪气……解毒"并列为上品。本案食蘑菇中毒，故大剂甘草解毒，因其兼有风邪上犯，颈项拘急疼痛，而辅以九味羌活汤发汗祛邪而收显效。

31. 栀子豉汤

栀子豉汤为治发汗、吐下后，热郁胸膈，心中懊恼虚烦不得眠之方，其功能清宣郁热，解表和胃。方中栀子味苦性寒，清热除烦，降中寓宣；豆豉体轻气寒，升散调中，宣中寓降。二药相伍，共奏清宣郁热，解表和胃之功。临证根据本方之功能，伍以他方治疗少寐、不寐、郁证、脏躁、腰痛、恶露不绝、口臭、早泄、小儿夜啼均建殊功。

【案例1】　脏躁（神经症）

王某某　男　18岁　学生

1994年4月4日初诊　心烦懊恼，胸闷伴咽痛不适。自述头胀，颈项拘急胀痛，咽干，口渴时欲饮（严重时手持茶杯频频呷饮），神疲乏力，喜静怕噪，心烦少寐，胸闷气憋，纳尚可，大便不爽。观其咽红。舌红苔白、根部苔微黄厚，脉滑。

证属　邪热扰胸，阴虚脏躁。

治法　育阴润燥，清心宣郁。

方药　栀子豉汤合甘麦大枣汤加味。山栀子10g、淡豆豉10g、淮小麦50g、红枣5枚、生甘草10g、山豆根12g、浙贝母10g、石菖蒲6g、紫草15g，14剂，日一剂，水煎服。

随访家长告　诸症已愈。

按　脏躁一证，本属妇人之疾，《金匮要略·妇人杂病脉证并治》中有言，"妇人脏躁，喜悲伤欲哭，像如神灵所作，数欠伸……"本案乃青年男学生，因学业繁重，忧思伤心，劳倦伤脾，致五志过极，化火扰神。出现心烦懊恼咽干口渴，喜静怕噪，胸闷气憋，虚烦少寐。由于火旺而口渴，时时饮水以自救，但饮而不多。一派热扰胸膈，阴虚脏躁之象。治以栀子豉汤合甘麦大枣汤，清心宣郁，育阴润躁；加山豆根、紫草等以清热利咽，凉血解毒。收效豁然。

【案例2】　郁证（抑郁性神经症）

涂某某　男　33岁　居民

2012年11月15日初诊　体痛心烦1个月。缘

于右手肘关节疼痛，劳动时加重，从而心慌意乱。身体烦热，精神欠佳，注意力不集中，健忘。纳呆，大便结。舌红苔薄黄，脉浮数。

证属　表里失和，热扰心神。

治法　清热除烦，和解表里。

方药　栀子豉汤合小柴胡汤加减。生栀子10g、淡豆豉10g、北柴胡5g、法半夏10g、黄芩10g、太子参10g、炙甘草6g、红枣5枚、生姜3片、汉防己10g、威灵仙15g、生大黄6g、僵蚕10g、郁金30g、蝉衣10g，7剂，日一剂，水煎服。

2012年11月21日二诊　手痛已见缓解，精神增，但浑身仍时烦热不适，喜叹长气，下肢游走性疼痛。舌红苔薄而淡黄，脉细、右仍浮。守方加淮小麦30g、青皮10g、陈皮10g，以助育阴潜阳，行气开郁，再进7剂。

2012年12月4日三诊　服至第四剂，觉症状减轻，头脑清醒，劳累后又头脑昏沉，浑身发热，纳食已可，眠尚安。舌红苔薄白，脉细弦。此乃脾虚气弱，当补益心脾，滋阴润燥调治。方用归脾汤合甘麦大枣汤加减以善后。

按　栀子豉汤证体现了心神方面的疾病表现，正如《伤寒论·辨太阳病脉证并治中》第76条文中有言，"发汗、吐下后、虚烦不得眠；若剧者，必反复颠倒，心中懊憹。"《灵枢·口问》办云："哀忧愁则心动。"本案体痛而心烦，热郁胸膈，而致心慌意乱、健忘；烦热、纳呆为其主证，故以栀子豉汤清除郁热、宣郁除烦；小柴胡和利枢机，共奏清解表里，宣郁除烦之效。

【案例3】　不寐（普通感冒）

卢某某　女　50岁　居民

2016年3月3日初诊　感冒，头痛恶风1个多月。感冒未愈，又出现心烦少寐，尤其半夜1点醒后不易再睡，颠倒不安。刻下，胸中烦懑，阵发烦热，血压130/82mmHg。舌红尖甚苔黄，脉弦软。

证属　外感时气，热扰胸膈。

治法　清心除烦，育阴潜阳。

方药　栀子豉汤合甘麦大枣汤加味化裁。生栀子12g、淡豆豉10g、炙甘草6g、淮小麦50g、红枣5枚、炒枣仁15g、川芎20g、茯苓15g、知母15g、煅龙骨30g、煅牡蛎30g、制香附10g、陈皮10g、苏叶10g，5剂，日一剂，水煎服。

2016年3月14日随访　药尽则心烦失眠愈。

按　本案感冒不愈而出现心烦少寐，由于正处于经断前后诸证期，即更年期，故已有五心烦热，心神不宁之基础。复外感而热郁胸膈，故以栀子豉汤清宣郁热；甘麦大枣汤润燥宁心，并加入滋阴养血之品，诸方药配合，从而收获殊功。

【案例4】　不寐（失眠）[1]

夏某某　男　29岁　农民

2013年6月21日初诊　心烦不寐已有时日。夜晚不易入睡，白昼困乏而疲劳，手足酸软无力，尤其是夜晚酸疼加剧。因此，不能正常从事劳动。纳虽可，若食肉或油腻则肠鸣腹响，腹满便泄。有"慢乙肝"史。2006年曾又患"血吸虫病"，经灭虫已愈。查体，彩超报告：脾大；HBV-DNA、谷丙转氨酶均增高。曾服用"替比夫定"6个月，及服中药17剂，诸症未见改善。因此，心绪欠宁，寝食难安，故而求诊。舌红苔白，脉弦关软。

证属　肝郁脾虚，痰火上扰，心神不宁。

治法　疏肝健脾，行气化痰，清心宁神。

方药　栀子豉汤合越鞠丸、当归补血汤加减。炒栀子15g、淡豆豉10g、川芎15g、炒苍术10g、制香附10g、神曲10g、绵茵陈15g、当归尾10g、生黄芪30g、川红花10g、三棱10g、莪术10g、赤芍15g、桃仁泥10g、茯苓15g、丹参30g、北山楂15g、炒鸡内金15g、炒谷芽30g、炒麦芽30g、生甘草5g，7剂，日一剂，水煎服。同时，申请检查肝纤维化四项。

2013年6月29日二诊　南昌大学第一附属医院检查肝纤维化四项无明显异常。入睡仍难。舌红苔白、中根部苔微黄稍厚，脉弦而少力。守方加减续服。

2013年9月14日再诊　共服药63剂。肝功能：ALT（谷丙转氨酶）已复常，AST（谷草转氨酶）300U/L。已无任何不适，近期睡眠尚好，纳香，但餐后腹部有些胀气，大便调。舌红苔微黄稍厚，脉微浮弦少力。守方再进14剂以善后。

2014年7月20日随访　睡眠安稳，体重增加，面色红润。

按　本案不寐，乃长期罹患乙肝及血吸虫病及脾大之困扰，造成肝郁脾虚，痰火郁于胸膈而不寐。故以栀子豉汤宣化胸膈郁热；越鞠丸行气化痰，以杜痰火之源；加益气化瘀之品以助祛瘀化痰，共襄宁心之效。

【案例5】 不寐（失眠）[2]

胡某某 女 42岁 居民

2014年6月9日初诊 失眠二个月。既不易入睡，又易醒。每晚到8点钟则乏力、疲倦，上床又睡不着，心烦胸闷。因此入江西省中医院就诊检查，彩超诊断：①双侧颈动脉内膜增粗，局部稍增厚；②双侧颈动脉弹性轻度降低。经颅多普勒提示：椎－基底动脉流速增快。经服中药及"安神补脑胶囊"一周未效。刻下，白昼头脑晕乎及头部两太阳穴处闷闷作痛，若头痛时则恶心不适，眼眶鳘黑，纳差。血压105/75mmHg。舌红苔白，脉细弦微数。

证属 脾虚血弱，虚火扰神。

治法 调理心脾，清心宁神。

方药 栀子豉汤合归脾汤加减。生栀子10g、淡豆豉10g、党参12g、白术10g、炙黄芪30g、生远志10g、当归10g、茯神15g、炙甘草6g、炒酸枣仁10g、生酸枣仁10g、广木香10g、龙眼肉10g、煅龙骨30g、煅牡蛎30g、合欢花10g、川芎10g、红枣5枚，生姜3片，7剂，日一剂，水煎服。

嘱 睡前热水泡足，以助引火归元；睡前自我按摩神门、太冲穴（双）；坚持晨练，以祛邪扶正，宁心安神。

2014年6月16日二诊 药后已可入睡，精神见增。舌红苔白，脉微弦。守方加葛根15g、丹参30g，以助化瘀升清，再进7剂。

2014年6月30日三诊 喜告："睡眠已安稳，很见效。"舌红苔白，脉细弦软。停药观察。

2014年7月9日随访 失眠已愈并荐其亲友就诊失眠。

按 本案为心脾两虚，正气不足，邪热乘虚，结于胸中。故致烦而胸闷。烦者，郁热所致；闷者，懊侬也。治以栀子豉汤清宣胸中之热，领归脾汤补益心脾，故能清宣郁热，益心宁神。

【案例6】 青春期不寐（失眠）

康某 男 14岁 学生

2015年12月28日初诊 母代诉：患儿近期失眠，其一般均在晚上子夜2点休息，若是10点休息，半夜2点或4点会醒，醒后要出房走一下再睡，或玩手机至通宵。急躁易怒，纳少，甚则不进餐，二便尚调。舌红苔白，脉细弦微数，

证属 热郁胸膈，痰火内扰。

治法 清宣郁热，化痰宁神。

方药 栀子豉汤合温胆汤加味。生栀子10g、淡豆豉10g、法半夏8g、茯苓12g、竹茹10g、陈皮8g、枳实8g、炙甘草5g、川黄连10g、煅龙骨20g、煅牡蛎20g、红枣3枚、生姜3片、炒枣仁10g、知母10g、川芎8g，日一剂，水煎服，上药连服7剂而愈。

按 患儿处于青春躁动期，因调理失当致使痰热郁扰胸膈，烦躁不安。故治与栀子豉汤清宣郁热；温胆汤化痰宁神；加黄连泻火宁心、枣仁、知母养血除烦。以应烦则火旺，躁则水亏之治。

【案例7】 风火牙痛（牙周炎）

徐某某 女 49岁 职工

2015年1月22日初诊 左下白齿痛并牙龈肿胀，同时伴心烦失眠、腰痛5天。舌红苔薄黄，脉细弦软而微数。

证属 外感风热，胃火炽盛。

治法 清胃泻火，清心宁神。

方药 栀子豉汤合牙痛方（自拟）加味。生栀子10g、淡豆豉10g、北柴胡10g、生大黄6g、羌活6g、独活6g、生甘草5g、细辛3g、三白草根30g、杜仲20g、川断15g、川牛膝15g，5剂，日一剂，水煎服。

2015年2月7日喜告 牙痛、腰痛及失眠均愈。

按 风火牙痛及胃火牙痛，虚火牙痛为临证常见之疾。其病因多为肌体邪毒侵袭，内为脏腑经络病变所致。本案牙痛伴心烦失眠、腰痛，其病机虽谓复杂，但其与肾虚相关。正如《素问·上古天真论》云："丈夫……五八肾气衰，发堕齿槁。"《景岳全书》则更明确地指出："盖齿为骨之所终，而骨则主于肾也，故曰肾衰则齿豁，精固则齿坚。"由此，本案牙痛、心烦失眠，腰痛同时出现就不难理解了。故治与栀子豉汤清宣胃热，伍以牙痛方（柴胡10g、生大黄6g、羌活6g、独活6g、生甘草5g、细辛3g）泻火通络，以收显效。

【案例 8】 恶露不绝（产后子宫收缩欠良）

彭某某 女 27岁 职工

2010年12月14日初诊 产后49天，恶露色红不净，伴心烦不寐。南昌市第三医院B超报告：子宫未见明显异常。诊断为"产后子宫收缩欠良"。纳可，因喂养孩子而心烦失眠。舌红苔白，脉细弦数。

证属 劳伤心脾，水亏火旺。

治法 清心宁神，清热凉血。

方药 栀子豉汤合清经散加减。焦栀子10g、淡豆豉15g、赤芍15g、白芍15g、地骨皮15g、青蒿10g、黄芩炭10g、椿根皮15g、山药30g、黄柏10g、芡实30g、艾叶炭10g、生地20g、生甘草6g、田七粉3g（冲服），5剂，日一剂，水煎服。

2010年12月19日二诊 恶露大减，活动后少量，睡眠改善。舌红苔白，脉细数。守方去黄芩炭，加血余炭10g，再进5剂。

2010年12月31日电话告 药尽恶露止，睡眠安稳。

按 恶露不绝，皆因产时伤血耗气，乃致冲任不固，不能收摄，故大抵以虚论治。本案素体水亏火旺，产后营血耗损，内热更甚。故恶露色红不止，并伴心烦不寐。据证以栀子豉汤清宣膈热；清经散滋阴泻火，立收恶露止，夜寐安。

【案例 9】 口臭

卢某某 男 24岁 学生

2013年1月26日初诊 经常口臭已数年。学习紧张时加重，而且口干、喜饮，冷热不拘。心烦少寐，每天11时以后才能入睡。舌红尖甚苔黄，脉弦而微数。

证属 心脾积热，虚火郁结。

治法 清胃泄热，泻火除烦。

方药 栀子豉汤合清胃散加味。生栀子15g、淡豆豉15g、生地15g、川黄连10g、升麻15g、丹皮10g、当归10g、竹叶10g、赤芍15g、法半夏10g、竹茹15g、生甘草5g、黄芩10g、生龙骨30g、生牡蛎30g，7剂，日一剂，水煎服。

2013年2月7日二诊 口臭已除，睡眠也改善。舌红尖甚苔黄，脉弦、重按少力。守方再进一周以善后。

2013年7月17日随访 口臭愈。建议其每日饮20℃左右凉开水500ml，以养胃清火，防止复发。

按 口臭一证多为脾胃蕴热，或胃火炽盛，食滞不化，虚火郁结相关，而本案口臭与情绪紧张相关，同时出现心烦少寐，尚属罕见。其证实为心脾积热，郁扰胸膈所致。故以栀子豉汤宣郁泄热；领清胃散加味泻火除烦而宁神。

【案例 10】 早泄（性功能障碍）

方某 男 25岁 职工

2016年3月12日初诊：早泄伴失眠。曾有过正常的性生活，近期出现早泄，插入阴道片刻即射精。因此而心烦不寐，入睡难，故每日均是在午夜1~2点才能入睡。白昼则焦躁难安伴心慌，纳尚可，二便调。心率92次/分，律齐。舌红尖甚苔白，脉细弦数。

证属 热郁胸膈，相火妄动。

治法 清心宣郁，泻火宁神。

方药 栀子豉汤合黄连温胆汤加味。生栀子15g、淡豆豉12g、川黄连10g、法半夏15g、陈皮10g、茯苓15g、茯神15g、炙甘草6g、竹茹20g、枳实10g、胆南星10g、生地25g、黄柏15g、知母15g、煅龙骨30g、煅牡蛎30g、红枣6枚、生姜3片，7剂，日一剂，水煎服。

嘱 睡好子午觉，坚持晨练。

2016年3月19日二诊 药后心烦焦躁缓解，心慌止，心率76次/分，律齐。舌红尖甚、苔淡黄，脉细弦软而微数。依据脉象已知病情改善，故守方再进7剂。

2016年3月29日三诊 睡眠已安，中午也可入睡1小时左右，纳香，二便调。心率72次/分，律齐。舌红苔白，脉细弦软。

随访 告愈。

按 本案早泄，并非单纯阴虚火旺、肝肾亏虚或肝经湿热所致。乃欲火过亢，情欲未遂，痰热郁结，致相火妄动而成早泄。相火根于命门，寄于肝、胆、三焦等。命火过旺则心火亢，故心慌烦躁；肝胆失调则痰热内扰，故心神不宁，虚烦不寐。故治与栀子豉汤清宣郁热；用黄连温胆汤清化痰火；躁者水亏，故用生地、知母、黄柏滋水坚阴。心火降、痰火灭、阴津足则相火安。

【案例 11】 夜啼（烟酸缺乏病）

杨某某　男　9 个月

2013 年 5 月 11 日初诊　母述：夜间不睡，哭闹，若开灯则更烦躁而在床上翻滚，白昼有时也只睡 1~2 小时。舌红苔黄，指纹青紫隐伏于风关。

证属　心经虚热，烦躁不宁。

治法　清心除烦，养血宁神。

方药　栀子豉汤加味。炒栀子 6g、淡豆豉 6g、夜交藤 6g，3 剂，日一剂，水煎、用蜂蜜调喂服。

2013 年 11 月 13 日随访　其爷爷杨某告：药后，烦躁哭闹由缓解而渐愈。

按　本案夜啼乃心经虚热所致，其本在水亏火旺，从现代医学认识并从临证表现看，喂养不当，营养缺乏，为"烟酸缺乏病"，因烟酸缺乏可致小儿烦躁，睡眠不安。临证以栀子豉汤清其虚热，加入夜交藤养心安神，调入蜂蜜，补中润燥。诸药共襄清心润燥，除烦安神。

32. 葶苈大枣泻肺汤

葶苈大枣泻肺汤出自《金匮要略·肺痿肺痈咳嗽上气病脉证并治》，用以治疗风热毒邪，热在上焦，因咳为"肺痿"；或热之所过，血为之凝滞，蓄结而为"肺痈"，均表现为咳嗽、上气。方中葶苈子苦寒泻肺，降气平喘；大枣安中和胃，益气护正。

临证以本方"泻肺降气"之专长，并以他方相伍，治疗内伤咳嗽及肺癌术后咳喘，疗效颇为满意！

【案例 1】 咳嗽（咳嗽变异性哮喘）

王某某　男　66 岁　农民

1998 年 2 月 25 日初诊　慢性咳嗽 1 年，加剧 5 个月。经中西药治疗两个多月，症状未见明显减轻，近日连续静脉滴注抗生素 3 天也未效。刻下，咳嗽，咯吐白稀痰、量多、呈咸味，每日晚间须坐起咳嗽，咯出一搪瓷缸痰涎后方可安睡。经常感冒发热，每次发热均为 37.5~37.8℃。小便清长，大便干结。听诊：两肺呼吸音粗糙。舌暗红苔黄腻，脉滑。

证属　痰涎壅盛，肺气上逆。

治法　泻肺逐痰，温肺化饮。

方药　葶苈大枣泻肺汤合苓甘五味姜辛夏汤加味。葶苈子 10g、大枣 3 枚、茯苓 30g、生甘草 6g、五味子 5g、细辛 3g、干姜 5g、法半夏 10g、桑白皮 15g、陈皮 10g，5 剂，日一剂，水煎服。

1998 年 3 月 4 日二诊　药至 3 剂，咳显减。自行加服"胖大海"泡水代茶饮，咳嗽又起，晚间为甚，影响睡眠，痰仍呈咸味，闻油荤则恶心。舌暗红苔黄腻，脉滑。守方再进。嘱：不必加服任何药物。

1998 年 3 月 27 日三诊　服完 14 剂后，咳愈八成，痰中咸味已除。每晚也能睡上 6~7 个小时，但仍惧油腻。舌红苔淡黄，脉略滑。守方加炒麦芽 30g，以助健胃消食，再进。

1998 年 4 月 3 日四诊　因洗浴受凉，咳嗽复作，胸闷气促，舌脉如上。

观其脉证，痰饮未尽，复感寒复作，肺失宣降，故投以原方温化痰饮的基础上，加麻黄以增宣肺之力，加减进退共 28 剂而愈。

嘱　调整饮食，改变长期饮牛奶之习惯，饮食宜清淡！

1999 年 3 月 17 日随访　一年来未再咳嗽。

按　本案慢性咳嗽，据其脉证应为内伤咳嗽，加之高龄，肺、脾、肾三脏功能失调而致虚，痰饮内伏，多由于外感而诱发。其表现为咳嗽，实质为哮喘。现代医学称之为"咳嗽变异性哮喘"。其症状严重时，咳剧而不得卧。正如《金匮要略·肺痿肺痈咳嗽上气病脉证治》中云："肺痈喘而不得卧。""咳逆上气，喘鸣迫塞，葶苈大枣泻肺汤主之。"本案虽不属"肺痈胸满胀"，"咳逆上气"，但其主要是"喘而不得卧"，乃伏饮内停，肺气壅闭。故以葶苈大枣泻肺汤以泻肺开闭；伍以苓甘五味姜辛夏汤助其温肺化饮，可收一役永逸之功！

【案例 2】 悬饮（左肺癌切除术后并胸腔积液）

李某某　男　64 岁　退休公务员

2006 年 8 月 23 日初诊　咳唾涎沫伴左胸紧迫胀闷不舒有一年。缘于左下肺中分化腺癌，于 2005 年 8 月 10 日行左下肺切除术，并已施行化疗两次。由于咳唾涎沫并胸部紧迫胀闷而复查，发现"左胸腔积液"，两次共抽出胸腔积液 1100mL，咳嗽有所缓解。刻下，左胸部仍有压迫感并咳嗽，咳吐白色泡沫痰。有时头晕，睡眠时作噩梦，半夜胸闷，须坐起方可缓解。故求诊于中医。纳食一般，大便结、量少难解、日 2~4 次。舌红苔淡黄而粗糙，脉弦软、右细软。

证属　肺脾虚弱，水瘀停聚。

治法　泻肺逐饮，化瘀健脾。

方药　①葶苈大枣泻肺汤合茯苓饮加味。葶苈子 10g、红枣 5 枚、赤茯苓 10g、法半夏 10g、炙甘草 6g、陈皮 10g、枳实 10g、干蟾皮 6g、浙贝母 10g、冬凌草 15g、炒白术 12g、栝楼皮 10g、太子参 15g、薏米 50g、地龙 15g，7 剂，日一剂，水煎服。

②天然牛黄，每支 0.2g，每日 2 次，每次 1/2 支，温水或汤药冲服。

2006 年 9 月 1 日二诊　咳止，睡眠改善，左胸廓仍觉闭塞不畅并胸闷，大便已软、仍日 3~4 解。舌红苔微黄，脉浮而略滑。守方去地龙、当归，加竹茹 10g、北柴胡 10g、蟾蜍 10g，以助化痰散瘀，再进 14 剂。

2006 年 9 月 16 日三诊　白昼尚好，半夜仍会胸闷、必须坐起片刻，否则气塞无以安卧。舌红苔淡黄，脉细弦略滑。

患者悬饮虽除，由于长期痰积为患，致术后肺气上逆，半夜胸闷气憋。故拟顺气化痰调治。

方用顺气消食化痰丸加减化裁。法半夏 10g、炒莱菔子 15g、广木香 10g、胆南星 10g、栝楼皮 15g、葛根 15g、枳壳 12g、冬凌草 20g、干蟾皮 6g、漂白术 15g、炙甘草 6g、川贝母 10g、薏米 50g、重楼 15g，14 剂，日一剂，水煎服。

2006 年 11 月 24 日四诊　10 月 15 日入住江西省肿瘤医院复查。胸部 CT 报告：左下肺癌术后；左残叶可见少条状；两肺透亮度增高，未见明显结节及肿块影，纵隔未见明显肿大淋巴结影，左胸膜增厚，左胸腔可见少许包裹性积液。颅脑扫描未见明显异常。B 超报告：肝回声不均匀，胆、脾、胰，未探及明确占位性病变。血检：癌胚抗原 5.00ng/mL（参考值 0.2~6.2ng/mL）。刻诊，左胸部仍拘急不适，夜间易醒，醒后仍须取半卧位躺坐片刻。纳可，大便一日 2~3 解、成形。舌红苔白，脉细弦软微数。守方加野生灵芝 12g，以益元宁神，再进 14 剂。

2006 年 12 月 11 日电话随访　告，诸症稳定，体力渐增，纳香，便畅。

2017 年秋，其家人告，是年已故。

按　本案术后出现咳唾涎沫并胸肋满闷疼痛，经检查为"胸腔积液"。正如，《金匮要略·痰饮咳嗽病脉证并治》云："饮后水流在胁下，咳唾引痛，谓之悬饮。"乃肺脾极虚，水气停聚所致。《金匮要略·痰饮咳嗽病脉证并治》又云："《外台》茯苓饮治心胸中有停痰宿水。"故治与葶苈大枣泻肺汤合茯苓饮泻肺逐饮，健脾化瘀；临证加用牛黄清心化痰，蟾皮利水消胀，地龙化瘀通络，重楼解毒散结，诸药协同，即使是术后重症，也可获得较好疗效。

33. 白头翁汤

白头翁汤，乃《伤寒论·辨厥阴病脉证并治》中第 371 条文为"热利下重者"而设。热利证，即下利及有不同程度的里急后重、腹痛、肛门灼热等症。其病机特点是肝热下迫，肠络受损，气滞血瘀。故本方能清热燥湿，坚阴厚肠，方中白头翁清热解毒，凉血止痢为君；黄连、黄柏、秦皮清热燥湿、泻火解毒为臣。四药合用，共奏清热止痢之功。

临证中以主证为基础，辨清兼夹证。辅以他方它药，以求实效！临床用于痢疾、久痢、白滞痢、术后肛门坠胀等治疗，疗效满意。

【案例 1】久痢（慢性痢疾）[1]

廖某某　男　28 岁　个体

2016 年 9 月 5 日初诊　大便拉黄白黏液并里急后重，下腹胀痛反复发作 1 年余。由于工作原因，长期在外用餐，食物味重油腻。纳尚可，小便黄。舌红苔白稍腻，脉浮弦软数。

证属　饮食失节，湿热蕴积。

治法　清热解毒，燥湿止痢。

方药　白头翁汤加味。白头翁 15g、黄连 6g、黄柏 10g、秦皮 10g、青木香 10g、煨葛根 15g、地锦草 30g、铁苋 30g、子黄芩 10g，4 剂，日一剂，水煎服。

嘱　饮食宜清淡，忌油腻辛辣！

2016 年 9 月 9 日二诊　症减。由于未忌口，今天又拉了两次。舌红尖边微甚、舌边有齿痕、苔淡黄，脉微滑。守方加重黄连 4g，并加山药 30g、肉桂 1.5g、鸦胆子 16 粒（去壳装胶囊吞服），以健脾助运，燮理阴阳，再进 5 剂而愈。

按　患者长期食肥甘厚味，肠胃湿热厚盛。因而湿热秽毒蕴蒸肠道，腑气阻滞，气血凝聚，化为脓血而致痢，究其因"湿热"故也。故治与白头翁汤清热解毒，燥湿止痢；加入葛跟、黄芩以升清解毒，大剂量地锦、铁苋以凉血解毒；后期加入少量肉桂配合黄连以燮理阴阳，鸦胆子燥湿解毒。在配合调整饮食的基础上，诸药共奏燥湿止痢之功，药仅9剂，使延绵年余之痢获愈。

【案例2】 久痢（慢性痢疾）[2]

王某某　男　20岁　个体

1993年10月21日初诊　腹痛、拉赤白相间黏液便20余天。素有斯疾，此次发作，服抗生素未效。刻下，腹部隐痛，大便日2~3解，赤色黏液便，里急后重，纳呆食少，神疲乏力。舌红苔薄白，脉滑少力。

证属　脾胃虚弱，湿热留滞。

治法　清热解毒，燥湿健脾。

方药　白头翁汤加味。白头翁15g、黄连6g、黄柏10g、秦皮10g、槐花10g、炒荆芥6g、赤芍15g、粉甘草6g，4剂，日一剂，水煎服。

1993年10月27日二诊　黏液血便日仍3~4解、量减少，纳稍增，仍神疲乏力。舌红苔微黄腻，脉弦数。守方再进4剂。

1993年10月31日三诊　本次每服药后10数分钟内觉头晕。药尽大便复常，但肛门仍有胀坠感。舌红苔薄黄，脉略滑。守方加减进退再服7剂而愈。

2018年3月6日随访　胃肠至今安康，体格微胖。

按　久痢赤白相间，乃湿热缠绵，积滞不除。正如《金匮要略·呕吐哕下利病脉证治》云："下利……设不差，必清脓血，以有热故也。"故治以白头翁汤清热燥湿，加槐花、炒荆芥、赤芍以助清肠凉血，疏风理血而收痊功。

【案例3】 久痢（直肠炎）

张某某　男　33岁　司机

2014年9月2日初诊　拉稀反复多年，再发并加重伴红色黏液便1天。8月11日南昌大学第二附属医院电子肠镜检查报告："直肠黏膜可见散在充血点。"诊断：直肠炎。昨日饮白酒后而拉红色黏液便3次，肛门疼痛而下坠。医院给服"兰索拉唑胶囊、复方阿嗪米特肠溶片"，未效。纳尚可，时有吐酸。舌红苔淡黄，脉濡数。

证属　饮食不节，湿热内蕴。

治法　清热解毒，燥湿止痢。

方药　白头翁汤加味。白头翁15g、黄连10g、黄柏10g、秦皮10g、广木香10g、地锦草30g、川芎6g、生麦芽30g，5剂，日一剂，水煎服。

并嘱　停服西药。

2014年9月9日二诊　大便稍软，日解1~2次，肛痛下坠已除。舌红苔黄，脉弦软微数。守方再进5剂以善后。

随访　药尽已愈。2017年7月18日再访告：多年拉稀，愈后至今安康。

按　慢性直肠炎为炎症性肠病，很难治愈，一般通过使用益生菌、改变生活方式和排便习惯获得好转；溃疡性结肠炎所引起的直肠病变，治疗中可使用控制炎症反应的药物，或使用免疫制剂。本案慢性炎症急性发作，其证为"热利下重"，故以白头翁汤清热止痢治之获愈。

【案例4】 白滞痢（细菌性痢疾）

邱某某　男　2岁2个月

2009年10月26日初诊　爷爷代述：大便拉白色黏液1月余。缘于拉稀便转而拉白色黏液。曾于高新区医院、南昌大学第二附属医院、江西省儿童医院就诊检查血常规、大便常规等均未见明显异常，经静脉滴注加服药治疗（何药不详）未见明显疗效，故就诊于中医药。刻下，拉白色黏液便，饮食尚可，形体消瘦。舌红苔白，指纹淡紫红、隐伏。

证属　胃肠虚弱，湿滞气机。

治法　燥湿健脾，厚肠止痢。

方药　白头翁汤加味化裁。白头翁5g、黄连3g、黄柏4g、秦皮5g、生甘草3g、地锦草10g、疳积草10g、北山楂10g、肉桂1.5g、山药10g，3剂，日一剂，水煎服。

2009年10月29日二诊　药后大便黏液大减，现便后有少量黏液。药已中的，守方再进5剂。

2009年11月3日其爷爷面告　患儿药后大便复常并成形，黏液已除。

2009年12月26日因咳就诊，追询黏液便愈后未再复发，形体见胖。

按　幼儿饮食与喂养失当，脾胃受伤，致拉稀并进而拉白色黏液。《诸病源候论》云："白滞痢者，肠虚而冷气客之，搏于肠间，津液凝滞成白"。故以白

邹嘉玉临证精要

头翁汤燥湿健脾，并于方中加入小量肉桂培元阳，祛寒凝。湿热除，寒凝散，痢自愈。

【案例5】 痢疾（细菌性痢疾）

曾某某　女　34岁　教师

2011年11月13日初诊　大便拉稀夹黏液并里急后重1天。始肠鸣腹响3~4天，继而腹痛，拉黏液便，色黄而臭，并出现里急后重、拉不净之感，并导致腿足挛急疼痛。两年前曾患过斯疾，亦是服中药而愈。舌红苔薄黄，脉细弦。

证属　外感时邪，肝脾不和，湿热积滞。

治法　清热燥湿，调和肝脾，消食导滞。

方药　白头翁汤加减。白头翁10g、川黄连10g、黄柏10g、秦皮10g、白芍10g、生甘草6g、地锦草15g、生麦芽30g，4剂，日一剂，水煎服。

2011年11月20日电话　药后痢止，因进食瘦肉冬瓜汤后又出现肠鸣腹响拉稀。守方加神曲10g、焦山楂15g、炒谷芽30g，以助消食化滞，再进5剂而愈。

按　本案外感时邪，湿热壅滞。《伤寒论·辨厥阴病脉证并治》第371条文云："热利下重者，白头翁主之。"由于邪毒伤阴，肝脾失和，致腿足挛急。故伍以芍药甘草汤调和肝脾，养阴缓急。湿热除，肝脾和，诸症自愈。

【案例6】 痢疾（急性细菌性肠炎）

赵某某　女　1岁1个月

2001年2月10日初诊　母述：便下脓血10天。经服"思密达蒙脱石散"及静滴抗生素等4天一直未愈。现每日拉黏液便夹血，多达10余次。孩子哭闹不安。舌红苔白稍厚，指纹紫暗隐伏于风关。

证属　湿热郁蒸，气血搏结。

治法　清热解毒，凉血止痢。

方药　白头翁汤加味。白头翁6g、黄连4g、黄柏4g、秦皮4g、赤芍5g、生甘草3g、葛根5g、黑荆芥3g，2剂，日一剂，水煎分多次服。

2001年2月14日二诊　药后下痢次数减半，大便呈稀糊状挟黏液及血。舌红苔黄稍厚，指纹如前。守方加炒谷芽10g以助消食导滞，再进3剂。

2001年2月17日三诊　大便日3~4解，有时夹少量黏液及血，奶食见增。舌红苔薄黄、根部稍

厚，指纹紫暗隐伏在风关以下。守方再进5剂而愈。

按　幼儿患痢疾多饮食不洁，感染痢疾杆菌所致。发病多在夏秋季节，而本案患于初春，乃饮食不节所致，或肥甘厚味、或饮食不洁，致湿热秽毒，壅滞大肠，气血搏结，腐化成脓，下痢赤白。正如《金匮要略·呕吐哕下利病脉证治》所云："下利……必清脓血，以有热故也。"故以白头翁汤清热解毒，辅以炒荆芥、赤芍、葛根疏风凉血而痢自愈。

【案例7】 肛门急胀（结肠息肉摘除术后）

陈某某　男　62岁　自由职业

2015年8月10日初诊　肛门胀坠。结肠息肉行摘除术后两个月来，肛门胀坠。近两日加重，肛门坠胀，欲便而无解。纳少乏味。舌红苔白，脉细弦软而微数。

证属　肠络损伤，瘀毒闭阻。

治法　清热解毒，化瘀通络。

方药　白头翁汤加味。白头翁15g、川黄连5g、黄柏10g、秦皮10g、地锦草30g、荆芥5g、广木香10g、槐花10g、槐米15g，5剂，日一剂，水煎服。

2015年8月15日二诊　肛门胀坠缓解，纳食增。昨日食鱿鱼后，腹痛拉稀。舌红苔黄，脉弦软微数。守方加生麦芽30g、北山楂15g，以消食助运，再进7剂。

2015年10月20日再诊　近期晚上洽谈生意每至深夜，又出现肛门急胀。舌红尖甚苔白，脉浮而微弦。

此乃肝郁脾虚，劳伤中气所致。拟疏肝健脾，化瘀升提以善后。

方药　四逆散加减化裁。北柴胡15g、白芍15g、炒枳壳10g、太子参15g、升麻15g、当归尾10g、炒苍术10g、地锦草30g、槐花15g、重楼15g、蛇六谷15g、藤梨根30g、生甘草5g、内红消30g、田七粉3g（冲服），再进7剂。

2015年11月2日告　急胀下坠已除。

按　本案术后出现肛门坠胀，应是饮食不当造成，或是过食肥甘厚味，或是食辛辣，未能忌口，致使创伤局部出现炎症所致。正如《金匮要略·呕吐哕下利病脉证治》中云："下利……必清脓血，以有热故也。"患者虽未见脓血，但其证"肛门坠胀，解而

不下"。乃为里急后重之征。故遵"热利下重者，白头翁汤主之"之说，药至病除。

34. 理中汤

理中汤乃《伤寒论》中的理中丸作汤法。正如386条文中曰："霍乱、头痛、发热、身疼痛、热多欲饮水者，五苓散主之；寒多不用水者，理中丸主之……理中丸方：人参、干姜、甘草炙、白术各三两。右四味，捣筛，蜜和为丸，如鸡子黄许大……汤法：以四物依两数切，用水八升，煮取三升，去滓，温服一升，日三服。"而《金匮要略·胸痹心痛短气病脉证治》中则以此四物为"人参汤"，用作治胸痹证而阳虚不运偏虚者。方中干姜温运中焦，以散寒邪为君；人参补气健脾，助干姜以振脾阳为臣；白术健脾燥湿为佐；炙甘草补脾和中，调和诸药为使。诸药合用，使中阳重振，脾胃健运，以治虚痞胸痹。

临证用之治疗各种泄泻、胃胀、胃溃疡术后、背冷、头晕等，证情复杂，经久不愈之顽疾者，辅以他方，或临证加味，有药到病除之功。

【案例1】 头眩（窦性心动过缓）

饶某某　男　31岁　职工

2002年8月24日初诊　头眩，尤其是卧后起床时加重1月。一个月来，头若物蒙，眼目昏花，同时伴胃脘胀闷，口淡乏味，大便稀软。血常规检查无明显异常；心电图报告：窦性心动过缓伴不齐。血压97/62mmHg。舌红苔白，脉细弦软。

证属　脾胃虚寒，清阳不升。

治法　温补脾胃，升阳利窍。

方药　理中汤加减。红参5g（另煎兑服）、炒白术10g、炮干姜3g、炙甘草10g、黑附片10g、茯苓15g，4剂，日一剂，水煎服。

2002年8月28日二诊　药后头晕减六成，起床时短暂不适。舌红苔白、根淡黄，脉细、左细弦。守方加生黄芪30g，嫩桂枝5g，再进5剂。

2003年8月15日再诊　去年头晕药后缓解已1年。刻下，头晕发作6天。头晕，怕冷，背凉，失眠、不易入睡。纳尚可，大便稀软。血常规：红细胞3.79×10^{12}/L，其余无明显异常。心电图报告：窦性

心动过缓。血压100/60mmHg。唇暗，舌红尖甚苔白，脉细缓。

时值秋凉，故疾复作。据其脉证，患者素体阳虚，又当伏饮郁遏。拟温阳化饮，方用理中汤合苓桂术甘汤加味。红参5g、黑附片10g、炮干姜3g、炒白术10g、茯苓15g、炙甘草10g、炙黄芪25g、桂枝6g，7剂，日一剂，水煎服。

按　本案乃脾胃失健，运化失常，以致水谷不化，湿聚生痰，痰湿中阻，则清阳不升，浊阴不降，上蒙清窍，发为头眩。故以理中汤加味，温脾补胃，升阳利窍，以收异病同治之效；再诊虽有头眩，但"心下有留饮，其人背寒"（《金匮要略·痰饮咳嗽病脉证并治》）。故在理中汤治疗的基础上，辅以苓桂术甘汤共奏温阳化饮之功。

【案例2】 脾泻（慢性腹泻、浅表性胃炎）

罗某某　女　25岁　研究生

1996年2月12日初诊　大便溏伴次数增多半年余。曾于1995年7月经北京市海淀区医院B超检查：肝胆等未发现异常，给服"沉香舒气丸"等；江西省中医院胃镜检查报告：幽门黏膜皱襞充血。诊断：慢性浅表性胃炎（轻）。刻下，胃脘隐痛，嗳气频作，肠鸣腹响，受凉或食生冷，或食油腻则胃脘胀痛，并肠鸣腹响而大便溏稀，日3~5次，喜热怕冷，形体略瘦，颜面淡黄。舌红苔薄略淡黄而润腻，脉细软。

证属　中焦虚寒，运化失健，胃气上逆。

治法　温胃散寒，健脾助运，行气降逆。

方药　理中汤合良附丸加减化裁。党参10g、干姜6g、炙甘草6g、焦白术15g、高良姜10g、制香附10g、煨肉豆蔻10g、炒厚朴13g、茯苓30g、陈皮10g、广木香10g、黑附片6g，14剂，日一剂，水煎服。

1996年2月28日二诊　诸症见减，大便日一解、成形；食欲已可，但进食些油腻食物仍嗳气，较前减轻。舌红苔薄白，脉细。药已中的，仍投原方加减进退共服30剂而愈。

按　患者乃学生，长期思虑过度，饮食失调，损伤脾胃。致脾胃虚寒，分清别浊功能降低，或受凉或饮食稍不慎则发为泄泻。《伤寒论·辨霍乱病脉证并治》第386条文云："霍乱……寒多不用水者，理中

丸主之。"故以理中汤温中祛寒，加疏肝理气，温胃祛寒之良附丸加味而收痊功。

【案例3】 寒泄（急性腹泻）

万某某 女 36岁 居民

1996年3月27日初诊 泄泻伴心慌、自汗1天。近1个月来神疲乏力，纳呆，食辛辣则小腹疼痛，大便稀溏，日2~3行，挟不消化物。昨日餐后突然腹痛，多次水样泄泻并心慌、自汗，口和不饮，舌红苔薄白，脉细。

证属 脾胃虚寒，中阳不振。

治法 温中散寒，健脾助运。

方药 理中汤加味。党参15g、焦白术15g、干姜6g、炙甘草10g、黑附片10g、广木香10g、炒谷芽30g、炒麦芽30g、炒神曲20g，4剂，日一剂，水煎服。

随访 药2剂后泄止，四剂病愈。

按 患者已有脾虚失运在先，因饮食不慎而突然腹痛泄泻。正如《伤寒论·辨霍乱病脉证并治》云："呕吐而利，此名霍乱……霍乱……寒多不用水者，理中丸主之。"故以理中汤加味，温中散寒，健脾助运而愈。

【案例4】 鹜泄（慢性腹泻）

廖某某 女 64岁 农民

2011年9月20日初诊 泄泻反复2年。刻下，大便每日早晨必须泄泻两次，饮食油腻则多次，粪水夹杂而下。纳尚可。舌红苔微黄、舌面呈梯状横行裂纹，脉细弦软。

证属 脾虚胃寒，运化失司。

治法 温中暖胃，健脾助运。

方药 理中汤合参苓白术散加减化裁。党参15g、干姜6g、炒白术10g、炙甘草5g、茯苓30g、莲子肉10g、陈皮10g、西砂仁10g、桔梗10g、炒谷芽30g、炒麦芽30g、焦山楂15g、炒鸡内金15g、黑附片10g、红枣5枚，10剂，日一剂，水煎服。

2011年10月28日二诊 大便已成形。舌红苔白、舌面仍横状梯裂，脉细弦软。守方加煨肉豆蔻10g，以助温中涩肠，再进14剂告愈。

按 "水谷不化，脾气衰则鹜溏"（《金匮要略·水气病脉证并治》）。《五脏风寒积聚病脉证并治》亦云：

"大肠有寒者，多鹜溏。"总之，鹜泄当为脾衰有寒，故以理中汤温中散寒，辅以参苓白术之类以健脾助运，寒散脾健，鹜泄自止。

【案例5】 食泄（非萎缩性胃炎、慢性肠炎）

欧阳某某 男 40岁 居民

2015年1月16日初诊 泄泻反复发作2月余。两个多月来，胃脘（脐上）怕冷，食油腻则拉稀。经南大一附院胃镜诊为"非萎缩性胃炎"；超声：肝、胆、脾、胰未见明显异常。按胃炎、肠炎治疗给服"艾普拉唑肠溶片、枯草杆菌二联活菌肠溶胶囊、肠泰合剂"和"四维溴铵片"，症状缓解，停药后又发作，故企中医药治疗。今日就诊前已拉稀便两次。纳食尚可，但食则胃脘胀满。舌红苔微黄、舌体偏胖，脉细软。

证属 脾胃虚寒，运化失司。

治法 温中暖胃，燥湿醒脾。

方药 理中汤合平胃散加味。党参10g、白术10g、炮干姜3g、炙甘草5g、炒苍术10g、茯苓15g、炒厚朴15g、陈皮10g、黑附片6g、广木香10g、草蔻仁6g、炒谷芽30g、炒麦芽30g、焦山楂10g，7剂，日一剂，水煎服。

2015年1月25日二诊 药后泄止，食欲大增，为饱口欲，而进食过多藕烧排骨后，又拉肚子。经当地肌内注射＋静脉滴注（何药不详）之后泄止。但胃脘隐隐胀闷。舌红苔白，脉细软。

此乃脾虚食复，法当健脾助运，和胃渗湿调治。方用参苓白术散加减共进21剂而愈。

按 "胃泄者，饮食不化"《难经·第五十七难》。本案凡食油腻则泄而胃胀，乃为脾胃虚弱，气滞不运，其"中焦如沤"的功能障碍，"食气入胃"，不能"散精于肝，淫气于脉"，即其不能泌别糟粕，蒸发津液，营养周身。故以理中汤温中补虚；辅以平胃散行气助运而愈。

【案例6】 胃胀（胃溃疡术后）

袁某某 女 69岁 退休职工

2010年5月31日初诊 胃胀反复发作21年。缘于1989年因"胃溃疡"而手术治疗，之后遗下每受凉则胃胀并口水多。刻下，胃胀并呕吐清水或痰涎。神疲乏力，下厨炒菜也觉很累，同时怕冷，纳食少，大便日1~2次，长期溏软不成形。有"心动过缓"史，动态心电检测又未发现明显异常。血压128/75mmHg。舌红苔薄而淡黄，脉弦软、左细弦软。

证属　中焦虚寒，脾胃失和。

治法　温中祛寒，益脾和胃。

方药　理中汤合调中益气汤加减。党参15g、炒白术10g、干姜5g、炙甘草6g、升麻10g、柴胡10g、北黄芪30g、炒苍术10g、煨葛根15g、茯苓15g、当归10g、陈皮10g、黑附片6g、砂仁3g，5剂，日一剂，水煎服。

2010年6月5日二诊　诸症缓解并改善，精神见增。舌脉如前。守方加重黑附片4g，并加生麦芽30g，以温阳助运，再进7剂。

2010年6月21日三诊　停药一周观察：自觉纳增，精神好转。近因母故而伤感，导致胃脘闷胀不舒。舌红苔薄黄、舌中不规则裂纹，脉弦软、左细弦软。守方加玫瑰花10g，以增疏肝理气之力，再进7剂。辅以心理疏导和安慰。

2010年8月4日面告　诸症悉除。

2014年9月19日来访　面色红润，胃胀未再复发。

按　"胃胀者，腹满胃脘痛，鼻闻焦臭，妨于食，大便难"（《灵枢·胀论》）。本案因"胃溃疡"术后，仓廪戕伤，导致受凉则胀满，正如《伤寒论·辨阴阳易差后劳复病脉证并治》第396条云："大病差后，喜唾，久不了了，胸上有寒，当以丸药温之，宜理中丸"。故以理中汤温中祛寒，辅以调中益气，益脾和胃。仅药19剂，历21年之痼疾豁然。

【案例7】　胃胀（十二指肠息肉切除术后）

王某某　男　40岁　农民

1992年10月29日初诊　胃胀、纳呆反复发作一年半。缘于"十二指肠息肉"而行十二指肠切除术，术后一直胃胀，加重半个月而出现胃脘胀痛并口淡、纳呆，大便拉稀。23日在丰城县人民医院钡餐复查报告：胃十二指肠升部粘连。舌红苔白润，脉濡。

证属　脾胃虚寒，肝郁气滞。

治法　温中祛寒，行气止痛。

方药　理中汤合金铃子散加味化裁。党参10g、炮干姜6g、焦白术10g、炙甘草6g、延胡索10g、川楝子10g、炒谷芽30g、枳实10g、煨肉豆蔻10g、黑附片6g、炒鸡内金30g、大腹皮30g、台乌药10g，7剂，日一剂，水煎服。

1992年11月7日二诊　药后胀满疼痛减，大便仍稀软。舌红苔薄黄，脉细弦软。

1993年3月8日再诊　胃脘胀痛已止，纳食仍少，大便有时拉稀，易感，体力未复。故要求调理。舌红苔微黄，脉细弦缓。拟健脾助运，益气固表调理。

方用七味白术散合玉屏风散加味。西洋参6g、焦白术10g、茯苓30g、藿香6g、煨葛根10g、炙甘草10g、黄芪20g、防风10g、炒厚朴10g、枳实10g、紫河车10g、青木香10g、高良姜10g、制香附10g、炒神曲10g，5剂，上药研细粉，炼蜜为丸，每日3次，每次3g，温水送服。

1996年6月20日来告　3年前药丸未尽，诸症已除，体格康复！

按　十二指肠切除术是相对较大的手术，术后可能出现相应的并发症，诸如胆汁反流性胃炎容易诱发急性胰腺炎，还可以出现严重的腹泻。有些人会出现消化吸收功能不良等。本案则引起胃十二指肠升部粘连致胃胀、纳呆、口淡、便泄。据其脉证，当为痰食瘀滞，正如《伤寒论·辨阴阳易差后劳复病脉证并治》第396条文云："大病差后，喜唾，久不了了，胸上有寒，当以丸药温之，宜理中丸。"故以理中汤温中祛寒，辅以金铃子、玄胡等行气化瘀之品，以收初效，继用散剂益气固表，健脾助运而收痊功。

【案例8】　大便秘结

章某某　男　47岁　工人

2014年12月29日初诊　大便干结难解2月余。大便虽秘结，但每日可解，只是量少而艰涩难排伴腰冷、四肢冰凉不温。纳、眠尚可。舌红苔白，脉细而微弦、左沉细弦少力。

证属　脾肾虚寒，肠道冷结。

治法　温脾益肾，润肠通腑。

方药　理中汤合苁蓉润肠丸加减化裁。党参15g、炒白术30g、干姜5g、炙甘草6g、肉苁蓉30g、火麻仁10g、黑附片10g、桔梗10g、炒枳壳10g、当归身10g、炒莱菔子10g，7剂，日一剂，水煎服。

2015年1月21日二诊　3剂药后大便通畅，效果特好，手足已温。但腰部仍怕冷。舌红苔白，脉细弦软而微数。守方加巴戟天10g、葫芦巴10g，以助温肾之力，再进7剂大便通调。

按　便秘有虚实之分，本案为虚秘，乃脏腑亏损，脾肾虚寒，大肠蠕动乏力而便秘。故按《金匮要略·腹满寒疝宿食病脉证治》云："趺阳脉微弦，法当腹满，不满者必便难，两胠疼痛，此虚寒从下上也。当以温药服之。"据其脉证，故治与理中汤温中健脾，辅以苁蓉润肠丸（因沉香之稀少，故代以枳壳行气、桔梗开提肺气）滋肾润肠，以达脾肾双调之功。

【案例9】　久痢（直肠息肉）
龚某某　女　83岁　居民

2008年10月22日初诊　大便日数解已10余年。2002年市某医院直肠镜检查报告：直肠发现一息肉。经服"肠泰口服液"及"头孢克肟钠"等药治疗一直无效。刻下，每日晨起一解、2小时内要解上4次、量少，每日共7~8次之多，有时挟白色黏液。纳尚可，小便调。舌红苔薄黄，脉细弦微涩。

证属　脾胃虚寒，肠滑失固。

治法　温中祛寒，涩肠止滑。

方药　理中汤合桃花汤加减化裁。党参15g、炒白术10g、生姜3片、炙甘草6g、赤石脂15g、炒谷芽30g、黑附子10g、神曲20g、焦山楂30g、疳积草15g、炒麦芽30g、地锦草15g、炒枳壳15g，7剂，日一剂，水煎服。

2008年10月29日二诊　大便每日减少2次。舌红苔薄白，脉弦软。守方加山慈菇12g，以助健脾化痰，消肿散结之功，再进7剂。

2008年11月5日三诊　大便已减至每日3~4次。舌红苔薄白，脉弦、重按少力。守方再进7剂。

随访　家人告：大便每日2次，最多3次，故自行停药。

按　患者大便次数增多并排白色黏液10余年。《伤寒论·辨太阴病脉证并治》第277条文云："自利、不渴者，属太阴，以其藏有寒故也，当温之。"《金匮要略·呕吐哕下利病脉证治》亦云："下利便脓血者，桃花汤主之。"故治与理中汤温中散寒，辅以桃花汤涩肠止痢。桃花汤中干姜、粳米，而代以生姜、炒谷芽，亦能收益胃暖中之效。

35. 小建中汤

小建中汤乃《伤寒论·辨太阳病脉证并治中》第100条文"伤寒，阳脉涩，阴脉弦，法当腹中急痛，先与小建中汤；不差者，小柴胡汤主之"（少阳里虚寒证，先补后和）；及第102条"伤寒二三日，心中悸而烦者"（里虚伤寒，心悸而烦证）而设。在《金匮要略·血痹虚劳病脉证并治》中，则增加炙甘草一两，用于治疗"虚劳里急，悸、衄、腹中痛，梦失精，四肢痠痛，手足烦热，咽干口燥"。前者为伤寒里虚寒证，后者为虚劳病之阴阳两虚证。本方为桂枝汤倍芍药加饴饧而成。方中重用饴糖温中补虚，和里缓急；桂枝温阳散寒；芍药和营益阴；炙甘草调中益气。诸药相伍，共奏温养中气，平补阴阳，调和营卫之功。运用本方治疗因中焦虚寒，虚劳里急的头晕，嗜睡，泄泻，腹痛，嗳气，手足干燥等证，颇具疗效。

【案例1】　头眩（食物性头眩）
陈某　女　42岁　居民

2009年3月21日初诊　头眩一天。缘于昨日晚餐进食了大量海带。半夜（约12点）出现头晕眼花。刻下，头眩，乏力。血压95/65mmHg。舌红苔黄，脉细。

证属　脾虚失运，清窍失养。

治法　温中补虚，益气止晕。

方药　小建中汤加味。桂枝10g、白芍30g、炙甘草6g、白术10g、陈皮10g、生黄芪30g、饴糖1匙（后烊入）、红枣5枚、生姜3片，7剂，日一剂，水煎服。

随访　药后晕止。

按　海带可药食两用，各类本草均提示"脾胃虚弱者慎服"，可见健康者多食也将致使脾虚气弱。从现代药理来看，《中华本草》海带科，昆布条就有"降血压作用，其有效成分为海带氨酸"。本案则因大量食用海带而头晕乏力，故用小建中汤加黄芪而药到眩止。

【案例2】　溏泄（慢性腹泻）
范某某　男　30岁　农民

1993年12月4日初诊　大便溏泄不爽3月余。缘于1990年病始，肚脐及对应腰背部隐痛，并大便秘结。经当地中西医治疗未效后，转赴江西省中医院断续治疗，服中药百余剂。腹痛止，但大便出现溏泄并稀溏不爽，日数次而无规律。颜面及皮肤枯槁而憔悴，怕冷。少寐，纳尚可，喜热食，矢气多，小便频急。舌暗红苔薄略黄、舌右边有瘀点瘀斑，脉弦软无力。

证属　虚劳里急，传道失司。

治法　温中补虚，健脾助运。

方药　小建中汤合理中丸加味化裁。桂枝10g、赤芍15g、白芍15g、炙甘草10g、炮干姜5g、红枣6枚、党参15g、焦白术10g、茯苓30g、炒厚朴10g、大腹皮15g、丹皮10g、焦山楂20g、煨肉豆蔻10g、糯米糖饼1个（缺饴糖代之，烊服），5剂，日一剂，水煎服。

1993年12月11日二诊　矢气减，大便渐渐浓稠，次数减少。舌红苔薄白，脉弦软。守方再进7剂。

1993年12月18日三诊　大便已成形，但进食后胃脘仍有饱胀感，食仍喜热，自觉颜面较前滋润。舌边瘀斑见淡、苔薄黄，脉弦软。守方加减再投。

1994年1月3日四诊　刻下，除过食则腹胀外，纳香，便调。舌红苔白，脉细弦软。

脉证显示，脾虚运弱，故拟健脾益气调治。

方用健脾丸加减。生黄芪30g、西党参15g、白术10g、焦山楂30g、炒麦芽30g、枳实15g、神曲10g、炒鸡内金10g、广木香10g、川芎5g，7剂，日一剂，水煎服。

1994年1月3日五诊　腹胀除，大便日一解或两日一解，通调无不适。舌红苔薄白、瘀斑较前缩小淡化，脉弦软。予以中成药健脾丸再服一周善后。

按　本案始病腹背隐痛并便秘，当为伤寒后所致，《伤寒论·辨阳明病脉证并治》第179条文云："太阳阳明者，脾约是也。"脾约一证，乃脾虚津少，肠液干燥所致，应以润燥通便。因治疗失当，始以中西药久攻不下，乃使脾胃阳气受损，后虽服中药百余剂，致使便溏不爽，怕冷喜热，方虽不明，可想而知，用的是攻结之品，造成沉疴固痰，一病三年。通过小建中汤合理中丸，温中补虚，而力挽沉危。方中糯米糖饼，乃须饴糖熬制而成。因当时缺饴糖取而代之，也获得同样效果。

【案例3】　嗜睡（甲状腺功能减退）

姜某某　男　59岁　职工

2015年4月9日初诊　嗜睡，神疲乏力半个月。曾因此在南昌大学第二附属医院住院6天，诊断：①脑供血不足；②甲状腺功能减退；③动脉粥样硬化；④高血压Ⅰ级；⑤前列腺增大；⑥FT3（血清游离三碘甲状腺原氨酸）0.87mg/dL，TSH（超敏促甲状腺素）8.427mU/L。检查后转入门诊治疗。南昌大学二附院门诊又增加一项诊断：呼吸暂停综合征。给佩戴呼吸机，戴机后反而影响睡眠，不得入睡，故寻求中医治疗。刻下，嗜睡，夜眠打鼾，白昼则哈欠不断，神疲乏力，一身疲软。口苦，饮食尚好。舌红苔白稍厚，脉细弦无力。

证属　中阳不振，痰湿蕴结。

治法　益气温中，振阳扶脾。

方药　小建中汤合理中丸加味化裁。嫩桂枝10g、白芍10g、大红枣5枚、炮姜5g、炙甘草6g、党参10g、炒白术10g、黑附片10g、茯苓30g、茯神30g、饴糖1匙（烊入），5剂，日一剂，水煎服。

嘱　坚持晨起运动。

2015年4月15日二诊　嗜睡及乏力已明显改善。舌红苔白，脉细弦、重按少力。守方加巴戟天15g，肉苁蓉15g，以助温肾扶脾之力，再进7剂而愈。

按　"血气懈惰，故好卧"（《灵枢·天年》）。由此可见，气血亏虚则嗜卧。本案由于中阳不振，运化失健，化源不足，导致气血亏虚；由于运化失常，痰湿积聚为患致乏力体疲。以小建中汤合理中丸温中扶脾。阳回运复，嗜卧自愈。

【案例4】　手足干燥脱皮（手足干燥症）

卢某某　男　10岁　学生

2015年10月11日初诊　手足干燥脱皮已5年。同时伴有纳果，便秘、每周1~2解。三岁前经常腹泻，每日4~5次；三岁之后又经常便秘。少或不食水果，睡眠较同龄人少，暑期7月12日曾于半夜梦游一次。舌红苔白，脉细弦软。

证属　脾胃虚弱，肌肤失荣。

治法　建中健脾，养荣润肤。

方药　小建中汤加味。桂枝5g、白芍10g、炙甘草3g、红枣3枚、生姜2片、饴糖1~2匙（约25g，烊服）、漂白术20g、太子参15g、炙黄芪10g、北山楂10g、生麦芽15g、枳实6g、肉苁蓉15g、炒莱菔子10g、煅龙骨15g、煅牡蛎15g、麦冬8g，10剂，日一剂，水煎服。

2015年10月25日二诊　手足已有汗沁之象，干燥脱皮已除。大便1~3日可解一次。舌红苔白，脉浮弦软。药已中的，守方再进10剂而愈。

按　手足干燥脱皮，实为脱屑。其病因很多，常见的有周围神经疾病可导致肢体末梢皮肤营养缺失，引起皮肤皲裂、干燥，同时常伴有感觉异常。本病一般均属于阴虚为多，而本案始因腹泻，之后又便秘，中阳不足，脾失健运，化源不足，营血亏虚，皮肤失养而导致手足脱皮。据其脉证治与小建中汤加味（仿健脾丸意，方中白术重用有益气通腑之功）建中健脾以增化源。中阳振，化源足，津液回，营血充，肌肤润，其燥及脱皮自愈。

【案例5】　胃痛（慢性胃炎、胃下垂）
张某某　女　26岁　职工

2001年11月28日初诊　一年来胃痛反复发作。胃痛时伴四肢冰凉、胸闷。刻诊，胃痛纳呆，气短乏力，面淡黄少华。大便不爽、量少。某医院B超提示："慢性胃炎，胃下垂"。舌红苔淡黄略粗糙，脉细。

证属　脾胃虚弱，中阳不振。

治法　益气健脾，温中补虚。

方药　小建中汤加味。桂枝10g、白芍12g、炙甘草5g、红枣5枚、生姜3片、防风10g、炒白术10g、生黄芪30g、炒枳壳10g、炒谷芽30g、炒麦芽30g、饴糖一匙（烊服），7剂，日一剂，水煎服。

2001年12月5日二诊　胃痛减，纳食增，肢凉改善，大便仍不成形并有未尽感。舌红苔淡黄仍粗糙，脉细微弦。守方加炒鸡内金12g，以健胃消食，再进14剂。

2001年12月19日三诊　胃痛止、纳增。舌红苔薄白、舌中苔略粗糙，脉细微弦软，守方再进7剂。

2001年12月26日四诊　家人代述：除稍有气短乏力外，诸症悉除。当地医院检查血常规未见明显异常。守方加鸡血藤30g、北枸杞10g，以养血补虚，续进以善后。

2002年1月9日托乡人告知　共服药28剂，已安康。

按　胃痛、肢冷、胸闷、乏力、面黄、脉弱，一派虚劳里急之象，《金匮要略·血痹虚劳病脉证并治》中云："虚劳里急……腹中痛……小建中汤主之"。故治与小建中汤温中补虚；加益气健脾之品健脾助运以增化源而收效。

36. 黄芪建中汤

黄芪建中汤，乃小建中汤加黄芪一两半而成。治疗"虚劳里急，诸不足"（《金匮要略·血痹虚劳病脉证并治》）。两方同为脾胃气血虚证而设，而本方则偏重于以气虚为主。临证中对虚劳所致的阴阳两虚，偏重于阳虚的脏寒泄泻、过敏性肠炎、消化不良、厌食、胃痛、腹痛、虚损等皆有较好的疗效。

【案例1】　月经过少
熊某某　女　38岁　居民

2015年11月27日初诊　月经量少2个月。近两个月经水点滴而行5~7天才净、色红。夜间睡醒后，四肢麻木不仁。纳香，眠可，二便调。已生育2胎。舌红苔白，脉细弦软、寸弱。

证属　脾虚血弱，营血不和，月经失调。

治法　温中补虚，益气和营，养血调经。

方药　黄芪建中汤加味。炙黄芪35g、桂枝10g、白芍15g、红枣6枚、生姜3片、当归15g、川芎10g、熟地15g、鸡血藤30g、枸杞15g、炙甘草6g、饴糖2匙，日一剂，水煎服，上药连服7剂后经量复常。

按　本案经少之疾，乃年届不惑劳倦伤脾，化源不足，致冲任失养，血海不充，故月经量少。按《金匮要略·血痹虚劳病脉证并治》云："虚劳里急，诸不足，黄芪建中汤主之。"故治与黄芪建中汤温中补虚，随证加入当归、川芎、熟地以养血调冲而使血充经调。

【案例2】　脏寒泄泻（急性腹泻）
王某某　男　3岁

2015年6月30日初诊　母代述：小儿腹泻2天。某医院静脉滴注给药（何药不详）两天，泻未止，孩子时时叫肚子痛及干呕，纳呆。舌红苔白，脉细，指纹淡紫隐伏。

证属　夏令感邪，寒湿内侵。

治法　温中散寒，补虚缓急。

方药　黄芪建中汤加减。炙黄芪10g、桂枝4g、炒白芍8g、炙甘草3g、干姜3g、红枣2枚、炒谷麦15g、炒麦芽15g、法半夏6g、藿香4g，3剂，日一剂，水煎服。

2015年7月3日二诊　母述：肚子痛止，只拉过两次大便，质软，尚不成形，纳食已好。今日早餐进食了两个蛋（剥壳及咸鸭蛋）后致呕吐。舌红苔白，脉细，指纹淡紫红隐伏。

此乃喂养不当，泄泻后，胃肠未健，竟进食两枚蛋而伤食，故治拟健胃消食。

方用保和丸合健脾丸加减。北山楂8g、神曲10g、生麦芽15g、太子参6g、法半夏6g、枳实5g、苏叶6g、藿香5g、陈皮5g、炒厚朴5g、茯苓8g、炒莱菔子5g、炙黄芪8g、苍术5g、白术5g，3剂，日一剂，水煎服。

随访　药后泻愈。

按　小儿脾胃阳虚，感寒泄泻，运用本方益气温中，补虚缓急以燮理阴阳收效如桴鼓之应。

【案例3】　食泄（过敏性肠炎）

叶某某　男　15岁　学生

2009年6月27日初诊　饮牛奶则腹痛泄泻1年余。近1年多每当饮牛奶及奶制品饮料或凉饮，均会导致腹痛泄泻，拉后腹痛缓解，同时经常小腿肚转筋疼痛。舌红苔薄而淡黄，脉细弦软。

证属　肝旺脾虚，中焦虚寒。

治法　泻肝补脾，温中健运。

方药　黄芪建中汤合痛泻要方加减。炙黄芪30g、桂枝10g、炒白芍15g、炙甘草6g、生姜3片、红枣4枚、防风15g、炒白术10g、陈皮10g、鸡内金15g、甘松10g、娑罗子10g，7剂，日一剂，水煎服。

2009年7月4日二诊　腹痛泄泻缓解，进食零食仍会腹胀不适，小腿肚转筋已止。舌红苔黄，脉细而微弦。守方加生麦芽30g、焦山楂15g，以消食和中，再进7剂而愈。

按　过敏性肠炎，又称之为肠易激综合征。患者由于属过敏体质，当某些物质进入人体后导致免疫系统发生异常反应致病。本案乃肝旺脾虚，中焦虚寒之证，故以黄芪建中汤温中益气；辅以痛泻要方泻肝补脾，共奏益气温中，燮理肝脾之效。

【案例4】　脾泄（消化不良）

罗某　男　15岁　学生

2014年8月15日初诊　父述：患者长期大便稀溏不成形。食后欲便，挟不消化物。身材修长而偏瘦，身高1.66m，体重43kg。纳尚可，食后脘腹胀闷，喜热饮，而且挑食。舌红苔白，脉细软。

证属　脾胃虚寒，运化失司。

治法　健脾益气，温中助运。

方药　黄芪建中汤合健脾丸加减。炙黄芪25g、桂枝6g、白芍10g、炙甘草4g、红枣3枚、生姜3片、白术10g、神曲10g、太子参15g、北山楂15g、生麦芽30g、枳实10g、荷叶10g、鸡内金15g，7剂，日一剂，水煎服。

2014年8月27日二诊　父述：诸症已除，大便复常，每日一次，意外发现口臭也随之消失。舌红苔白，脉浮而微弦。药已中病，守方再进7剂以善后。

嘱　坚持晨练，增强体质，暂忌冰饮及油腻食品。

按　"脾泄者，腹胀满，泄注，食即呕吐逆"（《难经·五十七难》）。由此可知，脾泄乃饮食不节，损伤脾胃，脾虚不运。"脾伤则不磨"故致泄。治与黄芪建中汤温中益气；辅以健脾丸以健脾助运，相得益彰，脾泄自愈。

【案例5】　厌食（味觉失常）

杨某某　女　76岁　退休药工

2015年4月15日初诊　纳果，口味异常，咸味入口成苦味，每食饮必加糖已多年。最近半年持续口苦，任何食物均无味。去年9月又出现头疼伴周身冰冷，尤其背冷，面晦暗，眠尚可，二便尚调。舌红苔白，脉细弦软。

证属　痰饮内结，纳运失常。

治法　温中化饮，健脾助运。

方药　黄芪建中汤合茯苓桂枝白术甘草汤加减化裁。炙黄芪30g、桂枝10g、茯苓30g、炒白芍10g、炙甘草6g、炮姜3g、红枣5枚、饴糖1匙、炒白术10g、炒鸡内金15g、生麦芽30g、川红花10g，7剂，日一剂，水煎服。

2015年4月24日二诊　口苦，身冷、背冷大减，纳食见增，但未痊愈。昨日天气突然寒冷，头痛发作。舌红苔白，脉细弦软而微数。守方加羌活10g、白芷10g，以祛风通络，再进14剂。

随访 2016年7月4日荐他人就诊并告愈。

按 味觉失常，西医认为舌根味蕾及神经异常所致。而中医则认为"心气通于舌，心和则能知五味矣……脾气通于口，脾和则口能知五谷矣"（《灵枢·脉度》）。故味觉失常，与心、脾两脏有直接关系。心脾旺盛，气血充足，则味觉正常，反之则失常。本案始病口苦，乃胃虚胆热之故。因失治导致纳运失常，食而无味。由于食不甘味，精气亏虚，则进一步损伤脾胃。脾胃虚弱，化源不足。气血亏虚，心气失和。而且脾虚生痰，则痰湿内蕴，郁遏阳气。致使身冷、背冷之痰饮形成，故用黄芪建中汤益气温中；辅以苓桂术甘汤温化痰饮而愈。

【案例6】 厌食（消化不良）
范某某 男 7岁 学生

2009年6月6日初诊 祖母述：饮食极少，纳食无味，不甚思食，拉稀便，日1~2次。自述"睡觉时伴做噩梦"，并指胃脘处有时疼痛。观其颜面萎黄，舌红尖微甚、苔白，脉细软。

证属 脾胃虚弱，食欲缺乏。

治法 健脾益气，建中助运。

方药 黄芪建中汤加味，炙黄芪15g、桂枝5g、白芍10g、炙甘草4g、生姜3片、红枣3枚、谷芽15g、麦芽15g、细辛1g、藿香6g、山药10g、饴糖1匙（兑入）、焦山楂10g，7剂，日一剂，水煎服。

随访 祖母咸某告：药后饮食大增，大便亦调。

按 儿童脾胃稚弱，易为寒热、饮食所伤。脾胃伤则食欲缺乏，气血减弱，面黄失荣。由于气血不足，而心气失和，故而易做噩梦。治以温阳振中，扶脾助运，其效立显。

【案例7】 胃痛（饮食不当）
钟某某 女 25岁 职工

2009年12月14日初诊 胃脘疼痛加重一周。由于大便2天一次，干结难解。因此，按照同事指点，坚持每天饮酸奶、蜂蜜。不出一月之久，大便虽通畅一些，但胃痛接踵而至并加重。每到半夜2时左右，疼痛致醒，喜按喜温，纳呆。舌红苔白，脉细弦软而微数。

证属 脾胃虚弱，饮食停滞。

治法 建中和胃，健脾消食。

方药 黄芪建中汤合枳术汤加减化裁。生黄芪30g、炒白芍20g、桂枝10g、炙甘草6g、红枣3枚、生姜2片、漂白术30g、枳实10g、川红花10g、细辛3g、甘松10g、娑罗子10g、煅蛤壳粉30g、海螵蛸20g（打碎）、炒鸡内金30g、炒莱菔子15g，7剂，日一剂，水煎服。

嘱 停饮酸奶、蜂蜜。

2009年12月28日二诊 蜂蜜、酸奶按嘱停用。药3剂后则能吃能睡，诸症豁然，停药一周后胃痛又作，但较药前轻微。舌红苔白，脉细弦软而微数。守方再进7剂。

2010年1月6日三诊 半夜胃痛不再，但餐后有些胀满。舌红苔薄白，脉细而微软。守方去大枣，加广木香10g，以助行气健运，再进7剂而愈。

按 "胃胀者，腹满胃脘痛，鼻闻焦臭，妨于食，大便难"（《灵枢·胀论》）。本案胃痛主要因过食甘而致，俗谓"甘能满中"。早在《素问·生气通天论》中就有"味过于甘，心气喘满"之说。因甘致满，脾胃气滞发为胃痛。故以黄芪建中汤温中益气；辅以枳实汤补脾导滞。一补一泻，相得益彰。

【案例8】 腹痛（缺血性腹痛）
邹某某 男 32岁 木工

1993月11月27日初诊 左下腹经常疼痛3个月。每以晚间呈持续性隐隐作痛，若饮酒则加剧，无发热。曾数次服西药及肚痛整肠丸等治疗周效。纳呆食少，大便每日1~2次，质软，小便尚调。血常规检查报告：血红蛋白140g/L、白细胞10.2×10^9/L、中性粒细胞78%、嗜酸性粒细胞3%、淋巴细胞19%；二便常规无异常。触诊：腹软，左下腹降结肠处压痛弱阳性，未扪及包块。舌红苔薄白，脉濡数。

证属 脾胃不足，虚劳里急。

治法 温中健脾，和里缓急。

方药 黄芪建中汤加味。黄芪30g、桂枝10g、白芍10g、赤芍20g、生姜3片、红枣5枚、饴糖15g、炙甘草10g、延胡索10g、炒枳壳10g，7剂，日一剂，水煎服。

1993年12月6日二诊 腹痛已止，大便日二解，便质稀软如糊，小便色黄。无口渴，唇周糜烂。纳可，眠尚好。舌红尖甚苔白，脉弦软小数。守方加炒谷芽30g、炒麦芽30g，以助消食和中，共服至

17 剂而愈。

按 患者从事木工劳作，劳倦过度，损伤元气，发为气虚腹痛。《金匮要略·血痹虚劳病脉证并治》云："虚劳里急……腹中痛。"这种腹痛类似于西医之"缺血性腹痛"，而本案虚劳偏于气虚，故治与黄芪建中汤温阳建中，和里缓急，正中肯綮。

【案例 9】 虚损（甲状腺功能减退）

徐某某　男　50 岁　职工

2013 年 5 月 17 日初诊　胃冷，感觉胃冷时牙齿发酸，餐后胃脘胀满。素来怕冷，近一年内加重。时近小满，仍穿外套，解开胸扣，则胃脘发凉，全身发冷，而舌体有火辣灼麻刺痛感。夜间须用手捂住胃脘，否则胃冷而肠鸣腹响。神疲乏力，易感冒。舌红苔白、舌中有一纵裂，脉细弦软。

证属　禀赋不足，脾胃虚寒。

治法　补脾益气，温中祛寒。

方药　黄芪建中汤合理中汤加味。炙黄芪 35g、桂枝 10g、红枣 5 枚、炒白芍 15g、炙甘草 6g、炒白术 10g、生姜 3 片、防风 15g、陈皮 10g、黑附片 10g、熟地黄 12g、麦冬 10g、砂仁 6g、肉桂末 2g（分二次冲服），7 剂，一日一剂，水煎服。

建议检查"促甲状腺激素"等。

2013 年 5 月 24 日二诊　胃冷减、肠鸣显减，夜间已不用手捂腹，舌灼也显减，舌红苔薄白，脉弦软、关少力。药已中的，守方再进 7 剂。

2013 年 6 月 1 日三诊　微有肠鸣，喉中有痰，二便调。舌红苔薄而微黄，脉弦软微数。守方加浙贝母 10g、茯苓 15g，以助渗湿健脾，再进 7 剂。

2013 年 6 月 14 日四诊　江西省中医院检验报告：甲状腺素及三碘甲状腺原氨基酸无异常，促甲状腺激素 5.72uIU/mL（参考值 0.27~4.2uIU/mL），偏高，考虑"甲减"。舌红苔薄黄，脉弦软、关仍少力。守首方去桂枝，加巴戟天 10g、肉苁蓉 10g、山萸肉 10g、肉桂 6g，以助温阳扶元，再进 7 剂。

2013 年 6 月 21 日五诊　无甚进展，舌脉如前。为防停滞之虞，故拟增利水通阳之法。守方加猪苓 10g、泽泻 20g，仿五苓散意，再进 7 剂。

2013 年 6 月 30 日六诊　利水通阳见效，舌体辛辣感已除。舌红苔微黄，脉微弦。守方再进 7 剂以善后。

随访　诸症悉除。

按 "甲减"乃甲状腺合成或分泌功能不足而引起的疾病。中医当属虚损，即"虚劳里急，诸不足"（《金匮要略·血痹虚劳病脉证并治》）。本案患者年届五旬，病情虽复杂，但治与黄芪建中汤温中益气；辅以理中汤、五苓散以温肾化气而收痊功。

37. 吴茱萸汤

吴茱萸汤，乃《伤寒论·辨阳明病脉证并治》第 243 条为胃寒气逆，食谷欲呕而设。方中吴茱萸辛苦温为主药，以温胃散寒，降逆止呕为君；生姜辛温散寒，温胃止呕为臣；人参甘温、大枣甘平，补虚益胃，甘缓和中共为佐使。四药相伍，共奏温胃暖肝，降逆止呕之功。临证以本方，或加味治疗反胃、小腹胀痛，疗效卓著。

【案例 1】 反胃（贲门失弛缓症）

舒某　女　44 岁　职工

2001 年 2 月 24 日初诊　呕吐反胃反复发作，具体发作时间难以追溯。近期反胃发作，症状愈来愈重。下午五时许后口中泡沫痰增多，晚间呕吐口水及泡沫痰，若受凉则恶心呕吐食物及痰涎，伴咽喉经常梗塞。睡前有饮牛奶的习惯。舌偏暗红苔白（舌面布满均匀小圆点，状若杨梅），脉细、关滑。

证属　中焦虚寒，痰浊上逆。

治法　温中补虚，降逆止呃。

方药　吴茱萸汤加味。党参 10g、吴茱萸 5g、红枣 4 枚、生姜 3 片、嫩桂枝 6g、炙甘草 6g、陈皮 10g、茯苓 15g，5 剂，一日一剂，水煎服。

2001 年 3 月 3 日二诊　泡沫痰减少，咽喉梗塞减轻，脉舌如前。守方再进 7 剂。

2001 年 3 月 17 日三诊　停药后因受凉，又出现恶心呕吐食物及痰涎，晨起吐口水，舌略暗红苔白，脉细微数。守方再进。

并嘱　①停饮牛奶并改变晚间睡前饮牛奶习惯；②到综合性医院进一步检查消化道。

2001 年 3 月 24 日四诊　经江西省人民医院食道钡餐检查诊断意见：贲门失弛缓症；食道下段受阻，呈鸟嘴状改变；黏膜未见破坏，胃底未见明显异常。同时给服"百忧解""阿托品片"3 天。共服药两周，除咽喉微梗外，反胃、恶心呕吐已止。舌暗红、苔薄白，脉细、右微弦。建议停药观察。

2001 年 8 月 25 日因两颧处黄褐斑就诊告：反胃呕吐愈后，未再发作。

按　本案与长期每天晚间饮用牛奶相关。脾胃本虚，睡前饮奶导致脾胃食滞停积，聚浊成痰，痰浊上逆。正如《伤寒论·辨阳明病脉证并治》第 243 条云："食谷欲呕，属阳明也，吴茱萸汤主之。得汤反剧者，属上焦也，吴茱萸汤。"《素问·痹论》则云："饮食自倍，肠胃乃伤。"故睡前停奶并服吴茱萸汤温中暖肝，降逆止呕而获康复。

【案例 2】　小腹胀痛（阴道炎）

卢某某　女　63 岁　农民

2015 月 4 月 24 日初诊　两少腹胀痛，尤其是小便时胀痛已近 1 年。经多方检查，未发现明显异常。江西省妇幼保健院诊断为"阴道炎症"。刻下，以胀为主，大便不结，但肛门口有急胀感，同时心烦眼灼。纳香，眠可。舌红苔白、舌中有一纵裂纹，脉弦软。

证属　肝郁脾虚，小肠虚寒。

治法　温经散寒，理气解郁。

方药　吴茱萸汤合四逆散加减。吴茱萸 5g、党参 15g、生姜 3 片、红枣 5 枚、醋柴胡 10g、白芍 10g、枳实 10g、炙甘草 5g、川楝子 10g、小茴香 10g、青皮 10g、炒橘核 10g、广木香 10g、肉桂 3g、黄柏 12g，7 剂，日一剂，水煎服。

2015 年 4 月 30 日二诊　两少腹痛除，眼灼亦止，但大便时肛门仍急胀不适。舌红苔白，脉弦而少力。守方再进 7 剂。

2015 年 5 月 6 日三诊　肛门急胀本已缓解，因近日劳作和情绪不佳，大便时又出现肛门隐胀不适，大便尚成形。舌红苔白，脉细弦软。守方以枳壳 10g 易枳实，以泄肺中不利之气，再投 7 剂而愈。

按　阴道炎是妇科常见疾病，可由各种病原体感染引起，也与外部刺激、激素水平等有关。主要表现为阴道分泌物异常、阴道瘙痒或灼热感。本案为绝经后老年妇人，与其激素水平失衡相关。其少腹胀痛、心烦眼灼及排便时肛门急胀不适为其主要临证表现。辨其证乃胃虚肝寒，肝郁脾虚，其心烦眼灼乃虚火使然。故治与吴茱萸汤暖肝温胃；伍以四逆散疏肝解郁，和畅气机，并加入理气之品，以助行气通络之效。药仅两周，其痛若失。

38. 通脉四逆汤

通脉四逆汤，源于《伤寒论·辨少阴病脉证并治》，用于阴盛格阳证，"下利清谷，里寒外热，手足厥逆，脉微欲绝"。本方即为四逆汤加重附子、干姜的用量，使其温阳驱寒的力量更强，因其有破阴回阳，通达内外之功，故称之为通脉四逆。临证用本方治一胸痹（冠心病并心绞痛）者，收效立竿。

【案例】　胸痹（高血压病、冠心病并心绞痛）

黄某某　男　73 岁　居民

2013 年 5 月 27 日初诊　胸闷伴胸痛。49 岁出现高血压、心脏病，先后多次病危入院，出院诊断为：①冠状动脉粥样硬化性心脏病，不稳定型心绞痛，陈旧性下壁心肌梗死，心功能Ⅲ级；②高血压：Ⅱ级（极高危）；③十二指肠溃疡病。刻下，胸闷气憋，每晚均须吸氧，每日吃饭、解手（解大便）、睡眠、洗浴时都会出现短暂胸痛，必须含服"硝酸甘油"或"速效救心丸"。所以每日是"四怕"，即怕解手，怕吃饭，怕洗澡，怕睡眠，睡必须是半卧位。纳尚可，大便每日 2 次、成形。舌红苔黄，脉弦缓。

证属　阳衰阴盛，胸阳不振。

治法　破阴回阳，温阳通脉。

方药　通脉四逆汤加味。黑附片 10g、炙甘草 6g、炮干姜 6g、栝楼皮 15g、薤白 15g、炒白术 10g、党参 12g、茯苓 15g、制香附 10g、当归尾 15g、川芎 15g、降香 15g、丹参 30g，3 剂，日一剂，水煎服。

2013 年 6 月 3 日二诊　胸闷气憋现象减轻，白昼基本上可不吸氧，行动轻松了些，晚上未含服硝酸甘油，吸氧后可平稳入睡。舌红苔黄、舌中有一长纵裂纹，脉弦、重按少力。药已中的，守方再投 7 剂。

随访：症情稳定。

按　冠心病是由于冠状动脉粥样硬化，导致心肌缺血、缺氧而引起的心脏病。心绞痛系指急性暂时性心肌缺血、缺氧引起发作性胸痛。中医则属"胸痹心痛"。《金匮要略·胸痹心痛短气病脉证治》云："今阳虚知在上焦，所以胸痹心痛者，以其阴弦故也。"本案之胸痹心痛，每以晚上为甚，乃阳气虚衰之象。故与通脉四逆汤破阴回阳；辅以栝楼薤白宽胸通阳，党参、白术、茯苓补脾升阳，降香、香附、当归、川芎、丹参以行气活血，化瘀通阳。诸药共成破阴回阳，温阳通脉之功。

39. 黄芪桂枝五物汤

黄芪桂枝五物汤，是《金匮要略·血痹虚劳病脉证并治》中为营卫气血不足，风邪入侵，营血痹阻所产生的肌肉麻木、甚或半身不遂、手足无力者而设。其云："血痹，阴阳俱微；寸口关上微，尺中小紧，外证身体不仁，如风痹状，黄芪桂枝五物汤主之。"本方即以桂枝汤去甘草加黄芪而成。方中黄芪补气、桂枝通阳共为君；芍药养血除痹为臣；大枣、生姜调和营卫为佐、使。诸药合用共奏补气通阳，养血除痹之功。临证凡阳气不足，阴血痹阻所出现的诸症，均可以本方治之。若证情复杂，兼夹证多者，可以本方统领，伍以他方，或临证加味而收殊效。诸如：头痛、肢体疼痛或麻木不仁、甲减、瘾疹、月经不调、虚损、阳痿、油风以及诸般痹证。

【案例1】 虚损（甲减）

邹某某　女　46岁　职工

2017年8月4日初诊　怕冷，头昏，羸瘦。医院检查报告：血清三碘甲状腺原氨酸0.86nmol/L（参考值1.7~2.3mmol/L），血清促甲状腺激素7.036mIU/L（参考值0~6mIU/L）；血糖异常：空腹血糖5.63mmol/L，餐后2小时血糖13.01mmol/L，糖化血红蛋白5.5%，尿糖（++）；血脂异常：总胆固醇6.34nmol/L，低密度脂蛋白4.01nmol/L。刻下，怕冷，消瘦，头昏脑涨，视力模糊，颈脖子疼痛，少寐，浅睡易醒，半夜醒后不易再入睡。月经超前一周，经量渐少、有小瘀块。舌红苔白、舌边有齿痕，脉弦细、左细弦。

证属　阴阳两虚，气血不足。

治法　补气通阳，温脾益肾。

方药　①黄芪桂枝五物汤合理中汤加味。炙黄芪30g、桂枝5g、白芍10g、生姜3片、红枣5枚、白术10g、黑附片10g、炮姜3g、炙甘草5g、党参15g、防风15g、陈皮10g、茯苓15g、巴戟天15g、肉苁蓉15g、当归12g、山茱萸10g、牡丹皮10g，14剂，日一剂，水煎服。

②参斛散。西洋参50g、铁皮石斛50g，打粉，每日2次，每次3g，开水冲泡后温服，以助补益肺肾。

2017年8月21日二诊　复查：空腹血糖4.8mmol/L（参考值3.85~6.11mmol/L），餐后2小时血糖7.6mmol/L（参考值3.85~7.80mmol/L），糖化血红蛋白2.12%（参考值1.7%~2.5%）；血清三碘甲状腺原氨酸2.29nmol/L（参考值2.3~4.2nmol/L）、血清甲状腺素0.77mIU/L（参考值0.89~1.8mIU/L）、血清促甲状腺素17.56mIU/L（参考值0.55~4.78mIU/L）。药后精神状态已提升。纳香，眠尚好，二便调。舌红苔白、舌尖边有浅齿痕，脉弦细软而微数。守方汤剂、散剂再进15天。

2018年1月3日　共六诊，服中药汤剂及散剂90天，怕冷缓解，精神大增。舌红苔白、舌边有齿痕，脉细而微弦、按之少力。守方再服15天以善后。

按　甲减是多种原因导致甲状腺合成或分泌功能不足而引起的疾病，其替代治疗使用甲状腺片，而且是长期维持服用。中医学认为本病的发病或为先天禀赋不足或后天水谷调养失当，劳欲过度，致脾肾双亏而发病。即所谓"精气夺则虚"（《素问·通评虚实论》）。故本病为虚损之疾。治以黄芪桂枝五物汤合理中汤，收脾肾双调之功。

【案例2】 虚损（甲减、低血糖）

程某某　女　43岁　幼教

2007年7月11日初诊　头眩乏力，行动飘忽1月半。刻诊：怕冷肢凉，记忆减退，反应迟缓，嘴脸及左半侧麻木不仁。纳食少、口味差，但须时时进食，否则难以坚持工作。故体重不减反增，两耳闭塞不适。入睡尚可，但易惊醒。经江西省人民医院检查：空腹血糖3.8mmol/L（参考值3.9~6.1mmol/L），低于正常水平值。舌红苔白。脉细弦软。

证属　脾阳不振，营血亏虚。

治法　益气健脾，温中和营。

方药　黄芪桂枝五物汤合四君子汤加味。炙黄芪50g、桂枝10g、白芍20g、红枣5枚、生姜3片、当归10g、西洋参10g、白术15g、茯苓15g、炙甘草10g、山药50g、炒麦芽30g、炒谷芽30g、枸杞子15g，4剂，日一剂，水煎服。

2007年7月16日二诊　药后怕冷肢凉等诸症显见缓解，尤其不断少量进食也减少。舌红苔白，脉细少力。

切其脉细数，知阳气虽回，但气阴不足。故拟益气养阴，养血和营善后。

方用当归补血汤合一贯煎加减。当归10g、炙黄芪 30g、种洋参 10g、太子参 15g、生地 15g、川楝子 10g、麦冬 10g、枸杞 15g、浮小麦 30g、红枣 5 枚、炙甘草 6g，上药连服 7 剂后告愈。

按　本案头眩乏力，行动欠稳，怕冷肢凉，记忆减退，反应迟钝。虽未经检验证实，但其症状类似于"甲减"。而且，空腹血糖低于正常值。这与代谢和内分泌功能失调相关。尤其是成人常见原发于甲状腺本身的损害，自身免疫性甲状腺炎的发展结果所致。是 40 岁以上女性较多患"甲减"的原因。本案则具备了性别、年龄及患病的特质。而中医则认为属"虚损"，乃饮食不节，损伤脾阳；过度劳累，损伤肾气。脾肾双亏而致病；空腹血糖偏低，可能进食过少，营养失衡所致，亦乃脾胃虚弱之征。故治与黄芪桂枝五物汤补气通阳，伍以四君子汤健脾益气，两方共成补气通阳，和营通络之功。后期治疗与当归补血汤领一贯煎益气养阴以收痊功。

【案例 3】　虚损（卵巢巧克力囊肿术后）
陈某　女　43 岁　职工

2012 年 12 月 7 日初诊　卵巢巧克力囊肿术后一周。怕冷，尤其四肢怕冷。纳食少，经量少，夜尿多。观其口唇暗淡、面部少华，舌红苔白、舌边略呈暗红，脉细。

证属　气血不足，中阳不振。

治法　益气通阳，养血和营。

方药　黄芪桂枝五物汤加味。炙黄芪 30g、桂枝 10g、白芍 15g、大红枣 5 枚、生姜 3 片、谷芽 30g、麦芽 30g、川红花 10g、桃仁泥 10g、龙眼肉 10g、白果 10g（连壳打碎）、枸杞 20g、当归 15g、川芎 15g、北山楂 30g、田七粉 3g（研末冲服）、炙甘草 6g、益智仁 10g，日一剂，水煎服，上药连服 7 剂而诸症豁然。

2013 年春节期再告　诸症除并已康复。

按　本案之虚乃手术创伤所致，其病机为肝经受伤，累及肾水。肾虚则脾弱，化源不足。导致阳气虚衰，气血闭阻。故治与黄芪桂枝五物汤补气温阳；随证加当归、川芎、桃仁、红花以化瘀通痹；加白果、智仁以益元固真，诸恙豁然。

【案例 4】　头痛（发作性紧张型头痛）
邹某某　女　34 岁　个体

2005 年 4 月 1 日初诊　头痛反复发作数年。每

以劳累或失眠后发作频繁，稍作休息后可缓解。经颅多普勒报告：脑血管痉挛。月经尚调，纳可，二便调。血压 100/70mmHg。舌红苔微黄，脉细微弦。

证属　气血不足，清阳失养。

治法　益气通阳，升清通络。

方药　黄芪桂枝五物汤加减。炙黄芪 35g、嫩桂枝 5g、赤芍 10g、白芍 10g、红枣 5 枚、生姜 3 片、当归 10g、川芎 10g、党参 12g、白术 10g、羌活 6g、北山楂 15g、炙甘草 5g、地龙 10g，7 剂，日一剂，水煎服。

2005 年 4 月 8 日二诊　药后头痛减轻，舌红苔黄，脉细弦数。守方再进 14 剂而愈。

按　由于黄芪桂枝五物汤有补气通阳，养血除痹之长。而本案劳累则头痛，发作频繁数年，实乃气血内伤，脾胃不健，化源不足。气血不能上荣清阳之府，致使气血痹阻而头痛。方证相符，用之得当。亦符合《内经》中"劳者温之"，"损者益之"之法。故而药到病除。

【案例 5】　胃痛（十二指肠球炎、慢性浅表性胃炎）
邓某某　女　57 岁　居民

2009 年 6 月 6 日初诊　胃痛 1 个多月。市某医院胃镜诊断报告：十二指肠球炎，浅表性胃炎，幽门螺杆菌感染（轻）。刻下，胃痛伴时时嗳气，喜温喜按，纳食少，二便尚调。面色淡黄。舌质略暗而淡红，苔白，脉细而微弦，重按无力。

证属　脾虚气滞，胃络瘀阻。

治法　补气通阳，温中和胃。

方药　黄芪桂枝五物汤加味。生黄芪 30g、桂枝 10g、白芍 15g、红枣 3 枚、生姜 3 片、细辛 3g、制香附 10g、高良姜 10g、醋延胡索 10g、蒲公英 15g，7 剂，日一剂，水煎服。

2009 年 6 月 13 日二诊　自觉疗效不显，夜间仍胃痛呈针刺样。而且药后出现短暂头晕，片刻缓解。舌红苔淡黄，脉细弦软。据其舌质，已由暗淡转红，痛虽未减，但胃络渐通，仍守方加海螵蛸 25g、煅瓦楞子 30g，以和胃散瘀；加甘松 10g，以健胃醒脾，再投 7 剂。

2009 年 6 月 22 日三诊　开始服药时仍会突然出现短暂头晕，胃痛缓解。舌质红、苔淡黄，脉细弦。

守方再服 7 剂以善后。

按 本案胃痛乃脾阳不振，血络痹阻所致。喜温喜按为其征，正如《素问·调经论》云："虚者，聂辟气不足，按之则气足以温之，故快然而不痛。"因此，喜按者为虚证也。故治与黄芪桂枝五物汤以补气通阳，温中止痛。

【案例 6】 尾骶骨痛（尾骶骨炎）

高某某 女 42 岁 职工

2005 年 3 月 11 日初诊 尾骶骨疼痛已 6 个月。因长期从事电焊工作，故素有腰痛史，工作劳累及过多行走时则发作。面色姜黄少华。舌淡红苔白、边有齿痕，脉细软微数。

证属 肝血不足，筋失濡养。

治法 益气养血，和营活络。

方药 黄芪桂枝五物汤加味。生黄芪 30g、桂枝 6g、白芍 15g、红枣 5 枚、生姜 3 片、当归 12g、枸杞 10g、鸡血藤 30g、独活 10g、细辛 3g、桑寄生 15g、川芎 10g、山茱萸 10g、炙甘草 6g、川续断 12g，7 剂，日一剂，水煎服。

2008 年 7 月 15 日就诊告 药后痛愈。

按 尾骶痛，古称尻尾痛。《灵枢·经脉》云："膀胱足太阳之脉……项背腰尻腘踹脚皆痛。"可见肝肾亏虚，足太阳膀胱之经脉失养，气血痹阻而使尾骶骨痛。故治与黄芪桂枝五物汤益气通阳，养血除痹；加山茱萸、桑寄生、川续断等以益肾通络。服药一周而收痊功。

【案例 7】 左足肿痛（下肢静脉血栓形成）

郭某某 男 82 岁

2015 年 3 月 13 日初诊 左腿肿胀疼痛，按之凹陷，右腿也微胀痛并伴胸闷，动则甚。某医院彩超提示：下肢静脉血栓。纳尚香，睡眠也好，二便调。舌红苔黄，脉弦软微数。

证属 脾肾阳虚，气滞血瘀。

治法 温肾化气，益气和血。

方药 黄芪桂枝五物汤合五苓散加味化裁。生黄芪 30g、桂枝 10g、赤芍 15g、生姜 3 片、红枣 5 枚、猪苓 15g、白术 10g、茯苓皮 15g、茯苓块 15g、泽泻 15g、党参 15g、大腹皮 15g、卷柏 30g、川红花 10g、大活血 30g、地龙 20g、当归尾 10g、桃仁泥 10g，7 剂，日一剂，水煎服。

2015 年 3 月 22 日二诊 胸闷及下肢肿痛显减，精神状态也显见改善。舌红苔淡黄、舌中稍厚，脉弦而微数。守方再进 7 剂告愈。

按 本案左足肿痛，是髂—股静脉血栓形成。按辨证，患者耄耋高龄，乃脾肾阳虚，气滞血瘀，营血痹阻所致。故急以黄芪桂枝五物汤补气通阳；以五苓散益肾化气，利水通阳；加党参、当归、桃仁、红花等药，以增益气养血，化瘀通痹之功。

【案例 8】 右手短暂无力（肢体瘫痪综合征）

熊某某 女 13 岁 学生

2017 年 11 月 27 日初诊 右手阵发性疲劳无力半年。每在写作业时发作，发作时无力握笔，持续 1 个小时左右缓解。无时间规律，两个月来，发作了三次。月经 12 岁半初潮，周期 30 天，经期 7 天，经水色黯、量少。经常疲惫乏力，纳、眠均如常。大便二日一解。舌红苔白，脉细弦软。

证属 气血不足，血虚风痹。

治法 益气养血，和营除痹。

方药 黄芪桂枝五物汤合四物汤加味。生黄芪 20g、桂枝 6.5g、白芍 7g、红枣 5 枚、生姜 2 片、当归身 7g、川芎 7g、生地 10g、煅龙骨 15g、煅牡蛎 15g、红景天 15g、鸡血藤 15g、炙甘草 4g、田七粉 3g（冲服），7 剂，日一剂，水煎服。

2017 年 12 月 4 日二诊 服药期间未发作，疲惫乏力已改善。舌红苔白，脉细弦软而微数。守方再进 7 剂。

嘱 药尽停药观察；家长协同与督促孩子保证足够的睡眠；关心其保持良好的心态，并注意月经卫生。

2017 年 12 月 11 日家长电话 症情稳定，纳香，眠好，大便仍两天一解，但通畅，小便调。

2019 年 7 月 30 日随访 其母袁某专告：患儿已愈，一年半来未再发作。

按 本案症状与发作，类似于现代医学"间歇性肢体瘫痪综合征"，其病因认为：这种一侧肢体软弱无力，常见于颈动脉栓塞。而中医对此病认识，正如《金匮要略·血痹虚劳病脉证并治》所云："血痹，阴阳俱微……外证身体不仁，如风痹状。"相符并十分吻合，故以黄芪桂枝五物汤领四物汤补气通阳，养血除痹而收效。

【案例9】 瘾疹（荨麻疹）

徐某某　女　36岁　居民

1993年1月9日初诊　瘾疹反复发作已7年，加重1年。用冷水洗衣物则红肿起斑并瘙痒，故四肢怕冷并惧怕冷水，下水则肢痒发红起斑块。而且经常头晕乏力，气短、动则甚，上楼则气喘吁吁。曾服某医处方中药后，症状虽减轻，但出现鼻衄。刻下，瘾疹瘙痒，口干喜温饮，胃脘满。左手第3至第4掌骨外侧有抓挠后遗下的瘀斑，约1.5cm×1.5cm大小，月经尚可。舌暗红、舌苔薄白，脉沉细。

证属　阳气亏虚，血瘀生风。

治法　益气通阳，养血疏风。

方药　黄芪桂枝五物汤加味。炙黄芪30g、桂枝10g、红枣5枚、生姜3片、炒白芍15g、川芎6g、北山楂30g、当归10g、枸杞15g、炙甘草10g、炒谷芽30g，7剂，日一剂，水煎服。

1993年1月18日二诊　四肢下水则红痒及胃痞、口干喜温饮等现象已减轻。舌红苔白，脉细。守方加田七粉3g、菟丝子30g，以增活血化瘀、温肾壮阳之力，再进10剂。

1993年2月1日三诊　精神大增，瘀斑已消除，胃脘稍有痞满。舌红苔薄微黄，脉细。守方再服7剂而愈。

按　瘾疹，古名又称之为"风瘖㾦"，其病因为风、寒、湿、热所致，多以风为首，而兼夹寒、湿、热邪而致病。《金匮要略·中风历节病脉证并治》云："寸口脉迟而缓，迟则为寒，缓则为虚。荣缓则为亡血，卫缓则为中风。邪气中经，则身痒而瘾疹。"说明经气不足，风邪乘虚而入，血为风动所致。故治与黄芪桂枝五物汤补虚和营，温阳疏风而收效。

【案例10】 手足麻木（产后末梢神经炎）

彭某某　女　28岁　居民

2011年2月26日初诊　四肢麻木不仁，尤以右手为甚。刻下，为分娩后第4个月，四肢麻木不减。纳少、少寐。舌质淡红，苔薄白，脉细而无力。

证属　阳气亏虚，营血不和。

治法　益气通阳，和营通络。

方药　黄芪桂枝五物汤加味。炙黄芪50g、桂枝15g、白芍30g、红枣6枚、生姜3片、炙甘草6g、枸杞15g、鸡血藤30g、野灵芝15g、当归15g、阿胶珠10g（打粉冲服）、川芎15g、熟地12g、田七粉5g（打粉冲服），7剂，日一剂，水煎服。

2011年3月9日二诊　四肢麻木改善，纳、眠均较前好。舌红苔白、舌边有齿痕，脉细弦软。守方加红参10g，以助补益元气，再服7剂。

2011年5月13日随访　药后诸症已愈。

按　麻木一证，《金匮要略·中风历节病脉证并治》明确指出："邪在于络，肌肤不仁。"患者产后气血亏虚，荣卫之行涩滞或痹阻，经络失荣所致。故以黄芪桂枝五物汤益气通阳并和营通络，加阿胶、鸡血藤、熟地等以补养营血，以助和营通络之力。

【案例11】 足趾麻木（末梢神经炎）

孙某某　女　61岁　居民

2013年7月19日初诊　右足趾麻木、少知觉二周。因近期天气炎热贪凉吹电扇后出现上症。纳香，便调，血压120/70mmHg。舌红苔白，脉数而少力。

证属　气虚卫弱，风乘脉络，阳虚血痹。

治法　益气和营，养血疏风，温阳通痹。

方药　黄芪桂枝五物汤加味。生黄芪30g、桂枝10g、赤芍15g、白芍15g、红枣5枚、生姜3片、鸡血藤15g、炙甘草6g、大活血15g、葛根15g、木通6g，5剂，日一剂，水煎服。

2013年8月1日二诊　服完二剂则症减，5剂之后，症状减五成。舌红苔薄白，脉细弦软而微数。守方加当归10g，以助养血疏风，再服7剂而愈。

按　"夫尊荣人骨弱肌肤盛，重因疲劳汗出，卧不时动摇，加被微风遂得之……血痹，阴阳俱微……外证身体不仁，如风痹状，黄芪桂枝五物汤主之"（《金匮要略·血痹虚劳病脉证并治》）。本案方证吻合，再随证加用鸡血藤、大活血等，以助养血活血，疏风通闭。

【案例12】 左腿麻木（末梢神经炎）

周某　男　17岁　学生

2008年5月5日初诊　左腿麻木乏力1个月。

缘于之前迷恋上网，之后突然出现左腿麻木、活动不灵。经骨伤科检查未发现明显异常。纳香，眠可，二便调。舌红苔淡黄，脉细软少力。

证属　气滞血瘀，营血失和。

治法　益气活血，养血和营。

方药　黄芪桂枝五物汤合四物汤加味。炙黄芪30g、桂枝10g、白芍30g、红枣5枚、生姜3片、当归15g、川芎10g、熟地12g、炙甘草6g、伸筋草15g、大活血30g、千斤拔30g，日一剂，水煎服，上药连服7剂而愈。

按　本案因迷恋上网，劳思过度，损伤心脾，致气血两衰。气虚则卫外失司，血脉难以正常运行；血虚则经脉失养，导致肌肤麻木不仁。故治用黄芪桂枝五物汤补气活血；伍以四物汤养血补血，共奏益气活血，养血和营之功。营血和则麻木自除。

【案例13】　手足麻木无力（多发性神经炎）

袁某某　女　66岁　农民

2009年5月21日初诊　四肢麻木、无力，步态不稳已数天。数天前突发四肢麻木无力，行走跟跄不稳。在当地医院就医，因诊断不明确而赴省城，就治于中医药。经检查钾、钠、氯、钙均无异常。纳差，少寐。舌红苔白，脉虚弦。

证属　气血亏虚，营卫不和。

治法　益气养血，和营通络。

方药　黄芪桂枝五物汤合四物汤加味。炙黄芪50g、桂枝10g、白芍30g、红枣5枚、生姜3片、当归身15g、川芎15g、熟地15g、防风15g、炒白术10g、炙甘草10g、陈皮10g，7剂，日一剂，水煎服。

2009年5月20日二诊　家人代述：药后行走已明显改善，但手伸举时有针刺感，腰如束。纳已可，眠尚安。守方加千斤拔50g、伸筋草30g，以助祛风通络，强筋壮骨，再服7剂获愈。

按　本病为麻木证，《素问·痹论》云："痹在于骨则重；在于脉则血凝而不流；在于筋则屈不伸；在于肉则不仁；在于皮则痛。"《金匮要略·中风历节病脉证并治》明确指出，风邪侵袭，邪在于络，肌肤不仁；邪在于经，则重不胜。故本案邪在于络和肉，从而出现肌肤不仁和无力。现代医学认为因多种原因，损害多数周围神经末梢，导致周围神经痹，引起远

端神经功能障碍，表现为肢体远端力弱并有蚁走感、刺痛等。若发展下去则延及近端，呈下运动神经元瘫痪型，肌张力减退，腱反射减退或消失。辨证认为患者气血不足，卫外不固，风邪直中于络与肉，导致四肢麻木无力，并影响肢体运动。故治与黄芪桂枝五物汤补气通阳，养血通痹；伍以四物汤养血活血，和营通络而获痊功。

【案例14】　冷痹（交感神经链综合征、双侧腘动脉多发细小斑块）

吴某某　男　60岁　职工

2014年12月11日初诊　四肢酸胀麻木，吹风后头冷，四肢刺痛、冰冷已10余年。去年下半年冬季开始加重。现在，一坐下则下肢冷痛不安，冬季还伴有睡眠极差，既不易入睡，睡后又梦多；夏天可略缓解。南昌大学第二附属医院检查：免疫球蛋白G14.6g/L（参考值7.51~15.6g/L），余项无异常；类风湿因子<20.10 IU/mL（参考值0~20IU/mL）、红细胞沉降率3mm/h（参考值0~20mm/h）；风湿免疫阴性；抗核抗体阴性；肾功能：尿酸469μmol/l（参考值208~428μmol/l），余项无异常；彩超报告：双侧腘动脉多发细小斑块。肢体神经、肌肉检查印象：①所查肢体周围神经–肌电图未见特征性改变；②四肢肌电图无异常。入南昌大学第一附属医院复查诊断：交感神经链综合征。给服草乌甲素片及谷维素片未效。故就诊于中医，刻下，四肢冰冷疼痛，双小腿肚僵硬并经常转筋。纳尚香，大便日二解、质软，小便尚调。观其面色萎黄，满面愁容。舌红苔黄，脉细弦软而微数。

证属　阳虚气弱，寒邪郁闭。

治法　温经散寒，益气通阳。

方药　黄芪桂枝五物汤合麻黄细辛附子汤加味。炙黄芪30g、桂枝15g、白芍30g、大红枣6枚、生姜3片、生麻黄6g、黑附片10g、细辛3g、制川乌6g、制草乌6g、北防风15g、羌活10g、独活10g、生石膏30g、徐长卿15g、乌梢蛇15g、当归10g、炙甘草6g，日一剂，水煎服。

2014年12月18日二诊　上药连服7剂后，四肢尤其下肢冰冷及刺痛已见减轻，双小腿肚仍僵硬未减。舌红苔白，脉细关微弦。药已中的，守方加木瓜15g、吴茱萸6g、川牛膝15g，以助温经散寒，再投10剂。

2014年12月29日三诊　小腿肚见松，有时仍

会转筋。舌红苔淡白，脉细弦。守上方去乌梢蛇，加巴戟天 15g、肉苁蓉 15g、炒白术 10g、陈皮 10g，再投 14 剂。

2015 年 1 月 10 日四诊　小腿肚僵硬减轻，转筋已未发作，眼胀流泪也愈。舌红苔白，脉沉细软。守方再进 14 剂。

2015 年 1 月 23 日电话　症状逐渐减轻，身体已在康复，但小腿肚仍然有些僵硬。守上方并以炮姜 5g 易生姜，加减进退共服 76 剂。于 2015 年 4 月 12 日改用散剂善后：丹参 320g、田七 160g、老边条红参 70g、肉桂 32g，打粉，每日 3 次，每次 3g；同时配合汗蒸（速汗法），每周三次。

2016 年 5 月 27 日随访　散剂共服 2 单（4 个月），并配合汗蒸十余次，现已康复如初。

按　本案现代医学诊为"交感神经链综合征"，认为是多病因导致长期隐性存在的临床综合征。从而产生疼痛感觉障碍、血管功能障碍等，往往被延误治疗。中医学则删繁就简地诊为痹证。据其四肢麻木、冰冷、刺痛，得知既有"邪在于络"（《金匮要略·中风历节病脉证并治》），又有"风寒湿三气杂至……寒气胜者为痛痹"（《素问·痹论》）。故《灵枢·寿夭刚柔》云："寒痹之为病，留而不去，时痛而皮不仁。"诸症杂合，乃成顽症。总因营气不足，卫外不固也。故治与黄芪桂枝五物汤益气通阳，养血和营；伍以麻黄细辛附子汤助阳解表，温经散寒而收效。后期治疗结合"汗蒸"疗法，以达"开鬼门"祛余邪之目的。方证相得，其病若失。

【案例 15】　痛痹（跟骨骨质增生）
雷某某　女　42 岁　工人

2005 年 7 月 1 日初诊　右足跟疼痛 2 个多月。两个月前右足跟部突然疼痛，经本厂职工医院服药治疗无效。曾经左足跟痛在本门诊药后愈，故再次就诊。X 线片报告：骨质增生。刻下，右足跟疼痛，走路加剧。舌红苔白，脉沉细。

证属　肝肾亏损，寒湿相搏。

治法　温阳通痹，益肾除湿。

守方：黄芪桂枝五物汤合防己黄芪汤加味。生黄芪 30g、桂枝 10g、白芍 15g、生姜 3 片、大红枣 5 枚、汉防己 10g、白术 10g、生甘草 5g、豨莶草 15g、海桐皮 15g、杜仲 10g、防风 10g、桑寄生 15g、猪苓

10g、当归 10g，7 剂，日一剂，水煎服。

2005 年 7 月 13 日二诊　药后足跟痛已基本缓解。舌红苔薄白、舌中根部苔稍厚，脉细。效不更方，再进 7 剂而愈。

按　足跟乃督脉源发处，少阴肾经所过。故足跟痛乃肾经与督脉亏虚所致。现代医学认为乃骨质退变、增生致病，以中老年者居多。本案据其脉证，应为脾肾阳虚累及督脉，水湿下注致病。故治与黄芪桂枝五物汤合防己黄芪汤以温阳通痹，益肾除湿而获愈。

【案例 16】　月经量少（月经不调）
熊某某　女　38 岁　居民

2015 年 11 月 27 日初诊　月经量少，点滴而行 2 个月。近两个月经水量少，几乎是点滴而行，5~7 天干净，色红。夜间睡醒后，四肢麻木不仁。纳尚香，眠亦可，二便调。已生育 2 胎。舌红苔白，脉细弦软、寸弱。

证属　脾虚血弱，营血不和。

治法　温中补虚，养血调经。

方药　黄芪桂枝五物汤合四物汤加味。炙黄芪 35g、桂枝 10g、白芍 15g、大红枣 6 枚、生姜 3 片、当归 15g、川芎 10g、熟地 15g、鸡血藤 30g、枸杞 15g、炙甘草 6g、饴糖 2 匙，日一剂，水煎服，上药连服 7 剂后经量复常。

按　本案月经过少，乃化源不足，血海不充。其夜间四肢麻木、脉细虚弦、寸弱乃其征也。正如《金匮要略·血痹虚劳病脉证并治》云："血痹，阴阳俱微，寸口关上微。"故治与黄芪桂枝五物汤益气通阳，养血调经；以四物汤补血和血，化瘀调冲。化源足，血海充，则月经自调。

【案例 17】　下肢轻瘫（腰椎术后不全截瘫）
陈某某　男　46 岁　农民

2015 年 11 月 18 日初诊　下肢轻瘫伴二便失禁已 10 个月。缘于腰椎 L3~4 椎间盘突出术后。住院诊断：①腰椎管占位并椎管狭窄；②腰部脊髓损伤；③不全截瘫。1 月 4 日在全麻下行腰椎后路椎管探查＋病灶清除减压植骨内固定术。出院诊断：①腰椎间盘突出并椎管狭窄；②腰部脊髓损伤；③不完全性截瘫。刻下，双下肢翘足欠灵活，大小便轻度失控，行

走赖于双拐杖。有痔疮史，经常发作。舌红苔白，脉软、左微弦无力。

证属　气虚血弱，血脉痹阻。

治法　补气通阳，养血除痹。

方药　黄芪桂枝五物汤加味。炙黄芪50g、桂枝10g、白芍15g、大红枣6枚、生姜3片、当归15g、川芎10g、生地12g、熟地12g、鸡血藤30g、炒荆芥10g、黄芩炭10g、槐花10g、益母草15g、柴胡15g、升麻15g、炒枳壳15g、炮山甲3g（打粉冲服）、大活血30g、炙甘草6g、饴糖2匙，7剂，日一剂，水煎服。

2015年11月28日二诊　药后双臂力量见增，已丢掉一拐杖，只用一杖即可。纳食香，睡眠也明显改善。舌红苔白，脉细弦、重按无力、右脉稍细。守方加千斤拔30g，以助舒筋活络，再投14剂。

2016年5月31日　托友人陈某喜告：已丢掉双拐，生活已可自理了。

按　本案因腰椎管占位而形成椎管狭窄，致使腰椎管结构异常，使马尾或神经根受压。经手术治疗后，导致气滞血瘀，脉络闭阻。出现腰以下轻瘫，犹如风痹状。故治与补气温阳，活血化瘀。方用黄芪桂枝五物汤，并随证加用当归、川芎、地黄、鸡血藤等，以养血扶正；加柴胡、升麻、枳壳以益气升清；加炮山甲、大活血以活血通络；再加饴糖，仿建中汤意，以健脾助运以资化源。总之，黄芪桂枝五物汤领诸药补气温阳，活血通络，养血除痹，共建奇功。

【案例18】　油风（斑秃）

李某某　女　7岁　学生

2007年6月14日初诊　家长述：斑秃。近期少寐，睡得晚，起床早。白昼则神疲乏力，自觉没精神。近日突然出现脱发，小块状脱落，呈圆形，头皮光亮。纳果，大便少而几天一行。舌红尖甚、舌尖少苔、中根部苔微黄，脉细弦。

证属　脾虚失健，营血不足。

治法　健脾和营，养血生发。

方药　黄芪桂枝五物汤加味化裁。炙黄芪10g、炒白芍10g、桂枝3.5g、大红枣2枚、生姜2片、枸杞10g、当归10g、漂白术10g、北山楂15g、川芎7g、熟地10g、生麦芽15g、鸡血藤12g、制何首乌7g、枳实6g、生甘草4g、防风6g、陈皮7g、桔梗4g，10剂，日一剂，水煎服。

2013年1月26日其母许氏告　六年前女儿斑秃，药尽脱止发长而愈。

按　头发斑状脱落，称之为油风，俗称鬼剃头。多由肝肾亏损，气虚血弱，发失所养；或肝郁气结，气滞血瘀，或血热风动所致。本案乃少年脾虚，营血不足，发失所养。故治与黄芪桂枝五物汤加当归、川芎、熟地、首乌以温阳健脾，养血和营；加防风、枳实、陈皮以行气疏风而建功。

【案例19】　左足拖沓（维生素B$_{12}$缺乏病）

徐某某　男　2岁

2008年11月18日初诊　母述：左腿行走拖沓无力20余天。孩子纳尚可，但经常泄泻。江西省儿童医院X线片报告：双髋关节正常，膝关节正常。触按左腿，无触摸按压痛。观其眼结膜淡蓝，乃脾胃虚弱，运化失常。舌红苔白，指纹紫暗隐状于风关。

证属　脾虚失运，营血亏虚。

治法　益气温阳，和营通络。

方药　黄芪桂枝五物汤合四物汤加味。生黄芪10g、嫩桂枝5g、白芍6g、大红枣2枚、生姜1片、当归5g、川芎5g、熟地8g、生甘草3g，7剂，日一剂，水煎服。

2000年11月25日二诊　母述：左腿行走有改善，大便渐成形。舌红苔白润，指纹紫暗隐状。守方去熟地之滋腻，加焦山楂10g、炒鸡内金6g、炒谷芽10g、炒麦芽10g，以助健脾助运，再进7剂。

2000年12月2日三诊　母述：孩子已行走自如，泄泻已止。

按　患儿足疾，气血不足为标，后天失调、脾虚为本。标证已解，当培补脾胃，以杜后患。故拟益气健脾，渗湿和胃。方用参苓白术散加减：太子参4g、茯苓12g、炒白术4g、砂仁4g、桔梗3g、莲子肉10g、山药8g、枳实4g、神曲6g、生黄芪6g、焦山楂10g、炙甘草3g，再进7剂以善后。

按　幼儿患单侧下肢拖沓无力之证，尚属罕见，也极少有关此类疾病的报告。其症状类似于现代医学中的维生素B$_{12}$缺乏症。主要病因有摄入不足，吸收障碍及利用障碍。临床表现：①巨幼红细胞贫血；②神经系统症状多见于婴儿；③消化道症状：厌食、恶心或呕吐，粪便稀薄。本案经常泄泻，眼珠淡蓝，指纹紫暗隐伏，均属脾虚气弱，运化失常。《素问·灵兰秘典论》中云："脾胃者，仓廪之官，五味出焉。大肠者，传道之官，变化出焉。小肠者，受盛之官，化物出焉。"患儿正是脾胃及肠道失司，化物失常所致。也充分印证了"脾痹者，四肢解堕"（《素问·痹论》）之说。故治与黄芪桂枝五物汤温阳扶脾，益气通痹收效。

40. 乌头汤

乌头汤乃《金匮要略·中风历节病脉证并治》为寒湿内侵、留着关节，经脉痹阻之历节病而设。方中麻黄发汗宣痹；乌头祛寒解痛；芍药、甘草缓急舒筋；黄芪益气固卫，助麻黄、乌头以温经止痛，又可防麻黄过于发散；白蜜甘缓能解乌头之毒性。诸药配伍能使寒湿之邪，微汗而解。同时又能使邪去而不伤正。故能温经祛寒，除湿解痛。

临证可用治身痛、行痹，疗效卓著。

【案例1】 身痛（空调综合征）

全某某 女 25岁 职工

2008年7月17日初诊 身痛怕冷二年。近两年来，使用空调后则会出现身痛、关节疼痛，故惧怕使用空调。当下暑天，睡凉席也会使小腿肚转筋疼痛。由于近日天气炎热难耐，使用了电扇，导致全身关节肌肉及小腿疼痛。由于体弱，还一直坚持体育锻炼及游泳。舌红苔白，脉软。

证属 正气虚弱，卫外不固，寒湿内侵。

治法 散寒除湿，益气固表，祛风通络。

方药 乌头汤加味。制川乌5g、制草乌5g、生麻黄3g、生黄芪20g、白芍10g、白蜜1匙、生甘草6g、白术10g、防风10g、陈皮10g、木瓜10g、续断10g、羌活5g、独活5g、怀牛膝10g、细辛3g，4剂，日一剂，水煎服。

并嘱 游泳暂停，慎防受凉。

2008年7月21日二诊 怕冷，身痛及关节、肌肉疼痛已缓解。舌红苔白，脉细弦、重按少力。守方再进7剂。

2008年7月28日告 已能耐受空调、电扇，短时间使用已无明显不适。

按 患者身体素虚，致气血不足，营卫不和，卫外失固。正如《灵枢·百病始生》云："盖无虚故，邪不能独伤人。"又云："是故虚邪之中人也，始于皮肤……在络之时，痛于肌肉。"本案则是"寒虚相搏"，发于身痛、关节及肌肉痛，故用乌头汤辛温散寒，通阳宣痹，使其营卫调和，其寒自去。

【案例2】 行痹（风湿性关节炎）

邹某某 男 34岁 农民

2000年11月29日初诊 背部游走性疼痛3个月。检查报告：抗"O"：500u；类风湿因子阴性；红细胞沉降率17mm/h。舌红尖甚、苔白边腻、舌中部有纵粗短裂，脉细弦软偏数、左细软偏数。

证属 风邪偏胜，寒湿流注。

治法 祛风除湿，温经通络。

方药 乌头汤加减。生麻黄6g、制川乌6g、制草乌6g、赤芍15g、白蜜1匙、生甘草10g、生黄芪15g、汉防己10g、海桐皮15g、豨莶草15g、制伏水1.5g、防风10g，7剂，日一剂，水煎服。

2000年12月9日二诊 刻诊，双肩仍游走性疼痛，但较前疼痛已明显减轻。今日检验报告红细胞沉降率2mm/h；抗"O"125.3u（参考值<223）；类风湿因子22.76IU/mL（参考值<23.5~53IU/mL）。舌红苔薄少、舌面仍有纵细裂，脉细弦软。守原方加当归10g，生麻黄加重为10g，以助养血疏风，再进10剂以善后。

2002年7月31日随访 背痛愈后，两年来未再发作。

按 行痹以其走注疼痛为风胜故，故亦称之为风痹，临证应以祛风通络为治。而本案迁延日久，皆因体虚卫弱，寒湿留伏不去，故取乌头汤既可温经宣痹，又可益气固卫。同时辅以防风、防己等以祛风利湿，其效立竿见影。

41. 芎归胶艾汤

芎归胶艾汤，又称为胶艾汤。源于《金匮要略·妇人妊娠病脉证并治》，用于血虚不宁，冲任亏损证的妊娠下血病。方中阿胶补血滋阴，安胎止血，艾叶温经止血，安胎止痛，共为君药；当归、芍药、地黄、芎劳即后世之四物汤养血和血，调补冲任均为臣佐药；甘草健脾和中，配芍药缓急止痛，合阿胶善于止血为使。诸药相伍，以养血止血为主，兼能调经安胎。至于方中使用清酒，今人对酒有了诸多的认识与争议，为了避免患者产生不必要的心理负担，故未用之。据临证观察，也同样取得了较好的疗效。临证用于的崩漏、种子、胎漏、胎动不安，月经过多等证，因其病机均为冲任亏虚，阴血不宁所致，故此能一方通治，而且疗效确切。

【案例1】 助孕种子

刘某某　女　36岁　居民

2001年1月26日初诊　婚后二年余未孕。月经先期一周，量中色红，欲孕未遂，故就诊。纳香，眠好，二便调。血压105/65mmHg。舌红苔淡黄，脉细弦而微数。

证属　肝肾不足，阴虚内热。

治法　滋肾坚阴，养血种子。

方药　芎归胶艾汤加味。阿胶10g（烊服）、艾叶5g、生地12g、熟地12g、当归10g、川芎10g、白芍15g、地骨皮15g、山药30g、椿根皮15g、五味子10g、枸杞15g、淫羊藿10g、菟丝子15g、肉苁蓉10g、黄柏10g、白术10g、生甘草6g，7剂，日一剂，水煎服。

随访　药后经如期并孕。

按　患者月经前期，舌红脉微数，足证肝肾不足，阴虚血热，乃致气盛血热，血得热则散，故不能摄精成孕。故与胶艾汤滋补肝肾以清血热而固冲任；加用栀子、菟丝子、肉苁蓉、淫羊藿等温养督脉以填精助孕。故药仅7剂，其愿达矣！

【案例2】 崩漏（月经过多）

帅某某　女　30岁　职工

2006年3月7日初诊　经水淋漓不断，至今35天未净。本次月经自2月1日始，一直淋漓不绝。色红，量或多或点滴而下。同时头晕乏力，下肢萎软，心烦、口苦、眼睛昏蒙，嗜睡，健忘。舌红尖甚、苔薄淡黄，脉细寸浮。

证属　冲任虚损，虚火上扰。

治法　滋阴清热，凉血止血。

方药　芎归胶艾汤加味。阿胶10g、艾叶5g、当归12g、川芎10g、赤芍12g、白芍12g、生地15g、生甘草10g、椿根皮15g、苎麻根15g、地骨皮10g、黄柏10g、北柴胡10g，7剂，日一剂，水煎服。

随访　药尽经净，月经复常。

按　本案月经过多，乃冲任虚损，虚火扰动所致。正如《诸病源候论·漏下候》中云："漏下者，由劳伤血气，冲任之脉虚损故也。"《万氏女科》有云："凡经水来太多者，不问肥瘦，皆属热也。"故治与胶艾汤滋阴清热，养血调冲；加地骨皮、椿根皮、黄柏以助清热凉血。虚热除，血海宁，则崩漏止。

【案例3】 漏下（月经过多）

熊某某　女　14岁　学生

2015年4月8日初诊　月经点滴不净已2个多月。去年8月亦经久不净，服中药后愈。刻下，经水仍点滴而下、色红，致使心烦不安。近一周又出现咳嗽。纳、眠尚可，二便调。舌红苔白，脉弦软微数。

证属　冲任虚损，经漏下血。

治法　滋阴清热，养血调经。

方药　芎归胶艾汤加味。阿胶10g（烊服）、艾叶炭10g、生地12g、炒白芍10g、当归10g、川芎6g、甘草6g、地骨皮12g、山药15g、黄柏10g、芡实30g、椿根皮10g、地榆炭10g、焦栀子10g，7剂，日一剂，水煎服。

2015年4月19日二诊　有时仍点滴不净。舌红苔白，脉弦软微数。守方加血余炭10g，以助止血散瘀，再进7剂；血止后以归脾汤善后。

2015年9月12日随访　血止后，服归脾汤7剂，月经复常。

按　本案由月经不调而形成漏下。患者为少女，加上学习紧张，致使肝肾功能失调，气血亏损，冲任失固。故治与胶艾汤调补冲任，养血调经；加用地骨皮、椿根皮、黄柏、栀子清热凉血，山药、芡实健脾益血，地榆清瘀止血。药后漏下止；后期与归脾汤善后，诸症除，经血调。

【案例4】 胎动不安（先兆流产）

江某　女　24岁　职工

2013年6月19日初诊　妊娠10周，阴道出血伴腹痛5天。经江西省妇幼保健医院用"黄体酮针+安胎丸"5天后，血虽止，但仍腹痛不止。故就诊要求服中药安胎。观其面色少华，舌红苔淡黄、舌中微厚，脉滑少力。

证属　脾胃虚弱，冲任不固。

治法　益气滋阴，养血安胎。

方药　芎归胶艾汤合八珍汤加减。阿胶（烊服）

10g、艾叶炭10g、当归10g、川芎6g、白芍10g、熟地15g、炙甘草5g、党参15g、炒白术10g、茯苓10g、砂仁10g、杜仲20g、川断10g、黄芩10g、菟丝子15g，7剂，日一剂，水煎服。

2013年7月1日二诊　药后阴道未再出血。检查血常规：血红蛋白107g/L（参考值110~160g/L），平均血红蛋白浓度293.15pg（参考值320~360g/L），平均红细胞体积102.82pg（参考值80~99pg），彩超报告：宫内早孕（孕约11周），盆腔少量积液。舌红苔微黄，脉略滑。根据血检结果，可证孕妇气血不足，故守方再投7剂，之后停药观察。

一年后随访　足月顺产。

按　胎动不安与胎漏有别，胎漏仅为出血；胎动不安则有腹痛、阴道出血。本案据其脉证，乃气血两虚。血虚则不能养胎；气虚则不能护胎。气血两虚，则提摄不固，胎失所养。故治与芎归胶艾汤补血止血，八珍汤益气健脾。气血充则胎安无虞。

【案例5】　胎漏（先兆流产、胚胎停育）

黄某某　女　31岁　居民

2011年6月8日初诊　早孕44天，阴道两次少量出血。经江西省妇幼保健医院两次彩超报告：未见明显异常；但发现盆腔积液。今日乃是第三次少量出血，并伴腰痠痛，故就诊于中医。舌红苔白，脉滑而数。

证属　冲任虚损，胎元不固。

治法　滋阴养血，止血安胎。

方药　芎归胶艾汤加味。阿胶（烊服）10g、艾叶炭10g、生地15g、当归身10g、川芎6g、白芍15g、炙甘草5g、桑寄生30g、川续断10g、菟丝子15g，5剂，日一剂，水煎服。

2011年6月16日二诊　血止，腰痠痛向尾骶处移动，但较前轻微。舌红苔白，脉滑而少力。

据其脉象少力，乃气虚故也，当健脾胃、固胎元。

方用泰山磐石饮加减。党参15g、白术10g、砂仁5g、茯苓10g、炙黄芪15g、炙甘草5g、当归10g、川芎6g、白芍10g、熟地黄12g、杜仲15g、川断10g、桑寄生15g、黄芩10g，再投5剂。

2011年7月11日三诊　阴道又出现血性排泄物，昨日江西省妇幼保健医院超声报告：早孕（胚芽停育？）并建议结合血BHCG诊断。舌红苔白，脉弦滑少力，故仍投以芎归胶艾汤，加用砂仁5g，以助醒脾益气，养血安胎，再进5剂。

随访　药尽胎安，足月顺产。

按　妊娠6周余，出现阴道出血，经超声检查并未发现明显异常，也无任何不适，故诊为胎漏。此乃冲任虚损，胎元不固，故治与芎归胶艾汤加桑寄生、川续断、菟丝子补血止血，益肾安胎；二诊血净腰痛止，但脉象虚弱。为固其胎而治拟益气固胎，方用泰山磐石饮调理；三诊妊娠第11周后，2次下血并伴腰痠痛，超声检查胎儿胚芽有停止发育之虞，并有先兆流产之兆。据其脉证，乃冲任亏虚，胎失所养。故仍以芎归胶艾汤加用砂仁以醒脾益气，养血安胎，药后胎安顺产。可见，胶艾汤在补血止血，调血安胎上，有其独到的功效。

【案例6】　胎漏

万某　女　24岁　居民

2013年2月17日初诊　早孕，出现阴道时下时止地出血8天。经江西省妇幼保健医院彩超检查报告：目前宫内外未见明显孕囊；血检：绒毛膜促性腺激素（B-HCG）：0006mIU/mL（<5mIU/mL）。舌红苔白，脉细数。

证属　热伏冲任，血海不固。

治法　清热止血，养血安胎。

方药　芎归胶艾汤加减。阿胶（烊服）10g、艾叶炭10g、当归身10g、川芎6g、白芍15g、生地黄10g、熟地黄10g、炙甘草5g、苎麻根15g，4剂，日一剂，水煎服。

随访家属告　药后血止，8个月剖宫产一男孩。

按　胎漏乃妊娠期间出现少量出血，淋漓不断，或时好时出，又无任何症状。正如《医宗金鉴·妇科心法要诀·胎前诸证门》云："孕妇无故下血，或下黄豆汁而腹不痛者，谓之胎漏。"《金匮要略·妇人妊娠病脉证并治》云："有妊娠下血者……胶艾汤主之。"故治与芎归胶艾汤养血止血，调血安胎；加苎麻根以助清热凉血，宁血安胎。故而药至漏止胎安。

42. 炙甘草汤

炙甘草汤，出自《伤寒论》，《金匮要略·血痹虚劳病脉证并治》中也有论述。前者以伤寒后而出现的"脉结代，心动悸"，为病邪外犯，心阴受损所致；后者则是"虚劳不足，汗出而闷，脉结代"，为虚弱而致阴阳亏虚，心力不足之证。在治疗上均以滋阴润燥，通阳复脉为治。方中炙甘草甘温益气，缓急养心，利血通脉为君；人参、大枣益气补脾，资化养心，生地、麦冬、麻仁、阿胶滋阴润燥，养血宁心为臣；桂枝、生姜、清酒温阳通脉为佐、使。诸药相伍，共奏益气养血，润燥复脉之功，临证中对心慌、心悸（频发房性期前收缩、室性期前收缩、心房颤动）、不寐等疗效卓著。

【案例 1】 房事后头眩心悸（频发房早）

熊某某　男　44 岁　汽车司机

2014 年 7 月 7 日初诊　房事后头眩心悸 1 年余。每次房事后不仅头眩心悸，而且腰酸背痛，性欲也随着逐渐减退。刻下，因房事后头眩心悸而就诊，血压 110/80mmHg。心电图提示：①窦性心律；②频发性房性期前收缩伴室内差转（未下传房早）。舌红苔白，脉细弦数而结代。

证属　虚羸少气，阴血亏虚。

治法　益气补虚，滋阴养血。

方药　炙甘草汤加减。炙甘草 20g、党参 20g、桂枝 10g、炮姜 5g、生地黄 20g、麦冬 15g、火麻仁 15g、大红枣 8 枚、阿胶 10g（烊服）、龟板 20g、煅龙骨 30g、煅牡蛎 30g，5 剂，日一剂，水煎服。

2014 年 7 月 14 日二诊　头眩心悸有所减轻，心率 64 次／分，期前收缩 8 次／分。舌红苔白，脉细弦软而代。守方以生龙骨、生牡蛎易煅龙骨、煅牡蛎，加重炙甘草 5g，以助镇肝潜阳，益气补虚，再进 5 剂。

2014 年 7 月 21 日三诊　头眩大为缓解，仍汗多。心率 68 次／分，期前收缩 1 次／分。舌红苔白，脉细弦软、偶为代脉。观其脉证，须加大益气力度。故守方去党参，加红参 10g（切片同煎）、浮小麦 30g，以助补气敛汗，再进 7 剂。

2014 年 7 月 28 日四诊　性生活后头眩未作，但小便时有尿不净感，或尿后滴沥。昨晚送货熬夜后，今日又出现期前收缩 3~4 次／分。舌红苔白，脉细弦代。为益肾化气，通调水道，仿五苓散意，投

以上方加猪苓 10g、白术 10g、泽泻 10g、茯苓 10g，再进 7 剂。

2014 年 8 月 5 日五诊　小便顺畅，期前收缩未再出现。舌红苔淡黄，脉细弦微数，守方再进 7 剂而愈。

按　本案头眩心悸，乃心血不足所致，正如《素问·痹论》中云："心痹者，脉不通，烦则心下鼓。"鼓者，胸中鼓动不安，即所谓"心动悸"，其房事后即头眩而心悸，乃为心肾亏虚，气血不足之证。故治按"《千金》炙甘草汤治虚劳不足，汗出而闷，脉结悸"（《金匮要略·血痹虚劳病脉证并治》），其效迅捷。为助滋阴潜阳之力，故加入龙骨、煅牡蛎及龟板。首投以煅龙骨、牡蛎，收效欠佳，改生用其效立竿见影。由此，"煅用收敛固涩占先，生用滋阴潜阳见长"，不可乱用！

【案例 2】 心悸不寐（不明原因心慌）

罗某某　男　62 岁　制笔业主

1999 年 4 月 14 日初诊　心慌、心悸不寐 10 余天。缘于 5 年前出现心慌失眠，经服"酸枣汤"加味后缓解。现发作时，服上方已无效。心电图、心相量图、多普勒检查均未见明显异常；刻下，心慌、心悸，夜间难以入寐。血压 95/75mmHg；心率 64 次／分，律齐，心音低钝。舌暗红苔白，脉细小弦而见涩象。

证属　虚羸气弱，虚烦心悸。

治法　益气养血，滋阴除烦。

方药　炙甘草汤加减化裁。炙甘草 12g、桂枝 10g、阿胶 10g（烊服）、生地 12g、火麻仁 10g、红枣 5 枚、党参 15g、麦冬 10g、干姜 4g、川芎 10g、生黄芪 15g、红花 5g、丹参 15g，7 剂，日一剂，黄酒与水各半煎服。

1999 年 4 月 21 日二诊　药后心慌、心悸缓解、眠已可。舌暗红苔白，脉弦、左细微弦。守方再进 7 剂以善后。

2014 年 10 月 31 日随访　至今安康。

按　本案心慌、心悸不寐仍为"虚劳虚烦，不得眠"。患者年逾六旬，事业操劳，致使"虚劳不足"，酸枣汤不应者，病重药轻故也。《金匮要略·血痹虚劳病脉证并治》云：《千金》炙甘草汤治虚劳不足，汗出而闷，脉结代。"故治与炙甘草汤以补阴阳亏虚，心力不足；加黄芪、红花、丹参以助益气活血，化瘀通络，从而收药到病除之效。

【案例3】 心悸（不完全性右束支传导阻滞、频发期前收缩）

肖某某 女 72岁 居民

2008年7月1日初诊 晨起胸闷气短并出现心悸。社区医疗站心电图检查提示：不完全性右束支传导阻滞。心脏期前收缩1~2次/分。舌深红而舌边有瘀斑点、苔薄白，脉结代。

证属 气虚血弱，虚羸少气。

治法 益气养血，滋阴复脉。

方药 炙甘草汤加减。炙甘草15g、党参20g、桂枝10g、火麻仁15g、麦冬10g、干姜4g、生地15g、阿胶10g（烊服）、红枣6枚，5剂，日一剂，黄酒100ml与水各半煎服。

2008年7月8日二诊 胸闷气短、心悸减轻，心率72次/分，律齐，6分钟内未出现期前收缩。舌红苔白，脉弦软、左细弦软。守方再进5剂。

2008年9月15日再诊 心悸（期前收缩）7月份药10剂后缓解至今。近来每遇爬楼或劳累后，又心悸不适。听诊：期前收缩7次/3分。舌略暗红、苔白、舌边有两小块瘀点，脉弦而微涩并结代。

方药 炙甘草15g、党参20g、桂枝10g、干姜4g、生地15g、麦冬12g、火麻仁15g、红枣6枚、阿胶10g（烊服）、丹参30g，7剂，日一剂，黄酒与水各半煎服。

2008年9月22日四诊 胸闷心悸缓解，期前收缩已止，舌红苔白、舌中根苔色黄、舌边有一大一小瘀点。守方再投3剂，隔日一剂以善后。

2010年3月8日再诊 胸闷心悸发作。复查心电图提示：不完全性右束支传导阻滞。纳、眠尚可。舌暗红、舌边有两块瘀斑，脉结代。守方再进5剂。

2015年陪友人就诊，精神矍铄，心悸已愈。

按 心脏期前收缩，现代医学认为其确切机制尚不清楚，可能是多种生理病理或外界因素刺激所致。患者年逾古稀，3年中发作3次胸闷心悸。此为气血虚衰，难以相续，故心中动悸，乃真气内虚之象。故以炙甘草汤滋阴养血，助阳复脉而获愈。

【案例4】 心悸（心房颤动）

李某某 男 60岁 农民

2013年12月2日初诊 心悸、胸闷伴头晕反复发作已数个月。曾于9月13日在南昌大学第一附属医院诊断为心房颤动，并行房颤射频消融术，并给服阿司匹林肠溶片、盐酸曲美他嗪片、瑞舒伐他丁钙片、琥珀酸美托洛尔缓释片、银杏叶滴丸、盐酸胺碘酮片，症状虽有缓解，但心悸不宁，头晕胸闷一直不愈。舌红苔薄黄，脉细弦涩（心律不齐）。

证属 心脾气虚，阴虚血弱。

治法 益气养血，滋阴复脉。

方药 炙甘草汤加减化裁。炙甘草20g、党参20g、肉桂5g、干姜5g、生地黄20g、麦冬15g、火麻仁15g、大红枣6枚、阿胶10g（烊服）、生牡蛎30g、醋鳖甲30g、醋龟板30g，3剂，日一剂，黄酒与水各半煎服。

2013年12月5日二诊 第一剂后心悸、胸闷、头晕即获缓解。刻下，睡眠差，半夜醒后不能再入睡，每晚只能睡3~4小时。舌红苔薄而微黄，脉细弦微数（心律已齐）。

患者心悸、胸闷已释，但本虚未固，化源不足，血不养心，故少寐，拟补益心脾，养血宁神。

方用归脾汤加味以善后。炙黄芪30g、党参15g、当归10g、广木香10g、炙甘草6g、炒白术10g、茯神15g、生远志10g、龙眼肉10g、红枣5枚、生姜3片、五味子10g、柏子仁10g、石菖蒲10g、桔梗10g、丹参30g、合欢花15g，7剂，日一剂，水煎服。

2013年12月12日三诊 睡眠改善。舌红苔白，脉细弦软。守方加煅龙骨30g、煅牡蛎30g，以助镇潜宁神，再进7剂而愈。

按 现代医学认为心房颤动是一种常见的心律失常，是严重的心房电活动紊乱，严重者可以发生血栓栓塞、心脏衰竭等并发症，极为严重者并发脑卒中。本病属中医之心悸、怔忡等，其表现"心中澹澹大动"；治疗则"必先五胜，疏其血气，令其调达，而致和平"（《素问·至真要大论》）。故其病在心脏，而根源在气血。本病之心悸，即心脾气虚，阴亏血弱所致，故用炙甘草汤滋阴养血，助阳复脉而愈。

【案例5】 心悸（高血压病）

许某 女 58岁 居民

2014年2月15日初诊 心悸胸闷、头晕一个多月。因血压偏高，血压在150/95mmHg之间。自服"地奥心血康片"2周效不显。刻下，心悸胸闷、气短、肢凉。舌红苔白，脉细弦而结代。

证属　气虚血弱，心气不足。

治法　益气养血，滋阴复脉。

方药　炙甘草汤加减。炙甘草20g、党参20g、干姜10g、桂枝10g、生地黄20g、麦冬15g、火麻仁15g、红枣6枚、五味子10g、阿胶10g（烊服），3剂，日一剂，水煎服。

2014年2月24日二诊　药后心悸胸闷、气短已去。正值出国探亲，赴武汉出国体检中心体检，除血压仍偏高外，余未发现明显异常。因血压偏高而致头晕，故再次求治于中医。刻下，血压145/90mmHg，舌红苔白，脉细弦软而微数。

患者药后心悸除，心气已复，但风痰上扰致头晕，故拟疏风豁痰调治。

方用半夏白术天麻汤加味。法半夏15g、白术10g、天麻10g、茯苓15g、陈皮10g、炙甘草6g、红枣5枚、生姜3片、钩藤15g、夏枯草30g、杭白菊10g、竹茹10g、炒枳壳10g，5剂，日一剂，水煎服。

2014年3月1日三诊　头晕缓解。舌红苔白，脉细弦软。守方再进5剂而愈并按时出国探亲。

按　本案虽因高血压致悸，实际为虚劳不足，胸阳不振所致。故以炙甘草汤去生姜而重用干姜温中补虚获效。

【案例6】 心悸（酒精综合征）

王某某　男　49岁　军人

2006年2月22日初诊　心悸、胸闷发作数天。素有心悸史，每在酒后发作并加重，曾做心电图检查提示房性期前收缩。刻下，酒后心悸不宁。纳香，眠可，二便调。血压128/80mmHg；心率70次/分，心律不齐。舌鲜红苔少，脉结代。

证属　阴血亏虚，心气不足。

治法　益气养血，滋阴复脉。

方药　炙甘草汤加减。炙甘草15g、党参25g、桂枝10g、炮干姜4g、麦冬12g、生地黄25g、火麻仁15g、红枣6枚、阿胶12g（烊服），10剂，日一剂，黄酒及水各半煎服。

2008年3月28日再诊　2006年曾因酒后心悸药后愈。刻下，饮酒及熬夜等原因又发作心慌心悸2天。血压：120/90mmHg；心率：88次/分，心律不齐。舌红苔白而少苔，脉细微数而结代。仍投原方再进。共服14剂而愈。

按　酒甘而辛温，本有通血脉，治胸痹之功。而酒后则诱发心悸，胸闷，盖因饮酒失当。《金匮要略·果实菜谷禁忌并治》中有云："饮酒，食生苍耳，令人心痛。"《本草拾遗》有"米酒不可和乳饮之，令人气结"之说。从现代医学认识看，酒精容易引起交感神经兴奋，故部分人可引起异位起搏点的激动而导致期前收缩。而且，饮酒时必定进食大量肉食、蔬菜等，是否会出现不良反应导致心悸？有待观察和研究。本案皆因过度劳累导致里虚不足，又因饮酒过度，致使气结心悸，故以炙甘草汤滋阴养血，益气复脉而愈。

【案例7】 心悸（室性期前收缩）

余某某　女　51岁　公务员

2008年6月27日初诊　心慌、心悸一周。缘于南非考察回国，出现心悸、心慌不适。南昌市一医院25日动态心电图报告提示：频发室性期前收缩。刻下，心悸，面色萎黄。纳、眠尚可。舌质稍暗、苔白，脉细弦软微涩而结代。

证属　气血不足，虚羸少气。

治法　滋阴养血，益气复脉。

方药　炙甘草汤加减。炙甘草20g、红参10g、桂枝10g、干姜5g、生地黄15g、麦冬15g、火麻仁20g、红枣6枚、阿胶10g（烊服），3剂，日一剂，黄酒与水各半煎服。

2008年6月30日二诊　心慌、心悸缓解，偶有期前收缩。舌质略暗、苔白，脉细软而结代。守方再进4剂。

2008年7月7日三诊　感觉良好。期前收缩2~4分钟内只测及一次，两颊已见红润。血压125/75mmHg，舌红苔白，脉细弦偶有结代。守方加桃仁泥10g、川红花10g，以助活血通络，再进7剂。

2008年7月16日四诊　心慌、心悸已止，期前收缩已除，但有乏力疲惫感。舌红苔薄白、舌体偏胖、舌边有齿印，脉细。

根据舌脉知其气虚并有脾虚湿困之象，法当补中益气，健脾利湿以善后。

方用补中益气汤加味。炙黄芪35g、炒白术10g、党参20g、陈皮12g、当归身12g、升麻10g、北柴胡10g、猪苓15g、大腹皮15g、茯苓30g、红枣6枚、生姜3片、丹参30g，日一剂，水煎服，上药连服7

剂而愈。

按 本案心悸，乃劳累，尤其是对时差的不适应，故连日劳累致心气不足，心脉失养。导致心下空虚，悸动不安。首诊以炙甘草汤滋阴养血，益气复脉；次诊以补中益气，利湿健脾而收痊功！

【案例8】 心悸（频发室性期前收缩）
王某某 男 72岁 农民

1997年11月24日初诊 心慌、心悸1年，加剧半年。心电图提示：窦性心律不齐，频发室性期前收缩，可见房性期前收缩伴短暂性房性心动过速，室性期前收缩130次/分。刻下，心慌心悸，口和身重，心中惕惕，睡眠易惊。舌暗红有瘀斑、苔白润，脉结涩。

证属 脾虚血弱，水气凌心。

治法 补脾养血，利水升清。

方药 炙甘草汤合泽泻汤加减。炙甘草15g、党参20g、桂枝10g、生姜5片、麦冬10g、火麻仁10g、生地黄20g、泽泻30g、白术15g、茯苓15g、红枣6枚、白酒一盏50ml、阿胶10g（烊服）、丹参30g，5剂，日一剂，水煎服。

1997年12月1日二诊 心慌、心悸已缓解。纳香，眠已可。舌红苔白、左侧有一瘀斑，脉细数。

心慌心悸虽缓解，但脉象呈现气阴两虚。故拟益气养阴，方用生脉散加味善后。生晒参10g、五味子10g、麦冬10g、丹参30g，4剂，日一剂，水煎服。

随访 药尽病愈。

按 本案里虚不足兼有痰饮。《金匮要略·痰饮咳嗽病脉证并治》云："水在心，心下坚筑，短气，恶水，不欲饮……水在肾，心下悸。"又云："心下有支饮……泽泻汤主之。"故在滋阴养血，益气复脉的基础上，伍以泽泻汤健脾利水而除沉疴。

【案例9】 心悸（偶发房早、室早）
余某某 女 40岁 职工

2014年12月30日初诊 心慌、心悸不适2个月。上周南昌大学第二附属医院动态心电图提示：①偶发房性期前收缩，1次连发；②偶发室性期前收缩；③间歇性Ⅱ、Ⅲ、aVF导联ST段压低0.05~0.1mV，T波低平或倒置；④心率变异性正常范围。血清检查：肝功能无异常，空腹血糖6.38mmol/L，血脂无异常。纳

香，眠尚可。家族中二姐有频发室性期前收缩史，兄长亦有心房颤动史。舌红略暗、苔淡黄，脉结代。

证属 气虚血弱，心气不足。

治法 益气养血，滋阴复脉。

方药 炙甘草汤加减。炙甘草15g、老边条红参10g、桂枝10g、炮姜5g、生地黄25g、火麻仁10g、大红枣6枚、阿胶10g（烊服），4剂，日一剂，水煎服（因忌酒而单一用水煎）。

2016年4月9日随访 药尽即愈。

按 本案家族中姊弟三人均有房性期前收缩、室性期前收缩及心房颤动史，其病机类似，故亦投炙甘草汤益气养血，滋阴复脉而收效。而且，单一用水煎药亦收较好的疗效

【案例10】 心悸（心房纤颤）
罗某某 男 63岁 农民

2011年8月20日初诊 心慌、心悸反复1年余。因患类风湿关节炎，在南昌大学第一附属医院断续治疗2年。刻下，心慌、心悸，腕、踝关节疼痛，全身浮肿。今日南昌大学第一附属医院红细胞沉降率检查报告：23mm/h；尿常规检查无明显异常；B超报告：前列腺增生，双肾及输尿管、膀胱、肝、胆、脾无明显异常；心电图提示：左心室高电压，心房纤颤。舌红苔白，脉结。

证属 气虚血弱，心气不足，水气凌心。

治法 滋阴养血，益气复脉，泻肺逐水。

方药 炙甘草汤合葶苈大枣泻肺汤加减。炙甘草25g、红参10g、桂枝10g、干姜5g、麦冬10g、生地黄15g、火麻仁15g、大红枣6枚、阿胶10g（烊服）、葶苈子15g、丹参30g，3剂，日一剂，酒（黄酒）水各半煎服。

2011年8月23日二诊 药三剂后，心悸缓解，心律已齐，但背部出现疼痛伴颈僵痛，四肢仍见微肿。纳食少味，大便尚调。舌红苔黄，脉细弦微数。守方加白术10g、泽泻25g、延胡索15g，以助利水宁心，化瘀通络，再进7剂。

2011年9月3日三诊 下肢肿消，但手指仍肿胀。今日胸部X线片报告：两肺纹理紊乱，未见实变影，心膈无明显异常；心电图提示：左心室高电压。胃脘嘈杂，稍食可缓解。舌红苔黄，脉细弦微数。

拟理气和胃，健脾燥湿善后。

方药　六君子汤加减：太子参15g、白术10g、泽泻25g、茯苓15g、陈皮10g、炙甘草6g、法半夏15g、川芎10g、大腹皮10g、海螵蛸20g（打粉）、煅瓦楞子30g、炒苍术10g、制香附10g、生麦芽30g，7剂，日一剂，水煎服。

随访　告愈。

按　患者罹患类风湿关节炎，历经两年治疗而出现浮肿、心悸。《金匮要略·痰饮咳嗽病脉证并治》云："胸中有留饮，其人短气而渴，四肢历节痛……水停心下，甚者则悸。"故本案在滋阴养血，益气复脉的基础上，辅以葶苈大枣泻肺汤以泻肺逐水，标本同治，浮肿、心悸豁然。

【案例11】心悸（室早二联律）
丁某某　女　40岁　居民

2016年10月21日初诊　心悸、胸闷一周。一周来心悸胸闷伴睡眠不安，高枕方觉舒服些，并必须右侧，平躺胸闷加剧。始因三年前父亡悲伤过度后出现心慌，一直未予理会，近周加重而出现心悸、胸闷。经南昌市第九医院心电图提示：室早二联律。纳少，嗳气频作。舌红苔白，脉结而代。

证属　气虚血弱，虚羸少气。

治法　滋阴养血，益气复脉。

方药　炙甘草汤加减。炙甘草15g、老边条红参10g、桂枝6g、干姜5g、生地黄25g、火麻仁10g、麦冬10g、大红枣8枚、阿胶6g（打粉烊服），3剂，日一剂，酒（黄酒200ml）水各半煎服。

2016年10月25日二诊　服第一剂药后则心慌缓解，嗳气减轻，睡眠已安稳。舌红尖甚苔白，脉仍结代稍涩。守方再进3剂。

2016年10月30日三诊　睡眠已安，偶尔心慌。南昌市大学第一附属医院复查心电图提示：①窦性心律；②频发室性期前收缩呈间位性。舌红苔白，脉结而代。守上方再进7剂。

2016年12月2日随访　药尽诸症已除。

2018年6月2日再诊　心慌、心悸发作2周。南大一附院心电图报告：①窦性心律；②频发室性期前收缩，呈间位性。纳可，失眠、不易入睡。胸闷而困乏，身体如负重。舌红苔白，脉结代而涩。仍按原方再投3剂。

2018年6月4日三诊　胸闷困乏若失，今日开车外出260多公里，劳累时稍有心慌。舌红苔白，脉细弦软。守方再进5剂。

2018年6月13日四诊　心慌缓解，眠已可。复查心电图：室性期前收缩，呈间位性。舌红苔白，脉细弦微数、略呈结涩之象（偶为代脉）。守方再进7剂以善后。

2019年12月10日随访　心悸未再发作。

按　本案心悸，既有里虚，气血不足，又遇悲伤劳累而诱发。据其脉证，实乃"《千金翼》炙甘草汤治虚劳不足，汗出而闷，脉结悸"（《金匮要略·血痹虚劳病脉证并治》）。故治与炙甘草汤，滋阴养血，益气复脉而收效。

【案例12】心悸（射频消融术后）
曾某某　女　52岁　教师

2016年12月12日初诊　心慌、心悸发作一周余。曾因心悸而入南昌大学第二附属医院就诊，诊断为：频发期前收缩、室早，而行射频消融术，术后心慌心悸缓解。缘于近日母遭车祸，侍母劳累，每晚睡眠不足5个小时并似睡非睡，若醒后难以再入睡。导致心慌心悸发作伴下肢乏力。舌红苔白、舌边有齿痕，脉结代而稍弦。

证属　虚羸少气，心血不足。

治法　滋阴养血，益气复脉。

方药　炙甘草汤加减。炙甘草15g、党参20g、桂枝6g、炮姜5g、生地黄25g、麦冬15g、火麻仁10g、大红枣8枚、阿胶6g（烊服），7剂，日一剂，酒（黄酒）水各半煎服。

2016年12月16日二诊　睡眠和心慌改善，舌红苔微黄稍厚，脉代（偶发期前收缩），守上方再进3剂。

2016年12月19日三诊　心慌心悸止，下肢已健，走路已轻松，睡眠也改善。舌红苔白、舌边有齿痕，脉微弦而涩（偶发期前收缩）。守上方再进4剂而愈。

按　心脏射频消融术是当代医学采用射频电流，通过消融导管导入心脏病变区域，并将其破坏以达到阻断快速心律失常及异常传导束和起源点的介入性的微创手术。术后心悸缓解，因劳累而失眠，导致心慌心悸复发，按"虚劳"治与炙甘草汤滋阴养血，益气复脉再次获愈。

【案例13】 心悸（冠状动脉支架术后）

黄某某　女　65岁　退休工人

2008年6月5日初诊　心慌并伴有阵发性胸痛而就诊。因冠心病，冠状动脉已置入3个支架。刻诊，心慌、阵发性胸痛，心脏期前收缩频发，周身、双肩疼痛以左侧为甚，双下肢浮肿，右膝肿胀疼痛。心烦少寐，口干。两天前在南昌大学二附院检查，血脂报告：总胆固醇7.67mmol/L、甘油三酯8.71mmol/L，尿酸432.4μmol/L。纳可，大便次数增多、日3~4解、量少不成形。舌红苔白，脉结代。

证属　气血虚羸，痰浊壅盛。

治法　益气复脉，化痰通阳。

方药　炙甘草汤合栝楼薤白半夏汤加减。炙甘草15g、党参15g、桂枝10g、干姜4g、生地15g、火麻仁15g、麦冬10g、法半夏10g、栝楼皮15g、薤白10g、焦山楂30g、阿胶10g（烊服），5剂，日一剂，水（患者忌酒）煎服。

2008年6月10日二诊　药后精神增，感觉良好，下半夜因需如厕大解，故影响睡眠。周身仍痛。守方加重炙甘草5g、干姜2g，以助益气温阳，再投7剂。

2008年6月17日三诊　心慌缓解，心脏期前收缩6~8次/分。心烦已除，睡眠基本正常，半夜后未再如厕解大便。精神增，纳香，周身疼痛缓解尚不明显。舌红苔白，脉结代。守方再进7剂。

2008年6月24日四诊　大便已复常，晨起大解一次。因肩颈痛下半夜睡眠仍差。期前收缩减为3~4次/分，下午足微浮肿。舌红苔白，脉仍结代。①守方再进7剂；②针刺，取穴：风池、肩井，每日一次，留针30分钟。以舒筋活血，通络止痛。

随访　后续针药一周后，心慌缓解，诸痛止。嘱：将息调理。

按　冠状动脉支架，是心脏介入手术中常用的医疗技术，有疏通动脉血管的作用。本案置入3个支架，虽有效地疏通了动脉血管，改善了心脏供血，但心悸（期前收缩）尚未获改善，而且仍有阵发性胸闷发作。据其脉证，既有里虚不足，又兼有痰浊郁闭。故而治与炙甘草汤滋阴养血，益气复脉以治里虚；伍以栝蒌薤白半夏汤化痰通阳以治其痰浊之胸痹。气血足，胸阳振，痰浊去，其身自安！这也为支架置入术疏通血脉；中药益气补虚，化痰通痹，取得了相互取

长补短的有益效果。因患者高龄女性又忌酒，单一用水煎也同样获得了疗效。

43. 八味肾气丸

八味肾气丸，又名肾气丸。乃《金匮要略·血痹虚劳病脉证并治》为"虚劳腰痛，少腹拘急，小便不利者"而设。而且在痰饮咳嗽篇中，用治短气微饮；在妇人杂病中，用治转胞。其病机均为肾阳虚弱，水液气化失司而致病。但虚劳腰痛，小便不利及微饮、转胞，不仅是肾阳虚弱，而且是阳损及阴，即阴阳俱虚。故肾气丸不仅能补阳之弱以化水；而且能滋阴之虚以生气。有阴阳双补之功，使阴阳相守，气化有序，其病自瘥。故临证凡因此者，均可用之。

【案例1】 劳淋（膀胱刺激综合征）

程某某　女　29岁　职工

2001年6月6日初诊　腰痛阵发性发作已3年。每当膀胱尿充盈时腰痛难忍，排尿后缓解，故慎饮水。月经色紫黑，有小瘀块。在某医院就诊多方检查，只诊断为膀胱刺激综合征。历经抗炎、利尿等多方治疗未效。舌红苔白、舌中部有一短细裂纹，脉细软。

证属　肾阳不足，寒凝气滞。

治法　温阳化气，补肾固本。

方药　肾气丸加味化裁。生地黄15g、熟地黄15g、山萸肉10g、牡丹皮10g、茯苓15g、泽泻10g、山药30g、肉桂4g、黑附片10g、炒枳壳12g，7剂，日一剂，水煎服。

2001年6月23日二诊电话　腰痛显减，膀胱现能储尿。因在海南工作，不能回昌复诊，已停药10天，故请求寄药。守方再进，服至14剂电话告愈。

按　尿频、尿急、尿痛统称为膀胱刺激征。本案则是膀胱蓄尿充盈时则出现腰痛。这完全印证了肾气虚弱，水液气化失司的病因病机。正如《金匮要略·血痹虚劳病脉证并治》所云："虚劳腰痛，少腹拘急，小便不利者，八味肾气丸主之。"故治与八味肾气丸温阳化气；加入枳壳以行气，气利则痛止。

【案例2】 不孕（甲状腺机能减退症）

龙某某　女　31岁　职工

2018年1月7日初诊　结婚数年未孕。患有

"甲状腺机能减退症"，每日仍在服"优甲乐"1片。刻诊，少寐，每晚最好时也只能睡6个小时；月经量少，月经后期两天，量少而色黯。面色㿠白。舌红苔白，脉细弦、寸弱、尺弦。

证属　脾肾虚损，胞脉失养。

治法　温补肾气，养血种子。

方药　肾气丸合四物汤加味化裁。熟地黄15g、山茱萸10g、山药15g、茯苓15g、泽泻10g、牡丹皮10g、黑附片6g、正肉桂3g、当归10g、白芍10g、川芎10g、枸杞15g、淫羊藿15g、鹿角霜10g，7剂，日一剂，水煎服。

2018年2月12日二诊　服中药7剂后，本次月经超前5天，经量增。2月9日江西省妇幼保健院检查T₃、T₄、TSH无明显异常，甲状腺球蛋白抗体199.7IU/mL偏高（参考值0~115IU/mL）。舌红苔薄而微黄，脉细弦软。守方再进10剂。

2018年3月16日三诊　月经量、色已复常。舌红苔白，脉弦细软。

按　患者肾气已壮，气血已复，经行有序。刻下当填补肾精以种子。故用桂枝汤合五子衍宗丸加减化裁。桂枝5g、白芍10g、炙甘草5g、红枣5枚、干姜3g、菟丝子15g、五味子10g、韭菜子10g、覆盆子10g、枸杞子15g、柴胡10g、东阿阿胶5g（打粉冲入）、当归10g、炙黄芪25g、黄精10g，7剂，日一剂，水煎服。

2018年3月23日六诊　面色已红润。昨日腰胀痛，有行经之象。舌红苔白，脉细弦。守方再进。

2018年4月8日丈夫电话喜告　经检查妻子已怀孕。

按　本案不孕，应为胞冷之故，由于其患有甲状腺机能减退，身体的各个系统均将受到损害，也直接影响受孕。究其病机，脾肾阳虚，心肾阳虚。导致肾气衰弱则任督失养，子脏虚冷，故不能孕。首诊治与肾气丸温润填精，资其生化之源；辅以四物汤滋养冲任。后期则与桂枝汤领五子衍宗温肾填精，脾阳振，肾精充，其育可待。

【案例3】　腰痛（非特异性腰痛）

吴某某　女　30岁　幼教

2008年8月25日初诊　腰痛反复一年，加重5个月。刻下，久站则腰痛背酸，行走加剧。右肾区叩击痛阳性，尿多清长。舌红苔白，脉细弦软。

证属　肾气不足，腰膝痿弱。

治法　温补肾气，壮腰通络。

方药　肾气丸加味化裁。熟地黄15g、山茱萸15g、山药30g、茯苓15g、牡丹皮15g、泽泻10g、肉桂5g、黑附片10g、炒杜仲15g、川续断15g、川牛膝10g、白花蛇舌草30g，7剂，日一剂，水煎服。

2012年11月19日随访　2008年腰痛，药后即愈。

按　非特异性腰痛是由肌肉或韧带等软组织劳损引起。本案患者长期从事幼教工作，难免腰部的俯仰运动，导致软组织劳损而引起腰痛，即虚劳腰痛。用肾气丸治疗，正中肯綮，故疗效神速。

【案例4】　水肿（慢性肾盂肾炎）

万某某　男　21岁　居民

1992年7月2日初诊　罹患慢性肾盂肾炎6年。刻下，面目微浮肿，头晕耳鸣，腰膝酸软，怕冷，纳呆，大便稀溏、日一解，颜面萎黄㿠白。由于体虚乏力，目前处于半休状态。舌淡红苔薄微黄，脉浮软。

证属　脾肾两虚，湿邪留恋。

治法　温补脾肾，化气除湿。

方药　肾气丸加味。熟地黄15g、山茱萸10g、山药15g、茯苓30g、牡丹皮10g、泽泻10g、肉桂末3g（冲服）、黑附片10g、焦白术10g、川干姜6g、补骨脂10g，7剂，日一剂，水煎服。

1992年7月9日二诊　大便已有改善，较前浓稠。余如前。守方加木通10g，以利水除湿，再进7剂。

1992年7月22日三诊　大便已成形，小便仍清长，舌淡红、苔薄而微黄，脉如前。守方再进10剂。

嘱　循序渐进地加强体育锻炼，以增强体质。

1992年11月30日再诊　刻下，膝酸乏力，跟腱有时疼痛，少寐，纳呆，小便清长。舌红苔薄白，脉细弦软。拟用金匮肾气丸（浓缩）温补肾气缓图。

1992年12月16日五诊　服金匮肾气丸2周后，疗效平平。舌红苔薄白，脉细弦软，为增温补肾精、益气培元之功，改用全鹿丸。

1993年1月9日六诊　服全鹿丸后，纳呆，眠差，膝酸乏力及足跟疼痛均已明显改善。舌红苔薄微黄，脉细弦。守方再进，以收痊功。

1998年2月13日因腹泻就诊告　1992年诸疾药

后康复，并能正常从事劳作。

按　肾盂肾炎系因病原菌经尿道、膀胱、输尿管逆行、或因感染灶自血流等多种途径进入肾脏引起，其诱因为机体抵抗力下降等。慢性肾盂肾炎常由急性肾盂肾炎演变而来。中医学则认为其发病，多由过食肥甘辛热或饮酒太过，酿成湿热，下注膀胱；或生活不洁，秽浊侵入膀胱；或情志过极，郁而化火致膀胱气化不利；致使患病。久之，肾阴肾阳受损，导致迁延不愈。本案虽为青年，其脉证则提示肾阳亏虚，肾阴受损，致使膀胱气化失司。从而形成水肿等一派肾气亏虚之象，故治与肾气丸温肾化气，加入术、附、姜以温补脾阳。脾阳振，肾阳复，气化有序，水湿自除。

【案例5】 水肿（特发性水肿）

朱某　女　40岁　医生

1985年6月6日初诊　浮肿一周余。近期出现失眠伴腰痛，怕冷肢凉。纳食少味，大便尚调。舌质淡暗红、苔薄白、舌边有齿痕，脉细。

证属　肾气不足，阳虚水泛。

治法　温肾化气，利水消肿。

方药　肾气丸加味。熟地黄12g、山茱萸10g、怀山药12g、牡丹皮10g、云茯苓12g、泽泻10g、肉桂末1.5g（冲服）、制附片6g、川牛膝10g、车前子10g、菟丝子10g、生牡蛎15g、仙茅10g、淫羊藿10g、田三七3g（研末冲服），5剂，日一剂，水煎服。

1985年6月11日二诊　浮肿减，睡眠改善。舌质转红、苔薄白、齿印减浅，脉细。药已中的，守方再进5剂。

1985年7月6日三诊　停药后又觉睡眠欠佳伴腰痛，舌脉如前。守方再进5剂而愈。

按　特发性水肿，又称周期性水肿、精神性水肿等，为原因不明的轻度水肿。其发病机理，现代医学认为可能与内分泌功能紊乱或直立时肾素活性增高，致继发性醛固酮增多所致，多见于中年妇女。中医则认为肾阳不足，气化失权，水湿瘀积所致。故治与肾气丸加味以温肾化气，利水化瘀而收效。

【案例6】 虚火喉痹（慢性咽炎）

范某某　男　16岁　学生

2004年8月11日初诊　家长述：咽痛咽干反复发作近10年。曾多方检查，均诊断为慢性咽炎，并常服抗生素及咽喉炎药。虽可缓解，但稍食辛辣则复发。刻诊，咽灼、微痒、微痛。观其咽喉：暗红并有滤泡。舌略淡红苔白、舌边有齿痕，脉细软。

证属　肾阳不足，虚火上炎。

治法　温肾益肺，引火归元。

方药　①肾气丸化裁。山茱萸10g、怀山药15g、牡丹皮10g、茯苓12g、泽泻10g、熟地黄15g、黑附片6g、肉桂3g，7剂，日一剂，水煎服。

②外用吴茱萸散。吴茱萸3g/日，研末，醋、蜜和调，夜间外敷涌泉穴。

2004年8月18日二诊　药后咽灼、咽痛减轻。舌红苔白，脉细微数。据其脉象，守方加黄芩10g，以助清肺利咽，并防温肾太过，再进7剂；外敷按法。

2004年8月26日三诊　症状已见缓解，咽稍红，大便软。舌红苔薄淡黄，脉细微弦。按方加减进退共续治24天后家长告：已愈。

按　喉痹一证，古有记载，《素问·阴阳别论》云："一阴一阳结，谓之喉痹。"王冰注解："一阴谓心主之脉，一阳谓三焦之脉，三焦心主，脉并络喉，气热内结，故为喉痹。"均以经络关系，论及病因病机。后世医籍有"喉痹者，喉里肿塞痹痛"（《诸病源候论》）。《喉科心法》则明确指出"凡红肿无形为痹，有形是蛾"的以形态辨别喉痹与喉蛾，在治疗上有风热、风寒及虚火之分。而本案则为虚火喉痹。故以肾气丸，取其温阳滋阴以引火归元；辅以吴茱萸散外敷涌泉穴，以逐风邪、开腠理并助引火归元。

44.酸枣汤

酸枣汤乃《金匮要略·血痹虚劳病脉证并治》中为虚劳病，"虚劳虚烦，不得眠"而设。方中酸枣仁补肝益血，养心宁神为君；川芎疏达肝气为臣；知母清热养阴以除烦，茯苓宁心健脾，共为佐；甘草调和诸药为使。药仅五味，共奏养血安神，清热除烦之功。

临证用治虚劳不寐外，对因虚劳所致的心悸、内伤头痛、梦呓、夜惊、腰痛，经断前后诸证均有确切疗效。

【案例1】 内伤头痛（失眠性头痛）

应某某 男 67 岁 退休工人

2008 年 4 月 3 日初诊 头痛伴失眠 1 月余。经某医院按摩等治疗未效。纳可，便调，舌红苔白，脉细弦、寸微浮。

证属 虚劳血弱，风邪上扰。

治法 养血宁神，疏风散邪。

方药 酸枣汤合川芎茶调散加减化裁。炒酸枣仁 15g、知母 15g、茯苓 10g、生甘草 6g、川芎 15g、荆芥 5g、防风 10g、羌活 10g、白芷 10g、薄荷 10g、细辛 3g、苍术 10g、炒僵蚕 10g，4 剂，日一剂，水煎服。

2008 年 4 月 19 日随访 药 4 剂后，头痛及失眠豁然而愈。

按 患者年高虚劳，复受风邪。"风气循风府而上，则为脑风"（《素问·风论》）；邪气上逆于脑，"脑逆，故令头痛"（《素问·奇病论》）。故治与酸枣汤养血宁神，辅以川芎茶调散疏散风邪。邪去正安，药到症除。

【案例2】 梦呓

斯某 男 26 岁 职工

1997 年 12 月 22 日初诊 经常睡后说梦话，已无从追溯病发时间。据家人和同事相告，长时期晚间睡眠时说梦话，有如对话。有时话语清晰，有时含糊不清。入眠尚可，纳香，二便调。舌红苔薄淡黄，脉细软。

证属 肝血亏虚，神魂不安。

治法 滋阴潜阳，养血安神。

方药 酸枣汤加味。酸枣仁 15g、川芎 6g、知母 10g、炙甘草 10g、茯神 15g、生黄芪 30g、党参 15g、白术 15g、当归 10g、炙远志 10g、广木香 10g、红枣 5 枚、生姜 3 片，14 剂，日一剂，水煎服。

随访 睡眠已安稳。

按 梦呓，即俗称梦话，属于睡眠障碍的一种。现代医学认为与精神因素有关。偶尔梦呓无须担心，但长期并经常梦呓则为病态。一般为肝火，或心火过旺所致。本案则为肝血不足，虚火上扰，神魂不安，致卧而不安。《针灸甲乙经》对"卧不安"就强调精神情志因素并指出："脏有伤，及情有所倚，则卧不安。"故治用酸枣汤加味，以养血补虚，安神定志。

【案例3】 不寐（卵巢囊肿术后）

邹某某 女 44 岁 自由职业

2014 年 7 月 5 日初诊 心烦不寐一个多月。5 月 14 日因卵巢囊肿术后，出现心烦不寐，头脑昏沉。而且，颈脖以上烦热汗出，足心发热伴口苦咽燥。纳可，二便尚调。舌红尖微甚、苔薄黄，脉细软微数。

证属 心火偏亢，虚劳烦热。

治法 滋阴清热，泻火除烦。

方药 酸枣汤合安神丸加味。炒酸枣仁 15g、生酸枣仁 15g、知母 20g、川芎 10g、茯苓 15g、茯神 15g、生地黄 20g、黄连 10g、牡丹皮 15g、当归 10g、生甘草 6g、白芍 15g、地骨皮 30g、白薇 10g、煅龙骨 30g、煅牡蛎 30g，5 剂，日一剂，水煎服。

随访 5 剂药后眠安。

按 术前精神紧张，术中出血及创伤，加上术后失调，致使自主神经功能紊乱，即《金匮要略·血痹虚劳病脉证并治》所云："虚劳虚烦，不得眠。"本案以虚为主，并挟有心火偏亢。故治与酸枣汤，滋阴养血；辅以安神丸以泻火宁神。而且酸枣仁生、制合用，取其生者养血安神，清热除烦；制者益气固表，敛阴止汗。药仅 5 剂，诸症悉除。

【案例4】 不寐（更年期综合征、高血压病）

陈某某 女 57 岁 居民

2004 年 10 月 22 日初诊 失眠不易入睡，伴头晕、心慌、口干舌麻、下肢微浮肿。血压不稳定，忽高忽低，正在服用珍菊降压片。刻诊血压已下降至 125/95mmHg；检查血脂、血糖均无明显异常；检查尿常规：白细胞 0~2 个/HP，余无明显异常。舌红苔薄而少苔、舌面呈网状裂，脉细弦数。

证属 阴血亏虚，水亏火亢。

治法 育阴潜阳，益水制火。

方药 酸枣汤合阿胶鸡子黄汤加减。炒酸枣仁 15g、茯神 15g、川芎 10g、知母 10g、炙甘草 6g、生地黄 30g、川黄连 6g、当归 10g、牡丹皮 10g、生牡蛎 30g、石决明 30g、白芍 10g、络石藤 15g、阿胶 5g（打粉烊服）、鲜鸡蛋黄 1 枚（搅碎，用沸中药汁冲兑），7 剂，日一剂，水煎服。

2014 年 10 月 29 日二诊 睡眠明显改善，精神增，下肢浮肿除，睡眠仍易醒，但醒后可再入睡。血压 125/80mmHg。舌红苔白，脉细微数。守方再进 7 剂而愈。

按　本案不寐，既有阴血亏虚的一面，由于血压高而不稳定，并有肝风内动之兆。故在清热除烦，养血安神的同时；辅用阿胶鸡子黄汤以益水制火，滋阴熄风。两方协同，收效甚捷。

【案例 5】　不寐（失眠）

马某某　女　99 岁　居民

2011 年 9 月 15 日初诊　女儿代述：患者近几日夜晚不寐，时时闹叫有尿，尿少而清，白昼亦少睡。

证属　虚劳烦躁，水不济火。

治法　育阴潜阳，交泰心肾。

方药　酸枣汤合交泰丸加味。炒酸枣仁 10g、知母 15g、炙甘草 5g、茯神 15g、川芎 10g、川黄连 6g、肉桂 3g、生地黄 12g、牡丹皮 10g、白芍 10g、当归 10g，3 剂，日一剂，水煎服。

2011 年 9 月 23 日儿媳王某告　药后睡眠已好，停药五天来也能安睡。

按　百岁老人心烦不寐并尿频，责之于肝血亏虚，血不养心，导致水亏火旺，心肾不交；由于阴阳不交，神不安舍，魂无所藏，故而不寐。治与酸枣汤滋阴养血；辅以交泰丸，益水济火。使肝血旺盛，水火互济，以达神魂安宁。

【案例 6】　不寐（痔疮术后）

胡某某　女　45 岁　居民

2008 年 9 月 29 日初诊　不寐一个月。痔疮术后一个余月，出现失眠，既不易入睡，又时睡时醒，或睡后梦多。白昼则头晕，神疲乏力，心烦不安，惧怕噪声。纳尚可，大便调。心电图检查提示：心肌轻度缺血。舌红苔白，脉细弦软而微数。

证属　胆气失和，血不养神。

治法　育阴潜阳，养血安神。

方药　酸枣汤合归脾汤加减。炒枣仁 10g、川芎 10g、知母 10g、炙甘草 6g、茯神 15g、老边条红参 10g、白术 10g、生黄芪 30g、当归身 10g、炙远志 10g、广木香 10g、煅龙骨 30g、煅牡蛎 30g、红枣 5 枚、生姜 3 片、枸杞 15g，日一剂，水煎服，连服 7 剂，诸症悉除，睡眠安稳。

2013 年 11 月 21 日来访告知　五年前失眠药后愈。

按　本案因痔疮手术治疗，心理紧张，致胆气失和，虚而心怯，或不寐，或忽寐忽醒，神魂失守，惊惕不安。故治与酸枣汤领归脾汤以补益心脾，养血和胆，药仅 7 剂，魂归神安，不寐自愈。

【案例 7】　心悸（神经衰弱症）

徐某某　女　19 岁

1973 年 6 月 9 日初诊　心悸、心慌，少寐。无论是午休及晚上睡眠，刚一合眼则似有人近身而被惊醒，之后则心悸不安并咳嗽，咳而无痰。素有咳喘史。舌淡红苔薄白，脉细、尺脉弱。

证属　气血不足，肺肾亏虚，虚火扰神。

治法　养血安神，益肺固肾，滋阴宁心。

方药　酸枣汤合当归补血汤加减。酸枣仁三钱、知母三钱、川芎二钱、茯苓三钱、甘草一钱、当归三钱、黄芪三钱、石菖蒲三钱、柏子仁二钱、制香附二钱、冬虫夏草二钱、党参三钱，3 剂，日一剂，水煎服。

1973 年 6 月 13 日二诊　服药后心悸、心慌均已见愈，但有时仍微咳。尺脉仍弱。药已中的，守方加远志三钱、桔梗三钱，以助宣肺化痰，再进 3 剂。

1973 年 6 月 17 日随访　药尽病愈。

按　患者脉证表明肝血不足，心失所养，故神不安而志不宁，从而出现"心澹澹大动"（《素问·至真要大论》）。由于兼有咳喘史，故治与酸枣汤合当归补血汤滋阴补虚，养血安神的同时加入党参、冬虫夏草兼顾补益肺肾，故收效犹如拔刺雪污。

【案例 8】　经断前后诸证（围绝经期综合征）

吴某某　女　46 岁　农民

1997 年 1 月 16 日初诊　心烦不寐，心悸颤振。因心烦不寐，心悸颤振在当地治疗未效，故赴省城求治。刻诊，月经数月未行，并出现烦热不寐，头额处掣痛，乍寒乍热，汗毛悚然，伴心慌心悸，甚则肢体颤振。曾在 30 岁左右患过"神经衰弱症"。纳呆少味。舌红苔白，脉细数。

证属　心脾两虚，气血不足。

治法　滋阴补虚，养血宁神。

方药　酸枣汤合归脾汤加减化裁。酸枣仁 20g、知母 10g、川芎 5g、炙甘草 6g、茯苓 10g、党参 15g、炙黄芪30g、白术15g、当归15g、炙远志10g、广木香10g、龙眼肉10g、红枣5枚、生姜3片，10剂，日一剂，水煎服。

1998年12月5日再诊　经服中药后一年来，烦热不寐、头痛、肢体颤振均愈。但是，时冷时热的症状尚未痊可。刻下，经断已一年，仍时阵发性烦热畏寒，有时心烦不寐。舌红苔淡黄、边稍厚，脉细、关弦偏数。

证属　肝郁脾虚，热郁胸膈。

治法　理气解郁，清心除烦。

方药　越鞠丸合栀子豉汤加味。炒苍术10g、川芎10g、制香附10g、神曲20g、生栀子10g、淡豆豉10g、法半夏10g、黄连6g、炒谷芽15g、炒麦芽15g、生姜3片，再进7剂。

1998年12月16日三诊　阵发性烦热及心烦不寐明显缓解。舌红苔白，脉细、关弦偏数。守方加柴胡10g、葛根10g，以助疏肝升清，再进9剂。

1998年12月26日四诊　共服9剂药后，除喉中稍有痰梗外，余证悉除。舌红苔白，脉细略弦。守方再进二周以善后。

药尽后托同村患者相告　诸症已愈。

按　本案月经不至，诸症迭生。证情复杂，而且首诊、再诊证情不一。遵《金匮要略·妇人杂病脉证并治》所云："三十六病，千变万端，审脉阴阳，虚实紧弦，行其针药，临危得安，其虽同病，脉各异源。"据其脉证，乃肝血不足，心脾两虚所致。故治用酸枣汤滋其肝血；辅以归脾汤，补益心脾获安。再诊则以越鞠丸合栀子豉汤化裁，行气解郁，清膈除烦而获痊愈。

【案例9】　夜惊（神经衰弱症）

李某　男　14岁　学生

1991年9月12日初诊　父述：每天晚上睡眠后讲梦话或惊叫不安两个多月。自述：睡眠梦多。纳尚可，二便调。观其咽喉，扁桃体肥大Ⅱ度。舌红苔薄黄，脉细弦软微数。

证属　阴亏血弱，心神失宁。

治法　滋阴益血，养心安神。

方药　酸枣汤加味。酸枣仁15g、川芎6g、知母6g、茯苓10g、炙甘草3g、生地黄12g、丹参15g、石菖蒲6g、炙远志6g、生龙骨20g（先煎）、生牡蛎20g（先煎）、灵磁石20g（先煎），7剂，日一剂，水煎服。

1991年9月19日二诊　父述：药后说梦话或惊叫未再出现，要求续服。舌红苔薄白，脉弦软。守方再进5剂以善后。

嘱　忌食辛辣香燥食品；督促患者按时作息。

随访　父告，患者睡眠已安稳。

按　惊恐不安，一般认为乃肝血不足，气血失和所致。正如《素问·金匮真言论》云："藏精于肝，其病发惊骇。"而《素问·至真要大论》的"诸病胕肿，疼酸惊骇，皆属于火"，这里的"惊骇"，指的是火邪之脏。本案少年，脏气未充，学习紧张，致肝血不足，神魂不宁而发"惊骇"，其病机为虚劳，故治与酸枣汤滋肝养血获愈。

45. 甘草小麦大枣汤

甘草小麦大枣汤，是一首养心安神，补脾润燥的方子。主治妇人脏阴亏虚，致患脏躁，精神恍惚，悲伤欲哭，不能自已，呵欠频作，甚则言行失常。现代用于心阴不足的癔症、围绝经期综合征、神经衰弱等。方中小麦甘而微寒，养心安神，消烦利尿，育阴敛汗为君；甘草甘平，泻心火以和胃生津为臣；大枣味甘而温，和中而通津液，润脏躁为佐。三药相伍，共奏养心安神，补脾润燥之功。

临证用本方之长，或伍以他方，以收最佳疗效。诸如治疗脏躁、郁证、盗汗、自汗、眩晕、尿频、多尿、梦魇、心悸、经断前后诸证、不寐、肛灼等。

考小麦，《随息居饮食谱》云："南方地卑，麦性黏滞，能助湿热。时感及疟、痢、疳、疸、肿胀、脚气、痞满、痧胀、肝胃痛诸病，并忌之。"故临床多以淮小麦为用，若药房缺此，则以浮小麦代之，可收同效。

【案例1】　盗汗（胆石症术后）

蔡某某　女　66岁　居民

2010年10月9日初诊　夜间睡眠经常盗汗，加重3月。缘于1996年因胆石症，行胆囊摘除术。术后血压一直偏低，并经常盗汗。近3个月加重，出现不间断地盗汗。刻下，心烦少寐，睡后出汗，纳呆，周身瘦楚，右足底时时疼痛。血压90/60mmHg。舌红苔薄少、舌中部有一短纵裂，脉细少力。

　　证属　阴虚脏躁，营卫不和。

　　治法　育阴润燥，和营固表。

　　方药　甘草小麦大枣汤合黄芪桂枝五物汤加味。炙甘草6g、浮小麦50g、大红枣6枚、北黄芪35g、桂枝10g、白芍30g、生姜3片、当归10g、徐长卿15g、北山楂30g、炒鸡内金15g，日一剂，水煎服，上药连服7剂告愈。

　　按　患者胆囊术后盗汗，肝木之气受戕，肾水受害，则君火失制。正如《素问·阴阳别论》中云："阳加于阴谓之汗。"故火旺则水亏，水亏则致燥。乃使阴阳失调，营卫不和而致阴血不足而盗汗。故以甘草小麦大枣汤育阴润燥，和营敛汗；伍以黄芪桂枝五物汤养血通阳，以助和营敛汗。

【案例2】　自汗（痰热内扰、多汗症）

罗某某　女　48岁　职工

　　2008年7月12日初诊　自汗。动则出汗，汗出身凉，每日早餐后出现神疲乏力。夜间心烦不安而少寐，一闭眼则口角流涎，口干口苦，每日凌晨4~5点则苏醒，白昼则头昏脑涨而恍惚。绝经已一年余，有胆囊息肉史。纳食少味，大便尚调。舌红苔淡黄，脉浮。

　　证属　痰热内扰，表虚脏躁。

　　治法　燥湿豁痰，润燥敛汗。

　　方药　甘草小麦大枣汤合黄连温胆汤加味。炙甘草6g、浮小麦30g、大红枣6枚、川黄连10g、法半夏10g、茯苓15g、陈皮10g、枳实10g、竹茹10g、郁金15g、煅龙骨30g、煅牡蛎30g、绿萼梅10g、生麦芽30g、生姜3片，7剂，日一剂，水煎服。

　　2008年7月18日二诊　头脑较前轻松、清醒，纳增，精神亦增，身凉减，睡眠时仍会有口水流出。舌质略暗红、舌苔淡黄稍厚，脉弦软小数。守方加川芎15g、炒酸枣仁10g，以养血宁神，再进7剂。

　　2008年7月29日随访　汗止，口角流涎由减至止。

　　按　本案心血亏虚，挟痰热内扰，故自汗、少寐、头晕恍惚、口角流涎。治与甘麦大枣汤润燥敛汗；伍以黄连温胆汤燥湿豁痰。痰热除则腠理固，阴津足则脏躁除。以甘草小麦大枣汤配以黄连温胆汤正中肯綮。

【案例3】　自汗（阴虚内热、多汗症）

赵某某　女　51岁　职工

　　2011年9月16日初诊　阵发性自汗已3年，同时伴有心慌、心悸不适。曾在南昌市某医院三次易医服中药未效。刻下，自汗、心慌、心悸、烦热少寐，纳尚可，二便调。今年1月月经未行。舌红苔微黄，脉细而微数。

　　证属　阴虚脏躁，火热炽盛，表虚不固。

　　治法　滋阴润燥，清热燥湿，益气固表。

　　方药　甘麦大枣汤合当归六黄汤加减。炙甘草6g、淮小麦50g、大红枣8枚、当归10g、生地黄10g、熟地黄10g、川黄连6g、黄芩10g、生黄芪30g、黄柏10g、煅龙骨30g、煅牡蛎30g，7剂，日一剂，水煎服。

　　2011年9月29日二诊　服至3剂后自汗明显见减。舌红苔薄黄，脉细、左微弦。药已中的，守方再进7剂。

　　2011年10月17日三诊　舌红苔白、舌边有齿印，脉细弦软。守方再进7剂告愈。

　　按　本案气阴两虚，湿热内迫，故阵发性自汗，心慌、心悸，烦热少寐。治以滋阴润燥，清热燥湿，益气固表。益阴液则脏躁去，苦燥湿则内热除，益气血则卫气固。故以甘草小麦大枣汤合当归六黄汤而收效。

【案例4】　自汗（多汗症）

查某某　女　62岁　退休医务人员

　　2015年8月22日初诊　自汗。体质虚弱，气短乏力，两耳闭塞，心烦气躁，动则大汗。纳呆食少，胃脘痞塞，二便尚调。舌红尖甚、苔黄根部略厚，脉微浮而虚弦。

　　证属　脾虚脏躁，营卫不和。

　　治法　育阴润燥，和营敛汗。

　　方药　甘草小麦大枣汤合桂枝加龙骨牡蛎汤加味。炙甘草6g、淮小麦50g、大红枣6枚、桂枝10g、白芍20g、煅龙骨30g、煅牡蛎30g、党参12g、炙黄芪25g、生姜3片、芦根30g、饴糖2匙（冲服），7剂，日一剂，水煎服。

　　2015年8月27日二诊　汗止。耳闭、胃痞已减七成，仍稍心烦气躁。舌红、舌尖中仍红甚、苔淡黄略厚，脉微浮而细弦。守方再进4剂告愈。

按 自汗一名出自《伤寒论·辨太阳病脉证并治上》，其第12条文"阴弱者，汗自出"。原意是伤寒后出现自汗的脉象，"阴弱"则为营阴不足，因营卫不和而自汗。本案则是体虚脏躁，营阴不足所致。故甘麦大枣汤育阴资源；桂枝加龙骨牡蛎汤，既调和营卫，又平补阴阳，再添饴糖，仿建中汤之意，以健胃助运。化源足，营卫和，则自汗止。

【案例5】 眩晕（颈椎病、围绝经期综合征）

李某 女 54岁 职工

2010年4月22日初诊 眩晕发作18天，加重一周。眩晕伴右肩疼痛，旋转头部则发作加剧，同时伴有阵发性烦热，出汗，怕光。B超报告：肝、胆、脾、胰、肾均无明显异常。经绝5年。舌红苔白、舌中黄，脉细弦软而微数。

证属 心脾两虚，痰饮上扰。

治法 补脾养心，疏风豁痰。

方药 甘草小麦大枣汤合半夏白术天麻汤加味。炙甘草6g、淮小麦50g、红枣5枚、法半夏12g、炒白术12g、茯苓块15g、茯苓皮15g、陈皮15g、天麻15g、生姜3片、车前子20g、竹茹15g、枳实10g，7剂，日一剂，水煎服。

2010年6月10日随访 眩晕药后即愈。

2010年6月24日入江西省人民医院经检查，MRI诊断：颈椎病，脑内多发缺血灶。彩色多普勒：右侧颈动脉窦部斑块形成。经颅多普勒报告：左侧大脑中动脉血流速度增快，基底动脉血流速度增快。血压125/85mmHg。

按 本案眩晕，从西医检查辨病的基础上，诊断为颈椎病，围绝经期综合征无疑。若辨证则为"脏躁"，患者年逾五旬，正如《素问·上古天真论》所云："七七任脉虚，太冲脉衰少，天癸竭，地道不通。"故而肾气渐衰，精血不足，脏腑失于濡养，而出现烦热汗出，甚则眩晕。似与《金匮要略·妇人杂病脉证并治》中所云"妇人脏躁，喜悲伤，欲哭，象如神灵所作，数欠伸"之经文，似不相契合，但其病机相同。由于经断前后，加上劳伤脾胃，运化失职，痰涎内生。因此，肝肾亏虚，挟有痰涎，故而作眩。即所谓"无虚不作眩"。经用甘草小麦大枣汤补脾养心，育阴润燥；领半夏白术天麻汤健脾燥湿，疏风化痰而收效。

【案例6】 小便频数（精神神经性尿频）

王某某 女 45岁 自由职业

2016年8月12日初诊 数周来，小便频数伴气短乏力。尿频数，仅每天上午就须解3~4次。夜尿一般2次，若是因故未入睡，则时时小便，多至10次左右；若入睡快则无此虞。纳亦可，尿常规检查：未发现明显异常，大便调。月经量少，经期6天。舌红舌尖红甚、苔白、舌边有齿痕，脉细弦无力。

证属 心脾两虚，阴亏脏躁，关阖失固。

治法 补益心脾，滋阴润燥，益肾固关。

方药 甘草小麦大枣汤合桑螵蛸散加减。炙甘草6g、淮小麦50g、大红枣6g、桑螵蛸10g、红参10g、茯苓30g、煅龙骨25g、煅牡蛎25g、醋龟板25g、益智仁10g、台乌药10g，7剂，日一剂，水煎服。

随访 药尽即愈。

按 本案尿频数，无灼、涩、痛症状及尿常规异常。从现代医学认识应为"精神神经性多尿"，见于有精神刺激史，或处于绝经期及围绝经期妇女。患者当属此类，尤其是少寐或不寐时，症状加重。其有别于《金匮要略·消渴小便利淋病脉证并治》之"气盛则溲数，溲数即坚，坚数相搏，即为消渴"之说。病机乃属阴亏脏躁，肾气亏虚，关阖失固。用甘草小麦大枣汤领桑螵蛸散，滋阴润燥，益肾固关，并能安神定志而收痊功。

【案例7】 夜间多溺（精神神经性多尿）

沈某某 女 55岁 职工

2015年6月11日初诊 夜间多尿，每晚尿3~4次，伴心烦少寐已半年之久。口干而饮多，头顶时痛，皮肤抓挠则起瘰痕。经查血糖未发现明显异常。有抑郁症史。舌红尖甚、苔淡黄而略粗糙少津，脉弦软、左细弦软、均微数。

证属 阴虚脏躁，心神不宁。

治法 育阴潜阳，清心宁神。

方药 甘草小麦大枣汤合栀子豉汤加味。炙甘草6g、淮小麦50g、大红枣5枚、生栀子12g、淡豆豉10g、生黄芪25g、牡丹皮15g、赤芍30g、川红花10g，4剂，日一剂，水煎服。

2016年春节来告 药尽夜尿多愈。

按 本案夜尿多伴心烦少寐，与心肾不交，水火不济之不寐、尿频有所区别。其夜尿频乃心阴亏耗，致心神失养心烦少寐而多尿。因患者年届55岁，又长期扰郁不安，故脏躁是病之本。以甘草小麦大枣汤育阴润燥；栀子豉汤清其虚烦；据证加入黄芪、红花、牡丹皮、赤芍以凉血化瘀，以除夹瘀之患。诸药共使脏躁去，心神宁，多尿除。

【案例8】　梦魇（神经症）

吴某某　女　42岁　职工

1994年9月19日初诊　梦魇一个来月。素胆怯，并患"神经症"多年，治疗后缓解。近1个月复发，并出现心烦易怒，若精神紧张可导致尿频尿急，而且伴有肩颈痛及手足经常痉挛。刻下，睡眠梦多，频繁出现梦魇，似睡非睡，如负重压，几度挣扎，大叫或哭闹后苏醒。舌暗红苔薄淡黄，脉细弦小数。

证属　阴虚脏躁，心神失养。

治法　滋阴润燥，养血宁神。

方药　甘草小麦大枣汤合一贯煎加减。淮小麦50g、炙甘草10g、大红枣5枚、北沙参20g、麦冬10g、川楝子10g、当归15g、生地黄20g、枸杞15g、夜交藤30g、山栀子10g、淡豆豉10g，14剂，日一剂，水煎服。

1994年10月22日二诊　药后症减，梦魇显然减少，肩痛及手足痉挛也明显减轻。舌暗红苔薄略淡黄，脉细弦小数。守方以西洋参10g易北沙参，再进7剂。

1994年11月5日三诊　梦魇已除。舌红苔薄白，脉细弦少力。守上方再进以善后。

1994年11月19日四诊　家属代述：停药一周后，前天晚上又梦中哭叫、笑闹，清醒后则如常。自述：头晕，手指麻木拘急，四肢冷。舌暗红、苔薄色淡黄且润，脉细略弦、寸弱。守方去山栀子、淡豆豉，加桂枝10g、白芍10g、生姜3片、煅龙骨30g、煅牡蛎30g。据证，患者三诊后出现的梦中哭、笑，醒后头晕、肢麻、肢冷。虽与梦魇同出于梦境，但后者乃脏腑虚损，阴阳不相维系所致，《素问·生气通天论》云"凡阴阳之要，阳密乃固"。即以甘草小麦大枣汤合桂枝加龙骨牡蛎汤，以平补阴阳，镇潜宁神。再服10剂。

1994年11月26日五诊　睡眠梦魇及梦中哭、笑未再出现。舌红苔淡黄，脉细弦、寸仍浮。守方加减进退再服。

1994年12月5日告　共续服21剂后，诸症悉除。

按　梦魇，俗称"鬼压床"，是一种睡眠障碍，乃阴阳失调所致。正如《灵枢·淫邪发梦》云："阴气盛，则梦涉大水而恐惧；阳气盛，则梦大火而燔焫。"淫邪"与营卫俱行，而与魂魄飞扬，使人卧不得安而喜梦"。本案患者年逾四十，脏腑虚损，与脏躁病机类似，故以甘草小麦大枣汤为主，据不同阶段分别治之，前诊领一贯煎滋阴润燥；后诊配桂枝加龙骨牡蛎汤平补阴阳。方证契合，其病自愈。

【案例9】　心悸（室上性心动过速）

彭某某　女　51岁

2013年6月27日初诊　心悸、胸闷于24日入南昌市中西结合医院住院3天。由于丈夫病逝而发病。当时心室心率234次/分，经控制心律对症治疗后缓解，并给口服"倍他乐克"。经治医生建议做"心脏射频消融术"，患者拒做而自行出院就诊于中医药。住院检查报告：肝肾功能、胸部X线片、血糖、血脂均无异常。刻下，心悸、胸闷伴头晕，喉中梗塞。纳香，眠尚可。舌红苔薄而微黄，脉细数。

证属　思伤心脾，阴火上冲。

治法　育阴滋水，养心宁神。

方药　甘草小麦大枣汤合天王补心丹加减。炙甘草10g、淮小麦30g、大红枣3枚、生地黄10g、熟地黄10g、玄参10g、麦冬10g、丹参15g、西洋参10g（同煎）、五味子10g、柏子仁10g、漂白术10g、炙黄芪10g、桔梗10g、生远志10g、炒酸枣仁10g、石菖蒲10g、当归10g、煅龙骨30g、煅牡蛎30g、红景天15g，10剂，日一剂，水煎服。

2013年7月8日二诊　患者在汕头来电告：药后心悸、头晕胸闷等诸多不适已明显减轻，尤其是喉中梗塞，若梗塞则胸闷，现在大大减轻。睡眠好，纳香，故电告并要求续服。按方再进10剂。

2013年8月10日三诊　头晕、胸闷、心悸已未再作。喉中梗塞虽缓解但未痊愈，体重增。加上回赣数天前在广东食海鲜后，喉中疼痛。舌红苔薄黄，脉细弦软缓。血压120/80mmHg，守方加毛冬青叶10g，以清肺利咽，再进7剂而愈。

2015年4月26日再诊　病愈后稳定一年八个月，近周又出现心悸。于23日在南昌大学第一附属医院，经食管调搏心脏电生理检查报告：①房室结传导功能低下；②食道调搏未诱发出心动过速。给服倍他乐克、心律平、稳心颗粒3天，未见明显疗效。刻下：心悸，动则咳嗽，气短乏力，左背胛处经常疼痛。纳香，眠极差、似睡非睡。舌红苔微黄，脉细涩而结。

患者刻下心悸，乃气血亏虚，心气虚羸。故仍拟滋阴养血，益气复脉。

方沿天王补心丹加减。党参30g、五味子10g、天冬10g、麦冬10g、石菖蒲10g、当归10g、柏子仁10g、桔梗10g、熟地黄15g、丹参30g、玄参10g、薤白10g、茯神15g、炒酸枣仁10g、炙甘草15g，上药连服7剂而愈。

按 本案心悸、胸闷，心室心率达234次/分。现代医学认为，心室率过快而心功能较差时，可导致心搏量降低，冠状循环及脑部血供减少，将导致急性心力衰竭、休克、昏厥或心绞痛发作。由于患者拒做心脏射频消融术。辨其证，乃阴火所致，患者悲思过极，脾肾亏耗。由于肾水不足，水火不济，虚火妄动，扰乱心神。属"阴火上冲"（《证治汇补·胸膈门》），形成"心澹澹大动"（《素问·至真要大论》）。兼之，患者已过"七七任脉虚，太冲脉衰少，天癸竭"（《素问·上古天真论》）之期。故治与甘草小麦大枣汤育阴润燥，领天王补心丹滋阴抑火，共成滋水养心之剂。

【案例10】 经断前后诸证（围绝经期综合征）[1]

张某某 女 57岁 居民

2006年1月13日初诊 头晕，胸闷气短，血压不稳定已3年。绝经10年。47岁绝经后，长期头顶胀闷，有阻塞不通的感觉，并烦躁不安。稍受委屈则胸闷憋阻，十分难受，伴情绪低落。因检查血压偏高，某医院给服降压药治疗，诸症反复不愈。刻下，头晕胸闷，烦躁少寐，口苦，纳呆。血压：135/75mmHg。舌红苔淡黄，脉细弦软。

证属 阴虚脏躁，肝郁气滞。

治法 育阴潜阳，疏肝开郁。

方药 甘草小麦大枣汤合逍遥散加减。生甘草10g、浮小麦50g、大红枣5枚、北柴胡10g、当归10g、白芍10g、川芎10g、青皮10g、陈皮10g、制香附10g、白术10g、茯神15g、薄荷10g、生姜3片，7

剂，日一剂，水煎服。

嘱 按照病史，血压在正常范围内，建议停服降压药并密切观察。

2006年1月20日二诊 胸闷气短缓解，烦躁不安减轻，头顶仍拘紧并有空虚感。按嘱已停服降压药，刻诊血压138/80mmHg。舌红苔略淡黄、中根部苔稍厚，脉细弦软。守方加钩藤15g以助清热平肝，再进7剂而愈。

按 本案经断后所出现的症状，除有头晕、烦躁不安、少寐之外，其主要特点是情绪低落，胸闷气憋，稍受刺激则症状加重。既有脏躁的一面，又有肝气郁结的一面，患者虽绝经十年，但长期情志怫郁，郁则伤脾，脾失健运，则心脾俱亏。"百病生于气也"（《素问·举痛论》）。故治之于"木郁达之"（《素问·六元正纪大论》）。故治与甘草小麦大枣汤育阴润燥，领逍遥散疏肝健脾，行气开郁而诸症除。

【案例11】 经断前后诸症（围绝经期综合征）[2]

沈某 女 56岁 退休教师

2009年10月2日初诊 绝经3年。偶尔心慌，汗多，燥热，少寐。每到冬季怕冷，易感，纳香，便调。舌红苔薄白，脉细弦数。

证属 阴虚脏躁，肝气不舒。

治法 滋阴清热，疏肝理气。

方药 甘草小麦大枣汤合一贯煎加减。淮小麦50g、红枣5枚、炙甘草6g、煅龙骨30g、煅牡蛎30g、北柴胡15g、白芍15g、枳壳10g、枸杞15g、川楝子10g、生地黄15g、麦冬10g、当归10g、五味子10g，7剂，日一剂，水煎服。

2009年10月10日面告 药后诸症缓解。现按嘱每晚睡前泡足，睡眠也已安稳。

按 本案以心慌、汗多、燥热、少寐为特征，尤其正值秋分之燥。故治以一贯煎辅助甘麦大枣汤育阴潜阳，生津润燥。

【案例12】 郁证（产后抑郁症）

焦某某 女 40岁 职工

2007年5月10日初诊 郁闷烦躁3个月。缘于产后自汗，怕风怕冷。尤其是下肢冰凉如坐冷水中，坐凳子亦觉冰凉，必须加棉垫。现气温33℃，仍需穿长袖棉毛衫，下身必须穿三条长裤。而且，时而怕风，时而烦躁出汗，睡眠不安。纳呆。3个月来一直在服中药及静脉用药（何药不详），均无效。血生化等检查：未发现明显异常。舌红苔薄少而微黄，脉细弦、重按少力。

证属　阴亏脏躁，肝郁脾虚，气机郁结。

治法　育阴润燥，疏肝健脾，行气开郁。

方药　甘草小麦大枣汤合逍遥散加味。炙甘草6g、淮小麦30g、大红枣3枚、北柴胡10g、当归10g、白芍12g、茯苓10g、白术10g、薄荷10g、生姜3片、法半夏10g、党参12g、黄芩10g、炒枳壳10g、百合15g，10剂，日一剂，水煎服。

2007年5月22日二诊　下肢冰冷已缓解，阵发性烦热、或夜间醒后烦热，均有所减轻。纳食已可，睡眠也有所好转。下身衣着减，只穿棉毛衫裤。舌红苔薄而淡黄，脉细微弦。守方加煅龙骨、煅牡蛎30g，以镇潜敛阳，再进10剂。

2007年6月1日三诊　刻下，下肢冰冷除，只需穿一条长裤。舌红苔淡黄、根部苔稍厚，脉细软。守方再进。

2007年6月13日四诊　共续服10剂，纳香，眠可，月经如期，二便调。舌红苔薄而黄，脉细软。守方善后。

随访　其后服至14剂而诸症愈。

按　产后郁证为西医“产后精神障碍”范畴，中医未单独列出。本证产后数天之内多无症状，随后急性起病。常有失眠、头痛、易激惹或抑郁等前驱症状，之后则症状复杂。本案三个月之后所表现为：既烦躁自汗，又怕冷恶风。而且对冷十分敏感，下肢不仅加倍穿衣御冷，连坐也须加垫。可见其心理障碍及脆弱程度之极至。其由乃情志不舒，气机郁结之故。早在《素问·举痛论》中云：“百病生于气也。”明确指出了郁证乃情志所伤，气机失调所致。正是由于产后心理、生理及体内系统的变化，而出现情绪波动而致病。其治疗秉着《素问·六元政纪大论》中“折其郁气，资其化源”。故以甘草小麦大枣汤资其化源，育阴润燥；逍遥散折其郁气，条达木郁；加半夏、黄芩、党参、生姜等，仿小柴胡之意，以和解枢机。证虽繁杂，治安其气。使天地之经，阴阳之纪得以正运，其体自安。

【案例13】　脏躁（抑郁症）

袁某某　女　57岁　退休工人

1996年12月18日初诊　情志低落，胃脘刺痛伴瘙痒已数月。同时，精神紧张，有时微颤并短暂不能自制的悲哭无常。舌红苔白，脉细弦。

证属　忧思劳倦，心脾失养。

治法　滋阴润燥，疏肝理气。

方药　甘麦大枣汤加味。淮小麦50g、生甘草15g、红枣6枚、北柴胡10g、川芎10g、片姜黄12g、高良姜10g、制香附10g、生姜3片、青皮10g，5剂，日一剂，水煎服。

1996年12月27日二诊　心情紧张、微颤已除。胃脘痛痒缓解，但仍拘急不适，二便调。脉舌如上。守方再进7剂。

1997年2月15日来访，告知病愈。

按　患者情绪低落，胃脘刺痛并瘙痒，有时肢体微颤及悲哭失常。均为化源不健，精血内亏。心肝阴精不足，则神不守舍，魂失所藏。由于心肝功能失调，则悲伤哀恸，哭笑无常。正如《灵枢·口问》中云：“故悲哀忧愁则心动，心动则五脏六腑皆摇。”故以甘麦大枣汤资其化源，养阴润燥；加柴胡、川芎、香附、青皮等以疏肝行气，化瘀通络。使躁去心安，郁折情舒。诸症自愈。

【案例14】　脏躁（焦虑性抑郁症）

宋某　男　33岁　个体

2016年4月15日初诊　焦躁、少寐发作周余。每日凌晨睁眼，开始出现焦虑，心烦意乱，懊侬不安。中午之后可获得短暂缓解，晚上又开始胡思乱想。围绕生意得失，思绪纷纭。故上半夜难以入寐。纳呆，二便尚调。舌红苔白、舌中部有一纵裂纹，脉弦软。

证属　忧思伤心，阴血暗耗，虚火上扰。

治法　疏肝解郁，育阴润燥，清心宁神。

方药　甘草小麦大枣汤合逍遥散、栀子豉汤加味化裁。炙甘草6g、淮小麦50g、大红枣8枚、柴胡10g、白芍15g、当归10g、茯苓10g、白术10g、薄荷10g、生姜3片、生栀子12g、淡豆豉10g、川黄连10g、法半夏15g、绿萼梅10g、陈皮10g，7剂，日一剂，水煎服。

2016年4月22日二诊　心绪已稳定，睡眠改善，纳食增。凌晨起床前尚有郁闷疲劳感，起床后如常。舌红苔白、舌中纵裂纹稍减浅，脉弦、按之少力。守方加煅龙骨30g、煅牡蛎30g，以助镇潜固本，再进7剂。

2016年4月29日三诊　喜述：症减九成。舌红苔薄黄、舌边有齿痕，脉微弦软。守上方再进。

2016年6月29日四诊　续服药一周后，本已见愈。近日因遇生意之经济纠纷，心情又纠结抑郁，如物哽喉。舌红苔淡黄，脉弦软缓。

①守方再进7剂。

②打沙包运动。既可以在心情纠结时，以泄愤懑；也可以作为锻炼强身健体之方式。

2017年3月3日随访　其母章氏告知：病愈安康。

按　本案脏躁以情感高涨，思维奔逸，心烦不寐，躁动不安。既有劳伤心脾，心阴耗损，又有情志怫郁，气机郁结之特点。治疗上《证治汇补·郁证》中云："郁病虽多，皆因气不周流，法当顺气为先。"故在育阴润燥的基础上，配以逍遥散，以疏肝理气，再合以栀子豉汤清心除烦。治疗后期配合打沙包运动，既可散郁结，泄愤懑，又可活血络，强身体。

【案例15】　脏躁（神经症）

魏某某　女　32岁　职工

2012年10月11日初诊　心悸伴心情紧张1个月。劳累后加重，同时失眠，既不能入寐，又易被惊醒，白昼则哈欠不断。易悲伤。心悸，心率100次/分，律齐。舌红苔黄，脉细数而关微弦，似有促象。

证属　心阴不足，痰火炽盛，神志不宁。

治法　甘缓和中，温胆清心，豁痰宁神。

方药　甘草小麦大枣汤合黄连温胆汤加味化裁。炙甘草6g、淮小麦50g、红枣5枚、川黄连10g、法半夏15g、陈皮10g、竹茹20g、枳实10g、茯神30g、西洋参10g、炒枣仁15g、五味子10g、麦冬15g、川芎10g、知母20g、炒栀子15g、淡豆豉15g、生龙骨30g、生牡蛎30g，4剂，日一剂，水煎服。

2012年10月15日二诊　药仅4剂睡眠改善，但早晨和傍晚仍会出现心慌。舌红尖仍甚、苔微黄，脉细而微弦、重按无力。患者药后心神已见安宁，脉象已趋和缓。守方加磁石50g以增重镇安神之力，共进14剂而愈。

按　本案脏躁兼心悸、不寐，此乃"水停心下，

甚者则悸"（《金匮要略·痰饮咳嗽病脉证并治》）。《医宗必读·痰饮》则明确指出："在心者名曰热痰。"因此患者既有脏躁指征，又兼痰饮化热扰神。故以甘麦大枣汤养阴润燥，以黄连温胆汤温胆清心，豁痰宁神。由于方证准确，收效迅速。

【案例16】　不寐（失眠、肠胃功能紊乱、糜烂性胃炎）

熊某某　女　37岁　居民

2010年1月28日初诊　失眠反复一年，加重两个多月。不易入睡或半夜醒后不易再入睡。刻下：时时燥热，但又怕冷。失眠头晕，肠鸣腹响，大便拉稀，日一行，纳食一般。在中国人民解放军第九四医院检查乙肝五项：乙肝表面抗原和乙肝核心抗体阳性，HBV-DNA $1.41×10^5$copies/mL。同时有宫颈糜烂并支原体感染阳性，经用"阿奇霉素"静脉滴注治疗15天已转阴。经查：梅毒、HPV6Ⅱ型、HIV均为阴性；肝功能也已复常。B超报告：肝回声声粗。胃镜诊断：糜烂性胃炎。病理报告：慢性重度浅表性炎伴急性活动。舌红苔浅黄、舌边稍腻，脉细弦软微数。

证属　阴虚脏躁，寒热中阻，心神失养。

治法　滋阴润燥，养心安神，燥湿和胃。

方药　甘草小麦大枣汤合半夏泻心汤加减。炙甘草6g、淮小麦30g、红枣4枚、法半夏12g、黄芩10g、川黄连10g、干姜10g、生姜3片、西洋参10g、竹茹15g、枳实10g、茯苓15g、茯神15g、煅龙骨30g、煅牡蛎30g，7剂，日一剂，水煎服。

2010年2月4日二诊　肠鸣止，心情也已宁静，已能入睡，但仍梦多。原双臀部酸胀疼痛未减，双手臂亦微疼痛，并有灼热感。舌红苔淡黄，脉细而微弦。守方加海桐皮15g、豨莶草15g，以助祛风除湿，再进7剂。

2010年2月11日三诊　睡眠已好。双臂疼痛已愈，臀部酸胀及灼疼尚未痊愈，卧时可缓解。舌红苔淡黄，脉细而微弦。

治拟疏风通络，补益肝肾法调治。

方用独活寄生汤加味。独活10g、秦艽10g、防风15g、细辛3g、当归10g、川芎10g、白芍15g、生甘草10g、桂枝10g、茯苓15g、杜仲15g、怀牛膝15g、桑寄生30g、生地黄15g、生石膏35g、党参15g、千斤拔30g。

随访　7剂药后，臀部疲胀除，睡眠已安。

按　本案既有心阴不足的不寐，又兼夹寒热中阻，脾胃失和，肠鸣下利。故治与甘草小麦大枣汤润燥缓急，养心安神；以半夏泻心汤燥湿泄热，和中消痞而获安。

【案例17】 不寐（郁证、抑郁性神经症）

程某某　女　68岁　居民

2012年2月11日初诊　家人代：不寐、萎靡、呆滞三个多月。缘于去年10月1日之后出现失眠，既不易入睡，又易惊醒。白天亦无瞌睡，但精神萎靡不振。纳食一般，大便1~2天一解、干结，口和饮少，性格内向。观其眼神呆滞，思维欠清晰。舌红苔薄白，脉弦、重按少力。

证属　脏阴不足，胆虚痰热。

治法　育阴润燥，温胆豁痰。

方药　甘草小麦大枣汤合温胆汤加减。炙甘草6g、淮小麦30g、大红枣5枚、法半夏15g、茯苓15g、茯神15g、陈皮10g、炒枳壳10g、川黄连6g、生栀子10g、淡豆豉10g、丹参30g、柴胡10g、白芍10g、生姜3片、煅龙骨30g、煅牡蛎30g，7剂，日一剂，水煎服。

2012年2月18日二诊　药后睡眠已见安稳。舌红苔薄白，脉弦软。药已中的，守方再进7剂。

2012年2月25日三诊　睡眠已安，纳食见增，精神渐佳，但思维仍欠钝。舌红苔薄而淡黄，脉细。

据其脉证，治拟育阴润燥，补益心脾以善后。

方用甘草小麦大枣汤合归脾汤加减。淮小麦30g、红枣5枚、炙甘草6g、太子参15g、白术10g、茯神10g、当归10g、炒枣仁10g、炙黄芪15g、生远志10g、柏子仁10g、五味子10g、丹参30g、生姜3片、煅龙骨30g、煅牡蛎30g，7剂，日一剂，水煎服。

2012年3月10日四诊　眼神已灵活，颜面红润，睡眠安稳，但头脑思维有时仍有些懵懂而不清爽。舌红苔白，脉细、重按少力。守方加重炙黄芪15g，并加红花5g，以益气活血，再进7剂而愈。

按　本案脏躁、不寐、精神萎靡、眼神呆滞、思维欠清为其特点。与《金匮要略·妇人杂病脉证并治》中的"喜悲伤，欲哭，象如神灵所作，数欠伸"迥异，但病机类似；而且夹胆虚痰热，痰迷心窍之征。如神

情呆滞，头脑懵懂。现代医学则认为是心理社会因素、个性特点为基础而引起的轻性精神障碍。故治与甘草小麦大枣汤育阴润燥；温胆汤温胆清胃，豁痰宁神。后期则在润燥的基础上补益心脾而收痊功。

【案例18】 不寐（失眠、心脏起搏器术后）

陈某某　女　70岁　居民

2013年12月16日初诊　失眠10余天。因心脏疾病入江西省人民医院住院并安装心脏起搏器。住院期间由于心情紧张而致失眠，同时还伴有尿路感染。经药后小便已通调，但失眠不愈，心烦气躁，难以入寐。昨晚12点小解后则未能再入睡。晚上睡眠时还有揪心样感觉并盗汗。下肢静脉曲张而微胀。舌苔微黄、舌质略暗，脉细弦软而涩。

证属　心虚气弱，脏躁不宁。

治法　育阴润燥，养血宁神。

方药　甘草小麦大枣汤合酸枣汤加味。炙甘草6g、淮小麦30g、大红枣3枚、知母10g、川芎10g、炒酸枣仁10g、茯苓15g、当归10g、生地黄12g、牡丹皮10g、白芍10g、川黄连5g、煅龙骨30g、煅牡蛎30g，7剂，日一剂，水煎服。

2014年3月31日再诊　药7剂而诸症缓解，睡眠改善，下肢静脉曲张胀痛也平复。因安排往海南三亚避寒过冬，故只带服江西省人民医院给服的抗焦虑药，停服中药后又出现失眠。刻下，失眠伴下肢微肿，故回昌就诊。血压130/80mmHg，舌红苔淡黄，脉细弦软。守原方加合欢花15g，以舒郁安神，再进7剂。

2014年4月8日三诊　失眠见改善，下肢肿已消退，纳食仍少味。舌红苔薄黄，脉细关弦、无力。

据其脉证治拟育阴润燥，补益心脾法调治。

方药　甘草小麦大枣汤合归脾汤加味。炙甘草6g、淮小麦30g、大红枣5枚、党参15g、白术10g、炙黄芪30g、生远志10g、炒枣仁10g、当归10g、茯神15g、广木香10g、合欢花15g、生姜3片、煅龙骨30g、煅牡蛎30g，7剂，日一剂，水煎服。

2014年4月14日四诊　睡眠已好，仍欠稳定。舌红苔薄而微黄，脉细关微弦。守方再进14剂以善后。

2014年11月11日随访　睡眠已安稳。

按　本案因安置心脏起搏器而心情紧张，乃辛惊大恐，气陷伤胆，决断无权，内生痰湿，郁久化火，扰乱心神而不寐。《金匮要略·妇人杂病脉证并治》云："妇人脏躁……甘麦大枣汤主之。"故治与甘麦大枣汤育阴润燥，资其化源；又按《金匮要略·血痹虚劳病脉证并治》所云："虚劳虚烦，不得眠，酸枣仁汤主之。"故领酸枣仁汤滋养肝血，除烦安神。后期以甘麦大枣汤领归脾汤育阴润燥，补益心脾而收痊功。

【案例19】　肛灼（结肠息肉摘除术后）

符某某　男　49岁　职工

2004年11月19日初诊　肛门灼热20余天。缘于结肠息肉行高频电流治疗术后，出现肛门灼热难受并头晕。刻诊，肛门灼热伴手足心热，食道有一股热气上冲，而致头晕。大便日数次。舌红苔微黄稍厚，脉弦数、右细弦数。

证属　肝郁脾虚，阴亏脏躁。

治法　育阴润燥，疏肝健脾。

方药　甘草小麦大枣汤合逍遥散加味。炙甘草6g、淮小麦30g、红枣6枚、北柴胡10g、白术10g、白芍15g、神曲10g、当归10g、茯苓15g、薄荷10g、生姜3片、地锦草30g、铁苋30g、绿萼梅10g，7剂，日一剂，水煎服。

2004年11月17日告知　药后肛灼及诸症愈。

按　本案术后出现阴亏虚烦，上下灼热，气郁头晕，脾虚便变。故在育阴润燥的基础上，以逍遥散疏肝健脾，行气开郁；加铁苋、地锦草以解毒活血，直抵肛肠术后之瘀。方证吻合，收效神速。

46.栝楼薤白半夏汤

栝楼薤白半夏汤乃是《金匮要略·胸痹心痛短气病脉证治》为治疗痰浊痹阻，胸阳不振之胸痹症。本方即栝楼薤白白酒汤加半夏而成，具有通阳散结，祛痰宽胸之功。故能治疗痰浊较盛，心痛彻背，不能安卧之胸痹者。方中栝楼化痰通络，理气宽胸为君；薤白温通胸阳，散结下气为臣；半夏降逆散结，燥湿化痰。更以白酒辛散上行，温煦胸阳，且能疏通胸膈之气，共为佐使。诸药合用，共奏祛痰散结，通阳除痹。方中白酒乃辛、温、有毒之品，本方使

用取其辛散并引药上行以御寒邪、通血脉。实践证明，无饮酒史或忌酒者，尤其女性，当慎用或不用。若是典型的"心痛彻背者"，必须用之。本方除用于胸痹治疗外，对胸闷、胁肋痛、头晕、冠状动脉支架术后遗症等治疗均能取效。

【案例1】　胸痛（慢性支气管炎、心动过缓）

刘某某　男　34岁　船民

2009年10月2日初诊　左侧胸痛时作已3~4个月。经江西省中医院X线片检查报告：两肺纹理粗乱。心电图示：窦性心动过缓。血压115/85mmHg。纳食一般，胸痛时，影响睡眠。二便尚调，若食油腻后则大便泄泻。舌红苔淡黄、舌中部有一纵深宽裂纹，脉细弦缓。

证属　痰浊胶结，胸阳闭阻。

治法　温阳通脉，化痰宽胸。

方药　栝楼薤白半夏汤加味。栝楼皮20g、薤白15g、法半夏12g、白酒50mL、桃仁泥10g、西红花1g（嚼服）、田七粉5g（冲服）、炒枳壳15g、当归尾15g、制香附10g、炙甘草6g、桂枝10g、夏枯草30g、川芎15g，7剂，日一剂，水煎服。

2014年5月23日随访　胸痛药后即愈，至今五年未再发作。

按　胸痛一证，《素问·藏气法时论》云："心病者，胸中痛。"至于胸痛与胸痹之区分，后世医家认为"岐骨之上作痛，乃为胸痛"（《症因脉治·胸痹论》）；而《治法机要·心痛》认为胸痛是"痛横满胸间，而比心痛轻"。由于《金匮要略·胸痹心痛短气病脉证治》云："阳微阴弦，即胸痹而痛。"把胸痛列于胸痹，并认为是胸阳不足，阴寒阻滞所致。故本案治用栝楼薤白半夏汤通阳散结，化饮降逆；辅以桂枝以助温阳通脉，加当归、川芎、桃仁、红花行血化瘀，而收效于须臾。

【案例2】　胸痛（高血压病）

夏某某　男　70岁　农民

2007年1月31日初诊　胸痛、胸闷伴背痛半年。丰城市某医院心电图检查提示：V2~V4异常电波。有"高血压病"史并在服降压药。刻诊血压155/75mmHg，纳呆食少，眠尚可，大便干结难解。舌

红苔黄，脉弦软、右脉稍洪大。

证属 痰浊瘀结，胸阳闭阻。

治法 化痰宽胸，温阳通痹。

方药 栝楼薤白半夏汤加味。法半夏10g、薤白10g、栝楼实15g、白术30g、桃仁10g、川红花10g、当归尾15g、川芎10g、炒枳壳10g、丹参30g、炙甘草6g、白酒50mL，5剂，日一剂，加水煎服。

2007年2月6日二诊 药后胸痛及背痛、胸闷显减，今日稍咳嗽。守方加炙冬花10g以助温肺化痰，再进7剂而愈。

按 "胸痹，不得卧，心痛彻背者，栝楼薤白半夏汤主之"（《金匮要略·胸痹心痛短气病脉证治》）。本案胸痛、胸闷、背痛，正符合这一经旨，故治与栝楼薤白半夏汤，用之立竿见影。

【案例3】 胸痛（经断前后诸证、冠心病）

涂某某 女 56岁 居民

2009年2月12日初诊 胸痛伴胸闷反复发作6年。某医院诊断为"冠心病"，虽经治疗，一直未愈，每以劳累后胸痛发作或加重。夜间失眠，同时烦热、自汗、胸闷、心慌，周身瘙痒。有"慢性胃炎"病史，稍食则胃胀。舌红苔薄白，脉细而数。

证属 气阴两虚，痰浊郁闭。

治法 益气宽胸，育阴扶阳。

方药 栝楼薤白半夏汤合甘麦大枣汤加味化裁。栝楼实15g、薤白15g、法半夏12g、炙甘草6g、淮小麦30g、大红枣5枚、五味子10g、麦冬10g、太子参20g、当归尾15g、炒枳壳15g、川芎15g、北山楂30g、丹参30g、桃仁泥10g、川红花10g，7剂，日一剂，水煎服。

2009年2月19日二诊 药后胸痛、胸闷减轻，睡眠亦明显改善。自汗及周身瘙痒止。舌红苔白，脉细弦软。守方加减进退共进21剂后胸痛胸闷悉除。

2009年3月12日随访 胸部已轻松，无任何不适。观其舌象舌红苔淡黄，切其脉脉细弦软。

按 本案不仅痰浊壅盛，胸阳痹阻。而且又处于停经后，出现肝肾不足，心脾两虚之心慌、失眠、烦热自汗、脉数等症。故在宽胸涤痰，通阳散结的基础上合甘麦大枣汤育阴润燥；加入太子参、麦冬、五味子，仿生脉散之意以益气养阴；再添以当归、川芎、

桃仁、红花、枳壳等以行气化瘀。这样标与本相结合，祛邪与固本相结合，使迁延6年之痼疾获愈。

【案例4】 胸痛（拔牙术后）

李某某 女 81岁 农民

2010年12月2日初诊 胸痛一周。缘于牙痛，当地医生在注射麻醉药后行拔牙术。术后心窝上方（前胸）出现疼痛并自汗。经静脉滴注（具体药物不详）3天未效，故转而就治于中医。舌红苔黄，脉细微数。

证属 胸阳不振，痰瘀闭阻。

治法 温经通阳，化痰宣痹。

方药 栝楼薤白半夏汤合桂枝汤加减。栝楼实15g、薤白15g、法半夏12g、炙甘草10g、桂枝6g、白芍10g、丹参15g、当归尾10g、炒枳壳12g、川芎15g、野灵芝10g、制香附10g、红枣4枚、生姜2片、地龙15g，4剂，日一剂，水煎服。

2010年12月6日二诊 胸口痛已止，偶尔一过性针刺样疼痛。舌质略暗、苔黄，脉细软微数。观其症，痰浊去，胸阳通。故守方加延胡索10g、生黄芪30g、川红花10g、桃仁泥10g，以助化瘀通络，再进7剂。

2011年1月17日随访 胸痛愈，自汗止。

2018年再访 安康健在。

按 患者耄年，痰瘀体质，胸阳本虚。由于任脉循行起于中极穴，下出会阴，经阴阜、腹、胸正中线直抵咽喉，再上至颏部，经面部入承泣穴；督脉循行起于会阴部，循脊柱向上至风府穴，入脑上行巅顶，沿头额下达鼻柱至龈交穴。因此，拔牙进一步损伤二脉之经气，阴阳失衡，痰浊更盛，胸阳痹阻，致使胸痹。故治与栝楼薤白半夏汤合桂枝汤收温经通阳，化痰宣痹之效。

【案例5】 胸痛（糖尿病）

吴某某 女 52岁 居民

2011年3月7日初诊 右胸痛1月余。有"糖尿病"史，空腹血糖徘徊于6~8mmol/L，消谷善饥，饥则心慌。牙龈出血，足底心热，少寐。舌红尖甚苔黄，脉沉细微数。

证属 胃火炽盛，痰热胶结，胸阳痹阻。

治法 育阴清热，通阳散结，化痰宽胸。

方药　栝楼薤白半夏汤合玉女煎加味。栝楼30g、薤白15g、法半夏15g、生地黄25g、知母20g、怀牛膝15g、麦冬15g、生石膏30g、山药30g、川黄连10g、7剂，日一剂，水煎服。

2011年3月13日二诊　胸痛减轻，足心热除，牙龈出血止，睡眠改善。舌红苔白，脉沉细微数。守方加延胡索10g，以助活血散瘀，再进7剂。

2016年随访　除血糖偏高外，至今安康。

按　胸痛一证，或风寒外袭，或痰浊壅盛，或瘀血停着，或气血不足，或肾气不足等。而本案则为胃火炽盛，阴津亏虚，痰热胶结，致胸阳痹阻。故在通阳散结的基础上，领玉女煎加味助其清热育阴，化痰散结，宽胸除痹。

【案例6】胸痛（围绝经期综合征）
袁某某　女　53岁　农民

2010年2月3日初诊　右胸疼痛半月余，近日又累及左胸胁痛。江西省中医院胸部X线片提示：两肺纹理粗乱，余未见异常。刻下，胸胁疼痛，呈刺痛状伴心烦、头晕。舌红苔薄黄，脉细弦软而微数。

证属　肝气郁结，痰瘀胶结。

治法　疏肝解郁，化痰宽胸。

方药　栝楼薤白半夏汤合血府逐瘀汤。栝楼皮15g、薤白15g、法半夏10g、北柴胡15g、白芍15g、炙甘草6g、炒枳壳10g、桔梗10g、桃仁泥10g、川红花10g、川牛膝15g、当归10g、川芎15g、生地黄15g，7剂，日一剂，水煎服。

2010年2月24日二诊　药后胸痛减七成。仍时有头晕，血压100/65mmHg，舌红苔黄、左舌边苔厚，脉弦软。守方再进7剂而愈。

按　本案胸痛乃情志不绪，忧郁恼怒，肝气郁结，气逆于胸而致。正如《灵枢·五邪》云："邪在肝，则两胁中痛，寒中，恶血在内，行善掣节……"《难经·四十九难》则云："恚怒气逆，上而不下则伤肝。"故治疗在通阳散结的基础上，运用血府逐瘀之剂，以助疏肝化瘀。胸阳通，恶血去，则胸胁自安。

【案例7】胸痛（房室传导阻滞）
薛某某　女　53岁　居民

2006年7月15日初诊　左胸前区闷闷隐痛一周余。同时纳呆，神疲乏力。南昌县人民医院心电图报告：Ⅰ度房室传导阻滞。体格偏胖。舌红苔白滑，脉细弦软。

证属　中阳不足，痰浊胶结。

治法　化痰散结，温阳通脉。

方药　栝楼薤白半夏汤加减。栝楼皮15g、法半夏10g、薤白10g、老边条红参10g、炒谷芽30g、炒麦芽30g、丹参30g、川芎10g、北山楂15g、全当归10g、红花10g、桃仁10g、炙甘草10g、红枣5枚、生姜5片，7剂，日一剂，酒（黄酒）水各半煎服。

2006年9月30日再诊　上次药后胸痛止。最近又屡屡闷痛不适，前几天还突然心悸。舌红苔薄白，脉细。前方有效，守方再投7剂，药尽而愈。

2016年末再访　至今安康；2020年11月24日又访　胸痛之疾，药后未再发作过。

按　"邪在心，则病心痛喜悲"（《灵枢·五邪》）；"心病者，胸中痛"（《素问·藏气法时论》）。本案乃邪（痰浊）在心之胸痛，故治与栝楼薤白半夏汤温阳散结；辅以益气化瘀之品以毕痊功。

【案例8】胸痹（心肌供血不足）
袁某某　男　51岁　农民

1999年3月23日初诊　左胸疼痛，每以晚间发作。当地医院给"先锋、必理通片"等药治疗，可止痛，停药即发。江西省中医院心电图报告：无明显异常。心电向量图提示：心肌供血不足。舌暗红苔白稍腻，脉细弦偏数。

证属　中阳不足，痰浊胶结。

治法　温阳通痹，化痰宽胸。

方药　栝楼薤白半夏汤合茯苓桂枝白术甘草汤加味。薤白10g、法半夏10g、全栝楼15g、白酒50mL、茯苓30g、嫩桂枝6g、炒白术10g、炙甘草6g、丹参50g，7剂，日一剂，水煎服，同时申请检查血脂系列。

1999年3月31日二诊　27日血脂系列检查报告无明显异常。药后胸痛缓解。舌暗红、苔略黄稍厚。守方再进7剂而愈。

按　胸痹，《素问·藏气法时论》已明确指出："心病者，胸中痛。"后世医书《医宗金鉴·杂病心法要诀》云："胸痹之病，轻者即今日之胸满，重者即今日之胸痛。"故《金匮要略·胸痹心痛短气病脉证治》已有明确论述："阳微阴弦，即胸痹而痛，所以然者，责其极虚也。今阳虚知在上焦，所以胸痹心痛者，以其阴弦故也。"而立有数方。据本案证脉当知为痰浊壅滞，胸阳闭阻，故治与栝楼薤白半夏汤温阳通痹，化痰宽胸；以苓桂术甘汤助其蠲除水饮，温振心阳，故治之立效。

【案例9】 胸痹（高血压、心脏降支轻度粥样硬化）

张某某 男 59岁 企业干部

2012年12月13日初诊 左胸痛2~3个月。经江西省人民医院心脏CT检查提示：降支轻度粥样硬化，余无明显异常。刻下，左胸痛伴牙痛及牙龈肿痛。每晚睡眠时，双足腓肠肌疲胀痛并影响睡眠。身体偏胖，晨起痰多。有高血压病史，在服非洛地平片。纳可，大便调。舌红苔黄、舌边有齿痕，脉弦软。

证属 痰浊胶结，胸阳不振。

治法 通阳散结，豁痰宽胸。

方药 栝楼薤白半夏汤合顺气化痰汤加味。栝楼实15g、薤白15g、法半夏15g、胆南星10g、川贝母10g、浙贝母10g、炒枳壳10g、广木香10g、北山楂15g、生麦芽30g、竹茹20g、茯苓15g、葛根30g、延胡索15g、生甘草5g，10剂，日一剂，加白酒50ml，加水同煎服。

2013年1月2日电话求诊 胸痛药后缓解。因工作压力，近日失眠，恐胸痛复发，故电话求方。

据其所诉症状，拟温胆清胃，豁痰宁神。方用温胆汤加味。法半夏15g、陈皮10g、茯苓30g、炙甘草6g、竹茹20g、枳实10g、川黄连10g、栝楼皮10g、川贝母10g、红枣5枚、生姜3片、炒酸枣仁15g、煅龙骨30g、煅牡蛎30g，7剂，日一剂，水煎服。

2013年8月23日电话随访 失眠已愈，胸痛未作。

2016年夏再访 至今安康。

按 患者由于因心脏降支动脉粥样硬化，使管腔狭窄、阻塞，导致心肌缺血、缺氧而引起的胸痛。《金匮要略》认为是胸阳不足，阴寒阻滞所致。故《金匮要略·胸痹心痛短气病脉证治》云："阳微阴弦，即胸痹而痛，所以然者，责其极虚也。今阳虚知在上焦，所以胸痹心痛者，以其阴弦故也。"故用栝楼薤白半夏汤通阳散结，辅以顺气化痰之品，以助涤痰降逆收效。

【案例10】 胸痹 颤振（冠状动脉支架术后）

吕某某 男 57岁 职工

2012年11月6日初诊 胸痛伴左手麻木颤振已半年。因高血压、冠心病于2010年5月施行冠状动脉支架植入术。术后出现胸部闷痛、左手指尖麻木并颤抖伴流口水。而且在夜间睡眠时口水流出增多。舌质深红苔薄黄，脉弦、关软。

证属 胸阳不振，痰盛动风。

治法 通阳散结，涤痰熄风。

方药 栝楼薤白半夏汤合半夏白术天麻汤加味。栝楼皮30g、薤白15g、法半夏15g、天麻10g、白术10g、茯苓15g、陈皮10g、制香附10g、当归尾15g、川芎15g、丹参30g、北山楂30g、葛根30g、炙甘草6g、桔梗10g，7剂，日一剂，水煎服。

2012年11月23日二诊 药至三剂，胸痛及左手麻木颤振明显减轻。睡眠后已不流口水。舌红尖微甚、苔淡黄，脉弦软。守方再进7剂。

2012年12月2日电话询问 告：药后诸症悉除，倘若遇急事或劳累后偶有胸闷，此外无不适。

按 冠脉支架置入出现胸痛并左手麻木颤振，据相关文献尚未发现报道。而本案术后出现上述症状达半年。据其脉证，乃为胸阳不振，痰浊壅盛，痰盛动风，发为胸痛及颤振。其单（左）侧颤振何故？乃为手术穿刺、脉络瘀阻而单发。故治疗中除以栝楼薤白半夏汤通阳化痰外，辅以半夏白术天麻汤豁痰熄风，并加入当归、川芎、丹参等以活血行瘀而奏痉功。

【案例11】 胸闷（昏仆、冠心病、期前收缩）

袁某某 男 65岁 退休干部

2007年3月29日初诊 胸闷伴心慌、心悸。因胸闷突然昏仆不省人事，并出现二便失禁，而入南昌大学第一附属医院急诊就治，诊断为冠心病伴期前收缩，经治疗后缓解。因胸闷仍时时发作而就诊。刻诊，胸闷，有时心慌、心悸，嗳气可获得缓解；有时胸闷心慌心悸，身重行走乏力。纳、眠尚可，二便调。舌红苔白，脉细弦。

证属 水气凌心，痰迷心窍。

治法 健脾利水，化痰宽胸。

方药 栝楼薤白半夏汤合泽泻汤加减。薤白10g、栝楼实 15g、法半夏 10g、泽泻 25g、白术 10g、当归 10g、制香附 10g、川芎 10g、丹参 30g、桃仁 10g、红花 10g、炙甘草 15g、白酒 50ml，7 剂，日一剂，加水煎服。

2013 年 10 月 23 日随访　胸闷、昏仆至今未作，健康如常。

2016 年 3 月再访　年逾古稀，至今安康。

按　胸闷乃胸部堵塞、呼吸不畅，俗称"胸闷"。本案胸闷伴心慌、心悸，并突然昏仆。这种昏仆类似于《内经》中的"厥证"，《素问·厥论》云："阳气衰于下，则为寒厥；阴气衰于下，则为热厥。"《素问·厥论》还有六经之厥说。本案之胸闷，甚则昏厥，据其脉证应为痰厥。由于年高脾虚，运化失常，水湿泛难；水湿不化，聚而为痰。故形成水气凌心，痰迷心窍之痰厥。治与栝楼薤白半夏汤合泽泻汤以健脾利水，化痰宽胸而收痊功。

【案例 12】　胸闷气憋（冠心病）

吴某某　男　74 岁　居民

1993 年 4 月 16 日初诊　胸闷气憋 3 个月。胸闷气憋的同时伴咳嗽，咯吐不爽，食后胃脘饱胀。并因此于 1993 年 1 月 18 日~22 日入南昌市第一医院住院 5 天。住院诊断："①冠心病；②胆石症。"经"地奥心血康、肌苷片、通脉片"等治疗，病情缓解后出院。刻下，胸闷气憋发作伴咳嗽背凉而就治于中医。听诊：心率 70 次/分左右，律齐，心尖部位可闻及吹风样 II 度杂音。舌红苔白、根部苔厚，脉滑、左稍细。

证属　痰浊郁结，胸阳闭阻。

治法　温化痰饮，通阳除痹。

方药　栝楼薤白半夏汤合茯苓桂枝白术甘草汤加味。法半夏 10g、全栝楼 12g、薤白 15g、茯苓 20g、桂枝 6g、焦白术 6g、炙甘草 6g、丹参 15g、陈皮 10g，4 剂，日一剂，水煎服。

1993 年 4 月 19 日随访　4 剂药尽痰减，胸闷气憋悉除。

按　本案"胸闷气憋"实为"胸满"之疾。《金匮要略·胸痹心痛短气病脉证治》云："胸痹，心中痞气，气结在胸，胸满，胁下逆抢心。"胸满应是胸痹之轻者。患者胸满伴喘息咳唾、背凉。其既有痰浊互结，又"夫心下有留饮，其人背寒"，故以栝楼薤白半夏汤合苓桂术甘汤以通阳除痹，温化痰饮而收效。

【案例 13】　胸闷（冠心病）

张某某　女　75 岁　居民

2014 年 4 月 30 日初诊　胸闷伴胸痛。因胸闷、胸痛而入南昌市一院住院 8 天，出院诊断："冠心病，不稳定性心痛，心功能 III 级。"刻下，一直胸闷气短，动则剧。同时心前区闷痛，每以白昼发作为主，仍在服美托洛尔，半片分 2 次服；因素有肝炎史并服用护肝片；同时还因下肢浮肿，间断服用呋塞米、螺内酯，若不服利尿剂则浮肿加重。两颧红，纳、眠尚可，夜间口干。由于胸闷、动则气短而生活自理困难。舌红苔薄白、中根淡黄稍厚，脉细而微弦、重按无力。

证属　痰浊胶结，胸阳不振。

治法　通阳散结，祛痰宽胸。

方药　栝楼薤白半夏汤加味。法半夏 15g、栝楼实 15g、薤白 15g、川芎 15g、制香附 10g、当归尾 10g、炒枳壳 10g、丹参 30g、葛根 15g、川红花 10g、生黄芪 30g、桃仁泥 10g、降香 10g，7 剂，日一剂，水煎服。

2013 年 5 月 7 日二诊　口干、胸闷减轻，精神渐好，两颧微红，诸症较药前显著改善。舌红苔薄黄、根微黄，脉细。守上方再进 7 剂。

2013 年 5 月 14 日三诊　已无胸闷胸痛。精神、睡眠、纳食均改善。走路气短而喘，现已解除，生活已可自理。舌红苔薄黄，脉细。守方再投 7 剂以善后。

按　高龄胸痹，一派阳虚阴盛，痰湿壅滞，心阳不足，心血瘀阻，虚实夹杂之象。正如《金匮要略·胸痹心痛短气病脉证治》云："阳微阴弦，即胸痹而痛，所以然者，责其极虚也。今阳虚知在上焦，所以胸痹心痛者，以其阴弦固也。平人，无寒热，短气不足以息者，实也。"故治与栝楼薤白半夏汤加行气化瘀之品，以温通散结，化瘀通脉之效。

【案例 14】　胸闷（冠状动脉狭窄、糖尿病）

曾某某　男　60 岁　居民

2013 年 5 月 21 日初诊　动则胸闷并微痛近 2 年。胸闷时稍事休息则可缓解，南昌大学第一附属医院检查诊断为冠状动脉狭窄而入院治疗。住院诊断：冠心病并心绞痛，窦性心动过缓，心功能 II 级；II 型糖尿病；并建议放置冠状动脉支架治疗，因惧之而未接受，故就诊中医。刻下，动则胸闷伴胸微痛，尤其餐后不能走动，否则加剧。血压尚稳定，睡眠可，大便调。有糖尿病史17年余，一直服用降糖药，空腹血糖持续在7.0mmol/L左右，每天晚上自行服用西洋参加田七粉一小匙（1~1.5g）。舌红尖甚、苔白、舌中部有一浅纵裂纹，脉细弦而少力。

证属　痰浊胶结，胸阳不振。

治法　顺气化痰，理气宽胸。

方药　栝楼薤白半夏汤合顺气化痰汤加减。栝楼实15g、薤白15g、法半夏15g、胆南星10g、北山楂15g、炒莱菔子15g、生麦芽30g、炒枳壳15g、川芎10g、浙贝母15g、葛根30g、广木香10g、丹参30g、生黄芪30g、川红花10g、桃仁泥10g、郁金30g、当归尾15g、生甘草5g，7剂，日一剂，水煎服。

2013年5月27日二诊　药6剂后，胸闷并微痛已明显缓解，餐后走路已无大碍，自觉舒服很多。舌红尖甚、苔白，脉细弦软。守方再进7剂。

随访告　胸闷胸痛药后基本愈好，近期未作。

按　本案既有痰浊互结，胸阳痹阻，而且食后不能动，动则胸闷。正是"心下有痰饮，胸胁支满"（《金匮要略·痰饮咳嗽病脉证并治》）。由于胃中停饮，饮阻于中，清阳不升，故胸闷并疼痛，经用栝楼薤白半夏汤领顺气消食化痰之品，获温通胸阳，顺气化痰，蠲饮除痹之效。

【案例15】　**头晕（流行性感冒、慢性胃炎）**

许某　女　56岁　居民

2011年12月26日初诊　头晕伴胸痛数天。感冒后头晕恍惚，身重并胸痛、口苦，餐后胃脘隐隐作痛、嗳气，今晨头晕加重，动则剧。大便尚调。有"慢性胃炎"史。舌红苔白，脉细弦软、寸略浮。

证属　痰浊上扰，胸阳不振。

治法　疏风豁痰，温阳宽胸。

方药　栝楼薤白半夏汤合半夏白术天麻汤加减化裁。栝楼皮15g、薤白15g、法半夏15g、天麻10g、白术10g、茯苓30g、炙甘草6g、青皮10g、陈皮10g、红枣5枚、生姜3片、代赭石35g，日一剂，水煎服，上药连服5剂而愈。

按　头晕一证，或只觉头脑恍惚；或晕而旋转，站立不稳伴恶心呕吐。前者症轻，后者为重。本案头脑恍惚伴有胸痛，据其病史及脉证，为外感风寒，

寒邪客于胸中所致。《金匮要略·五脏风寒积聚病脉证并治》中云："肺中风者，口燥而喘，身运而重，冒而肿胀。"冒者眩晕也，历有"无痰不作眩"之说。患者外感致痰浊上扰，寒邪壅肺兼之胸阳不振而致痛。故治与栝楼薤白半夏汤领半夏白术天麻汤，疏风豁痰，温阳宽胸以毕其功。

【案例16】　**胁肋痛（肋间神经炎）**

彭某某　女　66岁　农民

2006年7月29日初诊　两胁肋阵发性掣痛伴胸闷气短，吸气、咳嗽则加剧20余天。经打针、吃药（何药不详），有所缓解，停药又发。纳尚香，二便调。舌红苔淡黄、舌中根部苔厚，脉细弦软。

证属　寒客厥阴，肝郁气滞，痰瘀互结。

治法　疏肝利胆，理气化痰，温阳宽胸。

方药　栝楼薤白半夏汤合四逆散加味。栝楼皮15g、法半夏10g、薤白10g、北柴胡10g、炒白芍10g、枳实12g、炙甘草5g、蒲公英15g、茵陈15g、谷芽30g、麦芽30g、田七3g（打粉冲服）、川芎10g、制香附10g，10剂，日一剂，水煎服。

2006年8月14日二诊　胁肋痛缓解，右侧仍微痛。舌红苔白，脉细弦软。守方加桔梗10g、全当归10g，以助宣肺化痰，化瘀通络，再进10剂而愈。

按　"邪在肝，则两胁中痛"（《灵枢·五邪》）；《素问·缪刺论》又云："邪客于足少阳之络，令人胁痛不得息。"故《内经》认为胁痛主要由肝胆两经病变所致，但与风、寒、热、瘀等也有一定的关系。本案则与寒邪客于脉，痰瘀互结所致。正如《素问·举痛论》云："寒气客于厥阴之脉……则血泣脉急，故胁肋与少腹相引痛矣。"《灵枢·五邪》："两胁中痛……恶血在内。"则说明胁肋痛与瘀血的关系。故治以栝楼薤白半夏汤温阳宽胸，化痰散结；四逆散加茵陈、田七等疏肝利胆，和畅气机，化瘀通络。方证相符，其效可许。

47.小半夏加茯苓汤

小半夏加茯苓汤，出自《金匮要略·痰饮咳嗽病脉证并治》，用于治疗"卒呕吐，心下痞，膈间有水，眩悸者"。故本方证为支饮病，饮停胃中，上逆为患。方中半夏、生姜，辛开降浊，温中和胃，降逆止呕；

茯苓，健脾渗湿，利水逐饮。共成温化水饮，和胃降逆，行水消痞而疗悸动之法。临证用于治疗呕吐、胃胀、便血、大便失禁等。

【案例1】 妊娠恶阻

应某某 女 27岁 职工

2014年7月29日初诊 妊娠2个月。食则吐，闻及异味也吐，呕吐少量痰水或食物。与2010年6月28日妊娠第一胎症状类似。舌红苔白，脉滑、关脉少力。

证属 脾虚饮停，冲气上逆，胃失和降。

治法 健脾燥湿，化饮降逆，和胃止呕。

方药 小半夏加茯苓汤加味。法半夏10g、茯苓15g、生姜3片、砂仁6g、陈皮10g、紫苏叶10g、枯黄芩12g、生麦芽15g、炙甘草5g、红枣3枚，3剂，日一剂，水煎服。

随访告 2010年及刻下，四年两次妊娠恶阻，症状相似，均每服二剂则诸症若失。

按 本案素有支饮，妊娠恶阻乃脾胃虚弱，饮停胃中，胃失和降，痰饮上逆所致。故按《金匮要略·痰饮咳嗽病脉证并治》中所云："卒呕吐，心下痞，膈间有水，眩悸者，半夏加茯苓汤主之。"由于素体脾虚，故临证加入砂仁、甘草、红枣以健脾和胃，加陈皮、苏叶以行气和胃，加黄芩制砂仁、半夏之温燥，诸药相伍，使脾健饮化，胃和逆降，恶阻自愈。四年两次妊娠，均投以原方而获效。

【案例2】 呕吐（急性胃炎）

徐某某 男 48岁 个体

2015年10月30日初诊 恶心呕吐2天。缘于两天前餐后出现恶心呕吐，之后空腹时亦呕吐出少量清水。胃喜温，口淡，纳食无味。舌深红苔白、舌边有瘀斑、以右为甚，脉弦少力。

证属 食伤脾胃，痰饮内停。

治法 温中和胃，化饮降逆。

方药 小半夏加茯苓汤合桂枝汤加味。法半夏15g、生姜3片、茯苓15g、桂枝10g、白芍15g、炙甘草5g、生黄芪30g、红花10g、红枣5枚、娑罗子15g、野灵芝15g，7剂，日一剂，水煎服。药尽告愈。

按 本案呕吐，乃脾胃虚弱，运化失司，水谷不化，聚湿成痰，致痰湿中阻，上逆为患，发为呕吐。

正如《金匮要略·痰饮咳嗽病脉证并治》云："卒呕吐，膈间有水……半夏加茯苓汤主之。"患者素体阳虚，脾胃虚寒。故治与小半夏加茯苓汤化饮降逆；伍以桂枝汤温中和胃而止呕于须臾。

【案例3】 胃胀 便血（慢性浅表性胃炎、十二指肠球部溃疡并出血）

罗某某 女 40岁 居民

2003年3月28日初诊 胃胀、食则胀甚，时呃逆并恶心呕吐少量食物，大便色黑一周。素有胃病史，故就医于南昌市中西医结合医院，胃镜检查诊断：十二指肠球部溃疡并出血（活动期），浅表性胃炎（单纯性）。刻诊，胃胀，恶心呕吐，纳呆食少，大便挟不消化物、色黑。舌淡红苔白、舌边有齿印，脉滑、左稍细略弦。

证属 中焦虚寒，胃气上逆。

治法 温中和胃，降逆止呕

方药 小半夏加茯苓汤合丁香柿蒂汤加减。法半夏10g、茯苓12g、生姜5片（约18g）、生甘草3g、公丁香10g、柿蒂6g、党参10g、砂仁3g、黄芩10g、广木香10g、炒苍术10g、谷芽30g、麦芽30g、陈皮10g，4剂，日一剂，水煎服。

嘱 因无大便而不能查验潜血，应密切观察大便并随诊！

2003年4月2日二诊 检查大便潜血阴性；药后呃逆、恶心已除，有时胃脘胀满或多食时胀满，口稍干喜热饮。纳食增加，大便先结后软。舌红苔白、舌边有齿印，脉略滑。

治拟健脾和胃善后。方药则投与小半夏加茯苓汤合香砂养胃丸化裁：法半夏10g、生姜3片、茯苓12g、广木香10g、砂仁3g、苍术10g、炒厚朴10g、陈皮10g、生甘草5g、山药20g、黄芩10g、北山楂15g，再进。

2003年4月21日随访 共服药两周，胃胀已除，纳食已香。

按 本案因中焦虚寒，膈间停痰而胃胀、呃逆、呕吐、便血，正如《金匮要略·痰饮咳嗽病脉证并治》云："膈上病痰，满喘咳吐。"其与《金匮要略·惊悸吐衄下血胸满瘀血病脉证治》中"下血，先便后血，此远血也，黄土汤主之"有所区别。双方均为中焦虚寒，前者膈上病痰而呃逆、呕吐，脉现滑象。故治与小半夏加茯苓汤合丁香柿蒂汤温中和胃，降逆止呕。药仅 4 剂，呃逆、恶心除，便血阴转。

【案例 4】 大便失禁（过度使用开塞露）

刘某某　男　4 岁半

2010 年 6 月 10 日初诊　家长述：大便失控，因此经常弄脏衣裤。缘于患儿 3 岁许大便秘结而不能正常排便，则经常使用开塞露帮助排便。渐成习惯，续用期在一年半以上。近期则出现腹痛腹胀并大便自出，同时嗳气频作，纳呆；自汗、盗汗及易于感冒。舌红苔薄白，脉略滑。

证属　痰饮上逆，胃失和降，开阖失权。

治法　化饮降逆，健脾和胃，敛阴涩肠。

方药　小半夏加茯苓汤加味。法半夏 5g、生姜 3 片、茯苓 7g、漂白术 10g、枳实 5g、沉香 5g、台乌药 6g、槟榔 6g、浮小麦 15g、淮小麦 15g、大红枣 2 枚、炙甘草 4g、煅龙骨 12g、煅牡蛎 12g、陈皮 5g、川黄连 3g、疳积草 10g，7 剂，日一剂，水煎服。

嘱　停用开塞露。

2010 年 6 月 17 日二诊　嗳气大减，自汗、盗汗亦减，纳食仍差，睡眠欠安。自诉：肚子已不胀疼。大便仍干结、有时失控。舌红苔白，脉细。守方加炒莱菔子 10g，以下气通腑，再进 7 剂。

2010 年 7 月 12 日三诊　纳增，肛门有时会有少量粪水排出，较前已基本缓解向愈。舌红苔白，脉细。

胃气已和，中气仍虚陷不振，故拟益气升阳调治。

方用补中益气汤加味化裁。党参 6g、炒白术 5g、升麻 7g、北柴胡 7g、当归 5g、陈皮 6g、炙甘草 5g、炙黄芪 12g、砂仁 3g、葛根 7g、广木香 5g、生麦芽 10g、炒枳壳 6g，共服 7 剂后，家长告愈。

按　本案幼儿时期，便结难解。家人则以开塞露助其排便达一年半之久，导致直肠壁长期受药物刺激，致使肠功能紊乱。即《金匮要略·五脏风寒积聚病脉证并治》中云："上焦受中焦气未和，不能消谷，故能噫耳。下焦竭，即遗溺失便，其气不和，不能自禁制。"由于小儿脏气未充，长期用药致三焦气机失调。上焦不能肃降，中焦有失健运，下焦气机不固。从而致腹胀、腹痛、嗳气、大便失禁。治与小半夏加茯苓汤温中和胃，化饮降逆；辅以沉香、枳实、乌药、槟榔，仿四磨汤意降逆止痛、甘麦大枣及牡蛎散以敛阴涩肠。待三焦调和，胃气复健时，再以补中益气汤益气升阳而收痊功。

48. 旋覆代赭汤

旋覆代赭汤，出自《伤寒论·辨太阳病脉证并治下》第 161 条文云："伤寒发汗、若吐、若下，解后，心下痞鞕，噫气不除者，旋覆代赭汤主之。"为胃虚痰阻，肝气犯胃所设，主治"心下痞鞕"之病。方中旋覆花消痰降逆，代赭石重镇降逆，半夏、生姜化痰止呕，人参、大枣、甘草益气和胃。诸药配合，共奏镇肝和胃，化痰降逆，消痞除噫之功。

临证用于治疗胃胀、嗳气、反胃、干呕、呃逆、眩晕等疗效卓著。

【案例 1】 嗳气（慢性浅表性胃炎）

邹某某　男　28 岁　职工

2013 年 4 月 20 日初诊　嗳气并胃胀反复发作。近期发作已有时日，严重时嗳气连续发作 30~60 分钟，并呕吐食物。因腰痛检查身体，生殖内分泌检测发现：精子密度及活力偏低。某医给服玄驹胶囊，4 天后又出现夜尿频而影响睡眠，尤其是半夜，醒后再难入睡，傍晚时犯困。纳食尚好，大便亦调。舌红苔淡黄稍厚、舌根部呈浅剥苔、舌边有齿印，脉细而微弦。

证属　脾肾亏虚，痰浊阻胃。

治法　化痰降逆，健脾温肾。

方药　旋覆代赭汤加味。代赭石 35g、旋覆花 10g（包煎）、法半夏 15g、干姜 10g、党参 15g、炙甘草 6g、大枣 5 枚、炒苍术 10g、炒白术 10g、陈皮 10g、广木香 10g、降香 10g、枸杞 15g、淫羊藿 15g、仙茅 15g、胡芦巴 10g、菟丝子 15g、麦冬 10g、女贞子 15g、旱莲草 15g，7 剂，日一剂，水煎服。

2013 年 5 月 11 日二诊　嗳气、胃胀均已缓解，腰痛除，夜尿止，精神增，不犯困。舌红苔白、舌根苔仍浅剥，脉弦而少力。守方再进 7 剂。

2013 年 5 月 18 日三诊　昨日中午饱食红烧肉，晚餐前又出现嗳气。二便尚调。舌红苔薄黄，剥苔已渐覆盖，脉细弦软。守方加北山楂 10g，以助消食健运，再进 7 剂。

嘱　饮食清淡，少肉多蔬，以利康复。

2013 年 5 月 25 日四诊　药后胃胀已除，自觉精神增，复查精液常规，精子总数及密度均有所增加。

舌红苔白，舌根部剥脱苔已平覆，脉洪。守方再进7剂以善后。

2013年6月1日随访　纳香，便调，诸症悉除。

2014年9月19日电话相告　身体康复，定于明年2月结婚。

按　嗳气在《黄帝内经》《金匮要略》中称之为噫。其病机《灵枢·口问》云："寒气客于胃，厥逆从下上散，复出于胃，故为噫。"《金匮要略·五脏风寒积聚病脉证并治》则云："上焦受中焦气未和，不能消谷，故能噫耳。"故治用旋覆代赭汤镇肝和胃，化痰降逆；本案兼有肾阳亏虚，故方中以干姜易生姜重在温胃，调和三焦；加入仙茅、淫羊藿、菟丝子、枸杞子等以补肾壮腰，共收健脾温肾，化痰降逆，三焦调和之功。使嗳气、胃胀、腰痛之疾，迎刃而解。

【案例2】　反胃（食管癌术后吻合口狭窄）

刘某某　男　58岁　干部

1993年8月7日初诊　食管癌术后嗳气反胃。因食管癌入住江西省肿瘤医院，手术切除后并进行化疗。出院诊断：食管癌术后，吻合口狭窄。治疗记录为"出院时5cm，经扩管二次后已达10cm"。刻诊，食后嗳气反胃（如食后躺下后即出现先嗳气，再反食），同时反酸并出现胸闷，气短，头晕，眼花，大便量少，日可一解。前医曾以黄连温胆汤加海蛤壳、海螵蛸、半枝莲、半边莲、种洋参、犀角粉、蛇舌草，5剂，罔效。舌红苔白、根稍厚而微黄，脉滑。

证属　痰浊内阻，胃气上逆。

治法　和胃降逆，化痰下气。

方药　旋覆代赭汤加味。旋覆花10g、代赭石30g、生姜3片、法半夏10g、生甘草6g、党参12g、大枣5枚、槟榔10g、沉香6g（后下）、枳实10g、炒鸡金30g、半枝莲15g、海螵蛸20g、地龙10g，5剂，日一剂，水煎服。

1993年8月14日二诊　反酸减少，舌红苔黄，脉滑。守方加赤芍15g，以助活血化瘀，再进7剂。

1993年8月28日三诊　自行停药一周观察，嗳气、反胃、反食、吐酸症减十分之九。纳香，便调，但睡眠仍差，因每晚深夜至凌晨两点半钟左右，腹中饥饿，必需进食，食后则无法再入睡。舌红苔黄，脉弦微数。守上方再加丹参20g，以助化瘀宁神，再进

7剂。

随访　症除并逐渐康复！

按　食管癌术后吻合口狭窄，其常见原因是手术局部瘢痕挛缩所致。经扩管术两次，嗳气、反胃、反食未能得到改善。中医认为，此乃术后脾胃损伤，运化腐熟功能失常，则痰饮内生；胃虚气逆，升降失和，则心下痞鞕，嗳气不止。故治与旋覆代赭汤和胃降逆，化痰下气而获效。

【案例3】　干呕（神经性呕吐）

熊某某　女　30岁　干部

1985年10月18日初诊　阵发性干呕反复发作三个月余。每当劳累或稍激烈活动则症状加剧，有时甚至晕厥。同时还有鼻塞流黄稠涕，神倦乏力。经服一个月的维生素B罔效；改服补气、养阴、化痰等中药十剂，病亦如前，干呕频作，呕声高亢，心烦意乱，苦不堪言。面色萎黄，形体稍胖。血压100/60mmHg。舌红、舌体胖而有齿痕，舌苔黄白相兼而稍腻，脉弦兼滑。

证属　痰湿交阻，胃失和降。

治法　化痰散结，降逆止呕。

方药　①因患者干呕频作，当即按压内关穴，按摩十余分钟，干呕缓解。

②再投以旋覆代赭汤加减。旋覆花10g（包煎）、代赭石30g（先煎）、法半夏12g、鲜生姜3片、公丁香3g、竹茹15g、金银花15g、辛夷花10g、车前草20g、泽泻15g，上药每日一剂，连服4剂，呕止病愈。

按　干呕一证，呕而有声无物。现代医学认为，其病因与多种疾病相关，涉及消化系统、女性生殖系统、鼻咽部、内耳前庭、泌尿系统、神经系统等疾病。《金匮要略·呕吐哕下利病脉证治》中认为"干呕"与痰饮、下利相关。本案则为肺卫感邪，胃虚气逆，致使干呕不止。正如《诸病源候论·呕吐候》所云："呕吐者，皆由脾胃虚弱，受于风邪所为也。"故治与旋覆代赭汤加减，去人参、大枣、甘草之补滞，用旋覆花以下气消痰，代赭石沉降而镇冲，半夏配竹茹祛痰散结除烦，生姜配丁香行气和胃止呕，加用金银花、辛夷花以宣肺通窍，加车前草、泽泻利湿以增化痰之力。诸药合用，共奏降逆和胃，祛湿化痰之功。方无玄妙，实乃药证吻合，加减化裁得当。药仅4剂，其效如桴鼓之应矣。

【案例4】 眩晕（梅尼埃病）

王某某　女　30岁　农民

1984年12月14日初诊　其夫代述：两天前傍晚怀抱小孩玩耍，小孩手持一卫生香烧剩下竹篾残端玩弄，突然刺中其左耳，旋即患者感头晕目眩而致昏仆。继之呕吐少量痰涎及食物不止，并吐出蛔虫一条。当即延医诊治，经查未发现内耳有何创伤及鼓膜破损等症。经用抗生素等西药数天无效。时值余休假返乡，而邀余诊治。刻下，患者卧床不起，动则头晕呕吐。患者自述：食不下，食则吐，左耳伴有耳鸣耳聋，神疲乏力。诊视中发现外耳道口上方（耳穴中之胃区）有一火柴棒头大小之皮损痂痕。舌红苔白，脉稍弦滑。

证属　中焦气虚，痰浊内蕴。

治法　益气和胃，降逆化痰。

方药　旋覆代赭汤加味。旋覆花10g（包煎）、代赭石30g（先煎）、鲜生姜3片、法半夏12g、红枣5枚、生甘草5g、西党参12g、竹茹10g、泽泻10g、车前草12g，每日一剂，水煎服。

13日告：上药只服一剂，翌日早餐已进少量面食，精神好转，但仍卧床，坐起则头晕恶心。药已中病，嘱：原方再进一剂。

1984年12月16日复诊　诸症已去七八，舌如前，脉沉细缓。审脉已知其气虚已现，原方用北柴胡易车前草、泽泻以条达气机。处方3剂以善后。

1989年春节追访，五年来身体健康，未患斯病。

按　"惊则气乱"（《素问·举痛论》），本例患者因突然之刺戮，惊痛交加，故由气机逆乱导致胃失和降，胃气挟痰上行，蒙蔽清窍，乃致晕厥昏仆。痰浊内蕴为标，中焦气虚为本。故投旋覆代赭汤以降逆化痰，下气和胃；用党参益气补虚，竹茹化痰止呕，泽泻、车前草通利水道以利湿化痰，诸药合用而获效。复诊时用北柴胡易车前草、泽泻以条达气机。药仅5剂而收痊功。

【案例5】 呃逆（膈肌痉挛）

王某某　男　77岁　乡村伤科医生

1986年10月22日诊　呃逆不止五天。患者缘于五天前来昌探亲，突然感冒发热，当时口干而进食柿子多枚，然即出现胃脘不适并呃逆，呃逆逐日加重。刻下，呃声频频，不能自制。因呃逆频作而不能进食，乃至体倦，卧床不起。舌红苔白稍腻，脉濡细。

此乃高龄脾胃虚弱，外感风寒，又过食寒凉之物，则寒气蕴蓄于胃，并循手太阴之脉上膈、袭肺。胃气失于和降，气逆而上，复因膈间不利所致。

治法　温中降逆，下气止呃。

方药　旋覆代赭汤合丁香柿蒂汤加减。旋覆花10g（包煎）、代赭石20g（先煎）、干姜6g、法半夏12g、红参5g（另煎兑服）、大枣5枚、生甘草5g、公丁香10g、柿蒂10g、白茯苓10g、炒苍术10g，2剂，每日一剂。

两个月后，患者复遇告知，两剂药后症状有所缓解，但仍间断呃逆，未能痊可。自觉无奈，随即服黑胡椒一撮（约30粒），呃逆渐止。

按　本案呃逆，治与旋覆代赭汤合丁香柿蒂汤温中和胃，化痰降逆；虽以干姜、丁香温中散寒，旋覆花、代赭石、柿蒂下气化痰，降逆止呃，人参、大枣、甘草益气和胃，苍术、茯苓以健脾化痰，以增强平胃止呃之功。药后未获痊可，幸患者尚懂医道，自服辛热之黑胡椒以温中散寒而获愈。余仔细思忖，前方用旋覆代赭汤合丁香柿蒂汤加减化裁施治，虽无不当。但收效不显，其主要原因是忽略了患者已年近耄期，脾胃虚弱，阳气已衰。加上外感风寒，内食寒凉，中阳受伤，导致寒邪阻遏，脾胃升降失常，故膈间及胃脘不利之气，上冲喉间而频频呃逆。此症以温中散寒轻剂，似乎杯水车薪，一时难收痊功。当时如加肉桂、附子以温阳理中，可望收立竿见影之功，可见医道之妙。记录于此，以飨同道。

49. 干姜人参半夏丸

干姜人参半夏丸，出自《金匮要略·妇人妊娠病脉证并治》，乃为妊娠脾胃虚弱，寒饮内停，呕吐不止而设。方中干姜温胃散寒；人参益气固本；半夏降逆止呕。三药相伍，共成温中补虚，涤饮降逆之功。

【案例】 妊娠恶阻

李某某　女　22岁　居民

2012年11月30日初诊　妊娠3个月，呕吐1个月。江西省妇幼保健医院彩超报告：胎儿二个月大小。刻诊，频频呕恶，痰涎多，口苦纳少。坐车则头晕目眩，颜面萎黄少华，有时腰痛。据彩超检查，胎儿偏小。大便 2~3 天一解，量少。舌红苔薄白，脉滑而无力。

证属　脾胃虚弱，痰浊上逆。

治法　和胃止呕，化饮止眩。

方药　干姜人参半夏丸合橘皮竹茹汤加味化裁。法半夏 10g、生姜 3 片、太子参 15g、陈皮 10g、竹茹 10g、红枣 3 枚、川贝母 5g、黄芩 15g、砂仁 6g、苏叶 10g、白术 10g、茯苓 15g、杜仲 20g、川续断 10g、菟丝子 15g、谷芽 30g、麦芽 30g，4 剂，日一剂，水煎服。

2012 年 12 月 5 日二诊　药后精神增，每日下午感觉轻松，晚餐后仍会呕吐少量痰涎，纳食有所增加。舌红苔白，脉滑、重按少力。药已中的，守方再进 4 剂以善后。

翌年夏随访　足月顺产。

按　妊娠呕吐，亦称恶阻。若为妊娠早期，不属病态，谓有胎气恶心。若是呕吐不止，当为《金匮要略·妇人妊娠病脉证并治》中所云：“妊娠呕吐不止，干姜人参半夏丸主之。”本案妊娠呕吐本为脾胃虚弱，寒饮内停。因其口苦，胃寒胆热，故以橘皮竹茹汤补脾清胆，和胃安中；由于胎儿偏小，故加砂仁、白术、茯苓以补脾益胃，加杜仲、续断、菟丝子以益肾固胎。药后恶阻愈，足月顺产。

50. 半夏干姜散

半夏干姜散，出自《金匮要略·呕吐哕下利病脉证治》，乃温胃止呕之剂，用于中阳不足，寒饮呕逆证。方中干姜温胃散寒；半夏燥湿化痰，降逆止呕。二药配合，共成温胃止呕之功。本处用于脾虚胃寒，睡时流涎，临证加减而收效。

【案例】　睡时流涎（自主神经功能紊乱）

熊某某　女　49 岁　职工

2013 年 4 月 24 日初诊　睡时流涎 1 年余。刻诊，刚入睡则开始流涎，醒时睡侧枕巾湿渍。晨起口中黏腻而不渴，嗳气频作，纳呆食少，而体格偏胖。舌红苔淡黄，脉细弦软数。

证属　脾虚胃寒，痰饮停积。

治法　健脾清胃，燥湿化饮。

方药　半夏干姜散合小半夏加茯苓汤加减化裁。法半夏 15g、干姜 6g、茯苓 15g、茯神 15g、陈皮 10g、薏苡仁 30g、川黄连 6g、炒麦芽 30g、炒谷芽 30g、炙甘草 6g、焦山楂 15g、生黄芪 30g、藿香 10g、海螵蛸 25g，7 剂，日一剂，水煎服。

2013 年 5 月 7 日二诊　流涎改善，嗳气也减。舌红苔白，脉细弦软而微数。守方再进 7 剂以善后。

随访　药后愈。

按　“呕家本渴，今反不渴者，以心下有支饮故也，此为支饮……干呕吐逆，吐涎沫，半夏干姜散主之”（《金匮要略·呕吐哕下利病脉证并治》）。《痰饮咳嗽病脉证并治》中亦云：“卒呕吐，心下痞，膈间有水……半夏加茯苓汤主之。”本案夜间口水甚多，睡着后自溢，应为脾虚胃寒，而膈间有水及支饮。故以半夏干姜散合小半夏加茯苓汤温中散寒，导水下行；其脉弦软数，胃虚而夹热故也，“数为客热”，故加黄连以除客热，乃收痊功。

51. 橘皮竹茹汤

橘皮竹茹汤，《金匮要略·呕吐哕下利病脉证治》中，为主治哕病之气阴耗伤，胃虚挟热而设。方中橘皮理气和胃，降逆止呕，竹茹清胃止呕，共为君药；党参补益中气，与橘皮合用，行中有补，生姜和胃止呕，与竹茹配合则清中有温，均为臣药；甘草、大枣益气和胃，共为佐使。故本方清而不寒，补而不滞。适于胃虚有热之呃逆、呕哕之治疗。临证对胃虚有热之停痰、积饮、气逆不降、呃逆呕吐、眩晕呕吐、妊娠恶阻的治疗，或仅用本方，或辅以他方，可收确切疗效。

【案例 1】　眩晕（耳源性眩晕、帕金森病）

雷某某　男　66 岁　农民

2015 年 4 月 1 日初诊　眩晕伴呕吐反复发作已 30 余年。近年来除头晕、呕吐、少寐外，去年又出现双手微颤，某医院诊断为：帕金森氏征，已经在服多巴丝肼片。颈椎磁共振检查报告：颈椎无明显异常。刻下，头晕伴恶心或呕吐，腹胀，少寐。长期大便秘结、三天一解，甚则一周一解。血压 105/70mmHg，舌红苔黄、舌中部苔略厚，脉弦、按之无力。

证属　胃虚有热，脾虚失运，痰饮上扰。

治法　补虚清热，和胃降逆，豁痰止晕。

方药　橘皮竹茹汤合半夏白术天麻汤加减化裁。陈皮10g、竹茹20g、党参10g、红枣5枚、生姜3片、天麻10g、漂白术30g、炙甘草6g、法半夏15g、枳实10g、肉苁蓉30g、桔梗6g、炒莱菔子20g，7剂，日一剂，水煎服。

2015年4月12日二诊　头晕、呕吐未发作，腹胀也明显减轻，大便已5天一解。舌红苔白，脉弦而无力。守方加重桔梗4g，加桃红泥10g，以助宣肺化瘀，再进7剂。

2015年4月18日三诊　纳香，眠安。舌红苔淡黄，脉弦软。守上方再进7剂而愈。

按　本案头晕呕吐，经久不愈，而又出现双手颤振并诊断为帕金森病。该病是中老年人神经系统变性疾病，病因不明，症情复杂。辨证乃为胃虚有热，痰饮内停，挟风、火、痰为患。故治与橘皮竹茹汤补虚清热，和胃降逆；辅以半夏白术天麻汤燥湿化痰，平肝熄风而收效。本案治疗不仅标本兼顾，而且收删繁就简之效。

【案例2】　眩晕（腔隙性脑梗）

邹某某　男　52岁　个体户

2012年9月7日初诊　头晕、恶心已3周。因头晕恶心入南昌市第二人民医院就诊检查，CT报告：右侧基底节腔隙性脑梗可疑。心电图、血常规未见明显异常。经用心脉宁，阿司匹林肠溶片，安内真，并静脉滴注红花黄色素针+0.9%氯化钠250ml一周，因疗效尚不显著而就诊于中医。刻诊，仍头晕伴恶心，纳食、睡眠均可。舌红尖甚、苔微黄、舌中有一纵宽裂，脉细弦。

证属　胃虚气逆，痰饮上扰。

治法　行气降逆，健脾化痰。

方药　橘皮竹茹汤合小半夏加茯苓汤加味。陈皮10g、竹茹15g、炙甘草6g、太子参15g、红枣5枚、生姜3片、法半夏15g、茯苓15g、茯神15g、天麻12g、枳实10g、白术10g，7剂，日一剂，水煎服。

嘱　服中药时停服西药。

2012年9月25日二诊　药后症状略见减轻，血压：110/75mmHg。舌红苔白、脉细弦软，舌中仍有一纵裂。守方加生黄芪30g、郁金15g、党参15g、绞股蓝30g、川红花10g，以助益气活血、化瘀通络，再进7剂。

2016年9月随访　2012年药后头晕恶心愈，至今未再发作。

按　本案头晕、恶心，西医诊断为"腔隙性脑梗"，经降压、改善微循环等并未收效。按《金匮要略·呕吐哕下利病脉证治》"哕逆者，橘皮竹茹汤主之"及《金匮要略·痰饮咳嗽病脉证并治》"卒呕吐，心下痞，膈间有水，眩悸者，半夏加茯苓汤主之"之训。取两方之长，并加天麻、白术息风化痰，而收痊功。

【案例3】　妊娠恶阻

王某某　女　27岁　农民

1985年1月17日初诊　妊娠近3个月，呕吐一个来月。刻下，呕吐痰涎，心烦，纳呆，食而无味，或食则吐。舌红苔白滑，脉滑稍弱。

证属　脾虚胃热，冲气上逆。

治法　益胃清热，和胃降逆。

方药　橘皮竹茹汤加减。陈皮10g、竹茹10g、太子参10g、生甘草3g、生姜3片、漂白术10g、西砂仁3g、云苓10g、黄芩10g、桑寄生15g、苏梗6g，2剂，日一剂，水煎服。

1985年1月21日二诊　服药2剂后呕吐已止，食欲尚差，二便可。舌红苔白，脉如前。守上方再进5剂而愈。

追访　足月顺产。

按　恶阻一疾，《金匮要略·妇人妊娠病脉证并治》明训："妊娠呕吐不止，干姜人参半夏丸主之。"其针对的是脾胃虚弱，寒饮内停者。而本案呕吐痰涎并心烦，有肝郁胃热之象，故以橘皮竹茹汤加味治之。

52. 温经汤

温经汤，源于《金匮要略·妇人杂病脉证并治》，为冲任虚寒，瘀血阻滞，月经不调而设立。方中吴茱萸、桂枝温经散寒，通利血脉为君；当归、芍药、川芎、丹皮养血祛瘀为臣；阿胶、麦冬养阴润燥，人参、甘草益气健脾，半夏、生姜降逆温中为佐；甘草调和诸药为使。诸药相伍，共奏温经散寒，养血祛瘀之功。本方不仅能散寒调经，对冲任虚寒之不孕、石瘕、不寐、腰痛及血虚之证的治疗，均可收立竿见影之效。

【案例1】 调经助孕 [1]

温某某 女 27岁 职工

2015年3月1日初诊 月经紊乱，先后无定期。结婚4个月，月经婚前周期30天，自去年10月婚后，11月则40天才行经，上月23天经至。经色黯、红不定。滞后则黯，先期则红。由于欲孕，故就诊调经。纳香，眠好。舌红苔白，脉细弦软。

证属 肾经虚寒，冲任失调。

治法 温肾散寒，调经助孕。

方药 温经汤加味。吴茱萸5g、肉桂3g、当归10g、白芍15g、川芎10g、牡丹皮10g、阿胶10g（烊服）、麦冬15g、老边条红参10g、炙甘草6g、生半夏10g、炮姜3g、淫羊藿15g、枸杞15g，7剂，日一剂，水煎服。

2015年3月14日二诊 正值排卵期，自觉腰痠，白带增多，无异味。舌红苔白，脉细弦。守方加菟丝子15g、薏米30g、山药30g，以助补益脾肾，利湿止带，再进7剂。

2015年4月12日三诊 已出现呕吐、反胃、不消化等妊娠反应。今日江西省妇幼保健医院彩超检查证实宫内早孕。舌红苔白，脉滑。

治法 健脾和胃

方药 橘皮竹茹汤加味。陈皮10g、竹茹10g、黄芩10g、川黄连6g、苏叶10g、砂仁6g、炙甘草6g、茯苓15g、生姜3片，5剂，日一剂，水煎服。

2016年随访 足月顺产一婴。

按 婚后月经失调，至无定期。乃婚后劳倦，气血失调，冲任亏虚，血海蓄溢失常所致，故一时亦难以受孕。经温经汤以温经散寒，调经种子而获效。

【案例2】 调经助孕 [2]

付某某 女 30岁 居民

2004年10月22日初诊 婚后10个月未孕。经来少腹胀痛、冰凉不适，经色紫暗而有瘀块。大便干结、2~5日一解。曾经江西省妇幼保健医院检查，各项指标均无明显异常。舌红苔白，脉沉细。

证属 肾经虚寒，冷结胞门。

治法 温阳散寒，暖宫助孕。

方药 温经汤加味。吴茱萸5g、桂枝10g、当归15g、白芍15g、川芎10g、牡丹皮10g、阿胶10g（烊服）、麦冬10g、红参10g、法半夏10g、炮姜3g、炙甘草6g、巴戟天10g，7剂，日一剂，水煎服。

2004年10月29日二诊 药后矢气增多，大便日可一解，量少。舌红苔白，脉细。守方加炒莱菔子15g，以助下气通腑，再进7剂。

2004年11月5日三诊 大便已调，少腹由内冷而转为表皮冷。守方再进7剂。

2005年3月25再诊 调经后，已怀孕2个月，因出现恶心呕吐痰涎，纳呆等妊娠反应而就诊。舌红苔白，脉滑。

证属 痰滞恶阻，胃失和降。

治法 燥湿健脾，化痰和胃。

方药 香砂六君子汤加减。苏叶10g、黄芩10g、砂仁6g、陈皮10g、炙甘草5g、白术10g、茯苓12g、党参10g、杜仲10g、生姜3片，日一剂，水煎服，上药连服5剂后渐安。

年底随访 足月顺产。

按 经来少腹胀痛并冰冷不适，乃胞宫寒凝气滞所致，故经色紫暗有块。因宫寒不能摄精成孕。经与温经汤温阳散寒，暖宫种子而成孕。

【案例3】 石瘕（宫颈囊肿）

胡某 女 44岁 职工

2006年5月7日初诊 月经2个多月一行，量多，始色红，中后期黯而有大瘀块伴腰痠。经期10天左右，之后又有清稀液体下排。六二一四医院B超提示：左侧附件异常，无回声，考虑囊肿；宫颈处光点不均匀；宫颈处异常无回声，考虑囊肿。两颧有黄褐斑，纳香，餐后嗳气不断。有结肠炎史，大便结而难解，日2~3行，解后又有不净感。舌质暗红，苔薄黄，舌面布满圆形小红点，脉细弦无力。

证属 肾经虚寒，气滞血瘀。

治法 温经通络，行血化瘀。

方药 温经汤加减。吴茱萸4g、桂枝10g、全当归10g、赤芍2g、白芍2g、川芎10g、牡丹皮10g、阿胶（烊服）、麦冬12g、炮干姜3g、法半夏10g、高丽红参10g、炙甘草6g、凌霄花12g、浙贝母10g、桃仁10g、郁李仁10g，10剂，日一剂，水煎服。

2011年5月26日二诊 B超复查：左附件及子宫囊肿消失。月经7天净，大便已通畅。守方去凌霄花，用阿胶珠10g（打粉冲服）易阿胶，加茯苓15g，以助淡渗利湿，再进10剂以善后。

按 《灵枢·水胀》中云："石瘕生于胞中，寒气客于子门。"《金匮要略·五脏风寒积聚病脉证并治》云："积者藏病也，终不移；聚者府病也，发作有时，辗转痛移。"故本案乃为寒客下焦胞宫，治与温经汤温经通络，行血化瘀，囊肿顿失，月经调畅。

【案例4】 不孕（不孕症）

李某 女 27岁 职工

2015年11月1日初诊 婚后2年未孕。入江西省妇保医院就诊检查报告：左附件囊肿，卵泡不破裂，激素水平无明显异常。刻下，月经量少，色黑，每日仅耗一片卫生巾，5天即净，连续3个月。纳可，睡眠晚，睡后梦多，白昼头晕。面黄少华，舌红尖微甚苔白，脉细弦软。

证属 肾经虚寒，冲任失调。

治法 温肾扶阳，养血调经。

方药 温经汤加减。吴茱萸3g、肉桂5g、当归身15g、白芍15g、川芎10g、牡丹皮10g、阿胶10g（烊化）、麦冬15g、法半夏15g、炮姜3g、党参15g、炙甘草5g、泽兰15g、北山楂15g、山萸肉10g，7剂，日一剂，水煎服。

2015年11月14日二诊 药后感觉精神状态较前好，有时仍头晕。舌红苔白，脉细弦软而微数。守方再进7剂。

2015年11月24日三诊 头晕止，面色已见红润光泽。舌红苔白，脉细弦软。守方再进7剂。

2015年12月5日四诊 准时行经、始行色红、3天后色仍黯、5天净。舌红苔白，脉细弦软。守方加肉苁蓉15g、淫羊藿15g，以助温肾填精，再进7剂。

2015年12月19日五诊 经后6天，江西省妇保医院彩超报告：双卵巢未见明显大卵泡，盆腔积液20mm×12mm。舌红苔黄，脉细弦软。守上方加土茯苓30g、菝葜30g，以助散结除湿，再进7剂。

2016年3月15日告知 已怀孕10周。

按 卵泡不破裂，主要是激素水平的失调造成而不孕。《金匮要略·妇人杂病脉证并治》云："妇人之病，因虚积冷结气。""温经汤方……亦主妇人少腹寒，久不受胎。"本案可知为虚冷、结气、少腹寒是其经少不孕的主要原因。温经汤温经散寒，养血祛瘀，使其经调成孕。

【案例5】 月经量少（月经不调）

涂某某 女 34岁 居民

2010年10月30日初诊 月经淡黯、量少已数月。数月来晨起口干，纳少，眠差，易醒不安，二便尚调。舌红苔略显淡黄，脉细弦软。

证属 冲任虚寒，血瘀气滞。

治法 温经散寒，养血调经。

方药 温经汤加味。吴茱萸5g、肉桂6g、全当归15g、白芍30g、川芎15g、法半夏10g、牡丹皮15g、阿胶10g（烊服）、麦冬15g、党参20g、炙甘草6g、干姜5g、茜草30g、桃仁泥10g、川红花10g、生黄芪30g，7剂，日一剂，水煎服。

2010年11月5日二诊 舌红苔薄而淡黄，脉细弦软。守方再进7剂。

2010年11月13日三诊 9日行经，本次提前4天，颜色红，量也略增。舌红苔淡黄，脉细。时值经期，守方去白芍之酸敛，加赤芍15g，以活血和血，再进7剂。

2010年11月20日四诊 纳香，眠好，二便调。舌红苔淡黄，脉细。守首方加益母草30g、枸杞15g，以助补肾填精，活血益血，再进7剂以善后。

随访 2015年夏其母陈氏就诊告：月经已调，至今安康。

按 月经过少乃化源不足，血海不充；血瘀、痰湿亦可致血海瘀阻，经行不畅，一般为虚证居多。故本案乃肾寒脾虚，兼有血瘀，故以温经汤温经散寒，养血调经；辅以桃仁、红花、茜草助化瘀通经而获效。

【案例6】 腰痛（经行腰痛）

周某某 女 44岁 职工

2004年10月27日初诊 腰痠痛并腰冷一周。缘于本次月经来潮后，腰痠痛伴无力，经水一周仍有不减之势。10月19日检查血常规报告：血小板58×10^9/L。10月26日检查尿常规报告：无明显异常。女性激素检查分析亦无异常。舌红苔白，脉沉细。

证属 肝肾亏虚，气血不足。

治法 温经散寒，养血调经。

方药 温经汤加味。吴茱萸5g、桂枝10g、当归15g、赤芍15g、川芎10g、牡丹皮10g、阿胶10g（另包烊服）、麦冬10g、党参15g、炙甘草6g、法半夏10g、侧柏炭12g、炮姜3g，7剂，日一剂，水煎服。

2004年11月3日二诊　药后腰疫痛减，月经已净。血小板已上升为73×10⁹/L。但仍神疲乏力、气短，守方加炙黄芪30g，以助补气益血，再进7剂后愈。

按　本案经行腰痛并月经过多，乃气血不足，下焦虚寒，其脉沉细可证。故《金匮要略·妇人杂病脉证并治》中云："妇人之病，因虚积冷结气。"治以温经散寒，养血调经。方用温经汤正中肯綮。

【案例7】　月经先后无定期

章某某　女　22岁　职工

2014年6月23日初诊　月经先后无定期已半年余。月经或前或后，周期在20~50天不等，经色先红后黯。因任收银员工作而必须值夜班，长期睡眠不足，欲孕第二胎，故就诊调经。纳香，眠可，二便调。舌红苔白，脉细弦软。

证属　肾经虚寒，冲任失调。

治法　温经散寒，养血调经。

方药　温经汤加味。吴茱萸3g、肉桂6g、当归15g、白芍15g、川芎10g、牡丹皮15g、阿胶10g（烊服）、麦冬15g、党参15g、炮姜5g、法半夏15g、炙甘草6g、泽兰15g，5剂，日一剂，水煎服。

2014年6月30日二诊　月经如期至，精神增，但大便结。舌红苔白，脉细弦、重按少力。守方加炒莱菔子15g、火麻仁15g，以助润肠下气，再进7剂。

2014年7月7日三诊　大便已通调，白带稍有异味，近日夹带有浅咖啡色样分泌物（嘱其调适，乃排卵所致，无大碍）。舌红苔白，脉细弦少力。守上方去炮姜，加生姜3片、山药30g，以益阴健脾，再进7剂。

2014年7月21日四诊　江西省妇幼保健院检查早孕结果：弱阳性。舌红苔白，脉略滑。嘱：停药观察，按江西省妇幼保健院意见，3天后复查。

2014年8月29日随访　已确诊怀孕。

2017年10月21日因告　于2015年5月足月顺产第2胎。

按　经期不准，潮无定时，为月经先后无定期，或称经乱。一般与肝郁、或肾虚有关。本案乃肾经虚寒，正如《金匮要略·妇人杂病脉证并治》云："妇人少腹寒，久不受胎……或月水来过多，及至期不来。"故用温经汤温经散寒，养血调经。药后经调成孕。

【案例8】　崩证（功血症）

卢某某　女　42岁　农民

2004年10月20日初诊　月经过多，或经期延长，或经血量多反复已3年。本次经行20余天不净，而且量多，有瘀块色紫伴少腹胀痛。江西省妇幼保健院检查诊为：子宫内膜增生。纳香，眠可，二便调。舌红苔薄白、舌边薄微黄，脉细虚弦微数。

证属　肾气虚衰，冲任不固。

治法　温肾益气，固冲调经。

方药　温经汤加减。吴茱萸3g、桂枝5g、当归15g、赤芍10g、白芍10g、川芎10g、牡丹皮10g、阿胶10g（烊服）、麦冬15g、党参15g、炙甘草10g、法半夏10g、炮干姜3g、地骨皮10g、侧柏炭15g，7剂，日一剂，水煎服。

2004年10月29日二诊　经丰城市人民医院检查及病理报告：宫腔子宫内膜轻度增生过长。诊断为：功血症。7剂中药后经水减，尚未止，并有小瘀块。舌淡红苔薄白，脉细。守方加地榆炭15g、荷叶炭15g，以助凉血敛血，再进7剂。

2004年11月10日三诊　药后血止，面部已显红润。舌红苔薄白，脉细弦软微数。守方再进7剂以善后。

2005年5月6日随访　月经复常。

按　"功血症"乃西医之旧病名，现今称之为"异常子宫出血"。本案年届42岁，因卵巢功能开始衰退所致。中医则称之为"漏下""崩中"，《金匮要略·妇人杂病脉证并治》中指出："温经汤方……兼取崩中去血。"治用温经汤温肾益气，固冲止血，药至崩止，月经复常。

【案例9】　漏下（子宫肌瘤）

邹某某　女　47岁　农民

1993年3月19日初诊　经水淋漓不尽1个月。始于一个月前患牙痛并高热（体温40℃），继之月经淋漓不尽。15日赴省城到南昌市第一医院检查，B超诊断：子宫占位性病变（子宫肌瘤），后壁可探及一3.4cm×4.1cm的团块。医生建议手术治疗。因慑于手术切除，转而就诊中医。刻下，经水淡薄并有少量筋膜状物，伴白带时下，外阴灼痒。纳可，大便先硬后软。舌淡红苔薄白、舌体胖润，脉细小数。

证属　肾经虚寒，气滞血瘀。

治法　滋肾温经，活血化瘀。

方药　温经汤合桂枝茯苓丸加减化裁。当归10g、白芍10g、桂枝10g、吴茱萸3g、川芎10g、法半夏10g、麦冬15g、牡丹皮15g、茯苓30g、西党参15g、炙甘草10g、阿胶10g（烊服）、生姜3片，5剂，日一剂，水煎服。

1993年3月23日二诊　经血减少，但有时小腹阵发性闷痛，每日2~3次。纳香，大便干结、日一解。舌红苔淡黄，脉细数、左细弦数。守方加椿根皮10g，以助除热止血，再投7剂。

1993年3月30日三诊　经血已止。近期牙痛发作并牙根肿胀，白带仍多、腥臭伴阴户灼热瘙痒。舌红苔白、舌右部少苔，脉细弦数。

牙痛肿胀乃西医之牙根脓肿。当急则治其标，若用泻火法，恐碍经水，故用青霉素肌肉注射抗感染，结合中药完带汤治带。

1993年5月30日再诊　其女卢某代述：共服中药三周，经血已止，诸症悉除。要求续服以巩固疗效。故守方再投7剂以善后。

1994年11月11日其女儿带孩子就诊时，告知母亲漏下不止已愈。

2015年7月15日患者就诊时告，22年前"子宫肌瘤"并经血不断，治疗后愈。当地医院B超多次复查无明显异常。

按　漏下病名出自《金匮要略·妇人杂病脉证并治》，简称漏，是指妇女经水停后，又续见下血，而且淋漓不断者。可因肾虚、气虚、血热、血瘀、湿热内蕴等多种原因导致。本案年近天命之年，因漏下不止而经检查，发现乃子宫肌瘤所致。医生建议手术治疗，患者惧之而转投中医。根据其症状、舌象、脉象，对照《金匮要略·妇人妊娠病脉证并治》"妇人宿有癥病，经断未及三月，而得漏下不止……桂枝茯苓丸主之。"及《金匮要略·妇人杂病脉证并治》"温经汤方……亦主妇人少腹寒……兼取崩中去血，或月水来过多"所云，亦应为瘀留胞宫，漏下不止；寒滞胞宫，冲任不固所致，故用温经汤合桂枝茯苓丸以滋肾温经，活血化瘀而中的。

【案例10】 月经后期（月经不调）

赖某某　女　23岁　职工

2003年11月18日初诊　月经后期。每月延后10余天，伴量少、色黑。口干喜热饮，眠差、易醒，纳尚可，二便调。舌红尖微甚、苔薄白，脉细弦软。

证属　肾经虚寒，冲任失调。

治法　温经散寒，养血调经。

方药　温经汤。吴茱萸3g、桂枝5g、当归12g、白芍15g、川芎10g、牡丹皮10g、阿胶10g（烊服）、麦冬10g、党参12g、炙甘草5g、法半夏10g、生姜3片，7剂，日一剂，水煎服。

2003年11月25日二诊　药后口干减，仍喜热饮，有时腰痛。舌红苔薄白，脉细微数。守方加桑寄生15g，以助补益肝肾，再进7剂。

2004年春节随访　月经准时调畅。

2014年3月11日再访　翌年怀孕并顺产第一胎。

按　月经后期，又称经迟。其病机《景岳全书》有云："凡血寒者，经必后期而至。然血何以寒？亦惟阳气不足则寒从中生，而生化失期，即所谓寒也。"治则按《金匮要略·妇人杂病脉证并治》中"至期不来"，以温经汤温阳散寒，养血调经而获效。

【案例11】 月经后期（经行腹痛、巧克力囊肿、继发性痛经）

胡某某　女　35岁　居民

2015年6月6日初诊　月经后期并经行腹痛。近年来，每次经迟均在10余天，经行时腹痛。进贤县人民医院超声检查报告：双侧卵巢囊性包块，考虑巧克力囊肿可能（左侧4.3cm×4.6cm、右侧2.8cm×2.9cm）。纳香，失眠，既不易入睡、睡后又梦多。小便尚调，大便日2次，量少不净。已生育二胎。舌红苔微黄，脉细而微弦少力。

证属　肾经虚寒，冲任失调。

治法　温经散寒，理气通络。

方药　温经汤合加味乌沉汤加减化裁。吴茱萸5g、桂枝10g、白芍15g、当归尾15g、川芎10g、麦冬15g、牡丹皮15g、党参15g、法半夏15g、炮姜5g、泽兰15g、刘寄奴15g、醋延胡15g、制香附10g、台乌药12g、广木香10g、砂仁5g、炙甘草6g、炮穿山甲3g（打粉冲服），7剂，日一剂，水煎服。

2015年6月12日二诊　药后微有头晕，半小时后自行缓解。舌红苔薄而微黄，脉细弦软而微数。守方加蛇六谷15g，以助化瘀散结，再进7剂。

2015年7月1日随访　月经已按时至，经行腹痛缓解。

按 巧克力囊肿，现代医学认为异位子宫内膜在卵巢内生长，形成囊肿，并会导致月经异常及痛经。中医认为经迟乃胞寒气冷，血不运行所致。正如《普济方·妇人诸候门》所云："阴胜阳，则胞寒气冷，血不运行，经所谓天寒地冻，水凝成冰……而在月后。"本案不仅为胞寒气冷，还兼有瘀血。故以温经汤温经散寒；加泽兰、刘寄奴、延胡、甲珠以活血调经，散结除癥。寒去瘀散，经水自调，诸症悉除。

【案例12】 经闭（月经不调）

李某某 女 31岁 职工

2008年4月11日初诊 经闭3个多月，经肌肉注射黄体酮针3次未行。三个多月经水不行，同时伴有头晕，纳差，面色苍白少华。经三次黄体酮注射，经水亦不下。故就诊于中医。舌红苔薄白，脉细弦。

证属 肝肾亏虚，精血不足。

治法 温补肝肾，养血调经。

方药 温经汤加味。吴茱萸5g、肉桂5g、当归15g、白芍15g、川芎15g、麦冬12g、阿胶10g（烊服）、牡丹皮12g、党参15g、炙甘草6g、法半夏10g、生姜3片、鹿角霜15g、凌霄花15g，7剂，日一剂，水煎服。

2008年5月26日随访 药尽后4月20日经至，5月14日又如期行经。

按 经闭一证，除绝经的生理性经闭外，初潮后的各种阶段均可出现，皆因劳思过度，导致血虚、血瘀、痰湿、寒凝等而形成闭经。如《素问·阴阳别论》所云："二阳之病发心脾，有不得隐曲，女子不月。"本案血虚寒凝，故治与温经汤温经散寒，养血调冲；加鹿角霜补虚助阳，凌霄花活血通经。故药至经行。

【案例13】 月经先期（月经不调）

邹某某 女 36岁 居民

2001年6月6日初诊 每月经水先期一周左右。经前腹痛，少腹呈刺痛状；经行色紫暗有瘀块，并嗜睡乏力。纳少，口淡乏味，餐前嘈杂、恶心，餐后又饱闷不适。睡眠时腹胀肠鸣，大便尚调。舌红苔薄白润，脉细软微弦微数。

证属 脾肾虚寒，气滞血瘀。

治法 温经益脾，祛瘀调冲。

方药 温经汤加味。吴茱萸3g、桂枝6g、当归12g、白芍15g、川芎10g、牡丹皮10g、阿胶10g（烊服）、麦冬10g、生姜3片、法半夏10g、党参12g、生甘草6g、益母草30g、茜草15g，日一剂，水煎服，上药连服7剂后经水复常。

2002年9月25日再诊 月经药后复常一年，近3个月又出现每月先期9天。经前头晕伴腹胀痛，曾昏仆一次，经量少色黯、有瘀块。纳呆食少，食后胃脘胀满，眠差，不易入睡，或易惊醒。四肢麻木不仁，有时犹如蚁行状。颜面萎黄，眼结膜淡红。舌淡暗苔薄白，脉沉细。

证属 脾虚血弱，冲任失调。

治法 养血和营，补脾摄血。

方药 桂枝汤合归脾汤。桂枝6g、炒白芍10g、炙黄芪30g、党参12g、白术10g、当归15g、炙甘草5g、茯神15g、炙远志10g、炒酸枣仁12g、广木香10g、龙眼肉10g、生姜3片、红枣4枚，10剂，日一剂，水煎服。

2005年11月4日告 药尽诸症悉除，月经复常。

按 经期提前一周以上，或一月两潮者，称为先期，或称经期超前，病发于血热或气虚。本案首诊为肾气亏虚，气滞血瘀。经黯有块、嗜睡口淡、舌润脉细可证。故治与温经汤温肾滋血，并重用益母草，取其苦、凉之性以清虚热，温凉互用，相得益彰；再加入茜草配合益母草行血化瘀以收温经益脾，祛瘀调冲之效。二诊再次先期则为气血不足，心脾两虚所致。故治与桂枝汤合归脾汤养血和营，补脾摄血而收效。

【案例14】 经闭（人流术后）

管某 女 40岁 保险业务员

2011年6月8日初诊 刮宫人流术后，月经已3个多月未行。以前先后刮宫两次，每次之后月经逐渐稀少，经期2~3天。这次刮宫术后经闭3个多月，同时胃脘有时阵发性抽痛。纳食一般，二便尚调。舌红苔薄白淡黄，脉弦软而少力。

证属 冲任亏损，血虚经闭。

治法 温补肝肾，养血调经。

方药 温经汤加味。吴茱萸5g、肉桂6g、当归10g、白芍10g、川芎10g、炮姜3g、牡丹皮10g、阿胶10g（烊服）、麦冬10g、党参15g、炙甘草6g、法半夏 10g、炒白术 10g、淫羊藿 15g、巴戟天 10g、肉苁蓉 10g、凌霄花 15g，7 剂，日一剂，水煎服。

随访　药尽经行。

按　本案由于多次刮宫人流术后，由经量减少，乃至经闭。可见刮宫过多，会损害胞宫及冲任，导致血瘀气滞，寒凝经闭，月经失调。故治与温经汤温补肝肾，养血调经；加入炒白术 10g、淫羊藿 15g、巴戟天 10g、肉苁蓉 10g、凌霄花 15g，以健脾益肾，化瘀通络，药七剂而经行。

【案例 15】　月经后期（人流术后）
罗某某　女　35 岁　职工

2008 年 5 月 9 日初诊　月经后期 10 余天已 5 年。缘于 2003 年 4 月妊娠引产，之前已生育一胎。引产后致每月经水均退后 10 多天，经色黑、有瘀块，月经量或多或少。纳、眠尚可，二便调。舌红苔白，脉细弦软。

证属　冲任虚寒，瘀血闭阻。

治法　温经散寒，化瘀调经。

方药　温经汤加味。吴茱萸 4g、当归身 10g、当归尾 10g、肉桂 5g、白芍 15g、川芎 15g、牡丹皮 10g、阿胶 10g（烊服）、麦冬 10g、生姜 3 片、法半夏 10g、党参 20g、炙甘草 6g、北黄芪 25g、川红花 10g、桃红泥 10g、鹿角霜 15g，7 剂，日一剂，水煎服。

2008 年 11 月 10 日随访　服药仅 7 剂，第二个月则月经复常，半年来，经水如期。

按　本案由于妊娠施行人流术，术后月经后期并延宕五年。实乃手术流产使胞宫及冲任受损，冲任亏虚，寒滞胞宫所致；兼之治疗失当，因此经水迟后五载。经用温经汤温经散寒，养血调冲；加入黄芪、红花、桃红益气行血、化瘀通络而经行复常。

【案例 16】　不寐（失眠）
鲍某　女　30 岁　职工

2011 年 2 月 28 日初诊　失眠，梦多，易醒，伴月经量少色黯。因在深圳工作，而由其母代诉并索方（温经汤），服药 10 剂后经量已可，而且睡眠改善，故亲自来南昌复诊。刻诊，睡眠时好时差，纳已香，二便调。经查激素水平，黄体酮略低。彩超发现右肾有个 1.2mm×1.8mm 囊肿。舌红苔白，脉细而微弦。

上次方已中的，故仍按温肾滋阴，养血调经法调治。

温经汤加味　吴茱萸 5g、当归 15g、川芎 10g、肉桂 5g、白芍 15g、牡丹皮 10g、阿胶 10g（烊服）、麦冬 10g、党参 15g、炙甘草 6g、生姜 3 片、法半夏 10g、淫羊藿 15g、枸杞 15g、炒枣仁 10g、茯神 15g、煅龙骨 30g、煅牡蛎 30g，再进 10 剂。

2011 年 4 月 23 日二诊　按方共服 30 剂。今年 3 月 22 日，放免检查激素水平未见明显异常。现睡眠安稳，月经如期，量也适中，但仍有小瘀块，纳香，大便日二行，质软。舌红苔淡黄、舌面有细小红点，脉细而微弦。守原方加减，再进 15 剂而愈。

按　本案不寐，乃脾虚血弱，心神失养，发为不寐；由于气血亏虚，冲任不足，致血海不盈，亦使经行量少；经色暗红乃冲任虚寒之象。故以温经汤温经散寒，养血调经。冲任调和，血海充盈则经水复常；精充血足，奉养心神则神安魂定。

【案例 17】　油风（斑秃）
刘某　女　24 岁　教师

2000 年 1 月 20 日初诊　斑秃，后脑勺忽然有一蚕豆大小脱发区。近因工作紧张繁忙，出现失眠，睡后又梦多易惊醒。月经也迟后 10 多天。纳尚可，有饮咖啡之嗜好。二便调。舌淡红苔淡黄，脉细软少力。

证属　冲任亏虚，瘀血阻滞。

治法　滋肾温经，养血化瘀。

方药　温经汤加味。吴茱萸 3g、桂枝 10g、当归 12g、白芍 15g、川芎 10g、牡丹皮 10g、麦冬 10g、阿胶 10g（烊服）、党参 15g、炙甘草 10g、法半夏 10g、生姜 3 片、生黄芪 15g、枸杞 10g、熟地 15g，7 剂，日一剂，水煎服。

2002 年 7 月 27 日随访告　2000 年药后斑秃愈，月经调。

按　油风，俗称"鬼剃头"。现代医学称之为斑秃，发乃血之余，血不足则须发焦枯脱落。本案兼有月经迟后，可见其肝肾亏虚，精血不足，须发失荣，毛根空虚，故而脱落。故以滋肾温经，养血荣发为治。方用温经汤可收滋养肝肾之效。

53. 桂枝茯苓丸

桂枝茯苓丸，源于《金匮要略·妇人妊娠病脉证并治》，本方用于瘀留胞宫之癥瘕病。方中桂枝温阳通脉，芍药养血和营，桃仁破血消癥，牡丹皮活血散瘀，茯苓益气养心。以蜜为丸，取其渐消缓散之义，诸药合用，共奏温通化瘀，缓消癥结。临床以本方化裁为汤剂，故去蜜，随证加味，可达药到癥消之妙。临证用于癥瘕，月经先期，经行腹痛的治疗，若随证加味，可用于因瘀血滞留的多种疾病。

【案例1】 癥瘕（子宫肌瘤）

黄某某　女　46岁　个体

2012年11月21日初诊　腰痛怕冷以右侧为甚。月经尚如期至，但有瘀块。睡眠不安，半夜易醒，肩部怕冷，口干不欲饮，外阴瘙痒，有时头晕心慌。因此，入市某医院就诊，B超检查报告：子宫肌瘤，41mm×24mm×22mm低回声，未见明显低回声，周边见假包膜回声，内部回声不均匀。液基细胞学检查报告：鳞状上皮炎症反应。舌红苔白，脉细弦。

证属　痰瘀胶结，气滞血凝。

治法　温通化瘀，化痰散结。

方药　桂枝茯苓丸加味。桂枝10g、茯苓30g、牡丹皮15g、桃仁10g、赤芍15g、生甘草6g、菝葜30g、小茴香6g、青皮10g、陈皮10g、法半夏10g、土茯苓50g、红枣5枚、生姜3片、浙贝母15g、蛇舌草30g、当归尾10g、丹参30g、蛇六谷15g，7剂，日一剂，水煎服。

嘱　定期B超监测。

2012年11月28日二诊　头晕心慌缓解，睡眠时仍有些腰痛。服药期间经至，血块大减，经量稍增。舌红苔白，脉细关微弦。守方再进7剂。

2012年12月6日三诊　头晕心慌止，口干显减，腰痛及外阴瘙痒显著减轻。舌红苔白，脉细微弦。守方再进7剂。

2012年12月12日四诊　肩冷已除，腰骶上方仍怕冷、微痛，右鼻腔晨起有少量血丝擤出。舌红苔白，脉细。守方再进7剂，诸症悉除。

按　癥瘕一名，见于《金匮要略》，而《素问·大奇论》云："三阳急为瘕。"只称瘕。癥瘕证，其病机，《金匮要略·疟病脉证并治》中云："病疟……此结为癥瘕，名曰疟母。"而后世医家在《诸病源候论·癥瘕候》中则明确指出："癥瘕者，皆由寒温不调，饮食不化，与脏气相搏结所生也。"本案腰痛及月经不调，诊断为"子宫肌瘤"，据此治与桂枝茯苓丸化裁活血化瘀，缓消癥块；并加用菝葜、蛇舌草、蛇六谷、浙贝母等以助化痰散结，仅服3周而诸证悉除。

【案例2】 月经先期（癥瘕、月经失调）

袁某某　女　43岁　职工

2010年4月18日初诊　月经先期10~15天已半年余。每次月经15~20天一行，量中色黯。经当地某医院B超提示：子宫肌瘤，17mm×18mm×14mm大小。虽经多方治疗未效，故赴省城就诊中医。刻下，神疲乏力，时有心烦易怒。纳、眠均可。舌红苔白，舌边有齿印，脉细弦。

证属　肝郁气滞，冲任失调。

治法　疏肝理气，活血化瘀。

方药　桂枝茯苓丸合逍遥散加味化裁。桂枝10g、茯苓30g、白芍15g、桃仁泥10g、牡丹皮15g、北柴胡15g、白术10g、薄荷10g、当归尾15g、椿根皮15g、地骨皮15g、芡实30g、金樱子30g、炙甘草6g、山楂6g、莪术6g、郁金15g、焦栀子10g，10剂，日一剂，水煎服。

2010年4月27日二诊电话　药后心烦已除，感觉良好，要求续服，药已中的，守方再投10剂。

2010年5月10日三诊　稍有乏力，此外无不适。舌红苔白、舌边有齿印，脉细弦软。守方加生黄芪25g，以助益气健脾，再进10剂。

2010年6月28日四诊　由于往返不便，在当地按上方续服2周，共服45天，本月如期经行，经期7天。经色暗红。舌红苔白，脉细弦软。

月经已如期。拟滋肾养血，活血化瘀善后。

方用桂枝茯苓丸合温经汤加味化裁。桂枝10g、茯苓15g、牡丹皮15g、白芍15g、桃仁泥10g、当归10g、吴茱萸3g、川芎10g、法半夏10g、麦冬15g、阿胶10g（烊服）、炙甘草6g、生姜3片、党参15g、柴胡10g、白术10g，再进3周。

随访　月经已调。

按　本案乃劳郁，致肝气不舒，郁久化热。导致月经先期。由于情志失调，气血乖违，致瘀血留滞胞宫作瘕。故出现子宫肌瘤，亦是月经不调的重要原因。故治与桂枝茯苓丸领逍遥散以疏肝理气，活血化瘀；后期则与桂枝茯苓丸领温经汤滋肾养血，活血化瘀而收痊功。

【案例3】 经行腹痛（子宫腺肌病、宫颈息肉）

袁某某　女　35岁　居民

2011年8月8日初诊　经行时腹及腰部胀痛难忍，并伴呕吐及腹部有下坠感，反复发作6年。缘于2005年妊娠行刮宫术后遗下斯症。每次发作，腹痛呕吐并卧床。在武警某医院，电子阴道镜诊断：宫颈息肉并糜烂。彩超提示：子宫腺肌病。经用黄体酮、益母草膏、妇科千金片则症状可缓解，停药痛如前。带下色白，量中。大便如羊屎，每周一解。已生育2胎。舌红苔白，脉细弦软。

证属　寒凝气滞，湿浊下注。

治法　疏肝健脾，活血化瘀。

方药　桂枝茯苓丸合完带汤加减化裁。桂枝10g、茯苓15g、牡丹皮15g、桃仁泥10g、赤芍10g、北柴胡15g、苍术10g、白术10g、炙甘草6g、炒荆芥6g、山药30g、芡实30g、党参15g、陈皮10g、薏米30g、猫爪草15g、蛇舌草15g、内红消30g、三棱10g、莪术10g，7剂，日一剂，水煎服。

2011年8月16日二诊　白带略减。舌红尖甚苔白，脉细弦软。守方再进7剂。

2011年8月23日三诊　大便已日两解，质软。白带渐少。舌红尖甚苔白，脉细软、右细弦软。守方再进7剂。

2011年8月31日四诊　昨日经行，未出现腹痛及呕吐，但腰仍胀痛，过去必须卧床，现能自行走来就诊。经色紫黑而有小瘀块。舌红苔白，脉细弦软而微数。守方加川续断15g、当归身10g，以助补养肝肾、养血活血，再进4剂。

2011年9月1日五诊　今天经行的第二天，因天气燥热，摄养不慎，又出现轻微的腰腹痛及恶心，为防止加重。当即针刺＋脉冲电疗。取穴：内关、关元、三阴交、委中、肾俞、八髎，留针30分钟。针后症除。

2011年9月25日六诊　家属代述：经行，轻微腹痛并索方。拟用加味乌沉汤。台乌药15g、延胡索15g、制香附10g、广木香10g、西砂仁10g、炙甘草6g，仅服一剂，腹痛愈。

第3个月随访　经行无痛。

按　随月经而发作的腹痛，称为痛经，甚者痛引腰骶。本案经行腹痛，痛彻腰部并有小腹下坠感。经

检查诊为子宫腺肌病，该病是指子宫内膜腺体及间质侵入子宫肌层，并保持周期性增生、剥脱、出血等功能性改变，引起相应症状。从而导致经期延长及痛经等。《金匮要略·妇人杂病脉证并治》中云："带下经水不利，少腹满痛。"有指瘀血阻脉致经行不利并腹痛之义。《丹溪心法》论及痛经四类：虚中有热、郁滞、瘀血和血实。皆由六淫侵袭，摄生不慎，七情损伤而导致痛经。无外乎气血不畅，冲任受阻，或气血不足，胞脉失养，虚而作痛。即"不通则痛""失荣则痛"之谓。本案则为寒湿凝滞，瘀血作祟，不通则痛，故与桂枝茯苓丸合完带汤化裁疏肝健脾，活血化瘀；并加用内红消、猫爪草、三棱、莪术之辈，以温通胞脉，健脾化湿，活血化瘀而收痊功。

54. 当归芍药散

当归芍药散，源于《金匮要略·妇人妊娠病脉证并治》，用于肝脾不和，脾虚湿胜的妊娠腹痛。方中重用芍药以敛肝止痛；白术、茯苓健脾益气，合泽泻淡渗利湿，佐当归、川芎调肝养血。诸药合用，共奏肝脾两调，补虚胜湿之功。临证对肝脾不和、脾虚湿胜的妊娠腹痛，若据证加味用药，能收效于须臾。

【案例】 妊娠腹痛

刘某　女　22岁　职工

2009年8月5日初诊　妊娠41天，腹部时疼痛伴腰瘘痛。昨日高新某医院检查，B超报告：盆腔积液（1.8cm），余未发现明显异常。给服黄体酮胶囊加维生素E。药后腹痛、腰瘘痛未见减轻，故就诊中医。刻下，腹痛伴腰瘘痛，大便干结、量少难解。舌红苔白，脉滑而软。

证属　肝郁脾虚，气虚湿滞。

治法　健脾柔肝，缓急止痛。

方药　当归芍药散合八珍汤加味化裁。白芍15g、当归10g、川芎10g、泽泻10g、茯苓15g、漂白术15g、西党参15g、炙甘草6g、桑寄生30g、火麻仁15g、杜仲15g、川断15g、黄芩15g、小茴香6g、砂仁5g，3剂，日一剂，水煎服。

2012年11月5日　三年前，妊娠腹腰痛，三剂药尽即愈，翌年三月顺产一男孩。

按　妊娠腹痛，因胞脉阻滞，气血不畅而发生腹

痛者，亦称为胞阻。《金匮要略·妇人妊娠病脉证并治》中所云："妇人怀娠腹中疠痛，当归芍药散主之。"这实质上是妊娠者肝脾不和，血滞湿阻。故治与当归芍药散健脾柔肝，缓急止痛；由于气虚突出而辅以八珍汤益气补血。仅药 3 剂则安。

55. 黄土汤

黄土汤，乃《金匮要略·惊悸吐衄下血胸满瘀血病脉证治》为"下血，先便后血，此远血也"而设。远血之病，其病机为脾虚阳衰，统血无权。本方则能温阳健脾，养血止血。方中灶心黄土温中止血为君；白术、附子温脾阳、补中气，助君药复统摄之权为臣；生地、阿胶滋阴养血，黄芩清热止血，又可防制术、附辛温动血之弊，故为佐；甘草调药和中为使。诸药相合，寒热并用，标本兼治，刚柔互济。温阳而不伤阴，滋阴又不碍阳。故有温阳健脾，养血止血之功。

临证用治上消化道出血之便血，疗效确切。由于生活环境的变革，柴灶中之灶心黄土已十分地奇缺，临证以赤石脂代替，可获同样的疗效。

【案例1】 虚损（胃出血后贫血）
胡某某 男 67岁 退休职工

2010年6月24日初诊 头晕乏力，双足浮肿5个月。之前胃出血（大便柏油状），某医院给服果胶铋等自觉血止，但头晕、乏力、足肿未除。刻诊，头晕，神疲乏力，行走如脚踩棉花状，腹胀脘痞，有时吐酸，肢凉，颜面淡黄无华，眼结膜苍白。舌淡红苔淡黄，脉细弦虚软。

证属 脾胃虚弱，化源不足。

治法 温胃健脾，补益气血。

方药 黄土汤加减。赤石脂30g、炙甘草6g、生地黄12g、炒白术10g、黑附片10g、炒黄芩10g、阿胶4.5g（烊服）、鲜生姜3片、党参15g、煅蛤壳30g、生麦芽30g、生黄芪25g，5剂，日一剂，水煎服。

2010年6月28日二诊 颜面已见红润。头晕减，仍神疲乏力。舌淡红略暗、苔淡黄略厚，脉弦、重按少力、左细弦。守方再进7剂。

2010年7月5日三诊 昨食松花蛋后，胃胀满。舌红苔淡黄，脉微弦。守方加枳实10g，以助消积散痞，再进7剂。

2010年7月12日四诊 头晕缓解，下肢仍肿，下午加重，伴腰痛腰重。舌红苔白，脉细弦软。

据其脉证，肢肿腰重。乃下焦虚寒，水湿为患。当温补脾肾，利水消肿。

方用甘姜苓术汤合五皮散加减。炙甘草6g、干姜5g、茯苓15g、炒白术10g、陈皮10g、大腹皮10g、茯苓皮10g、川红花10g、泽泻25g、猪苓10g、党参15g、黑附片10g、白芍15g、生黄芪30g、当归10g，7剂，日一剂，水煎服。

2010年7月19日五诊 下肢浮肿减，偶尔手指痉挛，饮食亦增。舌红苔薄白，脉细弦软。守方加减共服21剂后下肢浮肿及腰痛、腰重除。

2014年5月6日相遇告 至今安康。

按 本案胃出血，虽服西药血止，但仍头晕乏力，面色无华，腰重脚肿。实乃脾虚阳弱，运化无权，化源不足之象。故治用黄土汤，仍不失其温阳健脾，养血补虚之专攻。

【案例2】 便血（胃出血）
宗某某 男 9岁 学生

2007年5月5日初诊 大便呈柏油状1天。大便检验报告：潜血阳性。诊断：上消化道出血？缘于胃痛，正在服用硫酸铝、奥美拉唑。面色苍白少华。舌红苔白，脉细弦微数。

证属 脾虚阳衰，气虚下血。

治法 益气温阳，健脾止血。

方药 黄土汤加减。赤石脂10g、生地黄8g、阿胶珠6g（另包）、炙甘草4g、炒白术6g、黑附片6g、子黄芩6g、太子参8g、血余炭6g，3剂，日一剂，水煎服。

随访 乃父宗某告：药后便血止。

按 《金匮要略·惊悸吐衄下血胸满瘀血病脉证治》云："下血，先便后血，此远血也，黄土汤主之。"在消化道出血的治疗中，其效果屡试不爽，行之有效。但随着人们生活环境的变革，柴灶已十分稀少。故黄土（灶心土）奇缺。临证使用赤石脂代用，效果十分满意。难怪乎《本草纲目》云："五色脂皆手足阳明药也，其味甘，其气温，其体重，其性涩。涩而重，故能收涩止血而固下。甘而温，故能益气生肌而调中。"《本经逢原》亦云："赤石脂功专止血固下。"

【案例3】 便血（胃溃疡出血）

章某某　男　40岁　农民

2003年10月31日初诊　便血一周。因便血入南昌大学第一附属医院住院就诊，检查诊断为胃溃疡出血，治疗一周后出院。刻下，神疲乏力，腹胀，肢凉。大便仍潜血（++）。舌红苔白，脉沉细。

证属　中焦阳衰，脾虚失统。

治法　温阳健脾，养血止血。

方药　黄土汤加味。灶心土35g、阿胶10g（烊，兑服）、黑附片10g、炒白术10g、炙甘草5g、生地黄15g、黄芩10g、侧柏炭10g、党参10g、生黄芪15g、川红花5g，7剂，日一剂，水煎服。

2003年11月7日复查大便潜血已转阴。

2015年6月9日电话为友咨询疾病，并告胃病愈后，12年来一直安康。

按　因便血而入住医院，经治疗后出院，仍神疲乏力、腹胀、肢凉、大便潜血。可证未获痊愈，治与黄土汤温阳健脾，养血止血；加入黄芪、红花、侧柏活血止血，行血化瘀，使血止而不留瘀，以获康复。

【案例4】 便血（胃十二指肠球部溃疡并出血）

释某某　女　83岁　比丘尼

2006年5月17日初诊　大便色黑并伴胃脘胀痛，头晕10来天。经市某医院胃镜检查诊断：①胃十二指肠球部溃疡并出血。②浅表性胃炎。因意愿中医治疗而就诊。刻下，拉黑色柏油便，伴胃痛，胃胀，口苦，口干，少饮，纳呆。血压110/60mmHg。舌红苔薄白，脉虚。

证属　脾虚阳衰，气不摄血。

治法　温脾扶阳，益脾统血。

方药　黄土汤加减。赤石脂30g、黑附片10g、炒白术10g、生地黄12g、阿胶10g（烊服兑入）、炙甘草6g、黄芩10g、侧柏炭10g、生黄芪15g、党参10g、川红花6g、血余炭10g、干姜3g、白及10g，3剂，日一剂，水煎服。

2006年5月20日二诊　胃痛止，大便转为黄色，纳香。血压100/55mmHg。舌红苔白薄少，脉细弦软微数。

患者高龄，兼之长期素食，营养欠良，气血亏虚。故用调中益气汤加田七粉以调中益脾，活血和血善后。

2013年其弟子万某等人告知　师父共服10剂中药，便血、胃胀愈，今年90高龄圆寂。

按　患者高龄因便血，经诊断为胃溃疡出血，在无西药的干预下，治与黄土汤加党参、干姜仿理中意温阳健脾，养血止血；并用侧柏、血余、白及、红花、黄芪以活血止血，行血化瘀，使血止而不留瘀，药仅3剂便血止；再服7剂而诸症愈。

56. 茵陈蒿汤

茵陈蒿汤，源于《伤寒论·辨阳明病脉证并治》，第236条文中为湿热内蕴，郁蒸发黄的"身必发黄"而设，其云："阳明病……但头汗出，身无汗，剂颈而还，小便不利，渴引水浆者，此为瘀热在里，身必发黄，茵陈蒿汤主之。"说明热与湿合，湿热郁遏，胶结不解而出现但头汗出，至颈而止，身体无汗，乃是湿热上蒸而不得外散；小便不利，则是湿热内蕴不得下行；瘀热在里而渴引水浆，益增其湿，湿热熏蒸，故身必发黄。《金匮要略·黄疸病脉证并治》则论述了因湿热证之谷疸病的证治。其云："谷疸之为病，寒热不食，食即头眩，心胸不安，久久发黄，为谷疸。"说明谷疸的形成，既有外感因素，又有食积内伤。致使脾胃运化失常，湿热内蕴，酿成黄疸。茵陈蒿汤为治疗之基础方。方中茵陈疏利肝胆，清热除湿退黄为主药；栀子能除烦热，清泄三焦，而通调水道；大黄除瘀热，推陈出新，使湿热之邪，从大小便而出。诸药合用，共成清热除湿，化瘀退黄之功。临证用于各种黄疸及脾胃湿热之疾的治疗尽显其功。

【案例1】 胁肋痛（慢性乙型肝炎）

魏某某　男　49岁　职工

2008年1月19日初诊　右胁肋胀闷痛不适。有慢性乙型肝炎史。刻诊，右胁肋胀闷痛不适，尤其生气后甚。少寐不安，头晕乏力。口干口渴，纳呆食少。检查乙肝两对半：1、5阳性；肝功能无明显异常。舌红、舌边红甚、苔黄，脉细弦软。

证属　肝经湿郁，脾虚正弱，瘀毒蕴结。

治法　清肝化湿，益气健脾，化瘀通络。

方药　茵陈蒿汤加味。绵茵陈15g、生栀子15g、生大黄6g、金钱草15g、北山楂15g、丹参30g、绣花针30g、枳实10g、鸡金15g、生麦芽30g、溪黄草

20g、虎杖 12g、生甘草 5g、西洋参 5g、郁金 12g，14 剂，日一剂，水煎服。

2008 年 2 月 14 日二诊　首诊药后诸症见减，精神增，纳食增。停药 12 天后又出现头晕乏力，口干口渴，尤其是睡眠噩梦纷纭。舌红苔薄黄，脉细弦软。守方加淡豆豉 15g，以助宣郁除湿之力，再进。

2009 年 12 月 26 日随访　上方共服二个月，诸症悉除。复查乙肝两对半结果：表面抗体转为阳性。

按　胁痛，名出《内经》。《灵枢·五邪》云："邪在肝，则两胁中痛。"《素问·缪刺论》云："邪客于足少阳之络，令人胁痛不得息。"其病机《灵枢·五邪》云："邪在肝，则两胁中痛……恶血在内。"《素问·刺热》云："肝热病者……胁满痛，手足躁，不得安卧。"故患者胁肋痛，口干口渴，纳呆食少，少寐不安，头晕乏力。虽无身黄之患，但湿热瘀毒显露。治与茵陈蒿汤清热除湿；辅以虎杖、绣花针、郁金等以祛除瘀毒；以小剂量人参扶正祛邪。湿瘀散，胁痛止，正气复，而获乙肝病毒被清除之效。

【案例 2】 口臭（慢性乙型肝炎）

施某某　男　21 岁　学生

2011 年 5 月 6 日初诊　口臭 4~5 年。长时期睡眠差，不易入睡。纳呆少味，为增加营养，长期饮牛奶或奶制品。大便二日一次，先结后软并不爽，小便黄。有慢性乙肝史。舌红苔薄黄、中根黄厚、舌中有一纵裂，脉弦数。

证属　湿热内蕴，浊气上犯。

治法　清肝泻胃，燥湿健脾。

方药　茵陈蒿汤合清胃散加减化裁。绵茵陈 15g、生栀子 10g、生大黄 5g、升麻 15g、川黄连 6g、白蔻仁 6g、生地黄 12g、赤芍 15g、黄柏 10g、苍术 10g、牡丹皮 15g、当归 6g、生甘草 5g、薄荷 10g、生麦芽 30g，7 剂，日一剂，水煎服。

嘱　暂停饮用牛奶及奶制品，饮食宜清淡，以五谷蔬果为主。

2011 年 5 月 13 日　纳食口味改善，食量有所增加，大便如前，小便淡黄。舌红苔黄而腻、舌中厚苔，脉弦而微数。守方再进 7 剂。

2011 年 5 月 20 日三诊　大便已通畅，日一行，口臭减轻。舌红苔淡黄、舌中根部黄厚苔，脉细弦微数。守方加葛根 20g，以助升清除秽，再进 7 剂。

2011 年 5 月 27 日四诊　口气已清新，未闻及异常。舌红苔黄、根部有浅脱苔，脉细弦微数。守方加减进退再服 2 周而愈。

按　口臭，一是口腔局部原因；二是脏腑失调的全身原因。本案既有慢性乙肝史，即肝经湿热瘀毒为患，又长期饮用牛奶及奶制品，造成湿热更甚。故口臭成为痼疾。《诸病源候论·口臭候》云："口臭，由五脏六腑不调，气上胸膈，然腑脏气臊腐不同，蕴积胸膈之间，而生于热，冲发于口，故令臭也。"患者临床表现虽为口臭，实乃湿热蕴积肝胆脾胃所致，治与茵陈蒿汤清热除湿，化瘀解毒；伍以清胃散清热燥湿，凉血化瘀；同时调整饮食结构而收痊功。

57. 五苓散

五苓散，乃《伤寒论》中化气利水之名方，具有温阳化气，通调利水之功。《伤寒论》中不仅用于太阳蓄水证，而且涉及"脐下有悸，吐涎沫而癫眩，此水也"（《金匮要略·痰饮咳嗽病脉证并治》），"渴欲饮水，水入则吐者"（《伤寒论·辨太阳病脉证并治中》）及"故心下痞……小便不利者"（《伤寒论·辨太阳病脉证并治下》）等上中下三焦。《素问·经脉别论》云："饮入于胃，游溢精气，上输于脾，脾气散精，上归于肺，通调水道，下输膀胱，水精四布，五经并行。"则进一步说明三焦受藏精液，气化能出的重要作用。若是任何部位功能不利，都将气不化津，水湿内停，导致病变。而五苓散则是通调水道，气化津液的重要方剂。故临证不只是单纯用于膀胱蓄水证，但凡三焦气化不利所致诸病，均可辨证使用。其使用广泛，效果显著。方中猪苓、茯苓甘淡，入肺而通膀胱为君；泽泻甘咸入肾与膀胱，通利水道为臣；白术苦温健脾祛湿为佐；桂枝解表化气，以气化膀胱而利小便为使（若杂病阳虚者，亦可用肉桂，以其辛热气化膀胱并温阳补虚），诸药合用，使水行气化，表解脾健，则蓄水、痰饮所致诸证自去。故临证用于治疗水肿、癃闭、小便失禁、夜间多尿、尿频、遗尿、腹胀、腹泻等。

【案例 1】 寒泄（慢性腹泻）

涂某某　女　28 岁　教师

1992 年 10 月 28 日初诊　泄泻，日 2~3 解 1 年

142

余。一年来，泄泻伴肠鸣腹响，怕冷，口干喜热饮，饮少，稍多饮则恶心。纳呆食少，小便短少，色黄而频急，大便中挟不消化食物并挟有黏液。虽经西药、中药治疗，总不见愈。舌红苔薄白、边有齿痕，脉濡缓。

证属　脾肾阳虚，运化失司。

治法　温肾暖脾，化气助运。

方药　五苓散合四神丸加减化裁。猪苓10g、泽泻10g、茯苓30g、焦白术10g、嫩桂枝6g、补骨脂10g、吴茱萸2g、煨肉豆蔻6g、五味子5g、炒鸡内金30g、生姜3片，7剂，日一剂，水煎服。

随访　药后泄止，诸症悉除。

1998年再访：泄泻愈后，未再发作。

按　"诸病水液，澄澈清冷，皆属于寒"（《素问·至真要大论》）。故持续泄泻，皆为真阳亏虚，若食生冷，外感寒邪，均可泄。本案泄伴肠鸣，口干少饮，多饮则恶心，小便短少而频急。应为寒湿为患，清气不升，浊气不降，水饮上逆。故以五苓散通阳化气，利水除湿；辅以四神丸温肾暖脾。水湿除，阳气复，浊气降，久泄自愈。

【案例2】　夜间多溺（糖尿病）

万某某　男　57岁　职工

2014年10月5日初诊　夜间多溺。近年来夜尿多，每晚4~5次，尿量在1000mL以上，影响睡眠。有糖尿病、高血压、痛风史（近查尿酸476.7mmol/L）。纳尚可，大便调。精神疲惫，面色憔悴。舌红苔白、舌中呈梯形裂，脉细弦软。

证属　肾阳亏虚，气化失权。

治法　温肾化气，固真缩泉。

方药　五苓散合固真丹加味化裁。猪苓15g、白术10g、泽泻10g、茯苓15g、肉桂3g、益智仁10g、台乌药15g、食盐0.5g、生甘草5g，5剂，日一剂，水煎服。

2014年10月9日二诊　已药4剂，尚未见效。因须外出而提前复诊。舌红苔微黄，脉细弦微软。

据其脉证及阴阳互根之律，患者长期负荷多种慢性疾病。久病必定阳损及阴，阴损及阳。故在温阳基础上，固护阴液，以求"阴中求阳"。守方加麦冬15g，再进7剂。

2014年10月17日三诊　夜尿有所改善，已减

为2~3次，精神见增，面色已有光泽。守方再进7剂。

2014年10月25日四诊　电话：精神及自我感觉均好。因外出，要求守方再进。

2014年11月1日五诊　家属代述：足下行动轻松，精神良好。①守方再进；②铁皮石斛散，每日5g，打粉，分2次，温开水送服，以补肺益肾，益胃健脾。

2014年11月9日六诊　共续服14剂，并服石斛粉一周。夜尿又见减。舌红苔淡黄，舌中仍呈梯形横裂，脉微弦。守方再进14剂。

2014年11月21日七诊　夜尿最多时3次，少则2次。舌质红、舌苔稍黄、舌横裂已浅，脉细而微弦。①守方加太子参15g，以提振益气健脾之力，再进14剂以善后；②铁皮石斛散照服。

2014年12月15日和16日连续2天复查空腹血糖均为5.6mmol/L。

2016年6月12日随访　夜间多尿已愈，血糖稳定。

按　夜间多溺，现代医学认为乃尿道炎、膀胱炎等泌尿系统感染，或者是见于肾脏疾病、膀胱过度活动相关。而中医学则认为应是下元不固，膀胱气化失司。肾主水，与膀胱互为表里，膀胱主藏津液。肾气衰弱，不能制于津液。而且，白昼为阳，夜间为阴。故此，夜间多溺。治与五苓散通阳化气；辅以固真丹温肾固脬，加入麦冬养阴助阳，即所谓"阴中求阳"而收显效，并使血糖趋于稳定。

【案例3】　癃闭（前列腺增生症）

朱某某　男　61岁　退休职工

2002年9月11日初诊　小便频而艰，尿时甚则小腹胀痛。B超检查报告：前列腺增生，经服前列通、安尿通等药无效，症状加重。后改服中药金樱子25g、当归12g等，白天症状有所缓解。有肠易激综合征史。舌红苔白、舌尖有一瘀点，脉细弦。

证属　肾气不足，气化失权，络脉瘀阻。

治法　益肾利水，通阳化气，活血通络。

方药　五苓散合桃红四物汤加味化裁。猪苓10g、泽泻10g、白术10g、茯苓15g、嫩桂枝5g、赤芍15g、生地黄12g、当归10g、川芎5g、桃仁泥10g、川红花10g、台乌药10g、金樱子30g，7剂，日一剂，水煎服。

2002年9月20日二诊　夜尿减少，感觉良好，但口腔灼热伴牙痛，素有牙痛病史。开始服药的3天大便拉稀，2~3次/日，近二天已正常。舌红苔白，脉细弦。①守方再进7剂；②食疗：鸭蛋炖豆腐（豆腐2块炖熟，鸭蛋1枚，去壳抽碎加入豆腐汤内，再炖数沸即可），日一食，连服3天。本食疗有泻火清胃之功效。

2002年10月9日三诊　药食后，牙痛止，小便虽通畅，尚未愈。自按中药方就近在某职工医院配方再进一周后，尿频症状出现反复。舌暗红、苔白稍滑，脉细弦。

按　经考乃药材质量所致。按原方再进7剂。

2002年10月16日随访　小便已畅。

按　现代医学认为前列腺增生是由内分泌失调，致前列腺增生病变，由于其增生压迫外周正常腺体，引起尿路梗阻。而中医认为，本案为"癃闭"证，乃是肾气不足，命门火衰，膀胱气化无权所致。故遵循《伤寒论·辨太阳病脉证并治下》中156条文"小便不利者，五苓散主之"。用本方通阳化气；辅以桃红四物汤活血化瘀。两方合用共奏通阳化气，化瘀通络之效。

【案例4】　癃闭（尿路结石症术后）

唐某某　男　37岁　职工

2009年11月3日初诊　病友代述：因尿路结石入住北京协和医院行手术取石，术后小便极细而灼热，不易解出，只能经常导尿。故通过江西病友索方。

证属　肾脾亏虚，湿热下注，气化失权。

治法　健脾益气，燥湿泄热，益肾化气。

方药　五苓散加味化裁。猪苓30g、白术15g、泽泻15g、茯苓30g、肉桂6g、党参20g、炙甘草6g、川黄连6g、炒枳壳30g、车前草30g、生黄芪30g，7剂，日一剂，水煎服。

2009年11月10日二诊　电话告：药后已可自行排尿。嘱：守方以老边条红参10g易党参，再进7剂。

2013年9月5日电话告　当时药尽，尿即通畅。

按　"膀胱不利为癃"（《素问·宣明五气》）。癃闭的形成有湿热、脾虚、肺气壅滞、肝郁气滞、肾元亏虚、水道阻塞等诸多因素。本案乃尿路结石术后，致脾肾亏虚，湿热下注致癃。故以五苓散化气行水；辅以参芪补益脾气，用肉桂温补肾阳，黄连清热燥湿，二药相伍，有燮理阴阳之功；同时重用炒枳壳可逐肺中不利之气，以疏通关膈壅塞。诸药配合，气畅水利。

【案例5】　小便不利（尿潴留）

邹某　男　21岁　职工

1988年8月23日初诊　小便不畅利已两个多月。始于病前腹泻半个月，服中药（药物不详）后泻止。继则小便不畅，不易解出。近期加剧，排尿时要预站1分钟左右，方能排出。兼之少腹胀痛及性欲低下，无甚欲念，而且受凉即泄泻，伴口渴喜热饮。尿常规检查报告无明显异常。舌红苔白润、舌根中部苔微黄略显灰黑、舌中间有一纵裂，脉缓弦少力。

证属　肾虚感寒，水蓄下焦。

治法　温阳化气，利水渗湿。

方药　五苓散合肾气丸加味化裁。嫩桂枝10g、猪苓10g、泽泻10g、炒白术6g、茯苓10g、熟地黄15g、黑附片6g、山茱萸肉10g、牡丹皮10g、淮山药15g、车前子6g、怀牛膝10g，4剂，日一剂，水煎服。

1988年8月27日二诊　少腹胀减，排尿较前轻松。舌红苔薄白，脉右细弦、左弦、均少力。药已中的，守方去桂枝，加肉桂6g以助温阳化气之力，再进5剂。

1988年9月1日三诊　排尿困难已愈五成，大便2~3日一解，成形易解。小便长、稍黄。睡眠时大肠辘辘有声。舌红苔白润、中间稍黄，脉弦。

据其脉证，肾阳渐复，水湿尚存，日久成痰饮。故拟健脾燥湿，化痰逐饮，同时温补肾气：

①方用二陈汤加减。法半夏10g、陈皮10g、茯苓10g、炒白术10g、甘草5g、全瓜蒌10g、炒莱菔子6g，5剂，日一剂，水煎服。

②上药煎汤送服金匮肾气丸，每日2次，每次10g。

随访　1988年9月11日告：易方服药2周后，小便畅利，诸症悉除。

按　本案小便不利，排尿无力，实乃脾气不升，肾阳衰惫感寒而发，故首以五苓散合肾气丸加味温阳化气；次以二陈汤送服金匮肾气丸健脾化痰，温补肾阳而收痊功。

【案例6】 小便失禁（急迫性尿失禁）[1]

王某某　男　4岁

2013年12月9日初诊　家长述：经常尿湿内裤，尤其是冬季尿裤已2年。患儿自诉入厕，则内裤已湿。经江西省儿童医院检查无明显异常。纳香，大便调。舌红苔薄白，脉细，指纹淡红微暗隐伏。

证属　脾肾阳虚，膀胱失约。

治法　温肾化气，健脾固涩。

方药　五苓散合桑螵蛸散加减化裁。正肉桂3g、猪苓7g、炒白术6g、茯苓10g、泽泻8g、桑螵蛸6g、生黄芪10g、太子参8g、煅龙骨12g、煅牡蛎12g、醋龟板12g、炙甘草3g，7剂，日一剂，水煎服。

2013年12月16日二诊　药后尿已可控，但近2天下雨气温降低又尿裤。舌红苔白，脉细，指纹淡暗红隐而不露。守方再进7剂。

2013年12月24日三诊　玩游戏时不及时拉尿，会有些尿裤，拉时尿已长。舌红苔白，脉细。①守方再进7剂并停药观察，并训练按时拉尿；②食疗：干桂圆肉10粒，蒸蛋或肉饼，每3日1次，以助补益心脾，培补肾元。

随访　家长告：已愈。

按　急迫性尿失禁，大部分见于膀胱炎、泌尿系统炎症导致。一般为老人、妇人病后所发。本案幼儿尿失禁，乃禀赋不足，心肾气弱，下元虚冷。致使水道不利，气化失司，关阖失固，膀胱失约，发为小便自出。正如《素问·宣明五气》云："膀胱不利为癃，不约为遗溺。"治与五苓散通调水道，气化膀胱；伍以桑螵蛸散补肾养心，涩精止遗。使升降有序，其关自固。

【案例7】 小便失禁（急迫性尿失禁）[2]

吴某某　女　68岁　居民

2002年3月27日初诊　小便不易控制已3年。缘于3年前摔跤后，右腿骨折后出现尿急时自出，经中西药治疗无效。刻诊，尿时出，口干喜饮。但由于害怕尿多自出，故自行控制少喝水或不喝水，强行忍耐干渴之苦。舌质暗苔白、舌面皱褶，脉细软。

证属　脾肾亏虚，膀胱失约。

治法　补脾益肾，固脬止遗。

方药　五苓散加味化裁。嫩桂枝10g、猪苓12g、茯苓15g、白术10g、泽泻25g、炒枳壳15g、菟丝子30g，7剂，日一剂，水煎服。

2002年4月3日二诊　尿急及失控现象缓解，而且颈项强痛的老毛病亦缓解。舌略暗苔淡黄，脉细微弦。守方加桑螵蛸10g，以增补肾固涩之力，再进7剂。

2002年4月10日三诊　小便已基本可控，但尿次仍多。脉舌如前。守方加减进退再投28剂后愈。

2003年9月23日：相遇询及尿失禁，喜告已愈。

按　患者年迈，因外伤损及膀胱，乃因伤致瘀，瘀血郁阻，影响脏腑三焦气化，致使膀胱失约，小便失控。治以五苓散通调水道，气化津液而收效。虽无化瘀之品，但得水精四布，瘀血自散，其病自愈。

【案例8】 小便失禁（压力性尿失禁）

章某　女　47岁　职工

2015年11月4日初诊　尿失禁已4年。缘于病前施行人流术，术后遗下尿液点滴自出。当时并未在意，随着时间的增加，逐渐加重。一医曾给服"贞芪扶正颗粒"和"百令胶囊"二个月未效。南昌大学第一附属医院超声检查报告：①双肾、双输尿管、膀胱未见明显异常。②膀胱残留尿阴性。UDS-600检查结果：①最大尿流率42.0mL/s，平均尿流率、排尿时间正常。②无残留尿量。③膀胱测压：中速膀胱灌注（40mL/min）时膀胱顺应性及稳定性正常，膀胱灌注时未见逼尿肌无抑制地收缩。初感容量49mL，强烈排尿感容量150mL，膀胱感觉可。膀胱灌注时用力咳嗽未能诱发漏尿。④排尿期压力－流率测定提示：膀胱收缩力弱阴性，下尿路无梗阻，最大逼尿肌收缩压为24cmH$_2$O。⑤排尿期膀胱压、腹压明显增强。⑥静止期尿道闭合压测定：最大尿道压36cmH$_2$O，最大尿道闭合压27cmH$_2$O。功能性尿道长30mm。逼尿肌收缩力弱阴性。归一化逼尿肌收缩力：0.0。诊为尿失禁。刻下，跑动或咳嗽则尿液自出，出门必带护垫。纳香，眠好，大便调。月经50天一行，量少，色淡红，腰酸。舌红苔白，脉细弦软。

证属　肾阳不足，气化失权。

治法　温肾化气，益气固关。

方药　五苓散加味化裁。桂枝6g、猪苓15g、白术10g、泽泻15g、茯苓15g、党参15g、炒枳壳10g、益智仁 10g、北山楂 15g、川芎 10g、当归身 10g，7 剂，日一剂，水煎服。

2015 年 11 月 12 日二诊　尿失禁改善。舌红苔白，脉细弦。药已中的，守方再进 14 剂。

2015 年 11 月 28 日三诊　小便已可控，已不需带护垫了。有时仍腰痠。纳香，眠可，大便调。舌红苔淡黄，脉细弦而微数、按之少力。守方加巴戟天 15g、肉苁蓉 15g、炒杜仲 15g，以增补肾壮腰之功，再进 14 剂。

2016 年 1 月 8 日再诊　三诊后共续服 28 剂。元旦节日返回家乡安徽芜湖市，伺候婆母，劳累后又在咳嗽时尿点滴自出，外出复用护垫。舌红苔淡黄、舌中部苔略厚，脉细而微弦、少力。守方加重枳壳 10g，以奏行气升提之功，再进 14 剂。

2016 年 1 月 27 日五诊　服 2 天药后尿已可控，已无须带护垫。舌红苔白。①守方再进 10 剂；②拟用参芪散剂缓图以巩固疗效。方药　生黄芪 50g、西洋参 50g、炒枳壳 50g、田七粉 30g，打粉，每日 2 次，每次 3g。

随访　2017 年 8 月 17 日告，服散剂 4 周后，尿失禁愈而未复作。

按　本案人流术后尿失禁，为术后盆底组织松弛引起。由于咳嗽或跑步时腹腔内压力不能被平均地传递到膀胱和近端的尿道，导致增加的膀胱内压力大于尿道内压力而出现漏尿。按中医辨证则认为是因人流术，脏腑经络损伤，下焦气化不利，膀胱失约所致。故治与五苓散通调水道，气化膀胱则脬固而无失溺之苦。

【案例 9】　小便频数（神经性多尿）

王某　女　39 岁　居民

2013 年 6 月 5 日初诊　尿频，无灼热疼痛不适。白昼 1~2 小时一次，夜间在未入睡时尿频加剧，伴腰痠痛。某西医诊为"尿道炎"，但多次检查尿常规未发现明显异常。口干喜饮，纳香，眠可，大便调。舌红苔薄黄，脉细弦数。

证属　火旺水亏，心肾不交，气化失权。

治法　清心宁神，交泰心肾，益肾化气。

方药　五苓散合交泰丸加减化裁。猪苓 10g、茯苓 15g、白术 10g、泽泻 10g、肉桂 3g、川黄连 6g、滑石粉 30g（包煎）、生甘草 5g、薏米 30g、车前子 15g

（包煎），5 剂，日一剂，水煎服。

随访　2014 年春随访：药后缓解并愈。

按　精神性多尿是非感染性的尿频尿急，每天排尿 20 次以上，由精神刺激所致，而且口干引水自救。正如《伤寒论·辨太阳病脉证并治下》第 156 条文云："其人渴而口燥烦，小便不利者，五苓散主之。"充分揭示了三焦气化不利，水津不布所导致的尿频。故治与五苓散通阳化气，利水固脬；辅以交泰丸交泰心神，燮理阴阳而收效。

【案例 10】　气淋（尿频尿急尿多）

康某某　女　31 岁　职工

1994 年 7 月 9 日初诊　尿频尿急反复 2 年余。经服多种抗生素及 SMZ、呋喃妥因等药，均未见效。经江西医学院第二附属医院多次尿检未见明显异常。刻下，昼夜均尿多，并伴小腹胀、腰痠痛。月经迟后 3~10 天不等，量少色黑，有瘀块。舌淡红苔薄白，脉细略弦。

证属　肾气亏虚，气化失权。

治法　益肾气化，利水通淋。

方药　五苓散加味化裁。嫩桂枝 10g、泽泻 10g、茯苓 30g、白术 20g、猪苓 10g、炒枳壳 30g、肉苁蓉 10g、杜仲 20g、枸杞 10g，7 剂，日一剂，水煎服。

嘱　服药期间避免房事。

随访　药尽告愈。

按　气淋，除有小便频急涩痛外，而且有小腹胀痛的特点。本案气淋证为尿频、尿急、尿多并小腹胀痛。实乃三焦气化不利所致。治与五苓散化气布津，加入并重用枳壳以泄至高之气，使下气通利则小腹胀痛止，小便频涩自愈。

【案例 11】　气淋（前列腺结石）

卢某某　男　43 岁　农民

2008 年 11 月 3 日初诊　尿急尿胀伴小腹胀痛 10 余天。B 超检查报告：前列腺结石（3 枚，最大 0.74cm×0.4cm）。尤其是每日下午尿频、尿急胀症状明显。经服头孢拉定、裸花紫珠胶囊、盐酸环丙沙星等一周，未见疗效。尿常规检查：未见明显异常。舌红苔黄、舌中有纵裂，脉细弦软数。

证属　肾虚热积，气滞瘀结，气化失权。

治法　益肾化气，清热利尿，化瘀散结。

方药 五苓散加味化裁。桂枝10g、猪苓30g、茯苓30g、泽泻25g、白术15g、白花蛇舌草30g、菝葜30g、猫爪草15g、内红消30g、青黛15g、浙贝母15g、川黄连6g，7剂，日一剂，水煎服。

2008年11月10日二诊 药一周尚无寸效，症如前。舌红苔黄、舌中有纵裂，脉细弦软数。守方加益智仁10g、台乌药10g，以助暖肾固真、行气开郁，再进7剂。

2008年11月17日三诊 尿频、尿急已缓解，刻下以小腹胀痛为主。舌红苔黄，脉细弦软。B超复查报告：前列腺钙化斑，双肾、尿路无异常。

患者肾气渐复，尿路已畅。但肝经气滞、瘀积而胀痛。故拟行气开郁，化瘀通络以调治。

方用天台乌药散加减。台乌药10g、青皮10g、小茴香10g、菝葜30g、白花蛇舌草30g、内红消30g、浙贝母20g、猪苓15g、白术10g、苍术10g、黄柏10g、生甘草6g，再进7剂。

2008年11月26日随访 尿已通畅，小腹胀痛除。

按 本案尿急尿胀及小腹胀痛。而且每日下午，即工作劳累之后症状加重，足见其脾肾气虚，气滞血瘀所致。虽未直接补气，但以五苓散通阳化气，并佐以清热散瘀之品收效；后期以行气开郁而收痊功。

【案例12】 气淋（前列腺炎并钙化）
袁某某 男 38岁 建筑工

2004年3月17日初诊 尿频尿急、尿短色黄半年。由于尿频尿急及尿不净，几乎每小时即须排尿。B超检查报告：前列腺回声欠均匀伴钙化。刻诊，少腹胀坠，尿频尿急，并有不净感。头晕乏力，形体消瘦。纳食一般，大便尚调。血压92/60mmHg。舌红苔淡黄，脉细弦软。

证属 肾虚郁热，痰瘀互结，水泉失固。
治法 益肾化气，化痰散结，固关缩泉。
方药 五苓散加味。泽泻10g、白术10g、猪苓10g、茯苓15g、嫩桂枝5g、蒲公英30g、浙贝母20g、土茯苓15g、木通10g、车前子15g、萹蓄30g、生甘草5g、黄柏10g，7剂，日一剂，水煎服。

2004年3月24日二诊 少腹胀、尿频缓解。舌红苔黄，脉细弦软、右细关弦软。守方加王不留行15g，以化瘀通络，再进14剂以善后。

随访 药尽告愈。

2017年9月20日再访 陪友人邹某就诊，访知至今安康。体格已偏胖。

按 本案气虚兼热所致。故治以五苓散益肾化气，通调水道；辅以清热利尿之品而收效。

【案例13】 劳淋（尿道炎）
邹某某 女 47岁 农民

2010年8月23日初诊 尿频伴心烦，尿后灼热涩痛已5年。曾在江西省妇幼保健院多方治疗未愈。今年5月又因经行大出血而行子宫切除术。刻下，不仅尿频、灼热涩痛，而且腰脊酸楚，心烦失眠，既难以入睡，醒后不易再入睡。白昼神疲之力，纳尚可，大便调。今日查尿常规无明显异常。舌红苔黄、中根部苔略厚，脉细数。

证属 心肾不交，气化失权。
治法 交泰心肾，益肾化气。
方药 五苓散合交泰丸加减。猪苓15g、白术10g、泽泻15g、茯苓15g、茯神15g、肉桂10g、川黄连10g、滑石粉35g（包煎）、生甘草6g，7剂，日一剂，水煎服。

2010年8月31日二诊 心烦已除，但尿仍频，不灼。舌红苔黄，脉细数、右微弦。守方加生地黄15g、苦参10g、黄芩10g，仿三物黄芩汤意以清热滋阴，再进7剂。

2015年8月12日因胃病就诊告 尿频灼痛愈后未再发作。

按 本案为劳倦过度，致使脾虚；又因大出血而行子宫切除，胞宫缺如则肝肾受损，致使肾气亏虚。脾肾不足则三焦气化失常，发为劳淋。由于肾虚而水不能上济于心火，水火不济，致使心火亢盛而心烦不寐。故以五苓散通调三焦，气化膀胱，使五脏藏精神血气，六腑化水谷而行津液；辅以交泰丸交通心肾，水火相济，诸症自愈。

【案例14】 劳淋（经期尿频）
张某某 女 36岁 职工

2004年3月19日初诊 月经期间小腹胀痛，伴小便频数已数年。平时腰瘘，怕冷，易疲乏，夜尿增多，每晚2~3次。刻下，正值月经期，除小腹胀痛、小便频数外，还伴头晕、盗汗。追溯病源，自1992年分娩难产后导致斯症并逐渐加重。舌红略淡、苔薄白，脉沉细微弦。

证属　肾经虚寒，气化失司。

治法　益肾化气，固真缩尿。

方药　五苓散合固真丹加减化裁。桂枝5g、猪苓10g、炒白术10g、泽泻10g、茯苓15g、台乌药10g、益智仁5g、炙甘草10g、炒枳壳15g、煅龙骨30g、煅牡蛎30g、桑寄生15g、浮小麦30g、生姜3片、红枣4枚，7剂，日一剂，水煎服。

2004年3年26日二诊　小腹胀痛减，夜尿减少一次，腰痠亦减。舌红苔薄白，脉细微弦。守方加桑螵蛸15g，以助补肾涩精，再进7剂。

2004年4月2日三诊　经行尿频缓解，本次月经提前5天。刻下，经行2天，未出现小腹胀及尿频数。但仍神疲乏力，眼睑微浮。舌红苔白，脉细数微滑。仍守原方再进4剂。

2004年5月5日四诊　腰痠怕冷尚未痊可。检查血脂未见明显异常。肾功能：肌酐52.3μmol/L（参考值70~170μmol/L），尿酸140μmol/L（参考值155~428μmol/L）等均低于正常参考值。舌红苔薄白，脉细。守方加制川乌5g、制草乌5g、白芍10g，以助温振肾阳，祛除沉寒痼冷，再进7剂而愈。

按　经期排尿异常，与雌激素与孕激素的分泌相关，因其主导着水钠潴留与排泄功能。若是分泌失调，则水液代谢固然失常。而中医认为肺、脾、肾亏虚，虚不制水而尿频数。《灵枢·口问》明确指出："中气不足，溲便为之变。"故以通因通用之法，用五苓散温阳化气行水；辅以固真丹固真益肾。三脏气复，关隘稳固，尿频自愈。

【案例15】　水肿（围绝经期综合征）

孟某某　女　55岁　居民

2011年7月2日初诊　颜面四肢均微浮肿，加重一周。缘于4年前经断后出现心烦少寐，有时烘热出汗伴神疲乏力，纳呆食少，下肢与颜面浮肿，以下肢为甚，近期加重。经市某医院彩超检查报告：肾与尿路无明显异常；血常规、尿常规亦无异常。血压104/80mmHg，舌红苔白，脉细弦。

证属　脾肾不足，气化失常。

治法　益肾健脾，化气行水。

方药　五苓散合五皮散加味化裁。猪苓15g、茯苓块15g、白术10g、泽泻25g、桂枝3g、生姜皮10g、大腹皮15g、茯苓皮15g、桑白皮15g、陈皮10g、薏苡仁30g、陈葫芦壳30g，3剂，日一剂，水煎服。

2011年7月9日二诊　药后肿消，仍心烦欲泪，易惊。舌红苔微黄，脉弦细软。水患已退，脏燥显然。故在原方基础上加淮小麦50g、红枣5枚、炙甘草5g，以治脏躁，日一剂，水煎服，再服7剂。

随访　药尽而愈。

2018年5月3日再访　愈后无恙。

按　绝经后出现的诸多症状，现代医学称之为"围绝经期综合征"。本案绝经后诸症迁延4年余，由于久病不愈，导致脾肾亏虚，并衍化为脾肾阳虚，命火不足。上不能温煦肺脾，下不能温暖膀胱，致三焦气化失司，水道不利，水湿泛溢于肌肤。"水走皮肤，即为水矣"（《金匮要略·水气病脉证并治》）。故治与五苓散化气温阳；辅以五皮散健脾利水以治皮水，两方协同而收痊功。

【案例16】　水肿（急性肾炎）

王某某　女　51岁　农民

1974年8月7日初诊　发烧、畏寒、关节酸胀，继而眼睑浮肿并渐进及四肢已一周。刻诊。一身浮肿，仍恶风。心烦喜呕，饮食无味，胸口胀闷，腰酸软疼痛，小便短少。舌质淡、苔薄白，脉浮细兼紧。

证属　风寒外束，水溢皮下。

治疗　温阳化气，利水降逆。

方剂　五苓散合小半夏加茯苓汤加减化裁。桂枝一钱半、白术三钱、泽泻四钱、猪苓四钱、茯苓五钱、制半夏三钱、陈皮三钱、苍术三钱、甘草一钱半、木通三钱、车前子三钱，2剂，日一剂，水煎服。

1974年8月12日二诊　肿消三分之二，腰痛已愈，小便已调。但仍头晕微胀痛，手脚乏力，食欲无味。舌质淡、薄白苔，脉缓。

水湿已去，脾虚突出。故守方加党参四钱、苏梗三钱、陈皮三钱、神曲三钱、牛膝二钱，以健脾益气，消食畅中，再进3剂。

1974年12月4日随访　药后诸症愈。

按　急性肾小球肾炎，简称"肾炎"，是由细菌、病毒、原虫等感染所引起的肾脏病变。其常见症状为：水肿、畏寒、发热、腰痛、头痛、乏力等。本案虽无检验证实，但依其症状而确定。中医据其脉证辨为"风水"，正如《金匮要略·水气病脉证并治》所云："风水，恶风，一身悉肿，脉浮，不渴。"本案就诊时，浮肿，心烦，喜呕，胸部痞满。故在治疗上，遵《伤寒论·辨太阳病脉证并治下》第156条文："与泻心汤，痞不解。其人渴而口燥烦，小便不利者，五苓散主之。"以其气化三焦，除其痞满；辅以小半夏加茯苓汤，化饮降逆，导水下行，其肿自愈。

【案例17】 水肿（体位性水肿）
陈某某　女　81岁　居民

2015年1月5日初诊　尿少，双腿肿胀，下午加重。经某医院检查报告：双肾结石。经服肾石通不见效，服用了玛卡也未见效。腰痛，纳呆、消化不好，多食则胀满。夜尿频，大便时结时稀。舌红苔白，脉细弦软。

证属　肾阳亏虚，脾虚水溢。

治法　温肾化气，利尿消肿。

方药　五苓散合五皮散加减化裁。肉桂3g、猪苓10g、白术10g、泽泻10g、茯苓皮10g、茯苓块10g、大腹皮10g、桑白皮10g、陈皮10g、生姜皮6g，5剂，日一剂，水煎服。

2015年1月12日二诊　肿胀明显减轻，但腰仍瘦痛。舌红苔白，脉弦软、左细弦软。守方加黑附片6g、巴戟天10g、肉苁蓉10g、川续断10g、川牛膝10g、葫芦巴6g，以温肾壮阳，再进5剂以善后。

随访　家属告，药尽肿消。

按　体位性水肿，其原因为血液循环受阻，或者是血液回流障碍，一般多发于老年人。患者乃耄耋老人。"诸病水液，澄澈清冷，皆属于寒"（《素问·至真要大论》）。高龄肾气亏虚，气化失权，故而无论站与坐立过久，都将导致下肢水肿。治疗上"诸有水者，腰以下肿，当利小便"（《金匮要略·水气病脉证并治》）。故以五苓散合五皮散化气利水而收效。

【案例18】 水肿（急性肾盂肾炎）
王某某　男　66岁　农民

1998年3月20日初诊　全身浮肿3天。缘于胆囊结石并出现巩膜皮肤黄染，因而服"胆道排石汤"后，药后黄疸及自觉症状消失。但近几日周身出现浮肿、腰痛，伴头晕腹满，稍咳，气短乏力。检查尿常规：尿蛋白（+）、红细胞0~1个/HP、白细胞0~4个/HP。舌质暗红、苔薄白润、舌中有一纵行裂纹，脉浮滑。

证属　脾虚失运，水湿外溢。

治法　益肾健脾，利水化气。

方药　五苓散合五皮散加减。白术10g、泽泻20g、茯苓20g、猪苓10g、桂枝5g、陈皮10g、大腹皮10g、茯苓皮10g、生姜皮10g、蝉衣10g、葫芦壳20g，3剂，一日一剂，水煎服。

1998年3月23日二诊　复查尿常规：尿蛋白（+），余项无明显异常。守方再进3剂。

1998年3月27日三诊　尿常规：尿蛋白（+），其余无明显异常。水肿除，精神增，但胃脘稍痞满，大便干。舌红苔薄白、中部有纵裂，脉滑、左略细。守方加蒲公英15g、广木香10g，以助清热解毒，行气除满，共进21剂后，诸症悉除，尿蛋白消失。

1998年12月随访　药后已愈，至今无恙。

按　"肾盂肾炎"是由非特异性细菌直接侵袭肾盂、肾实质引起的炎症性疾病。临床分为急性和慢性两种。其常见症状为发热、腰痛、尿急、尿频、尿痛、甚或肉眼血尿等。本案则因为胆石症引起水肿、腰痛，尿常规异常。实乃湿热下注，肾与膀胱气化失常，水湿外溢所致。故治与五苓散领五皮散益肾健脾，利水化气而使肿消症除。

【案例19】 水肿（多囊肾术后）
李某某　女　62岁　居民

2012年8月27日初诊　面浮及下肢浮肿4个月。因右侧多囊肾入住南昌大学第二附属医院行多囊肾破囊去顶术。术后出现面浮及下肢浮肿，及下肢沉重麻木，并伴有腹胀，纳呆，小便短少，烦渴少饮。大便尚调。舌红尖甚苔白、舌中微黄，脉细、右细关弦。

证属　肾气亏虚，水湿外泛。

治法　益肾化气，健脾利湿。

方药　五苓散合五皮散加味。猪苓15g、白术10g、茯苓块15g、泽泻25g、肉桂3g、茯苓皮15g、生姜皮6g、陈皮10g、大腹皮10g、桑白皮15g、生黄芪20g、土茯苓30g，7剂，日一剂，水煎服。

2012年9月3日二诊　药后腹胀减，下肢浮肿减轻，但出现周身关节酸痛。舌红苔白，脉细软、关微弦。守方加重生黄芪15g，加汉防己10g，仿防己黄芪汤意祛风利湿；再加椒目6g、葶苈子10g，以祛肺肠间水气，再进 7 剂而愈。

按 多囊肾手术致肾气受损，气化不利，发为水肿。"肾者，胃之关也，关门不利，故聚水而从其类也"（《素问·水热穴论》）。故用五苓散启其关门，气化膀胱；辅以五皮散健脾胃，利水道，则水肿自退。

【案例 20】 腹胀（直肠癌术后）

邹某某 男 74 岁 退休职工

2016 年 2 月 23 日初诊 腹胀伴呕吐一个多月。40 天前因直肠癌入住南昌大学第一附属医院普外手术治疗。出院不出一周则腹胀伴呕吐，并将创口崩裂，旋即入住普外修复。经输液及营养液治疗 10 余天，状态下滑，不能进食，食则吐，饮水也吐。形态消瘦，大便虽日可一解，但量极少，小便尚调。舌暗红苔薄少、舌中淡黄、呈纵形厚薄不规则苔，脉弦软微数。

证属 阳虚气郁，水湿瘀阻。

治法 温阳化气，利水化瘀。

方药 五苓散加味。猪苓 10g、白术 10g、茯苓 15g、泽泻 10g、桂枝 3g、绵茵陈 12g、炒鸡内金 15g、炒厚朴 10g、生姜 3 片、生麦芽 30g，3 剂，日一剂，水煎服。

2016 年 2 月 25 日电话告："药仅 2 剂，昨晚拉出两块黑乎乎的东西，今天腹胀显减。"并问"此为何物？"告知："此乃术后淤血。"嘱：注意饮食将息应以稀粥调养。

随访 2016 年 6 月 4 日晚餐相告：经调理后，近期纳香，眠好，二便通调。体重增加 10kg 多。观其面色红润、光泽，已获康复。

按 本案直肠癌术后，正气内伤，阳气不振，水湿瘀阻，胃气不和。故而出现腹胀，食则呕吐之格拒。病机有如太阳经腑证蓄水，"水入则吐者，名曰水逆，五苓散主之"。故治与五苓散为主以温阳化气；加茵陈以除湿利尿，厚朴温中下气，鸡内金、生麦芽、生姜以和胃助运，共奏利水通阳之功。

【案例 21】 遗尿

邹某某 女 3 岁

2008 年 2 月 5 日初诊 母述：患儿遗尿。而且尿频、尿急。尿时不易控制，经常弄湿内衣。纳可，大便调。舌红苔薄白，脉细。

证属 脾肾不足，气化失权，闭藏失职。

治法 补益脾肾，温阳化气，固涩止遗。

方药 五苓散合桑螵蛸散加减化裁。桂枝 5g、猪苓 10g、茯苓 10g、泽泻 8g、白术 6g、台乌药 6g、益智仁 5g、西洋参片 5g、生甘草梢 6g、煅龙骨 15g、煅牡蛎 15g、生远志 5g、石菖蒲 5g、醋龟板 15g、桑螵蛸 8g，5 剂，日一剂，水煎服。

随访 其父邹某告：药后遗尿愈。

按 小儿遗尿皆为禀赋不足，肾与膀胱虚冷，不能温制于水所致。《素问·宣明五气》云："膀胱不利为癃，不约为遗溺。"故治以五苓散温阳化气，约制膀胱；桑螵蛸散补肾益心，固关止遗。

58. 茵陈五苓散

"茵陈五苓散"源于《金匮要略》乃经典之方，张仲景立意，为"黄疸病"而设。方由茵陈蒿末十分、五苓散五分组成。其功用利湿除疸。主治：湿重于热，小便不利之黄疸病。

余临证减去五苓散中桂枝，防其辛温伤肝。《得配本草》明确指出："阴虚血乏，素有血证，外无寒邪，阳气内盛，四者禁用。"故化裁成茵陈四苓汤，治疗黄疸、妊娠甲肝、乙型肝炎、腹胀等，治疗 34 例，好转并愈 24 例，总有效率 70.5%，疗效卓著。

【案例 1】 聚证（早期肝硬化）

王某某 女 30 岁 自由职业

2006 年 12 月 5 日初诊 脘腹胀闷反复发作。近因右上腹胀闷加重，并经常头痛头晕，晨起四肢微颤。因有"慢性乙肝"史，故而入江西省人民医院进行复查，乙肝两对半：表面抗原、e 抗原、核心抗体阳性；HBV-DNA 4.03×10^3 copies/mL；肝纤四项：层粘连蛋白 150.81ng/mL；肝功能尚未见明显异常；B 超提示：肝实质回声稍致密。初步诊断：早期肝硬化。刻诊，右上腹胀闷，头晕肢颤，两颧嫩红、红丝满布、脉络清晰、按之色退。纳呆，食油腻则恶心。少寐、不易入睡。月经量少。舌鲜红苔薄白，脉细弦数。

证属 肝郁脾虚，湿热积聚，脉络瘀阻。

治法 疏肝健脾，清热除湿，活血化瘀。

方药 茵陈四苓汤加味。绵茵陈 12g、白术 10g、猪苓 10g、泽泻 10g、茯苓 10g、生栀子 10g、绣花针 20g、野灵芝 10g、垂盆草 15g、白芍 20g、醋鳖甲20g、当归10g、生黄芪15g、川红花10g、北山楂15g、黑蚂蚁10g、鸡内金15g、生谷芽30g、生麦芽30g，日一剂，水煎服。

2013年9月30日再诊　按方加减共服102剂中药后，右上腹闷胀消失，头晕、肢颤悉除，两颧嫩红色褪，纳可便调。复查结果，乙肝两对半仍为1、4、5阳性；肝功能无明显异常；肝纤四项无明显异常；HBV-DNA 3.86×10⁴copies/ml。停药观察。

2018年春节随访　乙肝两对半仍为小三阳，余项及肝功能均无明显异常

按　早期肝硬化，现代医学目前将其分为5个时期，包含代偿期和失代偿期两大类，不同阶段有相应的症状特征。一般来说，肝硬化早期表现隐匿，不易察觉，或有乏力、食欲减退、腹泻等消化系统症状。如有乙型肝炎病毒感染者，可能会有肝掌、蜘蛛痣等。此外，多表现为原发肝病的相应症状，晚期则出现各种严重症状和相关的并发症表现。如循环障碍、脾脏肿大、腹水、黄疸及内分泌功能紊乱等。

中医学认为其病机主要是肝失条达疏泄，肝气横逆，犯胃乘脾，脾胃受侮，而渐致虚弱，清阳不升，津液失于输布，水湿不得转输，则水湿不化，湿热滋生，日久则脉络瘀阻，气血痰湿聚而成积；积久则气血壅滞，壅滞则血瘀尤甚。且久病入肾，导致肝脾肾俱损，造成水湿积聚，最终发为臌胀。本案出现脘腹胀闷、纳呆恶心、头晕肢颤、面部满布蜘蛛痣。按肝郁脾虚，湿热积聚，脉络瘀阻论治。治与茵陈四苓汤加味以疏肝健脾，清热除湿，活血化瘀，服药102剂获安。

【案例2】　腹胀（肝功能异常）
杨某　男　3岁

2000年11月18日初诊　父述：因腹胀、尿黄而来昌检查发现肝功能异常，ALT（谷丙转氨酶）80U/L，余项无明显异常；乙肝两对半：阴性。刻诊，腹胀，纳呆，大便稀软。观其眼结膜淡蓝，并有蛔虫斑。舌红苔白根部厚，指纹淡红隐伏。

证属　脾虚失运，湿邪内阻。

治法　健脾助运，淡渗利湿。

方药　茵陈四苓汤加味。绵茵陈10g、白术5g、泽泻10g、猪苓5g、茯苓10g、陈皮5g、炒鸡内金10g、炒谷芽10g、炒麦芽10g、砂仁3g，7剂，日一

剂，水煎服。

2000年11月25日二诊　父述：药后尿已清，腹胀显减，纳增。舌红苔白、根部苔略厚，指纹隐伏。守方再进7剂。

2000年12月5日三诊　父述：孩子已复常，要求再服。故守方再进一周以善后。

随访　复查肝功能复常。

按　患儿腹胀、尿黄，检查发现单项谷丙转氨酶升高，余项无异常。据脉证应为饮食不节，损伤脾胃，运化失常，湿浊内生，郁而化热所致。故治与茵陈四苓汤加味以健脾助运，淡渗利湿获愈。

【案例3】　黄疸（急性黄疸型肝炎）
邹某　男　9岁　学生

1997年8月6日初诊　父述：因面目发黄、尿黄，当地医院诊为"黄疸型肝炎"两周。上周求治，授方茵陈四苓汤，服7剂后，黄退，尿清。今携患者来昌复诊。江西省中医院肝功能检查报告：碱性磷酸酶159U/L、谷丙转氨酶299U/L、谷草转氨酶195U/L，曾在当地检查乙肝两对半无异常。纳食已增，大便尚调。舌红苔白、根部苔厚稍滑，脉弦软。

证属　肝热脾虚，湿热熏蒸。

治法　清肝健脾，利湿退黄。

守原方药　茵陈四苓汤加味。绵茵陈10g、猪苓6g、泽泻10g、白术10g、茯苓10g、绣花针15g、炒谷芽30g、鸡内金10g、生栀子5g、丹参15g，再服10剂。

随访　其父邹某告，患者已安，当地检查肝功能已无异常。

按　现代医学认为急性黄疸型肝炎是急性病毒性肝炎的一种。临床表现为起病急、食欲减退、厌油、乏力、上腹部不适、恶心、呕吐，部分病人畏寒发热，继而尿色加深、巩膜、皮肤出现黄疸。本案患孩据其脉证为外感时邪，郁而不化，乃至湿热蕴伏脾胃，湿郁化热，湿热交蒸，熏蒸肝胆，使胆汁不循常道侵渍肌肤、血络、小便之中而成黄疸。故治与茵陈四苓汤加味以清肝健脾，利湿退黄获愈。

【案例4】　黄疸（甲型肝炎）
邹某　男　3岁

1998年11月26日初诊　母述：身黄、目黄、

尿黄一周余。当地医院诊为"甲肝"。故赴省城就诊中医。江西省中医院检查：总胆红素 95.7μmol/L（参考值 1.7~20μmol/L）、直接胆红素 30.9μmol/L（参考值 0~6.0μmol/L）、谷丙转氨酶 495U/L（参考值 0~45U/L）；乙肝表面抗体阳性。刻诊，巩膜中度黄染。纳尚可，大便日数解，拉黏液便挟不消化物、色灰白。舌红苔薄白润，指纹青紫沉伏。

证属　肝热脾虚，湿热蕴蒸。

治法　清肝健脾，利湿退黄。

方药　茵陈四苓汤加味。茵陈 10g、猪苓 6g、茯苓 10g、泽泻 10g、白术 6g、炒谷芽 10g、炒麦芽 10g、陆英 10g、焦山楂 10g，10 剂，日一剂，水煎服。

嘱　忌油腻及高蛋白食物。

1998 年 12 月 11 日二诊　药后复查肝功能：谷丙转氨酶 47U/L，余项复常。守方再进 7 剂后愈。

按　甲型肝炎是因人体感染甲型肝炎病毒（HAV）引起的，以肝脏损害为主，以食欲减退、厌油、肝功能异常为主要临床表现的一种急性传染病，主要经消化道传播。未接种甲肝疫苗者及 6 个月龄以上婴幼儿在内的抗–HAV 阴性者，普遍易感。患儿则是感染甲肝病毒所致，因其身黄、目黄、尿黄，故称之为黄疸，又称之为黄瘅。正如《素问·平人气象论》云："溺黄赤，安卧者，黄疸。"《素问·六元正纪大论》云："溽暑湿热相薄，民病黄疸而胕肿。"认为本病与暑热、湿热有关。故治与茵陈四苓汤加味以清肝健脾，利湿退黄获愈。

【案例 5】黄疸（乙型肝炎）

王某某　男　30 岁　自由职业

1999 年 5 月 26 日初诊　目黄，乏力，纳呆，厌油 10 余天。经检查乙肝两对半：表面抗原、e 抗原、核心抗体阳性；肝功能：谷丙转氨酶 60.3U/L，谷草转氨酶 154U/L，总胆汁酸 47.1mmol/L。巩膜轻度黄染，小便黄。有慢性乙肝史。舌红苔薄白润，脉细弦濡而微数。

证属　肝热脾虚，湿热蕴蒸。

治法　清肝健脾，利湿退黄。

方药　茵陈四苓汤加味。绵茵陈 30g、猪苓 10g、白术 10g、泽泻 15g、茯苓 30g、绣花针 15g、大腹皮 15g、炒谷芽 15g、炒麦芽 15g，7 剂，日一剂，水煎服。

1999 年 6 月 2 日二诊　药后症减。舌红苔薄白润、舌中根部有一纵行细裂，脉略弦。守方再投 14 剂。

2000 年 3 月 14 日再诊　乙肝两对半，由 1、3、5 转为 1、4、5 阳性，肝功能无明显异常。仍纳呆，稍厌油。舌红苔白，脉略弦软微数。守方加丹参 30g、北山楂 15g、神曲 20g，以健脾助运、活血通络，再进。

2000 年 4 月 13 日　共续服 4 周，江西省中医院复查乙肝 1、4、5 阳性，肝功能无明显异常。

2016 年春节再访　身体安康。

按　现代医学认为乙型肝炎病毒（HBV）属嗜肝（DNA）病毒科。乙型肝炎是个古老的传染病，流行于全世界。乙型肝炎病毒（HBV）感染后，除发生急、慢性肝炎外，容易转变成慢性带毒，还可以引发慢性肝炎、肝硬化、原发性肝细胞肝癌。治疗上，急性者除整体治疗外，加强对症治疗。诸如降酶、利胆和抗病毒等；慢性者在当前尚无抗病毒的特效药情况下，以综合治疗为主，进行抗病毒、免疫调节、改善肝功能、阻止肝细胞坏死、促进再生、抗纤维化以及各种对症治疗。中医之多以湿热瘀毒论治，本案按脉证辨为肝热脾虚，湿热蕴蒸。治与茵陈四苓汤加味以清肝健脾，利湿退黄。服药 7 周获安。

【案例 6】黄疸（慢性乙型肝炎）

饶某某　男　34 岁　油漆工

2014 年 6 月 30 日初诊　目黄、尿黄半年余。半年前，因肝功能异常，南昌市第九人民医院检查诊断为乙型肝炎，并用"水飞蓟胶囊＋垂盆草颗粒"治疗。近期复查结果：乙肝五项：1、4、5 阳性；肝功能：谷丙转氨酶 80U/L，总胆红素 35.5μmol/L（参考值 0~25.5μmol/L）、直接胆红素 10μmol/L（参考值 0~6.84μmol/L）、间接胆红素 25.5μmol/L（参考值 0~15μmol/L）、谷氨酰转肽酶 112U/L（参考值 0~50U/L）、HBV-DNA 及甲胎蛋白均无异常；彩超报告：①脂肪肝；②脾脏轻度肿大。巩膜轻度黄染，右肋下胀闷不适。纳可，尿黄。舌红边微甚、苔薄黄，脉弦软。

证属　肝热脾虚，湿热蕴蒸。

治法　清肝健脾，淡渗利湿。

方药　①茵陈四苓汤加味。绵茵陈 15g、猪苓 10g、炒苍术 10g、漂白术 10g、泽泻 10g、茯苓 15g、小叶金钱草30g、生栀子10g、积雪草15g、溪黄草15g、绣花针30g、叶下珠15g、生甘草5g，7剂，日一剂，水煎服。

②五味子散。西红花7g、五味子35g，打粉，每日2次，每次3g，温开水送服。

③嘱：饮食宜清淡，忌油腻。

2014年7月7日二诊　尿已呈淡黄色。舌红边微甚、苔薄黄，脉弦软。守方再服7剂。

2014年7月16日三诊　药服2周，复查结果：谷丙转氨酶46U/L（参考值0~40U/L），谷氨酰转肽酶72U/L（参考值0~50U/L），余项无明显异常。纳香，大便调，尿淡黄。舌红苔淡黄，脉弦软。汤剂及散剂并举，疗效迅速。守方再进。

2014年8月6日再诊　续服2周后，自恃已无碍，而参加酒宴，喝酒吃肉后，又觉不适。复查报告：谷丙转氨酶62U/L，谷氨酰转肽酶78U/L，总胆红素24.8μmol/L，直接胆红素8.6μmol/L，间接胆红素16μmol/L。舌红苔淡黄、舌边稍腻，脉弦软微数。

按　患者药后诸症缓解，肝功能几近正常。因饮食不当，乃至湿热复酿，肝功能又复异常。采取杂合以治：

①守首方加白茅根30g、垂盆草30g，以解毒渗湿，再进。

②西红花7g，每日1g，开水泡饮，以养血活血。

③建议避免油漆工作，以防有害气体的吸入。

2014年9月17日五诊　又续服4周。精神渐复，纳食可，二便调。于南昌市第九人民医院检查报告：肝功能：谷丙转氨酶44U/L（参考值0~40U/L），谷氨酰转肽酶67U/L（参考值0~50U/L），直接胆红素8.6μmol/L（参考值0~6.84μmol/L），总胆红素24.5μmol/L（参考值0~20.5μmol/L），间接胆红素15.9μmol/L（参考值0~15μmol/L）。舌红苔微黄，脉浮弦、重按少力。

2014年11月19日随访　五诊后再服药2周，并按嘱未再从事油漆工作。近周肝功能复查报告已无异常。

按　患者发现乙型肝炎病毒感染后，迁延未愈。据其脉证，按肝热脾虚，湿热蕴蒸论治。服药茵陈四苓汤加味以清肝健脾，淡渗利湿。获得了较好的疗效，由于饮食不当，造成食复。在原方的基础上配合西红花茶饮及避免有害气体吸入获安。

59. 防己黄芪汤

防己黄芪汤，源于《金匮要略·痉湿暍病脉证治》，本方用于风湿在表的湿病。方中重用黄芪补气固表为君；防己祛风行水为臣；白术健脾渗湿，助黄芪以益气固表为佐；甘草调和诸药，生姜、大枣调和营卫为使。诸药相伍，共奏益气祛风，健脾利湿之功。临证用于湿邪在表的水肿、着痹的治疗，可谓药至病除。

【案例1】　水肿（慢性肾小球肾炎）

王某某　女　20岁　农民

1988年8月6日初诊　眼睑浮肿发作4天。近半年来，眼睑浮肿，身重乏力时作时好，前医根据症状和尿检，拟"慢性肾小球肾炎"治疗。近日又发作，尿常规：蛋白极微，白细胞0~2，上皮细胞（+）。刻下，全身乏力，身重气短，口淡纳果，口干喜热饮，大便调。舌红苔白稍粗糙，脉沉细微数。

证属　脾虚水泛，水湿外溢。

治法　益气祛风，健脾利水。

方药　防己黄芪汤合五皮饮加味。防己10g、北黄芪20g、白术10g、甘草5g、生姜3片、红枣3枚、大腹皮10g、桑白皮10g、陈皮10g、茯苓皮10g、姜皮6g、痳积草10g，7剂，日一剂，水煎服。药后复查尿常规复常。

1993年6月17日随访　药后浮肿愈，距今五年，至今安康。

按　"慢性肾小球肾炎"一般由"急性肾小球肾炎"迁延不愈而转变为"慢性肾小球肾炎"，每以劳累或感冒时发作。据证本案乃风湿在表，兼有脾虚。故以防己黄芪汤益气固表，祛风利湿；辅以五皮饮健脾利水，药仅7剂，而收痊功。

【案例2】　着痹（右坐骨神经炎）

王某某　女　64岁　家务

2004年3月31日初诊　半年来，右腿臀部至委中穴处酸胀痛并沉重。经常低热，体温37.6~38.3℃。曾于春节前在当地住院治疗，未效。近天气寒冷，有加重之趋势。当地医院检查红细胞沉降率：25mm/h，抗ASO：弱阳性；摄胸片未见明显异常；摄腰椎片报告：骨质增生；诊断：右坐骨神经炎。今日查尿常规：白细胞 0~1 个 /HP，潜血（+-）。纳可，但多食则胀闷，素有胃炎史。眠可，大便日 2 行。舌红苔薄白、舌尖处有"八"字状裂纹，脉细。

证属　正气亏虚，风湿相搏。

治法　祛风胜湿，益气通络。

方药　防己黄芪汤合三妙丸加减化裁。生黄芪 30g、防己 12g、白术 10g、细辛 3g、生甘草 5g、生姜 3 片、红枣 3 枚、苍术 10g、黄柏 10g、川牛膝 10g、制川乌 5g、制草乌 5g、当归 10g、威灵仙 15g、晚蚕砂 15g、海桐皮 15g、稀莶草 15g，7 剂，日一剂，水煎服。

2004 年 4 月 14 日二诊　药后疼痛减轻，但近期又出现颜面微浮，下肢亦微浮、按之微微凹陷。脉舌如前。守方加茯苓 15g、茯苓皮 10g，以助淡渗利湿，再进 14 剂。

2004 年 5 月 5 日三诊　右髋关节处仍疼痛，浮肿已消。舌淡黄、苔薄白，脉细。守方再投 21 剂而愈。

二年后随访　至今安康。

按　坐骨神经炎，现代医学有"根性"与"干性"两种。根性系椎间孔及脊椎横突之间神经根部分受损所致，这样远端的病变引起的干性坐骨神经痛较为少见。而本案则大多继发于邻近组织的病变。可为坐骨神经本身间质性神经炎（风湿性）或盆腔内病变影响所致。中医则认为风寒湿邪，闭阻经络所致。《金匮要略·痉湿暍病脉证治》云："太阳病，关节疼痛而烦，脉沉而细者，此名湿痹……""风湿脉浮，身重汗出恶风者，防己黄芪汤主之……下有陈寒者加细辛三分。"故以防己黄芪汤加细辛祛风除湿；辅以三妙汤清热利湿，并防湿郁化热，再加川、草乌以祛除陈寒。诸药配合，共收祛风胜湿，益气固表之效。

60. 麻黄连轺赤小豆汤

麻黄连轺赤小豆汤，乃《伤寒论·辨阳明病脉证并治》第 262 条文为湿热内蕴，兼感外邪，所致湿热发黄，发热恶寒，无汗身痒及脘腹痞满等症而设。方中麻黄、杏仁、生姜辛散表邪，宣发郁热；连轺、生梓白皮、赤小豆清泄湿热；大枣、甘草调和脾胃。诸药相伍，能使表里宣通，湿热清泄，表解里和，黄疸等病自愈。方中连轺（连翘根）、生梓白皮，因不常用而缺药，替之于连翘、桑白皮可收同样疗效。

临证使用本方治疗因湿热所致水肿、痤痹等，疗效可靠。

【案例 1】　水肿（急性肾小球肾炎）

张某某　男　15 岁　学生

1989 年 4 月 17 日初诊　患肾炎 2 个月。开始因咽喉痛，并出现颜面微浮肿。化验小便，发现尿常规异常。经治疗症状未能改善，故求诊于中医。刻下，尿常规：蛋白（3+），红细胞（3+），白细胞（+），上皮细胞 0~2 个 /HP，管型 0~2 个 /HP。颜面微浮，纳差，食后呕吐。舌红苔白兼微黄、中间少苔，脉滑数。

证属　风邪外袭，风遏水壅。

治法　疏风解表，化瘀利水。

方药　麻黄连轺赤小豆汤加减。生麻黄 3g、连轺 10g、赤小豆 10g、光杏仁 6g、桑白皮 10g、生姜 2 片（约 6g）、红枣 2 枚、白茅根 30g、半枝莲 15g、白花蛇舌草 15g、猪苓 6g、泽泻 6g、茯苓皮 6g、大腹皮 10g、陈皮 6g，5 剂，日一剂，水煎服。

1989 年 4 月 22 日二诊　自觉精神好转，纳食增，大便正常。复查尿常规：蛋白已降至微量，红细胞 0~4 个 /HP，白细胞 0~2 个 /HP。血压 100/60mmHg。舌红苔白、中根部苔微黄稍腻，脉滑、左稍细。守上方去麻黄、连翘，加薏米 15g、鸡内金 6g、田七粉 1.5g（冲服），以助利湿健脾，活血和血，再进 7 剂。

1989 年 4 月 28 日三诊　尿常规：蛋白微量，红细胞 0~2 个 /HP，白细胞 0~2 个 /HP，上皮细胞少许，管型 0~1 个 /HP，舌苔滑而微黄，脉如前。守方加减进退再进 8 剂。

1989 年 5 月 6 日四诊　尿常规：蛋白已降至极微，管型阴转，红细胞 0~5 个 /HP，白细胞 0~2 个 /HP。纳可，二便调，舌红苔微黄厚，脉细弦微数，守方再进。

2013 年 2 月 19 日随访　连续共服 47 剂而愈。至今安康，尿常规未再出现异常。

按　肾炎，是一种由细菌、病毒、原虫等感染引起的肾脏病变为主的变态反应性疾病。主要表现为尿的改变（血尿、蛋白尿、管型尿）、水肿、高血压等特征。中医学认为风淫外袭，湿热内蕴，肺失宣肃，致水道通调障碍，风遏水阻，风水相搏，流溢肌肤，发为水肿。故本案水肿治以麻黄连轺赤小豆汤，宣散外邪，清热利湿，表解里和，其症自愈。

【案例2】 水肿（尿路感染）

饶某某　女　27岁　农民

1979年7月4日初诊　全身浮肿6天。经查小便常规示：尿液混浊，上皮细胞0~6个/HP、红细胞0~8个/HP、白细胞0~4个/HP。经肌肉注射青霉素和庆大霉素等未见效。刻下，尿频尿急而灼热，伴腰疼。舌红苔薄黄、舌根苔厚，脉细。

证属　外感风邪，水湿外泛。

治法　散风宣肺，利水消肿。

方药　麻黄连轺赤小豆汤加减。赤小豆12g、连翘10g、杏仁10g、杜仲15g、生麻黄5g、甘草6g、生姜2片、川黄连6g、黄柏12g、黄芩12g、干姜5g，3剂，日一剂，水煎服。

1979年7月13日二诊　症状减，现纳呆。守方再进3剂而愈。

按　本案身浮肿，小便混浊，乃湿热内蕴，兼有外感。故以麻黄连轺赤小豆汤治之，既宣泄外邪，又清热利湿，仅6剂而愈。

61. 赤小豆当归散

赤小豆当归散，出自《金匮要略·百合狐惑阴阳毒病证治》，为狐惑酿脓而设。其云："病者脉数，无热微烦，默默但欲卧，汗出，初得之三、四日，目赤如鸠眼，七、八日目四眦黑；若能食者，脓已成也，赤小豆当归散主之。"由此可知，血分热盛之象，随肝经上注于目。蓄热不解，湿毒不化而酿成痈脓。方中赤小豆渗湿清热，解毒排脓；当归活血，祛瘀生新；浆水清凉解毒。共奏清热利湿，活血解毒之功。

临证循这一病机，用之治湿疹及因湿毒下注之便秘、便血，可谓巧用。

【案例1】 湿𤺥疮（急性湿疹）

蒙某某　女　84岁　居民

2014年11月10日初诊　双下肢斑疹红热瘙痒、肿胀、轻度渗黄水并糜烂。以右侧为甚，并伴有麻辣不适已20多天。经服连翘赤小豆合黄芩三物汤加味，效果不显，去年10月27日亦曾患𤺥疮，服此方缓解

至今。刻下，瘙痒难寐，眼皮沉重疲劳，检查血糖无明显异常。舌红苔白，脉浮弦软而数。

证属　风湿浸淫，热毒蕴结。

治法　清热燥湿，凉血疏风。

方药　赤小豆当归散合犀角地黄汤加减。赤小豆30g、当归10g、水牛角粉15g、生地黄15g、赤芍30g、牡丹皮10g、黄芩10g、桑白皮15g、紫浮萍15g、苦参10g、白藓皮15g、连翘20g、胡黄连6g、蝉衣6g、生甘草6g，4剂，日一剂，水煎服。

2014年11月17日二诊　其子王某代述：疹减半以上，局部尚有小片𤺥疮未痊愈，疮愈处皮肤稍有麻辣感。守方再进4剂。药尽告愈。

按　𤺥疮，发生于手足部位的瘙痒渗出性皮肤病。《诸病源候论》卷之三十五谓："多著于手足间，递相对，如新生茱萸子，痛痒，抓搔成疮，黄汁出，侵淫生长，坼裂，时瘥时剧。"本案瘙痒、肿胀、轻度渗黄水并糜烂，反复发作，以湿邪偏重，故为湿𤺥疮，针对瘙痒难耐之主证，巧妙地运用赤小豆当归散清热利湿之功力，辅以犀角地黄汤之凉血解毒而获显效。犀角用水牛角替之。

【案例2】 便血（慢性结肠炎）

付某　男　22岁　农民

1998年12月16日初诊　腹痛大便时泻时结并下血，或便前或便后挟血已有数月之久。11月5日入抚州地区医院就诊，纤维结肠镜检查诊断：①内痔；②慢性结肠炎。经服丽珠得乐，柳氮磺吡啶片，维生素B$_6$等药后，腹痛缓解。但腹胀、大便一直干结难解，解后又觉不净，并时有挟血，1~2次/日。两周前某医给服中草药：白花蛇舌草10g、金钱草15g、虎杖15g、白术10g、土茯苓10g、白茅根15g、板蓝根15g、野菊花10g、金银花12g、甘草6g等10剂，未能见效。舌红边甚苔白、舌边有齿印，脉细弦软。

证属　湿热下注，热结肠道。

治法　清热解毒，润肠通便。

方药　赤小豆当归散加味化裁。赤小豆30g、当归10g、炒枳壳15g、生甘草6g、火麻仁10g、桃仁10g、生地榆30g、赤芍15g、广木香10g，7剂，日一剂，水煎服。

1998年12月26日二诊　大便通畅，腹胀已除。舌红尖甚、苔白根稍厚，脉象滑数（酒后）。守方再

进 7 剂。

嘱　忌饮酒、辛辣及油腻食品。

1999 年 1 月 6 日三诊　大便已正常。舌红苔白，脉略细。守方加白术 10g，以健脾益气，再进 14 剂以善后。

1999 年 3 月 8 日在广州来电话告知　药后症愈，至今安康。

按　慢性结肠炎由多种原因导致，病程长，反复发作。以腹痛、腹泻为主要特征，黏液便、便秘也有发生。本案时泻、时结，或便血，反复发作，久治无效。《金匮要略·惊悸吐衄下血胸满瘀血病脉证治》云："下血，先血后便，此近血也，赤小豆当归散主之。"患者嗜酒及辛辣，酿热下注，导致或便前或便后挟血。治与赤小豆当归散清热渗湿，凉血解毒，用之良效。

62. 泽泻汤

泽泻汤乃《金匮要略·痰饮咳嗽病脉证并治》中为"心下有支饮，其人苦冒眩"而设。主治水停心下，清阳不升，浊阴上犯，头目昏眩。方中泽泻利水除饮，白术补脾制水，共成健脾燥湿，利水止眩之剂。临证除治疗浊阴上蒙之各种眩晕证外，对头痛、各种水肿及心悸，均有较好的治疗效果。当下就诊于中医具有支饮者，其症情均较为复杂。故治与泽泻汤为主，辅以它方、它药而收痊功。

【案例 1】　眩晕（左侧颈动脉供血不足）

邹某某　女　45 岁　农民

1993 年 4 月 20 日初诊　头晕如坐身车半个月。由于头晕伴后脑勺疼痛，而入江西医学院第二附属医院检查诊断为"左侧颈内动脉供血不足"。虽服药数天，尚无疗效。刻下，头晕目眩伴后脑闷痛。纳可，口苦；小便频急不爽，大便 1~2 日一解，有时结。追询病史：头晕曾于 7 年前和上个月各发作过一次。舌红苔薄黄，脉少力、关弦滑。

证属　脾虚水泛，浊饮上泛。

治法　燥湿健脾，利水逐饮。

方药　泽泻汤合温胆汤加减。泽泻 10g、白术 10g、法半夏 10g、茯苓 30g、陈皮 10g、竹茹 10g、枳实 10g、生姜 3 片、红枣 5 枚、黄连 6g、车前子

10g，7 剂，日一剂，水煎服。

1993 年 4 月 28 日二诊　小便频急不爽愈，口苦减。头仍微晕，故喜低头而坐，抬头则头微晕。舌淡红、苔薄白，脉沉细。脉证突显中气不足，气虚血弱。故拟补中益气汤善后。

1993 年 5 月 9 日随访　服至 14 剂，头晕愈，饮食增，精神好。

按　本案眩晕，先就诊于西医，多方检查后发现"左侧颈动脉供血不足"，治而无效。按辨证实乃心下支饮，浊阴上扰，并兼有胆虚胃热，寒热夹杂。故以泽泻汤减量以轻利水湿，伍以温胆汤温胆清胃，化痰止晕收效，并以补中益气汤善后以而收痊功。

【案例 2】　眩晕［药源（人参）性眩晕］

张某某　男　18 岁　学生

1994 年 1 月 28 日初诊　眩晕 1 天，加剧半天。近四天家长给服西洋参每天 6g、炖服，服完 25g 后出现头晕目眩，如坐身车，呕吐 3 次。口干不欲饮，而且口水多，大便干结如羊屎。体格偏胖。心肺听诊：无明显异常；观其口腔黏膜及胸腹未见出血点。舌红尖甚、苔黄，脉滑。

证属　气机壅滞，痰饮上泛。

治法　行气开郁，燥湿豁痰。

方药　泽泻汤合导痰汤加减。泽泻 25g、白术 10g、法半夏 10g、陈皮 10g、枳实 10g、胆南星 10g、茯苓 20g、炙甘草 10g、天麻 10g、钩藤 10g、车前子 15g、生姜 3 片，3 剂，日一剂，水煎服。

随访　药尽眩晕愈。

按　人参虽能大补元气，但历代本草均有禁忌之提示，诸如《药品化义》明确指出："脾胃热实，咳嗽痰盛，失血初起，胸膈痛闷，噎嗝便结，有虫有积，皆不可用。"患者青年，体格肥胖，内蕴痰湿。家长只知人参大补，殊不知其有助痰、壅塞气机之弊，连服 4 天后出现头晕呕吐。经用泽泻汤利水除饮，补脾制水以制眩；辅以导痰汤燥湿豁痰，行气降逆方获安。当为服用人参之警示！

【案例 3】　眩晕（耳源性眩晕）

杜某　女　35 岁　教师

2001 年 6 月 13 日初诊　阵发性眩晕 1 天。2 天前胃脘不适伴右耳鼻有闷塞感，接着则出现眩晕。血

压：110/70mmHg，查血常规无明显异常。舌红苔白，脉弦关软。

证属　脾虚水泛，痰饮上犯。

治法　健脾利水，化痰止眩。

方药　泽泻汤合半夏白术天麻汤加减。泽泻25g、白术10g、法半夏10g、陈皮10g、茯苓15g、炙甘草6g、红枣5枚、生姜3片、天麻10g、车前子10g，4剂，日一剂，水煎服。

2001年6月26日随访　药后眩止。

按　本案眩晕前有胃脘及耳鼻闭塞不适感，继而出现阵发性眩晕。正是脾胃虚弱，外邪侵袭，痰湿中阻，上犯清窍发为眩晕。治以泽泻汤补脾制水；辅以半夏白术天麻汤疏风豁痰而收效。

【案例4】　眩晕（前庭周围性眩晕）

陈某某　女　51岁　居民

2001年10月27日初诊　感冒后眩晕8天，头晕时大汗伴呕吐痰水食物等。1984年曾有过一次眩晕，经住院治疗后缓解。刻下，眩晕如坐舟车，恶心呕吐，汗出心慌，呕吐痰水食物。同时伴烦热少寐、胁痛及胃脘饱胀。有频发室早史。血压120/85mmHg，舌质暗红、苔薄淡黄润，脉细关略滑。

证属　肝郁脾虚，痰饮上犯。

治法　健脾利水，化痰蠲饮。

方药　泽泻汤合温胆汤加味。泽泻25g、炒白术10g、法半夏10g、陈皮10g、茯苓15g、炙甘草5g、竹茹10g、枳实10g、天麻10g、车前仁15g（包煎）、炒谷芽30g，7剂，日一剂，水煎服。

2001年11月3日二诊　眩晕止，仍胁痛及胃脘饱胀，并时而烦热少寐。血压：120/80mmHg，舌红苔白，脉细。

观患者脉证水去饮化，肝郁气滞突显。故治以疏肝解郁，清热除烦。方用逍遥散合栀子豉汤加减共服三周而愈。

按　现代医学认为前庭周围性眩晕，乃指前庭神经的颅外段病变，或者前庭神经感受器病变所引起的眩晕。而中医有"无虚不作眩"和"无痰则不作眩"之说，本案肝郁脾虚，痰饮水泛，兼因外感诱发为其特点，故眩晕伴有胁痛、胃脘饱胀、烦热少寐。当为外感之后痰热内扰所致。故以泽泻汤补脾制水；辅以温胆汤清胃温胆，化痰蠲饮而收效。后期肝郁脾虚及余邪未清，则以逍遥散合栀子豉汤疏肝解郁，清热除烦以收痊功。

【案例5】　头痛（发作性紧张型头痛）

陈某某　女　47岁　居民

2009年9月14日初诊　头痛反复发作30余年，再发伴加重7天。本次发作前休止了8~10年之久。刻下，头痛呈针刺状掣痛，伴有踝关节以下凹陷性水肿，颜面微浮。纳香，有时胸闷，喜叹息，大便尚调。查尿常规：白细胞（3+）；镜检：白细胞1~4个/HP，上皮细胞3~10个/HP。舌红苔淡黄，脉沉细。

证属　浊阴上犯，清阳不升。

治法　疏风利湿，升清化浊。

方药　泽泻汤合五皮散、川芎茶调散加减化裁。白术10g、泽泻25g、生姜皮10g、大腹皮15g、茯苓块15g、茯苓皮15g、陈皮10g、川芎15g、羌活10g、白芷10g、防风15g、细辛3g、荆芥5g、生甘草6g、卷柏30g、桑白皮15g，7剂，日一剂，水煎服。

2009年10月9日二诊　药三剂则头痛止，下肢肿消。刻诊，头稍晕伴失眠，既难以入寐，又易惊醒，若醒后不易再入睡，而且尿频。纳少，食油腻则右上腹闷痛。舌红苔薄白，脉细。

患者清阳升，湿浊化，标证去，本虚显。故拟补益心脾，交泰心肾调理。方用归脾汤合交泰丸加减共服5剂而愈。

2009年10月30日随访　头痛止，寐已安。

按　发作性紧张型头痛（TTH），现代医学一般认为是与颅周肌肉疾患有关，或为精神性头痛。多以心理压力、焦虑、抑郁等有关，故为青少年之常见病，本案患者于十多岁罹患斯疾，反复30余年，已成沉疴痼疾。追其病史，辨其证乃为思虑伤脾，脾失健运，痰湿内生，厥逆于上，痰蒙清窍，清阳不升，发为头痛。由于病程较长，伴有较多的兼夹证。故以泽泻汤合五皮散健脾制水；辅以川芎茶调散祛风通络。药仅15剂，痰化浊除，脾健清升，头痛自愈。

【案例6】　水肿（慢性肾小球肾炎）

易某某　女　12岁　学生

1997年10月27日初诊　水肿反复发作。缘于10月9日又因低热、怕风、头痛10余天，浮肿一周而入市某院就医。尿常规：蛋白质（+-），细颗粒管型 0~1 个 /HP。血压：130/80mmHg。经用抗生素等治疗缓解，但一直未愈。刻诊，尿常规：蛋白质（++），红细胞 3~7 个 /HP，白细胞 2~5 个 /HP，细颗粒管型 0~1 个 /HP。面浮，怕风，纳呆，大便尚调。有慢性肾炎史，具体发病时间难于追溯。舌淡红苔薄白、舌体胖润，脉细。

证属　脾虚湿盛，卫外失固。

治法　健脾渗湿，益气固表。

方药　泽泻汤合玉屏风散加减。泽泻 10g、白术 10g、生黄芪 15g、防风 5g、蒲公英 12g、贯仲 6g、川红花 5g、蝉衣 10g、茯苓 20g、鸡内金 10g，7 剂，日一剂，水煎服。

1997 年 11 月 4 日二诊　浮肿、怕风大减，尿常规基本复常。舌红苔薄微黄，脉细。守方再进 7 剂。

1997 年 11 月 13 日三诊　家长诉：肿消，纳可，起居如常。尿常规无明显异常。①守方去贯仲，加薏米 15g，以助健脾利湿，再进 7 剂，隔日一剂，水煎服。②健脾丸，每日 2 次，每次 10g，服一个月以缓图善后。③每个月查尿常规一次。

1998 年底随访　尿常规未发现异常，患儿已安康。

按　患孩素有水肿病，又因感冒复发。据脉证辨为脾虚肾亏，水湿上泛。故治与泽泻汤补脾利水；表虚怕风，这正如《金匮要略·水气病脉证并治》所云："恶风则虚，此为风水。"故辅以玉屏风散益气固表；再加蝉衣、贯仲类疏风解表，药至证除并获痊可。

【案例 7】 水肿（高血压肾病、慢性肾功能不全）

万某某　女　59 岁　居民

2008 年 8 月 5 日初诊　浮肿、以下肢为甚已 40 余天。6 月 23 日因下肢浮肿而入南昌大学第一附属医院就诊检查，尿常规：蛋白质（3+），潜血阳性；肾功能：肌酐 176μmol/L；血脂：总胆固醇 7.2mmol/L，低密度脂蛋白 4.63mmol/L，24 小时尿总蛋白 1.96g/24h（参考值 <0.15g/24h）。诊为：高血压肾病，慢性肾功能不全。给服西药硝苯地平控释片、包醛氧淀粉胶囊、厄贝沙坦片、肾复康胶囊。服药 40 余天，症状改善尚不显著，故求中药同治。刻诊，心悸，气短，下肢浮肿、沉重、按之凹陷，腰时而酸胀。纳香，眠可，二便尚调。血压：160/90mmHg。舌红苔白、舌体

胖润、舌边有齿印，脉弦而代（期前收缩）。

证属　脾虚湿盛，水气凌心。

治法　健脾利湿，疏风除饮。

方药　泽泻汤合五皮散加味化裁。泽泻 30g、白术 10g、大腹皮 15g、生姜皮 10g、茯苓皮 15g、陈皮 10g、五加皮 10g、钩藤 20g、夏枯草 30g，7 剂，日一剂，水煎服。

2008 年 11 月 27 日二诊　8 月份药 7 剂后，心悸与浮肿已除。因同时在服西药而未复诊。刻下，纳可，眠好，大便日一解。近查肾功能：肌酐 149mmol/L（参考值 44~106mmol/L），尿素氮 8.4mmol/L（参考值 2.3~7.8mmol/L），尿酸 484mmol/L（参考值 150~440mmol/L）；血脂：低密脂蛋白 3.67mmol/L（参考值 0~3.1mmol/L）。今日尿常规：蛋白质（3+），酸碱度 5.5，比重 1.025。舌淡红苔白、舌面短横裂，脉弦微数，重按少力。

观其脉证，脾肾亏虚，湿浊留恋，故拟健脾涩精，益肾泄浊调治。

方用五苓散合四君子汤加减化裁。猪苓 15g、炒白术 10g、茯苓 15g、泽泻 10g、肉桂 5g、生黄芪 30g、太子参 15g、金樱子 30g、芡实 30g、巴戟天 10g、生大黄 10g、蛇舌草 15g、桃仁 10g（打）、川红花 10g、蝉衣 10g。

随访　续服 7 剂，共服中药 14 剂，症情稳定，浮肿未再，脉律复常。

按　本案脾虚水泛，水气凌心，致高度浮肿并心悸气短。《金匮要略·痰饮咳嗽病脉证并治》云："水停心下，甚者则悸，微者短气。"《金匮要略·水气病脉证并治》又云："病者苦水，面目身体四肢皆肿。"故治与泽泻汤合五皮散加味健脾制水，利水宁心。本案在西药疗效不显的基础上配合中药治疗，使标证获解，症情稳定，以利后期治疗。

【案例 8】 水肿（围绝经期综合征）

万某　女　48 岁　职工

2001 年 8 月 1 日初诊　下肢浮肿，踝以下为甚一周余。月经紊乱，8 个月经水未行。近期经行，又点滴色黑不净。经查尿常规等未见异常。舌红苔薄淡黄，脉细弦。

证属　肝郁脾虚，水湿外溢。

治法　疏肝解郁，健脾利水。

方药　泽泻汤合四逆散加味化裁。泽泻 25g、白术

10g、北柴胡10g、枳实10g、赤芍15g、生甘草3g、生姜皮6g、茯苓皮15g、桑白皮12g、大腹皮10g、陈皮10g、当归10g、制香附10g，7剂，日一剂，水煎服。

2001年9月1日二诊　药后浮肿除。近10天仍有少量咖啡样经水下而不净。舌红苔薄白、舌中根有不规则短细裂，脉细。

患者浮肿已除，但经漏不止，故拟滋阴养血，调经止漏。方用温经汤加减，连服7剂而愈。

按　患者年近五旬，肾气渐衰，冲任亏虚，脾气虚弱，化源不足。故经血不行，或行则失常。本案由于脾肾虚衰，而出现月经8个月不行，虽行而是点滴色黑不断，同时浮肿，尤以下肢为甚。治与泽泻汤合四逆散和畅气机，健脾制水。郁解水利之后，以滋肾调经而收痊功。正如《金匮要略·妇人杂病脉证并治》所云："温经汤方……亦主妇人少腹寒……兼取崩中去血。"

【案例9】　子肿（妊娠期水肿）

赖某某　女　41岁　职工

2005年2月2日初诊　妊娠9个月，全身浮肿，尤以下肢肿甚。刻下，下肢按之凹陷，眼睑亦肿，并出现气短、劳则甚。大便挟不消化物。曾于2个月前，因水肿服五皮散加冬瓜皮、薏苡仁3剂后缓解。舌红苔薄白、中根部苔微黄，脉细。

证属　脾虚失运，水湿外溢。

治法　益气健脾，利水消肿。

方药　泽泻汤合五皮散加减。泽泻12g、白术10g、生姜皮10g、桑白皮15g、大腹皮12g、茯苓15g、广陈皮12g、薏苡仁30g，5剂，日一剂，水煎服。

2005年4月10日随访　药后肿消，并于3月份顺产。

按　妊娠期间，肢体面目肿胀者，多为脾虚之故。脾虚失运，水湿不化，溢于肌肤，遂为肿胀。治疗上，《金匮要略·妇人妊娠病脉证并治》云："妊娠有水气，身重，小便不利。""小便微利则愈。"故治与泽泻汤健脾制水；辅以五皮散利尿除湿。小便利则肿消，并收顺产之功。

【案例10】　水肿（体位性水肿）

魏某某　女　37岁　教师

2002年6月22日初诊　踝以下凹陷性浮肿3~4个月。入南昌大学第一附属医院就诊检查：尿常规无异常。肾功能：肌酐65μmol/L（参考值88.4~176.8μmol/L）、尿素氮4.6mmol/L（参考值3.2~7.1mmol/L）、尿酸242mmol/L（参考值89~357mmol/L）。血清总三碘甲状腺原氨酸3.4nmol/L（参考值1.8~2.9nmol）、血清总甲状腺素1.18pmol/L（参考值2.5±0.5pmol/L）、促甲状腺激素2.67mU/L（参考值0.27~4.2mU/L）。血压100/60mmHg，心脏多普勒提示：左室顺应性稍低。纳食、睡眠尚可。大便每1~3日一解，解而不畅。舌红苔白、舌中有一纵细裂，脉微浮而濡数。

证属　气阴不足，脾虚水溢。

治法　益胃健脾，利湿消肿。

方药　泽泻汤合五皮散加味。泽泻15g、白术10g、桑白皮15g、大腹皮10g、生姜皮6g、茯苓皮10g、陈皮10g、麦冬10g，7剂，日一剂，水煎服。

2002年6月29日二诊　药后肿消，大便仍1~3日一行。舌红苔白、舌中裂纹转浅，脉细软。守方加炒莱菔子10g，以助下气通腑，再进7剂而愈。

按　患者从事教学，长期站立讲授，或案牍劳累，脾伤累肾。致脾肾亏虚，不能化气行水，久而至胕肿。而两脚浮肿致肤厚者，属湿，故称之为"皱脚"。正如《金匮要略·水气病脉证并治》所云："皮水其脉亦浮，外证胕肿，按之没指……"故治与泽泻汤健脾制水；辅以五皮散利尿除湿，相得益彰，以收痊功。

【案例11】　水肿（特发性水肿）

项某某　女　68岁　退休教师

2013年8月7日初诊　眼睑及面部浮肿已4天。晨起时浮肿明显，起床后逐渐缓解，晨练时感觉疲惫。纳少伴嗳气，二便尚调。体态偏胖，血压：120/75mmHg，舌红苔微黄、舌面呈网状细裂，脉濡、左微弦。

证属　脾虚气弱，水湿外溢。

治法　益气健脾，利水消肿。

方药　泽泻汤合五皮散加味。泽泻25g、白术10g、大腹皮10g、姜皮10g、桑白皮15g、陈皮10g、茯苓皮10g、薏苡仁30g，4剂，日一剂，水煎服。

2013年8月11日二诊　服完第一剂后，浮肿已退，但仍会嗳气。舌红苔白、舌中仍有浅细网状裂纹，脉微弦、重按少力。守方加法半夏10g、茯苓15g，以助燥湿降逆，再进4剂。

2013年8月22日随访　肿退，嗳气愈。

按　特发性水肿，现代医学认为多见于功能性神经精神症状，或自主神经系统功能紊乱，或肥胖女性。其特点以早晨颜面部水肿较明显。常以情感精神变化相关；立卧位水试验可阳性。患者高龄脾胃衰弱，水湿不化，发为浮肿为主要原因。正如《金匮要略·水气病脉证并治》云："胃气衰则身肿。"故本案不仅头面浮肿，而且纳少、频频嗳气。因而以泽泻汤健脾制水；五皮散利尿逐水。方证相符，其效甚捷。

【案例12】　心悸（食物中毒后遗症）
魏某某　女　74岁　农民

2003年9月5日初诊　心悸、气短，神疲乏力一周。素体健康，缘于一周前食鱼后出现心悸、气短、神疲乏力，纳呆并伴头晕眼花，心律不齐。心电图报告提示：窦性心律，房性期前收缩，一度房室传导阻滞，ST段改变。舌暗红苔白、根淡黄稍厚，脉结。

证属　气虚血弱，水气凌心。

治法　益气养血，制水宁心。

方药　泽泻汤合炙甘草汤加减化裁。泽泻25g、白术10g、炙甘草15g、党参20g、桂枝10g、干姜5g、生地黄15g、麦冬10g、火麻仁10g、阿胶10g（烊服），5剂，日一剂，水煎服。

2003年9月10日二诊　药后症减，仍觉短暂烦热。纳食已香，大便调。舌红苔白，脉细微数。观其脉证，脾气复、水湿化、心气宁，故守方再进7剂而愈。

按　因食鱼后出现心悸气短，脉律不齐。进而头晕眼花，神疲乏力。《素问·脉解》云："所谓胸痛少气者，水气在脏腑也。"《金匮要略·水气病脉证并治》亦云："心水者，其身重而少气。"故本案为食鱼中毒，实为诱因。水气乃其病根，故以泽泻汤健脾制水；合用炙甘草汤滋阴养血，益气复脉，诸恙自平。

【案例13】　湿脚气证（脚气病）
邹某　男　16岁　木工

1980年10月5日初诊　始于5月间下肢肿胀，并逐渐加剧伴头晕。经本市某院检查心、肺及尿检未见异常。经用维生素B₁、氢氯噻嗪、氯化钾等治疗，病情不见缓解，并出现四肢胀重麻木，而不能从事工作。诊见眼睑微浮，下肢肿胀，按之凹陷，舌红、苔薄白，脉沉细稍弱。

证属　脾虚失运，水湿壅脚。

治法　培土制水，利湿疏壅。

方药　泽泻汤。炒泽泻40g，炒白术20g。每日1剂。

1980年10月8日复诊　服上方3剂，浮肿、头晕显减，药已中的，守方再进3剂而诸症俱除，后经调养2周而愈。

按　现代医学认为"脚气病"，为维生素B₁缺乏症。而中医的"脚气证"又名缓风、脚弱、软脚病，并有干脚气与湿脚气之分。本案下肢浮肿为湿脚气，其脚肿、头晕为标，脾虚为本。故治与泽泻汤，以泽泻直引水邪下行以治标，白术培土以治本，标本相得，故缠绵半年之久的脚气证，仅服药6剂而愈。

63. 茯苓桂枝白术甘草汤

本方出自《伤寒论·辨太阳病脉证并治中》，是感寒后脾阳不振，饮停中焦之"心下逆满、气上冲胸、起则头眩、脉沉紧"而设。具有健脾利湿，温阳化饮之功。方中茯苓健脾渗湿，祛痰化饮为君；白术健脾燥湿，助茯苓运化水湿为臣；桂枝通阳化气为佐；甘草益气和中，调和诸药为使。仲圣用其治疗，脾阳虚弱，不能化水。从而聚湿为痰所致心下逆满、气上冲胸，头目眩晕、气短心悸等。

茯苓桂枝白术甘草汤，在《金匮要略·痰饮咳嗽病脉证并治》中用于"心下有痰饮，胸胁支满，目眩"。与《伤寒论》中茯苓桂枝白术甘草汤同出一辙，但前者是用治感寒后脾阳不运，饮停中焦之心下逆满，气上冲胸；而本方则是用于脾胃阳虚，饮阻气逆之胸胁支满，头目眩晕。故临证必须辨清病因脉证运用之。

临证用于治疗额冷、背冷、胸冷、胸痹、盗汗、头脑昏蒙、咳嗽、水肿、术后虚损、心悸、不寐、奔豚气等。由于临床的兼夹证，故随证加减或配伍他方以最大化的提高疗效。

【案例1】　背冷（空调综合征）
才某某　女　62岁　退休职工

2015年7月20日初诊　背冷1月余。入夏后使用空调则感背部发冷，并逐渐加重。刻下天气炎热，背部不仅怕冷，若进空调房则冷不可当，有冷气彻骨之感。纳、眠尚可，二便调。舌红苔白而腻，脉弦而滑。

证属　中阳不振，痰饮内停。

治法　燥湿健脾，温阳化饮。

方药　茯苓桂枝白术甘草汤加味。茯苓30g、桂枝10g、炒白术10g、炙甘草6g、法半夏15g、陈皮10g、红枣6枚、生姜3片，日一剂，水煎服，上药连服5剂后告愈。

按　本案背冷乃阳虚饮停，兼之高龄，素体脾虚胃弱，运化失职，脾土湿陷，乃成生痰之源。《金匮要略·痰饮咳嗽病脉证并治》云："心下有留饮，其人背寒，冷如手大。"故在治与苓桂术甘汤温阳化饮的同时，加入半夏、陈皮、生姜、红枣，仿二陈之意，冀和中燥湿，固本扶元，以杜后患。

【案例2】　背冷（神经症）

邓某某　女　40岁　职工

2000年4月22日初诊　背冷伴少寐一年余。始背冷喜温，伴神疲乏力，月经色黯、量少，经期2~3天。之后则出现少寐，既不易入睡，又易惊醒。纳呆食少，小便尚调，大便秘结，3~5天一解。形体消瘦，两颧黄褐斑。舌红苔薄白，脉细。

证属　痰饮内停，冲任失调。

治法　温中健脾，化饮豁痰。

方药　茯苓桂枝白术甘草汤加味。茯苓15g、桂枝5g、炒白术10g、炙甘草6g、党参15g、黑附片10g、生姜3片，4剂，日一剂，水煎服。

2000年4月26日　背冷显减，纳食见增，大便日一行。舌红苔白，脉细。守方再进7剂。

一个月后托邻居转告　药后背冷除，睡眠已安，月经转红。

按　《金匮要略·痰饮咳嗽病脉证并治》云："夫心下有留饮，其人背寒，冷如手大。"又云："病痰饮者，当以温药和之。心下有痰饮……苓桂术甘汤主之。"本案患者，兼有神疲乏力，经黯，故加附子、党参、生姜，以助温中益气，药仅11剂而诸症悉除。

【案例3】　背冷不寐（失眠）

袁某某　女　40岁　居民

2008年10月8日初诊　背心处怕冷伴不寐。每到夜8时背上作冷，躺卧被覆一小时左右，冷过后烦热，又导致难以入眠。近3天出现胸闷，稍咳，无痰。纳可，便调。舌红苔白润，脉细软。

证属　中阳不振，痰饮扰心。

治法　温化痰饮，燮理阴阳。

方药　茯苓桂枝白术甘草汤合交泰丸加减化裁。茯苓30g、正肉桂5g、炒白术10g、炙甘草10g、川黄连6g、栝楼皮15g、法半夏10g，3剂，日一剂。水煎服。

2008年10月20日告　3剂药尽，背冷已除，睡眠亦安。

按　本案背冷兼有不寐，实为痰涎沃心所致。正如《古今医鉴》中云："有痰在胆经，神不归舍，亦冷不寐。"《温病条辨·下焦》："不寐之因甚多……有痰饮扰心者。"由于痰饮扰动，致阴阳逆而阳不入阴，《素问·逆调论》云："阳明逆，不得从其道，故不得卧也。"故治与苓桂术甘汤温化痰饮，领交泰丸燮理阴阳。痰饮化，阴阳顺，则背暖眠安。

【案例4】　胸冷（围绝经期综合征）

万某某　女　43岁　居民

2010年5月4日初诊　胸部怕冷、喜按1月余。始于停经4个月后，出现胸冷，咽喉不适并微咳，牙龈经常肿痛。纳香，睡眠尚可，二便通调。舌红苔薄而淡黄，脉细而微弦。

证属　中阳不足，痰饮内停，肺失宣肃。

治法　健脾燥湿，温化痰饮，开提肺气。

方药　茯苓桂枝白术甘草汤合桔梗汤加味。茯苓15g、桂枝6g、白术10g、炙甘草10g、桔梗10g、栝楼皮15g、法半夏10g、黄芩10g、冬凌草30g、益母草30g，5剂，日一剂，水煎服。

2010年5月11日随访　药后胸冷缓解，诸症自愈。

按　《灵枢·经脉》云："肾足少阴之脉……其支者，从肺出络心，注胸中。"患者虽刚逾"六七三阳脉衰于上"（《素问·上古天真论》）之际，肾气和任脉已虚，太冲脉衰，故月经已断。由于先天肾气渐衰，后天脾胃不足，故中阳不振而胸冷。治与苓桂术甘汤温中化饮；因肺窍不利而咳，故配以桔梗汤以开提肺气而利窍。饮去窍利，胸冷自愈。

【案例 5】 胸痹（窦性心动过缓）

王某某 女 53岁 农民

1998年8月21日初诊 经常胸闷气憋、怕冷，晚间为甚1年余。心电图示：窦性心动过缓。血压110/90mmHg，纳食与睡眠尚好，二便调。唇紫暗，舌暗淡红、苔薄白，脉细缓。

证属 中阳不振，痰饮内停。

治法 温中化饮，宽胸理气。

方药 茯苓桂枝白术甘草汤合参附汤加减。茯苓15g、桂枝5g、焦白术10g、炙甘草10g、党参25g、黑附片10g、生姜3片、红枣5枚，4剂，日一剂，水煎服。

随访 药尽诸症愈。

2015年春节再访 时过7年，至今安康。

按 "水在心，心下坚筑，短气"（《金匮要略·痰饮咳嗽病脉证并治》）。此为饮阻气逆之证，因其唇暗、脉细缓，故在温阳化饮的基础上，加入参附以固元阳，祛寒邪。饮去阳复，诸羔自平。

【案例 6】 腰冷

胡某某 女 54岁 居民

2011年12月30日初诊 腰冷背凉，伴胸前疼痛20来天。近期腰冷背凉并伴胸痛，同时烦躁不安，失眠纳呆，肠鸣腹响，大便次数增多。曾经前医服中药12剂（何方药不详）治疗无效。舌红苔薄白，脉细弦软而微数。

证属 中阳不振，痰饮内停。

治法 温中化饮，理气宽胸。

方药 茯苓桂枝白术甘草汤合栝楼薤白半夏汤加减化裁。茯苓30g、桂枝10g、炒白术10g、炙甘草6g、栝楼皮30g、薤白15g、法半夏15g，5剂，日一剂，水煎服。

2012年1月4日二诊 腰背冷、胸痛及肠鸣腹响大减，睡眠改善，精神亦增。经检查肝、肾功能无明显异常，空腹血糖6.27mmol/L。大便已趋正常。舌红苔薄黄，脉细弦软。守方再进7剂而愈。

按 本案腰背冷伴胸痛，乃痰饮闭阻，上焦阳虚之故。正如《金匮要略·胸痹心痛短气病脉证治》云："阳微阴弦，即胸痹而痛，所以然者，责其极虚也。"故遵《痰饮咳嗽病脉证并治》中"心下有痰饮，胸胁支满……苓桂术甘汤主之"之义，并结合《胸痹

心痛短气病脉证治》"胸痹，不得卧，心痛彻背者，栝蒌薤白半夏汤主之"，合而治之，其效如桴鼓。

【案例 7】 额冷

陈某 女 55岁 职工

2016年5月18日初诊 额冷伴背凉二周余。刻下，时近小满，晚上睡眠仍须盖两床被子，还需加用热水袋。睡眠不安，易于惊醒，晨起手指僵硬。纳食虽可，但大便经常拉稀及挟不消化食物，夜尿频。舌淡红苔白，脉细少力。

证属 脾虚失运，饮留心下。

治法 温化痰饮，健脾化湿。

方药 茯苓桂枝白术甘草汤加味。桂枝10g、茯苓30g、炒白术10g、炙甘草6g、黑附片10g、炮姜5g、党参15g，4剂，日一剂，水煎服。

2016年5月23日二诊 药后出现口苦，额冷减轻，早晨背部仍凉，足冷喜温。舌红苔白，脉弦软微数。守方去炮姜加生姜3片以减干姜之辛热，加巴戟天15g、肉苁蓉15g，以助温肾壮阳，再投14剂。

2016年6月8日三诊 诸症除。停药两天后，则又出现手指微微僵硬、怕冷。纳香，眠可，夜尿仍多，每晚2~4次。舌红苔白，脉弦微数、重按少力。守方加乌药10g、益智仁10g，以温肾缩泉，再服7剂以善后。

随访 药尽诸证悉除。

按 《金匮要略·痰饮咳嗽病脉证并治》云："夫心下有留饮，其人背寒，冷如手大。"而本案则以额冷为主，何故？《灵枢·经脉》云："胃足阳明之脉，起于鼻之交頞中……上耳前，过客主人，循发际，至额颅。"故额冷乃阳明胃虚之征。痰饮之成，无外乎脾主湿，湿动则为痰，脾胃虚弱，清者难升，浊者难降，水谷精微不能正常运化，留中滞膈。本案循此，以苓桂术甘汤温化痰饮；加生姜、附子、党参益火暖胃而收效。

【案例 8】 盗汗

吴某某 女 57岁 居民

2003年3月21日初诊 盗汗、汗出清冷。近期盗汗并怕冷、易感冒，尤其背部恶风怕冷，伴头晕、神疲乏力，纳食一般，二便尚调。有尿路结石史。血压125/80mmHg。舌红苔白，脉细。

证属　中阳不足，表虚不固。

治法　温阳化饮，固表敛汗。

方药　茯苓桂枝白术甘草汤合玉屏风散加味。桂枝10g、白术12g、茯苓15g、炙甘草6g、防风10g、生黄芪30g、煅龙骨20g、煅牡蛎20g，5剂，日一剂，水煎服。

2003年3月26日二诊　盗汗及头晕显减，精神亦增。舌红苔白，脉细弦。守方再服7剂以善后。

2003年4月11日随访　药后诸症愈。

按　《金匮要略·血痹虚劳病脉证并治》云："脉虚弱细微者，喜盗汗也。"本案为阳虚盗汗，除汗出清冷，头晕乏力，脉细外，尤其背部恶风怕冷，一派阳气亏虚，中焦饮停之象。故以苓桂术甘汤温其阳，化其饮。饮化则阳气伸张，阳气复则饮自化；领玉屏风散益气固表。饮化表固，诸症悉除。

【案例9】　头脑昏蒙（糖尿病）

胡某某　男　72岁　工人

2015年9月16日初诊　头脑昏蒙已1年。每日头脑昏沉蒙浊，思维欠清晰并健忘。空腹血糖一直偏高，一般在6.7mmol/L左右（参考值3.9~6.1mmol/L）。每天早晨有跑3000米的运动习惯。出汗后，背部发冷，曾入南昌某医院治疗未效。纳、眠尚可，小便调，大便干结，日可一解。心率63次/分、律齐。舌红苔淡黄稍腻、舌中部有纵裂，脉浮弦缓、重按少力。

证属　中阳不振，痰饮内停。

治法　健脾利湿，温阳化饮。

方药　茯苓桂枝白术甘草汤加味。茯苓15g、桂枝5g、炒白术10g、炙甘草6g、天麻10g、法半夏15g、陈皮10g、红枣5枚、生姜3片，5剂，日一剂，水煎服。

2015年9月26日面告　服药一剂则背冷除，药完7剂病愈。血压120/76mmHg。舌红苔白，脉浮弦软。

嘱　餐后步行运动，少进甜食，多食蔬菜，以杂粮为主食。

按　本案头脑昏蒙乃阳虚停饮，水饮郁遏，清阳不升所致，其背冷、脉弦缓可证。正如《金匮要略·血痹虚劳病脉证并治》中云："人年五六十，其病脉大者……脉弦而大，弦则为减……减则为寒。"故为阳虚饮停无疑。治与苓桂术甘汤，加化痰疏风之半夏、陈皮、天麻、生姜、红枣，疗效堪嘉！

【案例10】　水肿（子宫癌术后）

陈某某　女　60岁　居民

2013年2月22日初诊　双下肢肿胀，并逐渐加重已半年余。2011年因子宫癌切除术后并进行化疗，当时出现右膝痛，虽已愈，之后又出现双下肢肿胀并渐渐加重。以左足为甚，而且左足跟部冰冷不适，背部也时时冰冷。手术后一直在服用"斑蝥胶囊"已两年。舌红苔白，脉细弦软。

证属　脾肾阳虚，痰饮内停。

治法　健脾利水，温肾化气。

方药　茯苓桂枝白术甘草汤合五苓散加减化裁。茯苓块10g、桂枝10g、白术10g、炙甘草5g、泽泻25g、大腹皮15g、陈皮10g、桑白皮10g、茯苓皮10g、生姜皮10g、黑附片10g、生黄芪30g、巴戟天10g、肉苁蓉10g，5剂，日一剂，水煎服。

嘱　停服斑蝥胶囊！

2013年2月25日二诊　肿减半，斑蝥胶囊已按嘱停服。舌红苔白，脉细弦、重按少力。守方再服4剂。

随访　药尽后，足肿胀及背冷除。

按　术后下肢水肿伴背冷，其既有水饮留脾，又心下有留饮，故而"夫心下有留饮，其人背寒"；"水在脾，少气身重"（《金匮要略·痰饮咳嗽脉证并治》）。故治疗上温其饮，用苓桂术甘汤；行其水，则遵"诸有水者，腰以下肿，当利小便"（《金匮要略·水肿病脉证并治》），故用五苓散加味。水去饮除，则身安。

【案例11】　水肿（高血压心脏病）

徐某某　女　81岁　居民

2010年6月4日初诊　下肢浮肿，按之凹陷。有高血压心脏病史（正在服用利尿降压等药，具体何药不详）。刻诊，心悸，怕冷，尤其背部作冷。纳呆食少，大便难。心电图提示：左前分支传导阻滞，轻度ST-T异常，心电图轴左偏。血压110/60mmHg，舌红苔黄稍腻，脉虚软而微数。

证属　脾肾阳虚，饮停心下。

治法　温中化饮，益肾化气。

方药　茯苓桂枝白术甘草汤合五苓散加味。茯苓30g、桂枝10g、炒白术10g、炙甘草5g、猪苓15g、泽泻25g、黑附片10g、白芍15g、干姜5g、生麦芽30g，4剂，日一剂，水煎服。嘱：停服利尿药。

2010年6月8日二诊　利尿药已按嘱停服，下肢浮肿减轻，大便较前通畅。血压128/80mmHg，仍怕冷，自汗。舌红苔微黄厚，脉微弦微数、重按少力。守方加大腹皮15g、茯苓皮15g、陈皮10g、五加皮10g、生姜皮10g，以浮小麦30g易麦芽，以助健脾行水，育阴扶正，再服5剂。药尽下肢水肿基本消退。

目前正值暑季，为防水湿复泛，故拟健脾燥湿以善后。

方用藿朴夏苓汤加减。藿香10g、法半夏10g、炒厚朴10g、茯苓15g、苍术10g、白术10g、泽泻25g、陈皮10g、炙甘草6g、谷芽30g、麦芽30g、炒鸡内金15g、陈葫芦壳30g，上药7剂后，症情稳定。

按　患者背冷，下肢高度浮肿并心悸。《金匮要略·痰饮咳嗽病脉证并治》云："凡食少饮多，水停心下，甚者则悸，微者短气……病痰饮者，当以温药和之。"又云："夫短气有微饮，当从小便去之，苓桂术甘汤主之。"由于患者高龄，肾气已衰，气化微弱。故予温脾阳中，契以温肾化气之五苓散，阳气通，肾气化，则水湿去。

【案例12】术后虚损（胰腺异位术后）

王某某　女　56岁　居民

2008年11月18日初诊　头晕伴背部发冷近1年。头晕已有较长一段时间，只是近一年来又出现背冷。自测体温均为35.7~35.8℃，偶尔有36℃。曾于1999年因发现胰腺异位而手术切除了异位部分。刻下，头晕而背冷，并全身怕冷，胃凉喜温。纳尚可，偶尔失眠，二便调，绝经已3年。舌质红苔白、舌中部苔厚，脉细弦缓而少力。

证属　脾虚痰盛，肾阳亏虚。

治法　温中化痰，温肾壮阳。

方药　茯苓桂枝白术甘草汤合附子理中汤加减。茯苓15g、肉桂6g、炒白术10g、炙甘草6g、黑附片10g、党参15g、炮干姜5g、巴戟天10g、淫羊藿10g、枸杞子15g、炙黄芪25g，7剂，日一剂，水煎服。

2010年1月4日再诊　两年前头晕、背冷、胃凉，服中药七剂后缓解，因故未能续诊，从而尚未痊愈。刻诊，背部微冷，纳食少味，小便清长，体温仍在36℃左右。舌红苔白、舌边有齿痕，脉细软。

按　患者因故未能及时复诊，导致阴霾未尽，背冷未除，拟脾肾双调，以散剂缓图。

方用参茸枸杞田七散。红参100g、鹿茸10g、枸杞50g、田七粉50g，研末内服，每日2次，每次3g，温开水送服，并嘱立冬续服。

2010年11月8日二诊　服完散剂后，背冷再次减轻。但体温仍一直偏低，36~36.5℃。舌红苔白，脉虚软。按前方加重鹿茸5g，枸杞25g，再进一料。同时，每晚睡前热水泡足，取微汗辄止。

2011年11月8日三诊　去年立冬在服药的同时，按嘱进行热水泡足，体温已稳定在37℃。舌红苔薄白、舌中稍厚，脉细弦软、左沉细软。

今日立冬，守方再进一料，以巩固疗效。

按　本案胰腺异位术后，出现头晕、背冷，体温低于正常值，类似于甲状腺机能减退症。为增强温中扶阳，在苓桂术甘汤中加入附子理中汤，并加入巴戟天、淫羊藿、枸杞等温肾之品，以遵"寒者热之"的治疗原则。

在症状获得缓解后，患者抱以待其自然康复之愿望，未复诊以巩固疗效，故未痊愈。二年后仍然背部微冷，体温偏低。经脾肾双调，以参茸枸杞田七散，连服两料（立冬季节）背冷除，体温复常。

【案例13】心悸（窦性心律不齐、不完全性右束支传导阻滞）

吴某某　女　30岁　职工

1993年4月12日初诊　心悸、心慌已3年。1990年4月出现每在劳累或激烈动作后出现心悸、心慌、气短、背冷。1993年2月20日心电图报告：①窦性心律不齐；②不完全性右束支传导阻滞。心向量图报告：①不完全性右束支传导阻滞；②T环改变。心功能报告：①低排血、低心泵力；②低血容量、低血压；③高黏血证。刻下，心悸、心慌、气短、嗜睡、乏力、背冷、肢冷，颜面㿠白，纳呆，食后胀气，月经少、色暗。血压94/56mmHg，舌红苔薄白，脉沉细小数。

证属　中阳不足，气血亏虚，痰饮内停。

治法　补益气血，温中通阳，化痰宁神。

方药　茯苓桂枝白术甘草汤合十全大补汤加味化裁。茯苓10g、桂枝10g、白术10g、炙甘草6g、当归10g、川芎10g、赤芍15g、熟地黄15g、党参15g、丹参30g、北山楂30g、炙黄芪30g，7剂，日一剂，水煎服。

1993年4月19日二诊 嗜睡及疲乏见减，心悸心慌未发作。纳增，大便近2日未解。舌红苔薄微黄，脉细。守方再投7剂。

1993年4月26日三诊 睡眠有时易惊醒，脉舌如前。守方加减进退再服14剂而愈。

按 《金匮要略·痰饮咳嗽病脉证并治》中云："夫心下有留饮，其人背寒，冷如手（掌）大。……水停心下，甚者则悸，微者短气。"本案水停心下作悸，饮甚阳气不伸。故背冷、肢冷。日久中阳亏虚，运化失常，气血极虚，脉沉细、血压偏低可证。治与苓桂术甘汤温阳化饮，加党参、黄芪、当归、川芎、赤芍、熟地黄，仿十全大补之意，大补气血，而收效颇验。

【案例14】 奔豚气（脐下悸动）

彭某某 男 50岁 农民

1987年9月21日初诊 脐下悸动4~5个月。4月初出现脐下悸动，上冲咽喉，喉中似有痰梗，发音困难。稍畏寒，乏力，四肢微颤。口干喜热饮，饮而不多，食而无味。大便先硬后稀，日一行，小便尚调。经安福县医院用西药（何药不详）治疗罔效；一医给服中药山豆根、半夏、牛子、牛膝、桑皮、生地、竹黄等化痰利咽药后，症状加剧。继服四君子加黄芪、杏仁、当归、川黄连、远志等100余剂亦无建树。刻下，不仅脐下悸动上冲，而且喉中痰梗。虽无咳，但咳咯痰出则舒，并伴背心怕冷。舌质红、舌尖有瘀斑、苔薄白根微黄，脉滑而无力。

证属 命火不足，寒水上逆，痰瘀阻络。

治法 温阳化饮，化瘀通络，补虚降逆。

方药 茯苓桂枝白术甘草汤合桃红四物汤加减化裁。茯苓20g、肉桂5g（研末冲服）、焦白术10g、炙甘草6g、川红花10g、桃仁泥10g、当归10g、川芎10g、赤芍15g、生地10g、熟地黄10g，3剂，日一剂，水煎服。

1987年9月24日二诊 药后自觉脐下跳动明显减轻，舌脉如上。守方带药5剂回乡。药尽电话告愈。

按 奔豚一证，《伤寒论·辨太阳病脉证并治中》第65条文云："发汗后，其人脐下悸者，欲作奔豚，茯苓桂枝甘草大枣汤主之。"而《金匮要略·奔豚气病脉证治》则专论奔豚，其云："奔豚病从少腹起，上冲咽喉，发作欲死，复还止，皆从惊恐得之。"

其治疗：发于肝者，"腹痛""往来寒热"，用奔豚汤；发于误治，发汗伤阳复以"烧针"，寒邪引动"气从少腹上至心"者，用桂枝加桂汤；素有水饮而"发汗后脐下悸者"，则用茯苓桂枝甘草大枣汤。本案属于素有水饮者，加上久治误治，导致伏饮不出，痰郁阳虚，出现脐下悸动，气上冲胸，痰梗肢颤。故用苓桂术甘汤化痰止悸，去桂枝，而用肉桂，取其培补元阳，益火消阴；辅以桃红四物汤化瘀通络，养血宁神。共收温阳化饮，化瘀通络，补虚降逆之功。

64. 真武汤

真武汤乃《伤寒论·辨太阳病脉证并治中》第82条文为"太阳病发汗，汗出不解"而出现脾肾阳虚、水邪泛滥之"心下悸、头眩、身瞤动，振振欲擗地者"。方中附子温壮肾阳，白术健脾燥湿，茯苓利水渗湿，生姜温散水气，芍药敛阴和营，缓急止腹痛，又可制附子之刚燥。诸药相伍，温补脾肾，利水除湿。故可用于脾肾阳虚，水湿内停所产生的诸证。临证用治因交感神经兴奋而致小便频数，效如桴鼓。

【案例】 小便频数（交感神经兴奋）

曾某某 女 51岁 居民

2015年3月20日初诊 尿频，白昼一个多小时一趟，夜间一晚仅一次。夜间尿后不能再入睡，晨起则腰痠膝软，同时有手颤之疾。某医院诊断为交感神经兴奋。纳可，大便调。舌红苔白，脉细缓、关弦。

证属 脾肾阳虚，水泉失固。

治法 温中益气，益肾固泉。

方药 真武汤合甘草干姜汤加味。黑附片10g、炒白术10g、炮干姜3g、茯苓30g、白芍10g、益智仁10g、台乌药12g、炙甘草6g、食盐0.5g，4剂，日一剂，水煎服。

2015年3月24日二诊 白昼已延为2小时尿一次，足力见增，睡眠改善。舌红苔淡黄、舌中部苔略厚，脉弦软微数。守方再投5剂。

2015年3月31日三诊 白昼尿大减，手颤也减轻。舌红苔淡黄、舌面中间有一黄豆大红点，脉弦软。据其舌象，舌中黄豆大红点，乃局部少苔故，阴血不足也。故守方再加重白芍至30g，以敛阴柔肝，再服7

剂而愈。

按 交感神经兴奋，是指交感神经功能的增强。其对人的呼吸、循环、消化及泌尿系统都有相应的影响。本案则出现尿频，而且是白昼发病，晚上缓解。此乃阴阳失调故也。正如《素问·生气通天论》云："凡阴阳之要，阳密乃固。两者不和……故阳强不能密，阴气乃绝；阴平阳秘，精神乃治。"故以真武汤温振肾阳，养血和营；辅以甘草干姜汤温中益气，调和阴阳。使其阴平阳秘，其症自除。

65. 桂枝芍药知母汤

桂枝芍药知母汤，出自《金匮要略·中风历节病脉证并治》，主治"诸肢节疼痛，身体尪羸，脚肿如脱"等。方中桂枝、麻黄祛风通阳；附子温经止痛；白术、防风祛风除湿；芍药、知母清热养阴，生姜、甘草和胃调中。诸药合用，既能祛风除湿，温经散寒；又能滋阴养血，以清虚热。故有温不伤阴，清不碍邪。临证用于各种痹证，甚至一些顽固性痹证，其疗效可谓药到病除。

【案例1】 鹤膝风（滑膜炎、关节腔积液）

万某某 女 64岁 居民

2015年10月23日初诊 双膝痛，以左膝为甚并肿胀。因双膝疼痛难忍而入江西省中医院就诊，治疗中在膝关节腔内抽出积液7~8ml。检查报告，彩超：左侧膝关节腔中量积液，滑膜粗糙，增厚，考虑滑膜炎。X线片报告：左膝关节退行性变。注射雪莲注射液，服肾舒颗粒一周。因疗效不显而就诊于中医。刻下，因膝痛而失眠，夜间时时出现小腿转筋，其痛难忍。纳可，二便尚调。舌红苔白、舌边有瘀线，脉细寸微浮。

证属 气虚卫弱，寒湿凝滞。

治法 养血疏风，温经除湿。

方药 桂枝芍药知母汤加味。桂枝15g、白芍30g、炙甘草10g、生麻黄5g、生姜3片、白术10g、知母20g、防风10g、黑附片10g、生石膏50g、威仙灵20g、红枣8枚，全当归15g、千年健30g，7剂，日一剂，水煎服。

2015年10月30日二诊 膝痛大减，晚上睡眠已安稳，小腿"转筋"也止。舌红苔白，脉沉细微弦。药已中的，守方再进7剂后肿消痛止并告愈。

按 滑膜炎即关节周围红肿、灼热、疼痛，且关节活动受限，由于炎症的刺激而导致关节腔内积液。患者高龄，体虚气弱，虽经抽液、药物治疗未能获效。转由中医以桂枝芍药知母汤，重用桂芍以温经育阴，并重用生石膏以清透风热，并制温药之燥。收效迅速。

【案例2】 热痹（左膝关节炎）

赖某某 女 30岁 职工

2012年5月29日初诊 左膝红、肿、热、痛，行走不便2天。舌红苔薄黄，脉濡而微数。

证属 外感风邪，内蕴湿热。

治法 清解宣透，和营通络。

方药 桂枝芍药知母汤加味。桂枝10g、白芍30g、生麻黄5g、生姜3片、白术10g、知母20g、生甘草10g、防风10g、黑附片6g、生石膏50g、红枣5枚、稀莶草15g、海桐皮15g，4剂，日一剂，水煎服。

随访 第一剂药后痛显减，四剂尽则痊愈。

按 本案乃外感风热，内蕴湿热而发为热痹。《素问·痹论》云："其热者，阳气多，阴气少，病气胜，阳遭阴，故为痹热。"故治与桂枝芍药知母汤温经散寒，清解宣透；为防桂枝、麻黄、附子之辛温助热，故而重用生石膏以助清解宣透之功。

【案例3】 热痹（手腕肌腱炎）

饶某某 女 66岁 农民

2013年7月26日初诊 右手腕红、肿、热、痛已一个月。局部热，身畏寒。舌红苔白、舌中有细纵横裂纹，脉细弦软数。

证属 外感风寒，内蕴湿热。

治法 清宣疏风，温经通络。

方药 桂枝芍药知母汤合乌头汤加减。桂枝10g、白芍15g、生甘草6g、生麻黄6g、生姜3片、苍术10g、知母15g、防风10g、黑附片6g、制川乌5g、制草乌5g、生黄芪15g、生石膏30g、细辛3g、羌活10g、黄柏10g、红枣5枚，日一剂，水煎服。

2013年7月29日二诊 3剂药后肿消、痛减，畏寒除。舌红苔薄微黄、舌中有一细纵裂纹，脉微弦、少力。药已中的，按方带 5 剂药回乡善后。

2013 年 8 月 3 日随访　续服 5 剂药后，右腕红肿热痛已愈。

按　手腕肌腱炎是一种无菌性炎症，一般为过度疲劳所致。而中医则认为外感风邪，"阳气多，阴气少，病气胜，阳遭阴"（《素问·痹论》），发为热痹。故治之以桂枝芍药知母汤合乌头汤，并重用生石膏以清宣疏风，祛湿散寒，温经通络。寒热反佐，温清互用。使邪去正安。

【案例 4】　热痹（痛风）

余某　男　45 岁　职工

2015 年 9 月 13 日初诊　痛风 7 年。每次发作以双下肢膝关节、足趾红肿热痛为主，一般单侧出现，经服"秋水仙碱片"有效。今年 7 月因胆石症手术切除胆囊，血尿酸 604μmol/L，服降尿酸药苯溴马隆片一个月，尿酸恢复至正常值。但稍食虾、啤酒则发作。纳香，眠尚可，二便调。舌红苔淡黄，脉细弦软而微数。

证属　饮食不节，湿热蕴积，经络痹阻。

治法　健脾祛湿，和营疏风，清热除痹。

方药　桂枝芍药知母汤加味。桂枝 10g、白芍 20g、生姜 3 片、生麻黄 5g、防风 10g、知母 20g、白术 10g、炙甘草 6g、黑附片 6g、红枣 6 枚、薏苡仁 50g、晚蚕砂 15g、汉防己 12g、海桐皮 30g、稀莶草 30g、半枝莲 15g、土茯苓 30g、生石膏 30g，10 剂，日一剂，水煎服。

嘱　忌豆类及豆类制品；忌十字花菜、虾、海鲜、啤酒，饮食宜清淡，坚持睡好子午觉及晨练。

2015 年 9 月 22 日二诊　刻下，红肿热痛已除，右踝及右膝痠胀。以往只要停服秋水仙碱片则发作。复查结果，尿酸 418μmol/L。舌红苔白，脉弦软微数。守方再进 10 剂而愈。

按　中医所谓的"痛风"，即外感风湿，关节疼痛为主的一类病证。正如《金匮要略·中风历节病脉证并治》所云："诸肢节疼痛，身体尪羸，脚肿如脱。""病历节不可屈伸，疼痛。"而现代医学的"痛风"，其病因和发病机制尚不十分清楚，比较肯定的是与高尿酸血症密切相关。但高尿酸血症并不一定会引起痛风，临床仅有 5%~15% 的高尿酸血症患者会发展为痛风。根据形成原因分为原发性和继发性。

中医则根据病因分为血虚、血瘀、风湿、风毒等类型。本案则为风湿痛风。故治与桂枝芍药知母汤获效。

【案例 5】　腰背痛（腰背筋膜炎）

丁某　女　38 岁　职工

2008 年 10 月 31 日初诊　腰背疼痛加重一个月，坐卧均会出现疼痛。腰椎压痛阳性，怕冷，天气寒冷时加重，故与天气变化有关系。素体血压偏高，经服中药后尚稳定。血压 110/85mmHg，舌红苔淡黄，脉细弦软而微数。

证属　肝肾不足，风湿闭阻。

治法　清热通络，祛风除痹。

方药　桂枝芍药知母汤加减化裁。嫩桂枝 10g、制川乌 6g、制草乌 6g、白术 10g、知母 10g、白芍 15g、生麻黄 5g、北防风 15g、生姜 3 片、炙甘草 6g、金毛狗脊 15g、全蝎 6g、大蜈蚣 1 条、羌活 10g、生石膏 30g、红枣 5 枚、汉防己 10g，7 剂，日一剂，水煎服。

2014 年 6 月就诊告　2008 年药仅 7 剂痛止病愈。

按　腰背筋膜炎又称为"肌筋膜纤维组织炎"等，其病因有劳累与损伤、寒冷及潮湿刺激、感染及精神因素等，导致筋膜组织炎性反应而产生疼痛，甚至是痉挛性疼痛。《金匮要略·中风历节病脉证并治》云："风血相搏，即疼痛如掣……诸肢节疼痛……桂枝芍药知母汤主之。"经文揭示：凡风湿侵袭，化热伤阴之证，本方主之。故本案用之，并加用羌活、生石膏及虫类药以助疏风辛透，仅 7 剂病愈。

【案例 6】　痛痹（足趾关节炎）

吴某某　女　55 岁　农民

2013 年 2 月 18 日初诊　双足趾疼痛，走路则疼痛甚已一年余。在当地西药治疗可缓解但不愈。故赴省城就诊。刻下，足趾疼痛，行走不便。舌红苔白，脉细。

证属　气血亏虚，脉络闭阻。

治法　益气养血，通阳除痹。

方药　桂枝芍药知母汤合乌头汤加味。桂枝 10g、白芍 15g、炙甘草 6g、知母 15g、白术 10g、生姜 3 片、生麻黄 5g、防风 15g、黑附片 10g、制川乌 5g、制草乌5g、生黄芪30g、细辛3g、生石膏25g、当归10g、川芎15g、生地黄15g、独活10g、红枣5枚、怀牛膝15g，10剂，日一剂，水煎服。

2013年3月1日二诊 电话诉，药后疼痛减，昨日因事多走了一些路后，双足又疼痛难受。嘱：按方续服二周。

2013年3月26日三诊 电话诉：足痛缓解。嘱其续服善后。

随访 共续服四周28剂药后，足痛已愈。

按 足趾关节炎，其病因诸如劳累、寒冷、慢损伤，或者某些特殊疾病导致等。西医之治疗一般采取限制活动，药物治疗（消炎镇痛）等。本案乃气血亏虚，脉络闭阻所致。故以桂枝芍药知母汤合乌头汤温经宣痹，并加用当归、川芎、生地黄（仿四物汤意）及黄芪以补气养血。寒湿去，气血足，脉络通，其痛自愈。

【案例7】 痛痹（双侧髋关节面硬化）

邓某某　男　16岁　学生

2018年4月2日初诊 腰臀部痠胀疼痛及活动受限已26个月。当地治疗周效，而赴省城入南昌大学第二附属医院住院治疗，DR报告诊断：胸、腰椎正侧位未见明显异常；双侧骶髂关节改变（左侧为甚），建议临床除外类风湿性关节炎；双侧髋关节面硬化，双侧髋关节受累可能。主治医生告知：无特效办法及药物，建议使用生物制剂。目前住院服药：依托考昔片。尚未见疗效，故求诊于中医药。刻下，走路臀部痛，尤其早晨既僵又痛，怕冷，坐下听课，一节课也难于坚持；纳呆，食无味，不痛则睡眠尚可，天气寒冷，疼痛加重。二便尚调。舌红苔白，脉细弦数。

证属 风寒外袭，湿邪滞络。

治法 温经疏风，除湿通络。

方药 ①桂枝芍药知母汤合乌头汤加味化裁。桂枝10g、白芍15g、炙甘草6g、生麻黄3g、干姜5g、白术6g、知母15g、防风12g、黑附片6g、制川乌3.5g、制草乌3.5g、细辛3g、独活10g、炙黄芪25g、汉防己10g、生石膏25g、淫羊藿15g、川牛膝15g、红枣5枚、北柴胡10g，7剂，日一剂，水煎服。

②10mg雷公藤总甙片，每日3次，每次2片。

2018年4月13日二诊 母述：孩子自述精神见增，疼痛尚未感觉见减，纳食仍少。药已中的，守方

再进14剂。

2019年4月7日电话随访：本人告知，第二诊药尽后疼痛已止。至今安康，并致谢"

按 关节面硬化，是指病人关节内的骨骼，出现了增生、退变，导致骨性关节炎的发生，使关节的软骨发生硬化。关节部位有疼痛、肿胀。严重者出现关节变形，影响关节的屈伸运动。本案以髋关节胀痛为主症，从辨证看，其病既有寒邪为患之疼痛，又有湿邪入侵之重着，乃风寒湿邪为患。《金匮要略·中风历节病脉证并治》云："诸肢节疼痛，身体尪羸，脚肿如脱……桂枝芍药知母汤主之。"又云："病历节不可屈伸，疼痛，乌头汤主之。"由于其症情复杂，迁延日久，中西药治疗无效。患者正值青春少年。故施以桂枝芍药知母汤合乌头汤。既重在温经宣痹，祛风除湿；又注重滋养阴血、清除虚热；同时加入生石膏，以其辛寒制约麻黄、桂枝、川乌、草乌、附子之温燥。使温不伤阴，清不碍邪。相得益彰，药至病去。

【案例8】 痛痹（风湿性关节炎）

邹某某　女45岁　农民工

2009年7月23日初诊 下肢关节疼痛已一个月。双下肢痠胀疼痛至足跟、足底，尤以双膝为甚，怕冷，僵硬，不能屈伸。口渴，纳可。X线片报告：双膝轻度退变。红细胞沉降率：60mm/h（参考值0~20mm/h），C-反应蛋白19mg/L（参考值0~10mg/L）。血常规：无明显异常。舌淡暗红、苔淡黄润，脉沉细软而微数。

证属 寒滞经脉，筋失所养

治法 祛风散寒，温经宣痹。

方药 桂枝芍药知母汤合乌头汤加味。桂枝15g、白芍30g、生麻黄5g、生姜3片、知母12g、防风15g、白术10g、炙甘草6g、制川乌6g、草乌6g、黄芪25g、细辛5g、汉防己12g、生石膏30g、独活10g、枫荷梨30g、千斤拔30g、红枣5枚、全蝎10g、乌梢蛇15g，7剂，日一剂，水煎服。

2009年7月30日二诊 药后足痛减半，但出现胃脘闷闷不适。血压：98/70mmHg，舌红略暗、舌苔白，脉细软。守方再进7剂。

2009年8月20日三诊 足痛已除，但双膝下蹲及立起时稍疼痛。舌红苔薄白淡黄，脉细软微数。复查红细胞沉降率、C-反应蛋白均已复常。守方再进7

剂而愈。

按 本案下肢关节疼痛，红细胞沉降率、C-反应蛋白均显著异常，充分表明风湿活动，关节炎症所致。根据患者膝痛、怕冷、僵硬、不能屈伸等症状，正如《金匮要略·中风历节病脉证并治》所云："历节疼，不可屈伸。""诸肢节疼痛。"故本案亦可称之为历节病。故治之以桂枝芍药知母汤合乌头汤，祛风散寒，温经宣痹；并用生石膏之辛寒，以助辛透并制麻、桂、乌、附之辛温，以防太过伤阴，收效堪赞。

66. 小陷胸汤

小陷胸汤为"小结胸病，正在心下，按之则痛，脉浮滑者"（《伤寒论·辨太阳病脉证并治下》第138条）而设。内有痰热互结，心下硬满。乃为清热化痰，宽胸散结之法。方中栝楼实入肺宽胸，荡涤热痰，导痰散结；黄连苦寒，入胃归肝，苦主降下，寒能清热；佐以半夏辛开降浊，消痰结而除痞满，和中土以降胃逆。三药相伍，共奏清热涤痰，宽胸散结之功。故凡痰热互结诸般咳嗽、咳嗽性哮喘、咳血、乳蛾等类似疾病，均以本方或随症伍以他方协同，疗效上乘。

【案例1】 发热（上呼吸道感染）

万某某 男 2岁1个月

2004年3月19日初诊 母述：发热5天，加重2天。缘于5天前感冒咳嗽，下午发热，咳嗽无痰。听诊：两肺呼吸音粗糙。体温38℃。舌红苔白，指纹红而隐伏于风关。

证属 风温犯表，痰热壅肺。

治法 清热宣肺，润肺止咳。

方药 小陷胸汤合三拗汤加味。黄连4g、法半夏3g、栝楼皮3g、炙麻黄1g、光杏仁3g、鱼腥草10g、蝉衣3g、当归3g、玄参3g、生甘草2g、桑白皮4g，3剂，日一剂，水煎服。

2004年3月24日母述 热退咳愈。

按 本案幼儿发热而咳，以小陷胸汤清热化痰；伍以三拗汤疏风散邪；加入鱼腥草，桑白皮、蝉衣以助清宣肺热，入当归、玄参润肺化痰，并防疏散伤正以顾小儿稚阴稚阳之体，3剂而热退咳止。

【案例2】 妊娠咳嗽（上呼吸道感染）

彭某 女 24岁 职工

2011年11月29日初诊 妊娠8个月，咳嗽5天。开始鼻塞，咽痛，声稍嘶，继而咳嗽，喉中有痰，咳出后呈淡绿色黏痰。舌红苔淡黄，脉滑。

证属 风燥犯肺，肺失清肃。

治法 清热化痰，宣肺止咳。

方药 小陷胸汤合三拗汤加减。黄芩20g、法半夏10g、栝楼皮15g、炙麻黄3g、光杏仁10g、炙甘草6g、炙款冬花10g、当归10g、太子参10g、麦冬10g、浮小麦30g、浙贝母10g，4剂，日一剂，水煎服。

随访 药后咳愈。足月顺产一女婴。

按 患者妊娠感寒咳嗽，咳淡绿（青）黏痰，此乃肺移热于肝。以小陷胸汤去黄连，重用黄芩之善泻肺火，降膈上热痰，并防咳伤胎气；领三拗汤疏风散邪；加入太子参、麦冬、当归等，以益气养血，止咳安胎。

【案例3】 咳嗽（上呼吸道感染、急性鼻炎）

陶某某 男 56岁 农民

2013年3月31日初诊 咳嗽伴鼻塞10多天。服复方甘草片、阿莫西林等药10余天，咳未减。以白昼咳嗽为主，咳吐黄色浓痰，并流黄浊涕，近两天咳时胸痛。纳可。舌红苔薄而微黄，脉右细弦数、左弦数。

证属 风温犯肺，痰热互结。

治法 清热疏风，化痰开结。

方药 小陷胸汤合三拗汤加减。川黄连10g、栝楼皮30g、法半夏15g、炙麻黄3g、光杏仁10g、生甘草6g、当归10g、炙款冬花10g、浙贝母20g、鱼腥草30g，4剂，日一剂，水煎服。

2013年4月6日二诊 痰已转白而黏稠，鼻涕由黄转为淡黄，仍鼻塞。舌红苔薄而微黄，脉细弦软。守方加辛夷花15g、苍耳子10g、蝉衣6g、牛蒡子15g，以助疏风利窍，再进4剂。

2013年4月11日三诊 鼻塞减，晚上微咳。舌红苔微黄，脉微弦。守方减黄连4g，加紫菀10g、茯神15g、陈皮10g，以助行气化痰，再进4剂。

2013年5月8日携妻就诊告 咳及鼻塞药尽均愈。

按 本案咳嗽10余天，服药不愈，乃为痰热互结所致；鼻塞流黄浊涕，为风热上犯，《灵枢·本神》

谓："肺气虚则鼻塞不利。"《医学心悟》则明确指出："鼻塞浊涕者，风热也。"故小陷胸汤清热化痰；领三拗汤疏风散邪，并据证加味，风热散，鼻窍利，痰热除，咳嗽止。

【案例4】 咳嗽（慢性支气管炎）

陈某 女 26岁 职工

2008年8月1日初诊 咳嗽已10余天。每在感冒后出现咳嗽。刻下，由于感冒而咳嗽复发，咽痒而咳，咳吐少量黄色浓稠痰，咳剧时胸痛。纳食如常，二便尚调。舌红苔黄，脉细弦而小数。

证属 外邪犯肺，肺气亏虚。

治法 清热化痰，宣肺止咳。

方药 小陷胸汤合三拗汤加减。川黄连10g、法半夏10g、栝楼皮10g、炙麻黄3g、光杏仁10g、生甘草6g、桑叶15g、野菊花10g、南沙参15g、浙贝母10g，3剂，日一剂，水煎服。

2008年8月5日二诊 咳减，咽痒减轻，痰亦减少，有时干咳。舌红苔薄黄，脉细弦软数。守方加减再进4剂咳止。

2010年3月15日再诊 感冒后咳嗽复发。感冒时发热，体温：38.9℃，静脉滴注左氧与头孢两日后，热退。刻下，仍咳嗽，咽痒欲咳，咳吐黄色浓痰，咳而胸闷、气促，纳减。舌红苔淡黄稍厚，脉滑。

证属 风热犯肺，痰热互结，肺失清肃。

治法 宣肺泄热，化痰散结，宣肺止咳。

方药 小陷胸汤合三拗汤加减。川黄连5g、法半夏12g、栝楼皮15g、炙麻黄5g、光杏仁10g、炙甘草10g、生石膏30g、地龙15g、当归6g、桑叶15g、杭白菊10g、川贝母10g、桔梗10g、蛇床子6g，上药连服4剂后咳止。

2013年4月20日三诊 咳嗽复发4天。缘于周三食烧烤（烤鸭肫等）后致咳嗽，并出现类似感冒症状：声嘶，鼻塞，咽痒而咳，咳吐黄色浓痰，进食时稍食辛辣则咳。舌红苔黄、舌中少苔，脉浮而弦、重按少力。

证属 痰热壅肺，肺失宣肃。

治法 清热化痰，宣肺止咳。

方药 小陷胸汤合三拗汤加减。川黄连6g、法半夏15g、栝楼皮15g、炙麻黄6g、光杏仁10g、生甘草6g、黄芩10g、荆芥10g、桑叶15g、浙贝母20g、地龙15g、当归6g、炙款冬花10g、蛇床子5g、蝉衣6g、南沙参30g、麦冬10g、辛夷花15g，上药连服3剂而咳止。

2014年初面告，药后咳愈，至今安康！

按 本案，分别于五年中3次咳嗽，均以小陷胸汤合三拗汤加味治愈。患者喜辛辣烧烤，膏粱厚味。故膏粱之变，以生痰热，痰热互结，壅结于肺而生咳嗽。本方长于清热化痰，宽胸散结。若配以疏风散寒之三拗汤则如虎添翼，药到咳止。

【案例5】 咳嗽（急性支气管炎）[1]

邹某 男 29岁 制笔工

2003年9月24日初诊 咳嗽8天。始感冒并发热，在当地医院静脉滴注抗生素、口服中药，何药不详，热退，咳未愈。刻诊，咽痒欲咳，咳而无痰，咳时连及胸腹疼痛并拒按，咽红。查血常规：白细胞9.0×10⁹/L，淋巴细胞41.9%，嗜酸性粒细胞8.5%，中性粒细胞49.6%。舌红苔薄黄，脉细弦数。

证属 燥热犯肺，痰热互结。

治法 清宣润肺，化痰止咳。

方药 小陷胸汤合三拗汤加减。川黄连10g、法半夏10g、栝楼皮10g、炙麻黄2g、光杏仁10g、鱼腥草30g、山豆根12g、桔梗10g、当归5g、南沙参30g、麦冬12g，4剂，日一剂，水煎服。

2011年9月26日就诊告知 8年前治咳嗽药后即愈。

按 小陷胸汤乃《伤寒论》中为痰热互结之结胸证而设，其138条原文："小结胸病，正在心下，按之则痛，脉浮滑者。"本案咳嗽伴胸腹疼痛拒按，有结胸之征，故以本方为治，并伍以三拗汤疏风散邪，加沙参、麦冬润肺化痰，当归化瘀除痰。以收化痰止咳，宽胸散结之效。

【案例6】 咳嗽（急性支气管炎）[2]

傅某某 女 17岁 农民

1994年7月6日初诊 咳嗽发热4天。江西医学院一附院胸透诊断：肺部感染，并肌内注射青霉素，口服头孢菌素胶囊，疗效不显，改就诊中医药。刻下，咳嗽并发热，体温38℃，左胸痛，咯吐黄白相间黏痰，咳而不爽，有时剧咳时致头晕目眩。胸脘满闷，口苦乏味，大便数日未解。舌红尖甚、苔薄淡黄，脉滑。

证属　风热犯肺，痰热互结。

治法　清热疏风，化痰散结。

方药　小陷胸汤加味。川黄连6g、法半夏10g、栝楼仁10g、栝楼皮10g、桑叶15g、杏仁10g、川贝母10g、鱼腥草20g，4剂，日一剂，水煎服。

1994年7月10日二诊　药后热退，稍咳，痰已转白。大便已解，先硬后软，日一行。听诊：左肺呼吸音粗糙。舌红尖甚苔薄黄，脉细小数。守方加桔梗10g、生甘草10g、炒枳壳10g，以助宣肺利咽，行气化痰，再进4剂告愈。

按　本案咳而发热，胸痛，咳吐黏痰，胸脘满闷，大便不解。正如《伤寒论》第138条云："小结胸病，正在心下，按之则痛，脉浮滑者，小陷胸汤主之。"故以本方清热化痰，宽胸散结；加入桑叶、杏仁疏风宣肺，鱼腥草、川贝母清热化痰。

【案例7】咳嗽（急性支气管炎）[3]

罗某　男　17岁　农民

2000年7月14日初诊　咳嗽1个多月。缘于挨骂后，心情不快，通宵未睡而吸烟10余支（从不吸烟），乃致感冒并咳嗽。刻下，咳嗽，咳吐黄色浓痰。颜面萎黄，唇淡紫。腹胀，纳呆，食则恶心欲吐。舌淡红略暗、苔白润，脉微数。

证属　痰热郁肺，肺失宣肃。

治法　清热化痰，宣肺止咳。

方药　小陷胸汤合三拗汤加减。川黄连10g、法半夏10g、栝楼皮10g、生麻黄3g、光杏仁10g、炙甘草6g、炒枳壳10g、地龙10g、炒麦芽30g、炒谷芽30g，5剂，日一剂，水煎服。

随访　药尽咳愈。

按　本案因情绪过激，肝火动盛，化火炼痰，阻遏于肺，肃降失职；而且赌气吸烟，则木燥火生，痰热互结，引起咳嗽，咳吐黄色浓痰。小陷胸汤清化热，并宽胸散结；伍三拗汤疏散风热；加入枳壳、地龙、谷麦芽，既可行气化痰瘀，又可健脾开肝郁，故药到病除。

【案例8】咳嗽（急性支气管炎、肺门淋巴结核）

蔡某　男　9岁　学生

2000年8月2日初诊　家长述：咳嗽5天。始

因感冒后出现咳嗽，喉痒欲咳，咳吐黄痰，服"顺气止咳糖浆"罔效。摄胸部X线片报告：左肺门淋巴结核（炎症型）。观其咽红。舌红苔黄，脉略滑。

证属　风热犯肺，痰热互结。

治法　清热化痰，宣肺止咳。

方药　小陷胸汤合三拗汤加减。川黄连6g、栝楼皮6g、法半夏6g、生麻黄3g、光杏仁6g、生甘草5g、地龙6g、蝉衣6g，3剂，日一剂，水煎服。

2000年8月5日二诊　服2剂药后，咳已明显好转，昨日食冰西瓜和冰棒后，昨晚咳嗽加剧。舌红苔白、根部苔淡黄厚，脉略滑。守方加干姜4g、五味子5g，以助温肺敛咳，再进3剂。

2000年8月8日三诊　咳嗽以晚间为主，白昼不咳，仍咳吐黄痰。舌红苔薄黄。守首方再进4剂。

2000年8月19日四诊　咳止。复查X线胸片报告：肺门淋巴结核原片比较部分吸收好转。刻下，纳呆，大便2~3日一解。舌红苔白，脉细。

患儿咳嗽虽止，但脾虚突显，故拟健脾、滋肾、益肺善后。

方用金水六君煎合四君子汤加味。熟地10g、当归6g、法半夏6g、炙甘草3g、陈皮6g、茯苓10g、党参6g、白术6g、炒麦芽12g、生麦芽12g、砂仁3g，共进14剂而诸症愈。

2000年底随访　咳嗽未再发作。

按　影像提示左肺门淋巴结核（炎症型），经按小结胸治疗，佐以疏风散邪，疗效迅速，仅7剂药，左肺门淋巴结核、炎症样改变大部分吸收，期间又因食冰复致咳剧。故有两点体会：一是影像之诊断作为辨证时参考；二是，方证准确，可获良效。从现代医学认识，中药可激活人体内的抗结核因子，破坏和阻止结核杆菌的生长。足证中医药治病意义之深远。

【案例9】咳嗽（流行性感冒）

王某某　女　10岁　学生

2007年2月6日初诊　家长述：感冒发热，随之咳嗽已20天余。昨日又发热，注射阿奇霉素针后热退，但仍咳，咳吐黄色浓痰，以白昼为甚。纳呆，便调。望其咽喉：咽红。舌红苔薄少、舌面满布小圆红点，脉滑。

证属　风热犯肺，痰热互结。

治法　清宣疏风，化痰止咳。

方药　小陷胸汤合三拗汤加减。川黄连6g、法半夏5g、栝蒌皮6g、炙麻黄3g、光杏仁5g、生甘草4g、当归4g、地龙10g、炙款冬花6g、川贝母4g、落地荷花6g，3剂，日一剂，水煎服。

2007年7月1日再次就诊时，家长告：2月咳嗽，3剂药后辄愈。

按　患孩外感3周复发热，注射抗生素后，热虽退，但咳吐黄色浓痰，脉滑。虽无《伤寒论》第138条中"小结胸证，正在心下，按之则痛"之证，但咳吐黄浓痰，脉滑，亦应为痰热互结之征，当用小陷胸汤，因其兼有风热喉痹，故加麻黄、杏仁、甘草等药以助疏风宣肺，故药仅3剂咳止痰消。

【案例10】 咳血（支气管扩张）
庄某某　女　68岁　退休护士

1997年6月11日初诊　咳嗽并咳血9个月。去年9月10日出现咳嗽夹血，经江西医学院第一附属医院CT检查报告：右上肺前段小条索状密度影，考虑为纤维组织。虽经治疗仍一直咳嗽，咯粉红色血痰。上个月经本厂医务所再摄胸部X线片未见明显异常，故就诊于中医。刻下，晨咳伴随胸闷、气憋及右胸痛，痰咳出后可获暂时缓解，痰黏稠夹血，量多不爽。双手微颤抖，颜面及下肢浮肿。纳呆，大便干结。舌暗红、苔黄白相间而滑腻，脉滑数而涩（偶发期前收缩）。

证属　痰热互结，热伤肺络。

治法　清热化痰，活血通络。

方药　小陷胸汤加减。川黄连5g、法半夏12g、栝蒌皮10g、茯苓15g、陈皮10g、竹茹15g、甘草6g、桃仁10g、红花5g、生黄芪15g、川贝母10g，日一剂，水煎服。

1997年6月18日二诊　共服7剂，咳血渐减，胸痛基本缓解，大便仍干结，2~3日一行。舌暗红、苔白稍腻，脉略滑。守方加栝蒌仁10g、桔梗10g，以宣肺润肠，再进7剂。

1997年6月25日三诊　晨咳，痰白、痰中夹血丝。大便已1~2日一行。舌如前，脉细略弦。守方再进7剂。

1997年7月2日四诊　3天来血痰已止，浮肿消。口中黏腻，纳仍差，大便已日一行。舌红苔淡黄略腻，脉略弦。守方加减再进两周以善后。

1997年7月23日告　咳血已愈。

按　本案咳血迁延9个月不愈，从症状及影像检查看，类似于"支扩"。从其咳嗽、胸闷气憋并右胸痛，痰黏夹血，苔腻、脉滑来看，乃一派痰热互结之象。故治以小陷胸汤清化热痰，宽胸散结；辅以橘皮、竹茹、川贝行气化痰；黄芪，红花、桃仁活血通络，使其痰清热除、血脉归经，其咳血自愈。

【案例11】 喘咳（急性支气管炎并哮喘）
胡某某　男　82岁　退伍军人

1990年4月30日初诊　咳嗽并喘一周余。始因感冒、发热、咳嗽并喘而入住江西省人民医院一周。经治疗后热退，但仍咳并喘而不能出院。家属经与医院协商而邀余会诊。刻诊，咳并喘，以喘为主，咳吐黄色黏稠痰，纳食少味，大便结。舌红苔黄，脉滑、按之少力。

证属　痰热壅肺，肺气不宣。

治法　清热化痰，宣肺平喘。

方药　小陷胸汤合三拗汤加味。川黄连10g、法半夏10g、栝楼仁10g（打碎）、炙麻黄10g、光杏仁6g、生甘草5g、枯黄芩10g、桔梗10g、炒莱菔子10g、枇杷叶10g、川贝母10g，4剂，日一剂，水煎服。

建议　带药出院。

1990年5月5日家告　老人痰去喘平、咳止。

按　本案高龄，不适气候而发热并咳喘发作。经住院热退，但咳喘及咳唾黄色黏稠痰、便结，乃痰热互结之证。正如《伤寒论》中第138条云："小结胸病，正在心下，按之则痛，脉浮滑者，小陷胸汤主之。"在此基础上，辅以麻、杏、桔、草以宣肺，川贝母化痰散结，共奏清热化痰，宣肺平喘之功。

【案例12】 痰热乳蛾（急性扁桃体炎）
兰某　男　18岁　学生

2007年4月7日初诊　咽喉肿痛，伴喉中有痰并咽痒欲咳已3周。以往每个月要发作一次，必须使用抗生素方可缓解。刻下，咽痛、咽痒、咳嗽、咳吐黄色浓痰。观其咽稍红，右扁桃体（乳蛾）肿大Ⅱ度、左肿大Ⅰ度，两肺听诊（－）。纳可，大便调。舌红尖甚苔黄、中根部苔稍厚，脉细弦数。

证属　风温犯肺，痰热结聚。

治法　清宣止咳，豁痰散结。

方药　小陷胸汤合三拗汤加减。川黄连10g、法半夏10g、栝楼皮10g、炙麻黄2g、光杏仁10g、生甘草6g、当归5g、广地龙10g、川贝母6g（打）、山慈菇10g、冬凌草10g、落地荷花15g、炙冬花10g，7剂，日一剂，水煎服。

2007年4月15日二诊　咽痛及咳已缓解，咽仍红，乳蛾大小如前。舌红尖甚、苔黄微厚，脉细微数。守方去麻黄、杏仁，加桃仁10g、石仙桃10g、银花15g、玄参8g，以助化痰散瘀，再进7剂。

2007年4月22日三诊　咽红已褪，乳蛾仍肿大。舌红尖微红、苔薄黄，脉细微弦。守方加减进退再进7剂。

2007年4月27日四诊　乳蛾缩小。舌红尖甚苔淡黄，脉细微数。守方再进7剂以善后。

年底随访　家长告愈。

按　本案喉核肿胀，突出于喉关两侧，痛、痒、咳并咳吐黄色浓痰。实为痰热结聚于喉关所致。虽无结胸之征，但有痰热之实。故以小陷胸汤清热化痰，辅以三拗汤疏散风热；加入冬凌草及落地荷花清肺利咽；川贝母、山慈姑、地龙化痰散结，共收化痰散结（消肿）之效。

67. 苓甘五味姜辛汤

苓甘五味姜辛汤，出自《金匮要略·痰饮咳嗽病脉证并治》，其云："冲气即低，而反更咳，胸满者，用桂苓五味甘草汤，去桂加干姜、细辛，以治其咳满。"这就是说，在服用桂苓五味甘草汤后，逆冲之气平定下去了，但咳嗽胸满加剧。这是伏匿于肺的寒饮复出的变证。故治与苓甘五味姜辛汤，以排除胸满，消饮去寒，敛肺止咳。故此，凡咳嗽痰多，清稀色白，胸膈满闷者，均可用本方治疗。

【案例1】　外感（病毒性感冒）
万某某　女　73岁　退休职工

2009年8月17日初诊　感冒、恶风、流清涕并咳嗽已2周余。经服感冒药及抗生素未愈，并迁延2周余。刻下，仍恶风、流清涕、咳嗽，咳吐白痰、量多而黏，胸部满闷，纳食无味，脉浮略滑。舌红苔薄白，

证属　外感风寒，痰饮内停。

治法　温肺化饮，疏散风寒。

方药　苓甘五味姜辛汤合三拗汤加减。茯苓15g、炙甘草10g、五味子10g、炮干姜3g、细辛3g、炙麻黄3g、光杏仁10g、当归6g、法半夏10g、地龙15g，3剂，日一剂，水煎服。

2009年8月20日电话告　药尽则愈。

按　本案外感风寒，失治迁延，致使痰饮内停而咳甚。正如《金匮要略·痰饮咳嗽病脉证并治》云："冲气即低，而反更咳，胸满者，用桂苓五味甘草汤，去桂加干姜、细辛，以治其咳满。"由于风寒表证未了，故以三拗汤协其疏散风寒，并宣肺止咳。

【案例2】　咳嗽（支气管炎）
王某某　男　5岁

2008年10月8日初诊　母述：反复咳嗽2个多月。虽经服止咳药物，终未见效。刻下，每以晨起咳剧，咳吐白色清痰。纳呆，餐中时时呕吐，二便尚调。舌红苔白，脉浮。

证属　外邪内饮，寒饮内停。

治法　温化寒饮，宣肺止咳。

方药　苓甘五味姜辛汤合三拗汤加味。茯苓10g、五味子5g、干姜2g、细辛1g、炙麻黄2g、光杏仁6g、生甘草4g、法半夏6g、炙款冬花6g、当归4g、地龙10g，5剂，日一剂，水煎服。

2009年10月5日就诊告知　去年咳嗽5剂药后咳止。

按　患孩外感风寒，肺有伏饮。故治与苓甘五味姜辛汤温肺化饮，敛肺止咳；领三拗汤以助疏风散寒，两方配合，相得益彰。

【案例3】　咳喘（慢性支气管炎）[1]
谭某某　女　61岁　退休工人

2002年10月11日初诊　咳嗽并微喘反复半年余。先后两次X线片诊断为：慢性支气管炎。刻下，咳嗽，咳吐白色痰或少量黄色黏痰，不易咳出，咳以晚上为甚，咳时少腹痛，怕冷，晨起气促微喘。舌红苔白，脉细。

证属　风寒束肺，痰饮壅盛。

治法　温肺化饮，清宣平喘。

方药　苓甘五味姜辛汤合三拗汤加味。五味子6g、细辛2g、茯苓15g、炙甘草6g、生姜3片、炙麻

黄3g、光杏仁10g、黄芩10g、炙冬花15g、北沙参15g、法半夏10g、陈皮10g，4剂，日一剂。水煎服。

2002年10月16日二诊　咳显减，已能咳出少量白痰，腹痛、怕冷已除，晚咳已止，转为晨咳。舌红苔薄白润，脉细弦、左细弦软。守方减麻黄1.5g，再进4剂以善后。

随访　咳喘愈。

按　《金匮要略·痰饮咳嗽病脉证并治》中有"咳逆依息"，"膈上病痰，满喘咳吐……必有痰饮"之说。此皆因外邪犯肺，肺失清肃致咳。久咳伤肺，肺虚损及脾肾，则运化失职，气化失常，水湿上干于肺，聚湿为痰。痰浊壅肺，致使慢咳并喘。故治与苓甘五味姜辛汤温化痰饮，并领三拗汤加味以清宣平喘而获效。

【案例4】　咳嗽（慢性支气管炎）[2]

黄某某　女　33岁　工人

2008年7月28日初诊　咳嗽已4个多月。因在福建打工而反复感冒并咳嗽。在福州华侨医院经抗生素治疗，症状缓解，稍受凉则复作，故回赣求诊。刻下，咳嗽，胸闷气憋。夜间咳多，咳吐青色黏痰。咳剧时小便自出，伴头晕，纳果。大便尚调。摄胸部X线片报告：两肺纹理增粗。舌红苔薄白，脉细弦软。

证属　风寒袭肺，寒饮内停，肾气不固。

治法　疏风宣肺，温化痰饮，益肾固脬。

方药　苓甘五味姜辛汤合三拗汤加味。茯苓15g、炙甘草6g、五味子10g、干姜5g、细辛3g、炙麻黄3g、光杏仁10g、当归5g、地龙15g、炙款冬花10g、黄芩12g、蛤蚧2对（切碎分入同煎），5剂，日一剂，水煎服。

2008年8月4日二诊　药后咳止，精神增。复查胸部X线片：已无异常。刻下，喉中梗塞，稍胸闷，下午低热，体温：37.2~37.5℃，纳可，大便稀软，日解3次。舌红苔白润，脉细而微弦。

寒饮虽化，痰湿留滞。故拟健脾益肺以善后。

方用六君子汤加味。党参20g、炒白术10g、茯苓15g、炙甘草6g、陈皮10g、法半夏10g、熟地黄12g、炙款冬花10g、栝楼皮10g、黄芩10g、砂仁5g、红枣5枚、蛤蚧2对（切碎分入同煎）、生姜3片，再进7剂而愈。

按　《内经》云："五脏六腑皆令人咳，非独肺。"足证咳嗽一证，病证复杂，五脏六腑皆令人咳。本案劳伤复感，几成慢性咳嗽，久治不愈。其咳在肺、本在肾。正如《素问·咳论》中云："肾咳不已，则膀胱受之，膀胱咳状，咳而遗尿。"故以苓甘五味姜辛汤合三拗汤温化痰饮，宣肺止咳，加蛤蚧益肾固脬而收奇效。

【案例5】　咳嗽（慢性支气管炎急性发作）

刁某某　男　76岁　退休干部

2008年5月30日初诊　咳嗽10余天。缘于感冒而发作咳嗽，呈阵发性咳嗽，咳吐白色痰，咳吐不爽，躺下则喉中有痰鸣。经服蛇胆川贝液、蜜炼川贝枇杷膏、牛黄解毒片及抗生素等，未效而有加重之势。纳少，二便尚调。舌深红苔白滑、舌中及根部苔黄稍厚，脉滑、重按少力。

证属　风寒袭肺，痰饮内停。

治法　疏风散寒，温肺化饮。

方药　苓甘五味姜辛汤合三拗汤加减。茯苓15g、炙甘草6g、五味子10g、生姜3片、细辛3g、炙麻黄3g、光杏仁10g、当归5g、地龙15g、法半夏10g、陈皮10g，4剂，日一剂，水煎服。

2008年6月2日二诊　一剂药后，咳即大减。昨外出受凉，咳又加重。舌红苔黄，脉滑。守方以干姜4g易生姜，加炙款冬花10g，以增强温肺化饮之力，再进4剂。

2008年6月14日三诊　咳虽缓解，但每日早晨仍阵咳，咳吐白痰。舌红苔白、舌中根苔黄，脉滑。

患者高龄，观其病史与脉证，素体肺肾不足，饮伏于肺。若复感寒邪则咳嗽复作，加上服药欠当，致使咳嗽难愈，故拟健脾益肾，益肺止咳以调治。

方用金水六君煎加味。熟地黄12g、法半夏10g、陈皮10g、茯苓15g、当归6g、炙甘草6g、党参15g、白术10g、红枣5枚、生姜3片，再进5剂以善后。

2011年1月10日就诊告：2008年药后咳愈至今安康。

按　患者高龄，肺有伏饮。屡遇寒邪则咳嗽，加上服用寒凉滋润之品，致使痰饮加重并复出为患。故治与苓甘五味姜辛汤温肺化饮；三拗汤助其疏风散寒。后期以金水六君煎善后而获愈。

【案例6】 咳嗽（急性支气管炎）

邹某 男 13岁 学生

2004年9月27日初诊 家长述：咳嗽一周余。因咳嗽加剧而入南昌市第一医院就诊，诊为急性支气管炎，经抗感染治疗一周，咳未减。刻下，晨起则咳嗽，若行动或吹风则咳剧，咳吐白色黏痰、量多。纳呆、食无味。舌红苔白，脉弦、关滑。

证属 寒饮内停，肺气上逆。

治法 温肺化饮，宣肺降逆。

方药 苓甘五味姜辛汤合三拗汤加味。茯苓15g、甘草5g、五味子6g、生姜3片、细辛2g、生麻黄3g、光杏仁6g、炙冬花10g、当归5g、鱼腥草12g，日一剂，水煎服，上药连服4剂而咳止。

按 本案为脾虚咳嗽，《素问·咳论》云："脾咳之状，咳则右胁下痛，阴阴引肩背，甚则不可以动，动则咳剧。"故以温化痰饮之苓甘五味姜辛汤伍以三拗汤轻宣肺气，使痰饮去，肺气宣，咳嗽止。

【案例7】 咳嗽（咳嗽变异性哮喘）

贺某某 女 41岁 职工

1999年3月25日初诊 咳嗽1个月。初咳时服中药有效。因出差而改服枇杷止咳糖浆、急支糖浆、止咳灵糖浆、先锋4号、阿莫仙和还魂草冲剂等药，不仅咳不减，反而逐渐加重。刻下，喉痒欲咳，晚间咳剧，影响睡眠，伴胸闷气憋，咳吐白痰量多，剧咳时头晕胸痛，纳呆，口干不欲饮，大便结，两日一解。舌红苔白润稍腻，脉浮弦偏滑。

证属 痰饮壅盛，肺失宣肃。

治法 温肺化饮，宣肺平喘。

方药 苓甘五味姜辛汤加味。茯苓15g、炙甘草10g、五味子10g、干姜5g、细辛3g、炙麻黄10g、杏仁10g、栝楼皮12g、地龙12g，3剂，日一剂，水煎服。

1999年3月29日二诊 咳减七成，痰亦减少，气憋显减。舌红苔白，脉细略弦。守方再进4剂。

1999年4月14日随访 咳已痊愈。

按 本案咳嗽，中西药治疗罔效。据其症状：咳嗽胸闷气憋，痰多色白，口干不饮。必是痰饮内伏。正如《金匮要略·痰饮咳嗽病脉证并治》云："心下有痰饮，胸胁支满。"又云："冲气即低，而反更咳，胸满者，用桂苓五味甘草汤，去桂加干姜、细辛，以

治其咳满。"故用其温化痰饮，加用麻黄、杏仁以宣肺止咳而收效。

【案例8】 产后咳嗽（咳嗽变异性哮喘）

侯某某 女 29岁 职工

2006年8月16日初诊 产后咳嗽半年。3月22日分娩后出现咳嗽，经静脉注射克林霉素，服梨膏糖、咽炎片等药，一直未愈并反复发作。曾摄胸部X线片检查未发现肺部明显异常。曾服中药1个月，亦未见效。夜间睡后尚安稳，白昼则咳，咳吐白色清痰。咳剧时恶心，有时呕吐少量痰涎，喉间有时出现哮鸣音。肺部听诊未见明显异常。舌红苔薄黄，脉弦而略滑、寸尤滑。

证属 产后虚赢，风寒外袭，痰饮内停。

治法 温肺化饮，宣肺平喘，化痰止咳。

方药 苓甘五味姜辛汤合定喘汤加味。茯苓15g、炙甘草6g、五味子10g、干姜3g、细辛3g、白果12g、炙款冬花15g、冬虫夏草1g（研末吞服）、炙麻黄4g、光杏仁10g、法半夏10g、全当归10g、地龙15g，3剂，日一剂，水煎服。

2006年8月21日二诊 药后咳减，咳时恶心已除。近日经CT扫描排外肺结核。舌红苔薄白，脉细寸稍滑。守方加川贝母10g，以助润肺化痰，再进5剂。

2006年8月26日三诊 服药期间咳止。但某医考虑其产后久咳，仍建议其同时做雾化治疗，可雾化后反致咳嗽而停做。舌红苔白，脉细。守方再进5剂。

2006年9月6日四诊 刻诊，闻及异味则微咳无痰。舌红苔薄而淡黄，脉沉细微数。

患者肺肾不足为其产后久咳根源，故拟补益肺肾，育阴化痰以善后。

方用金水六君煎加味。熟地黄12g、陈皮10g、法半夏10g、赤茯苓10g、当归10g、炙甘草5g、炙麻黄2g、光杏仁10g、种洋参10g、白术10g，7剂，药尽告愈。

按 本案产后不仅多虚多瘀，而据其久咳多痰的病证特点，应责之于肺、脾、肾三脏虚馁，从而痰饮内停，咳痰不止。故治与苓甘五味姜辛汤为主，温肺化饮；并领定喘汤宣肺平喘，加当归、地龙化痰散瘀，虫草温补肺肾。诸药协同，补虚泻实，咳止喘

平。治疗中后期，欲以雾化取速效，反致诱发寒饮复出而致咳，当引以为戒。

【案例9】 咳嗽（左上肺感染）

周某某 男 52岁 居民

2006年3月15日初诊 咳嗽已1个来月。始因感冒而咳，虽经治疗，仍咳嗽不止。刻下，咳嗽每以夜间为重，咳吐淡黄色痰涎，白昼若受冷风吹袭亦咳。胸部X线片提示：左上肺感染。心电图报告：窦性心动过缓。纳食少味。素有胃疾。舌红苔白，脉弦软缓。

证属 寒饮内停，肺失宣肃。

治法 温宣疏风，化饮止咳。

方药 苓甘五味姜辛汤合三拗汤加减。五味子10g、细辛3g、茯苓15g、川干姜3g、炙麻黄3g、光杏仁10g、炙甘草6g、当归5g、地龙10g、炙款冬花10g、鬼箭羽10g，4剂，日一剂，水煎服。

2006年3月19日二诊 咳减，舌红苔微黄，脉细弦软缓。守方加红参10g，再进5剂而愈。

按 本案乃脾虚感寒之痰咳，《素问·咳论》云："皮毛者，肺之合也，皮毛先受邪气，邪气以从其合也。其寒饮食入胃，从肺脉上至于肺，则肺寒，肺寒则外内合邪，因而客之，则为肺咳。"故寒饮内停，发为咳嗽。以苓甘五味姜辛汤温化痰饮；三拗汤宣肺疏风。风寒去，寒饮除则咳止。

68. 苓甘五味加姜辛半夏杏仁汤

苓甘五味加姜辛半夏杏仁汤，是《金匮要略·痰饮咳嗽病脉证并治》中，在桂苓五味甘草汤的基础上衍化而来，本方为支饮病，阳虚冲气上逆证而设；加减后的苓甘五味加姜辛半夏杏仁汤，则是用于咳逆依息、胸满气短、形体水肿之邪在胸膈，水气外溢证。

【案例】 咳喘（慢性支气管炎急性发作并哮喘）

王某某 男 56岁 职工

2001年12月1日初诊 咳嗽并微喘近1个月。始感冒而咳作，随即咳而微喘。经服抗生素及止咳糖浆等，未效。刻下，晨起咳并微喘，胸闷气促，咳唾白色黏痰，由于咳久而面浮，纳减。舌红苔白，脉细弦。

证属 风寒束肺，痰饮内停。

治法 温肺化饮，宣肺平喘。

方药 苓甘五味加姜辛半夏杏仁汤加减。茯苓15g、五味子10g、干姜3g、细辛3g、法半夏10g、光杏仁10g、炙甘草6g、炙麻黄6g、地龙10g、当归10g，4剂，日一剂，水煎服。

2001年12月23日随访 药后咳喘愈。

按 本方乃《金匮要略·痰饮咳嗽病脉证并治》为支饮病，邪在胸膈，水气外溢而设。其云："冲气即低，而反更咳，胸满者，用桂苓五味甘草汤，去桂加干姜、细辛，以治其咳满。……呕者复内半夏，以去其水。……水去呕止，其人形肿者，加杏仁主之。"

本案慢支并哮喘，并出现面目浮肿，乃阳虚痰饮。故治与苓甘五味加姜辛半夏杏仁汤，以温肺化饮；加麻黄助半夏、杏仁发汗行水，宣肺平喘，加地龙、当归消散痰瘀。方证相符，用之立效。

69. 乌梅丸

乌梅丸，源自于《伤寒论·辨厥阴病脉证并治》第338条文云："蛔厥者，其人当吐蛔。今病者静，而复时烦者，此为藏寒。蛔上入其膈，故烦，须臾复止；得食则呕，又烦者，蛔闻食臭出，其人常自吐蛔。蛔厥者，乌梅丸主之。"本方为脏寒蛔厥所设。由于蛔厥而烦，属于上热下寒的寒热夹杂证。蛔虫得酸则静，得辛则伏，得苦则下。故方中重用乌梅味酸以安蛔；配细辛、干姜、桂枝、附子、川椒辛热之品以温脏驱蛔；黄连、黄柏苦寒以清热下蛔；更以人参、当归补气养血，以顾护正气之不足。全方配合，具有温脏安蛔，寒热并治，邪正兼顾之功。临证据此病机除蛔厥外，还可用于类似之证，对唇风、热疮、腹痛的治疗，疗效显然。正如《医宗金鉴》所云："此药之性味，酸苦辛温，寒热并用，能解阴阳错杂，寒热混淆之邪也。"柯琴在《伤寒来苏集》中云："看厥阴诸证，与本方相符，下之利不止。与又主久利句合，则乌梅丸为厥阴主方，非只为蚘厥之剂矣。"

【案例1】 蛔厥（胆道蛔虫症）

兰某某　30岁　女　职工

1999年9月29日初诊　右上腹痛、甚则绞痛反复发作三年。昨日突发疼痛。刻下，上腹剧痛，恶心呕吐，四肢冰凉。B超报告：胆总管蛔虫并扩张；胆囊壁毛糙。舌红苔薄黄，脉沉细略弦微数。

证属　脏寒蛔厥（胆道蛔虫）。

治法　祛寒温脏，安蛔止痛。

方药　乌梅丸加减化裁。乌梅15g、细辛3g、生姜3片、黑附片6g、当归10g、川椒6g、肉桂5g、黄连10g、黄柏10g、党参10g，3剂，日一剂，水煎服。

1999年10月2日二诊　腹痛止，舌红苔薄淡黄，脉细略弦。守方再进3剂以善后。

随访　至今安康。

按　本案正如《伤寒论》中第338条云："蛔上入其膈……得食而呕，又烦者，蛔闻食臭出……蛔厥者，乌梅丸主之。"而且，B超予以证实，故原方去干姜，用生姜以温散止呕。药3剂症安，6剂痊愈。

【案例2】 唇风（唇炎）

吴某某　男　10岁　学生

1990年2月27日初诊　口唇四周苍白、干燥已2年。由于唇燥干裂难受，患儿时时用舌不停地舐口唇，使口唇四周形成白色圆圈。纳差挑食，喜食煎炸食品。曾服健脾丸加减无效。舌红苔薄黄，脉细。

证属　胃腑积热，郁久化燥。

治法　清上温下，养血疏风。

方药　乌梅丸加减化裁。乌梅10g、北细辛1.5g、干姜3g、黑附片5g、当归5g、花椒3g、肉桂1.5g、川黄连5g、黄柏5g、太子参10g、生地黄10g、防风5g、百部10g、苦参5g、炒鸡内金10g、川楝子6g，5剂，日一剂，水煎服。

1990年3月10日其叔来告　药后症状显减，但未痊愈，要求续服。故守方再进7剂。

2013年8月6日其父吴某就诊告：患儿唇炎药后即愈，至今安康。

按　唇炎发生于唇部黏膜的急慢性炎症。中医称之为唇风，此病名首见于《外科正宗》。其余还有紧唇、瀋唇、唇疮、唇馈钡让。其病因认为病位在胃，皆与风火相关。《灵枢·五阅五使篇》云："口唇者，脾之官也。"脾胃功能正常，唇则滋润，若脾胃积热，

热燥化风、化火，上灼于唇则唇燥干裂。

患儿年少，脏气未充，又迁延日久，故出现上燥下虚，寒（湿）热夹杂之象。故以乌梅丸加味清上温下，养血疏风而愈。

【案例3】 热疮（单纯性疱疹）[1]

周某　男　25岁　职工

2011年5月2日初诊　左嘴角疱疹反复发作半年。近期加重并嘴角溃烂，经搽阿昔洛韦膏可缓解，但一直不愈。舌红苔白、根黄厚、舌中有两块剥苔，脉细而微弦。

证属　正气亏虚，寒热蕴结。

治法　清上温下，养阴清热。

方药　乌梅丸加减化裁。乌梅15g、细辛3g、生姜3片、黑附片10g、当归10g、川椒6g、肉桂3g、川黄连10g、黄柏10g、党参15g、升麻15g、生地黄15g、牡丹皮15g、大青叶15g、赤芍15g、生甘草10g，5剂，日一剂，水煎服。

2011年5月17日二诊　疱疹及嘴角溃烂已愈，但左唇表皮黑色斑未褪。舌红苔黄、舌边中根剥苔已长苔、尚未平整，脉细而微弦。

拟用当归补血汤合四妙勇安汤，以益气养血，凉血活血善后。服7剂唇左黑斑消退。

按　单纯疱疹是感染单纯疱疹病毒，发于皮肤黏膜交界处的急性疱疹性皮肤病。因其常于发热过程中或之后发生，故中医称为热疮，或热气疮、火燎泡。本病多与外感风热、饮食不节、情志失调，劳累过度相关。病机则是素体蕴热，复因外感，热毒蕴结，阻于肺胃，上蒸头面而生；也可因肝胆湿热，下注两阴而生。本案因素体亏虚，反复不愈。故以乌梅丸加生地黄、牡丹皮、赤芍、升麻等化裁以清上温下，养阴清热而获效。

【案例4】 热疮（单纯性疱疹）[2]

潘某某　女　21岁　学生

2011年3月31日初诊　唇周疱疹并红肿灼痒，反复发作已7~8年。严重时下颌淋巴结肿大。这次发作两周余，缘于食芒果之后出现。纳可，眠好，便调。月经本次迟后12天，量少。舌红苔薄黄，脉细弦软

证属　肺胃风热，湿毒蕴蒸。

治法　清上温下，辛宣疏风。

方药　乌梅丸合四妙勇安汤加减化裁。乌梅10g、细辛3g、黑附片6g、当归10g、川椒6g、肉桂3g、黄柏10g、川黄连10g、党参10g、玄参15g、银花25g、生甘草10g、蝉衣6g、山药30g、生地黄15g、牡丹皮15g、赤芍30g、升麻15g、生石膏30g，4剂，日一剂，水煎服。

2011年4月5日二诊　服2剂则疱疹消退，患处皮肤色红，嘴角仍有白色小疱疹，灼、痛、痒已除。舌红苔薄白、舌尖仍微红甚，脉细弦、重按少力。守方再进5剂。

2011年4月10日三诊　唇周疱疹愈，遗下皮肤红斑未褪尽，面部有时有小疹出现。舌红苔白、舌根部苔淡黄略厚，脉细而微弦。

患者风消湿化，但热毒未尽，拟清胃泻火以善后。方用清胃散加味，共服12剂痊愈。

按　本案热疮反复发作逾7年，其病机以湿热偏盛，故以乌梅丸去干姜加味化裁清上温下，并加生石膏，取其辛透；辅以四妙勇安汤凉血活血，七年沉疴药至病除。

【案例5】 腹痛（肝内胆管结石、胆道蛔虫症）

万某某　女　27岁　职工

1998年1月2日初诊　右上腹绞痛。之前因上腹部持续疼痛一周，于1998年12月20日入住中国人民解放军第九四医院，诊断为左肝内胆管结石，胆道蛔虫症，经治疗好转后并行人流术，术后右上腹疼痛复作，某医曾给以茵陈、大黄、黄连等药后症状加重，故急于就诊。刻下，上腹疼痛发作呈踡卧状，四肢厥冷，脸黄而晦。10年前因胆囊结石行胆囊切除术。舌暗红苔淡黄，脉细无力。

证属　脏气损伤，寒邪闭阻。

治法　温脏散寒，补虚通络。

方药　乌梅丸加味化裁。乌梅20g、细辛3g、干姜6g、黑附片10g、当归10g、川椒6g、肉桂10g、黄连10g、黄柏10g、红参5g、台乌药12g、延胡索10g，2剂，日一剂，水煎服。

家属告　服药后不久，呕吐出痰涎1000mL左右。因两天未进食，为防止脱水予以支持疗法，故于门诊静脉输注葡萄糖生理盐水及氨基酸各一瓶，晚上症状已然缓解。

1998年1月4日二诊　二剂药服完后，今日中午已能进食猪肝汤及米饭。舌红苔薄淡黄，脉略弦重按无力、偏数。

据其脉证，仍需温中祛寒调治。方用理中汤加味。服3剂而痊愈。

按　本案原有胆道蛔虫症及肝内胆管结石史，又因人流术感寒，致使脏寒郁滞，痰湿闭阻。故以乌梅丸温脏散寒，苦寒燥湿，辛宣透闭。故使药后涌吐痰涎，邪随痰泄，其症豁然。

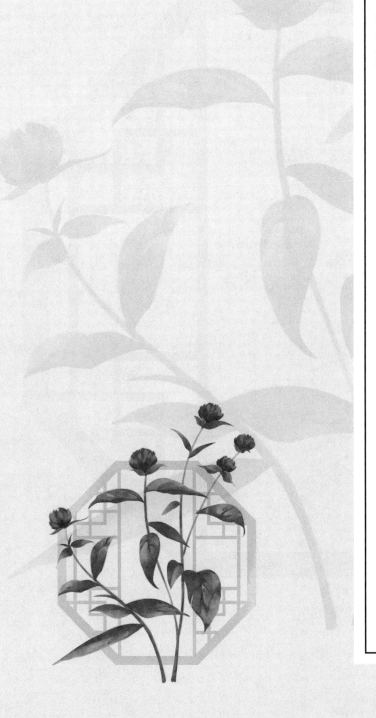

二、医经启悟

现今医疗，西医药扮演着主要角色。人们的思想也逐渐西化，就是患上普通感冒，也是『静脉滴注』加上口服西药，数天后这些普通病往往形成坏病。中医就必须担负起医疗最后屏障的责任。因此，刻下找中医就诊的一般是治而无效，或久治不愈的棘手难症。这就要求医者要熟读经典，掌握和传承先贤智慧，遵循中医的辨证规律，灵活遣方用药。本案医经启悟乃临证在医经的启示下，得以收效的案例。录于此，以飨同道及后学。

1.感冒发热

【案例1】 外感失治（病毒性感冒）

李某某 女 85岁 农民

2014年11月26日初诊 感冒伴胃脘胀痛一周。曾在当地医院静脉滴注4天，何药不详，未效，症状反而加重，故赴南昌就医。刻下，乍冷乍热，无汗，脘腹胀痛，口苦纳呆，饮食无味，气短乏力，嗜睡，小便短，大便结而不解。舌红苔黄腻，脉细弦软。

经义 "太阳病，十日以去，脉浮细而嗜卧者，外已解也。设胸满胁痛者，与小柴胡汤。"（《伤寒论·辨太阳病脉证并治中》第37条文）

证属 邪入少阳，脾虚气滞。

治法 和解少阳，燥湿运脾。

方药 小柴胡汤加减。北柴胡10g、黄芩10g、生姜3片、法半夏15g、太子参15g、炙甘草6g、红枣5枚、炒厚朴10g、炒苍术10g、陈皮10g、木贼草20g，3剂，日一剂，水煎服。

2014年11月29日二诊 微汗出，乍冷乍热已除。纳食仍少味，气短乏力。舌红苔黄、舌中苔微黄厚，脉细微弦。

患者高龄，外感已解，脾虚气弱，运化失健。故治拟益气健脾，和胃助运调治并善后。

方用健脾丸加减化裁。炙黄芪20g、白术10g、陈皮10g、太子参10g、神曲10g、枳实10g、生麦芽30g、防风10g、荷叶10g、北山楂10g、炙甘草6g，日一剂，水煎服，上药连服7剂而愈。

随访 其女刘某告：母病愈，饮食如常，生活自理。

按 本案高龄，其脾气虚为本，复感外邪，遵经旨故在小柴胡汤中去人参之味厚，以太子参代之；并加入苍术、厚朴、陈皮以宣散湿浊，理气健运；表里和解后，以健脾丸化裁为汤剂而收痊功。

【案例2】 外感（太阳少阳并病、普通感冒）

杜某某 女 1岁4个月

2015年8月4日初诊 家长述：反复低热4天。低热，流涕，纳呆，夜间惊啼，大便量少多次。舌红苔白，指纹风关浮而紫暗。

经义 "太阳与少阳并病，头项强痛，或眩冒，时如结胸，心下痞鞭者……慎不可发汗……"（《伤寒论·辨太阳病脉证并治下》第142条）

证属 外感风寒，太少合病。

治法 通阳发汗，和解少阳。

方药 小柴胡汤合葱豉汤。北柴胡6g、黄芩5g、法半夏5g、生姜1片、党参4g、炙甘草4g、红枣2枚、连须葱白7根、淡豆豉4g、淮小麦10g，4剂，日一剂，水煎服。

2015年8月9日二诊 热退，纳食仍差，晚上哭闹，睡不安神，下眼袋浮。舌红苔白，指纹淡青紫隐伏气关。守方加生栀子4g，再进4剂。并建议查尿常规。

随访 尿常规无明显异常，药尽纳香，眠已安。

按 患儿低热、流涕、纳呆、夜啼，其外伤于风，内又肝热胆寒，太少并病。虽低热不能发汗，故以小柴胡汤和解表里；以葱豉汤通阳发汗而不伤正。两方合治，太少两解。

【案例3】 外感变证（流行性感冒）

雷某某 女 57岁 退休工人

2014年3月14日初诊 感冒发热，身痛。因发热，体温38.4℃，经某门诊静脉滴注2天，何药不详，热退而不断出汗，并导致背部发凉并乏力。稍咳无痰，口干纳呆。有"慢乙肝"病史。舌红苔黄，脉浮数按之少力。

经义 "太阳中风，阳浮而阴弱，阳浮者，热自发；阴弱者，汗自出"（《伤寒论·辨太阳病脉证并治上》第12条文）。《伤寒论·辨太阳病脉证并治上》第68条文则云："发汗病不解，反恶寒者，虚故也。"按照经文提示，据其脉证：自汗、背凉、乏力、脉浮数无力。

证属 外感失治，营卫不和，阴阳两虚。

治法 调和营卫，平补阴阳，镇潜固表。

方药 桂枝加龙骨牡蛎汤加味。桂枝10g、白芍30g、炙甘草6g、煅龙骨30g、煅牡蛎30g、红枣5枚、生姜3片、炙款冬花15g、党参10g、浮小麦30g、天花粉15g，日一剂，水煎服，上药连服3剂后，汗止体安。

按 本案为体虚外感，输液治疗后，热退自汗、乏力，当为虚劳之阴阳两虚。本为芍药甘草附子汤证，而以《金匮要略·血痹虚劳病脉证并治》方桂枝加龙骨牡蛎汤，何故？因患者年近花甲，身体素虚，阴阳失调。故治与平补阴阳，镇潜固摄，药仅3剂而收痊功。

【案例4】 高热（阳明少阳合病、右肾重度积水、左肾多发性结石伴积水）

艾某某　女　35岁　农民

2001年10月10日初诊　高热近半个月，体温39℃左右。半个月来，经用先锋、菌必治、丁胺卡那等抗感染治疗，效果不佳。现仍在静脉滴注哌拉西林＋氯化钾等。B超检查提示：①右肾积水（重度）；②左肾结石（多发性）；③左肾积水。尿常规：浑浊，白细胞（4+）、红细胞（3+）。血常规：白细胞$8.4×10^9$/L，中性粒细胞84%。患者高热不退，医院确诊为双肾结石伴重度积水，认为是尿路感染所致。使用多种抗生素联用未能奏效，转投中医。刻诊，高热不退，并乍寒乍热，以热为主，口苦咽干，默默不欲饮食。大便未解。舌红边甚、苔薄白，脉细弦数。

经义　"伤寒十余日，热结在里，复往来寒热者，与大柴胡汤。"（《伤寒论·辨太阳病脉证并治下》第136条文）

证属　邪热内结，表里不和。

主治　清泄热结，和解表里。

方药　大柴胡汤加味。北柴胡10g、法半夏10g、黄芩15g、生姜3片、红枣3枚、生大黄10g、枳实10g、白芍10g、炙甘草6g、蒲公英30g、白花蛇舌草30g、木贼草15g，3剂，日一剂，水煎服。

2001年10月13日二诊　发热减，体温由每天39℃左右，降至37~38℃。纳食亦增，大便日解1~2次、便稀。舌红苔白、舌中根部苔褐黄，脉细弦软数。药已中的，守方减大黄4g，加炒谷芽30g以助胃气，再进4剂。

2001年10月17日三诊　体温从15日下午开始均在36.4~37.3℃。纳香，但食后饱胀。尿常规：白细胞+。舌淡苔白、舌中根深黄，脉细弦软微数。

表里已和，热结已通。当下以清利下焦调治。

方用四苓散合蒲公英汤加味化裁。猪苓10g、炒白术10g、泽泻15g、茯苓15g、蒲公英30g、蛇舌草30g、生大黄6g、赤芍15g、大腹皮10g、生甘草3g、炒谷芽30g、炒麦芽30g、炒鸡内金15g，3剂。

2001年10月20日丈夫代述　热退，体温已稳定。故建议回本县人民医院泌尿科手术取石治疗。

2002年12月18日就诊腰痛告　去年十月热退回进贤县人民医院顺利施行尿路取石术。

按　本案高热，检查发现：罹患尿路结石合并积水，而且尿常规异常也佐证尿路感染。经大剂量、多种抗生素抗感染治疗，未获缓解。据其脉证，遂从经文提示，当为少阳不解，内传阳明。故施以大柴胡汤清泄热结，和解表里；加入蒲公英、白花蛇舌草、木贼草以助清热解毒，疏风解肌。共奏奇效。

【案例5】 发热（流行性感冒）

余某某　女　52岁　农民

1998年8月14日初诊　发热一周。经当地静脉注射先锋等抗生素未愈。刻下，恶风、发热（低热，体温：不详），鼻腔灼热伴头晕，心烦失眠，默默不欲食，有时胃脘自行可触及块状物，下肢浮肿。检查血常规：白细胞$7.5×10^9$/L，中性粒细胞74%、淋巴细胞26%。尿常规正常。心电图：窦性心动过缓。血压140/90mmHg。舌红苔白，脉缓弦。

经义　"伤寒五六日中风，往来寒热、胸胁苦满、嘿嘿不欲饮食、心烦喜呕，或胸中烦而不呕，或渴，或腹中痛，或胁下痞鞕，或心下悸，小便不利……小柴胡汤主之。"（《伤寒论·辨太阳病脉证并治中》第96条文）

证属　邪犯少阳，枢机不利。

治法　和解少阳，疏利枢机。

方药　小柴胡汤。北柴胡10g、黄芩10g、法半夏10g、生姜3片、党参15g、炙甘草10g、红枣5枚，2剂，日一剂，水煎服。

1998年8月17日二诊　下肢浮肿消退，纳食已增。刻诊，头晕乏力，微恶风，口鼻有时灼热。舌红苔薄淡黄，脉细关滑。守方加茵陈20g、茯苓20g、陈皮12g、神曲10g，以助清胆和胃，行气渗湿，再进5剂。

1998年8月21日随访　诸症愈。

按　本案发热一周，虽经西药治疗，仍发热恶风、心烦、默默不欲饮食、胁下痞鞕（脘腹触及块垒）、小便不利（下肢浮肿）等。故治与小柴胡汤和解少阳，疏利枢机，药仅2剂热退、纳增、肿消。

【案例6】 发热（坏病、流行性感冒）

付某某 女 24岁 居民

2000年6月23日初诊 发热伴微咳9天。一周前因发热而在某医院就诊，静脉滴注头孢噻肟钠、地塞米松等5天，前天加服中药及成药：①青蒿10g、佩兰10g、藿香叶6g、山枝仁10g、滑石18g、连翘10g、板蓝根15g、生大黄10g（后下）、金银花15g、白茯苓15g、漂白术15g、冬瓜仁15g、水芦根10g、鱼腥草15g、淡竹叶10g；②双黄连胶囊。3天之后，发热仍不退，体温：39℃。血常规：白细胞8.4×10^9/L，中性粒细胞68%，淋巴细胞32%。刻诊，发热恶风，胸满口苦，默默不欲食。舌红苔白腻，脉数而略弦。

经义 "太阳病三日，已发汗，若吐，若下，若温针，仍不解者，此为坏病"（《伤寒论·辨太阳病脉证并治上》第16条文）。《伤寒论·辨太阳病脉证并治中》第37条文云："太阳病十日以去，脉浮细而嗜卧者，外已解也。设胸满胁痛者，与小柴胡汤。"

证属 外感失治，邪在少阳。

治法 和解少阳，疏利枢机。

方药 小柴胡汤加味。北柴胡12g、黄芩12g、法半夏10g、生姜3片、党参10g、炙甘草6g、红枣5枚、木贼草15g、炒谷芽30g，1剂，水煎服。

2000年6月24日二诊 药仅1剂，体温下降至37.8℃。患者感觉精神爽，口苦减，纳食亦增。舌红苔白仍稍腻，脉细弦数。守方再进4剂。

2000年6月28日三诊 药后体温仍徘徊在37.8℃左右。复查血常规：白细胞降为3.7×10^9/L；尿常规：白细胞2-4，上皮细胞+。余项无异常。舌红苔黄稍厚，脉浮数。

患者余热未清，细忖脉证及治疗过程，舌苔始终厚腻。刻下，时近小暑，天气闷热，其证当挟暑热。故用小柴胡汤加香薷饮化裁：北柴胡12g、黄芩12g、法半夏10g、生姜3片、党参10g、炙甘草6g、红枣5枚、香薷10g、扁豆10g、炒厚朴10g、滑石15g、大青叶15g、生甘草6g，以和解少阳，祛暑和中，再进3剂。

2000年7月5日随访 3剂药尽，体温复常，纳食增，精神复。

按 太阳病，始用西药头孢噻肟钠、地塞米松静滴治疗，热不退，又加服中药青蒿、佩兰、藿香叶、银花辛凉芳化解表，并用生大黄泻下泄热，反致高热不退形成坏病。遵经旨"太阳病十日以去……设胸满胁痛者，与小柴胡汤"。药仅4剂热退，后期以小柴胡汤加香薷饮和解少阳，祛暑和中而收痊功。

【案例7】 发热（考前综合征）

吴某某 男 19岁 学生

2002年4月24日初诊 反复发热不愈近3个月。缘于今年高考，思想压力较重，兼之春节前一场大雾之后，感冒发热（体温：38~39℃）。经静脉滴注诺氟沙星针，口服消炎药及抗病毒药，并多次静脉注射用药。低热仍一直反复不愈（体温：37.5℃左右）。3月26日江西省胸科医院摄胸部X线片提示：两肺纹理稍粗，未见明显异常。血常规：白细胞8.1×10^9/L，红细胞4.44×10^{12}/L。查体：右鼻腔鼻息肉。刻诊，怕风，头晕乏力，口干不欲饮，纳呆，小便淡黄，大便2~3日一行。舌红尖甚、苔淡黄稍腻，脉细弦软、右为斜飞脉。

经义 "劳则气耗，思则气结"（《素问·举痛论》）。"有五邪所伤……经言忧愁思虑则伤心……饮食劳倦则伤脾"（《难经·第四十九难》）。"气虚身热，此谓反也"（《素问·刺志论》）。

证属 肝郁脾虚，表里失和。

治法 健脾疏肝，和解表里。

方药 小柴胡汤加味。北柴胡10g、炒黄芩15g、法半夏10g、生姜3片、党参15g、炙甘草6g、红枣4枚、藿香10g、木贼草15g、辛夷花10g，5剂，日一剂，水煎服。

2002年4月29日二诊 热退，怕风除，纳已香，眠亦可。心情仍紧张不安，咽干、口干喜热饮。大便两日一行。舌红苔薄淡黄，脉细弦软。

治拟疏肝解郁，和中畅脾以善后。

方用逍遥散加减。北柴胡10g、当归10g、白芍10g、茯苓10g、白术10g、生甘草5g、薄荷10g、炒谷芽30g、炒麦芽30g、生姜3片、炒莱菔子10g，再服7剂而愈。

随访 药后症去，已考入南昌某大学。

按 本案原为学思过度，复外感。虽经西药治疗，终因肝郁脾虚，邪羁少阳，枢机不利，故恶风低热不愈。小柴胡汤一则疏利枢机；二则疏肝益脾，故药至热退。后期以逍遥散疏肝解郁，和中畅脾而愈。

【案例8】 发热（少阳阳明病、普通感冒、扁桃体炎）

张某某 女 4岁

2014年6月13日初诊 祖母述：发热8天。缘于扁桃体炎而发热，经静脉滴注清开灵、炎琥灵、青霉素等，扁桃体炎缓解，但低热不退，睡眠不安。上午服安贝特口服液，低热不减，手掌燉红。纳呆，大便结。体温37.7℃。舌红苔白，脉细、右微浮。

经义 《伤寒论·辨阳明病脉证并治》第179条文："少阳阳明者，发汗、利小便已，胃中燥、烦、实、大便难是也。"第230条文云："阳明病，胁下鞭满，不大便而呕，舌上白苔者，可与小柴胡汤。"第231条文又云："病过十日，脉续浮者，与小柴胡汤。"

证属 风热犯表，邪羁少阳。

治法 清透邪热，和解枢机。

方药 小柴胡汤加减。北柴胡5g、黄芩5g、法半夏5g、生姜1片、太子参6g、炙甘草3g、红枣2枚、木贼草10g、大青叶6g、炒菜菔子7g，2剂，日一剂，水煎服。

2014年6月16日二诊 昨日下午3:30时体温37.7℃，药一剂后今日体温36.9℃，大便已通畅，手掌燉红减，睡眠仍欠安。舌红苔白、舌中稍厚，脉细。守方加生栀子6g、淡豆豉5g，以清热宣郁、除烦宁神，再投3剂。

2014年6月20日家长电话告：药后纳增，睡眠已安，今日中午体温37.1℃。嘱停药观察。

2014年7月8日再告 药后热退，纳好眠安，体重增加。

按 患儿病近十日，经多种治疗，发热不退，并具有胃中燥、烦、实、大便难、舌苔白、脉浮等特征，乃少阳转入阳明也。故治与小柴胡汤和解枢机；加入大青叶、木贼草以助清透邪热，加菜菔子下气通腑而便通热退。至于热后睡眠不安，则加入栀子豉汤宣郁除烦获安。

【案例9】 低热（流行性感冒）

许某某 女 50岁 居民

2001年9月5日初诊 低热、恶寒、自汗、乏力1个月。经当地医院治疗，静脉滴注先锋等抗生素后无效。刻下，恶寒发热，纳呆少味，自汗乏力，眼睑苍白，颜面少华。检查血常规：白细胞$4.8×10^9$/L，中性粒细胞58.2%，淋巴细胞36.8%，红细胞$3.24×10^{12}$/L，血红蛋白85g/L，红细胞平均血红蛋白含量21.6 pg。体温38℃。舌红苔淡黄，脉细弦数。

经义 "伤寒中风，有柴胡证，但见一证便是，不必悉具。"（《伤寒论·辨太阳病脉证并治中》第101条文）。

证属 邪羁少阳，表里不和。

治法 清热透邪，和解表里。

方药 小柴胡汤加味。北柴胡10g、法半夏10g、党参15g、黄芩10g、炙甘草6g、煅龙骨30g、煅牡蛎30g、红枣5枚、生姜3片、当归6g，5剂，日一剂，水煎服。

2001年9月12日二诊 热退症除。现乏力，精神欠佳。舌红苔白、舌中有不规则短细裂，脉弦软。守方加麦芽50g，谷芽50g，以助健脾助运，再进5剂以善后。

按 本案低热、恶寒、自汗、乏力1个月，实乃伤寒中风，治疗失当，表证不解，转入少阳。病虽一月，仍针对其低热、恶寒一证，遵经义，据脉证，投以小柴胡汤5剂热退症除。

【案例10】 阴阳易（流行性感冒）

王某某 女 46岁 农民

1995年7月2日初诊 恶寒头痛，颈项僵痛一周。上周末，丈夫感冒不久而行房事后，周一则开始恶寒，头痛头重，颈项强直，不能前倾，腰痛。经口服西药、静脉滴注（何药不详）数天未效。刻诊，头痛头重，颈项强直，倦怠乏力，不能坐立，喜平卧，起则头痛（前额甚）剧，心慌，口中黏腻而干，胃脘嘈杂，大便两天未解，尿多。体温：37.7℃。听诊：两肺呼吸音清晰无明显异常。心率：60次/分，律齐。舌红苔白，脉缓。

经义 "伤寒阴阳易之为病，其人身体重、少气、少腹里急，或引阴中拘挛，热上冲胸，头重不欲举，眼中生花，膝胫拘急者，烧裈散主之。"（《伤寒论·辨阴阳易差后劳复病脉证并治》第392条文）。

证属 外感时邪，伤寒阳易。

治法 益气解表，扶正祛邪。

方药 人参败毒散加减。党参20g、川芎10g、茯苓20g、羌活10g、独活10g、紫苏10g、柴胡10g、枳实15g、桔梗10g、茯苓10g、甘草10g、生姜3片，2

剂，日一剂，水煎服。

1995年7月4日二诊 症显减，纳增。已能从事家务劳作。舌暗红苔薄微淡黄，脉缓。守方加附子10g，以助温阳散寒，再进2剂而愈。

按 阴阳易为古病名，即男女双方，一方外感，房事后造成对方感染致病者。其方烧裈散今人难于延用。据经文提示为阴阳易，但本案辨证虚实若何？另据《素问·通评虚实论》云："邪气盛则实，精气夺则虚。"患者先有气虚正弱，卫外不固而出现阴阳易，故正虚为本，而治虚必先固正。因此，予以人参败毒散益气解表，扶正祛邪，药仅4剂而收效。

2. 咳嗽

【案例1】 咳嗽（伤寒变证、流行性感冒并咳嗽变异性哮喘）

曾某某 男 13岁 学生

2010年2月4日初诊 感冒鼻塞并咳嗽已10余天。始感冒鼻塞，继则口渴，每以晚上做作业时，口干喜冷饮；咽痒而咳，咳吐白色泡沫兼黄色浓痰，尤以夜间咳剧，躺下则咳。某医给服咽炎片、止咳糖浆2天，未效。而且，咳嗽增而不减已十余天，故就诊。刻诊，咳嗽，咽痒而咳，吸入冷空气亦咳，夜间咳剧，咳吐黄色浓痰伴胸闷。纳食尚可，二便尚调。观其咽喉：咽红，扁桃体稍肿大。舌红苔薄而淡黄，脉细。

经义 "发汗后，不可更行桂枝汤。汗出而喘，无大热者，可与麻黄杏仁甘草石膏汤。""下后，不可更行桂枝汤；若汗出而喘，无大热者，可与麻黄杏子甘草石膏汤。"（《伤寒论·辨太阳病脉证并治》第63条、162条文）两条文义中"无大热者"，"不可更行桂枝汤"，"汗出而喘"，"可与麻黄杏仁甘草石膏汤"。提示：风寒袭表，汗下后，邪热壅肺作喘。

证属 外感风寒，肺失宣肃，化热壅肺。

治法 清宣肺热，化痰止咳，降气平喘。

方药 麻黄杏仁甘草石膏汤合桑杏汤加减。炙麻黄4g、生石膏20g、光杏仁8g、炙甘草6g、桑叶20g、杭白菊8g、北沙参12g、南沙参12g、玄参8g、麦冬8g、当归5g、蝉衣6g、辛夷花12g、蛇床子6g，4剂，日一剂，水煎服。

2010年2月12日家长告：药后咳愈。

按 本案外感后失治导致咳嗽变异性哮喘。夜间咳甚，卧则咳，咳吐黄色浓痰，乃痰热壅肺之象。故治与麻黄杏仁甘草石膏汤清宣肺热，降气平喘；辅以桑杏汤加减清肺疏风，化痰止咳而获效于立竿。

【案例2】 咳嗽（咳嗽变异性哮喘）

王某 男 34岁 职工

2013年9月24日初诊 干咳已3个月。近3个月来，咳嗽反复发作，昼夜均咳，每以白天咳嗽为甚；若闻及异味或冷空气，均会导致阵发性咳嗽；干咳无痰，或咳吐少量白痰。纳食如常。曾服多种药物（抗生素、止咳糖浆等）未效。追询病史，素无咳嗽。细探其由，获知咳前工作室重新装潢，进入新装修工作室后，出现咳嗽，至今不愈。舌红尖甚苔薄黄、中根稍厚，脉细弦数。

经义 肺咳之状，咳而喘息有音（《素问·咳论》）。《素问·风论》则云："肺风之状，多汗恶风，色皏然白，时咳短气。""诊病之始，五决为纪。""咳嗽上气，厥在胸中，过在手阳明、太阴。"（《素问·五藏生成》）

证属 外邪袭肺，脾虚痰壅。

治法 清宣疏风，化痰止咳。

方药 定喘汤加味。白果10g、炙麻黄5g、炙款冬花15g、桑白皮15g、法半夏15g、炙甘草6g、苏子10g、光杏仁10g、黄芩15g、炒莱菔子10g、南沙参15g、地龙15g、当归10g，4剂，日一剂，水煎服。

嘱 工作室开窗通风，确保室内空气流通，防止装潢建材有害气体的继续污染。

2013年9月28日二诊 服药并按医嘱工作地点注意开窗透气，夜间已不咳，白天则咽痒欲咳，仍无痰；纳香，眠可。舌红苔薄而微黄，脉细数。守方加麦冬10g、蝉衣6g、栝楼皮15g，以助润肺疏风，再进7剂。早晚饭后半个小时服。

2013年10月4日三诊 咳减、偶有阵发性咳嗽，症情尚稳定。舌红苔薄白、中根微黄、根稍厚，脉略浮、关微弦。守方加减进退再进。

2013年10月25日四诊 续服两周后咳止。舌红苔微黄、根部苔稍厚，脉细关弦、重按少力。建议立冬（11月7日）服参蛤散以善后。

参蛤散方 蛤蚧2对（炙）、老边条红参30g、当归尾30g、川贝母30g、浙贝母30g、冬虫夏草10g，打粉，每日2次，每次2g，温开水送服。

2015年1月8日电话告　愈后未再咳嗽。

按　咳嗽变异性哮喘以慢性咳嗽（＞8周）为主症或唯一临床表现，没有明显喘息、胸闷、气促等症状。本案是在新装修办公室内工作，吸入有害气体所致，属于过敏性咳嗽。辨证为脾虚气弱，外邪袭肺所致。故治与定喘汤和参蛤散疏风宣肺，健脾益肾而愈。

【案例3】　咳嗽（慢支并感染、哮喘）

周某某　女　55岁　居民

2010年1月24日初诊　咳嗽发作10余天。咳嗽数天后，于20日出现发热，体温：38.0℃。入南昌大学第一附属医院就诊，检查血常规：白细胞$6.9×10^9$/L，红细胞$2.86×10^{12}$/L，血红蛋白75g/L，血小板$191×10^9$/L（素有贫血史）。拟肺部感染收住院诊治。给静滴左氧氟沙星针，口服复方磷酸可待因溶液3天，症状有所缓解。治疗后复查胸部X线片报告：两肺纹理粗乱，右肺门区结构模糊欠清晰。出院诊断：慢性病性贫血，慢性支气管炎并感染，结缔组织病，恶性肿瘤（？）。因咳嗽不断，咳吐白痰，而就诊于中医。刻诊，汗出，咳嗽气促，咳吐白色泡沫痰为主，夹有少量淡黄色浓稠痰，喉中憋闷并微痒，痒则咳，咳剧时胸胁下痛，神疲乏力，纳呆食少，口干而黏腻，颜面萎黄。舌暗红苔微黄，脉数而无力。

经义　发汗后，不可更行桂枝汤。汗出而喘，无大热者，可与麻黄杏仁甘草石膏汤。（《伤寒论·辨太阳病脉证并治中》第63条文）。

证属　痰热壅肺，热邪郁闭。

治法　清热化痰，宣肺平喘。

方药　麻黄杏仁甘草石膏汤合定喘汤加味化裁。炙麻黄10g、生石膏30g、光杏仁10g、炙甘草5g、白果仁12g、炙款冬花15g、法半夏10g、桑白皮15g、桑叶15g、苏子10g、黄芩10g、当归10g、地龙15g、蛇床子10g、生黄芪30g，3剂，日一剂，水煎服。

2013年4月11日就诊贫血告知　3剂药后，咳止喘平。

按　患者咳嗽，喉中憋闷，咳剧胸胁痛，其证当为咳嗽性哮喘，按照《伤寒论》第63条文之义，其汗出，咳嗽气促，故投麻黄杏仁甘草石膏汤清热化痰，宣肺平喘；辅以定喘汤以宣肺定喘，共建清热透邪，化痰止咳，宣肺平喘之功。

【案例4】　咳嗽并低热（间质性肺炎并肺大疱形成）

李某某　男　58岁　职工

2007年4月10日初诊　咳嗽反复发作已20年。近期加重并低热，经南昌大学第一附属医院CT报告：两肺间质性肺炎并肺大疱形成，间质纤维化，两侧胸膜肥厚（轻度）。肺功能检查：轻度限制性通气功能障碍，肺弥散功能降低。刻下，咳嗽，低热，体温37.5~37.8℃，严重时可至39℃。夜间盗汗，晨起或爬楼后胸闷咳嗽，咳吐白色泡沫痰，动则气短。纳呆食少，眠尚可，小便调，大便干结、日一解、多则两次。观其指甲黯淡无光。舌红苔薄白、舌面似树叶纹状细裂，脉细微弦而无力。

经义　"五脏六腑皆令人咳，非独肺也。……皮毛者，肺之合也，皮毛先受邪气，邪气以从其合也。""肾咳之状，咳则腰背相引而痛，甚则咳涎""五脏之久咳，乃移于六腑。"（《素问·咳论》）

证属　肺肾亏虚，脾虚湿聚，痰湿壅滞。

治法　补益肺肾，健脾渗湿，燥湿化痰。

方药　金水六君煎加味。当归6g、熟地黄12g、法半夏10g、陈皮10g、茯苓15g、炙甘草6g、浙贝母10g、太子参15g、炒白术10g、地龙15g、炙款冬花10g、浮小麦30g、煅牡蛎25g、大红枣5枚、生姜3片、炙麻黄2g、桃仁10g，5剂，日一剂，水煎服。

2007年4月16日二诊　盗汗减少，白昼左右两侧仍交替出汗。舌红苔薄白，脉细弦软，①守方去麻黄，加麻黄根10g、川红花10g，以助固表敛汗，活血化瘀，再进7剂；②参蛤散：炙蛤蚧2对，西洋参250g，研末，每日2次，每次3g，温开水送服，以助健脾益肺，补肾纳气。

2007年5月28日三诊　热退，症情稳定。纳可，便调，睡眠好，有时夜间微微盗汗。舌红苔薄白、中根微淡黄，脉细软。守方再进7剂。

2007年6月25日四诊　按三诊方加减进退共服28剂。刻下，指甲较前红润光泽，自我感觉亦较前好。纳食香，小便调，大便已成形、日1~2解。血压105/65mmHg。舌红苔白、舌中裂纹较前浅细，脉细弦软。守方加枸杞子10g，以助补肾益肺，再投 14 剂。

2007 年 7 月 9 日随访　诸症缓解，酷暑已可适应，晨起可以适当运动，若运动过剧则稍咳。血压 90/60mmHg。

按　间质性肺炎，即肺脏的炎性和纤维化病变。常见症状和特点是呼吸困难并进行性加重。治疗上现代医学认为主要是抗纤维化，目的是延缓疾病进程。而且，本案兼有肺大疱形成。为此，病情较为复杂，治疗也较为困难。但经经文提示，抓住肺脾肾亏虚及痰湿为患的特点。故治与金水六君煎及参蛤散补益脾肺肾，并利湿化痰；在汤剂随证加入白术、贝母及地龙、桃仁等以助燥湿化痰，化瘀通络。使补中寓攻，药不及 9 周而收热退、咳嗽缓解，症情稳定之效。

3. 内伤发热

【案例1】　低热（不明原因发热）

郭某某　女　29岁　职工

2011 年 12 月 26 日初诊　低热 1 个月。近期总是感觉皮烧骨热不适，每次测量体温均在 37.8℃ 左右。曾在德安县中医院、江西省中医院检查血、尿常规，肝功能，摄胸部 X 线片，心电图等均无明显异常；也曾服中药 5 剂未效。刻诊，低热，体温 37.6℃，神疲乏力，纳可，眠差、浅睡易惊甚至噩梦纷纭。本次月经退后 11 天。舌红苔薄白、舌边浅齿痕，脉细弦软而微数。

经义　"气虚身热，此为反也。""气虚身热，得之伤暑。"（《素问·刺志论》）就是说：气虚本为阳气不足，当身寒，现反而发热；得之伤暑，即暑热气也。故后贤有"诸虚不足，先建其中。中者何？脾胃是也"。（《成方切用》）

证属　中气不足，气虚发热。

治法　益气扶脾，甘温除热。

方药　补中益气汤加味。北柴胡 15g、升麻 30g、党参 20g、生黄芪 30g、陈皮 10g、当归身 15g、白术 10g、炙甘草 6g、红景天 15g、红枣 6 枚、生姜 3 片、地骨皮 15g，7 剂，日一剂，水煎服。

2012 年 1 月 4 日二诊　早晚体温正常，昨日下午又低热，体温：37.5℃ 左右。舌红苔薄白、舌边齿痕，脉细。守方以西洋参 10g 易党参，加葛根 15g 以

助益气升清，再进 7 剂而愈。

按　本案为气虚发热，乃饮食劳倦致使脾虚失运，元气内伤，营卫失和，导致发热。故治与补中益气汤益气扶脾，甘温除热获效。

【案例2】　低热（左胸膜炎）

王某某　女　72岁　居民

2012 年 6 月 1 日初诊　低热半个月。十多天来低热、盗汗，每日体温为 37.5~38.5℃。因此入崇仁县人民医院就诊，检查肝、肾功能，血常规及 B 超肝胆胰脾肾，均未发现明显异常。素体易感，因胃痛服用吗丁啉和猴菇菌片。在当地医院既未查出病因，服药也未见效，故赴省城求诊。刻诊，低热，周身不定处疼痛，自觉左侧胸部有时也疼痛，昨晚右肩又出现疼痛。口干喜温饮、饮少，夜间盗汗，纳食无味，大便日数解，肛门灼热不适。舌红苔薄黄，脉细数无力。

经义　"气虚身热。"（《素问·刺志论》）"阴虚则内热。"（《素问·调经论》）调经论又云："有余泻之，不足补之。"正如病机十九条中云："劳者温之。""损者益之。"（《素问·至真要大论》）

证属　气阴两虚，卫外不固。

治法　益气疏风，育阴敛汗。

方药　补中益气汤合牡蛎散加味。生黄芪 30g、炙甘草 6g、党参 15g、白术 10g、当归 10g、陈皮 10g、升麻 15g、北柴胡 15g、浮小麦 30g、煅牡蛎 25g、麻黄根 10g、防风 15g、羌活 10g、豨莶草 15g、海桐皮 15g、鹿含草 15g、炙远志 10g、银柴胡 10g，7 剂，日一剂，水煎服。

根据患者低热、盗汗、胸痛、脉象虚数。嘱：回当地申请摄胸部 X 线片，排除肺结核及胸部疾患。

2012 年 6 月 11 日二诊　药尽低热未再，盗汗已止，胸痛未愈。但崇仁县人民医院胸部 X 线片报告：两肺纹理增粗、增强，左侧胸间模糊、肋间角变钝，心脏扩大。诊断：左胸膜炎。检查血常规、血脂、血糖、肝功能均无明显异常；尿常规：尿蛋白微量，余项无明显异常。舌红尖微甚、苔薄黄，脉细而微弦、少力。

药已中的，在补中益气汤原方基础上佐以泻肺宽胸之品。

方药　生黄芪 30g、炙甘草 6g、党参 15g、白术 10g、陈皮 10g、升麻 15g、北柴胡 15g、当归 10g、浮

小麦30g、薏苡仁30g、芦根30g、葶苈子15g、红枣8枚、法半夏15g、栝楼皮15g、冬瓜仁30g、炙款冬花10g、炙远志10g、银柴胡10g、生姜3片，14剂，日一剂，水煎服。

2012年6月29日三诊　左肋偶痛，胃酸多，纳仍差，眠可，大便时结时软、有时仍日解2~3次。舌红苔淡黄，脉细弦软。守方减瓜仁15g，加广木香10g，以行气和胃，再投14剂。

2012年7月16日电话随访　经崇仁县人民医院复查胸部X线片报告：左肋间角已清晰，余无明显异常。查血、尿常规也无明显异常。

按　胸膜炎，现代医学认为，感染性、自身免疫性和恶性肿瘤可引起胸膜炎的发生。患者低热、盗汗、口干喜温饮、体虚易感、脉象虚数，辨证为气阴两虚，卫外不固。故治与补中益气汤补中益气，固表敛汗；辅以牡蛎散育阴敛汗而收效。

【案例3】　手足发热

封某某　男　27岁　职工

2013年5月19日初诊　手足发热并出汗，伴有时时心烦少寐（具体出现的时间，自己已记不清楚），用药周效。故转投中医。刻诊，手足发热、汗出溅溅。心烦少寐，睡后又梦多，纳尚香，二便调。舌红苔薄而淡黄，脉细弦。

经义　"阴虚生内热奈何？……有所劳倦，形气衰少，谷气不盛，上焦不行，下脘不通，胃气热，热气熏胸中，故内热。"（《素问·调经论》）《素问·厥论》云："阳气起于足五指之表，阴脉者，集于足下而聚于足心。故阳气胜，则足下热也。"《伤寒论·辨太阳病脉证并治中》第76条文则云："发汗、吐下后，虚烦不得眠；若剧者，必反复颠倒，心中懊憹，栀子豉汤主之。"

证属　热郁胸膈，虚劳虚烦，营血亏虚。

治法　清泄郁热，宣膈除烦，育阴敛汗。

方药　栀子豉汤合玉女煎加味。炒栀子10g、淡豆豉10g、知母15g、麦冬10g、怀牛膝15g、生地黄15g、生石膏25g、煅龙骨30g、煅牡蛎30g、地骨皮30g、牡丹皮10g、浮小麦30g、麻黄根10g，7剂，日一剂，水煎服。

2013年6月1日二诊　心烦与手心发热显减，手汗已明显减轻。舌红苔白，脉细弦软而微数。药已

中的，守方再进7剂而愈。

按　"其高者，因而越之。"（《素问·阴阳应象大论》）栀子豉汤乃治疗虚烦不寐，心中懊憹，足太阳阳明之药。烦为热胜，栀子苦寒，色赤入心，故能清解郁热，又能清心除烦，导火下行；淡豉既能解表宣热，又能和降胃气；二药相伍，降中有宣，宣中有降。此外，随证加入石膏、知母、麦冬、生地黄、怀牛膝（玉女煎）及浮麦等以助育阴潜阳，故药至热去汗止。

【案例4】　足心发热

邹某某　男　8岁　学生

2009年8月5日初诊　父述：足心伴耳垂发热久治不愈已二年。两年来，孩子足心伴耳垂发热，同时睡眠不安稳，容易惊醒。自述："喜欢用冷水洗足。"曾多方治疗服药未效。纳差食少，二便尚调。舌红苔淡黄，脉细。

经义　"阴虚则内热。"（《素问·调经论》）《素问·厥论》云："阳气起于足五指之表，阴脉者，集于足下而聚于足心。故阳气胜，则足下热也。"在治疗上，《素问·至真要大论》中云："气调而得者，何如？……逆之，从之，逆而从之，从而逆之，疏气令调，则其道也。"又云："燥者濡之"，"损者益之"。遵经旨，采用《金匮要略·妇人杂病脉证并治》中："烦热不得卧……宜肾气丸主之。"

证属　肝肾不足，阴虚内热，阴阳失调。

治法　补益肝肾，滋阴清热，燮理阴阳。

方药　肾气丸合玉女煎加味。生地黄12g、山茱萸7g、山药15g、肉桂3g、黑附片5g、泽泻12g、牡丹皮7g、知母7g、麦冬6g、生石膏15g、怀牛膝7g、当归6g、川楝子6g、枸杞10g、北沙参10g，14剂，日一剂，水煎服。

2009年8月21日二诊　父述：药后足心及耳垂热减轻，睡眠也较前安稳，食欲仍差。舌红苔白，脉细。守方加谷芽15g、麦芽15g、红景天7g、茯苓10g，以渗湿运脾，再进14剂。

随访　2011年10月2日其父告：已愈，发育良好。

按　本案为年少肾气未充，肾虚所致。肾虚火不归经，足心如烙。而引冷水以减热；肾阴失守，火热上熏，炀燎于耳。故用肾气丸化裁切中本案病机。以

"反治"之法，温煦肾阳，以达引火归元之效。

【案例5】 五心烦热 [1]

潘某 女 11岁 学生

2008年9月20日初诊 家长述：孩子手足心发热，同时心烦易怒并少寐已6~7年。多方调治无效。刻下，五心烦热伴少寐、易醒、纳少、喜辛辣味重，大小便调。舌红苔薄黄，脉细数。

经义 "阴虚生内热奈何？……有所劳倦，形气衰少，谷气不盛，上焦不行，下脘不通，胃气热，热气熏胸中，故内热。"（《素问·调经论》）"夫阴阳逆从，标本之为道也，小而大，言一而知百病之害。""病发而不足，标而本之，先治其标，后治其本。谨察间甚，以意调之，间者并行，甚者独行。"（《素问·标本病传论》）

证属 脾虚胃热，阴虚烦热，本虚标实。

治法 滋阴清热，清心除烦，标本同治。

方药 ①清胃散加味。川黄连8g、生地黄12g、牡丹皮8g、当归8g、地骨皮8g、莲子心10g、白芍15g、生甘草6g、煅龙骨15g、煅牡蛎15g，7剂，日一剂，水煎服。

②六味地黄丸（浓缩），每日3次，每次6粒。

2009年10月15日再诊 中药汤剂尽后，共服成药4周余。五心烦热好转，数年来睡眠不安、易惊醒已缓解。纳食尚可，仍喜味重辛辣之品。舌红苔黄略厚，脉细数。据其脉证，肾水仍亏，故拟滋肾育阴善后。

方用六味地黄丸合一贯煎加减化裁。生地黄10g、山茱萸肉70g、牡丹皮7g、茯神15g、泽泻7g、山药10g、南沙参10g、北沙参10g、枸杞10g、当归7g、麦冬7g、炒枣仁10g、知母7g、黄柏10g、煅龙骨15g、煅牡蛎15g，7剂，日一剂，水煎服。

随访 药尽症愈。

按 本案4~5岁即出现五心发热，心烦易怒，少寐欠安，饮食喜辛辣味重。因此，患孩先天亏虚，后天饮食不节，脾胃损伤，运化失职，升降失调，饮食停积，蕴生湿热，故而出现斯症，按经文提示以清胃散清除胃中积热治其标；以六味地黄丸滋补肝肾，养阴清热治其本。标本同治，以贯彻"谨察间甚，以意调之，间者并行，甚者独行"（《素问·标本病传论》）之义。

【案例6】 五心烦热 [2]

魏某某 女 56岁 居民

2013年5月10日初诊 手足心发热伴心烦已10余年，加重3个多月。近三个月五心烦热，夜间甚并欲饮冷水，睡眠时手足须置之于被褥之外；白昼则双腿如火灼，手心贴于墙壁或入水则觉舒服。曾入江西省中医院就诊服方：生地黄10g、南沙参20g、石斛20g、青蒿15g、赤芍15g、知母20g、旱莲草10g、珍珠母30g、酸枣仁15g等未效。经检查T3：4.29nmol/L，T4：12.3nmol/L，促甲状腺激素6.67nmol/L；血脂：胆固醇6.10mmol/L，低密度脂蛋白4.25mmol/L；餐后2小时血糖7.2mmol/L。十年来反复检查，除血脂略为偏高，余未查出明显异常；服药无效，故就诊中医。刻诊，手足心发热，心烦欠安，观其两颧微红，咽部稍暗红。舌红苔白，脉细弦软而微数。

经义 "阴虚则内热。""阴虚生内热奈何？……有所劳倦，形气衰少，谷气不盛，上焦不行，下脘不通，胃气热，热气熏胸中，故内热。"（《素问·调经论》）《金匮要略·血痹虚劳病脉证并治》云："劳之为病，其脉浮大，手足烦……"《素问·痹论》云："阴气者，静则神藏，躁则消亡。"治疗上，《素问·至真要大论》云："燥者濡之。""损者益之。"

证属 肝肾不足，阴虚内热。

治法 滋肾柔肝，清心除烦。

方药 玉女煎合栀子豉汤加味。生地黄20g、生石膏35g、知母20g、麦冬15g、怀牛膝15g、炒栀子15g、淡豆豉15g、山茱萸10g、地骨皮50g、毛冬青叶15g，5剂，日一剂，水煎服。

随访 告知：上方共服10剂，药尽安然。

按 阴虚发热，多责之为肝肾阴虚所致。实乃脾虚为本，化源不足，累及肝肾。阴虚则火旺，其症正如《医碥·发热》所云："若阴亏水虚，则柴干火烈而焚灼为灾矣，此之火炎乃由水虚所致。"故治与玉女煎合栀子豉汤滋肾柔肝，清心除烦收效。

4. 颤振

【案例1】 颤振（郁证、抑郁症）

欧阳某某 女 50岁 居民

2011年12月30日初诊 左腿不自主地颤抖，

间断性发作半年。而且半年来每天早晨起床后，咯吐的第一口痰内夹有血丝。南昌大学第一附属医院磁共振报告：颅内及喉部未发现明显异常。曾经中西医药治疗罔效。刻诊，每遇情绪激动时则易发作左腿颤抖，不寐或少寐，纳可，便调。舌红苔薄白，脉沉细微弦。

经义 "诸风掉眩，皆属于肝。"(《素问·至真要大论》)《证治准绳·杂病》则明确解释："筋脉约束不住而莫能任持，风之象也。"

证属 阴阳两虚，肝肾亏损，血虚风动。

治法 平补阴阳，滋肾柔肝，养血熄风。

方药 桂枝加龙骨牡蛎汤合内补当归建中汤加减化裁。桂枝10g、白芍15g、炙甘草6g、生姜3片、红枣5枚、饴糖一匙（烊入）、煅龙骨牡蛎各30g、当归10g、赤芍30g、白术10g、茯苓10g、北柴胡10g、绿萼梅10g、薄荷10g，7剂，日一剂，水煎服。

2012年1月7日二诊 腿颤发作减轻，晨起痰中血丝显然减少，但睡眠仍差，不易入睡。舌红苔薄白，脉细而微弦少力。守方加炒枣仁10g、怀牛膝15g，以助养血柔肝，再进7剂而愈。

按 本案乃阴阳两虚，肝肾亏损，血虚风动而颤振。故治与桂枝加龙骨牡蛎汤通阳固阴，补肾柔肝；内补当归建中汤，乃仲师为治妇人产后血虚之方，故能养血补虚，方中加并重用赤芍药以通顺血脉，治风补劳；加入柴胡、绿萼梅、薄荷以疏导肝气，共奏疏肝柔肝，通阳固阴，养血祛风之功。阴血足则风自灭。

【案例2】 颤振（早期帕金森氏症）

吴某某 男 69岁 清洁工

2015年3月23日初诊 上肢抖动伴肌肉瞤动已八个月。从去年八月份开始出现上肢抖动伴肌肉瞤动，以左侧为主，发作时说话不清晰。去年八月和今年春节共发作2次。入南昌大学第二附属医院就诊，肌电图检查无异常。经服中成药（何药不详）未效，考虑为早期帕金森氏症。刻诊，手颤并肌肤泛蓝。血压：118/74mmHg。睡眠不安、时时惊醒。纳香，二便调。舌红苔白、舌中有人字状短串浅细裂纹，脉细弦软。

经义 "诸风掉眩，皆属于肝。"(《素问·至真要大论》)《金匮要略·痰饮咳嗽病脉证并治》中云："其人振振身瞤剧 必有伏饮。"

证属 阴阳失调，脾虚痰盛，郁久风动。

治法 平补阴阳，燥湿豁痰，化饮熄风。

方药 桂枝加龙骨牡蛎汤合小半夏加茯苓汤加味。桂枝5g、白芍12g、炙甘草5g、红枣5枚、生姜3片、煅龙骨30g、煅牡蛎30g、法半夏15g、茯苓15g、茯神15g、漂白术10g、天麻10g、陈皮10g、竹茹10g、枳实10g、川黄连6g、磁石50g，5剂，日一剂，水煎服。

2015年4月7日二诊 睡眠改善，颤抖也减轻。舌红苔白、舌中仍有人字短串裂纹，脉弦软、左细弦软。守方再投7剂。

2016年9月26日随访 颤振已愈。

按 本案高龄，阴阳失调，兼之脾虚生痰，痰盛动风。故治与桂枝加龙骨牡蛎汤平补阴阳；领小半夏加茯苓汤并加入白术、天麻等以燥湿豁痰，化饮熄风，治之显效。

【案例3】 四肢肢颤（精神心理性震颤）

桂某某 女 65岁 农民

2011年5月20日初诊 阵发性四肢颤抖，每在心绪焦虑时或做家务事紧张时发作。同时伴有胃脘嘈杂不适。纳、眠尚可，二便亦调。舌红尖甚苔黄，脉弦软数。

经义 "诸风掉眩，皆属于肝……诸禁鼓慄，如丧神守，皆属于火。"(《素问·至真要大论》)《金匮要略·痰饮咳嗽病脉证并治》中云："其人振振身 瞤纮必有伏饮。"

证属 肝胆郁火，痰盛动风。

治法 清肝和胃，豁痰熄风。

方药 左金丸合小半夏加茯苓汤加味。川黄连10g、吴茱萸4g、法半夏15g、茯苓15g、天麻10g、白术10g、陈皮10g、炙甘草6g、大蜈蚣1条、全蝎6g、红枣5枚、生姜3片、防风10g、生麦芽30g，7剂，日一剂，水煎服。

2015年6月2日随访 药后已愈，至今安康。

按 本案震颤，按现代医学认识应为精神心理性震颤，属心理活动、情绪不稳定所引起。患者心情紧张、焦虑、恐惧而出现肢体发抖。据经文提示辨证乃为肝胆郁火，痰盛风动所致。故治与左金丸合小半夏加茯苓汤并加入天麻、白术及虫类药以清泻郁火、燥湿豁痰，化饮熄风。仅服药一周而愈，正如经云："木郁达之，火郁发之。"(《素问·六元正纪大论》)

5. 爪斑

【案例1】 爪斑（豹骨酒过敏）

李某某　男　53岁　职员

2001年10月21日初诊　四肢及肩胸处突现兽爪抓痕状斑疹、色红、微痛并结痂一周。缘于一周前以中药材浸泡的药（豹骨、枸杞、山茱萸、虎杖、眼镜蛇、海龙、海马等）酒宴友，自己多饮了两杯。第二天则发现肢体，尤其是背部出现多处清晰而规则的兽爪状斑痕，斑痕由皮损并结痂形成，局部有抓伤之疼痛感。入江西医学院第一附属医院就诊，多方检查，未发现明显异常。医生建议观察，心中忐忑而求诊中医。刻下，爪状斑痕结痂，触及疼痛。口臭，二便尚调。舌红尖甚苔淡黄，脉细弦偏数。

经义　"盖无虚故邪不能独伤人。此必因虚邪之风，与其身形两虚相得，乃客其形。"（《灵枢·百病始生》）"治之要极，无失色脉，用之不惑，治之大则。"（《素问·移精变气论》）

证属　湿热内蕴，食毒复侵，化燥生风。

治法　清热解毒，养阴润燥，凉血熄风。

方药　犀角地黄汤加减。水牛角粉30g、赤芍30g、牡丹皮15g、生地黄30g、蝉衣10g、路路通10g、荆芥5g、山栀子12g，7剂，日一剂，水煎服。

2001年10月29日晚电话喜告　服药后爪痕退尽，并已出差在外。

按　爪斑一证，文献无记载，实乃初识。虽无前案可考，但遵循经旨之义，视其形而定名爪斑。辨其色脉，乃知虚实。故治与犀角地黄汤清热解毒，养阴润燥，凉血熄风而获显效。正如《素问·移精变气论》所云："标本已得，邪气乃服。"

【案例2】 爪斑（乳猪肉过敏）

余某某　男　73岁　职工

2018年10月30日初诊　腹部（脐周）突显兽爪抓痕状斑2天。缘于周日外出钓鱼，午餐喝了半瓶酒，食了红烧乳猪肉。昨日腹部及左大腿根部出现数条兽爪抓伤斑痕。衣服触碰时疼痛。入南昌大学第一附属医院就诊检查未发现明显异常，医生叮嘱观察，故求治于中医药。刻诊，爪抓痕状斑明显，触之疼痛。纳、眠均可，二便调。舌质鲜红边甚、苔薄黄。

脉浮而微数、微弦。

经义　《灵枢·百病始生》云："盖无虚故邪不能独伤人。此必因虚邪之风，与其身形两虚相得，乃客其形。"《素问·皮部论》云："邪之始入于皮也，泝然起毫毛，开腠理……寒多则筋挛骨痛；热多则筋弛骨消，肉烁䐃破，毛直而败。"《素问·移精变气论》云："治之要极，无失色脉，用之不惑，治之大则。"

证属　正气亏虚，邪毒外犯。

治法　益气败毒，凉血消斑。

方药　人参败毒散合四妙勇安汤加味。党参15g、羌活6g、独活6g、生甘草10g、茯苓10g、川芎10g、北柴胡10g、前胡10g、炒枳壳10g、薄荷10g、生姜3片、防风10g、金银花25g、玄参10g、生石膏25g、当归10g、桔梗10g，4剂，日一剂，水煎服。

2018年11月9日随访　药尽斑退。

按　本案"爪斑"，乃余毕生行医遇之第二例。南昌大学第一附属医附院多方检查，专家们诊视，无法确诊而建议中医治疗。观其病况征象：或背部、或上肢、胸腹部和下肢大腿根部，呈犬类动物爪抓伤状皮损痕迹、触及疼痛，与【案例1】如出一辙，均因饮食不当，虚邪致病。不同的是，前者年轻气盛，本案年过七旬；前者是饮用豹骨酒，本案则是食用乳猪肉和酒。若此揣测，两者是否与某种病毒关联？故录之与同道探索。总之，按经文提示，据其脉证，辨其虚实。故前者治与犀角地黄汤清热解毒，养阴润燥，凉血熄风获愈；后者则治与人参败毒散合四妙勇安汤扶正祛邪、凉血解毒而获效。两案病症相同，治法各异，可谓殊途同归也。

6. 心悸自汗

【案例】 心悸自汗（心房颤动）

梁某某　女　68岁　居民

2002年2月2日初诊　心悸自汗，动则剧已半年。缘于2001年7月外感并泄泻，愈后遗下自汗症并逐渐加剧。汗后背冷，头晕，心慌，阵发性烦热并少寐。心电图报告：心房颤动（室率偏快）。服西药未效，而转投中医。刻诊，头晕，心慌，心悸，自汗，伴心烦少寐。纳食尚可，二便尚调。舌红苔白、舌面碎裂，脉沉细、左弦、结涩。

经义 《素问·痹论》云："心痹者，脉不通，烦则心下鼓。"《伤寒论·辨太阳病脉证并治下》第177条文云："伤寒脉结代，心动悸，炙甘草汤主之。"《金匮要略·血痹虚劳病脉证并治》中亦云："炙甘草汤治虚劳不足，汗出而闷，脉结悸，行动如常，不出百日，危急者十一日死。"

证属 气虚血弱，虚羸少气。

治法 滋阴养血，益气复脉。

方药 炙甘草汤加减。炙甘草15g、西洋参5g、红枣5枚、生地黄15g、麦冬10g、阿胶10g（另烊兑服）、火麻仁10g、桂枝10g、干姜3g、白芍10g、五味子10g，4剂，日一剂，水煎服。

2002年2月6日二诊 药后自觉头晕及心悸减轻，仍自汗。舌面碎裂有减浅之势，脉细仍结涩。守方加重炙甘草5g，以助益气通脉，再进7剂。

2002年2月20日三诊 心慌心悸见减，纳可，睡眠仍差。舌红苔淡黄稍糙、舌面仍有纵细裂，脉涩。守方以生姜3片易干姜，加煅龙骨30g（先煎）、煅牡蛎30g（先煎），以助温阳镇潜，再进7剂。

2002年2月27日四诊 自汗减轻，昨日下午仍出现两次心慌头晕（一过性，数分钟后自行缓解），大便稀，日两解，腹胀。舌略暗红苔淡黄、左舌边苔稍厚、舌面仍有短纵细裂，脉细涩、左细弦涩。

观其脉证，气血渐复。但运化欠佳，故守方加炒谷芽30g、炒麦芽30g、北山楂15g，以消食助运，共续服25剂而愈。

2002年4月3日随访 心悸自汗止。

按 心悸一证，多由里虚、痰饮、心血不足等所致。经文已有提示。本案高龄，乃阴阳亏虚，心血不足之虚劳证。心电图报告为心房颤动。故治与炙甘草汤滋阴养血，益气复脉，由于患者为高龄、女性，素不沾酒而惧酒。故在方中去清酒加五味子、白芍以助滋养阴血，但通阳复脉之力减弱。故服至18剂方收复脉之效。总之，药后阴血足，阳气复，则血脉通，其悸自平。

7. 瘰疬

【案例】 瘰疬（鼠瘘、淋巴结炎）

饶某某 男 5岁半

2018年11月19日初诊 家长述：右颈侧耳后上方多个肿大瘰疬4个月。夜间盗汗，而且易感。7月24日入南昌大学第一附属医附院就诊，拟EB病毒感染？淋巴结炎？收入住院3天，据检查记录右侧颈部下颌角可触及4cm×3cm大小淋巴结，左侧下颌处可触及2cm×2cm大小淋巴结，质软，余双侧颈部及腹股沟可触及黄豆至绿豆大小淋巴结，质软，活动可。血生化及EB病毒检查均为阴性。出院诊断：传染性单核细胞增多症？后又入江西省胸科医院检查，结核皮试阴性。由于诊断不明确，而建议赴上海检查诊断，故求助于中医一诊。刻诊，面色萎黄，偏瘦。夜间盗汗，纳一般，小便尚调，大便有时结如羊屎。观其右侧耳后上方上下成串黄豆大小与一小蚕豆大瘰疬；左侧米粒大小瘰疬多个，无压痛。扁桃体肥大Ⅱ度。10月6日血常规：白细胞10.06×10⁹/L、嗜酸粒细胞10%（参考值0.5%~5.0%）、嗜酸粒细胞计数1.01×10⁹/L（参考值0.02×10⁹/L~0.80×10⁹/L）。听诊：两肺无明显异常，左侧呼吸音稍粗糙。舌红苔微黄厚，脉细弦少力。

经义 "寒热瘰疬，在于颈腋者，皆何气使生？……此皆鼠瘘寒热之毒气也，留于脉而不去者也。"在治疗上，亦云："鼠瘘之本，皆在于脏，其末上出于颈腋之间，其浮于脉中，而未内着于肌肉，而外为脓血者易去也。……去之奈何？……谓从其本引其末，可使衰去，而绝其寒热。"（《灵枢·寒热》）《素问·至真要大论》则云："客者除之。""结者散之。"

证属 肝肾亏虚，痰湿流注，藏毒蕴结。

治法 补益肝肾，燥湿化痰，解毒散结。

方药 金水六君煎合牡蛎散加味。当归尾6g、熟地黄8g、姜半夏4.5g、陈皮4.5g、炙甘草3g、茯苓10g、浙贝母6g、胆南星4.5g、山慈姑5g、三叶青4.5g、胡秃子根8g、浮小麦12g、煅牡蛎12g，7剂，日一剂，水煎服。

2018年11月28日二诊 家长代述：盗汗显减，一周来只有两个晚上微微盗汗。大便已畅。纳食已香。左侧米粒大小瘰疬已然消失未能触及，右侧已有缩小趋势。咽红减。舌红苔白，脉细弦软。药已中的，守方再投14剂。

2018年12月14日三诊 盗汗止，右颈侧仍可触及数粒（黄豆大小2个，米粒大小4~5个）瘰疬。大便已调、软硬适中。舌红苔白、舌中根部苔白厚，脉略滑。守方再加蛇舌草8g，以解毒散结，再投14剂。

2019年1月7日四诊 瘰疬已消退,未能触及。纳食香,二便调。舌红苔白,脉细。守方再投10剂以善后。

2019年3月6日其祖母携患儿来门诊,观其状态活泼,按触颈侧,瘰疬消失。

按 经云"鼠瘘",其义责之于肾脏先天水毒所致。集注:"此肾脏先天之水毒也。天开于子,天一生水,其毒在外,故名曰鼠。"故瘰疬亦称"鼠瘘"。乃水毒、痰湿、流注为患。遵经旨,治与金水六君煎合牡蛎散并加入山慈姑、三叶青、胡秃子根,一则扶正,补益肺肾;二则燥湿化痰,解毒散结以祛邪。"从其本,引其末"以绝其寒热。

8. 梦游

【案例】 梦游(睡眠梦游症)

曾某某 男 7岁6个月

2015年1月18日初诊 父述:小孩经常半夜熟睡后,自行起床走动,把被子抱入厕所又抱回。醒后追问没有记忆。患梦游症前后均盗汗已有半年。纳尚可,二便调。舌红苔薄白,脉细数。

经义 "正邪从外袭内,而未有定舍,反淫于藏,不得定处,与营卫俱行,而与魂魄飞扬,使人卧不得安而喜梦。……盛饥则梦取,盛饱则梦予。"(《灵枢·淫邪发梦》)

证属 阴阳两虚,脾旺血弱,心神失养。

治法 调和阴阳,健脾益心,养血安神。

方药 ①归脾汤合桂枝加龙骨牡蛎汤加减。炙黄芪10g、白术8g、太子参15g、当归身8g、炙甘草4g、茯神10g、生远志8g、炒枣仁8g、广木香6g、龙眼肉6g、桂枝3g、白芍10g、红枣2枚、生姜1片、煅龙骨15g、煅牡蛎15g、浮小麦15g、麻黄根5g、凤凰衣5g、北山楂10g、醋柴胡6g,14剂,日一剂,水煎服。

②铁皮石斛70g,打粉,每日5g,分3次,温开水冲服。

2015年6月19日乃父曾某告 梦游、盗汗均愈。

按 梦游一证,文献无记载。在经旨的启示下,说明患孩阳刚之体,脏气充盛,阴阳失调,不仅会做忿怒的梦,而且会魂魄飞扬而游动,故梦中取被予人。

也充分体现了患儿肝常有余及脾常不足的生理和病理现象。故在治疗上,补其不足,用归脾汤引血归脾;用桂枝加龙骨牡蛎汤以滋阴柔肝,泻其有余。由于患儿盗汗,辅以牡蛎散及石斛以滋阴养血,固表敛汗。方证相符,药尽病愈。

9. 息鼾

【案例】 息鼾(呼吸暂停综合征)

周某某 男 23岁 大学生

2014年8月15日初诊 母述:睡眠严重打呼,鼾声如雷,甚则有憋气窒息状态出现,家人闻之惶恐。经南昌大学第一附属医院血氧检测,无明显异常;血脂:高密度脂蛋白胆固醇1.05mmol/L(参考值1.16~1.42mmol/L)、脂蛋白a798mg/L(参考值0~300mg/L);睡眠监测:中度阻塞性睡眠呼吸暂停低通气综合征,AHI指数20.2。身体偏胖,身高1.79m,体重86kg。空气不良的环境易致咳嗽。纳可,便调。舌红、舌边红甚、苔黄白相间、舌中黄而稍厚,脉细弦无力。

经义 "诸气膹郁,皆属于肺。"(《素问·至真要大论》)

证属 痰气胶结,喉隘壅塞。

治法 顺气化痰,宣肺利咽。

方药 顺气化痰汤加味。法半夏15g、栝楼皮15g、生麦芽30g、北山楂15g、竹茹15g、炒枳壳12g、胆南星10g、葛根15g、炒莱菔子10g、陈皮10g、茯苓15g、红枣3枚、生姜3片、浙贝母15g,7剂,日一剂,水煎服。

嘱 ①饮食宜清淡,忌油腻、烧烤。

②右侧卧式睡眠,睡好子午觉(中午11~1点午时小憩;晚上11~1点子时大睡)。

③坚持晨练,增强体质及提高肺活量。

2014年8月23日二诊 按嘱调整饮食,按时睡眠,坚持运动。服药一周后,喉中痰鸣大大减少。母插述:鼾声明显减小,侧卧时打呼声音不明显也匀称,若仰睡则仍出现短暂憋气。舌红苔白,脉微弦。守方再进7剂。

2014年9月6日三诊 母述:睡着以后打呼时,喉中仍有些轻微痰鸣音。舌红苔薄而微黄、右舌边有一米粒大小溃疡点，脉细弦软而微数。守方加川黄连6g、千里光15g，以助清热解毒，再投7剂以善后。

随访 其母告：孩子睡眠、鼾声已安稳。

按 鼾声不畅伴胸闷气憋，乃肺气不和，痰涎壅塞喉隘。故健脾益肺，顺气化痰，宣通喉隘为其要务。同时，调整好睡眠姿势和按时睡眠；改变饮食习惯，以清淡为主，防止痰湿内生；坚持晨练，增强体质。同时治与顺气化痰汤以顺气化痰，宣肺利咽，疗效颇显。

10. 胁肋痛

【案例】 胁肋痛（右肝后叶血管瘤）

姜某某 女 33岁 农民

2002年9月18日初诊 右胁阵发性胀痛已数月之久。6月1日在某医院B超检查报告：肝右后叶探及一1.0cm×1.9cm的强光团，边界尚清；胆囊壁毛糙。诊断为：右肝内血管瘤。刻诊，右胁阵发性胀痛，有时伴胃脘痛，纳可，便调。舌红苔薄黄，脉细弦软数。

经义 "邪在肝，则两胁中痛。寒中，恶血在内。"（《灵枢·五邪》）治则"必先度其形之肥瘦，以调其气之虚实，实则泻之，虚则补之。必先去其血脉，而后调之，无问其病，以平为期。"（《素问·三部九候论》）

证属 肝郁失疏，脾虚气滞，瘀血闭阻。

治法 疏肝健脾，行气开郁，化瘀通络。

方药 柴胡疏肝散合金铃子散加减。北柴胡10g、川芎10g、苍术10g、黄柏10g、当归10g、白芍15g、制香附10g、醋延胡索10g、川楝子10g、莪术10g、生甘草5g、广木香10g、炒枳壳10g，14剂，日一剂，水煎服。

2003年4月11日再诊 药两周而痛止，时隔半年两胁痛又作，尤以右胁并累及背部。南昌大学第一附属医院B超复查报告：肝后叶探及1.8cm×0.9cm（厚1.9cm×1.0cm）强回声，边界尚清；胃黏膜毛糙，胆囊壁毛糙、壁厚。刻下，不仅两胁肋及右背痛，有时半夜腹胀。纳呆、口淡乏味，大便结，小便调。舌红苔淡黄稍厚，脉细弦软。守方加减进退再投14剂。

2004年5月12日三诊 B超复查报告：右肝后叶探及1.0cm×0.8cm高回声区，边界清。刻下，两胁肋下有时胀痛伴嗳气。纳香，便调。舌红苔白润，脉细微数。按 肝内血管瘤，B超提示有缩小之趋势。故仍用原方加减治疗，续服2周后，停药观察。

2004年8月18日四诊 今日B超复查报告：肝右叶探及约0.8cm×0.7cm强光团，伴声影，呈管状。诊断为：右肝内管壁局部钙化。刻下，阵发性右胁胀痛已明显缓解。纳可，便调，月经超前一周，色、量均正常。舌红苔薄白，脉细弦软。拟用柴胡疏肝散善后。

按 本案肝内血管瘤，由于胁肋痛检查确诊。这一病证中医无此名，据其临床症状，应为胁痛。正如《灵枢·五邪》曰"邪在肝，则两胁中痛。寒中，恶血在内。"故方用柴胡疏肝散合金铃子散化裁。前者乃《景岳全书》之方，治肝脾不和，胁肋疼痛；后者出自《太平圣惠方》，有理气活血，通络止痛之效，两方合用共奏疏肝开郁，利气攻积，化瘀通络之功。患者三年来，凡胁肋痛发作则就诊。从首诊到三诊，每次服药二周。药后B超复查，均有改善，瘤体逐渐缩小，至三诊后复查结果：肝内管壁局部钙化。足见中医药这个宝库之博大精深。

11. 胃胀

【案例】 胃胀（右肝前叶血管瘤）

吴某某 女 32岁 自由职业

2004年4月15日初诊 胃胀兼情绪悲伤、低落三天。缘于三天前因食后胃脘胀满，嗳气吐酸而入南昌市第一医院就诊，B超检查诊为肝内血管瘤，由于医患缺乏沟通而出现误解，以为患上肝肿瘤，故一时难以接受并恐惧而致悲伤，其胞弟吴某某极力荐诊。刻诊，首先由本院（江西中医学院附属医院）B超复查报告：肝内右叶可见一大小约1.2cm×1.5cm高回声光团，边界清。诊断为：肝右叶血管瘤（单发）。观其舌质红苔白、舌面呈放射状裂纹，脉细弦。

经义 《灵枢·邪气藏腑病形》："胃病者，腹膜胀。"《素问·阴阳应象大论》则云："寒气生浊，热气生清；清气在下，则生飧泄；浊气在上，则生䐜胀。"治则"必折其郁气，先资其化源。"（《素问·六元正纪大论》）

证属 肝郁气滞，脾失健运，气滞血瘀。

治法 疏肝解郁，健脾和胃，化瘀通络。

方药 ①认真而详细的解说肝内血管瘤的形成与性质，解除其思想上的高度疑虑和恐惧后，遂遵循经旨，"随证治之"。

②越鞠丸合小半夏加茯苓汤加味。苍术10g、川芎10g、制香附10g、神曲10g、生栀子10g、法半夏10g、茯苓15g、广木香10g、陈皮10g、郁金12g、海螵蛸25g、三棱6g、莪术6g、生甘草5g、生姜3片，日一剂，水煎服。上方加减进退共服三个月。

2004年9月22日二诊 B超复查报告：右肝叶前探及一1.1cm×0.9cm高回声光团，边界清。瘤体缩小，停药观察。患者外出做生意。

2017年3月12日随访 2015年迁居进贤县，至今安康。

按 本案因胃痛检查发现肝内血管瘤，致使误解并恐慌。中医文献无此病记载，在解除其思想高度紧张疑虑的基础上，根据病证随证治之。处以中药调治。遵天人相应及运气胜复郁发的自然规律，资其化源，疏其郁滞。故治与越鞠丸合小半夏加茯苓汤加味以疏肝解郁，健脾和胃，化瘀通络而收效。

12. 气淋

【案例】 气淋（慢性胆囊炎）

邹某某 女 44岁 农民

1998年3月25日初诊 腹胀肠鸣伴小便窘迫三年。腹胀肠鸣，尤其是餐后加剧并脘腹痞满，欲嗳气，但嗳而不出。而且，腹胀则尿并有急迫感。由于持续三年之久，在当地断续治疗始终不愈，故赴省城求治。刻诊，腹胀，纳呆，腹胀则尿。B超检查腹部报告：胆囊壁毛糙，壁厚0.4cm，余无异常。肝功能：总蛋白92g/L（参考值60~83g/L）、白蛋白56g/L（参考值35~55g/L）；血压：95/70mmHg，舌红苔薄少淡黄、舌中有一黄豆大小剥苔，脉沉细无力。

经义 "厥之寒热者，何也？……阳气衰于下，则为寒厥；阴气衰于下，则为热厥。""阴气盛于上，则下虚，下虚则腹胀满。""厥阴之厥，则少腹肿痛、腹胀，泾溲不利。"（《素问·厥论》）

证属 阴阳乖违，寒热中阻，胃气不和。

治法 调适寒热，燥湿健脾，和胃消痞。

方药 半夏泻心汤加味。法半夏10g、黄芩10g、川黄连10g、干姜10g、生姜3片、党参12g、生甘草6g、红枣5枚、炒厚朴30g，7剂，日一剂，水煎服。

1998年10月7日告知 药后腹胀肠鸣愈。

按 气淋一证，本是小便不利，少腹胀痛之疾。而本案腹胀肠鸣伴小便窘迫，旷日不愈。究其因实乃经云"阴气虚则阳气入，阳气入则胃不和"（《素问·厥论》），阴阳乖违，寒热中阻而导致小腹弦急，小便窘迫。半夏泻心汤为《伤寒论》中降阳和阴，治虚消痞之剂。用于虚胀而痞，泾溲不利，收效立竿。

13. 狐惑

【案例】 狐惑（白塞氏综合征）

戴某某 女 45岁 农民工

2016年7月22日初诊 发热，眼红、痒、痛，口腔及外阴溃疡已达9个来月。病发时入厦门174医院就诊，拟白塞氏征治疗。治疗一段时间后，发热退，口腔溃疡、外阴溃疡症状缓解。但仍在服用泼尼松等药。去年11月24日174医院胃肠镜检查报告：结直肠弥漫性浅溃疡、胃浅表性胃炎。药物调整为血府逐瘀口服液、碳酸钙D_3片、沙利度胺片、骨化三醇软胶囊、醋酸泼尼松片（一日2片），已服9个月之久，尚未痊可，故返赣求治。刻诊，眼痒、眼痛，口腔及外阴仍断续出现溃疡；心烦不安，少寐、半夜后方可入睡；神疲乏力，口渴、不欲饮，纳呆、食无味，腹胀，大便2~3日一次、结而难解；月经先后不定期，色黯。舌红苔淡黄略厚，脉细弦无力。

经义 "狐惑之为病，状如伤寒，默默欲眠，目不得闭，卧起不安，蚀于喉为惑，蚀于阴为狐，不欲饮食，恶闻食臭，其面目乍赤、乍黑、乍白。""初得之三、四日，目赤如鸠眼。"（《金匮要略·百合狐惑阴阳毒病证治》）

证属 湿热侵淫，郁久伤阴，阴虚脏躁。

治法 育阴清热，扶正祛邪，润肠通腑。

方药 ①甘麦大枣汤合麻子仁丸加减。炙甘草6g、淮小麦50g、红枣5枚、火麻仁10g（打碎）、漂白术30g、生地黄15g、白芍12g、生大黄6g、炒枳壳10g、光杏仁10g、当归尾10g、北柴胡15g、郁李仁10g（打碎）、桃仁泥10g、炒莱菔子15g（打碎）、野灵芝 15g、茯苓 15g、泽泻 10g，7 剂，日一剂，水煎服。

②穴位按摩。上午9点自我按摩内关、足三里穴，各3~5分钟，以扶正祛邪。

③调整原服药物。除醋酸泼尼松外，余药均停服。

2016年7月29日二诊　口渴减轻，大便仍两天一解，但较前通畅。近日食绿豆汤后，拉稀一次。舌红苔薄黄、舌根中部苔微厚，脉细弦、按之少力。①守方加百合15g，以温润肺气，再投14剂；②醋酸泼尼松片：第一周减半片，第二周再减半片。维持每天1片量。

2016年8月12日三诊　大便已通畅，期间嘴下唇内出现一小溃疡，2天后又迅速愈合。舌红苔黄，脉细弦微数、右寸浮。①守方再投14剂；②激素减量，每日1/2片维持量。

2016年8月26日四诊　睡眠已好，每晚可睡上9个小时，半夜2至3点醒后可再入睡。纳已香，大便日一解、通畅。舌红苔淡黄稍厚，脉弦软。

患者症情已稳定，故拟燥湿健脾，益气滋阴调治。

①方用甘草泻心汤合甘麦大枣汤加味：炙甘草10g、黄芩12g、川黄连6g、法半夏15g、干姜4g、党参15g、红枣6枚、百合15g、淮小麦50g、白术10g、茯苓10g、野灵芝15g，14剂，日一剂，水煎服。

②激素再减半，以1/4片量维持3天后，停服。

2016年9月9日五诊　近几日有时眼微痒、微痛。但纳香，眠好，二便调。舌红苔淡黄，脉微浮弦软。守方加杭白菊10g，以清热明目，再投14剂。

2016年9月23日六诊　眼痒痛止，月经已行，色红，但量少，3天即净。舌红苔白，脉浮而弦细软。守上方再进。

随访　后续服至42剂后康复，并返厦门工作。

按　本案罹患狐惑，本病类似于现代医学之眼、口、生殖器综合征，即白塞氏综合征。其治疗遵循"病发而不足，标而本之，先治其标，后治其本"(《素问·标本病传论》)。其病为本虚标实，前期使用激素等，病势缓解，标证得解，但由于本虚，病根始终难除。标本之疾反复交错，临证仍守标而本之之训，先以甘麦大枣汤合麻子仁丸育阴清热、益气通腑治其标；次以甘草泻心汤合甘麦大枣汤益气和胃、燥湿解毒治其本。标本相得，其病自绝。

14. 厥证

【案例1】　厥逆（抑郁症）

危某某　女　27岁　职工

2017年4月26日初诊　突发心慌、烦热，全身麻木、肢凉，胸闷气憋，呼吸急促并短暂头晕已2个多月。2月16日初发而急诊入市某医院就诊检查，心电图报告：①窦性心律；②T波改变，T波：广泛导联低平。血生化异常项目：钠131.7mmol/L（参考值135~145mmol/L）、氯94.3mmol/L（参考值96~106mmol/L）；血常规：血红蛋白108g/L（参考值110~150g/L）、血细胞比容32%（参考值37%~47%），余项无异常。之后共复作5~6次。已剖宫产3胎，第一胎流产。4月21日发作再次检查，心电图报告：窦性心律，部分导联T波改变。CT报告：颅脑内平扫未见明显异常。胸部X线片：未见明显异常。

刻下，除主诉症状外，睡眠梦多，有时噩梦纷纭。四肢凉，尤以双足冰冷。月经滞后10天，量少、色红，性格急躁易怒，纳食尚可，大便日2解，小便调。舌红、舌尖微红甚、苔微黄略厚、舌中有一纵裂，脉细软寸浮、左细弦寸浮、均重按少力并微数。

经义　"悲哀忧愁则心动，心动则五脏六腑皆摇。"（《灵枢·口问》）"逆皆为厥。"（《素问·方盛衰论》）"凡厥者，阴阳气不相顺接，便为厥。"（《伤寒论·辨厥阴病脉证并治》第337条文）"少阴病，四逆，其人或咳、或悸、或小便不利、或腹中痛、或泄利下重者，四逆散主之。"（《伤寒论·辨少阴病脉证并治》第318条文）

证属　肝郁脾虚，气机逆乱，风痰内扰。
治法　疏肝和脾，条达气机，祛风豁痰。
方药　四逆散合半夏白术天麻汤加减。北柴胡15g、炒枳实10g、白芍10g、炙甘草6g、红枣6枚、生姜3片、天麻10g、白术10g、姜半夏15g、茯苓15g、陈皮10g、桂枝10g、煅龙骨25g、煅牡蛎25g、磁石30g，7剂，日一剂，水煎服。

嘱　饮食清淡，睡好子午觉（中午11~1点午时小憩；晚上11~1点子时大睡），坚持晨练。

2017年5月3日二诊　服药后，自觉效好，发作时症状明显减轻。如上周三因小孩发烧抽搐，心情焦急而出现乏力，四肢无力，胸闷，第2天自行缓解。舌红

196

苔淡黄稍厚，脉细弦软。药已中的，守方再投7剂。

2017年5月10日三诊　劳累后仍会出现胸闷乏力，休息后缓解。舌红尖甚、苔黄稍厚，脉弦软、寸浮。

据其脉证，肝郁气滞获解，但脾虚痰盛突出，故拟顺气化痰以善后。方用顺气消食化痰汤加减。胆南星10g、法半夏15g、炒枳壳10g、炒莱菔子10g、白术10g、生麦芽30g、葛根15g、北山楂15g、栝楼皮12g、陈皮10g、炙甘草5g、天麻10g、红枣5枚、生姜3片，7剂，日一剂，水煎服，并嘱可外出旅游，以消除紧张心情，有利康复。

2017年5月24日四诊　按嘱到广东玩了一周，症情平稳，游玩时除气力不足，余无不适。舌红苔白，脉弦细软。

按　本案之疾随情绪波动而发病，乃恼怒惊恐，气机逆乱所致。状如郁证，实乃厥逆。按经旨细辨，实乃气机逆乱，痰壅心胸，发为气厥，逆皆为厥。故治与四逆散疏肝和脾，条达气机；辅以半夏白术天麻汤燥湿健脾，祛风豁痰。后期治与顺气化痰而收痊功。

【案例2】　厥逆（四肢厥冷、末梢循环障碍）

夏某某　女　30岁　农民

1992年11月2日初诊　四肢时时厥冷已1年余。一年多来，心烦少寐、胸闷乏力，惧怕嘈杂噪声。口干不欲饮，纳食尚可，大便每日一解、尚畅通。查体：心率68次/分，律齐；两肺听诊未发现明显异常。舌红尖甚少苔、舌根中部苔薄白，脉细软微数。

经义　"阳气衰，不能渗营其经络，阳气日损，阴气独在，故手足为之寒也。""阳气衰于下，则为寒厥。"（《素问·厥论》）"逆皆为厥"《素问·方盛衰论》"凡厥者，阴阳气不相顺接，便为厥。厥者，手足逆冷者是也。"（《伤寒论·辨厥阴病脉证并治》第337条文）

证属　劳伤心脾，气血逆乱。

治法　健脾养心，调和气血。

方药　归脾汤加减。西党参15g、白术10g、茯苓20g、黄芪20g、炙远志10g、当归10g、酸枣仁10g、广木香10g、山药20g、五味子6g、炙甘草10g、龙眼肉10g、红枣4枚、炒麦芽30g、生姜3片，10剂，日一剂，水煎服。

1994年6月3日随访　药后病愈。

按　本案为劳思过度，心脾两虚、气血失和致

厥，乃为气厥。其证胸闷、心烦、乏力、肢厥。故治与归脾汤健脾养心，调和气血，引血归脾。使气血充足，阴阳调和，则厥逆自愈。

【案例3】　厥逆（四肢厥冷、人流术后）

罗某某　女　27岁　居民

2016年10月21日初诊　四肢冰凉并怕冷。婚后已生育一胎，而且人流了四胎，平均不到两年一次。刻下，四肢冰凉，而且怕冷，心烦，少寐、睡眠易惊醒。月经尚按时，但经量极少，始行点滴，色黯，第二天稍多一些。纳尚可，但喜味重和辛辣。舌红苔白，脉细弦微数。

经义　"阳气衰于下，则为寒厥。"（《素问·厥论》）故《素问·至真要大论》有云："诸厥固泄，皆属于下。"

证属　肝郁脾虚，冲任虚损。

治法　疏肝健脾，补肾调经。

方药　温经汤合四逆散加减。当归10g、白芍15g、桂枝3g、吴茱萸3g、川芎10g、牡丹皮10g、生姜3片、法半夏10g、生晒参10g、法半夏10g、麦冬10g、阿胶6g（打粉烊服）、柴胡15g、炒枳实10g、炙甘草6g、益母草15g，14剂，日一剂，水煎服。

2016年10月28日二诊　手足已暖，怕冷改善，舌脉如上。守方再进7剂。

2016年11月4日三诊　四肢温暖，睡眠改善。舌红苔白、舌边有齿痕，脉细软。守方加重桂枝2g，以助温中益肾，再投7剂而愈。

按　本案之厥证，为过多人流，损伤冲任，致肾阳亏虚所致。正如《内经》所谓："阳气衰于下，则为寒厥。"遂遵经旨，治与温经汤温肾养血，散寒调冲；领四逆散疏肝健脾，和畅气机。药仅三周而愈。

15. 痹证

【案例1】　着痹（风湿性关节炎）

王某某　男　59岁　手工人

1973年6月12日初诊　双手肘关节重着疼痛数日，不能上提，左手为甚。舌红苔白而滑，脉濡。

经义　《素问·痹论》云："风寒湿三气杂至，合

而为痹也。其风气胜者为行痹；寒气胜者为痛痹；湿气胜者为着痹也。"

患者仅以双肘关节重着疼痛为主症，乃风湿之邪阻络所致；不能上提，湿浊之邪重着之故也。舌苔白滑、脉濡均为一派湿象。

证属　湿邪外袭，经脉闭阻。

治拟　祛湿止痛，疏经通络。

取穴　曲池透少海（双侧）、肩髃（双侧），每天针一次，得气后施以偏重向后捻转（右转）之泻法，然后留针15分钟。

治疗经过　针二次后疼痛大减，但左手上提仍觉困难。故加肩井（左侧），共针刺七次而获愈。

按　时近长夏，暑湿横生，患者已近花甲之年，腠理疏松，兼之乘风贪凉，致起斯疾。根据患者素体尚可，仅见上肢重着疼痛，无全身症状，故拟局部取穴法，取曲池、少海、肩髃等穴，施以泻法以祛邪通络而收效。

【案例2】　筋痹（肌腱炎）

王某某　女　10岁　学生

1973年6月11日初诊　其母述：患儿左手麻木迟钝不痛，手掌触痛感消失，五指稍向外斜已有三年。经多方医治无效，纳可，便调。舌淡红苔薄白，脉细弦。

经义　《素问·痹论》："其不痛，不仁者，病久入深，荣卫行涩，经络时疏，故不通，皮肤不营，故为不仁。"又云："夫痹之为病……在于筋则屈不伸。"《素问·逆调论》亦云："荣气虚则不仁，卫气虚则不用，荣卫俱虚，则不仁且不用。"

证属　气血亏虚，筋脉失养。

治则　养血柔肝，营脉濡筋。

取穴　取足三里（双侧）为主穴，配合谷（左侧），并以曲池透少海，外关透内关作为两组配穴轮换使用。进针得气后施以偏向前捻转（左转）之补法，然后留针15分钟。

治疗经过　针至第十五天，手指外斜已基本得到矫正，手掌已恢复触觉。守原法以收痊功。

按　筋痹为痹症之一种，出《素问·痹论》，亦见于《素问·长刺节论》篇中。本证乃肝血亏虚，荣卫失和，不能营濡筋脉，而使筋脉拘急所致。此即"肝主身之筋膜"之谓。故取足三里为主穴，以健

"后天之本"，摄水谷精悍之气以充之，使其和调予五脏，洒陈于六腑，循行予脉中，濡养予分肉筋膜；配合谷、曲池透少海，外关透内关等穴以舒筋活络。遵循经义，辨证确切，施针得法，故其病霍然。

16. 瘿瘤

【案例】　瘿瘤（甲状腺肿大并甲亢）

龚某　男　10岁　学生

1997年10月22日初诊　家长述：甲状腺肿大二个月。孩子一贯怕热，心烦汗多，经常头晕头痛（前额部位）。10月21日江西医学院第一附属医院血清甲状腺激素检查报告异常项目：T3：231ng/dL（参考值50~220ng/dL）、T4：12ng/dL（参考值3.5~12ng/dL）、TSH：5.2mU/L（参考值0.3~4.4mU/L）。由于症情复杂，正值少年，惧于西药之副作用，故就治于中医。刻诊，除甲状腺肿大，怕热，心烦，汗多，经常头晕头痛症状外，食欲一般，大便时结。舌红苔白，脉细数。

经义　"虚邪之入于身也深，寒与热相搏，久留而内著……气归之，津液留之，邪气中之，凝结日以易甚，连以聚居，为昔瘤。"（《灵枢·刺节真邪》）《素问·标本病传论》云："知标本者，万举万当……夫阴阳逆从，标本之为道也，小而大，言一而知百病之害。""病发而不足，标而本之，先治其标，后治其本。谨察间甚，以意调之，间者并行，甚者独行。"

证属　阴虚内热，痰气蕴结。

治法　育阴潜阳，化痰散结。

方药　甘草小麦大枣汤合一贯煎加减化裁。生地黄10g、北沙参10g、麦冬6g、枸杞6g、当归6g、川楝子6g、浮小麦30g、甘草5g、红枣4枚、羌活5g、片姜黄6g，7剂，日一剂，水煎服。

1997年10月30日二诊　自述药后头晕头痛止，大便调。舌红苔薄白，脉略细偏数。①守方再投10剂，隔日一剂；②食疗。每3天食海带一次，以助软坚化痰。

1997年11月26日三诊　家长述：孩子头痛、头晕、心烦、多汗等症状消失。刻诊，颈脖子肿大未退。舌红苔薄白，脉细弦。故治拟理气散结，化痰软坚治其标。

①方用海藻玉壶汤加减化裁。浙贝母10g、黄药

子 5g、桔梗 5g、竹茹 10g、海藻 10g、茯苓 10g、菟丝子 10g、法半夏 5g、陈皮 5g，再进 7 剂；②海带照食。

1997 年 12 月 7 日四诊　自述晚上做作业紧张时有些头痛，余无不适。口和，纳可，大便调。舌红苔薄白，脉细略弦。守方再投 10 剂。

1997 年 12 月 21 日五诊　头痛止，颈项平，身健如常。守方加白术 10g，以助健脾益气，再投 14 剂以善后。

按　本案瘿瘤，出现怕热、心烦、汗多、头痛、头晕，甲状腺激素水平升高。乃为现代医学之弥漫性甲状腺肿并甲亢。中医辨证为痰气蕴结，阴虚内热。首拟育阴潜阳，化痰散结治其本。后期拟理气散结，化痰软坚治其标。经用理气化痰，滋阴降火之法，加上海带食疗软坚化痰，临床症状显著改善。若按西医告诫，避免高碘食物之说，海带、昆布、海藻乃食之不当。本案用之有效。这就是"有故无殒，亦无殒也"（《素问·六元正纪大论》）之谓。

17. 拘挛

【案例】　拘挛（手指抽搐）

李某某　女　44 岁　职工

1999 年 3 月 10 日初诊　经常手指短暂拘挛抽搐伴上肢肌肉颤动，双小腿肚晚上转筋疼痛。经查：血脂、血糖均偏高。血压 160/100mmHg，1992 年曾行脑垂体瘤切除术。CT 检查报告：肾上腺皮质增生（双眼眶黧黑）。正在服用硝苯地平每日 3 次，每次 10mg。刻下，手指短暂拘挛抽搐时时发作，伴上肢肌肉颤动；晚间睡眠阵发性发热，既不易入睡，又易惊醒，入睡则梦多，小腿肚经常转筋疼痛。双眼干涩。舌暗红，苔白而粗糙厚腻、舌中部苔淡黄，脉沉细弦。

经义　"邪客于足太阳之络，令人拘挛背急。"（《素问·缪刺论》）"因于湿，首如裹。湿热不攘，大筋软短，小筋弛长，软短为拘，弛长为痿。"（《素问·生气通天论》）"手少阳之别……病实则肘挛。"（《灵枢·刺节真邪》）

证属　邪客经络，痰盛动风。

治法　疏风祛邪，化痰熄风。

方药　天麻钩藤汤加减化裁。天麻 10g、钩藤 15g、桑白皮 15g、杭白菊 10g、茯神 15g、生地黄 15g、

浙贝母 20g、竹茹 10g、杭白芍 10g、煅龙骨 30g、煅牡蛎 30g、夏枯草 30g，7 剂，一日一剂，水煎服。

1999 年 3 月 17 日二诊　药后诸症减二分之一，3 月 10 日临床检验报告：空腹葡萄糖 14.01mmol/L（参考值 3.7~6.0mmol/L），甘油三酯 2.59mmol/L（参考值 0.4~1.80mmol/L），总胆固醇 7.25mmol/L（参考值 3.6~6.70mmol/L），高密度脂蛋白 1.25mmol/L，低密度脂蛋白 4.82mmol/L，载脂蛋白 A1.09g/L（参考值 1~1.6g/L），载脂蛋白 B1.7g/L（参考值 0.6~1.10g/L），载脂 A1.5g/L（参考值 0.51~0.85g/L），钙 2.73mmol/L（参考值 2.1~2.7mmol/L）。舌暗淡红、苔淡黄稍粗糙、略厚腻，脉细弦偏数。①守方再投 7 剂；②消渴丸，每日 2 次，每次 10 粒。

随访　手指拘挛及上肢肌肉颤动止；小腿转筋缓解。

按　拘挛，又称为挛证。其形成的主要原因是血虚不能濡养筋脉所致。而本案则是风寒湿热致病，正如《素问·至真要大论》所云："诸痉项强，皆属于湿。"因湿致病，湿久生痰，痰郁化热，湿热不攘，热盛伤阴，阴虚血亏，最终肝血不足而动风。不仅手指痉挛，而且上肢肌肉颤振。故《素问·至真要大论》又云："诸风掉眩，皆属于肝。"总之，"邪之所凑，其气必虚"（《素问·评热病论》）。体虚为本，邪气为标。故治与天麻钩藤汤疏风祛邪，化痰熄风而收效。

18. 癫狂

【案例】　少年癫狂（躁狂抑郁症）

王某某　女　10 岁　学生

1970 年 7 月 24 日初诊　父述：如癫如狂，烦躁不安一周余。一周来狂躁不安，夜间不寐，纳呆，大便干结。经公社卫生院中西医治疗周余罔效，并建议赴省城南昌医院治疗。其父乃生产队长，正值农田夏收夏种忙月，一时无法分身而极力邀余一试。刻诊，女孩对父亲乱抓乱挠，甚则咬碎钢笔。观其神色，面红躁动，坐立不安；诊其脉，数而滑，一派心火亢盛之象。

经义　"癫疾始生，先不乐，头重痛，视举目赤甚，作极已而烦心，候之于颜。"（《灵枢·癫狂》）《素问·通评虚实论》明确指出："黄疸，暴痛，癫疾，厥狂，久逆之所生也。""诸躁狂越，皆属于火。"（《素

问·至真要大论》)《难经·二十难》云："重阳者狂。"

证属　心火亢盛，神乱狂躁。

治法　泻火宁心，滋阴潜阳。

方药　泻心汤加味。大黄二钱、黄连一钱、黄芩二钱、龙胆草三钱、广地龙三钱、生牡蛎五钱、柏子仁四钱、酸枣仁三钱、生甘草二钱、代赭石五钱，3剂，日一剂，水煎服。

1970年7月31日二诊　乃父喜告：药后见效，晚上已能睡数小时。患儿能入睡，知其火势已降，当顾其阴液。

拟方　北沙参二钱、麦冬三钱、柏子仁三钱、白芍二钱、山萸肉二钱、酸枣仁二钱、白术二钱、龙胆草三钱、大黄一钱、广地龙三钱、生赭石五钱、甘草一钱，再投3剂。当时合作医疗所，以西药为主，中药较缺。故仿沙参麦冬汤意，据现有药材凑成此方！

1970年8月10日三诊　神志已清，大便仍干结。舌红无苔，脉细数无力。守方加生地黄三钱、玄参一钱、麦芽三钱、石斛三钱、远志三钱、栀子三钱，以增液润燥，清心泻火调理，再投5剂。

1970年8月15日四诊　已康复如常。用安神补心丸善后。

1982年暑期回乡追访　愈后至今安康，已婚嫁生子。

按　泻心汤为邪火内炽、迫血妄行之吐血、衄血而设。"心气不足，吐血、衄血，泻心汤主之。"（《金匮要略·惊悸吐衄下血胸满瘀血病脉证并治》）本案躁狂，亦属邪火内炽所致，故治与泻心汤加味泻火宁心，滋阴潜阳。病机相符，用之立竿见影。方中黄芩、黄连、大黄泻三焦实火，诚属允当。

19. 偏瘫

【案例】　偏瘫（病毒性脑炎后遗症）

邹某某　女　12岁　学生

1978年2月4日初诊　其母代述：患儿于去年12月8日高热，头痛，继之神志不清，多次抽搐急诊入江西省儿童医院诊为病毒性脑炎而住院。经抗病毒等治疗后，基本康复。但遗下左侧上下肢萎软无力，活动欠佳，行走易摔仆。出院改为门诊治疗。给服地巴唑、维生素B类等药两个多月罔效，而邀余针刺治疗。

刻诊，步履向左倾，迈步易摔跤，左手握力较差，神志清楚，形体稍胖，饮食、睡眠均可，二便调。舌质红、舌苔薄白，脉细弦。

综观病史、病证，患儿前患病毒性脑炎，虽经治疗，尚未康复。皆因湿毒所损，脏腑失调，正气尚虚，肝肾亏损，经络不通而遗下半边瘫痪、行走颠仆之疾。

经义　《素问·萎论》云："筋萎者，生于肝。""肾者水脏也，今水不胜火，则骨枯而髓虚，故足不任身，发为骨萎。……骨痿者，生于大热也。"

证属　肝肾亏虚，骨萎筋弱。

治法　补肾壮骨，养血柔肝。

取穴　肾俞（双侧），辅以风池（双侧）、承山（左侧）、三阴交（左侧）为一组；另一组则以绝骨（双侧），辅以环跳（双侧）、风市（左侧），长强，两组穴位每日针刺一次，交替使用。进针得气后，施以上下同等量的提插捻转的平补平泻手法，因患孩见针哭闹，故不留针。

治疗经过，针刺至第三天后，步履较前稳，行走不摔跤，初见疗效。针至七次而自行中断治疗。余感惶惑，于一个月后追访，获知患儿已能往返四里之外捡柴拾煤矣。

按　本案患儿为大热之后，肾水受戕，精髓之源受损，血脉不荣，筋脉失养，经络失疏不通所至。根据"肾主骨，生髓"之训，取肾俞和髓会之绝骨穴为主，以固"先天之本"，以收壮腰健肾、坚骨健步之力，并配以风池、环跳、承山、三阴交、长强等穴，以养血柔肝，祛邪通络，共奏养正祛邪，舒筋活络之功。神正气一复，脉络自通，偏瘫之疾焉能不除乎！

三、时方裁切

时方，乃是相对于经方而言。而经方，乃经典之方。所谓经典，就是从春秋时代成书的黄帝内经，到东汉医圣张仲景所著的伤寒论 金匮要略中所记载的组方，乃医方之祖。除此以外的方药，则称之为时方。

时方的形成，乃是东汉之后的历代医家在内经组方原则的指导下，临证『师古不泥古』的智慧结晶。

然，自然界及人类和任何事物都是在不断地变化中前进，故摆在我们面前的课题是如何与时俱进的问题。

难怪乎有『古方新病，甚不相宜』（医学启源·张序）之喟叹。故金史中亦载：『平素治病不用古方，其说曰「运气不齐，古今异轨，古方新病不相能也。」自为家法云。』金·张元素这种尊重实践，勇于创新，并提示后学临证辨证施治不可胶柱鼓瑟，执方昧法。必须以『变』为切入点，深入探索当今环境气候变化，疾病谱的改变，中药材的品种与种植，药材的炮制等等因素，对临证治疗的种种影响。真正地与时俱进，守正创新。一切以疗效为准绳。现就临证如何灵活运用时方，讨论于后。

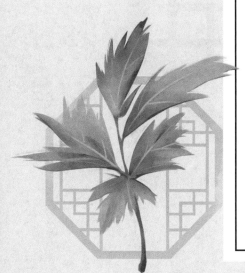

一、解表剂

1. 银翘散

银翘散出自《温病条辨》，方由连翘、金银花各30g，桔梗、薄荷、牛蒡子各18g，竹叶、荆芥穗各12g，淡豆豉、生甘草各12g，上杵为散。每服18g，鲜苇根汤煎，香气大出，即取服，勿过煎。肺药取轻清，过煮则味厚而入中焦矣。病重者约二时一服，日三服，夜一服；轻者三时一服，日二服，夜一服，病不解者作再服。方中金银花、连翘清热解毒为主药；薄荷、荆芥、豆豉、牛蒡子辛凉疏散以清外邪为辅药；牛蒡子与桔梗同用，引药上行，以宣肺化痰为佐；竹叶、芦根、甘草合用入上焦，清热养阴，入胃腑而生津止渴为使。共成辛凉发表，宣透肺卫，清热解毒之功。故为辛凉解表之首。主治：温病初起，发热无汗，或有汗不畅，微恶寒，头痛口渴，咳嗽咽痛。

临证取其辛凉解表之长，用之于外感（病毒性感冒）、咳嗽之外，在用于治疗鼻衄、过敏性漆疮、皮疹及瘾疹、麻疹、水痘等均疗效卓著。

【案例1】 外感耳聋（病毒性感冒）
刘某某　女　55岁　游乐业

2014年1月30日初诊　感冒，鼻塞，头晕伴左耳鸣，听力显减一周。一周前鼻塞、头晕、咽干，随之出现双耳胀闷，左耳鸣响并听力显减。口干，纳如常。有高血压史，刻下血压145/95mmHg。舌红苔薄白、中根黄而稍厚，脉浮而微弦。

证属　外感时邪，内郁伏热。

治法　辛凉透表，泻肺通窍。

方药　银翘散加味。金银花15g、连翘15g、辛夷花10g、苍耳子10g、芦根30g、竹叶10g、荆芥10g、牛蒡子15g、薄荷10g、淡豆豉10g、甘草5g、桔梗10g、露蜂房10g、谷精草30g、北柴胡6g，5剂，日一剂，水煎服。

2014年2月20日随访　药后感冒愈，听力也复常。

按　感冒导致耳鸣、耳堵并听力减退。现代医学认为感冒是病原体感染引起，造成咽鼓管发炎，气道发生堵塞，这样会使耳朵内的压力出现异常下降，所以出现耳朵闷胀、耳鸣、听力减退。治疗一般使用抗病毒和抗生素等治疗。中医学认为其病因是风寒、风热或湿邪侵袭，循少阳经脉上壅耳窍，筋脉受阻，气机不利，湿邪滞留清窍等。致耳内胀痛、耳鸣、甚或听力减退。本案则是感受风热所致，从而出现咽干、口干、纳食如常。故治与银翘散加味辛凉透表，泻肺通窍，其效如桴鼓。

【案例2】 外感（流行性感冒）
兰某某　女　3岁

2011年3月5日初诊　母述：感冒鼻塞，流涕伴发热已数天。经服江西省儿童医院退热药红药水，热退。停药又复热。刻诊，发热，体温39.5℃。咽红稍咳，纳尚可。舌红苔白，指纹紫红浮于风关。

证属　外感风热，表里不和。

治法　辛凉疏风，和解表里。

方药　银翘散合小柴胡汤加减。金银花15g、连翘10g、芦根20g、桔梗4g、牛蒡子4g、竹叶6g、荆芥3g、薄荷3g、淡豆豉8g、生甘草3g、黄芩5g、法半夏5g、北柴胡8g、太子参8g、红枣2枚、生姜1片，3剂，日一剂，水煎服。其外婆刘某告：3剂药后热退感冒愈。

按　患儿外感，正值早春，感受风温为患。正如《温病条辨》卷一中云："风温者，初春阳气始开，厥阴行令，风夹温也。"又云："太阴风温……但热不恶寒者，辛凉平剂银翘散主之。"故治与银翘散合小柴胡汤以辛凉疏风，和解表里，药3剂而热退病除。

【案例3】 鼻衄（流行性感冒）
刘某某　男　58岁　厨师

2015年3月25日初诊　感冒流涕1天，鼻出血半天。昨日头痛，微热（体温不详），口不渴，稍恶风。今日突然鼻衄。纳如常。舌红苔黄，脉浮弦软数。

证属　风热上犯，邪侵肺窍。

治法　辛凉透表，凉血止衄。

方药　银翘散加味。金银花30g、连翘20g、牛蒡子15g、竹叶20g、炒荆芥10g、淡豆豉10g、薄荷10g、芦根30g、桔梗10g、黄芩15g、鸡冠花20g，上药连服3剂告愈。

按　鼻衄是多种疾病的常见症状之一。患者感冒后鼻衄，犹如《伤寒论·辨太阳病脉证并治中》所说："太阳病……其人发烦目瞑，剧者必衄，衄乃解。

所以然者，阳气重故也。"此乃伤寒不解，阳气怫郁太甚而化热，热伤血络所致。由于汗血同源，故与银翘散辛凉透表，使热从表解，则衄自止。

【案例4】 化妆品皮疹（接触性皮炎）

孙某某　女　56岁　自由职业

2015年6月30日初诊　颜面、眼皮红肿灼痒3天。缘于3天前使用芦荟洗面奶后，颜面、眼皮出现红肿灼痒及小丘疹。由于面部灼热、瘙痒而致心烦，纳香，眠可。舌红苔微黄，脉微浮数。

证属　药毒外侵，挟湿犯卫。

治法　辛凉宣透，解毒疏风。

方药　银翘散加味。牛蒡子30g、金银花25g、连翘20g、竹叶10g、荆芥10g、芦根30g、桔梗10g、薄荷10g、淡豆豉10g、生甘草6g、黄芩15g，日一剂，水煎服。

4剂药后随访　观其颜面、眼皮已复常。

按　患者使用芦荟洗面奶后而发病，现代医学认为此乃为少数敏感者，出现的接触性皮炎，一般属于Ⅳ型变态反应，是细胞免疫反应。中医则认为患者禀赋不耐，体内先天具有特殊的内在致病因素，肌肤腠理不密，一旦受到外界相应物质的干扰侵袭，即可发病。就是毒邪侵淫，搏结于体表致病。故治与银翘散以辛凉宣透，解毒疏风；加黄芩以清上焦风热。药仅4剂而愈。

【案例5】 麻疹

谢某某　男　23岁　学生

2014年7月11日初诊　发热5天。7月7日开始发热，8日入南昌大学第一附属医院就诊，门诊按流感治疗给服磷酸奥司他韦胶囊加新癀片两天，热稍退后又复发热。体温：38.4℃，又入广济医院静滴头孢呋辛钠、利巴韦林及口服蓝芩口服液，热不退。经荐就诊。

刻下　望其头面和胸腹布满红色疹子，四肢散发。观其掌心有疹、色红；口腔黏膜布满红色丘疹；目红。咳嗽、无痰，右耳后淋巴结肿痛。舌红尖甚、苔微黄，脉浮而微数。观其体征、舌脉，乃麻疹之象。

证属　时邪疫毒，侵袭肺卫，肺脾蕴热。

治法　辛凉透表，清宣肺卫，养阴清热。

方药　银翘散合沙参麦冬汤加减。金银花35g、连翘20g、牛蒡子15g、桑白皮15g、竹叶10g、淡豆豉10g、芦根30g、桔梗10g、南沙参15g、麦冬10g、荆芥6g、薄荷10g、生甘草6g、葛根15g、玄参10g、蝉衣6g、西河柳10g，3剂，日一剂，水煎服。

嘱　避风，忌辛辣厚味。

2014年7月14日二诊　药至第二剂足底、手掌均出疹，热渐退，大便拉稀一次，右耳后淋巴结肿痛转为微痛，仍干咳。刻下，体温36.7℃，头面、胸腹部疹子渐退，呈暗红色。舌红尖甚、舌苔薄而微黄，脉微弦。

观其脉证，麻疹已透。麻后干咳，乃热伤肺阴之征。必须养阴益气，润肺止咳。

方用桑杏汤加减。桑白皮15g、南沙参15g、北沙参15g、麦冬15g、玄参15g、山药30g、松贝母10g（打碎、同煎）、金银花15g、当归6g、生甘草6g、生地黄15g、鲜梨皮1个，7剂，日一剂，水煎服。药尽咳止。

按　麻疹，属温热病范畴，初起发热、咳嗽、流涕。目赤流泪，或有鼻塞喷嚏、咽痛等症，类似于风热犯肺之上呼吸道感染。由于麻疹疫苗接种工作深入普及，临床已极少见麻疹一病。故极易误诊。

本案首诊及易医治疗，均按流感及上呼吸道感染治疗。从而，延误了治疗过程。就诊于中医时，除麻疹未透之外，已伤及肺阴，干咳无痰。故首诊在以银翘散清宣肺卫的同时，加入南沙参、麦冬、玄参以养阴益肺。杜绝了伤肺劫阴而酿成变证之虞。

【案例6】 漆疮（接触性皮炎）

黄某某　男　42岁　木工

2007年12月1日初诊　颜面、眼睑及龟头红肿、瘙痒一周。因从事木工工作，与刚用生漆（漆树脂熬制）漆过的家具接触之后患病。经某医院用抗生素等药静脉滴注后，症状加重，出现漫延之势。纳可，便调。舌红苔白，脉细弦略浮。

证属　风热浸淫，漆毒蕴蒸。

治法　辛凉宣透，清热消风。

方药　银翘散合浮萍散加减。金银花15g、连翘15g、牛蒡子10g、竹叶10g、薄荷10g、生甘草6g、芦根50g、桔梗10g、荆芥6g、紫浮萍15g、蝉衣10g、胡黄连10g、苦参10g、桑白皮15g、野菊花15g、霜桑叶10g，4剂，日一剂，水煎服。

2007年12月5日二诊 药后肿消，痒减。舌红苔白，脉略浮。守方加蛇蜕10g、防风10g，以助消风散邪，再进5剂而愈。

按 患者接触生漆家具后出现颜面、眼睑及龟头红肿、瘙痒，现代医学认为此乃为少数敏感者出现的接触性皮炎，一般属于N型变态反应，是细胞免疫反应。中医则认为患者禀赋不耐，体内先天具有特殊的内在致病因素，肌肤腠理不密，一旦受到外界相应物质的干扰侵袭，即可发病。《诸病源候论·漆疮候》明确指出："漆有毒，人有禀性畏漆，但见漆，便中其毒。喜面痒，然后胸、臂、胫、胇皆悉瘙痒，面为起肿，绕眼微赤。"就是毒邪侵淫，搏结于体表所致。故治与银翘散以辛凉宣透，解毒疏风；加紫浮萍等以清热消风。药尽而愈。

【案例7】 瘾疹（虾过敏性荨麻疹）

彭某某 男 45岁 公务员

2012年10月24日电话求医。诉：昨日食虾后今日发热，体温38℃左右。全身出现风团，尤以颈项为甚，红斑肿胀、瘙痒。

证属 肺卫不固，虾毒内蕴，化热生风。

治法 辛凉透表，清热解毒，疏风止痒。

方药 银翘散加味。金银花30g、连翘20g、竹叶15g、荆芥10g、牛蒡子15g、生甘草6g、薄荷10g、淡豆豉15g、桔梗10g、芦根30g、路路通30g、苦参15g、紫浮萍30g，4剂，日一剂，水煎服。

2012年10月29日中午电话 按授方服4剂热退疹消。嘱多喝开水将息。

按 本案属于食物过敏，生活中很多食物中都含有过敏原。因此，不少的人群如果饮食不当，容易导致过敏症状的出现，从而引起荨麻疹的发生。中医认为是患者禀赋不耐，体内先天具有特殊的内在的过敏因素，即所谓的免疫功能异常。故在辨证的基础上，治与银翘散以辛凉透表，清热解毒，疏风止痒。

【案例8】 瘾疹（海鲜过敏性荨麻疹）

范某某 男 1岁

2015年12月4日初诊 家长述：风团时隐时现已6天。上月29日面部出现风疱，继之逐渐发展至躯干、四肢，成片，色淡红，高出皮肤，烦躁不安。病前喂食了海鲜（蛏子）汤，今日江西省儿童医院查血常规：白细胞5.76×10⁹/L，中性粒细胞比率16.11%，中性粒细胞数0.93×10⁹/L，淋巴细胞比率73.14%，淋巴细胞数4.25×10⁹/L，给服维生素C，复方鱼腥草合剂。不发热，纳减，便尚调。舌红苔白，指纹青紫隐状于风关。

证属 食毒挟风，浊气外泛。

治法 辛凉疏风，升清降浊。

方药 银翘散合升降散加减。金银花6g、连翘6g、竹叶5g、桔梗3g、牛蒡子8g、薄荷4g、淡豆豉5g、炒僵蚕6g、片姜黄4g、蝉衣6g、黄芩6g、生大黄3g、荆芥3g、防风3g、煅龙骨10g、煅牡蛎10g，3剂，日一剂，水煎服。

2015年12月21日其祖母易某告 风疱药后即愈。

按 本案属于食物海鲜（蛏子）过敏，很多食物中都含有过敏原。因此，不少的人如果饮食不当，容易导致过敏症状的出现，从而引起荨麻疹的发生。尤其是患者为婴幼儿，稚阴稚阳之体，禀赋不耐，或体内先天具有特殊的内在的过敏因素，即所谓的免疫功能异常。故在辨证的基础上，治与银翘散领升降散以辛凉疏风，升清降浊而获效。

【案例9】 瘾疹（阿莫西林过敏性荨麻疹）

蒙某某 女 84岁 居民

2014年3月3日初诊 左侧颈部及锁骨上下方红疹斑块，突出皮肤并伴麻、灼、痒4天。始于4天前因感冒而错服阿莫西林3天。年轻时就有青霉素过敏史，故从未使用过青霉素类药物。刻下，不仅左侧颈部出现荨麻疹，而且纳食也减少，食不知味。睡眠尚好，二便调。舌红苔黄、舌中黄厚，脉浮。

证属 肺虚表疏，药毒外泛。

治法 辛凉疏风，清肺解毒。

方药 银翘散加味化裁。金银花20g、连翘15g、竹叶10g、牛蒡子15g、芦根30g、荆芥10g、薄荷10g、淡豆豉10g、桔梗10g、桑叶15g、桑白皮15g、光杏仁10g、生甘草6g、栀子10g、蝉衣6g，3剂，日一剂，水煎服。共服4剂而愈。

按 患者年轻时就有青霉素过敏史，属于青霉素过敏人群，即中医所谓禀赋不耐。由于错服阿莫西林导致过敏，通过辨证为肺虚表疏，药毒外泛。故治与银翘散以辛凉疏风，清肺解毒而收效。

【案例10】 妊娠水肿（子肿、妊娠感冒并水肿）

彭某某 女 31岁 职工

2007年11月26日初诊 电话诉：妊娠感冒伴下肢浮肿。妊娠5个多月，近周感冒鼻塞、流涕并出现水肿，尤其是下肢肿甚。检查尿常规发现蛋白质（+）。

2007年11月26日二诊 按嘱服银翘散合四苓汤加味3剂后，感冒鼻塞大减，涕止，水肿退，但下肢仍微浮。复查尿常规镜检：黄色清亮，无异常。舌红尖微甚、苔薄而淡黄，脉滑。

证属 风温袭表，脾虚水泛。

治法 辛凉透表，健脾利水。

仍守原方药 银翘散合四苓散加味。金银花15g、连翘10g、竹叶10g、牛蒡子10g、桔梗10g、淡豆豉10g、荆芥5g、薄荷10g、桑白皮10g、芦根15g、泽泻10g、白术10g、茯苓皮10g、猪苓10g、陈皮10g、川续断10g、黄芩10g、大黄芪15g、薏米30g、生甘草5g，4剂，日一剂，水煎服。

2007年12月4日 再次复查尿常规，无明显异常。

半年后随访 足月顺产一男婴。

按 《医宗金鉴·妇科心法要诀·胎前诸症门》云："头面遍身浮肿，小水短少者，属水气为病，故名曰子肿。"本案先感冒而后水肿，乃风温外袭，肺失肃降，水道不畅，膀胱气化失职，水湿泛溢于肌肤所致。故治与银翘散合四苓散以辛凉透表，健脾利水获效。

2. 银翘马勃散

银翘马勃散出自《温病条辨》，为清热利咽之剂。主治湿温喉阻咽痛。方由连翘30g、牛蒡子18g、银花15g、射干9g、马勃6g组成，上药杵为散，每服18g，水煎服。方中银花、连翘辛凉轻宣、透泄散邪、清热解毒为主药；马勃辛平清肺利咽为辅；射干苦寒降火解毒，牛蒡子辛凉疏散风热，能升能降共为佐使，诸药相合，共成清热利咽之功。临证使用本方，或随证加减，或与他方合用，治疗发热、咳嗽、鼻衄、痄腮、胸闷、风毒喉痹、虚火喉痹、乳蛾、喉风、烂喉风、急喉痹、睾丸胀痛、便秘等证，治证广泛，均获良效。

【案例1】 发热（喉风、上呼吸道感染、扁桃体炎）

裴某某 女 3岁

2007年1月11日初诊 家长述：发热、咳嗽3天，体温38.1℃。孩子经常咳嗽。刻下，咳嗽，喉中痰鸣，而不易咳出，纳呆。听诊：两肺呼吸音粗糙；观其咽喉：咽红，扁桃体肥大Ⅱ度；体温36.5℃。舌红尖甚苔薄白，脉略浮数，指纹淡暗红隐伏风关。

证属 风热上犯，上壅咽窍。

治法 清热利咽，化痰止咳。

方药 银翘马勃散加减。连翘8g、金银花10g、马勃6g（包煎）、牛蒡子4g、桔梗3g、生甘草3g、射干3g、川贝母4g、玄参4g、当归3g、炙款冬花5g、地龙6g、鸡内金10g、北山楂10g，4剂，日一剂，水煎服。

2007年1月22日告 药后热退咳止。

按 本证多因肺胃蕴热于内，风热搏结于外，邪热停积于咽窍而成。治与银翘马勃散以清热利咽，化痰止咳获愈。

【案例2】 咳嗽（荔枝过敏性咳嗽）

康某 男 15岁 学生

2008年5月30日初诊 家长述：咳嗽4天。连日进食鲜荔枝4天，之后出现咳嗽，咳而少痰，痰时黄时白，喉痒欲咳，咽红，而且左耳一触碰则咳。纳食如常。舌红尖甚苔薄白，脉细弦小数、重按少力。

证属 食热化火，火热灼肺。

治法 清肺利咽，宣肺化痰。

方药 银翘马勃散合三拗汤加减。金银花15g、连翘15g、马勃8g（包煎）、射干6g、生甘草6g、炙麻黄2g、光杏仁8g、当归6g、地龙15g、玄参8g、法半夏7g、黄芩10g、桔梗6g、抱石莲10g，4剂，日一剂，水煎服。药尽咳止。

按 荔枝过敏，与个人体质有关。荔枝性温，多吃则容易上火。患孩本为阳刚之体，由于连续食用，故而酿热成火，灼肺成咳。治与银翘马勃散合三拗汤加味，以清肺利咽，宣肺化痰。清热宣肺并举，药至咳止。

【案例3】 咳嗽（急性咽炎）

丁某 男 35岁 公务员

2005年3月16日初诊 咳嗽6天。始于感冒鼻塞、流涕、咳嗽，继而出现咽痒，咽燥，咽痛，干咳少痰。咳剧时胸腹疼痛，病始就曾服阿莫西林、痰咳宁均一直不见效。观其咽深红。舌红边甚、苔薄白，脉细数。

证属 风热犯肺，寒热痹阻。

治法 清肺利咽，润宣止咳。

方药 银翘马勃散合三拗汤加味。金银花15g、射干10g、桔梗10g、连翘15g、马勃15g（包煎）、炙麻黄2g、光杏仁10g、生甘草5g、牛蒡子15g、玄参10g、麦冬10g、南沙参15g、北沙参15g、鱼腥草15g，上药连服5剂而愈。

按 肺为娇脏，怕热畏寒。患者感受风寒，服药不愈，郁而化热。寒邪未去，热邪内生，上犯肺窍，并形成寒包热之咳嗽。此时，非清无以去其热，非宣无以散其寒。故治与银翘马勃散合三拗汤以清肺利咽，润宣止咳。清宣并举，药至咳止。

【案例4】 痄腮（流行性腮腺炎）

徐某某 男 4岁3个月

2011年12月20日初诊 家长述：右侧腮腺发炎红肿3天。今年3月、7月及本月17日先后3次均是右侧腮腺发炎，右脸颊肿胀。均在江西省儿童医院就医。医生提示：免疫功能低所致。今日是静脉滴注炎琥宁注射液的第4天，右脸颊肿胀尚未获得控制和消除。故求治于中医药。观其右颊及咽均红。舌红苔白，指纹紫红色伏于风关，脉浮数。

证属 风毒外袭，壅滞颊腮。

治法 清热解毒，消肿散结。

方药 银翘马勃散加味。金银花15g、连翘10g、马勃8g（包煎）、射干6g、牛蒡子10g、浙贝母8g、生甘草4g、桔梗5g、大青叶10g、蛇含草10g，5剂，日一剂，水煎服

2011年12月26日二诊 家长述：右耳垂下肿胀消失。孩子平时汗多，有时睡后盗汗，鼻子内有少量鼻血。刻下，出现盗汗。舌红苔薄黄、根部苔稍厚，脉细数，指纹紫红隐伏。守方加凤凰衣6g、煅龙骨5g、煅牡蛎5g、浮小麦15g，仿牡蛎散意以养阴敛汗，再投7剂。

2012年1月3日三诊 盗汗止，观其咽仍微红。舌红苔微黄，脉细，指纹紫红隐伏。守方加内红消10g，以解毒散瘀，再服7剂以善后。

随访 愈后距今半年余，未再复发。

按 流行性腮腺炎，由腮腺炎病毒感染所致。接种疫苗后或病愈后，均可获得持久免疫力。本案腮腺炎，一年内3次复发，时隔3个月左右，实属罕见。实乃风毒外袭，壅滞颊腮，正虚邪稽，余毒未尽也。故仍以清热解毒、消肿散结为治，方用银翘马勃散加味以清热解毒，消肿散结，服药两周而痊愈。

【案例5】 风热喉痹（慢性咽炎急性发作）

刘某 女 27岁 职工

2008年2月14日初诊 咽干、疼痛，感冒则发作。上海某医院诊为慢性咽炎。每次发作均只有静脉滴注抗生素后方可缓解。因春节返赣，故就诊。刻下，咽干疼痛，而且易于感冒。眠好，纳尚可，大便干结。舌红苔淡黄、舌中少苔并有纵裂，脉细弦小数。

证属 气虚卫弱，风热犯肺。

治法 益气固表，清肺利咽。

方药 银翘马勃散合玉屏风散加味。金银花30g、连翘20g、桔梗10g、马勃12g（包煎）、牛蒡子10g、生甘草6g、射干10g、芦根30g、蝉衣6g、山豆根6g、谷精草30g、漂白术30g、陈皮10g、防风10g、生黄芪15g、太子参15g，7剂，日一剂，水煎服。

2008年3月28日其母张某告，药后则愈。

2016年12月10日张某再专告 咽炎若发，则在上海按方服上数剂则愈，八年来，很少发作，疗效甚为神奇。

按 本案风热喉痹反复发作，西医虽然诊断为慢性咽炎，发作则以抗生素静脉滴注控制疾病，未能获得痊愈。但每次均是感冒后出现咽干、疼痛之急性发作。应属于气虚卫弱，风热犯肺所致。治以益气固表，清肺利咽。方用银翘马勃散合玉屏风散，一清一补，标本兼治，药至病除。

【案例6】 风热喉痹（急性咽炎）

卢某某 男 65岁 居民

2014年6月16日初诊 咽喉干燥伴胸中灸热已数月。夏季（具体时间难以追溯）出现咽干喉燥，治

后又出现胸中炙热，尤其是唱歌及大声说话时，咽喉更是干燥难受。因此入南昌大学第一附属医院就诊，进行喉镜检查：鼻咽部光滑，咽喉部慢性充血。治亦未效。近4天来加剧，每到晚间则胸背如火炙烤，心烦懊恼，8月疝气手术后，每在坐下时，阴囊有牵扯按压感。纳食尚可，大便干结难解，或吃药，或用开塞露通便。舌红苔黄、舌面呈网状裂，脉细弦数。

证属 风热犯肺，热郁胸膈，上灼咽窍。

治法 疏散风热，清宣火郁，清肺利咽。

方药 银翘马勃散合栀子豉汤化裁。金银花15g、连翘15g、牛蒡子10g、射干10g、马勃12g（包煎）、生甘草6g、栀子12g、淡豆豉10g、竹叶10g、芦根30g、桔梗10g、冬凌草30g、毛冬青叶10g、荆芥5g、麦冬15g、南沙参15g，7剂，日一剂，水煎服。

19日专程来门诊告知 胸背如炙，药三剂大减，精神状态明显改善。

2014年6月23日二诊 大便已通畅。昨日上午胸背、腋下、腹股沟处短暂灼热，约持续5分钟后缓解。舌红苔薄黄、舌面仍呈网状裂，脉细而关微弦。守方加黄芩10g、青皮10g、炒荔核10g，以助清肺热、舒肝气，再服7剂告愈。

按 患者咽喉干燥，乃风热犯肺，治之失当，喉痹未愈，又出现胸中炙热，造成热郁胸膈。《伤寒论·辨太阳病脉证并治中》云："发汗，若下之，而烦热，胸中窒者，栀子豉汤主之。"从而形成风热犯肺，热郁胸膈，上灼咽窍之证。故治与银翘马勃散以疏散风热，清肺利咽的同时；治与栀子豉汤以清宣火郁，一清一宣，共建殊功。

【案例7】 烂喉风（急性化脓性扁桃体炎）

喻某某　女　38岁　职工

2009年1月3日初诊 喉咙痛一周。咽喉痛前进食时被异物刺了一下，之后出现咽喉肿痛，吞咽食物疼痛加剧。同时，由于咽喉痛，而出现月经过多，本次月经期延长，10天未净。观其咽喉上方有一蚕豆大小红肿区，中心有一黄色小溃疡点。舌红苔白，脉微浮。

证属 风邪外侵，痰火上灼。

治法 清肺泻火，凉血利咽。

方药 银翘马勃散合四妙勇安汤加味。金银花30g、连翘20g、牛蒡子10g、射干10g、马勃10g（包煎）、生甘草10g、桔梗10g、玄参10g、当归10g、赤芍15g、白芍15g、地骨皮15g、黄柏10g、黄芩炭10g、芡实30g、山药30g，4剂，日一剂，水煎服。

2010年5月6日就诊时告 去年咽痛溃疡，4剂药尽而愈，溃疡点随后逐渐弥合。

按 患者肺胃素有蕴热，火毒炽盛，不慎刺伤而诱发。故仍按风邪外侵，痰火上灼论治。方用银翘马勃散以清肺泻火；以四妙勇安汤凉血利咽，共收痊功。

【案例8】 喉风（咽鼓管腺样体肿大术后）

周某某　男　5岁

2007年1月24日初诊 咽喉肿痛伴头眩。因咽鼓管腺样体肥大于一个月前，进行手术治疗。当时术中出血过多。患儿自述咽痛、头眩，吞咽不适。西医药因无特殊治疗方法，而就诊中医。观其扁桃体Ⅱ度肿大。纳食尚好，二便调。舌红略暗苔白、舌面有黄豆大小的小片剥脱苔，脉细。

证属 气虚血弱，风热犯肺。

治法 清肺利咽，益元扶正。

方药 银翘马勃散合当归补血汤加味。金银花10g、连翘7g、马勃7g、射干4g、牛蒡子5g、大当归5g、生黄芪10g、紫河车5g、浙贝母6g、桔梗4g、鸡内金10g、谷芽15g、麦芽15g、北山楂10g、青木香6g、枸杞7g、鸡血藤7g、炙甘草3g、冬凌草7g，7剂，日一剂，水煎服。

2007年2月3日二诊 舌红苔白，剥苔处已长新苔，脉略滑。守方去冬凌草，加落地荷花6g、荷叶6g，以助清肺利咽，再服7剂而愈。

按 患孩因咽鼓管腺样体肥大手术后，出现咽喉肿痛及头眩伴吞咽不适。乃术后体虚复感风热，邪热蕴结咽喉所致。故治与银翘马勃散以清肺利咽；当归补血汤加紫河车等以益元扶正。扶正与祛邪并举，药仅一周而愈。

【案例9】 大便秘结（慢性结肠炎、结肠息肉）

肖某某　女　40岁　职工

2007年11月20日初诊 大便秘结，状如羊屎并挟有白色黏液 1 年余。虽经治疗只可缓解，停药后又发作。曾于 2006 年 11 月 1 日在南昌市第一医院肠镜诊为：①结肠息肉；②慢性结肠炎。素有咽灼史，反复发作 10 余年，喉镜检查无明显异常；晨起痰中带血一周，胸部 X 线片及多项检查，亦未发现明显异常；B 超报告：肝内血管瘤；心电图报告：无明显异常。眠差，有时出现心慌。观其咽红，咽喉壁布有红色疹点（滤泡）。舌红苔薄白、舌面碎裂，脉细弦、寸浮小数。

证属　肺阴亏虚，湿热蕴结，肠道积滞。

治法　清肺利咽，疏风润下，益气通腑。

方药　银翘马勃散合四妙勇安汤加减化裁。连翘 20g、马勃 12g（包煎）、射干 10g、金银花 25g、牛蒡子 15g、玄参 10g、当归 6g、生甘草 6g、漂白术 30g、桔梗 10g、生地黄 15g、火麻仁 15g、炒枳壳 10g、桃仁泥 10g、地锦草 30g、麦冬 10g，7 剂，日一剂，水煎服。

2007 年 11 月 29 日二诊　咽燥大减，大便已无黏液，咽喉已转为淡暗红。舌红苔薄白、舌面碎裂，脉细弦软。守方加北沙参 15g、石斛 20g，以助养阴益胃，再服 7 剂以善后。随访：药尽大便通调。

2018 年 12 月 28 日电话再访　至今安康，并荐友就诊。

按　慢性咽灼并出现便秘。乃肺阴不足，肃降失常所致。故治与银翘马勃散合四妙勇安汤以清肺利咽，疏风润下；加用重剂量白术以益气通腑而收效。

3. 桑菊饮

桑菊饮出自《温病条辨》，其为太阴风温之咳嗽，身不甚热而微渴者而设。其功能疏散风热，宣肺止咳。方中杏仁 6g、连翘 4.5g、薄荷 2.4g、桑叶 7.5g、菊花 3g、桔梗 6g、苇根 6g、甘草 2.4g，用水 400ml，煮取 200ml，日二服。方中桑叶、菊花疏风解表，宣透风热；桔梗、甘草、杏仁清咽利膈，止咳化痰，连翘清热解毒；苇根清热生津；薄荷配桔梗、连翘可引药上行。临证根据病在气分与营分、血分的不同而增添药物。即运用本方加减，或合他方治疗时行感冒、咳嗽、鼻衄、白睛溢血、风热喉痹等收效立竿。

【案例 1】　鼻衄（鼻出血）

陈某某　女　7 岁　学生

2011 年 3 月 9 日初诊　父述：鼻出血 1 天。女儿经常鼻子出血，前天突然咳嗽，干咳少痰。昨日下午则左鼻开始出血，之后右鼻也流出少量血液。虽经治疗，总不见愈。刻下，咳嗽，鼻子出血，望其咽喉嫩红。舌红尖甚苔白，脉略浮滑。

证属　风热犯肺，上灼鼻窍。

治法　疏风润燥，泻火止衄。

方药　桑菊饮加味。桑叶 10g、杭白菊 6g、桔梗 4g、连翘 4g、薄荷 4g、光杏仁 4g、芦根 10g、生甘草 3g、炙款冬花 8g、南沙参 10g、麦冬 6g、象贝母 6g、焦栀子 6g、龙胆草 4g、鸡冠花 10g、当归 4g、黄芩 6g、法半夏 6g，4 剂，日一剂，水煎服。

家长告　服药 4 剂，衄止咳愈。

2017 年秋季学期追访　乃父告：患儿已上初中，鼻衄愈而未再发作。

按　鼻衄多因脏腑蕴热，与肺、胃、肝热有关，血热气盛，迫血妄行，使离经之血上溢于鼻窍。本案先有脏腑蕴热，复感邪热犯肺，伤及肺络，上灼鼻窍，血溢为衄。故患者先咳嗽、后鼻衄。治与桑菊饮加味以疏风润燥，泻火止衄而痊愈。

【案例 2】　白睛溢血（眼结膜出血）

陈某某　男　73 岁　花匠

2015 年 9 月 7 日初诊　右眼白睛溢血 2 天。前天晚上看微信至午夜 2 点，第二天则右眼结膜出血。刻下，白睛外膜之内，红色酷似胭脂。纳香，眠可，小便调，大便拉稀、每日 2~4 解。血压 135/80mmHg。舌红苔白，脉浮而细弦软。

证属　风热犯肺，目络壅塞。

治法　疏风清肺，活血散瘀。

方药　桑菊饮加味。桑白皮 10g、桑叶 10g、杭白菊 6g、桔梗 6g、连翘 10g、芦根 15g、光杏仁 6g、生甘草 6g、薄荷 6g、黄芩 10g、天麻 10g、当归尾 10g、赤芍 15g、川红花 6g、桃仁 6g、焦山楂 15g、炒谷芽 30g、炒麦芽 30g，5 剂，日一剂，水煎服。药尽白睛溢血消散。

按　患者年逾七旬，本已精血亏虚，加上久视荧屏，伤血耗阴。致使阴虚火旺，上扰白睛，目络受灼，致血外溢。故治与桑菊饮加当归、赤芍、桃仁、红花等活血化瘀之品以疏风清肺，活血散瘀而愈。

【案例3】 风热喉痹（急性咽炎）

余某 女 49岁 职工

2011年1月4日初诊 咽干、咽痒、微痛而咳已3天。三天前突然咽干、咽痒、咽喉微痛。同时伴咳嗽，喉中有痰，不易咯出。观其咽红。舌红苔白，脉浮。

证属 风温犯肺，热灼咽窍。

治法 辛凉疏风，清肺利咽。

方药 桑菊饮合银翘马勃散加味。桑叶15g、杭白菊10g、桔梗10g、芦根15g、连翘20g、光杏仁10g、生甘草6g、薄荷10g、黄芩10g、马勃12g（包煎）、金银花15g、射干10g、牛蒡子10g、玄参10g、麦冬10g，日一剂，水煎服，上药连服4剂后告愈。

按 急性咽炎，现代医学认为由病毒与细菌感染所致。而中医则认为是由风热外侵，直袭咽喉；或肺先受之，肺经风热上壅咽喉，使咽窍脉络受阻，肌膜受灼致病。本案则是风热邪气，直犯咽喉而咽干、咽痒、咽痛，并累及于肺，导致咳嗽。故治与桑菊饮合银翘马勃散以辛凉疏风，清肺利咽，药尽症除。

4. 三拗汤

三拗汤源于《太平惠民和剂局方》，药仅三味，其功能疏风宣肺，止咳平喘。方中麻黄发汗散寒，宣肺平喘，其不去根节，取其发中有收，使其发汗不过；杏仁宣肺降气，止咳化痰，其不去皮尖，为散中有涩，并能行皮；甘草生用，取其补中有泻，协同麻、杏利气祛痰。共奏疏风宣肺，止咳平喘之功。临证用于外感、咳喘、湿疹、急喉痹、大便增多等症，尤其是咳嗽，不论寒、热、虚、实之咳，以三拗汤为基础加味，或据寒热虚实之需，配合他方治疗咳嗽证无数，均能获奇效。

【案例1】 外感（流行性感冒）

胡某某 男 64岁 居民

2014年6月24日初诊 感冒、头痛、鼻塞流涕、胸痛3天，发热2天。服西药后热稍退，但出现咳嗽，无痰，胸痛不减。纳呆食少。刻下，体温

38.5℃。舌红苔白，脉细弦。

证属 外感时邪，痰热互结，肺燥咳嗽。

治法 疏风祛邪，化痰散结，润燥止咳。

方药 三拗汤合小陷胸汤加减。炙麻黄3g、光杏仁10g、炙甘草6g、栝楼皮15g、法半夏15g、川黄连6g、鱼腥草30g、当归尾10g、桑叶15g、桑白皮15g、南沙参20g、麦冬10g、生栀子10g、浙贝母15g，3剂，日一剂，水煎服。

2014年7月19日面告 3剂药尽则愈。

按 患者外感时邪，出现头痛、鼻塞、胸痛、发热。虽经西药治疗，热稍退，但出现咳嗽无痰，胸痛不减。证属外邪未解，痰热内结，并有伤阴化燥之征。故治与三拗汤合小陷胸汤加沙参、麦冬以疏风祛邪，清热化痰，润燥止咳，药仅3剂而愈。

【案例2】 咳嗽（上呼吸道感染）

马某某 女 92岁 居民

2004年4月7日初诊 家属述：咳嗽2天。缘于感冒之后咳嗽，以晚间为甚，影响睡眠，咳痰不多，呻吟不已。舌红苔白，脉细。

证属 风温外袭，燥邪犯肺，肺失宣肃。

治法 疏风宣肺，辛润化痰，清肺止咳。

方药 三拗汤加味。炙麻黄3g、光杏仁10g、生甘草5g、法半夏10g、炙款冬花10g、当归5g、黄芩10g、鱼腥草15g，4剂，日一剂，水煎服。

2004年4月11日二诊 家属述：偶咳，有痰，色白，已能正常安睡。守方加减再服3剂而愈。

按 患者耄耋高龄，时值清明节后，因感受风热之邪而咳嗽不安。据其脉证虽是燥咳，仍属凉燥。故治与三拗汤以疏风宣肺；加法半夏、炙款冬花、当归以辛润化痰；加黄芩、鱼腥草以清肺止咳，共奏疏风宣肺，辛润化痰，清肺止咳之功。

【案例3】 咳嗽（伤寒坏病、右下肺感染）

丁某 男 28岁 记者

2000年8月30日初诊 感冒、咳嗽20余天。经摄胸部X线片提示：右下肺见小片状阴影弥散，兼肺纹理粗乱。诊断：右下肺感染。经静脉滴注抗生素及服中药后，出现自汗，干咳无痰，不易咳出，喉痒欲咳，纳可，二便调。舌红苔灰黑，脉细弦数。

证属　风邪外犯，化燥伤阴，肺失清肃。

治法　清热疏风，辛润化痰，润宣止咳。

方药　三拗汤合麦门冬汤、小陷胸汤加减化裁。炙麻黄5g、光杏仁10g、生甘草6g、北沙参20g、麦冬10g、法半夏10g、栝楼皮12g、川黄连10g、鱼腥草15g、地龙10g，3剂，日一剂，水煎服。

2000年9月2日二诊　咳嗽显减，咽仍痒而咳，咳时仍汗多。舌红苔黄、中根稍厚而润滑，脉细弦微数。据其舌脉，阴复燥退。①守方减麻黄2g，加蝉衣10g，既防宣发太过，又助疏风祛邪；②食疗。川贝母10g（打碎）炖梨1个，以助润肺化痰，每日一次。

2000年9月6日三诊　4剂药后，微咳，咳已有痰，痰白量少。舌红苔微黄，脉细弦微数。守方再服4天而愈。

按　患者始感受风寒而感冒咳嗽，时值处暑，前医发汗太过，形成坏病。正如《伤寒论·辨太阳病脉证并治上》第16条文云："太阳病，已发汗……仍不解者，此为坏病……观其脉证，知犯何逆，随证治之。"本案舌黑脉数，乃汗出伤津，化燥伤肺而干咳不止。故治与三拗汤合沙参麦冬汤、小陷胸汤加减化裁以清热疏风，辛润化痰，润宣止咳而愈。

【案例4】咳嗽（咳嗽变异性哮喘）

黄某某　女　45岁　居民

2012年6月29日初诊　咳嗽反复发作3年。始于2009年12月11日之后经常咳嗽，每经服药，均可缓解，但一直不愈。刻下，又咳嗽一周，经口服左氧氟沙星胶囊和静脉滴注阿奇霉素＋利巴韦林，未效。每到下午咳剧，咳吐白色黏痰，咽稍痒，舌灼。脘胀纳少。舌红苔薄黄，脉沉细微弦。

证属　痰热壅肺，肺失宣肃。

治法　清热化痰，宣肺止咳。

方药　三拗汤合小陷胸汤加减化裁。炙麻黄3g、光杏仁10g、炙甘草6g、栝楼皮15g、法半夏15g、川黄连10g、当归6g、炙款冬花10g、蝉衣6g、地龙15g、鱼腥草30g、百部15g、蛇床子3g，4剂，日一剂，水煎服。

2012年7月4日二诊　咳减大半，若入空调房仍微咳，喉中有痰，可咳出白色泡沫痰，大便结。舌红尖甚，苔薄而淡黄，脉细、关微弦。守方加栝楼仁

10g、竹茹15g、炒枳壳10g，以助顺气化痰、润肠通腑，再服4剂。咳止。

2012年8月8日再诊　使用空调后又感冒并咳，胸闷气憋，晚上加重，已4天，咳吐白色黏稠痰。舌红苔微黄，脉细。

观患者着凉则咳并胸闷，乃咳嗽变异性哮喘，故拟宣肺平喘以调治。

方用定喘汤加味。白果12g、炙麻黄5g、炙款冬花15g、法半夏15g、桑白皮15g、苏子10g、光杏仁10g、黄芩10g、栝楼皮15g、当归6g、炙甘草6g、浙贝母15g，上药连服4剂咳止。

2013年随访　药后咳愈。

按　患者咳嗽反复发作3年，虽经抗菌、抗病毒治疗未能痊可。从现代医学角度看，其咳嗽反复发作，类似于咳嗽变异性哮喘。病因目前尚不十分明确。与典型哮喘相似，受遗传和环境因素的交互影响。发病诱因为气候变化、吸入冷空气、呼吸道感染、接触刺激性气味、过敏原及精神因素相关。中医则认为"诸气膹郁，皆属于肺"（《素问·至真要大论》）。膹者，即喘急上逆；郁者，痞塞不通。慢性咳喘与脏腑功能失调有关，故五脏六腑均能致咳与喘。但主要是肺，因为肺为五脏华盖，百脉取气于肺，喘既动气，故与肺为主。因此，治与三拗汤合小陷胸汤以清热化痰，宣肺止咳。肺气宣肃，痰热自消，咳喘则平。

【案例5】外感并咳嗽（病毒性感冒并支气管炎）

陈某　男　4岁6个月

2001年2月21日初诊　母述：经常感冒后咳嗽。刻下，感冒，咳嗽流涕，喉中痰鸣，形体偏瘦，纳食尚可，大便结，日一解。舌红苔白，脉浮。

证属　外感风寒，肺失宣肃。

治法　疏风宣肺，化痰止咳。

方药　三拗汤合二陈汤加味。炙麻黄3g、光杏仁3g、生甘草3g、法半夏3g、陈皮3g、茯苓5g、枯黄芩3g、干地龙3g、明矾1g（研末冲服），3剂，日一剂，水煎服。药后痰消咳止。

按　患儿素体脾虚痰盛，复感风寒而致咳嗽流涕，喉中哮鸣。故治与三拗汤合二陈汤以疏风宣肺，化痰止咳；加入白矾以助燥湿消痰而获药至痰消之效。

【案例6】 咳嗽（慢性支气管炎）[1]

叶某某　女　57岁　农民

2007年4月13日初诊　咳嗽6个月。半年来咳嗽反复不愈，并趋加重。白昼稍咳，夜间醒后即咳，咳吐黏稠痰涎。胃脘微胀，纳呆食少，大便日数行、稀软。经当地镇医院及丰城市人民医院摄胸部X线片报告：均未见明显异常。舌红苔薄而淡黄，脉细弦数。

证属　痰热壅肺，脾虚饮停。

治法　先拟清宣肺热，化痰开结；次拟健脾益肺，化痰逐饮。

方药　①三拗汤合小陷胸汤加减化裁。炙麻黄3g、光杏仁10g、生甘草6g、川黄连10g、栝楼皮10g、法半夏10g、茯苓15g、陈皮10g、竹茹10g、枳实10g、石仙桃15g、地龙15g、当归6g，5剂，日一剂，水煎服。

②金水六君煎合四君子汤加减。熟地黄15g、法半夏10g、当归6g、陈皮10g、茯苓15g、甘草6g、党参15g、白术10g、地龙10g、红枣5枚、生姜3片，7剂。

2008年6月15日他病就诊追访　咳嗽愈后，至今未再发作。

按　患者素有痰饮，加上咳嗽失治，导致病邪与痰热内结，造成咳唾不愈。故首先治与三拗汤合小陷胸汤以清宣肺热，化痰开结；次与金水六君煎合四君子汤以健脾益肺，化痰逐饮而收痊功。

【案例7】 咳嗽（慢性支气管炎）[2]

李某某　男　4岁3个月

2009年3月28日初诊　母述：反复咳嗽1年。缘于去年3月份咳嗽，至今一直未愈。曾在江西省儿童医院等多家医院治疗，缓解1~2天，又复咳。经摄胸部X线片诊断：支气管炎。夜间咳甚，汗多，纳呆食少，大便经常泄泻。听诊：两肺偶可闻及干性啰音。观其咽喉暗红，舌系带无溃疡。舌红苔薄黄，脉细弦软而微数。

证属　脾肾虚弱，痰湿阻肺。

治法　宣肺化痰，健脾滋肾。

方药　三拗汤合金水六君煎加味。炙麻黄2g、光杏仁5g、炙甘草4g、生地黄7g、法半夏5g、茯苓8g、陈皮4g、当归4g、太子参8g、白术6g、地龙10g、炙款冬花7g、肺形草10g、黄芩7g，5剂，日一剂，水煎服。

2009年4月2日二诊　母述：很见效，咳大减，泄泻也止。两天来又稍有黄涕，夜间偶咳，咳出少量黄色浓痰。舌红苔黄，脉略浮滑。守方加川贝母4g，以清热化痰，再服7剂。

2009年4月24日其母喜告　咳愈。

2009年8月3日再告　孩子咳嗽未再复发。

按　患儿4周岁，咳嗽足一年。据其脉证，乃先天不足，后天失养。故出现夜咳汗多，纳呆便泄。《素问·咳论》中云："五脏之久咳，乃移于六腑。……肺咳不已，则大肠受之；大肠咳状，咳而遗失（矢）。……久咳不已，则三焦受之；三焦咳状，咳而腹满，不欲食饮。此皆聚于胃，关于肺……"故此治与三拗汤合金水六君煎以宣肺化痰，健脾滋肾，使久咳而获痊功。

【案例8】 咳嗽（慢支并上呼吸道感染）

胡某某　女　53岁　居民

2000年6月3日初诊　咳嗽3个月，加重并伴胸闷气憋、气短乏力一周。素有咳嗽史，本次发作咳嗽3个月，近一周加重并出现胸闷气憋、气短乏力。胃脘微胀，纳呆少味。以干咳为主，有时咳吐少量白痰，夜间躺下则咳。当地医院静脉滴注氨基酸及口服西药（何药不详）未效。摄胸部X线片提示：两肺纹理增粗、紊乱。诊断意见：支气管炎性改变。血常规：白细胞7.7×10⁹/L，中性粒细胞70%，淋巴28%，单核2%，余项无明显异常。听诊：两肺可闻及干啰音。舌红苔白滑，脉滑。

证属　风热犯肺，痰热内结，肺失宣肃。

治法　疏风清热，化痰开结，宣肺止咳。

方药　三拗汤合小陷胸汤加减化裁。生麻黄10g、光杏仁10g、炙甘草6g、法半夏10g、栝楼皮10g、黄连10g、地龙10g、鱼腥草15g，4剂，日一剂，水煎服。

2000年6月7日二诊　复查血常规：白细胞5.8×10⁹/L，中性粒细胞60%，淋巴细胞35%，单核细胞3%。听诊：两肺呼吸音稍粗糙。咳减，口干喜热饮，晚上已能平卧，纳仍少味，二便尚调。舌红苔薄白，脉细略弦。守方减麻黄4g，黄连4g，加五味子6g、炙款冬花10g、细辛1.5g，以助温肺化痰、敛肺止咳，上方加减进退共服26剂而愈。

按　患者慢性咳嗽，《素问·咳论》称之为"久咳"。由于肺气亏虚，复感风寒，治疗失当，致使外邪未清，内又痰热互结，肺失清肃，上逆为患。故治与三拗汤合小陷胸汤加味以疏风清热，化痰开结，宣肺止咳。药至病退，26剂痊愈。

【案例9】　咳嗽（右下肺感染）

陈某某　女　6岁

1999年5月22日初诊　家长述：咳嗽2周余。经市某医院两次治咳，咳不减。18日摄胸部X线片提示：两下肺纹理增多，增粗，模糊不清，右下肺呈小片状阴影，右肺门阴影略大，模糊。诊断：右下肺感染。并给抗炎药治疗：先锋Ⅱ1.0g＋生理盐水，静脉滴注2天，效果不明显。刻下，以中午、晚上咳嗽为多，阵发性咳嗽，晚上盗汗。观其咽喉，咽红，舌系带未见明显异常。舌红苔薄白，脉细略浮。

证属　风热犯肺，肺失宣肃。

治法　润宣疏风，化痰止咳。

方药　三拗汤合麦门冬汤加减。生麻黄3g、光杏仁5g、生甘草5g、北沙参10g、麦冬5g、桔梗5g、地龙5g、黄芩5g、法半夏5g、煅龙骨10g、煅牡蛎10g，4剂，日一剂，水煎服。

1999年5月26日二诊　家长述：服至第3剂，咳已基本痊愈。刻下，主要是自汗、盗汗。观其颜面萎黄，眼结膜色蓝。舌红苔薄白，脉细。当属气阴两虚，治拟益气滋阴，固表止汗。方用当归六黄汤合牡蛎散加味。服药一周而汗止。

按　肺部感染，现代医学认为其病因以细菌或病毒为主；偶尔有真菌和寄生虫引起，故治疗则以抗生素为主，但患儿对抗生素耐药。中医则认为患儿乃外感风邪，风邪轻扬，易挟寒、热、湿，上犯伤肺致咳。本案则是风热乘肺，发为咳嗽。故治与三拗汤合麦门冬汤以润宣疏风，化痰止咳。服药3剂而咳愈。

【案例10】　喘咳（慢性支气管炎并哮喘）

贺某某　男　88岁　居民

2001年3月6日初诊　喘咳一周余。咳嗽并喘息发作后，曾在江西化工厂职工医院静脉滴注抗生素2天，未能见效。刻下，怕冷肢凉，动则喘剧，卧则胸闷气憋、咳嗽，咳吐白泡沫及黏痰，痰多。夜尿多，并口干舌燥，喜温饮，饮而不多。舌淡红、舌面瘀斑、舌边尖苔白、舌中部苔淡黄厚，脉滑。

证属　阳虚饮停，肺气不宣。

治法　温阳化饮，宣肺平喘。

方药　三拗汤合参附汤加味。炙麻黄5g、光杏仁10g、生甘草5g、黑附片10g、党参10g、苏子10g、陈皮10g、当归5g、茯苓15g，3剂，日一剂，水煎服。

2001年3月9日，家人代述　诸症大减，现以咳为主，已能到户外活动。守方加炙冬花12g，以助温肺化痰，再服4剂。

2001年3月19日随访　老人喘平咳止。

按　"慢性支气管炎"起病缓慢，病程长。其典型症状有咳嗽、咳痰，或伴有喘息、气急等。现代医学认为其致病主要因素是感染，免疫功能受损、气道高反应性、年龄等机体因素均以慢支的发生和发展有关。中医则认为脏腑功能失调，肺虚日久，或其他脏腑之病累及于肺，均能成咳，且多为慢性咳嗽。即《内经》所云之久咳。肺之久咳，又会累及于肾。肺为气之主，肾为气之源。肾元亏损，气失摄纳，则上逆咳嗽气短。基于此，故治与三拗汤合参附汤以温阳化饮，宣肺平喘。药仅4剂，老人喘平咳止。

【案例11】　急喉瘖（急性喉炎）

陈某　女　36岁　职工

2002年6月6日初诊　声嘶一个多月。声嘶声重，喉梗塞，咽干，口干喜饮，冷热不拘。纳可，大便稍干结。喉镜检查报告：声带充血水肿。舌红边甚、苔淡黄，脉细弦微数。

证属　燥邪犯肺，痰热阻窍。

治法　清宣利咽，凉血开音。

方药　三拗汤合四妙勇安汤加味。炙麻黄3g、光杏仁6g、生甘草6g、金银花30g、玄参10g、当归5g、人参叶10g、桑叶15g、鱼腥草30g、桔梗6g、蝉衣10g，日一剂，水煎服，上药连服4剂，声渐开，将息后而愈。

按　患者声音嘶哑为急喉瘖，乃风热犯肺，肺气不宣，邪热上蒸喉咙，客于声户所致。与《素问·宣明五气》"五邪所乱……搏阴则为瘖"之说相符。故治与三拗汤合四妙勇安汤以轻宣肺气，凉血开音而获效。

【案例12】 湿疹（接触性皮炎）

陈某某　女　35岁　农民工

2011年7月13日初诊　双手背面湿疹奇痒，抓破后出水、结痂已一周余。缘于之前劳动，用手抓拌水泥之后，随即双手背部出现红斑、肿胀、丘疹，并形成小水泡，奇痒难忍，抓破后渗出黄色液体，由于奇痒而烦躁不安。舌红尖甚苔白，脉细而无力。

证属　禀赋不足，外感湿毒。

治法　疏风宣肺，祛湿解毒。

方药　三拗汤合二妙丸、三物黄芩汤加味。生麻黄5g、光杏仁10g、生甘草6g、苍术15g、黄柏15g、苦参15g、黄芩15g、生地黄12g、防风15g、白藓皮15g、龙衣7g、蛇床子5g、蝉衣6g，7剂，日一剂，水煎服。

2011年7月26日二诊　药后疹退。舌红苔白，脉细数微弦。药已中的，守方再服7剂以善后。药尽告愈。

按　接触性皮炎，是皮肤或黏膜接触某些物质后发生急性炎症，表现为红斑、肿胀、丘疹并形成水疱而瘙痒。对这类疾病，中医则是根据接触物质的不同，所引起症状的特点而命名。诸如因漆所致的漆疮、因外贴膏药之膏药风、因坐马桶所致的马桶癣、接触施过肥的植物而引起过敏反应的肥风。本案是接触水泥所致并有水液渗出，故以湿疹论治。患者虽是手之皮毛接触水泥过敏而患病，其实与肺气虚和肺气不宣有直接关联。正如《素问·阴阳应象大论》"辛生肺，肺生皮毛"和《素问·经脉别论》"肺朝百脉。输精于皮毛"的论述所云，故治疗必须从肺着手。故与三拗汤领二妙丸、三物黄芩汤以疏风宣肺，祛湿解毒而收效。

【案例13】 大便增多（肠功能紊乱）

吴某某　男　37岁　木工

2007年5月3日初诊　大便增多已1个多月。近一个月来每日下午时时欲解大便，并出现急胀感。每日早晨正常排便一次；午后，则时时如厕欲解，有时可解出少量大便，若解不出则觉胸闷腹胀。大便不拉稀、无黏液，欲矢气而不出。由此，心情烦躁不安。曾入南昌市第三人民医院就诊，多方检查而诊断为肠功能紊乱，治疗尚未见效，故就诊于中医。2005年曾发作过一次，持续一个来月而自行缓解。舌红苔白、舌中纵细裂，脉细弦软。

证属　中气不足，肺气失宣。

治法　宣肺肃降，益气升提。

方药　三拗汤合补中益气汤加味。生麻黄4g、光杏仁10g、炙甘草10g、枳壳15g、陈皮10g、北黄芪30g、升麻10g、北柴胡10g、漂白术30g、谷芽30g、麦芽30g、当归10g、党参15g，7剂，日一剂，水煎服。

2007年5月11日二诊　尚未见明显效果。舌红苔薄白，脉弦软。

据其脉象，脉力虽略有改善，气虚仍是关键一环。故守方以西洋参10g易党参以增益气之力，炙麻黄4g易生麻黄重在宣肺，加重枳壳15g，以助行气升提，再服7剂。

2007年5月19日三诊　症状缓解，矢气已畅。舌红苔薄白，脉细弦软。守上方再进7剂而愈。

2008年1月4日面告　时欲大便愈而未发。

2017年夏季再访　十年来一直安康。

按　患者大便增多而无规律，并出现胸闷腹胀，烦躁不安。多方检查未发现器质性病变，治而无效。中医则认为大便异常虽是肠道功能紊乱，但与肺气虚，宣降失职有直接关系。正如《素问·灵兰秘典论》所云："肺者，相傅之官，治节出焉。……大肠者，传道之官，变化出焉。"《灵枢·本输》则明确指出："肺合大肠，大肠者，传道之腑。"肺主气，故大便不利，乃肺气虚而宣肃异常之故。因此，治大便仍须从肺入手。故治与三拗汤领补中益气汤以宣肺肃降，益气升提而获效。

5. 华盖散

华盖散出自《太平惠民和剂局方》，在麻黄汤（《伤寒论》）的基础上，去桂枝，加紫苏子、桑白皮、陈皮、赤茯苓而成。诸药各30g，甘草（炙）15g，为末。每服6g，用水150ml，煮取100ml，去渣，食后温服。方中麻黄宣肺化痰，解表发汗为主药；杏仁、苏子降气消痰，宣肺止咳为辅；陈皮理气燥湿，桑白皮泻肺利水，赤茯苓渗湿利水，三味行气祛水以消痰为佐；炙甘草调和诸药为使，共成宣肺化痰，止咳平喘之功。主治：肺感寒邪，肺气失宣，痰阻气滞所致咳嗽上气，胸膈烦满，头昏目眩，痰气不利。

临床随证加味，治疗感寒咳嗽，肺气失宣之急喉瘖及药物过敏致突发喘息，收效神速。

【案例1】 咳嗽（流行性感冒）

曹某 男 10个月

1998年8月13日初诊 家长述：反复发热咳嗽，泄泻10余天。10天前发热，经江西省儿童医院静脉滴注头孢菌素、鱼金注射液等后缓解。刻下，发热复作，流涕，无汗，阵发性咳嗽，喉中痰鸣漉漉，并伴泄泻蛋花样状便，闻之酸臭。听诊：两肺可闻及痰鸣音；体温：38.7℃，指纹紫暗隐状于风关。

证属 风寒外袭，脾虚湿盛，肺失宣肃。

治法 宣肺疏风，健脾渗湿，化痰止咳。

方药 华盖散加味。生麻黄3g、杏仁3g、炙甘草3g、紫苏叶4g、桔梗3g、桑白皮3g、茯苓10g、陈皮5g、炒麦芽10g、炒谷芽10g、焦山楂10g、神曲5g，2剂，日一剂，水煎，少量，不拘时喂服。

1998年8月16日二诊 咳嗽减，仍流涕。大便改善日二行，呈褐色膏状。听诊：两肺可闻及痰鸣音，呼吸音稍粗糙，咽喉无明显异常；体温已降为：37.6℃。指纹淡紫隐伏于风关。

患儿外邪渐去，痰湿未尽。仍以宣肺止咳，健脾助运为治，守方加减再服3剂。

1998年8月18日其母告之 只服2剂，患儿痊愈。

按 本案婴幼儿咳嗽并发热，据其脉证流涕、咳嗽、泄泻酸臭，乃内伤饮食，外感风寒。脾虚失运，水谷不化，痰湿内生，风寒外袭，上壅于肺，造成咳嗽。故治与华盖散加焦三仙宣肺疏风，健脾渗湿，化痰止咳。服药4剂而咳止热退。

【案例2】 咳嗽（急性支气管炎）

邹某某 男 5岁

1998年6月24日初诊 母述：咳嗽4天。阵发性咳嗽，咳而无痰。听诊：两肺呼吸音稍粗糙；血常规：白细胞8.9×10⁹/L，中性杆核70%，单核粒细胞3%，嗜酸性粒细胞4%，淋巴粒细胞23%；望其咽喉，咽红充血，扁桃体肿大Ⅰ度。舌红苔白，脉细弦。

证属 风热郁闭，肺失宣肃。

治法 宣肺疏风，化痰止咳。

方药 华盖散加味。生麻黄4g、光杏仁4g、生甘草6g、化红6g、桑白皮6g、茯苓6g、苏叶4g、桔梗4g、麦冬6g、蝉衣6g、黄芩4g，4剂，日一剂，水煎，少量，不拘时服。

1998年8月4日电话随访 药1剂后咳大减，因小孩拒不再服药而作罢，数日之后诸症亦愈。

按 患儿感受风寒，致使肺失宣肃，痰液滋生，壅遏气道，发为急性咳嗽。由于时值夏至，风邪挟热上犯而致咽喉红肿。故在华盖散宣肺疏风，化痰止咳的基础上加黄芩、蝉衣，以助清肺疏风，其效尤佳。服药1剂，诸症大减，后不药而愈。

【案例3】 急喉瘖（急性喉炎）

张某 女 20岁 大学生

2009年7月5日初诊 声音嘶哑半个月。缘于二周前天气炎热，出汗过多，晚上睡眠时吹电风扇，第二天则声音嘶哑。先服银翘解毒片，再服银花、薄荷茶均未效。刻下，声音嘶哑、喉中痰梗，口干欲冷饮，纳减，大便尚调。舌红苔薄白，脉浮。

证属 风寒犯肺，痰湿阻窍。

治法 宣肺通窍，化痰开音。

方药 华盖散加味。炙麻黄5g、光杏仁10g、化橘红10g、桑白皮15g、茯苓10g、炙甘草6g、紫苏叶10g、百部15g、百合15g、肺形草15g、玉竹10g，日一剂，水煎服，连服3剂后告愈。

按 急喉瘖，现代医学称为急性喉炎，是喉黏膜的急性炎症，为急性上呼吸道感染的一部分。中医认为本病的发生是由风寒外袭，内束于肺，肺气壅遏，肺气失宣，寒邪客结喉窍，郁闭脉络，致声门不利，发为喉瘖。即为《素问·宣明五气》所云："五邪所乱，搏阴则为瘖。"故治与华盖散以宣肺通窍，化痰开音。药3剂告愈。

【案例4】 突发喘息（索米痛片过敏）

邹某某 男 52岁 农民

1997年9月29日初诊 突然声哑、喘息。晚八时许适逢其子慌张寻医，遇余回乡休假，急述：父亲胸闷、气憋骤起，气低声嘶，苦不堪言，邀余赴诊。病史：半个月前因牙痛医生给服索米痛片与四环素片，每次服过药，一个小时后则出现胸闷、气憋、喉头梗塞并声嘶。经自行饮热开水数杯后逐渐缓解。今日下午因腰痛，医生给服吲哚美辛、维生素B₁、骨刺片，两小时后则出现上述症状。观其张口抬肩呼吸及声嘶音浊之状，囿于医疗条件，即嘱其家属冲红糖生姜水一杯，徐徐饮之；同时点穴推按 定喘穴、大椎穴、肺俞穴，近十分钟后，患者咳出浓痰一口，当即感到轻松许多。诊其舌脉：舌红苔白，脉滑寸弱。

证属 痰邪郁肺，咳逆上气。

治法 宣肺化痰，肃降平喘。

方药 华盖散加味。生麻黄6g、光杏仁10g、陈皮10g、茯苓15g、桑白皮15g、苏叶10g、生甘草15g、桔梗10g、生姜3片，日一剂，水煎服。2剂药后愈。

并嘱 今后忌用解热镇痛药。

按 索米痛片、吲哚美辛，均属解热镇痛、抗风湿药，后者还为非激素类消炎药。其不良反应：索米痛片有恶心，呕吐，出血倾向，肝、肾损害，特异体质可发生皮疹、哮喘、黏膜出血等。吲哚美辛除恶心、呕吐外，还有腹痛、腹泻、头痛、头晕，消化道出血，GPT升高、粒细胞减少、精神症状及过敏性反应。

本案则作用于呼吸道诱发伏痰，引起胸闷、气憋、喉梗、声嘶。按痰邪郁肺，咳逆上气论治。经华盖散宣肺化痰、肃降平喘而收效。

6. 香苏散

香苏散源于《太平惠民和剂局方》，方由香附子、紫苏叶各120g，甘草30g，陈皮60g组成。共为粗末，每服9g，用水150ml，煎至100ml，去渣温服，不拘时候，日三服。若作细末，只服6g，入盐点服。方中紫苏叶辛温解表、温中行气为主药；香附疏肝胃之气滞为辅药；陈皮理气化滞为佐；甘草调和诸药为使。诸药合用，共奏疏散风寒，理气和中之功。主治：外感风寒，内有气滞，形寒身热，头痛无汗，胸脘痞闷，不思饮食。临证以本方为主与玉屏风散合用，治疗表虚复感（病毒性感冒）；合四妙勇安汤治风温犯肺之风热喉痹，疗效颇佳。

【案例1】 外感（病毒性感冒）
何某某 男 17岁 学生
2010年1月29日初诊 感冒，流涕2天。近两天感冒，流涕，清涕直流、涕色淡绿，有时头晕，自汗，胃胀纳减。素易感冒。舌红苔黄，脉细。

证属 外感风寒，脾虚气滞，卫外不固。

治法 疏风解表，理气和中，益气固表。

方药 香苏散合玉屏风散加味化裁。苏叶10g、陈皮10g、制香附10g、甘草5g、防风15g、炒白术10g、生黄芪25g、卫矛10g、辛夷花15g、苍耳子10g、白芷10g，3剂，日一剂，水煎服。

2010年2月2日二诊 流涕止，头晕减，纳已可。舌红苔薄黄、舌中根部苔稍黄厚，脉细而微弦。守方加苍术10g，以燥湿醒脾，再服4剂告愈。

按 患者青年，易于感冒，乃脾肺气虚，卫外不固，感受风寒所致。故治与香苏散合玉屏风散以疏风解表，理气和中，益气固表而获效。

【案例2】 风热喉痹（急性咽炎）
邹某某 女 60岁 居民
2001年11月10日初诊 咽痒咽痛，畏寒怕风二天。近两天突发咽痒咽痛，畏寒怕风，头晕乏力，脘闷纳差。观其咽红。舌红苔薄少、舌面龟裂，脉浮。

证属 风邪犯肺，内热气滞。

治法 疏风行气，凉血清热。

方药 香苏饮合四妙勇安汤加味。苏叶10g、制香附10g、陈皮10g、玄参12g、生甘草6g、金银花30g、当归6g、蝉衣10g、黄芩10g，4剂，日一剂，水煎服。

2001年11月14日二诊 药后恶风寒除，咽痒咽痛缓解。刻下，咽稍干，头微晕，稍干咳，纳见增。舌红苔薄白少、舌面仍龟裂，关脉略滑。

据其脉证，外邪已解，余热未尽。拟清宣利咽为治以善后。

方用桔梗汤合四妙勇安汤加味。桔梗10g、生甘草6g、金银花30g、玄参12g、当归6g、鱼腥草15g、炙款冬花10g，续服5剂而愈。

按 现代医学认为急性咽炎是由病毒和细菌感染所致，中医认为由风热外侵，直袭咽喉，邪热困结于咽窍，乃至咽窍脉络阻滞，肌膜受灼发为本病。由于患者畏寒怕风，咽痒咽痛，咽红舌裂，故首诊在香苏饮疏风行气的基础上，伍以四妙勇安汤凉血清热；次诊待外邪已解，则与桔梗汤合四妙勇安汤以宣肺利咽，凉血解毒而愈。

7. 人参败毒散

人参败毒散出自《太平惠民和剂局方》,由柴胡、甘草、桔梗、人参、川芎、茯苓、枳壳、前胡、羌活、独活等十味药组成,各等分研为粗末。每服6g,入生姜、薄荷各少许,用水同煎,去渣,不拘时候,寒多则热服,热多则温服。方中羌活入太阳而祛游风,独活入少阴而祛伏风,兼能去湿除痛共为主药;柴胡散热升清,协川芎和血平肝,以治头痛头晕为辅;前胡、枳壳降气行痰,协桔梗、茯苓以泄肺热,并除湿消肿,人参、甘草扶正以祛邪,共为佐药;生姜温散和脾,薄荷辛散辟秽共为使药。诸药相伍,共奏益气解表,散风祛湿之功。由于本方能疏导经络,表散邪滞,扶正败毒,故名败毒散。主治:伤寒时气,壮热恶寒,头痛项强,身体烦痛,鼻塞声重,风痰头痛,寒壅咳嗽,寒热呕哕,湿毒流注,喉痹毒痢,诸疮斑疹等。

临床用于正气不足,外感风寒湿邪,或头痛、身痛,或药、食过敏等多种疾病,尤其用于瘾疹,或风、或寒、或热,在本方基础上,随证予以加减(当今散制剂加工使用较少),故而化裁为汤剂,疗效颇佳。

【案例1】 外感发热(病毒性感冒)
孙某某　女　25岁　职工

2008年7月11日初诊　感冒发热一周。经静脉滴注先锋及中药制剂针(何药不详),同时口服双黄连口服液,无效。刻下,发热,体温一直在37.2~38.8℃。怕风,喷嚏流涕,眼皮沉重,纳呆食少。平时易感。舌红、舌体偏胖、舌边有齿痕,脉细而小数。

证属　伤寒时邪,气虚正弱。

治法　益气扶正,疏风解表。

方药　人参败毒散加味。种洋参12g(切片同煎)、生甘草10g、茯苓15g、川芎15g、羌活4g、独活4g、北柴胡10g、前胡10g、炒枳壳10g、桔梗10g、薄荷10g、炒白术10g、防风10g、陈皮10g、生姜3片,5剂,日一剂,水煎服。

2008年10月16日告　5剂药后而愈,至今3个多月未再感冒。

按　本案感冒,除气候变化,寒温失常外,与患者平时易感体质相关,即为气虚正弱,伤寒时邪患病。

故治与人参败毒散以益气扶正,疏风解表而获愈。

【案例2】 感冒(空调综合征)
范某　男　32岁　职工

2008年10月3日初诊　鼻塞流涕,声重,自汗一周余。近一两年来,每在空调房或天气变化时而容易感冒。刻下,时下使用空调,感冒鼻塞,神疲乏力,纳呆食少。舌红苔白,脉略浮细。

证属　正气不足,卫外不固。

治法　益气解表,扶正散寒。

方药　人参败毒散合香苏散。边条红参10g、羌活6g、独活6g、北柴胡15g、前胡10g、炒枳壳10g、桔梗10g、炙甘草6g、茯苓15g、川芎10g、薄荷10g、陈皮10g、制香附10g、苏叶10g、生姜3片,3剂,日一剂,水煎服。药后已愈。

按　使用空调而出现的头晕、头痛、食欲缺乏、上呼吸道感染及关节酸痛者,称之为空调综合征或空调病。患者就是使用不当或过度依赖空调,导致脏腑机能失调,卫外不固而出现的疾病。故治与人参败毒散合香苏散以益气解表,扶正散寒。

【案例3】 感冒身痛(流行性感冒)
蒙某某　女　84岁　居民

2014年6月19日初诊　时时喷嚏,身痛伴腰痛及心慌,全身乏力并僵硬重着,怕冷喜温,纳、眠尚可,血压尚稳定,刻下:150/80mmHg。舌红苔淡黄而粗糙,脉微浮。

证属　风寒犯表,正虚表弱。

治法　扶正祛邪,祛风除湿。

方药　人参败毒散。北柴胡10g、党参10g、独活6g、羌活6g、炙甘草6g、茯苓10g、川芎10g、前胡10g、炒枳壳10g、桔梗10g、薄荷10g、生姜3片,3剂,日一剂,水煎服。药后感冒愈,身痛除。

按　患者耄耋高龄,年老体衰,由于寒暖失调而感冒身痛。以人参败毒散扶正祛邪,祛风除湿获愈。

【案例4】 鼻鼽(灰尘过敏性鼻炎)
余某某　男　47岁　职工

2013年11月7日初诊　鼻痒而喷嚏,流清涕并头痛2天。缘于清理陈旧性档案资料后。以往每次清理也会出现流涕、喷嚏等症状,未予介意。本次加重并头痛。观其咽红。舌红苔薄黄，脉浮而微弦。

证属　卫外不固，风邪犯肺。

治法　清肺利咽，扶正祛邪。

方药　人参败毒散加味。羌活6g、独活6g、北柴胡10g、前胡10g、党参10g、炙甘草5g、茯苓10g、川芎10g、金银花10g、炒枳壳10g、桔梗10g、薄荷10g、生姜3片、辛夷花15g、苍耳子10g、牛蒡子15g，3剂，日一剂，水煎服。

2013年11月8日电话喜告　药后症减，药尽而愈。

按　本证乃肺气虚寒，卫外不固，腠理疏松，风寒异气乘虚而入，犯及鼻窍发为鼻鼽。治与人参败毒散以清肺利咽，扶正祛邪获愈。

【案例5】　产后瘾疹（荨麻疹）

王某某　女　21岁　职工

2010年6月30日初诊　分娩6天，出现瘾疹瘙痒3天。经静脉滴注（何药不详）2天缓解，停针则发。刻诊，周身风团块连片，瘙痒不安。大便干结难解。舌红苔薄黄，脉细。

证属　气血俱虚，风邪外袭，血虚肠燥。

治疗　益气败毒，疏风止痒，润肠通腑。

方药　人参败毒散加味。党参15g、漂白术30g、独活5g、羌活5g、北柴胡10g、前胡10g、炒枳壳10g、桔梗10g、薄荷10g、生姜3片、紫河车20g、路路通15g、火麻仁30g、炒莱菔子20g、栝楼皮10g、栝楼仁10g、炙甘草10g，4剂，日一剂，水煎服。

2015年5月13日就诊告　药尽疹愈，大便已畅。

按　患者新产气血亏虚，"卫缓则为中风，邪气中经，则身痒而瘾疹"（《金匮要略·中风历节病脉证并治》）。便秘亦为产后伤血，营血津液不足，致使血枯肠燥而大便难。故治与人参败毒散加入火麻仁、炒莱菔子、栝楼仁以益气败毒，疏风止痒，润肠通腑。服药4剂而愈。

【案例6】　瘾疹（呋喃唑酮过敏）

邹某某　男　62岁　退休工人

2004年11月5日初诊　周身出现风团块瘙痒已经11天。缘于10月25日，肠胃不好而服了呋喃唑酮片，之后则出现风团，遍身红斑、瘙痒。入南昌大学第二附属医院住院治疗。出院停药后，又散在出疹并瘙痒。舌红苔黄，脉细。

证属　气虚卫弱，药毒挟风，客于肌腠。

治法　益气扶正，升清败毒，疏风消疹。

方药　人参败毒散加味化裁。党参15g、生甘草5g、茯苓15g、川芎10g、羌活6g、独活6g、北柴胡10g、前胡10g、炒枳壳10g、桔梗10g、薄荷10g、路路通15g、防风10g、紫河车10g，7剂，日一剂，水煎服。药尽疹愈。

按　呋喃唑酮，《实用药物手册》在副作用及毒性提示"恶心、呕吐、厌食、皮疹"等。本案为气虚卫弱，药毒挟风，客于肌腠所致。治与人参败毒散加味化裁以益气扶正，升清败毒，疏风消疹获愈。

【案例7】　瘾疹（抗生素过敏）

姚某某　女　78岁　居民

2008年6月17日初诊　全身风团斑块并瘙痒10余天。缘于发热38.0~38.7℃。经注射两天头孢曲松钠＋左氧氟沙星，又因嗳气，加静注奥美拉唑。用药后出现风团，瘙痒难耐，下肢抓破结痂。刻下，体温37.6℃，仍嗳气频作，腹部叩击呈鼓音，而且经常自汗。舌绛红苔黄厚，脉弦。

证属　气虚卫弱，外感风邪，药毒客表。

治法　和胃降逆，益气败毒，疏风消疹。

方药　人参败毒散合小半夏汤加减。种洋参10g、生甘草6g、茯苓15g、北柴胡10g、川芎15g、羌活6g、炒枳壳10g、桔梗10g、薄荷10g、法半夏10g、黄芩10g、红枣3枚、生姜3片、葎草30g、紫河车10g、广木香10g，7剂，日一剂，水煎服。

2008年8月8日其女袁某电话　母药后热退疹愈，嗳气也缓解。

按　头孢曲松钠，《实用药物手册》在副作用及毒性提示"恶心、呕吐、皮疹"。患者高龄，气虚卫弱，外感风邪，复受药毒客表而患瘾疹，同时胃气上逆之嗳气频作。故治与人参败毒散合小半夏汤加减以和胃降逆，益气败毒，疏风消疹获愈。

【案例8】　瘾疹（芒果过敏）

王某某　女　55岁　居民

2014年5月14日初诊　食芒果后出现风团块并瘙痒、心烦3天。舌红苔白，脉细弦软。

证属　气虚卫弱，食毒挟风，上犯肺卫。

治法 益气固本，扶正疏风，败毒消疹。

方药 人参败毒散加味。党参15g、川芎10g、生甘草6g、茯苓10g、羌活6g、独活6g、北柴胡10g、前胡10g、枳壳10g、桔梗10g、薄荷10g、紫河车15g、生姜3片、路路通30g、煅龙骨30g、煅牡蛎30g、生石膏15g，5剂，日一剂，水煎服。

2014年5月19日二诊 药后疹退，因伺候儿媳分娩，两夜未睡。风团又复发，而且出现胸闷背痛，自汗。舌红苔微黄，脉微浮。守方加桂枝6g、白芍12g、红枣5枚，以增和营养血之功，再进3剂。

2014年5月23日喜告 风团已除。

2014年7月31日电话诉 荨麻疹一周前稀散复发，守方再服7剂而愈。

按 芒果中含有醛酸等物质，有些人食后会出现过敏症状。例如嘴唇发麻、喉咙发痒、或皮肤出现皮疹、瘙痒等症状。患者禀赋不耐，气虚卫弱，食毒挟风，上犯肺卫发为瘾疹。故治与人参败毒散加味以益气固本，扶正疏风，败毒消疹获愈。

【案例9】 头面肿胀（头孢替唑钠、乳酸环丙沙星过敏）

刘某某 男 66岁 退休干部

2011年10月24日再诊 前额肿胀1天。发热，体温38.1℃。经静脉滴注头孢替唑钠＋乳酸环丙沙星针一天，前额则又出现肿胀。这已是第三次使用抗生素类药过敏，经服中药人参败毒散后缓解。故再次就诊中药调治。舌红苔白，脉浮而弦微数。

证属 正气不足，药毒侵袭。

治法 益气固表，扶正祛邪。

方药 人参败毒散加味化裁。党参15g、炙甘草6g、茯苓15g、川芎10g、羌活10g、独活10g、北柴胡15g、前胡10g、枳壳10g、桔梗10g、薄荷10g、生姜3片、蝉衣6g、煅龙骨30g、煅牡蛎30g，7剂，日一剂，水煎服。

2011年10月28日复诊 只服2剂，面部肿胀加重，肿胀漫及于颜面，双眼肿胀难以睁开，体温：37.8℃。经追询：诊后喝了喜酒。刚经南昌大学第一附属医院检查：除白细胞增至13.2×10⁹/L外，余项无明显异常。舌红苔白厚，脉浮数。

此乃药毒未清，酒肉之祸又生。总之均乃正虚邪凑。嘱其将原方5剂服完。每日加用千里光150g，煎

水熏洗，日二次。

2011年11月2日随访 肿胀已愈。

按 头孢替唑钠及乳酸环丙沙星均可致过敏反应，如恶心、呕吐、皮疹等，甚或过敏性休克，尚未有局部肿胀反复发作之一例。《素问·评热病论》云："邪之所凑，其气必虚。"《灵枢·百病始生》亦云："盖无虚，故邪不能独伤人，此必因虚邪之风，与其身形两虚相得，乃客其形。"患者由于禀赋不耐，正气不足，故使用某些抗生素则易于造成过敏反应。按正气不足，药毒侵袭论治。方用人参败毒散加味化裁以益气固表，扶正祛邪获愈。

8. 参苏饮

参苏饮源于《太平惠民和剂局方》，方中木香15g，紫苏叶、干葛、半夏、前胡、人参、茯苓各23g，枳壳、桔梗、甘草、陈皮各15g，上药十味，共研粗末。每服12g，用水220ml，加生姜7片、大枣1枚，煎至140ml，去渣，微热服，不拘时候。若因感冒发热，以被覆卧，连进数服，取微汗即愈。方中人参、苏叶补气扶正，发散表邪；葛根、前胡、茯苓、甘草以助表里双治之力；陈皮、半夏、桔梗、枳壳、木香理气宽胸，化痰止咳；姜、枣和中降逆，调和营卫。本方风药解表，气药和中。共成扶正发汗，表里并治，宣肺化痰之功。外感风寒，内积痰饮皆可用之。临证以此方或随证加味，治疗外感即病毒性感冒效如桴鼓。

【案例1】 感冒（病毒性感冒）

汪某 女 32岁 职工

2011年2月17日初诊 感冒、鼻塞、声重4天。缘于近期感冒流行，四天前突发鼻塞、身痛身重。检查血常规，除淋巴细胞略为增加外，余项无明显异常。经服仁和可立克胶囊及感冒软胶囊4天未效。并且出现怕冷，背凉，稍恶心，纳呆。舌红苔白，脉细弦而数、左沉细微弦数。

证属 体虚感寒，内伤痰饮

治法 益气解表，燥湿化痰。

方药 参苏饮加味。党参15g、苏叶10g、前胡10g、陈皮10g、炒枳壳10g、法半夏10g、葛根20g、广木香10g、茯苓10g、桔梗10g、炙甘草6g、生姜3

片、红枣3枚、北柴胡10g、黄芩10g，日一剂，水煎服，上药连服3剂告愈。

按 患者内有痰饮，外感风寒，肺失宣肃而致感冒、鼻塞、声重、背凉、恶心。经可立克胶囊（乙酰氨基酚类）及感冒软胶囊（麻、桂、羌、防等）治疗。虽有解热镇痛、发散风寒之效，但无益气解表，燥湿化痰之力。而参苏饮则可兼而治之。

【案例2】 感冒（普通感冒）

王某某 女 52岁 居民

2000年12月13日初诊 感冒2天。缘于前两天气温骤降，而出现恶寒怕冷，鼻塞喷嚏，流清涕，声重，咽痒而咳。纳呆。舌红苔白，脉浮。

证属 外感风寒，肺失宣肃。

治法 益气解表，宣肺止咳。

方药 参苏饮合三拗汤加味。党参15g、苏叶10g、桔梗10g、陈皮10g、法半夏12g、葛根15g、广木香10g、炒枳壳10g、前胡10g、茯苓40g、炙甘草6g、辛夷花15g、炙麻黄5g、光杏仁10g、黄芩15g，日一剂，水煎服，上药连服3剂告愈。

按 本案乃风寒袭表犯肺，寒邪束表，卫阳被遏；肺失宣肃，上窍不利。故出现恶寒、鼻塞、流涕、声重、咽痒咳嗽等。患者年过五旬，又正值围绝经期，应为体虚感冒。故治与参苏饮以益气解表为主，领三拗汤以宣肺止咳为辅。共成益气解表，宣肺止咳之功。

9. 止嗽散

止嗽散出自《医学心悟》。方由桔梗（炒）、荆芥、紫菀（蒸）、百部（蒸）、白前（蒸）各1000g，甘草（炒）360g，陈皮（去白）500g，共为末，每服9g，食后及临卧用开水调下；初感风寒，生姜汤调下。方中紫菀、百部、白前止咳化痰；桔梗、陈皮宣肺理气；荆芥祛风解表；甘草调和诸药。诸药合用，共奏宣肺解表，止嗽化痰之功。临证使用或随证加减化裁为汤剂，主治急、慢性支气管炎咳嗽屡屡收效。

【案例1】 咳嗽（慢性支气管炎）

余某某 女 40岁 公务员

1997年1月20日初诊 咳嗽3个多月。缘于去年秋季天气转凉后，感冒咳嗽，虽已口服各种西药，但一直未愈。刻下，咳嗽痰多，尤其早晨起床时咳剧嗽痰，纳呆食少，受凉或稍食油腻，则咳嗽加重，痰也增多。舌红苔薄黄，脉细偏弦。

证属 痰饮内停，复感寒邪。

治法 宣肺解表，化痰止咳。

方药 止嗽散加味。陈皮10g、桔梗10g、荆芥10g、白前10g、百部15g、紫菀10g、川红花6g、生甘草10g、浙贝母10g、黄芩10g、法半夏10g，7剂，日一剂，水煎服。

嘱 忌油腻、辛辣，饮食宜清淡。

1997年1月27日二诊 药后咳减，现有时稍咳，少痰。舌红苔薄黄，脉细弦微数。守方加减进退再服7剂而愈。

按 本案慢性咳嗽，虽服药不愈。《素问·阴阳应象大论》云："秋伤于湿，冬生咳嗽。"患者正是秋季感邪，整个冬季咳嗽。此因肺主气，外合皮毛，开窍于鼻，外邪侵袭皮毛或由鼻窍上受，皆令肺失宣肃，痰液滋生，壅遏气道，发为咳嗽。由于屡治不愈，形成慢性咳嗽。而以止嗽散加味以宣肺解表，化痰止咳，可谓药到病除。

【案例2】 咳嗽（急性支气管炎）

何某 男 14岁 学生

1997年4月2日初诊 咳嗽3周。始感冒，继之咳嗽，以干咳为主，有时咳吐少量白色黏痰。口干喜热饮，纳食如常，大便每1~2日一解，不结。虽经服急支糖浆等药未效。望其咽喉：咽红充血。舌红苔白，脉略滑。

证属 风热犯肺，肺失清肃。

治法 宣肺解表，化痰止咳。

方药 止嗽散加味。陈皮10g、桔梗10g、荆芥6g、射干10g、葛根10g、黄芩10g、紫菀10g、桃仁泥10g、川红花10g、生甘草10g、白前6g、浙贝母10g、生麻黄3g、百部10g，5剂，日一剂，水煎服，药尽咳止。

按 患儿本为外感风热，造成急性上呼吸道感染而咳嗽。因失治而迁延3周。经止嗽散宣肺解表，化痰止咳，药5剂而愈。

10. 九味羌活汤

九味羌活汤源于《此事难知》，《医方类聚》引

《经验秘方》称之为大羌活汤，《伤寒全生集》称之羌活冲和汤。方由羌活、防风、苍术各5g，细辛1.5g，川芎、白芷、生地、黄芩、甘草各3g组成，上药㕮咀，可加姜枣，水煎服。若急于取汗，宜热服，并以羹粥助之；若需微汗，宜温服，可不用羹粥辅助。方中羌活、防风、细辛、苍术、白芷、川芎、生姜、葱白，辛温发汗解表以散三阳经之风寒湿邪；生地、黄芩、甘草清热滋阴而调和诸药，共成外解三阳表邪，内清肝（胆）肺之郁热，诸药合用，共奏发汗祛湿，兼清里热之功。主治：外感风寒湿邪，恶寒发热，无汗，头痛项强，肢体酸楚疼痛，口苦而渴者。

临床运用本方，并随证加减治疗外感寒湿的头痛、颈项僵痛、颌关节痛及经断前后之痛证，疗效可靠。

【案例1】 头痛（普通感冒）

邹某某 男 65岁 农民

1993年11月21日初诊 头痛伴颈项背拘急20天。经打针输液和口服中西药治疗，效果不显。纳呆，口淡，大便软，小便清长。血压：130/80mmHg。舌红苔黄白相间而滑、根厚，脉滑。

证属 外感风寒，湿滞脉络。

治法 发散风寒，清里除湿。

方药 九味羌活汤加减。羌活12g、防风10g、细辛3g、苍术10g、川芎10g、葛根10g、白芷10g、黄芩10g、生地黄15g、生甘草10g，3剂，日一剂，水煎服。药尽告愈。

按 本案乃湿头痛，寒湿滞脉。故临床表现项背拘急、纳呆口淡、苔厚而滑。湿为阴邪，打针输液难以见效，使用九味羌活汤发散风寒，清里除湿，3剂告愈。

【案例2】 头痛（腔隙性脑梗、左上颌窦炎）

杨某某 女 52岁 居民

2015年5月29日初诊 头痛发作20余天。之前头痛以前额痛为主，刻下痛无定处，并呈掣痛状。经磁共振、脑血管造影检查诊断为：①双侧基底节区陈旧性腔梗；②左侧上颌窦炎。近几日由于头痛导致失眠，头顶紧，纳食一般，二便尚调。舌红苔黄略厚，脉微弦。

证属 风邪上扰，清阳闭阻。

治法 疏风散邪，升阳通络。

方药 九味羌活汤加减。羌活10g、防风15g、生地黄15g、黄芩10g、细辛3g、白芷10g、川芎15g、薄荷20g、荆芥10g、刺蒺藜30g、生栀子15g、淡豆豉15g、炙甘草6g、醋延胡索15g，7剂，日一剂，水煎服。

2015年6月10日二诊 儿媳代述：头痛显减，但睡眠仍差，稍有点头晕。守方加天麻10g，以助疏风止晕，再服14剂告愈。

按 患者虽有陈旧性腔梗，左侧上颌窦炎史，而刻下头痛无定处，可知为风邪上犯，风为阳邪，善行数变。故治与九味羌活汤以疏风散邪，升阳通络而愈。

【案例3】 颈部伤筋（劳损、颈椎病）

闵某某 女 52岁 居民

2018年7月4日初诊 肩颈疲胀伴头痛反复发作已3年余。南昌大学第一附属医院摄X线片报告：①颈椎及椎间盘退变；②颈4/5膨出，颈5/6椎间盘膨出并向后突出。生理曲线消失。诊断为颈椎病。曾多次服药而不愈。刻诊，右颈肩疼痛，活动受限，伴右手麻木。同时，近期小腿肚晚上经常转筋疼痛。纳香，眠可，二便调。舌淡红苔白，脉细弦软、寸浮。

证属 风寒外袭，筋脉闭阻。

治法 发汗祛湿，疏风通络。

方药 九味羌活汤加味。羌活10g、防风15g、细辛5g、炒苍术10g、白芷10g、川芎15g、黄芩10g、生地黄15g、炙甘草5g、白芍10g、桂枝10g、红枣6枚、生姜3片、木瓜15g、吴茱萸3.5g、川牛膝15g，7剂，日一剂，水煎服。

2018年7月13日二诊 服第一剂药后出现头晕，头晕后肩颈疲胀及头痛显减，现只是头顶偏右麻木。小腿已不转筋。舌红苔微黄，脉微弦、两寸仍浮。①守方加葛根15g，以助升清解肌，再服7剂；②为助祛风散寒，疏通脉络，提高疗效。加拔罐+刮痧一次。治疗部位：颈肩及足太阳膀胱经循行处，术后当即感觉轻松许多。

2018年8月6日三诊 夫代述：疼痛麻木止。要求服药巩固疗效。守方再服7剂而愈。

按 患者虽为慢性颈部伤筋，而其肩颈疲胀伴头痛、手臂麻木。此乃营血不足，风寒乘络，筋脉闭阻所致，故治与九味羌活汤以发汗祛湿，疏风通络而获愈。

【案例 4】 痛痹（左下颌关节炎）

谭某某　女　58岁　企业主

2013年12月2日初诊　左下颌关节疼痛一周。一周前左颌关节突然疼痛，吃饭张口都困难，并导致左半边头面痛，伴两胁肋隐痛。舌红苔薄黄，脉细弦数、重按少力。

证属　肝肾亏虚，风寒犯络。

治法　疏肝缓急，祛风通络。

方药　九味羌活汤合芍药甘草汤加减。羌活10g、防风10g、细辛3g、炒苍术10g、白芷10g、川芎10g、黄芩10g、生地黄15g、白芍15g、生甘草6g、延胡索10g、北柴胡6g、葛根30g，5剂，日一剂，水煎服。

2013年12月20日随访　服至第二剂则痛止。

按　下颌关节炎，一般指颞下颌关节紊乱综合征。其发病原因，现代医学认为与多种因素相关。如关节内外创伤，抑郁，焦虑，精神紧张等心理社会因素，自身免疫等，中医则认为，此乃肝肾亏虚，血不荣筋，过度劳累，或感受风寒所致。故治与九味羌活汤合芍药甘草汤以疏肝缓急，祛风通络获效。

【案例 5】 经断前后诸证（围绝经期综合征）

危某某　女　50岁　退休职工

2013年3月27日初诊　肩颈痛。近期月经已断，出现肩颈痛，左侧更重。而且易于感冒。纳、眠尚可，二便调。舌红苔微黄稍厚，脉细弦软。

证属　肝肾不足，风寒袭表。

治法　疏风散寒，宣痹除湿。

方药　九味羌活汤加减。羌活10g、防风15g、细辛3g、生麻黄5g、黑附片10g、桂枝6g、苍术10g、白芷10g、川芎5g、黄芩10g、生地黄15g、炙甘草6g，4剂，日一剂，水煎服。

2013年4月30日随访　药后肩痛愈

按　患者经断后出现肩颈痛并易于感冒，乃肾气渐衰，肺气不足，腠理疏松，风寒之邪，乘虚为患。正如《素问·上古天真论》所云："女子……七七任脉虚，太冲脉衰少……故形坏而无子也。"可见本案肩颈痛、易感冒，乃肝肾亏虚，复感风寒所致。故治与九味羌活汤以疏风散寒，宣痹除湿而收效。若是以补益肝肾治之则谬矣。

二、泻下剂

1. 润燥汤

润燥汤源于《兰室秘藏》，又称润肠汤，《东垣试效方》称之为当归润肠汤。方由升麻、生地黄各6g，熟地黄、当归梢、生甘草、大黄（煨）、桃仁泥、麻仁各3g，红花1.5g组成。上药除桃仁、麻仁另研如泥外，锉碎，都作一服，水300ml，煎至150ml，去渣，空腹时稍热服。其功用养血润肠。主治：阴虚血燥，大便不通。

临证以此方为基础加减，加漂白术、炒枳壳益气通滞，而且重用白术至30g，以益气通腑。白术常规量健脾，重用则益气通腑，收效甚速。治疗62例，治愈35例，占56.5%；好转22例，占总35.5%，总有效率97%。

【案例 1】 大便秘结 [1]

王某某　女　72岁　居民

2012年4月5日初诊　大便秘结10余年。便秘，每周一解，必须服果导片才能排便。也服过肠清茶，服则解，不服则结。南昌市第二人民医院经肠镜检查报告：未发现明显异常。纳食尚可。舌红苔薄黄，脉细弦软。

证属　气血亏虚，肠失濡润。

治法　益气养血，润肠通腑。

方药　润燥汤加减。升麻10g、生地黄15g、当归10g、炒枳壳10g、火麻仁15g、炙甘草6g、大黄5g、桃仁泥10g、川红花5g、炒莱菔子15g、核桃仁10g、漂白术35g、桔梗10g，7剂，日一剂，水煎服。

嘱　停服果导片和肠清茶。

2012年4月12日二诊　大便已每日可解，量少。舌红苔薄而淡黄，脉微弦而少力。守上方再投7剂。

2012年4月19日三诊　大便虽每日可解，仍量少。舌红苔薄黄，脉细而微弦。守方加重生大黄5g，再加广木香10g，以增荡涤肠道之力，再投7剂。

2012年4月26日四诊　大便已通畅。血压130/70mmHg。舌红苔薄黄，脉细而微弦。守方再服7剂以善后。

2012年6月1日　其女甘某就诊告：母亲大便秘结已愈，并荐其治咳。

按 患者大便秘结超十年之久，乃高龄脾虚血弱，传道失职所致。故治与润燥汤加味以益气养血，润肠通腑，使沉疴获愈。

【案例2】 大便秘结 [2]

刘某某 女 34岁 文印

2014年11月9日初诊 大便干结难解，加重年余。从小开始有记忆后，就罹患斯疾。现在又从事电脑打字排版工作（以坐为主）。因此，便秘加重，每2~4天一解，排便十分艰难。纳尚可，小便调。舌红苔白，脉细弦软。

证属 脾虚胃燥，肠失濡养。

治法 益气滋阴，宣肺导滞。

方药 润燥汤合桔梗甘草汤加减。生地黄15g、漂白术30g、生大黄5g、炒莱菔子10g、火麻仁10g、炒枳壳10g、当归身15g、桃仁泥10g、桔梗10g、炙甘草6g、核桃仁10g（打碎），7剂，日一剂，水煎服。

2014年11月20日二诊 药后大便通畅，停后又两天未解。舌脉如上。守方再投7剂，并嘱：多食蔬菜，定时饮水，坚持运动，防止便秘。

随访 2014年11月22日陪婆母就诊时，告知药后并按医嘱饮食与运动，大便已通调。

按 本案便秘乃后天失调，导致脾虚肠燥，传道失职而致。经用润燥汤益气滋阴，桔梗甘草汤开提肺气，以收润肠导滞之功；同时，调整饮食，坚持运动以预防便秘而收痊功。

【案例3】 大便秘结（痔疮术后）

袁某某 男 25岁 职工

2012年1月6日初诊 大便秘结反复发作6年。缘于6年前因痔疮入南昌大学第一附属医院手术治疗。之后出现便秘，每周解1~2次，量少而结，不易排出，排便时苦不堪言。故一直在服用果导片及便秘颗粒，2011年7月25日肠镜复查：结肠黏膜未见异常和痔疮。纳食尚可。舌红苔薄黄、舌中有一短纵裂，脉细弦软。

证属 脾虚气滞，传道失职，脉络瘀阻。

治法 益气健脾，滋阴润肠，化瘀通腑。

方药 润燥汤加减。升麻10g、炒枳壳15g、生地黄15g、生大黄10g、当归身15g、火麻仁20g、桃仁泥10g、川红花10g、炒莱菔子15g、炙甘草6g、漂白术35g、核桃仁35g、郁李仁10g，7剂，日一剂，水煎服。

三个月后随访 药后大便已调。

按 本案为痔疮术后便秘，一则脾虚失运，肠道失养；二则术后瘀血，脉络阻滞，传道失职。导致大便停滞秘结。故在治与润燥汤以益气健脾，滋阴润肠的基础上，加入漂白术（重用）、核桃仁、郁李仁，以助益气、润肠、化瘀之力。故获脾健肠润，瘀散络通之效。

2. 苁蓉润肠丸

苁蓉润肠丸源于《医学纲目》，《重订严氏济生方》称之为润肠丸。方仅药三味，肉苁蓉（酒浸、焙）60g、沉香（研）30g，上为细末，用麻子仁汁打糊为丸，为梧桐子大，每服70丸，空腹时用米汤饮下。肉苁蓉、麻子仁补肾益精，润燥滑肠；沉香温中降气，暖肾纳气，与苁蓉、麻仁相伍能温润通便。由于沉香名贵稀少，故以木香代之，并配以破气、升提兼备之炒枳壳，可获同样效果。

临证以此方加味化裁为汤剂治便秘奇效。

【案例1】 大便秘结 [1]

吴某某 女 61岁 居民

2001年1月31日初诊 便秘伴腹痛3个月。由于素有大便时结时泄史，近三个月来以结为主并伴腹痛。入南昌大学第一附属医院就诊检查，未发现明显异常。经服药、打针，便秘腹痛不减；也曾在江西省中医院服用胃肠舒和自服玉竹舒通等均不见效。病者痛苦，家人着急。故易医再诊。刻下，便秘难解伴腹痛，今日虽解，量少而结，并有未尽之苦。纳尚可，夜间失眠，心烦难寐，小便尚调。舌暗红苔白润、舌中两条纵细裂纹，脉细而关滑。

证属 脾虚胃燥，传道失职，肠道瘀滞。

治法 温肾补精，滋胃益脾，行气通滞。

方药 苁蓉润肠丸加减化裁。肉苁蓉10g、广木香10g、火麻仁12g、炒枳壳15g、当归10g、生地黄15g、槟榔10g、炒莱菔子10g、桃仁泥12g、生甘草5g，3剂，日一剂，水煎服。

嘱 停服他药。

2001年2月3日二诊 大便日可一解，量仍少。

刻诊，小便频急，查尿常规：pH5.5，红细胞0~1/HP，白细胞0~1/HP，上皮细胞+。眠仍差。舌质偏暗红、苔白润、舌中仍有两条纵裂，脉细。守方加桔梗10g，以提增宣肺肃降之功，再投7剂；嘱：晨起喝温凉开水200~250ml（25~30℃）后散步。

2001年2月10日三诊　近几日晨起大便一次。腹痛已止，睡眠已改善。舌红苔薄白，脉细。守方再进。

2001年2月17日四诊　大便已能每日一解，虽量少，但通畅。纳食见增，睡眠亦安。舌红苔薄白、舌中裂纹已浅而不显，脉沉细。守方再服7剂以善后。

2001年3月13日患者与家属登门致谢。

按　患者因脾虚失运，故经常出现大便或结或泄。由于长期运化失常，终致气阴两虚而成虚秘。又因治疗失当，几成坏症。经在苁蓉润肠丸温肾补精，滋胃益脾，行气通滞的基础上，加用当归、地黄等养血滋阴之品以增化源。故收药至病除之效。

【案例2】　大便秘结[2]
饶某某　男　65岁　工友

1999年1月28日初诊　大便秘结2个月。曾经省某医院肛肠科医生肛门指诊：肛门周围正常。B超报告：前列腺增大，表面尚光滑。经服果导片、番泻叶（开水泡饮），服后泄泻，泻后头晕乏力；后又改服黄连解毒片、复方维生素等，便秘未获改善。刻下，有欲解而不出之苦，5天前费劲解出1小粒粪块。少寐欠安，纳尚可，小便调。喜食肉、鱼，少食蔬果。舌暗红苔白润、根黄厚，脉弦、重按无力。

证属　脾虚胃燥，肠失濡养。
治法　滋胃益脾，温肾益精。
方药　苁蓉润肠丸加味化裁。肉苁蓉10g、火麻仁10g、炒枳壳15g、广木香10g、当归10g、熟地黄15g、郁李仁10g、漂白术15g、桃仁泥10g、生甘草6g，5剂，日一剂，水煎服。

嘱　改变食鱼、肉为主之饮食习惯，多食点蔬菜水果，并每日或隔日吃一顿红薯。

1999年2月3日二诊　大便变软，日可一解。纳可，寐安。舌红苔淡黄、舌尖少苔、舌根部黄腻厚，脉弦软。守方再服7剂以善后。

随访　大便已通调。

按　本案乃嗜食肉类，加上年高，致使结肠传输与排便功能紊乱，即脾胃虚弱，传道功能失常。故在苁蓉润肠丸滋胃益脾，温肾益精的同时，改变饮食习惯，从而排便复常。

【案例3】　大便秘结[3]
夏某某　女　81岁　居民

2016年5月9日初诊　大便秘结不解已数月之久。近几个月来排便艰难，伴胃脘胀满，餐后胀剧，欲矢气而不出。若要解大便，每次必须用开塞露方能排出。同时出现手足麻痹。纳食尚可。血压100/60mmHg。舌嫩红苔薄白少苔，脉弦软微数。

证属　阴虚肠枯，燥热积聚。
治法　滋肾益精，增液行舟。
方药　苁蓉润肠丸合润燥汤加减化裁。肉苁蓉15g、火麻仁15g、广木香10g、炒枳壳10g、生地黄12g、桃仁泥10g、生大黄5g、炙甘草6g、北沙参15g、漂白术30g、麦冬10g、光杏仁10g（打碎）、炒厚朴10g、生麦芽30g，4剂，日一剂，水煎服。

2016年5月13日二诊　药后大便已解，无须开塞露，手足麻木也大减，矢气已通畅。舌嫩红转为红舌、苔白，脉弦软仍微数。守方再服5剂以善后。

三个月后随访　大便已调。

2021年8月20日再访　其子告，五年来患者健康。

按　本案为老年便结，据其舌脉，有肾水干枯之征。故运用苁蓉润肠丸滋肾益精的基础上，辅以润燥汤并随证加入育阴润燥之沙参、麦冬等以增液行舟，竟使老人获得康复。

3. 温脾汤

温脾汤出自《备急千金要方》，方由大黄、人参、甘草、干姜、附子组成。方中附子、干姜温阳祛寒，人参、甘草益气补脾，大黄荡涤积滞。诸药相伍，共成祛寒邪，荡积滞，温脾阳之功。临证用之脾胃阳虚，大便冷结，其效如推枯折腐之力。

【案例1】　冷秘（胃溃疡术后便秘）
赵某　男　50余岁　干部

1977年3月18日初诊　胃溃疡行胃切除术后出

现便秘（大便6~7日一行，而且量少难解），同时伴有怕冷、腹胀、纳呆、进食少量即觉胀满不适等症。

当时入住宜春地区医院新医病房，在输液支持疗法的基础上，并经中药益气健脾、理气除胀等法调治2月余疗效不显。故邀请上海第一医学院宜春教学基地专家及本院内、外科专家会诊：经病史复习分析后，首先考虑肠粘连。但观患者形体消瘦，面色黧黑，形寒肢冷，有恶病质之象。专家们一致认为，应送上海进一步检查或剖腹探查以确诊。在最后征询意见时，余当时作为参与者，从中医辨证出发，观其舌淡苔白，脉沉细缓。虽时值春暖仍需烤火取暖。据其脉证，辨证为阳虚冷结证，建议用温阳通腑法一试。由于当时重视发展中医药，提倡"一根针，一把草"的战备思想。主持人决定让余一试。当即处方温脾汤加味：党参15g、焦白术10g、干姜6g、黑附片10g、生大黄10g（后下）、甘草6g，日一剂，水煎服。当日服药后，半晚排下大量粪块，腹部顿觉轻松，周身渐有暖意，已无须烤火。可见腑气一通，阳气见复。继服一周后改用香砂六君子汤加减调治月余，诸症悉除而出院。

按　本案患者乃一公安老干部，因胃溃疡入住宜春地区人民医院而手术治疗。术后致使胃气戕伤，传道失职。正如《素问·灵兰秘典论》云："大肠者，传道之官，变化出焉。"而便秘正因为脾胃气虚，传导功能失常所致。由于患者年逾五旬，素体阳虚，加上胃气戕伤，形成阴寒固结之冷秘。《备急千金要方》云："治……脾胃冷积不消温脾汤方……须大转泻者，当用此方神效。"使用本方时，加用了炒白术以助温中暖胃，健脾助运。仅1剂则冷积下，阳气复。可谓认证准确，束手之疾，收效须臾。

【案例2】　大便秘结

周某某　女　44岁　职工

2004年7月9日初诊　大便秘结，数日一解、量少已数月之久。起初偶有便秘，经服肠清茶而排便顺畅，进而大便时必须服肠清茶方能解出。而且腹胀，矢气后可获短暂缓解，近期逐渐加重。纳虽可，但不敢多食，多食则胀剧。四肢欠温，喜热饮。触诊：腹软，稍膨隆，肝脾未扪及；叩诊略呈鼓音。舌红苔白，脉细。

证属　脾虚胃弱，阳亏冷积。

治法　健脾散寒，温阳通下。

方药　温脾汤加味。黑附片10g、生大黄10g、川干姜4g、党参15g、炙甘草5g、漂白术15g、莱菔子15g、炒枳壳15g、广木香10g，5剂，日一剂，水煎服。

2004年7月21日二诊　大便已通，每日可解，量少。舌红苔白，脉细弦。守方减大黄5g，加火麻仁12g，再投7剂。

2004年8月4日三诊　四肢已温。大便今日尚未解则腹胀。询及饮食：因天气炎热，昨日进食了冰绿豆。舌红苔白，脉细缓。守方加减以善后，并嘱：慎食冷饮及冰镇食品。

随访　共服19剂（天）后，大便已通调。

按　本案便秘乃治疗失当，加上饮食不节，脾阳损伤，进而从普通便秘逐渐形成冷秘。故治与温脾汤加味以健脾散寒，温阳通下获愈。

【案例3】　大便秘结（药源性便秘）

杨某某　女　26岁　职工

2010年11月5日初诊　大便秘结伴餐后脘腹痞满1年余。大便秘结每3~4天一次，干结难解。因此，经常服用牛黄解毒片以通便。近期服用不应，还出现四肢冷，食欲更差，食则胀满。而且又喜食糯米制品。舌红苔白、舌边有齿印，脉细弦软、关尤无力。

证属　中阳亏损，寒凝冷结。

治法　温中祛寒，攻下冷积。

方药　温脾汤加味。生大黄10g、党参15g、黑附片10g、炮姜6g、炙甘草6g、炒厚朴15g、桔梗10g、炒苍术10g、漂白术30g、炒莱菔子15g、当归片10g、木香10g，5剂，日一剂，水煎服。

2010年11月12日二诊　怕冷已明显减轻，手已暖。大便日解1~2次，通畅，停药两天又结。昨晚加班，今天鼻塞头晕。舌红苔白，脉略浮。阳气未复，冷秘未清，复感外邪。故守方加辛夷花15g、防风15g、北黄芪30g、陈皮10g，以宣肺固表，再投7剂。

2010年11月23日三诊　鼻塞头晕愈。停药后大便仍稍结，肢冷，四肢喜温。舌红苔白润、舌边有齿印，脉细软。守方加肉桂5g、广木香10g，以助温阳行气，再投7剂。

2010年12月3日四诊　停药大便则两天一解，偏干伴腹胀。舌红苔白，脉细弦软。守上方再服10剂以善后。

2011年3月7日告　大便已通畅。

随访　2011年7月30日再告，大便已通调。

按　本案便秘，乃用药不当所致。初始服牛黄解毒片有效，长期以此为首选。岂不知斯药乃苦寒之品，久服伤阳。从而变生阳虚冷结。故以温中攻下，佐以大剂量之白术益气通腑，共奏奇功。

三、和解剂

1.柴胡疏肝散

柴胡疏肝散源于《景岳全书》。方由陈皮（醋炒）、柴胡各6g，川芎、枳实（麸炒）、芍药、香附各4.5g，甘草（炙）1.5g等组成。用水220ml，煎至180ml，空腹时服。其功用疏肝解郁。本方在四逆散的基础上，加川芎、香附、枳壳易枳实而成。四逆散乃为肝脾不和之肝郁中实者而设，可清透郁热，疏肝理脾，为表里并治之剂。方中柴胡、白芍归肝经，疏肝清热为主，枳实泻脾之壅实，调中运化，柴胡与枳实同用增强疏肝理气之功，白芍与甘草相伍，能缓急止痛，甘草又能调和诸药；柴胡疏肝散，则重在疏肝行气，活血止痛。故能治疗胁肋疼痛，寒热往来。

临证加减化裁治疗抑郁头晕、热淋、郁证、胃痛胃胀、经行腰痛、乳癖、胁痛、性早熟、黄疸等，疗效满意。

【案例1】　头眩（抑郁症）

谭某某　女　53岁　居民

2009年10月23日初诊　头眩头胀，每在看书写字后发作并逐渐加重。近期因业务上极不顺心，导致心情烦躁，焦虑不安，头晕眼花。失眠、不易入睡。纳尚香，二便调。舌红苔薄黄，脉细弦而微数。

证属　肝气郁结，阴血亏虚。

治法　疏肝解郁，养血止眩。

方药　柴胡疏肝散加味。陈皮10g、制香附10g、生甘草6g、北柴胡15g、炒枳壳10g、白芍30g、川芎15g、卷柏30g、刺蒺藜30g、白术10g、当归10g、茯神15g、炒酸枣仁10g、薄荷10g、生姜2片、全蝎6g、豆豉10g，7剂，日一剂，水煎服。药尽告愈。

按　患者因志欲不伸，肝失条达，气机郁结之故。故治与柴胡疏肝以散疏肝解郁，养血止眩。

【案例2】　胃胀（慢性胃炎）

徐某某　女　46岁　居民

2016年10月19日初诊　胃胀伴两胁痛并心慌胆怯半年多。三月份入南昌大学第一附属医院就诊，经胃镜诊为胃炎，并给服泮托拉唑钠肠溶胶囊，两周后症状缓解，但停药后又复发。又于当地卫生院服中西药未效。刻诊，彩超检查报告：肝、胆、脾、胰未见明显异常。胃胀胃痛以晚上为甚，肠鸣腹响，不可多食，口淡、口水多并口臭。纳呆，大便稀软，日一解。舌红苔白，脉细关弦。

证属　肝郁气滞，湿邪困脾。

治法　疏肝行气，化湿和中。

方药　柴胡疏肝散合平胃散加味化裁。醋柴胡15g、白芍10g、陈皮10g、炒枳壳10g、炙甘草5g、川芎10g、制香附10g、炒苍术10g、生栀子10g、神曲10g、高良姜10g、野灵芝20g、生麦芽30g、藿香10g、法半夏10g、炒厚朴10g，7剂，日一剂，水煎服。

2016年10月26日二诊　口臭解除，胃胀痛缓解。唯左下腹胀气，且半夜睡后胃脘嘈杂，大便尚调。舌红苔白，脉细微弦少力。守方加炒白术10g、海螵蛸15g，以健脾和胃，再投14剂。

2016年11月8日三诊　嘈杂止。腹中有气攻窜，口水仍多，口亦淡，纳已香，大便软，日解两次。舌红苔白，脉细软、左微弦。守方白芍炒用，再加草果10g，再服14剂以善后。

随访　药尽胃胀痛愈。

按　本案乃肝郁气滞，累及脾胃，脾失运化，发为胃胀。故治与疏肝理气，行气开郁。

【案例3】　郁证（癔症）

陈某某　女　31岁　职工

1991年9月15日初诊　头皮麻木，精神抑郁。每以发怒时，两眼上翻、全身发抖，心慌不能言并喘粗气已近一年。去年入江西省人民医院住院检查，未发现明显异常，诊断为心动过速。刻诊，左头部及上下肢均麻木，头晕欲吐。若是恼怒，或者劳累后则会出现两眼上翻、全身发抖，心慌不能言并喘粗气，持续10~30分钟后可自行缓解。此外，经期延长。自

1989年置入避孕环后，出现经期延长达2周，后期点滴不断。纳可，睡眠极差，或心烦不能入睡，或嗜睡。血压110/80mmHg。听诊：心肺未见明显异常。舌红苔薄黄腻，脉细弦。

证属 肝失调达，气机郁结。

治法 疏肝理气，行气开郁。

方药 柴胡疏肝散加味。北柴胡10g、川芎10g、制香附10g、陈皮10g、白芍10g、炒枳壳20g、甘草6g、白术10g、当归10g、郁金10g、神曲10g、枣皮10g、生姜3片、生龙骨30g、生牡蛎30g，5剂，日一剂，水煎服。

1991年9月29日二诊 服药期间，情绪稳定。头晕显减，但心窝嘈杂伴胸闷。舌红苔薄白、舌体胖，脉细弦软。药已中的，守方再服10剂。

随访 药尽症除。

按 本案抑郁，病症的发作类似于现代医学之癔症，又称之为分离性障碍。此病的发生与心理因素密切相关，遭受过应激性事件等精神刺激因素是发病的重要原因。中医则认为由于情志所伤，五脏气机郁滞所致。故治与柴胡疏肝散以疏肝理气，行气开郁；加用龙骨、牡蛎以重镇宁神而获效。

【案例4】 郁证（甲状腺瘤术后）

邱某某 女 40岁 公务员

2010年6月8日初诊 甲状腺肿瘤术后，焦虑、失眠、胃胀18天。刻诊，忧郁焦虑，心烦不寐，难以入睡。同时，胃脘胀满，食后加剧，二便尚调。舌红苔薄白，脉细弦软。

证属 肝气郁结，脾虚失运。

治法 疏肝理气，启脾开郁。

方药 柴胡疏肝散加减。北柴胡15g、陈皮10g、制香附10g、炒枳壳10g、炙甘草6g、白芍10g、川芎10g、青皮10g、神曲10g、苍术10g、白术10g、台乌药10g、广木香10g、薄荷10g、生黄芪15g、川红花10g、郁金15g、生姜2片，7剂，日一剂，水煎服。

随访 情绪稳定，睡眠改善，胃胀除。

2015年7月18日再访 至今安康。

按 患者主要是在手术前过度担心、紧张、不安，致使术后出现焦虑、失眠，又由于思虑伤脾，而出现脾虚气滞，产生腹胀。在柴胡疏肝散疏肝理气，启脾开郁之下，诸症悉除，获得康复。

【案例5】 乳痛（左乳腺炎）

邹某某 女 24岁 农民

1992年3月11日初诊 左乳上方肿块红肿微痛。江西省妇保院电脑近红外诊断仪报告：右乳散在大片状雾影，血管增多，左乳外上一直径1.5cm炎影，炎影内下2cm外见一稍粗血管，走向尚清。诊断：左乳包块。舌红苔薄黄，脉细弦小数。

证属 肝气郁结，结而成核。

治法 疏肝解郁，解毒散瘰。

方药 柴胡疏肝散加减。北柴胡10g、陈皮10g、赤芍30g、炒枳壳10g、制香附10g、川芎6g、生大黄4g、当归6g、蒲公英30g、天葵子10g、浙贝母15g、红藤20g、炮穿山甲6g（打碎）、生甘草10g，5剂，日一剂，水煎服。

1992年3月16日二诊 左乳房上肿块已软化并缩小、微痒。舌红苔薄白、中部苔稍黄，脉细软小数。

据其脉证，肝气已疏，结聚未散。直以解毒散结为治。

方用仙方活命饮加味。金银花20g、防风10g、白芷10g、当归10g、陈皮10g、赤芍30g、地榆20g、皂角刺10g、浙贝母15g、制乳香6g、制没药6g、生大黄4g、皂角刺15g、生甘草10g、炮山甲6g（打碎），再进5剂。

1992年3月23日三诊 肿块已小至鸽蛋大小，质软，痒除。大便稀，每日解1~2次，舌脉如前。守方再服6剂。

1992年4月16日随访 肿块基本消散。

1995年5月3日再访 左乳房肿块消散平复。

按 《医宗金鉴·外科心法要诀》云："乳疽乳痈俱生于乳房，红肿热痛者为痈，十四日脓成；若坚硬木痛者为疽，月余成脓。"其成因亦为肝气郁结，胃热蕴蒸，气血郁滞而成。故在使用柴胡疏肝散疏肝解郁的基础上，加用蒲公英、天葵子、生大黄、红藤、炮穿山甲等解毒散瘰之品；后期与仙方活命饮以解毒散结而获愈。

【案例6】 乳癖（乳房小叶增生）

张某某 女 24岁 职工

2008年10月12日初诊 两乳房胀痛有块。南昌市某医院检查报告：乳房小叶增生（左2.5cm，右侧略小，给服夏枯草胶囊、枸橼酸他莫昔芬片等，疗效不佳。刻下，心烦失眠，甚或噩梦纷纭，心情压抑不适，喜叹息，月经前后不定期。纳食一般，大便通畅。舌红苔白略腻，脉细弦软而微数。

证属 肝郁气滞，痰瘀互结。

治法 疏肝理气，豁痰散结。

方药 柴胡疏肝散加味。北柴胡10g、青皮10g、陈皮10g、炒枳壳10g、川芎10g、白芍15g、炙甘草6g、制香附10g、苍术10g、白术10g、当归10g、茯苓10g、丝瓜络10g、浙贝母20g、薄荷10g、炒橘核10g、内红消30g、生姜3片、夏枯草30g，7剂，日一剂，水煎服。

2008年10月18日二诊 药后顿觉心境开朗舒坦，精神增，睡眠安稳，但有时仍做噩梦，颜面已红润。自摸乳房已软，经行如期。舌红苔白，脉细弦软而微数。守方再服7剂。

2009年告 乳房胀痛除，肿块消失。

按 乳癖一证，多由冲任失调，情志不畅，肝气不舒，及忧思伤脾，运化失司，痰浊积聚而成。治与疏肝理气，豁痰散结，方用柴胡疏肝散加味而收乳癖平复之效。

【案例7】 男子乳癖
吴某某 男 77岁 农民

2007年3月2日初诊 左乳房肿块已二个月。始于吵架后，出现情绪激动并郁闷不乐，之后逐渐出现左乳房肿胀。触诊：边缘尚清，表皮无变化，按之疼痛。纳食少，嗳气，胃脘嘈杂。夜间睡后口干。二便尚调。舌红苔黄稍腻，脉细弦微数。

证属 肝郁气滞，痰瘀互结。

治法 疏肝理气，化痰散结。

方药 柴胡疏肝散加味。北柴胡10g、陈皮10g、白芍10g、当归10g、川芎10g、炒枳壳10g、制香附10g、炒橘核10g、丝瓜络15g、苍术10g、黄柏10g、海螵蛸25g（打碎）、浙贝母10g、白术10g、炙甘草6g、茯苓15g、薄荷10g、生姜3片、延胡索10g，7剂，日一剂，水煎服。

2007年3月23二诊 左乳肿块缩小，症状改善。纳可，便调。舌红苔黄，脉弦软。①守方加内红消20g，以助化痰散结，再服两周；②生栀子150g、生大黄50g，研粉，醋调外敷左乳肿块处。

2007年5月1日随访 肿块消除。

2013年5月20日再访 左乳肿块消除后，未再发作过。

按 乳癖一证，多发于中青年女性，而男性出现乳癖实属罕见。本案亦是情绪过激，郁闷不快，导致肝气不舒，气滞痰瘀所致。故治与柴胡疏肝散以疏肝理气，化痰散结而获痊功。

【案例8】 性早熟
王某 男 9岁 学生

2012年10月5日初诊 家长述：双乳增大疼痛1个多月。上月22日经江西省儿童医院诊断为性早熟。性格急躁易怒，饮食习惯，喜食牛排。睡眠晚睡晚起。自述：乳房疼痛已有一段时间。舌红苔白，脉微弦。

证属 肝郁气滞，肝肾不足。

治法 疏肝健脾，滋肾柔肝。

方药 柴胡疏肝散加味。北柴胡8g、炒橘核8g、川芎6g、青皮6g、陈皮6g、白芍10g、炒枳壳5g、当归8g、苍术8g、白术8g、制香附6g、丝瓜络10g、橘络5g、生甘草5g、山茱萸8g、炒酸枣仁8g、生姜2片，7剂，日一剂，水煎服。

2012年10月12日二诊 乳痛缓解。自述较前舒坦。舌红尖微甚，苔薄而淡黄，脉细弦软。守方加北山楂10g，以助健胃消食，再进7剂。

2012年10月20日三诊 乳房肿胀疼痛已消失。舌红苔白，脉细弦。守方再进7剂以善后。

2013年2月26日随访 家长告，健康如常。

按 男孩10岁以前出现性征表现者，为性早熟。本案只有乳房增大发育之象，尚无性腺发育之征，故为不完全性性早熟。可能是受营养、代谢及心理因素影响所致。故治与柴胡疏肝散疏肝健脾，滋肾柔肝而获康复。

【案例9】 黄疸（慢性胆囊炎）
邹某某 女 43岁 农民

1995年12月9日初诊 黄疸5个月。今年7月份开始出现发热，并出现巩膜及皮肤轻度黄染。当地医院拟以黄疸型肝炎治疗，但一直未见痊愈。故赴江西医学院第一附属医院就诊，B超检查报告：肝脏回声均匀致密；胆囊壁稍毛糙。肝功能：总胆红素30.7μmol/L。乙肝两对半检查未发现异常。刻诊，心郁闷，头掣痛，腹胀，纳呆，尿黄，大便挟黏液。观其巩膜轻度黄染，触其腹软，肝脾未扪及，剑突下轻度压痛。舌淡暗润胖、苔薄淡黄，脉沉细弦。

证属　肝郁脾虚，湿热蕴结。

治法　疏肝健脾，利湿退黄。

方药　柴胡疏肝散加味化裁。北柴胡10g、陈皮10g、川芎10g、制香附10g、炒枳壳10g、赤芍12g、生甘草5g、绵茵陈30g、焦白术20g、茯苓30g、神曲20g、鸡内金20g、绣花针15g、郁金15g，7剂，日一剂，水煎服。

1995年12月15日二诊　尿液见清，大便黏液已除，巩膜黄染见退，头掣痛亦减轻。舌红苔薄略淡黄，脉沉细弦。守方再投5剂。

1995年12月21日三诊　头痛愈，晨起尿黄，口淡，纳已可，腹胀减。舌红苔薄略淡黄，脉细小弦。守方再进。

1996年1月17日告　共续服28剂，巩膜黄染已清，诸症悉除。肝功能检查：总胆红素19.4μmol/L，余项无明显异常。

按　本案类似于谷疸，《金匮要略·黄疸病脉证并治》云："谷疸之为病，寒热不食，食即头眩，心胸不安，久久发黄，为谷疸。茵陈蒿汤主之。"鉴于患者心胸郁闷，当知肝郁气滞，脾虚失运，再参照B超检查及肝功能报告。故治与柴胡疏肝散疏肝健脾，加用茵陈、白术、茯苓利湿退黄等药而迅速获得痊愈。

【案例10】 胁痛（胆囊炎）

李某　女　41岁　农民

1997年6月6日初诊　胁肋痛2个多月。缘于清明节醉酒后，出现右胁肋胀痛伴有胃脘胀满及厌油纳呆。同时还伴有两侧、肩部及四肢酸痛，尤其是小腿肚（腓肠肌），经常痉挛性疼痛以及少寐梦多等症。在当地医院治疗未效，而无力从事田间劳动，故前来省城就诊。实验室检查：肝功能正常，小便及血常规均未见明显异常。B超检查提示：胆囊壁稍毛糙。纤维内窥镜诊断：慢性浅表性胃炎。患者素体健康，有嗜酒史。刻下，胁痛，胃胀，纳呆，颜面萎黄，慢性病容，倦怠无力。舌淡红苔薄白、舌中根部薄黄，脉细弦、关略滑。

证属　酒毒伤肝、脾虚湿郁。

治法　疏肝利胆，健脾燥湿。

方药　柴胡疏肝散合平胃散加减化裁。北柴胡5g、陈皮10g、赤芍10g、制香附10g、川芎10g、炒枳壳10g、生甘草5g、漂苍术10g、炒厚朴10g、绵茵陈20g、鸡内金15g、北山楂10g、炒麦芽30g、鲜生姜3片，日一剂，水煎服。

并嘱　服药期间忌酒。

1997年6月18日二诊　上药共服10剂，胁痛及脘腹胀满显减，纳食增，精神渐复，小腿肚痉挛除，已能下地劳作。舌红苔薄白，脉细弦。为加强健脾助运之力，守方去茵陈、枳壳，加白术10g、枳实10g，再服10剂以善后。药后康复。

按　胁痛一证为临床常见病，因伤酒后导致胁痛腹胀伴小腿肚（腓肠肌）痉挛，且病程达2个多月，并丧失劳动能力者尚属少见。酒为水谷之精，其质属阴，其气为阳。酒在《本草纲目》中有"辛、甘、大热、有大毒"，"过饮败胃伤胆"之说。本案饮酒过量，损伤肝胆，肝血耗散，筋脉失濡，出现胁肋胀痛，周身疼痛，小腿肚痉挛。由于肝胆受伤，疏泄失职，致使脾胃失健，湿邪内生，而出现脘腹胀满，纳呆、厌油。故在治疗上采取肝、胆、脾、胃同治，方用柴胡疏肝散合平胃散加减，达到了疏肝利胆，健脾燥湿之目的。

【案例11】 颤振（四肢颤抖）

吴某某　女　28岁　农民

1995年7月14日初诊　四肢微颤，以上肢为重，并麻木不仁，神疲乏力。纳差食少，食后腹胀，身体略胖，喉中似有痰梗塞，心烦欠安，情绪不佳时，震颤有加重之势。睡眠尚可，咽稍充血。二便尚调。舌红苔薄白，脉细弦软。

证属　肝脾失和，血虚生风。

治法　疏肝健脾，养血熄风。

方药　柴胡疏肝散加减化裁。北柴胡10g、白芍10g、川芎10g、陈皮10g、制香附10g、炒枳壳10g、生甘草10g、沉香10g（后下）、炒厚朴15g、茯苓30g、神曲10g、生姜2片，7剂，日一剂，水煎服。

1995年7月24日二诊　喉中痰梗减轻，但睡醒后出现心悸。舌淡红苔薄白，脉细弦软。

患者脾虚已见改观，但仍血虚而不养心。故拟桂枝加龙骨牡蛎汤合当归补血汤，以平补阴阳，养血宁神，收其痊功。桂枝10g、白芍20g、龙骨30g、牡蛎

30g、黄芪 50g、当归 15g、川芎 10g、炙甘草 10g、鸡血藤 30g、枸杞 10g、红枣 6 枚、生姜 3 片，上方加减进退共服 24 获愈。

按　颤振一证，多见于中年以后，壮年者鲜见。其病因主要是风、火、痰为患，病机乃脾虚失运，化源不足，阴血亏虚，筋脉失养，或肝阳偏亢，阳盛化风所致，正如《素问·至真要大论》所云："诸风掉眩，皆属于肝。"但本案正值壮年，据其脉证，其主要病因乃是肝郁脾虚，化源不足，致使阴血不足，发为震颤。故治疗上首用柴胡疏肝散以疏肝健脾，行气化痰；次与桂枝加龙骨牡蛎汤合当归补血汤以平补阴阳，养血熄风而收痉功。

【案例 12】　痉病（头项抽搐）

袁某　男　13 岁　学生

2001 年 3 月 10 日初诊　头部阵发性抽搐，伴心烦易怒。纳差食少，体格偏瘦，睡眠尚可。舌红苔薄白，脉细弦。

证属　肝郁脾虚，筋脉失养。

治法　疏肝和胃，行气解郁。

方药　柴胡疏肝散加减化裁。北柴胡 6g、白芍 10g、川芎 10g、炒枳壳 6g、青皮 10g、神曲 10g、郁金 10g、石菖蒲 6g、当归 6g、白术 10g、生甘草 5g，7 剂，日一剂，水煎服。

2002 年 2 月 18 日随访　药尽已康复。

按　患者为青年学生，由于学习紧张，情志怫郁，致使肝气不舒，发为痉病。故《素问·举痛论》云："百病生于气也。"故治与柴胡疏肝散以疏肝和胃，行气解郁获效，这就是辨证施治的魅力。

2. 柴胡六合汤

柴胡六合汤出自《医垒元戎》，本方以四物汤为君，加柴胡、黄芩，治疗妊娠伤寒少阳经证，证见口苦、咽干、目眩，或寒热往来，心烦喜呕，默默不欲食等。以柴胡、黄芩和解少阳之枢机。临证用之，可谓奇效。

【案例】　子烦

万某某　女　19 岁　幼教

2015 年 3 月 28 日初诊　心烦不安伴腰痠一个多月，经水未至 3 个多月。自去年 8 月产子后已行经 3 次，至今近 3 个月未有月经。南昌大学第一附属医院尿早孕检测为阴性，考虑闭经而转就诊于中医。刻下，心烦，腰痠，脐周胀痛并有烧灼感。舌红苔薄白，脉略滑。据其脉证，当为受孕。

证属　脾虚肝郁，痰火乘心，肝郁血虚。

治法　益脾疏肝，化痰除烦，养血安胎。

方药　柴胡六合汤加味。柴胡 10g、黄芩 10g、当归 10g、川芎 10g、白芍 15g、熟地黄 15g、桑寄生 15g、鸡血藤 15g、漂白术 10g、麦冬 10g、砂仁 5g、太子参 15g、炙甘草 5g，7 剂，日一剂，水煎服。

2015 年 4 月 7 日二诊　心烦、腰痠减。舌红苔薄黄，脉滑。据其脉证，应为早孕，建议再次复查。

2015 年 4 月 9 日电话告　江西省妇幼保健院检查证实为早孕。嘱其将息调理。

随访　孕后顺产。

按　患者停经三个月，虽早孕检测为阴性，但据其脉证：脉略滑，心烦，腰痠，脐周胀痛并有烧灼感，当为受孕之子烦证。正如《千金要方》卷二云："妊娠常苦烦闷，此是子烦。"病因则如《沈氏女科辑要笺正》所云："子烦病因，曰痰，曰火，曰阴亏。"治疗原则当以清热，养阴，除烦为主。本案因脾虚肝郁，痰火乘心所致，故治与柴胡六合汤加味以益脾疏肝，化痰除烦，养血安胎而中的。

3. 逍遥散

逍遥散源于《太平惠民和剂局方》。方中甘草（炙）15g，当归（微炒）、茯苓、白芍、白术、柴胡各 30g，上为粗末。每服 6g，用水 300ml，加煨生姜 1 块切破，薄荷少许，同煎至 210ml，去渣热服，不拘时候。方中柴胡、当归、白芍入肝，疏肝郁而养血；白术、茯苓、炙甘草入脾，渗湿健脾；生姜、薄荷均味辛，合用既助疏肝，又可温中。共成疏肝养血，健脾和中之剂。主治：肝郁血虚，五心烦热，或往来寒热，肢体疼痛，头目昏重，心悸颊赤，口燥咽干，胸闷胁痛，减食嗜卧，月经不调，乳房作胀，脉弦而虚者。

临证加减化裁为汤剂，治疗因肝郁脾虚所致的头痛、身痛、郁证、昏迷、黧黑斑、月经不调、崩中漏下、心悸失眠等，适应广泛，疗效突出。

【案例1】头痛（心因性头痛）

袁某某　女　32岁　农民工

2001年9月22日初诊　头阵发性胀痛，以右侧为主，心烦时头痛加剧。同时伴有右下腹痛并连及右肾区。B超报告：子宫附件，双肾，尿路均未见明显异常。尿常规：白细胞1-2，余项无明显异常。舌红苔白，脉细弦软、左沉细。

证属　肝郁脾虚，清窍失养。

治法　疏肝解郁，健脾养血。

方药　逍遥散加味化裁。北柴胡10g、当归10g、白芍10g、茯苓10g、白术10g、生甘草5g、薄荷10g、白芷10g、川芎6g、生姜3片，7剂，日一剂，水煎服。

2001年11月21日二诊　头痛止，右下腹及肋下仍胀痛不适。舌红苔白，脉细弦。守方再服7剂而愈。

2013年春节再访　其弟告：乃姐至今安康。

按　本案头痛，类似于现代医学因情绪所致的心因性疼痛。此乃情志不和，使脏腑经络气机升降失常，功能逆乱，以致经气上逆，发为头痛。故以清轻之剂，随其性而达之。故治与逍遥散以疏肝解郁，健脾养血而愈。

【案例2】身痛（围绝经期综合征）

马某　女　52岁　居民

2006年8月24日初诊　身痛，劳累后背脊尤其痠痛。绝经后而出现身痛，贴风湿止痛膏可获缓解。由于身痛而影响睡眠，故夜卧则心烦不安，甚则烦热并尿频。舌红尖甚、苔白根厚，脉细略弦。

证属　肝郁脾虚，心肾不交。

治法　疏肝健脾，交泰心肾。

方药　逍遥散合交泰丸加味化裁。北柴胡10g、当归10g、炒白芍15g、茯神15g、白术10g、生甘草6g、薄荷10g、浮小麦30g、红枣5枚、生姜3片、川黄连10g、肉桂3g、煅龙骨30g、煅牡蛎30g，7剂，日一剂，水煎服。

2006年9月2日二诊　身痛减轻，而睡眠改善尚不明显。舌红尖甚苔淡黄，脉细。察其脉象，肝郁得解。故守方去肉桂，加建菖蒲10g、苍术10g、炒枣仁10g，以养血宁神，再进7剂。

2006年9月19日三诊　腰痠背痛已除，晚间仍会阵发性燥热，致睡眠欠安。舌红尖甚苔微黄，脉细。守方再投7剂。

2006年10月27日四诊　身痛除，夜间燥热缓解，睡眠已安。纳香，便调。舌红尖甚苔淡黄，脉细。守方再服7剂以善后。

随访　身痛已愈。

按　患者年逾五旬，肾气渐衰，冲任亏虚，精血不足，脏腑失养，阴阳偏盛偏衰，从而出现诸般症状。本案主要表现身痛，伴随睡眠不安及尿频。首诊治与逍遥散以疏肝健脾，领交泰丸交通心肾；次诊则以逍遥散加枣仁、菖蒲以养血宁神以获痊功。

【案例3】郁证（抑郁症）

贺某　女　10岁　学生

2011年9月3日初诊　母述：急躁，极易生气。消瘦，纳呆，挑食，大便结。自述：睡眠梦多，喉痒欲咳。舌红苔白，脉细弦。

证属　五行乖和，气机郁滞。

治法　舒木扶土，行气开郁。

方药　逍遥散加减。北柴胡6g、当归6g、白芍8g、炙甘草4g、漂白术10g、薄荷6g、茯神10g、炒酸枣仁7g、生地黄8g、牡丹皮6g、炒枳壳5g、川黄连4g、郁李仁5g、生姜2片，7剂，日一剂，水煎服。

2011年9月10日二诊　大便先硬后软，纳食见增，仍易生气，咽痒欲咳。舌红苔白，脉细而微弦。守方加绿萼梅5g、乌梅2枚，以助疏肝敛阴，再投7剂。

2011年9月17日三诊　喉痒而咳已止，情绪稳定，纳渐增，大便已通调。舌红苔白、舌中根部苔微厚，脉细弦软。

患孩肝气渐条达，气郁渐伸。之后当治以健脾助运调理。

方用健脾丸加减共服7剂后诸症愈。

按　患孩抑郁，现代医学称之为情感性精神障碍，病因与遗传因素、生化代谢异常、神经内分泌功能失调、心理因素及性格基础相关。中医认为禀赋不足、惊恐恼怒、情绪怫郁，意愿不遂等，导致肝郁气滞而发病。故治与逍遥散以舒木扶土，行气开郁获效。

【案例4】鼻梁胀痛（郁证、抑郁症、神经症）

黄某某　男　48岁　职工

1995年5月22日初诊　鼻梁胀痛伴头晕、失眠10多天。缘于10天前因故而出现失眠，心烦易怒，焦虑不安，随之出现前额拘急、鼻梁胀痛。同时口苦，纳呆，大便干结。曾在20多岁时患过心烦失眠，市某医院诊断为神经衰弱症。舌质暗红、舌苔黄而稍厚腻，脉细弦微数、寸弱。

证属　肝郁脾虚，化源不足，心火扰神。

治法　疏肝解郁，益脾助运，清心宁神。

方药　逍遥散合栀子豉汤加味化裁。北柴胡10g、当归10g、赤芍15g、茯神30g、白术10g、薄荷10g、生甘草10g、生姜3片、牡丹皮10g、生栀子10g、淡豆豉10g、丹参30g、磁石50g、生牡蛎30g，5剂，日一剂，水煎服。

1996年5月27日二诊　药后鼻梁胀痛有所减轻，失眠改善。舌红苔淡黄略腻，脉细弦。守方再进。

1996年10月25日来医院门诊告知　之后自行按上方加减进退共服至60剂，虽未痊愈，但症情稳定。而且，经江西医学院第一附属医院经颅多普勒等检查，未发现任何器质性病变后，心绪安然而渐愈，至今稳定无恙。

按　本案所患之郁证，主要表现为鼻梁胀痛，其病机实乃肝郁脾（胃）虚之故。考：足阳明胃经起始鼻旁（会迎香），交会鼻根（頞）中；足太阴脾经上行于腹部"散落于胃"。因此，肝郁导致脾胃虚弱，化源不足，阴血亏虚，出现鼻梁胀痛、心烦不寐、纳呆、便结等一系列症状。运用逍遥散疏肝解郁，益脾助运以增化源；领栀子豉汤以清心除烦，养血宁神。

【案例5】粉刺（闭经、寻常痤疮）

殷某　女　22岁　职工

2014年9月6日初诊　痤疮，以额、下颌居多。心烦易怒，闭经，至今3个月未至，已生育一胎。舌红苔薄白，脉细弦微数。

证属　肝郁化热，冲任失调。

治法　先疏肝调冲，滋肾凉血；次清热凉血，疏风消疹。

方药　逍遥散合泽兰汤加味化裁。北柴胡10g、白芍10g、当归身10g、当归尾10g、川芎10g、茯苓10g、漂白术10g、炙甘草6g、薄荷10g、熟地15g、刘寄奴15g、泽兰10g、淫羊藿15g、枸杞15g、桑椹子15g、太子参20g、女贞子15g、旱莲草15g、紫河车15g，7剂，日一剂，水煎服。

2014年9月13日二诊　药二剂后经至，量中，

色暗红，无瘀块，经行痤疮消退。月经趋净，但痤疮又有新生。舌红苔白，脉细弦软而微数。

拟清热凉血，疏风消疹调治。

方用四妙勇安汤加味。金银花30g、玄参15g、当归10g、生甘草10g、川芎10g、赤芍15g、白芍15g、生地黄15g、连翘20g、牛蒡子30g、蝉衣6g，再进。

2014年9月27日三诊　共服14剂，痤疮缓解，3天前食鱼后，痤疮又生。舌红苔白，脉弦数。①守方再进；②千里光煎。千里光150g/日，煎水熏洗面部。

2014年10月4日四诊　额头及左颧部痤疮已基本消退，唇周稍有新增。舌红苔白，脉细弦软而微数。按方、法再用一周。

2014年10月25日五诊　月经准时，量、色复常。痤疮虽去，但满脸紫褐瘀斑。舌红苔白，脉细弦软而微数。①守方再进；②生大黄茶，生大黄，每日10g，开水冲泡后加蜂蜜调饮；③千里光煎，继续熏洗。

随访　共续治6周后，痤疮净，瘀斑逐渐消退，月经准时，并已怀上第二胎。

按　本案粉刺，乃冲任不调，闭经的同时出现粉刺。故而首诊运用逍遥散以疏肝调冲，滋肾凉血；次诊与四妙勇安汤清热凉血，疏风消疹，共收痊功。

【案例6】黧黑斑（黄褐斑）

熊某某　女　45岁　职工

2003年6月11日初诊　面部黧黑斑两年。半年来面部痤瘰而加深并连片，同时黔斑渐多。心烦、神疲、易疲倦。纳香，眠好，大便日两解（早晚各一次），有不净感。舌红苔薄白、舌面有红色小点，脉细、关弦。

证属　劳倦脾虚，气血失调。

治法　疏肝健脾，益气活血。

方药　逍遥散加味化裁。北柴胡10g、白术10g、当归10g、赤芍10g、白芍10g、茯苓12g、薄荷6g、炙甘草5g、田七粉3g（冲服）、珍珠粉3g（分3次冲服）、生姜2片，7剂，日一剂，水煎服。

2003年6月20日二诊　心烦减，大便已顺畅。舌红苔薄淡黄，脉细弦软。守方加制香附10g、鸡内金15g，以行气助运，再投7剂。

2003年6月27日三诊　颜面已见光泽。舌红苔

薄白，脉细微数。守方加减进退共续服 35 剂后面部光泽。

按　蝼黑斑，多由肝气郁结，致使脾气不足，气血亏虚，肤失濡养而成。运用逍遥散以疏肝健脾，益气活血收效。

【案例7】 昏迷（昏厥）
辜某某　女　22岁　农民

2003年12月10日初诊　突然昏倒2次。当时查空腹血糖 4.5mmol/L。每次昏倒后一分钟左右可自行苏醒。第一次发作时情绪激动后发作。查血常规无明显异常；脑电图正常。刻下，有时头痛，纳尚香，二便调，睡眠亦可。月经期延长，本次月经10余天才净。舌红苔白、舌边有齿印，脉细弦、左沉细关弦。

证属　肝郁脾虚，风痰扰心。

治法　疏肝理气，健脾化痰。

方药　逍遥散加减化裁。北柴胡10g、当归10g、白芍12g、茯苓15g、白术10g、炙甘草5g、薄荷6g、玳玳花10g、郁金10g、生姜3片，7剂，日一剂，水煎服。

2004年5月20日喜告　药后而愈，至今安康。

按　昏迷一证，一是感受温热疫毒邪气，上扰心神；二是饮食不节，脾胃损伤，健运失常，水湿停滞，聚而为痰，上蒙清窍。而本案则以情绪激动后发作，可见为肝郁脾虚，健运失常，水湿内生，湿聚为痰，上蒙清窍，致使昏迷。与逍遥散疏肝理气，健脾化痰，正中肯綮。

【案例8】 胸闷（丰胸术后）
龙某某　女　42岁　居民

2015年6月1日初诊　丰胸术后出现胸闷10天。术后胸闷并有压迫感，伴乏力、嗜睡。刻诊，胸闷，既乏力嗜睡，又睡而不安。纳呆，厌油腻，大便不成形。体温36.5℃。舌红苔白，脉细而微弦。

证属　肝郁脾虚，气滞络阻。

治法　疏肝健脾，行气通络。

方药　逍遥散加味化裁。北柴胡15g、白芍15g、当归10g、白术10g、茯苓12g、薄荷10g、生姜3片、生甘草6g、川芎10g、青皮10g、陈皮10g、制香附10g、醋延胡15g、绿萼梅10g、丹参30g、泽兰10g、益母草15g、刘寄奴15g，7剂，日一剂，水煎服。

2015年7月6日随访　药尽症除，赞：中医效好！

按　本案既有丰胸术前的紧张担心，又有丰胸术后的脉络瘀阻。故而肝郁气滞，致使脾虚失运，气滞络阻。乃至乏力嗜睡，纳呆便稀。治与逍遥散以疏肝健脾，行气通络。药至病除，赢得了患者对中医药的赞赏。

【案例9】 崩中（误补致月经过多）
李某某　女　19岁　学生

2012年4月26日初诊　月经紊乱，本次月经7日至，14日之后尚未净，23日经水量增多，色红。13岁初潮，周期28～30天，经期7～9天。在月经紊乱前，自觉体虚而服用鹿角胶作为保健之品。之后近几个月则出现月经紊乱、过多，伴心烦易躁。纳香，眠可。舌红尖甚、苔薄白，脉细弦微数。

证属　肝郁脾虚，误补化热。

治法　疏肝健脾，清经固冲。

方药　逍遥散合清经散加减化裁。北柴胡10g、白术10g、当归10g、炒赤芍30g、茯神15g、薄荷10g、生姜2片、生甘草5g、青蒿10g、地骨皮10g、椿根皮15g、山药30g、黄柏10g、芡实30g、栀子10g、牡丹皮10g、阿胶5g（烊服），7剂，日一剂，水煎服。

2012年5月3日二诊　心烦易躁显减，感觉良好，经水也渐少。舌红苔淡黄，脉微弦微数。守方再投7剂。

2012年9月29日再诊　上次药后，6月份月经按时至，9月份又出现月经过多，9日行，19日干净，两天后又复行，而且色红、量多。经某医院B超检查报告：子宫无明显异常，给服安坤颗粒等药无效，故再次就诊。纳香，眠可。舌红苔微黄，脉弦软数、左细弦软数。守方再服7剂。

2012年10月11日二诊　经血止。舌红苔薄白、根微黄，脉浮而微数。守方加减进退再服以善后。并嘱：按时作息，睡好子午觉，早睡早起，坚持晨练。

2013年5月1日荐同学金某就诊转告：月经已复常。

按　肝郁脾虚在先，误进温补在后，虚实夹杂，冲任不固，经血失约，故而月经紊乱、过多。治与逍遥散以疏肝解郁，健脾助运；辅以清经散以清经固冲，共收调经固冲之效。

【案例10】 经行忽止（经行饮冷）

刘某某　女　20岁　学生

2010年8月24日初诊　经行突止。昨天行经时进食冰西瓜后，出现腹胀，随后经水突止。舌红苔白，脉细弦软。

证属　肝脾不和，寒袭血室。

治法　疏肝行气，和脾祛寒。

方药　逍遥散加味。北柴胡15g、炒白术10g、炒白芍15g、茯苓15g、薄荷10g、当归身15g、生姜3片、炙甘草6g、益母草30g、川芎10g、生黄芪30g、红花6g、丹参30g、茜草15g，7剂，日一剂，水煎服。

随访　其母告知：药后经复行，观察二个月，月经未出现异常。

按　本案经行忽止，乃饮食不节，经行饮冰，导致寒袭血室，经血凝滞所致。治与逍遥散以疏肝行气，和脾祛寒获愈。

【案例11】 月经先后无定期（人流术后）

韩某　女　42岁

2005年12月17日初诊　月经先后无定期3个多月。缘于今年8月人流术后，月经出现先后无定期。腰疲腰痛时作，少寐梦多，动则气短。纳可，大便2天一解、稍干结。舌红苔薄白、舌边齿痕，脉细弦软。

证属　肝郁脾虚，冲任失调。

治法　疏肝健脾，养血调冲。

方药　逍遥散加味化裁。北柴胡10g、漂白术10g、当归身12g、白芍12g、茯苓15g、薄荷10g、生姜3片、生甘草5g、凌霄花根15g、月季花10g、菟丝子15g、百节藕12g、阿胶10g（烊服），7剂，日一剂，水煎服。

2005年12月24日二诊　腰疲减，行经3天，本次经行腹痛。舌红苔白、舌边齿痕，脉细弦。守方加减再投7剂。

2006年1月21日三诊　月经已应期而至，经色、经量如常。纳可，便调。舌红尖微甚、苔薄微黄，脉细弦微数。守方再服7剂（经净第二天服）以善后。

随访　月经如期。

按　人流术后月经不调，现代医学认为是子宫内膜受损和激素水平尚未得到恢复所致。而中医认为术后，既有胞宫脉络直接受到损伤，而且又有心理上的创伤。因此，导致肝郁乃至脾虚，脾虚则统血功能失常。故而月经紊乱，先后无定期。运用逍遥散以疏肝健脾，养血调冲获效，就完全证实了这一点。

【案例12】 月经过少（月经失调）

张某　女　39岁　职工

2015年1月25日初诊　患者（聋哑）用文字表述：经量越来越少，并色黑已3个月。周期26~30天，经行小腹胀疼，有胃痛史，经常嗳气吞酸，纳少，二便尚调。最近几个月因工作，心烦情绪不佳。舌红苔淡黄，脉弦软、左细弦软。

证属　肝郁脾虚，气滞血瘀。

治法　疏肝健脾，养血调经。

方药　逍遥散加味化裁。醋柴胡10g、白术10g、白芍10g、炙甘草5g、泽兰10g、益母草15g、当归15g、川芎10g、北山楂10g、茯苓15g、薄荷10g、玫瑰花10g、生姜3片、制香附10g，7剂，日一剂，水煎服。

2015年1月31日二诊　母代述：腹胀疼止，胃痛也好多了。舌红苔白，脉细而微弦，守方再投7剂。

2015年2月7日三诊　胃痛也止，偶有反酸。仍喜热饮，纳可，便调。舌红苔白，脉细弦软。守方加海螵蛸15g、砂仁3g，以助调胃和中，再服7剂。

2015年3月10日随访　胃痛腹胀愈，月经增多如常。

按　患者属于聋哑人，沟通困难。由于工作上的烦恼，导致情绪怫郁，难以伸张。造成肝气郁结，木郁侮土。致使情绪不佳，胃痛纳少，嗳气吞酸等症。故治与逍遥散以疏肝健脾，养血调经，而收效迅捷。

【案例13】 心悸（雄激素副作用）

易某某　女　50岁　居民

2003年1月17日初诊　近期心悸、失眠、头皮麻木。因双乳小叶增生，入江西省妇幼保健院检查诊断后给用甲基睾丸素、乳增宁治疗。三日后出现头皮麻木，心悸失眠，不能入睡伴五心烦热，纳果，乏力。舌红苔薄白少苔，脉沉细弦微数。

证属 外邪内郁，热蕴胸膈。

治法 疏肝散邪，清心宁神。

方药 逍遥散合栀子豉汤加减。北柴胡10g、牡丹皮10g、炒栀子10g、当归10g、白芍15g、茯神15g、白术10g、薄荷5g、炒酸枣仁10g、党参12g、五味子10g、生姜3片、炙甘草5g、淡豆豉1匙，5剂，日一剂，水煎服。

2003年1月22日二诊 头麻木缓解，已能入睡，心烦缓解。舌红苔白薄少，脉沉细弦软。守方加丹参30g，以助安心宁神，再进5剂而愈。

按 服用甲睾酮致头麻、心悸、失眠尚未见报道，《实用药物手册》只有"肾、肝功能不全及心脏病患者慎用"的提示；乳增宁乃中成药，尚未见毒副反应之报道，也只是提示"孕妇慎用"。但两者合用所产生的副作用，是否本案之因，尚待临床观察。本案因乳房小叶增生，本为肝郁气滞所致，又因药物副作用造成心悸。故治与逍遥散以疏肝散邪，清心宁神获效。

4. 丹栀逍遥散

丹栀逍遥散出自《中医内科学》，《内科摘要》称为加味逍遥散，《医学入门》则称之为八味逍遥散，方由当归、芍药、茯苓、白术（炒）、柴胡各3g，牡丹皮、山栀（炒）、甘草（炙）各1.5g组成，水煎服。本方乃为逍遥散加丹皮、栀子，用于肝郁血虚发热。其功用清肝健脾，养血和营。主治：肝脾血虚发热，或潮热晡热，或自汗盗汗，或头痛目涩，或怔忡不宁，或颊赤口干，或月经不调，肚腹作痛，或少腹重坠，小便涩痛等症。

临证加减用之治抑郁之头痛、焦虑之胸痛、房事后尿血、盆腔积液之少腹痛、月经不调、经期咯血、经行阴痒及崩漏等症，疗效显著。

【案例1】 内伤头痛（抑郁症）

熊某某 女 23岁 农民

1998年5月14日初诊 头痛2月余，再发加剧1个月。每当情绪受刺激或激动时头痛发作，前额闷痛，两侧掣痛，自觉头部发热，用湿毛巾冷敷可缓解。月经26~27日一行，量多色红。心烦少寐，胸闷气憋，纳呆食少，二便尚调。舌红苔薄微淡黄，脉细弦软数。

证属 肝郁化热，气机失调。

治法 清肝泄郁，疏肝健脾。

方药 丹栀逍遥散加减。牡丹皮10g、山栀子10g、北柴胡10g、白芍10g、白术10g、当归10g、茯苓10g、生甘草6g、薄荷10g、生姜3片、川芎6g，7剂，日一剂，水煎服。

1998年5月27日二诊 右侧头痛止，左侧仍痛。仍会出现心烦气憋，喜叹息或哭泣，纳仍少味，入睡难，哭泣后可入睡。舌红苔薄白，脉细弦软。

患者郁热获解，脾虚脏躁凸显，需引血归脾，滋阴润燥。拟用甘麦大枣汤合归脾汤加减。浮小麦50g、红枣6枚、炙甘草10g、炙黄芪30g、党参15g、白术10g、生姜3片、炙远志10g、当归10g、茯神15g、炒酸枣仁10g、广木香10g、煅龙骨15g、煅牡蛎15g，再服7剂。

随访 其丈夫邹某告：药后辄愈。

【案例2】 房事后尿血

王某某 男 52岁 职工

2000年7月29日初诊 房事后第一次尿呈红或粉红色1年余。缘于去年农历四月始，性生活后第一次小便呈红色，伴头晕，心烦易怒，口干喜饮。当地医院曾拟诊前列腺炎，注射青霉素钠等罔效。亦曾服知柏地黄丸，头晕减，但尿血未除。经B超检查报告：右输尿管上段扩张并诊为右肾轻度积水；CT扫描未见明显异常。彩超：前列腺未见明显异常；尿常规未见异常。血压120/70mmHg。舌红、苔淡黄而略粗糙、舌中碎裂纹，脉浮弦少力。

证属 肝脾郁热，心火炽盛。

治法 清心泻火，疏肝凉血。

方药 丹栀逍遥散加减。牡丹皮15g、炒栀子15g、北柴胡6g、当归10g、赤芍30g、茯神15g、白术10g、生甘草10g、赤小豆30g，14剂，日一剂，水煎服。

2000年8月23日二诊 共服22剂，房事后仍出现粉红色尿，但再次化验尿液均未见红细胞。舌红苔淡黄，脉弦软。守方加茺蔚子15g，以化瘀通络，再服14剂。

随访 告愈。

按 本案从右肾轻度积水看来，实乃尿路结石所致。由于性生活之房劳，均导致房事后第一次尿呈红或粉红色，尿常规并未检出红细胞，可以排除尿血。经与丹栀逍遥散以清心泻火，疏肝凉血获效。因此可知，患者相火偏亢，血络损伤所致。

【案例3】 少腹痛（盆腔积液）

章某某　女　38岁　农民

2008年9月24日初诊　少腹痛反复发作4个多月。缘于5月份开始出现心烦不安，月经超前，经期延长。经服药（何药不详）后月经改善，但少腹痛而不减。今日江西省妇幼保健院B超检查报告：盆腔内积液（118mm×11mm）。舌红苔白、舌边有齿印，脉细弦软而微数。

证属　肝郁血虚，郁而化热。

治法　清肝解郁，养血通络。

方药　丹栀逍遥散加减。牡丹皮15g、炒栀子15g、北柴胡10g、赤芍15g、白芍15g、漂白术30g、当归身10g、当归尾10g、茯苓15g、薄荷10g、生甘草6g、地骨皮15g、炒莱菔子15g、山药30g、菝葜30g、土茯苓15g、台乌药10g、阿胶10g（烊服）、生姜3片，10剂，日一剂，水煎服。

2008年10月5日二诊　少腹痛有所减轻。以往月经后，腹痛必加重几天。本次月经后未出现类似腹痛。舌红苔白，脉略滑。守方加青皮10g、小茴香10g，以助行气通络，再投10剂。

2008年10月22日三诊　少腹痛已愈，月经已复常，以往经期延长，现3~4天即可净，舌红苔白，脉细弦微数。守方再投10剂。

2008年12月8日四诊　彩超复查诊断：盆腔少量积液（15mm液性暗区）。腹痛已基本缓解。白带常规：白细胞（3+），余项无明显异常。舌红苔白，脉细弦软而微数。守方再服10剂而愈。

按　女性盆腔积液从现代医学看分为两种，一种是正常积累，月经中期排卵后，一部分卵泡液积聚在盆腔中形成盆腔积液，属生理现象；另一种则是病理性的，诸如盆腔炎，或其他部位结核，或其他疾病，或肿瘤等所造成的盆腔积液。本案少腹痛，乃是盆腔炎导致盆腔积液而引起少腹痛。治疗乃据其脉证为肝郁血热，故治与丹栀逍遥散以清肝解郁，养血通络获效。

【案例4】 漏下（子宫腺肌病、卵巢功能紊乱）

何某某　女　47岁　营业员

2015年5月18日初诊　经行点滴不断两个月。3月27日经行一直不净，江西省妇幼保健院4月3日取节育环并行子宫整刮术亦不净；5月16日彩超提示：子宫腺肌病；右侧附件囊性包块（卵巢巧克力囊肿？）；糖类抗原CA125：12.29kU/L。心情烦躁，导致少寐，每晚只能睡6个小时，长期又习惯于12点后休息。纳尚可，二便调。舌红苔白、舌边有齿印，脉细弦微数。心率76次/分，律齐。

证属　肝热脾虚，冲虚血热。

治法　疏肝健脾，清热固冲。

方药　丹栀逍遥散加味。牡丹皮15g、焦栀子12g、醋柴胡10g、漂白术10g、薄荷10g、茯神15g、当归15g、赤芍30g、白芍15g、炙甘草6g、生姜2片、茜草炭15g、侧柏炭10g、阿胶10g（烊服），7剂，日一剂，水煎服。

2015年5月26日二诊　三剂药后，经血量转多（按经期规律属如期经行）、色红，今天第5天转少稍有点滴。血压：115/82mmHg。舌红苔白、舌边有齿痕，脉细弦软而微数。守方再服7剂以善后。

2015年7月7日电话告　药二周，月经已调。

2018年5月18日就诊时追访　3年来月经正常。

按　本案经行点滴不断，属于肝郁血热之漏下证。现代医学检查发现子宫腺肌病、右侧附件囊性包块（卵巢巧克力囊肿？）。子宫腺肌病的病因可能与人流、诊断性刮宫操作有关；而附件囊性包块则可能是引起卵巢功能紊乱，月经点滴不断的原因。经用丹栀逍遥散以疏肝健脾，清热固冲，而获痊功。

【案例5】 漏下（黄体萎缩不全子宫出血）

丁某　女　33岁　职工

2014年4月14日初诊　月经量少，每次经期延长至10~15天，点滴难净，已经3年多。已生育一胎。缘于2010年上节育环后经期延长至7天以后，并逐渐加重。上月20日经行至本月11日才净，历时21天。江西省妇幼保健院检查，未发现明显异常。心烦易怒，纳食尚可，睡眠一直不好，入睡难，带下黄稠，小便调，大便干结。舌红尖甚、苔薄而微黄，舌面有红色小圆点，脉细弦微数、重按少力。

证属　肝热脾虚，冲任不固，血不养心。

治法　疏肝健脾，清热固冲，养血宁神。

方药　丹栀逍遥散加味。牡丹皮15g、炒栀子12g、北柴胡6g、白芍10g、白术10g、炙甘草6g、茯神15g、当归10g、薄荷10g、生姜3片、淡豆豉10g、生地黄15g、川芎6g、炒酸枣仁10g、生酸枣仁10g、绿萼梅10g、淮小麦30g，7剂，日一剂，水煎服。

嘱　暂时避免房事，以利康复。

2014年4月21日二诊　心烦好转，睡眠改善，黄色稠带已除，大便仍干结，解而不畅。月经将至。舌红苔白，脉细而关微弦。守方去白芍，加炒莱菔子10g、赤芍15g，以助下气通腑、行血调经，再投7剂。

2014年6月12日三诊　4月底按时经至，如期经净，但一天后回行一次则净。睡眠已好。舌红苔白、舌边有齿痕，脉细关弦。守方加太子参12g、炙黄芪25g、生远志10g，以助益气养血，再投7剂。

2014年7月12日随访　月经复常，睡眠已好。

按　现代医学认为黄体萎缩不全，是引起月经经期延长的原因。而本案是在置入节育环后则导致月经经期延长，已历时三年余。是否因节育环引起黄体萎缩不全，姑且不论。据其脉证辨为肝热脾虚，冲任不固。治与丹栀逍遥散以疏肝健脾，清热固冲；并加入生地、枣仁、淮小麦等育阴养血之品以养血宁神而获痊功。

【案例6】　经行阴痒（细菌性阴道炎）

陈某　女　26岁　职工

2011年11月21日初诊　经行时阴痒数个月。每次经行时外阴瘙痒，经量少，周期尚准。未婚。经江西省妇幼保健医院检查除有盆腔炎外，余项无明显异常。而且经常上火，牙疼或牙龈肿胀，心烦不安，故就诊于中医。舌红苔薄白、根部苔略厚，脉细弦微数。

证属　肝脾郁热，血虚生风。

治法　清肝健脾，泻心凉血。

方药　丹栀逍遥散加减。丹皮15g、炒栀子10g、醋柴胡15g、漂白术10g、白芍15g、薄荷10g、当归尾15g、当归身15g、茯苓10g、生姜3片、玫瑰花10g、凌霄花10g、蛇床子3g，7剂，日一剂，水煎服。

2011年12月1日痤疮就诊告　经行外阴瘙痒已除。

按　经期阴痒，现代医学认为是局部细菌感染所致。而中医认为"诸痛痒疮，皆属于心"（《素问·至真要大论》）。心主火也，因而上火牙疼、牙龈肿胀，心烦不安。故本案应为肝脾郁热，血虚生风所致。治与丹栀逍遥散以清肝健脾，泻心凉血而愈。

【案例7】　月经先期（月经不调）

邓某某　女　16岁　学生

2008年8月21日初诊　月经先期，本次提前两周，昨日行经，色黑，量不多，伴神疲乏力，小腹胀闷，纳呆食少，心烦易怒，二便尚调。舌红尖微甚、苔淡黄，脉细弦数。

证属　肝热脾虚，冲任失调。

治法　清肝健脾，养血调冲。

方药　丹栀逍遥散加味。牡丹皮10g、焦栀子10g、北柴胡10g、赤芍15g、当归10g、茯苓15g、漂白术10g、生甘草6g、薄荷10g、生麦芽30g、台乌药10g、生姜3片、制香附10g，4剂，日一剂，水煎服。

2008年8月26日二诊　月经已净，小腹闷痛止。舌红尖边微甚苔白，脉细数微弦。守方加阿胶10g（烊服），再服5剂，月经调。

按　月经周期提前一周以上，称为月经先期，其有血热和血虚之别。本案伴随有心烦易怒，舌红脉数，均为血热之象。故治与丹栀逍遥散以清肝健脾，养血调冲获愈。

【案例8】　经净复至（病毒性感冒）

王某某　女　34岁　居民

2007年11月27日初诊　经净复至2天。经行一周刚净，突然鼻塞、头痛，伴乳房胀痛，月经复至。而且既头痛鼻塞，又心烦气躁。舌红苔薄白，脉细微弦而数。

证属　血虚外感，血海不宁。

治法　养血疏风，凉血泄热。

方药　丹栀逍遥散加味化裁。牡丹皮15g、焦栀子15g、北柴胡10g、赤芍15g、白芍15g、当归10g、茯苓15g、白术15g、生甘草6g、青皮10g、陈皮10g、阿胶珠10g（打粉冲服）、椿根皮15g、地骨皮10g、黄柏10g、羌活6g、炒橘核15g、制香附10g，7剂，日一剂，水煎服。

2007年12月4日二诊　药后诸痛愈，经净，心烦气躁去。舌红苔薄而淡黄，脉细弦软，守方再服7剂以善后。

按 患者经行刚净，突受风邪乘虚外袭，外邪化热，扰动血室，致使经净复至。故治与丹栀逍遥散以养血疏风，凉血泄热获效。

【案例9】 经期吐衄（子宫内膜异位症）

王某某 女 35岁 护士

1996年12月27日初诊 经行咳嗽，痰中夹血丝已2年。月经能按时至，色黯，有小瘀块。本院诊断为子宫内膜异位症。平时口唇干裂，咽喉时有痰梗，性情内向，情绪纠结。纳香，眠可，二便调。已生育一胎。舌红苔薄白，脉细弦。

证属 肝郁脾虚，情极化火。

治法 疏肝清气，凉血化瘀。

方药 丹栀逍遥散加味化裁。牡丹皮10g、焦山栀10g、北柴胡6g、当归15g、赤芍15g、白芍15g、川芎10g、白术10g、茯苓10g、薄荷6g、生甘草10g、青黛10g（包煎），7剂，日一剂，水煎服。

1997年3月26日再诊 2月份经行咯血一次，量少，3月份经行咯痰夹血3天。舌红苔薄白，脉细弦。守方加田七粉3g（冲服），以助活血化瘀，再投5剂。

1998年8月20日三诊 今年6、7月份经行未咯血，本月行经提前5天，月经量偏少色暗，复又痰中夹血，量少。舌淡红苔薄白，脉细弦略数。

根据脉证，本次经行咯血，倾向于气阴两虚，故拟益气养阴，疏肝和血调治。

方用一贯煎合二至丸加味。北沙参20g、麦冬10g、生地黄20g、当归10g、川楝子10g、赤芍15g、红花5g、生黄芪15g、女贞子10g、旱莲草10g，再投7剂。

并以咳血方为基础拟备用方（经行时服）：青黛10g（包煎）、焦栀子10g、浮海石15g、栝楼仁10g、诃子10g、冬瓜仁30g、丹参30g、当归6g、藕汁一杯（兑入）。嘱：在下次行经时服3剂。

1998年11月因脱发就诊告知：经行咯血已未发作。

2002年12月4日再诊 今年经行咳血共发作4~5次。CT扫描示：肺部未见明显异常，但左下支气管不清晰。江西省妇幼保健院诊断排外子宫内膜异

位。刻下，心烦易怒，纳香，眠可，二便调。舌红苔白，脉细。

目前乃肝郁化火而复经行咳血，故拟疏肝解郁，凉血清经调治。

再用丹栀逍遥散加减化裁。牡丹皮10g、炒栀子10g、北柴胡10g、当归10g、赤芍10g、白芍10g、生甘草6g、白术10g、茯苓10g、薄荷10g、炒枳壳10g、阿胶10g（烊服）、鲜藕汁100ml（兑入），再进7剂。

随访 2007年4月7日就诊告：2002年药后经行咳血止，至今安康。

按 本案经行吐衄反复发作，乃肝经郁火，兼之肝肾阴虚，故治疗上根据证情，分别以疏肝清气，益气养阴，泻火凉血，分阶段治之获效。

【案例10】 月经先后无定期（月经不调）

熊某某 女 38岁 职工

2009年8月18日初诊 月经先后无定期。近期情绪不好，心烦不安，月经也出现先后无定期。上月滞后19天，经色量均可；本月不到20天又行，而且量多。伴头晕，神疲乏力，胸部及乳房胀痛。经江西省妇幼保健院B超，血、尿常规检查均无明显异常。由于精神紧张，情绪不安，而停止工作。舌红苔薄白，脉沉细弦微数。

证属 肝郁化火，脾虚血弱，肾失封藏。

治法 清肝泄热，益脾生血，凉血调冲。

方药 丹栀逍遥散加味化裁。牡丹皮10g、焦山栀10g、北柴胡15g、炒白术10g、炒白芍10g、赤芍15g、茯苓15g、当归10g、生甘草6g、薄荷10g、生姜3片、阿胶10g（烊服）、侧柏炭10g，4剂，日一剂，水煎服。

2009年8月22日二诊 药后经净，心情舒畅。舌红苔白，脉细弦软少力。守方再投5剂。

2009年8月28日三诊 诸恙平，但腹部有胀闷感。舌红苔白，脉细弦软。守方去栀子，加凌霄花15g、鸡内金15g，以助活血和血，再投7剂。

2009年9月4日四诊 胀闷除，精神增。舌红苔白，脉细软。守方加黄芪10g、菟丝子15g，以助补气益肾，再服7剂以善后。

随访 心绪稳定，月经复常，已恢复上班工作。

按 月经先后无定期，又称之为经乱。其病机乃

邹嘉玉临证精要

238

气血失调，冲任功能紊乱，血海蓄溢失常所致。与肝、肾、脾密切相关。因为肝藏血而司血海，肝气宜条达而恶抑郁，肝气疏泄太过与不及，均可使血海蓄溢失常；肾主藏精，乃月经之本，肾虚则封藏失职，血海则蓄溢无时；脾为后天之本，生化之源，脾又统血，脾虚则生化、统血失司，冲任功能失调，致使经期紊乱。本案乃肝郁脾虚，郁而化热，造成血海蓄溢无常，封藏失职，统血失司，乃至经乱。故治与丹栀逍遥散以清肝泄热，益脾生血，凉血调冲获愈。

【案例11】 月经过多（月经过多、子宫内鳞状上皮炎症）

万某某　女　37岁

2009年11月23日初诊　月经过多3~4年，经常一个月2行。同时心烦失眠。阴道口经常分泌出白带、淡红色血水状分泌物。经江西省妇幼保健院B超检查及宫内组织病理检查：宫内组织呈分泌期改变。诊断为：鳞状上皮炎症。刻下，经行，心烦不安，睡眠梦多。或后半夜醒后不能再入睡，腰疫痛，纳尚可，大便1~2天一次。舌红苔淡黄，脉细而微弦。

证属　肝郁化火，冲任失调。

治法　清肝泻火，健脾调冲。

方药　丹栀逍遥散加味化裁。牡丹皮10g、焦栀子10g、北柴胡15g、白芍15g、苍术10g、白术10g、茯神15g、茯苓15g、当归15g、薄荷10g、炙甘草10g、生姜3片、地骨皮15g、芡实30g、山药30g、黄柏10g、太子参30g、陈皮10g、桑寄生30g，7剂，日一剂，水煎服。

2009年12月16日二诊　药2剂经净，心烦已除，白带仍多，如米汤状，微黄，腰疫痛止。舌红苔白，脉细弦软。守方去桑寄生，加阿胶10g（烊服）、淮山药30g，以助养血和脾，再进7剂以善后。

2009年年12月28日三诊　本次月经按时至，但后期色紫暗。舌红苔薄浅黄，脉细软。

脉证突显气血不足，故拟补益气血，养血调经以善后。

方用补中益气汤合四物汤加减。党参15g、白术10g、炙黄芪30g、升麻10g、北柴胡10g、陈皮10g、当归10g、茯苓30g、芡实30g、炙甘草10g、川芎10g、白芍15g、熟地15g、海螵蛸25g、山药30g、红枣5枚、生姜3片，连服7剂后停药观察。

2010年2月6日随访告　月经如期，至今尚好。

按　月经过多，有血热、血虚之分。血热则迫血妄行；血虚则统摄失权，乃气为血帅也。本案月经一个月内两行，检查发现鳞状上皮炎症。从现代医学角度看，与月经过多并无因果关系。而中医则认为患者本为肝郁化火，迫血妄行，致使月经过多。又加上赤白带症，致使心烦不安，可见是相互牵连的。故首诊治与丹栀逍遥散以清肝泻火，健脾调冲；同时加用芡实、山药、黄柏等以健脾燥湿。次诊与补中益气汤合四物汤以补中益气，养血调经以收痊功。

【案例12】 耳鸣（神经性耳鸣）

卢某某　女　37岁　缝纫工

2008年2月15日初诊　双耳鸣40余天。开始似钟声，继之如蝉鸣，呈持续状态，造成心烦不安。因做缝纫工作，长期加夜班，导致失眠，不易入睡。月经先期一周左右。有颈椎病史。在当地医院治疗未效，而返赣求治。舌红苔薄黄，脉弦软。

证属　肝郁化火，肝肾亏虚，邪火上扰。

治法　清肝泻火，补益肝肾，疏风止鸣。

方药　丹栀逍遥散加味。牡丹皮10g、生栀子15g、北柴胡10g、白芍15g、当归10g、茯苓10g、白术10g、薄荷10g、生姜3片、生甘草6g、山茱萸10g、全蝎6g、蜈蚣1条、煅龙骨30g、煅牡蛎30g、淡豆豉15g、五味子10g、枸杞10g，15剂，日一剂，水煎服。

2010年7月26日回乡面告，2008年耳鸣，药15剂而愈。

按　耳鸣，分虚实两类。实证多由邪气壅实，上扰耳窍。诸如风热、肝火、痰火之耳鸣；虚证多因脏腑虚损而致，诸如肾虚、心血虚、脾虚等。本案既有肝郁化火的一面，又有火热伤阴之征。故与丹栀逍遥散以清肝泻火，加用山茱萸、五味子、枸杞补益肝肾，加用全蝎、蜈蚣以疏风止鸣。药仅15剂，诸症悉除。

5. 痛泻要方

痛泻要方源于《丹溪心法》，《古今医统》称为白术芍药散，方由白术（炒）90g、白芍（炒）60g、陈皮（炒）45g、防风60g组成，或煎，或丸，或散皆可用。方中白芍泻木调肝，缓急止痛；白术燥湿培土，健脾止泄；陈皮理气和中，助白术化湿；防风归肝入脾，助芍、术疏肝理脾，共成疏肝缓急，健脾止泄之功，其实质为补脾泻肝。主治：肝旺脾虚，肠鸣腹痛，大便泄泻，泻必腹痛。

临证运用本方，随证加减化裁。治疗肝旺脾虚之急、慢性泄泻，霉菌性泄泻，术后腹泻，慢性直、结肠炎泄泻，收效颇显。

【案例1】 肝泄（胆石症术后腹泻）

戚某某 女 67岁 居民

2016年5月13日初诊 腹痛泄泻反复发作已4年。缘于2012年因胆石症行胆囊摘除术后。由于嗜辣，术后每当吃辣椒或辣味食品则腹痛、泄泻（稀溏不成形）。每日2~3次，解后腹痛缓解。纳食如常。舌红苔淡黄、舌中纵裂、舌面网状裂，脉细弦软数。

证属 肝旺脾虚，运化失职。

治法 泻肝补脾，和胃燥湿。

方药 痛泻要方加味。防风15g、炒白术10g、陈皮10g、炒白芍12g、川黄连6g、青木香10g、炒鸡金30g、炒麦芽30g、炒谷芽30g，7剂，日一剂，水煎服。

2016年5月13日二诊 腹痛止，大便仍日2解，第1次成形，第2次稀软，餐后腹胀、口干。舌红苔白、舌中纵裂、右根部有一小块脱苔，脉弦软、右细弦、关无力。守方加薏苡仁30g、炒厚朴10g，以助宽中健脾利湿，再服7剂。

2018年2月11日随访 愈后，近两年未再泄泻。

按 肝泄，是由情志不舒，郁怒伤肝引起的泄泻。其特点为胸胁胀痛，腹痛泄泻。而本案则是胆石症行胆囊摘除术后所致，由于其腹胀腹痛泄泻。虽病因不同，但病机类似。故治与痛泻要方加味以泻肝补脾，和胃燥湿获愈。

【案例2】 肝泄（霉菌性肠炎）

万某某 女 46岁 农民

2002年6月8日初诊 泄泻1月余。经当地医院查大便常规：霉菌阳性。刻下，肠鸣腹响，腹痛即解，解后则舒，神疲乏力，纳呆，小便调。舌红苔薄白、中根部苔淡黄，脉细弦。

证属 肝气横逆，乘脾犯胃。

治法 泻肝补脾，和胃止泻。

方药 痛泻要方加味。防风10g、炒白芍15g、陈皮10g、炒白术10g、炒谷芽30g、炒麦芽30g，4剂，日一剂，水煎服。

2002年6月12日二诊 泄泻减，腹痛缓解。舌红苔白，脉沉细、寸弦。守方加五味子6g、煨肉豆蔻5g、补骨脂10g，再进7剂而愈。

按 霉菌性肠炎，是由霉菌侵袭肠道黏膜引起的一种溃疡性肠道炎症。一般为白念珠菌感染。本案由于腹痛腹泻，解后则舒。其病机类似于肝泄，故治与痛泻要方以泻肝补脾，和胃止泻收效。

【案例3】 泄泻（负压吸宫术后泄）

刘某某 女 42岁 自由职业

2009年9月28日初诊 腹痛泄泻数天。缘于刮宫术后出现胸胁胀痛并腹痛腹泻，日解2~3次，大便稀而不成形，解后则腹痛缓解。同时失眠，头痛。血压100/65mmHg。舌红苔白稍厚，脉细弦软数。

证属 肝气乘脾，运化失常。

治法 抑木扶土，补脾止泻。

方药 痛泻要方加味。炒白芍15g、防风15g、陈皮12g、炒白术10g、炒麦芽30g、炒谷芽30g、焦山楂15g、卷柏30g、刺蒺藜30g、茯苓15g、茯神15g、太子参15g、生甘草6g，5剂，日一剂，水煎服。

2009年11月2日告 药一剂则泄止，药尽诸症除。

按 本案因早孕而行负压吸宫人流术。由于术中情绪紧张，肝气郁滞横逆，兼之人流术后的脾胃功能失常。从而导致肝气横逆犯脾，运化失常致腹痛而泄。因其素有头痛之疾，故在抑木扶土法中，佐以补脾疏风而收痊功。

【案例4】 食泻（慢性结肠炎）

胡某某 男 58岁 居民

1999年6月5日初诊 腹痛泄泻发作半个月。患慢性结肠炎30年。缘于1968年腹泻并拉痢，经抚州某医院检查诊为：慢性结肠炎，并排除阿米巴感染，服用诺氟沙星、土霉素等药缓解，但一直不愈。之后经常复发，每食油腻则泄泻，且春夏两季发作较多。刻下，腹痛即解，量少，日2~3解。心烦少寐，夜尿频，每夜3次。舌红边甚苔白，脉沉细弦。

证属　肝气横逆，肝肾亏虚。

治法　疏肝和脾，益肾固涩。

方药　痛泻要方加味。防风10g、炒白芍10g、陈皮10g、炒白术10g、补骨脂10g、吴茱萸3g、五味子10g、煨肉豆蔻10g、蒲公英15g、秦艽10g，7剂，日一剂，水煎服。

1999年6月12日二诊　三剂药后，腹痛泄泻即见减，夜尿由3次减为1次，故睡眠也改善。舌红苔薄白，脉细弦。守方加北山楂15g，以消食助运，再进7剂。

2000年9月就诊时告　15个月来未再腹痛泄泻。

按　食泻，是由饮食所伤，恣进膏粱厚味，宿食内停，损伤脾气，致使脾运失司而成。某医院检查诊断为慢性结肠炎，现代医学认为引起本病的因素很多，但尚未找到其直接原因。研究认为可能与感染、免疫、遗传、环境因素、肠道防御功能损伤，以及精神心理因素有关。因此，患者罹患斯疾30年之久。由于以痛泻为主要症状，亦属于肝郁脾虚所致。故治与痛泻要方加味以疏肝和脾，益肾固涩而获痊功。

【案例5】　食泻（慢性直肠炎）

查某某　女　50岁　退休职工

2013年1月25日初诊　腹痛腹泻反复7年余。每当情绪不安，或饮食不当，出现左下腹隐隐作痛并大便急胀泄泻。一般泄泻前腹痛，便后缓解。用康复欣＋庆大霉素＋云南白药加＋生理盐水混合灌肠可缓解。昨日食一糯米粽子后又发作腹痛泄泻。经肠镜检查发现：距肛门8cm直肠黏膜可见片状充血糜烂。诊断：直肠炎。检查血脂，血糖均无明显异常。刻下，腹部隐隐作痛。舌红苔黄，脉细弦软数。

证属　肝旺横逆，乘脾犯胃。

治法　泻肝补脾，清热和胃。

方药　痛泻要方加味。陈皮10g、炒白术15g、炒白芍10g、防风15g、瘠积草15g、地锦草15g、白头翁10g、川黄连3g、黄柏10g、秦皮10g，7剂。

2013年2月1日二诊　腹部隐痛已缓解，大便已趋正常。舌红尖甚、舌苔薄白，脉细弦软。守方再投7剂。

2013年2月8日三诊　刻下，右下腹偶感不适。舌红苔白，脉细弦软。守方加生麦芽30g、玳玳花

10g、山药15g，以增疏肝健脾之力，再服5剂。

2013年4月15日随访　腹痛便泄已愈。

2017年3月19日再访　至今安康。

按　直肠炎是发生在直肠部位的急慢性炎症，可由于感染、不合理使用抗生素、炎症性肠病或放疗等导致；也可由精神因素和免疫损伤所致。而据其发病特点为情绪紧张，饮食不当诱发泄泻，当为肝郁脾虚，肝气横逆致病。故治与痛泻要方以泻肝补脾；辅以白头翁汤以清热和胃，诸症悉除。

四、清热剂

1.犀角地黄汤

犀角地黄汤源于《备急千金要方》，《小品方》称之为芍药地黄汤。方由芍药12g、地黄30g、牡丹皮9g、犀角3g组成，上四味，切，用水1升，煮取400ml，去渣，每次温服200ml，一日二次。方中犀角（现以水牛角代之）清营凉血，清热解毒为主药；生地清热凉血，滋养阴液为辅，芍药和营泄热，丹皮泄血分伏热，凉血散瘀，共为佐使。四药相合，共成清热解毒，凉血散瘀之功。主治：热盛动血、吐血、衄血、尿血、便血者；蓄血发热；热扰心营，神昏谵语，斑色紫黑，舌绛起刺者。当今用于各种紫癜、弥漫性血管内凝血、尿毒症、急性白血病、败血症、斑疹伤寒等症。

临证加减化裁，由于犀牛为世界性保护动物缺药，而使用水牛角替代犀角，亦能起到好的疗效。在治疗各种衄血及身痒等症，疗效颇为显著，总有效率达80%。

【案例1】　舌衄（舌头出血）

邹某某　男　60岁　农民

2015年1月6日初诊　舌面渗血伴牙龈出血一个多月。两个多月前（2014年10月24日）CT检查报告：右肺上叶及两肺下叶条索状密度增高影，考虑感染性改变，而决心戒烟。戒烟一个多月后，出现舌面渗血伴牙龈出血。自行用百合炖肉，服食了一个月，也未见效。纳香，大便1~2日一解，不结，但不爽。长期有在刷牙的同时刷舌面的习惯。舌红苔白、舌尖微红甚，脉细弦数、重按少力。

证属　热灼营血，血不循经。

治法　清热和营，凉血散瘀。

方药　犀角地黄汤加减。生地黄15g、赤芍30g、水牛角粉35g（包煎）、牡丹皮15g、金银花25g、玄参12g、生甘草6g、当归尾15g、肺形草15g、鱼腥草15g、黄芩炭12g、铁苋15g、地骨皮30g、田七粉5g（冲服），14剂，日一剂，水煎服。

2015年7月3日随访　药14剂后，出血缓解，但未痊愈。同步每日服1片维生素B$_2$，药至3周后衄止。因害怕出血而复吸烟，戒烟失败。

按　本案舌衄伴齿衄，于戒烟后出现，故责之于戒烟。实际上是病者不良生活和饮食习惯导致，如长期刷舌；病后又不及时就医，而是自行使用食疗——百合炖肉，岂不知，"肉生痰"，痰盛又化火。血热妄行是其病机。故治与犀角地黄汤以清热和营，凉血散瘀获愈。

【案例2】　肌衄（药物性血小板减少性紫癜）

邹某某　男　5岁

2001年4月4日初诊　家长述，颜面及周身皮下点状出血及发斑9天。发病前发热，注射及口服过抗生素（头孢类）及退热药安乃近。患儿喜食各种儿童零食。检查尿常规无异常。血常规：血小板39×10^9/L，白细胞10.8×10^9/L，淋巴细胞百分比28%，中性粒细胞百分比0.1%，粒细胞百分比71%。观其咽喉：扁桃体肿大Ⅱ度。舌红苔白，脉微数。

证属　热伏营血，血不循经。

治法　清热解毒，凉血疏风。

方药　犀角地黄汤加减。水牛角粉10g、生地黄12g、牡丹皮10g、赤芍10g、蝉衣10g、浙贝母10g、紫草10g，7剂，日一剂，水煎服。

2001年4月14日二诊　药后血小板上升至67×10^9/L，红点及瘀斑已消退。望其咽喉：咽红，扁桃体肿大Ⅰ度。舌红苔白、舌中剥苔，脉微数。守方加重生地3g，再加北山楂10g，以助养血和血，再投7剂。

2001年4月21日三诊　上方共服14剂。皮下已未再有新的出血点，瘀斑已消退。二便调，舌红苔白、舌根全剥无苔，指纹紫暗隐伏。守方加玄参5g，以助滋阴益水，再服7剂以善后。

按　《药物手册》对头孢类药物有"血小板减少性紫癜"的副作用提示，安乃近有"过敏性紫癜"的副作用提示。按中医辨证乃为热伏营血，血不循经所致。治与犀角地黄汤以清热解毒，凉血疏风而中的。

【案例3】　肌衄（过敏性紫癜）

熊某某　男　6岁

1999年1月2日初诊　双下肢膝以下皮下紫斑3天。2天前双手背肿胀，然后自行缓解，第3天出现小腿皮下紫斑。经江西医学院第二附属医院查血、尿常规均未发现异常，并按过敏性紫癜治疗。静脉滴注维生素C（8g）+654-2（10mg），口服阿司匹林100mg，每日2次，并荐其就诊中医。刻下，嘴角溃疡，稍咳，大便日一解。舌红苔薄白，脉浮。

证属　风温侵袭，热入营血。

治法　疏风清热，凉血行血。

方药　犀角地黄汤加减。水牛角粉8g（包煎）、赤芍10g、生地黄12g、牡丹皮10g、蝉衣6g、僵蚕6g、生大黄3g、茜草10g、紫草10g、田七粉2（冲服），4剂，日一剂，水煎服。

嘱　忌食辛辣油煎食品。

家长告　药尽则愈。

按　造成过敏性紫癜的原因，现代医学认为与感染病毒、细菌、支原体；或摄入过敏性食物和某些药物相关。中医认为肌衄的成因可由脾肾虚损，阴阳失调，或正虚感邪，热入营血，或心肝郁火，迫血妄行，致使离经之血渗溢于肌腠而成。本案患儿则是感邪而发，故治与犀角地黄汤以疏风清热，凉血行血获效。

【案例4】　肌衄（紫癜性肾炎）

范某某　男　7岁　学生

2010年3月20日初诊　小腿点状紫斑1个多月。经江西省儿童医院诊断为过敏性紫癜性肾炎而住院21天，正在服用复方芦丁片、氯雷他啶片，静脉滴注葡萄糖酸钙、低分子量肝素钙、维生素C、西咪替丁、氢化可的松琥珀酸钠及环磷酰胺等，未能获得痊愈，故就诊于中医药。刻下，膝关节以下仍有小紫红点，此起彼伏。尿中蛋白质（+），舌红尖甚苔白，脉细弦数。

证属 禀赋不足，风热伤络，迫血妄行。

治法 扶正祛邪，疏风解毒，凉血活血。

方药 犀角地黄汤加减。水牛角粉15g（包煎）、牡丹皮8g、赤芍10g、生地黄10g、柿叶10g、梓树英10g、生甘草6g、仙鹤草15g、乌韭15g、莲须6g、羊蹄根15g、紫河车8g，4剂，日一剂，水煎服。

2010年3月23日二诊 尿常规已复常，紫斑点已褪。舌红苔白，脉细而微数。守方带药15剂返乡善后。

随访 愈而未发。

按 过敏性紫癜性肾炎好发于儿童，因细菌、病毒、寄生虫感染过敏引起。过敏性紫癜的典型四联症为皮肤、胃肠道、关节和肾脏受累，多表现为血尿和蛋白尿，严重者可出现肾功能损伤。中医则据其脉证辨证，本案为风热伤络，迫血妄行所致。故治与犀角地黄汤加紫河车、柿叶、梓树英等以扶正祛邪，疏风解毒，凉血活血获愈。

【案例5】 丘疹（变应性皮肤血管炎）

吴某某 男 76岁 农民

2006年6月8日初诊 全身皮肤散发小疹，瘙痒难忍20多天。经多方治疗无效。故而入医院检查，血常规：红细胞偏低，血小板61×10⁹/L。B超：双侧多囊肾。尿常规：蛋白尿阳性0.1g/L，余项无异常。血压110/75mmHg。变应原检查：海虾、大豆、草莓、香菇、户尘螨、蟑螂、羽毛、酒精过敏。纳、眠尚可，二便赤调。舌红苔薄淡黄，脉细弦软微数。

证属 外邪犯表，血热生风。

治法 滋阴凉血，养血疏风。

方药 犀角地黄汤合四物汤。炒白芍12g、熟地黄12g、牡丹皮10g、水牛角粉15g（包煎）、炙黄芪30g、全当归10g、川芎10g、紫浮萍15g、鸡血藤15g、川红花6g、枸杞10g、生麦芽30g、北山楂15g，日一剂，水煎服。

随访 其子告：连服10剂药后愈。

按 变应性皮肤血管炎，是皮肤科最常见的血管炎，临床表现为下肢斑丘疹、丘疹、可触及性紫癜、风团、结节和溃疡等，可伴有发热、乏力、关节痛、内脏损害。中医则据其脉证辨为外邪犯表，血热生风。治与犀角地黄汤加入四物汤以滋阴凉血，养血疏风而收效。

【案例6】 舌麻（舌神经炎？）

吴某某 女 40岁 农民

1993年3月5日初诊 舌麻如针刺样已1年多。最近晨起又牙龈出血，伴口涩，口臭。在当地中西药治疗不愈，故赴省城求治。刻下，舌麻如针刺，牙龈出血，纳尚可，大便尚调，小便黄短。舌红苔薄白，脉细偏数。

证属 心脾热盛，脉络瘀阻。

治法 养阴清热，凉血化瘀。

方药 犀角地黄汤合一贯煎加减。生地黄30g、牡丹皮15g、赤芍30g、水牛角粉30g（包煎）、北沙参20g、川楝子10g、当归6g、升麻10g、枸杞10g、川黄连5g、玫瑰花10g，7剂，日一剂，水煎服。

托同村人告知 药后即愈。

按 舌麻，多由心火上炎或心脾积热上冲所致。舌为心之苗，脾之经脉络舌下，若心经火盛，或心脾蕴热日久，循经上冲于舌发为此病。故治与犀角地黄汤并加入一贯煎以养阴清热，凉血化瘀获效。

2. 黄连解毒汤

黄连解毒汤出自《肘后方》。本方由黄连、黄柏、黄芩、栀子组成，黄芩泻肺火于上焦，黄连泻脾火于中焦，黄柏泻肾火于下焦，栀子通泻三焦之火，从膀胱而出，为大苦、大寒之剂。用于三焦积热，邪火亢盛所致诸病。临证用之于食物过敏性之湿疹，效奇。

【案例】 湿疹（食物过敏性皮疹）

余某 女 37岁 职工

2011年11月18日初诊 全身性湿疹44天。因食龙眼后患湿疹，初起红斑、丘疹、小水泡，瘙痒，搔后渗水。经静脉滴注复方甘草酸苷9天。同时还加服维生素C，外用阿昔洛韦乳膏均无效。后用5mg泼尼松片口服，每日8片，连服14天。刻下，周身仍此起彼伏地出现湿疹。同时伴耳奇痒、眼痒，因痒而难寐。面如满月，纳可。舌红尖甚、苔薄黄，脉细而微数、左微弦。

证属 外感湿毒，肺胃蕴热。

治法 清热燥湿，败毒疏风。

方药 黄连解毒汤合荆防败毒散加减。黄芩15g、川黄连10g、黄柏15g、生栀子10g、紫浮萍30g、桑白皮 15g、苍术 15g、蝉衣 10g、白藓皮 15g、路路通 15g、生甘草 6g、防风 15g、荆芥 10g、北柴胡 10g、枳壳 10g、蛇床子 5g、龙衣 10g、煅龙骨 30g、煅牡蛎 30g，7 剂，日一剂，水煎服。

嘱　暂忌油腻及荤腥肉食。

2011 年 11 月 29 日二诊　药后奇痒减，夜间已可入眠，背部湿疹已隐退，上肢湿疹已稀少，下肢减半。舌红尖甚苔白、舌中面呈梯状浅裂，脉濡数。守方再进 7 剂而愈。

按　患者因过食龙眼致使湿疹丛生。龙眼乃甘温之品，过食则酿湿化火而发为湿疹。经黄连解毒汤领荆防败毒散以清热燥湿，败毒疏风获效。

3. 凉膈散

凉膈散源于《太平惠民和剂局方》。方由生大黄、朴消、甘草（爁）各 60g，山栀子仁、薄荷叶（去梗）、黄芩各 300g，连翘 1.2kg 组成，上药研为粗末。每服 6 克，水 300mL，入竹叶 7 片，蜜少许，煎至 210 毫升。食后温服，小儿可服 1.5g，更随岁数增加；得利下住服。方中芒硝、大黄泻中焦实热；黄芩、薄荷、竹叶、连翘清上焦火热；栀子凉胸膈、清心肾、导热下出；白蜜、甘草润燥和中。使膈上热得清，膈下热得泄，上下分消，其膈自凉。其功用凉膈泻热。主治：上中二焦积热，烦躁多渴，面热头昏，唇焦咽燥，舌肿喉闭，目赤鼻衄，颌颊结硬，口舌生疮，睡卧不宁，谵语狂妄，大便秘结，以及小儿惊风等。

临证加减化裁为汤剂，治疗痤疮、口臭，收效显著。

【案例1】　粉刺（寻常痤疮）

张某　女　21 岁　学生

2008 年 6 月 30 日初诊　颜面痤疮，此起彼伏已数年。月经前后不定时，或先期 10 天或延后两周以先期为主，经量、色尚好。B 超报告：双子宫，无其他明显异常。经前少腹胀痛。舌红尖甚、苔淡黄，脉略滑。

证属　脾胃积热，瘀毒阻滞。

治法　清热凉膈，解毒化瘀。

方药　凉膈散加味化裁。生大黄 6g、生栀子 10g、连翘 20g、芒硝 5g（后冲入）、蒲公英 15g、黄芩 10g、生甘草 10g、薄荷 10g、益母草 30g、赤芍 15g、地骨皮 15g，5 剂，日一剂，水煎服。

2008 年 7 月 5 日二诊　痤疮见消退，月经仍未至。舌红尖甚苔甚黄，脉细数关软。守方加重生大黄 4g，加当归 10g，以助推陈出新，再投 7 剂。药尽经行疮退。

按　粉刺，好发于青春期，多由肺经风热，或脾胃湿热，熏蒸于肌肤；或冲任失调，常随月经周期而变化。本案三者兼而有之，但据其脉象之滑，当以脾胃积热为主。故治与凉膈散以清热凉膈，解毒化瘀获效。

【案例2】　口臭（牙龈炎）

张某某　女　36 岁　职工

2000 年 6 月 10 日，口臭伴咽痛反复已数年。经常口气臭秽，睡眠梦多。纳可，便调。观其咽红。舌红苔薄白，脉细偏数。

证属　胃燥膈热，上蒸于口。

治法　泻火凉膈，芳化除秽。

方药　①凉膈散加减化裁。生大黄 6g、生栀子 10g、连翘 10g、芒硝 5g（后下）、黄芩 10g、生甘草 6g、薄荷 10g、竹叶 10g、蜂蜜 1 匙（兑入汤内调服），7 剂，日一剂，水煎服；②白蔻仁，口含，每次 1~2 粒。

面告　药后口气已清新。

按　口臭，乃脏腑功能失调所致。《诸病源候论》谓："由五脏六腑不调，气上胸膈。然脏腑气臊腐不同，蕴积胸膈之间。而生于热，冲发于口，故令臭也。"

本案主要是胃火炽盛，火热循经，上蒸于口，发为口臭。故治与凉膈散以泻火凉膈；加用白蔻仁口含以芳化除秽获愈。

4. 普济消毒饮子

普济消毒饮子源于《东垣试效方》，《景岳全书》称为"普济消毒饮"。方由黄芩、黄连各 15g，橘红（去白）、玄参、生甘草各 6g，连翘、黍粘子、板蓝根、马勃各 3g，桔梗 6g，白僵蚕（炒）、升麻各 2.1g，柴胡、桔梗各 6g（一方有人参 9g）组成。上药㕮咀，如麻豆大，每服 15g，用水 300mL，煎至 150mL，去渣，稍热，时时服之。方中黄连、黄芩苦寒，泻上焦热毒；牛子、玄参、板蓝根、马勃、连翘、薄荷、桔

244

梗清热解毒，疏风散肿；僵蚕入肝，可除诸风；陈皮、甘草理气和胃，升清降浊；升麻、柴胡疏风解表，升阳散郁，协诸药升散头面，诸药合用，共奏清热解毒，疏风散邪之功。主治：风热疫毒上攻，致患大头瘟，恶寒发热，头面红肿焮痛，目不能开，咽喉不利，舌干口燥。当今用于腮腺炎，急性扁桃炎，颌下腺炎等。

临证加减化裁为汤剂，治疗痄腮，几乎是百发百中。

【案例1】 痄腮（腮腺炎）[1]
吴某某 女 49岁 居民

2014年4月6日初诊 右耳垂下肿胀并加重1天半。昨日下午耳垂处红肿热，按之微痛，晚上则加重并漫扩至颧骨及下颌处，整个脸部红肿热微痛。观其口腔右白齿后侧有一个黄豆大小之浅黄疡斑。纳可，但咀嚼困难。舌红苔薄黄，脉浮而细弦微数。

证属 风毒外袭，疫毒上攻，壅滞颊腮。

治法 疏风解表，清热解毒，消肿散结。

方药 普济消毒饮子加味。黄芩10g、川黄连6g、陈皮10g、玄参10g、生甘草6g、连翘20g、牛蒡子30g、板蓝根30g、马勃15g（包煎）、桔梗10g、升麻10g、北柴胡10g、炒僵蚕10g、薄荷10g、金银花25g，3剂，每日一剂，水煎服。

2014年4月9日二诊 肿减，但面积扩大至鼻梁，微红，自觉微热。观其口腔白齿后缘疡斑已转为淡黄。舌红苔黄，脉细弦软。守方加重黄连4g，以增泻火解毒之力，再服4剂而愈。

按 痄腮为传染性疾病，现代医学称之为流行性腮腺炎，是由流腮病毒引起的急性呼吸道传染病，其病毒几乎可侵及各个脏器。本病好发于儿童，成人少见，约占5%。无论成人及幼儿均用清热解毒，疏风散邪为治疗大法。故治与普济消毒饮子以疏风解表，清热解毒，消肿散结。仅一周而痊愈。

【案例2】 痄腮（腮腺炎）[2]
陈某某 女 8岁 学生

2012年6月25日初诊 家长述：发热，右面颊肿胀，疼痛3天。体温：38~39℃，江西省儿童医院拟腮腺炎诊断，并用炎琥宁注射液静脉滴注加口服清开灵颗粒及外用消炎膏。仍发热，腮腺肿疼未减。故就诊于中医药。舌红尖甚、苔淡黄，脉浮数。

证属 风毒外袭，疫毒上攻，壅滞颊腮。

治法 疏风解表，清热解毒，疏风散邪。

方药 普济消毒饮子加减。黄芩7g、川黄连5g、大青叶10g、连翘10g、马勃10g（包煎）、牛蒡子10g、生甘草6g、玄参7g、生栀子7g、桔梗5g、陈皮5g、北柴胡7g、升麻7g、炒僵蚕15g、浙贝母10g、金银花15g、射干7g、赤芍15g，4剂，日一剂，水煎服。

家长告：药尽热退肿消。

按 痄腮为传染性疾病，现代医学称之为流行性腮腺炎，是由流腮病毒引起的急性呼吸道传染病，其病毒几乎可侵及各个脏器，本病好发于儿童。本案发病后曾就诊于西医药，静脉滴注＋口服＋外用药，均未能获得控制。经普济消毒饮子以清热解毒，疏风散邪，4剂获愈。

5. 仙方活命饮

仙方活命饮出自《校注妇人良方》，乃《女科万金方》中神仙活命饮之异名，《摄生众妙方》亦称之为真人活命散。坊间称仙方活命饮居多，故用之。方用穿山甲、甘草、防风、没药、赤芍药、归梢、乳香、贝母、天花粉、角刺各3g，白芷1.8g，金银花、陈皮各9g，用好酒600ml，煎至300ml，若上身，食后服；若下身，食前服，再加饮酒150~200ml，以助药势。不可更改。其功用清热解毒，消肿溃坚，活血止痛。主治：疮疡肿毒初起，赤肿焮痛，或身微恶寒，舌苔薄白或微黄，脉数有力，属于阳证者。

鉴于本方使用的特殊性，即疮疡肿毒初起之阳证者，而目前这种感染性疾病，均接受各种抗生素治疗。故临证加减化裁，用于一些慢性感染性皮肤病，诸如鱼毒、蛙毒等感染致肿痛、粉刺、小疖肿、痰核、乳发等，疗效确切。

【案例1】 手掌痛（黄颡鱼毒）
成某某 男 38岁 木工

2008年10月28日初诊 右手掌中肿痛伴中指僵硬不能伸直已一个多月。缘于之前在老家河南抓鱼，被黄颡鱼刺伤手掌中间，当时浑身出汗乏力，右手至颈脖均疼痛不适。经当地医院打针（用药不详），当时缓解。20天后返赣做木工，又出现疼痛，右掌中复肿胀，中指外侧疼痛并不能屈伸，现连及小指亦疼痛。纳，眠均可，二便调。舌红苔白，脉弦而微数。

证属　鱼毒侵袭，风邪闭阻。

治法　解毒消肿，疏风通络。

方药　仙方活命饮加减。炮穿山甲10g、生甘草10g、防风10g、陈皮10g、赤芍15g、白芍15g、当归尾10g、皂角刺10g、白芷10g、制乳香3g、制没药3g、金银花30g、玄参10g、羌活10g、桂枝10g、生黄芪20g、红枣5枚、生姜3片，5剂，日一剂，酒水各半煎服。

2008年11月4日二诊　药后中指已能屈伸，疼亦减。舌红苔白，脉弦而微数。守方再服7剂告愈。

按　黄颡鱼，《纲目》载："微毒。"《诸病源候论·诸鱼伤人候》中云："鱼类甚多……鬐骨、芒刺有毒，伤人则肿痛。"故被刺伤后会出现疼痛、出汗、乏力等症状。一般刺伤后可自行痊愈，而本案经治疗缓解后一个月复发，尚为少见。辨证为鱼毒侵袭，风邪闭阻。经用仙方活命饮以解毒消肿，疏风通络获愈

【案例2】　右食指肿痛（蛙毒感染）

陈某某　女　39岁　职工

2010年9月3日初诊　右手食指肿痛2月余。缘于右手食指内侧，因整洗青蛙，被其断裂腿骨刺破皮后，出现红肿。经南昌大学第二附属医院治疗9天，口服头孢克肟胶囊与新癀片，可消肿退红，而疼痛一直不减。若停药后则又会出现红肿，两个多月来反复不愈。现用新癀片外敷，也无济于事，转诊于中医。刻下，右手食指红肿疼痛，舌红苔白，脉细弦软而微数。

证属　邪毒外袭，脉络闭阻。

治法　清热解毒，化瘀通络。

方药　仙方活命饮加味。炮穿山甲6g（打碎）、金银花30g、防风15g、白芷15g、当归10g、陈皮15g、赤芍15g、白芍15g、皂角刺15g、浙贝母20g、炙甘草10g、竹茹15g、羌活6g、独活6g、黄酒100ml，3剂，日一剂，加水煎，煎二次，分二次温服。

电话随访　药后肿消痛止。

按　青蛙，无毒。患者被青蛙腿骨刺伤，可能是青蛙附带的某种微生物感染所致。不论感染源，但按脉证辨证为邪毒外袭，脉络闭阻。治与仙方活命饮以清热解毒，化瘀通络，3剂药而愈。

【案例3】　阴肿（慢性外阴脓肿）

仇某某　女　30岁　居民

2005年11月1日初诊　左侧阴户反复肿痛已3~4年，加重1个多月。腹股沟淋巴肿大，伴黄带并夹血水样物。经江西省妇幼保健院检查诊为宫颈炎；江西省中医院检查报告，白带常规：白细胞（＋）、上皮细胞（＋-）；尿常规：白细胞（＋）、上皮细胞4~8个/HP；尿液分析：白细胞（＋＋）125cells/ul。妇检：左阴唇有一脓肿，有少量脓液分泌。舌红苔白，脉细微数。

证属　湿热下注，热毒瘀结。

治法　清热解毒，化瘀消肿。

方药　仙方活命饮加减。炮穿山甲3g（研末冲服）、金银花30g、连翘20g、防风10g、白芷10g、浙贝母10g、当归尾10g、陈皮10g、生甘草10g、赤芍15g、皂角刺10g、制乳没各1.5g、玄参10g、生黄芪30g、薏米30g、白酒50ml，7剂，日一剂，加水煎，煎二次，分二次温服。

2005年11月8日二诊　阴唇脓肿消退。舌红苔白，脉细微数。守方再服7剂以善后。

随访喜告　3年多的肿痛，药尽肿愈。

按　阴肿，多由肝经湿热，循经下注，乘于阴户，与气血相搏，腠理壅闭，因而肿胀或溃疡。正如《医宗金鉴·妇科心法要诀》云："妇人子户肿胀坠痛……乃肝、心二经火盛，湿热下注所致。"故治与仙方活命饮以清热解毒，化瘀消肿而愈。3年多之痼疾，求医未效，中药两周，阴肿豁然。

【案例4】　瘰核（右颈侧慢性淋巴结炎）

蔡某某　女　35岁　居民

2001年6月2日初诊　右颈侧有一肿块已多年。每年均发作一次。疼痛并发热。当地医生诊为淋巴结炎，累治不愈，故求诊。刻下，又疼痛不适。触按肿块约鸽蛋大小，质硬，推之活动。测体温38℃。纳可，便调。舌红苔白、舌中有不规则裂纹，脉沉细弦软。

证属　风热外袭，痰毒流注。

治法　清热解毒，消肿溃坚。

方药　仙方活命饮加减。炮穿山甲3g（研末冲服）、金银花50g、生甘草15g、当归10g、赤芍15g、浙贝母15g、皂角刺10g、防风10g、白芷10g、陈皮10g、猫爪

草30g、玄参15g，7剂，日一剂，黄酒与水各半煎服。

2001年6月16日二诊 服第三剂时仍发热不适。服完7剂，肿大淋巴已缩小二分之一。舌红苔白，脉细微弦。守方再服7剂而愈。

按 痰核，颈侧淋巴结炎，常继发于口腔、咽喉、颌面部化脓性感染病灶，由化脓性细菌沿淋巴管侵入所属区域的淋巴结引起。中医此疾称之为瘰疬，小者称瘰，大者称疬。常在颈项之一侧或两侧出现单个或多个结核。大小如豆，质地坚硬，一般不痛，推之可动。随后逐渐扩大或融合成块，疼痛渐增，外形各异。后期破溃，久治不愈者又称为鼠疮。本案罹患数年，并逐渐增大，而且每年疼痛发热一次。按照风热外袭，痰毒流注论治。方用仙方活命饮加减以清热解毒，消肿溃坚而愈。

【案例5】 乳发（左乳腺囊性肿并感染发热）

许某某 女 51岁 职工

2014年3月10日初诊 2月10日左乳囊肿并感染发热。彩超报告：乳房肿块4.8cm×3.3cm。经静脉滴注抗生素一周并服乳癖消颗粒，热退，但肿痛仍有，质硬。昨日食用牛肉症状又加重。刻下，触诊：手触测肿块约6cm×8cm大小。舌红尖甚苔淡黄，脉细数。

证属 火热外侵，瘀毒蕴结。

治法 清热解毒，凉血消肿。

方药 仙方活命饮加减。炮穿山甲3g（打粉冲服）、金银花30g、防风15g、白芷10g、当归尾15g、陈皮10g、赤芍30g、生甘草10g、皂角刺20g、浙贝母10g、连翘20g、地榆30g、玄参15g，3剂，日一剂，水煎服。

2014年3月15日二诊 第1剂后胀感减，3剂后硬块已软。舌红苔薄白微黄、舌边有齿痕，脉细弦软。药已中的，守方再服4剂而愈。

按 乳发一证，属于急性化脓性感染。病情发展迅速，反应剧烈，易致疮毒内攻。本病多由火毒外侵，及肝胃二经湿热蕴结乳房所致。故治与仙方活命饮以清热解毒，凉血消肿而愈。

【案例6】 粉刺（寻常痤疮、疖病）

曾某 女 41岁 职工

2012年6月9日初诊 面部痤疮，以前额、下颌为主反复数年之久，加剧一年。有时头顶及背部也会出现，有的已经形成小疖。曾在江西省中医院就诊，服药减轻，停药复发，今年逐渐加剧，并出现红肿，伴口舌干燥。舌红尖微甚、苔白，脉细弦软数。

证属 心胃火炽，热毒蕴结。

治法 清热解毒，凉血化瘀。

方药 仙方活命饮加减。炮穿山甲3g（打碎）、防风15g、生甘草6g、金银花30g、当归尾10g、皂角刺15g、白芷10g、陈皮10g、赤芍30g、浙贝母10g、生石膏30g、藿香10g、黄芩10g、玄参10g，5剂，日一剂，水煎服。

2012年6月15日二诊 痤疮减轻，红肿消散，头顶疮疹消退，口燥也大减。舌红苔白，脉细弦软而微数。守方加千里光15g、生栀子10g，以助泻火解毒，再服7剂告愈。嘱：饮食宜清淡，少进膏粱厚味，以防复燃。

按 粉刺，本好发于青年人，患者年逾四旬，反复不愈，而且酿成疖肿。究其因乃心胃火炽，热毒蕴结。治与仙方活命饮加减以清热解毒，凉血化瘀。愈后饮食清淡为主，以防复发。

【案例7】 疖病（毛囊炎）

廖某某 男 18岁 学生

2005年11月5日初诊 尾骶右侧疖肿，此起彼伏2周余。在丰城市人民医院拟以毛囊炎治疗，注射青霉素针未能见愈。故就诊于中医。有乙肝病史。刻诊，肝功能异常，谷丙转氨酶92U/L（参考值0~40U/L），HBV-DNA 6.41×10⁷copies/ml。舌红苔薄白，脉细弦软微数。

证属 风邪外犯，湿热蕴蒸。

治法 清热解毒，凉血活血。

方药 仙方活命饮加减。炮穿山甲15g（打）、金银花30g、当归10g、陈皮10g、赤芍15g、浙贝母10g、防风10g、白芷10g、生甘草10g、皂角刺10g、栀子根15g、绵茵陈15g、连翘15g、蒲公英15g、马鞭草15g、绣花针15g、胡黄连10g、玄参10g、叶下珠15g、大活血15g，7剂，日一剂，水煎服。

2005年11月12日二诊 疖肿已基本消退。舌红尖甚、苔黄稍厚，脉细弦软。守方加垂盆草15g、虎杖10g，以助清肝化瘀，再投14剂。

2005年12月18日三诊　停药二周，左侧臀部又新生一疖，质硬。纳香，便调。舌红尖甚苔淡黄、舌中根部有一纵细裂，脉细弦软而微数。守方再服14剂。

2006年1月2日告　疖肿已愈，肝功能也已复常。

按　疖肿此愈彼发者，称为疖病。乃毛囊及其深部周围组织的急性化脓性炎症，多为金黄色葡萄球菌感染引起。中医认为本病的发生多由内蕴湿热，外感风邪，蕴蒸于肌肤所致。或因其他慢性疾病，导致阴虚内热，复感外邪而发。本案先有慢性乙肝，肝功能轻度异常，可见湿毒盛矣。复感外邪，发为疖肿，而且此起彼伏。按风邪外犯，湿毒蕴蒸论治。方用仙方活命饮加减，去酒与乳没以防酿热，加用绵茵陈、蒲公英、马鞭草、绣花针、叶下珠、胡黄连、栀子根以利湿解毒，消肿定痛。故疖肿愈，肝功能复常。

6. 五味消毒饮

五味消毒饮源于《医宗金鉴》。方由金银花18g，野菊花、蒲公英、紫花地丁、紫背天葵子各3.6g，用水400ml，煎至300ml，加无灰酒100ml，再滚二三沸，去渣热服，盖被取汗。方中银花清热解毒，消散痈肿为主药；紫花地丁、蒲公英、野菊花、紫背天葵子，清热解毒，凉血消肿散结为辅佐；少加黄酒以通血脉，有利于痈肿疗毒之消散为使。配合成方，共奏清热解毒，散结消肿之功。主治：热毒蕴蒸肌肤，致生疔疮痈肿，红肿热痛，发热恶寒。用其临证加减，治疗漏管炎、脓窠疮等热毒蕴结之疾，因患者忌酒而去之，亦获良效。

【案例1】 右耳瘘管肿痛（右耳前瘘管炎）

万某某　女　43岁　居民

2010年11月18日初诊　右耳肿痛5天。右耳郭有一漏管小孔，每食肉尤其是鱼虾等，则痒痛不适，近5天出现肿胀疼痛。观其右耳漏管肿胀并有分泌物。舌红苔淡黄、舌边有齿印，脉细弦微数。

证属　热毒蕴蒸，上灼耳廓。

治法　清热解毒，散瘀消肿。

方药　五味消毒饮加减。金银花15g、野菊花10g、蒲公英15g、紫花地丁10g、天葵子10g、大活血30g、皂角刺10g、一见喜10g、生甘草10g，日一剂，水煎服，上药连服5剂而愈。

2013年夏随访　近两年未复发。

按　耳前瘘管，乃先天性疾病，现代医学则以手术治疗。若注意饮食，护理得当一般也相安无事。本案每食鱼虾则肿痛并有脓性液体排出，按热毒蕴蒸，上灼耳廓论治。方用五味消毒饮以清热解毒，散瘀消肿，亦获长期疗效。

【案例2】 脓窠疮（蜂窝组织炎）

艾某　男　40岁　教师

2004年6月9日初诊　右小腿上方红、肿、热、痛，状似凹窝3个月。南昌市某医院诊为蜂窝组织炎。经抗生素治疗一直未愈。纳、眠尚可，二便调。舌红尖甚苔白，脉数略滑。

证属　肺脾蕴热，湿毒熏灼。

治法　清热解毒，凉血活血。

方药　五味消毒饮合四妙勇安汤加减。金银花50g、蒲公英30g、紫花地丁30g、野菊花15g、冬葵子15g、玄参15g、生甘草10g、当归10g、大活血30g、赤芍20g，7剂，日一剂，水煎服。

2004年6月16日二诊　药后红、肿、热、痛减。舌红苔白厚，脉数。守方加炮穿山甲10g、赤芍10g、皂角刺12g，以助化瘀排脓，再投7剂。

2004年8月2日再诊　红肿热痛基本缓解，但皮下仍有硬块未散。舌红苔黄，脉数。

患者湿毒渐去，瘀血未散。为杜后患，内服守方，并以外敷消瘀。外敷大黄芒硝散加味：生大黄10g、玄明粉10g、野菊花15g、薄荷6g，上药研粉，醋、蜜调外敷。

2014年9月13日随访　续服12剂，外敷12日，瘀块消退而痊愈。

按　蜂窝组织炎是指皮下、筋膜下、肌间隙或深部疏松结缔组织的化脓性感染，与局限性化脓性感染（疖、痈）不同，蜂窝组织炎由于致病菌可释放溶血素、链激酶等物质，扩散迅速，可引起广泛的组织坏死，严重的甚则引起脓毒症，危及生命。按肺脾蕴热，湿毒熏灼论治。治与五味消毒饮领四妙勇安汤协同以清热解毒，凉血活血，迅速获得疗效。后期瘀块，外敷大黄芒硝散而获痊功。

7. 四妙勇安汤

四妙勇安汤源于《验方新编》。方由元参、金银花各90g，当归60g，甘草30g组成，水煎服。方中金银花清热解毒为主；元参滋阴泻火为辅；当归活血和营为佐；甘草解毒和药为使。四味合用，共奏清热解毒，活血止痛之功。主治：脱骨疽，症生手足各指，或生指头，或生指节指缝。久则溃烂，节节脱落，延至手足背腐烂黑陷，痛不可忍。本方用于血栓闭塞性脉管炎、动脉栓塞性坏疽症、栓塞性大静脉炎，属热毒型或湿热型者。

临证加减，用治脱疽、肝脓疡、丹毒、关节流注、内臁疮、口疮、粉刺、痤疮、扁瘊、肾子肿痛、湿疹、虚火喉痹等，病症独特，疗效独到。

【案例1】　内臁疮（脉管炎）

王某某　男　52岁　居民

2016年8月12日初诊　左足内踝后方，红肿硬痛5天。左足内踝后方突然出现红肿硬痛，并逐渐加重。昨日饮了啤酒后，双足发胀。经南昌大学第一附属医院检查：肾功能无明显异常，尿酸413μmol/L。诊断意见：脉管炎。故就诊于中医。刻诊，左足内踝后红肿疼痛，触按质硬。纳、眠尚可，二便尚调。有饮酒、吸烟史。舌红苔白，脉细弦软数。

证属　脾虚湿生，瘀毒郁结，脉络闭阻。

治法　清热利湿，凉血活血，散瘀消肿。

方药　四妙勇安汤合赤小豆当归散加减。金银花30g、当归尾15g、玄参15g、生甘草15g、赤小豆30g、连翘20g、大活血30g、内红消30g、赤芍30g、酒白芍15g、川芎10g、生地黄25g、黄柏15g、炒苍术15g、川牛膝15g，7剂，日一剂，水煎服。

2016年8月22日二诊　肿块缩小。舌红苔白，脉细弦软而微数。守方再服7剂而肿消痛止。

按　脉管炎为四肢中、小动静脉血管病变，现代医学认为与吸烟密切相关，并可能与遗传、寒冷刺激、男性激素、血液高凝状态、内皮细胞功能受损、免疫功能紊乱等关联。中医按脾虚湿生，瘀毒郁结，脉络闭阻论治。方用四妙勇安汤合赤小豆当归散协同以清热利湿，凉血活血，散瘀消肿获愈。

【案例2】　左肾子肿痛（左侧精索炎）

邱某　男　23岁　职工

2008年5月11日初诊　左侧睾丸肿痛已20来天。缘于4月22日突然腰酸胀不适，左侧睾丸内胀痛伴下肢乏力。经丰矿职工医院检查诊为左侧精索炎。因服药治疗未效，也无法坚持工作。而赴昌就诊于中医。舌红尖甚、苔淡黄，脉细弦小数。

证属　热毒内蕴，肾络瘀阻。

治法　清肝凉血，理气通络。

方药　四妙勇安汤加味。金银花35g、当归尾10g、玄参10g、生甘草10g、蒲公英20g、小茴香10g、炒荔核10g、炒橘核10g、青皮10g、台乌药10g、白花蛇舌草20g、黄柏10g、炮穿山甲5g（打碎）、连翘20g、浙贝母15g、千里光15g，15剂，日一剂，水煎服。

2008年6月16日二诊　疼痛缓解。舌红苔薄白，脉弦软。守方再服2周。

随访　喜告，药尽则愈，已上班工作。

按　精索炎，主要是输精管或其他组织（包括血管、淋巴管或结缔组织）发生的感染，通常继发于前列腺炎、精囊炎，特别是附睾炎。中医认为此乃湿热下注厥阴之络，或淋证、外伤染毒，以致气血凝滞而成。故治与四妙勇安汤加味以清肝凉血，理气通络收效。

【案例3】　腹胀（急性坏死性胰腺炎术后）

邱某某　男　37岁　职工

1993年6月3日初诊　腹胀，纳呆，便秘月余。缘于急性坏死性胰腺炎，急诊入住江西医学院第二附属医院普外科行引流术。术后经一个多月的治疗，仍纳呆，腹胀，大便秘结，4~5日必须用开塞露肛注后，可解少许硬块便；引流管仍有大量胰液外流。住院医生用清胰汤加大黄20g，大便不通，大黄再加至30g，仍不通。邀余会诊：症见：颜面萎黄，腹部胃脘胀满，口干舌燥而饮水不多。舌质红绛少苔，脉细小数。

证属　术后虚损，热毒内蕴，阴虚肠枯。

治法　益气托毒，凉血活血，润肠通腑。

方药　四妙勇安汤加味。金银花30g、玄参10g、当归尾6g、生甘草10g、桃仁10g、火麻仁10g、郁李仁10g、炒莱菔子10g、生黄芪15g、赤芍20g、枳实

12g，5剂，日一剂，水煎服。

1993年6月7日二诊 药后大便自通，胰液减少，舌面已长少量白苔，脉仍细而小数。守方加重黄芪15g，加广木香6g、山楂15g、厚朴15g，以助益气托毒、行气助运，再投5剂。

1993年6月12日三诊 因故停药，并试拔引流管，两天后引流口被堵，出现腹部膨隆，经治医生旋即疏通并复插引流管，并再邀余会诊。刻诊，腹部膨隆，纳呆，口淡，日大便1~2解，尿液浊，而量少。舌红苔薄微黄、中间仍少苔，脉细。守方加减再进。

1993年6月18日三诊 续服5剂后，引流管只有少量透明液体，停药观察。

随访 康复出院。

按 患者重症胰腺炎穿刺引流术后，导致术后虚损，统摄失权。从而出现胰液不断，阴虚肠枯，腹胀便秘；由于热毒蕴蒸，则致口干舌燥，舌质红绛，脉细小数，热盛阴虚之象。故治与四妙勇安汤加入黄芪、白芍、四仁以益气托毒，凉血活血，润肠通腑，乃获康复。

【案例4】 流火（急性管状淋巴管炎）
吴某某 女 58岁 农民

1978年10月27日初诊 双下肢红斑3天。缘于25日上午劳动后，下午下肢出现红斑伴疼痛。红斑呈线性延伸，高出皮肤、连片、不痒、微痛、色红，按之不褪色。昨日上午开始心烦不适，纳食无味，上肢也出现稀疏之斑疹伴口干，二便尚调。舌苔薄黄，脉细缓。

证属 风热外袭，湿热毒蕴。

治法 清热疏风，凉血解毒。

方药 四妙勇安汤合犀角地黄汤加减。金银花12g、玄参10g、当归尾6g、生甘草10g、水牛角50g、生地黄12g、赤芍15g、牡丹皮10g、防风10g、蝉蜕6g、地榆10g、大黄7g、黄芩10g、苏叶6g、桔梗7g、白芷10g、麦冬10g，2剂，日一剂，水煎服。

1978年10月29日二诊 两剂药后斑疹消退，遗下双膝疼痛，口干不欲饮。舌红苔黄黄，脉细无力。拟用银翘散加羌活、防风、水牛角粉50g，以辛润透表，凉血祛风，服3剂以善后。

一周后随访 已愈。

按 急性淋巴管炎，多由通过局部创口感染所致。严重者常伴有发热、头痛、全身不适、食欲缺乏等。中医按风热外袭，湿热毒蕴之流火论治。方用四妙勇安汤合犀角地黄汤以清热疏风，凉血解毒而获愈。

【案例5】 扁瘊（扁平疣）
邹某某 女 27岁 居民

2005年5月2日初诊 颜面及上肢、胸前扁平疣5~6年。曾就诊于江西省皮肤病医院，一直未愈并渐增多，局部搔痒。有慢性咽炎史。纳可，大便时结，每日一解。月经滞后一周余。舌暗红苔薄白少苔，脉细弦数。

证属 血虚生风，湿热郁蒸。

治法 养血疏风，凉血化瘀。

方药 四妙勇安汤加味。金银花15g、玄参10g、当归10g、生甘草6g、板蓝根15g、蝉衣10g、生地黄12g、薏苡仁30g、赤芍15g、川芎10g、胡黄连15g，7剂，日一剂，水煎服。

2005年5月28日二诊 药后效果显著，较大的疣子缩小，小的消退。舌红苔薄白，脉细弦数。守方加重薏仁20g，加北山楂15g，以助利湿散瘀之力，再服7剂。

2005年8月9日来告 药尽疣愈。

按 扁平疣，中医也称为扁瘊，现代医学认为由HPV感染引起的常见病毒性皮肤病。中医早在《灵枢·经脉》中就有"手太阳之别，名曰支正……虚则生肬"的论述。所以，明·薛己《外科枢要》云："疣属肝胆少阳经风热血燥，或怒动肝火，或肝客淫气所致。"故本案按：血虚生风，湿热郁蒸论治。方用四妙勇安汤加味以养血疏风，凉血化瘀获愈。

【案例6】 口疮（口腔溃疡）
王某某 男 75岁 农民

1999年2月23日初诊 舌边生疮热痛11天。始于咽痛，继之舌痛并出现舌边溃疡灼痛。经当地医院肌内注射青霉素，外用锡类散，疗效不佳，而且加剧。刻诊，连及右耳根处疼痛，故赴昌求诊。观其咽充血，右舌边有一2.0cm×1.0cm大小椭圆形溃疡面，边缘整齐红肿。二便调。舌红苔白，脉浮而弦。

证属　心脾积热，虚火上灼。

治法　清热解毒，凉血活血。

方药　四妙勇安汤加味。金银花30g、玄参10g、当归10g、生甘草10g、赤芍15g，5剂，日一剂，水煎服。

1999年2月28日来电话　舌痛已明显好转，要求并征询能否再服，嘱其再进5剂，以收痊功。

随访　药尽口疮愈。

按　口疮，儿童、老人均可发生。而且病因复杂，名称繁多。皆因心脾积热，气冲上焦，熏灼口舌而成，并有虚实之分。本案按心脾积热，虚火上灼论治。治与四妙勇安汤以清热解毒，凉血活血而愈。

【案例7】 血风疮（湿疹）

陈某某　女　48岁　清洁工

2006年9月18日初诊　皮肤起疹瘙痒已数日。连日来，全身皮肤出现小丘疹，瘙痒难受有如蚂蚁爬行，抓后有津血渗出，然后结痂。而且刻下又正值月经期间，月经量较往增多。舌红尖甚苔白，脉细数。

证属　血虚生风，燥盛化火。

治法　滋阴养血，凉血疏风。

方药　四妙勇安汤合四物汤加味。金银花15g、玄参10g、当归身10g、生甘草6g、川芎10g、生地黄8g、熟地8g、白芍10g、防风10g、紫浮萍15g、阿胶10g（烊服），日一剂，水煎服，上药连服7剂告愈。

按　血风疮，多因心火内郁，心主火、主血，血热则生风，久则血虚风燥而致血风疮。治与四妙勇安汤合四物汤以滋阴养血，凉血疏风，药仅一周，其疮则愈。

【案例8】 湿疹（食物过敏性皮炎）

冯某某　男　36岁　职工

2007年6月17日初诊　全身红色斑疹、丘疹并有小水泡，瘙痒数天。缘于食鲜荔枝及卤鸭后出现，瘙痒难受，抓后渗水。纳可，二便尚调。舌红苔微黄，脉细软。

证属　外感风邪，肺胃蕴热。

治法　清解宣透，疏风凉血。

方药　四妙勇安汤加味。金银花35g、当归10g、玄参10g、生甘草10g、防风10g、紫浮萍30g、黄芩12g、川黄连10g、桑白皮20g、桑叶15g、蝉衣10g，5剂，日一剂，水煎服。

随访　药尽痒止疹消。

按　本案因饮食不当而生湿疹，其症类似于浸淫疮。心火、肺热、脾湿，复受风邪而发。故按外感风邪，肺胃蕴热论治。治与四妙勇安汤加味以清解宣透，疏风凉血而愈。

【案例9】 虚火喉痹（慢性咽炎）

万某　女　21岁

2007年1月27日初诊　咽喉干燥梗塞难受一周。经常咽喉干燥不舒服或疼痛，并有异物感，发作并加重一周。南昌大学第一附属医院喉镜诊断：慢性咽炎。纳可，便调。舌红苔薄白、舌边有齿印，脉细。

证属　阴虚血燥，复感风温。

治法　凉血滋阴，清肺利咽。

方药　四妙勇安汤合银翘马勃散加味。金银花35g、玄参10g、全当归10g、生甘草6g、山豆根6g、紫金牛15g、马勃15g（另包）、连翘10g、射干10g、桔梗10g、牛蒡子10g、浙贝母10g、落地荷花12g，7剂，日一剂，水煎服。

2007年2月3日二诊　咽痛及异物感已缓解。舌红苔薄黄，脉细微数。守方再服7剂以善后。

一个月后随访　其母告：药后已愈。

按　虚火喉痹，本病常由肺肾阴虚，或风热喉痹，余邪滞留，复感受风热之邪所致。故与四妙勇安汤合银翘马勃散协同以凉血滋阴，清肺利咽获愈。

8. 导赤散

导赤散源于《小儿药证直诀》，《外科证治全书》称为导赤汤。方由生地黄、甘草、木通各等分，上药同为细末。每服9g，用水150ml，入竹叶，同煎至80ml，食后温服。方中生地黄清热凉血，兼能养阴为主药；木通、竹叶清心降火、利水通淋为辅；生甘草和胃清热，通淋止痛，而为佐使。诸药合用，共奏清心凉血，利水通淋之功。主治：心经热盛，心胸烦热，口渴面赤，口舌生疮，心移热于小肠，小便短涩不畅，尿时刺痛。

临证加减化裁为汤剂，凡心经热盛之痤疮、口疮、舌灼痛，疗效确切。

【案例1】 粉刺（寻常痤疮）

黄某某　女　27岁　职工

2012年10月6日初诊　痤疮反复发作，从未间断已10余年。刻下，以两颧为甚，累及背部散发。少寐，每晚只能睡上5~6小时。纳可，饥饿时胃痛，小便短灼、色黄，大便尚调。舌红苔淡黄，脉细弦软。

证属　心胃火炽，郁热上熏。

治法　清心泻火，凉血解毒。

方药　导赤散合栀子豉汤加味化裁。生地黄15g、川木通6g、生甘草6g、竹叶20g、升麻15g、炒栀子15g、淡豆豉15g、北柴胡10g、车前子15g、赤芍15g、白芍15g、牡丹皮10g、蒲公英15g、当归尾10g，7剂，日一剂，水煎服。

2013年6月10日其母黄某就诊告　女儿药后痤疮愈，现已在上海工作。

按　痤疮本由肺经风热，熏蒸肌肤所致。而本案则因少寐、小便短灼，实为心火亢盛之象。治应清热解毒，导热下行。故治与导赤散合栀子豉汤以清心泻火，凉血解毒。10余年之痤疮，一周药愈。

【案例2】 舌疮（舌尖溃疡）

杜某某　男　82岁　居民

2009年6月26日初诊　舌尖生疮3个多月。由于口舌生疮，每于半夜舌痛致醒而影响睡眠，白昼疼痛减轻。纳可，大便1~2天一行，不结。舌红尖边甚、苔薄少、中根部苔黄而微厚，脉弦重按少力、微数。

证属　心火炽盛，热毒上灼。

治法　清心泻火，凉血解毒。

方药　导赤散合清胃散加减化裁。生地黄15g、木通6g、生甘草6g、竹叶15g、川黄连6g、牡丹皮12g、赤芍15g、白芍15g、当归10g、升麻10g，5剂，日一剂，水煎服。

2011年4月21日再诊　药愈后两年。刻下，口腔面颊及舌尖溃疡发作一个多月。经某医院中医给服中药3剂无效，故寻求再诊。刻诊，口腔面颊及舌尖，多个小溃烂红点并疼痛，口干喜凉饮，大便尚调。舌红边甚、苔白，脉弦而微数。守原方加生石膏30g，以清热除烦、止渴，3剂，日一剂，水煎服。

2015年5月18日腰腿疼就诊时告：口疮药3剂而愈，至今安康。

按　口疮生于舌，则称为舌疮。皆因心火炽盛，热毒上灼所致。故治与导赤散合清胃散协同以清心泻火，凉血解毒，导热下行而愈。

9. 龙胆泻肝汤

龙胆泻肝汤源于《医方集解》。方由龙胆草（酒炒）、黄芩（炒）、栀子（酒炒）、泽泻、木通、车前子、当归（酒洗）、生地黄（酒炒）、柴胡、生甘草组成，水煎服。方中无用量。方中龙胆草善泻肝胆之实火，并能清下焦之湿热为主药；黄芩、栀子、柴胡苦寒泻火，车前子、木通、泽泻清利湿热，使湿热从小便而解，共为辅；肝经有热极易伤阴血，故以生地、当归养血益阴为佐；甘草调和诸药为使。共成泻肝胆实火，清肝经湿热之剂。主治：肝胆实火引起的胁痛、头痛、目赤口苦、耳聋耳肿，以及肝经湿热下注之筋痿阴汗、小便淋浊、阴肿阴痛、妇女带下等。

临证加减，用于鼻衄、神珠自胀、白睛溢血、粉刺、脓耳、雀目。舌痛、阴茎痛、阳强、疹后痛证，病种范围广，疗效显著。

【案例1】 鼻衄（鼻出血）[1]

李某某　男　67岁　退休干部

2008年3月11日初诊　鼻衄2次。颜面红，口有酸腐味，纳香，眠可，但梦多，梦境稀奇古怪。有高血压史，一直在服用尼群地平片，近期血压135~150/90~105mmHg。舌红苔微黄而厚，脉弦小数。

证属　肝火上炎，血热妄行。

治法　清肝泻火，凉血止血。

方药　龙胆泻肝汤加味。龙胆草10g、黄芩15g、生栀子10g、北柴胡10g、车前子15g（包煎）、木通10g、泽泻10g、生地黄15g、生甘草6g、苍术10g、白术10g、法半夏10g、茯苓10g、陈皮10g、炒枳壳10g、竹茹10g，7剂，日一剂，水煎服。

2008年3月20日二诊　出血止，药后自我感觉良好。舌红苔黄、根部苔稍厚，脉细弦小数。血压135/90mmHg。药已中的，守方再服7剂。

2008年3月27日三诊　鼻衄未再出现，睡眠亦有改善，稀奇古怪的梦境大减。血压140/90mmHg；心率72次/分，律齐。用知柏地黄丸，早晚各服一次以巩固疗效。

随访 2013年4月20日告，鼻出血未再发生。

按 本案证见面红、梦多、高血压、舌红、脉弦小数，当为肝火上炎，血得热而妄行致鼻出血。故按肝火上炎，血热妄行论治。方用龙胆泻肝汤以清肝泻火，凉血止血而获痊功。

【案例2】 鼻衄（鼻出血）[2]

吴某某 男 5岁

2014年2月13日初诊 家长述：半年来经常鼻子出血。一般多在夜间发作，或白昼跑步过急，出现面红耳赤时。纳、眠均可，发育尚好，大便偏结。舌红苔薄少，脉细数。

证属 肝胆实火，上灼肺窍，

治法 清肝泄热，凉血利窍。

方药 龙胆泻肝汤加味。龙胆草5g、黄芩5g、生栀子5g、北柴胡5g、车前子10g、当归3g、生地黄6g、木通3g、泽泻6g、白鸡冠花8g、生甘草3g、赤芍10g、田七粉1.5g、火麻仁10g，日一剂，水煎服。

2014年10月7日随访，爷爷代述 鼻衄只服3剂药后止，至今安康。

按 据其脉证，患儿肝胆火盛，上灼肺窍，乃木火刑金，造成鼻衄。故与龙胆泻肝汤以清肝泄热，凉血利窍而获效。

【案例3】 神珠自胀（病毒性结膜炎）

刘某某 女 57岁 居民

2012年10月10日初诊 眼珠胀痛已有时日。近一时期双眼球胀痛而干涩、眼珠色赤，伴太阳穴疼痛，同时咽灼并干咳。入市某医院眼科就诊，经测眼压等检查无明显异常，考虑病毒性结膜炎。经用药疗效不显，而就诊中医。舌红苔黄，脉细弦软而微数。

证属 肝经郁结，化火上灼。

治法 清肝解郁，泻火利窍。

方药 龙胆泻肝汤加味。龙胆草10g、黄芩15g、生栀子10g、当归10g、柴胡10g、车前子15g、木通10g、泽泻10g、生甘草6g、生地黄15g、杭白菊10g、麦冬10g、石斛30g、牛蒡子15g、赤芍30g，5剂，日一剂，水煎服。

2014年8月30日随访 眼痛及咽灼药后均愈。

按 患者肝郁气滞，郁久化火，循经上灼，导致眼珠色赤，干涩胀痛。由于木火上犯刑金，故出现咽灼干咳。治与龙胆泻肝汤以清肝解郁，泻火利窍。郁解火泄，诸症悉除。

【案例4】 白睛溢血（眼结膜出血症）

陈某某 男 54岁 职工

2014年12月30日初诊 左眼结膜外侧溢血一周。前年左眼也曾类似溢血，药3剂而愈。嗜酒。刻诊，左眼外侧结膜，状似胭脂。血压115/80mmHg。纳香，眠可，二便调。舌红尖微甚苔白，脉细弦微数、按之少力。

证属 湿热内蕴，肝火犯肺。

治法 清肝泻肺，凉血祛瘀。

方药 龙胆泻肝汤加味。龙胆草6g、黄芩10g、北柴胡6g、生栀子12g、当归尾10g、生地黄15g、赤芍30g、车前子10g、泽泻10g、木通5g、桑白皮15g、桃仁泥10g、川红花10g、生甘草6g，4剂，日一剂，水煎服。

2015年1月6日告 白睛溢血已消散。

按 白睛溢血，酷似胭脂，类似于现代医学之结膜下出血症。患者嗜酒，酿热成患，伤于肝血，客于肺脏，肺失宣肃，气机郁遏，壅塞目络，血不循经，迫溢络外，瘀停白睛所致。故治与清肝泻肺，凉血祛瘀。方用龙胆泻肝汤而获速效。

【案例5】 雀目（产后夜盲症）

吴某某 女 25岁 农民

1973年10月17日初诊 傍晚后视物不清已37天。缘于分娩之后，发现入夜后视力不行，双眼晚上离灯后不能行走。病发以太阳没落黄昏为限，之后则逐渐视物不清，白天视力无碍，若晒太阳后也视物不清。口干口渴，喜冷饮，干咳，小便黄。舌红边甚、苔薄微黄，脉弦细数。

证属 肝血亏虚，血虚化燥。

治法 泻火润燥，养血明目。

方药 龙胆泻肝汤加减。龙胆草二钱、黄芩三钱、北柴胡三钱、生栀子三钱、生地五钱、当归三钱、车前子三钱、泽泻三钱、糖参三钱、石决明三钱、谷精草三钱、漂白术三钱、胖大海三枚、决明子三钱、黄芪三钱、甘草一钱，3剂，日一剂，水煎服。

1973年10月20日二诊 晚上已能见物，咳嗽已愈。脉右弦、左沉，均微数。据其脉证，燥热除，气不足，故拟益气健脾调治。

方用异功散加减化裁善后。糖参散钱、漂白术三钱、陈皮三钱、制半夏三钱、茯苓三钱、决明子三钱、菊花三钱、泽泻三钱、甘草二钱，3剂，日一剂，水煎服。

随访　药尽而愈。

按　雀目乃夜盲症。弱光下，视力减退或消失，但在光亮或白天时，视觉良好。现代医学认为是杆体细胞功能障碍引起，维生素A缺乏症表现之一。本案因分娩出血，导致产后气血不足。中医按肝血亏虚，血虚化燥论治。经用龙胆泻肝汤加味以泻火润燥，养血明目而收效。

【案例6】 粉刺（寻常痤疮）

周某某　女　19岁　居民

2014年2月27日初诊　患痤疮二年，以两颊为主，此起彼伏。口苦咽干，若食辛辣，或熬夜则加重。舌红苔淡黄、舌边微红甚，脉细弦软而微数。

证属　肝胆火旺，热毒瘀滞。

治法　清肝泻火，凉血解毒。

方药　龙胆泻肝汤加味。龙胆草6g、北柴胡6g、生栀子10g、黄芩10g、车前子15g、木通6g、泽泻10g、生地黄15g、牡丹皮10g、赤芍15g、当归尾10g、生甘草10g、鱼腥草30g、杭白菊10g，7剂，日一剂，水煎服。

2014年3月13日二诊　痤疮已无新生，但遗下瘢痕明显。舌红苔淡黄、舌边稍红甚，脉细弦软。守方加三棱10g、莪术10g、田七粉6g（分2次冲服），以助化瘀祛斑，再服7剂告愈。

按　粉刺多由肺经风热，熏蒸搏结于肌肤；或过食膏粱厚味、辛辣之品，脾胃蕴湿积热，上熏于肺，外犯肌肤所致。本案两者兼而有之，观其舌脉，乃久郁致肝火旺盛，上熏肌肤所致。故按肝胆火旺，热毒瘀滞论治。方用龙胆泻肝汤以清肝泻火，凉血解毒获愈。

【案例7】 疱疹后痛证（带状疱疹后遗症）[1]

唐某某　男　54岁　自由职业

2014年2月16日初诊　右肩臂痛半年。去年8

月份右臂痛，11月初才发现三角肌处出现一疱疹，随后漫延并扩大。当地医生诊断为带状疱疹，给服阿昔洛韦、维生素B₁、甲钴胺及中药，不仅未能控制，而且发展至肩关节上方。呈持续性痛，并时重时轻，一直服用维生素B₁、维生素B₂。由于疼痛又加服加巴喷丁胶囊，也未能缓解；也曾敷用草药（何药不详），敷则缓解，不敷则痛。近日又用盐酸利多卡因注射液调红霉素软膏外涂，涂则缓解，不涂则呈撕裂状痛。饮酒后疼痛加剧。同时怕冷，尤其足冷，夜睡必须穿两双袜子睡觉，受凉后右臂也痛剧。纳尚可，二便调。刻诊，疼痛每在半夜2~3时加剧，因痛而影响睡眠。经友人荐诊求治。舌红苔白、舌边有齿痕，脉弦而少力。

证属　湿热蕴结，脉络痹阻。

治法　清热除湿，温经通络。

方药　①龙胆泻肝汤加味化裁。龙胆草10g、黄芩10g、木通10g、北柴胡10g、生栀子10g、当归10g、生地黄15g、车前子15g、泽泻25g、生甘草15g、制草乌6g、制川乌6g、醋粟壳10g、黑附片10g，7剂，日一剂，水煎服；②热敷。用暖水袋热敷患处，每日一次。

2014年2月24日二诊　药后痛显减，足冷也减轻，因此减穿一双袜子。停药一天，也未反复。舌红苔微黄、舌边有齿痕，脉微浮而弦而少力。药已中的，守方再投10剂。

2014年3月3日三诊　电话述：现每天晚上半夜后只疼痛1个小时左右，有时白天也会痛一阵子，但2月28日全天未出现疼痛，大便干结难解。守方加漂白术30g、炒莱菔子10g、火麻仁15g，以助益气健脾，润肠通腑，再投7剂。

2014年4月18日四诊　按方加减进退续服四周，刻下，有时偶痛15~30分钟，呈轻微刺痛状。舌红苔白，脉弦软。守方再服14剂后，停药观察。两周后电话告愈。

按　带状疱疹，由于其病毒亲神经性，故发病后神经性疼痛可持续数月或更久，而且年老者疼痛时间更长。本案因失治和过度劳累，乃至半年疼痛不止，并有加重之势。皆因湿热内蕴，搏结于络，致使经脉闭阻而疼痛不愈。故按湿热蕴结，脉络痹阻论治。方用龙胆泻肝汤加乌头、附子、粟壳以清热除湿，温经通络。此乃寒热互用，燮理阴阳之法。

【案例8】 疱疹后痛证（带状疱疹后遗症）[2]

唐某　男　68岁　退休干部

2016年9月19日初诊　左侧腰骶、连及小腹处疼痛近一个月。缘于8月22日患带状疱疹，经多方治疗未效。刻下左侧腰部连及左少腹毛际成片瘀斑，由于某医用灸，腰骶部遗下两块鸡蛋大小的皮肤剥落并糜烂。腰腹部及胸腹部疼痛难忍，以下腹部疼痛为主，伴心烦焦躁。观其手掌，红若朱砂。纳、眠尚可，大小便时均会出现疼痛加剧。舌暗红、苔淡黄略厚，脉细弦数、重按无力。

证属　湿热蕴结，脉络痹阻。

治法　清肝泻火，祛湿通络。

方药　龙胆泻肝汤加味。龙胆草10g、车前子30g、枯黄芩15g、生栀子12g、北柴胡15g、木通10g、泽泻10g、生地黄15g、生甘草3g、赤芍30g、醋栗壳6g、卷柏30g，4剂，日一剂，水煎服。

2016年9月23日二诊　疼痛减，尤其小腹以上疼痛缓解，大小便也较之前轻松。疱疹痂色已由褐黑转红。舌暗红苔薄淡黄，脉浮而弦细数。药已中的，守方再服7剂。

2016年9月30日三诊　腰腹部皮肤糜烂及紫黑色斑块已渐缩小，疼痛再度减轻。舌红苔淡黄、舌质略暗，脉细弦数。守方加制乳香6g、制没药6g、全蝎6g，以增强疏风、散血、化瘀之力，再服7剂。

2016年10月10日四诊郑重相告　之前在市某院用进口西药，每日医药费2000余元；现仅服中药18剂，药费未超千元而痛大减，见效神速。刻诊，腹部稍隐痛，观其紫黑色斑块已淡化，糜烂皮肤已趋弥合。舌红苔白，脉细弦微数。守方加减进退再续服至9剂康复。

按　由于带状疱疹病毒的亲神经性，故发病后神经性疼痛可持续数月或更久，而且年老者疼痛时间更长，临床有数年不愈者。患者年近七旬，虽药不效，加上辨证不当的化脓灸，苦不堪言。临证按湿热蕴结，脉络痹阻论治。方用龙胆泻肝汤以清肝泻火，祛湿通络，不仅获效，而且医疗成本显著低廉。

【案例9】 脓耳（慢性中耳乳突炎）

刘某　女　36岁　居民

2008年6月19日初诊　左耳流脓疼痛反复发作已6年整。左耳膜经检查已穿孔，听力减退，左耳背有一结节（淋巴结），发作时肿大。右耳亦疼痛，而且伴有耳鸣。2次CT扫描均诊为慢性中耳乳突炎。每月发作一次，每次发作均静脉滴注阿奇霉素针，发作剧烈时伴咽喉疼痛。舌红苔黄稍厚，脉细而少力、小数。

证属　肝经湿热，困结耳道。

治法　清肝泻火，利湿排脓。

方药　龙胆泻肝汤合二妙散加味。龙胆草10g、黄芩10g、北柴胡10g、当归尾6g、车前仁15g（包煎）、木通10g、泽泻15g、生甘草6g、生栀子10g、生地黄15g、苍术10g、黄柏10g、山药30g、菝葜30g、猫爪草20g、芦根50g、薏苡仁30g、千里光15g，7剂，日一剂，水煎服。

2008年6月26日二诊　左耳流脓、右耳疼痛均减轻，咽喉仍有疼痛。舌红苔淡黄，脉细弦软小数。①守方加金银花30g、马勃12g（包煎）、射干10g，以助清肺利咽，再投15剂；②菊花茶。贡菊3g、胖大海3g，15剂，日一剂，开水冲泡代茶饮。

2008年9月27日再诊　共续服43剂，左耳流脓水已止，咽痛亦缓解。舌红苔白、舌中根部苔黄厚，脉细弦软而微数。守方再服15剂。

2008年10月13日五诊　经五官科检查：左耳已干净无明显异常，右耳出现少量分泌物。停药观察。

2008年11月25日面告　耳内炎症和耳鸣已愈。

2015年12月22日再诊　2008年左耳流脓愈后已6年多。刻下，感冒后又有少量分泌物，及两耳闭塞并伴咽燥、咽痛，纳呆。在当地医院静脉滴注抗生素二周未效，故再次求诊。舌红苔微黄、舌边有齿印，脉细微弦数。

患者再次发作，乃感寒郁于少阳经脉所致，故拟清解表里，益肺利窍。方用小柴胡汤加味调治。

2016年1月19日告知　耳内分泌物止，耳闭亦通。

按　慢性乳突炎常与慢性化脓性中耳炎并存，其特点是耳流脓，中医称之为脓耳。其病因病机为起居不慎、风热邪毒侵袭所致。其证分虚实，实证乃内外邪热困结耳窍，化热化火，熏灼耳窍肌膜，化为浓汁，形成脓耳；虚证则为实证治疗失当，演化而成。但在临证中，本病多为虚实夹杂，故治疗上既要清肝泻火，利湿排脓；又要照顾滋阴养血，以防利湿伤正。对于本病，现代医学的根治方法是手术治疗。而本案的前期治疗用龙胆泻肝汤泻火祛湿获效；六年后因感冒后发作，及时运用小柴胡汤加味以和解少阳，益肺利窍而获痊愈。

【案例10】 舌痛（舌神经痛）

袁某某 男 13岁 学生

1998年8月21日初诊 母述：左舌边持续性疼痛发作4天。1996年下半年开始出现舌周边痛，江西医学院第二附属医院以舌神经痛治疗（服药不详）近一年未愈，并在当地医院服中药亦罔效。后经走方郎中用中药末治疗14天后缓解，4天前又出现左舌边痛。观其局部不红肿，无糜烂。自述口灼热。舌痛与饮食咸甜冷热无关，纳可，便调。舌红苔薄黄，脉细弦。

证属 肝胆湿热，舌络瘀阻。

治法 泻火解毒，利湿通络。

方药 龙胆泻肝汤。龙胆草10g、黄芩10g、车前子10g、木通6g、泽泻6g、当归6g、北柴胡6g、生地黄10g、生栀子10g、生甘草3g，5剂，日一剂，水煎服。

1998年8月29日二诊 母述：药后痛止，停药几天后又痛。守方再服5剂。

1998年9月3日母告 已愈。

1999年暑期随访 舌痛愈未复发。

按 单纯舌痛，临证较为少见。盖舌为心之苗，心主火；脾之经脉络于舌下。若心火偏旺或脾胃积热，循经上冲，均会导致舌痛。故按肝胆湿热，舌络瘀阻论治。治与龙胆泻肝汤以泻火解毒，利湿通络获愈。

【案例11】 阴茎痛（阴茎勃起异常）

邹某某 男 35岁 农民

1986年12月21日初诊 阴茎疼痛伴阴茎频勃，房事后加剧一周。一周来，阴茎头部（俗称龟头）疼痛，小便涩痛。同时会阴穴处持续地胀疼，阴茎频频勃起，更加牵拉痛甚。并自行滑精，气味腥臭，内衣湿渍，苦不堪言。小便也淋漓涩痛，口渴喜饮。舌红尖甚、舌苔黄白相间稍腻，脉弦数。

证属 肝胆实火，相火妄动。

治法 清肝泻火，坚阴固关。

方药 龙胆泻肝汤加味。龙胆草10g、黄芩10g、山栀子10g、北柴胡10g、车前草20g、木通10g、当归10g、泽泻10g、细生地12g、粉甘草5g、黄柏10g、金银花20g，5剂，日一剂，水煎服。

1986年12月26日二诊 阴茎痛并勃起滑精，小便涩痛已减轻五成。近日龟头发炎肿胀（精液沤渍而成）。舌红苔薄黄，脉细弦数无力。守方加重黄柏10g，并加薏苡仁20g，以增清热利湿坚阴之力，再投5剂；外用冰硼散擦。

1987年1月2日三诊 小便已正常，阴茎勃起次数已显减，勃起时有少量精液遗滑。会阴穴处仍胀痛，放射至肛门，有欲便之感。舌质红尖甚、苔薄白，脉细弦数、无力。守方加生龙骨20g、生牡蛎20g、牡丹皮15g、山茱萸肉10g、茯苓15g，以助养肝敛阴，再服7剂以善后。

随访 服药期仍有少量精液滑出，将息调理后，已获痊愈。

按 成年男性阴茎疼痛单独出现临床罕见。一般是由尿道炎、龟头炎、睾丸炎、睾丸扭转、精索静脉曲张或外伤等引起。本案阴茎痛是由于阴茎频频勃起所致，此乃肝肾相火偏旺，欲念屡起。因为相火妄动，耗伤肾气，又致使肾关不固，勃则滑精。精液腥臭，可证火毒内盛。故按肝胆实火，相火妄动论治。方用龙胆泻肝汤以清肝泻火，坚阴固关而愈。

【案例12】 阳强（不射精）

王某某 男 24岁 农民

1993年1月10日初诊 阳强不倒一个月。近一个月来，性生活时不射精，阴茎强而不倒，导致心烦不安。纳可，眠好，二便尚调。舌红尖甚、苔薄微黄，脉细小数、尺弱关弦。

证属 肝肾火旺，精窍瘀闭。

治法 泻肝滋肾，化瘀利窍。

方药 龙胆泻肝汤加味。龙胆草6g、黄芩10g、生栀子6g、北柴胡10g、车前子20g、木通10g、生地黄12g、泽泻10g、当归10g、制乳香10g、制没药10g、生甘草10g、桔梗10g、浙贝母10g，5剂，日一剂，水煎服。

随访 药5剂，性生活复常而告愈。

按 本案乃继发性不射精，除肝肾火旺外，肺气不宣是其关键。故在泻肝滋肾的基础上，加上桔梗与甘草相伍，是为桔梗甘草汤，有宣肺利窍之功；桔梗乃舟楫之品，在此有提壶揭盖之效。

10. 清胃散

清胃散源于《脾胃论》。方由生地黄、当归身各0.9g，牡丹皮1.5g，黄连1.8g（如质次，更加0.6g，夏月倍之），升麻3g。上为细末，都作一服，用水230ml，煎至150ml，去渣冷服。方中黄连苦寒泻火，以清胃中积热；生地、丹皮滋阴凉血清热；当归养血和血；升麻散火解毒，兼为阳明引经之药。五药配合，共成清胃凉血之功。主治：胃中积热，上下牙痛，牵引头部，满面发热，其齿喜寒恶热；或牙龈红肿，溃烂出血；或唇口腮颊肿痛，口热气臭，口干舌燥。当今还用于三叉神经痛、口腔炎、牙周炎属胃火上炎者。

临证使用本方或随证加减，视证情确定药量，并化裁为汤剂。治疗粉刺痤疮、神珠自胀、鼻腔奇痒、齿衄、唇风、口糜、热疮、喉痹、烂喉风、口臭、舌灼、以及热淋尿痛等，范围如此之广，收效亦甚妙！

【案例1】 热淋（尿道炎）
郭某某　女　55岁　职工

2009年5月29日初诊　尿频尿痛并发热5天。因食羊肉火锅而致尿频、尿痛、发热，体温：38.2℃。经静脉滴注抗生素、口服左氧氟沙星4天，热退，但尿频尿痛未愈。有高血压和血糖偏高史。舌红苔淡黄而厚，脉细弦、右细、均微数。

证属　胃火内酿，热结膀胱。

治法　清热泻火，利尿通淋。

方药　清胃散加味化裁。升麻15g、川黄连10g、生地黄15g、牡丹皮12g、赤芍15g、白芍15g、当归10g、车前草30g、石苇15g、蒲公英15g、生甘草10g、滑石粉30g（包煎），7剂，日一剂，水煎服。

2009年8月15日就诊告　药尽则愈。

按　患者饮食不节，酿成内热，下移膀胱。致使发热、尿频、尿痛。故按胃火内酿，热结膀胱论治。方用清胃散加味以清热泻火，利尿通淋而诸症悉除。

【案例2】 齿衄（牙龈炎）
王某某　男　24岁　职工

1999年7月17日初诊　牙龈出血反复已2年余。每次吐痰则呈粉红色或夹血丝，同时伴头痛。按嘱曾服鲜藕节汁有效。发作时口灼口干，但喜热饮，大便干结。有饮酒史。观其咽喉红。舌红苔薄黄，脉细偏数。

证属　胃火炽盛，上灼脉络。

治法　清胃泻火，引火归经。

方药　清胃散加味化裁。升麻10g、黄连10g、生地黄15g、赤芍15g、当归6g、牡丹皮10g、生石膏30g，7剂，日一剂，水煎服。

1999年7月30日电话询　药后血止。

2014年11月2日再访　牙龈未再出血。

按　患者嗜酒，秽毒蕴结日久，复受风热侵犯，内外合邪上冲齿龈而发。故按胃火炽盛，上灼脉络论治。方用清胃散以清胃泻火，引火归经而愈。

【案例3】 齿衄（慢性牙龈炎）
曹某某　男　30岁　职工

1996年4月3日初诊　齿衄反复发作5年余。缘于五年前无明显诱因出现牙龈出血，此后间断性反复发作，多方求治无效。经查血：BT（出血时间）：1min30s，CT（凝血时间）：2min10s，血小板110×10⁹/L。刻下，牙龈出血，口臭，易疲劳，大便干结。有饮酒、食辣史。舌红尖甚苔薄白，脉滑而略细。

证属　胃中积热，热毒上冲。

治法　清胃泄火，凉血止血。

方药　清胃散加味化裁。升麻10g、黄连6g、当归10g、生地黄20g、赤芍30g、生大黄5g（后下）、生甘草10g、紫草15g、仙鹤草15g，10剂，日一剂，水煎服。

嘱　忌辛辣、饮酒，饮食清淡，每日晨起饮一杯凉开水，约350ml。

1996年4月17日二诊　牙龈出血已止，口臭减而未除。舌红苔薄而淡黄，脉弦关略滑。药已中的，守方再进14剂。

嘱　复查血常规，凝血时间。

1996年4月25日三诊　药后复查血检报告：BT（出血时间）：1min30s，CT（凝血时间）：2min10s，血小板158×10⁹/L。近几日食用干椒，牙缝偶有少量出血。舌红苔微黄略腻，脉细弦。守方再服14剂。

嘱　忌食辛辣、煎炒食品，以防复发。

随访　牙龈出血止。

按　患者嗜食辛辣厚味，胃肠积热化火，热毒上攻齿龈所致。虽多方治疗不愈，一则治疗失当；二则治病未忌口，从而迁延成慢性发作。故按胃中积热，热毒上冲论治。方用清胃散加味以清胃泄火，凉血止血，而获痊功。

【案例4】 神珠自胀（不明原因眼球胀痛）

张某某　男　81岁　农民

2016年12月16日初诊　眼珠胀痛反复发作已20余年。近期加重。开始左眼珠痛之后连及右眼及眉棱骨痛，近来痛至巅顶。曾经眼科检查未发现明显异常，给七叶洋地黄双苷滴眼液、玻璃酸钠滴眼液用之未效，也服过复明片亦无效，而就诊于中医药。刻诊，眼珠胀痛伴失眠，不易入睡。纳少，大便尚调。舌红尖甚，脉浮弦数。

证属　中焦热盛，化风上扰。

治法　清热泻火，疏风通络。

方药　清胃散加味化裁。升麻10g、川黄连5g、生地黄15g、当归10g、牡丹皮10g、赤芍15g、生甘草5g、天麻10g、蔓荆子30g、牛蒡子15g、杭白菊10g、刺蒺藜30g、枯黄芩10g、山萸10g，5剂，日一剂，水煎服。

2016年12月21日二诊　药至症显减。纳食仍少。舌红苔淡黄稍厚，脉微弦软略数。守方加法半夏10g，以燥湿化痰，再投7剂。

2016年12月26日三诊　纳增，头顶微痛。舌红尖甚、苔微黄，脉仍略数。守方再服10剂而愈。

按　眼球胀痛，致病原因较多，诸如炎症性、高眼压、外伤性、屈光性、眼球后疼痛等。患者反复发作20余年，也未查出器质性病变。而按中焦热盛，化风上扰论治。服清胃散加清热疏风之品以清热泻火，疏风通络。药仅22剂而获痊愈，中医文化之深邃可见一斑。

【案例5】 鼻奇痒（急性鼻炎）

黄某某　女　54岁　居民

2011年11月8日初诊　鼻腔奇痒伴双眼皮瘙痒难忍10天。经当地诊所口服抗生素及静滴头孢噻肟钠两天无效。有失眠史。纳可，大便稍结。舌红苔薄白、左舌边白而厚，脉浮数。

证属　肺胃积热，风热上犯。

治法　清热泻火，疏风止痒。

方药　清胃散加味化裁。川黄连10g、黄芩10g、生地黄15g、升麻20g、牡丹皮15g、赤芍30g、生甘草15g、当归10g、杭白菊10g、鱼腥草30g、蛇床子3g，4剂，日一剂，水煎服。

嘱　暂忌麻辣食品及鱼虾。

2011年11月15日二诊　鼻眼痒已基本缓解，睡眠虽有所改善，仍少寐不安。舌红苔薄黄、舌中少苔，脉细而微数、关脉微弦。守方加炒酸枣仁10g、知母20g、川芎10g、茯苓15g，以养血宁神，再服7剂。

2011年12月6日告　鼻眼痒已愈，睡眠亦安。

按　鼻腔奇痒，中医鲜有论述。实乃患者素有胃肠积热，复感风热燥邪，侵于肺系，发为鼻痒；现代医学认为是急性鼻炎导致。按肺胃积热，风热上犯论治。方用清胃散加味以清热泻火，疏风止痒获效。

【案例6】 粉刺（寻常痤疮）

王某　女　21岁　学生

2012年3月28日初诊　痤疮反复发作一年。每遇心情不佳时易发，情绪稳定后又可缓解。失眠，不易入睡，月经尚调，但前期经色略暗、有小淤块。舌红苔薄白、舌边有齿印，脉弦、重按无力。

证属　肝郁气滞，胃热上熏。

治法　疏肝解郁，清热泻火。

方药　清胃散合四逆散加减化裁。当归尾10g、牡丹皮10g、黄连10g、生地黄15g、赤芍30g、醋柴胡10g、白芍30g、炒枳壳10g、生甘草10g、藿香10g、仙鹤草30g、生石膏25g、郁金10g、绿萼梅15g、田七花10g，7剂，日一剂，水煎服。

2012年4月18日二诊　痤疮已消退，仍遗留下斑痕。舌红苔白，脉细而微弦。守方再服7剂以善后。

随访　已愈

按　粉刺本为脾胃蕴湿积热，上熏于肺，外犯肌肤所致。而本案每以情绪欠佳时诱发，乃肝郁致使脾虚失运，湿热蕴结于胃，情绪不佳，肝郁化火则触动火与热邪上犯而发。故治与清胃散合四逆散以疏肝解郁，清热泻火获效。

【案例7】 唇风（唇炎）

郭某　女　30岁　职工

2001年8月25日初诊　右上唇疱疹红肿疼痛伴鼻腔灼热干燥疼痛3天。缘于病前一天食烤鸭、炸泥鳅后出现嘴唇疱疹。纳香，二便调。有过敏性鼻炎史。舌略暗红苔薄白，脉细微弦微数。

证属　脾胃积热，食燥化火。

治法　清热解毒，滋阴泻火。

方药　清胃散加味化裁。升麻10g、川黄连6g、赤芍15g、当归10g、牡丹皮10g、生地黄25g、黄芩10g、生甘草10g，4剂，日一剂，水煎服。

2001年8月29日二诊　疱疹渐退，疼痛及鼻灼减轻。舌红苔白，脉细弦。守方加龙胆草6g，以泻肝火，再服5剂告愈。

按　口唇突然红肿疼痛，亦称之为唇风。类似于现代医学中的唇部局限性水肿或过敏性唇炎。本案则是进食烧烤烹炸，食品热毒，酿积于胃，上灼于唇所致，故按脾胃积热，食燥化火论治。方用清胃散以清热解毒，滋阴泻火获愈。

【案例8】　热疮（单纯性疱疹）

肖某某　女　75岁　居民

2011年4月2日初诊　唇周疱疹二天。缘于泄泻伴发热一天，经服诺氟沙星胶囊等药后，热退泄止。但出现乏力体虚，唇周起疱疹。舌红苔薄黄，脉弦软。

证属　外感风邪，内蕴湿毒。

治法　清胃泻火，疏风解毒。

方药　清胃散加减。生地15g、川黄连6g、牡丹皮15g、升麻15g、赤芍15g、白芍15g、黄芩10g、生甘草6g、川椒6g、大青叶15g，5剂，日一剂，水煎服。

随访告　药尽疮愈。

按　热疮，是高烧过程中或高烧后，皮肤与黏膜交界处出现的一种急性疱疹性皮肤病。多因风热外袭肌表，或肺胃热盛熏灼所致。患者所患之热疮，即在泄泻发热中发生。治与清胃散以清胃泻火，疏风解毒；加入花椒有除湿止痛之功，故药仅5剂而愈。

【案例9】　口疮（口腔溃疡）

吴某某　男　35岁　记者

2012年10月9日初诊　舌边溃疡3天。观其左舌边中间有一溃疡点。素有口腔溃疡史，反复发作已3~4年。近因出差北京食油腻并进食油条后发作，大便尚通畅。舌红苔黄，脉细弦软而微数。

证属　脾胃积热，热毒上炎。

治法　清热泻火，消肿止痛。

方药　清胃散加味化裁。升麻15g、川黄连10g、生地黄15g、赤芍30g、当归10g、牡丹皮15g、生石膏30g、千里光15g、生甘草10g、连翘20g，7剂，日一剂，水煎服，药尽而愈。

按　口疮，是口腔黏膜病中常见的疾病，皆因心脾火热上冲所致。患者自2009年至2012年均因加夜班或进食油炸食品后，先后共发作8次之多，或面颊，或舌边，均以清胃散加减进退治疗而愈。

【案例10】　口疮（季节性口腔溃疡）

刘某某　女　44岁　居民

2011年7月11日初诊　左下唇内生疮溃疡，红肿疼痛一周。每年暑季都罹患斯症，每到晚上则神疲乏力，十分疲倦，这一时期容易出现口腔溃疡。刻诊，左下唇内侧生疮，红肿，溃疡，疼痛，伴下唇外侧疱疹。口苦，纳呆。舌红苔薄黄，脉弦细软数。

证属　脾胃积热，火毒上炎。

治法　清热泻火，凉血解毒。

方药　清胃散合四妙勇安汤加减化裁。升麻15g、川黄连10g、生地黄15g、赤芍30g、当归10g、牡丹皮15g、生甘草15g、金银花30g、玄参12g、蒲公英15g、大活血30g，5剂，日一剂，水煎服。

2011年7月16日二诊　左下唇内侧溃疡及唇外疱疹均愈。今日出现心烦不寐。舌红苔微黄，脉细微弦。守方加山栀子10g、淡豆豉10g，以清心除烦，再进5剂以善后。

按　口疮本为心脾火热上冲所致，而本案则每在暑期发作。《素问·六元正纪大论》云："大暑至，山泽燔燎，材木流津，广厦腾烟……故民病少气，疮疡痈肿。"正是暑热天气之外因，促使患者心脾之火上冲而发病。故治与清胃散合四妙勇安汤以清热泻火，凉血解毒获效。

【案例11】　口腔肿痛（食物性口腔炎）

龙某某　女　1岁5个月

2015年7月10日初诊　母述：因食爆玉米花，而口腔内面颊黏膜出现肿胀疼痛，孩子哭闹不安。昨日食了冰糖炖梨，金银花泡水，大便拉稀一次，症状也未见减轻。舌红苔白、指纹紫红隐状于风关。

证属　脾胃积热，火毒上灼。

治法　清胃泻火，凉血解毒。

方药　清胃散加味。黄连3g、升麻4g、生地黄5g、白芍5g、牡丹皮4g、茯苓6g、生大黄3g、生麦芽10g、生甘草3g、北山楂6g，3剂，日一剂，水煎，分多次喂饮。

随访　药后告愈。

按　患儿因饮食不当而出现口腔肿痛，当为口腔感染所致，从现代医学角度应对症治疗。中医按脾胃积热，火毒上灼论治。方用清胃散以清胃泻火，凉血解毒；加入生大黄直泻心脾之火。故药仅3剂，诸症悉除。

【案例12】　口臭（慢性胃炎）

江某某　男　17岁　学生

2013年3月12日初诊　口臭。近一时期口气臭秽，纳香，爱吃烧烤、麻辣食品。大便二日一解，不结。舌红苔淡黄，脉弦软。

证属　食毒蕴积，升降失司。

治法　升清泄热，降浊除秽。

方药　清胃散合升降散加减化裁。川黄连10g、升麻10g、生地黄15g、当归10g、牡丹皮10g、赤芍15g、生甘草5g、生大黄5g、僵蚕10g、蝉衣6g、片姜黄15g、竹叶10g，7剂，日一剂，水煎服。

嘱　饮食宜清淡，多食新鲜蔬菜，忌烧烤、麻辣食品。

2013年4月15日再诊　药后口臭减，因故未能及时复诊。舌红苔薄黄，脉细弦软。守方再服7剂以善后。

按　口臭，其病因十分复杂，现代医学认为，生理因素包括饮食与药物，不良生活习惯；二是疾病因素包括龋齿、牙周炎、口腔溃疡；胃部疾病、鼻咽部疾病及糖尿病等。中医认为"五脏六腑不调，气上胸膈，然腑脏气臊腐不同，蕴积胸膈之间，而生于热，冲发于口，故令臭也。"故本案按食毒蕴积，升降失司论治。方用清胃散合升降散以升清泄热，降浊除秽获愈。

【案例13】　舌灼（舌炎）

曾某某　女　61岁　农民

2009年11月15日初诊　舌灼，口苦，舌面如有膜包裹2年。入南昌大学第一附属医院口腔科就诊，检查未发现明显异常，给服维生素B_1+维生素B_{12}

等治疗；也曾在当地医院反复治疗均未见效。纳呆，睡眠尚可，大便干结。舌红苔白，脉沉细、左细弦。

证属　肝郁化火，胆热内扰，胃火上灼。

治法　疏肝解郁，清胆和胃，凉血活血。

方药　清胃散合四逆散加味化裁。升麻15g、川黄连10g、当归10g、生地黄12g、牡丹皮10g、北柴胡10g、赤芍15g、白芍15g、枳实10g、炙甘草10g、葛根15g、地骨皮10g、绿萼梅10g、郁金12g，7剂，日一剂，水煎服。

2009年11月24日二诊　女儿代述：药后症减，大便仍稍结。守方加火麻仁15g，以润肠通腑，再服7剂以善后。

随访　已愈。

按　舌炎的病因很多，不同类型舌炎病因也有所不同。诸如：全身系统疾病、微量元素缺乏等引起。此外，还有局部因素锐利牙尖、牙结石及感染等。中医则认为心火上炎，化燥伤津，舌体受灼所致。而本案据其脉证按肝郁化火，胆热内扰，胃火上灼论治。方用清胃散合四逆散以疏肝解郁，清胆和胃，凉血活血获愈。

【案例14】　烂喉蛾（急性化脓性扁桃体炎）

孙某某　女　44岁　职工

2014年9月4日初诊　咽喉痛，以右侧为甚并溃烂2天。病前连续三餐进食烤羊肉、鸡肉等，之后出现咽喉疼痛，吞咽艰难，咽㿠红，右侧扁桃体有一较绿豆稍大之溃疡。舌红尖甚苔微黄、根部苔稍厚，脉细弦数、按之少力。

证属　胃火炽盛，食毒灼喉。

治法　清胃泻火，凉血解毒。

方药　清胃散合四妙勇安汤加味化裁。川黄连6g、升麻10g、当归10g、生地黄15g、金银花30g、玄参12g、生甘草6g、牡丹皮15g、皂角刺15g、生栀子10g、赤芍30g、麦冬10g，5剂，日一剂，水煎服。

2014年9月17日其母李某专告　药尽咽痛愈。

按　烂喉蛾，现代医学认为由乙型溶血性链球菌、葡萄球菌、肺炎双球菌等细菌感染所致。中医认为本病主要是风热上犯，侵及肺系，肺气失宣，肺经风热，上壅咽窍，结于喉核，脉络受阻，肌膜受灼，喉核红肿胀痛，发为本病。本案因饮食不当，过食烧烤所致，故按胃火炽盛，食毒灼喉论治。方用清胃散合四妙勇安汤以清胃泻火，凉血解毒获愈。

11. 玉女煎

玉女煎源于《景岳全书》。方由生石膏、熟地各9~15g或30g，麦冬6g，知母、牛膝各4.5g，用水300ml，煎至200ml，温服或冷服。方中石膏、知母清阳明火热为主；地黄补少阴之水为辅；麦冬滋阴生津为佐；牛膝导热下行为使；诸药合用，共奏清胃滋阴之功。主治：水亏火盛，少阴不足，阳明有余，烦热干渴，头痛牙痛，失血。当今用于治疗急性口腔炎、舌炎、三叉神经痛等症。

临证加减治疗风瘙痒、眼口阴干燥、唇风、舌灼、舌痛等，疗效颇佳。

【案例1】 风瘙痒（瘙痒症）

尚某某 男 58岁 职工

2004年12月15日初诊 周身瘙痒，伴烦躁不安反复一年。无汗则痒，故每以冬季发作为甚。体检血糖略高。舌红苔薄少，脉细微数。

证属 脾胃阴亏，血虚生风。

治法 滋阴凉血，养血疏风。

方药 玉女煎加味化裁。知母12g、麦冬10g、生石膏30g、生地黄20g、怀牛膝12g、当归10g、白芍12g、川芎10g，7剂，日一剂，水煎服。

2005年1月21日再诊 药后瘙痒缓解，空腹血糖复常。近两天又出现不出汗而轻微瘙痒。检查报告：空腹血糖4.9mmol/L。B超报告：肝、胆、脾、肾、前列腺无明显异常。总胆固醇6.2mmol/L（参考值3.38~6.1mmol/L），甘油三酯2.11mmol/L（参考值0.31~1.5mmol/L），低密度脂蛋白3.7mmol/L（参考值0~3mmol/L）。舌红边甚苔黄，脉细。守方加薄荷10g、郁金15g、丹参30g，以助行血疏风，再服7剂而愈。

按 本案乃血虚阴弱，化燥生风，故每发于冬季。治与滋阴润燥，养血疏风，方用玉女煎加当归、川芎、白芍，药两周而愈。

【案例2】 眼口阴干燥（眼口生殖器三联征）

蒋某某 女 58岁 居民

2008年11月12日初诊 口干喜饮伴两眼干涩刺痛，伴阴道干燥反复已3年，加重一个月。检查报告：血糖、血脂、肝功能、肾功能均无明显异常。刻下，口干口苦，舌尖有甜味，眼干涩疼痛、口腔黏而燥，伴阴道干燥不适。纳香，饥饿时胃脘嘈杂，心烦少寐，长期睡眠时好时差，大便稍干结。舌淡偏暗苔淡黄、舌中少苔，脉细弦微数。

证属 肝郁化火，气阴两虚。

治法 滋养肝肾，育阴润燥。

方药 玉女煎加味化裁。生地黄12g、熟地黄12g、知母15g、麦冬15g、生石膏50g、怀牛膝15g、北沙参30g、枸杞15g、当归10g、百合30g、百部15g、女贞子30g、旱莲草30g、龟胶10g（烊服），7剂，日一剂，水煎服。

2008年11月19日二诊 眼干涩痛除，口、阴干燥也明显缓解。体力已较前好。但服药期间，隔一天大便拉稀软便一次，肠鸣腹响。近因过食腌干菜烧肉后又出现口干。舌红苔淡黄，脉细弦软。守方减石膏20g，加石斛15g、北山楂30g，以减寒凉之弊，增养阴健胃之力，再服7剂。

2008年11月26日三诊 本周前期口干，之后逐渐缓解。舌红苔白，脉细弦软。守方再服7剂以善后。

随访 告愈。

按 眼口生殖器三联征，又称之为白塞氏综合征。其病因不明。可能为自身免疫性疾病，也可能与遗传因素、病毒感染及纤维蛋白溶解缺陷有关。本案眼、口、阴道表现为干、涩、燥、痛，尚无溃疡损伤，可能为发病之前兆。本病按中医辨证为肝郁化火，气阴两虚所致。故治与玉女煎加味以滋养肝肾，育阴润燥获愈。

【案例3】 唇风（唇炎）

刘某某 男 12岁 学生

2001年4月4日初诊 嘴唇干燥并皲裂半年多。唇周有一明显而规则的环周状痂迹，每遇酸辣则疼痛。前医给服益血生胶囊症状有所缓解，但停药即发。纳尚可，喜食卤制辛辣食品，二便调。舌红苔薄白少苔、舌中有细纵裂、舌边呈放射状细裂，脉微弦而软。

证属 脾弱胃热，血虚化燥。

治法 滋脾清胃，养血疏风。

方药 玉女煎加味。知母10g、生地黄15g、麦冬 10g、生石膏 15g、怀牛膝 10g、北枸杞 10g、白芍 10g、山药 30g、北沙参 15g、玉竹 10g、当归 10g、升麻 10g，7剂，日一剂，水煎服。

2001年4月11日二诊　唇周痂迹已退，遗下浅色线条，唇干裂也已明显缓解，进食已无刺激。舌红苔白、裂纹见浅，脉略弦。守方再投7剂。

2001年4月18日三诊　口唇皲裂已愈，脉如前。拟用六味地黄丸善后。

2001年10月20日再诊　家长述：半年来，孩子嘴唇无疾。国庆时进食卤制肉食过多后，口唇又干燥，四周又出现浅环状痂迹。舌红苔薄白少、舌面裂而不平整、舌边呈放射状深裂，脉微数。按原方再服7剂。

随访　药尽告愈。

按　现代医学认为唇炎的病因是日光照射、气候变化、局部刺激、辛辣食物、接触某些化学物品及精神情绪因素等。中医认为是过食辛辣厚味，胃腑积热化火，复受风热外袭，以致风火相搏，熏灼唇部，气血凝滞发为本病。本案辨证按脾弱胃热，血虚化燥论治。方用玉女煎加味以滋脾清胃，养血疏风获愈。

【案例4】　舌痛（舌炎）

王某某　男　76岁　退休职工

1997年7月10日初诊　舌红疼痛近月余。平时舌面麻木，进餐时咸辣食物一接触舌面即疼痛难忍。观其舌体未见溃疡面，但舌面龟裂，刻下伴右上牙根疼痛。舌红苔薄白少苔，脉细数。

证属　胃火炽盛，肾水亏虚。

治法　清胃降火，滋阴益肾。

方药　玉女煎加味。生石膏 30g、生地黄 30g、知母 10g、麦冬 10g、怀牛膝 15g、北沙参 15g、枸杞子 10g，5剂，日一剂，水煎服。

1997年7月16日二诊　舌面刺激症状减轻，舌面裂纹减，右牙根痛止。舌红苔仍薄少，脉细数。守方加龟板胶 10g（烊服）以增滋阴之力，再投7剂。

1997年7月23日三诊　舌痛缓解。舌苔渐长、舌尖仍少苔、舌面仍龟裂，脉细微数。患者胃火已降，阴液渐复。故拟益肾养阴，方用六味地黄丸以调治。

1997年8月1日随访　诸症悉除。

按　舌炎的病因很多，不同类型舌炎病因也有所不同。诸如：全身系统疾病、微量元素缺乏等引起。

此外，还有局部因素锐利牙尖、牙结石及感染等。中医一般认为心火上炎，化燥伤津，舌体受灼所致。而本案据其脉证辨证为胃火炽盛，肾水亏虚。故前期与玉女煎以清胃降火，滋阴益肾；后期与六味地黄丸补益肝肾获愈。

12. 清经散

清经散源于《傅青主女科》。方由牡丹皮、白芍、大熟地黄各 9g，地骨皮 15g，青蒿 6g，白茯苓 3g，黄柏 1.5g（盐水浸炒）组成。用水煎服。方中牡丹皮、青蒿、黄柏清热泻火；生地、地骨皮清热凉血；茯苓健脾；白芍柔肝敛阴。诸药合用，共奏清热凉血之功。主治：水亏火旺，月经先期者。

用本方或临证加减，治疗经行头痛伴月经先期，月经不调，经净复至，漏下及产后恶露不绝，房事后出血，宫腔积液之少腹痛等，俱收良效。

【案例1】　头痛（月经期头痛、颈椎退行性变）

张某某　女　41岁　农民

1999年6月5日初诊　经行头痛，伴头晕麻木4个月。经行则头痛，在头痛的同时，月经也先期，每20天左右一行。经某医院检查，颈椎X线片示：颈4~6不同程度骨质增生。诊为退行性病变。刻下，头时时掣痛，喜按太阳穴。纳呆，带黄而腥臭。舌红苔薄白、舌边有齿印，脉细。

证属　湿热郁遏，冲任蕴热，清阳不升。

治法　清热调冲，健脾利湿，升阳通络。

方药　清经散加味。生地黄 15g、赤芍 30g、牡丹皮 12g、地骨皮 12g、青蒿 10g、黄柏 10g、茯苓 12g、芡实 15g、当归 6g、川芎 10g、白芷 10g、桑寄生 15g、北沙参 15g，5剂，日一剂，水煎服。

1999年6月12日二诊　药后痛减，脉舌如前。守方加山药 30g，以助养阴健脾，再服14剂告愈。

按　头为诸阳之会，五脏六腑之清阳、精血皆上注于头。凡内伤、外感皆令人头痛。本案经行头痛，伴有月经先期，带下秽浊。故按湿热郁遏，冲任蕴热，清阳不升论治。方用清经散以清热调冲，健脾利湿，升阳通络；加入川芎、白芷之类以助行气通络，故药至痛止。

【案例2】 经期延长（月经病）

王某某　女　21岁　农民

1975年11月27日初诊　本次月经过多、经期延长。从10月28日行经，至今一个月仍淋漓不尽，伴心烦不寐，腰酸背痛，血色暗红。舌绛少苔，脉细数无力。

证属　阴虚火旺，血分蕴热。

治法　清经泻火，滋阴凉血。

方药　清经散加减。白芍三钱、地骨皮三钱、茯苓三钱、青蒿三钱、生地三钱、熟地三钱、丹皮三钱、黄柏三钱、桑寄生三钱、党参三钱、当归三钱、川芎一钱、粉甘草一钱，3剂，日一剂，水煎服。

嘱　忌食辛辣。

1976年1月25日随访　2剂血止，3剂痊愈。如期经至，按期经净。

按　本案经期延长乃阴亏血热，热扰冲任，经血失守所致。故治与清经散以清经泻火，滋阴凉血，药至经调。

【案例3】 经期延长（宫颈囊肿）

周某某　女　48岁　居民

2008年12月8日初诊　月经点滴不断已20余天。市某医院B超报告：宫颈囊肿（1.0cm×0.7cm），双附件无异常。给服炔诺酮片、环丙沙星和甲硝唑。药后头脑昏沉，自觉很难受，故就诊于中医。纳香，眠可，二便调。舌红苔淡黄，脉细数、左微弦、重按无力。

证属　水亏火旺，冲任不固。

治法　清热凉血，滋阴固冲。

方药　清经散加味。地骨皮15g、青蒿10g、牡丹皮10g、赤芍15g、白芍15g、黄柏12g、椿根皮15g、山药30g、芡实30g、生甘草6g、阿胶10g（烊服）、旱莲草3g、女贞子15g、海螵蛸25g、地榆炭10g、侧柏炭10g，7剂，日一剂，水煎服。

2008年12月18日二诊　药后经行复常，6~7天干净，量多色红，感觉良好，纳食也增。舌红苔微黄、根部苔稍厚，脉细微弦。

按　宫颈囊肿是指宫颈腺囊肿，一般不会出现明显的临床症状，故本案与经期延长无甚牵连。辨证按水亏火旺，冲任不固论治。方用清经散加味以清热凉血，滋阴固冲，月经复常。

【案例4】 经期延长（子宫肌瘤摘除术后）

陶某某　女　24岁　职工

2014年12月29日初诊　经期延长。缘于10月剖宫产并行子宫肌瘤（宫腔口）摘除术3个月。上月19日经行，至今淋漓不净，中途暂停过2天，继之复行，经少色黑。入江西省妇保医院就诊，口服黄体酮后，排出大量血块，刻下，经水仍淋漓不断。彩超报告：子宫内膜增厚，回声杂乱不均匀。询知，月子里正值暑后期，故喜冷饮冷食。纳香，二便调。舌红苔白，脉细数、左细弦数。

证属　阴虚内热，瘀血郁阻。

治法　滋阴清热，凉血化瘀。

方药　清经散加味。赤芍15g、地骨皮15g、生地黄15g、牡丹皮10g、黄柏10g、青蒿10g、茯苓12g、当归10g、川芎10g、芡实30g、椿根皮15g、淮山药15g、炒栀子10g、茜草炭10g、侧柏炭10g、桃仁泥6g、川红花6g，7剂，日一剂，水煎服。

2015年1月6日二诊　药后经色转红，两天后经血干净。纳香，眠好。舌红苔白，脉细。

按　热除阴回，其脉细乃气弱血虚之象。拟益气养血，冀正复经调。方用八珍汤加味。当归身10g、川芎10g、白芍10g、生地黄15g、太子参30g、漂白术30g、茯苓10g、桃仁泥10g、川红花10g、炙甘草6g、山药15g、炙黄芪25g、枸杞10g、益母草15g，日一剂，水煎服。

2015年2月随访　药7剂后，月经已调。

按　子宫肌瘤术后月经期延长，是因为手术之后子宫收缩不好导致的。本案辨证按阴虚内热，瘀血郁阻论治。方用清经散加味以滋阴清热，凉血化瘀收效。

【案例5】 经行腹痛（右附件巧克力囊肿、盆腔积液）

邹某某　女　36岁　个体

2008年10月11日初诊　经行少腹疼痛，每次月经前后发作。月经先期，每次月经超前5~6天，而且月经量逐渐减少。彩超报告：①右附件考虑巧克力囊肿可能性大；②盆腔积液。纳、眠尚可。舌鲜红、苔薄白少苔，脉细而微弦。

证属　水亏火旺，气血瘀滞。

治法　清肝调经，行气化瘀。

方药 清经散加味。青蒿10g、生地黄15g、赤芍15g、白芍15g、黄柏10g、地骨皮15g、牡丹皮10g、茯苓12g、山药30g、菝葜50g、猫爪草15g、浙贝母20g、当归10g、益母草30g、台乌药12g、小茴香10g、青皮10g、川芎10g、阿胶10g（烊服）、生甘草6g，7剂，日一剂，水煎服。

2008年10月20日二诊 少腹疼痛减半。舌红苔薄白，脉细软。守方再投7剂。

2008年10月28日三诊 少腹痛缓解，经量增加，体力亦增。舌红苔白，脉细弦软。守方加丹参30g、地榆15g，以助行血化瘀，再投7剂。

2008年11月24日四诊 本次月经已复常，经行时少腹稍疼痛不适。舌红尖甚、苔白，脉细弦软。守方再服7剂以善后。

2010年9月18日随访 少腹痛已愈，因无疼痛不适，故未复查。

按 本案经行少腹痛，亦属于痛经。据其病史病症检查报告，为继发性痛经。按水亏火旺，气血瘀滞论治。方用清经散加行气化瘀之品以清肝调经，行气化瘀获愈。

【案例6】 少腹痛（宫腔积液）

胡某某 女 49岁 居民

2012年7月18日初诊 少腹痛反复发作。入江西省妇幼保健院就诊，彩超检查报告：宫腔积液，子宫肌瘤。现症：月经紊乱，经行10余天不净。经服葆宫止血颗粒、罗红霉素后经净，但小腹仍隐痛不止。纳可，夜眠欠安。舌红苔薄白，脉细弦软数。

证属 肾水不足，肝热血瘀。

治法 清肝调经，凉血化瘀。

方药 清经散加减。赤芍20g、白芍20g、青蒿10g、生地黄15g、黄柏15g、牡丹皮15g、地骨皮15g、土茯苓50g、山药30g、芡实30g、金樱子30g、仙鹤草15g、铁苋15g、青皮15g、延胡索15g、台乌药10g、制香附10g、广木香10g、田七粉3g（冲服）、小茴香6g，7剂，日一剂，水煎服。

2012年7月25日二诊 药后不仅腹痛大减，夜睡已安。而且凤疾腰痛也大大缓解。舌红苔薄白，脉细弦软。药已中的，守方再投7剂。

2012年8月2日随访 腹痛已止，而且月经如期至。

按 患者少腹痛，检查发现宫腔积液。导致宫腔积液的主要原因是子宫内膜炎、急慢性宫颈炎，都会导致宫腔的分泌物增多。此外，子宫息肉、宫颈癌、子宫癌、刮宫手术引起的宫颈粘连等也是引起宫腔积液的原因。病因虽然复杂，但按中医学辨证以肾水不足，肝热血瘀论治。方用清经散加入行气活血之品以清肝调经，凉血化瘀而获效。

【案例7】 恶露不绝（产后子宫复旧不良）

熊某 女 28岁 职工

2014年9月11日初诊 产后恶露不绝已50天。7月23日分娩，至今50天仍恶露不绝并有小瘀块。南昌市第一人民医院妇检，B超报告：子宫偏大，余未发现明显异常。经服益母草胶囊，血虽少了一些，仍不止。纳香，近2天大便干结，肛门疼痛。舌红苔薄黄，脉细弦数、左软数。

证属 水亏火旺，营阴亏虚。

治法 滋阴清热，凉血化瘀。

方药 清经散加味。赤芍30g、青蒿10g、地骨皮15g、牡丹皮15g、茯苓12g、黄柏15g、生地黄15g、芡实30g、山药30g、地榆炭10g、血余炭10g、大黄炭10g、当归10g、川芎10g、桃仁泥10g，4剂，日一剂，水煎服。

2014年9月16日告 药尽恶露止，纳香眠好。

按 产褥期由阴道内排出的血性恶露，一般2~3周内应完全排净。超过则为恶露不绝。产后多虚多瘀，从而导致恶露不绝；但亦有产妇素有阴血不足，复因产时失血，营阴更亏，致使恶露不绝。本案则为水亏火旺，营阴亏虚所致，故治与清经散滋阴清热，加入归、芎、桃仁及大黄炭等凉血化瘀之品，药仅4剂而愈。

【案例8】 月经过多（置节育环后）

吴某某 女 27岁 教师

1974年4月5日初诊 月经过多。自去年4月置节育环的一年以来，月经先后无定期，而且经期延长，月经过多。刻下，20天月经尚未干净，量多，伴有白带。头晕，食欲减退，精神倦怠，近几天晚上潮热，心悸，失眠。舌质红而略紫暗、苔薄白，脉数。

证属 阴虚内热，冲任受扰。

治法　滋肾降火，清热调经。

方药　清经散加味。赤芍三钱、地骨皮三钱、赤茯苓三钱、青蒿草三钱、生地黄三钱、黄柏三钱、牡丹皮三钱、炒白芍三钱、槐花三钱、炒地榆三钱、阿胶三钱（烊服），3剂，日一剂，水煎服。

1974年4月13日随访　药后经尽。

1975年夏季再访　月经复常。

按　子宫腔里带环后，对子宫带来机械性刺激，同时在环的周围会释放血凝素，使血液不容易凝固。而且这种刺激使子宫的血管在月经期不容易止血和闭合。从而导致月经量大有血块，或者月经期延长、淋漓不尽。据其脉证按阴虚内热，冲任受扰论治。方用清经散以滋肾降火，清热调经。使这种机械性损伤的月经过多，迅速得到了迅速的恢复。

【案例9】　阴道出血（左炔诺孕酮滴丸不良反应）

余某　女　33岁　职工

2016年4月11日初诊　阴道出血6天。3月27日服紧急避孕药左炔诺孕酮滴丸后，房事后于4月2日出现阴道少量出血，色黑，7日止。近日房事而又出现阴道出血，故就诊。舌红苔薄白少苔，脉细软、左细而微弦。

证属　水亏火旺，药毒迫血。

治法　凉血固冲，滋水泻火。

方药　清经散加味。赤芍30g、生地黄15g、牡丹皮15g、青蒿10g、茯苓12g、地骨皮30g、山药30g、黄柏15g、芡实30g、茜草炭10g、椿根皮15g、苎麻根15g、田七粉3g（打粉冲服）、阿胶珠6g（打粉冲服），4剂，日一剂，水煎服。

2016年4月15日二诊　药后血止，随后如期行经。

按　紧急避孕服用左炔诺孕酮，其副作用会导致月经提前或延后，或子宫异常出血。本案药后阴道出血，按水亏火旺，药毒迫血论治。方用清经散以凉血固冲，滋水泻火，收血止经调之效。

13. 青蒿鳖甲汤

青蒿鳖甲汤源于《温病条辨》，吴氏为温病后期，邪热未尽，深伏阴分，阴液已伤之夜热早凉、热退无汗、舌红少苔等症而设。方由青蒿6g、鳖甲15g、生地12g、知母6g、丹皮9g组成，用水1L，煮取400ml，分二次温服。方中知母、鳖甲、细生地黄、牡丹皮，归入肝经，滋阴凉血，以清血中阴分伏热为主药；青蒿清芳透络，善达在里之虚热。共成滋阴清热，疏郁透邪之剂。临证使用本方或随证加味，用于治疗不明原因发热、低热不退、潮热等，均收良效。

【案例1】　发热（不明原因发热）

谢某某　男　25岁　职工

2016年3月28日，发热1个月。近一个月来发热不愈，体温：白昼37.3℃，晚上38.5℃左右，一般服用安乃近退烧，但一直不愈。检查血常规无明显异常。因发热而未能上班，纳如常。唇红，舌红苔薄白，脉浮弦软数。

证属　温邪伤阴，阴虚热伏。

治法　滋阴清热，疏郁透邪。

方药　青蒿鳖甲汤加味。青蒿30g、醋鳖甲25g、知母15g、生地黄15g、牡丹皮15g、白薇10g、生甘草6g、地骨皮30g、北柴胡10g，4剂，日一剂，水煎服。

2016年6月10日咳嗽就诊时告　发热仅服2剂药后，热退症除。

按　患者发热不愈，据其脉证，白昼体温基本正常，晚上体温升高；同时唇舌鲜红，脉浮数。正如《温病条辨·下焦篇》云："夜热早凉，热退无汗，热自阴来者，青蒿鳖甲汤主之。"对此，可知邪气夜行阴分而热，日行阳分而凉，则为邪气深伏阴分也。故治与青蒿鳖甲汤以滋阴清热，疏郁透邪，药2剂而热退病愈。

【案例2】　低热（外伤原因发热）

饶某某　女　84岁　居民

2004年8月6日初诊　发热4天。缘于月初摔了一跤，导致右侧股骨头骨裂，正在接受治疗。随后发热，每日下午至晚间体温38~38.5℃，上午以前体温基本正常。微咳，纳尚可。舌质绛红、少苔少津，脉数、关软。

证属　热伏阴分，津液亏损。

治法　疏郁透邪，滋阴清热。

方药　青蒿鳖甲汤加味。青蒿10g、醋鳖甲20g（先煎）、知母10g、生地黄15g、牡丹皮10g、麦冬10g、北沙参20g、当归10g、怀牛膝10g、地骨皮10g、北枸杞10g、鱼腥草20g，7剂，日一剂，水煎服。

随访　其子专告，药后热退。

按　股骨头骨裂后发热，现代医学认为往往是由于坏死组织或损伤组织，在进行修复所导致，一般情况无须处理。但本案出现夜热早凉，此乃复感外邪致病。正所谓邪气夜行阴分而热，日行阳分而凉，则为邪气深伏阴分之故。因此，按热伏阴分，津液亏损论治。方用青蒿鳖甲汤以疏郁透邪，滋阴清热，药至热退。

14. 当归六黄汤

当归六黄汤出自《兰室秘藏》，方由当归、生地黄、熟地黄、黄柏、黄芩、黄连各等分，黄芪加一倍，为粗末。每服15g，用水300ml，煎至150ml，空腹服，小儿减半。其为阴虚内热所致盗汗而设，故有"盗汗之圣药"之誉。后世又用以治疗阴虚火旺所致之自汗证。方中当归养血，生、熟地黄滋阴，三味养血补阴以治本；黄芩清上焦火，黄连清中焦火，黄柏泻下焦火，使虚火得降，阴血安宁，不使外走为汗；倍用黄芪，固已虚之表，安未定之阴。全方共建滋阴清热，固表止汗之功。实践证明，因其为阴虚发热，盗汗既可单独出现，也往往与自汗合并为病。临证加减，或据其兼证配以他药协同，治疗气阴两虚兼有湿热之盗汗、自汗其效名不虚传！

【案例1】　盗汗（交感神经功能紊乱）

邹某某　男　47岁　个体

2008年7月14日初诊　盗汗，醒后身冷已一周。面赤唇燥，小便短黄。纳眠如常。舌红苔薄少、舌边有齿印，脉细而小数。

证属　阴虚脏躁，卫外失固。

治法　育阴润燥，清热固表。

方药　当归六黄汤加味。当归身15g、生黄芪30g、黄柏10g、黄芩10g、川黄连10g、生地黄12g、熟地黄12g、浮小麦30g、红枣5枚、炙甘草6g，7剂，日一剂，水煎服。

2008年7月28日喜告　药后汗止。

按　盗汗。《内经》称之为寝汗，《素问·脏气法时论》云："肾病者……寝汗出，憎风。"《素问·六元正纪大论》亦云："太阳所至为寝汗痉。"因此，有内伤虚劳盗汗及外感伤寒盗汗。本案盗汗、身冷恶风，应按阴虚脏躁，卫外失固论治。故治与当归六黄汤以育阴润燥，清热固表。药至汗止。

【案例2】　盗汗（左侧结核性胸膜炎）

雷某某　女　45岁　农民

2000年4月17日初诊　盗汗并失眠。缘于左侧结核性胸膜炎1年，经抗结核治疗后出现盗汗。刻下，盗汗并失眠，动则气短，左侧肋下疼，怕冷，喉中有痰，口干口黏，喜热饮，怕冷。每到下午乏力、哈欠不断，纳尚可，大便质软如泥，日一解。形体偏瘦，两颧潮红，颜面、眼眶黧黑。舌红苔白、舌中有纵粗裂，脉细弦软数。

证属　湿热瘀积，久郁化热，迫汗外泄。

治法　清热燥湿，滋阴敛汗，化瘀通络。

方药　当归六黄汤加减。当归10g、生地黄30g、黄柏10g、生黄芪30g、黄连6g、黄芩10g、浮小麦30g、北山楂30g、川芎10g、十大功劳叶15g、田七粉3g（冲服），14剂，日一剂，水煎服。

2000年4月26日二诊　盗汗减，仍少寐，喉中仍痰梗。舌红苔白、舌中有粗纵裂，脉细弦。守方加煅龙骨15g、煅牡蛎15g，再进7剂。

2000年5月20日三诊　汗已止，大便已成形。脉细，舌红苔白。

考虑病者曾罹患结核性胸膜炎，肺脾亏虚，故拟培土生金，养阴益肺以善后。在原方基础上加百合15g、山药30g、桑白皮15g、炒谷芽30g、炒麦芽30g、炒鸡内金15g、赤芍15g、生甘草6g、何首乌12g，加减进退共服35剂，诸症豁然。

按　结核性胸膜炎，其结核中毒的典型症状就有不同程度的发热、盗汗、乏力等。由于该病发病慢、病程长，从而导致身体虚损，气血衰弱，肾阴亏耗，加上久病脾虚失运，湿热内蕴，熏蒸于外发为盗汗。因其喉中有痰、口干黏腻、便质湿软、面色黧黑，故按湿热瘀积，久郁化热，迫汗外泄论治。方用当归六黄汤加味以清热燥湿，滋阴敛汗，化瘀通络。后期与培土生金，养阴益肺调理而获痊功。

【案例3】 盗汗（慢性支气管炎）

刘某某 男 15岁 学生

2006年4月28日初诊 家长述：盗汗反复已数年。近几年屡屡盗汗，治而不愈。经某医院检查发现颈两侧淋巴结肿大。今日在江西省胸科医院摄胸片报告：两肺纹理增粗，未发现结核灶。刻诊，夜间盗汗并咳嗽。纳食一般。舌红苔薄微黄，脉细弦微数。

证属 气阴两虚，卫外不固。

治法 滋阴清热，益肺敛汗。

方药 当归六黄汤加味。全当归10g、炙黄芪15g、黄柏8g、黄芩8g、川黄连6g、生地黄7g、熟地黄7g、浮小麦30g、麻黄根5g、红枣4枚、炙甘草5g，7剂，日一剂，水煎服。

2006年5月5日二诊 始服汗即减，咳嗽也缓解。近2天气温升高，似又盗汗如初。舌红苔白、边有浅齿印，脉弦软微数。守方加重黄芪10g，并加煅龙骨15g、煅牡蛎15g，以助益气固表，镇潜敛汗，再投7剂。

2006年5月13日三诊 盗汗显然缓解。舌红尖甚苔白、舌中少苔，脉细弦软微数。守方再服7剂告愈。

按 患孩少年时期反复盗汗，此乃禀赋不足，脏腑失调所致。由于汗为心液，发源于脾，与肾密切相关。故脾虚失运，化源不足；致使肾气失养，肺气亏虚，腠理不密，卫外不固，心液失敛，发为盗汗。故治与当归六黄汤以滋阴清热，益肺敛汗。此乃正本清源，审证求因之获。

【案例4】 盗汗并自汗（微量元素异常）

张某某 男 5岁

2007年9月12日初诊 家长述：盗汗并自汗。夜间盗汗，白昼自汗。怕冷，流涕，纳呆，形体偏瘦。入江西省儿童医院就诊检查，微量元素：锌低、铅高。刻下听诊：两肺呼吸音稍粗糙。咽红。小便短少色黄，大便日1~2解。舌红苔薄少，脉细微数。

证属 气阴不足，卫外不固。

治法 益气固表，滋阴敛汗。

方药 当归六黄汤合牡蛎散加味。炙黄芪10g、黄柏4g、黄芩4g、黄连3g、当归3g、生地黄6g、熟地黄6g、煅牡蛎15g、浮小麦20g、麻黄根4g、大红枣3枚、炙甘草5g、陈皮5g、防风5g、白术5g、煅

龙骨15g、凤凰衣6g，5剂，日一剂，水煎服。

2007年9月18日二诊 家长述：药后汗出大减，诸症也随之改善。要求再服5剂。药尽告愈。

按 汗血同源，若脏腑失调，化源不健，肺气失充，肾真失养，则卫外不固，肾阳不足，固摄失职，津液外泄，发为盗汗、自汗。医院对患儿的微量元素检测发现锌低、铅高，已知钙低可引起盗汗。而锌、铅异常是否与盗汗、自汗相关，有待临床观察。

【案例5】 自汗并盗汗（高血压、高血脂）

李某某 男 46岁 个体

2014年10月19日初诊 自汗并盗汗已近一年。汗多，食热、食辣、劳动均大汗淋漓；夜眠又盗汗，而且醒后背冷如冰。从事酒店管理，每日膏粱厚味，尤喜食肉类。少寐，不易入睡。大便急而难控，而且一次排不干净，故日二解。经某医院检查，尿常规：蛋白质（+）；癌胚抗原11.42mg/mol（参考值0~5.5mg/mol）；血脂：总胆固醇5.47mmol/L、甘油三酯2.81mmol/L；血压：134/95mmHg。舌红边甚、苔黄而稍腻，脉细弦软数。

证属 湿热中阻，表虚失固。

治法 燥湿健脾，益气敛汗。

方药 当归六黄汤合半夏泻心汤加减。当归10g、生地黄15g、熟地黄15g、川黄连10g、黄柏10g、黄芩10g、炙黄芪30g、法半夏15g、炮干姜4g、炙甘草6g、太子参15g、五倍子10g、煅龙骨30g、煅牡蛎30g，7剂，日一剂，水煎服。

2014年10月28日二诊 汗大减，肉食按嘱减半并以五谷蔬菜为主。复查癌胚抗原已降为8mg/mol。舌红苔淡黄，脉弦微数、按之少力。守方再投7剂。

2014年11月4日三诊 汗止，大便已调，精神增。背部仍冰凉刺骨不安，舌红苔薄而淡黄，脉微弦而少力。

观其脉证，卫外已固，但痰饮突显，故拟温化痰饮，健脾除湿以调治。

方用苓桂术甘汤合玉屏风散加减。茯苓30g、桂枝10g、炙甘草6g、炒白术10g、炒白芍10g、炙黄芪30g、陈皮10g、北防风15g、红枣5枚、生姜3片、北山楂15g，7剂，日一剂，水煎服。

2014年11月12日四诊 背冰已融，转为微凉，

但手仍冷。舌红苔淡黄，脉微弦。守方加木通10g，以助利湿通阳，再服7剂。

2014年11月20日，诸症已除，舌红苔白，脉细而微弦。

为巩固疗效，拟散剂善后调理。方药 西洋参80g、川贝母50g、肉桂30g、茯苓60g、北山楂50g，打粉，每日2次，一次3g，温开水冲服。

2016年春季荐并陪友人就诊，询访告知：除血压偏高外，尿常规及癌胚抗原指标均已复常，至今安康。

按 患者饮食不节，嗜食辛辣膏粱厚味，湿热蕴积，内热丛生；兼之从事酒店管理，起居不慎，外湿内侵，湿与热合，壅滞三焦，熏蒸肌表，逼津外泄，故而自汗并盗汗。值得一提的是，本案由于长期饮食不节，嗜食膏粱厚味。不仅自汗盗汗，而且疾病变生。诸如高血压、高血脂、蛋白尿、癌胚抗原超标等。通过当归六黄汤合半夏泻心汤以燥湿健脾，益气敛汗。除血压偏高外，均已复常。可见饮食健康，应该引起高度重视。

五、清暑剂

1. 香薷散

香薷散出自《类证活人书》，方由厚朴60g、香薷（穗）45g、黄连60g，后二味药入生姜120g同杵，炒令紫色。上为粗末，每服9g，用水150ml，酒75ml，慢火同煎至150ml，去渣，用新汲井水浸极冷，顿服之。药冷则速效也。方中香薷发表散寒，祛暑化湿为主药；厚朴化湿宽中为辅；黄连燥湿解毒为佐；生姜和中散寒，以和诸药为使。共成祛暑解表，除湿和中之功。主治：夏月外感风寒，饮食不节，脾胃升降失常，导致霍乱吐利，腹痛转筋者。运用本方或随证加减化裁成汤剂，用于伤暑、痧症，疗效甚佳。

【案例1】 伤暑（感冒）

涂某 女 30岁 护士

2009年7月18日初诊 头晕、心慌3天。始因中暑发热后，经医院静脉滴注之后热退。但头晕、心慌一直未愈，而且身重足轻，今日又感胸闷纳呆。大便也稀软、日解多次、并有不净感，小便灼热。体温37.5℃。舌红苔淡黄，脉微浮。

证属 气虚身热，暑湿侵袭。

治法 清热解暑，芳香化湿。

方药 香薷散合不换金正气散加味化裁。炒厚朴10g、香薷10g、川黄连10g、藿香10g、法半夏12g、苍术10g、生甘草6g、厚朴花15g、陈皮10g、炒扁豆15g、佩兰10g、鲜西瓜翠衣50g，2剂，日一剂，水煎服。药尽告愈。

按 《素问·刺志论》云："气虚身热，得之伤暑。"患者中暑发热，虽经静脉用药，热势缓解，仍有头晕心慌、身重足轻、胸闷纳呆诸多症状。故按气虚身热，暑湿侵袭论治。方用香薷散合不换金正气散以清热解暑，芳香化湿。药仅2剂，诸症悉除。

【案例2】 伤暑（急性胃肠炎）

刘某某 女 72岁 居民

2011年8月6日初诊 呕吐并泄泻两天。近期连续两次受热后呕吐、泄泻。在原籍玉山县医院住院6天。刚刚初愈，来昌后，前天受热后又头晕，呕吐，泄泻，纳呆，食后胃脘痞塞。舌红苔黄，脉细弦微数、寸浮。

证属 暑热外袭，表里失和。

治法 解表祛暑，和解表里。

方药 香薷散合小柴胡汤加味化裁。炒厚朴10g、香薷10g、川黄连5g、柴胡15g、法半夏15g、黄芩10g、党参10g、炙甘草6g、生麦芽30g、红枣3枚、生姜2片，4剂，日一剂，水煎服。

2011年8月13日二诊 诸症已除，仍胃脘胀气，餐后加重，口苦、口干饮少。舌红苔淡黄，脉虚弦。

据其脉证，乃湿恋气滞，故拟行气导滞，燥湿和胃善后。

方用越鞠丸加减化裁。苍术10g、川芎10g、制香附10g、甘松10g、八月扎10g、神曲10g、栀子10g、砂仁3g、山药15g、灵芝片15g、生甘草5g，上药连服7剂而愈。

按 患者高龄，居家伤暑，乃为阴暑，是因暑热袭于肌表，或避暑过于阴凉发为阴暑。故按暑热外袭，表里失和论治。方用香薷散合小柴胡汤加味化裁以解表祛暑，和解表里。药尽病除。

【案例3】 痧证（虚损）

陈某某 男 48岁 司机

2014年6月26日初诊 经常闭痧已4年。发作时出现头晕头胀，胸闷，呕吐，有时眩晕，严重时甚则昏倒。不论冷、热天气，均可能发作。由于从事货车司机，故提心吊胆地工作。在当地服过不少中西药未效，已困扰四年之久。纳尚可，睡眠时好时差，血压一贯偏低，刻下：95/75mmHg。舌红苔微黄，脉细弦。

证属 外受异气，内停痰饮，暑湿诱发。

治法 辛透辟秽，疏风祛邪，燥湿豁痰。

方药 香薷散合半夏白术天麻汤加减。炒厚朴12g、香薷10g、黄连5g、厚朴花10g、天麻12g、白术12g、茯苓15g、茯神15g、炙甘草6g、法半夏15g、陈皮10g、红枣6枚、生姜3片、刺蒺藜30g、炒扁豆10g、红景天20g、防风15g、生黄芪30g，7剂，日一剂，水煎服。

嘱 睡好子午觉，莫熬夜；发作期间饮食清淡。

2014年7月4日二诊 药后症减，汗少，背上微怕冷，舌红苔微黄，脉弦软。观其脉证，症虽减，但盛夏之季，仍兼表证。故守方再投7剂。

2014年7月12日三诊 症去大半，纳显增，偶头胀、眼花。血压105/70mmHg。舌红边甚、苔微黄，脉微弦、少力。表证渐解。守上方再服7剂以善后。

2014年11月12日随访 其姐陈某就诊告，其弟已愈，康复如前。

按 痧证乃外感疫疬之气和秽浊异气所致，或由暑气诱发，以及寒气郁为火毒，发为痧证。《痧胀玉衡·痧原论》云："痧症，先吐泻而心腹绞痛者，从秽气痧发者多；先心腹绞痛而吐泻者，从暑气痧发者多；心胸昏闷，痰涎胶结，从伤暑伏热痧发者多；遍身肿胀疼痛难忍，四肢不举，舌强不言，从寒气冰伏过时，郁为火毒而发痧者多。"本案乃外受异气，内停痰饮，暑湿诱发。治与香薷散合半夏白术天麻汤加减化裁以辛透辟秽，疏风祛邪，燥湿豁痰获愈。

2. 三物香薷饮

三物香薷饮又称香薷散，源于《太平惠民和剂局方》，《圣济总录》及《仁斋直指》均有载述。后世称之为三物香薷饮。方中香薷500g，白扁豆（炒）、厚朴（炒）各250g，上为粗末，每服9g，用水150ml，入酒少许，煎至100ml，去渣，水中沉冷，连吃二服。药虽三味，方中香薷辛温芳香，解表散寒，兼能祛暑化湿为主药；厚朴辛苦温，行气宽中，化湿行滞为辅；白扁豆健脾和中，消暑化湿为佐；煎时加酒活血通阳使药力通行全身。其有祛湿解毒，和中除湿之功。主治：暑月外感于寒，内伤于湿之恶寒发热，头重头痛，腹痛吐泻，胸闷不舒，四肢倦怠等疾。以本方并配以白术散治一小儿伏暑泄泻发热，收效立竿。

【案例】 泄泻（婴幼儿感染性腹泻）

邹某某 男 2岁

1975年9月24日初诊 泄泻伴发热6天。当地公社医院某医处以竹叶，黄芩，玄参，麦冬，米仁，神曲等，服一剂，腹泻、发热更剧，体温39℃。刻下，发热无汗，食则便，便如清水，腹胀满，烦躁不安，时时啼哭，脸色潮红，口渴喜饮。舌红苔白滑，脉数。

证属 外感暑湿，内伤肠腑。

治法 祛暑化湿，健脾和中。

方药 香薷散合白术散加减。香薷一钱、炒扁豆一钱半、炒厚朴一钱半、红参二钱、茯苓二钱、白术一钱、桔梗一钱半、陈皮一钱、煨木香一钱半、藿香一钱半、葛根二钱、滑石粉三钱（包煎）、粉草一钱，2剂，日一剂，水煎分多次喂服。

并嘱 忌食奶食，适当给饮盐开水及米汤。

1975年9月27日二诊 药两剂而泻止，守方去香薷、滑石、扁豆，红参易党参，加炒麦芽五钱、神曲三钱，再服2剂而热退泻止。

按 本案泄泻伴发热，其时虽已入秋分，乃为夏伤于暑，至秋而发，应为伏暑之疾。故用香薷散以解表祛邪，除湿和中；白术散协同香薷散健脾运湿，而收立竿之效。

3. 清暑益气汤

清暑益气汤源于《温热经纬》，方由西洋参、石斛、麦冬、黄连、竹叶、荷梗、知母、甘草、粳米、西瓜翠衣组成（原方不著分量），水煎服。方中西瓜翠衣清暑涤热，生津利尿为主药；西洋参、石斛、麦冬、甘草、粳米，益气养阴生津为辅；黄连、知母、竹叶、荷梗，清暑泄热共为佐使。诸药合用，共成清暑益气，养阴生津之功。主治：感受暑热，气津两伤。症见身热汗多、口渴心烦、体倦少气。以本方治伤暑、小儿疰夏而收效。

【案例1】 伤暑（冒暑、低热）

金某 女 9岁 学生

2009年7月13日初诊 低热5天。8日从广州乘飞机来南昌，即出现低热，体温：37.7~38.3℃，鼻衄3次，偶咳。经在南昌市第三人民医院打了2天青霉素针，热未退。血常规无异常。观其咽淡红，纳香，二便调。舌红尖甚、苔薄黄，脉浮数。

证属 感受暑邪，冒于肌表。

治法 清凉涤暑，益气生津。

方药 清暑益气汤。西瓜翠衣25g、西洋参6g、石斛7g、竹叶10g、麦冬6g、荷叶10g、川黄连5g、生甘草5g、粳米1撮、知母5g，4剂，日一剂，水煎服。

2009年7月15日二诊 昨日出鼻血1次，仍偶咳。刻下体温：37.1℃。舌红苔白，脉浮。守方加白术6g、升麻8g、北柴胡8g、生石膏12g，以助辛凉透表、升阳益胃，再服4剂而愈。

按 《素问·刺志论》云："气虚身热，得之伤暑。"《时病论·冒暑》云："冒暑者，偶然感受暑邪，较伤暑之证稍为轻浅耳。"患儿暑期乘机流动，异地寒热差异，暑热袭于肌表而发。故治与清暑益气汤以清凉涤暑，益气生津。药服4剂热退身凉，再服4剂愈。

【案例2】 疰夏（小儿夏季热）

陈某某 男 2岁6个月

2011年7月11日初诊 母述：反复发热35天。缘于6月6日开始发热，体温37.8℃。24日入江西省中医院儿科就诊，静脉滴注（何药不详）3天，热未退。改服辛凉透表的中药及水牛角等清热凉血药也未效，并致泄。血常规无明显异常。昨晚体温39.0℃，刻下，体温38.3℃。3年来，每年夏季均有发热史。纳可，尿长。舌红苔薄白，脉细，指纹紫红隐伏于气关。

证属 元气不足，暑热熏蒸。

治法 清暑益气，养阴退热。

方药 清暑益气汤加减。西瓜翠衣30g、竹叶10g、南沙参8g、北沙参8g、石斛10g、川黄连3g、麦冬5g、知母8g、荷叶10g、生甘草3g、粳米1撮，3剂，日一剂，水煎服。

2011年7月14日二诊 热仍未退。舌红尖甚、苔白，脉细，指纹已隐而不现。体温38.3℃。守方去南北沙参、干荷叶，加生晒参6g、鲜荷叶1/4张，以增益气升清之力，再服4剂。药后热退病除。

按 小儿脏腑未坚，禀赋薄弱，或体虚气阴不足，感受暑热熏蒸易发本病。本案按元气不足，暑热熏蒸论治。方用清暑益气汤以清暑益气，养阴退热。首服热未退。复诊未易方，去沙参、干荷叶，加入生晒参、鲜荷叶，以助益气升清，药至热退，足见用药之重要。

六、温里剂

1.附子理中汤

附子理中汤出自《三因极一病证方论》。在温中散寒的理中汤基础上加附子，以治五脏中寒，口噤，四肢强直，失音不语，下焦虚寒，脘腹冷痛，呕逆泄泻。临证以本方或随证加味，治疗食泻，虚损，昏仆，胃痞，疗效迅速。

【案例1】 食泄（慢性腹泻）

胡某某 女 38岁 职工

1990年3月26日初诊 慢性泄泻10个月。自从去年5月为加强食养，而每日自制豆浆饮用，2个月后出现大便溏泄，尔后稍食油腻则便溏。曾服过一次呋喃唑酮，便溏加剧。纳可，食后腹胀，口虽不干，但喜热饮。舌红苔薄白，脉沉细。

证属 脾阳不振，运化失司。

治法 温中扶阳，健脾助运。

方药 附子理中汤加减。太子参20g、炒白术10g、干姜4g、黑附片6g、焦山楂30g、炒鸡内金10g、炒谷芽30g、炒麦芽30g、神曲10g、炙甘草5g、煨肉豆蔻5g，4剂，日一剂，水煎服。嘱：停饮豆浆。

1990年3月29日二诊 大便已成形，食油腻则稀软。牙齿微疼，肛门偶有灼热。舌红苔薄微黄，脉沉细微数。守方加山栀子10g、大腹皮10g，再投7剂。

1990年4月12日三诊 停药后又腹胀，矢气多伴肠鸣。舌红苔薄白，脉沉细。守方党参20g易太子参，加藿香梗6g、炒厚朴10g、广木香10g，再服7剂。

1990年4月19日随访 大便已复常，纳香，油腻荤食无碍。

按 豆浆，乃黄大豆之制品，有健脾宽中，润燥消水之功用，但多食则致病。《纲目》云："多食壅气、生痰、动嗽，令人身重，发面黄疮疥。"临证观察，过食豆浆，会导致尿酸升高引起痛风。本案过饮豆浆，则损伤脾阳，造成泄泻。治与附子理中汤以温中扶阳，健脾助运获愈。

【案例2】 虚损（甲状腺功能减退？）

熊某某 女 30岁 职工

2008年10月23日初诊 怕冷，肢凉，健忘，反应能力下降，纳呆，尿频，喝水须史则拉尿，神疲乏力一个月余。服黄芪建中汤加味一周余，疗效不甚明显。观其舌暗淡红苔白，脉细而少力。

证属 脏腑虚寒，开阖失常。

治法 温阳散寒，培土固真。

方药 附子理中汤加味。黑附片10g、炮干姜6g、炒白术10g、党参15g、巴戟天10g、淫羊藿10g、炙甘草6g、益智仁6g、茯苓15g、台乌药10g，7剂，日一剂，水煎服。

2008年10月31日二诊 肢冷减，尿仍频。纳增，舌淡红苔白，脉细而微弦。守方加益智仁4g、食盐少许（1~1.5g）入煎，再投7剂。

2008年11月14日三诊 喝水即解的状况已缓解，夜尿大减，最多一次，背仍冷。舌质略淡、苔白，脉细软。守方加正肉桂6g，再投7剂。

2008年11月25日四诊 背冷已除，舌红苔白，脉细微弦。守方再服7剂。

2008年12月3日，诸症悉除，康复如常。舌红苔白润，脉细。拟用：参草虫草散善后。方药 冬虫夏草20g、鹿茸30g、西洋参100g，研末冲服，每日2次，每次2g，温开水送服。

随访 药尽康复。

按 本案临床表现类似于现代医学的甲状腺功能减退，故以脏腑虚寒，开阖失常论治。方用附子理中汤以温阳散寒，培土固真获愈。

【案例3】 昏仆（昏厥）

于某某 女 55岁 职工

2009年9月8日初诊 头晕并突然昏仆已发作数次。近期由于头晕，有时突然昏仆，短暂即可苏醒。在当地医院检查治疗，一是未查出病因；二是服药无效，故赴省城就诊于中医。刻诊，头晕，纳呆，口淡乏味，肢冷。下肢微浮肿。血压：130/75mmHg。舌红苔薄黄，脉迟缓。

证属 脾肾阳虚，脉络闭阻。

治法 温中散寒，扶阳通脉。

方药 附子理中汤合五皮散加味化裁。黑附片12g、炒白术12g、红参10g（另炖）、炮干姜3g、炙甘草10g、生姜皮10g、五加皮10g、陈皮10g、茯苓15g、茯苓皮15g、大腹皮15g、泽泻30g、桂枝10g、血余炭10g、川芎10g、鸡内金15g，日一剂，水煎服，连服15剂告愈。

2016年1月24日电话再次询访 头晕、昏仆已愈，6年来身体安康。

按 昏仆多由痰、热、湿、瘀血阻闭清窍，扰乱神明，出现神志不清而昏迷的证候。《素问·至真要大论》云："诸热瞀瘛，皆属于火。"其归咎于火热扰乱神明所致。本案则是昏迷尽显虚寒之象，故按脾肾阳虚，脉络闭阻论治。方用附子理中汤合五皮散以温中散寒，扶阳通脉而收效。方中使用五皮散协同以利尿通阳，此为通阳不在温，而在利小便之谓。

【案例4】 胃痞（胆结石术后）

樊某某 女 53岁 教工

1998年7月27日初诊 胃脘痞塞反复发作2年。缘于胆囊结石，手术摘除后出现胃脘堵塞难受。每到暑期使用空调时则易于发作伴下肢怕冷，右侧为甚，矢气多。纳虽可，但食则胃脘痞塞。刻下，又遇暑期，诸症复作而求服中药。舌红苔淡黄稍厚腻，脉弦软、左关滑。

证属 脾虚胃弱，中焦寒凝。

治法 温中祛寒，健脾理气。

方药 附子理中汤加味。黑附片6g、党参10g、焦白术15g、炙甘草6g、干姜4g、炒谷芽30g、公丁香10g、白蔻仁10g、补骨脂10g，5剂，日一剂，水煎服。

1998年8月10日喜告 胃脘痞塞、下肢怕冷已除，使用空调无碍。

按 痞证，《伤寒论》论述的是外感病误下致痞。本案是因胆囊术后，中气虚弱，不能运化水谷精微致癌。故治与附子理中汤加味以温中祛寒，健脾理气获愈。

2. 通脉四逆汤

通脉四逆汤出自《重订严氏济生方》，方由吴茱萸60g、附子（炮、去皮、脐）30g、桂心（去皮，不见火）、通草、细辛（洗，去叶、土）、白芍药、甘草（炙）各15g、当归（去芦）9g，上药㕮咀，每服12g，水150ml、酒75ml、生姜7片、枣子1枚，煎至160ml，去渣温服，不拘时候。功能温经散寒，活血通脉。主治霍乱，寒胜阳衰，肉冷脉绝。临证加减化裁，治疗足干燥脱皮，药至病除。

【案例】 足干燥脱皮（足干燥综合征）

邓某某 女 17岁 学生

2014年11月9日初诊 足干燥脱皮伴四肢冰冷，冬季尤甚。近二年来四肢冰凉、怕冷，双足干燥脱皮，尤其是冬季症状加重。月经正常，纳香，眠好，二便调。舌红苔白，脉细、关微弦。

证属 寒滞经脉，肌肤失荣。

治法 温经祛寒，益肺通脉。

方药 通脉四逆汤加味。黑附片6g、吴茱萸3g、桂枝10g、细辛3g、木通6g、白芍15g、当归10g、红枣3枚、炙黄芪25g、炙甘草5g、生姜3片、桃仁泥6g、核桃仁15g，7剂，日一剂，水煎服。

随访 其母鲍某告，药后肢温，足脱皮愈，已出国留学。

按 青年患者足干燥脱皮，按寒滞经脉，肌肤失荣论治。方用通脉四逆汤以温经祛寒，益肺通脉获效。

3. 参附汤

参附汤出自《重订严氏济生方》，方由人参15g、附子（炮，去皮、脐）50g，上药㕮咀，分作三服，每服以水300ml，加生姜10片，煎至240ml，去渣，空腹时温服。方中人参甘温大补元气；附子大辛大热，温壮元阳。二药相伍，共奏回阳固脱之功。临证加味化裁，用于一例煤气中毒之胸闷，药至病除。

【案例】 胸闷（液化气中毒）

李某某 女 75岁 居民

2003年12月12日初诊 胸闷一天。昨日煤气罐（液化气）泄漏之后出现胸闷、呼吸不畅。血压100/55mmHg，舌红苔薄白，脉虚。

证属 毒气袭肺，胸阳不振。

治法 扶正祛邪，宽胸理气。

方药 参附汤加味。红参10g、黑附片6g、白术10g、炙甘草5g、栝楼皮10g、炙黄芪30g、当归10g，4剂，日一剂，水煎服。

2013年8月6日电话随访 药后即愈。

按 液化气中毒，碳氧血红蛋白升高，出现一氧化碳中毒症状，患者轻度中毒，表现为胸闷、呼吸不畅。按毒气袭肺，胸阳不振论治。方用参附汤加味以扶正祛邪，宽胸理气收效。

七、补益剂

（一）补气

1. 四君子汤

四君子汤源于《太平惠民和剂局方》，《圣济总录》称为白术汤。方由人参、甘草（炙）、茯苓、白术各等分，上为细末。每服6g，用水150ml，煎至100ml，去渣，温服，不拘时；入盐少许，白汤点亦得。方中主用人参（后世多以党参代之）味甘、性温，为归脾要药为主；脾胃属土，虚则生湿，白术甘苦温，为燥湿健脾佳品为辅；茯苓甘淡，以渗湿健脾见长。苓、术合用，祛湿健脾，又能佐以参、术，使之甘而不腻，补而不壅为佐；配炙甘草之甘温，调药和中为使。共同组成甘温性平，强壮脾胃，助阳补气之剂。其功能益气补中，温养脾胃。主治：营卫气虚，脏腑怯弱，面色㿠白，四肢无力，心腹胀满，全不思食，肠鸣泄泻，呕哕吐逆。

临证时用之加减，或与他方协同，治疗脾虚咳嗽、脾虚乙型肝炎等。同时，用太子参取代人参，太子参甘、苦，微温，补肺健脾，其力不亚于人参。但气薄不峻，适于儿童及体虚者。

【案例 1】 咳嗽（慢性支气管炎）

王某某 男 3 岁 7 个月

2009 年 2 月 24 日初诊 母述：咳嗽一周。易感冒，每次感冒后必咳。上周感冒并咳嗽，经打针又静脉滴注抗生素 2 天后缓解，停针又咳。纳呆，若饮酸奶则泄泻。舌红苔白，指纹淡紫隐伏。

证属 脾虚肺弱，卫外不固。

治法 培土生金，益气固表。

方药 四君子汤合玉屏风散加减化裁。太子参 7g、白术 4g、茯苓 7g、炙甘草 3g、生黄芪 8g、防风 6g、陈皮 5g、苏叶 4g、制香附 4g、生谷芽 10g、生麦芽 10g、炙款冬花 7g、川贝母 4g、紫河车 7g，7 剂，日一剂，水煎服。

2009 年 3 月 15 日二诊 咳愈，纳香，大便已调。守方加减再服 7 剂而愈。

按 患儿咳嗽乃脾气虚弱，运化失常，既痰湿内生，又肺失所养，卫外不固。故而易感并咳。治与四君子汤合玉屏风散加减化裁甘温扶脾，以资培土生金，益气固表获愈。

【案例 2】 乙型肝炎

姚某某 男 30 岁 职工

2006 年 8 月 21 日初诊 神疲乏力，乙肝表面抗原和核心抗原阳性。缘于感染了血吸虫，驱虫治疗 2 次后，检查发现乙肝表面抗原 6.385 S/CO（参考值 0~1 S/CO），肝功能轻度异常。刻下，神疲乏力，四肢无力，不耐疲劳。纳食一般，少寐。舌红苔淡黄而斑剥，脉弦软。

证属 肝热脾虚，湿毒瘀结。

治法 清肝健脾，活血渗湿。

方药 四君子汤合四苓散加减。太子参 20g、漂白术 20g、茯苓 10g、猪苓 10g、泽泻 10g、炙甘草 6g、乌韭 20g、铁扫帚 20g、叶下珠 20g、楤木 20g、绣花针 30g、灵芝 20g、川红花 10g、赤芍 10g、白芍 10g、桃仁 10g、田七 4g（包煎），14 剂，日一剂，水煎服。

2006 年 9 月 6 日二诊 神疲乏力及无力现象已见改善，纳香而仍眠差，不易入睡，大便调。舌红苔白稍厚、舌中有短横裂，脉浮而略弦。守方加丹参 30g，以助活血化瘀，再进。

2008 年 9 月 13 日告 共服中草药 58 剂，复查乙肝两对半转阴；肝功能无明显异常。

2015 年 5 月 20 日再访 乙肝病毒，多次复查，均为阴性。

按 乙型肝炎是 HBV 感染所致的急、慢性肝炎或病毒携带状态。一般来说，病毒阴转概率比较小，尤其是慢性乙肝患者，往往迁延不愈。目前治疗主要是保肝、去脂、降酶等药物治疗，甚则使用核苷（酸）类似物、干扰素等。临床治疗十分棘手。本案按肝热脾虚，湿毒瘀结论治。方用四君子汤合四苓散加入乌韭、铁扫帚、叶下珠、楤木、绣花针等解毒化瘀之草药以清肝健脾，活血渗湿。获得痊愈。

2. 异功散

异功散出自《小儿药证直诀》，《保婴撮要》称为五味异功散。方由人参、茯苓、白术、陈皮、甘草各等分，上为细末。每服 6g，用水 150ml，加生姜 5 片，大枣 2 个，同煎至 100ml，空腹时温服。方由四君子汤加陈皮而成，四君子汤助阳补气；陈皮理气开胃，使其补而不滞，适于胃脘饱满，腹部虚胀者。故其功能健脾理气。主治：脾胃虚弱，中焦气滞，纳少便溏，胸脘痞闷，或呕吐泄泻。本方一般用于小儿脾虚气滞之消化不良。随证加减，用之治疗脾肺两虚之咳嗽、酒精性头痛、脾肾虚之水肿，疗效立竿。

【案例 1】 咳嗽（慢性支气管炎）

谭某 女 55 岁 职工

1998 年 12 月 23 日初诊 咳嗽反复已数月之久。近期鼻涕多，稍咳则涕出，咳嗽以晨起咳为主，左胸憋闷不舒，乏力，纳少，二便尚调。血压 130/80mmHg。舌淡红苔薄白，脉略滑。

证属 脾肺两虚，痰湿内停。

治法 补益肺脾，轻宣和中。

方药 异功散合三拗汤加味。西洋参 6g（另炖兑服）、白术 10g、茯苓 10g、陈皮 10g、炙甘草 5g、炙麻黄 3g、杏仁 10g、炙款冬花 15g、地龙 10g、法半夏 6g，5 剂，日一剂，水煎服，药尽咳愈。

1999 年 3 月 19 日随访 咳愈后未再发，身体较前健康。

按 本案咳嗽为脾虚失运，精微不化，痰湿内生，上壅于肺；而且脾气衰弱，肺气亦虚，致成咳嗽。故治与补益肺脾，轻宣和中。方用异功散合三拗汤补宣并举，药仅 5 剂，而获痊功。

【案例 2】 伤酒头痛（酒精性头痛）

王某某　男　47 岁　职工

2004 年 11 月 24 日初诊　头痛 4~5 天。缘于饮酒后头痛，前段时间经常头晕，并阵发性头顶疼，而且饮酒则作。眠好纳可，大便稀软，日一行。血压 110/80mmHg。舌红苔薄白、舌体偏胖，脉细、关微弦。

证属　脾虚湿盛，清阳阻遏。

治法　健脾祛湿，升阳通络。

方药　异功散加减。太子参 30g、白术 10g、茯苓 15g、陈皮 10g、炙甘草 6g、草豆蔻仁 6g、葛花 15g，7 剂，日一剂，水煎服。

2004 年 12 月 1 日二诊　头痛减，大便渐成形。舌红苔白，脉细。守方加羌活 6g，以助祛风除湿，再服 7 剂而愈。

按　本案头痛是自内而生，即饮酒所致，故称之为伤酒头痛。酒能酿湿化痰，头乃诸阳之会，清阳之府，髓海所在。脏腑精华之血，清阳之气，皆上注于头。故酒湿上踞，气机壅塞而引发头痛。故治与健脾祛湿，升阳通络。方用异功散加减。药仅两周，而获痊功。

【案例 3】 水肿（高血压性心脏病）

吴某某　男　63 岁　退休职工

2014 年 9 月 15 日初诊　下肢浮肿 4 个多月。有高血压史，长期服"氨氯地平片"。检查肝肾功能、小便常规均未发现明显异常。心电图："窦性心动过速，顺钟向转位"。心脏彩超："左室肥厚，主动脉瓣退行性改变，二尖瓣反流，主动脉瓣反流（均少量），左室舒张功能减低"；彩色多普勒超声："双侧颈动脉内膜增粗，局部内中膜增厚并双侧多发斑块形成"。血压：110~120/70~80mmHg。医生改用"氯沙坦钾片"，下肢肿胀改善不大而转投中医。刻下，下肢浮肿，按之凹陷。纳果伴乏力，大便尚调。舌红苔白，脉细弦无力。

证属　脾虚气弱，水湿外溢。

治法　益气健脾，利水消肿。

方药　异功散合五皮散加减。党参 15g、炒白术 10g、炒苍术 10g、茯苓块 15g、陈皮 10g、大腹皮 10g、茯苓皮 15g、生姜皮 6g、肉桂 5g、炒谷芽 30g、炒麦芽 30g、薏苡仁 30g、生黄芪 30g、北山楂 10g，5 剂，日一剂，水煎服。

2014 年 9 月 23 日二诊　药后足肿消，纳增，精神亦增。舌红苔白，脉细而微弦。守方再服 5 剂而肿愈。

按　患者下肢水肿既有氨氯地平片药物所致，也有心脏功能减退造成。故按脾虚气弱，水湿外溢论治。治与异功散合五皮散加减以益气健脾，利水消肿。临床获愈。

3. 六君子汤

六君子汤，出自《世医得效方》，方由人参（去芦）、甘草（炙）、白茯苓（去皮）、白术（去芦）、陈皮、半夏各等分，上锉散，每服 9g，用水 150ml，煎至 100ml，不拘时服。其功用健脾补气，和中化痰。临证化裁治疗一因酒致哮，药至哮止。

【案例】 酒哮（过敏性哮喘）

章某某　男　35 岁　业务员

1989 年 5 月 10 日初诊　酒后胸闷气喘发作已半年。嗜酒，近半年来，稍喝酒移时则觉胸闷气憋呼吸喘促，喉中有如水鸡声，待酒力过后渐渐平息。舌红苔白，脉滑。

证属　脾虚失运，痰湿壅肺。

治法　健脾和胃，化痰止哮。

方药　六君子汤加味。西党参 15g、炒白术 10g、茯苓 15g、炙甘草 5g、陈皮 10g、法半夏 10g、砂仁 3g、生姜 2 片、红枣 5 枚，7 剂，日一剂，水煎服。

1990 年 2 月某日来访时相告　服药后哮证悉除，饮酒亦未再作。

按　患者长期过度饮酒，致脾失健运，湿聚成痰，痰浊内蕴，若再经饮酒则触动伏痰，上干于肺而发为哮喘。此痰湿为其标，脾虚气弱为其本，故用六君子汤健脾和胃，培土生金而愈。

4. 香砂六君子汤

香砂六君子汤，出自《古今名医方论》，源于《太平惠民和剂局方》中益气补中，健脾养胃之四君子汤的基础上，伍以陈皮、半夏、木香、砂仁、生姜，以助行气和胃，温中燥湿。用于治疗气虚痰饮，呕吐痞闷，纳减消瘦等症。据其功能，用于治疗腹胀纳减、水肿、咳嗽、懈怠、农药中毒后遗症等，疗效堪嘉。

【案例1】 口中多痰（农药中毒后遗症）

邹某某　女　53岁　农民

2014年11月21日初诊　口中痰多清稀，故喜吐痰，反复发作已20年。缘于20年前因误喝农药（何药已记不清）后致使口中痰多清稀，唾而不止。每发作时，在当地服3~4剂中药，并服维生素B后可缓解，但一直不愈，食海带症状加重。刻下，说话时口中痰自然增多。睡眠在入睡前也必须时时吐痰，同时伴胃中嘈杂，不胜困扰。纳香，眠可，大便有时干结。舌淡红苔白，脉细弦、左弦而略滑。

证属　脾胃虚弱，痰湿上泛。

治法　益气健脾，和胃化痰。

方药　香砂六君子汤加味。党参12g、炒白术10g、茯苓15g、砂仁3g、法半夏10g、陈皮10g、木香10g、炙甘草6g、炒苍术10g、红枣3枚、生姜3片，4剂，日一剂，水煎服。

2014年11月25日二诊　晚上痰减少，嘈杂已安。昨日食牛肉及牛肉汤后，右胁中胀而不适。舌红苔白，脉细弦软。守方加重砂仁2g，再加北山楂10g，以增醒脾消食之功，再投7剂。

2014年12月2日三诊喜告　症又减，晚上睡眠，基本上不要起床吐痰。舌红苔白，脉细弦软。守方再服7剂以善后。

嘱　暂忌油腻肉食，饮食以清淡为主，以将息调养。

翌年随访告　服药18剂，缠绵20年之痼疾获愈。

按　患者伤于农药，脾胃受损，导致脾伤不运，胃伤不降，积湿生痰，伏于体内，气机阻滞。一遇受凉，或饮食不当，则触动伏饮，引起痰湿上泛，口中痰多而唾。虽经治疗，终未彻底而迁延不愈。按脾胃虚弱，痰湿上泛论治。方用香砂六君子汤以益气健脾，和胃化痰获愈。

【案例2】 腹胀（慢性胃炎）

王某　男　76岁　退休工人

2012年2月20日初诊　感冒后随即腹胀，伴腰痛乏力。纳呆，大便尚调。有尿路结石和高血压史。舌红苔黄，脉弦而少力。

证属　外感风寒，脾虚气滞。

治法　理气除胀，健脾助运。

方药　香砂六君子汤合四磨汤加味。党参15g、白术10g、青皮10g、陈皮10g、广木香10g、茯苓15g、砂仁6g、枳实10g、槟榔10g、沉香10g、台乌药10g、石苇30g、大腹皮15g、鸡内金15g，7剂，日一剂，水煎服。

2012年2月27日二诊　腹胀大减。血压稳定：135/75mmHg。舌红尖甚苔黄，脉弦软。守方加藿香10g、北山楂15g，以芳化醒脾、消食助运，再服7剂告愈。

按　寒邪外袭，则邪正相搏，阴气当升不升，阳气当降不降，造成清浊混淆，中焦痞结不畅，发为腹胀。治与香砂六君子汤合四磨汤以理气除胀，健脾助运。药至胀除。

【案例3】 咳嗽（急性支气管炎）

邹某某　女　51岁　教师

1995年12月29日初诊　咳嗽伴浮肿20余天。咳嗽二十余天，并导致全身浮肿，气短，咯吐白色浓痰，早晨咳剧，下肢按之微凹陷，纳呆，小便清长，大便调。舌红苔薄白，脉略浮、关滑。

证属　脾虚失健，痰湿壅肺。

治法　健脾助运，化痰止咳。

方药　香砂六君子汤。党参15g、焦白术20g、茯苓30g、陈皮10g、生甘草10g、砂仁6g、法半夏10g、广木香10g，5剂，日一剂，水煎服。同时检查尿常规。

1996年1月3日二诊　咳伴浮肿，较前减轻。尿常规报告：蛋白痕迹，红细胞0~2/HP，白细胞0~1/HP。脉舌如前。守方加大腹皮15g、桑白皮10g、葫芦壳15g，以助健脾利水，再服7剂告愈，尿常规复常。

按　《素问·阴阳应象大论》云："秋伤于湿，冬生咳嗽。"患者本为脾虚，虚而失运，精微不化，痰湿内生，上壅于肺，肺气失宣，致成咳嗽。由于脾虚生湿，肺失宣肃，致使肾关不利，水湿泛于肌肤，发为水肿。因此咳嗽不止，导致水肿。故按脾虚失健，痰湿壅肺论治。方用香砂六君子汤以健脾助运，化痰止咳。药12剂而咳止肿消。

【案例4】 水肿（不明原因水肿）

杨某某 女 39岁 农民

1995年10月12日初诊 早晚头晕头痛近1个月，头面浮肿10多天。当地医院B超检查肝、胆、脾、肾，未见明显异常。刻下，小便短，大便干结，每日一解，量少。腹有时胀气，口淡乏味，食热则舒服。月经量多、淡黑有血块、行时腹痛，腰酸。舌红尖甚、苔薄白，脉细软。

证属 脾虚失运，水湿外溢。

治法 补脾益气，利水消肿。

方药 香砂六君子汤加味。党参20g、砂仁10g、白术30g、陈皮15g、茯苓30g、法半夏10g、广木香10g、甘草10g、佛手15g、炒厚朴15g、羌活10g、大腹皮15g，7剂，日一剂，水煎服。药后肿消及头晕头痛愈。

按 脾为湿困，健运失司，气机升降失调，清阳不升，致使头晕头痛；浊气不降，乃至水湿不得下行，溢于肌肤，发为水肿，此乃虚肿。故治与香砂六君子汤以补脾益气，利水消肿获愈。

【案例5】 懈怠（亚健康）

卢某某 男 54岁 建筑工人

1998年5月8日初诊 四肢困倦乏力一周余。始因感冒发热半天，服板蓝根冲剂缓解，之后出现困倦乏力。曾因此在南昌市第九人民医院多方检查：肝肾功能无明显异常，乙肝两对半阴性。只有胸部X线片提示：两肺纹理增粗。诊断：支气管炎。刻下，四肢无力，以下肢为甚，纳可，但食而不多，大便近四五年均不成形，质稀软，每日1~2次。舌红尖甚苔薄白、中根部苔黄而略厚有纵裂，脉缓软。

证属 脾胃虚弱，寒湿困脾。

治法 益气健脾，燥湿升清。

方药 香砂六君子汤加减。党参12g、炒白术10g、茯苓15g、甘草5g、法半夏10g、木香10g、陈皮10g、砂仁5g、神曲20g、炒谷芽30g、焦山楂15g，5剂，日一剂，水煎服。

1998年5月13日二诊 症状减，精神增，大便仍日1~2次。血压105/70mmHg。舌苔较前薄，脉仍缓软。守方加煨葛根15g，以助升阳益胃之力，再服7剂告愈。

按 懈怠，是一种以肢体倦怠，神疲乏力为主要表现的病证。患者自述始因感冒而致，实乃脾胃气虚为本，外感为因为标。故治与益气健脾，燥湿升清。方用香砂六君子汤，药不及两周而诸症悉除。

【案例6】 头痛（胆石症术后）

戚某某 女 63岁 退休职工

2011年9月13日初诊 胆石症，胆囊切除术后。术后出现头痛如裹，闷胀沉重伴头晕，血压偏低。纳呆、口淡乏味，体倦困重，睡眠尚可，大便尚调。刻下血压115/75mmHg，舌红苔薄白、舌中有一纵粗裂、舌苔花剥，脉细而微弦、左弦软、均微数。

证属 脾虚湿困，痰浊上泛。

治法 健脾燥湿，和胃渗湿。

方药 香砂六君子汤合二妙丸加味化裁。党参10g、茯苓15g、炒白术10g、陈皮10g、广木香10g、砂仁5g、炙甘草6g、法半夏10g、炒苍术10g、黄柏10g、炒鸡金15g、北山楂15g、川芎5g、绵茵陈15g、野灵芝10g、青皮10g、山药15g、白芷10g、红枣3枚、生姜3片，7剂，日一剂，水煎服。

2011年9月20日二诊 头痛头晕减轻五成以上，仍神疲乏力，怕风怕冷。舌红苔白、花剥苔已平复、舌中仍有纵裂，脉细而弦、右仍少力。守方加防风10g、生黄芪25g、肉桂5g，以益气固表、温中散寒。再投7剂。

随访 14剂药尽，诸症悉除。

按 风、寒、湿邪均可致使头痛，但主要责之于风。而本案病因乃是胆囊术后，脏气受伤，致脾虚气弱，运化失常，痰湿内生，肾失温化，水潴为痰，厥逆于上，痰蒙清窍，发为头痛。故按脾虚湿困，痰浊上泛论治。方用香砂六君子汤以健脾燥湿，和胃渗湿；伍以二妙丸以助醒脾利湿而获愈。

【案例7】 嗜睡

刘某某 男 56岁 职工

1992年5月4日初诊 嗜睡，神疲乏力伴腰腿痛3月余。曾有嗜睡史，刻下复发。形态稍瘦，颜面萎黄。纳呆，食而量少。大便增多，每日5~6次，量少。小便尚长，有时涩痛。舌红苔白滑、中间有一纵裂，脉弦、左细弦。

证属 脾虚气滞，运化失健。

治法 健脾益气，化湿和胃。

方药 香砂六君子汤加味。西党参15g、焦白术10g、茯苓30g、炙甘草6g、法半夏10g、砂仁6g、薏苡仁30g、云木香10g、陈皮10g、薏苡仁30g、木通10g，7剂，日一剂，水煎服。

1992年5月11日二诊 精神见增，腰腿痛未作，但仍眼皮沉重欲睡。经检查尿常规正常。舌苔薄白，滑苔已除，脉弦细。守方再服7剂以善后。

随访 药尽而愈。

按 患者年近花甲，脾气虚弱，运化失常，化源不足，心神失养，发为嗜睡。正如《灵枢·天年》所云："六十岁，心气始衰，善忧悲，血气懈惰，故好卧。"治与香砂六君子汤以健脾益气，化湿和胃。脾气健运，则嗜卧愈。

5. 香砂养胃丸

香砂养胃丸出自《中华人民共和国药典》，方由白术、橘皮、茯苓、半夏、砂仁、香附、木香、枳实、豆蔻仁、藿香、厚朴、甘草组成，其功能和胃止呕。临证化裁治疗一食后反胃，其效如桴鼓。

【案例】 食后反胃

饶某 男 9岁 学生

2003年7月2日初诊 父代述：食后反胃半年余。半年来，每在餐后呕吐口水，伴恶心，加重2周。自述口淡，饮食无味。观其形体偏瘦，面黄少华。脉细，舌红苔白。

证属 脾虚胃弱，痰湿内生。

治法 燥湿健脾，和胃止呕。

方药 香砂养胃丸加减化裁。苍术5g、砂仁3g、广木香5g、陈皮5g、草豆蔻5g、制香附5g、枳实3g、藿香5g、炒厚朴5g、法半夏5g、茯苓10g、炒鸡内金10g、生甘草3g、生姜1片，5剂，日一剂，水煎服。

2003年7月9日二诊 恶心、呕吐口水已基本缓解。舌红苔白，脉细。守方再服7剂以善后。

按 本案为少年，脏气未充，饮食不当，肠胃乃伤。脾伤则不磨，胃虚则不降，积湿生痰，气机阻滞。故治与燥湿健脾，和胃止呕。方用香砂养胃丸而收痊功。

6. 参苓白术散

参苓白术散源于《太平惠民和剂局方》，《张氏医通》称之为参术饮。方中莲子肉、薏苡仁、砂仁、桔梗（炒）各500g，白扁豆（炒）750g，白茯苓、人参、甘草（炒）、白术、山药各1000g，共为细末。每服6g，大枣汤调下。小儿量岁数酌减。方中人参、炙甘草、山药、莲子肉、扁豆入脾胃，补中益气，健脾止泻为主药；白术、茯苓、薏苡仁祛湿健脾为辅；陈皮、砂仁其气芳香，化湿醒脾，和中降逆为佐；配伍桔梗引药上行，调理肺气，以助肺金布精洒陈，以益周身而为使。共成健脾益气，和胃渗湿之剂。主治：脾胃虚弱，食少便溏，四肢乏力，形体消瘦，胸脘痞塞，腹胀肠鸣。当今谓：慢性胃肠炎、糖尿病、贫血、小儿消化不良、营养不良性水肿、慢性肝炎、慢性肾炎及其他消耗性疾病，凡脾胃气虚而挟湿者，以及慢性支气管炎等肺部疾患均可用之，其主治范围较为广泛。

临证使用本方，或随证加减化裁，或配以他方协同，治疗头晕、各种泄泻及胃肠疾病，效验非凡。

【案例1】 头眩（脑供血不足）

邹某某 女 65岁 农民

2008年3月5日初诊 头眩1个月。缘于1个月前冰雪天气，不慎摔跌一跤后，而出现眼目昏花。坐下无事，行走时则头昏、双足如踩棉花样，浮而不稳。入南昌县人民医院就诊，CT报告：颅内无异常。经颅多普勒检查报告：脑血管阻力增大，顺应性降低，右侧大脑中、颈内及椎基底动脉狭窄（轻度）。血压120/80mmHg。有慢性肠炎史，稍食辛辣则泄泻，纳食一般，眠尚可。舌红苔白，脉细关弱。

证属 脾胃虚弱，运化失职。

治法 益气健脾，和胃助运。

方药 参苓白术散加减。红参10g（另煎兑服）、炒白术10g、砂仁10g、莲子肉15g、桔梗10g、广木香10g、陈皮10g、茯苓30g、北山楂15g、炙甘草10g、炒谷麦30g、炒麦芽30g、五味子10g、麦冬10g、生姜3片、红枣4枚，7剂，日一剂，水煎服。

2008年3月12日二诊 刻诊，短暂头眩，走动时发作。睡眠梦多，纳食已香，但不能多食，多食则欲便，大便已日一行。血压120/75mmHg。舌红苔白，脉细弦软。守方再服7剂而愈。

按 本案头眩为气血亏虚所致。由于长期慢性泄泻，乃脾虚胃弱，运化不健，导致化源不足，气血亏虚。气虚则清阳不升，血虚则脑失所养，故出现眼目昏花而头眩。治与参苓白术散以益气健脾，和胃助运。诸症悉除。

【案例2】 久痢（慢性菌痢）
何某某 女 69岁 农民

2006年8月1日初诊 便下脓血一周。素有泄泻史10余年，近半年加重而便下脓液。每次发作当地医院给服诺氟沙星胶囊及固肠止泻丸，泄泻止后而又便秘，如此反复发作。近一周又拉黏液夹血便。昨日直肠镜检查，未见明显异常；大便常规：隐血阳性。刻下，神疲乏力，纳少，食后不易消化，肢凉。舌暗红苔淡黄、边有瘀点，脉细数。

证属 脾虚胃弱，湿滞肠腑。

治法 益气健脾，固肠止痢。

方药 参苓白术散加味。党参12g、茯苓15g、炒白术10g、砂仁5g、桔梗10g、生甘草6g、炒谷芽30g、炒麦芽30g、陈皮10g、薏苡仁30g、广木香10g、扁豆10g、山药30g、莲子肉10g，7剂，日一剂，水煎服。

2006年8月10日二诊 精神及消化均增，但唇干口渴而饮水少，仍泄。舌苔淡黄，脉重按少力。守方加炒神曲15g、煨葛根12g，以助健脾止泄，再投7剂。

2006年8月22日三诊 大便日1~2解、质软已成形，但停药一周后又反复出现少量黏液血便。舌红苔薄白、中根部苔淡黄稍厚，脉呈弦象。守方再投14剂。

2006年9月7日四诊 大便每日一解、质软，有时腹胀而欲再解，矢气后则无解。仍纳少，肢凉，怕冷。舌红苔淡黄，脉细弦软。守方加黑附片10g、炮干姜3g，以助温中祛寒，再投14剂。

2006年9月26日五诊 精神佳，纳已香，体重也有所增加。舌红苔薄淡黄，脉弦软。守方再进两周以善后。

按 患者泄泻伴脓血便十余年，屡治屡发，类似于休息痢。据其病史，每次发作均以固肠止泻丸等止泻，止涩失当，致使迁延，形成慢泄。由于下痢日久，

正气损伤，湿热留滞。一遇饮食不当，或感受外邪，或过度劳累均易诱发。故按脾虚胃弱，湿滞肠腑论治。方用参苓白术散以益气健脾，固肠止痢。药至56剂，方使冰雪消融，诸症悉除。

【案例3】 白滞痢（肠息肉术后）
邹某某 女 38岁 居民

2010年10月9日初诊 解白色黏液便半月余。因经常大便或结或泄不正常，入南昌大学第二附属医院就诊检查，肠镜报告：大肠增生性息肉（距肛门15cm），并手术夹除。刻下，息肉虽夹除，但大便仍一直不正常，并出现白色黏液，有时4~5天不解、或日4~5解，量少如幼儿便，腹胀，纳呆，眠尚可。舌红苔白、舌中呈"川"字样细纵裂，脉弦软略滑。

证属 肠腑虚弱，寒湿凝滞。

治法 益气健脾，燥湿止痢。

方药 参苓白术散合白头翁汤加减。党参12g、茯苓15g、苍术10g、漂白术10g、薏苡仁30g、桔梗10g、广木香10g、砂仁10g、白头翁10g、秦皮10g、川黄连5g、黄柏10g、炙甘草6g、北山楂30g、陈皮10g、地锦草30g、法半夏10g，7剂，日一剂，水煎服。

2010年10月25日二诊 按上方共服14剂，大便黏液已净，大便已日一解或两日一解，始畅后艰，纳香，眠可。舌红苔黄微厚、舌尖边微红甚，脉弦而软。

根据脉证，肠腑未健，故大便不甚通畅，此与术创相关，故以参苓白术散，加大白术用量为30g，以益气通腑，健脾燥湿，再服一周以善后。

2011年6月18日因手疾就诊告，黏液便药后已止，未再复发。

按 大肠增生性息肉，多属于良性增生。其临床表现腹痛、腹泻、便血，本案则表现为便结或腹泻或黏液便。息肉虽经夹除，但黏液便不止。此乃肠腑虚弱，寒湿凝滞所致。故治与益气健脾，燥湿止痢；方用参苓白术散合白头翁汤而愈。

【案例4】 脾泄（盲肠部炎）
张某某 女 31岁 职工

2004年7月9日初诊 泄泻1年。经江西省中医院电子肠镜检查报告：回盲瓣开闭欠佳，瓣口处黏膜可见片状红斑。诊断为盲肠部炎。纳食尚可，便泄

日2~3次，服整肠生、黄连素可减轻症状，不能痊愈。纳食少味，形体消瘦，乏力倦怠。舌红苔白根淡黄厚腻，脉细软微弦数。

证属　脾胃虚弱，运化失司。

治法　益气健脾，和胃渗湿。

方药　参苓白术散加味。党参10g、白茯苓15g、炒白术10g、广陈皮10g、薏米30g、桔梗10g、砂仁5g、苍术10g、蒲公英15g、炙甘草5g、炒麦芽30g、炒扁豆10g、炒谷芽30g、莲子肉10g、藿香梗10g，7剂，日一剂，水煎服。

2004年7月16日二诊　泄泻止，大便复常。昨日午餐食油腻后，大便又溏稀。舌红苔白根微淡黄，脉细、左微弦。守方加焦山楂10g，以助消食助运，再进7剂。

2004年7月23日三诊　大便已成形，舌红苔白，脉细弦。守方再服7剂以善后。

2010年夏季追访　其父张某告知，愈后未再复发。

按　盲肠部炎症，即阑尾炎。症状主要以腹痛、恶心、呕吐等消化道症状为主，且会急性发作，治疗上需要做阑尾切除。本案则以慢性泄泻为主要症状，可能与其服药有关。按脾胃虚弱，运化失司论治。治与参苓白术散以参苓白术散而获痊功。

【案例5】 溏泄（绝育术后泄泻、慢性结肠炎并黏膜间质水肿）

陈某某　女　47岁　居民

2012年11月18日初诊　泄泻反复20余年。缘于26岁行输卵管结扎术后，出现腹泻。近期入江西省人民医院就诊，结肠镜检查报告：结肠轻度慢性炎并黏膜间质水肿（病理）。新建县中医院胃镜报告：慢性浅表性胃炎（红斑型，胃窦为主）。服用过黄连素、思密达蒙脱石散，也曾服中药，当时虽可获缓解，但一直不愈。今年初加重，服药也不见效。刻下，大便不成形，量少，日1~2解。神疲倦怠，排便无力，纳呆胃灼。舌红苔薄少微黄，脉细弦软。

证属　脾胃虚弱，运化失司。

治法　健脾益气，燥湿和胃。

方药　参苓白术散加味。党参12g、茯苓15g、白术10g、桔梗10g、砂仁6g、陈皮10g、薏苡仁30g、莲子肉15g、炒扁豆10g、炙甘草6g、肉桂3g、海螵蛸25g（打碎）、炒谷芽30g、炒麦芽30g、焦山楂

15g、煨葛根30g、地锦草15g、神曲10g，7剂，日一剂，水煎服。

2012年12月9日二诊　大便已成形，也较前通畅。食欲增，已恢复正常的饥饿感。舌红苔薄白，脉细弦软。守方再服7剂以善后。

按　输卵管结扎术直接引起泄泻，临床颇为少见。本案则是术后发生，可能是术后饮食不当，过食膏粱厚味，致使脾胃损伤；或是术后免疫力下降，复受外邪侵袭所致；据近期肠镜检查报告：结肠轻度慢性炎并黏膜间质水肿，有可能本病术前已经存在，不过术后诱发而已。从而使一普通泄泻竟迁延21年，这与误诊、误治是分不开的。故按脾胃虚弱，运化失司论治。方用参苓白术散以健脾益气，燥湿和胃获愈。

【案例6】 食泻（左半结肠炎）

吴某　女　36岁　农民

2008年1月12日初诊　慢泄反复已多年，加重1年。泄泻每以冬季发作较多，且饮啤酒或食辛辣也泄。常以肠炎宁治疗。一直反复不愈。人民解放军第九四医院电子肠镜检查诊断：左半结肠炎。刻下，形体消瘦，睡眠梦多，白昼头痛，纳食尚可。舌红苔黄，脉细弦软而小数、左细软小数。

证属　脾虚胃弱，运化失司。

治法　健脾益气，和胃助运。

方药　参苓白术散加减。党参15g、茯苓30g、炒白术10g、莲子肉15g、薏苡仁30g、炒山药30g、桔梗10g、炙甘草6g、煨肉豆蔻10g、煨葛根30g、谷芽30g、麦芽30g、鸡内金20g、焦山楂20g、地锦草30g，14剂，日一剂，水煎服。

2008年2月22日二诊　纳增，大便复常。期遇春节，因酒食未忌，大便又拉稀，日2~3解，自服肠炎宁已无效。舌红苔薄而淡黄，脉细弦软。守方加瘠积草15g，以助消积除湿，再投14剂。

2008年3月14日三诊　泄泻止，精神增，纳香眠好。舌红苔薄而黄，脉细弦软。守方以红参10g易党参，以资调补，再服二周善后。

按　左半结肠炎，主要症状为腹泻，黏液便或脓血便；腹痛，一般由左下腹痛而涉及全腹；里急后重，是由直肠炎症刺激所致。因此而产生发热、贫血、烦躁、消瘦、乏力、失眠、梦多、怕冷等诸多症

状。按照现代医学的认识，一般难以根治。中医按脾虚胃弱，运化失司论治。治与参苓白术散以健脾益气，和胃助运获愈。

【案例7】 食泻（慢性腹泻）

谭某某　男　14岁　学生

2012年8月8日初诊　母述：经常泄泻1年余。这一年来，若连续吃上2~3根冰棒则拉肚子；吃香蕉、苹果过多也致泄，若食肉稍一受凉则泄甚。纳食尚香，形体消瘦，眼结膜淡蓝。舌淡红苔白润，脉细。

证属　脾胃虚弱，内伤湿盛。

治法　健脾益气，和胃渗湿。

方药　参苓白术散加减。太子参10g、茯苓15g、炒苍术10g、炒白术10g、砂仁6g、薏苡仁10g、炒扁豆5g、炙甘草5g、藿香10g、桔梗6g、莲子肉10g、炒谷芽15g、炒麦芽15g、焦山楂10g、神曲10g、生黄芪15g、陈皮10g、枳实6g、法半夏8g，7剂，日一剂，水煎服。

2012年8月15日二诊　大便已成形。舌红苔白，脉细而微弦。守方再服7剂而愈。

按　食泻，又称为胃泻。是由饮食不当，宿食内停，损伤脾胃，运化失司而成。由于失治竟导致脾胃阳虚，稍食生冷即泻。故按脾胃虚弱，内伤湿盛论治。方用参苓白术散以健脾益气，和胃渗湿获愈。

【案例8】 酒积泄（肝功能异常、慢性腹泻）

付某某　男　41岁　职工

1998年4月3日初诊　饮酒则泻肚子。由于嗜酒，每日必饮，但大便一直溏稀，日解多次。曾较长时间服用黄连解毒片。刻诊，泄泻伴右肋及左背部疼痛，咳嗽，痰多色白，大便拉稀，仅上午已拉2~3次。江西省中医院检查报告，肝功能：谷丙转氨酶65IU/L（参考值0~40IU/L）、谷草转氨酶47IU/L（参考值0~45IU/L）、G-GTP 314IU/L（参考值0~60IU/L）、碱性磷酸酶155IU/L（参考值15~121IU/L）；乙肝五项阴性。胸部X线片提示：两肺纹理增粗紊乱。舌红苔白润，脉细弦软、右沉细弦软。

证属　脾虚胃弱，酒湿内蕴。

治法　益气健脾，和胃渗湿。

方药　参苓白术散加减。太子参15g、白茯苓20g、白术10g、桔梗10g、防风10g、砂仁6g、陈皮10g、薏苡仁30g、炙甘草6g、山药15g、炒扁豆10g、莲子肉10g，7剂，日一剂，水煎服。

嘱　建议戒酒！

1998年4月13日二诊　大便已成形，纳食增，右肋及左背痛减。尚有一凤疾：经常盗汗。舌红苔白，脉细略弦。药已中的，守方加煅龙骨15g、煅牡蛎15g，以助固涩敛汗，再投7剂。

1998年4月21日三诊　盗汗止，大便已趋正常，偶尔便稀。舌红苔薄黄润，脉细弦软。据其脉证，运化尚未健。方用健脾丸加减善后。生黄芪30g、太子参10g、白术10g、陈皮10g、枳实10g、神曲20g、焦山楂15g、炒麦芽30g、羌活5g，服7剂而愈。

1998年6月13日复查肝功能报告　未见明显异常。肠胃已康复。

按　《症因脉治·泄泻论》云："酒积泻之因，其人浩饮失度，或饮冷酒，伤其肠胃，湿热之气，蒸酿于中，积温成热。"患者不仅浩饮，致泄后又以黄连解毒片为治，造成苦寒伤脾，湿邪留滞，乃至饮酒则泄。故按脾虚胃弱，酒湿内蕴论治。方用参苓白术散以益气健脾，和胃渗湿。同时戒酒，乃收药至病除之效。

【案例9】 泄泻（灌肠术后腹泻）

蔡某某　女　62岁　居民

2008年4月11日初诊　大便或泄泻、或稀软不爽，反复30余年。缘于三十年前最后一胎分娩后，大便秘结不解，当地医院进行灌肠术后，大便虽通，但遗下斯症，并经常眩晕。纳食虽可，但大便还挟有白色黏液。眠尚可。刻下血压150/90mmHg。舌红苔白，脉弦软。

证属　脾胃虚弱，运化失常。

治法　益气健脾，燥湿止泻。

方药　参苓白术散加减。太子参15g、茯苓30g、炒白术10g、桔梗10g、砂仁4g、生甘草6g、薏苡仁15g、炒扁豆10g、广木香10g、川黄连7g、谷芽30g、麦芽30g、山药30g、藿香6g、防风10g、陈皮10g、白芍10g，日一剂，水煎服，上药连服7剂而愈。

按　本案产后失血，营血骤弱，津液亏耗，肠道失濡，燥屎难下。本应养血润燥，贸然使用灌肠通便，虽逞一时之快，但耗伤脾胃阳气，犯下虚虚之戒，导致大便或泄，或稀。兼之未获及时治疗，故延绵30年之久。按脾胃虚弱，运化失常论治。方用参苓白术散以益气健脾，燥湿止泻。药仅7剂获愈。

【案例10】 反胃（蔬果过敏性呕吐）

朱某某 女 52岁 居民

2001年11月7日初诊 食蔬菜水果即头眩、恶心欲吐已24年。缘于1977年行绝育输卵管结扎术后，出现有选择性地食用蔬菜水果。否则，食则头眩、欲吐。仅对韭菜、菠菜及橘子可食。近几年也一律拒食蔬菜水果，食则眩、吐或胃脘不适。只能进食米饭及肉食。刻下，四肢麻木，面色萎黄憔悴。纳、眠尚可，大便增多，日1~3解，质稀软。舌略暗红苔白，脉细弦微数。

证属 脾胃虚弱，纳运失常。

治法 益气健脾，渗湿和胃。

方药 参苓白术散加减。党参12g、茯苓30g、炒白术15g、炙甘草5g、桔梗10g、砂仁6g、薏米30g、陈皮10g、莲子肉10g、炒扁豆10g、生姜3片，7剂，日一剂，水煎服。

2001年11月14日二诊 大便次数减少，初见疗效仍头眩。舌暗红苔薄白，脉细。守方加重砂仁4g、加生黄芪30g、防风10g，以助燥湿、益气、疏风，再投14剂。

2001年11月28日三诊 食欲增，已能食用果蔬，精神振，手指仍麻木。舌红苔薄白，脉细略弦软。守方续服7剂以善后。加服10mg维生素B$_1$片，每日3次，每次2片。

2002年4月20日再诊 家属代述：停药近5个月，近日食蔬菜又出现头眩，但已不恶心，伴神疲乏力，颜面微浮，故专程求药。守首方再服7剂。

2002年5月25日电话随访告 已天天进食蔬果无碍。

按 食用蔬菜水果会引起头眩、呕吐，尚属罕见，也未发现过此类疾病报告。本案则是绝育术后出现斯疾。因无前车可鉴，据其脉证按脾胃虚弱，纳运失常论治。方用参苓白术散以益气健脾，渗湿和胃获愈。

7. 七味白术散

七味白术散出自《校注妇人良方》，其源在《小儿药证直诀》，称之为白术散。方由人参7.5g，茯苓、白术、藿香叶、葛根各15g，木香6g，甘草3g，上药㕮咀，每服9g，水煎服。本方是在四君子汤的基础上发展而成，即加入木香、藿香叶以助芳化除湿；葛根升清益脾。共成健脾止泄之剂。主治：小儿脾胃虚弱，呕吐泄泻，口渴烦躁，乳食不进，身体消瘦。

临证用之于临床，或随证加减化裁为汤剂，凡属脾胃虚弱，运化失司之疾，均屡试不爽，诸如脾虚之头眩、久痢、泄泻。

【案例1】 头眩（消化吸收障碍）

涂某某 男 65岁 农民

2001年6月2日初诊 头晕眼花、乏力1月余。少寐，纳食一般，大便日二行、质稀软。血压120/80mmHg。舌红苔白，脉细软。

证属 脾胃虚弱，运化失常。

治法 健脾益气，和胃助运。

方药 七味白术散加味。党参12g、炒白术10g、茯苓10g、炙甘草6g、藿香10g、葛根15g、煨肉豆蔻6g，5剂，日一剂，水煎服。

2001年6月9日二诊 头眩减，精神见增，但出现眼干口干，眠差，大便仍日二行，质软成形。舌红苔白、舌中有二条纵细裂，脉细弦、左细。为防药物辛燥伤阴，故守方去藿香、肉豆蔻，加陈皮10g、焦山楂15g、北枸杞10g、生黄芪30g、当归6g，再投7剂。

2001年6月20日三诊 刻下口苦口干减，纳香。但少寐，醒后不易再入睡。大便仍日二行、质软。舌红苔薄白、舌中有二条纵裂，脉细微弦微数、左细软微数。

观其脉证气郁突显，故拟行气解郁，健脾助运善后。方用越鞠丸加味以善后。川芎10g、炒苍术10g、生栀子10g、制香附10g、神曲20g、炒谷芽30g、炒麦芽30g、北山楂15g、丹参30g，连服5剂而收痊功。

按 患者乃脾胃虚弱，运化失常。致使化源不足，气血亏虚，清阳不升，脑失所养，造成头眩。故治与七味白术散以健脾益气，和胃助运。脾胃健，气血充，则头眩愈。

【案例2】 久痢（慢性结肠炎）

卢某某 男 51岁 个体

2014年9月13日初诊 经常拉黏液便，发作2

天。近两日食油腻致泄泻，大便先拉柏油状黏液，之后为稀粪，日4~5次。11日入江西省肿瘤医院，进行电子肠镜检查未发现明显异常。1985年曾因肠梗阻在南昌市第一人民医院手术治疗。刻下，便泄黏液，神疲乏力，怕冷，纳呆，眠可。舌红苔微黄，脉弦而少力、右尤软。

证属　脾虚湿滞，运化失司。

治法　健脾助运，和胃渗湿。

方药　七味白术散加味。党参15g、炒白术10g、茯苓15g、煨葛根15g、藿香10g、砂仁5g、广木香10g、芡实30g、山药30g、桔梗10g、炙甘草6g、煨肉蔻6g、焦山楂15g，7剂，日一剂，水煎服。

2014年9月20日二诊　大便复常，食油腻则质软，纳增。舌红苔白，脉细弦软。守方再进7剂。

2014年9月27日三诊　饮酒食油腻，大便未出现异常，大便软而成形。舌红苔白，脉细弦。守方再进7剂以善后。

2014年10月4日四诊　饮食复常，大便已调。感觉良好。为巩固疗效要求续服。舌红苔白，脉浮而微弦。应其要求，守方再进7剂以巩固疗效。

嘱　注意避风寒，饮食清淡，少食油腻。

按　慢性结肠炎，主要症状为腹泻，黏液便或脓血便；腹痛，一般由左下腹痛而涉及全腹；里急后重，是由直肠炎症刺激所致。故此而产生发热、贫血、烦躁、消瘦、乏力、失眠、梦多、怕冷等诸多症状。按照现代医学的认识，一般难以根治。据其脉证按脾虚湿滞，运化失司论治。方用七味白术散以健脾助运，和胃渗湿获愈。

【案例3】　湿热泄（急性腹泻）

袁某某　男　1岁8个月

1998年10月29日初诊　父述：泄泻4天，伴呕吐3天，发热1天。经江西省儿童医院静脉滴注葡萄糖氯化钠注射液+氯化钾+头孢拉定2天，口服呋喃唑酮合剂、思密达、乳酸菌素片，疗效不显，并于昨晚开始发热。唇红少津，肛门红，蛋花样便。体温：38.5℃。指纹淡紫红隐伏于气关。

证属　外感湿热，内伤饮食。

治法　解表和中，清热利湿。

方药　七味白术散加减。太子参5g、茯苓10g、白术5g、葛根10g、炒谷芽15g、炒麦芽15g、北山楂10g、藿香5g、黄芩5g，2剂，日一剂，水煎服。

1998年10月31日二诊　父述：第1天同步输液，泄泻好转，腹部稍胀气。守方加广木香5g，以助行气除胀，再服3剂泻止。

按　患儿由于内伤饮食，外感湿热之邪导致泄泻。临证表现为发热、唇红、肛红、泄泻，一派湿热之象。故治与解表和中，清热利湿。服2剂药获效，5剂获愈。

【案例4】　脾泄（慢性腹泻）

付某某　男　1岁1个月

1997年11月15日初诊　母述：泄泻发作一周。小儿经常腹泻，拉蛋花状便，一日多次，纳呆腹胀，面黄肌瘦。舌淡苔白，指纹淡暗伏于风关。

证属　脾胃虚弱，湿郁气滞。

治法　首拟健脾益气，化湿止泄。

方药　七味白术散加减。太子参4g、白术4g、茯苓10g、甘草3g、肉豆蔻3g、藿香3g、广木香3g、葛根5g，2剂，日一剂，水煎服。

1997年11月18日二诊　母述：药后泄止。次拟健脾助运，饮食调养以善后。

①健脾丸加减改汤剂。太子参8g、炒白术5g、陈皮5g、焦山楂8g、炒麦芽12g、枳实3g、神曲5g、荷叶5g，再服7剂。

②食疗：黑豆300g（炒，研）、面粉1000g（炒）、鸡内金300g（炒，研）、鸡蛋黄30个（入面粉内炒），混合研匀，每日3次，每次1~2汤匙，开水冲服食用。

随访　1999年春节其母告，孩子健康，发育正常。

按　患儿禀赋不足，喂养不当，导致脾胃虚馁，运化失职，食而不化。致使面黄肌瘦，发育不良。故首诊治与健脾益气，化湿止泄；次拟健脾助运，食疗调养以善后。

【案例5】　食泄（婴幼儿消化不良腹泻）

胡某某　男　6个月

1998年6月4日初诊　母述：泄泻20天。5月17日开始泻蛋花样便，每日7~10次，进乳后即泻。观其巩膜色蓝，鼻子流涕，肛门微红，触其腹部膨隆胀气。曾在江西省儿童医院给服中药（何药不详）及米雅利桑爱儿A（颗粒剂），药后腹泻未止。指纹青紫伏于风关。

证属　脾胃虚弱，乳哺失当。

治法　健脾益气，化湿助运。

方药　七味白术散加减。党参4g、焦白术4g、茯苓10g、甘草3g、藿香4g、广木香4g、焦山楂6g、炒谷芽10g、炒麦芽10g，4剂，日一剂，水煎服。

1998年6月7日二诊　泄泻已明显减轻，仍流鼻涕。守方加葛根5g、炒鸡内金5g，以助升清健胃，再服5剂而愈。

按　患儿禀赋不足，喂养不当，导致脾胃虚馁，运化失职，食而不化，致使消化不良性泄泻。故治与七味白术散以健脾益气，化湿助运获愈。

【案例6】　泄泻（婴幼儿感染性腹泻）
袁某某　男　1岁4个月

1995年7月21日初诊　腹泻20余天。当地乡医院治疗未效而赴江西省儿童医院住院治疗，检查诊断为病毒性肠炎，经静脉滴注抗生素等治疗，历经数日仍泻而不止，拉蛋花状便，故寻求中药治疗。余授方七味白术散（改汤剂）19、20日连服两天后，据其母述，大便已浓稠。今日从早上到下午只拉了4次，精神也渐见好转。故前来复诊。观其肛门周围鲜红。舌红苔薄白，指纹淡紫浮于气关。

证属　脾胃虚弱，饮食不化。

治法　健脾助运，和胃消食。

守方　七味白术散加减。太子参5g、焦白术5g、茯苓10g、葛根7g、藿香5g、广木香5g、生甘草5g、肉豆蔻3g、炒谷芽10g、炒麦芽10g、焦山楂10g、生荷叶半张，日一剂，水煎分多次喂服，连服7剂而泄泻止。

按　婴幼儿泄泻不愈，多为脾胃虚弱，消化不良所致，患儿拉蛋花状便可证。一味使用抗生素静脉滴注，恐难收效。故治与健脾助运，和胃消食。方用七味白术散，药仅2剂，大便即获改善，再服7剂而愈。

【案例7】　食复泄泻（急性肠炎）
金某某　男　41岁　职工

2016年6月27日初诊　食后则泄泻已一周余。始于6月13日突发泄泻，一天拉十多次水样便，入市某医院住院4天。曾使用头孢类药物，症状反而加重，经静滴左氧与喜炎平后缓解，而未痊愈。刻下，神疲乏力，嗜睡，腰酸腿软，每天晨起肠鸣腹响、腹部隐痛，早晨拉稀一次，每次餐后必拉一次。故中、晚餐后必须服保济丸（王老吉药业产）可保不拉。食欲尚好，口干，尿黄短。舌红苔白、舌尖微红甚，脉细弦缓。

证属　外感湿邪，内伤失运。

治法　健脾化湿，和胃助运。

方药　七味白术散加味。党参15g、炒白术10g、茯苓15g、炙甘草6g、法半夏10g、大腹皮15g、陈皮10g、广木香6g、藿香10g、煨葛根30g、煨肉蔻10g、炒麦芽30g、炒谷芽30g，3剂，日一剂，水煎服。

2016年7月1日二诊　药一剂泻止。意欲调补，连续两天进食肉饼汤（每天两个），今天又泄泻。舌红尖微甚，苔微黄，脉细弦软缓。守方加焦山楂15g，以助消食助运，再服3剂；并嘱饮食暂宜清淡、忌油腻。药尽告愈。

按　患者由于感受外邪致下利清谷，脾喜燥恶湿，湿邪犯脾，最易困阻脾土，使脾运失司，水谷不分，混杂而下，乃致泄泻水样便。虽经治疗，湿邪未清，留滞肠胃，故凡进食则泄。治与七味白术散以健脾化湿，和胃助运而愈。

【案例8】　妊娠泄泻（急性肠炎）
袁某　女　25岁　农民

2007年5月27日初诊　妊娠七个多月，泄泻、恶心伴发热两天余。在当地医院治疗，不仅无效，反致泄泻不已而来昌就诊。刻诊，体温：37.0℃，尚可进食，泄泻无度，便次无数，喝水亦拉，腹胀，腰痠，自汗。舌红苔白、舌中厚而少津，脉滑、重按少力。

证属　脾胃虚弱，运化失常。

治法　健脾助运，化湿止泄。

方药　七味白术散加味。老边条红参（另煎兑入）10g、炒白术10g、茯苓15g、广木香5g、炙甘草6g、藿香10g、煨葛根10g、煨肉豆蔻6g、炒谷芽30g、炒麦芽30g、焦山楂15g、炒杜仲10g、生姜3片、醋粟壳10g，3剂，日一剂，水煎服

2007年5月30日二诊　泄止，纳可。腹稍胀，腰仍痠软，大便已日一解。舌红苔薄白、舌中根黄苔稍粗糙，脉滑而无力。守方去粟壳，加砂仁5g、黄芩10g、桑寄生15g，以助益脾肾，和胃气，日一剂，水煎服，连服7剂告愈返乡。

按　患者妊娠七个月，时值仲夏，突发泄泻，皆因饮食不节，冷食停饮，留滞肠胃。致脾土虚弱，不能运化。加以暑湿乘之，使清气在下，浊气在上，肠鸣腹胀，泄泻不已，由于治疗失当，几成滑脱之势。治与七味白术散加味以健脾助运，化湿止泄。药3剂泻止，再服7剂愈。

8. 补中益气汤

补中益气汤出自《脾胃论》。方由黄芪、甘草、人参、当归、陈皮、升麻、柴胡、白术等八味药组成。方中黄芪用量一钱，其余各三分。黄芪补肺固表为主药；人参、白术、甘草补脾益气、和中泻火为辅；陈皮调理气机，当归补血和营为佐；升麻、柴胡协同参、芪升举清阳为使；诸药合用，共奏补中益气，升阳举陷之功。因其补气健脾，使化源旺盛；升提中气，使中焦升降有序。使诸症可愈，也可使清阳不升之下脱、下垂之证以复其位。主治：脾胃气虚，少气懒言，动则气短，烦劳内伤，气虚发热，困倦少食，头痛恶寒，阳虚自汗，脉洪大而虚及一切清阳下陷，中气不足之证。临证凡符合上述病机者，根据疾病的共性与个性加减用之，疗效卓著。

【案例1】　发热（不明原因发热）

万某　男　13岁　学生

1995年7月21日初诊　反复发热4年。自1992年开始经常发热，每年发作数次，而今年三个月来发作3次，每次发作均需在江西省儿童医院住院方可缓解。治疗每用静脉滴注先锋或注射青霉素等。经X线检查肺部未见异常；B超双肾未见异常；肥达氏反应阴性；结核抗体阳性（曾感染过肺结核）；尿培养加药敏阴性，血培养加药敏阴性。曾患过急性肾炎。现因经常发热而休学。刻下，发热，体温：39~40℃。乏力嗜睡，口干饮冷。面黄肌瘦，纳尚可，大便两日一解，不结。舌红苔薄黄，脉细弦无力。

证属　中气不足，气虚发热。

治法　补中益气，甘温除热。

方药　补中益气汤加减。太子参10g、白术10g、茯苓10g、当归6g、陈皮10g、升麻6g、北柴胡6g、黄芪15g、炙甘草6g、防风6g，7剂，日一剂，水煎服。

翌年感冒再次就诊，告　发热仅服药七剂而愈。

按　据其脉证，乏力嗜睡，脉细无力，此乃气虚之征。观其体征，神疲乏力，面黄肌瘦，乃禀赋不足，后天失养，造成中气不足，脾虚气弱而发热。故治与补中益气，甘温除热。方用补中益气汤7剂而热退病愈。

【案例2】　全身麻木（多发性神经炎）

苏某　女　21岁　职工

2005年3月16日初诊　上肢麻木，继之全身麻木不适已一个多月。麻木同时出现心慌、气短。曾赴上海某医院检查：心电图（动态）及肝、肾功能均无明显异常。平时易感冒发热，月经尚调。舌红苔薄白、舌面不规则深裂，脉细微弦。

证属　中气不足，营血亏虚。

治法　补中益气，养血和营。

方药　补中益气汤加味。炙黄芪35g、党参15g、白术10g、升麻10g、北柴胡10g、炙甘草5g、陈皮10g、紫河车10g、鸡血藤15g、大活血15g、浮小麦30g、红枣3枚、生姜3片、当归12g，7剂，日一剂，水煎服。

2005年3月23日二诊　服药期间，麻木、心慌、气短现象已未出现。舌象如前，脉细弦微数。药已中的，观其舌脉，病重药微，故守方加重炙黄芪15g以增强补气之力，再投7剂。

2005年3月30日三诊　晨起醒后自汗，以背为主。舌红尖甚、舌面有裂纹，脉细微弦数。晨醒自汗，乃心气式微所致，守方加煅龙骨15g、煅牡蛎15g，以助潜阳敛汗，再进7剂。

2005年4月6日四诊　麻木未再，但微觉头晕、乏力。舌红苔薄白、舌面仍短而不规则深裂，但较前浅而短，脉细弦软。①中药：守上方再服7剂；②补中益气丸（浓缩），每日3次，每次8粒以善后。

三个月后随访　已愈。

按　据其临床症状，类似于现代医学之多发性神经炎。一般出现感觉、运动及自主神经功能障碍等症状。诸如针刺感、蚁走感、烧灼感、触痛等。本案则是以麻木为主要症状并伴有心慌、气短。按中气不足，营血亏虚论治。方用补中益气汤以补中益气，养血和营获愈。

【案例3】 解㑊（亚健康）

林某某 女 45岁 农民

1994年3月28日初诊 神疲乏力，头眩易感。若感冒则咳嗽，并经常腰痠背痛，经多方检查，除白带多，色略黄外，均未发现明显异常。舌红苔薄白，脉细。

证属 脾胃虚弱，中气不足。

治法 补中扶正，益气升阳。

方药 补中益气汤加味。西党参15g、白术10g、当归10g、陈皮10g、生黄芪30g、北柴胡10g、升麻10g、防风10g、山药20g、炙甘草10g、红枣3枚、生姜2片，10剂，日一剂，水煎服。

随访 共服上方20剂后，神疲乏力，头眩易感已愈。

按 解㑊，以肢体倦怠，神疲乏力为主要表现的一种病证。《素问·平人气象论》云："尺脉缓涩，谓之解㑊。"本案神疲乏力。体检又无明显异常。多由劳伤气虚所致，故按脾胃虚弱，中气不足论治。治以补中扶正，益气升阳。方用补中益气汤，药20剂诸症悉除。

【案例4】 头眩（内痔出血）

薛某某 女 51岁 居民

2005年6月16日初诊 头眩一周。缘于内痔出血二周余，药后出血止（尚未痊愈），但近周出现头眩、心慌。纳呆，自汗，四肢乏力。查血常规：白细胞 $3.6×10^9$/L、血小板 $84×10^9$/L、红细胞 $3.86×10^{12}$/L。血压：125/75mmHg。观其面色淡而少华。舌红苔薄白、舌边有齿印，脉细软。

证属 气血亏虚，清阳不升。

治法 补中益气，健脾助运。

方药 补中益气汤加味。北黄芪35g、党参15g、炒白术10g、升麻10g、北柴胡10g、陈皮10g、当归12g、甘草5g、炙远志10g、枸杞12g、鸡血藤30g、茯苓15g、谷芽30g、麦芽30g、北山楂15g，7剂，日一剂，水煎服。

2005年6月23日二诊 症状减轻，有时头眩。血压125/80mmHg。舌红、苔薄而微黄，脉细弦微数。守方加减进退共服14剂而愈。

按 本案由于内痔出血，导致气血双亏，气虚则清阳不升，脑失所养，故而出现头眩。治与补中益气汤以补中益气，健脾助运获愈。

【案例5】 头眩（产后贫血）

胡某 女 26岁 幼教

2013年8月12日初诊 产后1年，气短、头眩。缘于去年产后出现头眩、气短，动则加剧，神疲乏力，面色晄白。时至一年，多方调治，未能康复。纳尚可，睡眠尚好。体胖，月经色黯有块。舌红苔白，脉沉细微涩。

证属 中气不足，气滞血瘀。

治法 补中益气，行血化瘀。

方药 补中益气汤合桃红四物汤加减。生黄芪30g、党参15g、白术10g、陈皮10g、当归10g、升麻10g、北柴胡10g、炙甘草6g、川红花6g、丹参15g、桃仁泥6g、川芎10g、熟地黄12g、砂仁4g、麦冬10g，7剂，日一剂，水煎服。

嘱 坚持晨练，每日运动30~60分钟。

2013年8月20日二诊 药后头眩、气短均有减轻，面色也较前红润。舌红苔白，脉细。守方去党参，加西洋参10g，以增强补元益气之力。再服7剂。

2013年8月28日三诊 近两天带下清稀，餐后脘腹微胀。纳香，眠好。舌红苔薄微黄，脉微浮而细软。守方去麦冬、熟地黄，加炒苍术10g、山药30g、芡实30g、茯苓15g、炒荆芥6g，以增强燥湿健脾之力。再服7剂后告愈。

按 本案为产后虚羸之气虚，从而出现气短头眩。气为血帅，血为气母。由于气虚，则血行不畅，致使经血色黯有块；血虚则清阳不升，脑失所养，因此出现头眩。故按中气不足，气滞血瘀论治。方用补中益气汤合桃红四物汤以补中益气，行血化瘀获愈。

【案例6】 眩晕（糖尿病）

张某某 男 52岁 职工

1999年2月19日初诊 晨起眩晕伴恶心欲吐。刻下，神疲乏力，卧床不起，起身则头晕欲吐。血压100/70mmHg，有糖尿病史，现空腹血糖7.2mmol/L。舌红苔淡黄，脉细软。

证属 脾胃气虚，清阳不升。

治法 补脾益气，升清止晕。

方药 补中益气汤加味。党参12g、黄芪30g、北柴胡10g、升麻10g、当归10g、陈皮10g、白术10g、炙甘草6g、生姜3片，3剂，日一剂，水煎服。

1992年2月22日电话随访 药3剂后，眩晕止。

按　本案乃内伤眩晕，由于长期罹患糖尿病，致使脾虚气弱，气伤血耗。气血虚则清阳不升，脑失所养，因此出现眩晕，因而有无虚不作眩之说。故治与补中益气汤以补脾益气，升清止晕。

【案例7】　内伤头痛（紧张性头痛）

袁某　女　23岁　个体户

2006年7月7日初诊　头痛伴头眩数年。数年来，头痛伴头眩时作时止。每以乘车、劳累后或看书报后均会发作头痛，部位以两太阳穴处胀痛为主。而且嗜睡，若久睡后亦会头痛。曾于前年引产一次，导致头痛症状加重，多方治疗未效，故回乡就医。因腰痛B超检查，诊断：盆腔积液。同时经常尿路感染。血压100/60mmHg。舌红尖微甚苔白、舌体偏胖，脉细微数。

证属　脾胃气虚，清阳不升。

治法　补中益气，升阳通络。

方药　补中益气汤加味。西洋参10g（另炖兑服）、漂苍术15g、漂白术15g、炙黄芪20g、全当归10g、陈皮10g、升麻10g、北柴胡10g、炙甘草6g、桑葚子15g、枸杞子15g、土茯苓30g、谷芽30g、麦芽30g、炒鸡金10g、砂仁4g、红枣4枚、生姜3片，7剂，日一剂，水煎服。

2006年7月14日二诊　头痛（两太阳穴处）已缓解，阅报已不再头痛头眩。舌红苔淡黄、中根厚，脉细弦软。守方加重炙黄芪10g，以增益气之力，再服12剂。

2006年8月9日随访　头痛已愈。

按　患者劳伤脾胃，气血亏损。头为清阳之府，需要气血营养。若是劳伤脾胃，则化源不足，致使气血不能上荣于脑发为头痛。故而每遇劳累后，均会诱发头痛。故治与补中益气，升阳通络。方用补中益气汤，药不及三周，诸症悉除。

【案例8】　内伤头痛（高血压病）

刘某某　女　40岁　职工

1990年3月29日初诊　头绵绵作痛29天。头痛以巅顶为主，痛时在局部抓挠一阵可缓解，有时太阳穴闷闷作痛伴头眩。曾在某医院治疗，医生给服天麻钩藤汤加减，头痛加重。刻下，头痛，肢沉体倦，四肢冰凉，心烦少寐，口干喜温饮。平常血压偏高，一般在130~140/80~90mmHg，一直在服罗布麻片或降压片。月经近2月提前一周，量少色红。舌红苔薄白，脉沉细弦少力。

证属　脾胃气虚，清阳不升。

治法　补中益气，升阳通络。

方药　补中益气汤加减。炙黄芪20g、太子参20g、白术10g、当归15g、北柴胡10g、升麻10g、炒枳壳10g、炙甘草6g、藁本10g、北沙参20g、白芍10g、生姜2片、红枣6枚，4剂，日一剂，水煎服。

1990年4月2日二诊　疼痛次数显著减少，精神气力见增，月经按期至，睡眠改善。舌红苔薄白，脉沉细弦。守方以赤芍10g易白芍，加田七3g（冲服），以助凉血活血、化瘀通络，再服5剂而愈。

按　患者罹患高血压病，近期发作头痛，一般认为应是肝阳上亢所致。而本案前医给服天麻钩藤汤，其痛不减反增。据其脉证，其痛绵绵，肢沉体倦，脉沉细弦少力，一派脾虚气弱之象。故治与补中益气汤以补中益气，升阳通络获愈。

【案例9】　太阳穴鼓胀闷痛（不明原因头痛）

鲍某某　女　34岁　个体户

2004年2月25日初诊　太阳穴鼓胀闷痛，伴头眩4月余。凡咀嚼硬物时，两太阳穴处随之膨隆鼓胀闷痛不已并头眩。经医院多次检查未发现明显异常，只是长期鼻塞易感冒，诊断为：慢性过敏性鼻炎。纳香，眠可，二便调。舌红苔淡黄、舌中少苔，脉细微弦。

证属　肺脾气虚，清窍闭阻。

治法　补气益肺，升阳通窍。

方药　补中益气汤合藿胆丸加减化裁。生黄芪30g、太子参15g、白术10g、炙甘草5g、陈皮10g、当归6g、升麻10g、北柴胡10g、藿香10g、胆南星10g、白芷10g、谷精草30g、枯黄芩10g、苍耳子10g，7剂，日一剂，水煎服。

2004年3月5日二诊　症状明显减轻，服药期间，太阳穴膨隆鼓胀只小发作2次。舌红苔淡黄，脉细弦软。守方再投14剂。

2004年3月19日三诊　两太阳穴咀嚼硬物致膨隆鼓胀闷痛已基本缓解，头眩消失。现咀嚼硬物无碍，鼻腔也已通畅，并有清涕流出。舌红苔薄黄，脉细。药已中的，守方以西洋参10g易太子参，以增益肺补气之力，再投 14 剂。

2004 年 4 月 14 日四诊　鼻塞已通，咀嚼硬物已不再鼓胀，纳香。血压 110/60mmHg。舌红苔淡黄稍厚，脉细。守方再服 7 剂以善后。

之后，于 2005 年 10 月 26 日及 2007 年 5 月 16 日，由于劳累后，在咬硬物时太阳穴处鼓胀各发作一次。均按原方各服 7 剂而愈。

2016 年 12 月 9 日鲍氏因月经问题就诊，追访　告知咀嚼硬物太阳穴鼓胀并头眩之疾，愈后已 9 年，未再发作。

按　患者咀嚼硬物时，两太阳穴处随之膨隆鼓胀闷痛不已并头眩，临床罕见，亦未见前人有过记载。但按肺脾气虚，清窍闭阻论治。治以补气益肺，升阳通窍。方用补中益气汤合藿胆丸加减化裁，前后服药共 56 剂。诸症悉除，愈而未发。

【案例 10】　鼻衄（鼻出血）
王某某　女　53 岁　居民

2006 年 11 月 10 日初诊　两周前出现鼻出血。经鼻咽镜检查诊为鼻衄；因头时痛，而 CT 扫描报告：老年性脑改变（轻度）。同时伴有胃脘嘈杂、发虚，右脚沉重酸胀，行走不便，稍转动则眩晕，咽喉梗塞不适，眼结膜淡红。血压 90/60mmHg。舌红尖微甚、苔薄白，脉细软。

证属　中气亏虚，血不循经。

治法　健脾补中，益气摄血。

方药　补中益气汤加减。西洋参 10g（切片同煎）、白术 10g、茯苓 15g、炙甘草 6g、北柴胡 10g、升麻 10g、陈皮 10g、当归片 10g、鸡血藤 30g、炙黄芪 40g、地龙 15g、北山楂 15g、千斤拔 30g、红枣 5 枚、生姜 3 片，7 剂，日一剂，水煎服。

2006 年 11 月 18 日二诊　服药后头晕、脚重显解，精神增，纳亦香。但胃脘胀满，尤其是晚餐后胀满。两太阳穴及眉棱骨隐隐作痛。血压 90/65mmHg。舌红苔淡黄，脉虚。守方加羌活 6g、广木香 10g，以助祛湿行气，醒脾助运，再服 7 剂而愈。

按　鼻衄，一般多由肺热、胃热或肝火，上灼鼻窍所致，本案则是虚劳鼻衄。患者年过天命，劳伤脾胃，中气亏虚，血不循经造成。故治与补中益气汤以健脾补中，益气摄血收效。

【案例 11】　秒睡（发作性睡眠障碍）
胡某某　男　40 岁　自由职业

2015 年 1 月 18 日初诊　瞬间瞌睡，2~3 秒钟内惊醒已有数次了。甚至开车时也瞬间瞌睡，有一次差点撞上桥头护栏。有熬夜史。刻下，神疲乏力，不耐疲劳。纳尚香，眠也好，二便调。舌红苔淡黄，脉细弦无力。

证属　气血不足，元气亏虚，心神失养。

治法　补气养血，益气升阳，固元补虚。

方药　①补中益气汤加味。炙黄芪 35g、升麻 15g、柴胡 15g、西洋参 10g、白术 10g、陈皮 10g、炙甘草 6g、当归身 10g、葛根 15g、红景天 15g、绞股蓝 30g，7 剂，日一剂，水煎服。

②泡酒方（自拟）：雪莲 3 朵、老边条参 30g、当归 30g、枸杞 100g、熟地 50g、白芍 50g、川芎 30g、鸡血藤 100g、白术 30g、茯神 50g、炙甘草 30g、防风 30g、陈皮 30g、大活血 50g、红景天 50g、升麻 30g、柴胡 30g、炙黄芪 100g、葛根 30g、田七粉 50g、桂枝 30g、竹茹 30g，1 剂，泡白酒（中度 38°~40°）10kg。3 周后可饮，每晚睡前饮 50ml。

2015 年 2 月 3 日二诊　7 剂药后，精神增，开车已不再秒睡。舌红苔淡黄，脉细弦。守方再服 7 剂，配合药酒调理，每晚睡前饮 50ml。

2018 年 1 月 2 日随访　至今安康。

按　白昼秒睡，又称之为发作性秒睡，属于病理性睡病。现代医学认为与大脑的神经递质有关，或说是下丘脑分泌素缺失的一种表现。中医按气血不足，元气亏虚，心神失养论治。治以补气养血，益气升阳，固元补虚。方用补中益气汤，后期以此方为基础加味泡药酒调理获愈。

【案例 12】　嗜睡（睡眠障碍）
余某某　女　42 岁　自由职业

2012 年 3 月 25 日初诊　近期嗜睡伴神疲乏力。夜间睡眠梦多，白昼则乏力困顿，昏昏欲睡。胸部时发皮疹，头眩头痛，血压偏低。胃脘胀满，纳少吐酸。稍一劳累则身痛腰酸，体力难支。体格检查又未发现明显异常。舌红苔白根微黄，脉细而无力、关脉微弦。

证属　中气不足，脾虚胃弱。

治法　补中益气，健脾和胃。

287

方药　补中益气汤加味。生黄芪50g、西洋参10g、白术10g、陈皮10g、当归10g、升麻15g、北柴胡15g、葛根15g、炙甘草6g、砂仁5g、海螵蛸25g、红枣6枚、生姜3片、羌活10g，5剂，日一剂，水煎服，药尽告愈。

2019年1月9日再访喜告　药到病除，至今安康。

按　《脾胃论·卷下》云："精液昏冒而欲睡者，脾亏弱也。"故按中气不足，脾虚胃弱论治。治以补中益气，健脾和胃。方用补中益气汤，收药到病除之效。

【案例13】　不寐（失眠、神经衰弱）

吴某　男　21岁　工人

1989年3月2日初诊　头痛失眠，伴左耳听力下降二年多。刻下，左侧太阳穴及颈项均疼痛不适，似有牵拉感，睡眠易惊，白天一遇噪声则感头晕目眩，疲乏无力。两年前曾有手淫史，现已戒除，并坚持冷水浴一年。舌红苔薄白，脉沉细。

证属　脾胃气虚，清阳受遏。

治法　益气升阳，养血宁神。

方药　补中益气汤加味。西党参15g、漂白术10g、北黄芪30g、北柴胡10g、升麻10g、当归15g、陈皮10g、炙甘草5g、北枸杞15g、石菖蒲5g、蔓荆子10g、白芍10g、生龙骨20g、生牡蛎20g，7剂，日一剂，水煎服。

1989年3月9日二诊　药后左侧太阳穴疼减，仍觉乏力，眠已可。舌红苔白，脉细弦软。守方加羌活6g，珍珠母20g，以助疏风平肝，再投7剂。

1989年3月16日三诊　家长代诉：诸症好转。要求再服5剂。

1989年3月23日四诊　头痛基本消失，眠好，左耳听力逐渐恢复。舌红苔薄白，脉右弦左细软。再投7剂。

1989年3月30日五诊　现自我感觉良好，听力基本康复，精力充沛。纳香便调。舌红苔白，脉如前。守方再服7剂善后。

嘱　少熬夜，药后再服人参养荣丸以巩固疗效。

按　不寐，《内经》认为卫气不得入于阴，或胃气不和而产生。《素问·逆调论》云："不得卧而息有音者，是阴阳之逆也。……阳明者，胃脉也。胃者，六腑之海，其气亦下行，阳明逆，不得从其道，故不

得卧也。"故按脾胃气虚，清阳受遏论治。治以益气升阳，养血宁神。方用补中益气汤，药仅28剂，脾胃健，清阳升，听力复，睡眠安。

【案例14】　虚喘（不明原因哮喘）

邹某某　男　64岁　农民

1995年2月25日初诊　气短喘息，动则甚。缘于近期突发气短喘息，动则甚，不咳，神疲乏力。当地医院治而无效，故赴省城求治。刻下，气短喘息，纳可，便调，形体消瘦，颜面萎黄无华。舌红苔薄黄，脉细弦软。

证属　中气不足，肺气虚绥。

治法　补中益气，益肺定喘。

方药　补中益气汤加味。炙黄芪30g、西党参20g、白术10g、当归10g、陈皮10g、升麻10g、北柴胡10g、枸杞15g、百部15g、炙甘草10g，7剂，日一剂，水煎服。药尽喘止。嘱其回乡调养。

按　喘证，其病在肺，其因在外邪、痰浊、正虚及情志不遂，致胸阳被遏，气机不利，上逆为喘。本案年逾花甲，突发喘息，据其脉证，神疲乏力，气短喘息，动则加剧，形体消瘦，颜面萎黄无华，当为气虚致喘。正如《素问·玉机真脏论》所云："大骨枯槁，大肉陷下，胸中气满，喘息不便。"按《素问·阴阳应象大论》所云："审清浊而知部分，视喘息、听声音而知所苦。"故治与补中益气，益肺定喘。方用补中益气汤，药仅7剂喘息平。

【案例15】　腰痛（肾下垂）

黄某某　女　30岁　职工

2010年2月3日初诊　腰痛，酸胀疼痛为主，同时尿频尿急，下肢微浮。B超提示："右肾下垂"；尿常规：白细胞0~2个/HP，上皮（+++），蛋白质微量，比重1.015，pH8.0。舌红苔薄黄，脉细弦。

证属　肝肾不足，脾虚气陷。

治法　温补肝肾，益气升提。

方药　补中益气汤加味。升麻15g、北柴胡15g、党参15g、当归10g、白术10g、陈皮10g、炙黄芪20g、炙甘草6g、葛根15g、猪苓15g、泽泻15g、茯苓15g、茯神15g、川续断10g、葫芦巴10g、巴戟天10g、菟丝子15g、炒杜仲15g，7剂，日一剂，水煎服。

2010年2月10日二诊　药后腰疼减。舌红苔

白，脉细软。守方去党参，加老边条红参10g，以增强补脾益气之功，再投10剂。

2010年2月28日三诊　因咳停药一周后，腰部又绵绵作痛。血压85/55mmHg。舌红苔白，脉细而微弦。守方加炒枳壳10g，以助行气升提之力，再服10剂而愈。

2011年10月随访　腰痛痊愈，体重由41kg，增至46.5kg。

按　肾下垂的病因为肾囊与腹膜间结缔组织松弛、肾上极与肾上腺间韧带松弛；腹壁肌肉松弛致使腹压下降，如孕妇分娩后易诱发肾下垂。本案符合这一诊断，属于肾虚腰疼。故按肝肾不足，脾虚气陷论治。方用补中益气汤加味以温补肝肾，益气升提。药证相符，仅服27剂，腰疼获愈；八个月后体重增5.5kg，腰疼痊愈。

【案例16】　虚劳（低血压）

袁某某　男　40岁　建筑工

2006年6月8日初诊　头眩伴神疲乏力。长期从事基建工作，近来持续性头眩，尤以下蹲后站起两眼发黑，伴神疲乏力，不耐疲劳。纳食尚可，睡眠亦好，二便亦调。血压90/60mmHg。舌红苔白，脉软。

证属　脾胃虚弱，中气不足。

治法　健脾和胃，补中益气。

方药　补中益气汤加味。炙黄芪35g、北柴胡10g、升麻10g、白术10g、当归10g、陈皮10g、炙甘草6g、老边条参10g（切片同煎）、葛根15g、枸杞10g、红枣5枚、生姜3片，7剂，日一剂，水煎服。

嘱　坚持晨练，增强体质。

2006年6月15日二诊　服药加晨起跑步后头眩减轻。血压96/60mmHg。舌如前，脉细弦软。守方再投7剂。

2006年6月24三诊　血压100/65mmHg，偶尔稍头眩伴太阳穴胀闷。舌红苔淡黄稍厚，脉略弦。守方加减进退共服至21剂后愈。

按　劳伤过度，使人虚损。故《内经》有"五劳所伤"及"精气夺则虚"的论述。患者长期过劳，损伤脾胃，化源不足，损及阴阳气血，形成虚劳。从而致使头晕眼花，神疲乏力。故按脾胃虚弱，中气不足论治。治以健脾和胃，补中益气。方用补中益气汤，同时配合晨练，以利康复。服药三周获愈。

【案例17】　虚劳（低血糖）

严某某　男　32岁　职工

2008年8月28日初诊　神疲乏力，头晕目眩，纳呆，嗜睡1月余。一个月前出现斯证，同时伴有低热胸闷、咽燥、咽痒、干咳、少痰。入南昌大学第一附属医院就诊，摄胸部X线片报告：无明显异常。心电图：窦性心动过缓。空腹血糖3.06mmol/L，血脂、肝功亦未见明显异常。某医给服银翘散合黄连温胆汤加减7剂后，咽燥、咽痒、干咳、少痰愈。但神疲乏力，头晕目眩，纳呆嗜睡，睡眠梦多未见缓解，故转诊就医。舌红苔薄黄，脉细弦软。

证属　脾胃虚弱，运化失常，气血亏虚。

治法　补中益气，健脾助运，养血止眩。

方药　补中益气汤合四物汤加味。党参15g、炙黄芪35g、北柴胡15g、升麻15g、炙甘草10g、陈皮15g、白术15g、当归20g、川芎15g、熟地黄12g、白芍10g、麦芽30g、炒酸枣仁15g、枸杞30g、红枣6枚、生姜3片、北山楂30g，14剂，日一剂，水煎服。

2008年9月11日二诊　头晕目眩减轻，精神渐增，但脘腹稍饱胀，睡眠仍梦多，大便日二行、稀软。舌红苔薄黄，脉细弦软。守方去熟地，加苍术10g、太子参15g、炒鸡金15g、茯苓30g，焦山楂易北山楂，以醒脾助运，再投7剂。

2008年9月18日三诊　12日复查空腹血糖已复常，头晕目眩止，疲乏现象改善。但夜间醒后仍不易再入睡，纳食稍差。舌红苔薄黄，脉细弦微数。

观其脉证，气血渐充盈，但心脾两虚之症未解，故在补中益气的基础上，佐以引血归脾以善后。

方用补中益气汤合归脾汤加减。炙黄芪30g、党参15g、白术10g、当归10g、陈皮10g、升麻6g、北柴胡6g、炒酸枣仁10g、广木香10g、茯苓10g、炙远志6g、生甘草6g、绿萼梅10g、玫瑰花10g、紫河车10g、红枣4枚、生姜3片，上药连服7剂而告愈，之后用六味地黄丸以巩固疗效。

半年后随访　健康如常，空腹血糖正常并稳定。

按　患者由于低血糖致使神疲乏力、头晕目眩、纳呆嗜睡。现代医学认为低血糖的原因是药物因素、胰岛β细胞增生或者胰岛β细胞瘤、自身免疫因素、长期营养不良等均可导致低血糖。其危害是容易导致人体出现急性不良事件，可出现昏迷甚至死亡。本案未能获得进一步检查以确定致病因素，但据其脉证按脾胃虚弱，运化失常，气血亏虚论治。前期方用补中益气汤合四物汤以补中益气，健脾助运，养血止眩；后期用方补中益气汤合归脾汤以补中益气，引血归脾而获痊功。

【案例 18】 牙齿酸软（牙龈炎）

辜某某　女　44 岁　个体

2016 年 3 月 25 日初诊　牙齿酸软已反复数月之久。在当地治疗未效，趁返赣之机求诊。刻诊，牙齿酸软，尤其进食及咬物时。同时怕冷，易感，失眠，神疲乏力，纳可，月经先期 2~3 天，经量减少。大便日一解、稀软不成形。舌红苔淡黄，脉微弦、按之少力。

证属　中气不足，脾肾亏虚。

治法　补脾益气，益肾固齿。

方药　补中益气汤加味。炙黄芪 30g、白术 10g、党参 15g、北柴胡 10g、升麻 30g、陈皮 10g、炙甘草 6g、当归 15g、茯神 15g、枸杞 15g、生远志 10g、炒酸枣仁 10g、巴戟天 15g、肉苁蓉 15g、川芎 10g、白芍 10g、熟地黄 15g、怀牛膝 15g、防风 15g、葛根 15g、红枣 6 枚、生姜 3 片，7 剂，日一剂，水煎服。

2016 年 4 月 1 日二诊　牙齿酸软愈，眠已可，大便仍不成形。舌红苔白，脉微弦。守方加焦山楂 15g，以消食助运，再服 7 剂。

2016 年 4 月 15 日告，共续服 14 剂后，感觉良好，诸症悉除。

按　牙齿酸软，其主要原因：一是进行洗牙后，牙结石清除较多，牙齿失去了支撑，导致牙根暴露引起敏感度增加造成的牙齿酸软；二是比较严重的牙龈炎、牙周炎，导致牙龈发生了萎缩、后退，这样容易引起牙齿痠软的现象出现。治疗上使用含氟的脱敏牙膏，或通过涂氟化物或激光照射方式，经行牙齿脱敏以缓解症状，其疗效尚不十分理想。中医虽无本病记载，但根据《素问·痿论》："脾主身之肌肉，肾主身之骨髓。"《灵枢·经脉》"故骨不濡，则肉不能着也，骨肉不相亲，则肉软却，肉软却，故齿长而垢。""胃足阳明之脉……上入齿中。"按中气不足，脾肾亏虚论治。方用补中益气汤以补脾益气，加入枸杞、巴戟天、肉苁蓉、怀牛膝等益肾固齿之品。服药两周，诸症悉除。

【案例 19】 昏仆（昏厥）

李某某　男　50 岁　职工

1995 年 6 月 21 日初诊　数天前突然昏倒 1 次。刻下，头眩，乏力，汗多，哈欠不断，无癫痫史。经查脑血流图示：脑血流波幅偏低、脑血流缓慢、脑供血不足。血压 90/60mmHg。舌红苔白，脉沉细。

证属　脾虚气弱，清阳闭阻。

治法　补中益气，升阳通络。

方药　补中益气汤加味。生黄芪 50g、当归 15g、党参 20g、白术 15g、陈皮 10g、升麻 10g、北柴胡 10g、炙甘草 10g、煅龙骨 15g、煅牡蛎 15g，日一剂，水煎服，连服 7 剂。药后未再出现昏仆。

2016 年追访　未再发作过昏仆，至今安康。

按　本案突然昏仆，类似于中医之尸厥。《素问·缪刺论》云："人身脉皆动，而形无知也，其状若尸，或曰尸厥。"因此说感受秽浊之气而突然昏仆者，称之为尸厥。患者经脑血流图检查，发现脑供血不足。据其脉证当辨为脾虚气弱，清阳闭阻。故治与补中益气，升阳通络。方用补中益气汤，服药 7 剂而获痊功。

【案例 20】 秋乏（季节性困乏）

王某某　女　44 岁　居民

2007 年 10 月 14 日初诊　神疲乏力，下肢沉重 10 余天。每年 10 月后会出现神疲乏力，下肢沉重等症状。纳食香，眠尚可，二便调。检查血常规未见明显异常；肝功能无明显异常；B 超报告：肝、胆、胰、脾均未发现明显异常。舌红苔白，脉沉细。

证属　气血亏虚，阴阳失调。

治法　益气健脾，燮理阴阳。

方药　补中益气汤加味。炙甘草 6g、炙黄芪 20g、党参 15g、白术 10g、升麻 10g、北柴胡 10g、当归 10g、陈皮 10g、浮小麦 30g、红枣 4 枚、生姜 3 片，日一剂，水煎服，连服 7 剂而告愈。

按　秋乏，现代医学认为主要原因是夏季温度过高，秋季后气温凉爽，新陈代谢失衡，而感到身体特别困乏，认为是正常的生理现象。而本案秋乏，出现神疲乏力，下肢沉重，影响正常的工作与生活，属于病态。正如《素问·生气通天论》云："夏伤于暑，秋为痎疟。"可见秋乏的发生，与夏伤于暑有密切的关系，故类似于中医的伏暑病，但又不同于温病中的伏暑。据其脉证辨为气血亏虚，阴阳失调。治以益气健脾，燮理阴阳。方用补中益气汤，服药7剂告愈。

【案例21】 昼乏（疲倦综合征）

王某某 女 44岁 工人

2014年7月6日初诊 白昼神疲乏力，昏昏欲睡近3个月。近几个月来，白天神疲乏力，上班工作时打瞌睡，而且动则气短。询及工作、生活安排。获知：每日上班工作时间到晚8点，下班后跳街舞约2个小时，然后回家看电视洗漱，每晚均在12时左右休息。纳尚香，睡眠梦多，舌红苔白，脉细软。

证属 劳伤脾肾，中气亏虚。

治法 补中益气，益肾填精。

方药 补中益气汤加味。党参20g、白术10g、炙甘草6g、北柴胡10g、升麻10g、陈皮10g、当归10g、炙黄芪30g、枸杞15g，7剂，日一剂，水煎服。

嘱 将晚运动改变为早晨，睡好子午觉。

2014年7月27日二诊 精神见增，近二天，眼皮有些浮肿，尿短少，睡眠仍梦多。舌红苔白，脉软、尺尤少力。

观其脉证，中气提升，肾气仍困顿。故拟健脾渗湿，益肾化气调治。

方用五苓散加味。白术10g、泽泻25g、茯苓15g、生黄芪25g、肉桂3g、猪苓10g、太子参10g、薏米30g，日一剂，水煎服，连服5剂告愈。

按 患者白昼困乏，乃白天劳动超时，夜间跳舞耗气，可谓劳伤气血所致。故首诊治与补中益气汤以补中益气，益肾填精；复诊治与五苓散以健脾渗湿，益肾化气。同时调整睡眠时间及运动时间，共服药12剂而获愈。

【案例22】 痿证（痿躄、运动神经元病）

李某某 女 75岁 居民

2006年5月15日初诊 神疲乏力，下肢无力，行走不便已7个月。因症状加重而于5月4日入住南昌大学第一附属医院，多方检查后诊断为运动神经元病，经服用ATP、辅酶A、维生素B₁、弥可保及中药等治疗，终因"症状减轻不明显"而出院。之后持续在门诊治疗，期间遍访名医诊治。由于症状进行性加

重而移居乡下老家，并已丧失生活自理能力，其家人力邀余为其诊疗。因未面诊，故根据其住院记录及女儿口述病情：刻下，头眩，大便不顺畅，生活不能自理，行动起居需人照料扶持。血压80/50mmHg。

辨证：脾肺气虚，宗筋松弛。

治法 健脾益肺，补气升清。

方药 补中益气汤加味。炙黄芪50g、白术30g、老边条红参10g（另炖兑服）、升麻10g、北柴胡10g、陈皮10g、炙甘草10g、全当归12g、葛根20g、火麻仁15g、大红枣5枚、生姜3片，4剂，日一剂，水煎服。

2006年5月22日二诊 自诉试服4剂药后，大便较前通畅，血压升至125/75mmHg，乏力现象有所改善。刻下，仍神疲，全身瘫软，尤下肢无力。观其躺下后不能自行起来，扶起可站立，但挪步缓慢艰难。舌红尖甚，苔薄黄少津，脉细而数、按之无力。

药已中的，效不更方。观其舌脉，知其有阴虚之像。故守方加南沙参15g、北沙参15g、金石斛30g，以助生津益胃，再投7剂。

2006年6月11日三诊 上方共服21剂后，诸症已改善。察其舌红仍少苔，脉细数，阴虚内热之象尚未获改善。守方再加麦冬10g、生地15g，冀收气阴双补之效，再进。

2006年6月25日四诊 按方续服14剂后，患者已能缓慢地自行起床坐起，并自行如厕小解。舌脉如前。

方药 ①中药守方再进；②食疗。猪蹄筋一日50g，炖服。

按上方加减进退共服3个多月，患者在家人的照应下，可以基本上起居自理。两年后因他病而谢世。

按 运动神经元病是指病变选择性侵犯脊髓前角细胞、脑干颅神经运动核以及大脑运动皮质椎体细胞，椎体束的一组进行性变性疾病。病因不明，可能与病毒感染、免疫、重金属中毒、代谢内分泌因素、酶缺乏和缺氧有关。早期症状不明显，病程缓慢，但某些类型可能进展较快。临床表现为肌无力、肌萎缩和吞咽困难；疾病晚期可出现伸舌无力、吞咽困难、咀嚼无力和发音不清等。治疗上尚无特效办法，主要是对因治疗、改善神经功能、物理治疗等，一般预后不良。近期有学者提出"基因治疗"这一新的治疗方案，但尚在研究之中。中医则宗"五脏因肺热叶焦，

发为痿躄";"治痿者独取阳明……阳明者，五脏六腑之海，主润宗筋，宗筋主束骨而利机关也。"（《素问·痿论》）故按脾肺气虚，宗筋松弛论治。方用补中益气汤以健脾益肺，补气升清。药至百剂，能在室内自由行动，生活自理。可见任何疑难病症，只要治宗辨证论治原则均有迎刃而解的收效。

【案例23】痿证（目睑下垂、重症肌无力）

蔡某　女　16岁　学生

2001年10月24日初诊　目睑下垂，易于疲劳，活动后加重二年半。两年多来易于疲劳，目睑下垂，并逐渐加重，故不能参加学校的体育课及运动。经江西医学院第一附属医院、江西医学院第二附属医院诊断为重症肌无力。现一直服用补达秀（氯化钾控释片），每日一片500mg。否认有家族史。月经调，纳尚可，睡眠正常，大便调。舌红苔白，脉虚软。

证属　脾虚肾亏，中气下陷。

治法　补中益气，脾肾两调。

方药　补中益气汤加味。生黄芪30g、党参12g、白术10g、升麻6g、北柴胡6g、陈皮10g、当归10g、炙甘草6g、淫羊藿10g、仙茅10g、北枸杞10g，7剂，日一剂，水煎服。

2001年11月3日二诊　药后自觉较前体力有所增加。舌红苔薄白，脉细、关软。守方再进14剂。

2001年11月17日三诊　补达秀已停服10天。舌红苔白，脉细、右微弦、重按少力。守方加重升麻4g、柴胡4g，以增升提清阳之力，再进14剂。

2001年12月1日四诊　停补达秀二周后，上楼觉吃力。按嘱已恢复服用（隔日一片）。舌红苔薄白，脉细软。守上方加淫羊藿5g、仙茅5g，以增温肾壮骨，再进。

2002年1月16日五诊　续服21剂，纳已香，症情稳定。舌红苔白，脉细微弦。①中药守上方再进14剂；②补达秀改为三日一服。

2002年3月2日六诊　2月11日停服补达秀后，症情尚稳定。舌红苔白、舌中有一纵裂，脉细软。守方加重生黄芪20g，以增益气升提，再进。

2002年4月20日七诊　再续服28剂，停服补达秀50天后，病症未见反弹。舌红苔白，脉细弦微数。守方加减以善后。

嘱　中药、成药交替服用。故守方再进42剂后，于2002年7月20日改用补中益气丸调治。

患者至2002年12月11日后，已能从事体力劳动。到2003年2月28日再诊诉　一周前感不适，可能感冒，眼皮略沉，自服补中益气丸后缓解。舌红苔白，脉细关微弦。为防止复发，守前方再进，共服28剂后停药。

2016年冬随访　病愈后，已结婚，体安康。

按　重症肌无力是一种获得性自身免疫性疾病，由神经肌肉传递障碍引起的骨骼肌收缩无力为主要症状。表现为眼睑下垂、吞咽困难、讲话无力，甚则呼吸困难。其治疗方法包括药物、手术（人工通气、气管插管、气管切开）和一些特殊治疗，故预后甚是不良。中医按照《素问·痿论》论述："五脏因肺热叶焦，发为痿躄。""治痿者独取阳明……阳明者，五脏六腑之海，主润宗筋，宗筋主束骨而利机关也。"故责之于脾肺气虚，宗筋松弛论治。方用补中益气汤以健脾益肺，补气升清获愈。

【案例24】阴挺下脱（人工流产后）

胡某　女　25岁　职工

2011年6月29日初诊　人流术后两周，出现产肠不收（阴挺下脱）。妇保医生检查报告：Ⅱ度子宫脱垂。刻下，神疲乏力，睡眠梦多。纳可，便调。舌红苔黄，脉细弦、关软。

证属　脾气虚弱，中气下陷。

治法　健脾益气，补中升陷。

方药　补中益气汤加味。炙黄芪30g、当归10g、升麻15g、北柴胡15g、党参15g、白术10g、陈皮10g、广木香10g、炙甘草6g、苍术10g、红枣5枚、生姜3片、红景天15g、生麦芽30g，日一剂，水煎服，上药连服7剂后，阴挺自行回纳而愈。

按　子宫脱垂的发生，主要是体质虚弱，分娩时产程过长，用力过度，或处理不当，损伤胞络，盆底肌肉及筋膜过度伸展或损伤，加之产后过早参加体力劳动或站立过久等。中医认为劳倦多产，损伤脾肾，脾气不足，中气下陷；肾气亏损，带脉失约，冲任不固，无力维系胞宫所致。故按脾气虚弱，中气下陷论治。治以健脾益气，补中升陷。方用补中益气汤，药仅7剂，子宫回纳。

【案例25】 大便增多（卵巢浆液性腺癌术后）

张某某　女　48岁　职工

2012年2月8日初诊　大便增多，日解无数。因卵巢浆液性腺癌在中山大学附属肿瘤医院行手术治疗及切除肠管12cm，同时化疗6个疗程。出院后于1月31日丰城矿务局总医院复查化验报告：癌胚抗原4.56ng/mL（参考值0~3.4ng/mL）。刻下，纳可，大便日无数次、量少、色黑、状如挤牙膏，夜间也如厕4~5次，影响睡眠。手指关节及双膝疼痛不适，指甲紫暗，右足拇指麻木。头发脱落稀疏。舌淡暗、舌体胖而有齿印，脉细。

证属　中气下陷，气滞血瘀。

治法　补脾益肺，活血祛瘀。

方药　补中益气汤合桃红饮加减。太子参20g、漂白术30g、北柴胡10g、升麻15g、生黄芪30g、陈皮10g、当归尾15g、炙甘草6g、川红花10g、桃仁泥10g、三棱10g、莪术10g、七叶一枝花10g、北山楂15g、焦山楂15g、葛根15g、青皮10g、炒谷芽10g、炒麦芽30g、川芎10g、白花蛇舌草15g、赤芍15g、汉防己10g、徐长卿15g，15剂，日一剂，水煎服。

2012年2月24日二诊　药后体力增加，大便仍如挤牙膏，尤其是晚上。大便由黑色已转为黄色，指甲转淡紫。守上方加藤梨根30g、内红消30g，以助祛风、化瘀、通络，再投15剂。

2012年3月12日三诊　大便白天减为5~6次、不稀、大便量增，夜间无须如厕。手指麻木、关节疼痛缓解，指甲已渐红润。舌红苔白、舌边仍有齿印，脉微弦、重按少力。守方去白术，加砂仁3g、茯苓15g、苍术10g、山药15g，以助燥湿、醒脾、助运，再投15剂。

2012年3月27日四诊　大便复常。舌红苔薄白、舌边有齿痕，脉细弦、左少力。守上方再投15剂。

2012年4月19日五诊　头发已长满，精神好，夜尿已只1~2次。舌红略暗苔白、舌边仍有齿痕，脉细弦软。守方再服15剂以善后。

2012年8月5日告　近日复查癌胚抗原4项无异常。

按　《素问·灵兰秘典论》云："大肠者，传道之官，变化出焉。"本案大便异常，乃术后肠腑损伤，累及肺气亏虚。肺与大肠相表里，肺气虚则大肠传道失职。故大便量少难排，艰涩无度。故按中气下陷，气滞血瘀论治。治以补脾益肺（补土生金），活血祛瘀。方用补中益气汤合桃红饮，服药两个半月而获康复。

【案例26】 虚损（甲状腺瘤术后）

袁某某　女　65岁

2000年11月26日初诊　头眩、乏力5年。缘于1995年行甲状腺瘤术后，出现经常头晕，神疲困乏，劳作吃力，易于感冒。当地医院每年两次给予注射白蛋白针2次。纳、眠尚可，二便调。舌红苔白，脉细软。

证属　中气不足，清阳不升，卫外不固。

治法　补中益气，健脾助运，升阳固表。

方药　补中益气汤加味。红参5g（另炖兑服）、白术10g、生黄芪30g、北柴胡10g、升麻10g、陈皮10g、炙甘草6g、当归10g、肉桂3g、北枸杞10g，7剂，日一剂，水煎服。

随访　按方服至20剂后，无需再注射白蛋白针，体健安康。

按　甲状腺瘤切除术后，如果甲状腺激素补充不足，可能出现机体代谢下降，随之产生能量物质下降，导致机体不能获得足够的能量物质，所以就会出现肢体无力等不适。本案就是术后经络损伤，累及脏腑，致使气虚血亏，卫外不固，因而出现头眩乏力，易于感冒。故按中气不足，清阳不升，卫外不固论治。治与补中益气汤以补中益气，健脾助运，升阳固表获愈。

【案例27】 虚损（白细胞减少症）

袁某　男　24岁　职工

2005年2月25日初诊　头晕乏力，经常感冒。检查血常规，发现白细胞减少。今日血常规：白细胞2.7×10^9/L，余项无明显异常。纳香，眠可，大便调。追询其工种，从事制作卤菜工作，经常熬夜。舌红苔淡黄，脉细软。

证属　劳伤脾胃，化源不足，气血亏虚。

治法　健脾益气，和胃助运，养血补虚。

方药　补中益气汤加味。炙黄芪50g、党参20g、白术12g、陈皮12g、北柴胡10g、升麻10g、当归12g、茯苓15g、炙甘草6g、鸡血藤30g、大活血30g、枸杞15g，10剂，日一剂，水煎服。

2005年3月11日二诊　复查血常规：白细胞2.6×10⁹/L，余项无明显异常。舌红尖甚、苔白，脉微弦。守方加重柴胡、升麻各5g，再加紫河车10g、淫羊藿10g、北山楂30g、川芎10g，以助补益元气、行气醒脾，再投7剂。

2005年3月30日三诊　今日血常规：白细胞已升为4.2×10⁹/L。舌红苔微黄，脉细略弦。守方再服14剂以善后。

2015年7月3日电话随访　10年来，白细胞正常，身体安康。

按　现代医学认为，引起白细胞减少症的原因很多，诸如外界因素，如化学物质，或是口服某些药物；病毒感染，常见的EB病毒、巨细胞病毒、病毒性感冒等；造血系统异常，如再生障碍性贫血等。本案则是劳伤过度，脏腑亏损，造成精血不足。正如《内经》所云："精气夺则虚。"故按劳伤脾胃，化源不足，气血亏虚论治。方用补中益气汤以健脾益气，和胃助运，养血补虚而获痊功。值得一提的是：首诊药过10剂，白细胞计数并未获得改善。复诊加用紫河车后，仅7剂药，白细胞复常，可见紫河车补元益气之功了得。

【案例28】　虚损（食物中毒）

袁某某　男　40岁　职工

2005年10月8日初诊　神疲乏力一周。缘于9月30日因食生菜后腹痛呕吐，经治疗诸症缓解，之后出现神疲乏力。检查血常规：红细胞3.28×10¹²/L（参考值3.5×10¹²~5.4×10¹²/L）、血红蛋白99g/L（参考值110~160g/L）、白细胞4.7×10⁹/L；大便潜血（4+）。血压88/60mmHg。刻下，神疲乏力，肢冷，面色淡黄少华，纳食少味。舌红苔白，脉细少力。

证属　外邪内伤，气虚血亏。

治法　补脾和胃，温阳解毒。

方药　补中益气汤加味。党参10g、炒白术10g、陈皮10g、炙黄芪35g、当归身10g、升麻10g、北柴胡10g、炙甘草6g、红花10g、铁苋菜15g、黑附片10g、枸杞10g、黄芩10g、血余炭10g、白芍10g，3剂，日一剂，水煎服。

2005年10月11日二诊　颜面已转淡红，纳香，精神已明显见增。舌红苔白，脉细微弦而软。守方再服

7剂告愈，血常规复常。

按　本案在进食后出现腹痛呕吐的中毒症状，究竟是细菌感染，还是农药中毒？事过一周，已无从追询。由于出现神疲乏力就诊，检查血常规发现红细胞、血红蛋白均偏低，血压也偏低，故而神疲乏力、肢冷面黄、脉细无力。按外邪内伤，气虚血亏论治。方用补中益气汤以补脾和胃，加入黑附片、枸杞、铁苋菜等温肾、解毒之品，服药10剂而康复。

9. 调中益气汤

调中益气汤源于《脾胃论》，即在补气升阳的代表方剂补中益气汤的基础上，去白术、当归身，加上木香、苍术，以益气调中、芳香燥湿之作用，可用于脾胃不和、胸闷气短、四肢乏力、纳呆或食后不舒等。

临证治疗发热、懈怠、舌麻、大便增多，随证加味而收效。

【案例1】　发热（肝功能异常）

温某　男　20岁　教职工

1998年5月5日初诊　低热2周。缘于2周前感冒发热，自服维C银翘片、板蓝根冲剂4天，后又服康泰克2天。感冒虽去，但体温一直在37.5℃左右，昨天上午37.8℃。经江西省胸科医院拍胸部X线片排除肺结核。江西省中医院肝功能11项检查报告：谷丙转氨酶127U/L（参考值0~40U/L）、谷草转氨酶58U/L（参考值0~45U/L），其余无明显异常；乙肝五项阴性；血常规：白细胞4.6×10⁹/L、中性分叶62%、淋巴细胞38%、血红蛋白155g/L。刻下，乏力，易疲劳，嗜睡，鼻塞（有慢性鼻炎史），纳尚可，二便调。舌红苔薄白、舌边有浅齿印，脉略浮。

证属　脾胃虚弱，湿蕴气滞。

治法　健脾益气，和中除湿。

方药　调中益气汤加减。生黄芪30g、党参10g、北柴胡10g、升麻10g、陈皮10g、炙甘草6g、苍术10g、广木香10g、生姜3片，4剂，日一剂，水煎服。

5月10日随访　热退病愈；一个月后复查肝功能复常。

按　患者感冒，时值立夏，湿气横行，治疗失当，导致湿蕴气滞，低热不退。故治以健脾益气，和中除湿。方用调中益气汤，正中肯綮，药仅4剂，诸

症悉除，肝功复常。

【案例2】 解㑊（亚健康）

童某　女　34岁　教职工

2016年10月17日初诊　神疲乏力，心慌、气短已近一年。体倦怕冷，纳食时好时差，尤其今年夏季食少乏味，大便结，眠尚可。已育一胎，生育后月经量少，经期7天。经体格检查未发现明显异常。去年敷用面膜导致两颧过敏，出现红、肿、小丘疹，一直未愈。舌淡红苔淡黄、舌中有纵浅裂纹、边有齿痕，脉沉细微弦。

证属　脾失健运，中气不足。

治法　健脾调中，升阳益气。

方药　调中益气汤加味。党参15g、炒苍术10g、炙黄芪30g、陈皮10g、升麻15g、柴胡15g、炙甘草6g、漂白术30g、防风10g、广木香10g，7剂，日一剂，水煎服。

2016年11月7日二诊　药后过敏丘疹愈，月经按期至，经量仍少。劳累后仍觉气短心慌。大便已不结。舌红苔白、舌中仍有纵浅裂纹、舌边有齿痕，脉细关微弦。守方去党参，加红参10g、黄精10g，以增益气健脾之功，再投7剂。

2016年11月18日三诊　怕冷已除。月经按期行，量增多、色红。大便仍3~4日一解，已不结，稍黏腻。舌红苔淡黄，脉细弦软。守方加炒莱菔子10g、北山楂10g，以助益脾健运，再服7剂。

2017年2月17日随访　去年药后诸症悉除。

按　解㑊，即懈怠倦堕，名出《内经》。《素问·平人气象论》："尺脉缓涩，谓之解㑊。"据其体虚怕冷，神疲乏力，心慌气短，大便秘结。查体无异常，实乃脾胃虚弱，清阳不升之象。用调中益气汤加味以调中健脾，益气升阳，仍重用白术以益气通腑收效。

【案例3】 舌麻（舌神经炎？）

杨某某　女　42岁　自由职业

2003年2月25日初诊　舌头麻木伴头顶沉重、恶心已半年。纳尚可，睡眠梦多并梦呓，白昼则神疲，呵欠不断。血压120/64mmHg。舌红苔白、舌体胖润，脉细弦软。

证属　脾胃虚弱，湿阻中焦。

治法　调中益气，除湿助运。

方药　调中益气汤加减。生黄芪30g、党参12g、苍术10g、炙甘草6g、陈皮10g、广木香10g、升麻10g、北柴胡10g、羌活6g、北枸杞10g，7剂，日一剂，水煎服。

2003年9月24日其夫罗某告：舌麻愈。

按　脾之经脉络于舌下，患者舌麻伴头顶沉重、舌体胖润，脉细弦软，均为脾胃虚弱，湿阻中焦之象。故治以调中益气，除湿助运获愈。

【案例4】 大便增多（人参误补）

查某某　女　61岁　居民

2015年3月4日初诊　大便频，次数增多，每天仅早晨就2~3解。因全身乏力疲楚，腰膝沉重，易于疲劳。故近期每日都在服用红参进补，服用数天后大便次数增多，量少质软并腹胀。咽灼咽干不适。舌红苔黄、舌中厚，脉细弦略滑、按之无力。

证属　湿浊困脾，误补助邪。

治法　调中益气，燥湿祛邪。

方药　调中益气汤加减。生黄芪15g、炒苍术15g、党参15g、北柴胡10g、升麻10g、陈皮10g、炙甘草6g、葛根15g、茯苓15g、独活10g、羌活10g、川芎10g、前胡10g、炒枳壳10g、桔梗10g、薄荷10g、黄柏15g、生姜3片，5剂，日一剂，水煎服。

嘱　停服红参。

随访　药尽症除。

按　本案乏力疲楚，腰膝沉重，虽有气虚之象，本因湿困所致。进补人参，导致气滞湿盛，出现大便增多，补不辨虚实，徒生变证。用调中益气汤，既有补虚之力，又无助湿之弊，故收效。

10. 益胃升阳汤

益胃升阳汤源于《兰室秘藏》，《仁术便览》称之为升阳益胃汤。方由柴胡、升麻各1.5g，炙甘草、当归身（酒洗）、陈皮各3g，人参（去芦）、神曲（炒）各4.5g，黄芪6g，白术9g，生黄芩少许组成，上药㕮咀。每服6g，用水600ml，煎至300ml，去渣，稍热服，不拘时候。本方为补中益气汤加炒神曲、黄芩而成，益胃实为益脾。方中参、芪、术补胃气，以助生发之气为主药；当归补血调经，柴胡、升麻、陈皮理气升清为辅；神曲健脾和中，黄芩少许以泻阴火，甘草调和诸药，共为佐使。诸药合用，共奏益气升阳，养血调经之功。为治妇人经候凝结，血块暴下，脾虚水泻而设。主治：妇人经候不调，经来量多，色黑有块，大便水泄，日二至三次，饮食减少，食罢烦心，身体消瘦。

临证使用或随证加减，用之治疗脾胃虚弱之头晕、胃痛、胃胀以及虚损，疗效迅速。

【案例1】 虚损（疲劳综合征、眼干燥症）

袁某某　男　35岁　个体

2015年10月13日初诊　神疲乏力伴双眼干涩。因生意而时时熬夜，近期神疲乏力，时时犯困，视力昏蒙，两眼干涩。纳、眠尚可，二便调。舌红苔白，脉弦软。

证属　积劳内伤，肝血不足。

治法　升阳益气，清肝明目。

方药　益胃升阳汤加味。生晒参10g、白术10g、炒苍术10g、生黄芪35g、当归身10g、炙甘草5g、升麻15g、北柴胡15g、陈皮10g、神曲10g、黄芩5g、葛根30g、枸杞15g、贡菊6g，7剂，日一剂，水煎服。

2016年1月14日随访　药后症愈。

按　患者积劳内伤，七情乖戾，元气亏虚，肝血不足。致使神疲犯困，眼涩昏朦。正如《灵枢·决气》所云："气脱者，目不明。"故治与益胃升阳汤以升阳益气，清肝明目，药至病除。

【案例2】 头眩（胃神经症）

万某某　女　64岁　居民

2011年12月25日初诊　经常头眩。素有胃病史，经常胃胀。纳食味口尚好，但食后则胀。刻下，急性泄泻后，致头眩、神疲乏力。舌红苔薄白、舌中有一小片薄黄苔，脉细弦。

证属　脾胃虚弱，湿滞中焦，清阳郁遏。

治法　健脾助运，燥湿和胃，益气升清。

方药　益胃升阳汤加减。太子参15g、北柴胡15g、升麻15g、炒白术10g、生黄芪15g、当归10g、陈皮10g、神曲10g、炙甘草6g、青皮10g、茯苓15g、北山楂15g、炒谷芽30g、炒麦芽30g、广木香10g、砂仁10g、葛根15g、藿香10g、炒苍术10g、法半夏10g，5剂，日一剂，水煎服。

2012年1月3日随访　药后头眩辄止。

按　"清气在下，则生飧泄；浊气在上，则生䐜胀"（《素问·阴阳应象大论》）。患者头眩伴胃胀、泄泻，乃脾胃虚弱，湿滞中焦，清阳郁遏所致。故治与益胃升阳汤以健脾助运，燥湿和胃，益气升清。药5剂而愈。

【案例3】 头眩（胃出血后）

陈某某　女　47岁　职工

2010年7月15日初诊　便血2周。因柏油样便而入南昌大学第四附属医院住院治疗4天血止，出院诊断为胃出血。刻诊，头眩、心慌，动则加剧，少气乏力。口苦，纳呆，以半流质饮食为主。舌红苔黄略厚，脉细数少力。

证属　脾虚胃弱，化源不足。

治法　补气养血，升阳益胃。

方药　益胃升阳汤加减。太子参15g、白术10g、生黄芪25g、陈皮10g、当归10g、升麻10g、柴胡10g、炒黄芩10g、神曲10g、生甘草6g、茯苓10g、茯神10g、葛根10g、砂仁3g、苍术10g、广木香10g、生麦芽30g、红孩儿15g、北枸杞15g，7剂，日一剂，水煎服。

2010年7月22日二诊　现在上三楼仍有些气短，口苦大减，纳食增，颜面已红润。舌红苔薄黄，脉细软微数。守方加红枣3枚、生姜2片，以助养血和营，再投7剂。

2010年7月31日告　纳可，便调，诸症悉除。

2011年春节随访　已康复。

按　患者因便血两周，耗伤气血。由于失血未复，乃至气血两虚，气虚则清阳不升，血虚则脑失所养，从而发生头眩。按脾虚胃弱，化源不足论治。治与益胃升阳汤加味以补气养血，升阳益胃获愈。

【案例4】 胃胀（慢性胃炎）

章某某　女　20岁　学生

2010年2月24日初诊　胃胀，餐前后均会胀满不适已4~5年。冬季四肢冰凉不温，月经经常滞后10来天，纳虽香，但不能多食。大便干结1~2天一解。舌红苔白，脉细软。

证属　脾虚气滞，阳虚胃弱。

治法　升阳益胃，健脾助运。

方药　益胃升阳汤加减。漂白术30g、党参15g、炙黄芪30g、炙甘草6g、神曲10g、黄芩5g、苍术10g、陈皮15g、升麻15g、北柴胡15g、葛根15g、广木香10g、当归10g、淫羊藿15g、北枸杞15g、佛手片10g，7剂，日一剂，水煎服。

2010年3月5日二诊　胃胀减半，始服药大便通畅，近2日大便又少而不畅。舌红苔黄，脉细而微弦数。守方加茯苓15g、茯神15g、炒莱菔子15g，以渗湿醒脾、下气消食，再投7剂。

2010年3月12日三诊　诸症虽除，纳食仍差。舌红苔薄黄，脉细弦软。守方加砂仁3g，以增行气调中之力，再投7剂。

2010年3月18日四诊　胃胀已愈，同时按嘱坚持体育运动，感觉良好。舌红苔薄而微黄，脉细弦软。守方再服7剂以善后。

按　《素问·阴阳应象大论》云："浊气在上，则生䐜胀。"患者胃脘胀满，乃胃失和降，致使清阳不升，浊气不降，脾胃运化失常。故治与益胃升阳汤以升阳益胃，健脾助运获愈。

【案例5】　胃痛（慢性浅表性胃炎）

曹某某　女　47岁　职工

2011年12月8日初诊　胃痛发作2周余。因胃痛复发而入南昌市第一人民医院住院10天进行检查，胃镜诊断：慢性浅表性胃炎，HP（＋）。结肠镜诊断：乙状结肠，直肠炎。西药给服：阿莫西林，雷贝拉唑，双歧三联活菌。胃痛缓解，但仍胀气，大便不畅、不爽，有时挟黏液，纳食尚可，但餐后即胀，有时痛并嗳气。舌红苔白、舌尖中部少苔，脉细软。

证属　脾虚胃弱，纳运失常。

治法　益气升阳，和胃助运。

方药　益胃升阳汤加减。太子参15g、生黄芪15g、升麻20g、北柴胡20g、白术10g、当归10g、陈皮10g、神曲10g、黄芩5g、葛根10g、淮山药30g、生甘草6g、茯苓15g、槟榔10g、台乌药10g、生栀子15g、川芎10g、制香附10g、炒苍术10g、砂仁6g、疳积草15g，7剂，日一剂，水煎服。

2011年12月13日二诊　胃胀已减六七成。同时，服用双歧三联活菌。舌鲜红、舌尖中部仍少苔、中根淡黄略厚，脉细软。守方加生麦芽30g，以和中消食，再投7剂。

2011年12月22日三诊　胃胀除，大便仍不爽，并有不净感。舌红苔薄白，脉细少力。守方加广木香10g、北山楂10g，以增强顺气、消食之力，再投7剂。

2011年12月29日四诊　大便已调，晨起一解。舌红苔薄白、左舌边苔稍厚，脉细而微弦。守方再进以善后。

2012年9月26日告　续服两周后，诸症愈。

按　《素问·举痛论》云："寒气客于肠胃，厥逆上出，故痛而呕。"患者胃痛经久不愈，导致脾胃阳虚，中焦虚馁，运化失职，故餐后饱胀，痛而嗳气。故治与益胃升阳汤以益气升阳，和胃助运。

【案例6】　胃痛（胆汁反流）

吴某某　男　23岁　农民

2009年6月17日初诊　胃痛一天，经打针（何药不详）后缓解。今日南昌大学医学院胃镜报告：浅表性胃炎，胆汁反流。HP阴性。近期纳食时好时差，稍食则饱胀，大便日一行，不结。舌红苔白、舌面两边淡黄而厚、舌尖中间有横断裂纹，脉细软，左细弦软。

证属　脾虚胃弱，运化失司。

治法　升阳益胃，燥湿健脾。

方药　益胃升阳汤加味。党参15g、炒白术15g、升麻15g、北柴胡15g、北黄芪30g、陈皮10g、神曲20g、黄芩5g、炙甘草6g、川芎15g、青皮10g、茯苓30g、广木香10g、葛根15g、淮山药30g、阳春砂仁10g、法半夏15g、苍术15g、制香附10g、生栀子10g、九香虫10g，7剂，日一剂，水煎服。

2009年6月24日三诊　胃痛止，胀已除。舌红苔薄黄、舌中部苔略深黄，脉细软。守方加减进退共进69剂。

2009年9月18日面告　胃痛胃胀，愈而未发。

按　胆汁反流性胃炎，继发性的原因明确，系手术破坏了幽门的解剖结构，使人体失去了天然的抗反流屏障所造成；原发性的病因比较复杂，诸如肝胆胰疾病、糖尿病、消化性溃疡、精神心理、药物等都可引起。此外，吸烟、酗酒、不良饮食习惯、肥胖等，也可诱发和加重胆汁反流。

症情虽然复杂，中医据其脉证则认为，此乃脾虚胃弱，运化失司。患者年轻力壮，多由饮食不当，损伤脾胃，太阴升降之令失职，故而胃脘作痛。治以升阳益胃，燥湿健脾。方用益胃升阳汤加减共服69剂，终获痊功。

11. 益气聪明汤

益气聪明汤源于《东垣试效方》。方由黄芪、甘草、人参各15g、升麻、葛根各9g、蔓荆子4.5g、芍药3g、黄柏3g（酒制、炒）组成，上药㕮咀。每服9g，用水300ml，煎至150ml，去渣热服。临卧近五更再煎服之。方中人参、黄芪、炙甘草甘温补中益气；蔓荆子、升麻辛凉升清阳、散风热、疏肝明目；白芍、黄柏入肝肾，泻火坚阴，诸药共奏益气升阳，聪耳明目之功。主治：脾胃气虚，内障目糊，视物昏花，神水变淡绿色，次成歧视（复视），久则失明，神水变成纯白色；亦治耳聋、耳鸣。临证加减治疗耳鸣效显。

【案例1】 耳鸣（神经性耳鸣）[1]

赖某某　女　32岁　职工

2011年10月7日初诊　左耳鸣、有时短暂刺痛并听力减退已半年多。左耳初始为闷胀，喜按摩，按压后舒服。之后逐渐持续耳鸣并短暂刺痛、听力减退，接听电话困难（从事移动通信工作）。在耳鸣的同时，出现晕车，神疲乏力。纳香，眠可，长期便秘并有痔疮史。南昌市某院检查结果并嘱耳内无明显异常，自我按摩并观察。故就诊于中医。舌红苔黄，脉细弦而微数。

证属　脾胃气虚，耳窍瘀滞。

治法　益气升清，化瘀通窍。

方药　益气聪明汤加味。生黄芪30g、炙甘草6g、党参15g、升麻15g、葛根15g、蔓荆子10g、白芍10g、黄柏10g、山茱萸10g、漂白术30g、陈皮10g、茯神15g、藁本15g、炒枳壳10g、川红花10g、桃仁泥10g、芦根30g，7剂，日一剂，水煎服。

2011年10月14日二诊　耳鸣减，耳刺痛消失，听力也渐恢复，已经可以接听电话，感觉良好。舌红苔薄黄，脉细而微弦。药已中的，守方再投7剂。

2011年10月22日三诊　这两天加班熬夜又感冒，心烦口苦，纳减，又轻微耳鸣。舌红苔白，脉细弦。守方加北柴胡10g、法半夏10g、黄芩10g，以和解表里，再服7剂。

2011年11月1日喜告　药后诸症豁然。

2019年5月3日再访　耳鸣康复。

按　病理性耳鸣，很多疾病均可引起。《素问·六元正纪大论》云："木郁之发……甚则耳鸣眩转。"《灵枢·口问》云："耳中宗脉之所聚也，故胃中空则宗脉虚，虚则下溜，脉有所竭故耳鸣。"故耳鸣有虚实之分，本案则是长期工作压力及精神紧张，导致劳伤血气，精虚肾惫，瘀血阻络所致。故治与益气聪明汤加味以益气升清，化瘀通窍获愈。

【案例2】 耳鸣（神经性耳鸣）[2]

钱某某　女　32岁　职工

2009年8月25日初诊　右耳轰鸣一个月。近期右耳在说话时会出现轰鸣声，听觉也逐渐听不清晰。自服六味地黄丸似可减轻，不服又耳鸣。月经尚调，纳香，便调，眠好。舌深红尖甚苔白，脉细微弦、左细弦。

证属　脾胃气虚，耳窍失聪。

治法　益气升阳，利窍聪耳。

方药　益气聪明汤加味。炙黄芪30g、炙甘草6g、党参20g、葛根15g、升麻15g、蔓荆子10g、白芍10g、黄柏10g、藁本10g、芦根30g、山茱萸10g、枸杞15g、山药30g、茯神15g、北柴胡15g、陈皮10g、当归10g，7剂，日一剂，水煎服。

2012年2月27日随访　告知，2009年耳鸣药后则愈。

按　本案虽是突发，但据其脉细微弦，刚入处暑，脉应洪大。故按脾胃气虚，耳窍失聪论治。药仅一周获愈。

12. 生脉散

生脉散出自《医学启源》，方由麦门冬、五味子、人参组成。方中人参补肺气，生津液为君；麦门冬养阴清肺而生津为臣；五味子敛肺止渴、止汗而为佐。三药合用，共成补肺益气，养阴生津之功。不仅可用于功能性低热及其他发热性疾病而致气阴两伤，而且可用于心力衰竭、休克等危重病证。临证用于一例心悸患者，药至病除。

【案例】 心悸（阵发性心动过速）

邹某某　女　36岁　农民

1997年11月30日初诊　心悸伴气短反复发作2年，近发作并加剧4天。两年来，经常心慌，并未介意。逐渐加重，近出现心慌难制并气短。丰城市人民医院心电图报告：正常心电图。故赴省城就诊。纳、眠尚可。舌红尖甚、苔薄淡黄，脉细数。

证属　气虚血弱，心神不宁。

治法　益气养阴，补心宁神。

方药　生脉散加味。麦冬10g、五味子10g、西洋参5g、丹参30g、煅龙骨15g、煅牡蛎15g，5剂，日一剂，水煎服。

1997年12月24日二诊　药后症除。停药后近几日因劳累、紧张又出现心悸、胸闷，但症状较前轻。舌红苔薄白，脉细偏数。守方加栝楼皮10g，以宽胸理气，再投7剂。

1997年12月31日三诊　心悸心慌缓解。舌红少苔，脉细数。观舌脉，阴血仍不足，故用天王补心丹善后。

1998年1月14日四诊　病去八九，守方再进。

随访　病愈安康。

按　《素问·痹论》云："心痹者，脉不通，烦则心下鼓。"鼓者，跳动如击鼓也。患者心悸气短，乃气虚之故。按气虚血弱，心神不宁论治。治以益气养阴，补心宁神。方用生脉散，病情稳定后，以天王补心丹善后而收痊功。

13. 玉屏风散

玉屏风散源于《世医得效方》。方中黄芪180g、白术60g、防风60g，研末内服。每次6~9g，每日2次，温开水送服，亦可黄酒为引，用水煎服。本方有益气健脾，固表止汗，扶正御邪的良好作用，犹如人身之屏风，故而得名。临床用于气虚自汗，表弱易感。药仅三味，其中黄芪益气固表为主药；白术补气健脾为辅；防风走表而疏散风邪为佐，合黄芪、白术以益气祛邪。且黄芪得防风，固表而不留邪，防风得黄芪，祛邪而不伤正，故而补中寓疏，散中寓补之意。

临证凡挟痰湿者，常加陈皮以行气调中、燥湿化痰；临证根据脉证加减，或合他方合用化裁为汤剂，不仅用于表虚自汗，凡气虚卫弱之证均用之而获良效。

【案例1】　体虚易感（流行性感冒）

陈某某　女　55岁　居民

2011年10月12日初诊　感冒，神疲乏力伴头晕。素来易感，若脚受凉或下冷水，均会导致感冒。若感冒则流清涕，胸闷气憋，喉中痰鸣，影响睡眠。自服阿莫西林胶囊症状可获缓解。刻下，又因受凉而头晕胸闷。舌红苔薄黄，脉弦而略滑、左脉稍细。

证属　表虚气弱，肺失宣肃。

治法　益气固表，宣肺化燥。

方药　玉屏风散合三拗汤加味化裁。炙黄芪35g、防风15g、炒白术10g、陈皮15g、炙麻黄3g、光杏仁10g、炙甘草6g、法半夏15g、茯苓15g、辛夷花15g、当归10g，10剂，日一剂，水煎服。

2011年10月26日二诊　药后症状明显缓解，前两天因外出劳累，昨晚又出现胸闷气憋。舌红苔白，脉细弦、右弦而略滑。守方再服7剂后告愈。

按　患者感冒时值寒露、秋燥季节，故与玉屏风散合三拗汤加味以益气固表，宣肺化燥。

【案例2】　酒疹（脂溢性皮炎）

王某某　男　40岁　干部

1993年4月28日初诊　面部酒疹反复发作4年。每次连续晚班喝酒后，整个面部即出现红疹。尤以颧部多而明显，尔后可挤出白色粉状物（有如青春痘），略痒伴燥热不适。纳香，眠可，二便调。舌红苔薄白、根部略黄、舌尖至根部均呈人字形裂纹，脉缓。

证属　气阴不足，表虚湿郁。

治法　养阴清热，固表除湿。

方药　①玉屏风散加味化裁。白术10g、生黄芪30g、防风10g、蝉衣15g、北沙参20g、炙甘草10g、升麻6g，10剂，日一剂，水煎服。

②酒疹愈后调养方。即在治疗方中加山萸、赤芍，以滋肾、凉血、活血，再投7剂。

1995年1月14日再诊　酒疹药后，稳定了1年8个月。近期酒后两颧又出现红斑及小疹子，但较原发作较轻微。舌红苔白，脉弦软。守方加地骨皮20g以助清热凉血，再投14剂。

1998年10月15日三诊　时隔近4年，饮酒后酒疹又复发，双颧以下，红疹突出于表皮。舌红苔薄白少苔、舌中呈人字形裂纹，脉细偏数。

患者4年半内因饮酒过多而三次酒疹发作。前两次均以养阴固表而收效，但此次脉证则显露阴虚火旺之象，皆因酒毒久羁伤阴之故。因而拟滋阴清热，解毒除疹。

方用葛花解酲汤加减。葛花15g、金银花10g、南沙参15g、北沙参15g、生地黄25g、赤芍30g、牡丹皮15g、怀牛膝10g、麦冬10g、蝉衣10g。

2010年2月6日就诊追访　酒疹已愈。

按　脂溢性皮炎，好发于男性，多因遗传因素、或微生物感染；饮食失调，或酗酒等。本案则是酗酒所致，由于饮食失节，酗酒过度，禀性不耐，产生内湿，蕴积化毒，热毒上重而成。故按气阴不足，表虚湿郁论治。方用玉屏风散加味以养阴清热，固表除湿；后期与葛花解酲汤以分消酒湿而获愈。

【案例3】　瘾疹（酒精过敏性荨麻疹）

胡某　女　41岁　职工

2015年9月11日初诊　患荨麻疹8天。缘于9月3日酒后出现风团瘙痒。开始四肢，现漫及背部。纳香，眠差梦多。舌红苔白、舌边有齿痕，脉微弦软缓、关尤弱。

证属　肺虚卫弱，风邪外袭，湿浊外泛。

治法　益气固表，升清降浊，散风消疹。

方药　玉屏风散合升降散加味。炙黄芪30g、炒白术10g、北防风15g、广陈皮10g、炒僵蚕15g、蝉衣10g、片姜黄12g、生大黄6g、广郁金15g，5剂，日一剂，水煎服。药尽喜告已愈。

按　患者外因风邪所客，内因卫外不固，湿浊内蕴，饮酒诱发。故按肺虚卫弱，风邪外袭，湿浊外泛论治。故治与玉屏风散合升降散以益气固表，升清降浊，散风消疹获愈。

14. 完带汤

完带汤出自《傅青主女科》，方由白术（土炒）30g、山药（炒）30g、人参6g、白芍（酒炒）15g、车前子（酒炒）9g、苍术（制）9g、甘草3g、陈皮1.5g、黑芥穗1.5g、柴胡1.8g。方中党参补脾益气；白术、苍术、山药健脾燥湿；白芍、柴胡、陈皮疏肝解郁，理气升阳；车前子利水除湿，黑芥穗入血分祛风胜湿；甘草调和诸药。其功用健脾燥湿，疏肝理气。主治肝郁脾虚，湿浊下注之带下诸症。

【案例1】　小腹痛（慢性宫颈炎）

吴某某　女　45岁　个体

2009月4月23日初诊　小腹胀痛1月余。小腹痛并时有少量白带，伴腰痛不适。少寐，纳呆，大便日可一解、量少。B超检查报告：子宫及附件未见明显异常。血压100/70mmHg。舌红苔薄而淡黄、舌中纵裂，脉细弦软。

证属　肝郁脾虚，湿浊下注。

治法　疏肝理气，健脾利湿。

方药　完带汤加味。北柴胡15g、苍术10g、白术10g、党参15g、炙甘草6g、茯苓30g、芡实30g、生黄芪30g、当归10g、陈皮12g、山药30g、荆芥3g、炒酸枣仁10g、北山楂30g、小茴香10g、白芍10g，7剂，日一剂，水煎服。

随访　药后腹痛除，白带止，睡眠改善。

按　湿浊下注引起小腹痛，正如《素问·气交变大论》所云："岁土太过，雨湿流行，肾水受邪，民病腹痛。"病患于谷雨季节，此时湿气横行，患者脾虚受湿，伤及肾气，乙癸同源，少腹属厥阴经，小腹、脐周属少阴经。故发为带下腹痛。按肝郁脾虚，湿浊下注论治。方用完带汤以疏肝理气，健脾利湿。诸症悉除。

【案例2】　白带（肝内血管瘤术后）

熊某　女　31岁　职工

2006年10月18日初诊　带多清稀一个多月。因肝内血管瘤破裂后，进行手术治疗。术后纳呆，饮食无味，并出现白带量多而清稀。同时心烦少寐，难以入睡。月经未行。舌红苔白、舌中苔黄厚，脉细弦软、左细软。

证属　肝郁脾虚，湿浊下注。

治法　疏肝解郁，健脾利湿。

方药　完带汤加味。北柴胡10g、炒苍术10g、白术10g、山药15g、芡实30g、薏米30g、太子参15g、炒荆芥15g、陈皮10g、炙甘草5g、茯苓30g、谷芽30g、麦芽30g、鸡内金15g，7剂，日一剂，水煎服。

2006年11月1日二诊　药后带净，月经已行。仍心烦少寐伴抑郁不快。舌红苔薄黄，脉细弦微数。治拟疏肝和脾，行气解郁调治。方用四逆散合越鞠丸加减进退共服四周而愈。

2007年1月6日告　心情豁朗，睡眠改善，已

300

上班工作。

按　患者因肝内血管瘤破裂而手术治疗，心理、机体均受到创伤，导致肝郁脾虚，湿浊下注。首诊经与完带汤以疏肝解郁，健脾利湿；复诊治与四逆散合越鞠丸以疏肝和脾，行气解郁以收痊功。

15.黄芪六一汤

黄芪六一汤出自《太平惠民和剂局方》。方由黄芪（去芦，蜜炙）180g、甘草30g。上药㕮咀，每服6g，用水150ml，加大枣一枚，煎至100ml，去渣温服，不拘时。其功用补气生津。主治诸虚不足，肢体劳倦，胸闷烦悸，唇干口燥等。临证用于治疗一尿浊患者，伍以八正散，收效满意。

【案例】**尿浊（膀胱癌术后）**
李某某　男　75岁　退休干部

2005年3月24日初诊　尿浊尿涩一年余。发现膀胱癌一年多来，已历经2次手术切除，近期为膀胱癌第二次手术切除后。早晨尿液浑浊，尿时涩而不爽。检查尿常规：白细胞5~7个/HP，PH6.5，比重1.010。肢体倦怠，纳尚可，少腹微胀，大便调。舌红苔薄白、舌面呈网状细裂，脉细弦数。

证属　气阴两虚，湿热下注。

治法　益气升阳，解毒除湿。

方药　黄芪六一汤合八正散加减化裁。生黄芪30g、生甘草5g、萹蓄15g、瞿麦15g、车前子12g、滑石粉30g、木通5g、栀子10g、生地黄15g、太子参15g、龙葵15g、半枝莲15g、灵芝12g、浙贝母15g、石苇15g、玉米须15g、薏苡仁30g，日一剂，水煎服。

2005年12月13日再诊　首方共服34剂后，尿常规复常。故此再诊要求调理并巩固疗效。刻下，纳香、眠可，二便调。舌红苔薄少，脉数。

据当前脉证，仍属气阴亏虚。故拟养阴扶正，凉血活血为治。

方用青蒿鳖甲汤加减。青蒿12g、赤芍15g、龙葵15g、雪见草15g、焦栀子12g、醋鳖甲10g、牡丹皮12g、重楼15g、栀子根15g，30剂，日一剂，水煎服。

2007年4月25日三诊　经医院复查，血生化、体格检查均未发现明显异常。纳香，眠可，二便调。舌红苔淡黄，脉细弦而数。守方加减进退再进30剂。

2007年7月1日四诊　家人代述：感觉良好，健康稳定。守方加紫河车10g、灵芝10g，以培补元气，再进30剂。

2008年1月14日五诊　间断地服中药94剂，体质增强，形体已偏胖。初始手术创口经常疼痛，药后已止。夜尿3~4次，减为1次。纳香，眠可。舌红苔白，脉细弦。守方再进30剂。

2008年7月22日电话　起居、饮食如常。

随访　2015年6月22日家人喜告：术后十年，至今安康。

按　患者年逾古稀，一年中接受两次手术，致使脾虚气弱，中气下陷，发为气淋。故治与黄芪六一汤合八正散加减以益气升阳，解毒除湿；后期治与青蒿鳖甲汤以养阴扶正，活血凉血而获痊功。

（二）补血剂

1.四物汤

四物汤源于《仙授理伤续断秘方》，《圣济总录》称为"地髓汤"，《鸡峰普济方》称为"大川芎汤"。方由白芍药、川当归（酒洗）、熟地黄（酒蒸）、川芎各等分，上为粗末，每服9g，用水220ml，煎至150ml。空腹时热服。其功用补血和血，调经化瘀。主治：冲任虚损，月经不调，脐腹疼痛，崩中漏下；妊娠将理失宜，胎动不安，腹痛血下；产后恶露不下，结生瘕聚，少腹坚痛；跌打损伤，腹内积有瘀血。

本方是从《金匮要略》中的胶艾汤化裁而来，是补血和血的常用方，也是调经的基础方。临证加减，或协同他方，治疗不寐，腰背痛，产后头痛，油风等证，也颇为神奇。

【案例1】**不寐（阴火扰神、失眠）**
彭某某　女　23岁　农民

1973年5月8日初诊　夜卧不宁，难以入睡已有时日。失眠经当地医院治疗未效。刻诊，夜不成寐，白昼则四肢乏倦，头晕心慌，烦乱不宁，胸闷，口干。纳食一般，二便尚调。观其脸色苍黄微浮肿。舌质淡红少苔，脉细数。

证属　脾肾两虚，阴火扰神。

治法　滋阴泻火，养血安神。

方药 四物汤加味。当归二钱、川芎二钱、白芍二钱、熟地三钱、石菖蒲三钱、龙胆草三钱、酸枣仁三钱、陈皮二钱、益母草五钱、泽泻三钱、知母三钱、甘草一钱，3剂，日一剂，水煎服。

1973年5月11日二诊 睡眠改善，已可入睡，精神较前好。舌质稍淡少苔，脉细数。守方再服3剂而愈。

按 患者肝肾阴虚，相火上扰，难以成寐。故治与四物汤加味以滋阴泻火，养血安神获安。

【案例2】 腰背痛（腰背筋膜炎）

吴某某 男 53岁 职工

2005年10月25日初诊 腰背酸胀、僵痛反复发作已数年。腰背痠痛、僵硬，每经服药可获缓解。但每年均有多次发作。检查尿常规、红细胞沉降率、抗链球菌溶血素O、类风湿因子均无明显异常。B超报告：肝、胆、脾、胰、双肾、膀胱亦无异常。纳尚可，二便亦调。舌红苔薄白，脉弦软。

证属 肝肾亏虚，血不濡筋。

治法 养血疏肝，益肾通络。

方药 四物汤加味。当归10g、川芎10g、白芍15g、熟地黄15g、金荞麦10g、金毛狗脊15g、山茱萸10g、杜仲10g、怀牛膝10g、川续断10g、生甘草6g、台乌药10g，日一剂，水煎服，上药连服7剂后愈。

2010年春陪妻就诊，询及腰背痛，告知五年来，未再发作。

按 《灵枢·五癃津液别论》云："虚，故腰背痛而胫酸。"本案腰背痛亦是虚而所致，气血衰少，荣卫行涩，血不濡筋发为疼痛。故治与四物汤以养血疏肝，益肾通络。化源充足，经脉得养，其痛自除。

【案例3】 产后头痛

彭某某 女 24岁 农民

1973年12月29日初诊 头痛一周。缘于产后出现头痛如锥并轻微鼻塞，头微眩，但无热。纳可。舌质红少苔，脉弦、寸弱。

证属 产后亡血，外感风邪。

治法 养血滋阴，清肝疏风。

方药 四物汤加味。生地三钱、当归三钱、川芎二钱、赤芍三钱、辛夷花三钱、桑叶三钱、杭菊三钱、甘草二钱、制香附三钱，2剂，日一剂，水煎服。

1973年12月30日随访 服第一剂药后肚子疼，第二剂药尽，头痛若失。

按 产后头痛，乃气弱血虚所致。头为诸阳之会，产后气血虚损，旧血未尽，新血未充，血虚则清阳不升，发为头痛。治与四物汤以养血滋阴，清肝疏风。两剂药尽，头痛若失。

【案例4】 油风（产后斑秃）

程某某 女 24岁 职工

2014年2月10日初诊 斑秃。产后二个半月，突然发现后脑勺处有一鸽蛋大小斑秃，并有扩展之势。纳香，大便调，面色萎黄。舌红、舌尖微红甚、苔白，脉细弦软微数。

证属 产后血虚，精血亏耗。

治法 补肾填精，养血生发。

方药 四物汤合水陆二仙丹加味。当归身15g、川芎10g、熟地黄15g、白芍15g、金樱子15g、芡实15g、炙黄芪30g、川红花10g、枸杞15g、女贞子15g、旱莲草15g、荆芥10g、鸡血藤30g、太子参20g、白术10g，7剂，日一剂，水煎服。

2014年3月3日二诊 脱发处已生长新发，精神亦好，两颧已有红晕。舌红苔白、舌边有齿痕，脉细弦、重按少力。守方再服7剂。

随访 脱发处已生发。

按 发为血之余，产后气血虚弱，肝肾亏损，发失所养，发为油风。治与四物汤合水陆二仙丹以补肾填精，养血生发。

2. 桃红四物汤

桃红四物汤源于《医宗金鉴》，为《玉机微义》引《医垒元戎》"加味四物汤"之异名。方由熟地黄、白芍、当归、川芎、桃仁、红花组成，水煎服。方中川芎、当归、熟地黄、白芍养血活血；桃仁、红花活血化瘀，故其功用活血祛瘀。主治：瘀血腰痛，妇人月经来时多块，色紫黏稠，内有瘀血者。

临证使用或随证加减，用治因血瘀所致不孕不育、手掌皲裂、腰痛、经行乳痛、月经不畅、头痛、发斑脱发、大便秘结，以及跌打损伤等。凡瘀血之证，疗效颇佳。

【案例1】 不育症（少精虫症）

雷某某　男　27岁　农民

1990年4月14日初诊　结婚5年未孕。妻子经检查无任何疾病。一个月前经精液检查，在显微镜视野下只可见2~3个精虫，10天前复查亦如此。在丰城市人民医院未查出精虫。身体无恙，但两颧黝黑。曾在当地医院服红参和中药（何药不详）20天反致精液量减少。舌黯苔薄黄，脉沉细、左微涩。

证属　脾肾两虚，气滞血瘀。

治法　行气化瘀，补血生精。

方药　桃红四物汤加减。当归20g、川芎10g、生地黄15g、熟地黄15g、桃仁10g、川红花10g、赤芍30g、生黄芪50g、地龙10g、牡丹皮10g、五味子6g、菟丝子10g、山茱萸肉10g、凌霄花10g、浙贝母10g，10剂，日一剂，水煎服。

1990年4月23日二诊　舌红苔薄微黄，脉细弦软。据其前后脉象，已有起色。故守方加北枸杞20g、沙苑子10g、补骨脂10g、车前子10g，以助补肾填精，再投10剂。

2003年12月10日随访　1990年曾因精虫量少症而不育，经服中药后，妻子怀孕并顺产一女孩。

按　男子不育，多责之于肾元虚弱。而本案脉证两颧黝黑，舌黯脉沉细涩，乃一派血瘀之象。故治与桃红四物汤以行气化瘀，补血生精获效。

【案例2】 小产后不孕（继发不孕症）

毛某某　女　29岁　职工

2012年5月27日初诊　不孕。2010年3月，曾怀一胎因小产至今未孕。小产之后月经量少、有瘀块，周期超前3~4天。在江西省妇幼保健医院B超检查报告：子宫壁增厚。舌暗红苔薄白，脉细弦软。

证属　气虚血瘀，冲任失调。

治法　益气养血，活血调经。

方药　桃红四物汤加味。当归尾15g、川芎15g、赤芍30g、白芍10g、生地15g、生黄芪30g、茜草15g、山萸15g、枸杞15g、川红花10g、桃仁泥10g、益母草15g、玫瑰花10g、淫羊藿15g、肉苁蓉15g、党参15g、白术10g，7剂，日一剂，水煎服。

2012年6月5日二诊　纳香，眠可。脉舌如前。守方再投7剂。

2012年7月5日三诊　精神渐增，纳香，眠好，舌质略暗、苔薄白，脉细弦软。守方加鸡血藤30g、红景天15g，以助养血活血，再投7剂。

2012年8月2日四诊　月经准时，本次月经第二天只有极少小血块，经量、颜色均已复常。舌质略为浅暗、苔薄白，脉细弦软，守上方再服7剂以善后。

2013年6月喜告　去年药后即怀孕，分娩一千金。

按　女子不孕，其因有脾肾虚损、肝肾不足、肝郁、痰湿等。《石室秘录·论子嗣》女子不孕有"十病"之说，均未论及"瘀血"不孕。本案则因小产后瘀血闭阻，冲任失调所致。其经血成块、舌黯脉细可证。故治与桃红四物汤以益气养血，活血调经而顺利受孕。

【案例3】 鹅掌风（手掌皲裂）

周某某　女　39岁　油漆工

2008年4月25日初诊　双手掌皲裂瘙痒并有黄水渗出一周。刻下，进行性加重。现右足趾也出现皲裂瘙痒。长期从事油漆工作，曾在南昌市皮肤病等医院治疗略为缓解，停药后复发如初。月经尚调，带下色黄而逐渐增多。舌红苔白、舌中有短而串裂，脉细弦软。

证属　湿热蕴结，瘀血闭阻，肌肤失荣。

治法　清热燥湿，活血养血，祛瘀润肤。

方药　桃红四物汤加味。川红花10g、桃仁泥10g、当归身15g、生地25g、熟地25g、川芎10g、紫河车10g、桑白皮15g、白鲜皮15g、白芷15g、苍术10g、黄柏15g、白果12g、车前子15g、山药50g、芡实30g、防风10g、漂白术10g、生黄芪30g、生甘草6g，7剂，日一剂，水煎服。

2008年5月4日二诊　服三剂药后，手掌皲裂已愈好70%，带下已止。舌红苔淡黄，脉细弦软。守方再服3剂以善后。

随访　药尽已愈。

按　鹅掌风，手癣属此范畴。现代医学认为是皮肤缺水干燥，或缺少维生素所致。据其脉证乃湿热蕴结，瘀血闭阻，肌肤失荣。故治与桃红四物汤以清热燥湿，活血养血，祛瘀润肤。药十剂而愈。

【案例4】 腰痛（盆腔炎）

薛某某　女　43岁　居民

2009年10月4日初诊　腰痠痛2个月，伴小腹胀疼并加重10天。经B超等检查诊为盆腔炎，服妇炎康片无效。睡眠差，易惊醒。纳尚可，二便调。舌红苔薄白、舌尖边有浅紫色斑、并有齿痕，脉沉细弦、右细弦、均微数。

证属　肝肾亏虚，气滞血瘀。

治法　行气活血，益肾通络。

方药　桃红四物汤加味。当归尾10g、当归身10g、川芎10g、赤芍15g、白芍15g、桃仁泥10g、川红花10g、台乌药10g、生黄芪30g、青皮10g、小茴香10g、拔葜30g、桑寄生30g、川续断10g、炒杜仲15g、炙甘草6g，7剂，日一剂，水煎服。

2009年10月12日二诊　腰疫痛及小腹胀等症状已缓解，睡眠已安，但药后出现腹部胀气。舌红苔白，脉细而数微弦。守方加广木香10g、苍术10g、千斤拔30g、独活10g，以助行气燥湿、化瘀疏风，再服7剂而愈。

按　盆腔炎，可因感染的病原体、炎症轻重及范围大小而有不同的临床症状，一般表现为下腹部痛。而本案则表现为腰痛，据其脉证辨为气滞血瘀所致，《症因脉治》就有瘀血停滞的记载。故治与桃红四物汤加味以行气活血，益肾通络获愈。

【案例5】经行乳痛（子宫肌瘤、畸胎瘤）

王某某　女　29岁　职工

2011年11月23日初诊　经前乳房胀痛。五年来月经来前，出现乳房胀痛，痛时不能触摸。经量少而色黑并有瘀块，伴左腹部疼痛。因此，赴南昌大学第一附属医院检查，彩超报告：子宫肌瘤，右附件区稍高回声团块（3.3cm×1.8cm），考虑，畸胎瘤。糖类抗原测定：糖类抗原125：4.66u/mL（参考值0~35u/mL）。曾于2006年1月发现左侧卵巢黏液性囊腺瘤，并行摘除术。刻诊，除经行乳房胀痛及经水色黑黏稠有块外，并有阴道干燥，房事不适。纳香，眠尚可，小便调，大便秘结2天一解。舌红苔薄白、舌面有浅红色小点，脉细软微涩。

证属　气滞血瘀，脉络瘀阻。

治法　行气化瘀，通络止痛。

方药　桃红四物汤加味。桃仁泥10g、川红花10g、生地黄15g、当归尾20g、川芎15g、赤芍30g、三棱10g、莪术10g、桂枝10g、茯苓30g、牡丹皮15g、炙甘草6g、炒枳壳15g、制香附10g、浙贝母15g、蛇六谷20g、拔葜30g、生黄芪35g、大活血

30g、茜草15g、七叶一枝花10g、内红消30g、南五味子根30g、生栀子10g，10剂，日一剂，水煎服。

2011年12月13日二诊　乳房胀痛大减，左腹痛减轻，阴道较前湿润，月经瘀块转小并减少，经色也转红。舌红苔薄白，脉细软。守方加醋柴胡10g、白术10g，以助疏肝健脾，再服15剂后，多次电话告：经行安好。

按　经前乳房胀痛，检查发现子宫肌瘤、畸胎瘤、左侧卵巢黏液性囊腺瘤等。虽经手术等治疗后，乳房仍痛。据其脉证经行色黑、黏稠成块，脉细微涩，均为瘀血之象。故治与桃红四物汤加入生黄芪、蛇六谷、七叶一枝花、内红消、南五味子根等益气活血、化瘀散结之品，服药25剂，诸症悉除。

【案例6】月经愆期（人流术后）

蔡某某　女　28岁　职工

2014年9月23日初诊　月经愆期1个月未至。缘于7月份怀孕后胚胎停止发育而进行人流，之后月经一直未至。纳香，眠好。生育一胎，共人流4胎。舌红苔白，脉细而微数。

证属　气滞血瘀，冲任受损。

治法　补益气血，活血化瘀。

方药　桃红四物汤合十全大补汤加减。桃红泥10g、川红花10g、当归身10g、当归尾10g、川芎10g、大熟地20g、白芍15g、炙黄芪30g、太子参15g、漂白术10g、茯苓12g、肉桂3g、炙甘草6g、刘寄奴15g、泽兰10g、菟丝子15g、肉苁蓉15g、巴戟天15g、枸杞15g、山茱萸10g、淫羊藿15g，7剂，日一剂，水煎服。

2014年9月29日二诊　舌红苔白，脉细弦、按之少力。守方再投7剂。

2014年10月20日三诊　服药2天后经行，量少，7日净。舌红苔白，脉细弦软。守方加阿胶10g（烊服），以助养血调经，再服7剂以善后。

次月随访　月经按期至。

按　人流术后月经延期，其原因一是内分泌环境没有恢复正常；二是子宫内膜过度损伤所致。从其多次人流来看，按气滞血瘀，冲任受损论治。方用桃红四物汤合十全大补汤以补益气血，活血化瘀。气血充，瘀血化，经自复。

【案例7】 经行不畅（子宫肌瘤介入术）

张某某 女 42岁 职工

2010年7月10日初诊 经行不畅，量少色黯。缘于上月子宫肌瘤行介入术后。刻下，月经来潮2天，色黑，点滴而下，腹部胀闷不舒，伴汗多，少寐。舌红苔白，脉细。

证属 胞脉损伤，气滞血瘀。

治法 养血调经，活血化瘀。

方药 桃红四物汤加味。桃仁泥10g、川红花10g、当归15g、川芎15g、生地黄15g、赤芍30g、益母草30g、台乌药10g、阿胶10g、砂仁3g，5剂，日一剂，水煎服。

2010年7月29日随访 药至经畅。

按 经行不畅，其血点滴而行者，必为血分瘀滞。患者因子宫肌瘤施行介入术治疗，损伤致瘀可知。故治与桃红四物汤以养血调经，活血化瘀。瘀去则经畅。

【案例8】 头痛（左鼻窦后部肿瘤术后）

邹某 男 37岁 建筑工

2006年5月29日初诊 头痛反复发作3年。缘于2003年患左鼻窦后部肿瘤（嗅母神经细胞瘤）术后，出现头部两颞处胀痛不安并易于感冒及鼻塞。纳香，眠可，有时胃脘嘈杂时不易入睡。二便尚调。舌红苔薄淡黄，脉细弦软。

证属 气滞血瘀，卫外不固。

治法 养血活血，益气固表。

方药 桃红四物汤合玉屏风散加味。桃仁泥10g、川红花10g、川芎10g、全当归10g、赤芍10g、白芍10g、熟地黄15g、生黄芪30g、白术10g、防风10g、陈皮10g、羌活10g、冬凌草15g、浙贝母10g、生甘草5g、露蜂房6g，7剂，日一剂，水煎服。

2006年6月6日二诊 头痛、易感鼻塞减轻。舌红尖甚、苔薄白，脉细而弦软。守方加黄芩10g，协同蜂房以清宣肺气，再投7剂。

2006年8月16日三诊 头胀痛已缓解，体力增。纳尚可。舌红苔淡黄，脉细弦软。守方加减再进。

2013年10月11日再访 头胀未发作，已恢复从事基建工作。舌红苔薄黄，脉细弦软。拟用散剂善后：西洋参30g、辛夷花30g、白术15g、当归尾20g、

西红花5g、生黄芪50g，打粉内服，每日2次，每次2.5g，温开水送服。

2019年2月4日再访 诸症悉除，六年来，至今安康！

按 患者因嗅母神经细胞瘤术后，出现头部两颞侧胀痛不安。按术后气滞血瘀，卫外不固论治。治以养血活血，益气固表。方用桃红四物汤合玉屏风散竟获痊功。

【案例9】 脱发（脂溢性脱发）

曾某 女 33岁 居民

2013年7月26日初诊 脱发2个月。今年5月底开始出现梳头或稍抓扯则大把脱落。有甲亢史，今年2月28日因出汗、消瘦、饥饿、肢颤、怕热等入武汉协和医院检查诊为甲亢之后出现手掌黄，再查肝功能：胆红素25.5mmol/L，直接胆红素7.4μmol/L，而服还原型谷胱甘肽片二周，黄退，肝功能复常，经查促甲状腺素由6月6日4.98mol/L，7月16日上升至8.662mol/L。甲亢用药：甲巯咪唑。刻下，脱发，记忆力差，缺乏自信心，心烦，月经量极少，点滴而行，经期延长。纳尚可，睡眠易惊。舌红苔白，脉细弦软。

证属 脾虚肾亏，气滞血瘀。

治法 补脾益肾，活血化瘀。

方药 桃红四物汤合水陆二仙丹加味。桃仁泥10g、川红花6g、当归尾10g、当归身10g、川芎10g、白芍15g、熟地黄15g、金樱子30g、芡实30g、北山楂15g、柏子仁10g、制首乌15g、鸡血藤30g、大活血30g、桑葚子15g、枸杞10g、生黄芪30g、红景天15g、西红花1g（泡水饮并嚼服）（另包），10剂，日一剂，水煎服。

2013年8月5日二诊 服药后，脱发减少（药前后各自留3团脱发标本，对比之下可见已在逐渐减少），睡眠改善，心烦易怒有所减轻，睡眠仍易醒。舌红苔薄白，脉细弦、重按少力。守方加郁金15g、炒酸枣仁10g，以助疏肝化瘀、滋阴宁神，再投10剂。

2013年8月19日三诊 月经行、量增，经期5天。之后2天复现点滴咖啡色并少量分泌物。经妇科检查未发现明显异常。月经后脱发似又多了一点，心烦气躁及睡眠已显然改善。舌红苔白，脉微弦。守方

加绿萼梅10g、焦栀子10g，以提高清肝疏肝之力，再投10剂。

2013年8月29日四诊　睡眠进一步改善，体重稍增加，脱发缓解。守方再服10剂以善后。

随访　脱发已愈。

2018年5月6日再访　康复后，未再脱发。

按　脂溢性脱发，又称之为雄激素性脱发。现代医学认为主要是与遗传和雄激素有关；此外，毛囊周围炎症、生活压力增大、紧张和焦虑、不良生活和饮食习惯等，均可引起脱发。中医则认为发为血之余，肝肾亏虚，气血不足，或气滞血瘀，均可致使脱发。故治与桃红四物汤合水陆二仙丹以补脾益肾，活血化瘀获愈。

【案例10】　大便秘结

邓某某　女　52岁　居民

2009年2月7日初诊　大便干结，不易解出，状如羊屎，已近数月之久。便秘之始，早晚各服蜂蜜水一杯，以求润肠通便，竟毫无响应。纳尚香，口干不欲饮，舌体麻木，夜难入寐。血压130/75mmHg。舌红苔少，脉细数。

证属　阴虚内燥，血瘀气滞，肠失濡养。

治法　养阴润燥，活血化瘀，增液行舟。

方药　桃红四物汤合一贯煎加味。桃仁泥10g、川红花10g、川芎10g、生地黄15g、当归身10g、白芍10g、南沙参15g、北沙参15g、枸杞15g、川楝子10g、麦冬10g、漂白术30g、炒枳壳15g、火麻仁15g、炒莱菔子15g，7剂，日一剂，水煎服。

2009年2月17日二诊　大便已通畅，舌仍麻木，尤其晨起时。服药矢气多。舌红苔淡黄，脉细弦软微数。①守方加减再服7剂；②水蛭散：炙水蛭30g、山药30g，研末，每日2次，每次3g，温开水冲服，以助活血化瘀。

随访　舌麻木止，大便通畅。

按　便秘常伴发于多种疾病过程中，也可单独发生。本案则是气血虚衰，阴虚内燥，肠失濡养，传导无力；加上久病必瘀，瘀血阻滞，便秘尤甚。故治与桃红四物汤以养血活血，化瘀通络；以一贯煎配合滋阴润燥，增液行舟。两方配合，血旺阴复，瘀散络通，肠道濡润，便秘则愈。

【案例11】　跌打损伤（软组织损伤）

郭某某　男　66岁　居民

1997年8月9日初诊　右下肢红肿痛半个多月。7月22日因车祸撞伤，导致右下肢红肿热痛。现左侧仍有瘀斑，血压150/105mmHg。舌暗红、苔淡黄稍腻，脉弦。

证属　肌肤挫伤，气血相搏。

治法　养血活血，化瘀通络。

方药　①桃红四物汤加味。桃仁10g、川红花5g、当归尾10g、川芎10g、赤芍15g、生地黄15g、生大黄5g、生蒲黄10g、五灵脂10g、炒枳壳10g、生甘草5g、川牛膝10g，7剂，日一剂，水煎服。

②田七胶囊，每粒0.5g，每日3次，每次3粒，以助活血化瘀。

随访　药尽肿消，将息而愈。

按　肌肤损伤，致使血离经脉，瘀阻肌肤，久郁则气血相搏，易于化热，甚则蕴蒸化脓。本案因撞伤瘀血阻滞，故不通则痛；血瘀肌肤，郁而化热；因血有形，瘀于肌肤，则成肿胀。因此，撞伤后的下肢出现红肿热痛。故治与桃红四物汤加味以养血活血，化瘀通络而愈。

3.归脾汤

归脾汤出自《正体类要》，因本方是在《重订严氏济生方》归脾汤的基础上，加当归、远志而成，故《古今医鉴》称之为"加味归脾汤"。方由白术、当归、茯苓、黄芪（炙）、龙眼肉、远志、酸枣仁（炒）各3g，木香1.5g，甘草（炙）0.9g，人参3g，上药加生姜、大枣，水煎服。本方人参、黄芪、白术、甘草补气健脾为主药；当归、龙眼肉补血养心为辅；酸枣仁、茯苓、远志宁心安神为佐；更以木香理气醒脾，以防补益气血之品，腻滞碍脾而为使。诸药合用，共成健脾养心，益气补血之剂。主治：心脾两虚，气血不足之心悸健忘、失眠多梦、发热、体倦食少、面色萎黄，以及脾不统血所致便血，妇人月经超前、量多色淡，或淋漓不断者。

临证用本方或随症加减治疗因心脾虚之各种头晕、头痛、肌衄、梦魇、不寐、嗜睡、春困、健忘、虚烦、懒倦、郁证、月经不调、崩漏、经期病证、恶露不绝等。治疗范围之广，疗效之佳，堪称平淡之奇方。

【案例1】 头眩（神经症）

温某某 女 20岁 学生

2009年9月3日初诊 头眩，纳呆，食后胃胀已数月之久。当地医院诊为神经症。刻下，形体消瘦。心烦失眠，不易入睡。月经尚调。血压90/60mmHg。心率84次/分，律齐。腹部触诊无明显异常，血常规检查无明显异常。舌红、苔薄而淡黄，脉细弦软数。

证属 心脾两虚，气血不足。

治法 健脾养心，益气补血。

方药 归脾汤加减。北黄芪30g、白术10g、太子参15g、神曲10g、北山楂30g、当归身10g、炙远志10g、炒酸枣仁10g、广木香10g、茯神15g、龙眼肉10g、红枣3枚、生姜3片、五味子10g、苍术10g、枳实10g、生麦芽30g、炙甘草6g，7剂，日一剂，水煎服。

2009年10月16日二诊 睡眠已安稳，纳食显增。头眩愈。月经至，今日行经3天，腹痛稍怕冷。舌红苔淡黄，脉弦略滑，重按少力。

证属 气血不足，气滞腹痛。

治法 行气燥湿，温经通络。

方药 加味乌沉汤加减。砂仁6g、台乌药12g、制香附10g、延胡索10g、当归10g、赤芍15g、杜仲15g、川续断10g、炙甘草6g、生麦芽30g，连服4剂后痛止经畅。

按 患者为学生，学习紧张，劳思伤脾，致使脾虚胃弱，运化失常，化源不足，乃至气血两亏，心脾虚弱。气虚则清阳不升；血虚则脑失所养，故而出现头眩、失眠。治与归脾汤以健脾养心，益气补血。

【案例2】 噪声头眩

孙某某 女 7岁 学生

2011年3月10日初诊 自述：上午上课时，因课堂嘈杂，自己觉得像厨房剁肉状的声音冲击头部，继之头晕乎乎难以自制。经在市第五人民医院检查血常规：白细胞 $5.6×10^9$/L、红细胞 $3.42×10^{12}$/L、血小板 $472×10^9$/L，其余各项检查均无明显异常。舌红尖甚苔白，脉细而微浮。

证属 脏腑未充，气血不足。

治法 补益心脾，养血宁神。

方药 归脾汤加味。白术5g、太子参10g、炙黄芪10g、当归8g、炙甘草4g、茯神10g、生远志5g、广木香6g、炒酸枣仁6g、龙眼肉5g、升麻8g、柴胡8g、葛根10g、石菖蒲6g、陈皮6g、野紫灵芝10g、红枣3枚、生姜2片、五味子6g、麦冬6g，7剂，日一剂，水煎服。药尽症除。

按 患者年少，惧怕嘈杂，否则晕乎难以自制。此乃少年禀赋不足，脏腑未充，肝血不足，致使肝阳过旺。肝为风木之脏，体阴而用阳，其性刚劲，主动主升，若长期恼怒太过，则肝阴暗耗，肝火偏盛，风阳升动，上扰清空，发为烦躁晕乎。治与归脾汤以补益心脾，养血宁神，则土旺血充，肝风自息。

【案例3】 头痛（脑血管痉挛）

邹某某 男 31岁 个体

1999年3月1日初诊 头痛反复发作2年余，加重1年。两年前有时头闷痛，时重时轻，近一年频繁发作，只要失眠时即头痛；反之，头痛又影响睡眠。2月24日江西省中医院经颅多普勒检查提示：①双侧大脑中动脉、前动脉、后动脉中重度痉挛；②右侧大脑中动脉，大脑前动脉狭窄。纳可，便调。有饮酒史。舌红苔白、舌边有齿印，脉细弦软。

证属 心脾两虚，风痰瘀阻，清窍失养。

治法 补益心脾，疏风豁痰，养血升清。

方药 归脾汤合半夏白术天麻汤化裁。炙黄芪30g、白术15g、党参15g、酸枣仁15g、茯神15g、当归10g、炙远志10g、龙眼肉10g、广木香10g、川芎10g、炙甘草6g、红枣5枚、生姜3片、天麻10g、法半夏10g、陈皮10g、地龙10g，14剂，日一剂，水煎服。

1999年4月22日二诊 药后头痛止。因出差在外，故此停药已一个月，兼之工作劳累，头痛又复发。脉舌如前。守方再服14剂而愈。

2001年正月随访 两年来头痛未复发。

按 脑血管痉挛性头痛，现代医学认为除动脉瘤性及颅脑损伤性蛛网膜下腔出血，可引起脑血管痉挛外；脑动、静脉畸形，脑血管狭窄是引起脑血管痉挛的重要原因。本案据检查提示及其脉证，脑血管狭窄可能是引起脑血管痉挛的主要原因。按心脾两虚，风痰瘀阻，清窍失养论治。方用归脾汤合半夏白术天麻汤化裁以补益心脾，疏风豁痰，养血升清获愈。

【案例4】 头痛（脑动脉硬化、脑血管痉挛）

张某某　女　61岁　农民

1998年9月2日初诊　头痛11个月，再发并加重10余天。一周前心电图诊断为心肌缺血；今日经颅多普勒提示：脑动脉痉挛（轻－中度），脑动脉硬化（大A型）。刻下，头眩心慌，胸闷气憋。睡眠每晚只能睡上2~3小时，醒后难以再入睡，白昼则神疲乏力。纳尚可，二便调。血压135/88mmHg。舌红苔白、舌中有一细小纵形裂纹，脉细弦软。

证属　气血两虚，清窍失养。

治法　补益心脾，养血升清。

方药　归脾汤加味。炙黄芪30g、西洋参5g（另炖兑服）、白术10g、当归10g、炙甘草10g、茯神15g、炙远志10g、酸枣仁15g、广木香10g、龙眼肉10g、川红花5g、生姜3片，红枣5枚，7剂，日一剂，水煎服。

1998年9月9日二诊　神疲乏力、眠差均有明显改善。血压110/80mmHg。舌红苔淡黄，脉如前。守方再投7剂。

1998年9月18日三诊　头痛头晕已缓解，体力见增。现劳累后稍觉头眩。血压110/75mmHg。守方再服7剂。另用归脾丸善后，一天3次；用西洋参一日3g，煎水送服归脾丸。

1998年11月25日随访　头痛已除。

2008年6月13日再访　其夫罗某告，头痛未作，至今安康。

按　脑动脉硬化，会使脑部长期供血不足，引起大脑功能减退。临床存在高级神经功能障碍，症状表现为头痛等一系列病理现象。本案检查不仅提示脑动脉硬化，而且提示脑动脉痉挛。据此认识，病情颇为棘手。但按辨证原则以气血两虚，清窍失养论治。方用归脾汤以补益心脾，养血升清。竟也获得了安康，可见中医药的魅力不可不觑。

【案例5】 偏头痛（应激性头痛）

吴某某　女　51岁　居民

2002年10月9日初诊　右侧偏头痛2周。两周来右侧头部掣痛，伴头眩健忘，下肢乏力。近两日休息后头痛有所缓解。经颅多普勒诊断：左大脑中动脉椎－基底动脉痉挛。纳、眠尚可。血压115/78mmHg。

舌红苔薄黄，脉细。

证属　心脾两虚，肾精不足。

治法　益气补血，补肾填精。

方药　归脾汤加味。生黄芪30g、白术10g、党参12g、当归12g、茯神15g、木香6g、龙眼肉10g、炙远志10g、炒酸枣仁12g、枸杞10g、炙甘草5g、女贞子15g、生姜3片，红枣3枚，7剂，日一剂，水煎服。

2002年10月25日其夫来告　药尽头痛则愈。

按　偏头痛，现代医学认为其发病原因尚不明确，可能与遗传、内分泌代谢、环境与精神因素有关。含酪胺、亚硝酸盐的食品及腌制食品、咖啡因含量高的饮料；工作与生活压力、情绪不稳定、应激及应激后放松；强烈的体力活动，包括性活动等，均可成为诱发因素。病因如此复杂，但按辨证以心脾两虚，肾精不足论治。方用归脾汤加枸杞、女贞子以益气补血，补肾填精。药仅一周而愈。

【案例6】 肌衄（血小板减少性紫癜）

张某某　女　30岁　农民

2011年5月6日初诊　紫癜反复发作8个月。10个月前分娩至大出血，之后出现皮下紫斑此起彼伏。经辗转赴丰城市人民医院及江西省中医院治疗，西医给服泼尼松，每日3次，每次2片，贞芪扶正胶囊、益血生。中医处方：党参、黄芪、玄参、生地黄、熟地黄、黄精、白蒺藜、槐花、僵蚕、白茅根、菝葜、红景天等。血小板计数（34~77）×10^9/L，2月15日省中医院检验报告为20×10^9/L。3天前在当地卫生所拔牙致流血至今不止而求诊。纳尚可，因带小孩而眠少，面色萎黄。舌红苔薄黄，脉细而少力。

证属　脾虚气弱，血不循经。

治法　益气摄血，凉血化瘀。

方药　归脾汤合犀角地黄汤加减。炙黄芪30g、党参20g、白术10g、生远志10g、炒酸枣仁15g、炙甘草6g、当归身15g、广木香10g、龙眼肉10g、红枣5枚，生姜3片，牡丹皮15g、赤芍30g、生地黄15g、水牛角粉50g（包煎）、羊蹄根30g、鸡血藤30g，10剂，日一剂，水煎服。

2011年5月17日二诊　江西省中医院血常规检查报告：血小板10×10^9/L，周身瘙痒。舌红苔白，脉细。守方去党参、龙眼肉，加西洋参10g、紫草15g、铁苋15g、蝉衣5g，以助益气、凉血、疏风，再服7剂告愈。

按　血小板减少性紫癜，又叫做免疫性血小板减少症。曾使用激素及中药成药合汤剂治疗未效的情况下，据其脉证辨为脾虚气弱，血不循经。治与归脾汤合犀角地黄汤以益气摄血，凉血化瘀。竟效如桴鼓之应。

【案例7】　肌衄（过敏性紫癜）
袁某某　女　65岁　退休工人

2004年6月23日初诊　下肢紫斑数日。检查血常规：白细胞3.5×10^9/L，红细胞3.49×10^{12}/L，血小板260×10^9/L。近期因牙痛，服多种西药（何药不详），继而出现下肢紫癜。舌红苔薄白，脉细弦软。

证属　脾虚气弱，血不循经。

治法　健脾统血，益气摄血。

方药　归脾汤加味。生黄芪30g、当归15g、党参15g、白术10g、炙甘草5g、茯神15g、炙远志10g、广木香10g、炒酸枣仁12g、龙眼肉10g、鸡血藤30g、连翘20g、夏枯草30g、生姜3片、红枣5枚，7剂，日一剂，水煎服。

2004年6月30日二诊　下肢紫色瘀斑渐退，左腿内侧因近日碰撞出现一新瘀斑。舌如前，脉弦软。守方加北柴胡10g、凤尾草15g，以助辛凉疏风，解毒化斑，再服7剂。

2005年3月11日面告　去年紫斑愈后，未再复发。

按　过敏性紫癜的病因较为复杂，如感染、食物、药物等。其病理是由于抗原与抗体结合形成免疫复合物在血管壁沉积，激活补体，导致毛细血管和小血管壁及周围产生炎症，使血管壁通透性增高，从而出现皮肤、黏膜瘀点、瘀斑。本案则是因牙痛服用多种药物后发生，检查血小板并无异常。故按脾虚气弱，血不循经论治。方用归脾汤以健脾统血，益气摄血。药至病除。

【案例8】　梦魇（睡眠障碍）
罗某某　女　18岁　学生

2002年10月26日初诊　梦魇10余天。睡眠后，突然似物压迫身体，胸闷气憋，挣扎不能动弹，

呼叫而无声。醒后乏力，心有余悸。午休时也出现过一次。纳香，大便结而一周一行。舌红尖微甚、苔白，脉细。

证属　心脾两虚，神守不宁。

治法　补益心脾，养血宁神。

方药　归脾汤加味。炙黄芪30g、种洋参5g、白术10g、当归10g、炙甘草5g、茯神15g、炙远志10g、炒酸枣仁15g、广木香10g、龙眼肉6枚、红枣3枚、生姜3片、生麦芽30g，日一剂，水煎服，上药连服14剂后，其父罗某喜告，药后则愈。

按　梦魇，俗称鬼压床，是一种常见的睡眠障碍。临床症状为噩梦、情绪紧张、心悸、出冷汗、脸色苍白等。治疗上偶尔发作无须特别治疗，若是频繁发作者则需要予以认知及药物治疗。本病早在《诸病源候论·卒魇候》中记载："卒魇者，屈也，谓梦里为鬼邪之魇屈。人卧不悟，皆是魂魄外游，为他邪所执录，欲还未得，致成魇也。"据此，按心脾两虚，神守不宁论治。方用归脾汤以补益心脾，养血宁神收效。

【案例9】　嗜睡（嗜睡症）
彭某　男　37岁　职工

2014年4月12日初诊　近期嗜睡，而且极易疲劳。近期睡眠较差，中途易醒。夜间盗汗并微咳。经江西省胸科医院检查，未发现明显异常。纳可，二便调。舌红苔白，脉细而微弦、寸浮。

证属　心脾两虚，气血不足，卫外不固。

治法　补益心脾，养血宁神，固表敛汗。

方药　归脾汤合牡蛎散加减。党参20g、炙黄芪35g、白术10g、当归10g、茯神15g、炙甘草6g、生远志10g、炒酸枣仁10g、广木香10g、龙眼肉10g、煅龙骨30g、煅牡蛎30g、浮小麦30g、麻黄根10g、红枣5枚、生姜3片，7剂，日一剂，水煎服。

嘱　①睡好子午觉；②坚持晨起运动。

2014年6月10日面告　药后汗止、眠安，体力已复常。

2014年11月9日再访　其妻刘某告：至今安好。

按　嗜睡证，有虚实之分。实证有湿胜、痰盛、胆热所致；虚证多由脾虚、阳虚、气血虚弱、肾虚及病后多寐。《灵枢·天年》云："六十岁，心气始衰，

善忧悲，血气懈惰，故好卧。"本案患者年仅37岁，正值壮年，为何嗜睡？据其嗜睡、乏力、盗汗、脉细寸浮等症状，乃心脾两虚，气血不足，卫外不固之象。故治与归脾汤合牡蛎散以补益心脾，养血宁神，固表敛汗。方证相符，药至病除。

【案例10】 郁证（高考综合征、焦虑症）

黄某 男 18岁 学生

2012年12月4日初诊 母亲代述：患儿高三，由于学习任务压力大，心浮气躁，易于生气，纳呆少食，睡眠极差，睡后又易惊醒。舌红苔薄黄，脉细弦数。

证属 劳思伤脾，心火上扰。

治法 清心泻火，养血宁神。

方药 归脾汤加减。太子参15g、白术10g、生黄芪30g、当归10g、炒酸枣仁12g、生远志10g、炙甘草6g、茯神15g、红枣4枚、广木香10g、北柴胡10g、炒栀子15g、淡豆豉15g、煅龙骨30g、煅牡蛎30g、生姜3片、五味子10g、刺五加30g，日一剂，水煎服。其母电话告：药尽7剂，睡眠已安宁。

2013年1月28日再诊 其母电话述：孩子近因学习更加紧张而熬夜，又心烦、心慌，不易入睡，而且尿频。故要求授方。

刻下证象，乃为心火偏亢，水火不济。故拟清心除烦，交泰心肾。

方用栀子豉汤合交泰丸加味。炒栀子15g、淡豆豉15g、川黄连10g、肉桂4g、法半夏15g、茯苓15g、茯神15g、炙甘草6g、大枣5枚、生姜3片、五味子10g、麦冬10g、党参15g、刺五加30g、煅龙骨30g、煅牡蛎30g，再服7剂。

2013年4月27日三诊 母述：上次药后诸症得以缓解。高考临近压力过重，又出现躁动不安。与其交谈，询问所苦，则不断叙述思想压力。舌红苔薄黄，脉细弦微数。

观其脉证表象，乃思虑过极，心火炽盛，法当泻火宁心。

方用泻心汤合栀子豉汤加味。川黄连10g、大黄6g、枯黄芩10g、炒栀子15g、淡豆豉15g、炒酸枣仁30g、知母20g、川芎15g、茯神30g、夜交藤30g、煅龙骨30g、煅牡蛎30g，再投3剂。

2013年5月15日其母电话 药后情绪稳定并参加了高考模拟考试。为巩固疗效要求续服。守方再服6剂。

2013年7月1日电话询访，其母告 孩子已考取某高校艺术专业。

2016年12月14日再访，其母告 孩子已大学毕业并已工作，身体安康。

按 本案在6个月中，三次患病，均因备战高考，压力过重，思虑过极而情志怫郁，气机不舒。"情志之郁，则总由乎心……"（《景岳全书》）故三次患病，均心烦易怒，乃至躁动不安并不寐，但不同的是，其病机表现各异。首诊为情志过极，心脾俱虚，并致阴虚火旺。治拟补益心脾，滋阴泻火、养血宁神，方用归脾汤加味；次诊为心火偏亢、水火不济，治拟清心除烦、交泰心肾，方用栀子豉汤合交泰丸；三诊为心火炽盛，心神不宁。治拟泻火宁心，方用泻心汤合栀子豉汤加味，均获满意疗效。

【案例11】 不寐（经期不寐、失眠症）

王某某 女 41岁 农民

1993年11月19日初诊 失眠，头眩，心悸加重四个来月。素以月经期间出现失眠并逐渐加重之疾。怕噪声，晚间自汗，怕冷，四肢麻木。舌淡苔薄白、边有齿印，脉细。

证属 脾虚胃弱，气血不足，卫外不固。

治法 健脾益胃，养血宁神，益气固表。

方药 归脾汤合玉屏风散加味。西党参20g、炙黄芪20g、白术10g、防风10g、当归10g、炙甘草10g、茯神20g、炙远志10g、酸枣仁15g、广木香10g、龙眼肉10g、红枣5枚、生姜3片、煅龙骨30g、煅牡蛎30g、枸杞15g，7剂，日一剂，水煎服。

1993年12月2日二诊 药后睡眠明显改善，纳食增。素有上肢麻木不仁怕冷之疾，尚未获得改善。舌质较前红、苔薄白、边有齿印，脉弦软，左细软。守方加桂枝10g、白芍10g，以调和营血，再投7剂。

1993年12月14日三诊 精神大增，纳香眠好，对噪声刺激仍敏感并会出现心慌。舌红苔薄白、舌边齿印基本消失，脉细弦。守方再服10剂以善后。

随访 药尽病愈。

按 经期失眠，现代医学认为可能是体内雌激素过高或黄体不足，以及自主神经系统功能失调所致。中医按照审证求因的原则，辨为心脾两虚。血脉不荣造成。患者不仅经期不寐，而且怕噪声、自汗、怕冷等。故按脾胃弱，气血不足，卫外不固论治。方用归脾汤合玉屏风散以健脾益胃，养血宁神，益气固表获愈。

【案例12】 不寐（心肾不交、神经衰弱症）

卢某　男　17岁　学生

1994年8月29日初诊　书面述：失眠、入睡前频尿；头眩、有时心慌、身体灼热、梦多遗精、记忆力减退、思维迟钝。曾服补心丸、肾气丸罔效。家长补述：孩子有惧学、厌学情绪。纳尚可，大便调。

证属　心脾两虚，心肾不交。

治法　补益心脾，交通心肾。

方药　归脾汤合交泰丸加味。党参20g、黄芪30g、白术10g、当归15g、茯神15g、炙远志10g、酸枣仁20g、广木香10g、炙甘草10g、黄连3g、肉桂末2g（后下）、红枣5枚、生姜3片、煅龙骨30g、煅牡蛎30g，7剂，日一剂，水煎服。

1994年9月5日二诊　失眠，头眩，心慌见减，尤其是服药期间遗精止。舌红尖甚、苔薄淡黄，脉细弦小数。心率72次/分，律齐。守方再投7剂。

1994年9月14日三诊　失眠、头眩缓解，记忆力渐复，遗精止。舌红边甚、苔薄黄，脉细弦软。药已中的，守方加减再投7剂。

1994年10月2日四诊　已能入睡，仍怕嘈杂。上学时仍感思维迟钝，头脑有时会出现空白感。舌红苔薄白，脉细弦。守方再服4剂，另用归脾丸善后。

嘱　若是惧学、厌学则建议休学以配合治疗。

1994年11月20日五诊　睡眠已可，能坚持上学读书，但思考问题仍迟钝、胆怯，纳可，二便正常。舌红尖甚、苔薄白，脉细稍软。拟滋阴益肾，疏肝解郁调治。

方用一贯煎合酸枣仁汤加减。党参15g、北沙参15g、当归15g、川楝子10g、熟地黄10g、枸杞15g、酸枣仁20g、川芎6g、茯苓20g、知母10g、灵芝10g，连服14剂后而愈。

按　患者学习紧张，压力过重，劳倦伤脾，加上

禀赋不足，难堪重负，致使正气虚弱，阴阳不交，神魂不安。故按心脾两虚，心肾不交论治。前期方用归脾汤合交泰丸以补益心脾，交通心肾；后期方用一贯煎合酸枣仁汤以滋阴益肾，疏肝解郁。审证求因，前后呼应，以收痊功。

【案例13】 胆怯不寐（失眠症、焦虑症）

王某　女　27岁　农民

1997年8月15日初诊　胆怯伴失眠半年之久。今年二月份开始出现遇事胆怯，表现在每看电视恐怖片则出现心慌心悸，有时出现幻听、幻觉。同时伴有失眠、心烦焦虑。而且，颜面布满痤疮。舌红苔黄、舌体瘦小，脉细弦软、偏数。

证属　脾虚血弱，胆虚气怯。

治法　益气壮胆，养血宁神。

方药　归脾汤加味。党参15g、黄芪30g、白术10g、茯神15g、酸枣仁10g、生远志10g、龙眼肉7枚、当归10g、炙甘草5g、广木香10g、炒白芍10g、灵磁石50g、红枣5枚、生姜3片，5剂，日一剂，水煎服。

2012年耳鸣就诊时随访　胆怯失眠，药后辄愈。

按　《素问·灵兰秘典论》云："胆者，中正之官，决断出焉。"《灵枢·邪气藏府病形》云："胆病者，善太息……心下澹澹，恐人将扑之。"因此说患者之不寐，乃气血不足，胆气虚弱之象。故按脾虚血弱，胆虚气怯论治。方用归脾汤以益气壮胆，养血宁神。药仅5剂，诸症悉除。

【案例14】 季节性不寐（失眠症）

王某某　女　30岁　美发店主

2001年3月17日初诊　春季不寐反复发作已数年。每当入春以来则失眠，不易入睡，每晚只能睡上5~6小时。白昼则神疲乏力，同时健忘。纳食一般，二便尚调。舌淡红苔薄白、舌边有齿印，脉细数微弦、按之无力。

证属　劳伤心脾，血不养心。

治法　补益心脾，养血安神。

方药　①归脾汤加味。炙黄芪30g、当归10g、党参15g、白术10g、炙甘草6g、茯神15g、炙远志10g、炒酸枣仁15g、广木香10g、龙眼肉10枚、红枣5枚、

生姜 3 片、生龙骨 30g、生牡蛎 30g，7 剂，日一剂，水煎服；

②嘱：进入春季时早睡早起，坚持晨练，防止复发。

2001 年 7 月 14 日面告　药后症除，已能安睡。

2019 年 11 月 28 日随访　春季失眠症愈后，未再复发。

按　常言道"春眠不觉晓"，患者而每遇春季则失眠。现代医学认为主要是天气变化、气压相对比较低，对人体生理功能造成的影响，但主要是对一部分体质不好的人群而言。这与中医认为气血亏虚的人，容易引起失眠是一致的。《素问·四气调神大论》云："春三月，此谓发陈；天地俱生，万物以荣，夜卧早起，广步于庭，被发缓形，以使志生，生而勿杀，予而勿夺，赏而勿罚，此春气之应，养生之道也。"患者长期劳累，致使体质虚弱，正气不足，不能适应气候变化，造成阴阳不交，神不安舍，故而发病。故在归脾汤补益心脾，养血安神的基础上，同时坚持晨练，增强体质，以适应春季气候变化。故而收药到病除之功。

【案例 15】 外伤性不寐（失眠、轻微脑震荡）

吴某某　女　60 岁　家务

2014 年 4 月 27 日初诊　失眠一周余。缘于后脑勺被撞伤，当时出现头昏，伴有头部发胀、发热。随之既不易入睡、睡后又梦多、并易惊醒。面色暗淡、黄而少华，纳食无味。舌淡红苔白、舌边有齿痕，脉细而无力。

证属　气血不足，瘀血阻络，心失所养。

治法　益气活血，化瘀通络，养血宁神。

方药　归脾汤加减。太子参 20g、炒苍术 10g、炒白术 10g、炙黄芪 30g、广木香 10g、茯苓 15g、茯神 15g、陈皮 10g、生远志 10g、龙眼肉 10g、炒枣仁 10g、当归身 10g、炙甘草 6g、红枣 5 枚、生姜 3 片、丹参 30g、川芎 10g、北山楂 10g、法半夏 10g，7 剂，日一剂，水煎服。

2014 年 5 月 4 日二诊　头昏、头胀及心烦失眠均有改善，但入睡仍难。腹部胀气，纳食一般。舌红苔白、舌边有齿痕，脉细弦软、关弱。守方加砂仁 3g，以助和胃醒脾，再投 7 剂。

2014 年 5 月 12 日三诊　腹部胀气已缓解，面色已红润，睡眠仍梦多。舌红苔白、舌边有齿痕，脉细关微弦。守上方加煅龙骨 15g、煅牡蛎 15g，以助敛阳宁神，再服 7 剂而愈。

2014 年 11 月 17 日随访　半年来，睡眠已安稳。

按　不寐原因很多，但因头部受伤导致失眠，临证颇为罕见。本案则因头部撞伤后随之出现不寐，据其脉证，气血亏虚在先，撞伤瘀血在后，后者成为不寐之诱因而已。故按气血不足，瘀血阻络，心失所养论治。方用归脾汤加入川芎、丹参行气活血之品，以收益气活血，化瘀通络，养血宁神之效。

【案例 16】 少寐（康泰克副作用）

吴某某　男　49 岁　农民

2011 年 3 月 9 日初诊　失眠伴眼睛干涩难受 19 天。究由上月 20 日感冒低热，服康泰克后热退。随即出现难以入睡，或睡后易醒，尤其是眼睛干涩难受。血压 120/92mmHg，舌红尖甚苔白，脉细而关弦。

证属　毒伤气阴，血不养心，虚火上扰。

治法　补益心脾，养血润燥，引火归元。

方药　①归脾汤加减。生黄芪 25g、漂白术 10g、生远志 10g、太子参 15g、炒酸枣仁 10g、炙甘草 6g、广木香 10g、茯苓 15g、茯神 15g、龙眼肉 10g、红枣 5 枚、生姜 3 片、生麦芽 30g、钩藤 15g、夏枯草 30g、石菖蒲 10g、丹参 30g、五味子 10g、青葙子 15g、夜明砂 15g、煅龙骨 35g、煅牡蛎 35g，10 剂，日一剂，水煎服。

②睡前热水泡足，以助引火归元。

2011 年 3 月 20 日二诊　眼睛干涩已减轻，睡眠也改善。但餐后头脑有些昏蒙。血压 120/85mmHg。舌红苔白，脉细弦软。守方加苍术 10g，以燥湿醒脾，再服 14 剂而愈。

2013 年 10 月 25 日随访　告知愈后，至今安康。

按　康泰克乃美扑伪麻片，临床副作用可引起口干、胃不舒服、头晕乏力、嗜睡、大便干燥，或引起皮疹、心律失常、肝脏损害。本案导致眼睛干涩并失眠。可能为损及肝血所致。按毒伤气阴，血不养心，虚火上扰论治。在服用归脾汤的同时以热水泡足，收获补益心脾，养血润燥，引火归元之效。录于此以供同道临床观察。

【案例 17】 昏仆（晕厥）

卢某某 女 37岁 农民

2009年10月19日初诊 突然昏仆，短暂不省人事1次。缘于40天前凌晨4时许因腹痛而起床上厕所而突然倒地，昏迷2分钟左右苏醒。之后则出现记忆力减退，反应较前迟钝，计算能力减弱。哈欠频作，神疲乏力。头摇晃时，则感心慌。怕噪声，喜安静，曾在丰城市人民医院及南昌大学第一附属医院头颅CT扫描报告：颅内无明显异常，经用药未效。刻下，纳食尚可，小便频短，睡眠梦多，并时惊而抖动致醒。血压90/62mmHg。舌红苔薄白，脉细弦软。

证属 心脾两虚，外感秽浊，气血逆乱。

治法 益气养血，扶正祛邪，重镇安神。

方药 归脾汤加味。炙黄芪35g、老边条红参10g（另炖兑服）、白术10g、炙甘草6g、炒酸枣仁10g、茯神15g、当归10g、炙远志10g、广木香10g、龙眼肉10g、枸杞15g、石菖蒲10g、磁石50g、红枣5枚、生姜3片，7剂，日一剂，水煎服。

2009年10月26日二诊 精神增，已能耐受噪声，睡时惊抖已除，但白昼仍哈欠不断，心焦急，喜叹息。舌红苔薄白，脉细弦、右软。守方加北柴胡15g，以助条达肝木，再服10剂，诸症悉除。

2009年11月20日随访 康复如常。

按 本案突然昏倒不省人事，类似于尸厥。正如《素问·缪刺论》所云："人身脉皆动，而形无知也，其状若尸，或曰尸厥。"其因先由正气不足，后感秽浊之气，阴阳之气逆乱，故突然昏仆。故治与归脾汤以益气养血，扶正祛邪，重镇安神获愈。

【案例 18】 春困（疲劳综合征）

罗某某 男 45岁 航运

2003年4月11日初诊 春季困乏一个来月。近几年每至春季则神疲乏力，伴自汗与盗汗。由于从事水上运输，长期睡眠极差，既不容易入睡，睡后又易惊醒。刻下，不仅困乏，而且纳呆、口苦、舌麻。二便尚调，舌红苔白，脉浮软微数。

证属 心脾两虚，肝血不足。

治法 健脾益气，养血宁神。

方药 归脾汤加味。炙黄芪30g、党参12g、白术10g、当归10g、炙甘草5g、茯神15g、炙远志10g、炒酸枣仁12g、广木香10g、生姜3片、红枣5枚、龙眼肉10g、煅龙骨30g、煅牡蛎30g、栀子10g、淡豆豉10g，日一剂，水煎服，连服7剂而愈。

按 春困的发生，是由于春天温度上升，大脑供氧下降所致。在保证好睡眠的状态下，容易消除春困。但本案从事航运工作，睡眠既不规律，又难保证睡眠时间。故此形神俱愈，气血亏损。导致困乏、纳呆、口苦、舌麻、自汗、盗汗等疲劳综合征。治与归脾汤以健脾益气，养血宁神。药一周而愈。

【案例 19】 胸痛（神经症）

章某某 男 53岁 职工

2005年4月1日初诊 左胸痛伴胸闷气憋2周。缘于近期失眠，睡后又心惊易醒。纳食少味，二便尚调。摄胸部X线片、查心电图，均未发现明显异常，血压110/60mmHg，舌红苔白，脉细微弦。

证属 气血两虚，脾胃失和。

治法 补气养血，益脾和胃。

方药 归脾汤加味。党参15g、炙黄芪30g、白术10g、当归10g、茯神15g、炙远志10g、炒酸枣仁10g、广木香10g、龙眼肉10g、炙甘草6g、丹参10g、川芎10g、北山楂15g、红枣4枚、生姜3片，7剂，日一剂，水煎服。药尽喜告：胸痛、胸闷愈。

2016年再访 睡眠安，胸痛11年来未再发作。

按 本案为内伤胸痛，《素问·逆调论》云："不得卧而息有音者，是阳明之逆也。……阳明者，胃脉也。胃者，六腑之海，其气亦下行，阳明逆，不得从其道，故不得卧也。下经曰：胃不和则卧不安，此之谓也。"由于脾胃虚弱，阴阳逆乱，睡卧不安，导致胸中阳气不运，发为胸痛。故治与归脾汤以补气养血，益脾和胃而愈。

【案例 20】 崩漏（月经过多）

刘某 女 25岁 职工

2014年5月20日初诊 电话述：月经过多，点滴不断。4月1日行经，量少，色红7日净。房事后，16日又行，量也少，至今未净，有时色红，有时有小血块。在当地医院B超报告：子宫未发现异常。纳香，眠可，大便调。

证属 气血亏虚，冲任失调。

治法 益气摄血，调冲止漏。

方药 归脾汤加味。党参20g、白术10g、炙黄

三、时方裁切

芪30g、炙远志10g、广木香10g、炒酸枣仁10g、当归身10g、炙甘草6g、茯神12g、红枣5枚、生姜3片、椿根皮15g、赤芍15g、黄柏10g、芡实30g、山药30g、女贞子15g、旱莲草15g、阿胶珠10g（打粉冲服），7剂，日一剂，水煎服。

嘱 月经未复常前，禁止性生活。

2014年6月1日电话告 药尽血止。

按 本案因房事损伤，冲任之脉虚损，而经漏不止。治与归脾汤加味以益气摄血，调冲止漏获愈。

【案例21】 崩漏（酒后漏下）

王某 女 30岁 职工

2015年3月1日初诊 经水点滴不断52天。经后又于1月8日阴道出血，若止若下不断，而且只要喝酒（不论红酒、白酒、啤酒），阴道均会有少量出血。试饮自家酿葡萄酒，也同样出血；曾于去年8、9月份，经后中期（排卵期）出现过反潮二次，少量褐色物。经查：β－人绒毛促性腺激素1162 IU/L（≤5IU/L），雌二醇183.9Pg/ml。1月8日彩超报告：宫腔内小液暗区、左卵巢内囊肿、右卵巢内无异常。1月17日复查彩超报告：盆腔少量积液、子宫肌瘤、双卵巢无异常。纳香，眠好，少腹凉。舌红苔白、边有齿痕，右脉细关微弦、左细弦、均无力。

证属 脾虚气弱，冲任不固。

治法 益气摄血，养血固冲。

方药 归脾汤加味。炙黄芪30g、白术10g、党参15g、当归10g、炙甘草6g、茯神10g、生远志10g、炒酸枣仁10g、木香10g、龙眼肉10g、巴戟天10g、肉苁蓉10g、肉桂5g、枸杞15g、北柴胡10g、白芍10g、葫芦巴10g、淫羊藿15g、熟地黄15g、川芎10g、红枣5枚、生姜3片，7剂，日一剂，水煎服。

并嘱 停饮所有酒类饮品。

2015年3月7日二诊 药后腹胀。舌红苔白、舌边有齿痕，脉细弦软。守方再投7剂。

2015年3月17日三诊 14日月经至，色已红，量中。舌红苔薄黄，脉细而微弦。月经期守方去白芍，加赤芍15g，再服7剂。

2015年5月某日随访 月经已复正常。

按 《本草纲目》云："酒痛饮则伤神耗血，损胃亡精，生痰动火。"故阴虚、失血及湿热盛者忌之。本案崩漏不止，乃酒伤脾胃所致。故治与归脾汤加入养血益肾之品，收益气摄血，养血固冲之效。

【案例22】 产后不寐（产后失眠症）

李某某 女 30岁 职工

2004年6月25日初诊 产后失眠4个多月。剖宫产后一直失眠，心烦不安，不易入睡。同时头眩乏力，自汗，背脊酸痛，纳食少。经检查血常规无明显异常；B超及妇科检查亦无明显异常；乙肝小三阳，肝功能无明显异常。舌红苔薄白，脉沉细。

证属 心脾两虚，阴火内扰。

治法 补益心脾，泻除阴火。

方药 归脾汤加味。炙黄芪30g、党参15g、白术10g、茯神15g、当归15g、炙远志10g、炒酸枣仁12g、广木香10g、龙眼肉10g、炙甘草5g、红枣4枚、生姜3片、煅龙骨30g、煅牡蛎30g，5剂，日一剂，水煎服。

2004年6月30日二诊 诸症明显改善，月经行，色黑；稍咳，怕风，仍自汗。舌红苔白，脉细。守方加防风10g、炙款冬花10g，以助疏风化痰，再投7剂。

2004年7月14日三诊 头眩自汗，心烦少寐均已缓解。停药后，又稍感头眩，两腿汗多，近两日又不易入睡，骶骨疼痛，纳仍差。舌红苔薄白，脉细软。守方加金毛狗脊15g、谷芽30g、麦芽30g，以健脾益肾，再服7剂而纳香眠安。

按 产后失眠是多种因素造成，主要是精神心理因素及产后睡眠不规律而引起失眠。中医则认为产后气血不足，心神失养或产时失血，致阴血亏虚，阴火扰神所致。本案由于剖宫产气血损伤，故按心脾两虚，阴火内扰论治。方用归脾汤以补益心脾，泻除阴火。药后迅速获愈。

【案例23】 恶露不绝（晚期产后出血）

宋某某 女 25岁 职工

2014年1月3日初诊 剖宫产后恶露反复未净已60天。由于剖宫产合并施行左侧卵巢、输卵管囊肿切除术。两个月来，恶露反复不净，或红或淡红。南昌大学第四附属医院彩超提示：子宫无明显异常。咽喉检查诊断为扁桃体炎。刻诊，恶露不绝，量少，神疲乏力，睡眠易醒。有痔疮史，怀孕期及产后均便秘，故自行多食西红柿、猕猴桃、雪莲果等以保持大便通畅。观其咽微红。舌红苔淡黄，脉细弦软微数。

证属 脾胃虚弱，气不摄血。

治法 益气统血，和血止血。

方药 归脾汤加味。炙黄芪30g、白术10g、太子参20g、当归10g、炙甘草6g、茯神15g、生远志10g、炒酸枣仁10g、广木香10g、龙眼肉10g、红枣5枚、生姜3片、血余炭10g、侧柏炭10g、炒黄芩10g、毛冬青叶10g，7剂，日一剂，水煎服。

2014年1月11日二诊 恶露减少，偶尔褐色血丝，体力渐增。舌红尖微甚、舌苔仍淡黄，脉微弦微数。守方再服7剂。

2015年9月28日陪友人就诊告知 药尽恶露止，至今安康。

按 本案恶露不止，类似于现代医学之晚期产后出血，与剖腹分娩并卵巢囊肿术后相关，可能是子宫切口愈合不良所致；而且怀孕期间及产后便秘，过多食用寒凉水果，损伤脾胃也有关系。由于饮食不当，术后失血，致使脾胃损伤，气血俱亏，故而造成脾胃虚弱，气不摄血。治与归脾汤以益气统血，和血止血。形成引血归脾之效。

【案例24】 交接出血（阴道炎、接触性出血）

罗某某 女 38岁 职工

2011年5月21日初诊 房事后会出现阴道下血或排出血丝。而且，月经先期3~5天，经期延长至10余天，点滴不净。经色始黯、中红、终又黯。经行腰酸胀。妇检诊断：阴道炎，盆腔少量积液。纳可，便调。舌红苔白，脉沉细弦数。

证属 脾气亏虚，冲任失调。

治法 益脾统血，调冲止血。

方药 归脾汤加味。党参15g、白术10g、炙黄芪25g、广木香10g、炒酸枣仁10g、当归10g、生甘草5g、茯神15g、生远志10g、龙眼肉10g、红枣5枚、生姜3片、赤芍15g、地骨皮10g、山药15g、芡实30g、益母草15g、侧柏炭10g，7剂，日一剂，水煎服。

2011年6月1日二诊 本次月经5天即净。一改过去点滴10余天方净之虞。舌红苔白、舌边齿痕，脉细软。守方再服7剂。

随访 房事后已无血，月经亦正常。

按 交接出血，现代医学称之为接触性出血。病理因素包括宫颈柱状上皮异位、宫颈息肉、妇科感染性疾病及阴道鳞状上皮癌、子宫颈癌等。本案据其脉证应为心脾两虚所致，其临证表现是交接出血，量或多或少，经期延长，点滴不止，脉沉细。故治与归脾汤以益脾统血，调冲止血。

【案例25】 经净复至（排卵期出血）

李某 女 28岁 职工

2014年9月6日初诊 经净复至伴月经紊乱一年余。每月经水延后3~5天或10余天不等，经净后7天又会有少量出血。江西省妇幼保健院查激素及子宫、附件彩超均未发现异常。诊断为排卵期出血，无药可用，转投中医。纳香，眠可，二便尚调。有饮酒史。舌红苔白，脉细软、左微弦。

证属 心脾两虚，肾气不足，气不摄血。

治法 补益心脾，益肾固冲，益气摄血。

方药 ①归脾汤合水陆二仙丹加味。生晒参10g、漂白术10g、炙黄芪30g、炙甘草6g、当归身15g、炒酸枣仁10g、生远志10g、广木香10g、茯神15g、龙眼肉10g、泽兰10g、益母草15g、何首乌15g、枸杞15g、丹参30g、芡实30g、金樱子30g、红枣5枚、生姜3片，7剂，日一剂，水煎服。

②嘱：戒酒；坚持晨练，增强体质。

2014年9月14日二诊 舌鲜红苔薄白，脉弦软。守方再服7剂。

随访 经过两个月的观察，经调复常。

按 排卵期出血，除去病理因素外，一般为排卵期体内雌激素、孕激素水平分泌波动，导致子宫内膜出现少许剥脱所致，故无特殊治疗。但按心脾两虚，肾气不足，气不摄血论治。治与归脾汤合水陆二仙丹以补益心脾，益肾固冲，益气摄血获愈。

【案例26】 月经过多（围绝经期综合征）

王某 女 49岁 居民

2015年1月19日初诊 月经过多，经期延长，经行点滴不尽。经江西省妇幼保健院超声提示：宫颈囊肿。病理报告：（宫颈）宫内膜单纯增生。并行清宫术，术后经血仍一直不断；九三关怀医院一医生给服炔诺酮片三天即血止经净，一周之后月经又行，再服则无效。量少色黯。纳香，眠可，有时烦热、出汗。血压135/85mmHg。舌红苔白，脉沉细微弦。

证属 心脾两虚，肾阴不足，气不摄血。

治法 补益心脾，益肾坚阴，益气统血。

方药 归脾汤加减。炙黄芪25g、漂白术10g、党参15g、生远志10g、炒酸枣仁10g、茯神15g、当归10g、炙甘草5g、广木香10g、白芍15g、赤芍15g、地骨皮30g、山药30g、黄柏10g、芡实30g、艾叶炭10g、女贞子15g、旱莲草15g，7剂，日一剂，水煎服。

2015年1月28日二诊 药尽血止。刻下，23日如期经至。时至6天尚点滴未净。唯恐延期，故再次就诊。舌红苔淡黄，脉细、左细而微弦。守方加阿胶珠5g（打粉冲服），以助养血调经，再服5剂。

2015年4月29日告 月经已如期并复正常。

按 《素问·上古天真论》云："女子……七七任脉虚，太冲脉衰少，天癸竭，地道不通，故形坏而无子也。"因此一般在四十九岁左右月经终止，称为经断或绝经，期间可出现经期紊乱等症。本案虽经清宫及雌激素治疗未效，但按心脾两虚，肾阴不足，气不摄血论治。方用归脾汤加入益肾坚阴之品以补益心脾，益肾坚阴，益气统血。使将断之经复常而得以延续，这也为抗衰老看到了一线希望。

【案例27】 经期延长（月经过多）

江某某 女 42岁 职工

2015年9月3日初诊 月经先期并经期延长。每次月经均超前一周余，从褐色开始，期间色红，到褐色点滴结束，须10余天方能干净。纳呆，眠差，不易入睡、睡后也易醒（浅睡状态）。由于从事建筑预算工作，晚上一般须在12点左右才能休息。近期因孩子读书学习问题，又导致心烦不安，内心纠结。故本月经行超前两周余。舌红苔白脉细弦，右细弦软。

证属 肝郁脾虚，气不摄血。

治法 益气统血，解郁和脾。

方药 归脾汤合四逆散加味。白术10g、当归身15g、茯苓15g、茯神15g、炒酸枣仁10g、广木香6g、炙甘草6g、党参15g、炙黄芪30g、生远志10g、龙眼肉10g、红枣6枚、生姜3片、北柴胡15g、白芍20g、枳实10g、薄荷10g、川红花3g，7剂，日一剂，水煎服。

2015年9月21日二诊 月初药后经净。刻下，

经行3天，量中，色红。舌红苔白，脉微弦。守方去白芍、红花，加赤芍20g、生地黄15g、川芎10g，以助凉血调经，再投7剂。

2015年10月26日三诊 上次月经5天即净。纳香，眠可。刻诊，再次就诊继续调经，以巩固疗效。舌红苔白，脉弦、按之少力。守首方加川芎10g、生地15g、田七粉3g（冲服），以助养血行血，和血调经，再服7剂。

随访 月经复常。

按 经期延长一般认为是血热、血瘀或气虚所致，而本案既劳而伤脾，形成气虚；又有肝郁造成脾虚。致使气虚体弱，冲任不固，经血失统。故按肝郁脾虚，气不摄血论治。治以益气统血，解郁和脾。方用归脾汤合四逆散，服药三周而愈。

【案例28】 油风（斑秃）

王某 女 21岁 职工

2000年11月29日初诊 斑秃反复发作3个月。缘于2年来反复失眠，有时经常通宵达旦不能入寐。纳尚可，有痔疮史，大便后经常出血，色鲜红。舌红苔白，脉细弦软、寸浮。

证属 心脾两虚，血虚发枯。

治法 补益心脾，养血疏风。

方药 归脾汤合四物汤加味。炙黄芪30g、党参15g、白术10g、茯神15g、炙远志10g、当归10g、炒酸枣仁15g、广木香6g、龙眼肉10g、生甘草6g、红枣5枚、生姜3片、川芎10g、生地黄15g、杭白芍10g、芡实30g、金樱子30g，14剂，日一剂，水煎服。

2000年12月13日二诊 睡眠改善，已能按时入寐，斑秃范围已获控制。舌红苔薄白少苔，脉细偏数。守方加熟地15g，以提升滋阴养血之力，再服14剂。

2001年春季喜告 斑秃已愈。

按 患者由于长时期失眠及痔疮慢性出血，导致心脾两虚，逐渐损及肝肾，从而造成心脾两虚，血虚发枯，斑秃的发生。故治以补益心脾，养血疏风。方用归脾汤合四物汤，药仅四周，诸症悉除。

【案例29】 虚损（鼻咽癌放疗术后）

涂某某 男 50岁 农民

2002年10月30日初诊 头眩乏力5个多月。缘于鼻咽癌施行放疗术5个多月。第一个疗程后就出

现头眩乏力，失眠、睡时又梦多、有时噩梦纷纭，颈脖胀痛，咽喉梗塞，纳呆，腹胀，口干喜饮，二便尚调。检查血常规，白细胞偏低，$3.5×10^9$/L。舌红苔薄白，脉细软微数。

证属　心脾两虚，气血不足。

治法　补益心脾，养血宁神。

方药　归脾汤加减。炙黄芪30g、北沙参20g、当归10g、白术10g、茯神15g、太子参10g、炙远志10g、炒酸枣仁15g、广木香10g、龙眼肉10g、红枣5枚、生姜3片、炙甘草6g、麦冬10g、谷芽30g、麦芽30g、北山楂30g、川芎5g，14剂，日一剂，水煎服。

2002年11月16日二诊　头眩症状见减。因劳动了2天，又觉乏力不适。刻下，血压90/60mmHg。纳仍差，咽喉梗塞，睡眠梦多，尚未获得明显改善。复查血常规：白细胞$7.0×10^9$/L；红细胞$3.98×10^{12}$/L；血小板$7.5×10^9$/L。舌红苔白，脉细左细弦。血常规获得了显著改善。守方加鸡血藤30g，以助养血活血，再服14剂以善后。

2003年3月5日随访　5个月来，症情稳定。近江西省肿瘤医院复查报告：鼻咽顶稍饱满，但未见明显赘物。双颊未见肿块，皮肤弹性尚可。

按　患者因鼻咽癌放疗术后，导致气血亏虚，发为头眩、失眠、纳呆腹胀、咽喉梗塞等一系列症状。按心脾两虚，气血不足论治，服用归脾汤而获得康复。

【案例30】　虚损（考前综合征）

康某　男　17岁　学生

2010年10月24日初诊　自觉体力极差，少气懒动已两个来月。明年高考，学习压力重。故开学以来，出现神疲乏力，睡而不够，上课瞌睡。纳食少味，气短乏力，二便尚调。舌红苔白微厚，脉细而弦软。

证属　过劳内伤，心脾两虚。

治法　补益心气，引血归脾。

方药　归脾汤加味。炙黄芪30g、炒白术10g、炙甘草6g、党参15g、当归10g、茯神15g、炙远志10g、炒酸枣仁10g、广木香10g、龙眼肉10g、红枣5枚、生姜3片、生麦芽30g、北山楂15g、枳实10g、荷叶10g、灵芝片20g、神曲10g，7剂，日一剂，水煎服。

2010年10月31日二诊　药后感觉症状改善尚不十分明显。舌红苔白，脉弦软，右细弦软。据其舌脉，胃气渐复。故守方加红景天15g、苍术10g，以助益气醒脾，再投7剂。

2010年11月7日三诊　体力已获恢复，夜间读书到12点，已不觉疲倦或打瞌睡。舌红苔白，脉细弦、重按少力。守方共服至21剂之后身体复常。

随访　2011年9月考入某大学。

按　虚损，亦称虚劳。患者长期学习紧张，压力过重，导致形神过耗，五脏损伤。由于气血同源，阴阳互根。气虚不能生血，血虚无以生气，乃至阴损及阳，阳损及阴，终致身心疲惫，少气懒动，易于瞌睡。故治与归脾汤加味以补益心气，引血归脾。药三周而愈。

【案例31】　虚损（白细胞减少症）

袁某某　女　40岁　船工

2007年9月7日初诊　头眩、头痛、头重、疲惫，自觉皮烧骨热已半年余。每次发作必须到医院静脉滴注药物才可缓解。工作是经营船运，故经常装运化工原料，故有频繁接触化工产品史。同时失眠，月经先期，每16~18天一行，纳食一般，大便日一解。多次检查血常规，白细胞一直低于正常值。舌红苔白，脉细软无力。

证属　心脾两虚，气血不足。

治法　补益心脾，益气生血。

方药　归脾汤合四物汤加味。红参10g（切片同煎）、白术10g、炙黄芪30g、当归15g、炙甘草6g、茯苓30g、炙远志10g、炒酸枣仁10g、红枣5枚、生姜3片、鸡血藤30g、红孩儿15g、枸杞15g、生麦芽30g、北山楂30g、川芎10g、白芍10g、熟地黄12g，15剂，日一剂，水煎服。

2007年9月29日二诊　服至第9剂，赴南大一附院复查血常规：白细胞上升为$7.0×10^9$/L，余项无异常。月经已复常，但仍眠差，舌红苔白，脉细软。守方再进7剂。

2007年10月12日三诊　又先后两次复查血常规，白细胞均为（6~7）$×10^9$/L。刻下仍少寐及头眩。舌红苔白，脉细弦微数。

观其脉证，气血已复，痰热未净，致心神不宁，故拟温胆清胃，豁痰宁神调治。

方用黄连温胆汤加味。川黄连10g、竹茹10g、法半夏12g、茯苓15g、栀子10g、淡豆豉10g、枳实10g、白术10g、胆南星10g、陈皮10g、炙甘草6g、浮小麦 30g、红枣 4 枚、生姜 3 片，上药连服 7 剂而愈。

2007 年 11 月 19 日随访　复查血常规：白细胞 4.1×10⁹/L，余项均属正常。月经复常，失眠也愈。

按　虚损，亦称虚劳。患者长期从事航运工作，烦劳过度，形神耗损，加上频繁与化学物品接触，秽浊之气，耗伤正气，影响造血功能。故白细胞一直低下。按心脾两虚，气血不足论治。方用归脾汤以补益心脾，益气生血。诸症悉除，白细胞复常。

（三）气血双补

1. 八珍汤

八珍汤源自于《瑞竹堂经验方》之八珍散，《正体类要》称之为八珍汤。方由当归、川芎、熟地黄、白芍药、人参、甘草（炙）、茯苓、白术各 30g，上药㕮咀。每服 9g，用水 220ml，加生姜 5 片、大枣 1 枚，煎至 160ml，去渣，不拘时温服。本方由四物汤合四君子汤合用，再加姜、枣同煎。具有气血双补，调营和卫之功。主治：气血两虚之头晕眼花、四肢倦怠、气短懒言、心悸怔忡、食少泄泻；妇人月水不调，脐腹疼痛，或失血过多者。

临证使用或随证加减化裁，治疗虚劳、懈㑊、月经不调、妊娠头眩、产后脱发、阴道干燥等诸症。

【案例 1】　虚劳（亚健康）

刘某某　女　42 岁　居民

2007 年 5 月 14 日初诊　体虚乏力，不耐疲劳。因事务繁重，逐渐出现劳作时腰疼背痛，有时头眩，纳食尚可，睡眠梦多，大便干结难解，每 3~4 天一次，小便黄。舌红苔白、舌边齿痕，脉细微弦少力。

证属　积劳内伤，脾虚血弱。

治法　培元固本，益气养血。

方药　八珍汤加味。党参 15g、炙黄芪 30g、漂白术 30g、炙甘草 6g、当归 10g、川芎 10g、白芍 10g、熟地黄 10g、北山楂 20g、生麦芽 30g、炒莱菔子 15g、枸杞 15g、紫河车 10g，7 剂，日一剂，水煎服。

2007 年 6 月 5 日二诊　药后症除，大便通畅，腰仍疼，舌红苔白、舌边仍有齿痕，脉细弦少力。守方加桑寄生 15g，以益肾通络，再投 7 剂。

2007 年 10 月 13 日再诊　5 月药后诸症除。近期过于劳累，又出现气短、头眩，眼睛胀痛并嗜睡，腰疼楚。纳尚可，大便又干结难解。舌红苔白、舌边齿痕，脉细弦软。守原方加减进退再服 7 剂告愈。

按　本案体虚头晕，腰疼背痛，并伴大便秘结，这一便秘实乃气虚所致，故在八珍汤的基础上，使用大剂量白术，以收益气通腑之效。

【案例 2】　妊娠头眩（妊娠贫血）

刘某某　女　23 岁　个体

2010 年 4 月 28 日初诊　怀孕 4 个月。现头眩乏力，检查血常规：血红蛋白 93g/L、血细胞比容偏低、ROW-CV16.7% 偏低。某医院诊断为妊娠贫血。故就诊中医。舌红苔白，脉滑而无力。

证属　元气不足，气血亏虚。

治法　培元固本，益气养血。

方药　八珍汤加味。炙黄芪 30g、白术 10g、红参（切片分入）10g、茯苓 15g、炙甘草 6g、当归 10g、川芎 6g、白芍 10g、熟地黄 12g、鸡血藤 15g、红枣 3 枚、枸杞 15g、紫河车 10g、阿胶珠 5g（打粉冲服），日一剂，水煎服。

电话告　上药连服 10 剂头眩止，血常规复常；10 月某日电话喜告：足月顺产。

按　妊娠贫血主要是缺铁性贫血，据其临证表现按元气不足，气血亏虚论治。方用八珍汤加入紫河车、阿胶珠等以收培元固本，益气养血之功。故药仅 10 剂获愈。

【案例 3】　解㑊（亚健康）

张某　女　38 岁　职工

2010 年 3 月 3 日初诊　体倦怠，易疲劳。双眼干涩，四肢麻木，皮肤干燥。月经超前一周，伴左腹痛。因此而做妇科检查和内科各项检查，未发现明显异常。眠尚可，纳亦香，二便调。舌红苔薄白，脉细而微弦、少力。

证属　虚劳里急，气血不足。

治法　益气补血，滋阴润燥。

方药　八珍汤加味。西洋参 10g（同煎）、白术 10g、茯苓 10g、炙甘草 10g、当归 10g、川芎 10g、白芍 15g、生地黄 15g、生黄芪 20g、刺五加 30g、麦冬 10g、苦参 10g、黄芩 10g、青皮 10g、枸杞 15g、内红消 30g、小茴香 10g、生麦芽 30g，7 剂，日一剂，水煎服。

2010年3月17日二诊 诸症明显减轻，但皮肤干燥尚未见明显改善，口仍苦。舌红苔淡黄，脉细微弦。守方倍加生地黄15g，以助滋阴润燥，再投7剂。

2010年3月25日三诊 诸症再减，舌红苔白，脉微弦。守方再加地骨皮15g，以助清透虚热之力，再投7剂。

2010年4月2日四诊 眼干涩，皮肤干燥及双脚麻木均解除。脉舌如前。守方再服7剂而愈。

按 《类经·疾病类》云："身体懈惰，谓不耐烦劳，形迹困倦也。"患者的一系列症状即类似于该病。故按虚劳里急，气血不足论治。治与八珍汤加味以收益气补血，滋阴润燥之功，使患者迅速获得康复。

【案例4】 闭经（甲状腺肿术后）

胡某某 女 45岁 职工

2014年2月22日初诊 3年来反复闭经，因甲状腺肿，于1996年、2006年先后两次手术将患侧甲状腺摘除，从而出现经常闭经。近已4个月未行经。前医给服活血化瘀中药，2月9日行，量极少，色淡。虽纳香、眠可，但仍神疲乏力，二便尚调。舌红尖微甚、苔薄黄、中根厚，脉细、关弦少力。

证属 脾肾不足，元气亏虚，冲任失调。

治法 补气益元，活血化瘀，养血调经。

方药 八珍汤合桃红四物汤加味。党参20g、白术10g、茯苓10g、炙甘草6g、当归15g、川芎10g、大熟地20g、白芍10g、桃红10g、红花10g、淫羊藿15g、枸杞子15g、刘寄奴15g、菟丝子15g、巴戟天10g、肉苁蓉10g、益母草20g、炙黄芪30g、鸡血藤30g，7剂，日一剂，水煎服。

2014年3月1日二诊夫代述 已行经，仍量少色淡。守方加减进退再投11剂。

并嘱 坚持晨练运动，以增强体质。

2014年11月15日再诊 药后7个月如期行经。恐再次闭经，故再次就诊。刻下，两个月未至，末次月经9月8日，无不适，纳香，眠可，二便调。舌红苔白，脉细尺弱。守原方再服14剂而经行复常。

按 本案由于甲状腺手术创伤，内分泌失衡在先；时年45岁，已近"天癸竭"之年，故月经屡屡将断。乃肝肾亏虚，气血虚弱所致。治与八珍汤合桃红四物汤以补气益元，活血化瘀，养血调经。经用中药均能获得恢复经行，充分彰显中药的魅力，故录以飨后学。

【案例5】 闭经（双卵巢多囊性变）

裴某 女 22岁 职工

2006年4月27日初诊 月经6个月未行经。经服药后经至，停药又止。妇检诊断为双卵巢多囊性变。口干喜饮，纳食少，喜零食。舌红尖甚苔薄白，脉细微数。

证属 脾胃虚弱，气血失和，瘀血闭阻。

治法 补脾和胃，养血调冲，活血通经。

方药 八珍汤加味。全当归10g、川芎10g、白芍10g、熟地黄12g、党参15g、白术15g、茯苓10g、炙甘草6g、凌霄花10g、牡丹皮10g、地榆15g、北山楂30g、益母草15g，7剂，日一剂，水煎服。

2006年6月21日二诊 6月5日月经至，量中，色黑。在初诊的同时，江西省妇幼保健院3次B超提示：双侧卵巢多囊性变。舌红尖边甚、苔薄黄，脉细数。

根据B超所示，及经行状态，乃肝经虚寒，冲任闭阻，故于原方加入桂枝10g、牡丹皮10g、吴茱萸10g，仿桂枝茯苓丸，意在活血化瘀，缓消癥块。

2006年7月8日三诊 经水如期至，量适中，经色始暗后红，经期4天。守方再服7剂以善后。

按 多囊卵巢综合征，使月经紊乱导致的一系列改变，通常常会有月经的改变，诸如可以出现闭经、月经稀发等。本案按脾胃虚弱，气血失和，瘀血闭阻论治。方用八珍汤加入活血化瘀之品，以收补脾和胃，养血调冲，活血通经之效。

【案例6】 阴道干燥（阴道干燥综合征）

闵某 女 31岁 会计

2013年11月9日初诊 阴道干燥已数月之久。缘于之前阴道炎症，而使用了甲硝唑片塞入阴道数次。之后出现阴道干燥不适。尤其房事时感觉干燥难受，经量也减少，经至第一天色暗红、有小瘀块，3~4天即净。舌红苔白、边有齿痕，脉细关弦、重按无力。

证属 气血不足，肝肾亏虚，血虚化燥。

治法 益气养血，补养肝肾，滋阴润燥。

方药 八珍汤加味。当归10g、川芎10g、白芍15g、熟地黄15g、党参15g、白术10g、茯苓10g、炙甘草5g、菟丝子15g、泽兰10g、刘寄奴15g、枸杞

15g、生黄芪15g、益母草15g、女贞子10g、山茱萸肉10g，10剂，日一剂，水煎服。

2013年11月17日二诊　腰痛腹胀，月经将至。舌红苔白、舌边齿痕。守方加桃仁10g、川红花10g，以助化瘀调经，再投7剂。

2013年11月26日三诊　服至第4剂，经行色红，经量增，经期6天。腰痛显减，阴道干燥也明显减轻。舌红苔白、舌边齿痕，脉细而微弦。

2013年12月4日四诊　经后又觉有些阴道干燥，较药前轻微。舌红苔薄微黄、舌边齿痕，脉细关微弦。①守首方加减进退再服7剂；②茶饮方：绿茶3g，枸杞5g，每日一剂，热水冲泡代茶饮，以益肾填精。

2013年12月27日告　本次月经如常，阴道干燥已愈。

按　阴户为足厥阴肝之分野，肾司前后二阴，故凡内伤七情，脏腑气血虚损，均会导致肝肾亏虚，引起阴道干涩或疼痛。故按气血不足，肝肾亏虚，血虚化燥论治。方用八珍汤加入女贞子、山萸肉补养肝肾之品，而收益气养血，补养肝肾，滋阴润燥之功。

【案例7】 脱发（产后脱发）

蔡某某　女　23岁　农民

2014年内1月20日初诊　脱发1个月。缘于生育一男孩，分娩时大出血并进行了输血，之后则出现大量脱发。刻下，头发稀疏，面色萎黄，动则气短，形体消瘦，纳呆食少，闻异味则恶心，失眠、不易入睡。舌红苔白，脉细弦无力。

证属　脾虚气弱，气血不足。

治法　健脾益气，养血生发。

方药　八珍汤合水陆二仙丹加味。当归10g、川芎10g、白芍10g、熟地黄15g、太子参15g、茯苓15g、炒白术10g、炙甘草6g、北山楂15g、何首乌20g、砂仁5g、麦冬10g、山茱萸10g、金樱子15g、芡实15g、鸡血藤30g、枸杞15g，7剂，日一剂，水煎服。

2014年1月25日二诊　脱发减少，两颧已有红晕，纳增，睡眠改善。舌红苔白，脉细弦软。守方加炙黄芪30g，以提升补气生血之力，再投14剂。

2014年2月17日三诊　动则气短乏力，已有明显改善。满头已可见长出的新发。舌红苔薄白，脉细而微弦。

①守方再服10剂以善后。

②拟用散剂缓图以巩固疗效。方药　西洋参100g、西红花10g、田七粉50g，打粉，每日2次，每次3g，温开水送服。

2015年8月24日随访　脱发生新，恢复如产前。

按　产后脱发，多为生理因素所致，如产前、后激素水平变化、精神紧张、营养变化等，而本案则是分娩时大出血，造成气血虚馁。发为血之余，由此发无所养，从而出现大量脱发。治与八珍汤以健脾益气，养血生发，迅速获得康复。

2.十全大补汤

十全大补汤源于《太平惠民和剂局方》，又名"十全饮"，《仁斋直指》称为"十补汤"。方由人参、肉桂、地黄（酒蒸）、茯苓（焙）、白术（焙）、甘草（炙）、黄芪、当归、川芎、白芍药各等分，挫为细末，每服6g，用水150ml，加生姜3片、枣子2枚，同煎至100ml，不拘时温服。本方是由四君子汤合四物汤，再加黄芪、肉桂而成。方中四君子汤补气，四物汤补血，更与补气之黄芪，少佐温阳之肉桂，故名十全大补汤。诸药合用，共建温补气血之功。主治：诸虚不足，五劳七伤，不思饮食；久病虚损，时发潮热，夜梦遗精，面色萎黄，脚膝无力；病后气虚，喘嗽中满，脾肾气弱，五心烦闷，疮疡不敛，妇女崩漏等。

临证使用或随证加减用之于眩晕、水肿、虚损、虚劳、月经不调、斑秃等治疗，疗效神验。

【案例1】 眩晕（非耳源性眩晕）

王某某　女　56岁　居民

1998年5月15日初诊　头晕、头痛1个月。开始左侧头痛，经入南昌市第一人民医院就诊治疗，服用过维脑路通等，头眩未止，进而出现眩晕。纳、寐尚可。血压：120/75mmHg。舌红苔黄、根部苔稍厚，脉沉细软、关略弦。

证属　气血不足，清阳不升。

治法　温补气血，补益元气。

方药　十全大补汤。当归10g、熟地黄15g、川芎10g、白芍10g、党参12g、白术10g、茯苓10g、炙甘草6g、炙黄芪30g、肉桂4g，7剂，日一剂，水煎服。

1998年5月22日二诊　药后晕减（基本缓

解），检查血常规无明显异常。舌红苔薄淡黄根厚，脉细。守方再服5剂。药尽眩晕愈。

按 《医碥·眩晕》云："晕与运同，旋转也，所见之物，皆旋转如飞，世谓之头旋是也。"患者眩晕乃气血不足，清阳不升所致。故治与十全大补汤以温补气血，补益元气收效。

【案例2】 水肿（血红蛋白减低）

袁某某 女 32岁 农民

1998年3月20日初诊 颜面浮肿时作2个来月。素体怕冷怕风，春节前发热，经治疗后热退，但颜面及周身出现浮肿。两个月来浮肿时退时发并伴头眩。今日尿常规：红细胞0-2、白细胞2-3、上皮（+）；血常规中血红蛋白：95g/L；血压95/70mmHg。纳尚可，夜尿多。舌红苔薄白，脉细略弦。

证属 脾气亏虚，气血不足。

治法 温补气血，健脾消肿。

方药 十全大补汤加味。当归10g、川芎10g、炒白芍10g、熟地黄15g、党参15g、焦白术10g、茯苓30g、炙甘草6g、肉桂5g、炙黄芪30g、防风10g，7剂，日一剂，水煎服。药尽肿消，血红蛋白基本复常。

按 血红蛋白减低，有非疾病因素和疾病因素导致，患者单一血红蛋白减低可能是饮食营养失衡，吸收不良。总由脾气虚弱，健运失职，化源不足，气血亏虚；由于脾虚不能转运，致水湿泛于肌肤乃至水肿。故治与十全大补汤以温补气血，健脾消肿获愈。

【案例3】 虚劳（不明原因低血红蛋白症）

罗某某 男 56岁 小学教师

1995年8月10日初诊 头眩乏力伴全身浮肿1个月。暑期参加田间劳作，近一个月出现头眩、神疲乏力，全身逐渐浮肿。当地医院拟钩虫病、贫血治疗罔效，故来昌就治。观其贫血外貌，全身浮肿，行动气短。纳食一般，二便尚调。血压：120/80mmHg；当地检查血常规：血红蛋白55g/L、白细胞4.9×10⁹/L、中性粒细胞62%、淋巴细胞38%，余项尚无明显异常；大小便常规：无明显异常；心电图诊断：不完全性右束支传导阻滞。舌淡红苔薄白，脉虚数。

证属 脾胃虚羸，气血亏损。

治法 温补脾胃，益气生血。

方药 十全大补汤加味。红参5g、炒白术15g、茯苓30g、当归10g、川芎10g、熟地黄15g、白芍10g、北山楂30g、肉桂6g、炙黄芪30g、枸杞10g，3剂，日一剂，水煎服。

1995年8月12日二诊 服二剂药后，自觉精神增，脉略弦，舌如前。守方加重肉桂4g，以助温阳助运，带药6剂返乡。年底电话随访：头眩、浮肿已愈，检查血红蛋白已复常。

2002年暑期追访 至今安康。

按 患者血红蛋白低于正常值的50%，因此出现严重贫血现象，体内氧输送和交换出现障碍。故出现头眩、乏力、浮肿等。虽经治疗而无起色，但按脾胃虚羸，气血亏损论治。治以温补脾胃，益气生血。方用十全大补汤，3剂症减，9剂复常。

【案例4】 虚损（白细胞减少症）

谢某某 男 57岁 干警

2011年10月17日初诊 神疲乏力，极易感冒。据检查血常规，白细胞减少，并有逐年下降之势。刻下为2.94×10⁹/L，血小板、红细胞均无异常。舌红苔淡黄，脉细软。

证属 积劳内伤，气血亏虚。

治法 益气固本，温补气血。

方药 十全大补汤加味。党参30g、北黄芪50g、白术15g、茯苓15g、炙甘草6g、当归尾10g、当归身10g、川芎15g、熟地黄15g、肉桂6g、白芍15g、红孩儿15g、鸡血藤30g、红枣5枚，生姜3片，7剂，日一剂，水煎服。

随访 药后白细胞已复常；追访至2014年身体安康并退休。

按 白细胞减少的原因较多，通常有外界因素，如化学物质或口服一些治疗药物；病毒感染和造血系统异常、骨髓增生异常综合征、自身免疫系统疾病。中医据其脉证按积劳内伤，气血亏虚论治。方用十全大补汤以益气固本，温补气血而收痊功。

【案例5】 心慌（不明原因贫血）

林某某 女 20岁 职工

2006年1月7日初诊 头眩，心慌，乏力3个月，前医按心血管疾病治疗，给服地奥心血康无效，而转投中医。刻下，江西省中医院检查血常规：白细

胞 $2.5×10^9$/L、红细胞 $2.51×10^{12}$/L、血红蛋白 82g/L。大便潜血阴性、尿常规无明显异常。月经尚调，纳可。舌红苔薄白，脉沉细微数。

证属　元气亏虚，气血不足。

治法　培元固本，益气生血。

方药　十全大补汤加味。炙黄芪30g、党参12g、白术10g、茯苓12g、炙甘草15g、川芎10g、肉桂4g、熟地黄12g、当归身10g、白芍10g、枸杞12g、谷芽30g、麦芽30g、鸡血藤15g、阿胶10g（烊服），5剂，日一剂，水煎服。

2006年1月14日二诊　头晕心慌缓解。复查血常规：白细胞 $4.0×10^9$/L、红细胞 $3.33×10^{12}$/L、血红蛋白100g/L。舌红苔白，脉细仍微数。守方加生姜3片、红枣4枚，以助养血和营，再服7剂而愈，血常规复常。

按　患者由于头眩、心慌、乏力，检查血常规全血偏低，说明体内存在贫血。而这种不明原因贫血，中医据其脉证辨为元气亏虚，气血不足。治与十全大补汤加入枸杞、鸡血藤、阿胶等滋补肝肾之品，立收培元固本，益气生血之疼功。

【案例6】　萎黄（营养性缺铁性贫血）
徐某某　男　8岁　学生

2008年9月20日初诊　母诉：纳呆，食少，形体消瘦，颜面萎黄。检查血常规：红细胞 $3.56×10^{12}$/L、血红蛋白106g/L、血细胞比容30.5%；微量元素测定：铁、锌、钙偏低于正常值。大便尚调，舌红苔薄白，脉细。

证属　脾胃虚弱，后天失养。

治法　补气生血，温中健脾。

方药　十全大补汤加减。太子参10g、白术6g、茯苓10g、炙甘草4g、当归6g、川芎6g、炒白芍8g、熟地黄8g、肉桂4g、炙黄芪15g、枸杞10g、红枣2枚、生姜1片，7剂，日一剂，水煎服。

2010年7月28日再诊　母代述：2008年因贫血药7剂后，食增，体重增加，血常规复常。近期又纳呆少食，恐其贫血再犯，故再次就诊。刻下，纳食无味，尤其是不乐意进食早餐，喜香燥烧烤，二便尚调。舌红苔白、舌面散布红点，脉细。

观患孩外貌与脉证并无贫血现象，其纳少挑食，只是脾胃虚弱，运化失健，故拟健脾助运调治，方用

健脾丸加减化裁。太子参10g、白术7g、苍术7g、生黄芪15g、北山楂15g、生麦芽20g、枳实7g、神曲10g、荷叶7g、当归5g、蒲公英10g、连服7剂后，纳食增进，已能按时进餐。

2013年10月21日电话询访　其母告知，孩子已上中学，身体健康。

按　患孩虚羸，主要是脾胃不和，运化失健，加上饮食失调，造成血气衰弱。按脾胃虚弱论治。方用十全大补汤以补气生血，温中健脾。药仅7剂，收立竿见影之效。

【案例7】　产后痉病（末梢神经炎）
吴某某　女　27岁　农民

2000年10月18日初诊　产后6个月，手指麻木，手拇指及小指拘挛5个月。缘于今年4月剖宫产1男孩，一个月后，手拇指及小指经常拘挛疼痛，足趾麻木不仁，发无定时。舌暗红苔白、舌边有齿印，脉细弦软。

证属　气血亏虚，筋脉失养。

治法　温补气血，和营疏风。

方药　十全大补汤加减。党参10g、白术10g、茯苓15g、炙甘草5g、当归10g、川芎10g、熟地黄15g、杭白芍10g、生黄芪30g、嫩桂枝5g、生姜3片、红枣3枚，7剂，日一剂，水煎服。

2000年10月25日二诊　小指拘挛除，指趾麻木减。舌暗红苔白、舌边有齿痕，脉细弦。守方再服7剂以善后。

随访　药尽已愈。

按　《素问·玉机真脏论》云："病筋脉相引而急，病名曰瘛。"瘛乃筋脉拘急，也称之为痉病。其病因病机，《内经》认为风、寒、湿、热、火均可致痉。本案则是剖宫产后气血两伤，血虚生风所致。故按气血亏虚，筋脉失养论治。方用十全大补汤以收温补气血，和营疏风之效。

【案例8】　闭经（药物性闭经）
王某某　女　32岁　职工

2014年3月13日初诊　5个月未行经。曾于去年9月份服减肥药（泰国产，何药不详）后，出现月经未至。曾在江西省中医院就诊服中药10剂，未效，又注射黄体酮针，子宫内膜由6mm增至7mm，月经仍

未行。彩超提示：盆腔内可见少量不规则液暗区。刻下，月经不至，腰时痠痛，纳、眠均可。已生育一男孩。舌红苔白，脉细软。

证属　元气亏损，冲任失调。

治法　补元温肾，益气通闭。

方药　十全大补汤加味。炙黄芪30g、肉桂6g、白术10g、党参15g、炙甘草6g、当归身15g、川芎10g、白芍15g、大熟地20g、北山楂30g、刘寄奴15g、泽兰15g、淫羊藿15g、巴戟天12g、肉苁蓉12g、菟丝子15g、杜仲20g、桃红泥10g、川红花10g，7剂，日一剂，水煎服。

2014年4月11日二诊　9日行经，量极少，色黑，3天即净。舌红苔白，脉细弦软。药已中的，守方再服7剂而月经复常。

按　患者谋虑减肥未遂，反致闭经。《素问·阴阳别论》云："二阳之病发心脾，有不得隐曲，女子不月。"指出闭经乃谋虑悱逆，心脾气结所致。《金匮要略·妇人杂病脉证并治》中云："妇人之病，因虚积冷结气，为诸经水断绝。"也说明了因虚或心脾气结导致不月。故本案闭经既有心脾气结，又有服药损伤脾胃之虚。故治与十全大补汤以收补元温肾，益气通闭之效。

【案例9】　闭经（取节育环后）

程某某　女　32岁　自由职业

2014年7月8日初诊　月经不调9个月，闭经3个月。去年10月3日取节育环，导致月经不规律，先后无定期。刻下，已3个月月经未来潮。当地医院给服黄体酮未效，早孕检查阴性。欲生育二胎，故赴南昌求治。纳食一般，眠尚可，曾刮宫（人流）二次。舌红苔薄黄，脉细而少力。

证属　气弱血亏，冲任虚损。

治法　补益元气，养血调经。

方药　十全大补汤加味。党参15g、白术10g、茯苓12g、炙甘草5g、当归身15g、川芎10g、白芍10g、熟地黄15g、炙黄芪30g、正肉桂5g、枸杞子15g、淫羊藿15g、泽兰10g、益母草15g、紫河车15g、北山楂15g、山茱萸肉10g、刘寄奴10g、鸡血藤30g、巴戟天10g、肉苁蓉10g，7剂，日一剂，水煎服。

2014年7月16日二诊　服三剂，经行，量多，色红。舌红苔薄白、舌尖右侧有一粟米大小瘀点。守方再服7剂，待月经干净后第二天服。

电话随访　8月份以后，月经已按时来潮。

按　由于取节育环，致使胞宫经脉气血损伤。正气伤、气血损，故而月经紊乱并闭经，属继发性闭经。治与十全大补汤加入益肾补元之品以补益元气，养血调经，促其康复。

3. 泰山磐石散

泰山磐石散出自《古今医统》。方由人参、黄芪各3g，白术、炙甘草各1.5g，当归3g，川芎、白芍、熟地黄各2.4g，续断3g，糯米10g，黄芩3g，砂仁1.5g。上药用水300ml，煎至210ml，空腹时服。但觉有孕，三五日常用一服，四月以后，方无虑也。方中人参、黄芩、白术、甘草益气健脾以固胎元；当归、熟地黄、白芍、川芎补血调血以养胎元；续断合熟地益肝肾而保胎元；砂仁调气安胎；糯米补脾养胃；黄芩与白术合用有安胎之功。诸药配合，使气血调和，冲任得固，可避堕胎之患。临证用于妊娠头晕、胎动不安，疗效可靠。

【案例1】　妊娠头眩（妊娠贫血）

陈某某　女　31岁　职工

2016年6月8日初诊　头眩、乏力气短。妊娠四个月，因头晕眼花，乏力气短，伴指关节疼、腰酸疼，入省某医院检查血常规：红细胞，血红蛋白，红细胞比积均偏低，拟诊：轻度贫血，经服右旋糖酐铁分散片、碳酸钙D3片，症状未获减轻。故就诊中医。刻下，头眩、气短、乏力，睡眠梦多，纳食一般，二便尚调，眼睑淡红。舌红苔白、舌边有齿印，脉滑、左稍细。

证属　肝肾不足，气血两虚。

治法　补气养血，益肾安胎。

方药　泰山磐石散加味化裁。红参10g、炙黄芪15g、炒白术10g、当归10g、茯苓10g、川芎6g、白芍10g、炙甘草6g、桑寄生10g、炒杜仲15g、砂仁10g、黄芩10g、糯米15g、熟地黄12g，5剂，日一剂，水煎服。

2016年6月20日二诊　头晕眼花止，感觉良好，眼睑已红润。舌红苔白、仍有齿印，脉滑、左略细。守方加重熟地8g，以助滋肾养血之力，再服7剂。

随访　足月顺产。

按　本案妊娠头眩属于虚眩，血常规各项指标均偏低给辨证提供了参考。气血亏虚为其头眩之根本，气虚则清阳不升，血虚则脑失所养所致。故治与泰山磐石散以补气养血，益肾安胎。从而确保了母子平安。

【案例2】胎动不安（先兆流产）

刘某某　女　36岁　的士司机

2010年3月5日初诊　妊娠2个多月，阴道下血两天。昨日白带中挟有血水排出，轻微腹痛及有下坠的感觉。入江西省妇幼保健院就诊，B超提示：先兆流产。故而就诊于中医。舌红苔白，脉细软。

证属　气血不足，胎元不固。

治法　益气养血，固肾安胎。

方药　泰山磐石散加减化裁。黄芪15g、党参15g、白术10g、砂仁6g、黄芩12g、桑寄生15g、杜仲15g、茯苓15g、炙甘草6g、当归10g、白芍10g、熟地黄15g、川芎10g、苎麻根15g、艾叶炭10g，4剂，日一剂，水煎服。

2011年9月25日电话访　药尽症去，去年10月顺产一女。

按　本案高龄妊娠，加上过度劳累，导致冲任不固，难以摄血养胎，致使胎动不安。故治与泰山磐石散以益气养血，固肾安胎。母病去，胎自安。

（四）补阴

1. 地黄丸

地黄丸源于《小儿药证直诀》。《幼幼新书》称为补肾地黄丸、《正体类要》称为六味地黄丸、《证治准绳》称之为六味丸。方中熟地黄24g，山茱萸肉、干山药各12g，泽泻、牡丹皮、白茯苓各9g，上为末，炼蜜丸，如梧桐子大。小儿每服1.5~3g，空腹温开水送服；成人每服6~9g，空腹淡盐汤送下，每日三次。方中熟地补肾阴、益精髓为主药，山萸肉补肝肾，敛虚火，山药既可补肾，又可健脾，共为辅；阴虚则火旺，丹皮凉血清热，以泻肝肾虚火，肾虚则水湿难以渗利，故用茯苓、泽泻以利水湿。全方"三补""三泻"并用，以补为主，以泻为辅。故"补药"量重，

"泻药"量轻。本方构思巧妙，配伍精当。钱氏本为治疗小儿"肾怯失音，囟开不合，神不足，目中白睛多，面色㿠白"所设。后世医家，根据其"肾虚"立意，拓展了治疗范围，不仅用于小儿、成人肾虚诸症均予涵盖，成为治肾虚诸证的基础方。

临证使用或随证加减将其化裁为汤剂，治疗尾骶骨痛、膏淋、血淋、腰痛、尿失禁、虚损、斑秃、耳鸣、面黔等。使用广泛，疗效卓著。

【案例1】小便失禁（压力性尿失禁）

程某某　女　33岁　职工

1999年10月2日初诊　小便失禁2年。稍有尿即解，否则溺湿衣裤。若运动、咳、喷嚏则尿自出。纳香、眠可。生育2胎。舌红苔薄白，脉沉细弦软数。

证属　肾亏气虚，膀胱失约。

治法　益肾化气，升提固涩。

方药　地黄丸加味。熟地黄20g、山茱萸肉10g、山药15g、牡丹皮10g、泽泻10g、茯苓10g、炒枳壳30g、葛根15g、菟丝子30g、生龙骨30g、生牡蛎30g、桔梗10g，7剂，日一剂，水煎服。

嘱　服药期间忌房事。

1999年10月9日二诊　药服至第5剂，小便失禁解除，已可以自控。舌暗红苔薄白，脉细弦软偏数。守上方再服14剂以善后。

随访　药尽告愈。

按　本案用地黄丸补肾；升清益气，未用柴胡、升麻，而是枳壳、葛根相伍。枳壳乃破气之品，若重用则可举下陷之气，解脏腑松弛之疾。故当代经验，用治疗产肠不收，子宫脱垂，直肠脱垂，临证配以葛根增升清阳之力，共奏升提清阳之妙。

【案例2】膏淋（糖尿病）

彭某某　女　54岁　农民

1998年10月31日初诊　尿灼、尿混浊似腐脂状悬浮于尿中（因未注意，具体发病时间难于确定）。刻诊，全身关节痠痛，右腰眼痛；腹部胀气，以夜间为重，胀气时欲便，但蹲厕时矢气后又无便出，而真正大便则1~3日一解。晚间口干不欲饮，伴牙龈出血。少寐，既不易入睡，睡后又梦多。易饥饿，饥饿时头眩、心慌、汗出伴印堂穴处昏痛。素有糖尿病、

类风湿病史。刻下，药后空腹血糖 6.3mg/dL。舌深红苔白，脉细弦、左沉细弦、关软无力。

证属　肾虚蕴热，下元不固，脂液失约。

治法　养阴益胃，益肾固元，分清别浊。

方药　地黄丸合草薢分清饮加减化裁。生地黄 15g、山茱萸肉 10g、山药 30g、茯苓 12g、泽泻 12g、牡丹皮 15g、北沙参 15g、麦冬 10g、川芎 10g、川萆薢 10g、石菖蒲 10g、台乌药 10g、益智仁 10g、酸枣仁 15g、知母 10g，7剂，日一剂，水煎服。

1998年11月13日二诊　尿渐清，尿中油脂状物减少。但指、膝关节僵硬疼痛，肢体麻木不仁，周身疲痛不安，改善尚不明显，口渴不饮。舌红苔白，脉细弦少力。守方再投7剂。

1998年11月20日三诊　尿已清澈，已无油脂状物。口仍干不欲饮，肢体僵痛、麻木不仁缓解，睡眠仍梦多。今日牙龈仍出血。舌红苔薄黄，脉细数。守方去益智仁，加生黄芪 15g、川红花 5g，以增加益气行血之力，及防血不循经，再投7剂。

随访　药尽尿灼混浊愈，关节僵痛尚存。嘱其将息调养。

按　膏淋虽有虚实之分，而本案既有尿液混浊、全身僵痛，又有尿灼、腹胀、齿衄，形成虚实夹杂的临证表现。故治与地黄丸合草薢分清饮以养阴益胃，益肾固元，分清别浊。随证调治，膏淋获愈。

【案例3】　血淋（胡桃夹综合征）

史某某　男　21岁　学生

2008年12月1日初诊　尿血，运动后加重1年6个月。刻诊，尿常规：红细胞 4~5个/HP（＋）。西医诊断：胡桃夹综合征。从事体育专业学习，体形消瘦。纳香，眠可，大便调。舌红苔白、舌边有放射状裂纹、舌边齿痕，脉细弦软。

证属　肾虚郁热，迫血妄行。

治法　滋阴益肾，凉血止血。

方药　地黄丸加味化裁。生地黄 15g、山茱萸肉 15g、山药 30g、牡丹皮 15g、茯苓 12g、泽泻 10g、赤芍 15g、白芍 15g、北山楂 15g、仙鹤草 30g、生黄芪 30g、党参 20g、白术 15g、阿胶 10g（烊化）、水牛角粉 20g（包煎），7剂，日一剂，水煎服。

2009年8月15日专告　去年药后血尿止，至今已八个月症情稳定。

2010年3月21日再诊　年初血尿复作，断续出现。再次多方检查无明显异常。昨晚曾昏仆1次。舌红苔白并绉裂，脉细而微弦。

观其脉证，刻下为肾虚郁热，下焦热结。故治拟凉血止血，滋阴益肾调治。

方用地黄丸合小蓟饮子加减化裁。生地黄 15g、山茱萸肉 15g、山药 30g、牡丹皮 15g、小蓟 10g、小蓟炭 15g、炒藕节 15g、仙鹤草 30g、赤芍 15g、白芍 15g、制大黄 10g、桑寄生 30g、旱莲草 30g、女贞子 15g、阿胶 10g（烊化），7剂，日一剂，水煎服。

2010年4月1日三诊　血尿已缓解。运动时仍有微量血尿。舌红苔白、舌面绉裂减浅，脉细而微弦。守方加血余炭 10g、黄芩炭 15g，再投7剂。

2010年4月12日四诊　运动后尿似呈淡红色，神疲乏力。舌脉如前。守方再投10剂。

2010年4月22日五诊　尿已清，尿常规：白细胞 2个/HP、红细胞（－）。舌红苔白，舌边齿痕，脉细弦软。守方去阿胶，加阿胶珠 6g（研末冲服），再服10剂。

随访　药后血尿止，尿常规无明显异常。

按　胡桃夹综合征，现代医学认为主要是左肾静脉受压所致。多见于瘦长体形者，青春期身高迅速增长时易发，建议先以保守治疗，部分患者需手术治疗。本案根据脉证辨治，治与地黄丸为主，并随证加味化裁，两年中诊治五次，服药41剂，血淋获愈。

【案例4】　腰痛（肾体外碎石术后）

吴某某　女　44岁　农民

2002年7月27日初诊　右侧腰痛。缘于右肾结石，经体外震石后，结石已排下。B超复查报告：双肾双输尿管未见明显异常，但遗下右侧持续性腰痛。舌红苔白，脉细。

证属　肾虚血瘀，脉络瘀阻。

治法　滋养肝肾，养血活血。

方药　地黄丸合四物汤加减化裁。山茱萸 10g、山药 15g、牡丹皮 10g、泽泻 10g、茯苓 15g、生地黄 15g、当归 10g、白芍 10g、生甘草 5g、川芎 10g，7剂，日一剂，水煎服。

随访　药尽告愈。

按　体外震石致使肾脏受损，脉络瘀阻，不通则痛，造成腰部疼痛。在益肾的基础上，以四物汤养血活血，化瘀通络，配合地黄丸滋养肝肾，通补结合，其痛自止。

【案例5】 小便频数（老年性尿道炎）

康某某 女 71岁 居民

1994年12月12日初诊 尿频尿短、口渴喜饮3~4年。刻下，尿频尿短，不灼不热；而鼻腔灼热，上肢又冰凉不温；口干，频频少饮；经常头顶疼痛，喉中痰梗，右肋下胀痛。入南昌大学第一附属医院就诊，检查报告：餐前血糖5.7mmol/l（参考值3.9~5.6mmol/l）、餐后血糖8.6mmol/l（参考值3.9~5.6mmol/l）；尿常规：红细胞0~1个/HP、白细胞0~2个/HP、尿胆原（+-）；其他未发现明显异常，诊断为老年性尿道炎。观其颜面，周身略浮肿，下肢按之凹陷。舌红苔薄黄、少津，脉细关略滑。

证属 肝肾亏虚，阴虚内热，关阖失固。

治法 补益肝肾，滋阴清热，益脬固关。

方药 地黄丸加味化裁。生地黄15g、山茱萸肉10g、山药15g、茯苓10g、泽泻10g、牡丹皮10g、车前子10g、地骨皮20g、北沙参15g、川楝子10g、麦冬10g，5剂，日一剂，水煎服。

1994年12月17日二诊 喉中痰梗显减，鼻中热除，尿长而畅。复查尿常规未见明显异常。舌红苔薄黄，脉细略弦。守方再投7剂。

1994年12月24日三诊 尿频尿急，上肢冰凉，喉中梗塞均已愈，但鼻腔有时仍有些烘热感，舌红苔薄黄，脉细弦。守方以西洋参4g易北沙参，以补肺利窍，再服7剂。

1994年12月26日四诊 诸症悉除。拟用六味地黄丸以善后并巩固疗效。

按 老年性尿道炎，与自身免疫力下降或生活、饮食不当有关。患者高龄肝肾亏虚，阴虚内热，致使关阖失固，肺窍灼热。治与地黄丸加入北沙参、麦冬、地骨皮等以补益肝肾，滋阴清热，益脬固关获愈。

【案例6】 虚损（甲状腺机能减退）

涂某 女 32岁 职工

2007年12月25日初诊 怕冷、神疲乏力、情绪低落。缘于甲亢服药2个月后，形成甲减，血检FTHS偏高，转投中医治疗。现症：怕冷，神疲乏力，情绪低落。而且眼干涩，伴口干舌燥并多饮。纳食一般，月经暗红，小便调，大便稀软，2~3日一解。舌红尖甚苔白，脉细弦小数。

证属 肝肾双亏，阴阳失调。

治法 补益肝肾，燮理阴阳。

方药 地黄丸加味化裁。熟地黄15g、山茱萸15g、山药30g、牡丹皮10g、茯苓15g、泽泻10g、鹿角霜15g、肉苁蓉10g、何首乌15g、当归10g、白芍10g、枸杞15g、浮小麦30g、炙甘草6g、红枣5枚、石斛30g，7剂，日一剂，水煎服。

2008年二诊 口燥减轻，大便也复常、每1~2天一解、成形。近日咳嗽。舌红苔薄白，脉细弦软小数。守方加炙冬花15g，以助化痰止咳，再投7剂。

2008年1月17日三诊 诸症已缓解，舌红苔白，脉细弦软。守方再投7剂。

2008年3月13日四诊 南昌大学第一附属医院复查报告：FT3、FT4、FTSH均已复常。

2017年11月6日家人喜告 至今安康。

按 患者由于甲状腺功能亢进，服药后又形成甲状腺功能减退。其症状并不典型。而是既有怕冷、乏力、情绪低落的一面，又有眼睛干涩、口干舌燥的一面。故按肝肾双亏，阴阳失调论治。治与地黄丸加入鹿角霜、肉苁蓉、枸杞及何首乌、浮小麦、石斛等以补益肝肾，燮理阴阳而获痊功。

【案例7】 耳鸣（脑干脑炎）

张某某 男 45岁 船工

1998年4月3日初诊 右耳鸣并听力减退，同时右侧面部麻木7个月。缘于去年7月份，右侧面部麻木，嘴角向左歪斜，去年8月27日入江西医学院门诊部就诊，门诊检查报告：听道脑干诱发电位异常；体感诱发电位异常。血压120/75mmHg，经注射神经细胞肽针、口服维生素B1、倍他司汀、地巴唑治疗。由于出差在外，又经江苏南通医院检查诊断为脑干脑炎，经服药（何药不详）治疗，耳鸣虽有些缓解，但一直不愈。

现症 右耳持续性耳鸣，听力减退，睡眠多梦，似睡非睡，如睡眠不好右侧面部则又麻木，嘴角对称。下肢酸软乏力。纳食可，二便调。舌质红边甚苔白，脉左弦细、右弦。

证属 肝肾不足，髓海失养。

治法 滋肾补髓，固本利窍。

方药 地黄丸加味化裁。生地黄15g、熟地15g、山药15g、山茱萸15g、牡丹皮12g、泽泻10g、茯苓10g、酸枣仁15g、山栀子10g、怀牛膝20g，14剂，日一剂，水煎服。

1998年6月10日二诊 药后耳鸣减，精神增。若失眠，则诸症又会发作。由于从事水路运输在外，未能按时复诊。刻下血压115/75mmHg。舌红苔薄白，脉弦软。守方加僵蚕12g，以化痰和脾，再投14剂。

1998年7月29日三诊 耳鸣再减轻，睡眠仍差，心烦欠安。舌红苔薄白，脉弦。①守方加北柴胡10g、青皮10g，以助疏肝、行气、宁神；②炒酸枣仁6g，研末，每次3g，每日2次，温水送服，再投14剂。

2015年5月22日因胃胀就诊喜告 最后14剂药服完，睡眠安稳，耳鸣耳聋亦愈。

按 脑干脑炎，现代医学认为是病毒感染，病毒侵入到中枢神经系统，破坏脑干的组织及大脑皮层；自身免疫反应也是脑干脑炎的重要原因，患者体内会产生一些异常炎症因子以及抗体，这些物质也会破坏正常的神经结构，从而出现脑干脑炎。罹患本病者，有的还会出现不良预后。中医据其脉证按肝肾不足，髓海失养论治。治与地黄丸以滋肾补髓，固本利窍；加入枣仁、牛膝滋阴养肝、栀子清心除烦，共收痊功。

【案例8】 油风（斑秃）

印某 女 8岁 学生

1993年10月26日初诊 家长述：近来孩子头部多处小块脱发，形成斑秃。纳少，好动，睡眠尚好，二便亦调。

证属 脏气稚嫩，后天失养。

治法 益肾补肝，养血生发。

方药 地黄丸合四物汤加味化裁。熟地黄10g、山茱萸6g、山药10g、牡丹皮6g、茯苓6g、泽泻6g、制何首乌10g、当归6g、白芍6g、川芎6g、北山楂15g、炒谷芽15g、防风6g、蕲蛇6g，10剂，日一剂，水煎服。

1994年2月21日二诊 家长告知：药后脱发止，并生新发。现右侧头顶部仍有一5分硬币大小斑秃，迟迟不生发。仍纳差，好动。按"左气右血"之

说当调血以生发。守方加生黄芪15g、枸杞10g、白术6g，以益气生血、益肾固本，再服10剂而愈。

按 患儿禀赋不足，后天失调，导致气血虚弱，肝肾亏损，发失所养。治与地黄丸合四物汤以益肾补肝，养血生发获愈。

【案例9】 面䵟䵟（黄褐斑）

李某 男 42岁 干部

1998年4月10日初诊 颜面部有浅淡色蝴蝶斑。经中药治疗已见明显消退，一周前因赴工地检查工作而连日饮酒。后发现颜色黝黑斑成片，整个面部黧黑失泽。实验室检查：肝、肾功能未见明显异常。舌红尖甚苔白、舌中有纵形裂纹，脉细弦滑。

证属 肾亏脾虚，痰饮蕴积，瘀血阻络。

先治拟 补肾填精，健脾化饮，和血退斑。

方药 地黄丸合泽泻汤加味。熟地黄30g、山茱萸10g、山药15g、牡丹皮10g、茯苓15g、泽泻15g、白术10g、淫羊藿10g、仙茅10g、黄柏10g、生黄芪15g、川红花5g，日一剂，水煎服。嘱其控制饮酒。

1998年4月17日二诊 服药7剂后，颜面黝黑色斑明显减退，并有部分黑色表皮脱落，舌脉如前。药已中病，守方再投7剂。

1998年4月24日三诊 颜面已转为浅淡褐色斑。舌暗淡红苔白润、舌边有齿痕，脉略滑。补肾之治业已获效，从舌脉看，现脾虚气弱当为主要矛盾，故拟益气健脾佐以温肾和血调治。

方用异功散合当归补血汤加味。党参10g、白术10g、茯苓10g、炙甘草5g、陈皮10g、当归10g、生黄芪30g、枳实10g、红花5g、淫羊藿10g、仙茅10g，日一剂，水煎服，再服7剂以善后。

按 面䵟䵟为中医古病名，现今一般称黧黑斑，亦称为面尘、肝斑，西医学称之为黄褐斑，因本病以面部呈蝶状不规则，故俗称为蝴蝶斑或雀斑，是面部常见的一种色素沉着病。其病因，中医学认为多因忧思抑郁，情志不遂，日久导致肝郁气滞，血瘀于面而发；或因肾阴不足，肾水不能上承而发病。治疗一般以疏肝理气，滋阴补肾为治。本案则因连日暴饮而导致在原浅淡斑的基础上，而突然变黑并扩展，致使整个面部黧黑。

本案实属酒毒败伤脾肾。脾损则失健运，水湿内渍；肾伤则气化失权，水不循常道而外客肌肤。

由于其病情发展之快，有如风邪之迅，故此《诸病源候论·面体病诸候》有"此由风邪客于皮肤，痰饮渍于脏腑"之说。本案首治以地黄丸合泽泻汤以补肾坚阴，健脾化饮；次以异功散合当归补血汤加味以益气健脾，补肾和血。这样，阴阳双调，气血两补，使之阴阳燮理，气血和畅而风去饮除，雀斑自退。

2. 知柏地黄丸

知柏地黄丸源于《医宗金鉴》，《景岳全书》称为滋阴八味丸，《医方考》称之为"六味地黄丸加黄柏知母方"。方由熟地黄240g，山茱萸、山药各120g，牡丹皮、茯苓、泽泻各90g，黄柏、知母各60g组成。上药共为末，炼蜜为丸，如梧桐子大，每服30丸，日服二次，白开水送下。方中地黄丸滋肾阴，补肝血；知母、黄柏滋阴泻火。共奏滋阴降火之功。主治：肾水不足，督脉空虚，骨枯髓减，致成骨萎，腰脊不举，骨蒸潮热。

临证将其化裁为知柏地黄汤，或随证加减，专治肾水不足，阴虚火旺之疾。诸如头痛、耳鸣、阳痿、阳事频举、腰痛、小便失常、癫痫等，疗效奇特。

【案例1】 头痛（劳累性头痛）

熊某某 女 32岁 农民

1995年9月30日初诊 头痛反复发作数月。近几个月来，可能是过度劳累而出现头痛，并有加重趋势。除头痛外，伴有心烦，小便灼热。舌红苔微黄、稍粗糙，脉细数。据其脉象，进一步询知，还伴有腰痠，耳鸣，睡眠梦多之症。

证属 肝肾阴亏，虚火上扰。

治法 滋阴降火，升清利窍。

方药 知柏地黄汤。生地黄30g、山茱萸15g、山药15g、泽泻10g、茯苓15g、牡丹皮10g、知母10g、黄柏10g，日一剂，水煎服，上药连服7剂而愈。

按 头痛一证，外因有风、寒、湿为患；内因则是气血、痰饮、五脏气郁所致。本案患者则是因劳累后致使肾虚肝郁，郁久生热，以致气机升降失调，上逆清窍，下注膀胱所致。造成肝肾阴亏，虚火上扰。治以知柏地黄汤，药仅一周，诸症悉除，可谓立竿见影。

【案例2】 耳鸣（神经性耳鸣）

李某某 女 25岁 职工

1994年8月8日初诊 左耳鸣伴听力减退已10余天。缘于耳鸣前两个月行人流刮宫术，之后出现左耳微鸣响，一个多月后逐渐加重并伴听力减退。由于耳鸣，近几日导致失眠伴左侧头部胀疼。纳食尚可，大便干结，小便灼热。舌红苔白根厚，脉细弦小数。

证属 肝肾阴亏，虚火上扰。

治法 补益肝肾，滋阴泻火。

方药 知柏地黄汤加味。生地黄15g、牡丹皮10g、泽泻10g、山药20g、山茱萸10g、茯苓10g、黄柏10g、知母10g、当归10g、芦根30g，7剂，日一剂，水煎服。

1994年8月15日二诊 左耳听力较前清晰，大便仍干结难解。舌红尖甚苔薄黄，脉细数。药已中的，守方加重山茱萸10g，加炒麻仁20g、地骨皮20g，以助滋肝养血、润肠通便，再投7剂。

1994年8月22日告：听力恢复，耳鸣愈八成。嘱：服知柏地黄丸以巩固疗效。

随访 诸症悉除，耳鸣愈。

按 《灵枢·海论》云："髓海不足，则脑转耳鸣。"患者接受人流术后，胞宫损伤，累及肝肾，肝肾亏虚，则髓海失养，故出现耳鸣。治与知柏地黄汤加味以补益肝肾，滋阴泻火。服药两周，耳鸣若失。

【案例3】 粉刺（寻常痤疮）

钱某 女 15岁 学生

1996年7月16日初诊 痤疮，以头面下颌为主，波及胸背。面部及胸背生有米粒大小丘疹，白色，有的已形成红色丘疹。伴口干咽燥，大便量少，日可一解。舌红苔薄少，脉细数。

证属 肝肾阴虚，热毒内阻。

治法 滋肾坚阴，泻火解毒。

方药 知柏地黄汤加味。生地黄20g、山茱萸10g、山药10g、泽泻10g、茯苓10g、牡丹皮10g、黄柏10g、知母10g、生大黄6g（后下）、赤小豆20g、连翘10g，5剂，日一剂，水煎服。

1996年7月20日二诊 家长述：痤疮色褪，炎症性丘疹已消退，但大便溏稀。守方再投10剂。

1996年8月11日三诊 痤疮停药则有新发，大便已调。舌红苔薄黄，脉细数。守方去赤小豆、连翘，加荆芥5g、蝉衣10g、玄明粉6g（后冲入），以疏风泄热，再服4剂善后。

随访 其母胡某某告：粉刺已愈。

按 患者正值青春期，由于肺经风热，熏蒸于上，搏结不散而成。据其面部粉刺部位及舌脉之象，不仅有肺经风热为患，而且肾阴不足，下焦有热。故治与知柏地黄汤加入生大黄以滋肾坚阴，泻火解毒获愈。

【案例4】 阳痿（性功能障碍）

吴某某 男 30岁 农民

2005年2月22日初诊 举而不坚并早泄5年。同时睾丸下方瘙痒，龟头有时刺痛，尿有时灼。检查尿常规：白细胞1~2/Hp，余项无明显异常。B超报告：前列腺包膜稍毛糙。曾辗转治疗无效。有手淫史。舌红尖甚苔黄、舌中梯状裂，脉细数。

证属 肾精不固，虚火妄动。

治法 泻火坚阴，补肾固精。

方药 知柏地黄汤合五子衍宗丸加减化裁。生地黄10g、熟地黄10g、山茱萸15g、山药30g、牡丹皮10g、泽泻10g、茯苓10g、知母15g、黄柏15g、覆盆子10g、五味子10g、韭菜子10g、菟丝子15g、枸杞15g，14剂，日一剂，水煎服。

2005年3月8日二诊 性功能已见起色。舌红边微甚、苔淡黄稍腻，脉细弦软微数。据其舌脉，虚火渐抑，阴精已复，但湿浊见增。故守方加重茯苓20g，以助健脾渗湿，再投14剂。

2005年3月24日三诊 尿灼已除，龟头刺痛也减轻。舌红苔黄，脉细弦微数。守方加减以调治，汤剂再进2周；之后用知柏地黄丸缓图。

2005年4月26日再诊 阳痿早泄已愈。近期B超复查报告：前列腺已无明显异常。

按 引起阳痿的主要原因，多责之于命门火衰。而本案乃欲火大动，被受阻逆，乃至思虑烦劳，相火妄动，加之手淫耗伤太过，损伤肝肾，终致阳痿早泄。故按肾精不固，虚火妄动论治。方用知柏地黄汤合五子衍宗丸加减以泻火坚阴，补肾固精获愈。

【案例5】 阳事频举（性功能亢进）

陈某某 男 37岁 干警

2012年2月24日初诊 夜间阴茎频频勃起伴腰痛已4个多月。曾于去年11月份药后缓解。近日又出现类似症状，半夜无欲念也频频勃举，影响睡眠。心烦易怒，同时口干舌燥。饮酒后勃举反可减轻。喜好游泳、网球、篮球运动，有饮酒史，纳香，二便调。舌红苔薄白、舌边有齿痕，脉细弦微数。

证属 肾阴亏耗，虚阳妄动。

治法 滋阴益肾，泻火敛阳。

方药 知柏地黄汤加味化裁。生地黄20g、山茱萸15g、山药15g、牡丹皮15g、泽泻10g、茯神15g、知母20g、黄柏15g、车前子30g、石菖蒲10g、煅龙骨30g、煅牡蛎30g、女贞子30g、旱莲草30g、怀牛膝15g、桑寄生30g、北柴胡10g、白芍15g、炒枳壳10g、生甘草6g，7剂，一日一剂，水煎服。

2012年3月6日二诊 妻代：口干舌燥大减，要求续服。守方再投7剂。

2012年5月26日三诊 停药又阳事频举，刚入睡则勃举，影响睡眠。口干缓解。白昼工作时易疲惫。舌深红苔白，脉细弦微数。守方去柴胡、白芍、枳壳、生甘草，加玄参10g、麦冬10g、生栀子10g，以增养阴泻火之力，再投7剂。

2014年8月31日再诊 阳事频频勃举，药后缓解至今两年余。近期又有时发作，则以饮酒至微醉，可获安稳。舌红尖甚、苔微黄，脉细弦微数。守前方再进2周。

2016年2月26日再诊 时隔一年半，症情稳定。近期刚入睡时朦胧中勃举，神清时自消。仍伴心烦气躁。舌红苔白，右脉长而弦软、左脉关弦、寸尺微沉。左寸、尺脉微沉，预示火降阴复，病将瘳矣！故守方再服7剂而愈。

按 本案阳事频举，本应列为阳强，即强中之列。前贤所述之阳强，多为过服温热壮阳之品，或素体阳盛，肝肾相火偏旺所致房事中阳强不倒。本案乃为肾阴亏耗，虚火妄动，无欲念或房事中不倒之患。乃阴茎频举，扰动心神，致躁动不寐，心烦易怒。稍饮酒，可获缓解。酒乃水中之精，有助阳滋阴、温通百脉之妙，故可使频举之阴茎获得短暂安宁。但终无治疾之力。经知柏地黄汤滋阴益肾，泻火敛阳，而获痊可之效。

【案例6】 水声致尿（强迫性条件反射性尿急）

韩某某 男 57岁 职工

2001年10月27日初诊 听见水声即欲局尿1

年余。腰痠痛，怕冷，有时少腹处胀痛或掣痛，尿道口有针刺痛感。尿常规：红细胞0~1个/HP、白细胞0~1个/HP，上皮细胞0~2个/HP、蛋白质（+-）。血压102/62mmHg。有磺胺药过敏史。舌红苔白、舌根淡黄稍厚、舌中有一粗纵裂，脉细弦。

证属　湿热蕴结，下焦亏虚，肾关不固。

治法　清热利湿，燥湿坚阴，益肾固脬。

方药　知柏地黄汤合三妙散加味。熟地20g、山茱萸肉12g、山药15g、牡丹皮10g、泽泻15g、茯苓30g、知母10g、黄柏15g、漂苍术15g、怀牛膝15g、台乌药15g，7剂，日一剂，水煎服。

2001年11月21日其子代述，药后水声局尿、腰痠痛、少腹痛及尿道口刺痛均明显缓解，要求续服。守方再投7剂。

2001年11月24日三诊　水声欲尿已可抵御自控。复查尿常规：红细胞0~1个/HP、白细胞0~3个/HP、上皮细胞0~2个/HP、PH6.5。舌红尖边甚、苔白稍厚腻，脉弦软。

据其脉证，湿热未清，脾运未健，故重在清热利湿，健脾运湿善后。

方用三妙散合四苓汤加味。黄柏15g、炒苍术15g、怀牛膝15g、白术10g、泽泻25g、蒲公英15g、茯苓30g、猪苓10g、台乌药10g，共服7剂而愈。

按　水声尿急，类似于现代医学中的场景性尿频，这完全是由于不良精神因素造成的心理性排尿功能障碍。中医尚未见有本病的记载，故按湿热蕴结，下焦亏虚，肾关不固论治。方用知柏地黄汤合三妙散以清热利湿，燥湿坚阴，益肾固脬获愈。

【案例7】腰痛（慢性肾盂肾炎）

王某某　男　20岁　农民

1989年4月5日初诊　腰痛缠绵并反复尿频尿急一年余。去年6月份开始出现尿频尿急及肉眼血尿，尿常规尿蛋白可疑。入江西医学院第二附属医院就诊，检查尿常规：红细胞（+++），白细胞0~3个/HP；B超及肾盂静脉造影报告：均未发现明显异常。经服诺氟沙星症状改善，但一直未愈。刻诊：稍一劳作则腰痠，怕冷，晨起尿急，少腹胀痛，每10天梦遗一次，肾区叩击微痛。纳可，大便调。舌红苔薄白、中根部苔稍微黄，脉右滑、左细、均数。

证属　肾阴不足，膀胱湿热。

治法　滋肾坚阴，清热利湿。

方药　知柏地黄汤加味。熟地黄15g、山茱萸10g、怀山药15g、茯苓10g、牡丹皮10g、泽泻10g、知母10g、黄柏10g、桑寄生15g、川续断10g、金钱草15g，7剂，日一剂，水煎服。

1989年4月15日二诊　药后腰痠已愈七成，有时稍劳累，双肾区有针刺样疼痛感，伴小便稍有急胀。检查尿常规：尿蛋白已转阴性，红细胞0~1个/HP，白细胞0~3个/HP。脉舌如前。守方加田七粉1.5g，以助活血和血，再投8剂。

1989年4月24日三诊　尿常规恢复正常，但少腹仍闷胀不适。舌红苔薄微黄、舌中有纵型裂纹，脉细弦软微数。守方加减进退共服32剂而愈。

随访　已愈。5月30日尿常规：白细胞0-2，余项无异常，腰痛已愈。

按　慢性肾盂肾炎由于反复尿频尿急，还可继发急性肾盂肾炎。若不及时治疗可致肾脏形态改变，甚或造成肾功能损害。本案临床主要表现为反复腰痛并尿急尿频，故按肾阴不足，膀胱湿热论治。方用知柏地黄汤以滋肾坚阴，清热利湿获愈。

【案例8】癫痫

胡某某　男　19岁

1988年1月18日初诊　自诉5年来有时突然头晕，继之倒仆，昏不知人，口吐白沫，四肢抽搐，4~6分钟后苏醒。发作期半个月或数月不等。平时睡眠梦多而易惊醒，每日晨起喉中有痰梗塞，难以咯出，经治罔效。舌质红苔薄白、中间少苔，脉细数、左沉细数。

证属　肾阴亏虚，顽痰交阻。

治法　益肾坚阴，豁痰定痫。

方药　知柏地黄汤加味。细生地黄15g、山茱萸10g、牡丹皮10g、山药15g、茯神15g、泽泻10g、知母10g、黄柏10g、郁金10g、石菖蒲5g、怀牛膝10g、浙贝母10g，7剂，日一剂，水煎服。

由于路途遥远就诊不便，故嘱其服完上药后，再用知母50g、黄柏50g、山药100g、生熟地黄各100g、牡丹皮50g、泽泻50g、朱茯神100g、丹参100g、郁金50g、浙贝母50g、全蝎20g、广地龙50g、胆南星100g、醋龟板100g，共研末，炼蜜丸如梧桐子大，每次服10~12g，每日2次。服药期间忌食辛辣油腻食品。

1988年3月25日复诊　服药期间病症未见发

作，舌中之苔已长，阴津已见回复，脉已不数。按第二方，再进1料。

5月24日相告，病未再发，为免复发，按第2方加田三七30g，再进1料。1990年夏相告，病已愈，至今未再发作。

按　痰为病证之标，脏腑失调是其本。本病例证候之主要矛盾表现在睡眠不安及梦多、舌中少苔，脉细数，一派肾阴亏虚之象。虚则精少，一则可直接导致髓海不足而致痉仆；二则可致心肾不交，水火不济，心火偏旺，熬液成痰。再则肾水不足，不能涵养肝木，致使木旺化火，热极生风。因此，情志、饮食稍一失调则触发积痰与内风，而成暴逆痉仆。本案肾水不足为本，痰邪内伏为标。故治拟益肾坚阴，豁痰定痫。方用知柏地黄汤加味而获效。

【案例9】口中异味（围绝经期综合征）

王某　女　47岁　职工

2011年5月17日初诊　口中异味一个多月。口中异味有如嚼了炒花生那种香味，伴尿、阴道有热灼感。夜间燥热，舌干燥，口渴，饮而不多。睡眠梦多，双耳闭塞，听力也减退。放免检查：激素水平低于正常值，提示已进入围绝经期。舌红尖边甚、舌中有"川"字样纵裂、苔薄黄，脉细弦数。

证属　肝肾阴亏，髓海不足，清窍失养。

治法　滋养肝肾，燥湿坚阴，通络利窍。

方药　知柏地黄汤加味化裁。生地黄15g、山茱萸肉10g、山药30g、茯神15g、泽泻10g、牡丹皮15g、黄柏15g、知母15g、五味子10g、芦根50g、生黄芪30g、川红花6g、淫羊藿15g、煅龙骨35g、煅牡蛎35g、怀牛膝10g，7剂，日一剂，水煎服。

2011年5月25日二诊　口中异香味及尿、阴道热灼均见减。但近日晚上睡热后，身痒出"风疱"。舌红苔淡黄、裂纹变浅，脉细软、左微弦、均微数。守方加路路通15g、蝉衣6g，以疏风祛邪，再服7剂。

2011年11月25日随访　口中异味及诸症悉除。

按　口腔异味，一般指口臭。本案口腔出现有如咀嚼炒花生之香味，临床尚属罕见。患者正值更年期，应属心理因素所致。据其脉证，故按肝肾阴亏，髓海不足，清窍失养论治。方用知柏地黄汤加味，药仅两周获愈。

3. 杞菊地黄汤

杞菊地黄丸源于《医级》，乃在《小儿药证直诀》中地黄丸衍化而来，即地黄丸加枸杞、菊花而成，研末，炼蜜为丸。每服6~9g，温开水送下。其功用滋养肝肾。主治：肝肾阴虚之头晕目眩、视物不清、眼珠涩痛、怕日羞明、迎风流泪等。临证以本方为基础加减，化裁为汤剂。治疗瞳孔散大，神珠自胀，眼涩昏蒙，以及肾虚石淋，疗效可靠。

【案例1】瞳神散大（左瞳孔散大）

邹某某　男　46岁　缝纫工

1975年5月3日初诊　左眼视力模糊2天。昨日早晨起床后，觉得视物模糊不清，故求诊。观其左眼瞳孔较右瞳孔大一倍。病前身体无其他异样。眠可，纳香，二便亦调。有饮酒史。血压100/60mmHg。舌质红苔极薄少，脉弦数。

证属　肝肾阴虚，虚火上犯。

治法　滋阴益肾，清肝明目。

方药　杞菊地黄丸加味化裁。熟地黄三钱、山药三钱、泽泻三钱、牡丹皮二钱、茯苓三钱、枸杞子三钱、杭菊花三钱、女贞子三钱、龙胆草一钱半、决明子三钱、石决明六钱、刺蒺藜三钱，2剂，日一剂，水煎服。注：山萸肉缺药。故加用女贞子与刺蒺藜。

嘱　忌食辛辣及饮酒。

1975年5月20日其妻喜告，服2剂药后缓解，第四天痊愈。

按　一侧眼睛瞳孔扩大，现代医学认为首先考虑外伤，致使瞳孔括约肌受损；其次是服用了某些药物所致；另一种情况是动眼神经损伤导致。中医称之为瞳神散大，多由七情内伤，损及肝脾，精气不能敛聚所致。本案之患乃长期缝纫，难免熬夜，加上嗜酒，耗伤真阴，致使瞳神不能聚敛，而视物模糊，瞳神散大。故治与杞菊地黄丸加味化裁以滋阴益肾，清肝明目。药仅2剂，瞳神复原。

【案例2】神珠自胀（视神经病变）

王某某　男　45岁　农民

2015年4月15日初诊　双眼胀痛，视物模糊2周余。入南昌大学第一附属医院检查示：左眼底视基边界不清，诊断：视神经病变。经住院10天，治疗后症状改善。左视力由0.08上升为0.4。眼珠胀痛及视力尚未痊愈,故就诊于中医。有高血压史。纳香,眠可,二便调。舌红苔薄微黄,脉细弦微数。

证属 肾水不足,肝风上扰。

治法 益肾息风,清肝明目。

方药 杞菊地黄丸加味化裁。生地黄15g、山药30g、山茱萸10g、牡丹皮15g、泽泻10g、茯苓10g、杭菊花10g、枸杞15g、石斛30g、天麻30g、钩藤15g、夏枯草30g、青葙子15g、石决明30g,5剂,日一剂,水煎服。

2015年4月20日二诊 女儿代述:眼胀减轻,要求续服。守方加夜明砂12g,以助清肝明目,再投7剂。

2015年5月26日三诊 若睡眠差则视力差,睡好则眼睛轻松,近几日睡眠欠安。舌红苔薄黄,脉细弦微数。守上方加生栀子12g、淡豆豉10g,以助清心宁神,再服7剂。

嘱 暂忌看电视,避免久视伤血。

2015年6月1日四诊 眼珠偶尔有时微胀不适。舌红苔薄黄,脉弦软。守上方再服14剂。

2016年10月4日喜告 目痛已愈,视物已清晰。

按 本案证属肝经郁结,郁久化火,损伤肾阴,火性上炎,挟风侵害空窍所致。故治与杞菊地黄丸以益肾息风,清肝明目获愈。

【案例3】 眼涩昏蒙(青光眼滤过术后)

艾某某 男 47岁 职工

1997年7月23日初诊 眼睛干涩,视物昏蒙半年。今年于1月7日因青光眼入住江西医学院第二附属医院进行滤过手术,术后,眼干涩昏蒙,四肢指趾端关节疼痛。稍食煎炒食品则咽喉痛、舌溃疡,每服激素可明显缓解。纳呆,口中黏腻。舌红苔薄白、舌尖边有齿印,脉细弦数。

证属 肾阴亏虚,肝血不足。

治法 滋补肝肾,养血明目。

方药 杞菊地黄丸加味化裁。生地黄20g、山药15g、山茱萸10g、牡丹皮10g、茯苓10g、泽泻10g、枸杞子10g、白菊10g、黄柏10g,7剂,日一剂,水煎服。

1997年7月30日二诊 四肢指趾端关节疼痛已除,纳食增加,眼中干涩减轻。舌红苔白、舌尖边有齿印,脉细弦。守方加川红花5g,以助活血行血,再投7剂。

1997年8月8日三诊 加红花后,自觉眼睛昏蒙,自减红花后效如前。舌红苔薄黄、舌尖边瘀斑消退,脉细弦。守方熟地易生地,去黄柏、红花,加菟丝子15g,以补养肝肾,再服7剂而愈。

按 眼涩昏蒙,乃术后精血亏损,不能上承以滋养目窍所致。治与杞菊地黄丸以滋补肝肾,养血明目获愈。

【案例4】 石淋、神珠自胀(右肾中盂结石、视疲劳症)

吴某某 女 27岁 职工

2003年12月31日初诊 右腰痛伴眼珠胀痛反复发作1年余。近一年多来经常右腰部及右腹痛;同时伴左侧头痛、双眼珠胀痛,久视则加重,尤其使用电脑时。经医院检查报告:右肾中盂见0.5cm×0.5cm强光团后伴声影。诊断为右肾结石。眼科检查诊断为双眼屈光不正,视疲劳症。胸腰部X线诊断:①胸椎轻度骨质增生。②腰椎退行性改变(轻度)。晨起口干舌燥,纳尚可,大便调。舌红苔黄,脉细弦数。

证属 肝血不足,肾水亏虚,水道瘀阻。

治法 滋阴补肾,清肝明目,壮腰通淋。

方药 ①杞菊地黄汤丸加味化裁。生地黄20g、山茱萸肉10g、山药15g、牡丹皮10g、茯苓10g、泽泻10g、北枸杞10g、杭菊花10g、制乳香10g、制没药10g、黄柏10g、知母10g、桑寄生15g、川续断10g,7剂,日一剂,水煎服。

②局部热敷。取粗盐500g,炒热至60~70℃后,布袋装,敷腰腹,每日一次。

2004年1月9日二诊 腹痛缓解,右腰部仍疼痛并连及背部。舌红苔薄黄、舌中有细裂,脉细微数。守方加威灵仙15g、炒枳壳10g,以增行气通络之力,再投14剂。

2004年3月5日三诊 今日B超复查报告:双肾、双输尿管、膀胱未见明显异常。舌红苔薄淡黄,脉细弦软。拟用杞菊地黄丸善后。

按 患者罹患右肾结石,同时眼珠胀痛。结石乃湿热下注,化火灼阴,煎熬尿液成石。久治不愈,肾气亏耗,肝失水涵,目窍失养。由于肝肾阴虚,则虚火上炎，故眼珠胀痛，尤其久视加重。本案虚实夹杂，故治与杞菊地黄汤丸加味以滋养肝肾，清肝明目，壮腰通淋获效。

4. 归芍地黄汤

归芍地黄汤源于《症因脉治》。方由当归、白芍、生地黄、牡丹皮、茯苓、山药、山茱萸、泽泻组成，水煎服。原著未注明用量，本方实乃地黄丸加当归、白芍化裁而来。其功用滋阴养血。用治因肝肾阴亏致头昏头痛，耳鸣目眩、腰脚痠软，午后潮热，骨蒸盗汗诸疾。

临证使用或随证加减治疗神珠自胀、腹痛、不孕、颌关节松弛等，获良效。

【案例1】 腰痛（急性腰痛）

邹某某　女　30岁　农民

1996年6月5日初诊　持续性腰痛伴痠胀8天。近期腰膝痠软、怕冷，逐渐加重成持续性腰痛伴痠胀。检查尿常规未见明显异常。舌质红苔薄白，脉细数。

证属　肝肾亏虚，气血瘀滞。

治法　滋阴养血，益肾通络。

方药　归芍地黄汤加味。当归20g、赤芍30g、熟地黄20g、山茱萸20g、山药20g、泽泻15g、茯苓30g、牡丹皮10g、金毛狗脊15g、巴戟天15g、台乌药15g，3剂，日一剂，水煎服。

1996年7月8日随访　服三剂而愈。

按　凡腰痛，《内经》以虚、寒、湿三因立论。《诸病源候论·臀腰候》云："谓卒然伤损于腰而致痛也，此由损血搏于背脊所为。"补充了外伤与劳累造成腰痛的病因。本案则是长期从事田间劳作，难免受外邪侵袭及劳损致使腰痛。故而按肝肾亏虚，气血瘀滞。治以滋阴养血，益肾通络。方用归芍地黄汤加入金毛狗脊、巴戟天，服药3剂辄愈，可谓药效之神速。

【案例2】 不孕（不排卵）

王某　女　40岁　居民

2015年5月29日初诊　欲孕第二胎未遂。月经如期，但月经量少。纳香，眠可。据市某医院检查报告：不排卵。虽然高龄，仍欲孕第二胎而就诊于中医。舌红苔淡黄厚，脉弦软数。心率88次/分，律齐。

证属　肝肾不足，冲任失调。

治法　益肾填精，养血种子。

方药　归芍地黄汤加味。当归10g、白芍15g、生地黄15g、山茱萸肉10g、山药30g、牡丹皮15g、茯苓10g、泽泻10g、枸杞15g、淫羊藿15g、胡芦巴10g、川芎10g、北山楂15g、泽兰10g，7剂，日一剂，水煎服。

2015年6月8日二诊　感觉良好，睡眠深沉。舌红苔淡黄、舌中部苔稍厚。脉弦软微数。心率80次/分，律齐。守方加仙茅15g，以助温肾助阳，再服7剂。

随访　受孕并于2016年夏分娩一子。

按　患者高龄，年届不惑。《素问·上古天真论》云："女子……六七三阳脉衰于上，面皆焦，发始白。"已至肝肾不足之期，故月经量少而不排卵。但按肝肾不足，冲任失调论治。方用归芍地黄汤加入枸杞、淫羊藿、胡芦巴等温养肾精之品，以益肾填精，养血种子。药仅两周，肝血充，肾精足，冲任调，则能摄精成孕。

【案例3】 颌关节脱位（颌关节韧带松弛症）

邹某某　女　18岁　农民

1981年4月30日初诊　每以打哈欠则下颌脱落，近2年已脱落7次之多。平时在咀嚼食物时，下颌关节有咔咔响声。身体尚康健，纳香，眠好，二便调。舌红苔白，脉细弦缓。

证属　气血不足，筋失所养。

治法　益肾柔肝，养血舒筋。

方药　归芍地黄汤加味。当归10g、白芍10g、熟地黄20g、山茱萸肉10g、淮山药10g、牡丹皮10g、泽泻7g、云茯苓10g、补骨脂10g、枸杞10g，日一剂，水煎服。

2012年秋季赴昌就诊胃病，追访告　药5剂后愈，至今31年，下颌安康。

5. 左归丸

左归丸源于《景岳全书》。方由大熟地250g、山药（炒）、枸杞子、山茱萸、菟丝子（制）、鹿胶（切碎，炒珠）、龟胶（切碎，炒珠）各120g，川牛膝

90g（酒洗，蒸熟，精滑者不用）。上药先将熟地蒸烂杵膏，共炼蜜为丸，如梧桐子大，空腹时用滚汤或淡盐汤送下100丸。本方系从《小儿药证直诀》地黄丸加减衍化而成。方中熟地、山药、山茱萸补益肝肾阴血；龟、鹿胶为血肉有情之品，二味协同峻补精血，调和阴阳；配以菟丝子、枸杞子、川牛膝补养肝肾，强壮筋骨。诸药合用，共建滋阴补肾，益精养血之功。主治：真阴不足，肾水亏虚，营卫失养，渐至衰弱致虚热往来，自汗盗汗，或遗淋不禁，或眼花耳聋，或口燥舌干，或腰疼腿软等。临证使用或随证加减用之于肾虚头晕、脑鸣治疗。

【案例1】 头眩（脑供血不足）

周某某　男　60岁　船民

2005年9月29日初诊　头眩。近来头眩经常发作，伴口苦，牙龈出血。腰膝酸软，健忘。纳食尚香，大便干结，尿多，每晚夜尿3~4次。某医院检验报告：乙肝两对半提示：1、4、5阳性，肝功能无明显异常；空腹血糖4.15mmol/L；血脂四项无异常。血压：115/85mmHg。初步诊断：脑供血不足。舌红苔薄白，脉细弦微数。

证属　肾水不足，髓海空虚。

治法　滋阴益肾，填精生髓。

方药　左归丸加味。熟地黄15g、山茱萸12g、山药15g、枸杞15g、菟丝子15g、川牛膝10g、鹿胶10g（另包）、龟胶10g（另包）、杜仲12g、金樱子15g、芡实15g、丹参30g、麦冬10g、赤芍15g，7剂，日一剂，水煎服。

随访　头眩愈，夜尿减少。

按　患者时年花甲，乃劳倦损伤，精血衰弱。正如《素问·上古天真论》中云："男子……七八肝气衰，筋不能动，天癸竭，精少，肾气衰。"故而头晕眼花，按肾水不足，髓海空虚论治。服药一周，头眩愈。

【案例2】 脑鸣（脑血管功能异常）

徐某某　女　40岁　农民

2007年6月28日初诊　脑内轰鸣作响数月之久。之前曾因下肢颤抖伴脑鸣而就诊。药后下肢颤抖愈。脑鸣如故，近期加重，伴神疲乏力，眠可，纳香，二便尚调。舌红苔薄白，脉沉细弦软。

证属　肾水不足，真阴亏虚，髓海失养。

治法　滋阴益肾，培元固真，补精生髓。

方药　左归丸合甘麦大枣汤加味化裁。熟地黄15g、山茱萸15g、山药15g、枸杞15g、菟丝子15g、川牛膝10g、龟胶10g（烊服）、鹿胶10g（烊服）杜仲10g、胡芦巴10g、浮小麦30g、炙甘草6g、红枣5枚、北黄芪20g、太子参20g、当归5g、川芎20g，10剂，日一剂，水煎服。

2007年8月6日喜告　脑鸣已止。

按　脑鸣，现代医学认为是由脑血管功能异常、精神心理、外伤及颈椎病变引起。此外长期服用激素类药物，以及吸烟、不良生活习惯也可能导致。本案类似于脑血管功能异常。《张氏医通》称脑鸣为"头响"，并有实、虚之分，实证为痰火内郁，上扰清空；虚证则为肝肾亏虚，髓海失养。故据其脉证辨其为肾水不足，真阴亏虚，髓海失养所致。治与左归丸合甘麦大枣汤以滋阴益肾，培元固真，补精生髓。药仅10剂，脑鸣痊愈。

6. 左归饮

左归饮源于《景岳全书》，张氏为肾阴亏虚而设。方中熟地6~9g或加至30~60g、山药6g、枸杞6g、炙甘草3g、茯苓4.5g、山茱萸3~6g（畏酸者少用之）。用水400ml，煎至250ml，空腹时服。本方系右归饮去杜仲、肉桂、附子，加入茯苓而成。变益火为壮水之法，重在滋补肾阴，若加入麦冬、龟板，可增强滋阴之功。其功能滋阴补肾。主治：肾阴不足，阴衰阳盛，腰疼遗泄，盗汗，口燥咽干，口渴欲饮。舌尖红，脉细数。临证使用或随证加味，治疗阴虚耳鸣，产后腰痛，阴道干燥，发斑脱发等。

【案例1】 耳鸣（神经性耳鸣）

吴某某　男　36岁　自由职业

2006年10月20日初诊　右耳耳鸣一个来月。某医给服六味地黄丸一周罔效，由于耳鸣导致听力下降；加上业务操劳心烦，并引起肢冷。而且因工作原因有饮酒、熬夜史，故症状有逐渐加重之势，求诊于中医药。纳食一般，二便尚调。舌红苔薄白、舌边有齿印，脉细弦数。

证属　肝郁气滞，气血亏虚，清窍失养。

治法　滋补肝肾，疏肝行气，养血利窍。

方药　左归饮合四逆散加味。生地黄8g、熟地黄8g、山茱萸15g、山药15g、茯苓12g、枸杞15g、炙甘草5g、北柴胡10g、赤芍15g、白芍15g、炒枳壳15g、龟板30g（打碎）、川红花10g、桃仁10g、地龙15g、僵蚕10g、全蝎6g、当归尾30g、川芎10g，日一剂，水煎服，上药连服7剂告愈。

按　本案耳鸣，虚实夹杂，先有劳累、恣酒，损伤肝肾，清窍失养；后有思虑怫逆，肝郁气结，致使肝火逆上，扰动清窍而致。故在左归饮滋补肝肾的基础上，加上四逆散疏肝行气，共成养血利窍之功。

【案例2】　腰痛（产后腰痛）
黄某某　女　32岁　居民

2010年4月20日初诊　产后100天，腰痛，以右侧为甚已1个月余，伴有尾骶胀疼。少寐，黄带，咳嗽时尿自出，乳汁不足。舌红苔白，脉细弦软而微数。

证属　肝肾亏虚，湿热下注。

治法　补益肝肾，清热利湿。

方药　左归饮合易黄汤加味。生地黄10g、熟地黄10g、山茱萸肉10g、枸杞15g、怀牛膝10g、山药30g、茯苓12g、炙甘草5g、白果12g、车前子15g、芡实30g、黄柏15g、炒杜仲15g、川断续10g、苍术10g、肉苁蓉10g、巴戟天10g、炒枳壳20g、天花粉15g、王不留行籽10g，5剂，日一剂，水煎服。

2010年4月27日二诊　腰痛及黄带已止，仍有少量白色带下，乳汁增但仍少。舌红苔白，脉细微弦。

患者肾虚腰痛、湿热带下已除，乳汁不足，改用食疗善后。猪蹄汤：炮穿山甲5g、王不留行10g、白通草10g，猪蹄1只，炖熟，食肉喝汤，每3日一次。喝服2次。

2010年5月16日告　腰痛已愈，乳汁大增。

按　产后腰痛，可能是激素水平尚未恢复到正常水平，或盆腔韧带和腰部韧带相对松弛所致。据其脉证按肝肾亏虚，湿热下注论治。方用左归饮合易黄汤以补益肝肾，清热利湿而愈。

【案例3】　阴道干燥（雌激素减少）
段某某　女　28岁　职工

2014年8月13日初诊　阴道干燥。月经量少、色黯1年。去年孕一子（正常分娩）后则经少色黯。

同时出现阴道干燥，性生活感觉十分明显。因工作每月轮值2周夜班，故值夜班后则头晕乏力。血压90/65mmHg。舌红苔白，脉细而微弦无力。

证属　肝肾亏损，气阴两虚。

治法　滋养肝肾，养血调冲。

方药　左归饮合二至丸加味。熟地黄20g、山药15g、山茱萸肉10g、枸杞15g、茯苓10g、怀牛膝10g、炙甘草6g、女贞子15g、旱莲草15g、肉苁蓉10g、巴戟天10g、淫羊藿15g、刘寄奴10g、泽兰10g、当归15g、党参15g、漂白术10g、菟丝子15g、桃仁泥10g、川芎10g、川红花10g，7剂，日一剂，水煎服。

2014年11月18日再诊　初诊药尽正值经至，经量增，色已红，月经已基本如常；阴道干燥也显然改善。停药后，上个月经色又暗红，兼之热夜上火，咽喉干燥，阴道也微干燥不适。舌红苔白，脉细而微弦。守方再服7剂。

3个月后随访　月经复常，阴道干燥愈。

按　患者正值壮年，无带下等症，故可排外围绝经期与阴道感染致病。按肝肾亏损，气阴两虚论治。治以滋养肝肾，养血调冲。前后两次就诊，共服药两周而愈。

【案例4】　发斑脱发（脂溢性脱发）
李某某　女　45岁　职工

2015年12月11日初诊　近期脱发严重。近一时期不仅脱发，而且极易疲劳，有时突然心慌，晨起腰痠，月经时加重。经期尚准时，但经量减少。有乳癖症。纳香，眠可，二便调。舌红苔白，脉弦软。

证属　肾阴亏虚，气虚血弱，发失所养。

治法　滋阴益肾，补气养血，育阴润燥。

方药　左归饮合甘麦大枣汤加味。熟地黄15g、山茱萸10g、山药15g、枸杞15g、怀牛膝15g、茯苓12g、淮小麦30g、红枣6枚、炙甘草8g、制何首乌15g、当归15g、肉苁蓉15g、巴戟天15g、杜仲15g、葫芦巴10g、川续断15g、炙黄芪25g，7剂，日一剂，水煎服。

2016年1月9日二诊　脱发显著改善，但停药二周后，又稍见脱发。舌红苔白，脉弦软。守方再服7剂告愈。

按　发斑脱发之病名，首见于《外科全生集》，多见于青壮年群体，属于难治之证。患者有皮脂溢出，头屑多，瘙痒等，有的无任何症状。多由气血虚弱，血虚生燥，发失所养；或肝肾亏虚，阴血不足，不能化生精血，发根空虚；或是恣食肥甘，损伤脾胃，运化失常，水聚化湿，湿郁化热，上蒸头部，侵蚀发根引起头发黏腻脱落。总之，血热、血虚、湿热是导致脱发的原因。本案症状并不典型，据其年龄、脉证当属肾阴亏虚，气虚血弱，发失所养。治与左归饮合甘麦大枣汤以滋阴益肾，补气养血，育阴润燥获效。

7. 大补阴丸

大补阴丸，又名大补丸，来源于《丹溪心法》，《医学正传》称之为大补阴丸。方由黄柏（炒褐色）、知母（酒浸、炒）各120g，熟地黄（酒蒸）、龟板（酥炙）各180g。上药为末，用猪脊髓炼蜜为丸。每服70丸，空腹时用盐开水送下。方中黄柏、知母苦寒泻火，熟地黄大补肾阴，龟板、猪脊髓属血肉有情之品，填精益髓。诸药合用，补阴泻火并重。且泻火可存阴，滋阴可制火，共成滋阴泻火之效。临证用本方或随证加减，治疗性欲低下，滑精，疗效较好。

【案例1】 性欲低下（性功能障碍）

范某某　男　42岁　自由职业

2014年11月26日诊：性欲低下，性兴趣冷淡。近数月来，性欲较以前明显冷淡，缺乏兴趣，甚觉疲乏困重。而且动则汗多，甚至大汗淋漓。心烦尿赤。有酗酒史。舌红苔白，脉细弦微数。

证属　肝肾阴虚，湿郁化热，表虚卫弱。

治法　滋肾坚阴，燥湿清热，固表敛阳。

方药　大补阴丸合当归六黄汤加减。知母15g、黄柏15g、生地黄15g、当归10g、川黄连6g、黄芩10g、炙黄芪30g、煅龙骨30g、煅牡蛎30g、牡丹皮10g、山茱萸肉15g、北枸杞15g、淮山药30g、金樱子30g、芡实30g、巴戟天15g、肉苁蓉15g、龟胶5g（烊服）、鹿胶5g（烊服），10剂，日一剂，水煎服。

2014年12月15日午餐面告　服药后，觉奇效！汗止，性欲提升。要求续服，脉舌如上。守方再服14剂。

随访　告，已复常。

2019年3月某日来访　告知，5年来性欲正常。

按　性欲低下，类属于阳痿，但又无阳痿之严重，故此冠名。《素问·生气通天论》云："阴平阳秘，精神乃治。"人体阴阳互根，相互依存，只有阴阳协调，人体的各个部分才能行使正常功能。患者过度劳累，恣饮酒食，损伤脾胃，累及肝肾，既有湿热为患，又有肝肾亏虚，阴阳失调之证。故治与大补阴丸合当归六黄汤以滋肾坚阴，燥湿清热，固表敛阳。竟收药至病除之效。

【案例2】 滑精

王某某　男　26岁　船工

1988年5月13日初诊　精液自出，伴头晕目眩3天。2天前晚上八时左右大便时滑出精液，20~30mL，当时就觉头晕不适。尔后不定时（每日6~7次）精液点滴自行滑出，内裤精斑湿渍，伴头晕目眩、神疲乏力、腰酸膝软并怕冷，故用长巾围腰。口苦胸闷，心烦不寐，有失眠病史达2年余。因爱人近年来生病，否认房事。舌红尖边甚、苔黄而糙少津，脉呈革象。

证属　脾肾亏虚，虚火妄动，精关失司。

治法　壮水制火，健脾益肾，固关封藏。

方药　大补阴丸合生脉汤加减。黄柏15g、生地黄30g、醋龟板30g（先煎）、粉丹皮10g、白芍10g、知母10g、生晒参6g、五味子5g、麦冬10g，2剂，日一剂，水煎服。

1988年5月15日二诊　滑精已减至每日2~3次，精量显少。乏力、头晕见减。腰仍酸痛。纳可，二便调。舌红苔薄白、根部苔微黄厚微腻，脉见弦象。药已中的，守方加菟丝子10g、川续断10g，以壮腰健肾，再服2剂。

1988年9月22日随访　药后滑精已基本愈好，因驾船外出，无法复诊，将息后已愈。

按　本案因妻子抱病，难遂欲念。终因劳思太过、欲火贲张，精临难制，致脾肾虚馁，精关失控，精液自出。其头晕目眩、舌糙脉革，均为失精之象。经壮水制火，健脾益肾，收固关封藏之功。

8. 一贯煎

一贯煎源于《柳州医话》。方由北沙参、麦冬、当归各10g，生地黄30g，杞子12g，川楝子5g，水煎，去渣温服。方中生地滋阴养血，以补肝肾为主药；沙参、麦冬、当归、枸杞助生地滋阴养血，以生津柔肝为辅；川楝子疏泄肝气为佐使。共奏滋养肝肾，疏肝理气之功。主治：肝肾阴虚，肝气不舒所致的胸脘胁痛，嗳气吞酸，咽干口燥及疝气瘕聚。

临证使用或随证加减，或以他方协同，治疗肝肾阴虚，肝气不舒的眩晕、头痛、鼻衄、齿衄、尾骶痛、胃胀、唇风、水肿、虚损、心悸、舌痛，放疗术后口干，药物性身颤肢麻等，疗效立显。

【案例1】 头眩（神经症）

陈某某 女 66岁 退休工人

2002年2月27日初诊 经常头眩，胸闷，气憋，以晚间起床时发作较多已2年。发作时下肢萎软，晨起口苦。纳尚可，心烦失眠，不易入睡。血压140/80mHg，舌红苔薄白少苔、舌边有齿印，脉细数。

证属 肝肾阴虚，虚火上扰。

治法 滋阴养血，清心除烦。

方药 一贯煎合栀子豉汤加味。生地黄20g、北沙参20g、麦冬10g、当归10g、枸杞10g、川楝子10g、生栀子10g、淡豆豉10g、丹参30g、北柴胡6g，7剂，日一剂，水煎服。

2002年3月6日二诊 头眩、胸闷、气憋改善，睡眠仍难以入睡，药后出现胃脘嘈杂，有时吐酸。舌红苔薄白、舌边有齿印，脉细弦微数。守方加煅龙骨15g（先煎）、煅牡蛎15g（先煎），以镇潜安神，健脾和胃，再投7剂。

2004年4月28日再诊 药后诸症愈。今年3、4月各发作1次眩晕，并伴恶心呕吐，发热汗出。刻下胃脘灼热伴下肢发热，测体温正常。一医给温胃苏，致口干不适，纳食无味，大便尚调。舌红绛少苔、舌边有一小块黄苔，脉细弦数。仍宗原法及方药加减进退共服21剂而愈。

按 患者年近天命，肝肾虚馁，尤其肾水亏虚。正如《素问·上古天真论》所云："肾者主水，受五脏六腑之精气而藏之。"故而肾水亏虚，精气不藏，髓海空虚，"髓海不足，则脑转耳鸣"（《灵枢·海论》）；肾水亏虚，则虚火上炎。因此，出现头眩胸闷，心烦不寐等一系列症状，故治以滋阴养血，清心除烦。方用一贯煎合栀子豉汤获愈。

【案例2】 头痛（酒精性头痛）

王某某 男 38岁 农民

1996年3月7日初诊 头掣痛反复发作3年。每以饮酒后（无论饮酒多少），头顶则掣痛不止，若睡上一段时间，可自行缓解。眠好，纳可，口干喜冷饮。大便3~4日一行，不干结，小便黄。素有饮酒史。舌红苔薄少，脉细弦软数。

证属 虚火上扰，清窍失养。

治法 滋补肝肾，升清利窍。

方药 一贯煎加味。生地黄30g、北沙参20g、当归10g、川楝子10g、枸杞15g、煅龙骨30g、煅牡蛎30g、女贞子10g、丹参15g，10剂，日一剂，水煎服。

随访 药后头痛愈。

按 患者恣饮酒水，湿热蕴结，化热伤阴。头为清阳之府，若虚火上扰于脑，清窍失养，则发为头痛。故用一贯煎以滋补肝肾，升清利窍获愈。

【案例3】 鼻衄（血小板减少症）

刘某某 女 58岁 居民

2007年2月28日初诊 鼻腔经常出血已近1年。刻下，鼻衄，头晕乏力，嗜睡，下肢萎弱，口干纳呆，睡眠梦多，视力减退。有血小板减少史。26日检查血常规：血小板52×10⁹/L（参考值100×10⁹~300×10⁹/L），余项无明显异常。舌鲜红苔薄少，脉细微数。

证属 阴虚火旺，血不循经。

治法 滋阴清热，凉血止血。

方药 一贯煎合犀角地黄汤加减。生地黄15g、南沙参15g、北沙参15g、全当归10g、枸杞10g、麦冬10g、川楝子10g、焦栀子15g、黄芩炭10g、牡丹皮10g、赤芍15g、白芍15g、水牛角粉20g（包煎）、川芎10g、西洋参10g（另炖兑服）、阿胶10g（烊服），14剂，日一剂，水煎服。

2007年3月19日二诊 药至8剂，鼻衄止。3月14日查血常规：白细胞5.1，红细胞5.19×10¹²/L，血小板125×10⁸/L。舌红苔薄白少苔，脉细。守方阿胶珠10g易阿胶，去黄芩炭，加孩儿15g、生甘草5g，以助补血和血，再服30剂以善后。

4月下旬电话 药已服完，经丰矿医院复查血常规无明显异常。

2012年就诊追访 鼻衄未再复发。

按 患者为肝肾阴虚，虚火上炎，灼伤鼻窍，故鼻衄反复发作。其证为阴虚火旺，血不循经。治以滋阴清清，凉血止血。方用一贯煎合犀角地黄汤，服药两周收效，共服6周痊愈。

【案例4】 齿衄（血小板减少症）

晏某某 女 38岁 农民

1993年5月4日初诊 近来牙龈经常出血，同时伴口臭。坐下则胃脘堵塞，纳食不香，眠可，二便尚调。检查血常规：血小板6.2×10⁹/L，余项无明显异常。舌红苔薄白、舌尖少苔、中间有一纵形裂纹，脉弦、左细弦。

证属 胃火炽盛，热灼心营。

治法 清热泻火，凉血和营。

方药 一贯煎合犀角地黄汤加减。生地黄15g、北沙参20g、麦冬10g、当归6g、川楝子6g、枸杞10g、升麻6g、赤芍15g、川黄连3g、牡丹皮10g、水牛角粉30g、紫草10g，7剂，日一剂，水煎服。

1994年1月4日再诊 去年牙龈出血，药后血止，血常规：血小板计数正常。刻下，口干，睡前要饮温水二碗，晨起则又口黏腻。舌红苔薄白、舌尖边红甚、舌面有裂纹，脉小数。观其脉证，仍为阴虚火旺，故守原方再进7剂以调治。

随访 诸症悉除。

按 患者胃热炽盛，灼伤营阴，发为齿衄。治以清热泻火，凉血和营。方用一贯煎合犀角地黄汤，服7剂收效，再服7剂痊愈。

【案例5】 尾骶骨痛（腰骶劳损）

彭某某 女 42岁 职工

1988年10月10日初诊 尾骶疼痛伴头昏疲乏10余天。曾经某医给服：炙黄芪、当归、川芎、狗脊、杜仲、生地黄、熟地黄等壮腰、补气、养血等药14剂罔效。摄X线腰椎、骶骨均未发现明显异常。舌红苔薄、舌尖少苔、边有齿印，脉细弦数。

证属 肝肾阴虚，气滞络阻。

治法 滋补肝肾，疏肝理气。

方药 一贯煎加味。生地黄12g、熟地黄12g、北沙参20g、麦冬10g、当归身15g、北枸杞20g、川楝子10g、台乌药10g、延胡索10g、桑葚子10g、五味子20g，4剂，日一剂，水煎服。

1988年10月13日二诊 尾骶疼缓解，仍头昏，稍动则劳累。舌红苔薄、舌尖少苔，脉细数。守方加太子参15g，以助益气健脾，再服7剂告愈。

按 腰骶部软组织慢性损伤是人体最常见的损伤疾病，尤其是50岁左右的人较为常见，多为肝肾亏虚所致。故按肝肾阴虚，气滞络阻论治。方用一贯煎以滋补肝肾，疏肝理气获愈。

【案例6】 胃胀（慢性浅表性胃炎）

刘某 女 58岁 家政工

2003年5月28日初诊 脘腹饱胀伴恶心一周。入南昌大学第一附属医院就医，诊为慢性浅表性胃炎。经服瑞倍等药，大便色黑。查大便未发现明显异常，胃脘胀而不减。刻下：脘腹胀满，口黏、口干不欲饮。形体偏瘦。舌红少苔，脉细弦微数。

证属 肝郁脾虚，阴虚内热。

治法 养阴清热，行气开郁。

方药 一贯煎加味。北沙参15g、生地黄12g、当归10g、川楝子10g、北枸杞10g、麦冬10g、葛根10g、青木香10g、桃仁6g、川红花6g、苍术6g，4剂，日一剂，水煎服。

2003年6月4日二诊 胀满减半，大便亦调。舌红苔薄白、舌中仍少苔，脉细软。守方加重北沙参5g、生地8g，再进7剂。

2003年6月11日三诊 自觉症状继续减轻。血压92/58mmHg。舌面中间仍少苔，脉弦软。守方加减进退共续服49剂而愈。

2003年7月30日随访 诸症已除。嘱其用六味地黄丸善后并巩固疗效。

按 胃痛、胃胀，其因多端，以实为主。故《诸病源候论·胃病候》云："诸脏腑皆受水谷之气于胃，气盛为有余，则病腹膜胀，气满，是为胃气之实也。"《景岳全书》云："惟食滞、寒滞、气滞者最多。"而本案脉证表现肝郁脾虚，阴虚内热，故治与一贯煎以养阴清热，行气开郁获愈。

【案例7】 唇风（唇炎）

欧某某 女 45岁 职工

2001年11月24日初诊 唇周起疱疹并干裂反复已10年，加重2年。初起唇周痒、红，之后疱疹出现并少量渗出，结痂、干裂，偶尔麻木。刻下，唇周干裂结痂。从不嗜辛辣食品。便调。舌暗红苔白润，右脉略弦关滑、左沉细。

证属　肺胃积热，久郁化燥。

治法　滋肺益肾，润燥疏风。

方药　一贯煎加味。生地黄 20g、北沙参 15g、麦冬 10g、川楝子 10g、北枸杞 15g、当归 6g、百合 15g、百部 15g、玉竹 10g、鱼腥草 30g、生甘草 6g，7 剂，日一剂，水煎服。

2001 年 12 月 5 日二诊　三剂药后，疹裂弥合。近 2 天下唇又起疹，口角干裂。舌红苔薄白，脉细、右关仍略滑。守方再服 14 剂而愈。

按　唇风，类似于现代医学之剥脱性唇炎，对病因认为可能是与温度、化学、机械性因素有关。而患者反复发作 10 年，始因胃经风热，久则不仅脾经血燥，而且损伤肝肾阴血，故出现一派久郁化燥之象。治与一贯煎加味以滋肺益肾，润燥疏风。药仅三周，其病豁然。

【案例 8】　水肿（特发性水肿）[1]

胡某某　女　30 岁　职工

1991 年 5 月 28 日初诊　腰痛反复发作数年，全身浮肿 2 天。几年来腰痛反复发作，近一时期晨起腰痛并有空虚感，活动后可获缓解。昨天开始颜面及下肢浮肿。晨起眼睑浮肿甚，下午下肢浮肿加重。经南昌市第九人民医院检查尿常规无明显异常。口干喜温饮，纳食尚好，睡眠亦可，二便调。舌红苔薄微黄而少津、舌中少苔，脉沉细数、略有弦象。

证属　肝肾阴虚，气化失常。

治法　滋水涵木，益肾化气。

方药　一贯煎合地黄丸化裁。生地黄 20g、北沙参 20g、麦冬 10g、当归身 10g、川楝子 10g、北枸杞 10g、山药 20g、牡丹皮 10g、泽泻 10g、山萸肉 10g、茯苓 10g，5 剂，日一剂，水煎服。

1991 年 6 月 10 日随访　药尽水肿消除。

2001 年夏季再访　至今安康。

按　水肿为病，历来认为皆由风邪外袭、水湿内侵、疮毒内攻，劳欲过度及饥饱失调，均会造成水肿。阴虚水肿者，无有论及。而本案口干喜饮，舌红少津，脉沉细数，为阴虚内热之象。《金匮要略·水气病脉证并治》中称之为水气，并云："里水者，一身面目黄肿，其脉沉，小便不利，故令病水，假如小便自利，此亡津液，故令渴也。"故以脉证为

据，治与滋水涵木，益肾化气。方用一贯煎合地黄丸化裁，药仅 5 剂，肿获痊愈。

【案例 9】　水肿（特发性水肿）[2]

阳某某　女　73 岁　居民

2011 年 5 月 27 日初诊　动则气短而气喘。上 4 楼必须歇 2 次。夜间口干似裂。有青光眼史（眼压高，正在用药，未接受手术），有慢性尿道炎史，即经常尿急、尿频、尿痛。舌鲜红苔微黄、舌中脱苔，脉细而无力。

证属　气阴亏虚，阴虚内热。

治法　滋养肝肾，育阴润燥。

方药　一贯煎加味。生地 15g、南沙参 15g、北沙参 15g、当归 10g、麦冬 10g、枸杞 10g、川楝子 10g、知母 15g、炙甘草 6g、怀牛膝 15g、红景天 15g、生黄芪 15g、绞股蓝 15g、淮小麦 30g，7 剂，日一剂，水煎服。

2011 年 6 月 8 日二诊　气短显效，口干略减，尿痛减轻，但矢气多，大便不成形。舌红苔微黄、脱苔已长，但仍薄少，脉细而微弦。守方加山药 15g、黄芪 15g，以助益气健脾，再投 7 剂。

2011 年 11 月 6 日再诊　老年性尿道炎，经 5、6 月份两次服药 14 剂后，已基本愈好，若是稍有尿道不适，自服 2 天西药也可缓解。刻下：时隔半年，近右发作，稍一动则气喘吁吁。经南昌大学第二附属医院拍摄胸片报告：肺部未发现明显异常，诊为老年性呼吸衰退。纳尚可，眠亦可，但夜间口干发作，夜尿 3~4 次。舌深红苔薄黄、中根黄而微厚，脉软少力。

阴虚内热之征已除。但年逾七旬，脾气虚羸，肺气失宣，故拟补中益气，救肺润燥调治。

方用补中益气汤加味。炙黄芪 30g、党参 20g、白术 10g、升麻 15g、北柴胡 15g、当归 10g、陈皮 10g、炙甘草 6g、石斛 15g、麦冬 10g、桑白皮 15g、前胡 10g、炒枳壳 10g、阿胶 10g（烊服）、光杏仁 10g、炙麻黄 3g、枇杷叶 10g，7 剂，日一剂，水煎服。

2012 年 12 月 6 日随访　其子郭某告：母亲诸症悉除，现安好。

按　患者年逾古稀，五脏衰损，气血亏虚，故发为虚喘。首诊治与一贯煎加味以滋养肝肾，育阴润燥；再诊治与补中益气汤加味以补中益气，救肺润燥调治获愈。

【案例 10】 心悸（甲状腺功能亢进）

饶某某　女　38 岁　居民

1999 年 9 月 20 日初诊　心悸、心慌 3 个月。入南昌大学第二附属医院就诊，检查：甲状腺功能报告：血清游离三碘甲状腺原氨酸 6.30pg/mL（参考值 2.3~4.2pg/mL）、血清游离甲状腺素 3.48pg/mL（参考值 0.81~1.8pg/mL）、促甲状腺激素 0.099mlu/mL（参考值 0.35~5.50mlu/mL）；心电图报告：正常；血常规也无明显异常。刻下，不仅心悸、头眩，并出现脐周有气体转动及悸动。心烦少寐、入睡难，纳可，大便习惯 3~5 日一解，夜尿偏多，每夜 2 次以上。舌暗红苔薄白、舌边有瘀点瘀斑，脉沉细数。

证属　肝肾阴虚，虚火扰神。

治法　补益肝肾，镇肝潜阳。

方药　一贯煎加味。生地黄 20g、北沙参 20g、麦冬 10g、川楝子 10g、当归 10g、枸杞 10g、生龙骨 30g、生牡蛎 30g、杭菊花 10g、何首乌 15g、丹参 30g，14 剂，日一剂，水煎服。

1999 年 10 月 9 日二诊　心悸缓解，有时头眩。舌如前，脉细偏数。守方再进。

1999 年 11 月 3 日三诊　续服三周后，脐周悸动也已缓解，夜尿已减少为 1 次，大便仍不规律，1~3 日一解，或 1 日二解，纳香眠可。左耳有时耳鸣。舌红苔薄白、右舌边仍有瘀点，脉细。

药已见效，左耳时鸣，按左气右血之辨，故在原方基础上加黄芪、党参以益气，郁金以化瘀疏肝，再投 14 剂。同时每晚加服一次六味地黄丸 10g，中药煎剂服完后，改为一日 3 次。

1999 年 11 月 24 日四诊　心悸止，耳鸣及脐周悸动已除。舌暗红苔薄白，边有齿痕及浅瘀斑。拟用天王补心丹善后并巩固疗效。

按　心悸心慌，检查发现甲亢。现代医学认为是因甲状腺激素产生过多，引起身体代谢亢进，系统兴奋增高，表现为消瘦、心慌、手抖、脖子粗、烦躁等。本案则是以心悸心慌、头眩、心烦少寐并脐周悸动为主要表现，按脉证辨为虚损心悸中的阴火心悸。治与一贯煎加味以补益肝肾，镇肝潜阳获愈。

【案例 11】 舌痛（糖尿病）

方某某　女　60 岁　职工

2001 年 10 月 17 日初诊　舌边痛 2 个月。近两个月来舌边疼痛，伴口腔干燥喜饮。曾服黄连上清丸，可获缓解，一直不愈。有糖尿病及甲亢史，在服糖维胶囊。刻下，空腹血糖 5.3mmol/L，餐后 2h 血糖 5.8mmol/L。舌红尖边甚、苔黄略厚，脉微数、关软。

证属　心肝火旺，胃蕴湿热。

治法　滋阴清热，燥湿醒脾。

方药　一贯煎合三妙散加味。生地黄 25g、北沙参 20g、当归 10g、川楝子 10g、麦冬 10g、北枸杞 10g、怀牛膝 10g、黄柏 10g、漂苍术 10g、生甘草 10g、丹参 30g，7 剂，日一剂，水煎服。

2001 年 10 月 24 日二诊　舌边痛已愈。仍遗下上颚干燥，口干喜饮。舌红苔淡黄、右舌边中少苔，脉微弦而软。守方再服 7 剂以善后。

随访　诸症悉除。

按　舌为心之苗，舌边痛，责之心肝火旺，阴津不足之故；其舌苔黄而略厚，乃胃蕴湿热所致。故治与一贯煎合三妙散以滋阴清热，燥湿醒脾。

【案例 12】 虚损（左乳腺癌术后贫血）

邹某某　女　51 岁

2007 年 12 月 17 日初诊　神疲乏力三个月。缘于左乳腺癌术后进行化疗一个疗程（3 次）后。出现贫血状态，尤其白细胞减少。刻诊，血常规：白细胞 $2.5 \times 10^9/L$，红细胞 $3.07 \times 10^{12}/L$。不仅神疲乏力，而且易于感冒，少寐易醒，纳尚可，大便尚调。舌红苔薄少、舌面叶纹状细裂，脉细小数。

证属　肝肾亏损，气血亏虚

治法　疏肝滋肾，补益气血。

方药　一贯煎加味。生地黄 15g、北沙参 15g、麦冬 10g、枸杞 15g、当归 10g、川楝子 10g、赤芍 12g、白芍 12g、北黄芪 25g、太子参 15g、牡丹皮 12g、玄参 10g、鸡血藤 30g、炙甘草 6g、浮小麦 30g、红枣 5 枚、生姜 3 片、白术 10g，10 剂，日一剂，水煎服。

2007 年 12 月 26 日复查血常规结果　白细胞 $6.2 \times 10^9/L$，红细胞 $3.46 \times 10^{12}/L$。诸症悉除，并已康复。

按　术后并化疗后，导致脏腑亏损，气血虚弱，造成神疲乏力。按肝肾亏损，气血亏虚论治。治与一贯煎加入人参、黄芪、白术、甘草等补益气血之品，以疏肝滋肾，补益气血。药 10 剂而康复。

【案例13】 口干（咽喉癌放化疗术后）

章某某 女 51岁 居民

2012年4月7日初诊 口干难耐已七年。缘于咽喉癌经放、化疗后，出现斯症并逐渐加重。刻诊，口中干涩并伴双眼胀疼，而且进食必须用开水助吞。两耳又痒而渗液。手指及右面部麻木不仁。大便难、3~4天一解、质软。舌质鲜红少苔、苔面呈横状梯形浅裂，脉浮而无力而数。

家族史 父亲患胃癌、直肠癌；小哥哥患鼻咽癌；大姐患乳腺癌；堂姐患肺癌；堂侄女患白血病。

证属 肾水干涸，虚火上灼。

治法 滋阴益肾，增液润燥。

方药 一贯煎合增液汤加味化裁。生地黄15g、北沙参15g、天冬10g、麦冬10g、枸杞10g、当归身10g、川楝子10g、玄参10g、制何首乌10g、杭白菊10g、南沙参15g、石斛15g、天花粉10g、生甘草20g、山药30g，7剂，日一剂，水煎服。

2012年4月14日二诊 口干有所减轻，两耳渗液止，眼睛胀疼减轻，大便已每日一解。舌鲜红苔黄、裂纹仍存，脉细弦软数。守方再投7剂。

2012年4月25日三诊 诸症已明显改善，进食仍需用汤水辅助。停药几天，两耳又渗液。舌色鲜红瘦小、少苔少津，脉细弦软数。①守方加知母15g、怀牛膝15g、生石膏15g，以助生津止渴，再投7剂；②茶饮方。种洋参每日5g，煎水代茶饮。

2012年5月2日四诊 手指及右面部麻木不仁及耳内渗液减轻。舌仍鲜红少苔少津，脉微弦微数、虚而无力。守方再投7剂。

2012年5月15日五诊 手面麻木缓解，两耳渗液未净。舌面少苔、舌质鲜红，脉微弦而无力。守方加生大黄5g、生栀子10g，以助泻火解毒，再投7剂。

2012年6月7日六诊 口干已有明显改善，进食无须汤水助吞，面部已见红润。舌鲜红苔薄白少苔，脉细弦软。守方再服7剂以善后。

随访 口干已愈。

按 放射治疗，是利用放射线以杀死肿瘤细胞为目的。同时也会对周围的正常组织器官造成损伤，包括舌下线、颌下腺、腮腺，使口腔唾液分泌减少，从而产生口干舌燥及相应的并发症。由于治疗失当，致使迁延七年之久，直致症状加重并无法忍受及吞咽困难方寻求中医治疗。按肾水干涸，虚火上灼论治。方用一贯煎合增液汤加味化裁以滋阴益肾，增液润燥获愈。

【案例14】 震颤（药物性震颤）

何某某 女 66岁 居民

2015年9月12日初诊 身颤伴头眩、肢麻数天。因感冒发热，入某医院治疗后检查发现空腹血糖13mmol/L，餐后2小时21mmol/L，血压也偏高。有高血压、糖尿病、肾病综合征史。医院当即给服降糖药（何药不详），药后出现浑身颤抖，头眩，四肢麻木。检查尿液常规：尿蛋白（3+）。血压132/64mmHg。舌红苔白，脉细、左细而微弦。

证属 气阴两亏，血虚风动。

治法 益气扶脾，养血熄风。

方药 一贯煎合当归补血汤加味。生地黄15g、北沙参20g、麦冬10g、枸杞10g、当归10g、川楝子5g、生黄芪50g、蝉衣10g、知母15g、黄柏10g、山药30g，7剂，日一剂，水煎服。

2015年9月19日二诊 颤抖、头眩、肢麻减轻，但口干喜饮。血压130/60mmHg，舌红苔淡黄略厚，脉细弦寸浮、按之少力。守方加天花粉15g、石斛30g，以增养阴生津之力，再投7剂。

2015年9月28日三诊 颤抖、口干及四肢麻木缓解，空腹血糖9.7mmol/L，餐后2小时血糖为16mmol/L，血压122/70mmHg。舌红苔白，脉细弦软而微数。心率80次/分，律齐。守方再投7剂。

2015年10月9日四诊 身颤、口干、肢麻缓解并稳定。舌红苔白，脉细弦软。守方再服7剂。药尽而愈。

按 本案因服降糖药导致颤抖、头眩、肢麻。根据脉证按气阴两亏，血虚风动论治。方用一贯煎合当归补血汤以益气扶脾，养血熄风获愈。至于服何降糖药所致，未能弄清楚，实乃缺憾！留记此案以作临床经验教训。

【案例15】 昏仆（昏厥）

万某某 女 33岁 居民

1994年1月9日初诊 突发性昏仆一次。昨日突然昏倒，苏醒后四肢麻木，而入南昌市第三人民医院急诊。经检查：心、肺、腹部未发现明显异常及病理反应；双眼球运动可引起头晕，双下肢远端感觉减退；脑电图、摄颈椎片均未见明显异常。拟诊：头晕待查，周期性麻痹。住院3天，出院诊断：梅尼埃病。刻下，颜面淡黄，神疲气短。舌红苔薄白，脉右弦软、左沉细弱。

证属　元气亏损，血虚风动。

治法　补益元气，养血熄风。

方药　一贯煎合四物汤加味化裁。熟地黄15g、西洋参5g、麦冬10g、枸杞15g、当归15g、川楝子10g、川芎10g、白芍10g、白术10g、炙甘草10g，5剂，日一剂，水煎服。药后诸症悉除。

2008年9月10日追访　十多年未再发作过昏仆。

按　本证中医称之为尸厥，《素问·缪刺论》云："人身脉皆动，而形无知也，其状若尸，或曰尸厥。"其因乃正气不足，骤感秽浊之气，阴阳之气逆乱，故猝然昏倒。本案则是元气亏损，血虚风动所致。治与一贯煎合四物汤以补益元气，养血熄风。药5剂而获痊功。

（五）补阳

1. 右归饮

右归饮源于《景岳全书》，张氏为肾阳亏虚而设。方中熟地黄6~9g或加至30~60g、山药6g（炒）、山茱萸3g、枸杞6g、甘草3~6g（炙）、杜仲6g（姜制）、肉桂3~6g、制附子3~9g。用水400ml，煎至250ml，空腹时温服。本方乃从金匮肾气丸衍化而来，有益肾壮阳、温补肾命、健脾和中之功；由于其补而不泻，补肾壮阳之力优于肾气丸。"益火之源，以消阴翳"，因其能补右肾命门火，为此名为右归饮。主治：肾阳不足，阳衰阴胜，腰膝疲痛，神疲乏力，畏寒肢冷，咳喘，泄泻，以及产妇虚火不归元而发热者。临证使用或随证加减，用治房事后头眩、虚损及滑精，其效如桴鼓。

【案例1】 房事头眩（性神经症）

王某某　男　30岁　职工

2003年6月6日初诊　房事后头眩已1年余。结婚已五年，一年多每在房事后则头眩、乏力，伴腰背酸痛，双膝酸软。曾检查血常规、肝、肾功能均无

明显异常。睡眠易惊醒，怕冷。小便清长，纳食可，大便调。舌红苔白、舌体偏胖，脉细弦软缓。

证属　肾精亏虚，髓海不足。

治法　温补肾命，填精益髓。

方药　右归饮加味。熟地黄15g、山茱萸12g、山药30g、北枸杞15g、炙甘草5g、杜仲10g、肉桂3g、黑附片10g、鹿胶10g（烊服）、五味子6g，7剂，日一剂，水煎服。

2003年6月27日二诊　自觉精神状态明显较前好。舌红苔白，脉细弦微数。守方再投7剂。

2003年7月9日三诊　性生活后，稍有头眩乏力，较前症状明显减轻。舌红苔淡黄，脉细弦软。守方加炙黄芪30g，当归12g，以助益气生血，再服14剂。

随访　药尽而愈。

按　本证多由劳伤太过，入房太甚，耗伤肾气，阴损及阳，命门火衰，致使肾精尤虚，髓海失养。故房事后则出现头眩、腰背酸楚、双膝疲软。治与右归饮以温补肾命，填精益髓获愈。

【案例2】 呆滞（发作性反应迟钝）

卢某某　男　52岁　船工

2006年3月30日初诊　怕冷，时头眩，阵发性反应迟钝已半年。近半年头晕、怕冷，并出现阵发性大脑反应迟钝、忽而呆滞，片刻后又复常。医院脑电地形图检查报告：脑功率谱低下。长期从事水上运输，睡眠不规律，但眠可，纳差，大便尚调，小便频而清长。舌红尖甚，苔黄，脉沉细。

证属　肾阳不足，髓海空虚。

治法　温肾壮阳，填精生髓。

方药　右归饮加味。熟地黄15g、山茱萸肉12g、炒杜仲10g、肉桂3g、枸杞15g、黑附片10g、炒山药15g、炙甘草5g、炙黄芪30g、当归10g、鹿角胶10g、党参15g、白术10g，7剂，日一剂，水煎服。

2009年陪妻就诊告知：服药7剂即愈。

按　现代医学认为，引起反应迟钝是脑功能性改变和脑细胞器质性损伤。功能性改变原因多为夜间睡眠质量差、作息不规律；病变引起的有甲状腺功能低下等。患者长期睡眠不规律，是引起发作性反应迟钝的主要原因，其脑电地形图足可佐证。中医则按肾阳不足，髓海空虚论治。方用右归饮以温肾壮阳，填精

生髓。服药 7 剂，可谓药至病除。

三、时方裁切

【案例 3】 滑精（病理性滑精）

刘某某　男　34 岁　职工

1980 年 11 月 18 日初诊　梦中遗精和间断性滑精已 1 年多。近一年来睡后梦遗或精液自滑。有时晚上中途睡醒后阴茎勃起后胀疼，醒后移时可自行缓解，腰脊酸楚，在当地服药未效，近期又出现脱发。观其头发稀疏、色泽不荣。睡眠、食欲均可，大便尚调。舌质红、苔薄白，脉细弦少力。

证属　下元虚惫，精关失固。

治法　温阳补肾，固精涩遗。

方药　右归饮加减。熟地黄 15g、肉桂 3g、黑附片 5g、枸杞 15g、山茱萸肉 10g、炒山药 15g、炙甘草 5g、麦冬 10g、五味子 6g、石菖蒲 6g、茯神 10g、肉苁蓉 10g、巴戟天 10g、石莲子 10g，5 剂，日一剂，水煎服。

1980 年 11 月 23 日二诊　自觉症状减轻。舌红苔薄白，脉细弦。守方再进 5 剂。

2010 年夏追访　药尽滑精止，至今安康！

按　患者梦遗并滑精，据其脉证乃多思妄想，劳累太过，致使下元虚惫，精关失固。《灵枢·决气》云："精脱者，耳聋。"患者虽未出现耳聋，脱发应是其前兆。故治与右归饮加味以温阳补肾，固精涩遗。

2. 济生肾气丸

济生肾气丸源于《济生方》，又名加味肾气丸。乃在肾气丸的基础上加牛膝、车前仁而成。其功用温阳补肾，利水消肿。主治：肾虚腰重，脚肿，小便不利。临证使用或随证加减化裁为汤剂，用治高血压及更年期水肿，疗效甚速。

【案例 1】 水肿（高血压病）

陈某某　女　54 岁　居民

1991 年 6 月 2 日初诊　浮肿 10 多天。曾在南昌大学第二附属医院检查报告：尿常规：白细胞 0-2 个 /HP、上皮细胞少许；血常规中血红蛋白未见明显异常；血脂：胆固醇 4.6mmol/L、甘油三酯 1.24mmol/L、高密度脂蛋白 1.57mmol/L、高密度脂蛋白 20.64mmol/L、高密度脂蛋白 30.9mmol/L、复合蛋白 56.35mmol/L、白蛋白

23.62mmol/L、球蛋白 32.73mmol/L；血压：180/90mmHg。刻下，晨起眼睑浮肿，下午则腰重脚肿，按之凹陷。有时心慌，一贯怕冷，尤其冬季时腰以下更冷。小便亦有时急胀。舌红苔薄白，脉弦略滑尺弱。

证属　肾气不足，脾虚水泛。

治法　补益肝肾，健脾消肿。

方药　济生肾气丸加减化裁。熟地黄 15g、山茱萸肉 10g、山药 20g、牡丹皮 10g、泽泻 10g、云苓 30g、黑附片 6g、肉桂 3g、车前子 10g、怀牛膝 10g、巴戟天 20g、菟丝子 20g、大腹皮 20g，7 剂，日一剂，水煎服。

1991 年 6 月 9 日二诊　药后肿减二分之一，精神增，但时时口干，喜冷饮。舌红苔薄黄，尺脉较前有力。守方去熟地黄，加生地 30g、丹参 20g，以滋肾活血，再服 7 剂。

1991 年 7 月随访　水肿已消。

按　本证为脾肾两虚水肿，腰以下尤甚，按之凹陷，故以肾虚为主。治与济生肾气丸加减化裁以补益肝肾，健脾消肿。

【案例 2】 水肿（围绝经期综合征）

罗某某　女　45 岁　农民

1979 年 6 月 20 日初诊　水肿以眼睑为甚，反复发作近 1 年。在南昌市某医院检查报告：尿常规无明显异常；体格检查：也未发现明显异常。刻下，全身微浮，以头面眼睑为甚，下肢按压稍凹陷。心烦少寐，月经紊乱，食欲欠佳，小便尚长，大便调。舌质淡红苔薄白，脉濡细少力。

证属　脾肾亏虚，水湿外溢。

治法　益肾化气，健脾利水。

方药　济生肾气丸加味化裁。熟地黄 15g、山茱萸肉 10g、怀山药 15g、茯苓皮 10g、泽泻 10g、牡丹皮 6g、黑附片 6g、肉桂 5g、怀牛膝 12g、车前仁 10g、桑白皮 10g、大腹皮 10g、生姜皮 10g，5 剂，日一剂，水煎服。

1979 年 7 月 25 日二诊　按上方加减进退共服 25 剂。水肿消，精神增，月经已行。为巩固疗效，故拟用金匮肾气丸，每日 2 次，每次 10g 以善后。

随访　告愈。

按　本证为脾肾亏虚，水湿外溢。其肿头面眼睑为主，故以脾虚为主。治与济生肾气丸加入姜皮、大

腹皮、桑白皮以益肾化气，健脾利水。

【案例3】 腰间空虚（颈椎病、腰椎病）

余某某　男　50岁　教职工

1993年3月8日初诊　腰间空虚已有时日。缘于颈肩及腰痛，经摄X线片检查，诊为颈、腰椎骨质增生。经多方治疗及服中药后颈肩及腰痛缓解，但腰部出现空虚感并乏力，揉捶则感舒适。口干不欲饮，大便稀软不成形，小便短。舌红苔薄白润，脉细数。

证属　肝肾亏虚，命门火衰。

治法　滋阴益肾，利水温阳。

方药　济生肾气丸加味化裁。熟地黄20g、山茱萸10g、山药15g、泽泻10g、牡丹皮10g、茯苓20g、黑附子5g、肉桂3g、怀牛膝10g、车前子15g、制首乌10g、菟丝子30g、补骨脂10g、枸杞15g，7剂，日一剂，水煎服。

嘱　服药期间禁房事。

1993年3月15日二诊　腰空虚感显减，但仍疲胀。小便短黄且有急胀感。舌脉如前。守方去补骨脂，加重车前子15g，以助利水温阳，再投7剂。

1993年3月22日三诊　腰部空虚感缓解，精神增。但劳累后腰部仍感疲胀，俯仰欠灵。舌红苔薄白，脉微弦，脉象较前略弦而有力，尺脉仍弱。守方加减再服7剂而愈。

按　《素问·脉要精微论》云："腰者肾之府，转摇不能，肾将惫矣。"故劳伤太过，损伤于肾，动伤经络，致使腰部空虚，俯仰欠灵，疲胀不适。治与济生肾气丸加味化裁以滋阴益肾，利水温阳。

3. 滋肾通关丸

滋肾通关丸，又名通关丸，出自《兰室秘藏》。方由黄柏（去皮，锉，酒洗，焙）、知母（锉，酒洗，焙干）各30g，肉桂1.5g。研为细末，熟水为丸，如梧桐子大，每服100丸，空腹时用白汤送下。方中黄柏、知母走下焦滋阴补肾，清热燥湿；肉桂温经化气，使气化得行。本方用之下焦湿热内蕴，导致肾与膀胱功能失调。肾经阴虚火旺，不能司于阴窍之为病。临证以本方为主，随证加减治疗交接出血、血精，疗效显著。

【案例1】 交接出血（霉菌性阴道炎）

闵某某　女　50岁　居民

2016年10月3日初诊　房事后白带中夹血丝已多次。南昌大学第一附属医院检查诊断为霉菌性阴道炎。给阴道栓剂（何药不详）治疗，一直不愈。除有少许白带外，不痛不痒，无其他不适。纳可，二便调。舌红苔薄而黄，脉细弦数。

证属　肾水亏虚，阴虚内热。

治法　滋肾坚阴，凉血止血。

方药　滋肾通关丸合四妙勇安汤加味。黄柏15g、生地黄15g、知母15g、肉桂1.5g、金银花25g、玄参10g、当归10g、生甘草6g、白果仁10g、车前子15g、山药30g、芡实15g、青蒿10g、牡丹皮10g，7剂，日一剂，水煎服。

随访　药尽症愈。

按　霉菌性阴道炎，现代医学认为主要是由假丝酵母菌引起的阴道炎。假丝酵母菌为条件致病菌，只有当全身或阴道局部免疫能力下降，假丝酵母菌才会大量繁殖、侵袭组织、引起炎症反应。本案由于阴道炎症导致房事后出血，经阴道用药无效。按肾水亏虚，阴虚内热论治。治与滋肾通关丸合四妙勇安汤以滋肾坚阴，凉血止血获效。

【案例2】 血精（前列腺炎）

李某某　男　52岁　农民

2016年11月9日初诊　性生活精液呈淡红色（血水样）已数个月。故此，精神紧张，心生恐惧，从而无性欲，无晨勃，三个月来无性生活。有前列腺炎史，近经丰城市人民医院检查未发现明显异常。少寐、下半夜醒后不易再入睡。视力减退，视物模糊。纳尚香，大便结、但每日可解。有饮酒史。舌红苔淡黄，脉细软、左细弦无力。

证属　阴虚火旺，热灼精窍。

治法　滋肾升清，凉血利窍。

方药　滋肾通关丸加味。黄柏15g、知母15g、肉桂3g、生地黄15g、怀牛膝30g、升麻30g、葛根30g、大蜈蚣3条、土茯苓30g、赤芍30g、牡丹皮15g、山茱萸15g、鹿胶10g（烊服），7剂，日一剂，水煎服。

嘱　戒酒。

2016年11月16日二诊　睡眠改善，视物仍模糊。舌红苔淡黄，脉细弦软、右稍大。守方再投7剂。

2016年11月23日三诊　性欲已有起色，晨勃复常。舌红苔白，脉弦细少力。守方再服10剂以善后。

随访　其妻告，药后已愈。

按　滋肾通关丸乃李东垣为下焦湿热内蕴，致肾与膀胱失调，小便癃闭所设。本案血精并致阳痿，为虚火扰灼精室，血热妄行所致。故用滋肾通关丸，取其滋阴之力，轻用肉桂以微温其阳。方中加用升麻、葛根以升清阳，蜈蚣走窜为引，鹿胶助肉桂以温肾填精，而收去阴火止血精之效；温阳升清以除萎，共奏痊功。

4. 滋肾丸

滋肾丸出自《医便》。方由川芎30g、当归身、白芍、人参、熟地黄各60g，甘草30g，白术、茯苓、黄柏、知母、枸杞各60g，赤白何首乌各120g。上为末，炼蜜为丸，如梧桐子大，每服90丸，空腹时用淡盐汤送下。功能平补气血，滋阴降火。临证用治一不育，药至中的。

【案例】 **不育（弱精症、精索静脉曲张）**
罗某某　男　26岁　公务员

2015年11月26日初诊　婚后未育，欲种子。经查：尿常规无异常；B超报告：①前列腺稍大并钙化灶。②双侧精囊回声欠均。③双侧精索静脉曲张（Ⅲ级）。精液分析：弱精症56.53%。故求治于中医。刻下：神疲乏力，尤其眼皮沉重并怕光。纳食一般，食前饥饿，稍食则饱；少寐、睡不深沉而易醒。小便调，大便稀软。心慌，心率每分钟88次、律齐。舌红苔薄而淡黄、舌体偏胖，脉弦软数。

证属　脾肾阴亏，髓虚精弱，气滞血瘀。

治法　滋肾坚阴，健脾益气，补血填精。

方药　滋肾丸加减化裁。川芎10g、当归15g、白芍15g、党参12g、白术10g、生地黄25g、沙苑子30g、山茱萸肉15g、黄柏20g、知母20g、枸杞15g、制首乌10g、土茯苓30g、肉苁蓉15g、巴戟天15g、怀牛膝15g、川续断10g、煅龙骨25g、煅牡蛎25g，7剂，日一剂，水煎服。

2015年11月28日二诊　睡眠显著改善，眼皮已轻松自如，纳也增。心慌减。心率每分钟84次、

律齐。舌红苔微黄，脉弦软微数。药已中的，守方再投7剂。

2015年12月5日三诊　睡眠、纳食已如常。心慌除，心率76次/分，律齐。舌红苔少、中间苔薄而淡黄，脉微弦软。守方再投7剂。

2015年12月12日四诊　近日劳累少腹微胀痛，伴腰痠痛。精索静脉曲张已减轻。心率72次/分，律齐。舌红苔淡黄，脉细弦软。

据其脉证，并参照心率的逐渐减缓正常，阴精已复，虚火已灭。刻下，治拟疏肝行气，活血化瘀调治。

方用导气汤合桃红四物汤加减。吴茱萸5g、小茴香6g、川楝子10g、广木香10g、熟地黄15g、川芎10g、北山楂15g、当归10g、白芍10g、桃仁泥10g、川红花10g、怀牛膝15g、木瓜15g、山茱萸肉10g、青皮10g，7剂，日一剂，水煎服。

2016年1月9日五诊　药后复查：精液动态分析复常，精量3.00ml（参考值≥1.5ml），pH7.5（参考值≥7.2ml），总活力41.01%（参考值≥40%），向前运动力36.41%（参考值≥32%），精子浓度25.73×10⁶/ml（参考值≥15×10⁶/ml），精子总数71.19×10⁶（参考值≥39×10⁶）；彩超报告：双侧精索静脉曲张，左侧附睾头囊肿，右侧无异常。舌深红苔白，脉细弦软而微数。守方加减进退再进2周以善后。

月底电话喜告　妻子已孕。

按　患者不育，检查发现弱精症、精索静脉曲张。观其临证表现，神疲乏力，眼皮沉重，食则饱胀，一派脾虚之象。脾土失健，生化之源，气血不充，致使肾精亏虚，宗筋失养而生育无能。故首诊治与滋肾丸以滋肾坚阴，健脾益气，补血填精；次诊治与导气汤合桃红四物汤以疏肝行气，活血化瘀。共收痊功。

5. 五子衍宗丸

五子衍宗丸出自《摄生众妙方》。方由枸杞子、菟丝子各240g，北五味子、车前子各60g，覆盆子120g，上为细末，炼蜜为丸，如梧桐子大。空腹时服90丸，睡前服50丸，温开水或淡盐汤送下，冬月温酒送下。功能填精益髓，补肾固精。用治阳痿早泄、遗精、久不生育等。临证使用本方或随证加减，治疗阳痿，有独特之疗效。

【案例1】 阳痿（性功能障碍）[1]

傅某某　男　22岁　农民

1987年3月13日初诊　阳事不举10天。缘于2月6日结婚，交媾时，阳强不倒，并不排精，维时10余天。近10天前又举而不坚，逐渐发展至阳事萎软不能性交。婚前婚后均会梦遗。精神、食欲尚可，嗜睡，大便软，每2~3天一解，小便尚清长。舌红苔薄白，脉弦微数、尺弱。

证属　房劳过甚，肾阳耗伤。

治法　补肾填精，温阳利窍。

方药　五子衍宗丸合地黄丸加味化裁。菟丝子10g、覆盆子10g、枸杞子15g、五味子10g、车前子15g、熟地黄20g、山药20g、山茱萸15g、泽泻10g、白茯苓15g、牡丹皮10g、怀牛膝20g、韭菜子10g、淫羊藿12g，15剂，日一剂，水煎服。

1987年3月17日二诊　略见转机，口干而饮水少，期间梦遗1次。舌红苔薄白、舌中及根部均有裂纹，脉如前。守方加仙茅10g、黄柏12g，以温阳坚阴，再投7剂。

1987年3月30日三诊　阴茎每晚已能勃起2~3次。舌红苔薄白、裂纹已见减浅，尺脉已增强。守方再进。

1987年4月19日四诊　共续服14剂，虽不坚挺，已能性交，仍如前阳强不倒，不能排精。舌红苔薄白、边有齿痕，脉弦、右弦而少力微数。

据其脉证，结婚之始即阳强，因此导致阳痿。几经调治，阳事可举，仍阳强而不能射精，此乃肾阴不足，相火偏旺，精窍失司。故按原方汤剂以滋补肾阴；增服车前子散以通利精窍。①守方再投7剂；②车前子散，研末，每日2次，每次3g，温开水送服。

1987年4月30日五诊　昨晚性交后已能排精，精液量不多。舌质红苔薄白、中间有少许裂纹，脉弦左稍细微数。守方加玄参10g，以助滋阴降火之力，再服7剂。

1987年5月16日喜告　诸症悉除。

按　患者先由阳强不倒，继则阳痿不举。始因肝肾相火偏旺，肾阴亏耗，虚阳妄动所致；继之房劳过度，耗伤太过，致使宗筋弛纵而阳痿不举。故治与五子衍宗丸合地黄丸以补肾填精，温阳利窍而收阴茎复举之效；但交媾而不射精，此乃肾主精关失司，故在服药的基础上，同时以味甘、性寒之车前子一味，研末冲服，收获涤除肾热，开启精关之妙。

【案例2】 阳痿（性功能障碍）[2]

卢某某　男　41岁　运输业

2016年3月24日初诊　性欲低下并阳痿。由于长期开车熬夜致神疲乏力，心烦不安。逐渐出现性欲低下、无晨勃，勃起不坚，近期发展为阳痿，性生活时无力并自行萎软、不射精。观其面色偏红。舌红苔白、舌边有齿痕，脉细弦软数。

证属　劳伤太过，肾气衰微。

治法　益气疏风，补肾填精。

方药　五子衍宗丸加味化裁。菟丝子30g、五味子10g、覆盆子10g、枸杞子15g、车前子15g、韭菜子15g、升麻30g、葛根30g、怀牛膝15g、大蜈蚣3条、知母15g、黄柏15g、生地黄25g、淫羊藿15g，7剂，日一剂，水煎服。

2016年4月7日二诊　面红减，性功能提升。舌红苔白、舌边有浅齿痕，脉弦软微数。守方再进7剂。

2016年4月18日三诊　晨勃已复，有欲望但仍力不从心。大便长期结而不畅，胸闷喜叹息。舌薄白，脉细弦微数。守方加郁李仁15g、柴胡10g，以疏肝润下，再进7剂。

2016年4月25日　性生活已复常，大便已调。

2016年11月25日再诊　时隔七个月，近期连续在外跑车，睡眠不足，又出现交接时中途萎软，故再次求诊。纳、眠均可。舌红苔白、舌边有齿痕，脉弦细、左尺尚有力。守方续服14剂而愈。

按　患者长期因睡眠不规律和睡眠不足，作劳过甚，有伤宗筋；加上欲火大动时，又倍受阻逆，终成脾肾亏虚，宗筋弛纵，发为阳痿。治与五子衍宗丸加入并重用升麻、葛根、怀牛膝、大蜈蚣等以益气疏风，补肾填精获愈。

（六）阴阳双补

1.地黄饮

地黄饮出自《圣济总录》。方由熟干地黄、巴戟天、山茱萸、肉苁蓉、附子、石斛、五味子、肉桂、白茯苓各30g，麦门冬、远志、菖蒲各15g。

上药锉碎，每服 9g，用水 150ml，加生姜 3 片、大枣 2 枚，同煎至 100ml，去渣，空腹时温服。方中熟地黄、山茱萸肉滋补肝肾之阴；石斛、麦冬养阴生津，兼清虚火；巴戟天、肉苁蓉、附子、肉桂温养肾中真阳，此八味药，阴阳同补，以治肾虚；菖蒲、远志、茯苓化痰开窍，交通心肾；五味子收敛耗散之真气；姜、枣调和诸药，共成补肾填精、化痰开窍之功。本方用治瘖痱。临证用本方或随证加减，治疗一因脑内多发小缺血灶所致之头麻，疗效可靠。

【案例】 头麻（脑内多发小缺血灶）

徐某某 女 56 岁 居民

2012 年 5 月 21 日初诊 头麻手木已旬日。缘于近期出现头麻如蚁行伴左手轻微麻木、稍欠灵。同时眼皮浮肿，腹部怕冷，稍受凉则拉肚子。故入南昌大学第二附属医院就诊检查，磁共振报告：脑内多发小缺血灶。肝、脾、肾，血糖无明显异常。血脂：总胆固醇 5.60mmol/L，低密度脂蛋白 3.4mmol/L。经用马来酸桂哌齐特注射液静脉滴注一周；服杏灵分散片＋灯盏生脉胶囊二周周效，而就诊中医。舌深红苔薄白，舌边有齿印，脉细弦软。

证属 肝肾亏虚，阴阳失调。

治法 滋养肝肾，燮理阴阳。

方药 地黄饮加减。生地黄 15g、巴戟天 10g、山茱萸肉 10g、肉苁蓉 10g、怀牛膝 10g、黑附片 10g、石斛 15g、五味子 6g、麦冬 10g、肉桂 5g、炙甘草 6g、茯神 15g、炙远志 10g、石菖蒲 10g，7 剂，日一剂，水煎服。

2012 年 5 月 28 日二诊 失眠改善，眼皮浮肿大减，服至第四剂时，头部出现阵发性掣痛之后，麻木改善。舌红苔薄白，脉细弦软而微数。守方加山药 30g，以滋脾益肾，再投二周。

2012 年 6 月 11 日三诊 头麻木出现在每天上午 8 点，下午 4 点左右，症状较前轻微。舌红苔薄白，脉细弦软。守方加减再服 7 剂以善后。

随访 服药四周而愈。

按 脑（颅）内多发性缺血灶，最常见的就是多发性腔隙性脑梗死，通常是由于颅内大的血管小的分支出现了堵塞，所以该血管所支配的脑组织就出现了缺血、软化和坏死。本案之麻木不仁，与风邪侵袭之"邪在于络，肌肤不仁"（《金匮要略·中风历节病脉证并治》）的麻木不仁不同。其病因乃肾中真阴不足，不能养阳，阳无所附，虚阳暴越所致之风痱。本证虽类似于瘫痪，但症状尚轻微。正如《灵枢·热病》所云："痱之为病也，身无痛者，四肢不收，智乱不甚，其言微知，可治。"故治与地黄饮以滋养肝肾，燮理阴阳。服药四周，诸症悉除。

2. 燮理汤

燮理汤源于《医学衷中参西录》。方由山药 24g、金银花 15g、生杭芍 18g、牛蒡子（炒）、甘草各 6g、黄连、肉桂各 4.5g，水煎前六味药，二十分钟后入肉桂同煎。方中黄连以治其火，肉桂以治其寒，二药并用，以燮理阴阳；白芍协同甘草，亦为燮理阴阳之妙品。且痢证，尤其是噤口痢，必是胆火逆冲胃口；里急后重者，必是肝火下迫大肠，白芍泻肝胆之火；山药多液，可滋脏腑之真阴；牛蒡子能通大便，泻寒火之凝结；金银花与甘草同用，善解热毒。若是单白痢则病在气分，可加生姜以行气。单赤痢则病在血分，可加生地榆以凉血。若痢中多带鲜血，其血分尤热，可加鸭蛋子，以大清血分之热。诸药合用，共奏解毒和血，燮理阴阳之功。主治：湿热痢疾，噤口痢。运用本方或临证加减，治疗各种急、慢性痢疾，泄泻等，疗效奇异。

【案例 1】 痢疾（急性细菌性痢疾）[1]

王某某 女 7 岁 学生

1974 年 6 月 8 日初诊 腹痛伴拉黯色血便 4~5 天。每日大便 10 余次。里急后重，排便时汗出如雨。形体消瘦，不思饮食。由于腹痛便血，已三天未进食，口干喜冷饮，尿短深黄。体温 37.8℃。舌红苔白滑，脉微数。

证属 寒热凝结，疫毒入营。

治法 燮理阴阳，解毒和血。

方药 燮理汤加味。生山药 6 钱、白芍 4 钱、金银花 4 钱、牛蒡子 2 钱、黄连 1.5 钱、肉桂 1.5 钱、甘草2钱、地榆3钱、鸦胆子20粒（去壳，用熟菜叶包裹，分两次吞服），1剂，水煎服。

1974年6月9日二诊　家长述：昨傍晚服药后，晚上腹痛比前几天加剧，并便脓血两次。凌晨腹痛已止，便一次，量已少，色已淡。守方去地榆，治宗原方，再投1剂。

1974年6月10日三诊　家长述：食欲大增，因食冷饭团又致腹痛。守上方再服1剂。

1974年6月12日随访　痊愈。

按　本证感受夏季时邪，湿热疫毒，交阻壅塞肠中，大肠传道失司，气血凝滞，腐化成脓血而下利赤白。故治与燮理汤以燮理阴阳，解毒和血。药仅3剂获愈。

【案例2】　痢疾（急性细菌性痢疾）[2]

徐某某　男　19岁　农民

1976年7月10日初诊　便脓血2天。患者经常泄泻而急性发作入住内科病房22床观察治疗。缘于前天晚上腹痛，昨天凌晨开始泄泻，今天住院后晚上则发展为解脓血便，里急后重，伴发烧、头痛、腹痛，并呕吐黄水，咽喉亦痛。不思饮食，食则吐，四肢乏力。恰逢余跟随王金云先生见习。在经得老师同意后，先用中药一试，观其舌红尖甚苔黄腻，切其脉弦滑数。

证属　暑热蕴结，热毒下注。

治法　清热解暑，燮理阴阳。

方药　燮理汤加味。川黄连3钱、肉桂7分、淮山药8钱、牛蒡子2钱、金银花5钱、白芍6钱、甘草4钱、竹茹4钱、白头翁4钱、葛根3钱、薏苡仁4钱，2剂，日一剂，水煎服。

1976年7月11日查房　便脓血次数减少，发热、头痛、腹痛均减轻。嘱继续服药。热退，便脓血止，可少量进食。患者因夏收农忙季节，急于要求出院，故带药出院。

按　患者素有脾虚泄泻之疾，又正值夏季酷暑，农忙劳累，感受暑热，困阻脾土，运化失司，水谷不分，混杂而下，形成急泄；此时脾胃虚弱，大肠虚惫，暑湿之邪，极易乘虚而入，酿成痢疾。故治与燮理汤以清热解暑，燮理阴阳。本案虽为住院观察，在使用中药为主治疗中迅速获愈。可见把握病情，辨证施治，中医药亦可治疗急症。

【案例3】　久痢（休息痢、乙状结肠息肉）

吴某某　男　61岁　农民

2011年4月18日初诊　拉稀、黏液便反复20余年。某医院乙状肠镜提示：管状绒毛状腺瘤，腺体呈中度异型增生。诊断：乙状结肠息肉；胃镜提示：（胃窦）中度慢性浅表性胃炎。诊断：非萎缩性胃炎（糜烂型）。刻下，大便日4~5解，黏液便，时白时红，餐后即解，受凉后加剧。神疲乏力，形体消瘦，纳食尚可，眠差少寐。多年来一直在服阿莫西林，克拉霉素，兰索拉唑等药。舌红苔白，脉弦软微数、关尤少力。

证属　脾胃虚弱，湿热久积。

治法　健脾助运，燮理阴阳。

方药　燮理汤加味。金银花15g、山药30g、川黄连10g、牛蒡子10g、白芍10g、肉桂1.5g、生甘草5g、鸦胆子16粒（去壳装胶囊，分两次吞服）、白术10g、砂仁5g、莲子肉15g、茯苓30g、桔梗10g、陈皮10g、秦皮10g、广木香10g、地锦草15g、白头翁10g、党参10g，10剂，日一剂，水煎服。

2011年5月3日二诊　黏液便止，精神增加，大便由日4~5次减为2次。舌红苔白、舌中仍有纵浅裂，脉细弦。药已中的，守方再进10剂而愈。

按　久痢，亦称之为休息痢。其临床特点是日久不止或反复发作，形体消瘦，等。因此，肠镜检查发现乙状结肠息肉。按现代医学认识，乙状结肠息肉通常无明显症状，但可能发生溃疡和出血，直肠息肉可导致里急后重。据其脉证按脾胃虚弱，湿热久积论治。治与燮理汤加味以健脾助运，燮理阴阳。服药20剂获愈。

【案例4】　慢性痢疾（溃疡性结肠炎）

邱某某　女　61岁　农民

2013年6月24日初诊　大便夹血9个月。缘于去年8月份因大便夹血而入南昌大学第一附属医院检查提示：（横结肠）黏膜慢性炎。诊断：①横结肠溃疡性结肠炎；②降结肠脂肪瘤？经西药美沙拉秦缓释颗粒剂，双歧杆菌三联活菌胶囊反复治疗，至今未愈。刻下，大便日3解，呈稀状夹少量血液及黏液，放屁也会出现带出少量粪便。肛门急胀，脐下悸动，腹部闷痛，形体偏瘦，纳呆食少。舌红苔淡黄，脉弦软数。

证属　寒热凝结，热伤血络。

治法　清热疏风，燮理阴阳。

方药　燮理汤合白头翁汤加减。金银花15g、山药30g、赤芍30g、川黄连10g、肉桂4g、生甘草5g、鸦胆子12粒（去壳装胶囊，分二次吞服）、地锦草30g、白头翁15g、炒荆芥10g、槐花15g、黄柏10g、秦皮10g、叶下珠15g、广木香10g，7剂，日一剂，水煎服。

嘱　停服西药。

2013年7月1日二诊　症状无改善，并肠鸣腹响。舌红苔薄而微黄，脉弦软微数。守方加法半夏15g，再投17剂。

2013年7月17日三诊　其子电话：血便减轻，仍日数解。守方加重叶下珠15g，以助清热除湿，再投15剂。

2013年8月2日四诊　脓血便已减至日2次，精神也见增。舌红苔白、舌中部苔淡黄，脉微弦。守方再投20剂。

2013年8月16日五诊　儿子代述：现每日大便两次，稍挟少量黏液。守方再投10剂。

2013年9月2日六诊　电话告知，大便日解2~3次，有少量黏液及血丝，纳已香，眠见好。守首方加白芍10g、侧柏炭10g，以助养血和血，再服15剂。

随访　药尽症除，体重略增。

按　腹痛、腹泻、黏液脓血便及发热、消瘦、贫血等症状，是溃疡性结肠炎的典型特点。患者如是反复发作九个多月，西药治疗未效。按中医辨证为寒热凝结，热伤血络之慢性痢疾。故治与燮理汤合白头翁汤加减化裁以清热疏风，燮理阴阳。服药82剂，方收症除病愈之效。可见寒热凝结之疾，寒湿难除，积热难净。不可攻伐；自宜清疏结合，调血和血，燮理阴阳，方保无虞。

八、固涩剂

1. 牡蛎散

牡蛎散，源于《太平惠民和剂局方》，《卫生宝鉴》称之为麦粒煎，方由黄芪、麻黄根、牡蛎（煅），上为粗末，每服9g，用水220ml，（浮）小麦百余粒，同煎至180ml，去渣，热服，日服三次，不拘时候。方中牡蛎收敛止汗，敛阴潜阳；黄芪益气固表；

麻黄根止汗，以增强敛汗固表之力；佐以浮小麦滋养心阴。诸药合用，共建固表止汗之功。主治：气虚体弱，卫外不固，体常自汗，夜卧尤甚，心悸惊惕，短气烦倦。临证使用或随证加减，或据其兼证，配以他方协同，治疗盗汗、自汗，效如桴鼓之应。

【案例1】　盗汗（交感神经功能紊乱）

钱某某　女　35岁　职工

2012年2月27日初诊　盗汗1个来月。夜间醒后内衣湿渍不适，白昼则神疲乏力，四肢萎软。纳、眠尚可。舌红苔薄白，脉细而微弦。

证属　营卫不和，表虚不固。

治法　调和营卫，育阴敛汗。

方药　牡蛎散合桂枝加龙骨牡蛎汤加味。浮小麦30g、麻黄根10g、炙甘草6g、北黄芪15g、煅牡蛎30g、凤凰衣10g、白芍10g、桂枝5g、煅龙骨30g、红枣5枚、生姜3片，5剂，日一剂，水煎服。喜告：药后汗止。

按　本案盗汗类似于现代医学中的交感神经功能紊乱所致。中医按营卫不和，表虚不固论治。方用牡蛎散合桂枝加龙骨牡蛎汤以调和营卫，育阴敛汗，而收药到病除之功。

【案例2】　盗汗（感冒盗汗）

刘某某　男　66岁　居民

2013年4月30日初诊　盗汗10天。缘于感冒，经服感冒药（何药不详）后，感冒愈，遗下盗汗，醒后内衣湿渍。纳尚香，嗜睡，白昼神疲乏力。舌红苔薄白，脉细。

证属　体虚气弱，表虚不固。

治法　益气固表，养阴敛汗。

方药　牡蛎散加味。浮小麦30g、煅牡蛎30g、麻黄根10g、生黄芪15g、煅龙骨30g、五倍子6g、红枣5枚、淮小麦30g、炙甘草6g、凤凰衣10g、太子参15g，5剂，日一剂，水煎服。药2剂后汗止。

按　《伤寒论·辨太阳病脉证并治上》云："太阳中风，阳浮而阴弱，阳浮者，热自发；阴弱者，汗自出。"本证因外感治疗失当，致阴弱汗出，从而体虚气弱，表虚不固，引起盗汗。治以益气固表，养阴敛汗。方用牡蛎散加味，药5剂汗止。

【案例3】 盗汗（舌纤维瘤术后）

蔡某某 女 66岁 退休职工

2010年12月14日初诊 盗汗、少寐13天。舌体中间患良性纤维瘤，经手术切除后，出现神疲乏力，少寐头眩，睡后盗汗，凌晨自汗。纳食一般。血压104/70mmHg。舌红苔黄，脉沉细少力。

证属 气血不足，卫外不固，血不养心。

治法 补益气血，固表止汗，养血宁神。

方药 牡蛎散合归脾汤加减。浮小麦30g、煅牡蛎30g、麻黄根10g、炙黄芪35g、党参20g、白术10g、当归身15g、炙甘草6g、茯神15g、炙远志10g、炒酸枣仁15g、广木香10g、红枣5枚、生姜3片、蛇六谷15g、鸡血藤30g、灵芝片20g、煅龙骨30g，7剂，日一剂，水煎服。

2013年8月31日随访 药后自汗头晕、少寐均愈，至今安康。

按 患者年近古稀，气血本已虚弱，由于舌体中间纤维瘤而手术切除。之后出现盗汗、少寐，皆因手术前思虑紧张，损伤脾胃，运化失职，化源不足；加上手术损伤经络气血，使气血尤虚，气虚则卫外不固，血虚则心失所养，故而引起自汗和少寐。据其脉证，按气血不足，卫外不固，血不养心论治。方用牡蛎散合归脾汤以补益气血，固表止汗，养血宁神获安。

【案例4】 自汗（交感神经功能紊乱）

虞某某 男 3岁6个月

2006年12月28日初诊 家长述：自汗。孩子经常鼻塞、流涕，极易感冒，若感冒则伴咳，随之频频自汗。有过敏性鼻炎史。咽红，纳香，便调。舌红苔淡黄，脉细，指纹紫暗隐伏。

证属 气阴不足，卫外不固。

治法 益气敛阴，固表止汗。

方药 牡蛎散合玉屏风散加味。浮小麦15g、煅牡蛎10g、麻黄根3g、北黄芪8g、白术3g、防风3g、陈皮3g、大红枣2枚、炙甘草3g、煅龙骨10g、凤凰衣15g、桔梗3g、炙款冬花4g，5剂，日一剂，水煎服。

2007年1月6日二诊 自汗已缓解。偶咳，仍鼻塞，纳香便调。舌红苔白，脉细，指纹紫暗隐伏。守方加辛夷花4g，以助宣肺通窍，再服5剂。

2008年3月5日就诊时随访 去年药后自汗止。

按 患孩自汗乃脾虚肺弱，卫外不固，造成自汗。故治与牡蛎散合玉屏风散加味化裁以益气敛阴，固表止汗获愈。

【案例5】 自汗并盗汗（剖宫产后）

廖某某 女 32岁 居民

2003年9月13日初诊 产后一周（剖宫产），自汗、盗汗并头眩，神疲乏力。纳尚好，眠亦可。舌红苔白，脉虚软。

证属 卫外不固，阳虚自汗。

治法 益气固表，扶阳敛汗。

方药 牡蛎散加味。煅牡蛎20g、浮小麦50g、麻黄根5g、炙黄芪15g、炙甘草5g、煅龙骨20g、党参15g、当归10g，2剂，日一剂，水煎服。

药尽汗止，头眩愈。

按 本案剖宫产后自汗并盗汗，属于产后汗证。产后失血必致气血亏虚，加上剖宫产，进一步损伤经络气血，故而出现既自汗又盗汗。按卫外不固，阳虚自汗论治。方用牡蛎散加入党参、当归益气养血之品，以益气固表，扶阳敛汗。药仅2剂汗止。

2. 真人养脏汤

真人养脏汤，原名纯阳真人养脏汤，源于《太平惠民和剂局方》，《普济方》称之为真人养脏汤。方由人参、当归、白术（焙）各18g，肉桂、甘草（炙）各24g，白芍48g，木香42g，诃子（去核）36g，罂粟壳（去蒂、盖、蜜炙）108g组成。上药锉为粗末，每服6g，用水225ml，煎至180ml，去渣，空腹时温服。方中重用罂粟壳涩肠止泻，肉桂温肾暖脾，共为主药；肉豆蔻助肉桂温补脾肾，诃子助粟壳涩肠止泻，人参、白术健脾益气，共为辅药；久痢耗伤阴血，故以当归、白芍养血和营，木香理气导滞，共为佐；甘草调药和中，合白芍又可缓急止痛是为佐，诸药合用，共奏温补脾肾，涩肠止泻之功。主治：脾肾虚寒，泻痢日久，日夜无度，腹痛喜温，倦怠食少，脱肛坠下。运用本方或临证加减，尤其是罂粟壳有时缺药，则弃之。并化裁为汤剂治疗幼儿滑泄及慢性泄泻。疗效可靠。

【案例1】 泄泻（滑泄、婴幼儿非感染性腹泻）

龚某某　女　1岁

1975年9月1日初诊　母代述：泄泻10余天。蛋花状水样便，不发烧，但啼哭不休。经当地大队医疗所治疗未效，转公社医院某医处以西药胰酶片、氯霉素口服治疗效果不显；改服中药：竹叶、黄芩、麦冬、神曲等药，泄泻更剧，食则便，次数无计，神疲体软，脸色苍白，脉细弱。

证属　脾胃阳虚，气陷滑泄。

治法　温中健脾，固肠止泻。

方药　真人养脏汤加减：煨诃子两钱、醋粟壳一钱半、煨肉蔻一钱半、肉桂一钱、煨木香一钱半、炒白术一钱半、党参一钱半、白芍一钱半、煨葛根一钱半，2剂，日一剂，水煎分多次喂服。

并嘱　忌食不易消化食物及停喂奶一天，频频喂以糖盐温开水，以防脱水。

1975年9月5日随访　药尽泄止。

按　《素问·至真要大论》云："诸病水液，澄澈清冷，皆属于寒。"患孩水样便、不发热，得之于寒。服西药未效，改服黄芩、竹叶及麦冬苦寒、甘寒之品，岂不是寒上加寒，雪上加霜？故而进一步损伤脾阳，泄泻无度，酿成滑泄。治与真人养脏汤以温中健脾，固肠止泻。方证相符，药仅2剂，转危为安。

【案例2】 食泄（慢性结肠炎）

晏某某　女　29岁　农民

1998年5月29日初诊　腹痛泄泻反复1年余。一年多来，每食生冷油腻则腹痛泄泻。经丰城中医院钡灌肠诊断：慢性结肠炎；当地医院B超报告：子宫附件、膀胱未见明显异常，按结肠炎给服西药未效。刻下，腹部持续性闷痛伴泄泻，纳呆食少。触诊：腹软，脐上左侧压痛。月经尚调。舌质暗红、舌边有齿印，脉细弦软。

证属　脾肾阳虚，运化失司。

治法　温肾暖胃，涩肠止泻。

方药　真人养脏汤加减。党参12g、嫩桂枝6g、炒白术10g、炙甘草5g、当归6g、炒白芍10g、广木香10g、煨诃子10g、煨肉豆蔻10g、山药15g、牡丹皮10g、茯苓30g、芡实15g，日一剂，水煎服，上药连服5剂告愈。

按　患者慢性泄泻，虽查出慢性结肠炎，虽治罔效。食泻，皆因饮食所伤，患者恣食生冷，损伤脾阳，运化失司，水谷不化；化源不足，累及肾气。此谓后天失调，先天失养。故其病本在脾肾阳虚，运化失司。故而每食生冷油腻，则致泄泻。治与真人养脏汤以温肾暖胃，涩肠止泻。正本清源，药至病愈。

3. 四神丸

四神丸，源于《内科摘要》。方由肉豆蔻（生用）60g、补骨脂（炒）120g、五味子60g、吴茱萸120g，上药为末，加红枣50枚、生姜120g，切碎，用水煮至枣熟，去姜，取枣肉和药为丸，如梧桐子大，每次50~70丸，空腹时服。方中补骨脂温肾阳、补命门为主；吴茱萸暖肝以助生发为辅；肉豆蔻、五味子共同止泄，前者健脾升清，后者敛肠固脱；姜枣暖中益脾，共为佐使。诸药合用，共奏温肾暖脾，固涩止泄。主治：脾肾虚寒，大便不实，不思饮食，或食而不化。或虚寒久泻，或五更泄泻者。

临证使用或将本方加减化裁为汤剂，以避加工之繁。而且，将肉豆蔻改为煨用，去其油脂，以增强固涩止泻之力。用以治疗肝脾肾三脏虚寒致五更泻、各种急慢性泄泻、因酒致泻、术后泄泻等，疗效卓著。

【案例1】 五更泄（慢性腹泻）

周某某　男　37岁　职工

2011年4月11日初诊　凌晨腹痛泄泻一年余。去年始由脘腹胀满及泄泻，服药治疗后脘腹胀满缓解，但凌晨腹痛泄泻未愈。因故未能及时就诊，而延误病情一年余。刻下，黎明时分，腹部作痛，肠鸣欲便，泻后痛止。舌红苔白稍腻，脉细弦软。

证属　脾肾虚寒，运化失司。

治法　温肾暖脾，健运止泻。

方药　四神丸加味。补骨脂10g、煨肉豆蔻10g、五味子10g、吴茱萸5g、红枣6枚、生姜3片、炒苍术10g、炒白术10g、神曲10g、炒麦芽30g、炒谷芽30g、焦山楂15g、地锦草15g，7剂，日一剂，水煎服。

2011年4月19日二诊　药后，凌晨泄泻延迟为每天早餐后腹痛排便，便稀不成形，而且凌晨还会腹痛一阵。舌红苔白，脉微弦、重按少力。

患者阳气渐复，但肝旺脾仍虚，故守方加防风

15g、炒白芍 15g、陈皮 10g，以健脾泻肝，再服 7 剂。

按　黎明时腹痛泄泻，称之为五更泻。患者乃肾阳不足，命门火衰，不能温煦脾土，以致脾失健运，发为五更泄泻。首诊治与四神丸加入健脾和中之品，以温肾暖脾，健运止泻；次诊加入防风、陈皮、白芍，仿痛泻要方意，以健脾泻肝而收痊功。

【案例 2】　五更泻（卵巢术后）

熊某某　女　34 岁　医生

1997 年 6 月 11 日初诊　凌晨腹痛泄泻。缘于一个半月前施行卵巢巧克力囊肿术，术后大便次数增多，并挟不消化物，日便 3~4 次，伴肠鸣腹响。经服中药 5 剂，大便次数虽减。但每日天刚亮则出现肠鸣腹响，腹痛欲解，解后轻松。同时睡眠梦多，白天头眩。舌红苔薄淡黄，脉右细弦软、左细软、尺虚。

证属　肾脾虚寒，肝旺脾弱。

治法　温肾暖脾，泻肝扶脾。

方药　四神丸合痛泻要方。补骨脂 15g、吴茱萸 3g、生姜 3 片、五味子 6g、煨肉蔻 10g、炒白芍 10g、防风 10g、白术 10g、陈皮 10g、神曲 20g，5 剂，日一剂，水煎服。

1997 年 6 月 18 日二诊　肠鸣腹痛止，大便内已无不消化物，日一解。月经亦至，稍有腹痛，色黯。舌红苔薄黄，脉细。守上方加台乌药 10g、田七粉 5g，以助行气活血，再服 7 剂。

随访　大便复常，月经亦调。

按　卵巢囊肿手术治疗后，损伤肝经，累及肾气。致使肾阳亏虚，脾土失于温煦，脾运失司，发为五更泻。治按肾脾虚寒，肝旺脾弱论治。方用四神丸合痛泻要方以温肾暖脾，泻肝扶脾。服药 12 剂，泄泻腹痛获愈。

【案例 3】　脾泄（慢性结肠炎）

李某某　女　42 岁　农民

1985 年 7 月 27 日初诊　大便稀溏 10 余年。江西中医学院附属医院肠镜检查诊断：慢性结肠炎。前医用参、芪、术等益气健脾之品，连服 7 剂罔效。刻下，汗多，怕风，口渴、饮食喜温热，大便腹痛即解。月经 23~24 天一行，经期 3 天，量中色黑。触诊：腹软，肝脾未扪及，左下腹稍有压痛，无反跳痛。舌苔薄白，脉沉细稍数、尺弱。

证属　脾肾阳虚，传导失司。

治法　温养肾命，健脾助运。

方药　四神丸合健脾丸加减化裁。煨肉蔻 10g、补骨脂 10g、吴茱萸 3g、五味子 6g、生姜 3 片、红枣 7 枚、黄芪 20g、党参 12g、白术 10g、白芍 15g、陈皮 10g、北柴胡 10g、生麦芽 15g、神曲 10g、炒枳壳 10g、甘草 3g，7 剂，日一剂，水煎服。

1985 年 8 月 13 日二诊　家属代述：便溏减轻。守方再投 12 剂。

1985 年 8 月 24 日三诊　大便已基本正常，日一解，食欲增，小腹稍有疼痛，矢气后则舒，偶尔出现胃脘嘈杂。舌质红苔薄白，脉细稍数。

观其舌脉，肾阳已振，运化渐复。但胃肠仍弱，故拟燥湿健脾，理气和胃以善后。守方加法半夏 10g、茯苓 10g，再服 5 剂。其后用健脾丸跟进巩固疗效。

1994 年 11 月 12 日随访　至今 8 年，泄泻未再复发。

按　患者大便稀溏，迁延十年之久。肠镜检查诊为慢性结肠炎，虽经健脾益气，毫无反响。究其脉证，乃肾阳不足，脾失健运所致。由于长期失治，造成慢性迁延。治与四神丸合健脾丸以温养肾命，健脾助运。服药 22 剂，后期使用健脾丸跟进治疗而愈。

【案例 4】　食泻（慢性浅表性胃炎、直肠糜烂性炎）

涂某某　女　59 岁　农民

2014 年 2 月 22 日初诊　泄泻反复发作 30 多年。青年时期多食则泄泻。2003 年出现胃痛则拉稀，服药可缓解，前后多次易医。去年 9 月江西省人民医院胃镜检查诊断：慢性浅表性胃炎；肠镜检查报告：直肠糜烂炎。故就诊于江西省中医院服中药 3 个月，开始 1 个月泄泻缓解，之后则无进展。刻诊，口臭，脘腹胀满，肠鸣腹响，便时隐隐腹痛，大便挟黏液。面色黧黑，形体消瘦，体重 40kg、身高 1.50m。舌红苔薄白、根部微黄、舌尖及中部有不规则碎细裂，脉细弦而微数。

证属　脾肾虚寒，寒热互结，运化失司。

治法　温补脾肾，燮理阴阳，涩肠止泄。

方药　四神丸合理中汤加减。煨肉蔻 6g、五味子 10g、补骨脂 10g、吴茱萸 3g、太子参 15g、炒白术 10g、干姜 5g、炙甘草 6g、茯苓 15g、藿香 10g、煨葛根 15g、川黄连 6g、地锦草 30g，7 剂，日一剂，水煎服。

嘱　饮食宜清淡，暂忌油腻及膏粱厚味。

2014 年 3 月 1 日二诊　肠鸣减，大便有时成形，口臭亦除，精神渐增。舌红苔薄黄，脉细弦无力。药已中的，守方再投 7 剂。

2014 年 3 月 8 日三诊　精神再增，大便先硬后软，日一解。夜间醒后口干。舌红尖微甚、苔薄黄，脉细弦软。据其脉证，热去寒散，阳虚渐复。故守方加生麦芽 30g，以助健脾消食，再服 7 剂而愈。

按　患者禀赋不足，脾胃阳虚，脾虚湿滞，运化失司。正如《医碥》所云："盖伤食则脾滞，不能运化水谷，故泄。"故以脾肾虚寒，寒热互结，运化失司论治。方用四神丸合理中汤以温补脾肾，燮理阴阳，涩肠止泄。30 年之痼疾，服三周药获愈。

【案例 5】　飧泄（慢性腹泻）

王某某　男　2 岁半

1975 年 9 月 3 日初诊　母述：泄泻伴完谷不化反复发作一年余。刻下，每天凌晨开始泄泻，一般 3~5 次，甚则 7~8 次伴发热。每次发作在当地卫生院治疗时可缓解，不久后又复发，故求诊。刻下，泄泻完谷不化，口渴喜饮，纳呆或食则吐，啼哭不休，腹胀如鼓，形体消瘦，面色苍白。舌红苔薄白，脉细弱。

证属　脾肾阳虚，运化失司。

治法　温肾扶阳，健脾止泄。

方药　四神丸加味。煨肉豆蔻一钱半、补骨脂一钱半、吴茱萸五分、五味子一钱半、红枣三枚、生姜三片、炒厚朴二钱、煨诃子一钱半、谷芽三钱、焦山楂一钱半、党参一钱半、麦冬一钱半、煨葛根一钱半，3 剂，日一剂，水煎服。嘱：忌食油腻生冷。

随访　3 剂药后泄止，之后饮食调理而愈。

按　"脾病者，……虚则腹胀肠鸣，飧泄食不化"（《素问·脏气法时论》）。

因此可知，患孩飧泄，应为禀赋不足，后天失调，致使化源匮乏，肾气不充，脾失温煦，运化失司。故而造成完谷不化之飧泄。其反复不愈，乃为失治之过也。治以温肾扶阳，健脾止泄。方用四神丸加味，服药 3 剂，飧泄愈。

【案例 6】　酒泄（酒精中毒性腹泻）

付某某　男　62 岁　农民

1998 年 5 月 24 日初诊　饮酒则泄泻三年余，加剧一年余。凡饮酒加上进食油腻则泄泻，大便质稀溏，日 4~5 次。服土霉素，或诺氟沙星均可止泻，若饮酒则复泄，若食油腻不饮酒则无虞。泄泻时腹痛窘迫急胀。去年 10 月 2 日，恰相逢而授方，药尽泄止。刻下，酒后复发，日泄泻多次，伴急胀腹痛。舌红苔黄稍厚，脉滑、关软。

证属　恣饮酒醴，湿伤脾肾。

治法　健脾温肾，化湿止泻。

方药　四神丸加味。煨肉豆蔻 10g、补骨脂 10g、吴茱萸 3g、五味子 10g、焦白术 12g、焦山楂 15g、广木香 10g、白茯苓 30g、炒麦芽 30g、炒谷芽 30g、生甘草 6g、红枣 6 枚、生姜 3 片，7 剂，日一剂，水煎服。

嘱　为绝后患，建议戒酒！

1999 年 1 月 23 日其子付某电话告知，其父药尽泄止并已戒酒，泄泻未再发作。

按　饮酒致泻，临床尚属少见。其病机为脾虚为本，恣饮酒醴为标。过饮则生湿，脾虚湿困，运化失司而致泄泻。从现代医学认识，乃酒精为害，造成肝、胆、胰、胃的伤害，消化液的分泌之抑制而致肠道消化吸收功能紊乱致泻。按辨证论治，拟健脾温肾，化湿止泻。方用四神丸加味，同时戒酒，而收痊功。

4. 金锁固精丸

金锁固精丸，来源于《医方集解》。方由沙苑蒺藜（炒）、芡实（蒸）、莲须各 60g，龙骨（酥炙）、牡蛎（盐水煮一日一夜，煅粉）各 30g。莲子粉糊为丸，盐汤下。功能固肾涩精。用治肾虚精关不固，遗精滑泄之证。

【案例 1】　遗精

卢某　男　21 岁　职工

1998 年 4 月 20 日初诊　经常遗精近 3 个月。素有遗精史。3 年前曾罹患斯疾，经服中药后遗精缓解，因近期工作繁忙劳累而复发。刻下，每 4~5 天梦遗一次，精液量多，白昼则出现头眩乏力。舌红苔微黄厚，脉虚、左略弦偏数。

证属　劳伤心脾，肾气虚衰。

治法　补脾益肾，固精止遗。

方药　金锁固精丸加味。莲子肉20g、煅龙骨15g、煅牡蛎15g、沙苑子15g、芡实30g、莲须10g、金樱子30g、山茱萸10g、益智仁10g、黄柏10g、茯神15g，7剂，日一剂，水煎服。

1998年6月5日二诊　药到遗止，停药后近周又每二日遗精一次。舌红苔白、舌边有齿痕，脉虚、左略弦、偏数。①守方再投7剂；②自我按摩法。自我按摩关元穴，每晚睡前按摩一次。方法：两掌重叠按于关元穴，顺时针和逆时针方向各揉按100次。

1998年6月16日三诊　遗止，纳可，眠香。舌红苔白、中根部苔稍厚腻，脉弦软偏数。守方再服7剂，隔日一剂，带药回广东以善后。

翌年随访　已愈。

按　患者乃欲念过极，劳伤心脾，相火妄动，肾失封藏所致。故按劳伤心脾，肾气虚衰论治。治与金锁固精丸加味以补脾益肾，固精止遗获愈。

【案例2】　遗精并早泄
袁某某　男　28岁　球员

2017年6月26日初诊　遗精、早泄已近一年。近来，遗精、早泄有逐渐加重趋势。同时伴失眠，就是踢球，累了也睡不着，每晚在1点以后才能睡，入睡前时时如厕小便。第二天早晨7点左右亦醒。性生活后，第二天仍会遗精，腰痠。纳香，大便尚调。舌红、舌边微红甚、苔白，脉弦而微数。

证属　肾虚失藏，心肾不交。

治法　滋肾固精，交泰心肾。

方药　金锁固精丸合交泰丸加减化裁。沙苑子30g、莲须10g、芡实50g、煅龙骨30g、煅牡蛎30g、五味子10g、知母20g、生地黄25g、黄柏12g、怀牛膝15g、川黄连10g、肉桂3g、夜交藤30g、醋龟板25g，7剂，日一剂，水煎服。

2017年7月3日二诊　药后一周来未再梦遗，睡眠改善。舌红苔白，脉弦软。守方再服7剂而愈。

按　遗精乃相火妄动，早泄乃肾气亏虚，少寐而又睡前尿频乃心肾不交所致。故治与金锁固精丸合交泰丸以滋肾固精，交泰心肾，而诸症悉除。

5. 桑螵蛸散

桑螵蛸散，源于《本草衍义》。方由桑螵蛸、远志、石菖蒲、人参、茯神、当归、龙骨、龟板（醋炙）各30g组成，上药为末。每服6g，人参汤调下，夜卧服。方中桑螵蛸补肾涩精，龙骨涩精安神，二药为主药；人参、茯神、菖蒲、远志益气养心，安神定志，共为辅药；当归、龟板养血滋阴为佐。诸药配合，既能补肾益精，又能补养心神。从而调补心肾，交通上下，共奏补肾养心，涩精止遗之功。主治：心肾两虚，小便频数，如稠米泔；心神恍惚，健忘食少；或溺后遗沥不尽；或睡中遗尿，或梦中失精者。运用本方或随证加减化裁为汤剂，治疗小便频数、遗尿、或二便失控，疗效显著。

【案例1】　小便频数（神经性多尿）[1]
徐某某　男　4岁

1974年5月23日初诊　父代述：白天尿频尿急而尿短，晚上则盗汗。精神尚好，食欲亦可。自称尿时疼痛，给服两天呋喃旦丁及维生素，但未见效。舌质红、苔剥脱，脉细数。

证属　肾脾稚弱，脬气不固。

治法　滋阴益肾，益气固关。

方药　桑螵蛸散加减化裁。桑螵蛸二钱、茯苓二钱、醋龟板五钱（先煎）、石菖蒲四钱、远志二钱、生龙骨五钱、生牡蛎五钱、糖参二钱、生地二钱、丹皮四钱、知母二钱、粉甘草四钱，2剂，日一剂，水煎服。

1974年5月28日其父喜告　药后即愈。

按　患孩禀赋不足，肾关不固，脾气虚弱，致使尿频尿急，盗汗。治与桑螵蛸散加减化裁以滋阴益肾，益气固关。药至病除。

【案例2】　小便频数（神经性多尿）[2]
王某某　男　4岁

1974年8月2日初诊　家长述：尿频滴沥不已半个多月。每在白天则尿频滴沥不断，色淡黄。晚上睡眠后则正常，翌日早晨尿长而清亮，之后则频滴。舌质淡红苔白，脉细数。

证属　肾脾稚弱，脬气不固。

治法　益肾补脾，益气固脬。

方药 桑螵蛸散加减化裁。桑螵蛸三g、生牡蛎六g、生龙骨六g、茯苓四g、党参三g、当归三g、生远志一g半、石菖蒲二g、醋龟板五g、甘草一g半、菟丝子三g、炒杜仲三g，2剂，日一剂，水煎服。

1974年8月11日二诊 家长述：药后显效，尿复常。停药后又复发，但尿较前稀少。守方加金樱子三钱、淡大云一钱半，以提高益肾、固关之力，再服3剂而愈。

按 患孩禀赋不足，脾肾稚弱，脬气失养，肾关不固，故而尿频并滴沥不断。治与桑螵蛸散加减化裁以益肾补脾，益气固脬获愈。

【案例3】 遗尿（原发性遗尿）

彭某某 男 4岁

2002年3月14日初诊 母述：孩子每晚夜尿2次。两岁多以后就一直遗尿，并有加重之势，稍有疏忽则遗溺。纳呆食少。舌红苔淡黄，脉细，指纹淡紫暗伏于风关。

证属 肾气不充，下元不固。

治法 益肾健脾，固涩止遗。

方药 桑螵蛸散合固真丹加减化裁。桑螵蛸5g、茯苓5g、石菖蒲4g、生远志4g、当归5g、益智仁3g、台乌药5g、煅龙骨10g、煅牡蛎10g、党参8g、炒谷芽10g、炒麦芽10g、北山楂6g、炒白术3g、生甘草3g，10剂，日一剂，水煎服。

随访 药后遗尿止。

按 患孩在生长过程中，一直遗尿。乃禀赋不足，肾气不充，下元虚寒，则肾脏闭藏失职，膀胱气化功能失调所致。因为肾主闭藏，开窍于二阴，职司二便，与膀胱相表里。《灵枢·九针论》云："膀胱不约为遗尿。"故按肾气不充，下元不固论治。治以益肾健脾，固涩止遗。方用桑螵蛸散合固真丹，药10剂而遗尿止。

【案例4】 遗尿（继发性遗尿）

胡某某 女 8岁 学生

2015年10月1日初诊 母述：经常性遗尿，每睡必遗，而且量多。纳香，体格偏胖。睡眠忺沉，不易叫醒。舌红苔白，脉细弦软。

证属 心肾亏虚，闭藏失职。

主治 补益心肾，固涩止遗。

方药 ①桑螵蛸散合固真丹加减。桑螵蛸8g、党参8g、茯苓8g、石菖蒲6g、生远志6g、煅龙骨15g、煅牡蛎15g、当归5g、醋龟板15g、益智仁6g、台乌药6g、炙甘草3g、食盐0.5g，7剂，日一剂，水煎服；

②训导。午夜1~2点，叫醒一次以拉尿，辅以习惯性训导。

2015年10月11日二诊 尿量减少，若唤醒拉尿一次，则可避免遗尿。舌红苔白，脉细弦软。守方再投7剂。

2015年10月25日三诊 尿次数减少，本周基本未遗。昨日生日，嬉闹之后，昨晚遗了一点尿在内裤上。舌红苔白，脉细弦软。守方再服7剂。

2016年6月10日其母龚某用微信告知 坚持半夜叫醒拉尿一次，至今未再遗尿。

按 患孩年已八岁，仍然遗尿，而且每睡必遗。肾主闭藏，开窍于二阴，职司二便，与膀胱相表里。若下元虚寒，则闭藏失职，致使膀胱气化功能失调，不能制约水道，发为遗尿。故《灵枢·九针论》云："膀胱不约为遗尿。"治与桑螵蛸散合固真丹以补益心肾，固涩止遗。同时，配合训导，共收痊功。

【案例5】 二便失控

王某某 男 9岁 学生

2004年8月18日初诊 家长述：孩子大小便不能自控，已经有一段时间。观察孩子大便拉出后，小便也同时排出。由于二便失控，故经常性弄脏内裤，尤其是大便拉稀时。纳尚可。舌红苔薄白，脉细。

证属 禀赋不足，脾肾两虚，关闸不固。

治法 益肾培元，健脾益气，涩精固闸。

方药 桑螵蛸散加味化裁。桑螵蛸10g、党参10g、当归6g、醋龟板15g、茯苓10g、生远志6g、石菖蒲6g、煅龙骨20g、煅牡蛎20g、台乌药10g、益智仁6g、炙甘草5g、莲须15g、芡实15g，7剂，日一剂，水煎服。

2004年8月25日二诊 二便失控有所改善，但是大便仍稀软。舌红、舌苔薄白，脉细。守方加重益智仁4g，加焦山楂10g，以增温肾暖脾、健运消食之力，再投7剂。

2004年9月24日三诊 大便已能自控，小便夜间有时熟睡时仍会遗出少量尿液。舌苔薄白，脉略细。①守方再投7剂；②饮食疗法，猪脬一具炖服，每周二次。

2006 年 4 月 28 日再诊　经服两周中药及食疗后，二便已能自控，稳定了一年又七个月。近期由于学习紧张，又经常出现遗溺。同时大便之前也出现窘迫感，担心再次失控，故而再次就诊。舌红苔白润，脉细软。

患孩，由于学习压力，精神紧张而出现遗尿复作，大便窘迫。据其脉证仍为脾肾亏虚所致。故按原法原方再服 7 剂。

随访　2013 年 8 月 9 日追访　家长喜告：患儿愈后身体健康，已长成大小伙子了。

按　患孩少年，罹患二便同时失控，临床颇为罕见。现代医学认为要考虑脑部发育问题，实际上难以确诊。中医认为肾主闭藏，开窍于二阴，职司二便。正如《素问·六节藏象论》云："肾者，主蛰，封藏之本，精之处也……脾、胃、大肠、小肠、三焦、膀胱者，仓廪之本，营之居也，名曰器，能化糟粕，转味而入出者也。"由此可知，肾气强盛，则封藏固密，转味入出有序。若肾气不足，下元虚寒，则闭藏失职，转味入出紊乱，故而二便失控。据此治与桑螵蛸散加味及食疗以益肾培元，健脾益气，涩精固隘。病证复杂而罕见，但药食并举，其效立竿，此可谓大道至简也。

6. 易黄汤

易黄汤，源于《傅青主女科》。方由山药（炒）、芡实（炒）各 30g，车前子（酒炒）3g，白果（碎）10 枚，黄柏（盐水炒）6g 组成，水煎服。方中山药、芡实、车前子健脾化湿，白果固冲止带，黄柏清热燥湿，共奏清热燥湿之功。主治：妇人任脉不足，湿热侵淫，致黄带，其气腥秽者。临证使用或随证加减化裁，治疗黄带、赤带，以及带下腰痛，交接出血等共 34 例，好转并愈者 28 例，占总 82%，疗效堪赞。

【案例 1】　黄带（宫颈糜烂）

吴某某　女　30 岁　居民

2008 年 9 月 17 日初诊　带下色黄一年。南昌市某医院检查诊断为宫颈糜烂。刻下，白带挟黄带时下一个来月，气味腥臭。纳呆，有时胃痛伴恶心。眠尚可，大便调，小便黄。舌红苔白，脉细弦、右微弦软、均微数。

证属　脾胃虚弱，湿热下注。

治法　清热燥湿，健脾止带。

方药　易黄汤加味。白果 12g（打碎）、车前子 15g、山药 30g、黄柏 12g、芡实 30g、白花蛇舌草 30g、草薢 30g、薏米 30g、生甘草 10g、海螵蛸 30g，7 剂，日一剂，水煎服。

2008 年 10 月 9 月二诊　黄带已止，仍有少量清稀带下，小便也由黄色转为淡黄。舌红苔白，脉细弦软。

热已除，故拟健脾利湿调治并善后。

方用完带汤加减。北柴胡 10g、苍术 10g、白术 10g、党参 15g、陈皮 10g、山药 30g、芡实 30g、黄柏 10g、薏米 50g、炒荆芥 5g、海螵蛸 20g（打碎）、炙甘草 6g、茯苓 30g、车前子 15g，上药连服 7 剂而愈。

2009 年 2 月 12 日随访　带证愈。

按　《傅青主女科》卷上云："黄带乃任脉之湿热也。"《灵枢·五音五味》云："冲脉任脉，皆起于胞中，上循背里，为经络之海。"若经脉损伤，冲任气虚，不能约制经血，则血与秽液相兼而成带下。本案据其脉证辨为脾胃虚弱，湿热下注。首诊治与易黄汤以清热燥湿，健脾止带；次诊治与完带汤以健脾利湿调治获愈。

【案例 2】　赤带（宫颈糜烂）

张某某　女　44 岁　职工

2009 年 8 月 4 日初诊　带下色黄或赤而黏稠、气味腥臭反复发作一年余。不仅黄带而腥臭，而且每在月经后则会出现带下呈赤色。刻下，血水状黄带一周，伴腰痛足弱。纳香，眠可，小便调，大便数日一行、干结难解。舌红苔黄，脉濡数。

证属　湿郁热遏，伤及血分。

治法　清热燥湿，凉血泄热。

方药　易黄汤加味。白果仁 12g（打碎）、车前仁 15g、芡实 30g、山药 30g、黄柏 15g、苍术 15g、漂白术 30g、赤芍 15g、血余炭 10g、鬼箭羽炭 10g、侧柏炭 10g、桑寄生 30g、牡丹皮 10g、制大黄 6g、炙甘草 6g，7 剂，日一剂，水煎服。

2009 年 8 月 20 日其丈夫吴某代述　症状显减，但未愈。因其畏惧服药，故未按时复诊。

2009年9月7日二诊　停药后又出现带下黄稠而腥臭，恐再次血带而再诊。大便又出现干结。舌红苔薄而淡黄，脉细弦软数。守方再投7剂。

2009年9月29日三诊　药后带止，腰痛缓解。本次月经后又出现带下色黄、味腥。舌红苔薄白，脉细弦数。守方加蒲公英15g，以助清热解毒，再服10剂以善后。

2010年春随访　告愈。

按　赤带，多由忧思气结，损伤肝脾，肝郁脾虚，肝失所藏，脾失所统，湿热之邪随血下陷，遂致赤色带下。本案为湿郁热遏，伤及血分所致。治与易黄汤加入血分之品以清热燥湿，凉血泄热获愈。

【案例3】　赤带（阴道壁黏膜脱落症）

王某某　女　28岁　农民

1998年11月23日初诊　带下色红伴小腹坠胀反复发作。几年来，曾中期妊娠而引产3次。某妇产医院检查诊断：阴道壁黏膜脱落症。虽经服药，尚无起色，故就诊于中医。刻诊，带红并小腹坠胀。舌红苔淡黄，脉细弦软而微数。

证属　脾肾亏虚，损及任带。

治法　清热凉血，健脾益气。

方药　易黄汤加味。白果10g（打碎）、车前仁12g、山药15g、芡实30g、黄柏10g、牡丹皮12g、生黄芪30g、炒枳壳15g、升麻10g、赤芍15g、生甘草6g、北柴胡10g，7剂，日一剂，水煎服。

嘱　暂忌房事。

1998年12月5日二诊代述　白带挟血水已明显好转。守方再服7剂。

随访　血带已止。

按　《灵枢·五音五味》云："冲脉任脉，皆起于胞中，上循背里，为经络之海。"《素问·痿论》云："冲脉者，经脉之海也，主渗灌谿谷，与阳明合于宗筋，阴阳总宗筋之会，会于气街，而阳明为之长，皆属于带脉，而络于督脉。"由此可知，带脉起于季胁下，围绕腰腹一周，有总束诸脉的作用。患者中期妊娠而引产3次，从而造成赤带并小腹坠胀，妇科检查诊为阴道壁黏膜脱落症。此乃过多引产损伤冲、任、带脉所致。故治与易黄汤加入黄芪、升麻、柴胡、枳壳等益气升提之品，以清热凉血，健脾益气。服药两周，诸症悉除。

【案例4】　交接出血（宫颈炎并糜烂）

刘某某　女　38岁　个体

2006年11月15日初诊　性生活后阴道少量分泌血色物已多次。近半年来，带下色黄伴腰疫痛。本次月经干净后，性生活后导致阴道出现红色分泌物，并逐渐增多，形成血液排下，腰脊疫痛。经静脉注射止血针及抗生素后血已止，但腰脊疫痛未减。经江西省妇幼保健院检查，细胞病理报告：鳞状上皮炎性反应。白带常规：上皮细胞（－）、杆菌（－）、白细胞（＋＋）、杆菌（＋）、红细胞（－）。面色萎黄少华。舌红尖甚苔黄、根部苔稍厚，脉细弦软。

证属　心脾两虚，血不循经，湿热下注。

治法　清热利湿，益气健脾，引血归经。

方药　易黄汤加味。白果12g（打碎）、车前子15g（包煎）、山药30g、黄柏10g、芡实30g、种洋参10g（切）、蒲公英15g、水杨梅根15g、白术10g、苍术10g、生甘草6g，7剂，日一剂，水煎服。

2006年11月21日二诊　白带及腰痛已缓解，但小腹与乳房稍胀痛，矢气不畅。舌红苔薄白、根部苔微黄厚，脉软。守方加野生灵芝10g、青木香10g、大腹皮10g、陈皮10g，以行气疏肝、补虚扶正，再服7剂而愈。

2016年11月30日陪母就诊随访　愈后已十年，至今安康。

按　本案乃劳伤过度，损伤经脉。若经脉损伤，冲任气虚，不能约制经血，则血与秽液相兼而下。故治与易黄汤加入水杨梅根、蒲公英、白术、种洋参等清热利湿、益气培元之品，以清热利湿，益气健脾，引血归经。本方加用了一味草药水杨梅根，以益肾通络。考水杨梅根，辛、香、温无毒，有补肾虚、治头晕之长。

九、安神剂

1. 天王补心丹

天王补心丹，源于《校注妇人良方》，方由人参、茯苓、玄参、丹参、桔梗、远志各15g、当归（酒浸）、五味子、麦门冬（去心）、柏子仁、酸枣仁（炒）各30g、生地黄120g，上药为末，炼蜜为丸，如梧桐子大，用朱砂为衣。每服20~30丸，临卧时用竹叶汤送服。方中生地滋肾阴、养心血为主药；玄参助生地壮水以制火，天冬、麦冬养肺阴以滋水之上源，丹参、当归补心血，人参、茯苓益心气，柏子仁、远志宁心安神；五味子、酸枣仁敛心气、安心神，共为辅佐；桔梗载药上行，朱砂为衣，取其入心以安神为使。诸药合用，共成滋阴养血，补心安神之功。主治：心肾不足，阴亏血少之失眠、心悸、梦遗、健忘，及眩晕等。

临证用之或随证加减弃朱砂化裁为汤药。临床治头晕、心慌、心悸、恼悸、虚劳、嗜睡、早泄及妇人断经前后诸证，疗效应验。

【案例1】 昏仆（晕厥、心神经症）

吴某某 男 21岁 学生

2009年2月2日初诊 头眩伴心慌时作。近两年每年昏仆一次。昏仆时呕吐后清醒，睡眠极差，既不易入睡，又易惊醒。医院相关检查，未发现明显异常。舌红苔白、舌边有齿印，脉细数。

证属 心气不足，痰阻心窍。

治法 益气养阴，化痰通窍。

方药 天王补心丹加减。生地黄15g、天冬10g、麦冬10g、丹参30g、玄参10g、党参20g、炒酸枣仁10g、柏子仁10g、石菖蒲10g、五味子10g、当归10g、炙远志10g、桔梗10g、炙甘草6g、红枣5枚、生姜3片，10剂，日一剂，水煎服。

2009年2月10日二诊 药后睡眠明显改善，头眩止、心慌已愈，将外出打工。舌红苔白，脉细弦微数。为巩固疗效，方便服用。改用成药天王补心丸以善后。同时授以茶方：西洋参3g、麦冬3g、五味子3g、生甘草3g，15剂，每日一剂，开水冲泡代茶饮，以巩固疗效。

随访 已愈。

按 昏仆，类似于尸厥。即突然昏仆，不省人事的证候。《素问·缪刺论》云："人身脉皆动，而形无知也，其状若尸，或曰尸厥。"本病的发生，先有正气不足，骤然感受秽浊之气，阴阳之气逆乱，故猝然昏倒，不省人事。按心气不足，痰阻心窍论治。治与天王补心丹加减以益气养阴，化痰通窍获愈。

【案例2】 头眩（心神经症）

罗某某 女 62岁 居民

2010年7月8日初诊 头眩近一个月。突然出现头晕眼花，入某医院静脉滴注天麻、灯盏花素针14天，并服藏药珍宝丸及金天格胶囊，虽有所缓解，但停药又头眩。刻下，头眩伴心慌，血压120/80mmHg。头颅CT、颈椎X线、血常规报告：均未见明显异常。眠尚可，夜间经常小腿转筋。舌红、苔白而少苔，脉细弦软数。

证属 气阴两虚，心神不宁。

治法 益气养阴，补心宁神。

方药 天王补心丹加减化裁。生地黄10g、熟地黄10g、柏子仁10g、丹参30g、茯苓12g、玄参10g、西洋参10g、当归10g、五味子10g、炙甘草6g、石菖蒲10g、桔梗10g、炒酸枣仁10g、鸡血藤30g、吴茱萸5g、木瓜12g、怀牛膝12g、天麦10g、麦冬10g、枸杞15g，一日一剂，水煎服，上药连服7剂而愈。

按 患者突然头晕眼花，类似于虚眩。虽经住院静脉和口服给药14天，停药则诸症复作。据其舌脉，乃气阴两虚之证。按气阴两虚，心神不宁论治。方用天王补心丹加减化裁以益气养阴，补心宁神获愈。

【案例3】 心悸（阵发性心动过速）

苏某 男 20岁 学生

2011年4月9日初诊 早晨和午睡起床均出现心悸持续一周余。刻下，快走时心悸不安。心率：96次/分，律齐。心脏听诊未闻及收缩期杂音及明显异常。纳香，睡眠尚可。舌红苔薄白、根部苔淡黄厚、舌边有齿痕，脉细弦软数。

证属 阴虚气弱，心神失养。

治法 益气育阴，养血宁神。

方药 天王补心丹加减化裁。生地黄12g、熟地黄12g、丹参30g、玄参15g、麦冬10g、天冬10g、五味子10g、党参15g、柏子仁10g、石菖蒲10g、炙远志10g、茯苓12g、当归10g、桔梗10g、煅龙骨35g、煅牡蛎35g、炙甘草5g、炒酸枣仁15g，5剂，日一剂，水煎服。

2011年7月9日随访 就诊当日服药一剂，晚八九点即犯困而入睡，睡眠安稳，次日晨起心悸减，三日后心悸愈。

按 患者大学生，读书过劳，伤及心脾，耗伤心血，反之又影响脾胃生化，致使气血两虚，心失所养，故心不安神不宁，发为心悸。治与天王补心丹以益气育阴，养血宁神获愈。

【案例4】 心悸（窦性心动过速）

王某某 女 43岁 居民

2017年1月4日初诊 心悸、心慌发作2周余。入南昌大学第一附属医院就诊，心电图报告：①窦性心动过速（119次/分）；②部分导联ST-T改变。经服倍他乐克、盐酸曲美他嗪片一周，症状有些改善。刻下，心悸，纳可，口苦，服西药后胃胀，心烦气躁，自汗，眠尚可。心率110次/分，律齐。舌红苔白，脉细数无力、两寸微浮。

证属 气阴两虚，脏躁不宁。

治法 益气养阴，润燥宁心。

方药 天王补心丹合甘麦大枣汤加减化裁。生地黄12g、熟地黄12g、茯苓12g、丹参30g、麦冬10g、天冬10g、玄参10g、生晒参12g、桔梗10g、石菖蒲10g、当归10g、炒酸枣仁10g、柏子仁10g、生远志10g、五味子10g、炙甘草6g、煅龙骨15g、煅牡蛎15g、淮小麦50g、红枣6枚，7剂，日一剂，水煎服。

2017年1月11日二诊 心悸缓解，有时心慌，夜间仍烦热、自汗。纳香，眠可。舌红苔薄白，脉细而微弦。心率72次/分，律齐。

观其脉证，脏躁突出，故重在润燥宁神，方用甘麦大枣汤合酸枣仁汤加味善后。

方药 炙甘草6g、淮小麦50g、红枣8枚、炒酸枣仁10g、川芎10g、知母12g、茯苓15g、茯神15g、麦冬10g、生晒参12g、五味子10g、煅龙骨15g、煅牡蛎15g，再投7剂。

2017年1月18日三诊 复查心电图已无明显异常。眠好，汗止。舌红苔白，脉细而微弦。守上方再服7剂，以巩固疗效。

2017年7月1日随访 药后心悸愈，至今稳定。

按 患者年逾不惑，既有劳伤心脾，气阴两虚；又有精血亏虚之脏躁。故治与天王补心丹合甘麦大枣汤以益气养阴，润燥宁心获愈。

【案例5】 心悸（预激综合征）

李某 女 16岁 学生

2016年8月8日初诊 心悸、心慌反复发作半年余。因心悸、气促而于4月25日入南昌大学第一附属医院住院3天。诊为预激综合征。并经射频消融术治疗，术后一个月复发；又到天津市医科大总院就诊，检查T3、T4、TSH无异常；给服中药四逆汤+四

君子汤+生脉饮+生龙骨、牡蛎一周未见明显效果；又辗转到北京协和就诊于心内科，诊断为自主神经功能紊乱。刻下，稍一紧张则心悸、心慌，心神不宁。纳香，眠可，大便二日一解，小便调。舌红尖微甚、苔白，脉浮弦软、左微细弦软。

证属 气阴两虚，血不养心。

治法 益气滋阴，养血宁心。

方药 天王补心丹加减化裁。生地黄12g、熟地黄12g、西洋参8g、天冬8g、麦冬8g、丹参20g、五味子8g、柏子仁8g、炒酸枣仁8g、石菖蒲8g、炙甘草5g、玄参8g、茯苓12g、当归8g、炙远志8g、白术10g、桔梗6g、煅龙骨20g、煅牡蛎20g、磁石30g，日一剂，水煎服。

2016年8月29日二诊 连服20剂后，心悸再未发作。但观看奥运女排夺冠后，心跳加速，之后自行缓解。月经超前5天，总有些许黄带。舌红、尖微红甚、苔白，脉微浮而细弦软。守方再投10剂。

2016年9月9日三诊 昨日下午5点感觉心慌，半个小时后缓解，当即赴丰城市人民医院检查心电图：心率73次/分，提示："窦性心律、预激综合征b型"。守方加茯神15g，以助安神宁心，再投10剂。

2016年9月16日四诊 病情稳定，精神状态较前好。由于正值高三，学习紧张，晚上一般11点30才能休息，晨起6点，睡眠时间不足。舌红苔白，脉细软寸浮。因学习紧张不能就诊，均由家长代述，前后守方再共进50剂。

2016年11月7日再诊 虽然每晚功课必至晚11点，但病情稳定，心悸未再发作。纳香，眠好，小便调，大便一般二天一解，不结。舌脉如前。①守方再加山茱萸10g，以助滋肝肾、益元阳，再服20剂；②心理疏导：学会排解交流；注意调节作息时间，避免过劳。

2017年6月10日随访 家长喜告：症情稳定，已顺利参加高考。

按 本案因长期读书劳倦，致使阴阳气血亏虚而心悸。正如《不居集》卷二十二云："惟虚损之人，阴亏于下，元海无根，气浮于上，撼振胸臆，是不能下交于肾，肾不能上交于心，则筑筑心动，惕惕恐畏，为怔忡惊悸者有之。"故治与天王补心丹以益气滋阴，养血宁心。服药110剂，终使西中束手之难题获解。

【案例6】 心悸（房颤）

孙某某 男 58岁 建筑工

2013年3月19日初诊 心悸4各多月。从赞比亚回国4个月，总觉得心慌、不适。大年初二出现心悸不安，持续半个多小时，当即就诊，心电图报告：房颤。同时咳嗽，咳黄白相间浓稠痰，量不多。大腿凌晨自汗。纳尚香，眠稍差、半夜易醒，二便尚调。刻下，心率：96次/分，律尚齐。舌红苔黄，脉数关弦、重按少力。

证属 心肾不足，阴血亏虚，痰热互结。

治法 滋阴养血，补心宁神，清热化痰。

方药 天王补心丹合小陷胸汤加减化裁。熟地黄10g、生地黄10g、天冬10g、麦冬10g、石菖蒲10g、玄参10g、丹参10g、党参15g、桔梗10g、生远志10g、柏子仁10g、当归10g、炙甘草6g、炒酸枣仁15g、法半夏15g、黄连10g、栝楼皮15g、煅龙骨30g、煅牡蛎30g、淮小麦50g、红枣5枚、生姜3片、炙冬花10g、知母15g，5剂，日一剂，水煎服。

2013年4月1日二诊 服1剂药后大腿自汗止；5剂后，心慌缓解；服完10剂，咳已少，痰已转为白色、痰量减少，心率已降至80次/分。舌红苔白、舌边微红甚、舌中微黄，脉细弦软而微数。守方再服14剂。

2013年5月26日随访 已愈。

2015年5月6日追访 其妻陈某告知，至今安康。

按 房颤，现代医学认为是一种常见的心律失常，最严重的有并发脑卒中的风险。中医据其脉证按心肾不足，阴血亏虚，痰热互结论治。方用天王补心丹合小陷胸汤以滋阴养血、补心宁神，清热化痰。服药19剂而获痊功。

【案例7】 产后心悸（阵发性心动过速）

曾某 女 30岁 职工

2006年10月16日初诊 心悸、失眠反复已2年。缘于生小孩之后夜间难以入寐，或寐少。同时心悸，头眩，乏力气短。虽经治疗，一直不愈并反复发作。刻下，心悸，心率100次/分，律齐，头眩。纳少、便调。舌红苔白，脉细数。

证属 阴虚火旺，心神失养。

治法 益气养阴，安神宁心。

方药 天王补心丹加味化裁。生地黄7g、熟地黄7g、西洋参10g（另煎兑入）、五味子10g、天冬10g、麦冬10g、漂白术10g、丹参15g、柏子仁10g、炙甘草6g、当归10g、桔梗10g、炒酸枣仁10g、生麦芽30g、茯神15g、北山楂20g、煅龙骨30g、煅牡蛎30g，5剂，日一剂，水煎服。

2006年10月20日二诊 舌红苔薄黄，脉细数。心率92次/分，律齐。药已中的，守方再投3剂。

2006年10月24日三诊 服药8剂，心慌失眠等症状明显改善，头眩止。心率80次/分，律齐。舌红苔薄白。仍守方以浮小麦易生麦芽，加白芍10g，以助滋阴养血，再服7剂以善后。

按 患者产后失血，致使气血亏虚，血不养心，故而心悸、失眠。由于失治，迁延两年。按阴虚火旺，心神失养论治。治与天王补心丹以益气养阴，安神宁心。药仅8剂获愈。

【案例8】 虚劳（白细胞减少症）

罗某某 女 59岁 居民

2008年4月28日初诊 头眩，四肢萎软2月余。刻诊，头晕心慌，四肢酸软无力，失眠，纳食一般，二便尚调。今日血常规：白细胞2.9×10^9/L、中性粒细胞1.3×10^9/L（参考值$2 \times 10^9 \sim 7 \times 10^9$/L）、百分比46.3%（50%~70%），余项无明显异常。舌红苔薄白、舌面人字样裂纹成片，脉细弦软数。

证属 气阴两虚，心神失养。

治法 益气滋阴，养血宁神。

方药 天王补心丹加减化裁。生地黄12g、熟地黄12g、种洋参10g（切片同煎）、五味子10g、柏子仁10g、天冬10g、麦冬10g、桔梗10g、丹参30g、白术10g、茯苓12g、玄参10g、当归10g、炒酸枣仁10g、炙远志10g、石菖蒲10g、鸡血藤30g、炙甘草6g、枸杞15g、生黄芪25g、煅龙骨30g、煅牡蛎30g，7剂，日一剂，水煎服。

2008年5月5日二诊 心慌药后则愈，已可入眠，但梦多，四肢软乏已明显改善。左鼻塞，舌红苔白、舌中有串裂纹，脉细弦微数、重按少力。守方加辛夷花10g，以助宣肺通窍，再投7剂。

2008年5月12日三诊 足力已健，但出现怕冷。检查血常规：白细胞3.0×10^9/L。舌深红苔薄白、舌中仍有串状裂纹，脉弦软。

观其脉证，阴津虽回，由于阳损及阴，而出现怕冷，故拟温中补阳，益气生血调治。

①方用十全大补汤加味。党参20g、北黄芪30g、白术10g、炙甘草6g、当归身10g、川芎10g、白芍20g、熟地黄15g、肉桂6g、枸杞15g、鸡血藤30g、茯苓15g、五味子10g、麦冬10g，7剂，日一剂，水煎服；

②参茸散：西洋参40g、鹿茸7g，研末冲服，每日2次，每次3g，温开水送服。

2008年5月19日四诊　今日血常规：白细胞3.5×10⁹/L。舌红苔薄白、舌尖少苔、舌中仍有人字状碎裂，脉细弦软。守汤方再投7天。

2008年5月26日五诊　今日血常规：白细胞4.0×10⁹/L，余项无异常。心慌、头晕、乏力、足软均已瘥可。舌红苔薄黄、舌中仍有细小人字裂，脉细软。血常规复常，病已康复，为巩固疗效，散剂善后。

按　患者劳伤太过，耗伤气血，乃至头眩萎弱；血不养心，致使不寐。按气阴两虚，心神失养论治。前期方用天王补心丹以益气滋阴，养血宁神；后期与十全大补汤以温中补阳，益气生血获愈。

【案例9】 脑悸（心神经症）

罗某某　男　48岁　职工

2007年3月16日初诊　脑袋掣跳悸动不适。近期突然出现颅脑内掣跳悸动，尤其是安静时，并引起心神不宁。经咨询后，按嘱服天王补心丸数天后，症状略为缓解，故寻求面诊。纳食无碍，二便尚调。舌红苔薄白，脉浮数。

证属　气阴两虚，虚火上扰。

治法　育阴潜阳，重镇宁神。

方药　天王补心丹加减化裁。生地黄15g、当归10g、丹参10g、玄参10g、茯苓12g、天冬10g、麦冬10g、党参15g、桔梗10g、炙远志10g、炒酸枣仁10g、五味子15g、石菖蒲10g、炙甘草6g、煅龙骨30g、煅牡蛎30g、红枣8枚、生姜3片，7剂，日一剂，水煎服。

2007年3月23日二诊　脑部掣动显减。舌红苔白，脉微数。守方再服7剂告愈。

按　患者经商，劳累过度，五志过极，七情失调，致使脾虚血弱，阴液亏耗，虚火上扰，引起恼悸并心神不宁。按气阴两虚，虚火上扰论治。始诊试服

成药天王补心丸，疗效不显；此后面诊，方用天王补心丹加减化裁为汤剂，以育阴潜阳，重镇宁神获愈。可见汤剂易于吸收，疗效确切。

【案例10】 经断前后诸症（围绝经期综合征）

章某某　女　45岁　职工

2008年12月5日初诊　一年来，心慌伴心烦失眠。始于月经紊乱，先后无定期，量少、点滴、色黯，并开始出现阵发性潮热出汗，并伴心慌，心烦易怒。刻下，心慌心悸，心率88次/分，心烦少寐，烦躁易怒。由于大便秘结，正在服排毒养颜胶囊。纳尚可，小便调。舌红少苔，脉细弦软数。

证属　脾肾亏损，阴虚血弱。

治法　滋阴养血，补心宁神。

方药　天王补心丹加味化裁。生地黄12g、熟地黄12g、党参15g、当归身15g、天冬10g、麦冬10g、茯苓12g、丹参30g、玄参10g、五味子10g、桔梗10g、石菖蒲10g、炒酸枣仁10g、生甘草6g、柏子仁10g、漂白术30g、炒莱菔子15g，7剂，日一剂，水煎服。嘱：停服"排毒养颜胶囊"。

2008年12月12日二诊　药后心慌已缓解，月经已至，经量增。舌红苔薄白，脉细软。守方加郁金12g，以助行气化瘀，再服7剂而月经复常。

按　患者因劳心过度，损伤脾胃，化源不足，五脏失养。致使出现早衰，岁不及七七，而出现冲任虚衰，月经紊乱，经断前诸症显现。按脾肾亏损，阴虚血弱论治。方用天王补心丹以滋阴养血，补心宁神。服药两周，诸症悉除，月经复常。

【案例11】 早泄（心因性早泄）

廖某某　男　28岁　职工

2009年10月18日初诊　房事早泄伴心慌欠安。近期出现性欲易冲动并伴心慌，交媾时早泄伴腰痠痛。纳尚香，睡眠可，二便调。舌红苔薄白、舌边有齿痕，脉细弦软而微数。

证属　阴亏血弱，相火妄动。

治法　滋阴潜阳，益肾坚阴。

方药　天王补心丹加减。生地黄10g、熟地黄10g、麦冬10g、党参15g、玄参10g、丹参30g、石菖蒲10g、炙远志10g、炒酸枣仁10g、桔梗10g、当归

10g、炙甘草 6g、黄柏 10g、山茱萸 10g、五味子 10g、柏子仁 10g、煅龙牡 30g、煅牡蛎 30g，7 剂，日一剂，水煎服。

2009 年 10 月 26 日二诊　心慌、冲动、早泄症状已明显缓解。舌红苔薄而淡黄、舌边仍有浅齿痕，脉细弦软。守方再服 14 剂告愈。

按　早泄，多由劳累过度，斫伤肾精；加上思虑烦劳，致使肾阴亏虚，虚火上扰，相火妄动，而出现心慌、冲动、早泄。按阴亏血弱，相火妄动论治。方用天王补心丹加减以滋阴潜阳，益肾坚阴。服药三周，诸症悉除。

2. 交泰丸

交泰丸，源于《韩氏医通》。方中载药：黄连（生用），官桂少许，煎百沸，入蜜，空心服。能使心肾交于顷刻。方中无名，也无确切药量。《四科简效方》补入，药量为黄连（生用），官桂各五钱。后人将其研为细末，水泛为丸，每服 1.5~2.5g，睡前空腹温水或淡盐汤下，亦可作为汤剂。黄连清心以泻上亢之火；肉桂温肾以引火归元，导心火下交于肾。故其功用交通心肾，清火安神。主治：心火偏亢，心肾不交之怔忡、失眠及夜间多溺、突发性耳聋。临证使用或随证加减，或伍以他方协同，化裁为汤剂。药量则据证情而用之，确有药到病除之效。

【案例1】　不寐（神经衰弱症）
张某某　女　40 岁　职工

2008 年 4 月 14 日初诊　长期苦于睡眠不安。缘于青年时期开始睡眠就时好时差，反复发作已二十来年。从去年开始月经紊乱，而且色黯、有血块。刻下：失眠加重，既不易入睡、又易惊醒、醒后更不易再睡。故夜间怕光、怕吵，而且越不能入睡，尿越多，尿量短少而尿频，有时还阵发性心慌。颜面略萎黄，眼眶黧黑。舌红尖甚、苔薄白，脉细软、寸浮。

证属　心脾两虚，心肾不交。

治法　补益心脾，交泰心肾。

方药　交泰丸合归脾汤加减化裁。川黄连 6g、企边肉桂 4g、党参 20g、炙黄芪 30g、白术 10g、当归身 10g、当归尾 10g、炙甘草 6g、茯神 15g、炙远志 10g、炒酸枣仁 12g、广木香 10g、枸杞 10g、红枣 4 枚、生姜 3 片、北五味子 10g、麦冬 10g、煅龙骨 30g、煅牡蛎 30g，7 剂，日一剂，水煎服。

2008 年 4 月 9 日二诊　睡眠已安稳，原夜尿 3 次以上，现入睡后无需起床小便。舌红尖仍甚，脉细弦软、寸仍浮。守方加淮小麦 30g，以养阴宁神，再服 4 剂以善后。

2008 年 7 月 9 日随访　三个月来睡眠安好。

按　对于少寐或不寐，《内经》认为是卫气不得入于阴，或胃不和所致。《素问·逆调论》云："不得卧而息有音者，是阳明之逆也。……阳明者，胃脉也。胃者六腑之海，其气亦下行，阳明逆不得从其道，故不得卧也。《下经》曰：胃不和则卧不安。此之谓也。"《灵枢·口问》云："卫气昼日行于阳，夜半则行于阴。……阳气尽，阴气盛，则目暝，阴气尽而阳气盛则寤矣。"患者青年时期睡眠就时好时差，多由胃不和所致，加上失治，故而反复发作。而刻下失眠加重，乃长期脾胃不和，运化失职，化源不足，累及脏腑，气血亏虚，导致阴虚火旺，心火上炎。肾水下亏，水火不济，心肾不交所致。故治以补益心脾，交泰心肾。方用交泰丸合归脾汤，健脾助运，引血归脾；养血宁心，交通心肾，同时并举而获药到病除之效。

【案例2】　夜间多溺
陈某某　女　58 岁　居民

2014 年 11 月 12 日初诊　近 2 周出现夜尿多，每晚最少 4 次以上之多，若是想着有尿则须解。故影响睡眠，而且心理压力重，白天往往胸闷。纳尚可。血压 108/65mmHg。舌红苔微黄，脉弦软寸浮。

证属　水火不济，肾气不固，气化失权。

治法　交泰心肾，益肾气化，固关缩泉。

方药　交泰丸合五苓散加减化裁。肉桂 5g、川黄连 10g、猪苓 15g、白术 10g、泽泻 25g、茯苓 15g、益智仁 10g、台乌药 15g、生甘草 6g、食盐 1g、桑螵蛸 10g，7 剂，日一剂，水煎服。

2014 年 11 月 20 日二诊　服药前期小便复常，但昨晚又增至 4 次，而且尿量多而清长。舌红苔白，脉微弦。药虽中的，但连服一周，方中黄连苦寒太过，有伤脾肾，导致尿多。故守方去黄连，加煅龙骨 30g、煅牡蛎 30g、太子参 15g、醋龟板 25g，以益气固涩、滋肾固脬，再服7剂。

随访　2015年3月9日告：当时药尽而夜尿止。

按　本案不仅夜间多溺，而且影响睡眠，不入睡又欲尿。此乃肾水下亏，水火不济，心肾不交所致。由于肾气亏虚，造成膀胱气化失权，故而夜尿频频。这样尿频、失眠，互为因果。治与交泰丸合五苓散以交泰心肾，益肾气化，固关缩泉。心肾交通，气化有序，夜尿与失眠自愈。

【案例3】 **耳聋（突发性耳聋）**

王某某　女　36岁　职工

2007年10月25日初诊　双耳胀痛、耳鸣、右耳失听10天。南昌大学第二附属医院拟突发性耳聋（右）住院7天。检查：大小便、血常规、肝肾功能及电解质均未见明显异常；血脂：甘油三酯2.0mmol/L。经血管扩张剂、抗水肿及营养神经等治疗，未见改善而出院，欲赴上海求诊，其父邀余诊治。刻下：双耳胀痛以右耳为甚并失听，左耳鸣响，大声呼叫时右耳震痛。心烦少寐，不易入睡并尿频，或睡后梦多。纳尚可，大便调。舌红尖微甚、舌苔白，脉弦而略滑、左稍细。

证属　心肾不交，痰湿瘀结，耳络闭阻。

治法　交泰心肾，豁痰安神，活血通络。

方药　交泰丸合温胆汤加减化裁。川黄连10g、正肉桂3g、茯苓15g、陈皮10g、炙甘草6g、竹茹10g、枳实10、胆南星10g、郁金12g、全蝎6g、芦根50g、蒲公英30g、丹参30g、桃仁泥10g、川红花10g、地龙20g、炮穿山甲6g（打碎），15剂，日一剂，水煎服。

2007年10月29日电话喜告　服药4剂，已见显效。现在是用患侧之右耳通话，赞叹神奇。并询问药是否继续服完。答曰：继续服完以巩固疗效。

2007年11月26日二诊　右耳稍有胀闷及轻度耳鸣，纳食仍少味，头晕健忘，睡眠易醒。月经期素来延长，一般10天左右。检查血常规：红细胞3.08×10^{12}/L，血小板68×10^9/L。舌红苔白，脉细软。

患者痰瘀已除，心脾两虚显现。故拟补益心脾，佐以活血化瘀调理。方用归脾汤加味。炙黄芪30g、白术10g、党参15g、当归10g、茯神15g、广木香10g、红枣4枚、炙甘草6g、酸枣仁10g、生姜3片、丹参30g、鸡血藤20g、炙远志10g、地龙15g、炮穿

山甲5g（打碎）、北山楂15g、浮小麦30g，14剂，日一剂，水煎服。

药尽来电话，诸症悉除，已恢复上班工作。

2016年10月9日追访　其父告知，近十年来，至今安康。

按　突发性耳聋，现代医学认为起病较急，考虑与病毒感染、细菌感染、血管病变、耳部疾病、铁代谢异常等有关。但经住院施以各种治疗，未能获效。中医则认为"邪客于手阳明之络，令人耳聋，时不闻音"（《素问·缪刺论》）。后世医家根据不同的病因病机，将其分为实证与虚证两大类。本案据其脉证，突发耳胀、耳痛、耳鸣、耳聋，脉弦略滑，当辨为实证，此乃素有湿热，蕴积成痰，痰郁化火，痰火上扰，壅塞耳窍致聋；另有心烦少寐，入寐难而尿频，乃心火上炎，肾水亏虚，水火不济，心肾不交之虚证。由此可知本证为虚实夹杂，应按心肾不交，痰湿瘀结，耳络闭阻论治。故治与交泰丸合温胆汤加入丹参、鸡血藤、地龙、炮山甲等养血活血，化瘀通络之品，以交泰心肾，豁痰安神，活血通络。仅服药4剂，耳窍通，声音复。患者叹喟神奇！实乃辨证施治的必然结果。

十、理气剂

1. 越鞠丸

越鞠丸，源于《丹溪心法》，又称之为芎术丸。朱氏为因气、血、痰、火、湿、食六郁所致之胸膈痞闷，脘腹胀痛，吞酸呕吐，饮食不化等疾。方由苍术、香附、抚芎、神曲、栀子各等分，上药为末，水泛为丸，如绿豆大，每服6~9g，温水送下。亦常用作汤剂，水煎服。方中苍术、神曲燥湿健脾，和中消食；香附、川芎疏肝达木，调理血气；栀子清泻肝火，引湿热下行从小便而出。诸药合用，共奏行气解郁之功。本方治六郁的关键在肝脾。

临证使用本方或随证加减，或协同他方治疗六郁所致的各种泄泻、便秘、胁痛、胃胀、胃痛、胃痒、嘈杂、胃灼、舌麻、嗳气、呃逆、腹痛、腹胀、不寐、心慌、头眩、不孕、乙肝等。其组方之妙，用途之广，疗效之好，令人叹为观止。用治胁痛、胃胀之疾达千例之上，疗效可靠。

【案例1】 胁痛（急性胃炎）

张某 女 57岁 居民

2013年5月27日初诊 右胁肋痛2周。缘于食甲鱼后出现右胁肋胀痛，大便结如羊屎。B超报告：肝、胆、胰、脾、肾均未发现明显异常。曾因胃息肉于2007年施行激光摘除术。有糖尿病史，一直在服卡博平。舌红苔薄黄，脉细弦软、关尤少力。

证属 食郁气滞，运化失常。

治法 行气助运，舒肝和胃。

方药 越鞠丸加减化裁。川芎15g、炒苍术10g、制香附10g、神曲20g、炒栀子15g、生麦芽30g、漂白术30g、北山楂10g、鸡内金30g、甘松10g，日一剂，水煎服，连服4剂而愈。

按 本证乃肝郁脾虚，肝胃不和，又饮食不节，恣食滋腻之甲鱼，食滞不化，反侮肝木，致使胁痛。治与越鞠丸以行气助运，舒肝和胃而愈。

【案例2】 胁痛（慢性胆囊炎）

徐某某 男 26岁 农民

1998年10月28日初诊 右上腹及胁下经常胀闷痛三年。每饮食不当或受凉，心情不快时发作。B超检查报告：①胆囊壁毛糙；②慢性胃炎。舌红苔薄白、舌中有细小排列规则的横状裂纹，脉细弦。

证属 脾虚气郁，肝胃失和。

治法 理气开郁，疏肝和胃。

方药 越鞠丸加味化裁。川芎10g、制香附10g、神曲10g、苍术10g、生栀子10g、北柴胡10g、白术10g、青皮10g、陈皮10g，7剂，日一剂，水煎服。

1998年11月5日二诊 胀闷痛已缓解。舌红苔薄黄、裂纹如前，脉弦软。守方加虎杖10g，以助利湿破瘀，再服7剂胁痛愈。

按 胁下及脘闷胀痛，并随饮食及情绪发作，此为脾虚气郁，肝胃不和之胁痛。故治与越鞠丸以理气开郁，疏肝和胃收效。

【案例3】 胃痛（胃十二指肠球部浅表溃疡伴胃炎）

舒某 女 42岁 职工

1999年10月9日初诊 胃脘阵发性刺痛1年余。江西省人民医院胃镜诊断报告：①十二指肠球部浅表溃疡；②浅表性胃炎（糜烂型）。经服瑞贝克、胃仙U一个多月无效。刻下，纳虽香，但多食则胃脘胀痛，仍怕冷，大便稀软，1~2天一行。舌红苔薄白，脉细、关滑。

证属 脾胃虚弱，气滞血瘀。

治法 益气健脾，行气化瘀。

方药 越鞠丸合金铃子散加减化裁。川芎10g、苍术10g、制香附10g、生栀子10g、神曲10g、醋延胡索10g、川楝子10g、白蔻仁10g、海螵蛸30g、生黄芪15g、川红花5g，14剂，日一剂，水煎服。

1999年11月3日二诊 胃痛减轻。晨起时胃稍痛，稍食后缓解，仍怕冷。舌红苔薄少，脉细偏数。守方加白及10g，以助化瘀通络，再服14剂而愈。

2001年3月24日胃镜检查报告浅表溃疡已愈。

按 胃脘刺痛乃为血郁之征，故治与越鞠丸合金铃子散加入黄芪、红花益气活血之品，以益气健脾，行气化瘀获愈。

【案例4】 胃痛（十二指肠球部溃疡）

吴某某 男 63岁 农村干部

2012年11月3日初诊 胃痛伴口干喜热饮，偶吐酸反复发作。近因故服甲硝唑后，胃病加重而且伴头眩。刻下，每日上午11时左右，胃不适而闷痛，稍食则缓解。上颚干灼，舌中有灼烧感，大便1~3天一次。入南昌大学第一附属医院就诊，胃镜检查报告：十二指肠球部溃疡（S2）并假憩室形成。X线胸片、心电图报告未发现明显异常；B超报告：胆、胰、脾亦未发现明显异常。肝功能亦无异常。给服泮多拉唑，阿莫西林未效。1980年曾胃出血一次，并有血吸虫肝史。舌红苔白、苔稍腻、舌中有一纵长裂纹，脉细弦软。

证属 肝旺脾虚，气郁胃络。

治法 疏肝健脾，行气和胃。

方药 越鞠丸加味。川芎15g、炒苍术10g、制香附10g、炒栀子10g、神曲10g、炒白术10g、枳实10g、海螵蛸25g、淮山药30g、煅瓦楞30g、冬凌草30g、生黄芪30g、川红花10g，7剂，日一剂，水煎服。

2012年11月10日二诊 诸症减半，口腔上腭干灼已除。前天因故生气，致胃闷胀一天。舌红苔微黄稍腻、舌中裂纹转浅，脉细弦软。药已中的，守方再投7剂。

2012年11月17日三诊　胃闷痛又见减，前天顿食螃蟹4只，致胃闷胀痛。舌红苔薄黄、舌边稍腻，脉细而微弦、右细弦少力。守方加炒鸡内金15g、北山楂10g、九香虫6g，以助行气消食，再投7剂；

嘱　以五谷蔬果为主，少肉食，七分饱，以防饮食损伤胃肠。

2012年11月27日四诊　胃胀已基本缓解。舌红苔淡黄而薄，脉细而微弦。守方再服7剂以善后。

2013年4月9日自汗就诊告　胃痛愈，头眩也愈，感觉良好。

2014年6月25日再访　今年3月9日在南昌市第三人民医院胃镜检查报告：十二指肠球部轻度变形，黏膜光滑，降部未见异常；胃窦黏膜红白相间，以红为主。与2年前胃镜报告相较，临床已获康复！

按　患者情志所伤，肝失条达，气机不畅，肝胃失和，胃络气滞。治与越鞠丸以疏肝健脾，行气和胃；凡久病必瘀，故加入黄芪、红花以助活血化瘀，共收良效。

【案例5】　胃痛（慢性浅表性胃炎、胃溃疡）

郭某　女　51岁　退休工人

2006年2月1日初诊　胃痛伴吐酸已一年余。胃痛不论餐前及餐后均会发作，有时胃灼热并连及咽喉灼辣不适。去年五月曾在南昌大学第五附属医院就诊，胃镜检查报告：慢性浅表性胃炎，小面积溃疡、胃动力不足。刻下，胃痛伴胃灼，纳尚可，大便少而不畅。舌暗红苔白，脉细弦软数。

证属　肝郁脾虚，肝火犯胃。

治法　行气开郁，抑木扶土。

方药　越鞠丸合左金丸加味。川芎12g、制香附10g、神曲20g、苍术12g、生栀子10g、黄连10g、吴茱萸6g、广木香10g、海螵蛸20g、炙甘草5g、生黄芪25g、川红花10g，7剂，日一剂，水煎服。

2006年9月28日二诊　七剂药后，诸症缓解，半年来胃痛未作。刻诊，胃脘胀满发作，餐后加重并吐酸，纳食尚香，大便又少而不畅。舌红苔白、中根部苔厚而滑，脉细弦

据其脉证，除肝郁脾虚外，湿邪困脾是其兼证。故仍守原方去左金丸，加平胃散及草豆蔻仁以行气开郁、燥湿运脾。

方药　川芎10g、苍术10g、制香附10g、神曲10g、生栀子10g、厚朴10g、陈皮10g、生甘草5g、草蔻仁10g、八月扎15g、海螵蛸20g、生黄芪30g、川红花10g、生姜3片，再服7剂，药尽胃胀愈。

2013年3月11日再诊　时隔6年半，胃灼复发，伴胃胀并嗳气频作。纳香，稍食则饱胀难受，若食酸或冷食，则症状加重。若情绪稳定、不吃晚餐则症状减轻。大便稀软，1~2天一解。舌红苔白，脉细弦微数。守方再投7剂。

2014年3月10日又再诊　距去年就诊正好一年，近日夜间又出现胃胀伴胃灼热，影响睡眠。症状较以往要轻，故自服奥美拉唑数日无效后而再次就诊。舌略暗红、苔白、舌体偏胖，脉细弦软而微数。本次复诊，据其脉证类似于首诊，故以首方治之。

随访　服至14剂时，诸症悉除。

按　本案乃复合型胃病从患病到治愈，时间跨度8年，先后三次大的发作。主要病机均为肝郁脾虚，其次或夹有肝火犯胃，或湿郁困脾。在治疗方法上，行气开郁为主，配以降逆和胃，或燥湿运脾。方用越鞠丸合左金丸，或合平胃散，并随症加减，均获良效。可见，越鞠丸之行气开郁功效卓著，实乃良方。

【案例6】　胃痛（慢性浅表性胃炎伴糜烂）

陈某某　男　50岁　商人

2012年5月15日初诊　胃痛已3~4个月。因经商在外，而在济南第一人民医院检查诊为慢性胃炎；心电图：窦性心律，ST-T段改变。服西药奥美拉唑、碳酸镁、左氧氟沙星、果糖二磷酸钠30余天，症未见减而加重。故回赣就医，南昌大学第一附属医院胃镜检查报告：胃体可见线状浅溃疡，覆白苔，肿胀黏膜稍红肿。诊断：胃体溃疡，非萎缩胃炎。病理报告：胃体中度慢性浅表性胃炎。胃体溃疡（A1）。自觉诊断已明确，服西药也未效，故就诊于中医。刻诊，饥饿时胃痛，少寐易醒，白昼又疲倦嗜睡。纳可，食后胃脘痞满，大便日一解。舌红苔浅黄，脉弦软数。

证属　肝郁气滞，脾气虚弱，郁火犯胃。

治法　疏肝健脾，行气解郁，清肝和胃。

方药　越鞠丸合桂枝汤加减化裁。川芎15g、炒苍术10g、炒栀子10g、神曲10g、制香附10g、桂枝

10g、白芍 15g、生甘草 6g、生黄芪 30g、红花 10g、海螵蛸 20g、黄柏 10g、甘松 10g、娑罗子 10g、醋延胡 10g、法半夏 15g、川黄连 6g、茯苓 15g、陈皮 10g，7 剂，日一剂，水煎服。

2012 年 5 月 23 日二诊　胃痛减，痞满除，餐后仍饱胀。舌红苔浅黄稍厚，脉弦软。守方加青皮 10g，以增疏肝破气之力，再投 10 剂。

2012 年 6 月 11 日三诊　胃痛已止。舌红苔微黄、中根稍厚，脉弦软。守方加减再进。

2012 年 8 月 20 日随访　守方加减共续服至 47 剂后，胃痛止，诸症悉除。

按　患者长期经商在外，饮食不节，饥饱失常，伤其胃口，致使脾气虚弱，倦怠嗜睡；又因商场繁杂，情志怫郁，致使肝郁气结，郁而化火，郁火犯胃，故而饥时胃痛，心烦少寐。总之，虚实夹杂，虽服西药罔效。按肝郁气滞，脾气虚弱，郁火犯胃论治。方用越鞠丸合桂枝汤以疏肝健脾，行气解郁，清肝和胃；加入黄连、黄柏配合栀子清肝泄热，共建殊功。

【案例 7】　胃痛（酒后胃痛）
郚某某　女　25 岁　职工

2009 年 12 月 5 日初诊　酒后胃痛发作多次。昨日饮白酒后胃痛发作。而且胃痛即有便意，并有急胀感。市某医院胃镜诊断：慢性浅表性胃炎。HP 阳性。舌红苔薄黄，脉细弦。

证属　酒毒扰胃，湿热郁滞。

治法　清热利湿，行气和胃。

方药　越鞠丸合金铃子散加味。川芎 15g、生栀子 15g、制香附 10g、苍术 10g、神曲 20g、延胡索 15g、川楝子 10g、白术 10g、葛花 20g、白蔻仁 10g、蒲公英 30g、白芍 15g、生甘草 10g，5 剂，日一剂，水煎服。

2010 年 1 月 12 日随访　药尽胃痛止。

按　本证乃恣酗白酒，酒为水中之精，阴中之阳。少饮有益，多饮则湿热内生，胃失和降而作痛。正如《医学正传·胃脘痛》中云："致病之由，多因纵恣口腹，喜好辛酸，恣饮热酒煎熬……故胃脘痛。"按酒毒扰胃，湿热郁滞论治。方用越鞠丸合金铃子散加味以清热利湿，行气和胃。药至痛止。

【案例 8】　胃胀痛（非萎缩性胃炎）
郭某某　女　41 岁　职工

2011 年 11 月 22 日初诊　胃胀、胃痛反复发作。胃镜报告：非萎缩性胃炎。刻下，几乎每日胃脘胀闷，食则加重。每受凉，或食冷，或食辛辣则胃痛。饮食习惯：早餐豆浆和面条或稀饭，夜晚睡前一瓶酸奶，或午睡后饮。大便奇臭，每天可一解。月经逐渐减少，经期 1~2 天则净。舌红苔薄白，脉细弦软而微数。

证属　脾胃虚弱，食郁气滞。

治法　健脾和胃，行气助运。

方药　越鞠丸合香砂六君汤加减化裁。川芎 15g、炒苍术 10g、制香附 10g、神曲 10g、生栀子 10g、党参 15g、茯苓 30g、炒白术 10g、炙甘草 6g、砂仁 6g、生麦芽 30g、当归身 15g、玫瑰花 10g、凌霄花 15g、醋柴胡 15g、白芍 10g、桑椹子 15g、鸡血藤 30g、生姜 3 片，7 剂，日一剂，水煎服。

嘱　暂停饮用豆浆及牛乳。

2011 年 11 月 29 日二诊　胀减，有时下腹部胀，矢气后缓解。舌红苔薄白，脉弦软。守方再服 7 剂。

2012 年 12 月 6 日因膝关节痛就诊告　胃胀胃痛，药尽症除。

按　本案由于饮食失节，误以为多饮豆浆及牛奶，可强壮体质。实乃事与愿违，导致伤及脾胃，食滞不化，宿食积滞，引起胃胀、胃痛，大便奇臭。治与越鞠丸合香砂六君汤，以健脾和胃，行气助运收效；同时调整饮食结构是治疗关键一环。

【案例 9】　胃胀（胆囊结石、肝囊肿）
邓某某　女　51 岁　居民

2016 年 3 月 30 日初诊　胃胀伴少寐已数月之久。B 超检查报告：肝囊肿；胆囊结石；胆囊壁胆固醇结晶；脾稍大。刻下，胃胀，食则胀剧。少寐、时睡时醒。口腔溃疡。大便每日 1~2 次。舌红苔白、舌边有齿痕，脉浮弦软。

证属　脾虚气郁，运化失权。

治法　健脾助运，理气开郁。

方药　越鞠丸合健脾丸加减化裁。川芎 10g、炒苍术 10g、生栀子 10g、神曲 10g、制香附 10g、太子参 15g、炒白术 10g、生黄芪 25g、北山楂 15g、生麦芽 30g、枳实 10g、荷叶 10g、炒鸡金 15g、草果 10g、煅龙骨 15g、煅牡蛎 15g、炒厚朴 15g，7 剂，日一剂，水煎服。

2016年4月6日二诊　胃胀减，睡眠已改善，大便日一解，偶尔日两次。血压105/75mmHg。舌红苔白、舌边齿痕已消失，脉仍浮而弦。①守方再进7剂；②西红花饮。西红花，每日0.5g，开水泡代茶饮。以助活血和血。

2016年4月13日三诊　睡眠已好，大便每日一解，口腔溃疡已愈，纳香，食后胀除。舌红苔白，脉浮弦软。守上方再服7剂以善后。

按　食后胃胀，此乃脾郁之征。亦因肝郁气滞，累及脾胃，脾运不化，发为脾郁。故治与越鞠丸合健脾丸以健脾助运，理气开郁。从而气行脾运，胃和卧安。

【案例10】　胃胀（子宫及右侧阔韧带平滑肌瘤术后）

李某某　女　52岁　居民

2013年11月26日初诊　胃胀发作，餐后加重已46天。素有胃胀痛病史，缘于子宫及右侧阔韧带平滑肌瘤术后，胃痛复作。以往胃痛服泮多拉唑、替普瑞酮可缓解，停药则发。2011年、2013年前后胃镜检查均报告：非萎缩性胃炎。今年病理报告：胃窦，胃体中度慢性浅表性胃炎。刻下，不仅胃胀痛，而且心烦易躁，喜叹息、深呼吸。纳食尚可，但食则胀，尤其晚餐后。一贯嗜饮米酒。舌红苔薄黄，脉细弦软数。

证属　肝郁气滞，脾胃不和。

治法　疏肝解郁，理气分消。

方药　越鞠丸合枳实丸加味化裁。川芎10g、炒苍术10g、炒白术10g、神曲10g、制香附10g、生栀子10g、枳实10g、北柴胡10g、炒白术10g、青皮10g、陈皮10g、蒲公英30g、制川乌6g、草果6g、北山楂10g、生甘草5g、生麦芽15g，7剂，日一剂，水煎服。

嘱　忌饮米酒及熬夜。按时作息，晨起锻炼，平稳情绪。

2013年12月5日二诊　诸症显减，昨日食红薯后吐酸水。舌红苔白，脉细、左细而微弦。守方加海螵蛸20g，以和胃制酸，再服7剂。

2013年12月12日专程面告　诸症悉除。

按　患者术后，由于精神紧张，情绪不宁，加上术后损伤经络气血，诱发胃脘胀痛。其脾胃虚弱为本，术后肝脾郁滞为标。故治与越鞠丸合枳实丸加味

化裁以疏肝解郁，理气分消获愈。

【案例11】　胃胀（胆汁反流、慢性浅表性胃炎）

吴某某　男　37岁　服装商

2008年5月8日初诊　胃脘胀满反复发作。因经商压力，心绪欠宁，若情绪不佳时，腹胀可随之而至。故于4月28日在中国人民解放军九四医院检查，电子胃镜诊断：慢性浅表性胃炎，胆汁反流；肝功能：胆红素轻度升高，余项无明显异常。刻下，胃胀，口苦、口臭，纳食尚可。舌质红、舌苔黄白相间稍厚腻、舌中有一粗纵裂纹，脉弦软。

证属　肝郁气滞，胆胃蕴热。

治法　疏肝健脾，清胆和胃。

方药　越鞠丸合茵陈蒿汤加减。川芎10g、炒苍术10g、神曲20g、制香附10g、生栀子10g、绵茵陈15g、九香虫10g、生谷芽30g、生麦芽30g、炒鸡内金20g、法半夏10g、青皮10g、陈皮10g、茯苓15g、猫爪草15g、北柴胡10g、生甘草6g，7剂，日一剂，水煎服。

2008年5月21日其妻章氏相告　药尽口臭、口苦，胃胀均愈。

按　本案胃胀，实乃胆汁反流性胃炎。现代医学认为胆汁反流可能是胃肠功能紊乱，或幽门功能失调引起。当由于各种原因导致胆汁不能顺畅地向下流动，而出现沿着十二指肠逆流入胃内，致使胃黏膜糜烂溃疡出血而发病。据其脉证，治按肝郁气滞，胆胃蕴热论治。方用越鞠丸合茵陈蒿汤加减以疏肝健脾，清胆和胃，药仅7剂，一种看似复杂的疾病，迎刃而解。

【案例12】　胃胀（药物性胃炎）

孙某某　男　74岁　退休职工

2014年6月11日初诊　胃胀痛3个多月。去年底因口干咽干，入南昌大学第二属医附院就诊，检查（活检鼻咽部）发现结核分枝杆菌；而转入江西省胸科医院住院三个月，抗结核（三联）治疗后，口干咽干缓解，但胃脘出现胀满疼痛，纳食无味。检查肝、肾功能无明显异常。拟胃炎治疗，经服用氧氟沙星胶囊及奥美拉唑未能见效，故就诊于中医。刻下，胃胀痛，以胀为主，纳食无味，二便尚调。舌红苔黄而厚，脉细弦软。

证属　肝郁脾虚，痰湿凝结。

治法　行气开郁，燥湿醒脾。

方药　越鞠丸合平胃散加味化裁。川芎10g、炒苍术10g、制香附10g、神曲10g、生栀子10g、藿香梗10g、法半夏10g、炒厚朴10g、陈皮10g、生甘草6g、生麦芽30g，5剂，日一剂，水煎服。

2014年6月19日二诊　胃胀胃痛大减，只是多吃了一些杨梅后，出现短暂胃痛。睡眠易醒，大便调。舌红苔黄，脉弦软、左细弦软。守方加丹参30g、合欢花10g，以助养血宁神，再服5剂。

2015年2月28日其女孙某告　父亲药后已安康。

按　对氨基水杨酸钠、异烟肼、利福平等抗结核药，除异烟肼外均有恶心呕吐、食欲减少、腹泻腹痛等胃肠刺激症状，患者服药三个月则出现胃胀痛，实乃药毒所致。据其脉证，按肝郁脾虚，痰湿凝结论治。方用越鞠丸合平胃散加味化裁以行气开郁，燥湿醒脾获愈。

【案例13】胃胀（慢性乙型肝炎）

漆某　男　18岁　学生

2007年3月24日初诊　慢性乙肝。因餐后胃胀就诊，实验室检查报告：乙肝两对半大三阳；肝功能无明显异常；HBV-DNA 3.18×10^7 copies/mL，纳食尚可，但餐后胃胀，二便调。体质赢弱。舌红苔薄白、舌尖布满红色小点、舌中有一纵细浅裂，脉细微弦。

证属　禀赋不足，肝郁脾虚，湿毒蕴结。

治法　补养肝肾，解郁扶脾，淡渗化湿。

方药　越鞠丸合茵陈四苓汤、五子衍宗丸加减。茵陈15g、川芎10g、苍术10g、白术10g、猪苓10g、制香附10g、神曲10g、生栀子10g、茯苓10g、枸杞子10g、覆盆子10g、韭菜子10g、五味子10g、菟丝子10g、生甘草5g、铁扫帚10g、黑蚂蚁10g、灵芝10g，15剂，日一剂，水煎服。

2007年4月8日二诊　餐后饱胀缓解。舌红苔白、舌尖微红甚，脉细弦软。守方再进15剂。

2007年5月3日三诊　复查HBV-DNA 2.36×10^7 copies/mL；肝功能：谷丙转氨酶49u/L，余项指标均无异常。餐后腹胀已除。舌红尖微甚、苔白，脉细弦软微数。守方加绣花针10g，以助活血化瘀，再进。

2012年7月6日随访　其母告：2007年共服中草药75剂。肝功能复常，HBV-DNA转阴，现在福建泉州工作。

按　患者禀赋不足，罹患慢性乙型肝炎。因餐后胃胀就诊，发现HBV-DNA普通定量值偏高，充分说明病毒复制率偏高。据其体质与脉证，按禀赋不足，肝郁脾虚，湿毒蕴结论治。治与越鞠丸合茵陈四苓汤以解郁扶脾，淡渗化湿；与五子衍宗丸化裁以补养肝肾，多方配合，诸症悉除，HBV-DNA转阴。

【案例14】胃痞（胃神经症）

雷某某　男　42岁　装潢工

2013年8月21日初诊　胃痞塞伴胸闷、心慌不适，若激动则加剧已7个月。缘于接一电话引起，动怒生气而烦躁不适，之后出现上述症状。经南昌大学第二附属医院多方检查，未发现明显异常；心电图略有改变（具体不详）。刻下：胃脘痞塞，若是嗳气，可获缓解，但嗳而不畅。纳可，便调，后脑勺牵拉拘紧。舌红尖微甚、苔薄白，脉弦少力。

证属　肝郁气滞，脾虚湿阻，胃失和降。

治法　疏肝健脾，行气开郁，化湿和胃。

方药　越鞠丸合不换金正气散加减化裁。川芎15g、神曲10g、炒苍术10g、制香附10g、炒栀子10g、法半夏15g、藿香梗10g、炒厚朴15g、陈皮10g、生甘草5g、炒白术10g、广木香10g、绿萼梅10g、醋柴胡10g、生麦芽30g，7剂，日一剂，水煎服。

2014年1月22日再诊　7剂药后胃痞塞立获缓解，因故未能及时复诊。近期又复作如前，导致心绪紧张伴心慌，遇响声则心悸，后脑勺仍拘紧不适。纳香，但餐后胃脘饱胀。

经复查，心电图报告　①不完全右束支传导阻滞。②左室高电压；头颅CT扫描未见明显异常。舌红苔白，脉弦软微数。守前方再投7剂。

2014年1月30日三诊　心绪紧张及遇响声心悸已缓解。舌红苔白，脉弦软。守方再服7剂以善后。

2014年7月25日随访　其妻王某告：丈夫胃病愈并已进行工作。

按　本案虽为胃痞，实乃郁证，从西医角度认识，应为胃神经功能紊乱。因此，胃痞伴胸闷、心慌。情绪不安时易发作。经用越鞠丸合不换金正气散以疏肝健脾、行气开郁，化湿和胃而收痊功。

【案例15】 胃痒（慢性浅表性胃炎）

袁某某　女　57岁　退休工人

1998年2月25日初诊　胃脘内瘙痒，偶有刺痛，伴心烦易怒。平时口水多，并易恶心不适。腰痛伴下肢痿软。胃镜诊断为：慢性浅表性胃炎。经服神怡唯克冲剂可缓解，但停药则发，一直不愈，转投中医治疗。刻下，胃脘内刺痒，心烦易怒，纳尚可，小便调，大便结。舌红苔薄白，脉细弦软。

证属　气郁化火，热灼胃络。

治法　行气开郁，清肝泄热。

方药　越鞠丸加味化裁。川芎10g、苍术10g、生栀子10g、神曲10g、制香附10g、法半夏10g、当归6g、白及10g、北柴胡10g、焦白术10g、陈皮10g、青木香10g、生甘草6g，7剂，日一剂，水煎服。

1998年3月11日二诊　痒减，腰痛及下肢酸软也显然减轻。舌红苔薄白，脉细弦软偏数。守方再投7剂。

1998年4月10日三诊　胃痒已愈。刻诊，心下痞闷，食后饱胀，大便仍干结、2~3天一解。舌红苔薄白，脉细弦软。守方加白豆蔻5g，以消食宽中；加郁李仁10g，以下气滑肠，再服7剂。

2003年5月21日随访　胃痒愈已五年余，未再发作。

按　患者肝郁不解，郁而化火。《素问·至真要大论》云："诸痛痒疮，皆属于心。"心主火故，火热移于胃，热灼胃络，发为胃脘刺痒不适。故治与越鞠丸加味以行气开郁，清肝泄热获愈。方中生栀子乃清肝要药也。

【案例16】 胃灼［十二指肠球部溃疡（瘢痕期）并球炎、食道下段炎、浅表性胃炎］

吴某某　男　38岁　农村干部

2006年9月27日初诊　胃灼、胃痛、胃胀及吐酸反复交替发作已数年。在当地及本县医院反复治疗，反复不愈。故入省某医院就诊，胃镜检查报告：十二指肠球部溃疡（瘢痕期）并球炎；食道裂孔疝待定；食道下段炎；浅表性胃炎。刻下，胸骨后有灼热或烧灼感。睡眠欠安。纳尚可，但情绪不佳时纳食减，并胃脘灼热不适，有时嗳腐吐酸，大便日一行。舌红苔白、舌面呈多个"人"字裂纹，脉细弦软。

证属　肝郁气滞，热郁胃肠。

治法　疏肝解郁，泻火散瘀。

方药　越鞠丸加味化裁。川芎10g、制香附10g、生栀子10g、炒苍术10g、神曲10g、生黄芪30g、川红花10g、枳实10g、漂白术10g、生甘草5g、八月扎15g、海螵蛸20g、生谷芽30g、生麦芽30g、炒鸡内金15g、田三七粉5g（分两次冲服），14剂，日一剂，水煎服。

2006年10月25日二诊　胃灼已明显改善，诸症已减70%，眠已可。舌红苔淡黄、舌面碎裂变浅，脉细弦软。守方加三分三1.5g，以增祛瘀止痛之力，再服14剂。

2014年8月4日陪妻子吴某就诊告　胃痛已愈，至今八年，并赞中药还是神奇。

按　患者乃农村干部，难免工作压力，精神紧张，情绪怫郁，久则肝郁气滞；肝气不舒，横逆犯胃，导致气机阻滞，胃失和降，落下如此复杂之胃病。治以疏肝解郁，泻火散瘀。方用越鞠丸加入黄芪、红花、田七、八月扎、海螵蛸等活血化瘀、散瘀和血之品，药尽28剂，诸症悉除。可谓"知其要者，一言以终"。

【案例17】 食积腹痛（十二指肠壅积症）

邹某某　女　29岁　缝纫工

1997年6月27日初诊　右上腹疼痛1月余。因外出务工在河南平顶山从事缝纫工作，一个月前在当地食田螺肉后右上腹疼痛，每天上午脘腹胀闷，下午疼痛，晚间痛甚。于7月6日在人民解放军一二五医院CT检查：肝、胆、脾、胰未见明显异常。经治疗无效而返赣就诊。刻诊，腹痛。触诊：腹软，肝脾未扪及，剑突左下方压痛阳性。神疲乏力，纳呆、食无味，口干不欲饮，近两天大便结。舌红苔微黄稍腻，脉细弦微数。

证属　食积肠胃，运化失职。

治法　理气助运，消食化积。

方药　越鞠丸加味化裁。川芎10g、苍术10g、制香附10g、神曲10g、生栀子10g、青木香10g、草果10g、炒莱菔子10g，5剂，日一剂，水煎服。

嘱　饮食忌油腻，食宜清淡易消化食品。

1997年7月2日二诊　腹痛减，但昨日食酒糟鱼后，晚间又发作腹痛，经服颠茄合剂后缓解。大便仍2~3天一解。脉如前，舌红苔薄黄。守方加炒谷芽30g、炒麦芽30g、鸡内金15g，以增加健脾消食之力，日一剂，水煎服。

1997年7月10日三诊 续服7剂后，腹痛已止，大便日一解，纳食口味仍欠佳，仍神疲乏力。舌红苔薄淡黄，脉细。

食积已化，脾虚突显。故拟补脾益气，和胃助运以善后，带药回平顶山。

方用香砂六君子汤加减。党参10g、白术10g、茯苓15g、陈皮10g、炙甘草6g、广木香10g、砂仁5g、北山楂20g，日一剂，水煎服。

1997年8月2日电话告 服完14剂，饮食复常，病获痊愈。

按 田螺，甘咸，寒。《本经逢原》云："过食，令人腹痛泄泻。"患者过食，损伤脾胃，脾失健运，则胃不能腐熟，食滞不化，蕴积为患，胃失和降而作痛。按食积肠胃，运化失职论治。方用越鞠丸以理气和胃，健脾化积；加入草果、青木香、炒莱菔子等燥湿醒脾，行气消食，共建痊功。

【案例18】 肝泻（过敏性结肠炎）

张某某 女 39岁 职工

1999年1月25日初诊 腹痛泄泻反复两年，加重半年。肚脐上经常隐隐作痛，腹痛则泄、日1~3解，大便挟不消化物、外挟白色黏液。丰城市人民医院X线钡餐灌肠报告：结肠充盈呈痉挛状，张力较高，结肠袋明显增多，未见龛影，黏膜增粗，无狭窄，直肠未见异常。诊断：过敏性结肠炎；胃镜诊断浅表性胃炎。服蒙脱石散，阿莫西林，庆大霉素，土霉素，黄连素等未愈，又转赴江西省中医院给服诺氟沙星，乳酸菌片，甲硝唑，奎诺仙，利福平等药均未见愈。而且导致失眠，既不易入睡又易惊醒，纳呆食少。舌红苔白、根部苔稍腻，脉弦软。

证属 肝郁气滞，脾虚失运。

治法 疏肝健脾，行气止痛。

方药 越鞠丸合痛泻要方加味化裁。川芎10g、制香附10g、神曲10g、生栀子10g、苍术10g、炒白术15g、防风10g、炒白芍10g、陈皮10g、枳实15g，8剂，日一剂，水煎服。

1999年2月3日二诊 大便软，黏液已除，但仍肠鸣腹响。舌红苔白、舌边腻，脉细弦软。守方加广木香10g、北山楂15g，以助行气消食，再投7剂。

嘱 饮食宜清淡，忌辛辣油腻。

1999年2月10日三诊 大便软，无黏液，晨起有时肠鸣腹响，纳已香，但多食则脘腹胀满。舌红苔薄白、舌边苔稍腻，脉细弦软。守方加炒鸡内金15g，以健脾消食，再服14剂后愈。

1999年3月13日春节后随访 安好无恙。

按 肝泄发生的主要原因，是由于素体脾虚，又因抑郁恼怒，肝气横逆，乘脾犯胃，即肝木克脾土，脾气受伤，运化失常使然。故治与越鞠丸合痛泻要方以疏肝健脾，行气止痛获愈。

【案例19】 心悸（抑郁症）

邓某某 男 37岁 职工

2008年7月16日初诊 心慌、心悸，并时有头眩持续11个月。缘于去年9月出现胸前区如手抓样不适伴胸闷，全身乏力，两足自臀部痠胀疼痛。有时自背脊有一股热气向头部冲撞，继之出现心慌、心悸等症状。有失眠史5年。经省市等医院多方治疗均未见效。2007年9月7日：心电图检查报告：窦性心律伴房早、左室肥厚电压。2008年5月7日：运动平板试验（运动量4级、运动到极量心率）未发现明显异常。2008年7月15日：南昌市某院心电图报告：无明显异常。江西省人民医院心脏多普勒报告：心率偏慢，静态下，心内形态结构及功能未见异常。食道心房调搏报告：窦房结、房室结功能大致正常。血常规及血糖、血脂、肾功能均无明显异常。

刻下，心慌、心悸、头眩伴胃脘胀满，手心发热或背脊热气上冲，颜面痤疮，双腿胀痛。由于工作（印刷工）压力大，长期心情紧张。小便黄，大便调。血压120/90mmHg，在服卡托普利。舌略暗红苔白腻、舌边齿痕，脉弦缓、左细关弦。

证属 肝郁脾虚，湿热蕴积，痰火扰神。

治法 行气解郁，燥湿健脾，清心豁痰。

方药 越鞠丸合温胆汤加味化裁。川芎15g、苍术10g、制香附10g、神曲20g、生栀子10g、法半夏15g、陈皮10g、茯苓30g、炙甘草6g、竹茹10g、枳实10g、炒厚朴15g、广木香10g、豆豉10g、红枣4枚、砂仁4g、生姜3片，7剂，日一剂，水煎服。

2008年7月23日二诊 药后双腿胀痛已除，紧张感缓解2/3，胃胀减轻，胃脘有时出现酸溜感，有时仍出现心慌，服卡托普利后，步态不稳而晃动，但上班后能正常工作。纳香，眠可，二便调。血压120/82mmHg，舌红苔微黄、舌边稍腻，脉弦软。守方加夏枯草30g，以助清肝除湿，再投7剂。

2008年9月3日三诊　药后心慌、心悸等诸症悉除，头眩缓解。只是在胃胀满时，可致胆怯而头晕，餐后加重。纳食尚可，大便调。舌红苔白、舌边苔稍腻，脉滑。

观患者脉证，刻下显现湿郁脾虚，故拟化湿健脾善后。

方用越鞠丸合藿朴夏苓汤加减化裁。川芎15g、苍术10g、生栀子10g、神曲20g、制香附10g、藿香10g、炒厚朴15g、法半夏10g、茯苓30g、生麦芽30g、娑罗子10g、生甘草6g，上药连服7剂后愈。

按　患者心慌心悸，久治不愈，多方检查，除血压偏高外并未发现明显的器质性病变。但是，各种症状始终频发，颇感无赖。究其原因，乃工作压力，情志抑郁，肝郁伤脾，运化失司，痰湿内生，郁久化火，形成痰火互结，上扰心神，乃至心慌心悸，热气上冲之证。故据其脉证，按肝郁脾虚，湿热蕴积，痰火扰神论治。首诊方用越鞠丸合温胆汤以行气解郁、燥湿健脾、清心豁痰；次诊用越鞠丸合藿朴夏苓汤化湿健脾，共建痊功。

【案例20】　舌麻（慢性浅表性胃炎）
徐某某　女　37岁　职工

2000年8月26日初诊　舌体麻木已有时日。近一时期（发病时间不详）舌体麻木加重，并伴心烦气躁，纳减食少，带下色黄，大便稍秘结，小便灼热。曾经胃镜检查报告：慢性浅表性胃炎。舌淡红、苔薄黄腻，脉弱、尺沉。

证属　脾虚气滞，火郁络阻。

治法　行气开郁，泻火通络。

方药　越鞠丸加味化裁。川芎10g、苍术10g、生栀子10g、制香附10g、神曲10g、生甘草5g、炒莱菔子10g，4剂，日一剂，水煎服。

2000年8月30日二诊　舌麻已明显减轻，口角又出现溃疡，带下色已转淡黄，口干，小便不长。舌红苔淡黄，脉细。守方加山药15g、黄柏10g、车前仁10g，以坚阴利湿，再服5剂而愈。

按　脾之脉络于舌下，舌又为心之苗，火热上冲，则使舌体麻木异常。其病因多由肝郁脾虚，久郁化火所致，其慢性浅表性胃炎可作佐证。故治与越鞠丸加味化裁以行气开郁，泻火通络获愈。

【案例21】　不孕（输卵管通而不畅）
王某某　女　26岁　职工

2008年11月14日初诊　婚后2年不育。经某妇产医院检查：双侧输卵管通而不畅。经静脉滴注抗生素等及体外短波治疗5天后，导致神疲乏力，胃脘胀闷，餐后加重，小腹疼痛。舌红苔薄黄、舌体偏胖，脉细弦。

证属　肝郁气滞，脾胃不和，脉络瘀阻。

治法　疏肝和胃，行气解郁，化瘀通络。

方药　越鞠丸加味化裁。川芎15g、苍术10g、制香附10g、神曲20g、生栀子10g、生黄芪30g、川红花10g、拔葜30g、山慈姑10g、台乌药10g、小茴香10g、青皮10g、陈皮10g、大腹皮15g、生甘草5g，7剂，日一剂，水煎服。

2008年11月29日二诊　药后小腹疼减，大便通畅。舌红苔薄白，脉细弦。守方加炮山甲10g，以增活络通经之力，再投7剂。

2008年12月9日三诊　小腹痛止，月经如期至。舌红苔薄白，脉细弦软。守方再服7剂以善后。

2010年春节期间，乃父喜告　药后孕并顺产。

按　女子不孕，其病因复杂。《石室秘录·论子嗣》对女子不孕有十病之论，其中就有"一肝气郁也。"本案不孕，虽检查发现双侧输卵管通而不畅的异常。据其脉证，审证求因，按肝郁气滞，脾胃不和，脉络瘀阻论治。方用越鞠丸以疏肝和胃，行气解郁；加入黄芪、红花、拔葜、山慈姑、台乌药、青皮、陈皮等以益气活血，行气通络而如愿受孕。西方医学甚感不解，其实乃审证求因，辨证施治的必然结果。

【案例22】　大便秘结
李某某　女　21岁　学生

2012年3月24日初诊　经常便秘。刻下，大便4日未解。纳食口味尚好，但餐后胃胀，饱闷痞塞。舌红尖微甚、苔薄黄，脉细弦软而微数。

证属　肝脾不和，气郁食滞。

治法　疏肝和脾，行气开郁。

方药 越鞠丸加味化裁。川芎15g、制香附10g、苍术10g、神曲10g、生栀子10g、生甘草6g、漂白术35g、蒲公英15g、生地黄12g、鸡内金30g、炒莱菔子15g，5剂，日一剂，水煎服。药尽告愈。

按 便秘的原因颇多，有胃肠受邪，燥热内结；气滞传导失职；气虚传送无力；血虚肠道干涩；此外还有阳虚体衰，阴寒内生，均可导致肠道传送失司，引起便秘。但主要原因是大肠传道功能失常。正如《素问·灵兰秘典论》所云："大肠者，传道之官，变化出焉。"本案乃由劳思倦读，诸气怫郁，大肠气机壅滞，失于宣降，糟粕内停，发为便秘。故治与越鞠丸以疏肝和脾，行气开郁；重剂量加入白术以助益气通腑，药仅5剂，数年便秘，一朝获愈。

【案例23】 肝功能异常（乙型肝炎）[1]

卢某某 女 32岁 居民

1998年12月12日初诊 神疲乏力，纳呆，恶心。经医院检查报告：乙肝表面抗原、e抗原、核心抗体阳性。肝功能异常：谷丙转氨酶218U/L，总胆红素11.48μmol/L，直接胆红素6.41μmol/L，总蛋白88.36G/L，碱性磷酸酶153U/L，谷氨酰转肽酶76U/L。刻下，神疲乏力，恶心伴胃脘嘈杂，食则痞满，右肋下胀痛。口干喜热饮，阴道瘙痒，大便尚调。舌红边甚苔白、中根部苔淡黄，脉弦、左细弦、均略滑。

证属 肝郁脾虚，气滞湿郁。

治法 疏肝健脾，行气开郁。

方药 越鞠丸合茵陈蒿汤加减化裁。川芎10g、苍术10g、生栀子10g、制香附10g、绵茵陈30g、猪苓10g、泽泻10g、大腹皮10g、北柴胡10g、郁金12g，7剂，日一剂，水煎服。

1998年12月19日二诊 恶心除，纳食、睡眠均明显改善。但仍神疲嗜睡。多食则饱胀，大便出现干结难解、日可一解。舌红苔黄少津，脉细弦偏数。守方加减进退再服。

1999年3月20日再诊 共服中药81剂，诸症殊除。复查乙肝两对半：1、3、5阳性；肝功能复常。

按 患者神疲乏力，纳呆，恶心，是乙肝病变过程中的临床表现。通过实验室检查肝功能异常，得到了证实。乙肝病毒的清除目前尚无特效药物，尚感棘手，但降低病毒复制，改善和修复肝功能是为

要务。对乙肝的治疗大多以湿毒论治，而本案据其脉证辨为肝郁脾虚，气滞湿郁。治以疏肝健脾，行气开郁。方用越鞠丸合茵陈蒿汤加入淡渗利湿之品，服药81剂，临床症状解除，肝功能复常，病毒复制降低。

【案例24】 肝功能异常（乙型肝炎）[2]

钟某 女 17岁 学生

2007年5月8日初诊 乙型肝炎。近期检查身体报告：乙肝两对半：1、3、5阳性；肝功能：谷丙转氨酶147u/L，谷草转氨酶80u/L，其余项目无异常；HBV-DNA 3.58×10^6 copies/ml。刻下，头晕，纳可，二便调。舌红苔白、舌面布满红色小圆点，脉细弦软数。

证属 肝郁脾虚，湿毒瘀结。

治法 行气开郁，活血渗湿。

方药 越鞠丸合茵陈蒿汤加减化裁。川芎10g、制香附10g、苍术10g、生栀子10g、神曲10g、绵茵陈15g、绣花针20g、铁扫帚15g、田基黄15g、金荞麦10g、鸡内金15g、猪苓10g、茯苓15g、谷芽20g、麦芽20g、生甘草5g，14剂，日一剂，水煎服。

2007年5月24日二诊 头晕缓解，纳、眠可。舌红苔白，脉细软、右微弦。守方加黄芪15g、枸杞子10g、锦鸡儿15g、垂盆草15g，以助养肝除湿，再进15剂。

2007年6月26日三诊 复查报告：乙肝两对半：1、4、5阳性，HBV-DNA 7.6×10^4 copies/ml；肝功能：谷丙转氨酶288u/L，谷草转氨酶267 u/L，余项无异常。纳香，眠可，小便黄，大便调。舌红苔白、舌面仍布满小红点，脉细弦软数。守方加黑蚂蚁10g、灵芝片10g、太子参12g，以扶正通络，再进。

2008年10月20日 托同村就诊者转告：共续服60剂中药后，复查报告：肝功能复常，乙肝两对半及HBV-DNA已阴转，现应聘在上海市工作。

按 患者并无任何症状，检查身体发现乙肝两对半大三阳，肝功能轻度异常，HBV-DNA普通定量值超高。据其舌脉辨为肝郁脾虚，湿毒瘀结。治与越鞠丸合茵陈蒿汤加入绣花针、铁扫帚、田基黄、金荞麦以行气开郁，活血渗湿；后期加入黑蚂蚁、灵芝片、太子参以扶正通络。前后呼应，标本兼治，服药60剂获愈。

【案例25】 肝功能异常（乙型黄疸型肝炎）

任某　男　16岁　学生

2005年4月19日初诊　慢性乙型肝炎，眼巩膜轻度黄染。在当地医院治疗，经服中西药疗效不显。刻下，乙肝两对半：1、4、5阳性；肝功能异常：总胆红素21.05μmol/L，间接胆红素16μmol/L，谷丙转氨酶222u/L，谷草转氨酶201u/L，碱性磷酸酶307u/L，谷氨酰转肽酶124u/L，HBV-DNA 477IU/mL，总蛋白87.1g/L，球蛋白40.3g/L。巩膜轻度黄染，纳可，便调，自觉无不适。舌红尖微甚、苔白，脉细数、右微弦。

证属　肝郁脾虚，湿毒蕴结。

治法　疏肝健脾，清热利湿。

方药　越鞠丸合茵陈蒿汤加减。川芎10g、苍术10g、生栀子10g、神曲10g、制香附10g、绵茵陈15g、黄柏10g、郁金10g、绣花针20g、白英10g、谷芽30g、麦芽30g、鸡内金12g、北山楂12g、丹参15g，14剂，日一剂，水煎服。

2005年5月10日二诊　复查肝功能：总胆红素12.4μmol/L，间接胆红素3.6μmol/L，谷丙转氨酶258u/L，谷草转氨酶93u/L，谷氨酰转肽酶97u/L，总蛋白75g/L，球蛋白34g/L。舌红尖微甚，脉细微数。药已中的，守方加猪苓10g、茯苓10g，以助健脾渗湿，再投14剂。

2005年5月31日三诊　复查肝功能：谷丙转氨酶138u/L，谷草转氨酶140u/L，余项无明显异常。舌红苔白，脉细弦微数。守方再进。

2005年8月29日再诊　共续服74剂中药后复查检验报告：乙肝两对半1、4、5阳性，肝功能复常，HBV-DNA转阴。

2007年12月6日随访　其母告：两年来肝功能各项指标正常。

按　乙型肝炎出现黄疸者较少，而本案有慢性乙肝史并发现巩膜轻度黄染，肝功能异常，HBV-DNA高灵敏度定量值超高。虽经中西医药治疗毫无进展。据其脉证按肝郁脾虚，湿毒蕴结论治。治以疏肝健脾，清热利湿。方用越鞠丸合茵陈蒿汤加入郁金、绣花针、白英等清热解毒、活血通络之品，服药74剂，肝功能复常，HBV-DNA转阴。

【案例26】 脾郁（乙型肝炎）

许某某　男　31岁

2008年3月17日初诊　纳呆食少，神疲乏力。因纳呆乏力（具体发病时间无从追溯）而检查身体，发现乙肝1、4、5阳性〔表面抗原（HBsAg）33.695 S/CO，E抗体（HBe）0.125P S/CO，核心抗体（HBc）0.023 S/CO〕；肝功能无明显异常；HBV-DNA 7.8×10³copies/mL。刻下，纳食少味，神疲乏力，眠尚可，大便日一行。舌红尖甚、苔薄黄，脉细弦小数。

证属　肝脾郁滞，湿毒蕴结。

治法　行气开郁，健脾渗湿。

方药　越鞠丸合茵陈蒿汤、四君子汤加减化裁。川芎10g、苍术10g、生栀子10g、制香附10g、神曲20g、绵茵陈15g、太子参15g、白术10g、茯苓15g、生甘草6g、北柴胡10g、白芍10g、炒鸡内金15g、生麦芽30g、野灵芝10g、椋木30g、铁扫帚30g，7剂，日一剂，水煎服。

2008年3月26日二诊　精神增，纳已可。舌红苔白，脉细弦软小数。守方再服15剂。

2008年10月20日　复查报告：乙肝两对半：1、4阳性，肝功能无明显异常，HBV-DNA转阴。

按　患者因纳呆乏力就诊，检查后发现乙肝小三阳，HBV-DNA普通定量值超高，而确诊乙型肝炎。据其脉证辨为脾郁，乃肝脾郁滞，湿毒蕴结之证。治与越鞠丸合茵陈蒿汤、四君子汤加减化裁以行气开郁，健脾渗湿。服药22剂，复查乙肝两对半：1、4阳性，肝功能无明显异常，HBV-DNA转阴。

2. 厚朴温中汤

厚朴温中汤，源于《内外伤辨》。方由厚朴（姜制）、橘皮（去白）各30g，甘草（炙）、草豆蔻仁、茯苓、木香各15g，干姜2.1g组成，上为粗末。每服15g，用水300mL，加生姜3片，煎至150mL，去渣，空腹时温服。方中厚朴理气燥湿，消胀除满；草豆蔻、干姜、生姜温中散寒；木香、陈皮行气宽中；甘草、茯苓健脾渗湿。诸药合用，共成温中行气，燥湿除满之功。主治：脾胃虚寒，心腹胀满；秋冬客寒犯胃，时作疼痛。临证使用本方或随证加减化裁，治疗胃胀，腹胀，腹痛，效果显著。

【案例1】 胃胀（慢性浅表性胃炎）

熊某某 女 41岁 清洁工

2007年5月22日初诊 胃脘胀满，饮食稍过则饱胀难受已六、七年。2003及2006年分别在南昌大学第一附属医院、第二附属医院胃镜检查均诊断为浅表性胃炎。刻下，胃胀，纳香而不能食，食则胀剧。大便日一行。舌红苔白、舌边有齿印，脉细软。

证属 中焦虚寒，脾胃失和。

治法 温中和胃，健脾燥湿。

方药 厚朴温中汤加减。炒厚朴10g、陈皮10g、生甘草6g、砂仁5g、干姜3g、茯苓15g、广木香10g、川芎10g、大腹皮15g、法半夏10g、苍术10g、生谷芽30g、生麦芽30g、炒鸡内金15g、生姜3片，7剂，日一剂，水煎服。

2007年6月1日二诊 胀满缓解，纳香，便调，但眠差，懊憹不安，不易入睡。舌红苔白，脉细关微弦。守方加生栀子10g、淡豆豉10g，再投7剂。

2007年11月27日再诊 药后胃胀缓解半年，近期胃胀发作，症如前，纳食香，多食则胀，大便2天一行，可解而不畅。舌红苔白、舌边有齿印，脉细。守原方加太子参15g、炒白术10g，以健脾助运，再服7剂。

2007年12月8日电话随访 药后胀除，大便2天一解、通畅。

按 本证胃胀，实乃痞满。《丹溪心法·痞》云："痞者……不通泰也……处心下，位中央，膜满痞塞者。"患者从事清洁工作，生冷不避，饮食失常，损伤脾阳，阳气不运，气窒胃痞，发为胃脘膜胀。治以温中和胃，健脾燥湿。方用厚朴温中汤加味。服药两周获愈。

【案例2】 腹胀（外感腹胀、药物性腹胀）

刘某 男 46岁 职工

2013年6月14日初诊 腹胀一天。缘于大便泄泻，自服诺氟沙星胶囊，泻止而出现腹胀伴胃脘胀满、嗳气，同时脘腹怕冷、喜温。昨晚因腹胀、胃胀而睡眠不安。舌红边甚，苔黄厚，脉弦。

证属 寒湿困脾，胃失和降。

治法 理气燥湿，温中和胃。

方药 厚朴温中汤加减。炒厚朴15g、陈皮10g、草果10g、茯苓30g、干姜5g、广木香10g、生甘草6g、法半夏15g、苍术10g、黄柏10g、北山楂15g、鸡内金15g、生姜3片，4剂，日一剂，水煎服。

2013年6月30日二诊 药后腹胀缓解，胃冷也除，眠已好。仍有些嗳气，胃脘微胀。舌红苔薄而微黄，脉弦软。守方加炒山药15g，再服5剂以善后。

2013年7月6日随访 大便已调，较以往更规律、顺畅。

按 时值仲夏，暑湿渐盛，一是暑泻，由于止泻过急，可导致肠胃湿邪郁滞不解；二是用药欠当，"诺氟沙星胶囊"（诺氟沙星），其副作用：可致恶心、厌食及胃部不适。《灵枢·师传》云："脐以下皮寒，胃中寒则腹胀。"因此，据其脉证辨为寒湿困脾，胃失和降。故治以理气燥湿，温中和胃。方用厚朴温中汤加味而收效。

【案例3】 腹痛（胆囊术后）

谭某某 女 57岁 农民

2000年11月29日初诊 腹痛反复发作3个月。缘于8月27日因胆石症、胆囊破裂急症手术。术后经常腹痛，每次发作均从腰背部始，继则腹痛、或满腹痛，严重时呈绞痛状。B超提示：在胆囊区内见1.9×2.8cm²边清包膜完整的液性暗区；肝脏光点致密。纳果，喜热饮食。舌暗红、苔淡黄厚稍腻，脉细弦偏数、寸浮。

证属 阳虚脏寒，气机逆乱。

治法 温中祛寒，理气燥湿。

方药 厚朴温中汤加味。炒厚朴15g、茯苓30g、陈皮10g、生甘草6g、广木香10g、干姜5g、草蔻仁10g、公丁香10g、延胡索10g、绵茵陈12g、枳实10g、炒白术10g、茜草15g，7剂，日一剂，水煎服。

2000年12月5日二诊 药后痛止，背部仍怕冷。舌红苔白、根部苔稍厚而淡黄、舌中有一纵细裂，脉细弦、左沉细略弦。守方加黑附片6g，以助温阳祛寒，再投7剂；嘱 热敷。即炒盐，用布袋包装，趁热敷于背部，以助温阳散寒。

2000年12月13日三诊 药并热敷后，背部怕冷明显缓解。舌红苔白、舌中有一纵细裂，脉细、左略弦。守方再服7剂。

2000年12月20日四诊 B超检查报告：胆囊区内液性暗区消失；可见一再生胆囊大小约2.9×1.7cm，

再生胆囊内见一 0.9cm×0.7cm 的强光团，后伴声影，胆总管腔内清晰。刻下，餐后稍有腹胀，纳仍少，少寐，二便尚调。舌质暗红、苔黄稍腻，脉沉细。

患者寒邪散，腹痛止。据 B 超报告，再生胆囊内出现强光团，表明胆石仍存。故拟清肝利胆以调治。

方用茵陈四苓汤加味调治。绵茵陈 15g、猪苓 10g、炒白术 10g、茯苓 15g、泽泻 16g、草豆蔻 10g、炒谷芽 30g、炒麦芽 30g、炒内金 15g、北山楂 15g、茜草 15g，日一剂，水煎服。

2001 年 1 月 3 日喜告　服药一周，诸症悉除。

按　腹痛一证，或因外感六淫邪气，或内伤七情、脏腑虚弱所致。而本案则是因胆石症、胆囊破裂急症手术后三个月后仍腹痛，B 超检查发现原胆囊区内仍有液性暗区。说明手术部位的渗出仍未吸收或消失，故此引起脏腑功能失调，气机逆乱而作痛。正如《素问·举痛论》所云："寒气客于肠胃之间，膜原之下，血不得散，小络急引，故痛。"故按阳虚脏寒，气机逆乱论治。前期方用厚朴温中汤以温中祛寒，理气燥湿；后期用茵陈四苓汤以清肝利胆，外用热敷，共建痊功。

3. 定喘汤

定喘汤，源于《扶寿精方》，方由白果 21 枚，麻黄、款冬花、桑皮各 9g，苏子 6g，法半夏、杏仁、黄芩、甘草各 4.5g。上药锉碎，用水 450ml，煮取 300ml，每服 150ml，不拘时，徐徐服之。方中麻黄宣肺平喘，白果敛肺定喘，一开一收，相互配合为主药；杏仁、苏子、半夏、款冬花降气化痰为辅；桑白皮、黄芩清泄肺热为佐；甘草调和诸药，兼以益肺为使。合而用之，共奏宣肺平喘，清热化痰之功。主治：风寒外束，痰热壅肺，哮喘咳嗽，痰稠色黄，胸闷气喘，喉中哮鸣。

使用本方治咳嗽，据其寒热轻重加减用之，或合他方同用，其平喘止咳，疗效确切。治 79 例，好转并愈者 61 例，占总 77.2%。

【案例 1】 外感咳嗽（流行性感冒并急性支气管炎）

兰某某　女　2 岁 10 个月

2010 年 11 月 20 日初诊　母述：鼻塞流涕，伴咳嗽 2 天。咳吐白色痰，咽微红，纳减。舌红苔白，指纹紫暗隐伏风关。

证属　外感时气，肺失宣肃。

治法　疏风除湿，宣肺止咳。

方药　定喘汤加减。炙麻黄 1g、光杏仁 3g、炙甘草 3g、白果仁 3g、当归 3g、炙冬花 6g、桑白皮 6g、化红 4g、法半夏 4g、黄芩 4g、茯苓 6g、地龙 5g、苏叶 3g，2 剂，日一剂，水煎服。

2010 年 11 月 20 日其祖母告知　药尽咳止。

按　时近小雪，患儿咳嗽，乃外感风寒，由皮毛、鼻窍上受，令肺失宣肃，痰液滋生，壅塞气道，发为咳嗽。故治与定喘汤以疏风除湿，宣肺止咳。服药 2 剂而愈。

【案例 2】 咳嗽（咳嗽变异性哮喘）

吴某某　女　3 岁 7 个月

2014 年 6 月 19 日初诊　母述：咳嗽 4 天。女儿自入幼儿园后，凡到空调开放冷气处则咳嗽，经医院给服抗生素等药后可获缓解，停药或入园又咳。咳嗽以早晨和夜间为主，咳吐黄色浓痰，纳食减少。听诊：两肺呼吸音稍粗糙，左肺可闻细微干啰音；望其咽喉：咽红。舌红苔白，脉略滑，指纹紫而微红伏于风关。

证属　风寒外束，痰热壅肺。

治法　清宣化痰，平喘止咳。

方药　定喘汤合小陷胸汤加减。炙麻黄 2g、光杏仁 3g、法半夏 5g、炙甘草 3g、桑白皮 6g、炙款冬花 4g、白果 3g、川黄连 4g、栝楼皮 4g、当归尾 4g、地龙 8g、松贝母 4g，3 剂，日一剂，水煎服。

2014 年 6 月 22 日二诊　偶咳，夜间已不咳，仍咳吐少量黄浓痰，听诊：左肺呼吸音粗糙，偶有痰鸣音。舌红苔淡黄，脉细，指纹淡紫隐伏。守方加南沙参 6g、麦冬 4g、鱼腥草 10g，以助清肺化痰，再服 3 剂。

2014 年 7 月 11 日其母电话告　药后咳止，停药 3 周未再咳。

按　咳嗽性哮喘，现代医学认为一般是指咳嗽性变异性哮喘。病因尚不十分明确，目前认为其与典型哮喘相似，受遗传和环境因素相互影响。中医认为患儿暑期遇冷则咳，充分说明其禀赋不足，不耐风寒，风寒外束，肺失宣降所致。但其咳吐黄色浓痰，咽红脉滑，又呈现热象。此乃寒包热之咳喘。故治与定喘汤合小陷胸汤加减以清宣化痰，平喘止咳。服药6剂，咳平喘息。

【案例3】 喘咳（有机磷农药中毒、两肺支气管炎性改变）

陈某某 男 48岁 职工

2005年10月4日初诊 喘咳5天。缘于9月30日上午施用农药中毒，经治疗后出现咳喘。南昌市劳动医院2日胸部X线片报告：两肺支气管炎性改变并两侧胸腔少量积液可能（两肋间角稍变钝）。经用异山梨酯、毛花苷C及沙丁胺醇气雾剂等稍有缓解。刻诊，动则喘咳，呼吸困难，周身疼痛。咳吐稀、浓相间痰。早晨咳吐黄浓痰，白昼则咳白痰而偏稀伴胸痛。纳呆食少。舌红苔白、舌体胖、舌边有齿痕，脉弦而见滑。

证属 外邪内饮，肺气不宣。

治法 疏风化痰，宣肺定喘。

方药 定喘汤加味。连壳白果12g（打碎）、炙麻黄6g、光杏仁10g、炙甘草10g、法半夏10g、栝楼皮10g、川黄连6g、炙冬花12g、苏子10g、当归10g、桑白皮12g、凤尾草30g、葶苈子10g，3剂，日一剂，水煎服。

2005年10月7日二诊 服药3剂，喘咳已减半，但仍咳吐淡黄色浓痰，晨起量稍多一些。纳增。血压110/75mmHg。舌红苔薄而微黄、舌边有齿痕，脉细弦软。守方加浙贝母12g，以助化痰止咳，再投7剂。

2005年10月15日三诊 喘平，稍干咳，喉痒欲咳，小便时乏力不畅。血压105/75mmHg。舌红苔白、舌边有齿痕，脉细微弦。守方加麦冬10g、种洋参10g（另炖兑服），以增益气、滋阴、润肺之力，再服7剂告愈。

按 有机磷农药中毒，主要是经呼吸道、消化道及皮肤吸收进入人体。患者施用农药主要经呼吸道吸入，因此对呼吸道伤害较大而出现两肺支气管炎性改变并两侧胸腔少量积液，发为喘咳。据其脉证按外邪内饮，肺气不宣论治。方用定喘汤加味以疏风化痰，宣肺定喘获愈。

【案例4】 咳嗽（急性支气管炎）

李某某 男 2岁4个月

2001年9月29日初诊 家长述：咳嗽一周。咳嗽伴喉中痰鸣。经静脉滴注头孢菌素、利巴韦林4天，无效。纳食尚好。舌红苔白滑，指纹紫暗隐伏于风关。

证属 风寒袭肺，痰饮阻肺。

治法 解表散寒，温化痰饮。

方药 定喘汤加减。白果仁3g、炙麻黄2g、光杏仁3g、炙甘草3g、炙冬花3g、法半夏3g、陈皮3g、茯苓5g、地龙3g、当归3g、生姜2片，日一剂，水煎服，上药连服3剂而咳止。

按 现代医学认为急性支气管炎，是由感染、物理、化学或过敏因素刺激，引起的气管－支气管黏膜的急性炎症，主要临床症状为持久和严重的咳嗽。常发生于寒冷季节或气温突然变冷时，以小儿及年老体弱者多见。治疗上采取对症治疗，诸如镇咳、祛痰、解痉、抗过敏，或抗感染等。中医则认为咳嗽为病，其病因病机：得之风寒暑湿为外因；得之七情饥饱为内因。治疗上则据其脉证辨证施治。本案辨为风寒袭肺，痰饮阻肺致咳。故治与解表散寒，温化痰饮。方用定喘汤，服药3剂，咳嗽平息，疗效立显。

【案例5】 咳喘（急性支气管炎并哮喘）

张某某 男 8个月

2003年3月21日初诊 发热咳嗽气促3天。刻下，正在静脉滴注青霉素、头孢菌素等。热虽退，但仍咳嗽并气促。听诊：两肺可闻及湿性啰音及哮鸣音。指纹青紫露于风关。

证属 风寒束肺，痰饮壅肺。

治法 温宣平喘，化痰止咳。

方药 定喘汤加减。炙麻黄1.2g、光杏仁3g、炙款冬花4g、白果仁3g、法半夏3g、桑白皮3g、苏子3g、当归3g、炒枳壳3g、前胡3g、生甘草2g，日一剂，水煎服，上药连服3剂而咳止喘平。

按 支气管炎导致哮喘，临床上可见于两种情况：一是支气管炎导致的急性支气管炎伴气喘，又诊断为慢性喘息性支气管炎或急性喘息性支气管炎；二是支气管哮喘患者伴有感染，又可诊断为支气管哮喘。本案患儿属于急性喘息性支气管炎，虽经抗感染等治疗，但咳嗽并气促未能获得控制。中医认为外感风寒，肺卫受邪，郁于肌表，阻遏肺气，则身热而喘。故按风寒束肺，痰饮壅肺论治。方用定喘汤以温宣平喘，化痰止咳。药仅3剂，咳止喘平。

【案例6】 咳喘（慢支并哮喘）[1]

付某某　女　82岁　居民

2008年6月19日初诊　咳嗽伴微喘5个月。经用抗生素及止咳平喘等药治疗未能见愈。刻下，咳嗽并微喘，咳吐黄色浓痰。纳食一般，二便尚调。观其气息，有呼多吸少之状。血压130/70mmHg。舌红苔淡黄、舌边有齿印，脉弦软、关滑。

证属　痰热壅滞，肺失宣降，肾不纳气。

治法　清肺宣肃，化痰止咳，益肾纳气。

方药　定喘汤加味。连壳白果10g（打碎）、炙麻黄3g、光杏仁10g、广地龙20g、当归6g、法半夏10g、黄芩10g、栝楼皮10g、炙款冬花10g、桑白皮10g、蛤蚧2对（切碎分入同煎），7剂，日一剂，水煎服。

2008年7月4日随访　药后咳止喘愈。

按　患者耄耋之年，咳嗽并喘。虽经治疗，反复不愈近半年之久。其实治咳喘有虚实之分，实践证明治实者攻之即效；治虚者补之未必即效。尤其对虚证要辨清何藏何腑之虚，才能有的放矢。本案观其症状及舌脉，乃肾虚咳喘，故一时难愈。按痰热壅滞，肺失宣降，肾不纳气论治。方用定喘汤加味以清肺宣肃，化痰止咳，益肾纳气。药仅7剂获愈。

【案例7】 咳喘（慢支并哮喘）[2]

罗某某　女　35岁　教师

2010年8月20日初诊　咳嗽、胸闷2周，加重1天。缘于两周前外出天气炎热，回家后空调过凉，冷热交替之后出现咳嗽。经拔火罐及服阿莫西林胶囊、念慈菴蜜炼川贝枇杷糖浆一周余，有所缓解。昨日食虾后，咳嗽并胸闷气促，动则加剧，痰少，有时可咳出一点儿白色黏稠痰。晨起口苦，膝下冷，纳尚可，二便调。近两年来，每年发作咳嗽1~2次。舌红苔白、根黄略厚，脉滑。

证属　风寒袭肺，气逆痰阻。

治法　疏风豁痰，降逆平喘。

方药　定喘汤合三子养亲汤加味。白果12g、炙

麻黄6g、光杏仁10g、炙甘草6g、炙冬花15g、法半夏15g、黄芩10g、桑白皮15g、炒莱菔子15g、白芥子5g、紫苏子10g、当归10g、地龙15g、栝楼皮15g、浙贝母20g、蛤蚧1对（切碎分入同煎），5剂，日一剂，水煎服。

2010年8月30日二诊　咳喘减，胸闷也减轻，痰稀色白。舌红苔薄白，脉仍微滑。守方再投5剂。

2010年11月1日再诊　8月份咳嗽并胸闷气促药十剂后愈。近日又感寒鼻塞，伴咳嗽，咳吐少量黄色黏痰，咽稍干痒，晨起口苦。舌红苔白，脉细弦软。

时值深秋，患者感凉燥之气而鼻塞、咳嗽，故仍按上方再服4剂。

2013年11月30日随访　2011年7月16日受凉后，咳嗽并胸闷气促发作，持续按上方加减进退共服22剂后，诸症悉除。今年经南昌大学第一附属医院检查报告：支气管激发试验阴性；肺功能检查：肺通气功能正常。

按　患者禀赋不足，加上教师职业，长期讲台生涯，劳伤肺气，肺失宣肃，发为咳喘。故而数年来，每年必发作1~2次咳嗽并胸闷气促。由于每以咳嗽论治，故迁延数年之久。经用定喘汤合三子养亲汤加味以疏风豁痰，降逆平喘获愈。

【案例8】 酒后喘咳（慢支并哮喘）

范某某　男　79岁　农民

2009年8月26日初诊　代述：哮喘2天。缘于感冒后发热恶风并咳嗽，经静脉滴注头孢菌素及口服抗生素等药3天后缓解。因饮酒后而咳嗽发作并加剧，并出现呼吸急促，气短不续之状，平卧则喘咳难已。

证属　外邪内饮，痰热壅肺。

治法　清化痰热，宣肺平喘。

方药　定喘汤加味。白果仁12g、炙麻黄5g、光杏仁10g、炙甘草6g、炙冬花15g、法半夏12g、桑白皮15g、苏子10g、黄芩12g、化红10g、茯苓30g、地龙20g、当归10g，5剂，日一剂，水煎服。

随访　药后喘平咳止。

按　正值秋燥季节，患者高龄感受风邪致咳，经治疗本已缓解，饮酒后咳嗽发作并出现喘促。酒为水中之精，阴中之阳，恣饮则徒生湿热，壅塞于肺，肺气上逆，发为热喘。按《素问·至真要大论》"诸逆冲上，皆属于火"之论述，此乃治热喘之要。故使用

定喘汤加味以清化痰热，宣肺平喘。服药5剂，喘平咳止。

【案例9】 喘咳（过敏性哮喘）

龙某 男 20岁 职工

2002年1月30日初诊 喘咳2天。开始受凉感冒微热、流涕、喷嚏，随后出现咳嗽并喘息，胸闷气憋，呼吸急促。咯吐白色泡沫痰、晨起浓稠。口淡乏味，食后欲吐，大便稀软。舌红尖甚、苔老黄根厚，脉略弦而偏数。

证属 外邪内饮，痰热壅肺。

治法 化痰止咳，清宣平喘。

方药 定喘汤加减。白果仁10g、炙麻黄6g、光杏仁10g、炙甘草6g、桑白皮15g、炙冬花15g、法半夏10g、黄芩12g、苏子10g、地龙10g、当归5g，5剂，日一剂，水煎服。

2002年5月15日再诊 咳喘发作2天。上次药后喘咳即止。刻诊，又出现咳嗽气促，胸闷，痰不易咳出。摄x线胸片未发现明显异常。舌红苔白，脉略滑。守前方再投4剂。

18日告：服1剂药后咳减、喘平。

2002年8月28日三诊 感冒流涕、喷嚏伴喘促又发作2天。刻下以喘为主，不发热、口淡、纳减，便稀。舌红苔白，脉滑。守方去黄芩再投4剂。药后喘止。

2002年9月18日四诊 时下天气转凉后，喘而气促再次复发4天，伴微咳、痰少、不易咳出。夜间睡眠时烦热。纳食减少，大便尚调。舌红苔白，脉略滑。脉证与前诊类似，故仍守首方去黄芩，再服4剂而愈。

2013年9月10日追访 已愈，十一年来，喘咳未再发作。

按 过敏性哮喘与非过敏性哮喘症状类似。其喷嚏、流涕、咳嗽为先兆症状，典型症状是反复发作的喘气、气急，伴有或不伴胸闷或咳嗽。本证病机复杂，受遗传和环境的双重影响。中医则认为外邪侵袭，肺卫受邪，阻遏肺气，发为喘息。本案按外邪内饮，痰热壅肺论治。方用定喘汤加减以化痰止咳，清宣平喘。前后四诊，二诊只服1剂辄喘平，共服药14剂获愈。

4. 丁香柿蒂汤

丁香柿蒂汤，来源于《症因脉治》。方由丁香、柿蒂、人参、生姜组成。功能温中降逆，益气和胃。方中丁香、柿蒂温胃散寒，降气止呃；人参补气益胃；生姜温胃散寒。诸药合用，共成温胃降逆，益气和胃之功。临证使用或根据脉证加味，疗效迅捷。

【案例】 呃逆（膈肌痉挛）

刘某 男 43岁 药商

2017年6月14日初诊 呃逆，食则吐一周。缘于上周受凉感冒后呃逆不止，并影响进食，呃剧时，食则吐。舌红苔淡黄厚，脉细软微数。

证属 风寒侵袭，胃气上逆。

治法 温胃散寒，降逆止呃。

方药 丁香柿蒂汤加味。公丁香10g、柿蒂10g、党参15g、炮姜10g、法半夏10g、茯苓30g、炙甘草6g、黑胡椒30粒，3剂，日一剂，水煎服。

喜告 一剂即愈！

按 患者感受风寒，侵袭肺胃，肺气不降，胃气上逆，气逆上冲，致使喉间呃声连连。《素问·宣明五气》云："胃为气逆、为哕。"故治与丁香柿蒂汤以温胃散寒，降逆止呃；加入黑胡椒、法半夏等以温中下气，燥湿降逆。1剂药获愈，岂不是效如桴鼓！

5. 加味乌沉汤

加味乌沉汤，源于《奇效良方》。方由乌药、缩砂、木香、延胡索各30g，香附（炒）60g，甘草45g组成，上药细锉。每服21g，用水220ml，加生姜3片，煎至160ml，不拘时温服。其功用理气活血，调经止痛。主治：妇人经水欲来，脐腹疞痛者。临证加减化裁，治疗各种痛经、附件炎致腰痛及男性肾子胀痛均获疗效。

【案例1】 腰痛（双侧附件炎）

袁某某 女 33岁 农民

2008年5月13日初诊 经常腰痛伴腹痛已2年。4月29日江西省妇幼保健医院B超检查报告：双卵巢与子宫和盆壁之间界限变得模糊不清。诊断为双侧附件炎。同时胃胀，餐后加剧。月经经期

7~10 天，后期滴沥不净。舌红尖边微甚、苔白，脉细弦关弱。

证属　寒客胞络，气滞血瘀。

治法　温经行气，化癥通络。

方药　加味乌沉汤加味。台乌药 10g、延胡索 10g、制香附 10g、广木香 10g、砂仁 3g、炙甘草 5g、小茴香 10g、黄柏 10g、千里光 15g、铁菱角 30g、猫爪草 15g、山慈姑 10g、白花蛇舌草 20g、生姜 3 片，7 剂，日一剂，水煎服。

2008 年 5 月 21 日二诊　药后腰痛减轻，本次月经正常，经期 5~6 天净。舌红苔薄黄，脉弦软而小数。守方加川芎 10g，以助行血活血，再投 7 剂。

2008 年 5 月 29 日三诊　腰痛减轻，腹痛已止。胃脘餐后仍稍饱胀。舌红苔黄，脉细弦软。守上方加苍术 10g，以助燥湿醒脾，再服 7 剂。

2008 年 6 月 9 日随访　腰腹痛愈。

2016 年 9 月 13 日再访　腰痛、腹痛已愈，月经复常。

按　双侧附件炎会引起下腹痛和阴道分泌物增多，月经期则月经增多。而本案则以腰痛为主，伴随腹痛，月经期月经增多。据其脉证乃肝肾亏虚，寒客胞络所致。故治与加味乌沉汤加入铁菱角、猫爪草、山慈姑、白花蛇舌草等通络散结之品，以温经行气，化癥通络获愈。

【案例 2】　经行腹痛（原发性痛经）[1]

郭某某　女　34 岁　护士

2014 年 5 月 3 日初诊　痛经 20 年。14 岁初潮时即痛经，直到现今 34 岁仍经行腹痛。经前必服芬必得以求缓解。3 年前，曾患卵巢囊肿，经服中药后愈，故就诊治疗痛经。十年前已生育一胎（剖宫产）。两颧有浅褐色斑，纳尚香，二便调。舌红苔白、舌边齿痕并有浅暗色瘀斑，脉细而微弦。

证属　肝郁脾虚，气滞血瘀。

治法　理气调经，疏肝健脾。

①经行方药：加味乌沉汤。砂仁 10g、制香附 10g、广木香 10g、醋延胡索 20g、台乌药 15g、炙甘草 6g、生姜 3 片，3 剂，日一剂，水煎服，经行时连续服用；

②平时调理方：北柴胡 6g、砂仁 26g、台乌药 15g、制香附 10g、当归尾 10g、当归身 15g、赤芍 15g、太子参 15g、白术 10g、茯苓 15g、生甘草 6g、麦冬 10g、川红花 10g、生黄芪 30g、枸杞 15g、桃仁泥 10g、生姜 3 片、红枣 5 枚、红景天 20g，7 剂，日一剂，水煎服。

2015 年 4 月 5 日荐其弟弟及弟媳就诊，并托告　痛经已愈。

按　患者脉证表现为虚寒痛经，由于失治，长期依赖芬必得止痛。在罹患卵巢囊肿中药治愈后，方猛然意识到痛经也必须求诊于中医药。使患者意想不到的是，仅服药 10 剂，困惑 20 年的痛经获愈。

【案例 3】　经行腹痛（原发性痛经）[2]

贾某某　女　22 岁　学生

2015 年 10 月 13 日初诊　经行则腹痛、腰痛。每次经行前和第一天则腹痛伴腰痛，若受凉、饮冷或劳累则腹痛加剧，而且月经量少，经期 3 天。刻下，经行腹痛、腰痛。月经始黑后红，量少。纳香，眠可，大便不规律，以干结为主。舌红苔淡黄润，脉略滑。

证属　寒凝气滞，月经失调。

治法　行气活血，调经止痛。

方药　加味乌沉汤加味。台乌药 10g、制香附 10g、醋延胡索 10g、炙甘草 5g、广木香 6g、砂仁 5g、北山楂 10g、川芎 6g、生姜 3 片，3 剂，日一剂，水煎服。

2016 年 1 月 9 日二诊　前诊，药后腹、腰痛止，而且乳房胀痛也缓解。近来胃脘胀气，恶心，大便黏腻。月经将至，故复诊。舌红苔白、舌边有齿痕，脉细弦微数。按原法原方加重砂仁 5g、川芎 4g，焦山楂 30g 易北山楂，以助行气燥湿，健脾助运，再服 4 剂。

2018 年 2 月 2 日随访　痛经愈。

按　原发性痛经，又称之为功能性痛经。现代医学认为与前列腺素等物质含量增高有关，常发生于女子初潮后，不伴盆腔器质性病变的月经周期性腹部疼痛。中医认为"由劳伤血气，致令体虚，受风冷之气，客于胞络，损冲任之脉……风冷与血气相击，故令痛也"（《诸病源候论·月水来腹痛候》）。具体有因虚、因寒、因血热气实等。本案则是倦读劳伤，乃至体虚，感寒所致。因其虚中郁滞，故治与加味乌沉汤以行气活血，调经止痛获愈。

【案例4】 经行腹痛（原发性痛经）[3]

李某 女 40岁 职工

2011年8月13日初诊 经行腹痛伴头眩及两眼昏花。从初潮至今每次经行必有一发，腹痛、头眩及眼目昏花。随着年龄增长，症状加重。而且伴有心烦易怒，胃脘胀闷。已生育一胎。由于每月痛经，乃至苦不堪言。过去均是西药对症治疗，一直不愈，故要求中药调理。刻下，经行2天，仍腹痛难受，面色萎黄。纳、眠尚可，二便调。舌红苔白、舌边有齿印，脉细弦无力。

证属 气滞血瘀，肝郁脾虚。

①先拟理气活血，温经散寒；

方用加味乌沉汤加减。砂仁6g、制香附10g、广木香10g、醋延胡索10g、台乌药10g、小茴香6g、炙甘草6g、生姜3片，3剂，日一剂，水煎二次、分二服，不拘时温服。

②次拟疏肝和脾，行气解郁调治。

方用柴胡疏肝散加味。醋柴胡15g、赤芍15g、白术10g、制香附10g、川芎10g、青皮10g、陈皮10g、当归15g、茯苓15g、薄荷10g、生姜3片、大云10g、郁金15g，4剂，日一剂，水煎服。

2011年11月12日二诊 本次经行，腹未痛，胃脘胀闷亦除。精神增，面色已见红润。舌红苔薄白，脉细而微弦。守方加黄芪25g、红景天15g，以增益气养血之力。共服14剂而诸症悉除。

随访 三个月来，未再经行腹痛。

按 患者从初潮开始，历经二十多年，一直痛经并进行性加重。由于缺乏对中医药的认识，从未寻求中医药治疗，乃至长时期与痛经相伴。由于其痛经已是虚中郁滞，故痛经时与加味乌沉汤加味以理气活血，温经散寒；平时与柴胡疏肝散加味以疏肝和脾，行气解郁调治。服药三周，痛经辄愈。

【案例5】 经期腹痛（继发性痛经）

任某 女 26岁 职工

2010年8月6日初诊 经行腹痛半年余。由于婚后今年一月份出现经行腹冷痛，经色稍黯。入江西省妇幼保健院就诊，B超检查报告：子宫直肠窝见16mm×15mm液暗区。诊断为：盆腔积液；阴道镜诊断报告：阴道炎。因此，就诊于中医。纳香，眠可，二便调。舌红苔薄白，脉细弦软数。

证属 气滞血瘀，寒凝脉络。

治法 理气活血，散寒通络。

方药 加味乌沉汤。砂仁5g、广木香12g、延胡索15g、制香附10g、台乌药15g、炙甘草10g、猫爪草15g、菝葜30g、小茴香10g、路路通20g、王不留行籽6g、生姜3片，7剂，日一剂，水煎服。

2010年8月16日二诊 服药时头眩晕，片刻缓解。舌红苔薄而淡黄，脉细软。守方再服7剂。

2012年6月其母陈氏告 痛经愈后，妊娠并已分娩。

按 患者婚后出现经行腹冷痛，经色黯，乃阳虚内寒，气血凝滞所致。B超检查发现盆腔积液；阴道镜检查发现阴道炎。均可佐证为虚寒性痛经，现代医学称之为继发性痛经。故按气滞血瘀，寒凝脉络论治。方用加味乌沉汤加入路路通、王不留行、猫爪草、菝葜等化瘀通络之品，以理气活血，散寒通络获愈。

【案例6】 经行腹痛（人流术后继发性痛经）

王某某 女 24岁 职工

2013年11月26日初诊 经行腹痛。缘于3个月前人流术后，出现月经有瘀块并腹痛。刻下，经行6天，经前经期均腹痛，因腹痛而嗜睡。纳食尚可。舌红苔薄白，脉细弦软。

证属 气郁宫寒，瘀血留滞。

治法 温宫定痛，活血化瘀。

方药 加味乌沉汤合生化汤。砂仁6g、台乌药10g、炙香附10g、延胡索10g、广木香10g、炙甘草6g、当归10g、川芎10g、桃仁泥10g、炮干姜4g，3剂，日一剂，水煎服。

2013年11月29日二诊 药后腹痛止，纳眠均可。舌红苔薄而微黄，脉细弦软数。

据其脉证，寒散瘀化，但有肝郁化热之象，故方用丹栀逍遥散合四君子汤。以疏肝解郁，健脾养血调冲。再服7剂。

随访告 诸症悉除，月经已调。

按 人流过程中需要扩张宫颈以及进行宫腔内操作，对子宫内膜以及宫颈会产生影响，出现轻微痛经应是正常的。患者不仅严重痛经，而且月经异常，就属于病态了。故按气郁宫寒，瘀血留滞论治。方用加味乌沉汤合生化汤以温宫定痛，活血化瘀；痛经缓解后，施以丹栀逍遥散合四君子汤以疏肝解郁，健脾养血调冲而愈。

6. 导气汤

导气汤，源于《医方集解》，方由川楝子12g、木香9g、茴香6g、吴茱萸3g组成，长流水煎服。本方川楝子、木香，疏肝理气止痛，又导小肠、膀胱之热从小便下行，是为主药；茴香暖肾温肝；吴茱萸燥湿除寒。诸药合用，共奏疏肝理气，散寒止痛之功。主治：寒疝疼痛，或囊冷结痛如石，或牵引睾丸而痛。临证加减，视其兼证，或伍以他方协同，治疗疝痛，少腹痛，子痛，子肿等，其效非凡。

【案例1】 肾子肿痛（左睾丸炎）

李某某 男 31岁 职工

1992年11月11日初诊　左侧睾丸胀疼半个月。两周前突然出现左侧睾丸胀痛。经当地医院检查，以睾丸炎治疗未效。小便色深黄，不发热，口和，纳可。舌红苔薄白润，脉弦缓。

证属　肝经受寒，气血郁滞。

治法　温经散寒，行气开郁。

方药　导气汤加味。吴茱萸3g、川楝子10g、小茴香10g、广木香10g、台乌药15g、延胡索10g、炒橘核10g、生甘草6g、田三粉3g（冲服），4剂，日一剂，水煎服。

1992年11月16日二诊　睾丸胀痛已减大半，但出现右侧偏头痛。舌红苔白，脉弦。此乃足厥阴肝经寒邪未尽之故，守方加柴胡10g、羌活6g，以助疏风通络，再服4剂。

随访　告愈。

按　睾丸炎的发生，现代医学认为是病毒、细菌进入睾丸组织，引起的睾丸炎性病变。而中医则称之子痈，"肾子作痛，下坠不能升上，外现红肿，子痈也"（《外科证治全书》）。认为此乃外感六淫，毒邪壅塞，气血不通所致。故治与导气汤加味以温经散寒，行气开郁而愈。

【案例2】 血疝（右睾丸挫伤）

吴某 男 24岁 职工

2013年8月26日初诊　右睾丸肿胀疼痛4天。缘于一周前骑车撞伤尾骶骨与肛门与阴囊之间（会阴穴），三天后出现右侧睾丸肿胀疼痛并连及小腹、腰部、大腿内侧胀痛。纳食与睡眠尚可，小便疼痛，尤其早晨拉尿时胀疼难受。大便稍稀。观其右睾丸肿大，尾骶、肛周及两腹股沟处呈现褐黑色瘀斑。舌红苔黄、舌尖红甚，脉细软、左细弦。

证属　外力伤络，气滞血瘀。

治法　理气活血，化瘀通络。

方药　导气汤合桃红四物汤加味。吴茱萸3g、小茴香10g、广木香10g、川楝子10g、桃仁泥10g、川红花10g、当归尾10g、川芎10g、赤芍15g、生地黄15g、台乌药15g、炒荔枝核10g、炒橘核10g、肉桂3g、延胡索15g、青皮10g、生甘草10g、制香附10g、土茯苓30g，5剂，日一剂，水煎服。

2013年9月23日电话喜告　药尽睾丸痛止，褐褐色瘀斑渐褪。

按　患者因外伤导致阴囊及睾丸局部血肿，气血凝滞，引起右侧睾丸肿胀疼痛，此病称之为血疝。正如《寿世保元》云："外肾因仆损而伤，睾丸偏大。有时疼痛者，中有瘀血，名曰血疝。"由于其胀痛累及小腹及腰部，故按外力伤络，气滞血瘀论治。方用导气汤合桃红四物汤加味以理气活血，化瘀通络，迅速获愈。

【案例3】 睾丸胀痛（前列腺炎、衣原体感染）

袁某某 男 28岁 缝纫工

2002年2月9日初诊　睾丸胀痛，上及少腹，下及会阴胀痛已4个月。曾在河南省人民医院前列腺液培养结果：衣原体感染，经服罗红霉素片10天。复查转阴性，但疼痛一直未减。故返赣就诊。刻诊，睾丸胀痛，连及少腹及会阴处，伴腰痠痛。小便短灼。查尿常规：PH：6.0，蛋白质（+-），上皮细胞0~2个/HP；前列腺液：卵磷脂小体（+++），白细胞3~6个/HP，红细胞0~1个/HP。舌红尖微甚、苔薄白润、舌中有一粗纵裂纹，脉细微弦。

证属　肾虚寒凝，肝郁气滞。

治法　行气开郁，滋肾调肝。

方药　导气汤合芍药甘草汤加味。吴茱萸5g、小茴香10g、广木香10g、川楝子10g、赤芍15g、生甘草6g、台乌药15g、生地黄15g、熟地15g、山茱萸肉10g、女贞子15g、旱莲草15g、益母草30g、土茯苓

381

15g、蒲公英15g，14剂，日一剂，水煎服。

2002年2月23日二诊　今日复查前列腺液：卵磷脂小体（+++），白细胞0~1个/HP，腰痠痛减，脉舌如前。守方再进。

2002年3月16日三诊　共服29剂，睾丸及会阴处胀痛已除。B超双肾、膀胱、输尿管、前列腺均未见明显异常。

随访　告愈并赴河南复工。

按　前列腺炎是由病原体感染或不规律的性生活、久坐、酗酒、辛辣饮食等引起。本病的临床表现主要是骨盆区域疼痛、尿频、尿痛、尿道分泌物异常、性功能障碍等，但引起睾丸胀痛，尚属少见。而本案虽然检查出衣原体感染，经过西药抗感染治疗，感染获得控制，但睾丸肿胀不愈。究其原因，现代医学认为仍然责之于感染或医源性等原因。因此说在治疗无效的前提下，必须按照脉证予以辨证，睾丸处乃足厥阴肝经和足少阴肾经循行部位。若湿热下注于厥阴之络，或寒邪侵袭，肝气郁滞等均会导致经络受邪，气血凝滞发为疼痛。本案据其脉证应为肾虚寒凝，肝郁气滞所致。故治与导气汤合芍药甘草汤行气开郁，滋肾调肝获愈。

【案例4】　子痛（附睾炎）

游某某　男　78岁　居民

2016年11月25日初诊　睾丸胀痛10余天。市某医院拟附睾炎，给服头孢克洛胶囊10天，静脉滴注左氧氟沙星+头孢注射液6天，未效。刻下，睾丸胀痛，以夜间为重，故影响睡眠，而且睡眠梦多，白昼则哈欠不断，头颅摇摆并腰痛。纳食尚可，二便尚调。2015年1月29日曾在江西省人民医院因前列腺肥大而行前列腺切除术；先后做过胃及胆囊切除术。病前，因欲壮阳，自服了藏药（何药不详），之后病作。舌红苔黄而稍厚，脉浮弦而结（偶发期前收缩）。

证属　寒凝气滞，湿热下注。

治法　散寒燥湿，行气止痛。

方药　导气汤合三妙丸加味化裁。吴茱萸3g、川楝子10g、广木香10g、黄柏12g、炒苍术12g、怀牛膝12g、小茴香6g、青皮10g、炒橘核10g、炒荔核10g、醋元胡15g、炙甘草5g、土茯苓30g，3剂，日一剂，水煎服。

2016年11月28日二诊　痛减，睡眠也安，心

情已轻松。刻下，晚上睾丸微胀痛。舌红苔黄，脉细弦软而微数。守方再服3剂而愈。

按　附睾炎的发病原因并不单一，但最主要的病因是感染，特别是细菌感染。大多数患者患有尿道炎或膀胱炎，再经输精管逆行扩散至附睾后引起炎症反应，虽经抗感染治疗未效。中医则认为本案高龄体虚，又经多次手术，损伤经络气血，导致肝肾亏虚，外邪内侵，寒凝气滞；加上湿热下注厥阴之络，发为睾丸胀痛。故治与导气汤合三妙丸加味化裁以散寒燥湿，行气止痛。服药6剂而安。

【案例5】　会阴胀疼（前列腺炎）

秦某某　男　48岁　自由职业

2014年3月3日初诊　会阴处胀痛，伴阴囊及睾丸有过电样发麻近四个月。曾以前列腺炎而在南昌市某男科医院服中药3个月。近经前列腺液常规检查，未见明显异常，但症状未获改善。刻下，会阴处及阴囊、睾丸仍胀痛并阵发性发麻。纳香，眠可，大便长时期稀软，日一解。舌红尖微甚、苔微黄而厚，脉细弦。

证属　肝郁气滞，寒热互结。

治法　疏肝理气，清热利湿。

方药　导气汤合三妙散加味化裁。川楝子10g、小茴香10g、广木香6g、吴茱萸5g、台乌药15g、炒苍术10g、黄柏10g、川牛膝15g、肉桂3g、炒橘核10g、炒荔核10g、炙甘草6g、北柴胡6g、土茯苓30g，7剂，日一剂，水煎服。

2014年3月11日二诊　诸胀痛除，只遗下阴囊有电麻感。舌红苔微黄、脉细弦稍软。①守方再进以善后；②搓揉法。睡前，双手合握阴囊及睾丸，搓揉36次，之后点按会阴穴36次，以收疏经通络之效。

2014年5月27日电话询访　喜告，共续服中药2周，同时按嘱搓揉至今，诸症悉除。

按　本证虽经确诊并按前列腺炎治疗3个月未效。会阴处乃任、督、冲三脉之会；足厥阴肝经环绕阴器，可见会阴及阴囊睾丸诸症与诸经相关。患者经商，长期劳思过极，肝郁气滞；饮食失节，损伤脾胃，脾失健运，故湿热蕴积，复感寒邪诱发为会阴痛；阴囊睾丸麻木乃气血凝滞，肌肤失营所致。正如《丹溪治法心要》所云："麻是气虚，木是湿痰、死血。"故治与疏肝理气，清热利湿。方用导气汤合三

妙散加味化裁。服药三周，搓揉近十周而收痊功。

【案例6】 少腹痛（疝气术后、阴茎静脉曲张）

张某某　男　10岁　学生

2010年1月28日初诊　母述：双侧疝气手术6年半。患儿经常诉说：两少腹（腹股沟上）经常痉挛性疼痛。医生多次检查只发现阴茎右侧根部，静脉曲张。平时怕热、汗多。纳尚可，大便稀软。舌红苔白，脉细弦软。

证属　肝郁气滞，寒湿瘀结。

治法　疏肝和脾，行气通络。

方药　导气汤合四逆散加味。川楝子10g、小茴香7g、广木香7g、吴茱萸4g、党参10g、肉桂4g、生姜3片、青皮7g、炒橘核7g、路路通10g、王不留行籽7g、北柴胡8g、白芍10g、枳实7g、生甘草4g、煅龙骨15g、煅牡蛎15g，7剂，日一剂，水煎服。

2010年2月4日二诊　母述：服药三剂后，孩子告知：腹痛止，自我感觉良好。大便已成形。舌红苔微黄、舌中苔厚，脉细、左脉微弦。守方加苍术7g以燥湿醒脾，再投7剂。

2010年3月7日再诊　母述：停药后出现过一次轻微腹痛，故要求再服。舌红苔白，脉细弦软。守方再服7剂而愈。

按　疝气术后近期小腹痛属正常现象，而患孩术后一直小腹痛6年半，则为病态。虽经多次检查为阴茎根部静脉曲张，但一直不愈。《素问·举痛论》云："寒气客于厥阴之脉，厥阴之脉者，绕阴器，系于肝……厥气客于阴股，寒气上及少腹，血涩在下相引，故腹痛引阴股。"据其脉证乃寒气客于厥阴，按肝郁气滞，寒湿瘀结论治。方用导气汤合四逆散加味以疏肝和脾，行气通络。前后服药三周，多年痼疾获愈。

【案例7】 少腹痛（淋巴结炎）

邹某某　男　64岁　公务员退休

2012年10月3日初诊　右少腹及腹股沟处疼痛反复已数年。曾经医院多次体检，只是右腹股沟淋巴较左稍大，拟诊淋巴结炎；同时，双耳听力明显下降，右耳尤甚，诊断为神经性耳聋，其他未发现明显异常，虽年年体检，年年治疗，终无起色。刻下，身体偏胖，触诊：腹软，脐右下及右腹股沟左上方压痛

弱阳性。舌深红苔白，脉细而微弦。

证属　厥阴寒凝，肝郁气滞。

治法　疏肝理气，温经散寒。

方药　导气汤加味。川楝子10g、小茴香10g、广木香10g、吴茱萸6g、延胡索20g、台乌药20g、党参15g、制香附15g、青皮15g、肉桂6g、土茯苓50g、炒荔核15g、炒橘核15g、黄柏15g、炙甘草10g、生姜3片、川芎15g，日一剂，水煎服。

2012年10月11日二诊　连服7剂后，自觉右腹有气窜动，疼痛次数显减。舌红苔微黄，脉弦缓。守上方加陈皮10g，以助理气化痰，再投7剂。

2012年10月22日三诊　腹痛减五成。舌红苔黄、左舌边苔厚，脉细弦软。守方再投7剂。

2012年11月20日四诊　偶尔微痛，睡眠也安稳，尤其听力亦见改善。舌红苔黄微厚，脉微弦。守方再进。

2012年12月9日喜告　续服一周后腹痛消失，听力增进。

按　《素问·举痛论》云："寒气客于厥阴之脉，厥阴之脉者，绕阴器，系于肝……厥气客于阴股，寒气上及少腹，血涩在下相引，故腹痛引阴股。"故本案乃寒气客于厥阴之脉，按厥阴寒凝，肝郁气滞论治。治以疏肝理气，温经散寒。方用导气汤加味。服药四周，腹痛消失，听力改善。

十一、理血剂

1.血府逐瘀汤

血府逐瘀汤，源于《医林改错》。方由当归、生地、红花各9g，桃仁12g，枳壳、赤芍各6g，柴胡、甘草各3g，桔梗、川芎各4.5g，牛膝10g，水煎服。方中当归、川芎、赤芍、桃仁、红花活血祛瘀，牛膝祛瘀血、通血脉，引瘀血下行；柴胡疏肝解郁，升达清阳，桔梗、枳壳开胸行气，气行则血行；生地黄凉血清热，配当归养血润燥，使祛瘀而不伤阴血，甘草调和诸药。共奏活血祛瘀，行气止痛之功。主治：上焦瘀血，头痛胸痛，胸闷呃逆，失眠不寐，心悸怔忡，瘀血发热，肌肤甲错，胁肋痛、腰痛、背痛、白睛溢血，以及妇人血瘀经闭、痛经等等。凡属瘀血所致疾患，本方均能奏效。临证使用或随证加减，用于

眩晕、血淋、胸痛、口渴、术后调治等。其效卓著。

【案例1】 眩晕（外伤性轻度脑震荡）

夏某某 女 36岁 农民

2016年12月28日初诊 头晕并呕吐6天。缘于6天前摔伤后脑勺6天。经江西省胸科医院CT扫描报告：①颅脑CT平扫示右侧颞、枕部局部骨裂；②中上腹部CT平扫未见明显异常。刻下，头晕头痛，头晕严重时天旋地转欲呕吐。舌红苔白，脉细弦软而微数。

证属 脉络损伤，气滞血瘀，瘀血上犯。

治法 益气活血，化瘀通络，疏风止晕。

方药 血府逐瘀汤合半夏白术天麻汤加味。醋柴胡10g、当归尾15g、川芎10g、炒枳壳10g、桃仁泥10g、川红花10g、生地黄15g、川牛膝15g、酒白芍15g、桔梗10g、炙甘草6g、法半夏15g、白术10g、茯苓15g、天麻12g、茯神15g、陈皮10g、红枣5枚、生姜3片、田七粉5g（冲服），7剂，日一剂，水煎服。

随访 药后头晕头痛愈。

按 本案因外伤，脉络损伤，气滞血瘀，清窍失养，发为眩晕。故治与血府逐瘀汤以益气活血，化瘀通络；与半夏白术天麻汤以燥湿健脾，疏风止晕。两方配合，共建痊功。

【案例2】 血淋（外伤性血尿）

熊某某 男 40岁 自由职业

1996年9月28日初诊 左腰摔伤后血尿3天。江西省中医院CT报告：左肾中段后内侧肾实质内可见小条片状高密度影，CT值为52HU，并局限性隆起。诊断意见：左肾挫裂伤。刻下，尿赤（肉眼血尿），纳可。舌淡红苔润，脉略弦。

证属 脉络损伤，瘀血内阻。

治法 行气通络，活血化瘀。

方药 血府逐瘀汤加味。北柴胡10g、当归10g、川芎10g、赤芍20g、生地15g、炒枳壳10g、桔梗10g、桃仁泥10g、藏红花5g、川牛膝10g、生甘草5g、川木香10g、制香附10g、小蓟15g、生蒲黄10g、白茅根30g，7剂，日一剂，水煎服。

1996年10月7日二诊 检查尿常规已无异常。大便拉稀，素有肠炎史。舌淡暗苔白，脉略弦。守方加炒神曲20g，以健胃和中，再服7剂。

随访 血尿止，劳作如常。

按 本案血淋，乃由摔跌，致使左肾挫裂伤而造成血尿。治与血府逐瘀汤加味以行气通络，活血化瘀获愈。

【案例3】 胁肋痛（肋间神经痛）

王某某 女 62岁 农民

1994年8月23日初诊 左胁肋掣痛已数日。近期突发左胁肋掣痛，每以吸气时痛剧。叩击胁肋，疼痛呈弱阳性。摄胸部X线片，未发现明显异常。纳尚可，因痛影响睡眠。二便亦调。舌红苔少，脉细弦小数。

证属 肝郁气滞，瘀血内阻。

治法 行气活血，化瘀通络。

方药 血府逐瘀汤加味。北柴胡10g、当归15g、川芎10g、赤芍15g、白芍15g、生地黄15g、炒枳壳20g、桔梗10g、桃仁10g、川红花6g、川牛膝10g、青木香10g、生甘草10g，7剂，日一剂，水煎服。

1994年8月30日二诊 胁肋痛减轻。守方加制香附10g、延胡索10g，以行气止痛，再投7剂。

1994年9月23日三诊 家人代述：疼痛缓解。守方再加田七粉3g（冲服），以助活血养血，再服7剂。

1994年11月24日喜告 药后痛止。

按 两胁乃肝胆之分野，为足厥阴、足少阳两经循行所过。而且心、肺、脾、肾之经脉，亦行达胸胁、胁腹等部位，故诸藏病变亦可发生胁痛。患者年逾花甲，肝血亏虚，稍有不慎则可导致肝郁气滞，瘀血内阻而致胁痛。故治以行气活血，化瘀通络。方用血府逐瘀汤，服药三周而愈。

【案例4】 左肋痛（外伤性肋骨损伤）

罗某某 男 40岁 自由职业

2013年7月18日初诊 左肋痛一周。缘于一周前摔伤左胁肋部位致痛，同时出现心烦少寐。纳果食少，大便不爽。舌红苔薄黄，脉细弦软。

证属 筋络损伤，气滞血瘀。

治法 舒筋活络，行气逐瘀。

方药 血府逐瘀汤加味。北柴胡10g、当归尾10g、川芎10g、赤芍15g、白芍15g、桔梗10g、桃红泥10g、川红花10g、川牛膝10g、炒枳壳10g、生甘草5g、制香附10g、广木香10g、延胡索15g、三分三3g，5剂，日一剂，水煎服。

随访　药尽痛止。

按　《灵枢·邪气藏府病形》云："有所堕坠，恶血留内。"故按筋络损伤，气滞血瘀论治。治与血府逐瘀汤以舒筋活络，行气逐瘀获愈。

【案例5】　背痛（胆囊炎）
邹某某　男　55岁　农民

2011年10月29日初诊　背痛一个月。在当地医院服药、刮痧、针刺等多方治疗一直不愈。刻下，背痛，始从右上腹累及背部，有时呈刺痛状。纳尚可，大便稀软，日解3~4次。巩膜轻度黄染。摄X线片报告：胸腰椎无异常；B超诊断：脂肪肝、慢性胆囊炎（B超提示：胆囊壁稍毛糙，厚3mm）。舌红苔微黄，脉细弦数少力。

证属　湿热郁滞，脉络瘀阻。

治法　疏肝利胆，化瘀通络。

方药　血府逐瘀汤加味。北柴胡15g、当归尾10g、当归身10g、川芎15g、白芍15g、生地15g、桔梗10g、炒枳壳10g、桃红泥10g、川红花10g、川牛膝15g、炙甘草6g、绵茵陈15g、制香附、桂枝10g、川续断15g、徐长卿30g、金毛狗脊15g、葛根20g，7剂，日一剂，水煎服。

其女婿王某专告　岳父药后黄疸退，背痛愈。

按　胆囊炎的疼痛部位大多在右上腹，或中上腹，并可放射至右肩或右背部。本案虽是胆囊炎背痛，以背痛为主。由于有瘀血表征，故按湿热郁滞，脉络瘀阻论治。方用血府逐瘀汤加入绵茵陈等清热利湿之品，以疏肝利胆，化瘀通络。药仅一周而愈。

【案例6】　背痛（脾切除术后）
邹某某　男　34岁　农民

2006年1月18日初诊　背痛。外伤性肋骨骨折并胸腔积液，施行脾切除术后恢复期。出院复查，拍胸X线片未见明显异常。刻诊，背痛，站后加重，左手腕不能完全屈弯，且屈伸不利并仍肿胀。纳、眠尚可。舌红苔白腻，脉濡。

证属　脏气损伤，中焦血瘀。

治法　行气活血，化瘀通络。

方药　血府逐瘀汤加味。北柴胡10g、全当归

10g、生地黄15g、赤芍15g、川芎10g、炒枳壳10g、桔梗10g、桃仁泥10g、川红花10g、川牛膝10g、生甘草6g、制香附10g、炙黄芪20g、凌霄花根15g、铁菱角15g、田七粉3g（冲）、土鳖虫10g、重楼10g、金毛狗脊15g，14剂，日一剂，水煎服。

2006年2月6日二诊　上午疼痛已减轻，下午腰背仍痠楚。纳香，眠好，便调。舌红苔白，脉细弦软微数。守方再投14剂。

2006年3月6日三诊　肋骨及脾切术创口药后有痒痛感。舌红苔白，脉细弦。守方加重黄芪10g，再加栀子根15g、高丽参5g，以助益气活血、生肌续筋，再服20剂而愈。

按　患者因外伤施行脾切除术后背痛，此乃经络损伤所致。《血证论·瘀血》云："瘀血在经络脏腑之间，则周身作痛。以其堵塞气之往来，故滞碍而痛，所谓痛则不通也。……瘀血在中焦，则腹痛胁痛，腰脐间刺痛着滞。"故治与血府逐瘀汤加入凌霄花根、铁菱角、田七粉、土鳖虫、重楼等活血祛瘀之品，以行气活血，化瘀通络获愈。

【案例7】　胸痛（胸部软组织挫伤）
廖某某　女　71岁　居民

2010年6月17日初诊　胸痛15天。缘于胸前被撞伤，出现胸痛并逐渐加重，而且呼吸不畅且胸闷拘紧不舒。入江西省中医院就诊，胸部X线片报告：无明显异常。给用伤科外敷药后皮肤过敏，大便伤前每天2~3次，伤后不畅爽。血压130/70mmHg。舌红苔白、舌中有一纵细裂，脉微弦、重按无力。

证属　气滞血瘀，脉络闭阻。

治法　活血祛瘀，行气止痛。

方药　血府逐瘀汤加味。北柴胡10g、当归尾10g、川芎10g、赤芍15g、白芍15g、生地12g、炒枳壳10g、桔梗6g、桃红泥10g、川红花10g、川牛膝10g、生甘草6g、延胡索10g、生大黄5g、制香附10g、广木香10g、徐长卿15g，7剂，日一剂，水煎服。

2010年6月23日二诊　药尽疼痛减轻，呼吸已轻松，大便亦通畅。血压120/65mmHg。舌红苔白，关脉弦少力。守方再服7剂以善后。

随访　已愈。

按　《血证论·瘀血》云："瘀血在经络脏腑之间，则周身作痛。以其堵塞气之往来，故滞碍而痛，

所谓痛则不通也。"患者胸部软组织挫伤，致瘀血停滞作痛。故治与血府逐瘀汤加味以活血祛瘀，行气止痛。服药两周获愈。

【案例8】 白睛溢血（眼结膜出血）

孟某某　女　51岁

2006年10月24日初诊　右眼外侧白睛溢血。几天前不知何故突发右眼外侧白睛红若胭脂，红斑未褪，昨日内上方又有新溢血点出现。同时伴心烦不寐，入睡艰难，白昼又疲倦困盹。舌红苔白少苔、舌边有齿印，脉细弦软数。

证属　心火上扰，目络壅瘀。

治法　清心泄热，凉血化瘀。

方药　血府逐瘀汤加味。北柴胡10g、全当归10g、赤芍15g、川芎10g、生地黄12g、炒枳壳10g、桔梗10g、桃仁泥10g、川红花10g、怀牛膝10g、牡丹皮10g、川黄连10g、生甘草6g、青葙子15g、田七粉5g（包煎）、钩藤15g，4剂，日一剂，水煎服。

随访　药后出血止，白睛溢血消散。

按　白睛溢血，现代医学称之为巩膜出血，仅常出现于一眼，可发生于任何年龄组。出血前可有剧烈咳嗽、呕吐等。相关病史还有眼外伤、结膜炎症、高血压、肾炎、血液病等。中医认为，多由热邪客肺，肺失宣肃，气机郁遏，壅塞目络，血气阻滞，迫溢络外，瘀于白睛。本案兼有心烦不寐，乃心火上扰所致，故以心火上扰，目络壅瘀论治。方用血府逐瘀汤加入川黄连以清心泄热，凉血化瘀获愈。

【案例9】 腰瘘胀痛（T12压缩性骨折）

闵某某　男　71岁　居民

2004年5月12日初诊　腰瘘胀疼不适3个月。缘于2月份被撞伤后出现腰痛。经X线片诊断：T12椎体压缩性骨折。经治疗后缓解，但若稍劳累或天气变化则腰瘘胀痛难受。近期天气骤变，腰瘘胀痛发作并加重。尿常规：pH6.5，蛋白质（+-）0.1g/L，余项无明显异常。舌略暗红苔淡黄、舌中有纵裂，脉细弦数。

证属　肝肾亏虚，气滞血瘀。

治法　活血逐瘀，行气祛风。

方药　血府逐瘀汤加味。北柴胡10g、生地黄15g、当归10g、川芎10g、赤芍15g、炒枳壳10g、桔梗10g、桃仁泥10g、川红花10g、怀牛膝10g、生甘草5g、桑寄生15g、蝉衣6g、独活6g，7剂，日一剂，水煎服。

2004年5月19日二诊　药后腰痛有所缓解。舌红苔白稍滑、舌中裂纹转浅，脉如前。守方加大活血15g、金毛狗脊15g，以助补益肝肾，再投7剂。

2004年5月26日三诊　腰痛缓解。纳香，二便调。舌红苔白，脉细弦数。守方加减进退再服7剂而愈。

一年后随访　腰痛愈后，未再复发。

按　患者年逾古稀，因撞伤导致T12椎体压缩性骨折，从病史看应属于单纯椎体压缩性骨折。由于年老体虚，气血不足，加上外伤导致气滞血瘀，因此遗下腰痛瘘胀之疾。按肝肾亏虚，气滞血瘀论治。方用血府逐瘀汤加入独活以活血逐瘀，行气祛风获愈。

【案例10】 岔气（急性胸肋痛）

刘某某　女　77岁　居民

2009年4月13日初诊　右腰背岔气2周。缘于2周前活动中，胸肋及腰背处突然剧痛，当时呼吸也困难。急由家人代取中药3剂，症状略有缓解。但昨日晚上右侧又疼痛不止。近五六天大便未解，纳尚可。舌深红、苔薄而少苔，脉细关微弦。

证属　肝血不足，气滞血瘀，腑气不通。

治法　活血通络，行气止痛，益气通腑。

方药　血府逐瘀汤加味。北柴胡15g、炒枳壳10g、桔梗10g、桃仁泥10g、川红花10g、生甘草6g、川牛膝10g、当归10g、川芎10g、北防风15g、赤芍15g、生地黄15g、独活10g、三白草根15g、制香附10g、延胡索10g、炒莱菔子15g、漂白术30g，5剂，日一剂，水煎服。

2009年4月22日随访　药尽疼痛愈，大便通畅。

按　岔气，现代医学并无此说，称之为急性胸部疼痛。发生原因可能和剧烈运动、搬运重物，或疾病因素，诸如呼吸肌疲劳症等导致肋间肌发生痉挛，一般都是对症治疗。而本案已近耄年，年老体衰，气血运行不畅，稍受寒凉，则易诱发斯病。因其合并大便不解，故按肝血不足，气滞血瘀，腑气不通论治。方用血府逐瘀汤加入漂白术（重用）以活血通络，行气止痛，益气通腑。仅服药5剂获愈。

【案例11】 口渴（微循环障碍）

徐某某　女　73岁　居民

2011年12月22日初诊　口渴伴口苦、黏腻已有很长时日。尤以晚上为甚，并伴咽喉刺痒。虽渴而饮少，纳食尚可，大便有时黏腻不爽。舌质暗红苔薄白，脉细弦少力。

证属　脾气虚馁，血脉瘀阻。

治法　益气升阳，化瘀通络。

方药　血府逐瘀汤合升阳益胃汤加减。当归尾10g、川芎10g、赤芍15g、川红花10g、桃仁泥10g、炒枳壳10g、川牛膝10g、桔梗10g、北柴胡15g、升麻15g、葛根15g、生黄芪30g、陈皮10g、党参15g、白术10g、炙甘草6g、大活血30g、红枣5枚、生姜3片，5剂，日一剂，水煎服。

2012年7月19日再诊　去年服药5剂，诸症悉除。时隔7个月，近期又出现口渴、口苦2周，并伴大便干结难解，必须用开塞露及口服通便胶囊。舌暗红苔薄黄，脉细弦软而少力。守原方加重漂白术20g以益气通腑，再进5剂。

随访　诸症缓解，感觉良好。

按　患者高龄，脾气虚馁，运化失常，气滞血瘀，瘀血阻滞经络，津液不能循经上布于口，发生口渴。正如《血证论·瘀血》云："瘀血在里则口渴，所以然者，血与气本不相离，内有瘀血，故气不得通，不能载水津上升，是以发渴，名曰血渴。"故治与血府逐瘀汤合升阳益胃汤以益气升阳，化瘀通络获愈。

【案例12】 紫舌（微循环障碍）

周某　女　32岁　职工

2013年11月28日初诊　舌色紫暗并口干已有时日。口干喜饮，但饮而不多，尤其半夜醒后必须饮少量的温水。有药物性肝功能异常、胆息肉并胆囊炎史。刻诊，口干、怕冷、易感、背痛。胃脘痞塞，吐酸水。纳食尚好，观其右手食、中、无名指有纵行瘀线，唇色紫暗、舌边暗红、舌中紫暗、苔薄黄，脉细弦、左细而微弦。

证属　气虚卫弱，瘀血阻络。

治法　益气固表，活血化瘀。

方药　血府逐瘀汤合玉屏风散加味。北柴胡10g、当归尾10g、川芎10g、赤芍30g、生地黄15g、桔梗10g、炒枳壳10g、桃仁泥10g、川红花10g、川牛膝10g、生甘草6g、漂白术10g、防风10g、陈皮10g、生黄芪30g、大活血30g、丹参30g、制香附10g、地龙20g、生麦芽30g，7剂，日一剂，水煎服。

2013年12月4日二诊　服药并同时用频谱仪治疗2次，背痛减轻2/3，吐酸已止，服药时，肠鸣腹响，矢气多但舒畅。右食指、中指、无名指甲仍有纵形瘀线。舌中仍紫暗，脉细弦软、左细软。守方加苍术10g，以燥湿醒脾，再投7剂。

2013年12月19日三诊　共续服10剂，背痛怕冷，胃痞肠鸣，口渴喜饮已除。唇色暗红，指甲已红润。舌浅紫边红、苔薄白，脉细弦软而微数。守方加减再服7剂以善后。

2014年3月23日来门诊告知已安康，观其舌已转为红色。

按　患者无论是舌紫、口干、怕冷、背痛、易感，均乃一派血瘀之象，正如《血证论·瘀血》云："离经既久，则其血变作紫血。""瘀血在经络脏腑之间，则周身作痛。以其堵塞气之往来，故滞碍而痛，所谓痛则不通也。……瘀血在里则口渴，所以然者，血与气本不相离，内有瘀血，故气不得通，不能载水津上升，是以发渴，名曰血渴。……瘀血在腠理，则荣卫不和，发热恶寒。"故治与血府逐瘀汤合玉屏风散以益气固表，活血化瘀获愈。

【案例13】 发热（白细胞升高）

魏某某　男　53岁　职工

2008年5月29日初诊　间断性发热10个月。缘于去年8月开始间断发热，经用抗生素及退烧药则缓解。仅去年5个月发作四次，今年4月份两次，本次两天前发热，热势较以前加重。检查血常规：白细胞$15.5×10^9$/L、中性粒细胞88.2%、淋巴细胞7.4%。刻下，发热、头疼、神疲乏力、眠差易醒、同时梦多，纳呆少味，热退后可食，小便调，大便餐后欲解。体温38.5℃左右。舌质紫暗、呈紫花斑状、苔白稍腻，脉浮而细软涩。

证属　经脉瘀阻，血行不畅。

治法　行气活血，化瘀退热。

方药　血府逐瘀汤加味。北柴胡10g、当归尾15g、赤芍10g、川芎15g、生地黄15g、炒枳壳15g、桃仁泥10g、川红花10g、川牛膝10g、生甘草6g、延胡索10g、制香附10g、土鳖虫10g、藿香10g，7剂，日一剂，水煎服。

2008年6月10日二诊　热已退，精神增。复查血常规：白细胞6.4×10⁹/L、中性粒细胞71.9%、淋巴细胞21%。服药期间大便日泻2~3次。舌红苔黄厚，舌质仍大片瘀斑，脉细弦涩而寸浮。守方加水蛭10g、炒谷芽30g、炒麦芽30g，以助活血化瘀，健脾和胃，再投7剂。

2008年7月8日三诊　出差四川酒泉20天，虽中途感冒，未再发热。刻下，因感冒后咳嗽，咽痒欲咳，咳少许白色泡沫痰，流黄涕，纳食如常。舌红苔黄、紫色瘀斑已缩小变浅，脉细弦而微涩。拟用桑杏汤加减4剂，以清宣润肺止咳而愈。

按　血府逐瘀汤是《医林改错》为上焦瘀血，而出现头痛胸痛，妇人闭经及日晡潮热而设。本案虽无疼痛，但间断发热，尤其白细胞升高为主要矛盾。从舌紫、脉涩，可证瘀血为其病因。《血证论·瘀血》亦云："瘀血在腠理，则荣卫不和，发热恶寒。"故投以血府逐瘀汤以行气活血，化瘀退热，效如桴鼓。

2. 通窍活血汤

通窍活血汤，源于《医林改错》。方由赤芍、川芎各3g，桃仁、红花各9g，红枣7个，老葱3根（切碎），鲜姜9g（切碎），麝香0.15g（绢包），用黄酒250ml，将前七味煎至150ml，去渣，将麝香入酒内，再煎二沸，临卧服。方中川芎、当归、桃仁、红花活血祛瘀止痛，配以温阳开窍的麝香、老葱而辛香通窍；加上姜、枣养血和脾。诸药合用，共奏活血通窍之功。主治：瘀阻头面的头痛昏晕、耳聋、脱发、面色青紫，以及妇人干血痨、小儿疳积、肌肉消瘦、腹大青筋、潮热等。

用本方加减化裁，方中必用黄酒煎，若患者惧酒者，故此去之；尤其是麝香奇缺珍贵，代之以白芷辛香走窜，疏散风邪及止痛；冰片辛凉而善通诸窍。故仿其意而用之，治瘀血之头眩、头痛亦收显效。

【案例1】　头眩头痛（头颅顶右侧硬膜外血肿）

胡某某　男　19岁　农民

2005年5月12日初诊　头眩伴头痛45天。45天前因骑摩托车撞伤所致，在当地医院影像诊断：右

侧顶部硬膜外血肿（吸收期），虽治周效，故赴省城就诊。纳可，便调，眠可。舌红尖边甚、苔薄微黄，脉细弦、左沉细。

证属　损伤清窍，气滞血瘀。

治法　通窍活血，行气化瘀。

方药　通窍活血汤加味。川芎10g、赤芍15g、桃仁泥10g、川红花10g、白芷10g、连须老葱5根、红枣5枚、生姜3片、冰片0.3g（冲服）、生黄芪50g、地龙15g、当归尾15g、炒枳壳10g、田七粉3g、北山楂15g、炮穿山甲10g（打碎），30剂，日一剂，水煎服。

2005年6月7日电话告　药至25剂，头眩头痛止，已恢复上班。

按　《血证论·瘀血》云："瘀血攻心，心痛头晕。"患者颅内瘀血，脉络闭阻，脑失所养，导致头眩头痛。治与通窍活血汤加减以通窍活血，行气化瘀。服药25剂而愈。

【案例2】　头痛（外伤性头痛）

王某某　女　30岁　居民

1997年4月9日初诊　头痛，有时掣痛4个月。缘于去年11月因撞伤头部而遗有头痛疾，痛以头顶为主，触摸亦痛，经CT颅内扫描未见明显异常。舌暗红苔薄淡黄，脉细弦。

证属　气血瘀滞，清阳郁遏。

治法　通窍活血，升阳散郁。

方药　通窍活血汤加减。川芎10g、赤芍15g、桃仁泥10g、川红花10g、白芷10g、冰片0.15g（冲服）、红枣5枚、生姜5片、连须葱白10根、片姜黄10g、羌活6g、生黄芪30g、当归10g、炙甘草10g，日一剂，水煎服，上药连服7剂而愈。

按　患者因头颅外伤遗下头痛之疾，乃瘀血阻滞，清阳郁遏所致。《血证论·瘀血》云："瘀血……以其堵塞气之往来，故滞碍而痛，所谓痛则不通也。"故治与通窍活血汤加减以通窍活血，升阳散郁获愈。

3. 补阳还五汤

补阳还五汤，源于《医林改错》。方由黄芪（生）120g，归尾6g、赤芍4.5g、地龙（去土）、川芎、桃仁、红花各3g，水煎服。本方重用生黄芪补中益气为

主；血瘀属肝，祛风先活血，故配伍当归尾、川芎、桃仁、赤芍、红花入肝，行瘀活血，疏肝祛风，共为辅佐；地龙活血而通经络为使。诸药合用，共成补气活血，祛瘀通络之剂。主治：中风后遗症。正气亏虚，脉络瘀阻，半身不遂，口眼㖞斜，语言謇涩，口角流涎等，即当今之脑血管意外后遗症，但必须是气虚血瘀者。临证仿其意并加减化裁，用于脑梗、脑外伤、卒中昏厥，疗效迅速。

【案例1】 偏瘫（腔隙性脑梗死）

袁某某　女　68岁　农民

2000年4月29日初诊　右侧肢体麻木，上肢微颤，言语謇涩。血压145/95mmHg。多普勒提示：双大脑前动脉、椎-基底动脉痉挛；脑电阻图检查提示：双侧脑血管呈轻度痉挛波；CT头颅扫描报告：第5层面层左侧内系前肢片状密度减低影，CT值为23，各脑室未见明显扩张，苍白球钙化1~8。诊断：左侧内系前肢处腔隙性脑梗死可能？刻下，除上述症状外，肢体活动尚自如，纳尚可，大便结。舌质红苔腻，脉沉细软。

证属　正气亏虚，瘀血内阻。

治法　益气活血，舒筋通络。

方药　补阳还五汤加味。生黄芪50g、当归10g、川芎10g、桃仁泥10g、川红花10g、赤芍15g、地龙15g、火麻仁10g，14剂，日一剂，水煎服。

随访　家人告：右侧麻木缓解，8月1日观其本人，精神佳。

2014年因病谢世，享年78岁。

按　腔隙性脑梗死是小动脉闭塞性脑梗死中的一种类型，发生于脑部深穿支动脉的缺血性微小梗死，多在高血压、糖尿病等基础疾病上发生。根据患者的高血压史及发生的右侧肢体麻木和上肢微颤，言语謇涩等感觉与语言功能障碍，脑梗死无疑。本病属于中医的类中风之虚中。故按正气亏虚，瘀血内阻论治。方用补阳还五汤加味以益气活血，舒筋通络获愈。

【案例2】 左手麻木不仁（右脑外伤）

王某某　男　43岁　木工

2009年9月3日初诊　左手麻木不仁并酸胀不适13年，加重五个月。缘于1996年在基建工作中，右脑被重物击伤。CT扫描：右侧颅骨稍向内陷，余无异常。纳香，眠可。舌红苔淡黄，脉弦软。

证属　气滞血瘀，营卫失和。

治法　益气活血，养血和营。

方药　补阳还五汤合黄芪桂枝五物汤加味。北黄芪30g、当归身10g、当归尾10g、川芎15g、桃仁泥10g、川红花10g、赤芍15g、广地龙15g、桂枝10g、白芍10g、炙甘草6g、红枣5枚、生姜3片、安痛藤15g、羌活10g、田七粉5g（冲服），日一剂，水煎服，上药连服15剂而愈。

随访　现已重返福建某地从事建筑工作。

2019年3月13日追访　十年来无恙。

按　本案左手麻木不仁，久治不愈逾十三年，缘于头右侧外伤所致。观其脉证，类似于风痹，《金匮要略·血痹虚劳病脉证并治》云："血痹，阴阳俱微……外证身体不仁，如风痹状。"故按气滞血瘀，营卫失和论治。方用补阳还五汤合黄芪桂枝五物汤以益气活血，养血和营，服药15剂而获痊功。

【案例3】 昏仆（排尿性晕厥）

邹某某　男　14岁　学生

2003年7月4日初诊　四年已发作4次突然昏仆。家长代述：四年前某一早晨突发昏仆，瞬间自然苏醒，当时并未介意。之后基本上是每年发作一次。而且是每在早晨6时起床小便时发作，几十秒钟后可苏醒。发作时不抽搐。脑电图正常；颅脑多普勒报告：椎-基底动脉痉挛，余项检查并未发现明显异常。纳、眠尚好。舌红苔白，脉弦细。

证属　气血不充，窍络瘀滞。

治法　补气活血，通窍活络。

方药　补阳还五汤加味。生黄芪50g、当归15g、川芎15g、赤芍15g、地龙10g、藁本15g、天麻10g（另包）、麝香0.2g（另包冲服）、白芷10g、细辛3g、炙甘草6g、葱白20根，7剂，日一剂，水煎服。

2003年7月11日二诊　家长代述：已服药7剂，尚无法观其效果，故复诊。舌红苔薄白，脉细弦。由于麝香缺药，守方以冰片0.2g易麝香，再服14剂。嘱咐患孩：勿在凌晨憋尿。

2014年11月来访　询及，愈后十一年，未再复发。

按　排尿性晕厥，多由大脑供血不足引起。常见原因如严重的动脉闭塞、突然心律失常、运动下的先天心脏病以及血管扩张或血管弹性不足等。本案各项检查虽只发现椎－基底动脉痉挛，可见与脑血管有着内在因果。故按气血不充，窍络瘀滞论治。方用补阳还五汤加味以补气活血，通窍活络。服药三周，而获痊功。

4. 生化汤

生化汤，源于《傅青主女科·产后篇》。方由当归24g、川芎9g、桃仁14粒（去皮、尖，研）、黑姜1.5g、炙甘草1.5g组成。用黄酒、童便各半煎服。方中当归补血活血，祛瘀生新为主药；川芎行血中之气，桃仁活血祛瘀共为辅；黑姜入血散寒，温里定痛为佐；炙甘草益脾并调和诸药，童便化瘀活血，黄酒温经脉而行营血，共为使药。其功用活血化瘀，温里定痛。主治：产后血瘀留瘀，恶露不行，血块内结，小腹冷痛。本方为补中有化，推陈致新之剂。故为产妇必服，以防恶露不行。方中童便不为今人接受，故临证加减用于流产后头痛、产后恶露行而不畅，及经行腹痛等，疗效迅速。

【案例1】 头痛（药物流产头痛）
王某某 女 26岁 职工

2013年12月3日初诊 头痛，伴腹痛3天。缘于3天前行药物流产后出现头痛。舌红苔薄黄，脉细弦软。

证属 冲任受损，气机逆乱，清阳郁遏。

治法 温里行气，化瘀升清，通络止痛。

方药 生化汤加味化裁。川芎15g、桃红泥10g、当归15g、炙甘草6g、炮姜6g、台乌药10g、广木香10g、砂仁6g、延胡索10g，4剂，日一剂，水煎服。

2014年3月8日随访 去年药流头痛服药后，痛止。

按 药物流产术后头痛，其原因为失血状态下脑供血不足，或麻醉药物作用所致，或体内激素水平发生变化等。中医认为患者素体虚弱，手术损伤胞络气血，脑失所养，清阳不升，气机逆乱引起。故治与生化汤加味以温里行气，化瘀升清，通络止痛。

【案例2】 产后恶露不绝
汪某 女 27岁 职工

2007年6月23日初诊 剖宫产1男婴。已逾3周，而恶露量多不绝，伴头痛头晕，感冒不断。纳香，眠可，便秘。因身体原因，小儿以人工喂养，乳房胀痛，故亦求回乳。舌暗红苔薄白、中根部苔淡黄稍厚，脉细软微数。

证属 产后伤气，气虚失摄。

治法 补中益气，活血化瘀。

方药 ①生化汤合补中益气汤加味。川芎15g、当归12g、炮干姜4g、桃仁泥10g、炙甘草6g、老边条参10g（切片同煎）、陈皮10g、升麻10g、北柴胡10g、漂白术30g、炙黄芪25g、火麻仁15g、防风10g、红枣5枚、生姜3片，7剂，日一剂，水煎服；

②回乳方：生麦芽50g，日一剂，水煎饮。

2007年7月3日二诊 恶露见减，短暂头晕，大便已通畅，乳汁已回八成。舌仍暗红苔薄白，脉细。守方加川红花10g，以助活血行血，再投5剂。

2007年7月13日三诊 头晕止，大便通畅，恶露已净。舌略暗红苔白、舌边有齿痕，脉细弦软。守方加减进退再服14剂而安。

按 产后恶露不绝，原因有三，气虚、血瘀、郁火。本案据其脉证乃因剖宫产，损伤经络气血，以致气血亏虚，气虚而不能收摄，造成恶露量多不绝。按产后伤气，气虚失摄论治。方用生化汤合补中益气汤以补中益气，活血化瘀。如此化中有补，补中寓化，恶露自净。

【案例3】 经行腹痛（继发性痛经）
刘某某 女 28岁 护士

2016年4月13日初诊 痛经已有七、八年。经期一般为一周。刻诊，经行第一天腹痛、作冷，汗出后缓解；经行第二天，腹痛，经色暗，有块。婚后已一年待孕，故就诊中医调理。舌红苔淡黄，脉细弦软。

证属 寒客胞络，肝血不足，气滞血瘀。

治法 养血调冲，活血祛瘀，温宫通络。

方药 生化汤合四物汤加味。当归10g、川芎10g、桃仁泥10g、炮姜5g、炙甘草6g、川红花10g、生地黄15g、赤芍15g、砂仁6g，4剂，日一剂，水煎服。

2016年4月18日二诊 药后本次月经色转红，四天经净。舌红苔淡黄，脉细弦软缓。

药后月经趋于正常。后期当以温经散寒，养血调经为治。

方用温经汤。当归身12g、白芍12g、肉桂3g、吴茱萸3g、川芎10g、干姜5g、法半夏15g、牡丹皮10g、麦冬10g、红参10g、炙甘草5g、阿胶10g（打粉烊服），14剂，日一剂，水煎服。

2016年6月27日三诊　痛经已愈，但是经行仍有块，色黯而黏稠。昨日（经后第三天）在江西省妇幼保健院彩超检查报告：宫内膜厚5mm，未见明显异常。舌红苔白，脉细弦软。守上方加桃仁泥10g、川红花10g，再服7剂。

随访　药后痛经愈，月经正常。

按　本案痛经乃肝血不足，寒客胞络，气滞血瘀所致。故治与生化汤合四物汤以养血调冲，活血祛瘀，温宫通络获愈。

5. 咳血方

咳血方源于《丹溪心法》，《医林纂要》称之为"肺血丸"。方由青黛、瓜蒌仁、诃子肉、海粉、山栀子各等分，上药为末，以蜜同姜汁为丸。每次1丸，嚼化。由于海粉缺药，故用海浮石替之。方中青黛、山栀子泻肝清肺；瓜蒌仁润燥化痰；海浮石，咸寒入肺，清肺化痰；诃子苦降敛收，共奏清肺凉血，化痰止咳之功。主治：肝火灼肺，咳嗽痰中带血，痰质浓稠，吐咯不爽，心烦口渴，颊赤便秘。临证使用或随证加减化裁为汤剂，治疗各种原因致咳血，共31例，好转并愈者24例，占总77.4%，而且疗效迅速。

【案例1】　咳血（误补服鹿茸致咳血）

徐某某　男　31岁　个体

2001年9月5日初诊　咳嗽，痰中夹血丝反复发作已半年余。缘于病前为了调理身体，而服用鹿茸及中药（中药方不详）。随即罹患咳嗽并咳血痰，于5月22日在平顶山某医院摄胸部X线片提示：两肺纹理增多。经服中西药罔效，故来南昌求诊。刻下，干咳少痰，或痰中夹血丝，口干，纳如常。舌红苔薄少，脉弦软细数。

证属　木火刑金，邪热郁肺。
治法　清热滋阴，清宣润燥。
方药　咳血方加减。生栀子10g、青黛10g（包煎）、冬瓜仁30g、栝楼仁10g、煨柯子10g、浮海石

30g、北沙参20g、麦冬10g、炙麻黄3g、光杏仁10g、生甘草6g、当归6g，7剂。日一剂，水煎服。

2001年10月6日二诊　痰中夹血丝已止，经摄X线胸片复查，未发现明显异常。刻诊，近日咳嗽，每以晨起咳嗽，咯白色痰。舌红苔薄黄，脉浮滑。

观其脉证，拟疏风宣肺，化痰止咳。
方用三拗汤合小陷胸汤汤加减。药服7剂而咳愈。
随访　愈而未发。

按　鹿茸，甘、温，功能壮元阳，补气血，益精髓，强筋骨。但《本草经疏》明确告诫："肾虚有火者不宜用……凡吐血下血，阴虚火炽者概不得服。"本案未辨寒热虚实而以鹿茸误补，造成咳血，当以为戒。

【案例2】　咳血（支气管扩张）[1]

熊某某　男　64岁　农民

2008年10月21日初诊　女儿代述：咳血5天，夹痰、并夹有紫色小瘀块。经在江西省胸科医院摄X胸片示：肺纹理增粗，尤以右下肺为甚。诊断为支气管扩张。有高血压史。口干，眠差。纳尚可，二便调。

证属　肝火刑金，肺失肃降。
治法　清肝泻肺，凉血行血。
方药　咳血方加减化裁。青黛15g（包煎）、焦栀子15g、冬瓜仁30g、栝楼仁10g、诃子10g、海浮石30g、侧柏炭10g、田七粉5g（冲服）、生甘草6g、赤芍15g，5剂，日一剂，水煎服。

2008年10月28日二诊　药后血止，但胃脘嘈杂不适。血压120/80mmHg，正在服用"降压0号"。舌红苔白、根部苔淡黄厚，脉细弦软微数。

治拟补土生金善后。
方用百合地黄汤合健脾丸加减以培土生金。白术10g、百合15g、生地黄8g、熟地黄8g、百部12g、鸡内金15g、太子参15g、生麦芽30g、北山楂15g、川芎6g、山药30g、枳实10g、荷叶10g、丹参30g、茯苓10g、生甘草6g、田七粉5g（冲服），再进7剂以善后。

2015年4月28日追访　电话告知：愈后历经7年，至今安康。

按　支气管扩张最主要的原因，是支气管和周围肺组织慢性炎性病变，使得支气管管壁的肌肉和弹力组织破坏，并且造成变形所致。此外还有麻疹性肺炎、肺结核也会导致支扩。本案据其影像报告，

当为肺部感染后形成。故按肝火刑金，肺失肃降论治。首诊方用咳血方加减以清肝泻肺，凉血行血；次诊使用百合地黄汤合健脾丸加减以培土生金而获痊功。

【案例3】 咳血（支气管扩张）[2]

邹某 男 23岁 文具商

1991年12月25日初诊 咳血2天。缘于15年前（8岁时）出现痰中带血，曾于1984年因咳嗽，痰中夹少许血，而入丰城矿务局职工医院拟肺炎住院治疗，经X线片诊断为支气管扩张。之后每1~2年发作一次，1989年加剧，经服咳血方加减而愈。昨日牙痛，拔牙后晚间又咯血，吐鲜血数口，有瘀块。刻下，胸闷心烦，喉痒欲咳，大便今日未解。听诊：两肺呼吸音粗糙，未闻及湿性啰音。诊询：幼儿时经常患咳嗽。舌红苔薄黄，脉浮滑。

证属 风热犯肺，灼伤肺络。

治法 疏风清热，凉血止血。

方药 咳血方加减。青黛10g（包煎）、焦山栀10g、海浮石30g、河子10g、冬瓜仁30g、栝楼仁15g、鹅管石20g、桑叶10g、田七粉3g（冲服）、徐长卿10g，10剂，日一剂，水煎服。

1992年1月8日二诊 服中药10剂后，咯血止。仍稍咳，以夜间为重。舌红少苔，脉细数。

观其脉证，风热已散，阴虚突显，拟滋肺益肾善后。

方用一贯煎加味。北沙参20g、当归10g、川楝子10g、枸杞20g、生地黄20g、法半夏10g、百部15g、徐长卿10g、鹅管石30g、白术10g、黄芩10g、生甘草6g、田七粉3g，再进10剂善后。

分别于1993年12月和1994年6月咳血发作二次，均首用咳血方治疗，次用一贯煎善后，均获效而咳血止。最后拟茶方调养：西洋参3g、冰糖少许，代茶饮，每日1剂。

2015年11月21日随访 经服茶方40余天后，历经11年之久咳血未再复发。

按 患者幼儿时期经常感冒咳嗽，落下斯症。少年时期就经常咳嗽痰中带血，并诊断为支气管扩张。此乃禀赋不足，肺气虚弱，外感风热，化火灼伤肺络所致。首诊治与咳血方以疏风清热，凉血止血；后期使用一贯煎以滋肺益肾而获痊功。

【案例4】 咳血（支气管扩张）[3]

邹某某 女 20岁 毛笔商

1997年10月17日初诊 咳血2天。昨日咳血100ml左右，晚上又咯吐数口血痰。今日赴江西省胸科医院摄胸部X线片示：双下肺纹理增多紊乱，可见网状改变。诊为：①支气管炎。②支气管扩张不除外。故就诊于中医，形体羸瘦，纳食尚可，二便调。舌红苔薄白，脉细数。

证属 燥火犯肺，灼伤肺络。

治法 清肺泻火，凉血止血。

方药 咳血方加减。青黛10g（包煎）、焦栀子10g、冬瓜仁30g、栝楼仁10g、煨河子10g、海浮石15g、五味子3g、荆芥3g、黄芩10g、生甘草6g，5剂，日一剂，水煎服。

1997年12月12日二诊 父代述：两个月前药后咯血止。上周复发咯血一次。纳食尚好，二便亦调。守方加十大功劳叶15g、田七粉3g（冲服），再投7剂，药后血止。

1998年3月14日再诊 咯血再次发作4天，有时痰中略挟少量血痰。5个月来咳少量血痰3次。经江西省中医院复查胸部X线片提示：于右上肺尖可见斑片及小条索状致密影。诊断：陈旧性肺结核。刻下，咯吐痰中带血，形体偏瘦，纳、眠尚可。舌红苔薄白，脉细弦数。守方再服5剂。

随访 药尽咳血止。

2017年12月11日随访 咯血愈后，已十年未发，至今安康，形体已微胖。

按 患者素体羸弱，参考影像，曾罹患肺结核而造成支扩。据脉证辨为燥火犯肺，灼伤肺络。治以清肺泻火，凉血止血。方用咳血方加减，两年三诊，共服药17剂，终获痊愈。

【案例5】 咯血（硝、硫酸烟雾致咯血）

邹某某 男 24岁 镀铬工

1999年9月4日初诊 咳嗽并痰中带血一周。因从事电镀工作，每天接触硝、硫酸，致使咳嗽痰多三年。刻诊，干咳少痰，痰中夹血，色暗红。经江西省中医院摄胸部X线片提示：双肺纹理增粗，诊为支气管炎；血常规：白细胞8.8×10^9，淋巴细胞43%，单核细胞5%，中性粒细胞52%；红细胞沉降率4mm/h。

舌暗红、舌边有多处瘀斑、苔淡黄稍厚，脉弦、关滑。

证属　外邪袭肺，邪热灼肺。

治法　清泻肺热，凉血止血。

方药　咳血方加减。青黛10g（包煎）、生栀子10g、栝楼皮10g、冬瓜仁30g、煨诃子10g、海浮石30g、桑白皮15g、地骨皮10g、甘草6g，7剂，日一剂，水煎服。

1999年9月27日二诊　咳血止。舌红边甚、舌边布满瘀点瘀斑，脉细略弦。

咯血虽止，瘀血未除，故拟滋肾润肺，凉血行血调治。

方用一贯煎合归芍地黄汤加减。生地黄25g、北沙参20g、麦冬10g、枸杞子10g、川楝子10g、当归10g、牡丹皮10g、水牛角粉20g（包煎）、赤芍15g，上药连服14剂告愈。

2013年胃病就诊告　咳血愈后14年来，从未发作。

按　患者由于防护不当，长期接触并吸入硝酸、硫酸气体，导致呼吸道黏膜的损伤引起咳嗽并咯血。按外邪袭肺，邪热灼肺论治。首诊治以清泻肺热，凉血止血；次诊治以滋肾润肺，凉血行血。方用一贯煎合归芍地黄汤获愈。

6. 小蓟饮子

小蓟饮子，源于《重订严氏济生方》。方由生地黄120g，小蓟根、滑石、通草、蒲黄（炒）、淡竹叶、藕节、当归（去芦，酒浸）、山栀子仁、甘草（炙）各15g，上药㕮咀。每服12g，用水220ml，煎至180ml，去渣，空腹时温服。其功用凉血止血，利尿通淋。主治：下焦热结，血淋尿血，小便频数，赤涩热痛。

临证使用或随证加减化裁为汤剂，用于治疗热淋、血淋及尿痛，治愈20例，治愈率90%，收效颇显。

【案例1】　热淋（尿路感染）

胡某某　男　60岁　教职工

1996年8月11日初诊　尿频、尿灼、尿痛反复发作2年。近2年来每年暑期尿频、尿痛、尿灼发作，小便呈红（赤）色。经检查小便常规未见明显异

常。每自行煎饮黄连水则症状减轻。刻下，又发作尿频、尿痛、尿灼，大便先硬而软，日一解，纳眠可。舌红尖甚苔黄厚，脉细数略弦。

证属　肾虚郁热，热结下焦。

治法　清热凉血，利尿通淋。

方药　小蓟饮子加味。生地20g、小蓟15g、藕节15g、生蒲黄15g、五灵脂15g、当归10g、竹叶10g、栀子10g、滑石粉15g（包煎）、生甘草10g、黄芩10g、青黛10g（包煎），5剂，日一剂，水煎服。

随访　药尽症除。

2016年秋再访　至今安康，斯症未作。

按　患者年已花甲，肾气亏虚，三焦郁热，下注膀胱，每至暑热诱发。故治与小蓟饮子加味以清热凉血，利尿通淋获愈。

【案例2】　血淋（不明原因尿血）

余某　女　14岁　学生

2000年4月5日初诊　小便潜血1月余。3月上旬发热，头晕。当地卫生院按感冒治疗未愈。而且，检查尿常规，发现尿中潜血。故赴南昌九四医院就诊，复查尿常规：红细胞（3+）。又入江西省中医院住院检查，除尿中潜血外，心、肺、肾及尿路等均未见明显异常。舌淡红边甚苔白、舌边有浅齿痕，脉略滑而数。

证属　外感风热，移热下焦，迫血妄行。

治法　清热利尿，凉血止血，化瘀通淋。

方药　小蓟饮子加味。生地黄15g、小蓟10g、炒藕节10g、血余炭10g、生蒲黄10g、竹叶6g、栀子6g、赤芍15g、当归6g、川芎6g、田七粉3g（冲服），14剂，日一剂，水煎服。

2000年4月12日二诊　热退、晕止。今日尿常规：红细胞0-1、PH5.5，余项无异常。舌红苔白、舌边齿痕，脉细弦。守方再投7剂，隔日一剂，以善后。

2000年4月26日三诊　复查尿常规：红细胞0-1，余无异常。拟用田七粉每日3g，分2次，早晚温开水冲服，连服20天以善后。

2001年1月17日再诊　去年4月尿血药后愈。刻下，劳动或体育运动后腰疼痛，检查尿常规，又发现尿中潜血。尿常规：蛋白质（+-）、红细胞（+）、白细胞4~6个/HP，上皮细胞2~4个/HP。舌淡红苔薄黄，脉细偏数。

据脉证，证属肾虚热结，迫血妄行。当拟滋阴清

热，凉血活血。

方用犀角地黄汤加减化裁以善后。方药　赤芍15g、生地黄15g、牡丹皮10g、水牛角粉15g（包煎）、蒲公英15g、蛇舌草15g、白茅根15g、蝉衣10g，5剂，日一剂，水煎服。

2001年2月24日四诊　家长代述：药后查尿已无明显异常。故守方再服14剂。

随访　家长告：血尿已愈，未再复发。

按　患者少年，素体阳盛，复感风热，热移下焦，迫血妄行。故治与清热利尿，凉血止血，化瘀通淋；后期出现热羁伤肾，形成肾虚热结，血失常道。故治与滋阴清热，凉血活血。前后共服药33剂，田七粉20天，诸症悉除。

【案例3】　血淋（肾盂肾炎）
张某某　男　13岁　学生

2001年5月30日初诊　家长述：小便灼频。当地医院检查尿常规：尿中隐血；镜检红细胞（－）、白细胞0~1个/HP、上皮细胞3~4个/HP、PH5.5；B超报告：双肾集合系统光点增强。按证授方：小蓟饮子加味。服3剂后小便转清。停药后已复作，故赴昌就诊。舌红苔白，脉细弦数。

证属　阴虚火旺，下焦热结。

治法　滋阴清热，凉血止血。

守原方药　小蓟饮子加味。生地黄15g、小蓟10g、炒藕节10g、生蒲黄10g、炒栀子10g、通草5g、竹叶10g、当归5g、生甘草5g、牡丹皮10g，7剂，日一剂，水煎服。

2001年6月6日二诊　上方共服10剂，尿常规已无明显异常。B超报告亦未见明显异常。舌红苔白，脉细微数。守方再服7剂以善后。

随访　每月复查一次尿常规，3个月来，未发现异常。

按　肾盂肾炎，多由细菌、免疫原因引起的肾实质部位炎症反应，可分为急性和慢性两种。据其脉证，按阴虚火旺，下焦热结论治。方用小蓟饮子以滋阴清热，凉血止血获愈。

【案例4】　血淋（药物副作用）
周某某　女　54岁　居民

2002年12月4日初诊　尿赤涩数日。检查发现尿常规异常，镜检：红细胞3~5个/HP、白细胞1~2个/HP、电脑分析：蛋白质（+－）0.1g/L、隐血（+）、PH7.0；B超报告：双肾及输尿管、膀胱未见明显异常。询其病史，因关节疼痛，以为阳虚骨弱，而服用珍茸补骨颗粒50天。不仅关节疼痛未减，而导致小便赤涩。舌红苔薄淡黄、舌面有弯曲纵裂，脉细数。

证属　温药劫阴，热结下焦。

治法　滋阴清热，凉血止血。

方药　小蓟饮子加味。生地黄15g、小蓟12g、藕节10g、生蒲黄10g、通草5g、竹叶10g、炒栀子10g、生甘草10g、车前子10g、赤芍15g，7剂，日一剂，水煎服。

嘱　珍茸补骨颗粒停服。

随访　药尽告愈。尿常规复常。

按　珍茸补骨颗粒，有强筋壮骨、祛风散寒、除湿止痛功效。倘若肾虚有热，则必须慎用。患者不仅没有辨清体质，而且连续服用50天，造成温药劫阴，引起血尿。故急以滋阴清热，凉血止血获效。

【案例5】　血淋（胡桃夹综合征、双肾小囊肿）
陈某某　女　57岁　农民

2014年1月27日初诊　尿赤，有时呈粉红色已1个月。一个月来尿赤伴头昏、乏力、心慌，少寐，不易入睡，每在午夜1点后才能入睡。多次检查尿常规：潜血一般在（++）、蛋白质（+）；镜检：红细胞4个/HP。南昌大学第一附属医院彩超报告：声像符合"胡桃夹综合征"改变；CT报告：双肾小囊肿。舌红苔淡黄，脉细弦数、按之无力。

证属　阴虚气弱，内热迫血。

治法　滋阴凉血，益气摄血。

方药　小蓟饮子合当归补血汤加减化裁。生地黄15g、小蓟炭10g、炒藕节15g、赤芍30g、竹叶10g、通草5g、栀子10g、生蒲黄10g、竹叶10g、通草5g、生远志10g、当归10g、生黄芪50g、玉米须50g、炒酸枣仁15g、知母10g、川芎10g、茯神15g、血余炭10g、白茅根30g、田七粉3g（冲服），14剂，日一剂，水煎服。

2014年2月8日二诊　睡眠明显改善，晚10时后可入睡，半夜醒后也可再入睡。尿常规：潜血

（++）、红细胞2~5个/HP。舌红苔白，脉细弦软而微数。药已中的，守方再投14剂。

2014年2月22日三诊　活动时仍稍有阵发性心慌。尿常规：隐血（+-）10cell/uL、白细胞（+-）15cell/ul。镜检：白细胞2~3个/HP，红细胞7~8个/HP。舌红苔薄白而微黄，脉细弦软而微数。守方加太子参10g，再投14剂。

2014年3月23日四诊　眠好，纳香，大便调。尿常规：隐血（+-）、白细胞（+-）。镜检白细胞0~2个/HP，余项无明显异常。舌红苔薄少微黄，脉细而微弦、少力。守方再服14剂以善后。

随访　药尽，诸症悉除，复查尿常规，未见明显异常。

按　胡桃夹综合征，又称之为左肾静脉压迫综合征。是由于腹主动脉和肠系膜上动脉所形成的夹角，像胡桃夹样夹住了穿行于它们之间的左肾静脉，所引起的一系列症状。一般多见于瘦长体型者，或青春期身高迅速增长时易发。中医据患者脉证，按阴虚气弱，内热迫血论治。方用小蓟饮子合当归补血汤加减化裁以滋阴凉血，益气摄血。服药56剂，诸症悉除。

【案例6】　血淋（前列腺炎、膀胱癌？）
王某某　男　83岁　居民

1998年12月22日初诊　肉眼血尿2周。因劳动后出现尿急尿频、血尿并有血块，素有前列腺炎史。X线片提示：①双肾未见明显积水及阳性结石影；②双输尿管走行区由于肠气影响显示欠佳。彩超报告：①膀胱壁增厚，黏膜糙。考虑膀胱癌？膀胱慢性炎症？②前列腺增生伴轻度钙化；③双尿路未见明显异常。纳食减少，大便尚调。舌红苔白稍腻，脉滑。

证属　肾虚蕴热，下焦热结。

治法　滋阴清热，凉血止血。

方药　小蓟饮子加减。生地黄15g、小蓟12g、藕节10g、生蒲黄10g、竹叶10g、木通10g、栀子10g、赤芍12g、生甘草6g、田七粉3g（冲服），5剂，日一剂，水煎服。

1999年1月6日二诊　B超复查报告：前列腺厚度由0.65cm减至0.52cm。尿常规：蛋白质（+）、白细胞（-）、红细胞5~6个/HP。守方加蝉衣10g，以助疏散风热，再服14剂。

1999年2月14日电话告知：诸症悉除，饮食如常。

随访　老先生药后血尿止，2012年仙逝。

按　患者虽是耄年，血尿而见滑脉，可证肾虚蕴热，热盛搏血所致。治宜滋阴清热，凉血止血。故方用小蓟饮子加减，服药19剂获愈。

7. 乙字汤

乙字汤，源于日本国原南阳氏为治疗各种痔疮而设。原方组成：大黄1g、柴胡5g、升麻1.5g、甘草3g、黄芩3g、当归6g。方中大黄泻火解毒，破积化瘀；黄芩清泻实火，除湿清热；柴胡、升麻相伍，升提举陷。能使脱出痔核内收；当归养血和血，改善血行，消肿止痛；甘草清热解毒，调和诸药。诸药合用，而有清热解毒，活血止痛之功。以本方为基础临证加减，治疗各种痔疮，奏效迅速。

【案例1】　痔疮（内外痔、混合痔伴血栓、内痔糜烂）
李某某　男　29岁　农民

2010年12月20日初诊　肛门灼痛，便时出少量鲜血经常发作。南昌丰益肛肠医院电子肛肠镜报告：混合痔伴血栓、内痔黏膜糜烂。纳食如常。舌红尖甚、苔黄稍厚，脉细弦软数。

证属　湿热下注，血络损伤。

治法　清热疏风，化瘀散结。

方药　乙字汤加味。生大黄10g、北柴胡15g、升麻15g、生甘草10g、当归10g、子黄芩15g、炒荆芥6g、槐花15g、败酱草30g、夏枯草15g、益母草30g、田七粉3g（冲服），7剂，日一剂，水煎服。

2010年12月27日二诊　肛门灼痛已除，但大便后仍有少量鲜血。舌红苔淡黄，脉细弦软。守方加桃红泥10g、川红花10g，以助活血化瘀，再进7剂以善后。

2011年1月18日电话询　告知药后血止痔消。

按　《素问·生气通天论》云："因而饱食，筋脉横解，肠澼为痔。"因此说，饮食失节，过食辛辣，是引起痔疮的主要病因。此外还有负重远行，用力过猛，也是导致痔疮的原因。患者肛灼出血，苔黄脉数，乃湿热下注，血络损伤之象。故治与乙字汤加味以清热疏风，化瘀散结。服药两周，痔消血止。

【案例2】 便血（痔疮出血、肛周脓肿、内痔糜烂、直肠炎）

李某某 男 20岁 大学生

2010年12月25日初诊 便血反复发作已3周。经南昌市东大肛肠医院肠镜检查报告：肛缘1~4点见一约3cm×4cm小肿块；直肠黏膜充血水肿；齿线上黏膜多处隆起糜烂。诊断为肛周脓肿，内痔糜烂，直肠炎。刻下，肛门坠胀，大便结而难解，解后出血，色红。舌红苔薄黄，脉细而微数。

证属 火热下迫，血络损伤。

治法 凉血疏风，通腑泻热。

方药 乙字汤合槐花散加减化裁。北柴胡15g、升麻15g、黄芩炭12g、制大黄10g、当归尾12g、生甘草10g、槐花10g、炒荆芥10g、葛根15g、益母草30g，5剂，日一剂，水煎服。

2010年12月31日二诊 肛门肿胀已消，肛门处稍痒，大便已通畅，日一解。舌红苔白，脉细而微数。守方再服5剂。

随访 告知，肿消血止，大便通畅。

按 患者乃一学生，长期久坐，血脉不行，加上学习紧张，肝郁气滞，久郁化火，火热下迫所致。故治与乙字汤合槐花散加减化裁以凉血疏风，通腑泻热。服药10剂，肿消血止。

【案例3】 肛门肿痛（肛瘘术后）

刘某某 男 23岁 学生

2014年6月18日初诊 肛瘘术后17天，创口未愈合并肿痛。大便先硬后软，日两解，解而不净。舌红苔白，脉细弦数。

证属 肺热下移，瘀毒蕴结。

治法 清肺泻火，化瘀生肌。

方药 乙字汤合桃红饮加减。生大黄10g、北柴胡10g、升麻10g、生甘草6g、黄芩10g、当归尾15g、桃仁泥10g、川红花10g、生地黄15g、川芎10g、赤芍30g、益母草15g，5剂，日一剂，水煎服。

2014年6月27日专告 大便通调，创口疼痛已除、并已愈合。

按 患者肛瘘术后，肛门肿胀疼痛，乃炎性反应。按肺热下移，瘀毒蕴结论治。方用乙字汤合桃红饮以清肺泻火，化瘀生肌。药仅5剂而愈。

【案例4】 发热（内、外痔术后）

胡某某 男 41岁 职工

2014年2月23日初诊 内外痔手术后两周，肛痛、发热，体温38.5℃。经静脉滴注甲硝唑＋头孢3天后，仍发热。刻诊，体温37.8℃。大便干燥难解，并伴肠鸣腹响。舌红苔黄白相间而厚，脉弦软而数。

证属 肺热下移，瘀毒闭阻。

治法 清热解毒，化瘀通腑。

方药 乙字汤加味。生大黄10g、北柴胡10g、升麻10g、枯黄芩10g、生甘草6g、当归尾10g、薏苡仁30g、败酱草30g、益母草30g、炒莱菔子10g、冬瓜仁30g（打碎）、赤芍30g，3剂，日一剂，水煎服。

2014年2月24日 药一剂后大便下而通畅、量多，腹内顿感轻松爽快。

2014年2月26日二诊 大便已通畅，肠鸣腹响止，体温复常，精神增。舌苔白稍厚，脉细弦软。守方再服4剂以善后。

按 肛肠术后发热并大便不通，据其脉证按肺热下移，瘀毒闭阻论治。方用乙字汤加味以清热解毒，化瘀通腑。服药3剂，腑通热退。

十二、治风剂

1. 川芎茶调散

川芎茶调散，源于《太平惠民和剂局方》，《世医得效方》称之为茶调散。方用薄荷叶（不见火）240g，川芎、荆芥各120g，香附子（炒）250g（别本作细辛去芦30g），防风45g，白芷、羌活、甘草（燡）各60g，上药研为细末。每服6g，食后用茶清调下。方中香附子，后世配方均以细辛入药，以祛风散寒止痛。川芎善治少阳经头痛（头项两侧），羌活善治太阳经头痛（后脑与前额），白芷善治阳明经头痛（眉棱与额骨）为主药；荆芥、薄荷、防风升散上行，升散上部风邪；香附行气宽中，兼能疏风（若配用细辛，可祛风散寒），共为辅佐；甘草和中益气，调和诸药，使升散不致耗气；用茶清调服，上清风热为使。诸药合用，共奏疏风止痛之功。主治：风邪头痛，或偏或正，或巅顶作痛，或见恶寒发热，目眩鼻塞。临证加减化裁为汤剂，治疗各种头痛及头紧证，治疗47例，好转并愈者43例，总有效率91.4%，其效奇特。

【案例1】 产后头痛

方某某 女 49岁 教师

2014年11月21日初诊 产后头痛反复发作已十多年。缘于分娩后出现头痛，虽经治疗，持续不愈。过去是每在月经期发作，近来无规律，疼痛的部位为眉心处向左右扩展之闷闷胀痛。纳可，眠好，小便调，大便时结。月经紊乱，或先期或后期。舌红苔白，脉细弦缓、重按少力。

证属 产后亡血，寒阻清阳。

治法 疏风通络，益气升阳。

方药 川芎调茶散加味。川芎15g、白芷10g、羌活10g、细辛3g、荆芥10g、防风15g、漂白术30g、苍术10g、炙甘草6g、绿茶5g、薄荷30g，7剂，日一剂，水煎服。

2014年12月5日二诊 因始服时出现失眠，而自行减半量服，头痛未减，仍怕风，近期天气寒冷而频发头痛。舌红苔白，脉细弦。服药失眠，茶叶之故也。

①守方减茶叶2g，加天麻10g，以助疏风，再投7剂。

②针刺一次，留针30分钟。取穴：风池、列缺（双），以增通络搜风之力。

2014年12月12日三诊 头痛止，舌红苔白，脉细而微弦。再针：风池、列缺（双），以巩固疗效。

随访 愈后未再作痛。

按 本案因产后落下头痛，乃产前紧张，七情内伤；产后气血骤虚，元气亏耗，脑失所养，加上体虚易受风寒侵袭，故而发为头痛。因治疗失当，迁延不愈。按产后亡血，寒阻清阳论治。方用川芎调茶散加味以疏风通络，益气升阳。后期辅以针刺，以助通络搜风，共建痊功。

【案例2】 内伤头痛（脑动脉供血不足）

邹某某 女 44岁 居民

2011年8月10日初诊 头痛，伴头晕数年。由于从事船运工作，长期接触运送化工原料。头痛每月发作一次，发作时卧床休息2天可缓解。由于逐渐加重而就诊。经CT头颅扫描报告：无明显异常。经颅多普勒：左侧大脑动脉、右侧椎动脉及基底动脉供血不足。血常规：白细胞3.9×10^9/L，余项无明显异常。刻下，头痛头晕，怕风，神疲无力，恶心呕吐，纳食一般，有时失眠。舌红苔淡黄，脉细弦软。

证属 外感风邪，内生痰浊。

治法 祛痰化浊，疏风通络。

方药 川芎茶调散合半夏白术天麻汤加减。川芎15g、羌活10g、白芷10g、荆芥6g、防风15g、薄荷30g、绿茶3g、细辛3g、天麻15g、法半夏15g、胆南星10g、茯苓15g、茯神15g、炙甘草6g、白术10g、红枣6枚、生姜3片、生黄芪30g、鸡血藤30g、当归10g，7剂，日一剂，水煎服。

2011年8月17日二诊 痛减。舌红苔白、根淡黄略厚，脉细弦微数。守方再投7剂。

2011年8月23日三诊 睡眠较前明显安稳，睡眠时间也延长。舌红苔淡黄，脉细弦软。守方再投7剂，并加服中成药归脾丸。

2011年8月30日四诊 脉舌如前，头痛未发作，守上方再服10剂以善后，带药返船工作。

随访 告，愈后未再作。

2016年春季因病就诊告知 头痛头晕愈后，至今安康。

按 患者一则长期从事水上运输，劳累过度，损伤气血，脑失所养；二则频繁接触化学物质，吸入有害气体，故而造成头痛头晕。按外感风邪，内生痰浊论治。与川芎茶调散合半夏白术天麻汤以祛痰化浊，疏风通络。服药三周，诸症悉除。

【案例3】 内伤头痛（紧张性头痛）

邹某某 男 26岁 个体经商

1999年4月7日初诊 后脑勺阵发性闷痛3年。由于长期在外经商，生活缺乏规律，三年来，经常后脑勺阵发性闷痛，每日下午发作居多。江西省中医院经颅多普勒报告：双侧中、前、后动脉（轻－中度）痉挛。纳香，眠可。血压90/75mmHg。舌红苔薄白、左舌边有2×1.5cm和右舌边中后有一绿豆大的瘀斑，脉沉细。

证属 风邪犯络，气滞血瘀。

治法 温经疏风，活血化瘀。

方药 川芎茶调散加减化裁。川芎12g、绿茶3g、荆芥 10g、北防风 10g、羌活 10g、白芷 10g、细辛 3g、薄荷 10g、甘草 5g、生黄芪 15g、川红花 5g、当归 10g，7 剂，日一剂，水煎服。

1999 年 4 月 14 日二诊　服药至第 4 剂，头痛缓解，舌脉如前。守方加地龙 12g、加重生黄芪 15g，以助益气活血，再投 7 剂。

1999 年 4 月 21 日三诊　头痛基本缓解，舌如前，脉细、左沉细。守方加减进退共服至 28 剂后，头痛止。

2000 年 9 月 6 日再诊　后脑勺痛缓解 5 个半月，复作 10 余天。舌暗红苔薄白、舌边仍有多块浅淡瘀斑，脉细弦。按原方再服 7 剂而愈。

按　患者长期劳思过度，生活缺乏规律，导致肝郁脾虚，运化失常，脑失所养，发为头痛；其后脑勺乃太阳经循行部位，易受风寒外袭。故据脉证按风邪犯络，气滞血瘀论治。方用川芎茶调散加入黄芪、红花益气活血之品，以温经疏风，活血化瘀获愈。

【案例 4】　内伤偏头痛（脑动脉供血不足）

王某某　男　28 岁　工艺师

1997 年 7 月 18 日初诊　经常右偏头痛。由于从事工艺美术工作，难免劳思与熬夜。因此，近年来出现右偏头痛。每遇紧张、劳累即发作。江西省中医院经颅多普勒提示：双侧大脑中动脉、双侧大脑后动脉血流速度增高。舌红苔薄白，脉细关略弦。

证属　风邪上犯，升降失调，经气上逆。

治法　疏风散邪，调理气机，燮理阴阳。

方药　川芎茶调散加味化裁。川芎 12g、荆芥 6g、防风 10g、羌活 10g、细辛 3g、白芷 10g、绿茶 3g、藁本 10g、当归 10g、生黄芪 30g、川红花 5g、地龙 12g，7 剂，日一剂，水煎服。

1997 年 8 月 8 日二诊　药后头右侧仍有些闷闷作痛。舌红苔白，脉细略弦。

据其脉证，当为气虚，清阳阻抑，法当益气升阳。

方用补中益气汤加味。党参 20g、陈皮 10g、白术 10g、炙甘草 6g、升麻 10g、北柴胡 10g、当归 15g、黄芪 50g、川红花 10g、川芎 10g、羌活 6g，日一剂，水煎服，上药连服 7 剂后痛止。

1999 年 1 月 16 日再诊　时隔一年半右侧头痛复作。刻下又出现阵发性偏头痛，怕风，喜裹扎。

舌红苔白，脉细弦软。仍按原方川芎茶调散，再服 9 剂而愈。

2017 年 8 月 2 日来访喜告　头痛愈后，至今安康。

按　患者劳伤过度，七情过极，使脏腑经络气机升降失调，气血功能逆乱，少阳经气上逆，发为偏头痛。按风邪上犯，升降失调，经气上逆论治。方用川芎茶调散加入黄芪、红花、地龙等益气活血之品，以疏风散邪，调理气机，燮理阴阳；无虚不招风，故后期使用补中益气汤以益气升阳而获痊功。

【案例 5】　头痛（脑血管痉挛）

王某某　男　53 岁　个体

1999 年 7 月 17 日初诊　头痛反复发作 5 年。接近天命之年时，出现头痛，随着年龄的增长并有加重之势。每次头痛发作则必须服用索米痛片。刻诊，头痛发作，经颅多普勒报告：右大脑中动脉，左大脑前动脉血流速度高于正常，左＞右，相差 49%。诊断：右大脑中动脉、左大脑前动脉痉挛。血压 90/70mmHg。舌红苔淡黄、舌边有齿印，脉细。

证属　风邪上犯，清阳阻遏。

治法　升阳通络，疏风解痉。

方药　川芎茶调散加减化裁。川芎 12g、荆芥 10g、防风 10g、细辛 3g、白芷 10g、羌活 10g、薄荷 10g、制香附 10g、生甘草 6g、绿茶 3g，7 剂，日一剂，水煎服。

随访　头痛愈。直至 2009 年，未再发作。

按　天命之年，气血亏虚，加上过度劳累，脏腑功能失调，气机逆乱，易受风寒侵袭。故按风邪上犯，清阳阻遏论治。方用川芎茶调散以升阳通络，疏风解痉。服药 7 剂获愈。

【案例 6】　头紧如箍（围绝经期综合征）

张某某　女　55 岁　个体

2012 年 12 月 25 日初诊　头顶紧匝不适已 3 年。每到冬季加重，夏季减轻。刻下，自觉头紧加重，头顶感觉肿胀。经头颅 CT 扫描未见明显异常。自去年开始至今又一直少寐，下半夜毫无睡意。纳可，便调，绝经 1 年。舌红苔白，脉细而微弦

证属　风寒上犯，脉络闭阻。

治法　祛风散寒，通窍活络。

方药　川芎茶调散加减化裁。川芎20g、细辛3g、防风15g、白芷10g、荆芥6g、薄荷15g、羌活10g、生甘草6g、僵蚕10g、藁本10g、肉桂5g、黄芩10g、当归10g、延胡索10g、苍术10g，10剂，日一剂，水煎服。

2014年3月10日就诊胃病时告知，头紧如匝，药后消失，至今安好。

按　患者已逾七七之期，冲任虚衰，脉络空虚，头为诸阳之会，清阳之府。

若寒邪上踞，则气机阻塞，清阳不升，又寒主收引，故发为巅顶疼痛或头紧如裹（箍）。治与川芎茶调散以祛风散寒，通窍活络获愈。

【案例7】　经行头痛（脑动脉供血不足）

欧阳某某　女　32岁　个体

2016年12月30日初诊　经行头痛2年多。每月经水来时则头痛，部位或左或右或在前额。经期一般为8天。经行时头怕风，视力减退伴头晕。曾多次服用中、西药均未效。饮食不规律，不吃早餐，食则恶心。刻下，经行3天而前额痛。眠尚好，二便调。已生育一胎。血压120/85mmHg，双手掌皮肤发黄（喜食橘子），检查肝功能，未发现明显异常。舌红苔薄黄，脉弦、关软、寸弱。

证属　风邪上犯，卫气虚弱。

治法　温经通络，疏风止痛。

方药　川芎茶调散加减化裁。当归10g、川芎15g、白芷10g、羌活10g、天麻10g、细辛5g、防风15g、荆芥10g、酒白芍12g、薄荷20g、藁本10g、茶叶3g、炙甘草5g，7剂，日一剂，水煎服。

嘱　少食或不食橘子。

随访　2017年3月他疾就诊时告：经行未再头痛。

按　经行头痛，现代医学认为月经期间或月经前后出现头痛，是体内激素分泌紊乱导致颅内外血管痉挛、收缩，而出现头痛，属正常身体反应。中医则不然，认为气血盛，阴阳和，则形体通；若血气亏，经欲行，则身体先痛也。经行时阴血下注胞宫，气随血泄，血气俱虚，脑失所养，风寒之邪，乘虚而作，上患巅顶，发为头痛。故治与川芎茶调散以温经通络，疏风止痛。服药一周，头痛若失。

【案例8】　偏头痛（球结膜微血管形态异常）

李某某　男　47岁　职工

1993年3月2日初诊　右偏头痛10余天。始于牙痛，继之右偏头痛，开始见掣痛，近几日呈持续性绵绵作痛，犹如用绳裹扎状不适。南昌市第三人民医院微循环（甲皱、球结膜）观测记录提示："球结膜微血管形态明显异常，主要表现为管径、管壁粗细不等，深层血管僵曲。形态改变以深静脉为主，小动脉血管硬化及静脉的变性多见。"刻下，怕风，口干喜热饮，小便黄，大便稀软，日一次。舌红苔白腻，脉细弦缓软。

证属　风寒上犯，阻扰清空。

治法　祛风散寒，通络止痛。

方药　川芎茶调散加减化裁。川芎10g、荆芥10g、防风10g、细辛3g、薄荷10g、白芷10g、甘草10g、绿茶3g、羌活10g、地龙10g，4剂，日一剂，水煎服。

1993年3月12日二诊　头痛减八成，停药后有时隐隐作痛。舌红苔薄黄，脉滑软。守方加天麻10g，再服4剂而愈。

半年后随访，头痛未再发作。

2018年2月7日再访　时隔25年，头痛从未复发过，原形体消瘦，目前微胖，面色红润，身高1.65cm，体重60kg。

按　患者牙痛，随着偏头痛。当以起居不慎，坐卧当风，风寒之邪，上患巅顶，清阳受阻所致。正如《素问·奇病论》云："当有所犯大寒，内至骨髓，髓者以脑为主，脑逆，故令头痛，齿亦痛。"临床微循环观测：球结膜微血管形态异常、管径、管壁粗细不等，深层血管僵曲。这岂不是完全印证了"诸寒收引"的认识吗？故治以祛风散寒，通络止痛。方用川芎茶调散，服药8剂而痊愈。

2. 小续命汤

小续命汤，源于《备急千金要方》，方由麻黄、防己、人参、附子、黄芩、桂心、甘草、芍药、芎藭、杏仁各3g，防风4.5g，生姜15g组成，上药十二味，㕮咀。用水1.2升，先煎麻黄，去上沫，纳诸药，煎取600ml，分3次服。方中人参、甘草补脾益气；附子温肾阳而祛寒湿；芍药、川芎养血疏肝、滋筋脉而止痉挛；防风、防己疏经络而祛风湿；方中寓有麻黄汤疏散外邪，宣降调肺，以朝百脉；佐黄芩清肝胆而防辛燥。共成补气扶正，温经散寒，疏风祛湿之法。本方为正气虚弱，风邪外袭，突然不知人事，甚或筋脉拘急、半身不遂、口眼㖞斜、语言謇涩之中风而设。临证运用本方扶正疏风之长，对风邪外袭所致身痛、胁肋痛、腰痛及感冒后之心悸等证，随证加减，古方新用，获较好疗效。

【案例1】 身痛（流行性感冒）

孙某某　女　80岁　退休职工

2014年5月14日初诊　身痛伴下肢沉重乏力已数天。同时口淡乏味，喜咸菜，嗜睡，足趾及小腿肚夜间经常转筋。二便尚调。舌红苔微黄，脉细弦无力。

证属　气虚感寒，风邪束表。

治法　益气疏风，温肝止痉。

方药　小续命汤加味。生麻黄5g、黑附片10g、川芎10g、党参12g、防己10g、光杏仁10g、防风10g、黄芩10g、桂枝6g、白芍12g、炙甘草6g、木瓜10g、吴茱萸3g、川牛膝10g、川续断10g、生姜3片，4剂，日一剂，水煎服。

2014年5月20日二诊　身痛、口淡均显减。4天来晚上足趾、小腿转筋只发作二次，仍嗜睡，口微苦，四肢及腿部"风团"稀疏复发。舌红苔仍微黄，脉细弦软。守方加路路通15g、生石膏15g，以疏风清热，再服4剂。

2015年7月31日就诊告　去年身痛药后则愈。

按　患者耄年，一身疼痛，乃年老体虚，肌腠疏松，风中经络所致。正如《素问·评热病论》云："邪之所凑，其气必虚。"故治以益气疏风，温经散寒。方用小续命汤，药后则愈。

【案例2】 胁肋痛（肋间神经痛）

王某某　女　66岁　居民

2009年5月8日初诊　背部及两肋下胀痛6天。缘于抱小孩劳累后出现背部及两胁肋胀痛。白昼背部胀痛，晚上肋下胀痛，交替发作。于社区医疗站就诊，静脉滴注给药（何药不详），不仅未效，而且导致血压升高。纳可，二便亦调。舌红苔微黄，脉微浮。

证属　风寒外袭，湿滞经络。

治法　温经散寒，祛风通络。

方药　小续命汤加减。生麻黄3g、光杏仁10g、炙甘草6g、汉防己10g、防风15g、黑附片6g、羌活10g、桂枝6g、白芍15g、黄芩12g、党参15g、生姜3片、台乌药10g、北柴胡15g、川续断12g、制香附10g，日一剂，水煎服，上药连服5剂而愈。

按　肋间神经痛，病因复杂，如胸椎病变、感染或非感染性炎症、末梢神经炎等。体虚、疲劳是诱发的主要因素。患者劳累后感寒发病，故静脉给药，不仅不愈，反而加重。治与小续命汤以温经散寒，祛风通络。药至病除。

3. 大定风珠

大定风珠，源于《温病条辨》。方由白芍18g、阿胶9g、生龟板12g、干地黄18g、麻仁6g、五味子6g、生牡蛎12g、麦冬18g（连心）、炙甘草12g、鸡子黄2枚、生鳖甲12g，上药用水1.6升，煮取600ml，去渣，再入鸡子黄，搅令匀，分三次服。方中鸡子黄、阿胶滋阴养液以熄内风为主药；地黄、麦冬、白芍养阴柔肝为辅；龟板、鳖甲、牡蛎育阴潜阳；麻仁养阴润燥；五味子、甘草酸甘化阴，共为佐使。诸药合用，共成滋阴养液，柔肝熄风之功。主治：温病后热邪久羁，灼烁真阴，邪少虚多之神倦瘈疭。用其治疗一高血压危象之头晕、肢颤、心烦怔忡，收力挽狂澜之效。

【案例】 眩晕（高血压危象）

袁某某　男　59岁　兽医

1977年12月3日初诊　头晕、头痛一个月。罹患高血压病已多年，近2年来常服降压灵、脉通等药。为防止胆固醇增高，一直忌食荤腥蛋类食品。一个月来，头痛头晕，血压升高（170~190/110~130mmHg之间）。近几天因病情加剧而每天肌内注射"利血平针"，每次1mg，兼服中药（钩藤饮加蔓荆子、薄荷等），症状不但未减，而逐渐加剧，并出现头痛眩晕、心烦不寐、怔忡不宁、肢体酸胀麻木。口干喜饮，尿短而黄，大便尚可。证见：形体羸瘦，两颧潮红，上肢微颤，坐卧不安。舌质鲜红、边甚、少苔，脉右弦细而数、左脉弦数。

证属　肝阳偏充，肝风内动。

治法　滋阴潜阳，镇肝熄风。

方药　大定风珠加味。生地黄四钱、麦冬三钱、白芍三钱、生牡蛎七钱（先煎）、火麻仁三钱、五味子二钱、醋龟板七钱（先煎）、生鳖甲七钱（先煎）、阿胶三钱（烊服）、炙甘草一钱、淮山药五钱、夏枯草三钱、石决明三钱、茯神四钱、丝瓜络四钱、钩藤四钱、生龙骨七钱（先煎）、广地龙三钱、鸡子黄1枚（搅碎冲服），5剂，日一剂，水煎服。

1977年12月7日二诊　心烦不寐等症显著好转，精神好转，但泛吐酸水，食欲少味，小便仍黄。舌质红、苔薄白稍滑，脉右弦关滑、左弦细。

药已中的，症情稳定。故守方加炒白术一钱半、草豆蔻仁一钱半、法半夏一钱半、黄芩三钱、浙贝母三钱，以助健脾和胃、燥湿化痰，再服5剂而愈。

随访　血压稳定，并恢复上班工作。

按　高血压危象，即高血压急症，其病因复杂，且病理生理变化多端。在应激因素、神经反射异常、内分泌激素水平异常等诱因的作用下，交感神经张力亢进和缩血管活性物质激活并释放增加，诱发短期内血压急剧升高。最终诱发心、脑、肾等重要器官缺血，导致高血压急症的靶器官功能损伤。据患者症状，头痛眩晕、心烦不寐、怔忡不宁、肢体麻木、上肢微颤、坐卧不安、舌红苔少，脉细弦数，一派阴虚动风之象。《素问·至真要大论》云："诸禁鼓慄，如丧神守，皆属于火。"又云："诸风掉眩，皆属于肝。"说明虚火上扰，肝风内动，乃病之要点。故治与大定风珠以滋阴潜阳，镇肝熄风。服药5剂，力挽狂澜，转危为安。可见中医只能治疗慢性病的言论，何其谬也！

4. 苍耳散

苍耳散，源于《重订严氏济生方》，《医学入门》称之为芷夷散，《仙拈集》又称为辛夷散。方由辛夷花15g、苍耳子7.5g、白芷30g、薄荷叶1.5g，上药研为细末，每服6g，食后用葱茶清调服。方中苍耳子宣通鼻窍，散风止痛；辛夷、薄荷散风通窍；白芷疏风宣肺通窍。诸药合用，共奏辛散风邪，通利鼻窍。凡风邪上攻，致成鼻渊，浊涕不止，前额疼痛者，可用本方治之。

以本方为基础加减化裁成汤剂，用于治疗伤风鼻塞、幻臭、过敏性鼻炎的头痛、眩晕、鼻衄等疾，有较好的疗效。

【案例1】　鼻窒（慢性鼻炎）

王某某　男　72岁　居民

2008年10月29日初诊　鼻塞、流涕数周。感冒后鼻塞，呼吸不通畅，流涕，清浓相间，半夜因鼻塞而必须坐起呼吸。素有支气管炎、肥大性鼻炎史。舌红苔薄黄、舌边有齿印，脉弦软。

证属　风寒犯肺，湿滞鼻窍。

治法　疏风宣肺，燥湿通窍。

方药　苍耳散合三拗汤加减化裁。辛夷花15g、白芷10g、苍耳子10g、薄荷10g 生甘草6g、炙麻黄3g、光杏仁10g、黄芩10g、防风10g、胆南星10g、藿香10g，5剂，日一剂，水煎服。

2008年11月5日告　药后症愈。

按　老人素有鼻炎史，感受风寒后复发。乃肺气虚弱，清阳不能上达，清肃功能失常，风寒之邪得以留滞鼻窍而发。故治以疏风宣肺，燥湿通窍。方用苍耳散合三拗汤加减化裁获愈。

【案例2】　幻臭（慢性萎缩性鼻炎）

秦某某　女　74岁　退休工人

2015年4月24日初诊　幻臭，在平常环境中，不时有刺鼻异味时出现已4个月，加重1个月。每天在家里或公共汽车上，可闻及刺鼻的樟脑丸味或洗衣粉的味道，并致胸痛、胸闷。纳食尚好，睡眠梦多。舌红苔白，脉弦软。

证属　肺气虚弱，窍道壅塞，清阳不升。

治法　益肺疏风，化痰通窍，升清降浊。

方药　苍耳散加减化裁。苍耳子10g、辛夷花15g、薄荷10g、白芷10g、藿香叶10g、胆南星10g、生黄芪25g、川红花10g、牛蒡子15g、蔓荆子15g、蝉衣5g、黄芩10g、羌活5g、生甘草5g，7剂，日一剂，水煎服。

2015年4月30日二诊　药后虽有异味但已不刺鼻，胸闷、胸部刺痛也显减，之前坐公交车很容易发作，今天坐车似乎未闻及异味。血压110/70mmHg。舌红苔微黄，脉弦、按之少力。见效，药不更方，再服7剂。

2015年6月10电话　已基本缓解，偶尔可闻及轻微的异味。因故未复诊，自我感觉良好。

随访 2018 年 5 月 9 日来门诊为友人咨询疾病，获知至今安康。

按 本证类似于"鼻槁"《难经·五十八难》云："皮寒热者，皮不可近席，毛发焦，鼻槁，不得汗。"说明肺主皮毛，开窍于鼻。鼻槁乃肺气不宣，清阳不升，窍道壅塞，故不辨香臭。现代医学之慢性萎缩性鼻炎类似于本病。治与苍耳散加味以益肺疏风，化痰通窍，升清降浊。服药两周而愈。

【案例 3】 眩晕（过敏性鼻炎）

沈某 女 58 岁 退休教师

2012 年 11 月 19 日初诊 鼻塞流涕伴眩晕发作一周。今年 2 月份曾头晕，服 2 剂中药则晕止。刻下又鼻塞流涕伴头晕，如坐舟车。医院诊为过敏性鼻炎。纳食尚可，二便亦调。舌红苔白，脉略滑。

证属 肺虚窍塞，清阳不升，痰饮上犯。

治法 疏风通窍，燥湿豁痰，升清止眩。

方药 苍耳散合半夏白术天麻汤加减化裁。苍耳子 10g、辛夷花 15g、白芷 10g、薄荷 10g、天麻 10g、白术 10g、茯神 15g、茯苓 15g、炙甘草 6g、陈皮 10g、法半夏 15g、红枣 5 枚、生姜 3 片、丹参 30g，7 剂，日一剂，水煎服。

2012 年 11 月 28 日二诊 眩晕显减，偶尔短暂地头晕。近日鼻塞流涕、左耳鸣。舌红苔白，脉微弦。守方加苏叶 10g、制香附 10g，以助疏散风邪，再服 7 剂。

同时入住南昌大学第二附属院检查，磁共振及彩超报告：颅内及颈动脉均无明显异常。血脂偏高，血压无明显异常。7 剂药尽后愈。

按 "诸气膹郁，皆属于肺。"喘促胸闷，呼吸不畅，鼻窍壅塞，责之于肺虚受邪；而振掉眩晕，又有脾虚失运，水谷不化，聚湿生痰，痰湿中阻，清阳不升的一面。因此，鼻塞流涕，头晕目眩，乃肺脾同病。故治与苍耳散合半夏白术天麻汤以疏风通窍，燥湿豁痰，升清止眩获愈。

5. 奇授藿香丸

奇授藿香丸，源于《医宗金鉴》，《全国中药成药处方集》称之为霍胆丸、清肝保脑丸。方由藿香（连枝叶）240g，研为细末，以猪胆汁和丸，如梧桐子大，每服 15g，食后用苍耳子汤送下，或以黄酒送下。其功用疏风清热，清肝通窍。主治：胆热移脑，复感风寒，致患鼻渊，鼻流黄色浊涕者。

由于猪胆汁配剂不便，故仿其意以藿香、胆南星、苍耳子三药为基础，临证加减化裁，用于治疗鼻渊、鼻窒、鼻鼽、无嗅觉、鼻痛、头痛，收奇效。

【案例 1】 鼻渊（慢性鼻炎）

官某某 男 4 岁 6 个月

2005 年 8 月 31 日初诊 母述：经常感冒并鼻流浊涕。江西省儿童医院拟慢性鼻炎，使用抗生素静脉滴注未效。观其咽红，扁桃体Ⅱ度肥大。纳食尚好，二便调。舌红苔薄白、舌中少苔，脉寸浮。

证属 风温犯肺，热邪上熏。

治法 疏风清胆，益肺利窍。

方药 奇授藿香丸加减化裁。藿香 3g、胆南星 3g、苍耳子 3g、谷精草 10g、露蜂房 5g、白芷 4g、黄芩 5g、鱼腥草 10g、浙贝母 4g、桔梗 3g、生甘草 3g、防风 3g、白术 4g、生黄芪 10g，7 剂，日一剂，水煎服。

2005 年 9 月 7 日二诊 鼻涕成清稀，咽红退。舌红尖仍甚、苔薄白，脉细。守方加紫河车 5g，以培本固元，再投 7 剂。

2005 年 9 月 16 日三诊 药后流涕已明显减少。舌红苔白，脉略细。守方再进。

2005 年 9 月 28 日再诊 母述：共续服 2 周后，鼻涕已干净，脉舌如前。守方再服 9 剂而愈。

按 《素问·气厥论》云："胆移热于脑，则辛頞鼻渊，鼻渊者，浊涕不止也。"患儿胆经受邪，化热化火，循经上犯，蒸灼鼻窍，发为鼻渊。治以疏风清胆，益肺利窍。方用奇授藿香丸加减化裁。服药四周余获安。

【案例 2】 鼻渊（慢性鼻窦炎）

曾某某 女 10 岁 学生

2013 年 3 月 10 日初诊 家长述：鼻流黄色浊涕反复发作。某医院诊为：慢性鼻窦炎。刻诊，流浓稠黄色鼻涕、鼻塞，尤其是躺下即鼻塞难受，影响睡眠。每年春季易发。患儿曾于 4 岁时鼻塞并鼻腔黏膜充血肿胀，在本门诊服中药后，3 年无鼻塞充血症状，故再次前来就诊。舌红尖甚、苔微黄，脉细弦软。

证属　风温犯肺，邪热滞窍。

治法　疏风散热，清肺利窍。

方药　奇授藿香丸合三拗汤化裁。藿香6g、胆南星6g、苍耳子6g、露蜂房6g、谷精草20g、白芷6g、黄芩10g、鱼腥草10g、生甘草4g、羌活4g、麻黄3g、光杏仁4g、炒栀子5g、淡豆豉5g、桑白皮10g、辛夷花10g，5剂，日一剂，水煎服。

随访　其母告，药后已愈。

按　患儿禀赋较弱，肺气不足，风热之邪从口鼻而入，胆经受邪，化热化火，循经上犯，蒸灼鼻窍，发为鼻渊。正如《素问·气厥论》云："胆移热于脑，则辛頞鼻渊，鼻渊者，浊涕不止也。"故治以奇授藿香丸加减化裁以疏风清胆，益肺利窍。除4岁时就诊服药一次，获安七年外，本次服药四周获愈。

【案例3】 鼻窒（急性鼻炎）

岳某某　女　9岁　学生

2011年3月19日初诊　母代述：鼻塞流涕，伴微咳一周。感冒后鼻塞流涕，鼻涕时黄时白。舌红苔白，脉细、寸浮。

证属　风温犯肺，邪滞鼻窍。

治法　疏风散热，益肺利窍。

方药　奇授藿香丸加减化裁。藿香7g、胆南星7g、苍耳子7g、辛夷花10g、黄芩10g、谷精草15g、白芷7g、露蜂房10g、生甘草6g、炙冬花10g、枇杷叶10g，7剂，日一剂，水煎服。

2011年3月27日二诊　母述：鼻塞已通，黄涕已净。舌红苔白，脉细、寸浮。守方加蝉衣6g、肺形草15g，以助疏风益肺，再服7剂。

随访　2016年4月1日其祖父严某告，患儿至今安康。

按　患儿禀赋不足，肺气虚弱，感受外邪，肺失清肃，清阳不能上达，风寒之邪滞留于鼻窍而发。故《灵枢·本神》云："肺气虚则鼻塞不利。"故治与奇授藿香丸加减化裁以疏风散热，益肺利窍。服药两周，而获痊功。

【案例4】 鼻窒（慢性鼻炎、双鼻下甲黏膜肥厚）

王某某　男　55岁　职工

2005年6月10日初诊　鼻塞一年。始因去年睡地铺受凉而致感冒鼻塞，同时伴有头晕头痛。南昌市第七人民医院检查报告：双鼻下甲黏膜肥厚及黏性分泌物。经用抗生素及萘甲唑啉＋电疗术后未见改善。刻下，鼻塞胸闷，神疲乏力，纳可，便调。舌红苔淡黄、舌体胖润，脉细弦缓。

证属　脾胃气虚，清阳不升，湿滞鼻窍。

治法　补中益气，升清运化，疏风通窍。

方药　奇授藿香丸合补中益气汤加减化裁。藿香10g、胆南星10g、苍耳子10g、辛夷花15g、露蜂房10g、白芷10g、谷精草30g、升麻10g、生黄芪30g、党参12g、白术10g、陈皮10g、当归10g、北柴胡10g、炙甘草6g，10剂，日一剂，水煎服。

2005年6月22日二诊　鼻塞已明显减轻。舌红苔白，脉细弦、寸浮。守方再投14剂。

2005年7月7日三诊　鼻塞基本通畅，但口干、口苦，喜饮，晨起咳吐黄色浓稠痰。舌红苔微黄，脉细。守方去柴胡，加玄参10g、黄芩15g、麦冬10g，以润肺化痰，再服14剂而鼻腔畅通。

按　患者脾肺虚弱，复感寒邪，致使脾阳不振，运化失常，水湿不化；加上"肺气虚则鼻塞不利。"由于脾失运化，肺失清肃，清阳不能上达，风寒水湿之邪，滞留壅塞于鼻窍，发为鼻窒。故治与奇授藿香丸合补中益气汤加减化裁以补中益气，升清运化，疏风通窍获愈。

【案例5】 无嗅觉（嗅觉丧失）

王某某　男　32岁　木工

2011年11月2日初诊　嗅觉丧失一个多月。病前不鼻塞，但鼻腔长时间灼热干燥不适。之后，鼻子逐渐失去嗅觉。对周围食物及饭食，闻不出是何气味。在江西省中医院耳鼻喉科检查，未发现明显异常。身为木工，长期从事室内装潢工作。纳食尚可，二便亦调。舌红苔薄白、舌边有齿痕，脉细弦软、寸尤弱。

证属　外邪犯肺，毒瘀阻窍。

治法　宣肺祛邪，化瘀通窍。

方药　奇授藿香丸加味化裁。藿香10g、胆南星10g、苍耳子10g、辛夷花15g、白芷10g、黄芩15g、生黄芪30g、谷精草50g、红花10g、芦根50g、麦冬10g，5剂，日一剂，水煎服。

2011年11月22日二诊　鼻腔灼热明显缓解，

已略微能闻知一些刺鼻气味。舌红苔薄而淡黄、舌边仍有齿痕，脉细软、左寸仍弱。守方加蝉衣6g、蜂房6g，以增疏风通窍之力，再服3剂。

随访 嗅觉已可闻香臭，但较前正常时略差一些。

按 本证类似于现代医学之慢性萎缩性鼻炎，中医之鼻槁。《难经·五十八难》云："皮寒热者，皮不可近席，毛发焦，鼻槁，不得汗。"说明肺主皮毛，开窍于鼻。鼻槁乃肺气不宣，清阳不升，窍道壅塞，故不辨香臭。此乃外邪犯肺，毒瘀阻窍。故治与奇授藿香丸加味化裁以宣肺祛邪，化瘀通窍获效。

【案例6】 头痛（鼻息肉电灼术后）
王某某 女 34岁 自由职业

2007年5月3日初诊 头痛伴鼻塞。因鼻息肉行电灼术，当时电灼时心情较为紧张，术后总觉得头痛，鼻内灼热并鼻塞。月经尚调，经期乳房肿痛。纳香，眠好，二便调。刻诊，头痛、鼻灼并鼻塞，血压100/70mmHg。舌红苔白、舌中部有纵裂呈二瓣状，脉细弦软。

证属 肝郁气滞，风热犯肺。

治法 行气开郁，疏风散热。

方药 奇授藿香丸合逍遥散加减化裁。藿香10g、胆南星10g、苍耳子10g、辛夷花15g、白芷10g、羌活6g、黄芩10g、生甘草5g、蔓荆子10g、北柴胡10g、赤芍10g、白芍10g、制香附10g、当归10g、漂白术10g、茯苓10g、薄荷10g、川黄连6g，7剂，日一剂，水煎服。

2001年5月10日二诊 药后头痛鼻灼缓解，已觉轻松，仍鼻塞。舌红苔白，脉细软。守方再服7剂。

随访 告，药后愈。

按 鼻息肉，古称鼻痔。《外科正宗·鼻痔》云："鼻痔者，由肺气不清，风湿郁滞而成。"虽经电灼手术治疗，由于术前紧张，导致肝郁气滞；术后局部组织尚未恢复，故仍鼻灼、鼻塞并发为头痛。据其脉证按肝郁气滞，风热犯肺论治。方用奇授藿香丸合逍遥散加减化裁以行气开郁，疏风散热获愈。

6. 茱萸汤

茱萸汤，源于《备急千金要方》，《医心方》称为木瓜汤，《普济方》称之为木瓜茱萸汤。方由吴茱萸

6g、木瓜（切）12g组成。上二味，以水1.3升，煮取300ml，分三次服，约膈一小时半服一次。服后或吐、或汗、或利、或大热闷，即愈。孙氏用本方治疗脚气入腹，困闷欲死，腹胀等。

临证以本方为基础，加入牛膝，一是补肝肾，强筋骨；二是引药下行，助吴茱萸、木瓜治足萎筋挛。使本方具有调和肝脾，温经止痉之功用。或随证加减，症重者或伍以他方治疗因肝脾不和，筋脉失养之腰痛，小腿转筋，收效满意。

【案例1】 腰痛（慢性腰痛）
释某某 女 84岁 比丘尼

2007年11月9日初诊 腰痛连及小腹4天。同时小便频数而短。头晕，夜间经常小腿肚转筋疼痛。纳尚可，但大便日2~3解，成形量少不爽。小便常规无异常。血压100/60mmHg，舌红尖甚、舌苔白尖少苔、舌中根淡黄稍厚，脉细弦数。

证属 肝肾不足，湿热下注。

治法 清热利湿，柔肝舒筋。

方药 木瓜茱萸汤加味。木瓜10g、吴茱萸3g、怀牛膝10g、漂白术15g、青皮10g、三百草根10g、败酱草15g、桑寄生15g、生甘草5g、车前草15g、台乌药10g、藤梨根15g、川续断10g，7剂，日一剂，水煎服。

随访 其弟子告：药后腰痛好转，小腿转筋愈。

按 患者年迈，腰痛合并腓肠肌痉挛，足见其肝肾亏虚，血涩气滞，湿热下注之征象。故治与木瓜茱萸汤加味以清热利湿，柔肝舒筋获安。

【案例2】 小腿肚转筋（腓肠肌痉挛）
黄某某 女 78岁 居民

2014年3月2日初诊 下肢小腿肚经常抽搐疼痛。刻诊，近4天来发作频繁，双下肢小腿肚及足趾交替抽筋，发作大多是小腿肚抽搐僵硬、扭转急痛难忍。有时晨练时抻腿也会导致抽筋疼痛。纳香，眠可。舌红苔白，脉细弦软。

证属 气血不足，寒滞肝经。

治法 温经通络，柔肝止痉。

方药 木瓜茱萸汤加味。木瓜15g、川牛膝15g、吴茱萸5g，4剂，日一剂，水煎服。

2014年3月5日二诊 晨练时告，已服完3剂，

未再抽筋。嘱再服 3 剂以善后。

2014 年 4 月 15 日晨练时告　小腿肚转筋已愈。

按　小腿肚转筋，现代医学称之为腓肠肌痉挛，本病可能与动脉粥样硬化、脊椎退行性变、药物的不良反应、营养不良、年龄增长等因素有关。中医则认为气血虚弱，荣卫之行涩滞，筋脉失荣所致。《素问·痹论》云：痹"在于筋则屈不伸"，"病久入深，荣卫之行涩，经络时疏，故不通。"故治与木瓜茱萸汤加味以温经通络，柔肝止痉获愈。

【案例 3】　大腿转筋（股四头肌痉挛）

陈某某　女　63 岁　居民

2015 年 4 月 10 日初诊　双大腿转筋疼痛已有时日。近期双大腿外后侧转筋疼痛交替发作，同时头晕乏力。有尿路结石伴右肾积水史。刻下血压 95/65mmHg。纳、眠尚可。舌红苔白，脉细软。

证属　气血不足，寒湿乘血。

治法　益肾柔肝，利水舒筋。

方药　木瓜茱萸汤合通调利水排石饮。吴茱萸 6g、木瓜 15g、川牛膝 15g、海金沙 15g、小叶金钱草 30g、威灵仙 15g、炒枳壳 10g、鸡内金 30g、金毛狗脊 15g、郁金 30g、炙黄芪 30g，上药连服 7 剂而愈。

按　患者罹患肾结石并积水，首见肾经虚损，湿邪内侵，流注足太阳经络所致。《素问·气交变大论》云："腰股痛发，腘腨股膝不便、烦冤、足痿。"指出可见腰腿疼痛，足膝不利。故治与木瓜茱萸汤合通调利水排石饮以益肾柔肝，利水舒筋获愈。

十三、治燥剂

1. 桑杏汤

桑杏汤，出自《温病条辨》，其有清宣燥热，润肺止咳之功能，是治疗温燥外袭所致的肺燥咳嗽之代表方。方由桑枝 3g、杏仁 4.5g、沙参 6g、象贝 3g、香豉 3g、栀皮 3g、梨皮 3g 组成，水 400ml，煮取 200ml，顿服。重者再作服。方中桑枝轻宣燥热，杏仁宣降肺气，共为主药；豆豉宣透胸中郁热，栀皮轻清上焦肺热，同为辅药；沙参、梨皮、象贝生津润肺，止咳化痰，共为佐使。

以此方或临证加减化裁，治疗时行感冒、妊娠感冒、外感咳嗽、食毒咳嗽、产后咳嗽、喉蛾咳嗽等均获显效。

【案例 1】　时行感冒（流行性感冒）

姚某某　男　74 岁　退休教师

2014 年 7 月 16 日初诊　感冒、发热一周，体温 39℃。查血常规无明显异常。经在江西中医药大学附属医院服中药、四季感冒片、仁和可立克等，未效。刻下体温 38.5℃，流涕不止，咳嗽不易咳出，努咳时眼冒金星，胸闷压抑。纳如常。舌红苔淡黄，脉滑。

证属　外感燥热，灼伤肺阴。

治法　清宣燥热，润肺止咳。

方药　桑杏汤加减。桑叶 15g、桑白皮 15g、光杏仁 10g、生栀子 12g、南沙参 30g、麦冬 12g、浙贝母 15g、地龙 15g、当归尾 10g、鲜梨皮 2 个、辛夷花 10g，3 剂，日一剂，水煎服。

2014 年 7 月 20 日二诊　咳减，仍无痰，喜温饮。舌红苔淡黄，脉细而微弦。守方去辛夷花，加川贝母 5g（打粉冲服），以助滋阴化痰，再服 3 剂而告愈。

按　本证乃伤风咳嗽，因肺气虚弱，感受风热燥邪，肺失宣肃，发为咳嗽。治与桑杏汤以清宣燥热，润肺止咳。诊前已服中药、四季感冒片、仁和可立克等未效，桑杏汤仅 3 剂获愈。

【案例 2】　伤寒变病（病毒性感冒并支气管炎）

任某某　女　70 岁　居民

2015 年 1 月 26 日初诊　咳嗽、怕冷、恶风、自汗、流黄稠涕一周。初始感冒，服感冒药未效，而出现恶风、自汗、咳嗽，咳而不爽，伴咽干燥。纳果。素有耳鸣史，感冒后耳鸣、耳闭听力减退。有高血压史，在服寿比山，刻下血压 140/85mmHg。舌红苔白，脉浮而微弦。

证属　外感风热，灼伤肺经，肺失清肃。

治法　疏风解表，轻宣肺气，润燥止咳。

方药　桑杏汤加减。桑叶 15g、光杏仁 10g、生栀子 10g、辛夷花 15g、炙冬花 10g、法半夏 10g、南沙参 15g、麦冬 10g、川贝母 10g、炙甘草 5g、当归尾 10g、淡豆豉 10g，4 剂，日一剂，水煎服。

2015 年 1 月 30 日二诊　怕冷、恶风除，仍自汗及流黄涕，稍咳，耳鸣、耳闭及听力减退尚未见效。

纳食仍无味。舌略暗红苔白，脉弦而无力。

风寒渐散，余邪未尽，痰阻清窍，仍拟清宣疏风，豁痰开窍调治。

方用三拗汤合温胆汤加味。炙麻黄3g、光杏仁10g、炙甘草6g、法半夏15g、茯苓15g、茯神15g、陈皮10g、桑叶15g、炮穿山甲10g（打碎）、竹茹10g、枳实10g、黄芩12g、桔楼皮10g、红枣5枚、生姜3片、辛夷花15g、牛蒡子30g，5剂，日一剂，水煎服。

2015年2月5日其女邱某来告 一剂药后耳鸣耳闭大减。已带药回陕西宝鸡。

一个月后随访 告知，已愈。

按 本证乃风邪侵袭，循少阳经脉上壅耳窍，风热痰湿，滞留清窍，经脉受阻，气机不利，形成耳鸣、耳闭及听力减退。前期治与桑杏汤以疏风解表，轻宣肺气，润燥止咳；后期方用三拗汤合温胆汤以清宣疏风，豁痰开窍获愈。

【案例3】 咳嗽（急性支气管炎）
王某某 女 30岁 服装商

1994年6月19日初诊 咳嗽3周。始于感冒，继之咳嗽。经服中西药（何药不详）一周未能奏效，南昌市第三人民医院胸部X线片：心肺膈未见异常。刻下，咳嗽，痰少或咳吐黄色浓痰，鼻塞，声嘶，气短胸闷，纳尚可，二便调。舌红苔薄黄，脉浮小数。

证属 燥热伤肺，肺失清肃。

治法 清宣热邪，润肺止咳。

方药 桑杏汤加减。桑叶15g、光杏仁10g、北沙参15g、麦冬10g、栀子10g、浙贝母10g、徐长卿10g、黄芩10g、法半夏10g、炒枳壳15g、鲜梨皮2个（自加）炙甘草10g，3剂，日一剂，水煎服。药尽咳愈。

按 本证乃内因肺燥津亏，外感燥邪犯肺，上灼肺窍。故而肺失清肃，发为咳嗽、声嘶。治与桑杏汤加减以清宣热邪，润肺止咳。前诊服药一周未效，本次服药3剂则愈。

【案例4】 食毒咳嗽（上呼吸道感染）
潘某某 女 39岁 干警

2013年5月20日初诊 咽痒伴咳嗽3周。缘于食芥末蘸海鲜之后，出现咽痒并咳嗽。曾在江西省人民医院经用地塞米松加庆大霉素喷咽，并服蓝芩口服液无效。刻下，咽痒而咳，咳而无痰，神疲乏力，纳食如常，二便调。舌红苔薄黄、舌边有齿痕，脉细弦软。

证属 燥热灼肺，食毒上犯。

治法 清宣燥热，润肺化痰。

方药 桑杏汤合小陷胸汤、三拗汤加减化裁。桑白皮15g、光杏仁10g、南沙参20g、麦冬15g、生栀子10g、浙贝母15g、生甘草5g、炙麻黄3g、百部15g、蛇床子3g、桔楼皮15g、玄参10g、川黄连10g、法半夏15g、当归5g、地龙15g、炙冬花10g、蝉衣6g、毛冬青叶15g，4剂，日一剂，水煎服。

2013年5月30日二诊 服药4剂，咳嗽缓解。昨日食龙虾后又咽痒而咳。服氧氟沙星片、可待因桔梗片，反而出现呕吐，故再次就诊。刻下，咳而头胀痛，胸闷，咳吐不爽，用力咳，可咳出叮点浓稠痰，色呈绿色。纳香，便调。舌红苔薄黄，脉细弦。守方再服5剂。

2013年6月17日随访 服完中药咳止，再服瓜子金冲剂2天而收痊功。

按 饮食厚味生痰，食毒酿热，痰热蕴积，壅塞气道，肺失肃降而上逆，发为咳嗽。故治与桑杏汤合小陷胸汤、三拗汤加减化裁以清宣燥热，润肺化痰。虽咳止后又犯食诫复咳，均服药则咳止。

【案例5】 妊娠咳嗽（上呼吸道感染）
廖某 女 25岁 职工

2010年12月11日初诊 妊娠5个半月，感冒并咳嗽3天。刻下，声重，鼻塞流涕，咽痒稍咳，因咳致肚皮痛及背痛，由于身孕不便服用它药就诊中医。纳食如常。舌红苔薄黄，脉浮滑数。

证属 风邪上犯，肺失清肃。

治法 清宣燥热，润肺止咳。

方药 桑杏汤加减。桑叶15g、光杏仁10g、生栀子10g、北沙参15g、麦冬10g、黄芩10g、生甘草6g、桑寄生15g、辛夷花10g、浙贝母10g、鲜梨皮1个，日一剂，水煎服，药3剂而愈。

按 孕后脏腑经络之血，下注冲任以养胎元。此时母体阴血偏虚，阳气偏旺，易于外感六淫致病。本案则是感受风热燥邪，肺失清肃致咳。故治与桑杏汤以清宣燥热，润肺止咳。药3剂而咳愈。

2. 清燥救肺汤

清燥救肺汤，出自《医门法律》，方由桑叶9g、石膏7.5g、甘草3g、人参2.1g、胡麻仁（炒）3g、真阿胶2.4g、麦冬（去心）3.6g、杏仁（去皮尖，炒黄）2.1g、枇杷叶1片（刷去毛蜜涂炙黄），用水250ml，煎至150ml，分2~3次热服。方中桑叶轻宣润燥，石膏清肺胃燥热，共为主药；阿胶、麦冬、胡麻仁润肺滋阴为辅；人参益气生津，杏仁、枇杷叶泻肺降气为佐；甘草调和诸药为使。诸药合用，共成清燥润肺之剂。主治：温燥伤肺所致头痛身热，干咳无痰，气逆而喘，咽喉干燥，鼻燥，胸闷胁痛，心烦口渴。临证使用或随证加味化裁，治疗咳嗽（急、慢性支气管炎）及慢喉瘖，疗效显著。

【案例1】 咳嗽（慢性支气管炎并感染）
邓某某 女 70岁 居民

2006年7月4日初诊 咳嗽，咯吐黄色浓痰一周。曾在某医院静脉滴注抗生素，及口服罗红霉素等药后无效。刻下，咳嗽，痰浓色黄，胸闷气促。咽干舌燥，口中黏腻。舌红少苔，脉细弦数。

证属 燥邪伤肺，肺失清肃。

治法 清宣润燥，化痰止咳。

方药 清燥救肺汤加减。种洋参10g、阿胶10g（烊服）、石斛30g、麦冬10g、百部12g、炙麻黄2g、光杏仁10g、生甘草6g、地龙15g、当归10g、桑叶10g、枇杷叶10g、生石膏25g、川黄连10g、法半夏10g、栝楼皮10g，5剂，日一剂，水煎服。

2006年7月11日二诊 咳大减，口中仍黏腻。若吹空调，咳会加重。舌红苔薄白，脉细弦。守方去黄连、枇杷叶、栝楼皮，加黄芩10g、炙冬花15g、百合15g，再服5剂而愈。

按 盛夏伤燥，燥乘肺咳。故治与清燥救肺汤加减以清宣润燥，化痰止咳。药至咳止。

【案例2】 咳嗽（急性支气管炎）
陈某某 女 47岁 居民

2008年11月22日初诊 咳嗽反复近2个月，加重3天。入秋以来，咳嗽不断，虽经服药，竟咳而不止并加重。刻诊，干咳无痰，不易咳出，夜间咳甚，因咳而影响睡眠，嘴角皲裂出血。饮食如常，二便调。舌红苔黄，脉沉细数而微弦。

证属 燥热上犯，肺失清肃。

治法 清宣润燥，化痰止咳。

方药 清燥救肺汤加减。光杏仁10g、生石膏25g、火麻仁15g、阿胶10g（烊服）、南沙参15g、北沙参15g、生甘草6g、石斛15g、麦冬15g、桑白皮30g、枇杷叶10g、炙麻黄2g、生地15g、地龙15g，5剂，日一剂，水煎服。

2008年11月27日二诊 药后嘴角皲裂愈，仍干咳无痰或少痰，夜间加重，咽干而灼。舌鲜红尖甚、苔薄而淡黄，脉细数。

观其舌脉，燥热虽减，肺阴未复。守方再进5剂而愈。

按 秋燥犯肺，伤及肺阴，肺失清肃，上逆为咳。"燥胜则干。"故患者干咳无痰，嘴角皲裂。治以清宣润燥，化痰止咳。服清燥救肺汤加入并重用生地黄、沙参养阴之品，收阴复咳止之效。

【案例3】 慢喉瘖（慢性喉炎）
喻某某 女 74岁 居民

2012年6月28日初诊 声音嘶哑已半年。经市某医院体检及摄X线胸片均未发现明显异常，服金嗓开音丸无效。刻下，声音嘶哑，干咳，口干喜热饮，纳食一般，大便尚调。舌红苔薄黄、舌边腻，脉细而微弦数。

证属 肺阴亏虚，燥热阻窍。

治法 清宣救燥，润喉开音。

方药 清燥救肺汤加减。光杏仁10g、生石膏25g、火麻仁10g、南沙参15g、北沙参15g、麦冬15g、石斛30g、桑白皮15g、枇杷叶15g、炙麻黄5g、阿胶10g（烊服）、生甘草6g，5剂，日一剂，水煎服。

2013年7月10日晨练相遇喜告 药后声嘶即愈。

按 《素问·宣明五气》云："五邪所乱……搏阴则为瘖。"说明肺脏受邪，发为喉瘖。患者病证乃为燥邪患肺，燥热上灼于喉为病。治以清宣救燥，润喉开音。服清燥救肺汤5剂，音开咳止。

【案例4】 咯血（支气管扩张）
邹某某 男 41岁 农民

1978年5月19日初诊 咳嗽，咯血痰3天。前天开始咳嗽，咯吐血痰，口干，血色紫黑，伴心烦不痹。镇卫生院拟支气管扩张，给服土霉素、维生素AD滴剂等药后，症状加剧。舌红苔少而剥脱，脉右弦、左细关弦。

证属　燥火伤肺，灼伤肺络。

治法　清燥润肺，滋阴凉血。

方药　清燥救肺汤加减。生石膏25g、光杏仁7g、火麻仁10g、川贝母5g、桑叶10g、枇杷叶10g、生地黄12g、紫菀7g、栝楼皮10g、花蕊石10g、五味子3g、阿胶10g（烊服）、白及炭10g、炒藕节10g，3剂，日一剂，水煎服。

1978年5月22日二诊　咳嗽好转，血痰稍疏，血色转红。舌苔薄白，脉如前。守方加白芍6g、百合12g，以助敛阴滋肺，再投4剂。

1978年5月25日三诊　咳嗽缓解，痰血偶见。脘腹稍饱满。舌苔白厚稍腻，脉稍滑。

观其脉证，脾虚显现，故拟健胃理气，补土生金善后。

方用异功散加味。党参10g、炒白术8g、云苓15g、炙甘草5g、陈皮10g、焦山楂8g、麦芽15g、枇杷叶7g、紫菀7g、五味子3g、红花5g、川芎5g、当归5g、田七4g（研末冲服），再服3剂告愈。

1994年11月26日追访　咯血愈后，16年来至今安康。

2014年10月其子陪妻就诊再访　乃父身体健康，年近古稀，每日仍从事田间劳动。

按　据其脉证，患者有阴虚内热之患，复感风热，致使肺内郁火灼伤肺络，导致咳嗽并咯血。首诊治与清燥救肺汤加味，清燥润肺，滋阴凉血以止血；后期治与异功散，健脾益气，补土生金以止咳。

3. 沙参麦冬汤

沙参麦冬汤，出自《温病条辨》，为清养肺胃，生津润燥之剂。方中沙参、麦冬各9g，玉竹6g，冬桑叶、生扁豆、花粉各4.5g，生甘草3g，用水五杯，煮取2杯（约400ml），日服二次。本方为一首常用的甘寒清润滋补剂。方中沙参、麦冬、玉竹、花粉甘寒养阴，入脾胃生津润燥为主药；桑叶辛凉入肺归肝，宣肺凉肝，清热止咳为辅；扁豆、甘草甘平，补土生金、和中调药，共为佐使；诸药共成养阴清肺，润燥止咳之功。主治：燥伤肺胃，津液亏损，咽干口渴，

干咳少痰，或伤阴发热之证。临证用于阴伤发热、五心烦热、咳嗽、胃胀、腹胀、风淫疮等证，在辨证的基础上，据其脉证，予以加减；治咳多与三拗汤相合，以轻宣润燥，无论凉燥、温燥疗效显著。

【案例1】　发热（伤阴证、发热原因待查）

陈某某　女　48岁　农民

1998年10月7日初诊　恶寒发热（体温：39.7℃）伴呕吐半个月。经静脉滴注药物9天热减，仍恶寒。胃脘处胀闷拘急疼痛，口腔干燥，无饥饿感。彩超报告：①胃下垂，慢性胃炎；②肝胆未见明显异常。舌红、舌中无苔如镜、舌根白苔而粗糙、舌尖面龟裂，脉细。

证属　热甚伤津，气虚津亏。

治法　育阴清热，滋养肺胃。

方药　沙参麦冬汤加减。南沙参15g、北沙参15g、麦冬15g、天花粉15g、桑叶10g、生扁豆6g、生石膏15g、炙甘草10g、玉竹10g、青木香10g、知母10g，5剂，日一剂，水煎服。

1998年10月14日二诊　脘腹胀满减，口腔已润，已可少食，大便量少。自觉手心发热，夜间热减。舌红苔薄白、舌中已有薄白苔、较周边苔少，脉细右略弦。

肺胃得养，肾水仍亏。故拟补养肝肾善后。

方用一贯煎加减。北沙参15g、当归10g、麦冬10g、川楝子10g、生地黄15g、枸杞10g、炒麦芽30g、炒谷芽30g、北山楂15g，5剂，日一剂，水煎服。药尽症愈。

按　时值金秋，燥邪当令。患者因外感发热，迅速化燥，进一步损伤阴津。其舌面如镜足以说明津伤液耗的程度，若不救阴，必将热入营血。故急治与沙参麦冬汤加味以育阴清热，滋养肺胃，而收阴回热退之效；后期与一贯煎补养肝肾，以获痊功。

【案例2】　咳嗽（急性支气管炎）

魏某某　女　48岁　居民

2004年6月30日初诊　5月1日咳嗽至今一个月。曾静脉滴注头孢羟氨苄，口服川贝枇杷露、咳喘九和复方甘草片，未效。入南昌大学第二附属医院就诊，摄X线胸片报告：未见明显异常。刻下，干咳

无痰，以白昼咳为主。咽干喜饮，饮食如常，大便干结。舌红苔薄少，脉细弦微数。

证属　燥邪犯肺，肺失清肃。

治法　轻宣润燥，化痰止咳。

方药　沙参麦冬汤合三拗汤加味。南沙参15g、北沙参15g、麦冬10g、天花粉10g、玉竹10g、生扁豆10g、生甘草5g、炙麻黄3g、光杏仁10g、鱼腥草30g、当归5g、玄参10g、黄芩10g、法半夏10g、地龙10g，5剂，日一剂，水煎服。药后咳愈。

按　燥邪犯肺，肺失清肃，肺气上逆而咳。给服川贝枇杷露等，实乃杯水车薪，无以济事。故用沙参麦冬汤以润燥化痰；伍以三拗汤以轻宣润燥。三拗汤乃辛温解表之剂，若此岂不更加伤阴？其实"辛生肺，肺生皮毛。"《素问·至真要大论》又云："以辛润之，开发腠理，致津液通气也。"故以三拗汤而轻用炙麻黄，以收以辛润之，轻宣润燥，开发腠理，使人体津液通畅并得以输布，共建痊功。

【案例3】咳嗽（药物性咳嗽）

叶某某　女　53岁　农民

2005年6月15日初诊　咳嗽反复发作1年余。注射抗生素可以缓解，停药又发。咳剧时，双手指痉挛。一般以干咳为主，有时可咯出少量黏痰。丰城市人民医院X线提示两肺纹理粗乱。检查血常规：白细胞2.7×10⁹/L，余项无明显异常。去年9月食柿子后，咳嗽缓解了一阵子。由于近年来出现高血压而服用尼群地平、卡托普利、丹参片。刻下，咳嗽无痰，口干喜饮，纳食少味，二便尚调。平卧时经常眩晕，血压140/98mmHg，舌红苔白稍腻，脉细数。

证属　燥热伤肺，肺失清肃。

治法　润宣疏风，养阴化痰。

方药　①沙参麦冬汤合三拗汤加味。南沙参20g、北沙参20g、麦冬10g、桑叶10g、天花粉10g、玉竹10g、生扁豆10g、生甘草6g、炙麻黄3g、光杏仁10g、五味子10g、玄参10g、当归5g、川贝母10g（打碎）、广地龙10g、白术10g、鱼腥草30g、黄芩10g、鸡血藤30g，7剂，日一剂，水煎服；

②停服卡托普利，改用其他降压药。

2005年6月24日二诊　咳大减，头晕亦缓解，纳增。血压140/90mmHg。舌红薄白，脉细微数。守方再投10剂。

2005年7月8日三诊　咳已止。查血常规：白细胞3.5×10⁹/L，余项无明显异常。舌红苔薄白，脉细。

观其脉证，患者气阴不足，加上卡托普利的副作用，导致久咳不止。检查显示白细胞仍然偏低，故拟益气养血调治。

方用补中益气汤加味。炙黄芪30g、白术10g、党参15g、当归10g、升麻10g、北柴胡10g、炙甘草6g、鸡血藤30g、陈皮10g、五味子10g、麦冬10g，再进14剂，血常规复常。

按　患者素体阴虚，加上服用降压药，致使损伤肺阴，肺失清肃，形成慢咳。卡托普利片有导致皮疹、皮肤瘙痒、味觉损害、胸痛、咳嗽、粒细胞减少等副作用。故治疗上一方面按燥热伤肺，肺失清肃论治。方用沙参麦冬汤合三拗汤以润宣疏风，养阴化痰；同时停用卡托普利而收效。

【案例4】胃胀痛（慢性浅表性胃炎）

张某某　女　77岁　退休职工

2008年3月26日初诊　胃脘胀满疼痛，食后胀剧反复多年。在当地医院胃镜检查诊断为慢性浅表性胃炎，屡服中药理气燥湿，健脾助运之品未效。刻下，来南昌探亲胃胀胃痛发作而就诊。疼痛时连及背部，伴时时嗳气，不吐酸，口干，饮食口味极好，但只能少食。大便1~3天一行，不规律。神疲乏力，嗜睡。血压115/60mmHg。舌鲜红少苔、舌面呈网状裂，脉细弦软而小数。

证属　胃阴亏虚，运化失常。

治法　养阴益胃，行气通络。

方药　沙参麦冬汤加味。南沙参15g、北沙参15g、麦冬10g、天花粉10g、玉竹10g、生扁豆10g、桑叶10g、生甘草5g、白芍10g、生地黄12g、山药30g、石斛15g、川芎10g、漂白术10g、漂苍术10g、制香附10g、当归6g、川楝子10g、枸杞10g、生麦芽30g、北山楂15g、佛手片10g，7剂，日一剂，水煎服。

2008年4月1日二诊　胃胀满及背痛显减，胃仍轻微闷痛。舌红苔薄少、舌边薄白苔、舌面裂纹趋于消失，脉细弦软。守方加青木香10g，以增疏肝、理气、止痛之功，再投5剂。

2008年4月7日三诊　胃胀、胃痛已缓解，口仍干，以夜间为甚，虽口干而不欲饮，大便可每日一解，量少而干结。舌红苔薄白少苔，脉细弦软小数。

守方加桃仁泥10g、川红花10g，以助活血化瘀，再投7剂。

2008年4月15日四诊　纳已香，多食仍胀满，大便少而不爽。舌红苔白、舌左边仍少苔，脉细弦软。

患者胃阴渐复，但受纳运化仍弱。故拟用健脾丸以健脾助运调理而诸症悉除，并返回四川万州。

此后，从2009年至2013年，每年春节前后均来南昌市女儿处探亲居住并复诊。均以沙参麦冬汤加减进退服用。

随访　老人于2017年底仙逝，享年87岁。

按　胃脘痛，其病因有寒凝、食滞、气郁、火郁、瘀血等，皆因外感六淫，内伤七情，饮食不节。致使邪正交击，郁于中焦，发为胃痛，但临证阴虚胃痛者少之。患者生活于川渝之地，普遍以辛温麻辣为食，麻辣生燥，损伤胃阴，发为胃痛。故治与沙参麦冬汤加味以养阴益胃，行气通络获愈。

【案例5】血风疮（慢性湿疹）

王某某　女　33岁　农民

1984年8月13日初诊　周身小丘疹不断，瘙痒无度已四年多。丘疹以四肢、背部为甚。疹色红，其痒难忍伴心烦，挠破后渗出少量津血，然后结痂。此起彼伏，一直不愈，天气炎热时瘙痒加重。月经超前，口渴喜冷饮，食纳差，大便结。舌红苔薄白，脉细数。

证属　心火内郁，化燥生风。

治法　滋阴泻火，凉血疏风。

方药　沙参麦冬汤合四物汤加减。南沙参15g、麦冬10g、玉竹10g、天花粉10g、生扁豆10g、桑白皮10g、生甘草3g、生地15g、当归身10g、白芍10g、川芎5g、地骨皮10g、知母10g、火麻仁10g、乌梅10g、防风10g，5剂，日一剂，水煎服。

1984年8月19日二诊家人代述　疮疹显减，要求再服10剂。

1984年9月3日三诊　诸症悉除，大便亦调。气温过高时仍稍有瘙痒。睡眠稍差。舌红苔白，脉细微数。守方加珍珠母15g，以平肝宁神，再服10剂以善后。

按　血风疮，感受风邪，郁于肌肤，日久化燥生风，发为丘疹，瘙痒倍增。故治与沙参麦冬汤以滋阴泻火，凉血疏风；伍以四物汤养血润燥，共建痊功。

4.增液汤

增液汤，源于《温病条辨》。吴氏为阳明温病，无上焦证，数日不大便，其阴素虚，不可用承气汤者，意为增液行舟。方由元参30g，麦冬（连心）、细生地黄各24g组成。元参养阴生津，清热润燥为主药；麦冬滋液润燥，生地黄养阴清热，二药为辅，三药相伍，共奏增液润燥之功。

临证仿其意随证加减，治疗高龄便秘获显效。

【案例】大便秘结

肖某某　女　69岁　退休教师

2011年8月2日初诊　大便秘结1个月。近期大便每3~4天一解，既结又少，解而不畅，其状颇苦。纳食无味，身体也显见消瘦（近一个月体重锐减约3千克）。腹部按之微急。舌红苔淡黄、稍显老糙，脉细弦软数、寸尤弱。

证属　胃阴不足，肠道干涸。

治法　养阴益胃，增液行舟。

方药　增液汤加味化裁。生地黄15g、麦冬10g、玄参10g、郁李仁10g、桃仁泥10g、漂白术35g、当归身10g、炙甘草6g、炒枳壳10g、火麻仁15g、炒莱菔子15g，5剂，日一剂，水煎服。

2011年8月8日二诊　药后大便通畅，干稀适中，感觉良好，腹部已软。刻下，主要是食欲尚差。舌红苔微黄稍糙，脉细软微数。药已中的，便秘获解。但仍脾虚运弱。故拟健脾助运以善后，方用健脾丸以善后。

随访　纳可，大便通调。

按　患者已近古稀，脾胃虚弱，津液干涸，传导失职，致使肠道糟粕干结难下。故治与增液汤加味以养阴益胃，增液行舟。津液回，河道满，舟自行。

十四、祛湿剂

1.平胃散

平胃散，源于《医方类聚》引自《简要济众方》，《杂类名方》称为受拜平胃散，《普济方》称为节金饮子，《保命歌括》又称为神效平胃散。由此可见先贤们对本方推崇之一斑。方由苍术（炒）120g、厚朴

（生姜汁炙）90g、陈橘皮60g、甘草30g（炙），上药四味，捣罗为散，每服6g，用水300ml，入生姜2片、大枣2枚，同煎至180ml，去渣，空腹时温服。方中重用苍术燥湿运脾为主药；厚朴行气化湿为辅；陈皮行气化滞为佐；炙甘草健脾和中，调和诸药为使。诸药合用，共成燥湿运脾，行气和胃之功。主治：湿困脾胃，脘腹胀满，不思饮食，口淡无味，呕吐恶心，嗳气吞酸，常多泄泻，肢体沉重，怠惰嗜卧等。

临证使用或随证加味化裁，治疗急性胰腺炎致胃胀、酒伤胁痛、气滞便秘等疾，疗效显著。尤其因湿所困之脘腹胀满，本方为常用方剂，治例无数。

【案例1】 胃胀（急性胰腺炎）

陈某 女 40岁 教师

2012年10月10日初诊　胃胀1月余。缘于9月底因腹痛入住南昌大学第一附属医院两天，经检查后诊断为急性胰腺炎，治疗缓解出院。但血淀粉酶尚未完全复常，并遗下食后胃胀，尤其是晚上胃脘处胀闷，按之疼痛，嗳气或矢气后可减轻，白昼神疲乏力。纳呆食少，便结。舌深红苔薄白，脉细弦软数。

证属　脾虚积滞，胃失和降。

治法　消积导滞，和胃除满。

方药　平胃散加味。炒苍术10g、炒厚朴15g、陈皮10g、生甘草5g、醋柴胡10g、延胡索10g、法半夏15g、茯苓15g、广木香10g、黄柏10g、生大黄10g、蒲公英15g、炒鸡内金15g，5剂，日一剂，水煎服。

2013年1月9日再诊　服完28剂药后安康。近因出差，饮食不规律。回校后，连续两晚腹部闷闷胀痛，便结，心烦气躁并失眠。舌红苔薄黄，脉细弦软而微数。守方加减进退再服两剂后愈

2013年7月11日电话询访　告知，胃胀除，复查血淀粉酶无异常。

按　急性胰腺炎是由多种原因导致胰酶异常激活，引起胰腺组织的自身消化，严重时可引起其他器官功能障碍的疾病。持续性上腹疼痛、恶心、呕吐为其临床表现。患者经过治疗急性期已过，尚未康复而胃胀。此乃脾虚积滞，胃失和降之故。治与平胃散加味以消积导滞，和胃除满获愈。

【案例2】 酒伤胁痛

李某某 女 41岁 农民

1997年6月6日初诊　右胁下作痛及厌油伴胃脘胀满已2个月。缘于4月5日清明节醉酒后，出现右胁下痛。经当地医院多方检查：胃镜、B超、小便常规、血常规和肝功能，最后诊为慢性浅表性胃炎、胆囊壁稍毛糙，余项未发现明显异常。反复治疗2个多月，其症不减而赴省城就诊。刻下，不仅右胁下及胃脘胀满，食后加剧。而且四肢、肩、耳侧及腓肠肌均会转筋疼痛，由于病痛折磨，导致头晕卧床，睡眠梦多，小便短黄，大便干结。月经量多，色暗有血块。舌淡红苔薄白、中根薄黄，脉细弦。

证属　湿阻脾胃，升降失常。

治法　燥湿健脾，理气和胃。

方药　平胃散加味。苍术10g、炒厚朴15g、陈皮10g、生甘草5g、绵茵陈20g、北柴胡5g、鸡内金15g、北山楂10g、炒麦芽30g、川芎5g、制香附10g、生姜3片，10剂，日一剂，水煎服。

1997年6月18日二诊　转筋疼痛除，精神体力恢复，已能下田劳动。胀减纳增，多食仍胀满。守方加白术10g、枳实10g，以助健脾运化之力，再服10剂之后，健脾丸服一周以善后。

随访　诸症悉除。

按　《灵枢·五邪》云："邪在肝，则两胁中痛。"《素问·缪刺论》亦云："邪客于足少阳之络，令人胁痛不得息。"患者恣饮酒浆，损伤脾胃，升降失常，湿热蕴积于肝胆，致使肝胆疏泄失职，发为胁痛。故治与平胃散以燥湿健脾，理气和胃获愈。

【案例3】 大便秘结

缪某某 女 84岁 居民

2015年2月7日初诊　大便秘结伴腹胀。由于便秘，腹胀而纳呆，故每日以汤水稀饭为食。而且必须服胃舒颗粒及肠清茶。方能排出少量粪便，以减轻腹胀。眠尚好，夜间醒后口苦。小便尚调。舌红苔白润，脉细而微弦、关软。

证属　脾虚气滞，肠道积聚。

治法　燥湿运脾，行气通腑。

方药　平胃散加味。炒苍术10g、陈皮10g、炒厚朴10g、炙甘草5g、法半夏10g、藿香梗10g、漂白术30g、肉苁蓉15g、炒莱菔子10g、当归身10g、生麦

芽30g，7剂，日一剂，水煎服。

2015年8月29日腿痛就诊告　药尽便通、胀除，半年来安康。

按　耄耋老人，便秘腹胀。此乃大肠气机壅滞，失于宣降，致糟粕内停，大便秘结。正如《素问·灵兰秘典论》所云："大肠者，传道之官，变化出焉。"

故按脾虚气滞，肠道积聚论治。方用平胃散加入白术、肉苁蓉等润肠通腑之品，以燥湿运脾，行气通腑获效。

2. 不换金正气散

不换金正气散，源于《太平惠民和剂局方》，为平胃散加半夏、藿香衍化而成。主治四时伤寒，呕吐、泄泻及腹胀等。方中藿香、苍术为主药，以疏散风寒，燥湿运脾；半夏燥湿降逆，和胃止呕为辅；厚朴、陈皮行气化湿，消胀除满为佐；甘草甘缓和中，调和诸药为使，入生姜、红枣同煎以调和脾胃。诸药合用，风寒得散，湿浊可化，气机通畅，脾胃复健，胃气和降，诸症可除。不仅可用于四时外感，也可用于各种腹痛、腹胀及各种泄泻；尤其用于一胸椎压缩性骨折，导致顽固性腹胀，其效甚妙！

【案例1】　外感变证（病毒性感冒）
袁某某　女　59岁　居民

2013年10月14日初诊　头晕身重，胃胀便泄十来天。缘于10月1日感冒发热，经社区医疗门诊静脉滴注4天（何药不详）之后热退，但出现头晕身重，胃胀纳呆并大便泄泻，食后必解、挟不消化物已10天。舌红苔淡黄，脉细软微数、左脉弦软微数。

证属　外感湿郁，内伤脾胃。

治法　理气除胀，燥湿运脾。

方药　不换金正气散加味。藿香梗10g、法半夏15g、炒厚朴15g、陈皮10g、炒苍术10g、生甘草5g、炒谷芽30g、炒麦芽30g、焦山楂15g、砂仁3g、红枣3枚、生姜3片，4剂，日一剂，水煎服。

2013年10月18日二诊　头晕身重，胃胀纳呆已缓解，大便渐成形。前日食辣及油腻后，大便又日解3次。舌红苔薄白，脉细弦软。守方加党参12g、茯苓15g、煨葛根15g、煨肉蔻6g，以助健脾助运，再服7剂后告愈。

按　感冒妄予输液，外邪不发，湿邪内郁，犹如关门留寇。故按外感湿郁，内伤脾胃论治。方用不换金正气散以理气除胀，燥湿运脾获愈。

【案例2】　暑痧（慢性肠炎）
石某　女　51岁　医生

2008年4月3日初诊　凡暑期食冷饮及油腻则闭痧已6年。刻下，天气渐热，进食了冷品及油腻后又出现胃胀、拉稀、头眩、胸闷、周身酸楚。虽经对症治疗，但每年暑期必发。舌红苔黄而厚、舌体胖而边有齿印，脉沉细微弦少力。

证属　脾虚湿蕴，暑秽外袭。

治法　芳香化湿，宣化畅中。

方药　不换金正气散合三仁汤加味。藿香10g、法半夏10g、炒厚朴10g、苍术10g、陈皮10g、生甘草6g、竹叶10g、薏苡仁30g、黄芩10g、光杏仁10g、白蔻仁10g、滑石粉15g（包煎）、白通草10g、红枣3枚、生姜3片，7剂，日一剂，水煎服。

2008年4月15日二诊　药5剂后，舌苔已转微黄稍厚、舌体偏胖、齿印转浅，脉弦软。守方再服7剂而愈。

2019年1月15日相告　至今安康。

按　暑痧，乃夏、秋季节感受时邪秽气而出现的头痛、头晕、胸闷、恶心、全身酸楚、乏力、无汗或大汗等表现的病症。患者连续六年每在暑期起居或饮食稍有不慎则胃胀、拉稀、头晕、胸闷、周身酸楚。按脾虚湿蕴，暑秽外袭论治。方用不换金正气散合三仁汤以芳香化湿，宣化畅中，服药两周而愈。

【案例3】　头痛（流行性感冒）
杨某某　女　45岁　农民

1980年7月25日初诊　头痛，伴恶寒发热5天。缘于5天前在池塘洗澡后，旋即畏寒发热，头痛，第二天延医以出血热治，经输液加四环霉素，庆大霉素，效不验而病情加重，准备赴省城南昌治疗。适逢余休假在家，而邀余往诊。刻下，头痛，恶寒，神疲乏力，身体沉重，发热不扬，眼目难睁，并诉及头痛如裹，口和而黏腻，纳呆，胸闷，小便短少，大便4~5日一解，量少，质硬。舌质红苔厚腻微黄，脉濡数。

证属　暑热外袭，湿遏热伏。

治法　芳化疏表，利湿升清。

方药　不换金正气散加味。藿香10g、法半夏10g、苍术6g、炒厚朴8g、陈皮8g、甘草5g、草果10g、滑石15g，患者虑其病情严重，恐一时难以获效，尚有赴省城求治打算，故只投方1剂。

1980年7月26日二诊　一剂药后即微汗，顿觉胸畅体轻，精神好转，其夫寻余复诊，药既中病，守方再服2剂。

1980年7月30日其夫喜告　妻子病愈复常。

按　患者冒暑热而入池塘沐浴冲凉，致令感冒，出现头痛如裹、身重乏力、恶寒、发热不扬等一派暑热挟湿之象。故按暑热外袭，湿遏热伏论治。方用不换金正气散以芳化疏表，利湿升清。药仅1剂获效。

【案例4】 湿泻（急性胃肠炎）

袁某某　男　23岁　学生

2008年3月14日初诊　泄泻3天，加重并餐后即泻1天。晨起即恶心，纳呆，食无味。舌红苔微黄，脉细弦软。

证属　脾虚湿盛，胃失和降。

治法　燥湿醒脾，和胃降逆。

方药　不换金正气散加味。法半夏10g、陈皮10g、茯苓30g，藿香10g、炒厚朴10g、生姜3片、苍术10g、炒谷芽30g、炒麦芽30g、甘草6g，4剂，日一剂，水煎服。药后泄止病除。

按　本案乃外感湿泻。因湿气外侵，脾受湿淫，中焦受困，运化失司所致。故治与不换金正气散以燥湿醒脾，和胃降逆获愈。

【案例5】 食泻（过敏性肠炎）

李某某　女　64岁　居民

2014年6月23日初诊　泄泻水样便1天。缘于两周前开始饮酸牛乳后，出现腹胀，肠鸣，泄泻，矢气多伴恶心。自服午时茶、健胃消食片无效并加剧。舌红苔薄白、舌边有齿痕，脉细而微弦、关尤弱。

证属　脾虚湿盛，胃失和降。

治法　芳化醒脾，燥湿止泻。

方药　不换金正气散加味。藿香10g、法半夏15g、炒苍术10g、炒厚朴15g、陈皮10g、炙甘草6g、大腹皮15g、苏叶10g、桔梗10g、白芷10g、黄芩10g、茯苓30g、炒白术10g、炒谷芽30g、炒麦芽

30g、红枣3枚、生姜3片，3剂，日一剂，水煎服。同时停饮牛奶。药至泄止。

2018年3月28日追访　胃肠至今安康。

按　患者突然饮用酸奶而造成泄泻，现代医学认为牛奶中含有乳糖，这种不易消化的乳糖渗透压较高，可以刺激肠道蠕动以促进肠黏膜分泌肠液，引起肠蠕动过快，造成腹部不适，甚至泄泻，其原因是有一部分人群体内缺乏乳糖酶所致。中医则认为脾胃虚弱，加上饮食不当，更加损伤脾胃，致使脾运失职，不能分化水谷而成。故按脾虚湿盛，胃失和降论治。方用不换金正气散加味以芳化醒脾，燥湿止泻，收一劳永逸之效。

【案例6】 食泻（急性肠胃炎）

汪某某　男　66岁　居民

2015年1月14日初诊　泄泻4天。缘于进食油炸食品，炒粉及香蕉，之后腹胀肠鸣、腹痛，继之泄泻水样便。社区医疗站给服诺氟沙星，泄未止，今早拉稀伴恶心，纳呆腹胀。舌红苔薄白，脉濡而微数。

证属　食伤肠胃，传道失司。

治法　化湿醒脾，和胃助运。

方药　不换金正气散加味。炒厚朴15g、炒苍术10g、藿香梗10g、法半夏15g、陈皮10g、炙甘草5g、炒谷芽30g、炒麦芽30g、焦山楂15g，3剂，日一剂，水煎服。

2015年4月25日随访　药尽泄愈。

按　患者饮食不节，寒湿客于肠胃，大肠传道失司所致。故治与不换金正气散以化湿醒脾，和胃助运获愈。

【案例7】 厌食（消化不良）

陈某某　女　27岁　职工

2015年3月28日初诊　纳呆厌食两周。缘于两周前聚餐酒后拉肚子，而且出现厌食，怕闻油味，纳呆食少，多食则恶心，大便稀溏2周。入某医院就诊历经检查及查肝功能等，均未发现明显异常。舌红苔薄白、根淡黄，脉濡细。

证属　饮食失节，湿浊内蕴。

治法　行气燥湿，和胃醒脾。

方药　不换金正气散加味。藿香10g、法半夏12g、炒苍术10g、炒厚朴10g、陈皮10g、炙甘草5g、

炒麦芽30g、炒谷芽30g、茯苓15g、砂仁5g、焦山楂10g、生姜3片，4剂，日一剂，水煎服。

2015年4月2日二诊　纳增，仍不能食肉，食则欲吐。舌红苔白，脉细。守方加炒鸡金30g，以助健脾消食，再服4剂。

2015年4月8日三诊　8剂药后，食欲已恢复正常，肉食无碍。舌红苔薄白，脉细弦软。守方加减进退再服7剂以巩固疗效。

按　厌食一证，多见于脾胃稚弱之小儿。患者因恣饮酒浆，过食膏粱。导致脾胃不和，食积不化。此乃脾不和则食不化；胃不和则不思食也。对此，治与不换金正气散以行气燥湿，和胃醒脾获愈。

【案例8】　顽固腹胀（左肋骨陈旧性骨折、部分胸椎压缩性骨折）

徐某某　女　70岁　农民

2014年11月17日初诊　腹胀反复发作已四年。腹部胀满，站立时加重，躺下可获减轻。故在田间劳动时，腹胀发作时必须躺下以求缓解。曾于9月17日入南昌大学第一附属医院求诊，X线检查报告：肺膈未见明显异常，多个胸椎压缩变薄。诊断：压缩性骨折；CT：左侧肋骨陈旧性骨折改变，部分胸椎压缩性骨折改变（6~7胸椎）。给药：①阿法骨化醇胶囊；②牡蛎碳酸钙咀嚼片（活性钙）；③依托劳那脂凝胶（外用）。药后症状未见减轻，经同乡荐诊并索方一试，授方：不换金正气散7剂，药后腹胀减轻，腹胀时可以不必躺下。故赴昌复诊。

追述　4年前因抬萝卜时，背部出现咔嚓骨裂声，继之不能坐立。经在当地中草药治疗有所好转，之后出现腹胀症状。第二年，坐摩托车颠簸后，症状加重，在田间劳作，背部、肋间痠胀疼痛和腹胀时，必须就地躺下。否则腹胀难忍。刻下，纳香，眠可，舌红苔黄、舌面中间有横短裂，脉细而微弦、左弦均无力。

证属　脾虚气滞，寒湿中阻，血瘀阻络。

治法　醒脾化湿，益肾壮骨，行气化瘀。

方药　不换金正气散加味。藿香10g、法半夏10g、苍术10g、炒厚朴15g、陈皮10g、炙甘草6g、生麦芽30g、补骨脂15g、金毛狗脊30g、杜仲20g、川牛膝15g、当归尾10g，7剂，水煎服，日一剂。

2014年11月25日二诊　前后共服药14剂，症状又见减轻。舌红苔白、裂纹减轻转浅，脉弦软、左

仍稍细。守方再投7剂。

2014年12月8日三诊　腹胀已缓解，劳累后仍腰痛。舌红苔白，脉细弦软。守方加三白草根15g，以助益肾通络，再投10剂。

2014年12月18日四诊　前日因天气骤变，风起降温，腹胀发作一次。舌红苔白，脉细而微弦少力。守方再服7剂而愈，并荐同村人就诊。

按　因骨折造成长期腹胀，吾乃首遇。由于是乡里，故据其舌脉而投以不换金正气散。竟而收意外之效。从现代医学认识看，胸椎压缩性骨折，由于生理和病理上的原因，会刺激肠道的神经，从而引起肠道蠕动减退，导致肠道的麻痹而腹胀，这种情况老年患者多见。但是，腹胀难受时，必须躺下会获得缓解，临床尚属少见。故按脾虚气滞，寒湿中阻，血瘀阻络论治。服不换金正气散加入补骨脂、金毛狗脊、杜仲、川牛膝、当归尾等补益肝肾，养血活血之品，以醒脾化湿，益肾壮骨，行气化瘀。获得痊愈。

【案例9】　伤食腹痛（急性胃炎）

程某某　女　26岁　职工

2014月2月16日初诊　上腹痛2天。发病前进食汤圆、蛋糕、披萨饼，接着又过元宵节，之后出现上腹部疼痛难受。急诊入南昌大学第二附属医院，腹部CT等检查，未见明显异常。予静脉滴注泮托拉唑、肌内注射654-2，病情稍缓解，但仍时时腹痛，并导致心理紧张，干呕、纳呆，故就诊中医。舌红苔白，脉细弦软。

证属　饮食自倍，肠胃乃伤，食积停滞。

治法　燥湿醒脾，行气和胃，消食导滞。

方药　不换金正气散合保和丸加减。藿香10g、法半夏15g、炒厚朴10g、炒苍术10g、陈皮10g、甘草5g、生麦芽30g、北山楂15g、大腹皮10g、紫苏梗10g、桔梗6g、茯苓10g、白芷10g、炒白术10g、红枣3枚、生姜3片，3剂，日一剂，水煎服。

嘱　戒油腻1天，以稀粥养胃。

随访　3剂药后，腹痛止，饮食如常。

按　"饮食自倍，肠胃乃伤。"患者连续进食糯米等制品，致使肠胃食积。脾胃失和，气滞不行，造成腹痛。故治与不换金正气散合保和丸以燥湿醒脾，行气和胃，消食导滞。

【案例10】 气郁腹胀（胃神经症、胃潴留）

舒某某　男　49岁　职工

2015月5月14日初诊　脘腹胀满1月余。缘于情绪激动，生气后出现脘腹胀满，纳呆食少。入丰矿职工医院就诊，药物静脉滴注一周（用药不详），有所缓解。纳食虽有所改善，仍口干口涩，并时而出现腹胀。检查肝功能：ALP（碱性磷酸酶）183U/L。乙肝1、4、5阳性。血压118/73mmHg，并已申请胃镜。舌红苔微黄，脉弦、按之少力。

证属　肝郁气滞，脾虚失运。

治法　理气疏肝，燥湿醒脾。

方药　不换金正气散加味。藿香梗10g、法半夏10g、炒苍术10g、炒厚朴10g、陈皮10g、炙甘草6g、红枣3枚、生姜3片、茯苓15g、生麦芽30g、炒鸡内金3g、北山楂10g、苏叶10g、野灵芝15g，7剂，日一剂，水煎服。

2015年6月1日二诊　胃镜诊断报告：胃潴留，非萎缩性胃炎。舌红苔微黄，脉弦软微数。守方加神曲20g，以助健脾和胃，再服14剂告愈。

按　胃潴留，是指胃内容物排入十二指肠的过程发生延迟，从而出现早饱、食欲减退、恶心、呕吐等。其病因除器质性外，焦虑、抑郁等情绪问题，是导致胃潴留的原因。患者正是因情绪不好时出现腹胀，胃镜诊断为胃潴留，故按肝郁气滞，脾虚失运论治。治以理气疏肝，燥湿醒脾。服不换金正气散加味则迎刃而解。

3. 八正散

八正散，源于《太平惠民和剂局方》，方由车前子、瞿麦、萹蓄、滑石、山栀子仁、甘草（炙）、木通、大黄（煨）各500g，上药为散。每服6g，用水150ml，入灯心，煎至100ml，去渣，食后临卧温服。小儿量少少与之。方中瞿麦利水通淋、清热凉血，木通利水降火，二药为主；辅以萹蓄、车前、滑石、灯心清热利湿，利窍通淋；以栀子、大黄清热泻火，引热下行；甘草梢和药缓急，止尿道涩痛。诸药合用。共成清热泻火，利水通淋之功。主治：心经邪热，一切蕴毒。诸如咽干口燥、大渴引饮、心忪面热、烦躁不宁，目赤睛疼，唇焦鼻衄，口舌生疮，咽喉肿痛；

以及癃闭不通，热淋，血淋。

临证使用或随证加减化裁为汤剂，治疗各种淋证，及下焦湿热证、腰痛、水肿等，疗效迅速。治疗各种淋证84例，治愈71例，占总84.5%。

【案例1】 血淋（多囊肾）

王某某　男　66岁　农民

1998年9月5日初诊　8月28日开始血尿一周。入南昌大学第一附属医院住院诊断：多囊肾，肝多发囊肿。经用止血药及对症治疗，血尿不止，建议中医药治疗。刻下，体温：37.8℃。血尿加有小血块，观其尿色如咖啡样。面色苍白，精神萎靡，纳呆，少腹胀闷。目前在服药物：环丙沙星0.5g，每日2次；卡巴克洛10mg，每日3次。舌红苔白稍厚腻，脉细弦。

证属　热蕴心经，下注膀胱，瘀滞经脉。

治法　清热凉血，利尿通淋，活血化瘀。

方药　八正散合失笑散加味化裁。木通10g、车前子15g、萹蓄15g、瞿麦15g、生大黄10g、滑石粉15g（包煎）、甘草梢10g、山栀子10g、生蒲黄10g、五灵脂10g、黄芩10g、蒲公英30g，4剂，日一剂，水煎服。

1998年9月9日二诊　4剂药后，尿液今日已呈红色，较前清亮，有时淡红较清。7日晚上随血尿排出一小块结石。舌红苔白，脉弦偏数。药已中的，①守方加山棱6g、莪术6g、田七粉3g（冲服），以增活血化瘀之力，再投2剂；②食疗：鸡蛋黄一日2枚，以助滋阴清热。

1998年9月16日三诊　口渴喜饮，尤以夜间为重。今日尿常规：红细胞0~2个/HP，白细胞（+），余项均为阴性。血压140/80mmHg。舌红苔薄白根淡黄，脉细弦微数。守方加生地黄20g，赤小豆15g，以助滋阴凉血，再投7剂。

1998年10月14日四诊　血尿已除。纳香眠可。复查尿常规：蛋白微量，红细胞4~5个/HP，白细胞（-）。舌红尖稍甚、苔白稍滑润，脉细弦。守方加白茅根30g，以助凉血止血，再服14剂以善后。

随访　经中药治疗后血尿止。由于嗜酒而诱发血尿数次，前来就诊，每服上方均症去血止。于2015年9月去世，享年83岁。

按　血淋，《诸病源候论·淋病诸候》云："诸淋者，由肾虚而膀胱热故也。"患者过劳伤肾，加上恣饮酒浆，酿热搏血，溢渗入胞，血失常径而成血淋。

经用八正散合失笑散以清热凉血，利尿通淋，活血化瘀。获症去血止之效。

【案例2】 劳淋（右肾囊肿并轻度积水）

咸某某　女　60岁　居民

2009年10月28日初诊　小便急胀涩痛并有不净感。近日B超报告：右肾轻度积水（原因尚不明）。10年前B超诊断：右肾囊肿。腰瘘伴神疲乏力，纳尚可，眠亦安，大便调、日二解。舌红苔淡黄而斑剥、舌中有一纵深宽裂纹、舌体胖、舌边有齿痕，脉数左关弦。

证属　肾虚气滞，水道瘀阻。

治法　益肾行水，化瘀通淋。

方药　八正散加味化裁。木通10g、车前子15g、海金砂15g（包煎）、石韦15g、萹蓄20g、瞿麦20g、滑石粉30g（包煎）、琥珀3g（冲服）、鸡内金30g、蒲公英20g、广金钱草30g、炮山甲3g（打碎）、生甘草6g、炒杜仲15g、肉苁蓉10g，7剂，日一剂，水煎服。

2009年11月6日二诊　小便已轻松通畅。舌红苔薄白、仍斑剥、舌边有齿痕，脉细软左细弦软。守方加生地12g以养阴滋肾，再进7剂。

2009年11月25日三诊　腰瘘已缓解。舌红苔薄黄、仍斑剥，脉细弦软。经B超复查：积水已除。守方加减再进7剂以善后。

2013年行胆囊取石术，经住院检查，右肾除囊肿处，余无明显异常。

按　劳淋乃劳倦损伤脾肾所致，本案腰瘘之力，小便艰涩，故以肾虚为主。

《诸病源候论·淋病诸候》云："诸淋者，由肾虚而膀胱热故也。"但凡淋证不出于此。故治与八正散加入杜仲、肉苁蓉及鸡内金等益肾健脾之品，以收益肾行水，化瘀通淋之效。

【案例3】 石淋（膀胱结石）

谢某某　男　24岁　建筑工

1988年3月14日初诊　小腹痛伴腰痛反复发作2个月。摄X线腹平片提示："膀胱区可见一米粒大横行阴影"。当地医院检查尿常规：红细胞+、白细胞2~5个/HP。纳食、睡眠尚好，大便调。舌红苔薄黄，脉细数。

证属　湿热下注，热结膀胱。

治法　清热利尿，排石通淋。

方药　八正散加味化裁。木通10g、车前子10g（包煎）、萹蓄10g、生大黄6g、滑石粉15g（包煎）、山栀子10g、瞿麦10g、海金沙10g（包煎）、郁金10g、鸡内金10g、金钱草15g、甘草梢6g、琥珀末3g（冲服），7剂，日一剂，水煎服。

1988年5月19日二诊　小腹伴腰痛已基本愈好，复查尿常规：白细胞0~2个/HP，余项无明显异常。摄x腹部平片复查：泌尿系未见明显阳性结石影。余无明显异常。

1988年5月21日三诊　针对尿常规及腹平片结果，观其舌尖红苔薄白，脉濡。

拟用玉米须20g、鸡内金10g、郁金10g、海金沙10g（包煎）、金钱草15g，再服10剂，以防复发。

2014年3月12日随访　至今未再出现尿路结石。

按　石淋的形成是由湿热下注，化火灼阴，煎熬尿液而成。故治与八正散加入海金沙、郁金、鸡内金、金钱草、琥珀末等清心泻火之品，以清热利尿，排石通淋。药后结石排出。

【案例4】 气淋（尿路感染）

徐某某　女　59岁　居民

2014年1月13日初诊　小便急胀伴尿短、灼热，不及时排解则小腹胀痛难忍20余天。在当地服药治疗未效。大便日1~3次、不结、不稀。舌红苔薄黄，脉细而微数。

证属　肾虚客热，湿热内阻，气滞闭络。

治法　清热利湿，利尿通淋，行气通滞。

方药　八正散加味化裁。木通6g、生地黄15g、栀子10g、车前草15g、萹蓄15g、瞿麦15g、生甘草10g、生大黄5g、滑石粉30g（包煎）、白茅根30g、玉米须30g、猪苓15g、青皮10g，7剂，日一剂，水煎服。

2014年1月22日二诊　药后症状缓解，停药又小腹胀，大便已日1次，偶2次，尚通调。舌红苔白、中根微黄，脉细。守方再进7剂。

随访　其子陈某告：药尽病去。

按　本证小便短涩，小腹胀痛，乃湿热内阻，气滞不通。故治与八正散加入青皮以清热利湿，利尿通淋，行气通滞获愈。

【案例 5】 热淋（急性尿道炎）

袁某某 女 68岁 退休职工

2009年7月27日初诊 尿短，尿痛一周。检查尿常规：白细胞++、红细胞2~5个/HP、上皮+。经诊断为急性尿道炎后，给服诺氟沙星胶囊，尿短尿痛未愈，又出现胃胀纳呆。故求治于中医。舌深红苔白，脉细弦微数。

证属 心经火旺，湿热下注。

治法 清热解毒，利尿通淋。

方药 八正散加味化裁。瞿麦20g、木通10g、车前草15g、萹蓄20g、焦栀子10g、生大黄10g、滑石粉30g（包煎）、生甘草6g、苍术10g、蒲公英15g、大腹皮15g、竹叶10g、甘松10g，7剂，日一剂，水煎服。

2009年8月3日随访 药后尿痛愈，胃胀除。

按 本证乃湿热蕴结膀胱所致，故治与八正散加味以清热解毒，利尿通淋获愈。

【案例 6】 水肿（急性肾盂肾炎）

王某某 女 44岁 农民

2004年1月2日初诊 颜面浮肿一周。始因连续两晚未休息而致颜面浮肿，伴小便频急灼涩。当地医院诊为急性肾炎。经治疗效不显，故赴昌求治。今日尿常规：红细胞0~1个/HP，白细胞4~6个/HP，上皮细胞（+），酸碱度≥9.0，蛋白质微量0.1g/L。舌红苔薄白，脉细关略弦。

证属 心经邪火，湿热下注。

治法 清热解毒，利尿通淋。

方药 八正散合蒲公英汤加味化裁。木通10g、车前子10g、萹蓄15g、瞿麦15g、生大黄3g、生甘草5g、蒲公英15g、滑石粉15g（包煎）、山栀子10g，7剂，日一剂，水煎服。

2004年1月9日二诊 尿常规：白细胞0~1/HP，余项均为阴性，脉舌如前。守方再服7剂以善后。

2006年随访 药后已愈，两年来安康。

按 急性肾盂肾炎，为病原微生物侵犯肾盂及肾实质引起。好发于育龄妇女、老年人、免疫力低下者。患者连续两晚未睡，过劳所致。正如《素问·水热血论》所云："勇而劳甚则肾汗出，肾汗出逢于风，内不得入于脏腑，外不得越于皮肤，客于玄府，行于皮里，传为胕肿，本之于肾，名曰风水。"由于患者浮肿挟有湿热，故伴有小便频急灼涩。故治与八正散合蒲公英汤以清热解毒，利尿通淋获愈。

【案例 7】 阴茎内痒（尿路感染）

邹某某 男 26岁 制笔工

1999年8月18日初诊 阴茎内瘙痒，尿后滴沥不净2个多月。曾在当地医院拟尿路感染治疗，经静脉滴注头孢类针剂及口服中药未效。检查尿常规无明显异常。纳香，眠可，大便尚调。有饮酒史。舌红苔薄白、舌中有细小纵裂，脉细偏数。

证属 膀胱蕴热，心火下移。

治法 清热解毒，滋肾泻火。

方药 八正散合蒲公英汤加味化裁。木通12g、车前子30g、萹蓄10g、生大黄6g、滑石粉15g（包煎）、生甘草10g、山栀子10g、生地25g、蒲公英30g，7剂，日一剂，水煎服。

嘱 禁酒与暂忌房事。

1999年8月25日二诊 尚未见寸效，观其眼结膜布满红血丝。询知，因加班熬夜所致。舌红苔薄白、舌边有齿印，脉细偏数。守方加龙胆草10g，以泄肝经之火，再投7剂。

1999年9月22日三诊 共续服中药5周。阴茎内痒及尿后滴沥已基本缓解。再查尿常规无异常。舌红苔薄白，脉细弦软。①拟用知柏地黄丸善后；②饮水疗法。晨起喝20℃左右的凉开水350ml，以滋阴清热。

2009年5月6日追访 愈后安康。

按 "诸痛痒疮，皆属于心"（《素问·至真要大论》）。心主火，心火下移，导致阴茎内痒。经服八正散合蒲公英汤以清热解毒，滋肾泻火获愈。

【案例 8】 阴茎湿冷（包皮术后）

袁某某 男 21岁 职工

2003年2月12日初诊 阴茎伴阴囊湿冷。始因经常尿频尿急，经某医院检查诊为包皮炎，从而进行手术治疗。术后阴茎睾丸怕冷，尤其龟头部湿冷、或向内收缩。而且，仍然尿频尿急。检查尿常规：白细胞0~4个/HP，酸碱值：8.0。大便2~3日一解、干结。舌红苔薄黄，脉细弦软。

证属 肾气亏虚，湿浊下注。

治法 先拟清利湿浊。

方药　八正散加减化裁。车前仁12g、木通6g、萹蓄15g、滑石粉30g（包煎）、瞿麦10g、鸡内金15g、莱菔子10g、生大黄5g、生甘草5g、蒲公英15g、茯苓15g、台乌药12g，7剂，日一剂，水煎服。

2003年2月23日二诊　尿频尿急缓解。复查尿常规：无明显异常。舌红苔淡黄、舌边有齿印，脉细弦。

次拟温补肾阳。

方药　肾气丸加味。黑附片6g、肉桂2g、山茱萸10g、熟地黄15g、炒山药20g、牡丹皮10g、泽泻10g、白茯苓10g、车前子15g（包煎）、生莱菔子25g，14剂，日一剂，水煎服。

2003年3月7日三诊　龟头湿冷缓解，再查尿常规无明显异常。舌红苔薄淡黄，脉细弦微数。拟用龟龄集、金匮肾气丸以善后。

随访　已愈。

按　本案阴茎阴囊湿冷乃包皮术后出现，同时伴尿频急。尿频急乃湿热导致，阴茎阴囊湿冷，由于包皮手术经络损伤有关。总由肾气亏虚，湿浊下注所致。治疗分步进行，首先与八正散以清利湿热；次用肾气丸以温补肾阳。先标后本，清温结合，共建痊功。

【案例9】　腰痛（尿路感染）

陈某某　女　63岁　居民

2007年8月7日初诊　腰痛10天。近期心烦失眠。十天前突发腰痛，以左侧为甚，随之出现尿急尿频。纳尚香，大便调，舌红苔薄白，脉细弦软微数。

证属　心火偏盛，热结膀胱。

治法　清热泻火，利尿通淋。

方药　八正散加减化裁。川木通6g、车前草20g、萹蓄20g、瞿麦20g、滑石粉30g（包煎）、生甘草6g、蒲公英20g、玉米须30g、栀子10g、白通草10g、抱石莲15g、三白草根15g、田七粉3g（冲服），7剂，日一剂，水煎服。

2008年8月7日就诊时随访　药后腰痛即愈。

按　患者年逾花甲，思虑劳心，心营亏虚，虚火上炎，不能下交于肾，从而导致心烦失眠；心火下移，热结膀胱则腰痛及尿急尿频。故治与八正散加味以清热泻火，利尿通淋获愈。

4. 藿香正气散

藿香正气散，源于《太平惠民和剂局方》，方中大腹皮、白芷、紫苏、茯苓各30g，半夏曲、白术、陈皮、厚朴、桔梗各60g，藿香90g，炙甘草75g。上药研为细末，每服6g，用水150ml，加生姜3片，大枣1枚，同煎至100ml，热服。如欲出汗，覆盖衣被。方中藿香芳香化湿，和中止呕，并能发散风寒为主药；半夏燥湿降气，和胃止呕。厚朴行气化湿，宽胸除满为辅；苏叶、白芷助藿香外散风寒，内兼芳香化湿。陈皮理气燥湿并可和中。茯苓、白术健脾运湿，大腹皮行气利湿，桔梗宣肺利膈，生姜、红枣调和脾胃，共为佐药；甘草调和诸药并为使。诸药合用，使风寒得散，湿浊得化，气机通畅，脾胃调和，诸症自去。共奏解表化湿，理气和中之功。用于外感风寒，内伤湿滞。诸如发热恶寒、头痛、胸膈满闷、脘腹疼痛、恶心呕吐、肠鸣泄泻等。临证使用本方治疗外感及各种泄泻，疗效确切。

【案例1】　挟湿感冒（病毒性感冒、食物中毒、急性肠炎）

王某某　男　24岁　学生

2009年4月28日初诊　外感发热2天、泄泻1天。感冒发热、畏寒，昨日食菠萝后又出现腹痛并泄泻5~6次。同时头闷痛。刻下，腹胀腹痛，发热恶寒，体温38℃。纳呆。舌红苔白，脉细弦软数。

证属　外感风寒，内伤湿滞。

治法　芳香化湿，解表和中。

方药　①急服藿香正气口服液2支，顿服。数分钟后腹痛缓解；

②藿香正气散加味化裁。藿香10g、大腹皮15g、苏叶10g、桔梗10g、生甘草6g、茯苓15g、陈皮10g、炒白术10g、炒厚朴10g、法半夏10g、白芷10g、佩兰10g、红枣4枚、生姜3片，3剂，日一剂，水煎服。药尽诸症悉除。

按　时值夏季，雨湿横行，患者感冒发热，类似于湿温。《温热经纬·薛生白湿热病篇》云："太阴内伤，湿饮停聚，客邪再至，内外相引，故病湿热。"其外感湿温，又食菠萝致泻，实乃内外相引，导致发热恶寒，腹痛泄泻。经服藿香正气散以芳香化湿，解表和中，热退泻止。

【案例2】 夹阴伤寒（病毒性感冒）

吴某某 男 28岁 农民

1996年1月17日初诊 发热12天。12天前感冒发热，未予治疗，行房事后加重。从此一直精神欠佳，乏力倦怠，乍冷乍热，伴头晕稍咳，咳吐白色痰。今日赴南昌就诊，检查血常规：白细胞$11.2×10^9$/L、中性76%、淋巴24%；摄胸部X线片：肺纹理增粗增多。舌红苔黄厚，脉细弦。

证属 外感风寒，内伤湿滞。

治法 芳香透表，清肺和中。

方药 藿香正气散加减化裁。藿香10g、大腹皮10g、苏叶10g、桔梗10g、茯苓30g、陈皮10g、白术10g、炒厚朴15g、法半夏10g、白芷10g、生姜10g、鱼腥草30g、生甘草10g，2剂，日一剂，水煎服。

1996年1月19日二诊 咳减，舌苔较前略退，脉如前。守方加炒麦芽30g，以助健运和中，再服4剂。

1996年1月23日三诊 血常规已复常，精神已由萎靡转为正常，咳嗽已除，纳仍少味。舌苔已转白苔稍滑，脉细弦。

寒湿渐散，运化仍弱。故拟香砂六君子汤加减善后。党参15g、白术10g、茯苓30g、砂仁10g、陈皮10g、甘草6g、炒麦芽30g、广木香10g、生姜3片、红枣5枚，日一剂，水煎服，上药连服7剂而愈。

按 患者本已卫虚感冒，复行房事，内伤肾气，感冒加重，故亦按夹阴伤寒论治，方用藿香正气散以芳香透表，清肺和中而获愈。

【案例3】 伏暑（病毒性感冒）

张某某 女 41岁 职工

2011年9月22日初诊 头紧如裹，微恶风，神疲乏力已10余天。刻诊，头晕头紧，神疲乏力，口淡，纳食无味，稍食生冷则泄泻。睡眠尚可。舌红苔白润，脉细而无力、关尤弱。

证属 外感风寒，内伤暑湿。

治法 芳化解表，祛湿和中。

方药 藿香正气散加味化裁。藿香15g、苏叶10g、佩兰10g、大腹皮15g、白芷10g、桔梗10g、茯苓15g、炒苍术10g、炒白术10g、法半夏10g、陈皮10g、炒厚朴15g、红枣5枚、生姜3片、炒麦芽30g、炒谷芽30g、白蔻仁6g、生甘草6g，5剂，日一剂，水煎服。

2011年9月29日告 药尽即愈。

按 《素问·生气通天论》云："夏伤于暑，秋为痎疟。"后世则认为痎疟即伏暑，或者是伏暑的一种临证表现。其又云："因于湿，首如裹。"患者临近秋分出现头紧、恶风、乏力、泄泻，虽说是感冒，实乃夏伤于暑湿而发。故按外感风寒，内伤暑湿论治。方用藿香正气散，5剂药尽辄愈。

【案例4】 头痛（慢性头痛）

张某某 男 51岁 职工

1997年4月20日初诊 阵发性头痛迁延不愈2年，再发头痛伴头眩乏力并加剧2月余。刻下，不仅头痛、头眩乏力，而且睡眠不安，心烦易怒，纳呆食少，口淡乏味，大便经常秘结，小便短少。血压135/105mmHg。舌暗红苔黄略厚腻、舌边有齿痕，脉弦、左细弦。

证属 寒湿外犯，湿郁化热。

治法 芳香化湿，解表和中。

方药 藿香正气散加味化裁。藿香10g、大腹皮10g、苏叶6g、桔梗10g、白茯苓30g、陈皮10g、白术10g、炒厚朴15g、法半夏10g、白芷10g、生甘草6g、黄芩15g、滑石15g，日一剂，水煎服，上药连服5剂而愈。

按 患者头痛，据其舌脉，乃为寒湿头痛。因长期处于办公室工作，坐卧当风，感受寒湿，上犯于巅顶，清阳之气受阻所致。若复感寒湿邪气，极易诱发。故治与藿香正气散以芳香化湿，解表和中；加入黄芩、滑石以清热利湿，利窍通络，故获药至痛止之效。

【案例5】 风泄（急性肠炎）

付某某 女 23岁 学生

2014年10月30日初诊 泄水样便2天。两天来突然泄泻水样便，发热恶风，体温：37.9℃。舌红苔白，脉浮细数。

证属 外感风寒，内伤湿邪。

治法 芳香除湿，解表和中。

方药 藿香正气散加味化裁。藿香10g、大腹皮15g、生甘草5g、苏叶10g、桔梗10g、茯苓15g、陈皮10g、炒白术10g、炒厚朴10g、法半夏10g、炒谷芽30g、炒麦芽30g、焦山楂10g、神曲10g、白芷10g、红枣3枚、生姜3片，滑石粉30g（包煎），3剂，日一剂，水煎服。药后泄止热退。

按　发热恶风而泻，乃风邪入侵肠胃，脾胃运化失职，升降失司，清浊不分，乃至肠道传导失常而为泄泻。治与藿香正气散以芳香除湿，解表和中。药后热退泻止。

【案例6】　暑泄（急性肠炎）
李某　男　32岁　公务员

2014年8月6日初诊　腹痛泄泻2天。4日突然发热，恶风，随之腹痛泄泻稀水便。昨晚体温37.9℃，并嗳气频作，纳呆。舌红苔微黄，脉细弦软而微数。

证属　外感风寒，内伤暑湿。

治法　解表化湿，行气和中。

方药　藿香正气散加味化裁。藿香10g、大腹皮15g、法半夏15g、生姜3片，茯苓15g、陈皮10g、紫苏叶10g、桔梗6g、生甘草6g、炒苍术10g、白术10g、炒厚朴15g、白芷10g、红枣3枚，地锦草30g、滑石粉30g（包煎），3剂，日一剂，水煎服。

2014年8月9日二诊　热退泄止，但腹胀，矢气后舒缓。舌红苔微黄，脉弦软。

观其脉证，表邪已解，湿郁气滞。故以平胃散行气和胃，燥湿醒脾调治，服药3剂而愈。

按　患者腹痛泄泻，时值中伏，天气炎热，暑气横行，暑多兼湿。故感受暑气侵淫肠胃，运化失职，泄泻如水。故治与藿香正气散以解表化湿，行气和中。服药3剂泻止热退。

【案例7】　脾泻（肠激惹综合征）
陈某某　男　35岁　营销员

2014年10月9日初诊　慢性泄泻反复发作2年。从事营销工作，长期在外面用餐，饮食既油腻而又不规律，落下泄泻之疾，一吃冷食或辛辣油腻则泻。曾打针服药虽可缓解，始终不愈；也曾服中药，亦不能根治，甚是烦恼。入南昌大学第一附属医院就诊，肠镜检查报告排杂直肠炎，诊断为：肠激惹综合征。刻下，又泻水样便，挟不消化物。同时，腹痛、怕冷。舌质深红、舌边中间显环状浅瘀带、苔微黄，脉细弦无力微数。

证属　脾虚湿滞，运化失司。

治法　燥湿健脾，行气和胃。

方药　藿香正气散加味化裁。藿香10g、炒苍术10g、法半夏10g、白芷10g、炒厚朴15g、大腹皮15g、苏叶10g、桔梗10g、茯苓15g、陈皮10g、炙甘草5g、红枣3枚、生姜3片、焦山楂15g、地锦草30g、铁苋30g，5剂，日一剂，水煎服。

2014年10月14日二诊　服药三剂则大便正常。舌红苔淡黄、舌边红甚，脉细弦软数、重按力少。守方加炒谷芽30g、炒麦芽30g，以助消食助运，再服12剂而愈。

2015年2月28日再诊　春节期间应酬过多，喝酒食肉过多又泄泻，日3次，便质或稀或稠。舌红苔白稍腻，脉弦软。守原方加煨肉蔻6g、煨葛根6g，以助升清涩肠，再服5剂而泄泻愈。

按　肠道易激惹综合征，现代医学认为是一种常见的功能性胃肠病。病因还未明确，目前认为是多因素相互作用，引起肠－脑互动异常的结果。研究显示，饮食因素（包括免疫性－即食物过敏，非免疫性－即食物不耐受两个方面）可诱发或加重症状。此外，肠道感染是患病的危险因素。其治疗是解痉、止泻、动力感觉调节、抗精神病、干预肠道菌群等。而中医按脉证辨治，本案为脾虚湿滞，运化失司所致。治与藿香正气散以燥湿健脾，行气和胃；加入地锦草、铁苋清热解毒，利水涩肠之品。其治简捷，可建瘅功。

5.三仁汤

三仁汤，出自《温病条辨》，为宣化畅中，清热利湿之剂。主治：湿温初起，邪在气分，尚未化热。症见胸闷不饥，肢体酸重；或身热汗出不解，口渴不欲饮水等。方用杏仁、半夏各15g，白蔻仁、厚朴、白通草、竹叶各6g，薏苡仁、飞滑石各18g，以甘澜水八碗，煮取三碗（约750ml），日三服。方中杏仁入心肺，以宣导上焦气分之湿热；蔻仁入中焦，燥湿和胃，以疏理土气之壅；薏苡仁益脾渗湿，甘淡渗利入下焦，使湿热之邪从小便出。三药为主药，故名三仁；辅以半夏、厚朴除湿消痞、行气散满；通草、滑石、竹叶清利湿热为佐使。诸药共建宣畅中，清利湿热之功。本方所治证候，为湿温之邪稽留气分，导致三焦气机被遏，湿热内郁，故热势不扬。湿热重浊腻滞，缠绵萦绕，在上则胸闷；邪滞中焦则不饥；累及下焦则邪无出路，病难速已。

临证用于湿热稽留之发热、外感、伤暑、嗜睡、乏力等症，据其证候加减、或配合他方协同，疗效显著。

【案例1】 发热（病毒性感冒）
陈某某 男 81岁 居民

2009年7月17日初诊 反复发热一个半月。发热，怕冷，下肢酸胀沉重，伴尿黄而短，纳果，口干喜热饮。体温一直在38℃左右，入某院就诊，经查血常规，除白细胞略低于正常值外，无明显异常；B超报告：肝、胆、胰、脾、肾及尿路均未见明显异常。虽经服药热退又复作。刻下，体温38℃；血压110/60mmHg。舌红苔黄厚稍腻，脉浮弦濡数。

证属 外感湿热，郁遏卫阳。

治法 清热利湿，宣畅湿浊。

方药 三仁汤加味。光杏仁10g、白蔻仁10g、滑石粉30g（包煎）、竹叶10g、白通草10g、法半夏12g、黄芩12g、苍术10g、薏苡仁30g、生甘草6g、绵茵陈15g、藿香10g、黄柏10g，4剂，日一剂，水煎服。

2009年7月21日二诊 4剂药后热退，精神增，但药后大便反而拉稀，日2解。血压120/60mmHg。舌红苔薄黄而稍厚，脉细弦软数。守方再进4剂而愈。

按 患者热势不扬，下肢酸沉，舌苔厚腻，脉象濡数。一派湿浊之象。故按
外感湿热，郁遏卫阳论治。方用三仁汤以清热利湿，宣畅湿浊，热退获安。

【案例2】 湿温（病毒性感冒）
徐某某 女 54岁 教师

1994年8月16日初诊 身重，纳果一周。初始头痛恶寒，身重困倦，脘胀纳果。因未介意，故而绵延不愈。舌红苔黄厚腻，脉细濡。

证属 湿温外袭，邪在气分。

治法 清热利湿，宣化畅中。

方药 三仁汤加减。白蔻仁10g、薏苡仁30g、杏仁10g、大腹皮10g、法半夏10g、炒厚朴10g、滑石

粉30g（包煎）、竹叶10g、黄连10g、生甘草5g、苏叶10g，2剂，日一剂，水煎服。

1994年8月18日二诊 药后症减。舌红苔黄略厚，脉仍细濡。守方加茯苓30g、通草10g，以助淡渗利湿，上药连服3剂而愈。

按 患者受湿而感暑热之气，邪在气分，尚未化热，故而头痛恶寒，身重困倦，脘胀纳果。故治与三仁汤以清热利湿，宣化畅中获愈。

【案例3】 伤暑（感冒）
何某某 女 65岁 居民

2012年7月6日初诊 头紧、肩颈酸胀，头汗多、躯体少汗一周。纳果，身重。有高血压史，服用"北京降压0号"已近10年。舌红苔白稍厚，脉弦软微数。

证属 暑热外袭，湿困脾胃。

治法 宣畅湿浊，清热涤暑。

方药 三仁汤合香薷散加减。白通草10g、藿香10g、滑石粉30g（包煎）、竹叶15g、生甘草5g、淡豆豉10g、白蔻仁10g、薏苡仁30g、光杏仁10g、香薷10g、厚朴花10g、川黄连6g，3剂，日一剂，水煎服。

2012年7月9日二诊 头汗减、身汗增，纳渐香。舌红苔黄、根稍厚，脉弦软。守方加佩兰10g、苍术10g、黄柏10g，以增除湿之力，再服4剂。药尽告愈。

按 患者夏令季节过受寒凉，感受暑邪，乃为阴暑。故头紧、肩颈酸胀；头汗多，乃气虚故，头为诸阳之会。故治与三仁汤合香薷散以宣畅湿浊，清热涤暑获愈。

【案例4】 低热（胃出血后低热）
罗某某 男 77岁 退休教师

2016年3月25日初诊 低热1个月，体温37.2~37.3℃。缘于1个月前胃出血，在当地治疗后血止，但一直低热，南昌大学第一附属医院拟肠炎治疗，未效。刻下，餐后胃脘饱胀，食奶粉后加重，纳食味口尚好，夜尿少，大便质软，日1~2次。体温37.4℃；听诊心肺无明显异常。舌暗红、苔白略厚，脉弦软数。

证属 脾虚湿困，湿热内郁。

治法 清热除湿，宣透和中。

方药　三仁汤加味。光杏仁 10g、白蔻仁 6g、薏米 30g、白通草 6g、炒厚朴 10g、法半夏 10g、滑石粉 30g（包煎）、生甘草 5g、竹叶 10g、黄芩 10g、绵茵陈 15g、藿香 10g，5 剂，日一剂，水煎服。

嘱　饮食清淡调养。

随访　药后热退。

按　本案虽是胃出血后低热，实际上仍是体虚感受湿热之邪，脾为湿困，湿邪留恋，郁久化热。故治与三仁汤加味以清热除湿，宣透和中获愈。

【案例 5】　嗜睡（慢性腹泻）
唐某　女　24 岁　护士

2013 年 8 月 23 日初诊　嗜睡。近期身困而嗜睡，神疲乏力，尤其是雨天，更沉重疲愈。大便拉稀，日 1~2 次。纳食少味，晨起口苦，白昼口酸。舌红苔白，脉细弦软。

证属　脾虚湿困，气机失畅。

治法　燥湿健脾，宣化畅中。

方药　三仁汤加味。薏苡仁 30g、滑石粉 30g（包煎）、白蔻仁 10g、白通草 6g、生甘草 6g、光杏仁 10g、炒厚朴 15g、竹叶 15g、黄芩 10g、藿香 10g、炒苍术 10g、陈皮 10g、法半夏 10g，5 剂，日一剂，水煎服。

2013 年 9 月 2 日二诊　嗜睡改善，大便先成形后稀，每日一次。舌红苔白、舌边有齿痕，脉细软。守方加煨葛根 15g、炒白术 10g，以助升清阳、健脾胃，再服 5 剂而愈。

2013 年 10 月 21 日再访　药后嗜睡愈，大便已调。

按　患者身重疲愈，大便拉稀而嗜睡。实乃痰湿困脾，脾虚失运，蕴湿生痰。致脾阳受困，清阳不升，气机失畅所致。故治与三仁汤以燥湿健脾，宣化畅中获愈。

6. 藿朴夏苓汤

藿朴夏苓汤，出自《医原》，方名和剂量原著无，录自于《重订广温热论》。方由藿香二钱、川朴一钱、姜半夏钱半、赤茯苓三钱、光杏仁三钱、生薏仁四钱、白蔻仁六分、猪苓钱半、淡香豉三钱、建泽泻钱半组成（《医原》有通草，无淡香豉），水煎服。方中藿香

芳香化湿，和淡香豉以辛散表邪；杏仁、白蔻仁辛苦以轻开上焦肺气；厚朴、半夏行气散满消痞，以化中焦湿浊；茯苓、猪苓、泽泻、薏苡仁甘淡渗利湿热，使入下焦而去。诸药合用，共建通宣气机，燥湿利水，疏表和中之功。用于治疗湿温初起，恶寒无汗，身热不扬，肢体困倦，肌肉烦疼，面色垢腻，口不渴或渴不欲饮，胸脘痞闷，大便溏而不爽。

临证用本方或随证加减或与他方合用，治疗各类感冒、各种泄泻、术后湿证等，虽证繁而效捷。

【案例 1】　时行感冒（病毒性感冒）
郭某某　女　54 岁　财务

2007 年 6 月 27 日初诊　感冒恶寒，无汗身重半月余。感冒后伴神疲乏力，困倦，纳食无味，小便黄，大便尚调。检查血常规：白细胞略低于正常值，余项无明显异常。舌红苔黄、中根部苔厚，脉略滑。

证属　外感时气，脾虚湿困。

治法　疏表和中，理气化湿。

方药　藿朴夏苓汤加味。藿香 10g、炒厚朴 10g、法半夏 10g、赤茯苓 15g、猪苓 10g、泽泻 12g、通草 6g、杏仁 10g、白蔻仁 5g、生薏苡仁 15g、大腹皮 10g、桔梗 10g、漂白术 10g、陈皮 10g、黄芩 15g、滑石粉 30g（包煎）、北山楂 15g、白芷 10g、红枣 5 枚、生姜 3 片、谷芽 30g、麦芽 30g，日一剂，水煎服，上药连服 5 剂，诸症悉除。

按　患者有感冒恶寒之表证，湿遏卫分之无汗而困倦。故治与藿朴夏苓汤以疏表和中，理气化湿，药至病除。

【案例 2】　外感（挟湿、病毒性感冒）
黎某某　女　55 岁　退休职工

2014 年 9 月 24 日初诊　感冒 1 个多月。经服药、静脉注射、拔火罐等多方治疗不愈。刻下：神疲身重，自汗乏力，口舌麻木，纳食之味。舌红苔淡黄厚腻，脉细濡。

证属　外感时气，湿热内蕴。

治法　疏表和中，理气除湿。

方药　藿朴夏苓汤加减。藿香 10g、法半夏 15g、炒厚朴 15g、白蔻仁 5g、生薏苡仁 15g、赤茯苓 15g、猪苓 10g、陈皮 10g、通草 6g、炒苍术 15g、滑石粉 30g（包煎）、黄柏 15g、浮小麦 30g，4 剂，日一剂，

水煎服。

2014年10月5日告　药4剂而愈。

按　本案挟湿感冒，湿热内蕴，热重于湿，故舌苔黄而厚腻。对此，方用藿朴夏苓汤加减以疏表和中，理气除湿；加入滑石、黄柏以清热利湿，引热下行。药仅4剂而愈。

【案例3】　外感（太阳少阳合病、病毒性感冒）

肖某某　女　59岁　退休药师

2016年7月1日初诊　每天下午恶风低热，口苦，下利恶心近一周。七天前突发感冒，恶风低热，口淡口苦，恶心，身重。纳呆，大便拉稀、日2~3次。体温37.9℃。舌红苔白，脉弦软数。

证属　外感时邪，表里不和。

治法　疏表燥湿，和解枢机。

方药　藿朴夏苓汤合小柴胡汤加减。藿香10g、厚朴10g、法半夏15g、杏仁10g、白蔻仁5g、猪苓10g、赤茯苓15g、生薏苡仁15g、通草5g、北柴胡10g、枯黄芩15g、太子参15g、生甘草5g、大腹皮10g、羌活10g、桔梗10g、炒苍术10g、滑石粉30g（包煎）、红枣3枚、生姜3片，3剂，日一剂，水煎服。

2016年7月4日初诊　热退，仍乏力，大便稀、解时腹痛。舌红尖甚、苔薄白，脉细弦软而微数。守方再进3剂而愈。

按　发热恶寒，口苦纳呆，下利恶心，脉象弦数。表现为太阳少阳合病。故治与藿朴夏苓汤合小柴胡汤加减，以疏表燥湿，和解枢机。服药3剂热退，6剂诸症悉除。

【案例4】　夹阴伤寒（病毒性感冒）

曾某某　男　22岁　农民

1992年8月5日初诊　发热、神疲10余天。缘于10天前感冒，发热，流涕，两天后因房事而加剧。体温38~39.5℃，经西药治疗，发热时发时止。8月2日赴南昌市中西医结合医院检查，胸部X线片提示：两肺纹理稍粗，余无异常。刻下，头晕头痛，发热时发时止，伴萎靡倦怠，嗜睡，时时恶心，不思饮食。舌红边有齿痕、苔黄稍腻，脉濡数。

证属　外感暑湿，脾虚湿困。

治法　理气化湿，疏表和中。

方药　藿朴夏苓汤合六一散加减。藿香10g、炒厚朴10g、法半夏10g、茯苓30g、猪苓10g、泽泻10g、杏仁10g、白蔻仁5g、生薏苡仁30g、通草5g、生姜3片、陈皮10g、炒苍术6g、黄芩10g、滑石粉20g（包煎）、生甘草10g、白术10g、桂枝10g，2剂，日一剂，水煎服。

1992年8月7日二诊　热退，稍头晕，有时前额痛，微心烦。舌苔已转为薄白根部略黄，脉滑。守方加栀子10g、淡豆豉10g，以助清热除烦，再进3剂而愈。

按　夹阴伤寒，前人以先房事而后感寒发病者。实际在临床中，已有感冒，不避房事而加剧者不少。不论何种情况，外因是触冒风寒；内因是肾气亏虚。故肾本虚愈，外邪乘虚而入，遂成本证。本案据其脉证按外感暑湿，脾虚湿困论治。方用藿朴夏苓汤合六一散加减，以理气化湿，疏表和中获愈。

【案例5】　酒泄（慢性腹泻）

龚某某　男　55岁　居民

2016年10月24日初诊　泄泻2月余。由于嗜爱糯米甜酒，每日有饮米酒之习，近期每饮则泄泻。同时伴头晕，纳呆少食。眠尚可。血压：124/90mmHg。舌红苔白而厚，脉弦软、右稍细。

证属　内伤湿滞，脾胃虚弱。

治法　燥湿健运，和中止泻。

方药　藿朴夏苓汤加减。藿香10g、炒厚朴10g、白蔻仁5g、法半夏15g、茯苓15g、猪苓10g、生薏苡仁15g、陈皮10g、炙甘草6g、炒苍术10g、炒白术10g、红枣5枚、生姜3片、焦山楂15g，7剂，日一剂，水煎服。

嘱　不饮米酒。

2016年10月31日二诊　泄大减，纳已香。舌红苔淡黄，脉弦软。守方加炒山药15g，以助益脾助运，再进7剂。

2016年11月9日三诊　大便尚未成形，多食后腹稍胀。舌红苔白，脉细弦软。守方再进2周后诸症愈、大便调。

按　患者恣饮酒浆，损伤脾胃，运化失常，水谷不分，乃至泄泻。无湿不成泄，故治与藿朴夏苓汤加减以燥湿健运，和中止泻获愈。

【案例6】 腹胀（胃溃疡切除术后）

周某某　女　48岁　居民

1990年3月11日初诊　脘腹胀满1个来月。缘于胃溃疡行胃切除术后，导致腹胀、恶心、嗳气频作，身重微浮肿，大便稀软不畅。虽经服药，未能奏效。舌红苔微黄而厚腻，脉濡。

证属　胃腑创伤，湿郁气逆。

治法　理气化湿，和中降逆。

方药　藿朴夏苓汤加味。藿香梗5g、法半夏10g、炒厚朴6g、茯苓15g、猪苓10g、白蔻仁5g、炒苍术5g、佛手片10g、川芎6g、薏苡仁15g、炒山药15g、公丁香6g、焦山楂10g、浙贝母6g、制没药6g、生甘草3g，4剂，日一剂，水煎服。

1990年3月19日二诊　腹胀减轻，纳增。舌红苔薄白润，脉濡缓。守方加炒鸡内金10g、生姜3片，以助消食助运，再进5剂而愈。

按　患者因胃溃疡行胃切除术，胃体戕伤，经络气血严重受损，运化失司并减弱，故而痰湿内生，发为脘腹胀满，身重浮肿。故治与藿朴夏苓汤加味以理气化湿，和中降逆而获效。因此说，中医药在胃术后康复大有作为。

7. 三妙丸

三妙丸，来源于《医学正传》，为清热燥湿之剂。主治：湿热气盛，骨酸股软、足踝萎痹等症。方由黄柏120g、苍术180g、川牛膝60g，研细末、面糊为丸，如梧桐子大。每服50~70丸，空腹时姜、盐汤送下。本方在二妙丸基础上加牛膝而成。黄柏归肝肾经，味苦性寒，能清热燥湿，专走下焦，故能治湿热下注之萎证；苍术味苦辛香入脾，辛香能散，燥湿健脾，行窜经络；牛膝甘苦酸入肝肾经，能散瘀消肿，强腰脚、壮筋骨。三药合用，共建清热燥湿之功。专治湿热合邪，流注下焦所致足踝萎痹等证。

使用本方或随证加减，或领引他方治疗腰痛、下肢麻木刺痛、低热、热痹、皮痹、浸淫疮、血风疮、燥瘑疮等疾，收效颇佳。

【案例1】 热痹（痛风）

吴某某　男　36岁　教职工

1997年8月4日初诊　右脚背红肿热痛一周余。右脚背红肿热痛，痛不可触。尿酸测定：504μmol/L。舌红苔黄腻，脉濡细数。

证属　风热外袭，湿热瘀阻。

治法　清热燥湿，祛风化瘀。

方药　三妙丸合豨桐丸加味化裁。黄柏16g、苍术10g、川牛膝15g、豨莶草20g、海桐皮20g、制伏水1.5g、晚蚕砂20g、蝉衣10g、台乌药10g、汉防己10g，5剂，日一剂，水煎服。

嘱　忌辛辣肥甘厚味（海鲜、啤酒、豆类）。

1997年9月1日随访　药后愈。

按　《素问·四时刺逆从论》云："厥阴有余，病阴痹；不足，病生热痹。"本证乃风寒湿郁，久则化热攻痛。治与三妙丸合豨桐丸加味以清热燥湿，祛风化瘀。服药5剂，诸症悉除。

【案例2】 腰痛（腰骶劳损）

陈某某　男　44岁　职工

2011年5月28日初诊　持续性腰痛已有时日。每天以起床时症状较重，酸胀疼痛，起床活动后逐渐缓解。在当地医院多方治疗不愈。刻下，彩超报告：双肾小结晶，前列腺结石钙化不排除。舌红尖甚苔黄厚、舌中有串状宽短裂，脉细弦软。

证属　肝肾亏虚，湿热下注。

治法　清肾燥湿，益气活血。

方药　三妙丸合桃红四物汤加减化裁。黄柏15g、苍术15g、怀牛膝15g、桃仁泥10g、川红花10g、当归尾15g、川芎15g、生地黄15g、白芍30g、生黄芪30g、百节藕15g、制乳香6g、制没药6g、巴戟天10g、肉苁蓉10g、制川乌6g、制草乌6g，7剂，日一剂，水煎服。

2011年6月4日二诊　腰痛显然减轻。舌红苔黄、舌中裂纹缩小，脉细弦软。守方加田七5g（冲服），以助养血活血，再服7剂而愈。

按　腰骶部软组织慢性损伤是人体最常见的疾病。因为腰骶部的骨骼与肌肉、韧带是支持整个躯干及四肢运动的枢纽，是负重最大，受剪切应力、旋转应力作用最大的部位。但患者除有腰骶部的慢性损伤外，据其脉证，肝肾亏虚，湿热下注，是其不可忽视的原因。故在使用三妙丸以清肾燥湿的基础上，与桃红四物汤益气活血，加入巴戟天、肉苁蓉、制川乌、制草乌以温肾祛湿，共建痊功。

【案例3】 浸淫疮（慢性湿疹）

袁某某　男　55岁　职工

2011年3月2日初诊　周身出疮疹并瘙痒，抓破后渗水，反复已十年，加重半年。长期以来，每在暑天发作，去年9月开始秋冬季节也发作。经江西省皮肤病医院治疗及在江西省中医院皮肤科住院二次，共22天，未效。之后又于2010年12月23日入江西省中医院中医外科住院8天，经用复方甘草酸苷注射液，喜炎平注射液，注射用胸腺素，后又加入胎盘组织液，出现过敏反应，症状加重。而改用外用地塞米松软膏，肝素纳软膏。刻下，周身疮疹并有液体渗出，双眼泡红肿，胃胀、口臭、纳尚香，便调。有从事20年烧锅炉史。舌红苔黄而稍腻，脉细弦软。

证属　湿毒浸淫，气虚热郁。

治法　燥湿解毒，扶正疏风。

方药　三妙丸合人参败毒散加味化裁。黄柏15g、炒苍术15g、怀牛膝15g、党参15g、茯苓30g、川芎10g、羌活6g、独活6g、柴胡10g、前胡10g、桔梗10g、炒枳壳10g、薄荷10g、生甘草6g、蝉衣6g、蛇床子10g、防风15g、路路通30g、苦参15g、胡黄连10g、川黄连10g、黄芩15g、龙衣10g，5剂，日一剂，水煎服。

2011年3月7日二诊　双眼红肿消退，疮疹渗出止，但仍瘙痒，皮肤脱屑。舌红苔黄，脉濡细。守方加百部15g、麦冬15g，以助滋阴疏风，再投7剂，日一剂，水煎3次分3服。

2013年8月20日电话询访告　药后症除，至今未复发过，并致谢！

按　本证由心火、脾湿受风而成。患者长期烧锅炉，受烧煤高温、湿热侵淫成疮。十年痼疾，久病必虚。故治与三妙丸以燥湿解毒；与人参败毒散以扶正疏风，共建奇功。

【案例4】 血风疮（慢性湿疹）

邹某某　男　69岁　转业军人

2015年12月3日初诊　全身生疮瘙痒已5个多月。半年前周身出现粟粒状血疮，瘙痒难耐，连及足底，抓后津血渗出，之后结痂脱屑，痂呈褐色。曾内服中西药，均不见愈，痒不堪言。曾使用西安产断痒拔毒膏外涂可缓解。纳食尚可，二便调。有饮酒史。舌深红、舌尖苔黄、中根部苔黄厚而腻，脉弦软。

证属　风湿浸淫，郁久化火，升降失司。

治法　清热燥湿，升清降浊，疏风止痒。

方药　三妙丸合升降散加减化裁。炒苍术20g、黄柏20g、川牛膝15、蝉衣30g、炒僵蚕20g、生大黄10g、片姜黄12g、郁金30g，5剂，日一剂，水煎服。

2015年12月11日二诊　瘙痒显减。舌红、苔白微黄而厚稍腻，脉细弦软。守方再投7剂。

药后随访　微信回复：经服中药，配合使用断痒拔毒膏外涂，12剂药尽疮愈，按嘱不喝酒了。

按　血风疮，乃风湿浸淫，郁久化火，升降失司而成。患者嗜酒，多饮则酿成湿热，郁久化火。《素问·至真要大论》云："诸痛痒疮，皆属于心。"心主火故，湿热蕴积，升降失司。故治与三妙丸以清热燥湿；与升降散以升清降浊，疏风止痒。药尽疮愈。

【案例5】 燥瘸疮（急性湿疹）

曾某某　男　60岁　居民

2009年9月28日初诊　四肢患皮疹瘙痒，抓后破裂并渗出少量黄水1个月4天。经在南昌大学医学院专家门诊，用泼尼松片，每日12片，分3次服。药后皮疹消退，但出现心慌，心率每分钟90次，而停服泼尼松，改用信敏汀，皮疹又起。现症：除四肢外，周身散在出疹，以下肢为甚，色红，微突出皮肤表面绿豆大小。瘙痒，抓后皮疹破裂而有少量渗出。纳食、睡眠尚可，小便调，大便微结，日一行。舌红尖甚，苔白而稍腻、舌中有一粗纵裂，脉软微数、左细弦微数。

证属　风湿浸淫，血热生燥。

治法　清热凉血，扶正解毒。

方药　三妙丸合四妙勇安汤、犀角地黄汤加减化裁。苍术12g、黄柏12g、怀牛膝12g、生甘草10g、金银花30g、全当归10g、玄参10g、水牛角粉30g、赤芍30g、生地黄12g、牡丹皮12g、防风15g、蝉衣10g、胡黄连10g、紫河车10g，5剂，日一剂，水煎分3服。

2009年10月5日二诊　服药5剂，皮疹已褪50%。舌红苔白、舌中裂纹渐减，脉弦软微数。守方再进7剂。

2009年10月12日三诊　适逢国庆佳节，进食了一些牛肉、鱼类、鸡等，皮疹又增。舌红苔黄，脉细弦软数。守方再投7剂。嘱：少肉食，多蔬果。

2009年10月19日四诊　老疹渐退，新疹未生。

舌脉如前。守方加生栀子10g，以助清热解毒，再服7剂而愈。

按 《诸病源候论·疮候》云："瘑疮者，由肤腠虚，风湿之气，折于血气，结聚所生。多著手足间，递相对，如新生茱萸子，痛痒，抓搔成疮，黄汁出，侵淫生长，拆裂，时瘥时剧，变化生虫，故名瘑疮。"可见乃风湿浸淫，血热生燥所致。由于患者燥邪为主，故称之为燥瘑疮。故治与三妙丸合四妙勇安汤、犀角地黄汤化裁，以清热凉血，扶正解毒获愈。

【案例6】 湿瘑疮（慢性湿疹）

秦某某　女　42岁　自由职业

2014年9月13日初诊 双腿每到夏季出现疮疹，瘙痒，抓后渗出黄水已7年。南昌市皮肤医院诊断为皮炎、湿疹。经多方治疗，未能痊可。而且饮食须清淡，食牛肉则发。舌红苔白，脉细弦软。

证属 风湿浸淫，湿毒蕴结。

治法 清热燥湿，疏风解毒。

方药 ①三妙丸合苦参汤加味化裁。黄柏15g、炒苍术15g、川牛膝15g、苦参15g、白鲜皮15g、胡黄连10g、黄芩10g、蛇床子5g、山药30g，7剂，日一剂，水煎服；

②千里光500g，日一剂，煎水熏洗，以解毒消疮。

2014年9月24日二诊 药后疹减半，仍有稀疏新发。舌红尖微甚、苔薄白，脉细弦软而微数、左微浮。因月经至，只熏洗二次。药已见效，守方再进，并配熏洗方7剂。一周后电话告愈。

按 患者疮疹，下肢对应而生，符合《诸病源候论·瘑疮候》所云："瘑疮者，由肤腠虚，风湿之气，折于血气，结聚所生。多著手足间，递相对。"可知乃风湿客于肌肤，日久血虚风燥而致。本案抓挠渗出黄水，以湿邪偏重，故称之为湿瘑疮。治与三妙丸合苦参汤加味化裁，以清热燥湿，疏风解毒获愈。

8. 四妙丸

四妙丸，出自《成方便读》，张氏在三妙丸，黄柏、苍术、牛膝的基础上，加入薏苡仁，以增健脾补肺，清热利湿之力。故全方有清热利湿，强筋壮骨之功能。主治：肝肾不足，湿热下注，脚膝红肿之痿痹证，乃治湿热痿痹之妙剂。

运用本方或随证加减，治疗热痹、黄掌、浸淫疮显效。

【案例1】 皮痹（双下肢皮肤灼痛、皮神经痛）

肖某某　女　44岁　居民

2005年5月13日初诊 双下肢皮肉灼痛，惧触摸已3~4年，加重半年。始以小腿部继之发展至腰臀部，有如太阳暴晒后火辣状疼痛并呈持续性，刮风下雨时症状加重。曾在本地并赴上海等医院多方检查，排除风湿、类风湿。虽经治疗，毫无进展，故就诊于中医。刻下，心电图无明显异常，血压110/70mmHg。眠可但梦多，口和，纳可，大便尚调，肛门有坠胀感。1997年曾因子宫肌瘤行子宫切除术。舌深红苔黄、舌体偏胖，脉细濡。

证属 气虚卫弱，湿热袭扰。

治法 祛风除湿，益气升阳。

方药 四妙丸合玉屏风散、豨桐丸加减化裁。漂苍术15g、黄柏15g、怀牛膝12g、生薏米30g、防风10g、漂白术15g、生黄芪30g、豨莶草15g、海桐皮15g、晚蚕砂15g、陈皮10g，7剂，日一剂，水煎服。

2005年5月20日二诊 药后症减三分之一，肛坠也明显好转。睡醒后阵发性出汗，足仍乏力。舌红苔薄微黄，脉沉细微弦。汗出则"鬼门开"，邪有出路，药已中的，守方加地骨皮12g以助清热凉血，再投7剂。

嘱 饮食宜清淡，少进油腻。

2005年5月27日三诊 诸症缓解，但下雨天仍会轻微发作，两大腿外侧烧灼痛（轻微）为主。舌红苔薄少微黄、舌体仍偏胖，脉细。守方再投7剂以善后。

2005年9月14日再诊 时隔四个多月，停药之后有时两大腿外侧微微灼痛，两手臂外侧也稍痛。纳尚可，大便调，眠可。舌脉如前。守方再进7剂而愈。

按 《素问·痹论》云："风寒湿三气杂至，合而为痹也。""以冬遇此者为骨痹……以秋遇此者为皮痹。"可见患者下肢之皮肤灼痛，应为风寒湿侵袭所致。由于郁久化热，故出现灼痛。循此按气虚卫弱，湿热袭扰论治。方用四妙丸合玉屏风散、豨桐丸加减化裁，以祛风除湿，益气升阳。药至病除，可谓奇效。

值得一提的是，本病类似于现代医学的皮神经痛，即皮肤表面呈现火烧、电击样。具体原因有伤害感受性痛、神经病理性痛（罹患带状疱疹、糖尿病等）。药物主要有甲钴胺、维生素B_1、维生素B_{12}等营养神经药物。以此比照，若辨证准确，中医药相对优越。

【案例2】 热痹（痛风）

徐某　男　30岁　居民

2011年5月30日初诊　左足姆趾外侧红肿热痛。入江西省中医院就诊，检查血尿酸偏高，故拟痛风治疗，经内服、外用药，未见减轻。平时易感冒，天气热则易中暑。刻下，左足姆趾外侧红肿热痛，足趾活动欠佳。大便增多，日2~3次、不泄。舌红尖甚、苔深黄，脉细濡微数。

证属　正气亏虚，湿热下注。

治法　清热利湿，祛风通络。

方药　四妙丸合豨莶丸加味化裁。黄柏20g、苍术20g、川牛膝15g、薏苡仁50g、豨莶草20g、海桐皮20g、晚蚕砂15g、汉防己15g、半枝莲15g、生甘草5g、木通10g、卷柏30g，7剂，日一剂，水煎服。

嘱　忌豆类、啤酒、海鲜，以素食为主。

2011年6月7日二诊　肿消，痛减。但局部仍红。走路过久又出现疼痛。大便次数已减少，早晚各一次。舌红苔黄，脉细濡、左细微弦、均微数。守方再投4剂。

2011年6月16日三诊　仍红，足趾已可灵活运动。舌红苔白稍厚，脉细弦软、微数。守方加赤芍15g、牡丹皮15g，以助凉血活血，再服7剂。

2011年6月24日四诊　红肿已消退。舌红苔微黄，脉细微弦而软、微数。守方加减进退共服53剂告愈。

2011年12月20日随访　痛风已未发作，体重增。复查：尿酸385μmol/L。

按　痛风，现代医学认为是嘌呤代谢障碍性疾病，即尿酸盐以结晶的形式沉积于组织中导致，血清尿酸水平升高。中医认为，如《素问·四时刺逆从论》云："厥阴有余，病阴痹；不足，病生热痹。"本证乃风寒湿郁，湿热下注，久则化热攻痛。故治与四妙丸合豨莶丸加味化裁，以清热利湿，祛风通络获愈。

【案例3】 下肢麻木刺痛（胆石症术后）

王某某　男　57岁　教师

2006年8月7日初诊　双下肢麻木并有针刺样痛感。因胆石症而行胆囊摘除术，术后双下肢出现麻木、刺痛，肝内胆管仍残留结石。大便长期日2~3行，急胀而黏腻不爽。血压120/90mmHg。舌红苔黄而厚腻，脉细弦。

证属　脾虚气弱，湿热下注。

治法　健脾益胃，利湿通络。

方药　四妙丸合平胃散加味化裁。炒苍术12g、黄柏12g、怀牛膝10g、草豆蔻仁10g、生薏米30g、茯苓15g、炒厚朴10g、陈皮15g、谷芽20g、麦芽20g、生甘草6g、法半夏10g、藿香10g、生姜3片，5剂，日一剂，水煎服。

2006年8月12日二诊　药后诸症缓解，但下肢仍稍酸胀，大便急胀除，减为日1~2解。舌红苔黄、根部苔稍厚，脉细弦软微数。守方加独活10g，以助祛风除湿，再进5剂而愈。

2015年9月9日随访　至今安康。

按　《素问·痹论》认为"病久入深，荣卫之行涩，经络时疏，故不通，皮肤不营，故为不仁。"《金匮要略·中风历节病脉证并治》则云："夫风之为病……邪在于络，肌肤不仁。"患者胆石症术后，病久入深，营血亏虚；复感风湿，郁而化热，下注双腿，郁于肌肤，发为麻木（不仁）。故治与四妙丸合平胃散以健脾益胃，利湿通络获愈。

【案例4】 低热（湿温、陈旧性肺结核）

章某　女　30岁　教工

2000年5月10日初诊　下午低热已有时日。某医院肺部CT扫描报告：陈旧性肺结核，经抗结核治疗无效。纳呆，少寐，睡眠梦多，甚则噩梦纷纭，小便黄，大便黏腻。刻下，观其咽红；体温37.9℃。舌红边甚、舌尖苔薄白、舌中根部苔黄厚，脉略滑。

证属　湿遏热伏，热灼咽窍。

治法　健脾燥湿，清热解毒。

方药　四妙丸合蒲公英汤加味化裁。苍术10g、黄柏10g、怀牛膝10g、生薏苡仁30g、蒲公英15g、鱼腥草15g、炒谷芽30g、炒麦芽30g，7剂，日一剂，水煎服。

2000年5月17日二诊　药后食欲增，但近两日进食后有恶心感。睡眠已好，噩梦已除，二便调。体温：37℃。舌红苔薄白、根稍厚，脉细弦、重按少力。

据其脉证，湿热虽除，气郁尚存。故拟疏肝理气，健脾助运调治。

方用越鞠丸加味。川芎10g、炒苍术10g、山栀子10g、神曲10g、制香附10g、鱼腥草15g、炒谷芽30g、炒麦芽30g、薏苡仁30g、丹参15g、当归10g，上药连服7剂后告愈。

按　《温病条辨·湿温》云："湿温者，长夏初秋，湿中生热。"又云："湿为阴邪，自长夏而来，其来有渐，且其性氤氲黏腻……故难速已。"患者因下午低热，故从肺部疾患考虑，而且CT扫描又发现陈旧性肺结核灶，故以抗结核治疗，但未能见效，转投中医。据其发热不扬、舌苔黄厚、脉略滑，按湿遏热伏论治。方用四妙丸合蒲公英汤化裁以健脾燥湿，清热解毒。仅服药7剂热退。

【案例5】　黄掌

夏某　女　21岁　学生

2009年4月20日初诊　手掌发黄，并逐渐加深，伴头晕。喜食橙桔，成熟季节，几乎每天均食。有慢性胆囊炎史，肝功能无异常。纳、眠均好，二便调。血压85/65mmHg。舌红苔黄、舌边及舌面有红色圆点，脉细弦软数。

证属　脾胃虚弱，湿热蕴结。

治法　健脾和胃，利湿退黄。

方药　四妙丸合健脾丸加减化裁。黄柏12g、苍术10g、川牛膝10g、薏苡仁30g、生黄芪30g、太子参15g、白术10g、北山楂30g、生麦芽30g、枳实10g、玉米须30g、生甘草5g、绵茵陈10g，7剂，日一剂，水煎服。

2009年5月4日二诊　药后掌黄大减。舌红苔白，脉细弦软。守方再进7剂以善后。

按　黄掌一证，在中医病名中无此证，只有目黄、身黄、尿黄之黄疸证。名出《素问·平人气象论》："溺黄赤安卧者，黄疸。""目黄者，曰黄疸。"西医学中出现黄疸的有传染性肝炎、钩端螺旋体病、胆道感染、蚕豆病等。本证则指的是，胡萝卜素增高引发的手掌、足底、前额及鼻部皮肤发黄，巩膜、口腔黏膜及全身皮肤无黄染。病由脾胃虚弱，饮食失当，

湿热蕴结所致。临床中以掌黄、足底黄者居多。本案治疗以健脾益气，利湿退黄，疗效颇佳。

【案例6】　浸淫疮（湿疹）

黄某某　男　43岁　木工

2008年6月3日初诊　全身丘疹，瘙痒已10余天。近期全身散发丘疹，瘙痒难受，抓后渗出，然后结痂，伴腰痛、尿频尿急并灼热。检查尿常规无明显异常。舌红边甚、苔淡黄滑润、舌中有一纵裂，脉细弦软小数。

证属　脾虚湿盛，湿热蕴结。

治法　清热燥湿，凉血疏风。

方药　四妙丸加味化裁。苍术10g、黄柏10g、川牛膝10g、薏米30g、防风10g、川黄连10g、桑白皮15g、白藓皮15g、苦参10g、栝楼皮15g、桑叶15g，日一剂，水煎服，上药连服7剂而愈。

按　浸淫疮皆因心火、脾湿受风而成。因此，心火炽盛，脾虚生湿，湿热相合，浸淫成疮。故治与四妙丸加味化裁以清热燥湿，凉血疏风获愈。

9. 四苓散

四苓散，源于《丹溪心法》，方由茯苓、猪苓、白术、泽泻各等分组成，上药研为细末。每服6g，空腹时用温开水调服。本方乃五苓散去桂枝而成，其功用健脾利水，淡渗除湿。主治：水湿内停，小便不利，泄泻，水肿，尿血等。

使用本方或临证加减化裁为汤剂，治疗劳淋（前列腺炎）及腰痛（肾盂肾炎）获显效。

【案例1】　劳淋（前列腺炎）

邹某某　男　40岁　制笔艺人

2007年12月14日初诊　尿急尿频一个半月。已有一段时间小便不舒畅伴少腹胀闷不适，近期劳累后加重，同时伴有心烦不安，少寐，足冷，纳呆，食后胃胀。经检查前列腺常规：白细胞（++）；血常规无异常；彩超报告：前列腺稍大，回声尚均匀。舌红尖甚苔白、舌尖后有红色小点，脉细弦软小数。

证属　热郁胸膈，湿热下注。

治法　清心除烦，清热燥湿。

方药　四苓汤合栀子豉汤、三妙丸加味化裁。茯

苓块 15g、猪苓 5g、泽泻 15g、白术 15g、栀子 15g、淡豆豉 10g、黄柏 12g、苍术 12g、川牛膝 10g、石斛 20g、金钱草 30g、土茯苓 30g、菝葜 30g、茯苓皮 15g、蛇舌草 30g、蒲公英 30g、青皮 15g、野菊花 15g、益智仁 6g，10 剂，日一剂，水煎服。

2007 年 12 月 28 日二诊　药后尿已通畅，停药则微有反弹。但精神较前好，足已热，口干。尿时挟有白色混浊物。舌红尖微甚、苔薄白，脉细关弦。

小便挟有白色混浊物，此乃心肾失调，清浊不分。故在方中加入川草薢 30g、石菖蒲 10g，仿草薢分清饮意，以分清泌浊调治。

2008 年 1 月 9 日三诊　续服 10 剂，口干止，尿已清沏，诸症悉除。舌红尖甚苔白，脉细弦软。效不更方，再投 10 剂以善后。

随访　愈后未再复作。

按　前列腺炎，典型症状为骨盆区域（少腹）疼痛或不适，伴有或不伴有尿频、尿急、尿痛、尿不净、尿道口滴白等。急性者起病突然；慢性者临床表现更为复杂，除上述症状外，有的还伴有性功能减退、勃起功能障碍、早泄等，少数人伴有焦虑、抑郁、头晕、记忆力减退等。中医认为本证乃脾虚气弱，劳倦而成。而本案脉证为劳思过度，肝郁气滞，郁而化火，既郁于胸膈，又下注于膀胱，故治与四苓汤合栀子豉汤、三妙丸加味化裁，以清心除烦，清热燥湿而获愈。

【案例2】　腰痛（慢性肾盂肾炎）

陈某某　男　23 岁　职工

2001 年 9 月 12 日初诊　腰痛反复发作 4 年。劳累后发作或加重。每次检查尿常规，均会出现蛋白质，两足痿软乏力。今日尿常规：蛋白质（2+）、红细胞 0~3 个/HP、白细胞 0~2 个/HP、PH9.0。舌红苔白、舌中有一纵粗裂沟，脉弦数。

证属　脾肾亏虚，湿邪留恋。

治法　健脾益肾，利湿通络。

方药　四苓汤合蒲公英汤加味化裁。猪苓 15g、白术 10g、茯苓 15g、泽泻 10g、蒲公英 15g、蛇舌草 15g、蝉衣 15g、生大黄 6g、生甘草 5g、怀牛膝 12g，7 剂，日一剂，水煎服。

2001 年 9 月 19 日二诊　脚软、腰酸痛减。尿常规阴性。舌红苔微淡黄，脉细弦微数。守方去大黄，

再投 7 剂；加服地黄丸。

2001 年 9 月 26 日三诊　复查尿常规仍为阴性。舌红苔薄白、舌中仍纵裂，脉细微弦。守上方再服 7 剂。

2001 年 10 月 20 日　第 3 次复查尿常规阴性。舌红苔白、舌中有一粗纵裂，脉细微弦。患者药后腰痛去，尿常规连续 3 周均为阴性。故拟用地黄丸善后。

随访　愈后安康。

按　慢性肾盂肾炎，多为细菌感染引起的慢性炎症。主要侵入肾间质、肾盏、肾盂组织。常伴有尿路炎症，且在病史或细菌学上有尿路感染证据。据其脉证乃脾肾亏虚，湿邪留恋所致。故治与四苓汤合蒲公英汤加味化裁，以健脾益肾，利湿通络获愈。

10. 五皮散

五皮散，源于《中藏经》，《三因极一病证方论》称为五皮饮。方由生姜皮、桑白皮、陈橘皮、大腹皮、茯苓皮各等分，上为粗末。每服 9g，用水 250ml，去渣，不拘时温服。其功用健脾理气，利水消肿。主治：脾失健运，水湿外溢肌肤，头面四肢浮肿，气喘胸闷，小便不利。临证使用本方并随证加减，或因兼证而伍以他方协同，治疗各种水肿及术后胃胀，治疗 116 例，愈者 75 例，占总 64.6%；好转 37 例，占总 31.9%，总有效率 96.5%，疗效神速。

【案例1】　水肿（急性肾小球肾炎）

蔡某　女　13 岁　学生

1989 年 2 月 20 日初诊　其母代述：发热脸浮肿一周余。2 月 10 日入江西省儿童医院就诊检查发现为肾炎，经西药治疗好转并推荐中医治疗。检查尿常规：蛋白质（+），白细胞 0~1 个/HP，上皮细胞少许，颗粒管型 0~1；血常规：血红蛋白 119g/L，白细胞 5.2×10^9/L，中性分叶 28%，淋巴细胞 72%。刻下，颜面稍浮，食欲、二便可，舌红苔白、中根部黄，脉细弦微数。

证属　脾失健运，水湿外溢。

治法　健脾理气，疏风利水。

方药　五皮散合防己茯苓汤加减化裁。生姜皮 5g、大腹皮 6g、陈皮 5g、茯苓皮 6g、桑白皮 6g、防

己 5g、防风 5g、冬瓜皮 10g、薏米 12g、白茅根 15g、鸡内金 5g，7 剂，日一剂，水煎服。

1989 年 2 月 27 日二诊　药后浮肿减，精神好转。尿常规：蛋白质（++），颗粒管型已消失。舌苔中根部黄苔已退，脉如前。守方加白花蛇舌草 12g、茯苓 10g、生黄芪 15g、赤小豆 10g、鹿含草 10g，以增加益气解毒之效，再投 7 剂。

1989 年 3 月 6 日三诊　尿蛋白已由"++"转为"痕迹"。现晚上读书后觉得眼睛干涩，纳可，舌红苔白、根部苔稍厚，脉细弦。守方再服 7 剂而愈。

1989 年 5 月 4 日随访　尿常规复常，浮肿已愈。

按　急性肾小球肾炎，主要是 β-溶血性链球菌感染所致，常在上呼吸道感染、皮肤感染、猩红热等病后发生。其他病原微生物如细菌、病毒及寄生虫等亦可致病。本病多见于儿童。《素问·水热血论》云："勇而劳甚则肾汗出，肾汗出逢于风，内不得入于脏腑，外不得入越于皮肤，客于玄府，行于皮里，传为胕肿，本之于肾，名曰风水。"患孩脏气未充，脾失健运。复感风邪犯肺，肺为水之上源，肺失宣肃，不能通调水道，下输膀胱，以致风遏水阻，风水相搏，溢于肌肤，发为水肿。故治以健脾理气，疏风利水。方用五皮散合防己茯苓汤加减化裁，服药三周，而获痊功。

【案例 2】 产后水肿

李某某　女　32 岁　农民

1973 年 12 月 29 日初诊　产后数天，遍身浮肿。分娩后出现全身浮肿，食欲无味，咳而微喘。有咳喘史。舌苔薄白、舌质淡红，脉浮无力。

证属　脾肾不足，产后虚风。

治法　健脾温肾，疏风利水。

方药　五皮散加味。五加皮三钱、茯苓皮三钱、大腹皮二钱、陈皮二钱、桑白皮三钱、生姜皮二钱、光杏仁二钱、桔梗三钱、前胡三钱、当归三钱、川芎二钱、赤芍三钱、黑附片三钱，2 剂，日一剂，水煎服。

1974 年 1 月 3 日随访　药后肿消喘平。

按　患者素体肾虚脾弱，产后气血骤虚，元气受损，复感风邪而浮肿咳喘。治以健脾温肾，疏风利水。方用五皮散加入黑附片、前胡以健脾温肾，疏风利水。肿消咳止。

【案例 3】 浮肿（右肾囊肿并积水）

陈某某　女　63 岁　居民

2015 年 2 月 18 日初诊　面部浮肿 1 个多月。腰酸以右侧为重伴尿灼。近来下肢也微浮。在市某医院检查，彩超报告：右肾集合系统局部分离约 10mm×8mm。诊断意见：考虑右肾囊肿，右肾肾盂局部扩张。检查尿常规：蛋白质少许 0.15g/L、潜血少许 10cell/ul。镜检：红细胞 2~5 个 /HP、白细胞 0~5 个 /HP。纳食尚可，大便调。舌红苔薄而淡黄，脉细软。

证属　下焦热结，脾虚水泛。

治法　健脾利水，凉血化瘀。

方药　五皮散合小蓟饮子加减化裁。生姜皮 6g、大腹皮 10g、茯苓块 10g、茯苓皮 10g、桑白皮 15g、陈皮 10g、小蓟 20g、竹叶 10g、炒藕节 10g、生蒲黄 10g、焦栀子 10g、田七粉 5g（分二次冲服）、车前草 30g，7 剂，日一剂，水煎服。

2015 年 2 月 26 日二诊　腰痛显减，下肢浮肿消。舌红苔薄白，脉微弦而少力。守方再进 7 剂。

2015 年 3 月 5 日随访　肿已除，纳已香。

按　肾积水，由于其尿路梗阻原发病因、梗阻部位、程度和时间长短的不同，肾积水的临床表现和病情转化也不同。部分患者无症状，有的则表现为腰腹部疼痛、排尿困难、恶心呕吐、血尿等。由于检查发现肾囊肿，无特殊治疗办法，而就诊于中医。按下焦热结，脾虚水泛论治。方用五皮散合小蓟饮子加减化裁，以健脾利水，凉血化瘀。服药两周而愈。

【案例 4】 胃胀（胆囊术后）

刘某某　女　59 岁　自由职业

2013 年 3 月 10 日　胃胀并闷痛绵延 3 年余。缘于 2010 年因胆石症而行胆囊切除术后，经常胃胀并闷痛。数年来，纳呆食差，多食则饱胀不舒，腰酸胀，下肢稍浮肿，按之有浅凹陷。大便量少而黏腻。舌红苔薄白，脉细弦软、关尤少力。

证属　寒滞中焦，脾虚水泛。

治法　温中祛寒，健脾行水。

方药　五皮散合厚朴温中汤加减化裁。生姜皮 10g、大腹皮 15g、薏米 30g、生黄芪 30g、茯苓块 10g、茯苓皮 10g、陈皮 10g、桑白皮 10g、川芎 10g、炒苍术10g、泽泻25g、草果10g、九香虫6g、炒厚朴15g、法半夏10g、三白草根15g，7剂，日一剂，水煎服。

药尽随访　喜告，药后足肿消，胃胀止。

2016年5月16日再访　胃胀、足肿至今未复发。

按　胆囊切除后，消化功能会下降，有些人在短时间内没有办法代偿，导致消化不良，出现腹胀、胃胀。患者三年尚未获得康复，实际上术后脏腑损伤，致脾胃虚弱，运化失职；术中感受寒邪，中焦寒滞，运化尤弱，水湿外泛，造成胃胀、浮肿。治以温中祛寒，健脾行水。方用五皮散合厚朴温中汤加减化裁而获愈。

11. 胆道排石汤（Ⅱ号）

胆道排石汤（Ⅱ号），源于《新急腹症学》引自青岛市立医院方。方由金银花、连翘、金钱草、茵陈、郁金各30g，木香18g，黄芩、枳实各12g，大黄30g，芒硝6g，水煎服。其功用清热燥湿，通里攻下。主治：湿热型或脓毒型胆道系统感染、胆石症。胁痛如掣如绞，拒按，或可触及包块，发热，口苦咽干，恶心呕吐，或有黄疸，大便秘结，尿少色黄。临证使用或随证加减用其治疗因胆病致胁痛、黄疸，疗效迅速。

【案例1】　胁肋痛（胆管结石）

陈某　男　18岁　学生

2016年10月3日初诊　胁肋痛反复发作。某医院B超诊断：胆管结石5cm×5cm大小。神疲乏力，动则气喘吁吁，纳可，眠差，不易入睡，二便调。舌红苔白，脉细弦数。

证属　肝郁气滞，湿热蕴结。

治法　疏肝健脾，利胆排石。

方药　胆道排石汤加味。绵茵陈10g、黄芩10g、广木香10g、枳实10g、金钱草15g、金银花15g、连翘10g、芒硝5g、生大黄6g、郁金10g、法半夏10g、陈皮10g、炙甘草5g、茯苓15g、茯神15g、鸡内金30g、北柴胡10g、生麦芽30g、炒白术10g、泽泻10g、炮山甲3g（打粉冲服），7剂，日一剂，水煎服。

2016年11月4日二诊　彩超复查：胆管内结石已裂开，最大的3cm×3cm。舌红苔白，脉弦细而软。守方再服7剂而胁肋痛止，诸症缓解。

按　患者因胁肋痛，检查发现胆囊结石，B超证实并测出为5cm×5cm大小。经服胆道排石汤加味7剂，胆囊内结石裂开，最大的为3cm×3cm。可见中药治疗胆石症，值得进一步探索。

【案例2】　黄疸（胆总管中下段泥沙样结石并不全梗阻）

王某某　男　63岁　农民

1995年7月8日初诊　高热，寒战2天。并出现黄疸，体温39℃。故赴昌求治。由于来昌已晚，病情又急，先拟服胆道排石汤一剂，并申请检查。今日B超提示：①肝外阻塞性黄疸；②胆总管中下段泥沙样结石，并不全梗阻。昨日服药后高热，寒战已退。舌红苔淡黄相兼，脉弦缓。

证属　湿热熏蒸，瘀毒蕴结。

治法　清热利湿，通里攻下。

方药　胆道排石汤加味。绵茵陈30g、广木香10g、金银花30g、金钱草15g、连翘10g、黄芩10g、枳实10g、芒硝6g（后下）、生大黄6g、郁金15g、虎杖15g，7剂，日一剂，水煎服。

随访　药后热退，病情稳定，带药回乡。

按　患者高热、寒战、黄疸，在等待检查期中，据其脉证按湿热熏蒸，瘀毒蕴结论治。服胆道排石汤一剂而高热、寒战退，给检查治疗赢得了时间。

【案例3】　胁痛（胆泥淤积并胆囊炎）

彭某某　女　57岁　居民

1998年9月14日初诊　右上腹及肋下胀痛、灼热10余天。在丰城市中医院CT检查诊断为胆囊炎、胆泥淤积。经服消炎利胆片、乙酰螺旋霉素片未效。纳尚可，食后上腹及胁肋胀痛甚，二便调。舌淡暗红苔白润、舌中部苔淡黄，脉软。

证属　湿热熏蒸，瘀毒蕴结。

治法　清热利湿，疏肝利胆。

方药　胆道排石汤加味。绵茵陈15g、广木香10g、枳实10g、金银花15g、连翘10g、金钱草15g、黄芩10g、生大黄6g、郁金12g、芒硝5g（冲服）、制香附10g、北柴胡10g、陈皮10g、鸡内金30g、延胡索10g、川楝子10g，7剂，日一剂，水煎服。

1998年9月25日二诊　服中药后，右上腹疼痛及纳后胀均缓解，但胆囊区仍有堵塞感。舌红苔薄白，脉细弦软。守方加减进退再进。

1998年12月2日再诊 共续服45剂。11月25日B超复查报告：胆囊壁稍毛糙；肝内胆管未见明显异常。

按 胆泥淤积，通常由于结石或息肉造成胆囊收缩功能出现障碍，使胆汁长时间沉积于胆囊内，导致水分脱失后胆汁发生淤泥状改变。从而诱发右上腹胀痛或隐痛，甚则消化不良、食欲缺乏等一系列临床症状，最佳治疗方案是外科手术。中医则据其脉证，按湿热熏蒸，瘀毒蕴结论治。治与胆道排石汤加味以清热利湿，疏肝利胆。服药至45剂，淤泥清除，获得康复。

12. 萆薢分清饮

萆薢分清饮，源于《杨氏家传方》，又称萆薢分清散。方由益智仁、川萆薢、石菖蒲、乌药各等分组成，上药研为细末。每服9g，以水230ml，入盐少许，同煎至160ml，空腹时温服。方中川萆薢利水去湿，分清化浊为主药；益智仁温肾阳、缩小便为辅；乌药温阳化气，石菖蒲化浊利窍为佐；食盐咸以入肾为使。诸药合用，共成温肾利湿，分清去浊之功。主治：膏淋、白浊。其症小便频数，混浊不清，白如米泔，凝如膏糊。临证使用或随证加减治疗尿浊（乳糜尿）及肾虚湿盛之阳痿显效。

【案例1】 阳痿（性功能障碍）

袁某某 男 35岁 农民

1981年1月5日初诊 阳事不举1个月，腰疼发作3余月。3年前患腰痛伴耳鸣，之后经常发作。近3个月腰痛加剧，并牵涉双侧睾丸亦胀痛并畏冷，丧失性欲1个来月，有时稍有勃起不久即自行萎软。睡眠、饮食无碍。大便正常，小便解时泛泡沫，之后有白色膏脂沉淀物。舌红苔薄白而滑润、舌体胖中间有龟纹、舌边有齿痕，脉细弦无力、尺尤弱。

证属 肾虚湿盛，清阳郁遏。

治法 温肾利湿，别浊升清。

方药 萆薢分清饮加味。益智仁12g、川萆薢15g、石菖蒲7g、台乌药12g、茯苓12g、甘草梢7g、川牛膝12g、车前子10g、菟丝子10g、食盐少许，5剂，日一剂，水煎服。

1981年1月9日二诊 腰及睾丸胀痛大减，服药期间滑精2次，阴茎勃而不坚。纳香。舌红苔薄黄，脉细弦少力。守方加芡实10g、煅龙骨15g、煅牡蛎15g，以涩精止遗，再投5剂。

1981年1月16日三诊 小便已清澈，膏脂样沉积物减少。滑精已止，阳事能举，仍举而不坚。舌质淡红、苔薄黄，左脉弦、右脉细弦。患者湿浊渐清，阳气得伸。当下，肾虚精亏，故阳事举而难坚。拟补肾填精调治。

①方药：五子衍宗丸加味。枸杞15g、五味子5g、覆盆子10g、车前子10g、菟丝子10g、韭菜子10g、怀牛膝10g、熟地黄12g、牡丹皮10g、泽泻10g、淮山药15g、茯苓10g、芡实10g，日一剂，水煎服；

②食疗：每周食狗肉500~750g，分2~3次隔天炖食，以温肾壮阳。

1981年2月24日 后服药、食疗2周，诸症悉除，房事复常。

按 患者之阳痿乃劳欲太过，脾肾亏虚，运化失职，形成湿盛，阳气郁遏，致使宗筋弛纵而阳痿。故前期治与萆薢分清饮加味以温肾利湿，别浊升清；后期五子衍宗丸＋食疗，获得康复。

【案例2】 尿浊（乳糜尿）[1]

徐某某 女 60岁 农民

2012年8月8日初诊 尿白混浊如泔反复发作已6年，加重3个月。当地医院诊断为乳糜尿。曾服中药可缓解，停药则发。同时失眠，难以入睡，白昼则神疲乏力。乘车就诊而晕车。纳尚可，大便调。血压120/80mmHg。舌红苔白、舌中细纵裂，脉弦重按无力。

证属 湿热蕴积，注于下焦。

治法 清热利湿，分清泌浊。

方药 ①萆薢分清饮加味。川萆薢30g、石菖蒲10g、益智仁10g、茯苓30g、台乌药12g、猪苓15g、五爪龙15g、白茅根30g、山药15g、薏苡仁30g、刺五加15g、食盐1g，10剂，日一剂，水煎服；

②归脾丸（浓缩），每日3次，每次8粒，以养血归脾。

2012年8月18日二诊 服至3剂，尿清，劳作后又混浊。舌红苔白、舌尖有两条细短纵裂，脉弦重按少力。守方加鸡内金10g，以助健脾助运，再投 7 剂。

2012 年 8 月 24 日三诊　电话诉：3 剂后尿又清，目前休养而未参加劳动。纳食香，大便调，要求续服 10 天。故守方再投 10 剂；归脾丸同时服用。

2012 年 9 月 3 日四诊　今日乘车已未再晕车，未再出现尿白混浊，睡眠也安稳。仍有些神疲乏力。舌红苔薄白、舌中仍碎裂，脉细弦软。守方加太子参 10g、漂白术 10g、生甘草 5g，以提高健脾益气之力，再服 10 剂；同时配服归脾丸。

2012 年 10 月 8 日五诊　上月底出现短暂尿白混浊，之后自行复清。有时腰痛，腰一痛则尿混并足软，但睡眠已安稳，纳可，大便调。舌红苔薄白、舌面仍呈网状细裂纹，脉细弦软。守方再进 7 剂以善后。

随访　告愈。

按　《医碥·淋》云："膏淋，湿热伤气分，水液混浊，如膏如涕如米泔。"湿热蕴结下焦，乃至气化不利，清浊相混，脂液失约，而脾虚失运是本。故治与草薢分清饮加味以清热利湿，分清泌浊；同时以归脾丸配合以养血归脾，共建痊功。

【案例 3】 尿浊（乳糜尿）[2]

邹某某　男　24 岁　自由职业

2000 年 8 月 30 日初诊　浊尿反复发作已 4 年。4 年来经常尿浊，呈米泔样。经中西药治疗未效。纳少，眠可，大便尚调。今日检查尿常规：红细胞 1~2 个 /HP，草酸钙结晶少许，PH ≤ 5.0。舌红苔黄、中根厚腻，脉滑少力。

证属　脾肾两虚，湿浊下注。

治法　补脾益肾，分清泌浊。

方药　①草薢分清饮加味。益智仁 10g、川草薢 15g、石菖蒲 10g、台乌药 12g、生甘草 10g、食盐少许（约 1g）、白茯苓 10g、薏苡仁 30g、黄柏 10g，7 剂，日一剂，水煎服；

②归脾丸（浓缩），每日 3 次，每次 8 粒，补脾益气。

2000 年 9 月 6 日二诊　乳糜尿次数减少，大便调。今日尿常规：白细胞 0~1 个 /HP，余无明显异常。舌红苔黄稍腻，脉略濡。守方加苍术 10g，以助燥湿健脾，再进 7 剂。

随访　家长告愈。

按　患者乃病久脾肾两亏，下元不固，不能制约

脂液所致。故治与草薢分清饮以分清泌浊；以归脾丸补脾益肾，共建痊功。

13. 三痹汤

三痹汤，源于《妇人大全良方》。方由川续断、杜仲（姜汁炒）、防风、桂心、细辛、人参、白茯苓、当归、黄芪、川牛膝、白芍、甘草各 30g，秦艽、生地黄、川芎、川独活各 15g，上药㕮咀为末。每服 15g，用水 300ml，加生姜 3 片、大枣 1 枚，煎至 150ml，去渣，空腹时热服。方中芎、归、地、芍养血疏木，活血祛风；人参、茯苓、甘草、黄芪补中益气，健脾渗湿；肉桂、杜仲、牛膝、续断温阳散寒，强腰益筋；细辛搜经祛寒；秦艽、防风散经络之风痹；独活善祛伏风游风。共成扶正祛邪之剂。其功用养血疏风，祛湿逐痹。主治：气血凝滞，手足拘挛、风痹、气痹。临证使用或随证加减，用治腰腿痛、双足麻木、萎躄等证，均收速效。

【案例 1】 双足麻木（末梢神经炎）

邓某某　女　54 岁　退休工人

2012 年 1 月 31 日初诊　双足麻木，以右为甚。走路不平衡并向前倾，捫腿时麻木加重已半个月。曾在江西省中医院服中药一个月，针灸两个疗程，之后出现血压升高至 160/100mmHg 而停药。舌红苔薄白、舌边稍腻，脉细弦软。

证属　肾虚血弱，风寒闭阻。

治法　祛风通络，益肾健步。

方药　三痹汤加味。桂枝 15g、独活 10g、羌活 10g、秦艽 10g、防风 15g、细辛 3g、当归 15g、川芎 15g、白芍 15g、生地 15g、茯苓 15g、杜仲 20g、川牛膝 30g、党参 15g、炙甘草 6g、徐长卿 15g、生黄芪 30g、川断 15g、生石膏 35g、黑附片 10g、生麻黄 5g，7 剂，日一剂，水煎服。

2012 年 2 月 7 日二诊　走路不平衡并向前倾已药后病去。但睡眠、捫腿时，仍会麻木、腰稍痛。舌红苔白，脉细微弦。药已中的，守方再投 7 剂。

2012 年 2 月 16 日三诊　血压 135/85mmHg，腿麻再减。舌红苔白，脉细弦软。守方再服 7 剂获愈。

按　《素问·痹论》云："痹在于肉则不仁。"又云："病久入深，荣卫之行涩，经络时疏，故不通，

皮肤不营,故为不仁。"《金匮要略·中风历节病脉证并治》亦云:"夫风之为病……邪在于络,肌肤不仁。"本病乃气血虚弱,经络失荣,加被微风而成。故治与三痹汤以祛风通络,益肾健步获愈。

【案例 2】 痿躄（腰椎间盘突出）

熊某某 男 61岁 居民

2013年10月17日初诊 右腰腿痛伴双手麻木、卧床4个多月。缘于腰腿疼痛,以右侧为甚,由于逐渐加重并卧床而入南昌大学第二附属医院住院治疗。检查诊断为腰椎间盘突出,经治疗后,毫无起色,带药回家康复。刻诊,卧床不起,右腰腿疼痛,并右下肢麻木胀痛、肌肉痿缩明显（中度）。伴双手麻木。纳、眠尚可,二便如厕需人扶持,但尚通畅。舌红苔白,脉细微数。

证属 肝肾亏虚,气血凝滞,瘀血闭阻。

治法 补益肝肾,活血化瘀,疏通经络。

方药 ①针刀治疗:取俯卧位腰部放松;严格按照外科无菌操作;用3#-1.0×80小针刀,针对L4~5、L5~S1棘上旁开2指针刺,纵向疏通上下关节突内外侧缘;右臀区环跳针刺松解;委中穴针刺;术后,注意卫生防护、避免劳作、饮食清淡。

②三痹汤加味。独活10g、川续断15g、北防风10g、秦艽10g、细辛3g、当归尾10g、当归身10g、川芎10g、白芍30g、生地15g、桂枝10g、茯苓15g、杜仲20g、川牛膝10g、怀牛膝10g、党参15g、炙甘草6g、北黄芪30g、桃仁泥10g、川红花10g、徐长卿15g、千斤拔50g、西红花1.5g（分两次泡服）,7剂,日一剂,水煎服。

2013年10月25日二诊 妻代述:服药时当即有些头晕,同时出现身痒烦躁。但针、药后已能起床、站立,仍不能持久。守方加知母15g、生石膏25g,以助润燥疏风,再投7剂。

2013年11月1日告 身痒已除。行、坐、站均已无碍。嘱其适当运动并将息,以利康复。

2019年5月11日相聚时喜告 已完全康复。

按 《素问·痿论》云:"五脏使人痿……故肺热叶焦,则皮毛虚弱急薄,著则生痿躄也;心气热,则下脉厥而上,上则下脉虚,虚则生脉痿,枢折挈胫纵而不任地也;肝气热,则胆泄口苦,筋膜干,筋膜干则筋急而挛,发为筋痿;脾气热,则胃干而渴,肌肉

不仁,发为肉痿;肾气热,则腰脊不举,骨枯而髓减,发为骨痿。"因此,痿躄之病机复杂,牵涉到多个脏腑,康复艰难。本案先以小针刀术直接疏通经络,去其瘀滞;次与三痹汤加味补益肝肾,活血化瘀,祛风通络,共建痊功。

【案例 3】 腰痛（腰椎间盘突出）

熊某某 女 43岁 居民

2014年3月25日初诊 左腰腿痛已5年。生育后一直有腰痛及痛经史。每在经行时不仅腹痛,而且腰腿痛发作并加重。腰痛自腰眼处向臀部大腿外侧放射,双膝也经常疼痛。经磁共振检查报告:腰椎间隙轻度突出。纳、眠尚好,二便通调。舌红苔白,脉沉细无力。

证属 风寒凝滞,经络闭阻。

治法 祛风蠲痹,活血通络。

方药 三痹汤加减。羌活10g、独活10g、生黄芪35g、川续断15g、川牛膝15g、党参15g、北防风15g、细辛3g、当归10g、川芎10g、白芍15g、桂枝10g、茯苓15g、炒杜仲20g、炙甘草6g、熟地15g、黑附片10g、秦艽10g、制川乌5g、制草乌5g,7剂,日一剂,水煎服。

2014年4月3日二诊 药后疼痛缓解。舌红苔薄白,脉细弦、重按少力。守方加制乳香3g、制没药3g,以助活血散血,再服7剂后告愈。

按 患者左侧腰痛,痛引腰胯及双膝,本为肝肾亏虚,筋脉失养,经期发作,可作资证;复被风寒,风冷侵袭,血气击搏,发为腰痛。故治与三痹汤以祛风蠲痹,活血通络获愈。

十五、祛痰剂

1. 二陈汤

二陈汤,源于《太平惠民和剂局方》,方由半夏（洗）、橘红各150g,茯苓90g,甘草（炙）45g,为粗末,每服12g,用水150ml,生姜7片,乌梅1个,同煎至90ml,去渣热服,不拘时候。方中半夏、陈皮味辛苦性温,归经肺、脾、胃,辛则能散能行,苦则能燥能降,半夏辛开苦降,下冲逆而止咳嗽,降浊阴而止呕吐、去水饮、涤痰涎;陈皮燥湿健脾,和中止

呕，理气化痰；茯苓甘淡性平，利水燥土；甘草、生姜、乌梅辛温甘酸，入肺脾胃三经，生姜温胃止呕，乌梅收敛肺气；甘草补中培土。诸药合用，共奏燥湿化痰，理气和中之功。主治：痰湿内阻，脾胃不和，胸脘痞闷，呕吐恶心，或头眩心悸，或咳嗽痰多。由于半夏、橘红陈者效良，故名二陈汤。临证使用本方，多弃乌梅，防其敛阴束邪；久咳久嗽者用之。或在方中加红枣，取其解药毒、补五脏，同时与生姜相伍，又能益脾和营。在治疗因湿痰所致之疾随证加减，诸如：咳嗽、口水增多、乳癖等均收良效。

【案例1】 咳嗽（急性支气管炎）

任某某 男 62岁 农民

1999年5月8日初诊 咳嗽2个月。始为感冒，服用感冒通后，感冒症状解除，继之咳嗽。服用螺旋霉素，及枇杷止咳糖浆，均未见效。刻下，每在静时则欲咳，不咳即胸部憋闷，痰少不易咳出，若咳出少许浓痰则觉胸宽舒畅。纳果食少，二便尚调。听诊：两肺呼吸音稍粗糙。舌红苔白，脉细。

证属 风寒袭肺，痰湿内阻。

治法 燥湿和中，宣肺止咳。

方药 二陈汤合三拗汤加味。法半夏10g、茯苓15g、五味子10g、陈皮10g、生甘草6g、生姜3片、红枣3枚、生麻黄3g、杏仁10g、北沙参15g，日一剂，水煎服。

1999年9月12日电话随访 10剂药后咳愈。

按 本案咳嗽，类似于支咳，即《诸病源候论·咳嗽候》云："支咳，心下硬满。"乃风寒袭肺，痰湿内阻所致。故治与二陈汤合三拗汤以燥湿和中，宣肺止咳。

【案例2】 口冒清水（口腔唾液过多）

徐某某 女 37岁 职工

2011年8月25日初诊 口冒清水3天，纳食尚好，口气酸腐。大便稀溏。舌红苔薄白，脉细软。

证属 寒湿犯胃，运化失常。

治法 祛寒燥湿，和胃助运。

方药 二陈汤合不换金正气散加减。法半夏15g、陈皮10g、茯苓15g、生甘草5g、藿香10g、炒厚朴15g、炒苍术10g、广木香10g、砂仁5g、炒白术10g、枳实10g、红枣5枚、生姜3片，5剂，日一剂，水

煎服。

2011年9月5日二诊 白昼口冒清水止，睡眠时仍口水多。舌红苔白润，脉细软。守方加焦山楂30g、炒谷芽30g、炒麦芽30g、党参15g，以益气健脾，再服5剂以善后。

随访 药尽而愈。

按 口水过多，西医认为：正常人一天分泌1000~1500ml唾液。过多的致病因素为：吞咽障碍、颌骨损伤、口腔炎症及溃疡等；而中医辨证，多责之为寒与湿。故燥湿祛寒，收效甚好。

【案例3】 睡眠流口水（自主神经功能紊乱）

胡某某 男 77岁 退休干部

2013年11月29日初诊 睡眠后不自觉流口水已1月余。饮食无改变，血糖控制在6.4mmol/L左右。近期失眠，不易入睡。舌红苔白，脉稍大而微弦、重按少力。

证属 脾虚胃弱，津液失摄。

治法 燥湿健脾，和胃摄津。

方药 二陈汤合四君子汤加味。法半夏15g、炙甘草6g、茯苓15g、陈皮10g、乌梅6g、生姜3片、党参15g、炒白术10g、砂仁6g、山药15g、芡实15g，5剂，日一剂，水煎服。

2013年12月5日二诊 药后口水止，停药2天，昨晚又流口水。舌红苔白，脉仍弦而稍大、重按少力。守方再服7剂以善后。

2013年12月20日喜告 药尽症去。

按 患者年近耄耋，已是年迈体虚，脾胃虚弱，津液失摄。故治与二陈汤合四君子汤以燥湿健脾，和胃摄津获愈。

【案例4】 乳癖（乳腺小叶增生）

周某某 女 30岁 居民

2013年7月20日初诊 双乳腺增生。左乳房内侧有一硬块按之疼痛，月经量少，色暗有块。南昌市第三人民医院彩超提示：双乳腺体层厚薄不一，回声强弱不均；左乳内侧腺体层内见大小约2.6cm×1.3cm低回声不均质团块，边界不清；CDFI示血流信号I级。诊断：考虑炎性病变可能性大，乳腺增生症。心情紧张，担心病变。纳眠尚可。舌红苔白，脉细左关

弦、均少力。

证属　肝郁气滞，痰瘀胶结。

治法　疏肝理气，豁痰散结。

①方药　二陈汤合橘皮竹茹汤加味。法半夏10g、茯苓10g、竹茹15g、生甘草5g、醋柴胡10g、青皮10g、陈皮10g、三棱6g、莪术6g、浙贝母20g、丝瓜络15g、炒橘核10g、延胡索15g、皂角刺15g、炮穿山甲1.5g（打粉冲服）、内红消30g、赤芍15g、白芍15g，7剂，日一剂，水煎服；

②心理疏导，分析病情，调整其情绪，放下思想包袱，以利康复。

2013年7月30日二诊　肿块已见缩小，已不痛。昨日行经，两肋下有些胀痛，经血暗红，有血块，腰痠。舌红苔薄白，脉细弦软而微数。

①调经方药：桃红四物汤加减。当归10g、川芎10g、北柴胡10g、青皮10g、陈皮10g、延胡索10g、赤芍15g、生地黄15g、桃仁泥10g、川红花10g、北山楂10g、益母草15g、杜仲20g，3剂，水煎服，日一剂；

②守7月20日方再进7剂。

2013年8月12日三诊　左乳房内包块已缩为黄豆大小，近期睡眠十分安稳，纳可便调。舌红苔白，脉细而微弦。守方再服7剂以善后。

电话喜告　药尽乳房肿块消失。

按　乳癖多因冲任不调，情志不畅，肝气不舒，或过多忧思伤脾，运化失司，痰浊结聚而成。本案则是肝郁气滞，痰瘀胶结所致。故治与二陈汤合橘皮竹茹汤以疏肝理气，豁痰散结；同时辅以心理疏导，以利康复。双管齐下，共建奇功。

2. 导痰汤

导痰汤，出自《重订严氏济生方》。方由半夏（汤泡七次）120g，天南星（炮、去皮）、橘红、枳实（麸炒）、赤茯苓各30g，甘草（炙）15g，上为粗末，每服12g，用水300ml，加生姜10片，煎至240ml，去渣，食后温服。方中南星燥湿化痰、祛风散结，枳实下气行痰，共为主药；半夏功专燥湿祛痰，陈皮行气消痰为辅，以助主药豁痰顺气之功；茯苓渗湿，甘草和中，生姜温中和胃化痰。全方共建燥湿豁痰，行气开郁。主治：痰涎壅盛，头目眩晕；或痰饮留积，胸膈痞塞，胁肋胀满，头痛吐逆等证。

临证运用本方或随证加减，或据其兼证，配合他方以协同，治疗因痰致病，诸如痰核（淋巴结炎）、咳嗽晕厥、眩晕、梦魇、少寐、卒中、头悸等，均收效甚显，临床足见其治疗范围之广泛。临证郁于地域及偏于痰热者居多，方中制天南星性温，故以性凉之胆南星代之。

【案例1】　痰核（淋巴结炎）
杨某　男　48岁　职工

2013年10月11日初诊　颈淋巴结肿大并引起全身淋巴结疼痛并盗汗7个多月。于今年3月8日在南昌大学第一附属医院彩超检查报告：①双侧颈部、左侧腋下、左侧腹股沟区低回声，考虑淋巴结；②肝囊肿；③右侧腋下、胆囊、胰腺、双侧涎腺未见明显异常。3月又赴上海长征医院，做腹股沟淋巴活检及CT全身扫描，均未发现异常。5月8日复查发现右肾下极见一0.8cm×0.7cm强回声，后伴声影，余同前。10月10日复查如上。曾在江西省胸科医院排除结核，并服了中药二个月，盗汗略有减轻，但淋巴结疼痛，活检又未见异常。舌红边甚苔黄，脉细弦、重按少力。

证属　涎饮流注，痰气郁结。

治法　燥湿豁痰，行气开郁。

方药　导痰汤加减。法半夏15g、陈皮10g、茯苓15g、茯神15g、枳实10g、胆南星10g、生甘草6g、夏枯草30g、竹茹15g、蛇六谷15g、猫爪草15g、重楼10g、昆布15g、红枣5枚、生姜3片、三叶青10g（打碎）、地骨皮30g、牡丹皮10g、败酱草30g，7剂，日一剂，水煎服。

嘱　忌食鱼虾、油腻；饮食清淡，不饮酒，适当体育锻炼。

2013年10月23日二诊　盗汗见减，淋巴结疼痛减轻。舌红苔淡黄，脉细而微弦。守方加土茯苓30g，再投4剂。

2013年10月20日三诊　疼痛止，盗汗缓解，精神增，因出差福建吃了公鸡，症状出现反弹，舌红苔微黄、舌中稍厚，脉细弦。守方再投7剂。

2014年4月4日四诊　盗汗止。疼痛缓解，精神状态较前明显提升。彩超复查：颈淋巴未增大，也未缩小。舌红苔白，脉细弦软。守方再投7剂。

2014年6月30日五诊　感觉良好，盗汗止，要求续服。舌红苔微黄，脉弦软和缓。守方加蛇舌草

30g，以清热散结，善后。

随访　疼痛与盗汗已止，症情稳定。

按　本证多由情志不畅，郁怒忧思，脾虚失运，痰气凝结而成，故治与导痰汤以燥湿豁痰，行气开郁。临床获愈。

【案例2】 瘰疬（淋巴结肿大）
陆某　男　64岁　居民

2011年6月18日初诊　左颈侧麻辣不适，入南昌大学第二附属医院就诊检查，彩超报告：左侧颈部多个淋巴结肿大，最大7×8mm；轻度脂肪肝，胆结石，胆息肉。尿常规：无明显异常；触诊：左胁窝可扪及一豆大淋巴结。舌暗红苔白、中根部苔黄厚，脉滑。

证属　肝郁脾虚，痰湿内聚，流注肌表。

治法　行气燥湿，化痰通络，消肿散结。

方药　导痰汤加味。法半夏15g、茯苓15g、茯神15g、陈皮10g、枳实10g、炙甘草5g、胆南星10g、浙贝母20g、竹茹20g、炒莱菔子10g、葛根15g、红枣5枚、生姜3片、广木香10g，7剂，日一剂，水煎服。

2011年6月26日二诊　左侧颈淋巴结已消失，左胁淋巴结也缩小。舌根黄厚、舌中根黄厚苔已转浅黄、厚苔面积已缩小至舌根中间，脉仍滑。守方加川黄连3g，猫爪草15g，以助清化热痰、消肿散结，再投7剂。

2011年12月17日再诊　辨证加减共服中药112剂。服药期间，又发现腹股沟淋巴肿痛。故一直坚持服药，刻下，颈、胁淋巴结稳定。舌红苔薄白、舌中灰黄，脉微数微弦。守方加减以善后。

随访　病情稳定，淋巴结未再肿痛。

按　本案亦由情志不畅，郁怒忧思，脾虚痰盛，痰气凝结而成，故治与导痰汤以燥湿豁痰，行气开郁。临床获愈。

【案例3】 咳嗽晕厥（咳嗽晕厥综合征）
张某某　男　61岁　居民

1993年3月20日初诊　咳嗽2个月。因感冒诱发咳嗽，一直未愈，剧咳时会出现短暂昏仆，不省人事，几十秒钟后自行苏醒，日作2~3次。咳吐白色黏痰，咳而不爽，口苦，纳尚可，二便调。3月9日在南昌市中西结合医院，检查心、脑电图无明显异常，发现血压偏低（具体不详），并静脉滴注青霉素及肌

内注射抗生素6天，服中药10余剂未效。舌红苔微黄而腻，脉弦滑而数。

证属　肺虚感寒，痰涎壅盛，痰迷心窍。

治法　燥湿健脾，降逆豁痰，利窍宁神。

方药　导痰汤加味。法半夏10g、茯苓30g、制南星10g、枳实20g、陈皮10g、炙甘草6g、车前草10g、泽泻10g、代赭石30g、鲜竹沥1支（兑服），黄芩10g、川贝母10g、姜3片、枣5枚，7剂，日一剂，水煎服。

嘱　饮食忌生冷油腻。

1993年3月27日二诊　咳减，尤以晚间效果显然，痰量减少，晕仆未发。刻下，双眼昏朦，二便调，血压85/60mmHg，仍偏低。舌红苔白滑，脉细滑。守方去黄芩10g，再服7剂。药尽告愈。

按　咳嗽晕厥综合征原因尚不明确。一般见于慢性呼吸道疾病的男性患者，亦可见于房室传导阻滞、梗阻性心肌病、颈动脉窦过敏、动脉粥样硬化等。患者在剧烈咳嗽时，胸、腹内压急剧上升，引起一过性脑缺血；也可通过蛛网膜下腔传递到颅内，咳嗽时脑脊液压力迅速升高，压迫脑血管造成脑缺血。中医按肺虚感寒，痰涎壅盛，痰迷心窍论治。方用导痰汤加味以燥湿健脾，降逆豁痰，利窍宁神获愈。

【案例4】 眩晕（病毒性感冒）
何某某　女　68岁　居民

1998年3月27日初诊　头晕，如坐舟车一周。缘于上周感冒发热之后，头晕、头痛伴咳嗽、呕吐，口苦，口干不欲饮。咳嗽呕吐后，头晕可获暂时缓解。素有眩晕症史，每遇感冒发作。血压120/75mmHg，舌暗红苔淡黄稍厚，脉滑、按之少力。

证属　脾虚肺弱，痰饮上犯。

治法　行气燥湿，化痰止晕。

方药　导痰汤加味。法半夏10g、茯苓30g、陈皮12g、红枣5枚、胆南星10g、枳实10g、炙甘草6g、老生姜3片、竹茹10g，4剂，日一剂，水煎服。

1998年4月1日告知　头晕、呕吐已愈。

按　元·朱震亨谓："无痰则不作眩"。本案则是劳倦太过，损伤脾胃，健运失司，乃至水谷不化，聚湿生痰，痰湿中阻，则清阳不升，浊阴不降，清窍被蒙，发为眩晕。故治与导痰汤以行气燥湿，化痰止晕。四剂药而愈。

【案例5】 梦魇（睡眠瘫痪症）

尚某某 男 35岁 职工

2009年4月30日初诊 梦魇缠绵已半年。刚睡不久时则出现浑身重压而不能动弹，挣扎致醒，就是在小车内瞌睡时也会出现。而且乏力身重，体胖，体重85kg，身高168cm。纳好，二便调。血压125/92mmHg。舌红苔白、舌中不规则网状裂纹，脉细弦。

证属 痰湿困脾，心神失养。

治法 燥湿化痰，养血宁神。

方药 导痰汤合归脾汤加减。法半夏12g、陈皮12g、茯苓30g、枳实12g、胆南星10g、炙甘草6g、炙黄芪35g、白术10g、党参20g、当归15g、炙远志10g、炒酸枣仁15g、广木香10g、煅龙骨35g、煅牡蛎35g、竹茹15g、红枣5枚、生姜3片，7剂，日一剂，水煎服。

2014年陪友人就诊告 五年前梦魇，药尽症愈。

按 梦魇一证，西医学认为属于睡眠障碍、自主神经功能紊乱，严重者可出现各种各样的幻觉及声音。或称心理障碍。按照中医辨证属痰湿困脾、心神失养，治以燥湿化痰，养血归脾。方用导痰汤合归脾汤，仅服药一周而获效。

【案例6】 少寐（失眠）

吴某某 男 46岁 文化用品商

2002年1月30日初诊 心烦失眠反复1月余。鼻塞流黄涕，咳嗽痰少，咳唾白色泡沫痰。舌红尖甚、苔白稍腻，脉细弦、寸浮。

证属 脾虚痰盛，痰浊扰神。

治法 行气开郁，涤痰宁神。

方药 导痰汤加减。胆南星10g、枳实10g、法半夏10g、陈皮10g、茯苓30g、老姜3片、黄连10g、炙甘草5g，7剂，日一剂，水煎服。

2002年2月6日二诊 睡眠改善，仍稍咳伴流黄涕。舌红尖微甚、苔淡黄根部苔略厚，脉细弦软。守方加藿香10g、辛夷花10g、炙款冬花15g、黄芩10g、白芷10g，日一剂，水煎服，上药连服7剂眠安咳止而愈。

按 患者经商，恣食肥甘，聚湿生痰，痰郁化热，痰热内扰，心神不安所致。故治与导痰汤以行气开郁，涤痰宁神。服药两周获安。

【案例7】 昏仆（昏厥）

宋某 女 11岁 学生

1999年8月7日初诊 突然昏仆2次。家长诉昏倒后不抽搐。检查空腹血糖5.0mmol/L。脑电图：慢波以右侧略偏胜，HV停止60秒后仍可见阵发性慢波。诊断：轻度异常脑电图。纳可，大便2~3日一行，不结。舌红苔薄白，脉细。

证属 脾虚痰盛，肝肾不足。

治法 健脾豁痰，滋肾养肝。

方药 导痰汤合六味地黄丸加减。法半夏6g、胆南星6g、陈皮6g、赤茯苓15g、炙甘草3g、枳实10g、石菖蒲10g、山茱萸肉6g、山药15g、熟地黄12g、牡丹皮10g、泽泻10g、老姜3片、煅龙骨15g、煅牡蛎15g，14剂，日一剂，水煎服。

1999年8月28日二诊 服药期间未出现昏厥。舌红苔薄白，脉细略弦。守方再服14剂。

2004年11月3日感冒就诊时追访 药后"至今5年未再发作昏仆"。

按 短暂昏仆，有中风和类中风之说。本案之短暂昏仆，有如近代医家张山雷在《中风斠诠》中说："昏瞀猝仆之中风，无一非内因之风。"又提出"肝火不藏，气血挟痰，上冲激脑"之论。西医学则认为因脑部短暂缺血引起供氧不足，而短时间失去知觉，其因为心情过分悲痛，精神过度紧张所致。按张氏所说，本案以脾虚痰盛，肝肾不足论治，方用导痰汤合六味地黄丸而收速效。

【案例8】 头悸不寐（人参毒副反应）

刘某某 男 36岁 职工

2005年1月7日初诊 脑部掣动，焦虑失眠已数天。因易感而于几天前连续两次进食红参后，出现头部胀痛、头部血管悸动并失眠，同时心烦气躁，下肢麻木、冰凉。舌红苔薄微黄、舌体胖大，脉细弦软数、左脉细弦数。

证属 痰湿蕴郁，化火扰神。

治法 清心除烦，导痰宁神。

方药 导痰汤加味。法半夏10g、广陈皮10g、云茯苓15g、炙甘草5g、竹茹10g、枳实10g、胆南星10g、生姜3片、川黄连10g、薏米30g、谷芽30g、麦芽30g，7剂，日一剂，水煎服。药后诸症缓解并愈。

按 本案头悸不寐乃在痰湿内伏的状态下食用人参不当，导致痰湿蕴郁化火，扰动心神致病。正如《中华本草》中记载毒副反应，药理研究表明：尽管人参的动物实验表明其毒性很小，但因服用不当而产生毒副作用有所见，连续服用人参根粉可致失眠、抑郁、头痛、心悸、血压升高、性机能减退等。

【案例9】 头眩（高血压病）
姜某某 女 48岁 居民

2011年6月3日初诊 头晕眼花反复不愈。有高血压史。曾于2007年在南昌大学第一附属医院因多发子宫肌瘤而行手术治疗，去年11月又摘除一子宫息肉。经检查血压150/100mmHg。彩超诊断：盆腔积液、乳腺增生、脂肪肝；乙肝两对半：1、4、5阳性。纳尚好，大便秘结，2~4天一解。舌红苔白、舌边有齿印，脉细弦软而微数。

证属 痰湿内停，气滞浊瘀。

治法 燥湿豁痰，行气开郁。

方药 导痰汤加味。法半夏15g、茯苓15g、茯神15g、陈皮10g、生甘草6g、胆南星10g、枳实10g、郁金15g、土茯苓30g、南五味子根30g、内红消15g、红枣5枚、生姜3片、生麦芽30g、天麻10g、白术10g，7剂，日一剂，水煎服。

2011年6月14日二诊 尚未见效，头仍晕，便仍结。舌红边甚、苔淡黄，脉细弦软而微数。守方加炒莱菔子15g，以助下气化痰，再服7剂。

2012年3月15日随访 去年头晕，药尽而愈。

按 元·朱震亨谓："无痰则不作眩。"本证乃痰湿内停，气滞浊瘀之头眩。故治以燥湿豁痰，行气开郁。方用导痰汤，服药两周获愈。

【案例10】 痉病（破伤风后遗症）
王某某 男 19岁 农民

1994年12月5日初诊 项背强急、胀痛两个多月。因颈强而面颊抽搐，张口困难。一个月前有被铁钉刺伤史。于9月14日就诊于江西医学院专家门诊，经检查血常规：白细胞4.8×10⁹/L、中性粒细胞百分比64%，淋巴细胞百分比34%，单核细胞百分比2%；摄胸部X线片示除两肺纹理略增强外，余未见异常，心膈正常；纤维内窥镜检查报告：①浅表性胃炎；②十二指肠球炎；③胆汁反流。门诊考

虑其一个月前被铁钉刺伤过，而考虑破伤风可能性大。故给服中药（玄参、连翘、僵蚕、白芷、红花、川芎、红枣、山药、神曲、蛇舌草等）6剂及丽珠得乐未愈。刻下，头顶、背部至足底均拘急胀痛，低头时颈项拘急疼痛、周身拘急。睡眠不安，易惊醒。胸腹皮肤痛，与衣服摩擦时也感疼痛不适。咽喉干燥似有痰梗，咽稍充血。纳可，小便后少腹胀痛，大便先结后软。舌红苔薄淡黄、稍腻，脉滑而弦、左稍细。

证属 脾虚痰盛，风邪外袭。

治法 疏风平肝，化痰解痉。

方药 导痰汤合四逆散加减。法半夏10g、茯苓30g、茯神30g、陈皮10g、胆南星10g、枳实10g、生甘草10g、葛根30g、台乌药20g、徐长卿10g、白芍15g、北柴胡6g，7剂，日一剂，水煎服。

1994年12月12日二诊 咽喉痰梗塞减，睡眠改善，大便较前通畅。舌红苔薄黄，脉如前。①守方续服10剂；②热敷颈椎及大椎穴，以温通经脉。

1995年1月7日三诊 颈项及肩背部拘急及咽喉梗塞已基本愈好。停药二周后，今日又开始有些不适。舌红苔薄白稍腻，脉略滑弦、左稍细。守方续服14剂而愈。

按 《素问·至真要大论》云："诸痉项强，皆属于湿。"《素问·厥论》云："手阳明少阳厥逆，发喉痹、嗌肿、痉。"由此看来，本案乃内因脾虚痰盛，外因风邪侵袭。致使肝风挟痰，壅滞经络，拘急不利而致痉。故治与导痰汤合四逆散以疏风平肝，化痰解痉获愈。

3. 涤痰汤

涤痰汤，源于《济生方》，方由姜半夏、胆南星各7.5g、橘红、枳实、茯苓各6g、人参、菖蒲各3g，竹茹2.1g，甘草1.5g，加红枣、生姜煎服。方中人参、茯苓、橘红、甘草补心脾而和胃，渗湿燥土，以绝生痰之源而治其本；半夏、胆星、枳实涤痰化饮，理气而破痰结，以治其标；竹茹、菖蒲具清宣之气，直走心经，醒神以开窍。诸药合用，共奏涤痰开窍之功。主治：痰迷心窍，舌强语蹇。

使用本方或临证加减治疗儿童状如癫痫之急惊风、慢惊风及多动综合征，疗效卓著。

【案例 1】 急惊风（癫痫）

吴某 男 4 岁

1993 年 1 月 25 日初诊　家长述：患儿一个月内抽搐昏迷发作两次。农历十一月 29 日发高烧达 39.5℃，高烧时面红耳赤，双眼向上，意识不清，头颈抽动，项背强直，持续半小时左右；第二次于农历十二月 25 日，复又发作，口吐少量白痰，眼上翻，意识不清，面色青紫，体温正常，一开始并有异样咳声，持续约 1 小时左右。于是入住江西省人民医院检查治疗。弓形虫免疫检查结果 1：64，并用青蒿琥珀脂驱虫；脑电图报告：中度慢波异常伴较多痫性放电；肝功能、大便常规、小便常规、血常规无明显异常。出院后：抗癫痫治疗。刻下，稍咳，精神好，饮食可，二便尚调。舌质红苔薄白，脉偏细。

证属　外感时邪，内蕴痰热，化火风动。

治法　健脾燥湿，疏风祛邪，豁痰熄风。

方药　涤痰汤加味。党参 10g、法半夏 5g、陈皮 5g、枳实 5g、茯苓 10g、胆南星 5g、竹茹 5g、石菖蒲 3g、甘草 3g、红枣 2 枚、生姜 2 片、黄芪 10g、白术 5g、神曲 5g、北山楂 10g、炒麦芽 15g，10 剂，日一剂，水煎服。

1993 年 2 月 5 日二诊　母述：服药期间已未发作。药后小便增长，咳嗽止。舌红略暗苔薄白，脉滑。守方加地龙 5g，以助化痰祛瘀，再服 15 剂。

1993 年 3 月 18 日其外公张某来告　这一期间未再发作。

一年后随访　这一时期孩子安康。

按　本案症状犹如癫痫，实为惊厥，即惊风。古代医家就有惊痫混称，如《诸病源候论·小儿杂病诸候》云："小儿惊者，由血气不和，热实在内，心神不定，所以发惊，甚者掣缩，变成痫。"《小儿药证直诀·急惊》云："小儿急惊者，本因热生于心。身热面赤引饮，口中气热，大小便黄赤，剧则搐也。……小儿热痰客于心胃，因闻声非常，则动而惊搐矣。"治疗上则云："除其痰热。"而患儿首次发病为高烧所致，后之发作乃余邪留恋不解。故按外感时邪，内蕴痰热，化火风动论治。方用涤痰汤以健脾燥湿，疏风祛邪，豁痰熄风，以杜复发之虞。

【案例 2】 慢惊风（多动综合征）

刘某 女 8 岁 学生

2000 年 9 月 9 日初诊　家长述：幼儿时即发现经常两眼上视和自拍左侧头部，短暂自行缓解。每遇紧张或惊吓时，容易发作并出现轻微呻吟。平时注意力欠集中。颅内 CT 扫描未发现明显异常；脑电图亦未发现癫痫放电。母亲回忆怀孕 3 个月时，因喝酒而阴道出血，经注射黄体酮后血止，至足月后剖宫产。舌红苔白、根部苔稍厚，脉略滑。

证属　禀赋不足，肝旺脾虚，痰风内动。

治法　健脾和胃，燥湿豁痰，平肝熄风。

方药　涤痰汤加减。法半夏 6g、陈皮 6g、茯苓 10g、生甘草 3g、太子参 6g、竹茹 5g、胆南星 5g、枳实 6g、石菖蒲 6g、生姜 2 片、红枣 3 枚、郁金 6g、青礞石 10g、山茱萸肉 6g、五味子 5g，7 剂，日一剂，水煎服。

2000 年 10 月 11 日二诊　家长述：药后拍头停，停药后又出现斯症。守方再投 14 剂。

2000 年 12 月 30 日三诊　家长述：偶尔不自主地拍头。自述近期咽痒，观其咽红。舌红苔薄白，脉偏滑。守方加地龙 6g，以助化瘀通络，再服 14 剂。

2009 年 4 月 26 日随访　其父告：药后诸症愈。

按　《小儿药证直诀·慢惊》云："因病后，或吐泻脾胃虚损，遍身冷，口鼻气出亦冷，手足时瘛疭，昏睡，睡露睛。"因此说，慢惊风可由急惊风转变而成，也可由吐泻，脾胃损伤，肝木侮土，脾虚生风所致。总之，慢惊风多为阴证，治宜温补。而本案据其脉证，按禀赋不足，肝旺脾虚，痰风内动论治。在涤痰汤以健脾和胃，燥湿豁痰的基础上，加入山茱萸肉、五味子以滋养肝肾，以获痊功。

4. 金水六君煎

金水六君煎，源于《景岳全书》，张氏为肺肾虚寒，水泛为痰；或年迈阴虚，血气不足，外感风寒致咳嗽喘逆而设。方由当归、半夏、茯苓各 6g，熟地黄 9~15g，陈皮 4.5g，炙甘草 3g 组成。用水 400ml，加生姜 3~7 片，煎至 300ml 左右，空腹时温服。其功用养阴化痰。临证使用或随证加减治久咳、术后咳嗽及大肠泄，疗效甚显。

【案例 1】 咳嗽（急性支气管炎）[1]

胡某某 女 38 岁 工人

1994 年 5 月 28 日初诊　咳嗽、头昏一个半月。

缘于上月下旬感冒，咳嗽，经服药后感冒愈。但一直咳嗽并头昏，咳吐白泡沫痰，神疲乏力，纳呆，口淡，口苦，大便结而难解，两日一行。听诊：两肺呼吸音稍粗糙；心脏未闻及明显异常。舌红略黯、舌苔薄白、左舌边及舌中近左边缘、有蚕头大小剥苔，脉沉细、寸弱。

证属　肾虚肺弱，内外合邪。

治法　滋肾益肺，健脾化痰。

方药　金水六君煎加味。当归10g、熟地黄10g、茯苓20g、法半夏10g、陈皮10g、炙甘草10g、生姜3片、党参20g、焦白术10g、砂仁5g、红枣4枚，5剂，日一剂，水煎服。

1994年6月4日二诊　咳减大半，口苦除，精神增，但口仍淡。舌红略黯、苔薄白、左舌边剥苔处已长苔，脉沉细略弦。守方加炙款冬花10g，以助温肺化痰，再服7剂而愈。

按　急性支气管炎，是由感染、物理、化学、或过敏因素刺激，引起的气管 - 支气管黏膜的急性炎症，主要临床症状为持久和严重的咳嗽。本案据其脉证乃脏腑虚损，精气不足，肺金失养，复感外邪，清肃之令不行致咳。故治与金水六君煎加味以滋肾益肺，健脾化痰获愈。

【案例2】咳嗽（急性支气管炎）[2]
王某　男　5岁

1992年8月1日初诊　母述：阵发性剧咳1个多月。经用青霉素、卡那霉素等多种抗生素无效。检查结核抗体阴性。纳呆食少，体稍羸弱，二便尚调。舌苔白稍厚，脉略滑。

证属　脾肾不足，肺虚痰阻。

治法　滋肾润肺，健脾化痰。

方药　①金水六君煎加味。当归4g、法半夏4g、茯苓10g、陈皮6g、熟地黄6g、甘草5g、徐长卿6g、西党参6g、白术5g、砂仁3g、桃仁4g，7剂，日一剂，水煎服；

②炙冬花10g，每日一剂，泡水饮。

随访母告　药后咳嗽缓解。之后，以冬花泡水代茶饮，一周而咳止。

按　患儿禀赋不足，后天失养，脾虚失运，土不生金，肺失清肃致咳。故治与金水六君煎加入参、术以滋肾润肺，健脾化痰；同时以炙冬花，泡水代茶

饮。药尽咳止。

【案例3】咳嗽（慢性支气管炎）
付某　男　12岁　学生

2003年7月30日初诊　母述：经常干咳。自述跑步时胸闷疼痛伴气短。摄胸部X线片提示：肺门结构紊乱欠清，可见点片状钙化，呈支气管炎变。纳可，便调。舌红苔白、舌中有一纵裂，脉细数。

证属　肺肾阴虚，痰湿内阻。

治法　滋肾润肺，化痰止咳。

方药　金水六君煎加味。当归3g、生地黄6g、熟地黄6g、法半夏5g、茯苓10g、生甘草3g、陈皮5g、百部6g、北沙参12g、麦冬5g、鱼腥草15g、地龙6g、党参6g、白术5g、山豆根5g，7剂，日一剂，水煎服。

2003年8月6日二诊　家长述：咳已缓解。要求再服以巩固疗效，故守方再服7剂而愈。

按　慢性支气管炎，是由感染或非感染因素导致的气管、支气管黏膜及周围组织的慢性非特异性炎症，胸部X线片已有提示。而中医则据脉证辨为肺肾阴虚，痰湿内阻所致。故治与金水六君煎加入沙参、麦冬养阴之品，以收滋肾润肺，化痰止咳之效。

【案例4】咳嗽（左肺部分切除术后）
刘某某　男　52岁　居民

2008年3月28日初诊　术后经常感冒咳嗽并发热，体温一般在38~39℃。4年前因支气管扩张而行左肺部分切除术。刻下，咳嗽且咳吐少量黄脓痰，动则气短乏力。今日检查：胸部X线片及血常规均未发现明显异常。术后睡眠一直很差，不易入睡。纳尚可，二便调。血压105/75mmHg。舌深红苔白、舌边有齿痕，脉细弦数。

证属　肺肾亏虚，卫外不固，痰瘀蕴结。

治法　补肾益肺，益气固表，化痰止咳。

方药　金水六君煎合玉屏风散加味化裁。陈皮10g、法半夏10g、茯苓15g、熟地黄15g、炙甘草6g、当归5g、生黄芪25g、白术10g、防风10g、党参20g、地龙20g、炙冬花10g、川贝母10g，5剂，日一剂，水煎服。

2008年4月5日二诊　咳大减，精神渐增。舌

红苔白、舌边有齿印，脉弦、重按无力。守方加石仙桃15g，以助养阴益肺，再服15剂。

2008年4月22日 三诊 咳愈。血压：90/60mmHg，舌红苔白、舌边有齿印，脉软、关弦。①守上方再进10剂；②参蛤散。冬虫夏草5g、西洋参100g、炙蛤蚧1对，研末，每日2次，每日3g，温开水送服。

一年后随访 愈后偶咳，情况稳定。

按 因支气管扩张行左肺部分切除肺术后，脏腑经络戕伤，气血虚损，尤其肺气不足，有失清肃故咳；肺气虚弱，则卫外不固而易受风寒侵袭，致使感冒缠身。故治与金水六君煎合玉屏风散加味化裁以补肾益肺，益气固表，化痰止咳。四年痼疾，药至安康。

【案例5】 泄泻（大肠泄、慢性泄泻）

陈某某 男 23岁 学生

2011年11月14日初诊 泄泻，伴早晚咳嗽反复不止。泄泻每日数次伴咳嗽，咳嗽时可咳出少量浓痰。神疲乏力，面色晄白，纳食尚可。舌红苔薄黄、舌尖部有针尖样红点，脉细弦微数。

证属 脾肺虚弱，痰湿留滞，传导失司。

治法 滋肺化痰，补土生金，运脾止泻。

方药 金水六君煎合香砂六君子汤加味化裁。当归10g、法半夏15g、茯苓15g、陈皮10g、生地黄12g、炙麻黄5g、光杏仁10g、炙甘草6g、党参15g、炒白术10g、砂仁5g、广木香6g、炙款冬花15g、炒麦芽30g、炒谷芽30g、焦山楂15g，5剂，日一剂，水煎服。

2011年11月22日二诊 今晨解大便一次，尚未成形，咳已减轻。舌面红点已消退遗下浅淡红点，脉细而微弦、重按少力。守方加神曲20g、藿香10g，以助化湿和胃，再进7剂。

2011年11月29日三诊 母告：大便已成形，咳止。因惧服中药，改用艾条灸神阙穴以善后。

按 《素问·咳论》云："肺咳不已，则大肠受之，大肠咳状，咳而遗失。"说明肺与大肠相表里，咳嗽不已，可导致大肠传导失常，故而泄泻。治与金水六君煎合香砂六君子汤加味化裁，以滋肺化痰，补土生金，运脾止泻，正中肯綮。

5. 温胆汤

温胆汤，为《外台秘要》引自《集验方》。方由生姜12g、半夏6g（洗）、橘皮9g、竹茹6g、枳实2枚、甘草（炙）3g，上六味，切碎，以水1.6L，煮取400ml，去渣，分三次温服。《集验方》按"脏热腑寒"立论而设，用治"大病后，虚烦不得眠，此胆寒故也"即胆腑虚寒不寐之证。宋·陈言《三因极一病证方论》中增茯苓、大枣，使该方的适应范围得到了扩大。方中生姜、半夏、橘皮、茯苓、炙甘草、大枣等，有理气和中，燥湿化痰之功；枳实降痰，竹茹轻清以潜阳，二药合用可治痰浊内阻，胆气虚飘之疾。综合起来共奏理气化痰，温胆和胃之功。主治病症诸如：呕吐、失眠、夜卧不安、心悸、抑郁、妇人更年期、癫痫、儿童多动症、甚或阳痿等。临证使用或随证加减，或以他方相伍化裁，治疗不寐、头眩、眩晕、头痛、间歇性痴呆、瘿瘤、妊娠恶阻等，治疗范围广泛，而且颇见功效。

【案例1】 头眩（剖宫产后）

梁某 女 36岁 居民

2013年12月9日初诊 头眩伴闷闷胀痛2个月。缘于剖宫产生育一男婴。产后2个月一直头眩伴闷闷胀痛，有时恶心。若头眩躺下休息可缓解。纳可，大便二天一解。血压110/83mmHg。舌红苔薄白，脉细、关弦。

证属 气血亏虚，胃热胆寒，痰饮内停。

治法 健脾益气，清胃和胆，疏风豁痰。

方药 温胆汤加味。法半夏15g、茯苓15g、炙甘草6g、竹茹15g、枳实10g、陈皮10g、红枣5枚、生姜3片、天麻10g、白术10g，7剂，日一剂，水煎服。

2014年1月15日二诊 头眩止。但嗜睡、易疲劳，体力差，月经滞后一个月，经期延长至10天。纳香，大便2天一解，不结。舌红苔白、舌尖中部有一短纵裂纹，脉细弦软而微数。观其脉证，痰饮已去，气虚不足显现，故拟补中益气汤调治。

方用补中益气汤加味。炒白术10g、炒苍术10g、当归身15g、党参15g、炙甘草6g、炙黄芪30g、陈皮10g、升麻10g、北柴胡10g、葛根15g、天麻10g、法半夏10g、茯苓15g、红枣3枚、生姜3片，上药连服7剂诸症愈。

按 本案产后头眩，此乃气血亏虚，胃热胆寒，痰饮内停。前期治与温胆汤加入白术、天麻健脾疏风之品，以清胃和胆，疏风豁痰；后期治与补中益气汤以健脾益气，共建殊功。

【案例2】 眩晕（高血压病）
熊某某 女 69岁 居民

2015年9月26日初诊 眩晕3日。每在傍晚和早晨眩晕发作伴恶心，上午、下午缓解。6月份眩晕一次药后即愈。纳呆食少，大便奇臭，腹饱胀。体检发现血压偏高，也未服降压药，刻诊血压150/85mmHg，舌红苔白，脉细弦软。

证属 胆虚胃热，痰饮内阻。

治法 温胆清胃，健脾豁痰。

方药 温胆汤加味。法半夏15g、茯苓15g、茯神15g、炙甘草6g、陈皮10g、竹茹20g、枳实10g、红枣6枚、生姜3片、天麻10g、炒白术10g、胆南星10g，日一剂，水煎服，连服5剂而眩晕止。

按 元·朱震亨谓："无痰则不作眩。"本证乃脾虚失运，痰湿内阻，郁而化热，上扰清阳之头眩。故治以温胆清胃，健脾豁痰。方用温胆汤，仅服5剂痰去晕止

【案例3】 眩晕（颈椎病、高血压病）
王某某 女 73岁 居民

2000年10月25日初诊 头晕伴呕吐黄水九天。经静脉输液缓解，之后又复作并加重一天。少寐，纳呆食少，小便多，大便调。江西省中医院X线颈椎片提示：颈椎4、5、6椎体后上缘唇状增生，诊为颈椎病。刻诊，眩晕，血压140/90mmHg，舌质暗红、苔白稍腻，脉弦关滑。

证属 胆胃不和，痰饮上扰。

治法 温胆和胃，健脾化饮。

方药 温胆汤加味。法半夏10g、竹茹10g、广陈皮10g、白茯苓15g、炒枳壳10g、生甘草5g、红枣5枚、生姜3片、天麻10g、炒白术10g，3剂，日一剂，水煎服

2000年10月28日二诊 头晕显减。纳食尚欠佳，二便调；一贯少寐，每夜睡3~4小时，现有所改善。血压120/80mmHg，舌质偏暗苔薄白，脉细弦软、左沉细弦软。守方加炒谷芽30g、炒麦芽30g，以助健

脾消食，再服7剂。

2000年11月25日随访 药尽晕止，眠安，血压稳定。

按 颈椎病引起的眩晕是由于各种原因，导致颈椎动脉供血不足所致，目前尚无统一的治疗方法。中医则据其脉证辨为胆胃不和，痰饮上扰。治与温胆汤以温胆和胃，健脾化饮。服药10剂，晕止眠安，血压稳定。

【案例4】 头痛（发作性头痛）
邹某某 男 52岁 木工

2006年5月10日初诊 头痛如裹20余天。去年曾发作一次，持续2天后自行缓解。刻下，头痛尤以夜间为甚，头辗转艰难加重已3~4夜。少寐，稍恶心而纳呆，二便尚调。血压98/70mmHg。舌红苔白，脉滑。

证属 风痰内阻，清窍失养。

治法 化痰和胃，疏风通络。

方药 温胆汤加味。法半夏15g、陈皮12g、炙甘草6g、竹茹12g、枳实12g、茯苓30g、生姜3片、红枣5枚、炒白术15g、羌活10g、天麻12g、田七粉4g（冲服），7剂，日一剂，水煎服。

2006年5月17日二诊 头裹已松，睡眠改善。舌红苔白，脉略滑。守方再进7剂。

2006年5月23日三诊 头痛止。血压108/70mmHg。舌红苔白，脉略滑。守方再进7剂善后。

随访 已愈。

按 发作性头痛，一般不会持续性疼痛。其与劳累、情绪波动、及寒冷刺激、颈椎病、一过性脑缺血等原因相关。本案则持续头痛二十余天，据其脉证按风痰内阻，清窍失养论治。治以化痰和胃，疏风通络。服温胆汤两周而愈。

【案例5】 头眩（湿痰、高脂血症）
卢某某 男 48岁 船工

2004年6月28日初诊 头晕并经常泄泻，有时两耳闭塞已年余。因此，经江西省中医院检查，血脂：总胆固醇6.15mmol/L（参考值2.8~6.0mmol/L）、甘油三酯3.00mmol/L（参考值0.65~1.80mmol/L）；B超报告：①脂肪肝；②脾脏肿大。刻诊，头眩，两耳闭塞，纳尚好，眠可，大便质稀、日1~2解。舌紫暗苔白，脉

细、左细弦。

证属 脾虚失运，痰瘀中阻。

治法 健脾益胃，温胆豁痰。

方药 温胆汤合白金丸加减化裁。法半夏10g、陈皮10g、茯苓30g、炙甘草6g、竹茹10g、枳实15g、生姜3片、郁金15g、白矾1g（研、冲入）、生黄芪35g、川红花10g、丹参30g、田七粉3g（分两次冲服），7剂，日一剂，水煎服。

2004年7月16日二诊 因驾船外出运输，未能及时复诊，在外地易医换方服药后，又觉头眩。故回赣复诊。舌紫暗苔白，脉细、左细弦。守方加地龙10g，以平肝通络，带药3周。

2004年8月11日三诊 头眩止，纳可，眠好，二便调。舌暗红苔白、舌边有齿痕，脉细弦。守方续服。

2004年9月6日四诊 共续服27剂，8月24日复查血脂：甘油三酯1.6mmol/L，余项无明显异常；B超报告：肝脏大小形态正常，包膜欠光滑，实质回声致密欠均匀，远场光点衰减，边界欠清。舌暗红苔薄白、舌边稍腻，脉细弦。

据复查血脂结果复常，肝脏B超，脂肪肝尚待改善。表征平复，其痰湿根源未除。故仍守方加川芎15g，炙水蛭5g、制香附10g，加重黄芪15g，以增益气活血之功，再进2周。

2005年3月8日五诊 电话诉：在外地医院检查血脂：甘油三酯1.92mmol/L（参考值0.56~1.70mmol/L），B超报告：轻度脂肪肝。

患者停药半年，甘油三酯反弹，略高于正常值；肝脏脂肪已见改善。故守方加炮山甲10g，以助行血通络，再进。

2018年6月20日追踪随访 从2005年3月8日至2007年11月28日按方加减进退间断地共续服145剂，与前四诊相加，共服180剂中药。5月14日复查结果示血脂：总胆固醇3.54mmol/L（参考值3.6~6.0mmol/L）、甘油三酯2.21mmol/L（参考值0.5~1.6mmol/L）；肝功能、肾功能均无明显异常；B超报告：轻度脂肪肝。观其舌质略暗、苔微黄。并告知：头眩已愈，一十三年余，至今安康。

按 患者从事水上运输，劳倦太过，又恣食肥甘，伤于脾胃，运化失常，水谷不化，聚湿生痰，痰湿中阻，则清阳不升，脑失所养，发为头眩。治与温

胆汤合白金丸以健脾益胃，温胆豁痰获安。

【案例6】 间歇性痴呆（脑发育迟缓综合征）

徐某 女 16岁 学生

2008年1月23日初诊 家长述：间歇性反应迟钝。始于2005年1月，南昌大学第一附属医院CT扫描诊断为脑萎缩（轻度，以左脑偏重），前医用奋乃静、安坦治疗后缓解。刻下，再次发作不能正常答复问话，广济医院CT扫描诊断同前。月经正常，纳可，睡眠欠安。舌红尖甚苔白，脉滑。

证属 脏气不充，痰浊蒙蔽。

治法 温胆健脾，豁痰开窍。

方药 温胆汤合白金丸加味化裁。法半夏10g、茯苓15g、陈皮10g、竹茹10g、枳实10g、生姜3片、炙甘草6g、郁金12g、明矾1g（另包，研冲）、青礞石50g、栀子10g、石菖蒲10g、胆南星10g、枸杞15g、全蝎6g、川黄连10g，7剂，日一剂，水煎服。

2008年2月29日二诊 因反应迟钝间歇性发作，经服中药七剂，近期症状略有减轻，睡眠有所改善。舌红苔白，脉滑。守方再进7剂。

2008年3月7日三诊 父告：药后症状又有所改善，使唤她已有反应，并能读写英语。守方再服7剂。

按 小儿痴呆一证，属智能发育与脏腑精血充盛与否相关。现代医学认为，烟酸缺乏病也会导致痴呆的发生。本案为一少年患者，平时尚好，发作期则反应迟钝。CT报告并诊断为：脑萎缩。按痰证论治，与温胆汤合白金丸加味化裁，以温胆健脾，豁痰开窍而收获疗效，两次药后已能读写英语。由于失去联系，未能观察到结果，仅录于此以飨同道。或许对小儿痴呆、五迟等疾，中医药有用武之地。

【案例7】 瘿瘤（甲状腺腺瘤）

闵某某 女 38岁 个体

2012年2月13日初诊 患瘿瘤已数年。经某医院检查记录：右侧甲状腺瘤20mm×20mm、左侧结节甲状腺肿数个，最大约8mm×7mm、左侧甲状腺小腺瘤2个4mm×4mm，血流无异常。左侧甲状腺经常疼痛，服西药（抗生素等）后缓解，但一直不愈，而

且，近期出现疼痛加重，故求诊于中医，刻下，颈脖疼痛，体温尚正常。纳香，眠可，二便尚调。舌红苔白，脉弦软、左细弦软。

证属　胆胃不和，痰热内阻，壅瘀凝结。

治法　行气豁痰，温胆和胃，软坚散结。

方药　温胆汤加味。法半夏10g、枳实10g、陈皮10g、竹茹15g、茯苓15g、红枣5枚、生姜3片、夏枯草30g、海藻15g、山慈姑15g、黄药子10g、猫爪草3g、浙贝母20g、蛇舌草30g，7剂，日一剂，水煎服。

2012年2月20日二诊　颈项强痛止，精神显增。舌红苔薄白，脉弦软。守方加生麦芽30g、胆南星10g，以助清痰热、疏肝气。

2012年3月12日再诊　共续服2周，结节及瘤体已见缩小。守方再服7剂，并嘱药后复查。

2012年3月22日四诊　共服药35剂。经江西省肿瘤医院彩超复查：右侧探及大小约15mm×14mm囊性结节，以实性为主，边界清晰，形态规则；左侧未见异常。右腺瘤缩小1/3，左侧消失。舌红苔薄白，脉弦而微数。守方加减进退再进。

2013年5月23日五诊　再次续服48剂，江西省肿瘤医院彩超再次复查报告：左叶大小10mm×18mm×18mm内控及大小约15mm×9mm，周边及内部探及少许血流信号，边界清晰，形态规则；双颈部未探及明显肿大淋巴结；考虑甲状腺结节。纳香，眠好，二便调。舌红苔白，脉略滑。守方加重楼10g、蛇六谷15g、南五味子根15g、内红消15g、炮山甲2g（打粉，冲服），以助解毒、散瘀，再进以善后。

2013年7月12日随访　善后方共服45剂，结节已触及不明显。

2019年3月5日电话访　其夫李某告知：颈脖结节难以触及，6年来未再疼痛。

按　瘿瘤多与水土及饮食因素有关，或因忧思郁怒，情志内伤，肝失条达，胆胃失和，痰瘀凝结于颈所致。故治与温胆汤加入夏枯草、海藻、山慈姑、黄药子、猫爪草等解毒散结之品，以行气豁痰，温胆和胃，软坚散结。临床获愈，虽未能完全根治，但已经获得了较好的控制。

【案例8】　不寐（失眠）

谢某某　女　30岁　职工

2013年5月4日初诊　失眠已二个月，不能入

睡并尿频尿短，一般都在半夜2点以后才可入睡，眼眶黧黑（俗称熊猫眼）。纳尚可，口臭。舌深红苔微黄，脉细弦软数。

证属　痰火扰神，心肾不交。

治法　温胆清心，交泰心肾。

方药　温胆汤合交泰丸加减化裁。法半夏10g、竹茹20g、、陈皮10g枳实10g、茯神30g、川黄连12g、肉桂5g、炙甘草6g、生地黄15g、当归15g、赤芍15g、白芍15g、牡丹皮15g、生龙骨30g、生牡蛎30g，4剂，日一剂，水煎服。

2013年5月17日面告　药后晚上11点以前已可入睡。

按　《素问·逆调论》云："不得卧而息有音者，是阳明之逆也。……阳明者，胃脉也。胃者六腑之海，其气亦下行，阳明逆不得从其道，故不得卧也。"《太平圣惠方·治胆虚不得睡诸方》明确指出："夫胆虚不得睡者，是五脏虚邪之气，内淫于心。心有忧恚，伏气在胆，所以睡卧不安。"故此，本案治以温胆清心，交泰心肾。方用温胆汤合交泰丸加减化裁，服药4剂，即获安睡。

【案例9】　恶阻（妊娠呕吐）

王某某　女　20岁　农民

1991年12月2日初诊　妊娠3个月，呕吐痰涎10天，加剧7天，食则吐。11月30日，因呕吐痰涎不止而头晕乏力，急入江西省妇保医院住院。经输液支持疗法后，精神好转，唯吐痰浊未减，医院劝出院休息、调养，而来就诊中医。刻下，呕吐，口苦，口干喜少少温饮，胃脘灼热，大便二日未解，小便黄。舌质红，苔粉白润，脉滑数。

证属　胃热胆寒，冲气上逆。

治法　温胆清胃，降逆止呕。

方药　温胆汤加味。法半夏10g、竹茹15g、陈皮10g、茯苓20g、炒枳壳10g、生甘草10g、生姜3片、红枣3枚、黄芩10g，3剂，日一剂，水煎服。

1991年12月5日二诊　药一剂症大减，二剂呕止，现胃脘胀疼，口苦咽干，仍喜温饮，大便昨日已解，质软。舌红苔薄白，脉细滑数。守方加黄连3g，再投3剂。

1991年12月16日三诊　停药一周后，又呕吐黄色苦水及痰涎。舌红苔薄白，脉滑数。守方再服3

剂以善后。

其家人告 药后呕吐止并足月顺产。

按 本案妊娠呕吐，乃患者素体脾虚，痰饮停滞，胃热胆寒。孕后气血壅遏，冲气上逆所致。故治与温胆汤加味以温胆清胃，降逆止呕获安。

6. 黄连温胆汤

黄连温胆汤，出自《六因条辨》。方由半夏、陈皮、茯苓、甘草、竹茹、枳实、大枣、黄连组成，本方在温胆汤（《外台秘要》注明其方源于《集验方》），而《三因极一病证方论》在此基础上，加黄连化裁而成。其有温胆清脏，调和脏腑寒热之功。根据《集验方》对温胆汤的定义为"大病后，虚烦不得眠，此胆寒故也"及《外台秘要》"髓虚者，脑痛不安，髓实者，勇悍。凡髓虚实之病，主于肝胆。若其脏腑有病从髓生，热者应脏，寒者应腑"等论述。故凡肝胆所主，脏腑寒热虚实之疾，皆可用之，加上黄连可治偏于烦热者。其用途可见范围之广。

临证使用本方或随证加减，或伍以他方，治疗头眩、眩晕、内伤头痛、脑鸣、偏瘫、郁证、不寐、昏迷、颤振等证，治疗范围广泛，疗效非凡。

【案例1】 头眩（肥胖症）

袁某某 女 40岁 农民

2003年11月21日初诊 头眩、头胀痛已2年。两年来腹部进行性肥胖，随之出现头眩伴胀痛。同时失眠、健忘，神疲乏力。经检查心电图、血脂、血糖及经颅多普勒报告，均无明显异常。纳香，便调。舌红苔白、舌尖部剥脱苔，脉滑。

证属 湿浊内蕴，痰饮上逆。

治法 燥湿健脾，豁痰降浊。

方药 黄连温胆汤加味。川黄连5g、法半夏15g、广陈皮10g、白茯苓15g、炙甘草5g、竹茹10g、枳实10g、白术10g、天麻10g、丹参15g、生姜3片、红枣3枚，10剂，日一剂，水煎服。

2003年12月3日二诊 药后头眩及诸症均显见改善，感觉良好，并自觉腹部肥胖沉重亦见轻松。守方加胆南星10g、郁金12g，以助化痰祛瘀，再投14剂。

2003年12月24日三诊 双臂及腹部赘肉均见减少，头眩、头胀痛亦缓解，气短乏力也明显改善。舌红苔淡黄、舌边仍有齿印，脉细微弦。守方加减再进14剂以善后。

两年后随访 头晕、头胀痛愈，至今安康。

按 恣食肥甘，致脾失健运，水谷不化，聚湿生痰，湿浊内蕴，痰饮上逆，发为头眩。治与黄连温胆汤以燥湿健脾，豁痰降浊获愈。

【案例2】 不寐（失眠）

王某 女 50岁 居民

2010年10月2日初诊 失眠一周。缘于到西欧旅行后出现失眠，夜间无睡意伴胸闷，白昼则头晕乏力。曾有失眠史。舌红苔淡黄、舌边有齿印，脉细弦软数。

证属 胆胃不和，痰热内扰。

治法 温胆清胃，豁痰宁神。

方药 黄连温胆汤加味。川黄连10g、法半夏15g、竹茹20g、枳实10g、茯神15g、陈皮10g、炒酸枣仁15g、知母20g、川芎10g、炙甘草6g、红枣5枚、生姜3片、灵磁石50g、煅龙骨30g、煅牡蛎30g，5剂，日一剂，水煎服。

2010年10月25日二诊 药后可睡，停药2周又复发。舌红苔薄黄，脉细数。守方再服7剂而愈。

按 《太平圣惠方·治胆虚不得睡诸方》明确指出："夫胆虚不得睡者，是五脏虚邪之气，内淫于心。心有忧恚，伏气在胆，所以睡卧不安。"本证乃胆胃不和，痰热内扰。治与黄连温胆汤以温胆清胃，豁痰宁神获安。

【案例3】 不寐（失眠、神经症、精神病？）

艾某某 女 53岁 农民

2006年8月7日初诊 失眠，心烦不安，不易入睡，反复已9年，加重2年余。曾由多所医院按神经症，精神病，胃病，胆囊炎等治疗不效。现症：除心烦失眠，喜叹息，易悲伤外，上腹部拘急，劳累后加重，每在空腹时难受，胃脘嘈杂不适，服用阿普唑仑、地西泮等数年。大便结，日一解或多行，不规律，纳食一般。最近检查血常规、彩超等体格检查，除胆囊壁毛糙外，余项未发现明显异常。2002年（49岁）绝经。舌质略暗红、舌边有齿印、苔黄厚糙，脉细弦。

证属　胆虚肝郁，阴虚脏躁，痰火扰神。

治法　疏肝温胆，育阴润燥，清热化痰。

方药　黄连温胆汤合甘麦大枣汤加减。川黄连10g、法半夏10g、陈皮4g、茯苓30g、炙甘草6g、姜竹茹10g、枳实10g、淮小麦50g、红枣5枚、胆南星10g、石菖蒲10g、郁金15g、生栀子10g、绿萼梅10g、煅龙骨30g、煅牡蛎30g，7剂，日一剂，水煎服。

2006年8月14日二诊　药后舌苔已转为黄稍厚略糙，脉细略弦而软。观舌脉症情已出现转机。守方加淡豆豉10g，以助栀子清心宁神，再投14剂。

2006年8月28日三诊　胃脘嘈杂减，睡眠改善。舌红苔黄厚，脉细微弦。守方去龙骨、牡蛎，加青礞石50g、明矾0.5g（研冲）、苍术10g，以助燥湿坠痰，再投7剂。

2006年9月14日四诊　双手麻木不仁显减，胁肋拘急不适，睡眠仍时好时差，仍不能正常从事劳动。舌红苔稍黄厚，脉细微弦。守方再加郁金15g、天然牛黄0.2g（研、冲），以提高清热开郁之力，再投7剂。

2006年9月20日五诊　睡前自行加服地西泮半片可睡上数个小时。有时仍易悲伤，喜叹息。舌红苔淡黄稍厚，脉细弦数。

按　患者不寐已逐步改善。患者自试加服半片地西泮，睡眠安稳，实乃长期服药之心理依赖而已。据当前脉证，肝郁气滞尚未解除。故治拟舒肝、解郁、宁神调治。方用柴胡疏肝散加减以善后。

2013年7月10日随访　服柴胡疏肝散2周后，诸症悉除，7年来一直安康。

按　《太平圣惠方·治胆虚不得睡诸方》云："夫胆虚不得睡者，是五脏虚邪之气，内淫于心。心有忧恚，伏气在胆，所以睡卧不安。"加上患者处于更年期，阴虚脏躁，情绪波动，睡眠不安。故前期治与黄连温胆汤合甘麦大枣汤以疏肝温胆，育阴润燥，清热化痰；后期治与柴胡疏肝散以舒肝、解郁、宁神，共建痊功。

【案例4】　**失眠并头重（血液透析失衡综合征）**

黄某某　男　45岁　职工

2013年10月5日初诊　高血压肾病并肾衰。刻下，安排每两周血液透析一次。透析后血压一直居高不下，收缩压170~180mmHg，舒张压90~100mmHg，而且仍在服用硝苯地平缓释片。同时出现失眠、头重，口苦、口干，尤其是夜间，起床一阵子后缓解。舌淡红苔黄厚、舌周边有放射状裂纹，脉虚弦数。

证属　痰热内扰，虚烦不宁。

治法　清胆和胃，化痰宁神。

方药　黄连温胆汤加减。川黄连5g、法半夏10g、茯苓10g、竹茹10g、枳实10g、陈皮10g、生甘草3g、白术10g、泽泻10g、桃仁泥10g、绵茵陈10g、生大黄5g（后下）、红花6g、丹参15g、赤芍15g、当归尾6g，2剂，日一剂，水煎服。

2013年10月7日二诊　药后血压下降为140/93mmHg。头重、失眠、口干、口苦均减轻。因饮食不当，昨日进食油炸花生米，口干、口苦如前。舌淡红，黄厚苔转为稍黄厚，脉如前。守方加重绵茵陈10g，清胆利湿，再投3剂。

2013年10月11日三诊　诸症悉除，血压140/85mmHg。舌红苔黄，脉弦少力。守方再服4剂以巩固疗效。

按　血液透析失衡综合征，主要是因为患者体内毒素过高，导致体内血液下降，引起的血液失衡，主要症状为脑水肿。轻者出现头疼、恶心；重者会出现严重的神经系统症状。本案伴有血压升高，据其脉证按痰热内扰，虚烦不宁论治。方用黄连温胆汤以清胆和胃，化痰宁神获安。

【案例5】　**心烦不寐（烟酸缺乏病）**

王某某　男　10岁　学生

2013年8月12日初诊　家长述：失眠，心烦不寐，坐卧不安。自觉烦热，纳食不香，大便稀软不成形，每日解2~3次。观其咽红，扁桃体肥大Ⅰ~Ⅱ度。舌红苔白、舌根部苔厚，脉细弦软数。

证属　胆虚胃热，痰火内扰。

治法　温胆清胃，化痰宁神。

方药　黄连温胆汤加减化裁。川黄连6g、生姜2片、法半夏8g、枳实5g、竹茹10g、茯苓10g、陈皮6g、生甘草3g、生地10g、白芍8g、当归6g、牡丹皮8g、生龙骨15g、生牡蛎15g、毛冬青叶6g，5剂，日一剂，水煎服。

2013年8月19日二诊　自述：心烦已除，大便已成形，每日一解。观其咽微红，扁桃体如前。舌红苔薄白、根薄微黄，脉细弦软而微数。守方加桔梗6g，以宣肺利咽，再服5剂而愈。

按　烟酸缺乏病，属于营养性疾病，临床表现为皮炎、腹泻、烦躁、睡眠不安等。中医根据脉证辨为胆虚胃热，痰火内扰。治与黄连温胆汤加减化裁以温胆清胃，化痰宁神获安。

【案例6】郁证（焦虑症）
孙某某　男　74岁　退休职工

2014年10月19日初诊　心情焦虑伴心烦不寐。近期心情纠结，稍遇小事则焦虑不安，并影响睡眠，昨晚遇事基本上未睡。口干饮少，纳食少味。舌红边甚、苔淡黄而厚，脉滑。

证属　胆胃不和，痰热内扰。

治法　温胆清胃，豁痰宁神。

方药　黄连温胆汤合栀子豉汤加减。川黄连6g、法半夏15g、竹茹10g、枳实10g、炙甘草5g、茯苓15g、茯神15g、红枣3枚、生姜3片、生栀子12g、淡豆豉10g、丹参30g、夜交藤15g、煅龙骨30g、煅牡蛎牡30g，4剂，日一剂，水煎服。

2014年10月27日二诊　睡眠改善，凌晨4点醒后不易再入睡。夜口干，少饮。舌红苔微黄、舌中部苔稍厚，脉细弦软。守方加淮山药15g、葛根15g，以滋脾升清，再服5剂而眠安。

2018年3月28日就诊咳嗽随访　2014年愈后，至今安康。

按　《太平圣惠方·治胆虚不得睡诸方》明确指出："夫胆虚不得睡者，是五脏虚邪之气，内淫于心。心有忧恚，伏气在胆，所以睡卧不安。"患者高龄，心有忧恚，致肝郁胆寒，痰湿蕴郁，化热上扰，乃至心烦不寐。治与黄连温胆汤合栀子豉汤以温胆清胃，豁痰宁神获安。

【案例7】眩晕（脑供血不足、颈椎病）
徐某某　女　66岁　居民

2009年2月21日初诊　头晕、怕光伴呕吐食物及苦水。每年冬季发作一次，并必须住院，按脑供血不足，颈椎病，原发性高血压治疗。19日刚于市某院出院2天。又出现失眠、头晕、呕吐。这次住院期

间，CT头颅扫描报告：未见明显异常；颈椎X线诊断：颈椎退变。间歇性失眠。血压128/68mmHg。舌红苔白，脉细弦而略滑。

证属　胆寒胃热，痰饮上犯。

治法　温胆清胃，燥湿化痰。

方药　黄连温胆汤加味。川黄连10g、法半夏12g、茯苓15g、竹茹10g、枳实10g、陈皮10g、炙甘草6g、红枣5枚、生姜3片、白术10g、天麻10g、车前子15g（包煎）、炒酸枣仁6g（研磨冲服），日一剂，水煎服。上方加减进退，共服38剂而愈。

按　患者眩晕，每年发作，屡屡住院。据其头晕、怕光、呕吐苦水、脉滑，均为痰热之象，即胆寒胃热，痰饮上犯。治与黄连温胆汤以温胆清胃，燥湿化痰获安。

【案例8】脑鸣（脑干炎）
王某某　男　53岁　农民

2013年7月1日初诊　脑内轰响一个多月。缘于5月份发热头痛不愈而入江西省人民医院就诊，拟病毒性感冒继发脑干炎住院40余天。经脑干听觉诱发电位检查报告：右侧脑干听觉诱发电位呈可疑中枢性损害。出院后症状：头向前倾时会轰响，左耳微鸣，脑内有水流动的感觉，左头皮麻木。纳、眠尚可，二便调。舌红苔薄白、舌中根部苔稍厚，脉短关滑、重按少力。

证属　胆胃失和，痰火内郁，上扰清空。

治法　清胆温胆，疏风豁痰，化瘀通络。

方药　黄连温胆汤加味。川黄连10g、法半夏15g、竹茹15g、陈皮10g、枳实10g、茯苓15g、茯神15g、炙甘草6g、红枣5枚、生姜3片、胆南星10g、炮山甲6g（打碎同煎）、郁金30g、僵蚕10g、浙贝母15g、芦根30g、天麻10g、白术10g，7剂，日一剂，水煎服。

2014年3月10日电话询访　服药后脑鸣已获得缓解，停药后症状逐渐消失，现安康！

按　脑干炎，现代医学认为其发病机制尚不十分明确，可能为病毒感染或者炎性脱髓鞘导致，也与患者自身免疫力下降有一定的关系。虽经治疗，但遗下脑鸣。中医认为患者农作劳累，过食肥甘，内蕴痰湿，复感外邪，以致风火痰湿内郁，上扰清窍，故头脑为之鸣响。故治与黄连温胆汤加入僵蚕、天麻、郁金、

炮山甲等祛风化瘀之品，以清胃温胆，疏风豁痰，化瘀通络。服药7剂获愈。

【案例9】 偏瘫（脑梗死）
郭某 女 35岁 居民

2012年10月5日初诊 右侧偏瘫，手握力大减、可活动，右足跛行，同时失眠。曾入南昌大学第二附属医院经脑血管螺旋CT扫描报告：左侧额叶片状略减低影，考虑脑梗。住院10天，服拜阿司匹林片、厄贝沙坦及降脂药、安眠药。疗效尚不显著，故就诊于中医药。刻下，右侧偏瘫，伴严重失眠，有时整晚不寐，昨晚服艾司唑仑1.5片，睡了4个小时。语言无碍、记忆力亦如前。月经淋漓不断，带多时有黄带、外阴痒。纳食少味，大便调，小便多，失眠则时时欲尿。舌红苔薄黄，脉细。

证属 肝肾亏虚，痰热阻络，水火不济。

治法 养肝温胆，清心宁神，化痰通络。

方药 黄连温胆汤合地黄饮加减化裁。川黄连10g、法半夏15g、茯苓15g、茯神15g、竹茹20g、枳实10g、陈皮10g、炙甘草6g、红枣6枚、生姜3片、胆南星10g、淮小麦30g、怀牛膝15g、麦冬15g、山萸黄10g、石斛30g、生地黄15g、五味子10g、石菖蒲10g、生远志10g、肉苁蓉10g、黑附片10g、威灵仙15g，7剂，日一剂，水煎服。

嘱 停服安眠药。

2012年10月11日二诊 睡眠改善，右侧似较前活络，但左侧头痛3天，膝关节仍屈伸受限无力。刻下血压120/80mmHg。舌红尖微甚、苔薄黄，脉细而微弦、按之无力。守方加羌活10g、川芎10g，以助祛风温通之力，再投7剂。

2012年10月18日三诊 右踝及足趾已可活动，踝关节仍不能将足趾翘起，行走稍跛。无须安眠药，每晚已可睡上4~5个小时。舌红苔深黄、中根部苔厚，脉细、左细弦软。守方再投7剂。

2012年10月25日四诊 右踝关节可微转动和带动足趾翘动，右足行走较前利索、微跛。据自己观察，凡服西药会导致头痛，故惧怕服西药。纳食少味，大便调。血压110/80mmHg。舌红尖微甚、舌中有纵裂纹、苔薄黄，脉细、关微弦。

患者睡眠已好，遗下右侧活动欠灵，尚未完全康复。故与地黄饮以滋阴助阳、化痰通络，共服至42

剂后康复。

2015年1月31日随访 丈夫彭某告：康复如初。

按 患者脑梗，出现严重失眠，影响康复。据其脉证按肝肾亏虚，痰热阻络，水火不济论治。方用黄连温胆汤合地黄饮加减化裁，以养肝温胆，清心宁神，化痰通络。失眠获愈后，遗下右侧活动欠灵，专以地黄饮善后，服药42剂康复。正如《灵枢·热病》所云："痱之为病也，身无痛者，四肢不收，智乱不甚，其言微，知可治。"

【案例10】 颤振（抽搐、神经症）
饶某某 女 44岁 居民

2010年9月14日初诊 小腿肚颤振、抽搐一年。缘于丈夫去世后一年来，双小腿肚时时蠕动或抽动，伴周身不适、头晕、咽喉梗塞、颈项强直、背部拘急、臀部疼痛、双下肢麻痹等症状。此外，双乳腺增生，曾在南昌市第三人民医院手术治疗。刻下，除上述诸症外，又出现失眠，不易入睡，睡后又噩梦纷纭。经多方检查，未发现明显异常，只诊断为"神经症"。舌红苔黄稍厚，脉细弦数。

证属 肝郁胆虚，痰火炽盛，阳盛动风。

治法 清心豁痰，开郁温胆，熄风止痉。

方药 黄连温胆汤加味。川黄连10g、法半夏15g、陈皮12g、茯苓30g、炙甘草6g、枳实10g、竹茹15g、红枣5枚、生姜3片、生麦芽30g、野灵芝15g、煅龙骨30g、煅牡蛎30g、玫瑰花10g，7剂，日一剂，水煎服。

2010年9月23日二诊 睡眠已改善，背疼及小腿肚蠕动或抽动已除。纳食仍差，饥饿时胃脘嘈杂，食后又胀满，大便1~2日一次。舌红苔淡黄，脉细弦软。守方加海螵蛸20g、炒鸡金15g，以助和胃消食，再服15剂而愈。

按 颤振的成因，由于阴血不足，筋脉失养，阴虚则肝阳偏亢，阳盛化风而出现小腿肚颤振；《素问·至真要大论》云："诸禁鼓栗，如伤神守，皆属于热。"而抽搐乃由脾虚生痰，痰郁化热，壅滞经络，致使拘急不利。如《素问·至真要大论》所云："诸痉项强，皆属于湿。"病情如此复杂，总由热与湿所致。据患者的遭遇及病史，乃情志怫郁，则肝气郁结，郁而化火，阳盛化风；过度悲思，悲则伤肺，思则伤脾，运化失职，痰湿内生，肝风挟湿为患。故患者小腿既颤振而又抽搐。治与黄连温胆汤以清心豁痰，开郁温胆，熄风止痉获愈。

【案例11】 昏迷（短暂性休克）

袁某某 女 30岁 职工

1990年8月6日初诊 突然昏仆2次。近期经常头晕、胸闷、纳呆，稍劳累即感冒，眉棱骨胀闷疼，时而心烦伴失眠。昏倒前觉胸闷恶心，继则两眼上翻而仆倒，不省人事，几分钟后苏醒如常。1990年8月7日检查脑电图正常。舌红苔黄稍腻，脉弦滑。

证属 脾虚湿盛，痰热扰神。

治法 温胆清胃，化痰宁神。

方药 黄连温胆汤加味。川黄连10g、法半夏10g、茯苓20g、陈皮10g、竹茹10g、甘草6g、红枣3枚、生姜3片、乌梅6g、胆南星10g，5剂，日一剂，水煎服。

1990年8月10日二诊 胸闷减，失眠除，纳食增。舌红苔微黄，脉细弦，关脉滑。守方加黄芪20g、党参15g，以助健脾益气，再服14剂以善后。

1991年3月30日随访电话 喜告，昏仆已止。

1991年9月15日头晕就诊 时隔年余，昏仆愈而再未发作。

按 突然昏倒，不省人事，称之为尸厥。由于昏仆之名通俗而称之。《素问·厥论》云："阳气衰于下，则为寒厥；阴气衰于下，则为热厥。"本证皆因痰热上扰，气机逆乱而发。故治与黄连温胆汤以温胆清胃，化痰宁神获愈。

【案例12】 昏迷（晕厥、高血压病）

邹某某 女 49岁 居民

2015年7月29日初诊 上周爬山运动时突然昏仆（中午12时许），旋即醒，无发作史。一般每两周参加一次爬山运动。血压155/70mmHg（每日服用半片安内真）。心率95次/分，律齐。纳香，眠可。舌红苔白、舌边厚腻，脉细弦软数。

证属 暑热上犯，风痰迷心。

治法 清暑疏风，化痰熄风。

方药 黄连温胆汤加味。川黄连5g、法半夏15g、茯苓15g、茯神15g、陈皮10g、天麻10g、炙甘草5g、竹茹30g、枳实10g、红枣5枚、生姜3片、胆南星10g、白术10g，7剂，日一剂，水煎服。

2016年1月6日随访 药后未再发生昏仆，而且血压稳定，现每隔一日服1片安内真。

按 本证为尸厥证，突然昏倒，不省人事。患者因参加爬山运动，时值盛夏，天气炎热。由于素体痰盛，复感暑热风邪，郁于胸中，气机逆乱，痰迷清窍，上下阻隔而发厥证。故按暑热上犯，风痰迷心论治。方用黄连温胆汤以清暑疏风，化痰熄风获愈。

【案例13】 左胸痛（淋巴结炎）

樊某某 女 55岁 职工

2000年9月27日初诊 左锁骨上窝肿痛连及左胸并伴耳鸣9个月。经南昌大学第一附属医院检查诊为：淋巴结炎伴左耳膜内陷。刻下，左胸上痛，左耳鸣响，少寐，口黏，舌尖麻木，纳虽可，但餐后胀满，大便或稀或结。舌红苔淡黄厚，脉细关滑。

证属 胆虚胃热，痰热郁结，流注经脉。

治法 温胆清胃，燥湿健脾，化痰散结。

方药 黄连温胆汤加味。川黄连10g、法半夏10g、陈皮10g、茯苓15g、生甘草6g、竹茹10g、枳实12g、大枣3枚、生姜3片、炒菜菔子12g、浙贝母15g，5剂，日一剂，水煎服。

2000年10月20日二诊 服药时症状见减，左锁骨下淋巴结肿已见缩小。近外出而停药，又多次食海鲜，肿痛又复出现，大便调。舌红苔淡黄略厚，脉细略弦。效不更方，再投7剂。

2000年10月30日三诊 锁骨上窝淋巴结肿痛及胸痛止，舌尖麻木有明显缓解，但近几天仍耳鸣（睡后有节奏的搏动声）伴心慌不适。颜面萎黄，纳食口味尚可，但食后仍饱胀不适，二便调。舌红苔白，脉细关略滑。

据其脉证，痰热已除，湿郁仍存，故拟行气化痰，健脾祛湿。方用越鞠丸加味。川芎10g、炒苍术10g、制香附10g、山栀子10g、神曲10g、白术10g、枳实10g、炒谷芽30g、炒麦芽30g、生黄芪30g、当归10g，再进。

2000年11月9日四诊 续服7剂，胃脘胀满除，纳食已可，颜面已红润，咽喉仍有痰梗，不易咯出。舌红苔白，脉略细。守方加浙贝母20g，以助化痰，再服7剂而愈。

按 左锁骨上窝淋巴结炎，致左胸痛。此属痰湿邪毒循经脉流窜，注而发病。根据脉证按胆虚胃热，痰热郁结，流注经脉论治。方用黄连温胆汤以温胆清胃，燥湿健脾，化痰散结获愈。

【案例14】 癫证（药物副作用）

马某某　女　99岁　居民

2011年5月14日初诊　妄语，并语无伦次一天。缘于前天小便频数不适，医生给服盐酸洛美沙星胶囊后出现上述症状。因高龄，其子邀余赴诊。诊时询及有何不适？答非所问并不断地唠叨嘟囔，神志不清。不发热。舌鲜红，脉细数微弦。

证属　药毒内侵，痰火扰心。

治法　清热解毒，温胆豁痰。

方药　黄连温胆汤合栀子豉汤加减化裁。川黄连10g、法半夏10g、赤茯神15g、生甘草5g、陈皮10g、竹茹15g、枳实6g、生姜3片、生栀子15g、淡豆豉15g、竹叶20g、车前草30g、滑石粉30g（包煎）、生大黄6g（后下），3剂，日一剂，水煎服。

2011年5月17日二诊　药后神志复常，询及病情、苦处，均能积极配合并答问，已能自行起居进食。舌红苔白，脉细弦微滑。守方减黄连4g，加丹参15g、炒酸枣仁10g，以助安神宁心，再服4剂。

一周后，其子包先生面告　老母病愈。

按　本案因服用洛美沙星后，出现神志、感觉异常。据《临床实用药物手册》的不良反应与注意事项中提示：少数可有头痛、呕吐、食欲缺乏、失眠、感觉异常。患者虽高龄，但无神志方面疾病。故实乃药毒内侵，痰火扰心所致。治与黄连温胆汤合栀子豉汤以清热解毒，温胆豁痰，正中肯綮。

7. 半夏白术天麻汤

半夏白术天麻汤，源于《医学心悟》。方由半夏4.5g，白术、天麻、陈皮、茯苓各3g，甘草（炙）1.5g，生姜2片，大枣3枚，水煎服。方中半夏燥湿化痰，降逆止呕，天麻平肝熄风而止头眩，二药相伍，为治风痰眩晕、头痛之要药；白术运脾燥湿，茯苓健脾渗湿为辅；陈皮理气化痰，姜、枣调和脾胃为佐；甘草协和诸药为使。诸药合用，共奏燥湿化痰，平肝熄风之功。主治：痰饮上逆，头昏眩晕，恶心呕吐。临证使用或随证加减用于治疗头晕、多种原因导致的眩晕，因痰而致各种类型的头痛，步

履失稳等病证，虚实兼治，疗效卓著。仅眩晕证共治91例，治愈62例，占总68.1%，好转26例，占总28.6%。

【案例1】 眩晕（耳源性眩晕）

欧阳某　女　61岁　离休干部

1996年5月18日初诊　头晕项强已7年。每年以春季3、4月发作为主，有时冬季亦患病。头晕前耳朵闭塞，接着眩晕，人觉飘飘然，如坐舟车。1990年曾天旋地转二次。睡眠尚好，纳香，口干喜热饮。舌红苔薄白，脉细缓。

证属　脾虚失运，痰饮上逆。

治法　燥湿健脾，平肝熄风。

方药　半夏白术天麻汤加味。天麻15g、白术20g、法半夏10g、陈皮10g、茯苓30g、炙甘草10g、枸杞15g、青木香10g、生黄芪15g、升麻6g，7剂，日一剂，水煎服。

1996年5月27日二诊　双耳闭塞通，但头晕未减，并伴头痛、心烦，晨起稍恶心，颈项仍强直、疲痛，脉见滑象。观脉证，清阳已升，但痰饮未降。故守方去黄芪、升麻，加竹茹10g、枳实10g，以清胆涤饮，再投7剂。

1996年6月3日三诊　头晕，肩颈疲痛减，脉象稍滑。守方再服7剂。

1996年6月10日四诊　近几天喉中有时可咯出小球状黏痰，前天左耳微闭塞；昨天中午眩晕片刻，稍休息后缓解。舌红苔少、舌边稍腻，脉细关滑。守方加减进退21剂而愈。

按　本案在眩晕发作前，必定会出现耳内闭塞不适，而且内耳病变是导致耳源性眩晕的主要病因。中医根据脉证，乃脾运不健，水谷不化，酿湿生痰。由于每以春季发作，形成肝风挟痰上犯清窍，发为眩晕。故按脾虚失运，痰饮上逆论治。方用半夏白术天麻汤以燥湿健脾，平肝熄风收效。

【案例2】 眩晕（脑动脉硬化症）

王某某　女　56岁　居民

1999年2月1日初诊　夫述：眩晕，卧床不起。起床后如坐舟车，呕吐痰食，市急救中心医院测血压偏低，具体不详。经用维生素B6、昂立多邦口服液10余天无效。经市某医院检查，血压145/90mmHg，脑

血流图提示：①颈－乳：左侧脑血管呈轻度痉挛波（波幅差11%~20%）；②脑血管弹性减退，符合脑动脉硬化改变。曾在20年前发作过眩晕一次，经服中药后缓解至今，故就诊于中医。观其体格偏胖。舌红苔白、舌中有一纵裂，脉细。

证属　脾虚湿盛，痰饮上扰。

治法　燥湿健脾，化痰逐饮。

方药　半夏白术天麻汤加味。天麻10g、法半夏10g、炒白术15g、茯苓30g、陈皮10g、生甘草6g、车前子10g、大腹皮10g、红枣5枚、生姜5片，2剂，日一剂，水煎服。

嘱　饮食清淡，忌油腻。

随访　2剂药尽眩晕止。

2018年3月19日追访　愈后安康。

按　脑动脉硬化症，现代医学认为脑部长期供血不足，会引起大脑功能减退，患者主要存在高级神经功能障碍，尚未提示会出现眩晕。根据脉证按脾虚湿盛，痰饮上扰论治。治与半夏白术天麻汤以燥湿健脾，化痰逐饮获安。

【案例3】　眩晕（围绝经期综合征）

吴某某　女　50岁　个体户

2013年1月16日初诊　阵发性头晕，如坐舟车一周。缘于近期在家盖房劳累，生活失律而出现胃胀；近一周出现眩晕，每在夜间上床睡眠时发作。同时情绪不佳，喜叹息；怕光，失眠、不易入睡；双手发胀，腰及足跟痛；月经紊乱，纳呆食少，大便秘结，小便尚调。舌红苔白、根淡黄，脉沉细弦。

证属　脾虚饮停，肝肾亏损，风痰上扰。

治法　燥湿健脾，益肾补肝，疏风化痰。

方药　半夏白术天麻汤合苁蓉丸加减化裁。法半夏15g、炒白术10g、天麻12g、茯苓15g、茯神15g、陈皮10g、炙甘草6g、肉苁蓉10g、补骨脂10g、巴戟天10g、车前子15g、炒苍术10g、红枣5枚、生姜3片，10剂，日一剂，水煎服。

2013年3月11日随访，告知眩晕药尽则愈。

按　《内经》指出："女子……七七任脉虚，太冲脉衰少，天癸竭，地道不通，故形坏而无子也。"患者正处于更年期，肝肾亏虚，阴阳失调；加上过度劳累，损伤脾胃，水谷不化，酿成痰湿，虚风挟痰上扰清窍所致。这就是前贤所谓"无痰则不作眩"和"无虚不作

眩"。故治与半夏白术天麻汤合苁蓉丸加减化裁，以燥湿健脾，益肾补肝，疏风化痰。服药10剂，诸症悉除。

【案例4】　眩晕（颈椎病）

卢某某　男　43岁　工人

2002年4月10日初诊　眩晕，阵发性发作伴呕吐。2年前每半年发作一次，近期每周发作一次，1小时左右可自行缓解。刻下，每2~3天发作一次。入南昌大学第一附属医院就诊。摄X线颈椎片诊为颈椎病。经多方治疗：诸如牵引、按摩、服药均未见效，病情逐渐加重。舌红苔白润，脉细弦。

证属　胆胃失和，痰饮上犯。

治法　清胆和胃，燥湿化痰。

方药　半夏白术天麻汤合温胆汤加味化裁。天麻10g、法半夏10g、陈皮10g、竹茹10g、白术10g、茯苓30g、枳实10g、胆南星10g、生甘草6g、红枣5枚、生姜3片，7剂，日一剂，水煎服。

2002年4月17日二诊　服药一周来，今晨发作一次眩晕，较过去2~3天一发作时间已见延长，症状也较前轻。今日检查，X线颈椎片：轻度退行性病变；脑血流图提示：左侧椎基底动脉供血不足。舌红苔白，脉细弦。守方再投7剂。

2002年6月22日三诊　停药2个月，近一周发作两次头晕伴呕吐，症状已明显减轻，刻下血压110/70mmHg。舌红苔白润，脉细弦缓。守方再服7剂而愈。

按　颈椎病，椎动脉型颈椎病可引起发作性眩晕，伴有恶心、呕吐、耳鸣及听力下降等，虽经多方治疗未效。中医则按胆胃失和，痰饮上犯论治。方用半夏白术天麻汤合温胆汤化裁，以清胆和胃，燥湿化痰获愈。

【案例5】　眩晕（幕上脑积水）

王某某　女　58岁　农民

2015年10月23日初诊　眩晕50天。缘于头顶撞伤出现眩晕，并于14日赴南昌大学第一附属医院就诊，MRI检查报告：幕上脑积水；筛窦，蝶窦炎。刻下：头顶部发胀、发热，转动头颈后会出现眩晕伴恶心，躺下后可逐渐缓解。纳可，长期失眠，醒后不能再入睡，一般每晚只可睡上4小时左右。纳食一般，二便调。舌红苔淡黄稍厚，脉细微弦、

左细关弦。

　　证属　脾虚气滞，水瘀上犯。

　　治法　燥湿健脾，化痰通络。

　　方药　半夏白术天麻汤加味。法半夏15g、白术10g、天麻12g、陈皮10g、炙甘草6g、茯苓15g、茯神15g、红枣8枚、生姜3片、胆南星10g、桃仁泥10g、川红花10g、藁本15g，5剂，日一剂，水煎服。

　　2015年10月27日二诊　头晕渐渐减轻，但仍失眠。纳香，便调。舌红苔白，脉细。守方再投10剂。

　　2015年11月4日三诊　女儿电话代述：头痛减轻，恶心已除，起床时有些头晕，眠已好，纳食香，二便调。故守方再投10剂。

　　2015年11月14日四诊　女儿代：头顶发胀及眩晕均已见好，但睡眠有些反复、易醒。守方加炒酸枣仁10g，以助滋阴宁神，再服10剂。告愈。

　　按　幕上脑积水，是指小脑幕以上脑室，包括侧脑室、三脑室以及中脑导水管，出现小脑幕上脑室扩张，说明有梗阻性脑积水存在。最常见的症状：剧烈头痛，伴有恶心，呕吐等。本案则表现为头顶胀，眩晕，恶心。据其脉证，按脾虚气滞，水瘀上犯论治。治与半夏白术天麻汤以燥湿健脾，化痰通络。服药35剂获愈。

【案例6】　眩晕（颈源性眩晕）

熊某某　女　47岁　居民

　　2016年8月5日初诊　头目眩晕一天。数月前也发作过一次，两次眩晕均在美容店按摩颈椎之后发生。且本次较前加重，仰头也发作。纳如常，二便调。舌红苔白，脉滑。

　　证属　脾虚湿盛，痰浊中阻。

　　治法　燥湿健脾，化痰止眩。

　　方药　半夏白术天麻汤加味。白术10g、法半夏15g、天麻12g、茯苓15g、茯神15g、炙甘草6g、陈皮10g、红枣6枚、生姜3片、车前子15g，5剂，日一剂，水煎服。

　　嘱　停止按摩！

　　随访　药后眩晕愈。

　　按　椎动脉型颈椎病可引起发作性眩晕。患者两次按摩及按摩肩颈，两次发生眩晕。是巧合，还是按摩失当。患者接近天命之年，不能排外颈椎病。但患者平时并没有发作的迹象，而是每次按摩后出现眩晕，这就值得警惕！从临床看并不仅是个例。因此，

从业者和接受按摩者，都必须慎重。据其脉证应为痰湿体质。故发作时按脾虚湿盛，痰浊中阻论治。方用半夏白术天麻汤以燥湿健脾，化痰止眩获愈。

【案例7】　眩晕（中枢性眩晕）

付某某　女　87岁　居民

　　2011年5月19日初诊　眩晕发作并咳嗽，喉中有痰，不易咳出，胸闷心慌。在丰城市人民医院就诊服甲磺酸倍他司汀片（敏使朗）、养血清脑颗粒、血栓心脉宁片等未效。刻下，阵发性头晕如坐舟车，视物旋转伴耳鸣；咳嗽，痰白黏稠，不易咳出。纳呆，大便3~4天不解。舌暗红苔薄黄、舌边有齿印，脉弦而略滑。

　　证属　气逆痰结，痰饮内停。

　　治法　和胃降逆，消痰化饮。

　　方药　半夏白术天麻汤合三拗汤加味。法半夏15g、白术10g、天麻10g、茯苓15g、陈皮10g、红枣5枚、生姜3片、炙甘草6g、炙麻黄3g、光杏仁10g、浙贝母15g、胆南星10g、党参10g、当归6g、地龙15g、北山楂15g，7剂，日一剂，水煎服。

　　2011年5月26日二诊　诸症减，喉中仍有痰梗。血压：100/65mmHg，舌红苔微黄，脉滑而少力。守方加炒莱菔子10g、炒枳壳10g，以助下气通腑，再投7剂。

　　2012年5月29日三诊　站起时会有短暂眩晕，稍咳。舌红苔白、舌边有齿痕，脉弦软。血压：120/75mmHg，守方加减进退再进7剂，晕止咳愈。

　　按　中枢性眩晕，以头晕、发作性视物旋转，严重时伴有眼震。还可伴有恶心、呕吐、心慌出汗等。本案虽无眼震，但诸症悉具。《金匮要略·痰饮咳嗽病脉证并治》云："膈上病痰，满喘咳吐。""心下有痰饮，胸胁支满，目眩。"故本案病痰饮而咳喘、目眩，以半夏白术天麻汤燥湿化痰，平肝熄风；辅以三拗汤宣肺止咳而收效。

【案例8】　偏头痛（丛集性头痛）

胡某某　男　46岁　职工

　　1997年11月19日初诊　头痛剧烈，左右侧交替发作1个月。缘于病前醉酒后着凉出现头痛，经南昌市第三人民医院CT扫描，未发现明显异常；江西省中医院经颅多普勒提示：椎基底动脉血流速度高于

正常。诊断：椎-基底动脉痉挛。纳食可，睡眠不安、易惊醒，二便调。血压130/90mmHg。舌质红苔薄淡黄、舌边有齿印，脉细略弦偏数。

证属　痰湿蕴积，肝风挟痰，逆而上扰。

治法　燥湿健脾，豁痰降逆，平肝熄风。

方药　半夏白术天麻汤加味。法半夏10g、白术15g、天麻12g、茯神15g、陈皮10g、生甘草6g、红枣3枚、生姜3片、钩藤10g、竹茹12g、石决明30g，7剂，日一剂，水煎服。

1998年3月5日电话告知　头痛止，眠已安。

按　丛集性头痛，多为急性起病的严重单侧头痛，可反复发作。病因尚不明确，或与遗传、中枢神经介导慢性生物紊乱等有关。中医称之为偏头痛，患者饮酒当风，痰湿蕴积，肝经风火挟痰上扰清窍所致。故治与半夏白术天麻汤加入钩藤、竹茹、石决明等，以燥湿健脾，豁痰降逆，平肝熄风，获愈。

【案例9】　头痛（紧张型头痛）

袁某某　女　15岁　学生

2014年8月21日初诊　头痛反复发作3个月。经南昌大学第一附属医院磁共振检查头颅，未发现明显异常。刻诊，头痛以头顶及两侧为主，呈阵发性掣痛，持续时间30~60分钟，可自行缓解，发作时无规律。否认头痛与情绪有关，因头痛而不能上学听课。12岁初经，月经调，纳食好，眠亦可，二便调。舌红苔白，脉细弦软。

证属　肝郁脾虚，风痰上扰。

治法　燥湿化痰，平肝熄风。

方药　半夏白术天麻汤加味。法半夏10g、漂白术8g、天麻8g、茯苓10g、茯神10g、陈皮8g、炙甘草5g、红枣4枚、生姜3片、炙黄芪20g、当归10g、川芎10g、鸡血藤15g、刺蒺藜20g、白芷8g，7剂，日一剂，水煎服。

2014年8月27日二诊　服至第六剂时，头痛止。纳可，便调。舌红苔白，脉细弦软。守方再投7剂。

2014年9月3日乃父告知，患儿已恢复上学念书，头痛未再发作。

2015年2月27日再诊　头痛复发5天。与去年8月就诊症状类似。因今年下学期面临高中升学考试，学习压力较重而发作，但仍能坚持上学。纳、眠尚可。舌红苔白，脉细而微弦。守前方再进7剂。

2016年4月8日随访　乃父袁某告知：患儿头痛愈后，至今安康。

按　紧张性头痛，又称为紧张型头痛或肌收缩性头痛，属于功能性头痛中最常见的类型。长期紧张焦虑、抑郁、压力过大、睡眠差、饮食不规律、精神刺激等都是诱发因素。患者就是学习压力过大导致肝郁脾虚，运化失职，痰湿内酿，痰郁化火，热盛生风挟痰上扰清窍所致。治与半夏白术天麻汤加味，以燥湿化痰，平肝熄风获效。

【案例10】　胞睑振跳（面肌痉挛）

樊某某　男　85岁　居民

2006年3月9日初诊　左眼皮掣动不宁伴头晕、下肢乏力3周余。于2月18日在南昌市第三人民医院就诊，CT扫描头颅，诊为老年性脑萎缩。经服健脑胶囊、血塞通胶囊无效，而就诊中医。进食、睡眠尚可，大便日一行。舌红苔薄黄，脉细弦微数。

证属　肝旺脾虚，胃热胆寒，风痰上扰。

治法　燥湿化痰，清胃温胆，平肝熄风。

方药　半夏白术天麻汤合温胆汤加味化裁。法半夏10g、白术10g、天麻10g、炙甘草6g、茯苓15g、陈皮10g、竹茹10g、枳实10g、红枣4枚、生姜3片、钩藤12g、淡大云10g、僵蚕10g，5剂，日一剂，水煎服。

2006年3月14日二诊　眼皮掣动已缓解。头仍晕，下肢乏力，夜尿急胀，眼睛干涩模糊。血压160/80mmHg。舌红苔白、右舌边微黄，脉细弦微数。守方加车前仁15g、决明子15g，以清肝明目、利水通淋，再投7剂。

2006年3月21日三诊　胞睑振跳止，头晕显减，下午有时微晕，夜间微盗汗。舌红苔微黄，脉细弦软。

患者风痰虽除，气血仍虚，高龄脾肾亏虚。故拟补气养血，益肾平肝调治。

方用八珍汤合六味地黄丸加味化裁再进。

2006年4月4日四诊　服药7剂后，诸症已除，感觉良好。血压下降为125/75mmHg。舌红苔微黄，脉弦软。守方再服7剂以巩固疗效。

按　胞睑振跳，乃胞睑肌肤皮色如常，不痛不痒，眼珠端好，唯胞睑不自主的时时跳动，或疏或频，轻者可不药自愈，重者发作频频，振跳不息，或牵及眉际，或颜面肌肤，使患者坐立不安。患者耄耋高龄，脉证显现肝旺脾虚，胃热胆寒，肝风挟痰上扰清窍所致。故前期治与半夏白术天麻汤合温胆汤加味化裁，以燥湿化痰，清胃温胆，平肝熄风；后期使用八珍汤合六味地黄丸加味化裁，以补气养血，益肾平肝，共建痊功。

8. 白金丸

白金丸，源于《医方考》引自《普济本事方》，《世医得效方》称为郁矾丸；《普济方》称为郁金丸，其名又引自《海上方》；《青囊秘传》称为截癫丸。本方药虽二味，其用之广泛，观其延用可见一斑。方中白矾90g、郁金210g（四川产者佳），上药为末，糊丸如梧桐子大。每服50~60丸，温汤下。其功用开郁散结，豁痰安神。主治：癫狂。临证以本方为主统领他方，或随证加味化裁为汤剂，治疗痰湿身重、梦魇、肥胖症、黄汗等，疗效显著，扩大了治疗范围。

【案例1】 身体困重（脂肪肝）

袁某某 女 31岁 居民

2007年11月9日初诊 身体困重经月有余。某医院检查报告：甘油三酯1.87mmol/L（参考值0.32~1.8mmol/L）；B超诊断：脂肪肝；肝功能：未见明显异常。纳尚可，大便时结时稀。舌红尖甚苔白润、舌中有一纵浅细裂，脉细弦软。

证属 湿热蕴结，痰瘀内阻。

治法 豁痰除湿，化瘀通络。

方药 白金丸合黄连温胆汤加减化裁。郁金15g、明矾1g（后下）、法半夏10g、川黄连6g（打碎）、陈皮10g、竹茹10g、枳实10g、炙甘草6g、红枣5枚、生姜3片、桃仁泥10g、川红花10g、制香附10g、川芎10g、北山楂30g、土鳖虫10g、生大黄5g，7剂，日一剂，水煎服。

2007年11月7日二诊 药时腹响肠鸣。身困见减。舌红苔白，脉细弦软。守方再投15剂。

2007年12月25日三诊 喜告：血脂复查正常，甘油三酯降为1.53mmol/L；B超报告：肝脏未见明显异常。舌红苔薄黄，脉细弦。守方再服2周，隔日一剂以善后。

按 《金匮要略·痰饮咳嗽病脉证并治》云："水在脾，少气身重。"《金匮要略·水气病脉证并治》亦云："脾水者……四肢苦重。"因此可知，患者身体困重皆与水气痰湿有关。而脾虚失运，水谷不化，是聚湿生痰的主要原因。故本案则是脾虚生湿，湿热蕴结，痰瘀内阻而致身重。故治与白金丸合黄连温胆汤加减化裁，以豁痰除湿，化瘀通络获效。

【案例2】 梦魇（睡眠瘫痪症）

李某某 男 50岁 职工

2016年7月29日初诊 经常梦魇已20来年。30岁时开始出现睡时有物压身，胸闷气憋奋力挣扎致醒，之后经常发作。由于体胖肚肥，睡眠时鼾声如雷，故决心戒烟。刻下，时时梦魇，口角溃疡，纳可，大便次数增多，每日晨起需解2~3次，一次解不干净，小便尚调，睡前多尿。血压120/90mmHg。舌红苔白、舌边有齿印，脉略滑、尺沉。

证属 痰湿蕴结，心神不宁。

治法 健脾祛湿，豁痰宁神。

方药 白金丸合顺气消食化痰汤加减化裁。郁金30g、明矾1g（打粉、冲入）、葛根15g、炒莱菔子10g、神曲10g、胆南星10g、法半夏15g、炒枳壳10g、竹茹10g、生麦芽30g、茯苓15g、茯神15g、浙贝母15g、天麻12g、白术10g，7剂，日一剂，水煎服。

2016年8月8日二诊 昨晚出现梦魇，但较前轻而短暂，苏醒得快。舌红苔白、舌边有浅齿痕，脉略滑、尺仍弱。守方再投7剂。

2016年8月15日三诊 梦魇已止。大便仍多次。舌红苔白、舌边有浅齿痕，脉弦细软。守方加北山楂15g以助消导，再进7剂以善后。

随访 梦魇半年来，未再发作。

按 梦魇有时是一种正常的生理现象，如压力过大、精神刺激等，会引起梦魇。基本病因是呼吸不畅、发热、肠寄生虫病、睡前过饱与过饥，以及药物因素和精神因素等，均会诱发梦魇。本案则是脾虚失运，水湿蓄积，痰湿留滞，气道壅塞，致呼吸不通畅，心神不宁而成。故治与白金丸合顺气消食化痰汤加减化裁，以健脾祛湿，豁痰宁神获愈。

【案例3】 肥胖症（脂肪肝、肝功能异常）

黄某某 女 23岁 大学生

2015年12月31日初诊 身体肥胖伴闭经。身高1.53cm，体重73kg，4个月未行经。近期肝功能检查报告：谷丙转氨酶234u/L（参考值0~40u/L），直接胆红素6.94nmol/L（参考值0~6.0u/L），乳酸脱氢酶330u/L（参考值135~226u/L）。彩超提示：轻-中度脂肪肝；检查血生化：血脂无异常；甲、乙、丙、丁、戊肝均为阴性。在校每日晚上11点后休息，早上7~8点起床。不爱运动，纳香，便调。舌质略暗红苔黄、舌边有齿印，脉略滑、右脉略细少力。

证属　脾虚失运，痰湿壅滞。

治法　健脾燥湿，豁痰醒脾。

方药　白金丸合越鞠丸加减化裁。郁金30g、明矾1.5g（后下）、川芎10g、炒苍术15g、生栀子12g、神曲10g、制香附10g、法半夏15g、陈皮10g、茯苓15g、炙甘草5g、山楂根30g、北山楂15g、红枣3枚、生姜3片、野灵芝10g，14剂，日一剂，水煎服。

嘱　改变生活习惯，坚持晨练、跑步，饮食清淡，以五谷杂粮为食。

2016年1月14日二诊同学代述　服药加上跑步后，复查肝功能：谷丙转氨酶176u/L（参考值0~40u/L）、谷草转氨酶87u/L（参考值5~34u/L）、r-谷氨酰转移酶86u/L（参考值0~50u/L）。舌红苔薄黄、舌边有齿痕。药已中的，守方再投14剂。

2017年4月16日三诊同学代述　通过服药和跑步，体重下降为66.5kg，锐减6.5kg。2月22日经行；肝功能基本复常；B超：肝脏无明显异常；暑期后顺利毕业，现在深圳工作。嘱：继续坚持跑步锻炼！

2017年5月14日体检肝功能　除谷丙转氨酶78u/L（参考值0~40）略高外，其余指标正常。

随访　现坚持每日步行2万步。

按　肥胖症是一种慢性代谢性疾病，主要特征为体内脂肪过度蓄积与体重超重。引起本病的因素有：遗传、环境、内分泌调节异常、炎症、肠道菌群等。根据脉证，按脾虚失运，痰湿壅滞论治。治与白金丸合越鞠丸加减化裁，以健脾燥湿，豁痰醒脾；同时，配合体育锻炼获效。

【案例4】　湿痰证（高脂血症）

邱某某　男　34岁　个体户

2016年4月5日初诊　高脂血症。无症状，健康体检，发现高血脂。3月3日在福清市第二医院检查血脂报告：总胆固醇9.59mmol/L（参考值3.1~5.7mmol/L）、甘油三酯10.59mmol/L（参考值0.3~1.73mmol/L）、高密度脂蛋白0.81mmol/L（参考值1~1.8mmol/L）、低密度脂蛋白7.55mmol/L（参考值0~3.7mmol/L）、肌酸激酶同工酶26.8u/L（参考值0~25u/L）。服西药辛伐他汀后指数有所下降。因工作流动等原因停服。尿常规：蛋白质阳性。经友人陈某荐诊。刻诊，纳香，眠好，二便调。观其形体微胖。舌红苔白，脉弦软。

证属　脾胃虚弱，运化失常，痰湿蓄积。

治法　健脾助运，豁痰除湿，祛瘀导滞。

方药　白金丸合导痰汤加减。郁金30g、白矾1g（后下）、法半夏15g、胆南星10g、茯苓30g、陈皮10g、炙甘草6g、竹茹10g、枳实10g、红枣6枚、生姜3片、北山楂30g、川芎10g、炮穿山甲5g（打碎）、桃仁泥10g、川红花10g，30剂，日一剂，水煎服。

2016年5月21日二诊　服药30剂。血脂复查：总胆固醇4.76mmol/L（参考值3.0~6.3mmol/L）、低密度脂蛋白3.4mmol/L（参考值2.7~4.3mmol/L）、高密度脂蛋白1.03mmol/L（参考值1~1.8mmol/L），均恢复至正常范围，唯有甘油三酯1.82mmol/L（参考值0.3~1.73mmol/L）略高于正常值。纳香，眠好，二便调。舌红苔白，脉弦而微数、重按少力。

血脂趋于正常。患者因工作流动性大，饮食寄于酒家，难免油脂过高。鉴于此，故在豁痰除湿的同时，治以益气健脾以杜痰湿复蓄，方用白金丸合健脾丸加味善后。郁金30g、白矾1.5g（后下）、生晒参10g、炒白术10g、川芎10g、炙黄芪30g、川红花10g、神曲10g、生麦芽30g、北山楂15g、枳实10g、桃仁泥10g、山慈姑15g、法半夏15g、陈皮10g、荷叶15g、茯苓15g、胆南星10g，10剂，日一剂，水煎服。

2016年国庆节追访告之　血脂稳定。再嘱：注意饮食清淡。

2018年12月21日来门诊咨询并告　复查血脂稳定。

按　高脂血症一般没有明显的不适症状，大多数是在其他疾病就诊检查中发现。脂肪摄入过多、脂蛋白合成及代谢过程的异常均可导致血脂异常。按发病原因分为原发性和继发性两种。原发性多与基因突变有关，具有明显的遗传倾向，极具家族集聚性。继发性高血脂则由其他疾病导致的继发性高脂血症。其治疗主要是生活方式干预和药物治疗。由于没有任何症状，中医则是根据检查报告，辨清体质予以施治，应属于治未病范畴。本案辨为脾胃虚弱，运化失常，痰湿蓄积。故治以健脾助运，豁痰除湿，祛瘀导滞。方用白金丸合导痰汤加减化裁；同时，配合节制饮食而获效。

【案例5】 黄汗（胆石症并胆汁淤积）

陈某某 女 64岁 居民

2009年6月30日初诊 右上腹疼痛并出黄汗。经南昌大学第一附属医院检查：B超报告：脂肪肝，胆囊泥沙样结石，并胆汁淤积；血检：总胆固醇8.8mmol/L（参考值3.38~6.1mmol/L），甘油三酯2.0mmol/L（参考值0.32~1.8mmol/L），高密度脂蛋白2.52mmol/L（参考值0.85~2mmol/L），低密度脂蛋白5.13mmol/L（参考值0~3.1mmol/L）。刻诊，右上腹胀痛，出黄汗，衣服黄色汗渍，下肢痿软。口酸口苦，纳差食少，大便挟不消化物。舌红苔淡黄，脉弦软。

证属 肝胆湿热，水气熏肤。

治法 清肝利胆，燥湿豁痰。

方药 白金丸合温胆汤加味。郁金15g、明矾1.5g（研末后冲入）、法半夏12g、陈皮12g、茯苓15g、竹茹15g、枳实12g、甘草5g、金钱草30g、鸡内金30g、苍术12g、白术12g、丹参30g、胆南星10g、红枣5枚、生姜1片、川芎15g、北山楂30g，7剂，日一剂，水煎服。

2009年7月9日二诊 药后右上腹疼止，黄汗大减，血压也较前稳定，下肢仍痿软。舌红苔稍腻，脉略浮。守方加麦芽30g，以疏肝健脾，再服7剂而愈。

按 《金匮要略·水气病脉证并治》云："病……有黄汗。……黄汗其脉沉迟，身发热，胸满，四肢头面肿，久不愈，必致痈脓。"黄汗与脾有关，由于水湿内蕴，营血受病。湿郁不化犯于中焦，则胸满胀痛。若病久不愈，气血腐败，则化为痈脓。本案按肝胆湿热，水气熏肤论治。治与白金丸合温胆汤加味化裁，以清肝利胆，燥湿豁痰获效。

十六、消食剂

健脾丸

健脾丸出自《医方集解》，清·汪讱庵氏为脾虚气弱，饮食不消者而设。方由人参、白术（炒）、陈皮、麦芽（炒）各60g，山楂（去核）45g，枳实90g，上药研为细末，神曲糊丸，每次10g，米饮送下，一日二至三次。方中参、术补气，陈皮利气，气运则脾强而胃强；山楂消肉食，麦芽消谷食，枳实化积消痞，补消合用，饮食既消而又不伤正气。故共成消食健脾之功。主治脾虚胃弱，不能运化。临证使用或随证加减，或配以他方协同，治疗厌食、泄泻、盗汗、昏仆、昏睡、便秘、幼儿行迟、夜惊不安及齿龋，均收显效。

【案例1】 厌食（消化不良）

韩某某 男 10岁 学生

2015年7月16日初诊 厌食并挑食，纳呆、稍多食则反胃。形体消瘦，二便尚调，身高1.30m，体重22.5kg。舌红苔白，脉虚而少力。

证属 脾胃不和，纳运失常。

治法 健脾助运，和胃降逆。

方药 健脾丸加减化裁。太子参12g、白术8g、炙黄芪15g、神曲10g、北山楂10g、生麦芽15g、法半夏8g、枳实8g、荷叶10g、炒鸡内金10g、茯苓10g，7剂，日一剂，水煎服。

2015年8月10日二诊 已不反胃，纳食大增。舌红苔白，脉细弦软。守方再服7剂，药尽诸症愈，嘱家长注意饮食调养。

按 患孩后天失调，脾胃不和。脾不和则食不化，胃不和则不思食；脾胃不和，则不思食且不化。故而造成脏腑虚弱，形体羸弱。治与健脾丸加减化裁以健脾助运，和胃降逆。

【案例2】 厌肉食（消化不良）

袁某某 女 4岁

2014年3月25日初诊 祖父述：厌食。偏食并挑食，喜食萝卜类蔬菜，厌恶肉食类食品。经常感冒并咳嗽，二便调。观其双眼巩膜呈淡蓝色，身体偏瘦，面色少华。舌红苔微黄，指纹淡青，脉细。

证属　脾胃虚弱，纳运失常。

治法　健脾助运，和胃消食。

方药　健脾丸加味化裁。炙黄芪10g、荷叶6g、炒白术5g、太子参8g、北山楂8g、生麦芽10g、枳实5g、神曲5g、鸡内金8g、山药10g、茯苓8g、陈皮5g，7剂，日一剂，水煎服。

2014年4月2日二诊祖母代述　药完4剂，饮食已明显增加，要求继续调理。拟补脾益胃食疗：黑豆250g（炒熟，打粉）、标准面粉（炒）250g、炒鸡内金50g（打粉）、熟鸡蛋黄10枚（与面粉同炒、碾和匀），诸粉和匀，每日早晨2~3匙，开水调食以作早点。

随访　2018年1月8日追访　祖父告：中药4剂，食疗一料，孩子饮食正常。刻下，发育良好，已上学念书。

按　厌肉食，主要是小儿脾胃稚弱，易为寒热及饮食所伤。加上喂养不当，进一步损伤脾胃。若是辅食过晚，则形成了口味的单一。通过健脾丸加味化裁以健脾助运，和胃消食；食疗的调理，脾胃和，胃口开，食欲增，患儿则自然不择食。

【案例3】　泄泻（脾泻、婴幼儿非感染性腹泻）

邱某某　女　11个月

2009年10月29日初诊　泄泻反复发作1个月。入江西省儿童医院住院予以静脉滴注用药两天，有所缓解，停针又泄。便稀挟不消化物，肛门嫩红。舌红苔黄而少津，指纹淡紫红、隐伏在风关。

证属　喂养不当，脾胃失健。

治法　健脾和胃，消食止泻。

方药　健脾丸加减化裁。太子参6g、白术3g、炒麦芽10g、陈皮5g、焦山楂10g、枳实3g、神曲3g、炒鸡内金6g、藿香4g、茯苓5g、广木香4g、川黄连4g、地锦草10g、马齿苋10g、生甘草3g、荷叶6g，2剂，日一剂，水煎分多次喂服。

2009年11月3日二诊　药两剂则泄止。守方再服3剂而愈。

2009年12月26日随访　乃父告：泄泻愈。已学会走路，发育良好。

按　11个月的婴幼儿，竟泄泻1个月。此乃过伤乳食，水湿内侵，脾失运化，致使大便溏薄，水谷不化。治与健脾丸加减化裁以健脾和胃，消食止泻。药仅2剂获效。

【案例4】　大便秘结（单纯性便秘）

刘某　女　3岁6个月

2011年5月28日初诊　家长述：大便干结难解。纳呆，喜零食及酸辣食品。巩膜浅蓝、并有虫斑，口唇内黏膜亦见虫疹。小便尚调。舌红苔白，脉细，指纹紫暗隐伏。

证属　脾气虚弱，肠道积滞。

治法　健脾助运，益气通腑。

方药　健脾丸加减化裁。太子参7g、漂白术10g、生黄芪10g、北山楂10g、生麦芽15g、枳实6g、荷叶6g、炒莱菔子7g、神曲6g、炒鸡内金7g，7剂，日一剂，水煎服。

2011年6月4日二诊　舌红苔白、舌根中部有一豆大厚苔，脉细，指纹紫红隐伏。守方加生姜1片，以温胃和中，再服7剂，大便通畅。

按　"大肠者，传道之官，变化出焉。"患儿饮食失当，损伤脾胃，运化失职，大肠传道失常，故而食物糟粕停滞，发为便秘。治与健脾丸加减化裁以健脾助运，益气通腑获愈。

【案例5】　齿龄（蛔虫症）

刘某某　男　11岁　学生

2009年7月6日初诊　母述：夜间磨牙并流口水。孩子晚上睡眠，经常磨牙并流口水，食欲差，面黄肌瘦。观其面部有白斑（蛔虫斑）。舌红苔黄、舌面布满小红点，脉细。

证属　脾虚失运，虫动扰神。

治法　健脾助运，安蛔宁神。

方药　健脾丸加味化裁。生黄芪15g、白术7g、太子参10g、神曲10g、北山楂15g、炙甘草4g、生麦芽15g、枳实7g、川黄连5g、川椒5g、使君子6g，7剂，日一剂，水煎服。

2009年7月14日二诊　母述：磨牙已止。自诉：吃饭已有口味。舌红苔白、舌面小红点已隐褪，脉细软。守方加炒山药10g，以助补脾益肾，再服7剂。

2009年7月22日其母专告　不磨牙，纳食增。

按　齿龄，乃牙齿自相磨切，发出嘎嘎声响的病证。本证多为胃腑积热，火热循经上冲，熏灼牙关筋脉而磨动所致。而本案则表现为齿𬌗骱调，食欲差，体羸弱，脉细等一派脾虚胃弱之象。故按脾虚失运，虫动扰神论治。治与健脾丸加味化裁以健脾助运，安蛔宁神获愈。

【案例6】 突发性昏睡（浅昏迷）
潘某 女 6岁

1999年5月5日初诊 母述：近数月内昏睡发作6~7次。发作无规律，昏睡前自述头晕，旋即昏睡不醒。经推拿按摩3~5分钟后可苏醒，或者50分钟后自行苏醒。曾因昏睡入医院输过一次氧，10分钟后即苏醒，醒后如常，昏睡时呼吸尚匀称。市某医院检查：脑电图正常，余项也未发现明显异常。形体消瘦，发育一般，纳食差，二便可。舌红苔薄白，脉细。

证属 脾肾亏虚，精血不足，元神失养。

治法 健脾益胃，补气养血，温肾填精。

方药 健脾丸加减化裁。生黄芪10g、白术10g、太子参6g、枳实6g、神曲6g、北山楂10g、炒麦芽15g、枸杞10g、当归5g、红枣3枚、生姜2片，14剂，日一剂，水煎服。

1999年6月2二诊 药后症除。停药期间只发作1次，即一周前一个中午昏睡了3个小时。舌红苔薄白，脉细。药已中的，守方再服14剂而愈。

半年后随访 母告：愈后未再发作。

按 本案为幼童，出现突发昏睡，无抽搐等病态。只是短暂意识丧失，无随意运动。3~5分钟后苏醒，类似于西医学中的"浅昏迷"。按照辨证，当属脾虚肾弱，精血不足，元神失养。按此思路治以健脾益气，补肾填精。方中以枸杞伍黄芪，收一举两得之效。临床证明，黄芪与枸杞相伍，既有益气生血之力，亦有温肾填精之功。

【案例7】 行迟（生长发育不良）
邹某某 女 1岁7个月

2006年9月23日初诊 母述：站立不稳，行走艰难，形体瘦小，发育欠佳，纳差少食，二便尚调。

证属 禀赋不足，肾虚骨弱。

治法 健脾助运，益肾培本。

方药 健脾丸加减化裁。炙黄芪8g、炒白术3g、太子参5g、北山楂6g、生谷芽10g、生麦芽10g、陈皮5g、荷叶6g、炙甘草3g、红枣2枚、炒鸡金6g、补骨脂5g、枸杞7g、山茱萸3g、生姜1片、枳实3g，7剂，日一剂，水煎服。

2009年5月6日随访 其父邹某告：药后饮食逐渐见增，刻下已发育良好。

按 行迟，乃小儿五迟之一。《小儿药证直诀·杂病证》云："长大不行，行则脚细。"说的就是行迟。患儿禀赋不足，骨髓未满，气血不充，筋弱不能束骨所致。治与健脾丸加入补骨脂、枸杞、山萸等补肾填精之品，以健脾助运，益肾培本获效。

【案例8】 夜惊不安（烟酸缺乏病）
何某某 男 6岁5个月

2003年7月2日初诊 家长述：睡眠易惊欠安，纳食少，大便稀。扪其腹软；观其双眼结膜呈蓝色、口唇淡红、面色淡黄。舌红苔薄白、根部厚苔，脉细弦。

证属 中焦虚寒，脾胃失和。

治法 温中和胃，燥湿健脾。

方药 健脾丸加味化裁。生黄芪10g、党参5g、炒白术5g、神曲10g、焦北山楂10g、枳实5g、砂仁3g、谷芽12g、麦芽12g、苍术5g、黄柏5g，7剂，日一剂，水煎服。

2003年7月9日二诊 家长述：纳增，睡眠显著改善，每晚可睡9个小时，巩膜仍呈淡蓝色。舌红苔薄白、根淡黄，脉细。守方再进7剂。

随访 睡眠已安。

按 现代医学认为烟酸缺乏病，临床表现之一是烦躁、睡眠不安，严重者，会导致痴呆。据其脉证，中医认为是脾胃失和所致，正如《素问·逆调论》所云："不得卧而息有音者，是阳明之逆也。……阳明者，胃脉也。胃者六腑之海，其气亦下行，阳明逆不得从其道，故不得卧也。《下经》曰：胃不和则卧不安，此之谓也。"故治与健脾丸加味化裁以温中和胃，燥湿健脾获安。

【案例9】 厌食（厌食症）
管某某 男 8岁 学生

2015年7月16日初诊 纳呆，无食欲，形体消瘦，心烦易生气。右颈侧有一黄豆大淋巴结（胸锁乳突肌处）。小时经常发烧，必须打吊针才能退热。喝牛奶则大便增多。足板心发热。舌红苔薄白、舌根部剥苔，脉弦。

证属　肝郁脾虚，纳运失常。

治法　疏肝开郁，健脾助运。

方药　健脾丸合四逆散加味化裁。太子参10g、神曲10g、枳实6g、白术6g、生麦芽15g、北山楂10g、荷叶10g、炙黄芪10g、野灵芝8g、陈皮8g、北柴胡5g、白芍8g、生甘草3g，7剂，日一剂，水煎服。

2015年7月24日二诊　饭量增加。舌红苔白、舌根部剥苔处已长苔、尚有脱痕，脉细弦。守方再进7剂。

2015年8月13日三诊姑母代述　患儿药后足板

不再发热，并时时叫饥饿，已回广丰老家，停药后刻下又纳食不香，故再求方药。守方加炒鸡内金8g，再进10剂而愈。

随访　2018年7月9日来昌，身体已好，发育正常。

按　患孩脾胃不和并肝郁气滞。脾不和则食不化，胃不和则不思食；脾胃不和，则不思食且不化；肝郁则脾虚，郁久则化火。故而造成肝郁脾虚，心烦易怒，不思饮食。从而脏腑虚弱，形体羸弱，心烦不安。治与健脾丸以健脾助运，和胃消食；四逆散疏肝开郁，共建疏肝开郁，健脾助运之效。

四、杂合以治

『杂合以治』语出黄帝内经。素问·异法方宜论云：『故圣人杂合以治，各得其所宜，故治所以异而病皆愈者，得病之情，知之大体也。』素问·汤液醪醴论进一步明确指出：『当今之世，必齐毒药攻其中，镵石、针灸治其外也。』这都充分说明运用或联合运用不同的治疗手段，针对病情『杂合以治』，可以提高疗效。这为后世医家奠定了『杂合以治』的理论基础。纵观历代医家的杂合以治：如扁鹊仓公列传和后汉书·方术列传分别记载了扁鹊过虢时，运用针、熨、药配合治疗虢太子的尸厥证，收到了起死回生的效果；淳于意疗疾多用药灸结合而获奇效；华佗利用针药结合治疗胎死腹中等，均成为千古名案。

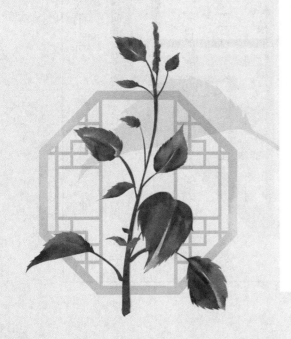

而汉·张仲景在伤寒论中对药、针、灸、食等有较多的论述和实践。如充分地体现汤药、稀粥、物理等

疗法的相互作用，以及食物禁忌在治疗中重要性的第 12 条文：『太阳中风……桂枝汤主之。』『服已须臾，

啜热稀粥一升余，以助药力，温覆令一时许，遍身漐漐微似有汗者益佳……禁生冷、黏滑、肉面、五辛、

酒酪、臭恶等物。』又如药、针及烧针杂合的第 24 条文：『太阳病，初服桂枝汤，反烦，不解者，先刺

风池、风府，却与桂枝汤则愈。』第 307、308 条文：『少阴病，二三日至四五日腹痛，小便不利，下利

不止，便脓血者，桃花汤主之。』『少阴病，下利便脓血者，可刺。』117 条文『烧针令其汗，针处被寒，

核起而赤者，必发奔豚，气从少腹上冲心者，灸其核上各一壮，与桂枝加桂汤』。

晋、唐以后的医家们，其著述在运用针、药、灸并重的杂合以治内容，更是丰富多彩，叹为大观！

综上所述，『杂合以治』并不是简单地用『多种武器』打歼灭战，杂乱无章的综合治疗。而是根据疾

病的不同阶段和不同证情，遵循辨证论治这一基本原则。或针或药，或针药并举，或药灸同施，或药食

同用，或以物理疗法相助……临证时灵活地选择最佳手段配合运用，形成取长补短，优势互补效应。冀

达最好的治疗效果。但『优势互补效应』并不是 1+1=2，而是两种以上的方法的有机结合，有如水泥与砂

子，单一使用，效果低劣，若配伍恰当，将会产生质的飞跃而牢不可破。中医学也是如此。这种『优势

互补』也就是中医的优势和特色，使临床中遇到的一些特殊疾病和疑难重症，能迎刃而解，造福于患者。

一. 肺系疾病

1. 感冒

感冒一证，《证治要诀·诸伤门》指出："感冒为病……即是伤寒外证初感之轻者，故以感冒名之。"并谓"轻则为感，重则为伤"。感冒亦称之为伤风，可见重者为伤寒。当今又把感冒分为时行感冒和体虚感冒。前者为时行疠气侵袭肺卫，引起流行性的重证感冒，临证突然发病，身热恶寒，甚则壮热微恶寒，头痛重胀，肢体骨节酸痛，呼吸气粗，咳声重浊，咽喉肿痛，口干欲饮，苔薄，脉数等；后者则反复发作，当今称之为易感者，其既有肺卫表证，又兼气血阴阳之虚证。多由大病、久病后正气未复，或禀赋不足，或素体亏虚，或年老体弱者而复感。当今西医的流行性感冒，是由流感病毒引起的传染病，其传播快，范围广，常在冬春季节流行，其临床症状类似于时行感冒；其次还有普通感冒，则是由病毒引起，其传染性弱，多为散发，不引起爆发性流行，一年四季可发，其临床症状较流感轻，并发症少。

由此可知，感冒虽为常见病、多发病，但其病机既简单而又复杂，若治疗失当，极易产生变证，或形成坏病。故即使是感冒，也应予重视，及时治疗，防止生变。杂合治疗，则是既病防变之优势。

【案例1】 普通感冒（病毒性感冒）

姜某某 男 64岁 个体

2008年6月18日初诊 感冒，头身紧痛，身重嗜睡已10余天。始因打篮球大汗，冲凉后感冒。纳呆，大便拉不消化物。刻下，头痛身重，乏力嗜睡，因病而不能工作。舌红苔黄，脉细弦软缓。

证属 外感风寒，内伤湿滞。

治法 芳香化湿，解表和中。

方药 ①藿香正气散加减。黄芩10g、藿香10g、大腹皮15g、苏叶10g、桔梗10g、生甘草6g、茯苓15g、陈皮10g、白术10g、炒厚朴10g、法半夏10g、白芷10g、滑石粉30g（包煎）、生姜3片，3剂，日一剂，水煎服；

②刮痧。部位：足太阳膀胱经、足太阴脾经、足阳明胃经，以助疏风散邪，化湿和中。痧出后当即轻松。

2008年6月21日二诊 诸症豁然，纳大增，但仍头晕乏力。舌红苔黄稍厚，脉细软。

药物+刮痧获效，但体虚未复，故拟益气健脾，燥湿助运以善后。

方用异功散合平胃散加味化裁。陈皮10g、党参15g、茯苓15g、白术10g、炙甘草6g、苍术10g、厚朴10g、藿香10g、大腹皮15g、黄芪30g、法半夏10g，5剂，日一剂，水煎服。

2008年7月22日随访 药后病愈，并恢复工作。

按 患者因汗冲凉而感冒，致使风寒外束。故急施刮痧以疏散表邪，再与中药化湿和中而收效。

【案例2】 普通感冒（太阳少阳并病）

罗某某 男 30岁 工人

2012年8月2日初诊 头晕恶心，乏力10余天。缘于一周前感冒发热（体温不详），虽药未愈。刻下，烦热恶寒，头晕恶心，腹满纳呆。体温37.5℃。舌红苔白、舌边有齿痕，脉浮。

证属 外感暑湿，太少并病。

治法 清暑益气，和解少阳。

方药 ①刮痧。部位：肩颈、夹脊及背部，足太阳膀胱经、足少阳胆经循行部位；手臂内侧，手太阴肺经循行部位，以助疏风祛湿，引邪外出；

②小柴胡汤合香薷散加减。生柴胡15g、党参15g、黄芩15g、炙甘草6g、法半夏15g、香薷10g、生麦芽30g、厚朴花10g、红枣6枚、生姜3片、石斛15g，4剂，日一剂，水煎服。

随访 药后诸症愈。

按 "太阳与少阳并病，头项强痛，或眩冒，时如结胸，心下痞硬者。"本案太少并病兼暑湿致病，故首先给予刮痧疗法，再与小柴胡汤合香薷散和解表里，清暑化湿。

【案例3】 发热（流行性感冒）

戴某某 男 26岁 职工

1996年8月26日初诊 发热恶寒3天。25日因发热入江西省人民医院急诊。当时体温39.1℃；查体：咽部充血，双侧扁桃体Ⅰ度肿大；听诊：双肺呼吸音清，未闻及干湿啰音；血常规未见明显异常。诊为：上呼吸道感染。用药：①5%葡萄糖液500ml+双黄连针 30ml 静脉滴注；②5% 葡萄糖 500ml+ 维生素 C 1.0g 静脉滴注；③安必仙胶囊，口服，每日 3 次，每次 0.25g；④感冒清，口服，每日 3 次，每次 2 片。药后发热不减，今日高热，体温 40℃。去年曾类似发热，体温 40.3℃，点滴、服药热亦不退。故急就诊于中医，刻下，乍寒乍热，周身疲痛，头痛，恶心不欲食。舌深红苔薄白、舌体胖、边有齿印，脉浮弦数。

证属　邪入少阳，表里不和。

治法　辛凉疏风，和解少阳。

方药　①推拿。头部：头维、太阳、迎香；上肢：曲池、肩井；背部俞穴及下肢足三里、昆仑等穴，以舒筋活络，疏风祛邪，术后当即汗出，体温降至 39.0℃；

②小柴胡汤加味。北柴胡 15g、党参 20g、黄芩 15g、生姜 3 片、红枣 6 枚、法半夏 10g、炙甘草 10g、木贼草 30g、羌活 10g、板蓝根 15g，1 剂，水煎服。

1996 年 8 月 27 日复诊　恶心除，仍怕风，头胀，大便三日未解，小便黄。触诊：腹软，未扪及粪块；观其咽喉：咽部充血；体温：38.5℃。舌红尖甚苔薄黄，脉浮略弦软。①守方去板蓝根，减羌活 5g，加枳壳 10g、桔梗 10g、川芎 10g、茯苓 15g、前胡 10g、独活 5g，以助宣肺祛风，再投 2 剂；②推拿部位如前。

1996 年 8 月 29 日三诊　咽喉梗塞，稍咳嗽，略出少量黄色稠痰，尿黄，大便已解，先结后稀。体温：38.5~39.5℃。舌红苔黄稍腻，脉洪软稍数。

表里虽和，湿热未除。据其发病季节与脉证，及两年连续发热之病史，应为伏暑之故，皆由暑期受邪并贪凉饮冷所致，故拟宣透膜原为治。

方仿达原饮之意合六一散加减。青蒿 20g、鱼腥草 30g、浙贝母 20g、草豆蔻仁 12g、黄芩 15g、青黛 10g（包煎）、法半夏 10g、滑石粉 15g、生甘草 10g、藿香 10g、槟榔 10g、炒厚朴 15g，2 剂，日一剂，水煎服。

1996 年 8 月 30 日五诊　药后体温已降至 38.0℃。现咳嗽，以晚间为重，咯吐黄白相间浓稠痰。舌深红苔黄，脉弦软。守方加桔梗 10g，以助开宣肺气，再投 3 剂。

1996 年 9 月 3 日随访　体温复常，但仍稍咳嗽。舌深红苔薄黄，脉略滑。拟用止嗽散化裁为汤剂，投 4 剂而愈，之后未再复发。

按　因流感致上呼吸道感染发热，经静脉滴注口服中西药罔效。转由中医治疗。故先与推拿疏通经络，调和营卫；次与小柴胡汤和解表里，内外兼治而事半功倍。尤其推拿，手法得当，穴位准确，可使气血流畅，阴阳调和，而收热势立减之效。

【案例 4】 感染性发热（流行性感冒）

章某某　男　51 岁　泥水工

2014 年 8 月 30 日初诊　反复发热 20 天。经在当地医院静脉注射阿奇霉素 4 天未效，而转入江西省中医院肺病科住院 8 天。经查：肥达氏反应阴性，红细胞沉降率 62mm/h（参考值 0~20mm/h），C 反应蛋白 86.8mg/L（参考值 0~10mg/L），结核抗体阴性，肿瘤 6 项无明显异常，胸部 CT 未见明显异常。刻下：发热，体温 37.3~38.7℃，经静脉滴注抗生素（何药不详）后，体温仍在 37.3~38.0℃，故来门诊就治。刻下，低热，发热时头、项、背冒汗，身体偏瘦，纳呆，大便日一解，但量少。舌红尖甚，苔白稍厚，脉细弦软数。

证属　外感风寒，里有伏热。

治法　发汗解表，清里除热。

方药　①刺络放血。部位：委中（足太阳膀胱经循行部位），以疏风泄热；

②大青龙汤加味。炙麻黄 5g、桂枝 6g、生石膏 25g、光杏仁 10g、炙甘草 6g、红枣 5 枚、生姜 3 片、防风 10g、白芍 15g、羌活 6g、独活 6g、汉防己 10g、徐长卿 10g、葛根 15g，4 剂，日一剂，水煎服。

2014 年 9 月 3 日二诊　热已退，刺络后当天中午体温为 37.2℃，纳食增，二便调，但有时头晕、乏力。刻下体温：36.8℃。舌红苔白、舌边有齿印，脉微浮而细软。

热已退，观其脉证，脾虚气弱，治拟调中益气以善后。

方用调中益气汤加减。苍术 10g、太子参 15g、升麻 10g、北柴胡 10g、炙黄芪 30g、炙甘草 6g、北山楂 10g、生麦芽 30g、枳实 10g、神曲 10g、红景天 15g，7 剂，日一剂，水煎服。

2014 年 9 月 13 日随访　告愈，并已到建筑工地上班。

按　本案发热，红细胞沉降率、C 反应蛋白检查均异常，经抗生素治疗毫无进展。故先运用刺络之法，以放血而泻热，即"菀陈则除之"（《灵枢·九针十二原》）；次与大青龙汤清除里热，表散外邪而收立竿见影之效。

【案例5】 低热（病毒性感冒）

叶某某 女 68岁 居民

2009年7月13日初诊 低热，体温：37.5℃。汗出不畅、浑身乏力、沉重、纳呆、尿多、夜尿6次，大便两日一解、不稀。有糖尿病史。舌红苔黄厚而少津，脉浮数。

证属 暑温犯表，湿热内蕴。

治法 清热利湿，宣化畅中。

方药 三仁汤合二妙丸加味化裁。光杏仁10g、白蔻仁12g、薏米30g、滑石粉30g、竹叶20g、生甘草6g、炒厚朴10g、法半夏10g、白通草10g、茵陈20g、黄芩15g、藿香10g、苍术10g、黄柏10g、荷叶15g、西瓜翠衣25g，4剂，日一剂，水煎服。

2009年7月17日二诊 夜尿减为4次，仍乏力，大便已日一解，稍稀软，但低热未退。刻下体温：37.5℃，舌苔黄、舌中部苔稍厚仍少津，脉濡数。①守方加北柴胡10g，以升阳退热，再投4剂；②刮痧。意在引邪外出。刮痧部位：肩颈、背部，足少阳胆经、足太阳膀胱经循行部位。痧出后顿觉轻松。

随访 药尽告愈。

按 本案暑湿感冒，低热不退，湿邪难清。辅以刮痧疗法，痧出则邪从肌表透出，邪去则正安，热势自退。

2. 咳嗽

咳嗽一名，出自《内经》，"秋伤于湿，冬生咳嗽"（《素问·阴阳应象大论》）。《素问·咳论》则专门论咳，并指出："五脏六腑皆令人咳，非独肺也。""人与天地相参，故五藏各以治时感于寒则受病，微则为咳。"并谓"五藏之久咳，乃移于六府"。故此，五脏六腑皆能致咳。其病机"有自外而入者，有自内而发者。风寒暑湿，外也；七情饥饱，内也"（《证治要诀·嗽证》）。因此，咳嗽一证，一年四季可发病，五脏六腑可致咳，不仅须辨外感，还有内伤；不仅有新病久咳，还有寒热虚实之分。故辨证不易，治疗也难。即使辨证无误，但治疗需要时日，尤其是内伤之久咳不愈者，本篇在辨证选方的基础上，假以它法，

以最佳杂合之法，疗效迅速而可靠。

【案例1】 风咳（急性支气管炎）

赵某某 男 53岁 干警

2014年8月19日初诊 咳嗽3天。咽痒而咳，频咳不宁。早晨咳吐少量黄痰，白昼则为白痰，纳食如常。舌红苔白，脉弦软。

证属 风热犯肺，肺失清肃。

治法 疏风泄热，宣肺止咳。

方药 ①刺络放血：点刺少商穴（手太阴肺经），放血1~2滴，以疏风泄热，化痰止咳；

②桑杏汤合三拗汤加减。桑白皮15g、桑叶15g、地龙15g、当归尾10g、浙贝母20g、法半夏15g、栝楼皮10g、炙冬花15g、川黄连6g、蝉衣6g、炙麻黄3g、光杏仁10g、生甘草6g、蛇床子3g、双蝴蝶15g，3剂，日一剂，水煎服。

2015年2月11日随访 针药后咳即愈。

按 本案急咳，乃风邪犯肺所致，起病时间短。故先与刺络，急泄其热，次与桑杏汤合三拗汤，宣肺疏风。热泄风消，其咳自止。

【案例2】 脾咳（急性支气管炎）

仝某某 男 6岁

2015年7月14日初诊 家长述：咳嗽近2个月。咳吐黄色脓痰，并流黄涕。经服清开灵颗粒、午时茶、小儿咳嗽口服液，未效。刻下，咳嗽，纳呆而不思饮食，形体偏瘦，二便尚调。双眼巩膜呈蓝色。听诊：右肺呼吸音稍弱，左肺呼吸音粗糙，有痰鸣音，偶可闻及干啰音。舌红苔黄，脉弦软。

证属 脾虚食积，痰热胶结，肺失宣肃。

治法 清热化痰，宣肺止咳，健脾消积。

方药 ①刺络：针刺四缝穴（奇穴），并挤出黄色液体少许（俗称挑积）。以健脾胃，消疳积；益肺金，治咳嗽；

②小陷胸汤合三拗汤加减。炙麻黄2g、光杏仁4g、炙甘草4g、法半夏6g、栝楼皮6g、川黄连4g、炙款冬花6g、桔梗4g、川贝母4g、鱼腥草10g、桑白皮8g、白果仁5g，3剂，日一剂，水煎服。

2015年7月20日二诊 家长述：微咳，咳吐少量黄浓痰。舌红苔白，脉浮。守方加黄芩5g、北柴胡5g，以升阳清热，再投3剂。

随访 咳愈，饮食亦见增。

按 患儿以慢咳就诊，由于形体羸弱，纳呆食少。故治疗时先刺四缝穴，以健脾消积，补土生金；次与小陷胸汤合三拗汤以清宣化痰。仅刺络一次，服药3剂而收咳止积消之效。

【案例3】 肾咳（咳嗽变异性哮喘）

周某某 女 32岁 居民

2011年6月9日初诊 咳嗽2个月。在新建县中医院服中药20天无效。咳以夜间为重，咳吐白色泡沫涎痰，喉中痰鸣，一受凉或吹电扇则咳。纳食如常。X线肺部透视：肺纹理粗乱。舌红苔白、舌边有齿印，脉细弦软而微数。

证属 肾气亏虚，风寒犯肺，邪郁于肺。

治法 温肾纳气，宣肺平喘，化痰止咳。

方药 定喘汤加味。炙麻黄6g、光杏仁10g、五味子10g、细辛3g、法半夏10g、茯苓15g、炮干姜3g、炙款冬花15g、桑白皮15g、紫苏子10g、连壳白果12g（打碎）、当归6g、地龙15g、炙甘草6g，5剂，日一剂，水煎服。

2011年6月14日二诊 喉中痰鸣已除，咳嗽也减轻。舌红苔白，脉细弦软。守方再投7剂。

2011年7月17日随访 咳止。

嘱 立冬前复诊，拟补益肺肾，化痰止咳之散剂于冬季调治。

2011年11月1日再诊 之后间歇性，每天睡前微咳。舌红苔白、舌边有齿印，脉弦而略滑。

患者按嘱，7日立冬前来索取调治方药，故拟补益肺肾，化痰止咳调治。

方用参蛤虫草散（自拟）。西洋参100g、蛤蚧2对、冬虫夏草10g、浙贝母50g、川贝母50g、当归尾50g，研末，每日2次，每次2.5g，温开水送服。

2012年2月2日四诊 服参蛤虫草散后未再咳嗽。因过年停药后，前天感冒又微咳。舌红苔白，脉微弦。距立春仅2天，气候仍寒冷，兼之感寒则咳，故按上散剂方减半量制之，以巩固疗效。

2013年11月6日再诊 2011~2012年，共服两个冬季参蛤虫草散。今年咳嗽未发作，而且感冒极少。舌红苔白、舌边齿痕，脉细。守原方再进1料。

2014年11月4日随访 咳嗽愈并再次怀孕。

按 咳嗽变异性哮喘，又称为咳嗽性哮喘。临床表现为慢性咳嗽为主，其生理改变与哮喘是一致的。以夜间与凌晨咳嗽居多，常为刺激性咳嗽。很容易误诊为支气管炎。若得不到正确治疗，将发展为哮喘。《素问·咳论》云："肾咳之状，咳则腰背相引而痛，甚则咳涎。"本案因肾咳，屡治咳无效，经中药汤剂宣肺平喘；散剂补肾固本，益肺化痰而收痊功。

【案例4】 肺咳（间质性肺炎）

邓某某 女 56岁 居民

2006年11月1日初诊 咳嗽反复并呈持续性发作已3年。缘于2003年10月因咳而在当地医院检查，胸部X线片报告：两肺纹理增多、紊乱模糊，并见散在多发点片状条状致密阴影，肋膈角稍钝。诊断意见：①两肺感染性病变；②两侧胸腔少量积液。肝功能也出现异常。经住院治疗后肝功复常。咳嗽反复不愈，于今年5月1日赴上海某医院检查诊为间质性肺炎。

刻下，以晨起咳嗽为主，或劳累后即咳，欲咳时觉胸闷气憋，咳后可缓解。始为干咳，之后咳白色泡沫状痰，躺下后觉胸痛。咳时腰痛，咳剧时尿自出，怕冷，纳食一般，口淡而苦，睡眠尚可，大便1~2日一行。舌红苔白、舌边有浅齿痕，脉略滑、左脉稍细。

证属 邪伤肺肾，气虚饮停。

治法 首拟疏风宣肺，化痰止咳；次拟补土生金，温肾益肺。

方药 ①定喘汤加减。白果10g、炙麻黄3g、炙冬花15g、法半夏10g、桑白皮12g、光杏仁10g、桃仁10g、广地龙15g、全当归10g、蝉衣10g、鱼腥草15g、栝楼皮15g、川黄连10g、炙甘草10g，日一剂，水煎服，7剂之后，服方②；

②四君子汤合金水六君煎加减。高丽红参10g、漂白术10g、茯苓15g、炙甘草6g、法半夏10g、陈皮10g、熟地黄12g、全当归5g、炙麻黄3g、五味子6g、炙冬花15g、光杏仁10g，7剂，日一剂，水煎服；

③参蛤散（自拟）。大蛤蚧（酥）一对，高丽红参75g，共研末，每日3次，每次2g。配合方②服用，温开水送服。

④调整饮食。少食油腻及肉食，忌辛辣、油炸食品；以五谷、蔬菜、水果为主。

2006年12月16日二诊 电话述：药后咳嗽已明显好转。本月6日因感冒发热咳嗽，经当地治疗后并摄胸部 X 线片，排除间质性肺炎，诊为支气管炎。刻下，稍咳，咳嗽数声后才可咳出少量白色泡沫痰。纳香，便调，眠可。

药已中的，守方②再投 14 剂以善后；并按方③加量配合服用，即每次 3g，每日 3 次，温开水送服。

2007 年 4 月电话　再摄 X 胸片报告：排除间质性肺炎，并告咳嗽愈。

按　间质性肺炎是肺的间质组织发生炎症，形成弥漫性肺实质、肺泡炎和间质纤维化改变。呼吸困难并进行性加重。其治疗主要是抗纤维化，目的是延缓病情进展，应属疑难杂症。本案通过中药汤剂宣肺平喘，化痰止咳；散剂补益肺肾，并调整饮食而收痊功。

3. 咳喘

咳嗽，乃肺气上逆，经喉窍冲击而出，发出呛声，或伴痰出的病证；喘，则是以呼吸急促、气短不续为主要特征的病证。故咳嗽与喘为两个独立的病证，但临证咳与喘往往同时出现，正如《素问·标本病传论》云："肺病喘咳"；《灵枢·胀论》亦云："肺胀者，虚满而喘咳。"因此，咳合并喘，病程长，反复发作，若单以一法治之很难痊可，而采取汤药治其标，散剂治其本。有如《素问·标本病传论》所云："病发而不足，标而本之，先治其标，后治其本。谨察间甚，以意调之。"

【案例1】 咳喘（慢支并肺大泡形成）
陶某某　男　50 岁　职工

2005 年 12 月 3 日初诊　经常咳嗽并微喘。刻下，每以感冒后则咳嗽胸闷，闻及刺激性味道亦会引起轻微咳嗽，并胸闷气促。有慢性气胸史。11 月 29 日，南昌大学第四附属医院 CT 扫描报告：两肺纹理增多，紊乱，未见明显异常密度占位病灶。纵隔内未见明显肿大淋巴结。心脏不大，两肺大泡形成。纳香，眠可，大便调，晚上入睡后，醒后两肩及手臂麻木。舌红苔白稍厚，脉细弦软。

证属　脾肾亏虚，肺瘀不宣。

治法　补脾益肾，宣肺通络。

方药　①四君子汤合定喘汤加减。党参 15g、白术 10g、炙甘草 6g、茯苓 15g、炙麻黄 2g、谷芽 30g、麦芽 30g、壳白果 12g（打碎）、炙款冬花 15g、法半夏 10g、苏子 6g、全当归 6g、桑白皮 10g、炙黄芪 30g、红枣 4 枚、生姜 3 片，7 剂，日一剂，水煎服；

②参蛤散（自拟）。蛤蚧 1 对、种洋参 50g、冬虫夏草 5g，研末。每日 2 次，每次 3g，开水冲服，以助补肺益肾。

2005 年 12 月 10 日二诊　咳嗽如前。舌红苔白，脉细弦软。守方：①加十大功劳 15g、加重当归 4g，以助活血化瘀之力，再投 14 剂；②散剂再进一料。

2005 年 12 月 24 日三诊　咳已缓解。近两日鼻涕浓而增多。舌红苔白，脉细微数。守方加地龙 15g、辛夷花 10g、山药 30g，以增宣肺通窍之功，再投 14 剂。

2006 年 1 月 7 日四诊　咳止，鼻涕已净。纳香，便调，眠好。舌脉如前。守方去辛夷花，再服 14 剂以善后。

2015 年 6 月 8 日随访　症状已除，有时偶咳，至今安康，年内将正常退休。

按　肺大泡是由慢性支气管炎，哮喘，支气管扩张和肺炎等呼吸系统疾病引起的肺泡扩张，引起肺泡内空气滞留和扩张。会严重影响肺的正常生理功能，严重者导致破裂引起气胸。本案因反复咳喘，使两肺大疱形成，有引起自发气胸之可能。经治与四君子汤合定喘汤以补脾益肾，宣肺通络；并与参蛤散以补益肺肾而收痊功。

【案例2】 咳喘（老年性慢性支气管炎、肺源性心脏病）
郭某某　男　76 岁　居民

2011 年 4 月 19 日初诊　咳嗽并胸闷气促，双脚浮肿。有肺气肿史，南昌大学第一附属医院检查诊为：肺心病。刻下，平卧咳喘剧，半卧位则缓解，故影响睡眠。纳呆，便结，神疲乏力。舌红苔白、舌中黄、舌面龟裂，脉关滑。

证属　痰饮壅盛，肺失宣降。

治法　益肺平喘，化痰止咳。

方药　定喘汤合三子养亲汤加减。白果仁 12g、炙麻黄 6g、光杏仁 10g、炙款冬花 15g、炙甘草 6g、法半夏 10g、桑白皮 15g、苏子 10g、炒莱菔子 10g、白芥子 6g、当归 6g、地龙 20g、川芎 10g，4 剂，日一剂，水煎服。

2011年4月25日二诊 咳喘、胸闷见减，下肢仍无力，踝以下仍浮肿。舌红苔黄白相间而老糙、舌面仍龟裂，脉细微弦。守方加补骨脂10g、蛤蚧2对（切碎分入同煎），以补肾纳气，再投7剂。

2011年5月4日三诊 咳喘缓解，刚停药2天，又因天气骤冷，又出现胸闷、咳喘。大便结，3天一解。舌红苔淡黄、舌面呈浅网状裂，已较前细浅，脉弦软。守方加重莱菔子5g，加桃仁泥10g，以下气润肠通腑，再投7剂。

2011年6月13日四诊 肿消喘平，大便也通顺。舌红苔淡黄、稍厚，舌面仍呈细网状裂，脉细弦数。拟补益肺肾以善后。

方用参蛤散（自拟）加减。西洋参30g、川贝母30g、酥蛤蚧1对、田七粉30g、当归15g，研末，每日2次，每次3g，温开水冲服。

2011年8月31日其子代诉 病情稳定，要求续服。守方再进一料。

2012年1月7日再诊 其子代诉：有时咳而微喘，痰多色白。散剂守方加半量再进。

2013年随访 其子告：肿消喘平，咳喘缓解未作。

按 慢性肺心病的病因，主要为慢性支气管—肺疾病，而慢阻肺是常见原因。本案患者高龄，正气虚弱，下元亏虚，致气虚喘逆。久咳喘则由肺及肾，形成肺肾俱虚，则肺气不能下荫于肾，肾元不能温养于肺。导致肺气不降，肾气失纳，气逆上奔而咳喘；肾虚则水无所主，妄行而为跗肿。故治与温肺平喘治其标；参蛤散补肾纳气固其本，收肿消喘平之效。

【案例3】 咳喘（支气管炎并喘）

熊某某 男 82岁 居民

2010年3月15日初诊 咳并喘反复发作已1个多月，近几日加重。在社区医疗站打了3天吊针（静脉滴注抗生素，具体药物不详），症状有所缓解。刻下，咳喘并咳吐白色黏痰，喉一痒则咳而喘促，咳喘时胸痛。一直在服用海珠喘息定，并未有效控制咳喘。纳呆，尿灼，腰痠脚软。舌红苔薄白，脉细弦软而微数。

证属 上盛下虚，肺气上逆。

治法 化痰止咳，降气平喘。

方药 三子养亲汤合苏子降气汤加减。苏子10g、白芥子5g、炒莱菔子15g、化红10g、法半夏12g、当归10g、炒枳壳10g、前胡10g、党参15g、炙麻黄3g、光杏仁10g、炙甘草6g、地龙15g、炙款冬花10g、蛤蚧1对（切碎分入同煎），4剂，日一剂，水煎服。

2010年3月23日二诊 咳喘显然缓解，尿灼症状消失，同时仍在服海珠喘息定。舌红苔白，根部微黄，脉软而有涩象。守方加补骨脂10g，以助补肾纳气，再投7剂。

2010年4月6日三诊 症情稳定，舌红苔白，脉细软微数。拟温补肺肾，化痰平喘调治。

方用参蛤散（自拟）。酥蛤蚧2对、冬虫夏草5g、川贝母30g、边条红参80g，研末，每次2g，每日2次。

按 本案急性上呼吸道感染并喘。虽经抗生素及服用海珠喘息定有所缓解，但仍咳喘不止。患者高龄，下元亏虚，痰浊犯肺。从而形成上盛下虚之咳喘。故与三子养亲汤合苏子降气汤以祛除痰浊，补益肺肾，并以参蛤散补肾纳气以善后。

【案例4】 咳喘（咳嗽性哮喘）

陆某某 女 38岁 职工

2010年11月6日初诊 经常咳嗽并气促，近一时期发作频繁。咽痒欲咳，闻及烟味或异味亦咳，咳少量白色黏痰，纳香，眠可，大便1~2天一解。舌红苔白，脉细弦软数。

证属 凉燥犯肺，痰热壅盛。

治法 清热化痰，宣肺平喘。

方药 三拗汤合小陷胸汤加减。炙麻黄3g、光杏仁10g、川黄连10g、栝楼皮15g、法半夏12g、蛇床子5g、炙甘草6g、当归6g、川贝母10g、炙款冬花15g、桑白皮10g、鱼腥草15g，4剂，日一剂，水煎服。

2010年11月13日二诊 药后咳喘止。2天前受凉又微咳，咽中微痒，咳少量清稀痰。舌红苔薄白、中根部苔淡黄微厚，脉细软。守方加党参15g、白术10g、茯苓15g，以益脾化痰，再投5剂。

2011年1月22日再诊 时值隆冬，若一受凉则咳而气促，咳白色清稀痰，动则咳甚。舌红苔白，舌体偏胖，脉略滑。

据其脉证，脾肾不足，肺气不宣，故治拟补脾益肾，宣肺化痰。

方药 ①定喘汤合三子养亲汤加减。白果10g、炙麻黄5g、炙冬花15g、法半夏12g、光杏仁10g、炙甘草6g、炒莱菔子15g、苏子10g、白芥子5g、地龙

15g、川芎 10g、当归 6g，5 剂，日一剂，水煎服；

②参蛤散（自拟）加减。西洋参 50g、大蛤蚧 1对（酥）、当归 15g、田七 15g，打粉，每日 2 次，每次 3g，温开水送服。以补益肺肾，纳气定喘。

2011 年 1 月 31 日四诊 药后睡眠好，咳喘也缓解，自我感觉良好。现在运动或打羽毛球也不会咳而气促。舌红苔薄黄，脉细而微弦。守方再投 10 剂；散剂同步服用。

2011 年 8 月 20 日五诊 药后近 7 个月来，症情稳定，咳喘未发作。近期酷暑，使用空调则觉咽喉痰梗，若过冷则微喘。舌红苔薄黄，脉弦而略滑、重按无力。守方再服 2 周。

随访 咳止喘平。

按 咳嗽性哮喘，又称为咳嗽变异性哮喘，是哮喘的特殊类型，以咳嗽为主要或唯一的临床表现。主要是刺激性干咳或少痰，阵发性、咳嗽比较剧烈，以夜咳为甚。常常由于吸入冷空气、灰尘、油烟等异味而诱发咳嗽，或接触花粉、食物而诱发。本证之病机，乃患者素体亏虚、或劳伤肺气所致之虚咳。正如《灵枢·胀论》云："肺胀者，虚满而喘咳。"故治疗上以祛邪宣肺治其标，补肾纳气固其本，亦如《景岳全书·杂证谟·咳嗽》所云："五脏之精，皆藏于肾……所以肺金之虚，多由肾水之涸。"故与散剂配合补肾庶可获愈。

【案例 5】 咳喘（慢支并感染）

王某某 男 51 岁 干部

1997 年 3 月 18 日初诊 咳喘、低热 2 周余。因感冒并于 2 月 19 日出现头痛，舌麻，恶心，四肢凉，低热，体温：37.5℃，咳而气促。入中国人民解放军九四医院住院 14 天，经检查诊为：支气管炎并感染。经用菌必治、抗病毒药物静滴，好转出院。但仍一直咳嗽气促，晚上喉中痰鸣，并在持续服用博利康尼片等药。刻下，咳嗽伴气促、痰少、色白，晨起稍浓稠。纳差，二便调。因素有咳喘史，故发病之初，也曾采取刮痧疗法，获得了短暂缓解；后因舌麻又服用了 3 粒安宫牛黄丸，咳喘加剧。舌红苔薄黄、舌光薄白，脉濡、左细濡。观其病程、治疗经过及脉证。咳喘迁延，应与服大寒之药品有关。

证属 寒饮束肺，肺气不宣。

治法 温肺化饮，宣肺平喘。

方药 苓甘五味姜辛汤合止嗽散加减化裁。细辛 3g、五味子 6g、茯苓 15g、桔梗 10g、陈皮 10g、生甘草 6g、川红花 6g、桃仁泥 10g、紫菀 10g、生姜 3 片、百部 10g，4 剂，日一剂，水煎服。

1997 年 3 月 22 日二诊 喘咳及晚间喉中痰鸣减轻，晨起咳为主，喉中有痰声。舌红苔白，脉略滑。守方加减再投 7 剂。

1997 年 4 月 1 日三诊 晚间喉中仍有哮鸣音。听诊：两肺可闻及哮鸣音，右肺甚。舌红苔薄白，脉细弦滑。

观其脉证，刻下，以哮喘为主，故拟宣肺定喘，方用定喘汤加减。连壳白果 15g（打碎）、炙麻黄 6g、桑白皮 15g、炙款冬花 20g、法半夏 10g、陈皮 10g、苏子 6g、桃仁泥 10g、川红花 10g、茯苓 15g、黄芩 10g、生甘草 6g，4 剂，日一剂，水煎服。

1997 年 5 月 14 日四诊 上次药后喘平。刻诊，因贪凉后，现早晚咳嗽伴喉中有哮鸣音，并咳吐白色泡沫痰。听诊：两肺可闻及干性啰音，右下肺明显。X 线片示：两下肺纹理粗乱。舌红苔薄淡黄，脉略滑。守方再投 7 剂。

1997 年 5 月 24 日五诊 喘咳减，偶咳，咳吐白色泡沫痰。舌红边甚、舌苔薄白，脉略滑。①守方再投 7 剂；②参蛤散加减：西洋参 250g、蛤蚧（炙）1对，研末，每日 3 次，每次 1.5g。以补肺益肾，温肾纳气。

1997 年 6 月 2 日六诊 咳喘及喉中痰鸣音已明显缓解，听诊：两肺哮鸣音消失。二便调。舌红苔薄而淡黄，脉略滑。守方加减进退再服 10 剂并同步服用散剂以善后。

1997 年 6 月 22 日随访 咳止喘平。早晨能运动并打球。

按 本案乃外感风寒，肺卫受邪，邪郁肌表，阻遏肺气，则身热咳喘。治疗上首诊治与苓甘五味姜辛汤合止嗽散以温肺化饮，宣肺祛邪；次诊则与定喘汤以宣肺定喘。由于患者素有咳喘史，故后期则与参蛤散以补肺益肾，温肾纳气而收痊功。

【案例 6】 咳喘（食物过敏性咳喘）

蒙某某 女 85 岁 居民

2015 年 7 月 22 日初诊 咳喘 1 天。昨日食鸭子炖中药（具体药物不详）后，出现咳嗽喘促而声嘶伴胸闷，痰不易咳出，纳尚可。舌红苔白，脉弦寸浮。

证属　痰湿蕴肺，肺气不宣。

治法　燥湿化痰，宣肺平喘。

方药　①刮痧：大椎穴、定喘穴、天突穴，以通络宣肺。痧出后，当即感到喘咳减轻；

②厚朴生姜半夏甘草人参汤合三拗汤化裁。炒厚朴10g、生姜3片、法半夏10g、炙麻黄10g、光杏仁10g、炙甘草6g、炙冬花10g、当归尾10g、浙贝母15g、神曲20g、栝楼皮10g，3剂，日一剂，水煎服。

2015年7月25日其子代诉　药后喘止，诸症显减。刻下：微咳，喉中有痰，纳香，眠可，二便调。守方减炙麻黄7g，再服3剂而咳止喘平。

按　患者近于耆年，老而体弱，饮食不当，易于过敏。故在食用鸭子炖中药（可能为人参）后，触动伏痰，从而导致咳并喘促。正如《丹溪心法·喘病》有云："脾肾俱虚，体弱之人，皆能发喘。"故首先予与刮痧以宣肺透邪；次与厚朴生姜半夏甘草人参汤合三拗汤（去人参，以防壅滞）以燥湿化痰，共奏宣肺平喘之效。

【案例7】　咳喘（急性支气管炎并哮喘）

袁某某　男　6岁6个月　学生

2009年9月5日初诊　爷爷代述：咳喘3天。近日感冒并咳嗽，呼吸急促，纳食如常。望其咽喉红；听诊：两肺可闻及干啰音，以右为甚。舌红苔薄黄，脉滑。

证属　外邪内饮，痰热蕴肺。

治法　清宣平喘，化痰止咳。

方药　定喘汤加减。白果7g、炙麻黄3g、炙冬花7g、桑白皮10g、法半夏6g、黄芩7g、苏子6g、炙甘草4g、当归6g、地龙10g，4剂，日一剂，水煎服。

2009年10月7日二诊　爷爷代述：4剂药后咳喘止，仅一个月又喘咳发作2天。纳可，便调。舌红苔黄厚、舌中左侧有一黄豆大剥脱苔，脉细。守方再投4剂。

2009年10月11日三诊　代述：在服中药的同时静脉滴注穿琥宁等3天。喘促已平，但仍稍咳。舌红苔薄黄，脉略滑。按　患儿咳喘反复发作，乃禀赋不足，肺肾亏虚。针对这一矛盾，当补益肺肾，以治其根本。刻下距立冬一个月，为按时令以补肾益肺，当以散剂培补。①汤药守方再投4剂；②参蛤散（自拟）加味善后：西洋参80g、川贝母30g、炙蛤蚧2对、冬虫夏草6g、西红花15g、当归尾20g，研末，每日2次，每次1.5g。立冬开始服。

2010年2月2日其祖母相告　服药后，症情一直稳定，未再咳喘。有时有些小发作之咳嗽，服些药则可缓解。

2010年11月9日爷爷代述　去年立冬服参蛤散后，虽有时咳，但已不喘，体质增强。今年已立冬2天，要求续服。舌红苔白，脉细。守方②再进一料。

2012年1月6日爷爷再述　2011年冬季未服参蛤散，受凉则咳嗽，故要求再服一料。守方再进一料。

2016年冬季其爷爷相告　患儿咳嗽已愈，5年来安康。

按　急性支气管炎通常由感染病毒所致，少数为细菌、衣支原体感染，以小儿和年老体弱者多见。一旦外邪侵袭，肺失宣肃，痰液滋生，壅遏气道，发为咳嗽；若是表邪不解，化热壅肺，不得宣降，因而成喘，故患者往往咳喘并发。"肺为娇脏"，本案又为儿童。故与定喘汤清宣化痰治其标；后期正值立冬时令，与参蛤散补肾益肺而固本。标本兼治，以收痊功。

【案例8】　咳喘（过敏性鼻炎并哮喘）

孙某某　女　10岁　学生

2008年10月3日初诊　母诉：患儿过敏性鼻炎2年，咳而气促2个月。每遇天凉及使用空调则鼻塞流黄涕，打喷嚏。经市某医院诊为"过敏性鼻炎"。近2个月又出现咳而气促并哮喘，咳嗽痰多，纳食如常，二便尚调。舌红尖甚苔白、根淡黄，脉细。

证属　风热犯肺，肺失宣肃。

治法　清热疏风，宣肺平喘。

方药　定喘汤加减。壳白果7g（打碎）、炙麻黄3g、炙款冬花8g、法半夏6g、桑白皮8g、光杏仁5g、炙甘草5g、露蜂房6g、胆南星6g、白芷6g、黄芩8g、苏子6g、谷精草15g，5剂，日一剂，水煎服。

2008年10月9日二诊　自述鼻塞流涕、咳而气促减轻。舌红尖甚苔白，脉细软。守方加辛夷花8g、苍耳子6g，以宣肺疏风，再服。

2008年10月24日三诊　母诉：共续服2周，诸症已缓解，要求再续服。据患儿脉证分析，其鼻炎之发生，是由于肺气虚、卫外不固，风寒外袭而致。肺气之充实，赖脾气之上行输布，脾虚则肺弱；气之根又在肾，肾虚则摄纳无权，气不归元，正气易于耗散，风寒得以乘虚致病，时近立冬，故在服汤剂的同时，拟以散剂健脾益肺，补肾固本。故汤药守方①再投7剂；②参蛤散缓图善后：西洋参100g、冬虫夏草5g、炙蛤蚧1对，研末，每日2次，每次1.5g，温开水早晚送服，以助补肺利窍，温肾纳气。

2009年2月14日代述 咳喘未再发作，但近期天气寒冷而鼻塞，流黄鼻涕，纳香，眠可，便调，已长胖。拟清肺通窍调治。

方用藿胆汤加减。藿香5g、胆南星6g、辛夷花7g、黄芩8g、苍耳子7g、谷精草15g、生甘草6g、胡秃子根10g、千里光8g，7剂，日一剂，水煎服。同步服用散剂。

2014年随访 其母告，孩儿已安康。

按 过敏性鼻炎，又称变应性鼻炎，是指易感个体接触致敏后，主要由免疫球蛋白E介导，机体的免疫活性细胞和细胞因子等参与的，以发作性喷嚏，流涕、鼻堵为主要症状的鼻黏膜慢性炎症疾病。相当于中医的伤风鼻塞、鼻室、鼻鼽等病证。本案则是以脾肾不足，卫外不固，感受风寒而发。由于肺脾不足，致使肾元亏虚。肾为气之根，肾失摄纳，气不归元，阳气耗散于外，上越鼻窍而为病。由于肾失摄纳又可使肺气上逆而为喘。故首先治与定喘汤以清肺利窍，宣肺平喘；次与参蛤散补肾纳气而治喘。

【案例9】 咳嗽性哮喘（空调综合征）

吴某 女 22岁 职工

2002年6月20日初诊 干咳1月余。咳时胸闷气短。纳尚可，二便调。在上海某医院曾服抗生素头孢及泰诺、咳喘胶囊、青石颗粒冲剂等无效，故趁回南昌之际，求诊于中医。刻诊，咳嗽，无痰，胸闷气憋，纳可，二便调。舌红尖微甚、苔少、舌中根部苔略黄而厚，脉滑。

证属 外邪束表，痰热壅肺，肺失宣肃。

治法 疏散风寒，清热化痰，宣肺止咳。

方药 三拗汤合小陷胸汤加减。炙麻黄3g、光杏仁10g、生甘草6g、栝楼皮g、法半夏10g、黄连6g、鱼腥草30g、浙贝母10g、当归5g，3剂，日一剂，水煎服。

2002年6月24日二诊 药后咳止。昨日在空调房中2小时，复咳并胸闷。舌红尖甚苔白，脉细微数。

从药到咳止，一用空调则复咳来看，卫外固表为当务之急。故守方去栝楼皮、法半夏、浙贝母、黄连，加炙款冬花10g、麦冬10g、白术10g、地龙10g、防风10g、生黄芪15g、陈皮10g，以益肺固表，再投4剂。

2002年7月3日三诊 咳止，要求带药返上海。听诊：两肺呼吸音稍粗糙。舌红苔薄白，脉细、右略弦。拟健脾益肺善后。

方用金水六君煎加减。法半夏10g、茯苓15g、陈皮10g、炙甘草5g、熟地黄12g、当归10g、太子参12g、生黄芪15g、炙款冬花10g，7剂，日一剂，水煎服。

2006年8月29日再诊 2002年夏曾因在空调冷气中则咳就诊，服药两周咳止而返回上海，但四年来每当夏季吹空调则复作。刻诊，咳嗽，乏力，下肢酸痛，纳食如常。胸部X线片提示：两肺纹理粗。舌红苔薄白，脉弦略滑。

证属 气虚表疏，肺肾不足。

治法 益气固表，补土生金。

方药 ①玉屏风散合金水六君煎加减化裁。白术12g、北黄芪25g、防风10g、西洋参10g、法半夏10g、陈皮10g、茯苓15g、熟地12g、当归尾10g、炙甘草5g、冬虫夏草1g（打粉冲服）、谷芽30g、麦芽30g、红枣5枚、生姜3片，7剂，日一剂，水煎服；

②隔姜灸。取穴：大椎、定喘、肺俞、肾俞。配合服中药，每日1次，每次3壮，以温阳固表。

2006年9月5日四诊 服药及治疗后感觉良好，体力大增，咳止。舌红苔白，脉细弦、重按少力。按上方、法，再服药及治疗一周。

2006年9月30日五诊 诸症悉除。舌红苔薄白，脉略浮。

拟温补肺肾调治。

方用参蛤散（自拟）。蛤蚧2对（86g、炙）、川贝母50g、高丽红参100g、冬虫夏草15g、鹿茸片10g，上药研细末，每日2次，每次3g，温水送服，以温补肺肾，化痰止咳。

2014年6月9日就诊随访 遇空调则咳之疾愈，八年来未再发作并生育两胎，至今安康。

按 本案之咳嗽，乃咳嗽性哮喘，又称之为咳嗽变异性哮喘。临床以咳嗽为主要症状，其病因尚不十分明确。常见的诱发因素为气候变化、吸入冷空气、呼吸道感染、接触刺激性气味、过敏原及精神心理因素等。患者其过敏原及发病原因为吸入空调之冷空气而发病，屡经治疗未效。暑季避空调，尤其是公共场所是难以做到的。每年夏季一旦使用空调则引起咳嗽，故称其为空调综合征。中医学认为每在暑季发作咳嗽，应为暑咳。但暑月之咳是因外感夏令暑热犯肺致病，而本案则是暑月凡使用空调即患病，属于虚咳。皆因脏腑虚损，精气不足，肺金失养，感寒致肺失清肃而咳。故首诊治与三拗汤合小陷胸汤及隔姜灸以疏散风寒，清热化痰，宣肺止咳；次诊则与玉屏风散合金水六君煎以益气固表，补土生金；后期与参蛤散以温补肺肾。通过中医汤药＋灸＋散剂等分期杂合以治，获扶正祛邪以收痊功之目的。

4. 咯血

咯血证，肺络因外感、或过食辛辣及内伤劳损而致咯吐鲜血、或紫暗血块、或痰中夹血，称之为咯血，名出《儒门事亲》，《丹溪心法》称咳血。现代医学之支气管扩张的经常出现呼吸道感染和反复咳血类似本证。咯血的病因很多，现代医学认为，咯血包括呼吸系统疾病、心血管疾病、血液疾病等可引起咯血，最常见的原因是肺结核。此外，支气管扩张、支气管肺癌也是导致咯血的原因。中医则认为病因，总括为两种，即外感与内伤。外感多由阳邪居多，由于正虚而易感风热燥热邪气；内伤则以脏腑虚损为主，多因火动或伤气乃至阴血亏耗。无论是肺胃伏火，郁怒伤肝，脾肾亏虚或嗜酒劳伤，均可导致肺络损伤，上溢咳血。无论是何种咯血，尤其是比较棘手的病例，采取杂合以治是缓解和治愈疾病的最佳途径。

【案例1】 咳血（支气管扩张）

胡某某　女　42岁　居民

2005年3月4日初诊　咳血并痰中带血10余天。摄胸部X线片报告：两肺纹理增多，边缘模糊，右下肺内带似可见囊样透亮影。诊断：结合临床，不排除外支气管扩张可能。服药未效。询及家族史：祖父有咳血史。刻下，咳嗽痰中夹血，伴心烦少寐。舌红苔薄白，脉浮数。

证属　痰热化燥，火动灼肺。

治法　清气化痰，凉血止血。

方药　①咳血方加味。青黛15g（包煎）、焦栀子15g、冬瓜仁30g、栝楼皮10g、煨诃子10g、浮海石25g、五味子10g、炒藕节15g、生甘草6g、田七粉5g（冲服），7剂，日一剂，水煎服；

②食疗。鲜藕汁100ml，每日一次。以助润肺化痰，凉血止血。

随访　药尽咳血止。

按　本案既有家族遗传史，又受外感风热，故内郁痰热，风火上灼，发为咳血。故与咳血方清气化痰；辅以鲜藕汁润肺化痰，共成清气化痰，凉血止血之效。

【案例2】 咳血（支气管炎并扩张）

夏某某　男　20岁　农民

1996年12月9日初诊　咳嗽并咯血3天。缘于7日下午开始胸闷、咳嗽，并咯血4次，之后痰中带血，色红。经南昌市第九人民医院摄胸部X线片提示：两肺纹理增粗，以右肺近肺门处为甚，其中可见少许模糊密度影，心膈影大致正常。诊断：肺部呈炎症性改变。大便两日未解。舌红尖甚苔薄白、舌尖处有一粗纵裂纹，脉细数。

证属　燥热袭肺，上灼肺络。

治法　清泻肺热，凉血润燥。

方药　①咳血方加减。青黛10g（包煎）、炒山栀子10g、冬瓜仁30g（打碎）、栝楼仁15g（打碎）、煨诃子10g、浮海石15g、五味子6g、鱼腥草15g、十大功劳叶15g、田七粉（冲）3g，5剂，日一剂，水煎服；

②鲜藕1斤，捣汁饮，每日一次。以凉血润肺，化痰止咳。

1996年12月15日二诊　药后血止，自觉良好。舌红苔薄少淡黄、舌中间少苔，脉细数。

咳血已止，舌中少苔，显露阴虚津亏，故拟滋养肝肾调治

方用一贯煎加味。生地黄20g、北沙参20g、当归10g、川楝子10g、麦冬10g、枸杞10g、浙贝母15g、鱼腥草20g、十大功劳叶15g、生甘草6g，上药连服7剂告愈。

按　本案先咳嗽后咳血，先贤有"有气有火则咳，有痰有血则嗽"。因此，患者乃风火犯肺之咳血，故其咳痰中带血、色红。治与咳血方加鱼腥草、十大功劳叶清热泻肺，化痰止咳；与鲜藕汁助其凉血润肺，化痰止嗽。

【案例3】 肺癌咯血

袁某某 男 60岁 农民

1997年9月1日初诊 咯血，发热伴头闷痛、乏力1个多月。曾于8月6日入江西医学院第二附属医院住院检查治疗。检查血常规未见明显异常；B超：肝、胆、脾未见明显异常；摄胸部X线片提示：右中叶肺不张，中叶位置隐约见一三角形密影。诊断为肺癌。因不适宜手术治疗并持续发热不退，而就诊中医。刻下，咯血，发热，两肺听诊：呼吸音低微，尤以右侧微弱，心音无明显异常，体温38.5℃，纳呆食少，二便尚调。舌淡红苔白滑、舌体胖嫩，脉滑。

证属 痰湿郁积，气滞血瘀。

治法 清宣肺气，化痰逐瘀。

方药 苇茎汤加味。生薏米30g、芦根15g、桔梗10g、瓜蒌皮10g、生甘草5g、红草河车15g、浙贝母20g、白术15g、陈皮10g、茯苓30g、法半夏10g，5剂，日一剂，水煎服。

1997年9月6日二诊 头痛低热已除，纳增，仍晨起痰中带血，头晕，乏力，耳鸣，二便调。舌淡红舌体胖、苔白根部厚腻，脉滑。守方再投7剂。

1997年9月13日电话告知 舌苔较前转薄，咯血亦减七八成。守方加田七粉3g（冲服）以助行血逐瘀，再投7剂。

1997年9月23日三诊 晨起痰中仍挟少量血丝。①守方加焦栀子10g、白花蛇舌草15g，以清热、泻火、止血，再投10剂；②维生素C、维生素B₁，每日3次，每次2片，口服。以增加毛细血管致密性，减少通透性和脆性，加速血液凝固，刺激造血功能及参与机体内糖代谢过程，维持神经、心脏及消化系统的正常功能。

1997年9月29日四诊 病情稳定，家人为培补身体，而炖鸡给食，食后咯痰挟血加重并复发热。舌红苔微黄，脉滑。

按 鸡属木、乃温补之品，能助热生风，故食之咯血并发热。故拟清热凉血。

方用①咯血方加减。青黛10g（包煎）、冬瓜仁15g、诃子10g、栝楼皮10g、鱼腥草15g、桔梗10g、蛇舌草15g、浮海石30g、生甘草10g，再投3剂；

②鲜独角莲100g，捣汁兑服，以助凉血止血。

1997年10月1日五诊 发热未退，痰中带血呈暗红，右胸痛及背。舌脉如前。①仍以咯血方合苇茎

汤加减，再投7剂；②鲜独角莲，捣汁随中药兑服；③食疗。鲜藕1000g，捣汁，分3次饮用。

1997年10月9日六诊 热退，咯血止，胸背痛缓解。舌红苔白，脉滑而少力。药已中的，守方再投14剂。

1997年10月23日七诊 来电话告知，已不发热，不咯血，但有时头晕。守方加七叶一枝花15g，再服；鲜独角莲、鲜藕汁捣汁照前法。

1998年7月22日再诊 续服177剂，总共服237剂，病情尚稳定而停药。

1999年1月13日CT复查报告 不排除外右肺中央癌伴胸水，病情仍然稳定。

按 本案确诊肺部癌肿及位置后，因丧失手术时机并持续发热不退而转由中医药治疗的病例。在治疗上，总以凉血行血为主要原则，采取清宣肺气，行血逐瘀，凉血润肺，化痰散结治疗。运用汤剂、鲜药取汁及食疗鲜藕汁饮等杂合治疗，病情稳定达一年余的好转病例。值得一提的是，患者治疗中途血止热退，病情好转的情况下，食鸡后咯血、发热复发。患者于1999年，因他故去世。足见中医的杂合以治为普遍遇癌色变的患者，投入了一线曙光。

二、心系疾病

1. 心悸

心悸一证，早在《内经》就有记载，其云"心中澹澹大动"（《素问·至真要大论》），又云："心痹者，脉不通，烦则心下鼓"（《素问·痹论》）。《医宗必读·悸》解释云："鼓者，跳动如击鼓也。"其病因历代医家有心血不足、气虚、血虚、气郁、停饮、痰火等上扰心神致悸的论述。《金匮要略·痰饮咳嗽病脉证并治》明确指出："水在肾，心下悸。"故引起心悸的因素复杂，易辨难治。若临证辨清病因择方并杂合以治，取效立竿。

【案例】 心悸（酒后心慌心悸）

舒某 女 39岁 教师

2016年3月25日初诊 心悸、心慌不安已一周。因上周饮酒致醉之后出现心悸、心慌头晕、胸闷、四肢冰冷。睡眠梦多，心烦易躁。月经也超前5

天而至，色红，量可，有血块。10年前也曾出现过心悸、心慌，经检查心脏未发现明显异常。刻下，心悸心慌，头晕胸闷，四肢仍冰凉。双眼四周显现晦暗及蝴蝶斑。舌红苔白、舌体胖润、舌边有齿痕、脉细而微弦。

证属　肝郁脾虚，心气不足，瘀血阻络。

治法　疏肝健脾，养血宁心，化瘀通络。

方药　①四逆散合归脾汤加减。醋柴胡15g、炒枳壳10g、炙甘草6g、白芍15g、党参15g、炙黄芪30g、漂白术10g、生远志10g、炒枣仁10g、当归10g、茯神15g、广木香10g、龙眼肉10g、红枣6枚、生姜3片、红景天20g，7剂，日一剂，水煎服；

②药茶红花饮。西红花，每日0.5g，开水泡饮（代茶）以养血活血，化瘀通络。

2016年4月1日二诊　四肢已温，胸闷也缓解。舌红苔淡黄，脉细而微弦。①中药煎剂守方再服7剂；②药茶红花饮加味：西红花0.1g、枸杞5g、白菊花1.5g、决明子3g、西洋参片1.5g、炙甘草5g、毛冬青叶5g，日一剂，开水泡服代茶饮以善后。

随访　药尽病愈。

按　本案则因饮酒致心悸。酒能生湿，湿聚为痰，痰浊内生，阻于心胸，导致痰郁气滞。故饮酒即触动痰饮而心悸。故前期治疗与四逆散合归脾汤，以疏肝健脾，和畅气机；配与藏红花以养血活血，化瘀通络；后期以药茶善后而收痊功。

2. 胸闷

胸闷一证，文献记载较少，《三因极一病证方论》有胸痞之称，但均论述的是脘腹痞满，正如李东垣所云："太阴湿土主壅塞，乃土来心下而为痞也。"说的是脾胃之疾。本条"胸闷"则是"胸部堵塞，呼吸不畅"（《秦伯未·中医临证备要》），即为心肺之疾。引起胸闷的疾病之原因既多而复杂。故治疗甚为棘手。但若辨证准确，治法杂合，择方合理，则可迎刃而解。

【案例1】 胸闷（自发性气胸术后）

范某某　男　38岁　汽车司机

2014年5月19日初诊　胸闷、气短近2个月。缘于左侧自发性气胸，术后近2个月一直胸闷。2004

年7月11日曾因支气管扩张在本门诊药后已愈；于2011年出现气胸。今年3月25日入山东潍坊医学院附属医院，在全麻下行VATS下行左肺大疱切除术。出院诊断为：左侧自发性气胸，肺大疱破裂。

刻下　胸闷，上楼时尤觉胸闷、气短。偶咳，咳吐白色痰。紧张时，汗多，尤其手掌冒汗。口唇樱红，十指暗红。纳香，睡眠时好时差，便调。舌红苔白、边有齿痕，脉细无力、关微弦。

证属　脾虚失运，痰瘀阻滞，肺气不足，卫外不固。

治法　补土生金，祛痰化瘀，和营固表，益气宽胸。

方药　①金水六君煎合桂枝汤加减化裁。太子参20g、漂白术10g、茯苓15g、当归尾10g、炙甘草6g、法半夏15g、熟地15g、生黄芪35g、桃仁泥10g、川红花10g、白芍15g、桂枝6g、红枣5枚、生姜3片、三叶青10g、紫河车20g、红景天15g、煅龙骨15g、煅牡蛎15g，7剂，日一剂，水煎服。

②自我按摩定喘（双）、膻中，早晚各一次。以舒经活络，益气宽胸。

2014年5月26日二诊　服至第4剂后，自觉身体较前轻松，过去睡眠梦多，药后已安稳。仍时打喷嚏，流清涕。舌红苔薄黄，脉细而微弦。守方加辛夷花10g，以助祛风通络，再投7剂。

2014年6月2日三诊　精神增，手指已红润，仍手出汗，打喷嚏、流涕。舌红苔薄而微黄，脉细关微弦。①守方再投7剂；②桑叶散。桑叶70g（打粉冲服），每日2次，每次3g，以助清肺疏风，固表敛汗。

2014年6月9日四诊　服桑叶散后，手汗较前减少。舌红苔白，脉细而微弦。故守方再服。

2015年1月27日再诊　守方加减进退共服56剂，桑叶散35天。手出汗已止。近日淋雨后，胸部微闷，左侧头痛。纳减，眠可。CT复查报告：①支气管炎；②左侧胸膜炎（肥厚钙化、粘连）。舌质略暗、舌淡黄厚，脉浮细略弦。

观其舌脉，刻诊，证属　风寒袭表，肺虚痰结。

治法　益气解表，祛痰宽胸。

方药　人参败毒散合栝楼薤白半夏汤加减化裁。北柴胡10g、羌活6g、葶苈子15g、茯苓15g、川芎10g、炙甘草6g、独活6g、前胡10g、炒枳壳10g、桔梗 10g、薄荷 10g、党参 15g、生姜 3 片、栝楼皮 10g、薤白 10g、法半夏 10g，5 剂，日一剂，水煎服。

2015 年 2 月 2 日随访 胸闷已愈。

2021 年 7 月 6 日再访 七年来安康，胸闷未再。

按 本案乃原发性自发性气胸，多由胸膜下肺大疱引起。故胸外科医生施行手术治疗。由于手术创伤，致瘀瘀凝聚，气机阻闭，胸阳失展，致肺脾虚损。因此出现胸闷、气短、汗多、时咳。故治与补土生金，祛痰化瘀，和营固表。方用金水六君煎合桂枝汤化裁；配合穴位自我按摩以舒经活络，益气宽胸；再配以桑叶散以清肺疏风，固表敛汗。诸法相伍，共奏殊功。

【案例 2】 胸闷（心电图 T 波异常）

卢某某 男 50 岁 建筑工

2016 年 3 月 12 日初诊 胸闷，每年冬、春两季出现已 2 年。2014 年 1 月 28 日查心电图提示：S-T 段压低（Ⅲ avF 导联）T 波异常（Ⅲ 导联）。有高血压史。刻下，胸闷，稍劳累则发作。纳香、眠可。舌红苔白，脉弦软。

证属 痰浊胶结，心气不足。

治法 温阳化痰，理气宽胸。

方药 ①栝楼薤白半夏汤加味。栝楼皮 15g、薤白 15g、法半夏 15g、炒枳壳 10g、川芎 10g、制香附 10g、当归尾 10g、炙甘草 5g、田七粉 5g（冲服）。7 剂，日一剂，水煎服。

②运动康复。坚持每日早晨练习太极拳，以舒筋活血，化瘀通络。

2018 年夏随访 胸闷消失，心电图无明显异常。

按 心电图 T 波异常是心电图向量学的改变。通常指患者出现了心肌细胞的损伤，心肌缺血、供血不足等因素引发。其中心理因素如精神紧张、过度焦虑、过度疲劳、失眠，或大量饮用浓茶及咖啡，导致交感神经过度兴奋，均会使 T 波异常；病理因素则是常见的心源性疾病，如冠心病，不稳定型心绞痛、心律失常、心力衰竭，急性心肌炎等，均可导致 T 波异常。此外低血钾症也可导致。本案有高血压病史，故两者因素兼而有之。由于过度劳累，致使脾虚失运，湿聚成痰，痰浊凝结，壅塞于胸，胸阳受遏，气机不畅，发为胸闷。故治与栝楼薤白半夏汤加减以温阳化痰，理气宽胸；配合每日晨练

太极拳，以舒筋活血，化瘀通络。经过两年的按时作息、坚持晨练，心电复常。

【案例 3】 胸闷（高血压、心肌桥、心肌供血不足）

汪某某 女 63 岁 居民

2011 年 5 月 13 日初诊 胸闷伴气短。胸闷、气短近期加重。有高血压、心肌桥、心肌供血不足史。心电图提示：T 波倒置。曾在河南老家当地服中药，症状有所改善。刻下，胸闷、四肢乏力，动则气短、气喘吁吁，行动艰难。血压 140/85mmHg，唇暗，右侧有黑斑点。仍在服降压药。舌质暗红苔白，脉细弦软、右寸浮。

证属 肺脾气虚，气滞血瘀。

治法 温阳益气，活血化瘀。

方药 参附汤合当归补血汤、桃仁四物汤加减。黑附片 10g、党参 15g、当归尾 15g、川芎 15g、炒枳壳 10g、制香附 10g、丹参 30g、炙甘草 6g、桃仁泥 10g、川红花 10g、生黄芪 35g、栝楼皮 15g，7 剂，日一剂，水煎服。

2011 年 5 月 19 日二诊 唇色由暗渐红，右下唇斑点变浅。舌质暗红、苔白而稍厚腻，脉细右细弦。守方加田七粉 3g（冲服），以助活血化瘀，再投 7 剂。

2011 年 5 月 26 日三诊 儿子代述 胸闷减，精神增，感觉良好，要求续服。守方再投 7 剂。

2011 年 6 月 2 日四诊 因感觉良好，自行停服降压药 5 天。今日血压 125/80mmHg，下唇瘀斑已褪。舌质仍暗红、苔白稍厚，脉细弦软。守方再加地龙 20g，以增活血化瘀之力，再投 7 剂。

2011 年 6 月 9 日五诊 胸闷、气短已缓解。心率：64 次 / 分，律齐。舌质略暗，脉细弦软。守方再投 14 剂。

2011 年 6 月 30 日六诊 走路已不喘气，昨日试跑 100 米，未出现气短、心慌。舌质仍暗红，脉细弦软。守方加大活血 30g，以提升养血活血之功，再投 7 剂。

2011 年 7 月 7 日七诊 现每天上、下午走路运动，各走 10 里，或跑上 50~60 米，不会胸闷气短。再续服 7 剂。

2011 年 7 月 14 日八诊 今日由红谷滩住所步行

100 分钟前来就诊，除腿部稍劳累，余无不适。唇已红润，舌质仍暗红、苔白，脉细弦软、右弦软。

患者经过温阳、益气、行气、化瘀，胸闷、气喘已获改善，观舌质，瘀血体质尚未痊愈。故拟活血化瘀为治，并拟散剂以善后。

方药　丹参田七散。丹参 100g、川芎 50g、北山楂 100g、西红花 10g、田七粉 100g、当归尾 50g，打粉，每日 2 次，每次 3g。

随访　胸闷未作，稳定安康。

按　T 波倒置，是心电图上显示的一种异常现象。提示心肌缺血，大部分都由冠心病、心肌缺血所致。其比一般的 T 波异常危险因素稍高。诸如肺源性心脏病、肺栓塞、原发性心肌病都会导致 T 波倒置。本案检查有高血压、心肌桥、心肌供血不足等诸多病理因素。临证胸闷气短，行动吃力，唇暗而有瘀斑。充分证明其肺脾气虚，血瘀气滞，胸阳阻遏，气机不畅。治与参附汤合桃红四物汤以温阳益气，活血化瘀；后期配以丹参田七散化瘀通络而收效。

【案例 4】　胸闷（红细胞增多症并血黏度异常）

郭某某　男　32 岁　装潢工

2014 年 5 月 21 日初诊　胸闷气短近 1 年。经检查血常规：红细胞 7.48×10⁹/L（参考值 4.09×10⁹~5.74×10⁹/L）、血细胞比容 55.10%（参考值 38%~50.8%）、平均红细胞体积 73.6FL（参考值 88.9~99.1FL）、平均红细胞 Hb 含量 21.5pg（参考值 27.8~33.8pg）、平均红细胞 Hb 浓度 292g/L（参考值 320~355g/L）。全血黏度：纤维蛋白原浓度 1.76g/L（参考值 2.00~4.00g/L）、全血黏度 1：35.44mPa·s（参考值 17.63~21.35mPa·s）、全血黏度 5：14.24mPa·s（参考值 8.31~9.95mPa·s）、全血黏度 30：7.45mPa·s（参考值 5.18~5.94mPa·s）、全血黏度 200：5.24mPa·s（参考值 3.53~6.49mPa·s）、血细胞比容 0.55%（参考值 0.4%~0.49%）。纳、眠尚可。有吸烟史。舌青紫苔白，脉弦软、左细弦软。

证属　脾虚失运，气滞血瘀。

治法　建中益脾，活血化瘀。

方药　①黄芪建中汤合桃红四物汤加减。生黄芪 50g、白芍 15g、桂枝 10g、红枣 5 枚、生姜 3 片、炙甘草 6g、川红花 10g、桃仁泥 10g、当归尾 20g、川芎 10g、北山楂 15g、赤芍 15g、生地黄 20g、大活血

30g、三棱 10g、莪术 10g、太子参 20g、漂白术 10g，7 剂，日一剂，水煎服。

②饮水法。晨起饮 20℃左右凉开水 500mL，以活血化瘀（扩充血容量）；

③调整饮食结构。饮食宜清淡，多蔬果、五谷，少盐，忌油腻。

2014 年 5 月 27 日二诊　舌边稍青紫、舌中已红、苔白，脉细弦软。守方再投 7 剂。

2014 年 10 月 20 日再诊　其妻代述：胸闷气短，服中药、坚持饮水法后改善。因过于繁忙而未能复诊。有时或劳累后仍短暂出现胸闷。要求再服。守方加升麻 15g、北柴胡 10g、地龙 20g，以益气升提，化瘀通络，再服 7 剂而愈。

2015 年 5 月 31 日随访　胸闷除，血常规复常。

按　红细胞增多症，有相对性和绝对性两类。其病因前者乃是失水或休克各种原因致使体液丢失过多，或分布异常；其他如精神紧张、长期吸烟、高血压和过度肥胖等。后者则分原发性和继发性两种，致使红细胞增多。本案应为相对性红细胞增多症中，精神紧张，长期吸烟所致。患者情志失调，木失调达，脾虚失健，气机窒塞，血行不畅而致气滞血瘀，出现舌色青紫。故治与黄芪建中汤合桃红四物汤以建中益脾，化瘀通络；配合饮水疗法，以滋阴行气（扩充血容量）；同时调整饮食结构，以清淡为主，少盐并忌油腻。诸法杂合，共奏奇功。

3. 胸痛

肋间神经痛是指一个或几个肋间部位从背部沿肋间向胸腹前壁放射性疼痛，呈半环状分布，或仅胸胁局部疼痛，多为单侧，其痛呈刺痛或烧灼样。类似于外感之胸痛证。由于患者体质偏虚，胸阳不振，寒邪客于肋间，发于胸痛。治疗则据辨证，首先施以针刺电疗，或点穴按摩以缓解疼痛，次以汤药疏散风寒痰湿以内治。内外兼治收效迅速。

【案例 1】　胸痛（肋间神经痛）[1]

陈某某　女　53 岁　居民

2012 年 4 月 21 日初诊　左胸部疼痛 5 天。5 天前突发左胸部疼痛，咳及吸气亦痛不可耐。纳香，眠可。舌红苔薄白，脉浮而细。

证属　风寒犯表，筋脉失养。

治法　发汗解表，升清舒筋。

方药　①针刺＋低频电脉冲治疗。取穴：内关透外关、尺泽、曲池、风池（双），留针15分钟，间断脉冲刺激，以助舒筋活络，和畅气机；

②葛根汤加减。葛根15g、北柴胡10g、桃仁泥10g、生麻黄5g、当归10g、川芎10g、生地黄12g、川红花10g、白芍15g、桂枝5g、炒枳壳10g、桔梗10g、生甘草5g、川牛膝10g，3剂，日一剂，水煎服。

随访　针1次、药3剂而愈。

按　本案体虚而感风寒，寒气凝滞，郁闭胸胁，脉络不通，致使疼痛。故治与针刺电疗以舒畅气机，汤药发汗解肌。内外同治而收效。

【案例2】胸痛（肋间神经痛）[2]

邓某某　女　55岁　职工

2008年12月30日初诊　左胸痛一周。缘于近期来南昌小住，因对寒冷天气的适应很差，而出现左胸痛，咳嗽或深呼吸则痛剧。经贴伤湿止痛膏及外擦骨痛液未能见效。故就诊于中医。当即按压左内关穴即获缓解，当知为外感所致之胸痹，即肋间神经炎。舌红苔白，脉浮。

证属　痰气郁结，风寒犯络。

治法　疏风散寒，化痰宽胸。

①点穴按摩＋针刺。当即点按左内关穴5分钟后，疼痛见减；由此，采取针刺两手内关穴，得气后，留针15分钟，以疏经活络；

②方药　栝楼薤白半夏汤合羌活防风汤加减。栝楼皮15g、法半夏12g、薤白10g、北柴胡15g、川芎10g、白芍15g、生甘草6g、防风10g、羌活10g、延胡索10g、制香附10g、炒枳壳10g，3剂，日一剂，水煎服。

2009年1月1日二诊　经针药3天后胸痛已基本缓解，现早晚稍痛。舌红苔淡黄、舌边有齿痕，脉寸浮。守方再服4剂以善后。

返乡后电话告知病愈，2015年夏来访并报安康。

按　本案缘由水土不服、体虚感寒，寒凝气滞，阳气郁遏，痰湿结聚，致脉络不通而胸痛。治与点穴按摩并加针刺内关以舒经活血，通络止痛而治标；内服栝蒌薤白半夏汤合羌活防风汤以通阳理气，化痰宽胸，祛风胜湿以固本。内外合治而收痊功。

三、脑系疾病

1.头眩

头眩证，常指头部昏昏沉沉，也称之为头昏。头晕并没有卒呕吐、视物旋转、如坐舟车的旋转症状。至于头晕证，一般都夹杂在眩晕中，或其他疾病中予以论述，很少列出头晕一证。而且，在划分上应是，头晕如坐舟车状，称为眩晕；只觉眼目昏花者，称为头眩。《灵枢·寒热病》云："暴挛痫眩，足不任身"；《灵枢·口问》云："上气不足……耳为之苦鸣，头为之苦倾，目为之眩"；《素问·标本病传论》云："肝病，头目眩，胁支满。"《金匮要略·痰饮咳嗽病脉证并治》则云："心下有支饮，其人苦冒眩"，"卒呕吐，心下痞，隔间有水，眩悸者"凡此种种，都是论述眩晕，或称冒眩。本篇只是对临床表现以间歇性或持续性的头重脚轻和摇晃不稳，或眼目昏花，或头脑昏沉为主症者，归为头晕，避免与眩晕相混淆。头晕常见于外感患者，或老年和有慢性病患者、或因过劳、或药物所致。治疗上据其脉证，予以汤剂治疗的基础上，或配针灸、刮痧，或配食疗，收效甚好。

【案例1】头眩（药源性头眩）

曾某某　男　39岁　木工

2014年4月2日初诊　头眩一周。缘于腰腿痛，经民间医生中草药治疗（何药不详）后，出现头昏脑涨，失眠易醒，心烦不安，腰痛怕冷。追询无此病史。刻下，血压130/85mmHg。舌红苔白，脉细弦。

证属　痰湿中阻，药毒上扰。

治法　燥湿健脾，疏风泄毒。

方药　①刺络。针刺委中络脉（足太阳膀胱经循行部位），放血一次，以祛邪泄毒；

②半夏白术天麻汤加味。法半夏15g、天麻10g、白术10g、陈皮10g、茯苓15g、炙甘草6g、玉米须50g、钩藤15g、红枣5枚、生姜3片，5剂，日一剂，水煎服。

2014年4月7日二诊　诸症改善，血压130/85mmHg。舌红苔白，脉细弦软。守方加生龙骨30g，以助除烦宁神，再投7剂。

2014年4月16日三诊　头晕、腰痛，较前已显著减轻。刻下，夜尿多，影响睡眠。血压118/80mmHg。舌红苔白、舌边有齿痕，脉细关弦。守方再加牛蒡根15g，以助祛风止晕，再服14剂而愈。

按 本案因腰腿痛服中草药不当后出现头昏脑涨，失眠心烦。故以药源性头晕给予刺络以祛邪泄毒；与中药半夏白术天麻汤以燥湿化痰而收效。

【案例2】 头眩（减肥节食不当）

王某 女 20岁 大学生

2012年5月16日初诊 头晕并昏仆2次。经常头晕并胸闷气短，体力不支，曾经在学校唱歌时突然眼黑昏仆过2次。追询病史，由于追求身材苗条，长期不用早餐，而且出现厌恶早上进食，并喜熬夜。刻下，头晕、纳呆、厌食，形体消瘦。血压100/75mmHg。舌红苔薄白，脉沉细、关微弦。

证属 肝郁脾虚，气血亏损。

治法 疏肝健脾，补中益气。

方药 ①心理疏导。针对临床症状，进行心理辅导，分析不用早餐并节食对健康的危害性及其后果。使其当即接受用好早餐的劝导；

②补中益气汤加减。生黄芪30g、白术10g、党参15g、炙甘草6g、北柴胡10g、升麻10g、当归10g、陈皮10g、鸡血藤15g、生麦芽30g、红枣5枚、生姜3片、鸡内金15g，7剂，日一剂，水煎服。

2012年6月5日二诊 药后诸症殊除，已坚持进食早餐。舌红苔薄白，脉细而微弦。守方再进7剂。

半年后随访 头晕已愈，体重增加。

按 患者由于盲目追求苗条美，从而导致心理障碍，并出现厌食，由于营养不良而致虚损羸弱，故在歌唱时两次昏仆。治疗中必须首先解决心理障碍。否则，治疗难以收效。心病解除，肝疏郁散，再治之于中药补中益气，其头晕则愈。

【案例3】 头眩（流行性感冒）

王某某 女 26岁 职工

2008年7月6日初诊 头眩伴发热1天。怕风，烦热，恶心，纳呆，并泄泻4次。体温37.4℃。舌红苔薄而淡黄，脉浮。

证属 外感风寒，表里失和。

治法 辛凉疏风，和解表里。

方药 ①刮痧。穴位：夹脊（经外奇穴），肩井、风池（足太阳膀胱经、足少阳胆经循行部位），以和畅气机，疏风祛寒，出痧后，当即感觉头晕症状减轻；

②小柴胡汤加味。北柴胡12g、黄芩12g、法半夏10g、炙甘草6g、党参15g、红枣5枚、生姜3片、银花15g、连翘15g、桔梗10g、藿香10g、神曲20g，3剂，日一剂，水煎服。

随访 刮痧1次+药完3剂后，诸症悉除。

按 本案因外感伴发热而头眩。当即施以刮痧术，以疏散风邪，和畅气机，痧出后则立见轻松；次予小柴胡汤加味以和解表里，仅施刮一次，服药3剂而愈。

【案例4】 头眩（缺铁性贫血）

黄某 女 34岁 职工

2011年12月11日初诊 头眩乏力反复数月之久。由于体弱，今年夏天经常中暑。南昌大学第一附属医院诊断为：贫血。血常规中血细胞比容低。由于从事齿轮检测工作，两眼十分疲劳。刻下，头晕眼花，神疲乏力，身凉怕冷，纳可，少寐。月经量少，3天即净，已生育一胎（10岁），人流三次。舌红苔白，脉细软。

证属 劳伤脾气，运化失常。

治法 补中益气，运脾升清。

方药 ①补中益气汤合四物汤加味。炙黄芪35g、党参20g、白术10g、茯苓15g、茯神15g、当归身15g、陈皮10g、升麻20g、北柴胡15g、炙甘草6g、川芎10g、炒白芍10g、砂仁6g、肉桂6g、熟地15g、葛根15g、红枣6枚、生姜3片，4剂，日一剂，水煎服；

②食疗。当归15g、羊肉250g，炖服，喝汤食肉，每三天1次。

2011年12月25日二诊 药食后身子已暖和，面色已红润。晚上九点即欲睡眠，睡上3~4小时仍易醒，牙龈微出血。舌红苔薄而微黄，脉微弦而有力。守方减砂仁3g、肉桂3g，加炒枣仁10g、生远志10g，以滋阴宁神，再进7剂。

2012年1月1日告 头晕已止，精神已好。

按 由于劳伤脾气，头晕乏力。遵损者益之原则，与补中益气合四物汤补中益气，养血止血；辅以食疗温中养血，益脾补虚。仅药食一旬，诸症若失。

2. 眩晕

眩晕证，西医学称为梅尼埃病，又称梅尼埃综合征，或内淋巴积水，是一种以膜迷路积水为特征的耳源性眩晕疾病。其定义为尚不能完全治愈。《内经》称眩，或称眩冒。《灵枢·寒热病》云："暴挛痫眩，足不任身"；《灵枢·口问》云："上气不足……耳为之苦鸣，头为之苦倾，目为之眩"；《金匮要略·痰饮咳嗽病脉证并治》则云："心下有支饮，其人苦冒眩"，"卒呕吐，心下痞，膈间有水，眩悸者。"其临床表现为头晕昏花，如坐舟车，旋转不定，站立不稳，并伴恶心呕吐。本证常见多发，其病因病机，历代医家论述多以内伤为主，诸如风眩、痰眩、火眩、虚眩等，故有"无痰则不作眩"（《丹溪心法》）、"无虚不作眩"（《景岳全书》）之说。而《医林绳墨·眩晕》则明确指出："外为四气所感，内因七情所伤。"因此，外感邪毒亦是致眩的重要因素。由于其病机复杂，一时难以治愈，缠绵易发。故临证以辨证施方为基础。辅以单方、自我穴位按摩、热敷等杂合治疗和饮食调护，可收痊愈之效。

【案例1】 眩晕（农药中毒）

邹某某 男 14岁 学生

1981年8月6日晚初诊 其母代述：三天前操作喷射农药1605、呋喃丹之后出现呕吐，腹泻，四肢无力，不能站立，继之神志欠清，语言謇涩，大便失禁等中毒症状。经村卫生所采取输液、解毒等对症治疗措施后逐渐好转，但仍时时呕吐痰涎，不思饮食，不能坐立而卧床不起，并可见其阴茎勃起流出白色少量黏液。刻下，面色萎黄，精神欠佳，卧床少动，频频呕吐痰涎，自诉头晕口苦，有时天旋地转。舌红苔薄白，脉细弦。

证属 毒蕴肝胆，痰滞中焦。

治法 和肝健脾，利湿解毒。

方药 ①小柴胡汤加味。北柴胡10g、法半夏10g、西党参10g、黄芩10g、萆薢12g、石菖蒲4g、车前子10g、生姜3片、红枣5枚、生甘草10g、鲜竹茹15g，1剂，水煎服；

②绿豆半斤（250g）煮汤，适量放糖，频频代茶饮，以助清热解毒。

1981年8月8日其母告 已不再吐痰涎，精神好

转，饮食渐进。但阴茎时时勃起，并专窥女性，默默寡语，烦躁不寐，叹息辗转，母虑其是否精神出现毛病。嘱：继续服饮绿豆汤并留心观察。

1981年8月9日二诊 刻下，卧睡寡语，精神尚可，答问时语词简短，仍有羞涩，怏怏不乐之感，自述二便可。其母私下探问何故，余告之，此乃中毒后肝肾阴虚，心肾不交，相火妄动所致。舌红苔薄白，脉细弦稍数。

治法 滋肾泻火，交通心肾。

方药 知柏地黄汤合交泰丸加减。知母6g、黄柏9g、熟地黄9g、淮山药12g、山茱萸6g、牡丹皮6g、泽泻9g、生牡蛎20g、怀牛膝9g、茯苓9g、川黄连5g、肉桂3g，2剂，日一剂，水煎服。

1981年8月12日四诊 诸症悉除，饮食倍增，睡眠改善，精神复常，二便调。舌红苔薄白，脉弦少力而数。守方再服3剂以善后。

按 有机磷农药急性中毒，可导致中枢神经系统症状。如头痛、头昏、乏力、失眠或嗜睡、言语不清，严重者昏迷抽搐，甚则因中枢性呼吸衰竭致死。

急性中毒一般无后遗症，少数重度中毒者，可出现迟发性神经病，表现感觉、运动神经损害，下肢瘫痪、四肢肌肉萎缩。少数严重者留有癫痫样发作、类精神分裂症、抑郁症等精神症状。本案后期就出现神经及精神样症状，即肝肾阴虚，相火妄动，烦躁不安等。首诊治与小柴胡汤以和肝健脾，利湿解毒；配以食疗绿豆汤以清热解毒。后期治与知柏地黄汤合交泰丸以滋肾泻火，交通心肾获愈。

【案例2】 眩晕（颈椎病）

张某某 男 58岁 建筑工

2015年4月23日初诊 眩晕间断发作近2年，右耳鸣已5年余。几经治疗，毫无进展。眩晕发作时，每在躺下瞬间天旋地转，片刻之后可自行缓解。刻下，短暂眩晕伴耳鸣，咽喉疼痛。纳食时好时差，二便尚调，睡眠尚可。有高血压史，在服用安内真、厄贝沙坦等降压药。今日南昌大学医学院放射科X线片报告：第3~7颈椎椎体边缘轻度骨质增生，前纵韧带钙化。诊断：颈椎退行性变（生理曲度变直）。血压110/75mmHg，舌红苔黄而腻，脉弦滑、按之少力。

证属 风热犯肺，脾虚饮停，痰饮上犯。

治法 燥湿化痰，益胃清热，宣肺利窍。

方药 ①橘皮竹茹汤合桔梗汤加减。陈皮10g、茯苓15g、竹茹15g、枳实10g、毛冬青叶10g、天麻12g、白术10g、法半夏15g、红枣5枚、生姜3片、桔梗10g、炙甘草6g，7剂，日一剂，水煎服；

②自我按摩风池穴（足少阳胆经），以和畅气机，疏风散邪；

③热水瓶枕。方法：取一500ml盐水瓶，注入80℃左右热水，用棉布包裹，睡时枕于颈下，以助温经通络。

2015年4月30日二诊 眩晕减轻，已觉舒坦，但头仍紧。舌红苔白、稍腻，脉弦少力。守方加苍术10g、黄柏10g，以助清热燥湿，再投7剂。

2015年5月7日三诊 偶尔头晕、头痛，颈部稍有僵痛。血压：135/82mmHg，舌红苔黄，脉弦软微数。守方加羌活10g、川芎10g，以助祛风除湿，行气活血，再服7剂而愈。

按 本案之眩晕，乃由颈椎病所致。从现代医学看，为椎动脉型。据其脉证，乃痰饮作祟，肺气不宣，经络闭阻。以燥湿化痰，宣肺利窍；同时按摩风池穴、热瓶枕颈，以温经通络，即改善局部血液循环，从而获得康复。

3. 头痛

头痛证，以前额、颞部向上、向后至枕部疼痛，称之为头痛。《内经》称为脑风、首风。"头痛甚，脑尽痛"，病情危笃者，《灵枢·厥论》称为真头痛。头痛的病因病机，《内经》认为风、寒、湿邪，而主要责之于风邪，致使下虚上实，厥气上行而发。正如《伤寒论·辨太阳病脉证并治》中云："太阳之为病，脉浮，头项强痛而恶寒。"《伤寒论·辨少阳病脉证并治上》亦云："伤寒，脉弦细，头痛发热者，属少阳。"这均为外因所致。而内伤同样引起头痛，《古今医统·头痛大法内外之因》明确指出："头痛自内而致者，气血、痰饮、五脏气郁之病，东垣论气虚、血虚、痰厥头痛之类是也；自外而致者，风寒暑湿之病，仲景伤寒、东垣六经之类是也。"故六淫之邪外袭，外邪上踞，气机阻塞，或脏腑内伤，精髓气血亏损，乃致脏腑之气厥逆，经络运行失常，均可导致头痛。因其病因病机复杂，尤其是内伤头痛，临证治疗棘手，而长年不愈者有之。故治疗遵循辨证施治的基

础上，配合针刺＋电疗，或施以点穴按摩，或配合食疗，或以药酒缓图，杂合以治，收效可靠。

【案例1】 内伤头痛（脑动脉供血不足）

张某某 女 62岁 居民

2002年11月15日初诊 长期左侧头胀痛不适。持续性左侧头部胀痛绵绵，加剧时则头部掣跳不安。经检查血糖、血脂无明显异常；经颅多普勒诊断报告：大脑中、前动脉及椎－基底动脉痉挛。喉中有痰，不易咳出，口苦口臭，纳少，大便结。舌红苔白、舌中少苔兼有纵裂，脉细略弦。

证属 痰饮内停，胆热胃虚。

治法 燥湿豁痰，行气开郁。

方药 ①半夏白术天麻汤合导痰汤加味。天麻10g、白术10g、法半夏10g、胆南星10g、枳实10g、茯苓12g、陈皮10g、莱菔子10g、麦芽30g、炙甘草5g，7剂，日一剂，水煎服；

②血塞通片0.25mg。每日3次，每次2片，以助活血通络。

2002年11月25日二诊 头痛及诸症减，现左侧头部（太阳穴）若劳累或受精神刺激后，加剧发作掣跳疼痛，较前短暂。复查经颅多普勒，脑血管痉挛较前有改善。血压120/70mmHg。舌暗红苔白，脉细略弦。

观其脉证，痰饮胆热改善，肝气不舒显见，故拟疏肝解郁调治。

方用①逍遥散加味。当归10g、赤芍15g、北柴胡6g、茯苓15g、白术10g、生甘草6g、薄荷10g、丹参30g、生姜3片，7剂，日一剂，水煎服；

②因有饮酒史，故拟浸酒方：丹参500g、北山楂500g、田三七150克（打碎）、38℃白酒2.5kg，浸泡4周。每服25ml，每日两服（中午，晚餐前服用），以养血活血，疏经通络。

半年后随访 头痛已愈。

按 脑动脉供血不足，是由于脑动脉循环障碍导致。诸如颈椎病、颈动脉或脑动脉粥样硬化引起。临床表现为头痛、头晕、睡眠障碍等。而《内经》则认为头痛有风、寒、湿之因素，其病机有下虚上实，厥气上行等。本案头胀痛，其病因为痰瘀所致。故与半夏白术天麻汤合导痰汤以疏风燥湿，化痰和中；辅以

血塞通片化瘀通络而收效，后期用丹参、山楂、三七泡酒以养血活血，疏经通络以收痊功。

【案例2】 头痛（药物性头痛）

万某某 男 67岁 居民

1998年4月24日初诊 头痛2天。因腰椎间盘突出而施行小针刀术，局部注射盐酸普鲁卡因之后，昨日开始头痛，伴两眼胀痛，乃至少寐，闭眼躺卧觉痛减，纳如常。血压90/65mmHg。舌红苔白稍厚，脉缓。

证属 药毒上犯，阻遏清阳。

治法 祛风散邪，通络止痛。

方药 ①川芎茶调散加减化裁。川芎10g、荆芥6g、防风10g、羌活10g、细辛3g、苍术10g、生甘草5g、白芷10g，2剂，日一剂，水煎茶水调服；

②点穴按摩。列缺穴（手太阴肺经）6分钟，以助疏风散邪，通络止痛，当即头痛缓解。

1998年4月29日二诊 女儿代述：药后痛止。今日上午再次行小针刀术，并局部注射盐酸普鲁卡因后，下午头痛又发作。守方再服3剂并自我按摩列缺穴而愈。

按 局部注射盐酸普鲁卡因后导致头痛，据药物手册无此说明和记载，但本案先后两次注射，均有头痛症状出现。至于何故？或是个体原因。两次头痛，均治与川芎茶调散＋按摩列缺穴获效。故记之，以供同道探究。

【案例3】 头痛（头晕、脑震荡）

刘某 女 73岁 退休职工

2006年3月24日初诊 头痛，伴头晕1月余。缘于撞伤头部之后出现头痛，经市某医院CT扫描及检查后诊为脑震荡。舌红苔薄白、舌边有一瘀斑，脉细。

证属 风邪上犯，血瘀气滞。

治法 疏风通窍，化瘀通络。

方药 川芎茶调散加减化裁。川芎12g、羌活10g、白芷10g、防风10g、藁本10g、炙甘草6g、细辛3g、大活血30g、广地龙15g、当归尾10g、延胡索10g、荆芥5g、绿茶叶3g（泡茶后调入），3剂，日一剂，水煎茶调服。

2006年4月5日二诊 头痛未减。血压105/60mmHg。舌红苔薄白、左舌边有一瘀斑，脉细弦。①

守方加炙黄芪30g，以益气活血，再投7剂；②针刺＋脉冲电疗。穴位：风池、列缺、头维、太冲（双）（足少阳胆经、手太阴肺经、足阳明胃经、足厥阴肝经），每日一针，留针30分钟。以助舒经活络，化瘀通络。

2006年11月13日再诊 针刺电疗后第一天头痛已明显缓解，随后痛止。时隔7个多月，右侧头部又隐隐不适，并有加重之势。舌红苔薄黄，舌边仍有黄豆大突出瘀斑，脉细关弦。

鉴于脉细、血压偏低，拟用益气活血善后。

①方药 补阳还五汤加味。北黄芪30g、川红花10g、川芎15g、羌活10g、白芷10g、防风10g、僵蚕12g、藁本10g、细辛3g、当归尾15g、延胡索10g、荆芥5g、地龙15g、桃仁泥10g，7剂，日一剂，水煎服；

②针灸＋脉冲电疗。取穴按前所用穴位及留针时间，每日一次，协助内服中药益气活血，化瘀通络。

随访 头痛头晕愈。直至日前（2017年夏）未再复发，每天早晨坚持在公园晨练。

按 脑震荡是临床常见的轻型脑损伤，因外伤很快出现并形成短暂的意识障碍的特点，之后多数患者还会出现头晕、头痛、耳鸣、失眠等症状。本案则是因外伤而导致的头痛、头晕。据其脉证，究其病机乃瘀痰所致。始用川芎茶调散加味，疗效不显；加上针刺及脉冲电疗后，有化瘀通络、立竿见影之效。由于患者年迈，兼之瘀血仍存，故后期治疗与补阳还五汤配合针刺、电疗，以益气活血，化瘀通络而收痊功。

【案例4】 头痛（慢性紧张型头痛）

王某某 女 34岁 个体

1992年10月19日初诊 头痛耳痛反复发作3年，加重1年。入江西医学院第二附属医院就诊，头颅CT扫描未见明显异常。刻诊，头痛（太阳穴处）喜按，两耳疼痛，有时耳膜（空气鼓动）震响，两眼胀而痛。由于长期熬夜从事毛笔制作，故睡眠不安，易于惊醒，纳可。舌质稍暗、苔薄白，脉沉细软。

证属 气血两虚，清窍失养。

治法 补益心脾，养血升清。

方药 ①归脾汤加减。西党参20g、白术10g、炙黄芪20g、丹参30g、广木香10g、酸枣仁30g、茯神20g、当归10g、炙远志10g、炙甘草10g、川芎4g、红枣4枚、生姜2片、藁本10g、磁石50g，7剂，日一剂，水煎服；

②贴耳穴：耳，心，胆。取材：王不留行籽，医用胶布，贴后按压片刻。以助疏泄肝胆，养心宁神。

1992年10月26日二诊　贴穴及服药后，自觉效果甚佳，双耳疼痛缓解，偶尔掣痛，耳膜震响已止，目胀痛减，睡眠仍欠佳。耳穴照贴、中药守方再投7剂。

1992年10月30日三诊　失眠已改善，脉舌如前，守方再投12剂；贴耳穴如前。

1992年11月26日四诊　停药两周后，头痛有复发之势，但较原轻微。舌红苔薄白，脉细略弦。守方再服12剂；贴耳穴如前。

2014年陪母亲就诊告：头痛耳痛愈后，22年来未再发作。

按　西医学紧张性头痛又名心因性头痛，肌肉收缩性头痛。慢性紧张型头痛，乃头痛反复发作，每月或每年有一半时间发作头痛，多因人际关系紧张，工作压力或不顺心，思想压抑等造成。本案则是长期工作紧张、熬夜劳累所致。由于劳伤脾胃，化源不足，心血亏虚，肝胆失疏形成头痛、耳痛。故在补益心脾的基础上，辅以贴耳穴治疗，以助疏泄肝胆，养心宁神而收效。

【案例5】 头痛（高血压病）
王某某　女　54岁　居民

2009年5月3日初诊　头痛伴左手小指麻木不仁一周。因患有高血压，近期市某医院给服血栓心脉宁胶囊、安内真及拜阿司匹林。刻诊，头痛伴左手小指麻木不仁。血压120/80mmHg。舌质深红苔薄白，脉细软。

证属　气虚血亏，营卫不和。

治法　益气养血，和营通络。

方药　①黄芪桂枝五物汤加味。炙黄芪30g、桂枝10g、白芍20g、炙甘草6g、当归10g、川芎10g、熟地黄12g、红枣4枚、生姜3片、石南藤15g，7剂，日一剂，水煎服；

②针刺。取穴：风池、列缺、少海、风府穴（足少阳胆经、手太阴肺经、手少阴心经、督脉），除风府穴外，均为双侧取穴。以助疏风通络，养心宁神，留针15分钟（风府穴不留针并严格按规定进针及退

针）。拔针后当即头痛缓解。

一个月后随访　药后头痛，手指麻木愈。

按　本案因高血压病头痛，手小指麻木不仁。故在服降压药的基础上，以黄芪桂枝五物汤益气养血，和营通络；针刺以疏风通络，养心宁神而收效。

【案例6】 头痛（失眠性头痛）[1]
王某某　男　28岁　农民

1990年12月8日初诊　头痛（太阳穴处）反复发作10余年，加重2年。经体格检查：心、肺等诸项无明显异常。刻下，失眠，不易入睡并头痛。每以下午发作或酒后掣痛，痛时反胃欲吐，喉中有痰，不易咳出。进食则胃脘胀满，口干喜热饮，二便调。血压110/80mmHg。舌红苔少薄黄，脉右滑左稍细、均少力。

证属　胆胃不和，痰热内扰。

治法　温胆清胃，化痰宁神。

方药　①温胆汤加减。法半夏10g、茯苓20g、陈皮10g、枳实10g、竹茹10g、浙贝母10g、甘草6g、白芷10g、生姜2片、红枣5枚、川黄连10g、僵蚕10g，7剂，日一剂，水煎服；

②针刺+脉冲电疗：风池（双）、列缺（双）、神门（双）（足少阳胆经、手太阴肺经、手少阴心经），留针30分。以助和畅气机，化痰宁神。

1990年12月9日二诊　电针后头痛即止，按上穴加太阳穴（双）再电针一次。

随访　针药后愈。

按　本案因胃热胆寒，痰热内扰致使失眠。这就正如《古今医鉴》所云："有痰在胆经，神不归舍，亦令不寐。"由于失眠又进一步使肺、脾、肾功能失调，肺失肃降，痰阻胸膈；脾失运化，痰浊内生，肾失气化，水潴为痰。痰可厥逆于上，蒙蔽清窍，发为头痛。故治与温胆汤清胃温胆，化痰宁神；辅以针刺+电疗，以和畅气机，协调诸脏并化痰宁神。痰去神宁，失眠愈，则头痛止。十年沉病，一役而安。

【案例7】 头痛（失眠性头痛）[2]
邓某某　女　58岁　退休工人

1999年4月10日初诊　头痛一周。近期失眠，既不易入睡，睡后又梦多，伴头痛。纳尚可，二便调。血压105/85mmHg。舌红边甚、苔略黄厚、舌中

光剥，脉浮关弦、重按无力。

证属　阴血亏虚，心神不宁，清窍失养。

治法　滋养肝肾，养血宁神，升清利窍。

方药　①酸枣仁汤合一贯煎加减。酸枣仁30g、知母10g、川芎10g、茯苓10g、北沙参15g、生地黄15g、当归10g、川楝子10g、生甘草6g，4剂，日一剂，水煎服；

②食疗：泥鳅炖豆腐，每2日一次。以助生津润燥，益气和中。

1999年4月14日二诊　服药并食泥鳅炖豆腐，睡眠明显改善，已能入睡。舌红苔白、舌中光剥处已有薄白苔且润，脉细关弦并软。守上方减1/3药量以善后，再服3剂告愈。

按　泥鳅甘、平，入手太阴经。补中气，祛湿邪，可治消渴。配以甘凉之豆腐，生津润燥，益气和中。故有滋阴润燥，和中宁神之功。本案因阴血不足，心火扰神而失眠。又因阴火上扰清窍发为头痛。故治与中药滋阴养血；辅以食疗生津润燥，益气和中。共成滋阴养血，升清利窍之功。

4. 偏瘫

偏瘫，在《内经》中称为偏枯、偏风。《灵枢·热病》云："偏枯，身偏不用而痛。"《素问·风论》则云："风……各入其门户所中，则为偏风。"而《金匮要略·中风历节病脉证并治》则云："夫风之为病，当半身不遂……中风使然。"故偏枯、偏风、半身不遂，其病证相同。至于其病机，《医门法律·风门杂法》认为："半身不遂，口眼㖞斜，头目眩晕，痰火炽盛，筋骨时疼，乃源于血虚血热，挟痰挟火。经络肌表之间，先已有其病根，后因感冒风寒，或过饮陈酒膏粱而助痰火，或恼怒而逆肝气，遂成此证。"故治之必辨清气虚血瘀，或内风痰阻，施之以法。由于偏瘫涉及气血痰火，病势顽痼，非杂合之优势互补，难以收痊功。

[案例1]　右偏瘫（脑血管意外）
胡某某　男　73岁　居民

1991年6月19日初诊　右侧半身不遂5天。缘于农历初一（6月12日）自觉右肢体麻木；初三右侧颈项有如落枕样僵痛；初四（6月15日）子夜2点

时，右上下肢不能动弹，口角流涎。经当地医院拟脑血管意外输液（何药不详），并服中药（二陈汤加僵蚕、全蝎等）病情稳定，口角未再流涎，但右上下肢仍不能动弹，而且上肢有热感并有汗液，下肢冰凉，口角向左侧歪斜。二便尚正常，神志清醒。素来身体健康，否认有高血压病史。发病时血压110/90mmHg。舌尖向右歪斜、舌体稍胖、苔黄根稍厚，脉细弦、寸脉略滑。

证属　气虚血瘀，肢体偏废。

治法　益气活血，化瘀通络。

方药　①补阳还五汤加味。生黄芪50g、当归尾15g、川芎10g、赤芍20g、桃仁10g、川红花10g、地龙20g、丹参15g、怀牛膝10g、田七粉3g（冲服），5剂，水煎服，日一剂；

②针刺＋脉冲电疗。取穴：风池（双）、肩井（双）、外关（双）、足三里（双）、行间（双），每日1次，留针30分钟，每10日为一疗程。以助舒筋活血，化瘀通络。

1991年6月23日二诊　刻下血压155/99mmHg。睡眠改善，纳食增。右上下肢体发麻已止并有痒感，二便调。舌红苔薄微黄，脉细弦软。守方再投7剂；继续针刺＋脉冲电疗。

1991年7月17日三诊　血压140/85mmHg。纳香，二便调，上肢仍不能自主活动。舌红苔薄白，脉沉细。治遵上法：①仍针刺加电疗；②内服方药守方再投14剂。

1991年8月6日四诊　血压150/85mmHg，近日睡眠差，下午右下肢浮肿，晨起消退。舌红苔薄白，脉细缓。守方加桂枝10g、丹参20g、大活血20g、白芍10g，以助温经通络，再投7剂；暂停针疗。

1991年8月13日五诊　血压155/80mmHg，下肢浮肿减，下肢较前有力，右侧头部、肩及髋关节处有血脉不通之感。舌尖仍略向右歪，二便调。舌红苔薄白，脉细沉、右细弦。治遵上方再投7剂。

1991年8月23日六诊　血压160/85mmHg。下肢能上提，搀扶时可移步行动。二便调，脉舌如前。①守上方去丹参，加山茱萸10g、巴戟天10g，以增强益肾壮骨之力，再投9剂；②针刺＋脉冲电疗：取穴：印堂、气泽、右合谷、曲池（双）、阳陵泉（双）、悬钟（双）、右风市，每日一次，留针30分钟。

1991年9月1日七诊　血压155/90mmHg。右食、

中指已能向内勾动，右侧已显康复之势。舌红苔薄白，脉细弦软。守方再投7剂；配合针刺+脉冲电疗。

1991年9月8日八诊　经49天内服中药，3个疗程（每10天一疗程）的针刺加电疗，已能站立行动、右手也能屈伸活动，血压160/90mmHg。舌红苔薄白，脉细弦软而寸浮。带药回鄱阳县老家疗养康复。

按　脑血管意外，又称为脑血管病，俗称脑卒中。可分为缺血性脑卒中和出血性脑卒中。前者为脑血栓，后为脑出血。《素问·风论》云："风……各入其门户所中，则为偏风。"《金匮要略·中风历节病脉证并治》亦云："夫风之为病，当半身不遂……中风使然。"故本病虚为本，风为标。本案患者高龄，脉络空虚，风邪乘虚入中。据其脉证，类似于脑血栓，乃气虚血瘀之证。故治с补阳还五汤以益气活血，化瘀通络；同时与针刺+脉冲电以舒筋活络，祛风通络，共襄痊功。

【案例2】左偏瘫（脑血管意外）

罗某某　女　46岁　居民

2007年3月11日初诊　左侧偏瘫不用1个多月。因高血压病脑卒中，经住院诊为脑溢血治疗后言语蹇涩，嘴角向右歪斜，左上下肢不能自主活动。其家人极力邀余上门为其治疗。刻诊，左侧偏废，坐时难以挺起，由于身体肥胖呈瘫坐状姿态。神识清楚，语言蹇涩不清，纳食可，大便尚调。血压172/112mmHg。舌红苔薄白少苔、舌尖红甚，脉细弦微数。

证属　下元亏虚，痰阻脉络。

治法　补益肝肾，豁痰通络。

方药　①地黄饮加减。熟地黄15g、麦冬10g、当归尾10g、北五味子10g、石菖蒲10g、地龙10g、炙远志10g、山茱萸12g、石斛15g、桂枝6g、白附片10g、肉苁蓉10g、巴戟天10g、怀牛膝10g、石南藤15g、田七4g（冲入）、夏枯草30g、胆南星10g、野生灵芝10g，日一剂，水煎服；

②针刺+脉冲电疗。取穴：足三里（双）、曲池（双）、风池（双）、肩井（双）、太冲（双）、阳陵泉（双）、百会、督俞（双）；悬钟（双）、三阴交（双）、阴陵泉（双）、头维（双）、手三里（双）、合谷（双）、印堂、肾俞（双）。上两组穴每日一组，交替使用。留针30分钟，每10天为一疗程。每个疗程结束休息一周。

以助培元固本，疏风豁痰，舒筋活络。

2007年4月11日复诊　上方共服21剂，同时针刺+脉冲电疗两个疗程。左手已可上抬至头部，并能独立站立和扶杖行动。病情已见起色。舌红苔薄白，脉细。守方加重麦冬5g、牛膝5g，加双钩藤15g，以助养阴疏风之力，再投7剂。

2007年4月18日三诊　血压144/98mmHg。患者诉：近日自觉左下肢较前轻松。舌红苔薄白，脉细弦软。治法如前：①水煎剂守方再服7剂；②同时加用散剂以加大搜风通络之力。方药　炙海龙10g、炙海马10g、西红花15g、田七粉30g、白芷15g、冰片2g、炙大蜈蚣5条、炙全蝎20g、炮穿山甲15g，上药研末分10天服，每日2次，每次5g，温水送服；③针刺+脉冲电疗依前法。

2007年5月8日四诊　已经能自由活动，并能迈步锻炼，左手上抬自如，但握力仍稍差并不能持久。舌红苔白、舌中少苔，脉弦软微数。治宗上方再服10剂；针刺+脉冲电再治疗一个疗程。

2007年5月15日五诊　舌脉如上。散剂守前方再进1料。

2007年5月19日六诊　刻下，除左上肢握力稍差外，余无不适，舌中已长苔，脉弦软微数。治宗上方再投15剂。

2007年6月11日七诊　左手握力增强，已能端碗进食，但不能持久。近来左肩关节疼痛，尤其上拉用力时。纳香，便调，眠可。①守方加片姜黄10g、当归尾15g，以养血活血，续服15剂；②散剂再进1料。

2007年7月3日八诊　纳香，眠可，二便调，左侧上下肢活动自如，一切生活能自理，并能自行锻炼。左肘关节疼痛，肩痛已缓解。内服汤剂守方加追风箭15g，以助祛风除湿，再服15剂。

2007年7月24日九诊　现能晨跑锻炼，症情稳定，纳香，便调，眠可，手痛也已缓解，已基本康复，为巩固疗效计，故守首方加减进退以调补肝肾为法以善后。

2012年底，其家人告知　康复如初，至今安康。

按　突发中风偏瘫，类似于出血性脑卒中，《灵枢·刺节真邪》云："营卫稍衰，则真气去，邪气独留，发为偏枯。"《金匮要略·中风历节病脉证并治》则认为是"络脉空虚，贼邪不泻"所致。故虚为本，邪为标。治与地黄饮滋阴助阳，补益肝肾；并用针刺

+电疗以培元固本，舒筋活络；后期配合散剂搜风通络而收痊功。

【案例3】 **右偏瘫（腔隙性脑梗死）**
邹某某 男 46岁 泥水工

2008年7月26日初诊 右侧偏瘫2个多月。长期在广东从事基建工作。5月患病，经粤北人民医院CT颅内扫描报告：左基底节腔隙性脑梗死。血脂：胆固醇5.5mmol/L（参考值2.8~5.17mmol/L）；甘油三酯4.13mmol/L（参考值0.56~1.71mmol/L）；低密脂蛋白1.86mmol/L（参考值2.07~3.12mmol/L）。住院治疗达40余天，遗下右半身活动欠灵，手无握力，行走微跛，故返赣就诊。刻下，除右侧偏瘫外，还伴有头晕，头紧。咀嚼食物时，经常咬破面颊。纳、眠尚可，二便调。舌略暗红苔白、舌边有齿印，脉细弦软数。

证属 肝肾亏虚，风痰中络。

治法 补益肝肾，化痰通络。

方药 ①地黄饮合白金丸加减化裁。生地黄10g、熟地黄10g、肉桂6g、巴戟天10g、肉苁蓉10g、山茱萸15g、石斛15g、麦冬15g、五味子10g、怀牛膝15g、石菖蒲10g、制远志10g、茯苓10g、桃仁10g、红花10g、郁金15g、白矾1g（冲服），7剂，日一剂，水煎服。

②针刺+脉冲电疗。取穴：风池（双）、肩井（双）、曲池、外关透内关、足三里（双）、丰隆（双）；肩髃（双）、手三里（双）、养老、承扶（双）、阳陵泉（双）、悬钟。上两组穴交替使用。留针15分钟，每日一次，10日为一疗程。

2008年8月2日二诊 右手握力增且较前灵活，但动则汗多。右面颊部出现麻木不仁感。舌红苔薄白，脉细而微弦。守方加地龙15g，以助平肝通络，续服14剂。

2008年8月16日三诊 面麻、咬面颊症已除，右手握力见增。下午仍头晕，但进食后则缓解。舌红苔白，脉细、左微弦。守方再投10剂。

2008年8月24日四诊 早晨及上午行走如常，下午稍差，手握筷子已可自如夹食，有时仍头晕、头胀，或颈项强痛。纳香，眠可，二便调。舌红苔白，脉细弦、按之少力。守方加葛根30g、肉桂4g，以增解肌、温阳、升清之力，再投20剂。

2008年9月15日五诊 头晕，头胀已除，右手

握力又见增，自觉已愈七成以上。血压116/80mmHg。舌红苔白，脉细弦数。守方再投20剂；停针刺+电疗。

2010年1月28日七诊 右上肢已活动自如，下肢略欠灵活。头胀未痊愈，血压138/90mmHg，复查血脂：甘油三酯3.07mmol/L（参考值0.56~1.7mmol/L），头颅CT扫描报告：无明显异常。舌红苔黄，脉细弦而微数。

据其脉证，拟疏风豁痰，化瘀通络，平稳血压善后。

①方用天麻钩藤饮合白金丸加减化裁。天麻10g、钩藤10g、夏枯草30g、白术10g、法半夏12g、竹茹15g、枳实12g、刺蒺藜30g、卷柏30g、白芷10g、陈皮10g、茯苓15g、茯神15g、红枣5枚、生姜3片、郁金15g、明矾1.5g（后冲入）、炙甘草6g，再进10剂；

②水蛭散。炙水蛭40g、西红花10g、田七粉40g，研末，每日3次，每次3g，以化瘀通络；

③10mg尼群地平片，每日2次（早、晚服），每次1片，以控制血压。

2010年2月8日告：已能从事本职工作，但拿铁榔头感觉不如以前有力。

2019年1月27日再访 一直在从事泥水工的体力劳动、除右手握力稍差外，至今安康。

按 腔梗多发于高血压、糖尿病患者，乃血管壁发生病变后闭塞，缺血梗死后留下不规则微小腔隙。脾肾亏虚乃病之根源，故治与地黄饮滋阴补阳，补益肝肾，豁痰通络；同时用针刺+脉冲电以舒筋活络；与尼群地平片控制血压，诸法杂合，共襄康复。

5. 不寐

不寐证，不得入睡，或睡而易醒，甚则彻夜不眠的病证，称为不寐。通常又称之为失眠。不寐首见于《难经》，《内经》称目不瞑、不得眠、卧不安等。后世医家又称其为：无眠、不眠、不得睡、少寐等。其病因病机，《内经》认为卫气不得入于阴所致。故《灵枢·口问》云："卫气昼日行于阳，夜半则行于阴。……阳气尽，阴气盛，则目瞑。阴气尽而阳气盛则寤矣。"在病因上，《温病条辨·下焦》论述较为明确："不寐之因甚多，有阴虚不受阳纳者，有阳亢不入阴者，有胆热者，有肝用不足者，有心气虚者，有心液虚者，有蹻脉不和者，有痰饮扰心者。"故不寐

病因复杂，既有实证，又有虚证；既与五脏相关，又诸经皆有；既有热者，也有寒者。因此，临证必须辨清寒热虚实，在经在脏，分门别类，方能治之无失。尤其本病除伤寒所致"心中烦，不得卧"，至于情志所伤、气血亏虚、阴虚火旺、胆气失和、胃气失降、痰饮扰心等，皆难以速效，极易反复不愈，故以杂合之优势，双管或多管齐下，立收痊功。

【案例1】 不寐（焦虑症）

袁某某 男 32岁 建筑工

1998年6月29日初诊 6个月来失眠伴噩梦纷纭。由于工程压力，心绪欠宁。近一阶段加重，不仅噩梦纷纭，而且右侧耳鸣伴随听力减退，心烦不安。几天前又便秘，经自用番泻叶后，大便已解，但右白齿疼痛，牙龈溃疡。舌红尖甚、苔薄黄，脉略浮。

证属 心火炽盛，火扰神明。

治法 清心泻火，燮理阴阳。

方药 朱砂安神丸加减化裁。生地黄30g、当归10g、赤芍30g、牡丹皮15g、川黄连10g、肉桂3g、玄参10g、生甘草10g，4剂，日一剂，水煎服。

1998年7月11日二诊 右白齿肿痛及牙龈溃疡，仅服药2剂痛止肿消。刻下：睡眠仍梦多，伴随阵发性左耳鸣，以晚间为甚，可持续2个小时。纳可，二便调。舌红苔白，脉略弦。据其脉证，心火已降，肾水仍亏虚。治用益肾柔肝，养血安神法调治。

方用六味地黄汤加味。熟地黄20g、牡丹皮10g、山茱萸10g、山药15g、茯神15g、泽泻10g、五味子6g、酸枣仁10g、当归10g，上药连服7剂而愈。

按 本案不寐，乃情绪紧张，思则伤心，心血暗耗，久而化火，扰动心神。首治清心泻火，次以益肾滋阴收效。

【案例2】 不寐（神经症）

杨某某 男 35岁 教师

1992年6月18日初诊 满头痛伴不寐并梦多不宁一个月余。近一个月来头部沉重并阵发性疼痛伴不寐，纳呆食少、脘腹胀满、痞塞，口中有甜味，并有酸腐气，时而恶心，口干喜凉饮。大便结，小便清长。舌红苔白滑，脉浮弦软。

证属 湿热郁遏，痰浊扰神。

治法 祛湿化痰，除浊宁神。

方药 藿朴夏苓汤加减。炒厚朴10g、法半夏10g、藿香10g、大腹皮15g、苏叶10g、桔梗10g、茯苓30g、陈皮10g、白术10g、白芷10g、羌活15g、黄芩10g、生甘草6g、生姜3片，4剂，日一剂，水煎服。

1992年7月4日二诊 药后诸症改善。近一时期因忙而未能及时续诊，不寐有复旧之趋势。刻下：失眠梦多，头痛头重而恶心，腹胀，胃脘灼热伴心悸。由于心烦意乱，而未能正常上课教学。血压105/75mmHg；测体温37.5℃。曾在丰城市人民医院脑电图检查，未见明显异常。舌红苔白润，脉弦。初诊后痰浊去，已可寐、停药复。故治拟针药合用：疏肝和脾，通络宁神。

①针刺 风池、列缺、足三里、安眠穴（均用双穴）；风池、神门、三阴交（均用双穴）。两组穴位交替使用，留针20分钟，每日一次。以疏风活络，健脾和胃；

②方药 小柴胡汤加味。北柴胡10g、法半夏10g、黄芩10g、西党参10g、炙甘草6g、丹参30g、生龙骨30g、生牡蛎30g、生姜3片，红枣5枚、炒麦芽30g，3剂，日一剂，水煎服。以和畅气机。

1992年7月8日三诊 针药后睡眠已明显改善，低热已退，但仍头重、头昏、乏力，大便解黏液便日3~4行，腹稍痛。在当地医院摄胸片怀疑肺结核，但查血清结核抗体阴性。舌红苔白，脉弦软。

湿浊虽化，但郁久有化热之势，故拟清化湿热，柔肝缓急为治。

方用芍药甘草汤合交泰丸加味化裁。白芍15g、甘草10g、黄连6g、肉桂3g、银花15g、炒枳壳10g、薏米30g、茯苓20g，2剂，日一剂，水煎服；同时用针。

1992年7月9日四诊 日便二次，已无黏液。诸症缓解。舌红苔薄白，脉细软。

药已中的，继以酸枣仁汤加味以善后。酸枣仁20g、川芎10g、知母10g、茯苓30g、黄连10g、肉桂6g、丹参30g、北山楂30g、白芍10g、生甘草10g、生麦芽30g，上药连服3剂而愈。

按 本案不寐，乃脾失健运，湿聚饮停，扰动心神所致。故治与祛湿化痰，除浊宁神；随后使用针刺以疏风活络，健脾和胃而收痊功。

【案例3】 脏燥不寐（围绝经期综合征）

薛某某　女　53岁　退休工人

2007年1月6日初诊　心慌失眠，近日又扭伤腰，转侧不利3天。由于心慌而心烦不寐，有时情绪低落，胡思乱想，白昼则哈欠连连。曾有心动过速史。刻下，心电图：窦性心律，正常心电图。纳呆食少。舌红苔薄少，脉细数。

证属　心脾两虚，阴虚脏燥。

治法　益气养血，育阴润燥。

方药　①甘麦大枣汤合归脾汤加减化裁。炙甘草6g、浮小麦40g、大红枣5枚高丽红参10g、炒白术10g、茯神15g、炙远志10g、炒枣仁10g、丹参30g、桔梗10g、广木香10g、炙黄芪30g、当归10g、北山楂30g、三白草根20g、炒鸡内金15g、野灵芝10g，7剂，日一剂，水煎服；

②针刺＋脉冲电疗。取穴：腰痛穴、委中、环跳（均用双穴），留针15分钟。以助益肾疏筋，活络宁神。

2007年1月22日二诊　针三次，药七剂后，腰痛愈，睡眠安。

按　本案不寐，乃阴虚脏躁所致。患者正值围绝经期，极易出现情绪不稳定，或易激动、紧张，或忧郁，胡思乱想，失眠等。亦属中医经断前后诸症范畴。患者肾气渐衰，冲任虚损，稍为不慎则腰伤疼痛，由于偏于阴虚，虚火上扰，故出现心烦不寐。经治与甘麦大枣汤合归脾汤以育阴润燥，补益心脾；同时以针刺＋电疗，以舒经活络，益肾宁心而收效。

【案例4】 气虚不寐（神经衰弱症）

王某　女　38岁　教师

2013年11月4日初诊　不寐或少寐反复已月余。一个月来睡眠极差，不易入睡，白昼则头晕，神疲乏力，易疲劳。郁闷心烦，肢冷。纳食少味，喜食味重食品。据南昌大学第一附属医院体格检查未发现明显异常。舌红苔薄白、舌尖边有散在针尖样小瘀点，脉细弦软。

证属　脾胃气虚，心血失养。

治法　补中益气，养血宁神。

方药　①补中益气汤合归脾汤加味。炙黄芪35g、党参15g、白术10g、柴胡10g、升麻10g、陈皮10g、当归15g、炙甘草6g、炒枣仁15g、广木香10g、生远

志10g、茯神15g、龙眼肉10g、野灵芝15g、红枣3枚、生姜3片、郁金15g、丹参30g、枸杞15g，7剂，日一剂，水煎服；

②穴位按摩。早晚自我按摩太冲、间使穴8~10分钟。以助泻肝扶脾。

2013年11月11日二诊　药后肢冷已除，手已暖，睡眠也改善，10点后休息，已可睡到5~6点醒，起床无疲劳感，情绪已较前稳定。咽稍干。舌红苔白，脉细弦软而微数。守方再服7剂而愈。

2014年3月22日再访　诸症悉除，睡眠安稳。

按　无邪者，皆为虚。《金匮要略·血痹虚劳病脉证并治》云："虚劳虚烦，不得眠。"故本案治与补中益气汤合归脾汤以补中益气，养血宁神；其心烦肢冷，则配合穴位按摩，以助泻肝扶脾。两两相伍，仅一周收效，二周而愈。

【案例5】 痰火不寐（突发失眠）

范某某　男　43岁　农民

2008年4月9日初诊　失眠5天。缘于近期夜间通宵下河捕鱼，之后导致彻夜难眠，或者只是短暂迷糊一阵，同时伴心情烦躁不安。纳食尚可，大便调，小便少而黄。舌红尖边甚、舌苔黄，脉细弦。

证属　劳倦伤神，胃热胆寒，痰火不寐。

治法　清胃温胆，豁痰宁神，养血安神。

方药　①温胆汤合酸枣仁汤加减。法半夏10g、茯神15g、竹茹10g、枳壳10g、陈皮10g、生枣仁15g、知母15g、川芎10g、炙甘草6g、川黄连10g、红枣5枚、生姜3片，5剂，日一剂，水煎服。

②睡前热水泡足（取微汗），以助引火归元。

2008年5月15日随访　服药＋泡足后，已能安睡，刻下安康。

按　本案不寐，因通宵劳作，致胃热胆寒，痰郁胆经，神不归舍。故治之与温胆汤合酸枣仁汤以清胃温胆，豁痰宁神；配合睡前热水泡足，以引火归元，仅5剂中药而愈。

【案例6】 心悸不寐（失眠）

包某某　男　68岁　退休教师

2011年9月3日初诊　心悸不寐。近期心慌心悸而导致失眠，而且心烦、气短，血压120/80mmHg，心率110次/分，律尚齐。有糖尿病史。舌质深红，

舌边尤甚，苔薄白，脉细数而促。

证属　心阴不足，怔忡不寐。

治法　滋阴泻火，益脉宁神。

方药　天王补心丹加减。党参15g、五味子10g、当归10g、天冬10g、麦冬10g、柏子仁10g、炒枣仁10g、玄参12g、茯神15g、丹参30g、桔梗10g、生远志10g、生地黄12g、熟地黄12g、石菖蒲10g、炙甘草6g、煅龙骨30g、煅牡蛎30g，7剂，日一剂，水煎服；

②茶饮。每日用3g西洋参，泡水代茶饮，以补气宁神；

③足浴。睡前40~42℃热水泡足，以引火归元。

2011年9月10日二诊　心悸、心烦、失眠均已解除，但中气仍欠佳，行动乏力，心率降至74次/分，律齐。舌质红苔白、舌边有瘀斑，脉细而微数。守方再服7剂以巩固疗效。

按　本案不寐，与其素体内热有关，内热久羁伤阴，心火独盛，致肾水下亏，心火上炎，故心悸不寐。治以滋阴泻火，养阴制火；配合热水泡足引火归元，同时配以参茶频饮以补气宁神，药仅7剂心悸除而复寐。

【案例7】 抑郁不寐（顽固性失眠、焦虑症）

饶某某　女　50岁　居民

2012年7月26日初诊　失眠反复发作20年。有长期熬夜娱乐之习。从1992年开始断续服用氯硝西泮片。因胃痛而于4月9日经南昌大学第二附属医院胃镜报告：十二指肠球部溃疡（IV期）；彩超报告：胆囊壁毛粗，厚3mm，余无明显异常。病理报告：（胃窦）中度慢性浅表性胃炎。经服索美拉唑片加铝碳酸镁片，一个月后又改服奥美拉唑加丽珠得乐二个月。胃痛虽止，但心烦失眠加重。经服谷维素等，并断续服中成药滋阴养神丸未效。刻下：失眠尿频，只好每晚睡前服用氯硝西泮片一粒，半夜醒后加服一粒，每晚二粒。血压98/60mmHg，纳呆，乏力。舌红苔淡黄、舌边有齿痕，脉细弦软。

证属　心肾不交，痰火上扰，神魂不安。

治法　交泰心肾，豁痰宁神，润燥安眠。

方药　①交泰丸合温胆汤加味化裁。川黄连10g、肉桂6g、法半夏15g、茯苓15g、茯神15g、陈皮10g、竹茹15g、枳实10g、炙甘草6g、红枣5枚、生姜3

片、炒枣仁10g、五味子10g、川芎10g、知母10g、煅龙骨30g、煅牡蛎30g，7剂，日一剂，水煎服；

②食疗。淮小麦75g、炙甘草10g、红枣8枚，日一剂，熬成粥后弃甘草食之。以补脾润燥，养心安神。

2012年8月2日二诊　已可眠，但时醒。服中药时已按嘱递减并停服氯硝西泮片。舌红苔薄而淡黄，脉细弦软而微数。药已中的，守方加夜交藤15g，以助养心通络，再投10剂；食疗熬粥方照服。

2012年8月12日三诊　精神增，纳香，仍难以入睡并尿频。氯硝西泮片已停服18天。舌红苔薄白、舌边有小瘀点，脉细弦软。守方加丹参30g，以助养血宁神，再服7剂；食疗粥仍照服。

2016年10月6日随访　当时药尽可睡，之后渐渐康复，现睡眠如常。

按　患者因熬夜，劳伤脏腑，正如《针灸甲乙经》云："脏有所伤，及情有所倚，则卧不安。"由于长期以抗焦虑为治，治之失当，久而气陷胆伤，胃热胆寒，心火上越，肾水亏虚，酿成沉疴痼疾。治疗上采取与交泰丸合温胆汤以清胃豁痰，交通心肾；并根据其年龄特征，佐以育阴润燥之食疗。药食并调，竟起沉疴于须臾。

【案例8】 药物性不寐（失眠）

罗某某　女　42岁　职工

2012年9月27日初诊　不寐并烦躁不安加重一周。由于胃胀伴烦躁少寐。经南昌大学第一附属医院胃镜检查报告：非萎缩性胃炎伴随胃窦糜烂，HP（＋），经服中药疗效不显而改服西药：枸橼酸铋钾片/替硝唑片/克拉霉素片组合包装4片，每日2次。6天后，失眠进行性加重，并出现胡思乱想、烦躁不安并伴头痛，口干涩。舌红苔薄而微黄，脉细弦微数。

证属　热郁胸膈，痰火扰神，虚烦不寐。

治法　温胆清胃，清热除烦，豁痰宁神。

方药　①黄连温胆汤合栀子豉汤、酸枣仁汤加味。川黄连10g、法半夏15g、茯苓、神各15g、炙甘草6g、陈皮10g、竹茹15g、枳实10g、生栀子15g、淡豆豉15g、炒枣仁10g、石菖蒲10g、知母15g、川芎10g、红枣5枚，生姜3片，4剂，日一剂，水煎服；

②足浴。睡前泡足，温度40~43℃，取微汗，以

引火归元。

2012年10月2日二诊　服药+泡足（微汗后上床睡觉），已能安睡，嗳气及胃胀均见减，但双眼仍干涩。舌红苔白，脉细弦软。守方加淮小麦30g，以滋阴润燥，补脾宁神，再服7剂而愈。

按　西药替硝唑、克拉霉素均有恶心、腹泻、腹痛、消化不良等消化系统反应外，而且克拉霉素"个别患者可出现头痛、耳鸣等精神症状"。故认为：本案药后出现烦躁不安，胡思乱想，失眠加重，乃药物所致。故治与黄连温胆汤合栀子豉汤、酸枣仁汤以温胆清胃，清热除烦，豁痰宁神；同时足浴以引火归元。使痰消热清，心安神宁。

【案例9】　虚火不寐（抑郁症）

杨某某　男　55岁　职员

2015年6月15日初诊　不寐或似睡非睡伴腹胀一个多月。缘于5月1日妻子因病去世后，思念难以释怀，故失眠及纳呆，胸中懊恼，难以入睡，即使睡后也迷糊易醒，纳食无味，大便不爽，次数增加，矢气增多。血糖上升至6.5~7mmol/L。舌红苔白，脉弦软。

证属　思虑过度，肝郁脾虚，虚火上乘。

治法　益脾清心，疏肝解郁，补气宁神。

方药　①心理疏导。引导树立正确的生死观，认识生、老、病、死的自然规律，以此减轻或释怀过度对妻子的思念；

②归脾汤合栀子豉汤加味。生晒参12g、白术10g、生远志15g、炒枣仁15g、炒莱菔子15g、炙黄芪30g、当归10g、生甘草6g、茯神30g、广木香10g、生麦芽30g、北山楂15g、神曲20g、丹参30g、红枣5枚、生姜3片、煅龙骨30g、煅牡蛎30g、磁石50g、生栀子15g、淡豆豉10g，7剂，日一剂，水煎服。

2015年6月23日二诊　睡眠改善，矢气减。经查空腹血糖已降至6.4mmol/L。舌红苔微黄，脉弦软。守方再服7剂而愈。

按　本案之不寐，乃丧妻之痛，悲怆伤心，心血亏耗，心神失养所致。若单纯用药，恐一时难以奏效。治疗上首先进行心理疏导，帮助患者树立正确的生死观，逐渐排解其心中之痛，条达其肝气；次与归脾汤合栀子豉汤清心除烦，补益心脾之品。药一周而见效，二周而愈。

【案例10】　胆虚不寐（考前综合征）

蒲某　女　21岁　学生

2015年8月21日初诊　不寐。因备考而心情焦急失眠，难入睡，睡后梦多，甚至噩梦。白天惕惕不安，胸闷气短，喜叹息。夜口渴，失眠则尿频。纳尚香，大便不成形，月经至而色淡。舌红苔黄而润腻，脉右细弦软、寸无力、左细关弦寸浮。

证属　肝郁胆虚，水亏火亢，心肾不交。

治法　疏肝健脾，交泰心肾，养血宁神。

方药　①四逆散合交泰丸、当归补血汤加减化裁。北柴胡15g、赤芍15g、炒枳壳10g、炙甘草5g、川黄连5g、肉桂3g、当归身10g、炙黄芪25g、川芎10g、鸡血藤15g、红孩儿15g，4剂，日一剂，水煎服；

②穴位按摩。睡前按摩神门穴（双），轻按安眠穴（双），印堂穴，以助通络宁神。

2015年8月29日二诊　睡眠明显改善，之前要在半夜4点左右入睡，现12点可入睡。喉中仍有痰而浓稠，纳可，大便秘结，小便调。舌红尖甚苔黄，脉浮弦软而微数。治宗原法原方，再服5剂；按摩法如前。

随访告愈并顺利参加考试。

按　患者因准备考研，由于思虑过度，导致肝郁气滞，心血亏耗而不寐。治与四逆散合交泰丸、当归补血汤以和畅气机，交泰心肾，养血宁神；同时配合穴位按摩，以助通络宁神，仅9剂而诸恙悉除。

四、脾胃系疾病

1. 嗳气

嗳气，引起嗳气的原因，西医学认为有三种：一是胃内食物停留，天气寒冷因素造成胃部功能障碍；二是饮食不当，导致胃肠蠕动功能障碍；三是胃十二指肠溃疡等肠胃疾病所致。中医学《内经》和《金匮要略》对嗳气均称之为噫。《灵枢·口问》云："寒气客于胃，厥逆从下上散，复出于胃，故为噫。"《金匮要略·五脏风寒积聚病脉证并治》则云："上焦受中焦气未和，不能消谷，故能噫耳。"可知，乃寒痰客胃，胃气上逆为噫。导致嗳气的因素很多，感受外邪，饮食不节，七情郁结，痰火内扰，脾胃虚弱，肾阳亏虚，阴血不足等均会致使脾胃不和，清浊升降失常而出现胃气上逆。尤其是人的一日三餐，稍有不慎，极易罹患斯疾，而且一时难以康复。故对于嗳气，特别是顽固性的嗳气，必须采取杂合以治，方能奏效。

【案例】 嗳气（反流性食管炎）

邹某某　男　59岁　职工

2017年6月28日初诊　嗳气频作已3个半月。缘于3月12日下乡回城后突然上腹部胀痛，继则嗳气频作，经多名医生易手治疗未效。江西中医药大学附属医院胃镜报告：食道下段黏膜充血水肿，见数个条状糜烂，齿状线欠清晰；胃窦黏膜充血水肿，见点片状红斑，诊断：反流性食管炎，非萎缩性胃炎，幽门螺杆菌（+）。体检提示：轻度脂肪肝、双肾结石、血脂偏高。服中药加西药（奥美拉唑、达利通颗粒）13周未效。刻下，嗳气频作，每日下午加重，纳呆。观其双手掌大小鱼际深红。有饮酒史。大便量少而稀。舌红苔黄而腻，脉弦关软、均微数。

证属　痰浊内阻，胃气上逆。

治法　化痰降逆，益气温胃。

方药　①旋复代赭汤加味。旋复花10g（包煎）、代赭石15g、党参12g、干姜10g、广木香10g、法半夏15g、茯苓15g、炒苍术10g、炒白术10g、陈皮10g、炙甘草3g、砂仁3g、枳实10g，7剂，日一剂，水煎服。

②调整饮食，以清淡素食为主，暂忌油腻荤腥食物，以减轻肠胃负担；

③早晚自我按摩内关、膈俞5~10分钟，以助宽肠和胃，降逆止噫。

2017年7月3日二诊　偶尔嗳气，大便量增，仍稀软。舌红苔微黄，脉弦软、关脉稍弱。药已中的，守方再进7剂。

2017年7月17日三诊　因外出学习而停药两周。刻下，仍嗳气，较前减轻。纳尚香。舌红苔微黄、舌中有树叶状裂纹，脉微弦、按之少力。守方加沉香10g，以纳气降逆，再投7剂。

2017年8月30日四诊　嗳气减而未愈。舌红苔黄而厚，脉细弦软。①守方加川椒5g，以助温胃和中，再投7剂；②针刺+温灸。取穴：中脘、天枢、足三里、三阴交、内关。针刺留针15分钟，并用艾条灸3壮，因就诊不便，每周一次，以助培元固本，宽肠和胃。

2017年11月10日　共十一诊，服药77剂，针刺+温灸5次，嗳气止。

半年后随访　愈而未发作。

按　患者嗳气，多名医生易手不愈。经胃镜诊断为反流性食管炎，非萎缩性胃炎。改用奥美拉唑、达利通颗粒等药也未见效，究其病因，一是治疗不及时，延误病机为失治；二是忽略了饮食结构的调整，即通常所说的忌口，俗话说"治病不忌口，跟着郎中走。"过食及过食油腻，均会增加治疗难度；三是对一些顽固性疾病，单一药物治疗，很难获得预期效果。若在辨证的基础上，采取杂合以治，可收到好的效果。本案故治与旋复代赭汤以益气和胃，化痰降逆；同时，控制饮食，避免油腻，以碍运化；再辅以自我穴位按摩，以宽肠和胃。治疗后期予以针刺+温灸以培元固本而收痊功。

2. 呃逆

呃逆，气逆上冲，喉间呃呃连声，声短而频，不能自止的病证，称为呃逆。俗称打嗝、打呃忒。《内经》称哕或哕噫。正如《素问·宣明五气》所云："胃为气逆为哕。"西医称之为膈肌痉挛，是由于膈肌、膈神经、迷走神经或中枢神经受到刺激，引发膈肌发生痉挛性收缩。中医认为：其病机常为外感风寒，内伤饮食，情志不和，正气亏虚，导致胃气上逆而发。因此，呃逆一证，无论新久，既有风寒外邪之袭，又有饮食之祸，亦有情志之乱，尤其是历久不止者，其根本在于正气不足，致"真邪相攻，气并相逆。"《灵枢·口问》云："谷入于胃，胃气上注于肺，今有故寒气与新谷气俱返入于胃，新故相乱，真邪相攻，气并相逆，复出于胃，故为哕。"即认为是寒邪外袭，肺气失于宣降，而寒气蕴蓄于胃，致胃气不和，肺气不降所致。故饮食不节，情志不和，正气虚弱均可致呃。呃逆虽为常见，但体虚者一时难愈。故治疗中，当应杂合以治，以中药汤剂内调；或配合针刺电疗，疏通脏腑经络；或热敷，直接散寒祛邪，方能奏效。

【案例1】 呃逆（膈肌痉挛）[1]

李某某　男　57岁　职工

2019年2月20日初诊　呃逆6天。始感冒继之频频打嗝，不能自己并影响睡眠。导致神疲乏力，口淡寡味，纳呆食少，食后胃脘痞满。大便量少而不畅、干结如羊屎，小便尚调。舌红苔白而腻，脉略滑。

证属　风寒侵袭，胃气上逆。

治法　温胃散寒，降逆止呃。

方药　①丁香柿蒂汤合小半夏加茯苓汤加味。公丁香10g、柿蒂10g、党参15g、干姜10g、川椒6g、姜半夏15g、陈皮10g、茯苓15g、炙甘草5g，3剂，日一剂，水煎服；

②针刺+脉冲电疗+艾灸。针刺取穴：内关、尺泽、膻中、中脘、足三里、丰隆，留针15分钟并加用脉冲电及艾条灸中脘、膻中三壮，每日一次，以助温中散寒，利气降逆；

③禁食生冷、油腻。

2019年2月22日二诊　21日下午治疗后呃逆止，不久复呃。昨日呃至2点睡着后呃止。舌红苔白稍腻，脉细弦软而微数。①守方再投3剂；②仍取上穴针刺+脉冲电疗+艾灸。

2019年2月24日随访　呃止。

按　本案为外感风寒，肺失宣降，寒气蕴蓄于胃，致胃气不和所致，故与丁香柿蒂汤合小半夏加茯苓汤以温胃散寒，降逆止呃；同时运用针刺+脉冲电疗+艾灸以助温中散寒，利气降逆而收效。

【案例2】　呃逆（膈肌痉挛）[2]

史某某　男　63岁　退休职工

2008年12月9日初诊　呃逆伴反胃3天。因受寒后频繁呃逆，由于呃声连连而影响睡眠。纳尚可，二便调。舌红苔白，脉细弦软。

证属　寒客胃府，气逆上冲。

治法　温中散寒，和胃降逆。

方药　①丁香柿蒂汤加味。公丁香10g、柿蒂10g、炮干姜6g、川椒10g、党参15g、炙甘草6g、广木香10g，3剂，日一剂，水煎服；

②针刺+脉冲电疗。取穴：内关（双）、中脘、膻中、足三里（双），留针30分钟，以助和胃降逆。

2008年12月11日二诊　呃逆已止，今日中餐自行试着多进食，之后则出现微呃。舌红苔薄白，脉细弦软缓。

按　呃逆虽止，但胃中寒邪未净，胃气未复，若

多食则仍有复呃之忧。故拟温中祛寒，补气健脾调治。

方用理中汤加味。党参15g、黑附片10g、炒白术10g、炙甘草6g、炮干姜6g、广木香10g、海螵蛸25g、甘松10g、茯苓15g、砂仁6g，上药连服5剂而愈。

2010年3月8日再诊　呃逆频作复发4天。因元宵节进食糯米团子及凉拌米粉后发病。舌红苔淡黄、根部苔厚，脉滑而无力。

患者乃脾虚胃寒之体，时隔年余，因饮食不当而呃逆复作。故仍守首方再服3剂；同时按原法进行针刺+脉冲电疗，仍取内关、中脘、膻中、足三里等穴。

随访　药尽症愈。

按　本案年逾六旬，脾胃本虚，复感寒而发呃逆。故治以丁香柿蒂汤温中散寒，降逆和胃；配合针刺+脉冲电疗，以疏经活络，和胃降逆。药针合用，共成和胃降逆之功。

【案例3】　呃逆（复发性膈肌痉挛）

粟某　男　55岁　职工

2009年3月7日初诊　持续性呃逆已1年8个月。曾在江西省中医院服中药的同时服西药（何药不详），半年未能奏效。曾在80年代初患过呃逆，经服中药而愈。于2007年9月呃逆复发，呈持续性，呃声连连。睡眠时也呃逆，苦不堪言。纳可，便调，舌红苔白，脉细弦软。

证属　中焦虚寒，气逆上冲。

治法　温中祛寒，和胃止呃。

方药　①理中汤合丁香柿蒂汤加味。党参20g、炒白术10g、干姜10g、黑附片12g、炙甘草10g、公丁香10g、柿蒂10g、细辛3g，5剂，日一剂，水煎服；

②黑胡椒30粒/日，吞服；

③穴位盐包热敷。热敷膈、脾、胃俞穴+按摩内关穴，每次5~8分钟，以助和胃降逆。

2009年3月12日二诊　症状未见减轻。舌红苔淡黄稍厚，脉细弦软。守方加荜茇15g，以助温中散寒，再投7剂。

2009年4月3日三诊　服至12剂药时，方见疗效。询及热敷、按压穴位等，告知：因工作忙未施热敷及自我按压内关穴，胡椒只服用过2次。纳、便均可，舌红苔黄，脉细弦软微数。

①守首方去细辛，加炙黄芪30g、桂枝10g、白芍

15g、荜茇 20g、红枣 5 枚、生姜 3 片，以增强温中散寒之力，再投 7 剂；

②严格遵照医嘱：必须在工作休息时间进行炒盐（热后布袋包装）热敷膈、脾、胃俞穴，每日一次。

2009 年 4 月 13 日乃姐代述 共六诊服药 42 剂，配合穴位热敷；呃逆大减。守方再服 7 剂以善后，并嘱坚持热敷，避食生冷油腻，以防复发。

按 本案呃逆持续性几近二年，多方治疗不愈。乃胃气不和，肺气不降，元阳亏虚，真邪相攻，气并相逆。因此，持续呃逆。故采取内服理中汤合丁香柿蒂汤温中祛寒，和胃止呃；并与单方黑胡椒温肾扶阳，共助温阳散寒，和胃降逆；予盐包热敷，逼寒外出，驱逐真邪；穴位按摩，以疏经活络，和胃降逆；诸法杂合，共建奇功。

【案例 4】 呃逆（静脉滴注后膈肌痉挛）

武某某 男 34 岁 职工

2014 年 2 月 7 日初诊 呃逆 1 天。因咽炎静脉滴注头孢两天，昨晚则出现呃逆，呃声连连不断。舌红边甚、苔黄而稍厚，脉细弦、右关少力。

证属 药毒客胃，气逆上冲。

治法 行气和胃，下气降逆。

方药 ①旋复代赭汤合丁香柿蒂汤加减。旋复花 10g、代赭石 30g、党参 15g、干姜 10g、公丁香 10g、柿蒂 10g、炙甘草 6g、法半夏 20g、茯苓 30g、青皮 10g、陈皮 10g、红枣 5 枚，3 剂，日一剂，水煎服；

②穴位按摩：内关穴、膈俞穴（双）5 分钟，每日 1 次。以助疏经活络，和胃降逆。

随访 药尽告愈。

按 医患均取向于急功近利，咽炎为常见病，竟静脉使用头孢，岂知头孢这一药物其毒副作用明确注明：腹泻、恶心、呕吐、胃痛、食欲减退等常见。故本案在使用后出现呃逆，乃药毒客胃，胃气受伤之故也。故行气温胃，下气降逆收效。

3. 呕吐

六淫皆可致呕，而以火、热、寒为主，与脾、胃、肝相关。《伤寒论》中六经皆有呕吐；《金匮要略》则认为寒、热、痰饮等可以致呕。正如《仁斋直指方论》云："呕吐出于胃气之不和……然有胃寒，有胃热，有痰水，有宿食，有脓血，有气攻，又有所谓风邪入胃。凡是数者，可不究其所来自哉。"故据其病因进行辨证，并针对性地杂合以治。其吐可止。

【案例 1】 呕吐（急性胃炎）

刘某某 女 58 岁 退休职工

2010 年 2 月 3 日初诊 呕吐痰涎一周余。就诊时痛苦呻吟，当即呕吐出黏稠痰涎。始因感冒，经某医院打吊针 4 天（何药不详）后，而出现呕吐。同时大便干结难解，伴胸闷，头晕，口苦，纳呆。舌红苔白而微厚，脉滑。

证属 胆胃失和，痰热内扰，胃气上逆。

治法 温胆和胃，理气化痰，降逆通腑。

方药 ①点穴按摩。点按内关、尺泽穴（均用双穴），以宽胸理气，和胃降逆，5 分钟后呕吐、胸闷缓解；

②温胆汤加味。法半夏 15g、茯苓 15g、茯神 15g、陈皮 12g、枳实 12g、竹茹 20g、生姜 3 片、红枣 5 枚、炒莱菔子 15g、漂白术 30g、炙甘草 6g、北柴胡 15g、炒火麻仁 15g，5 剂，日一剂，水煎服。

2010 年 2 月 8 日二诊 呕止，但胸闷、胸痛，有时吐出少量痰涎，纳呆，口苦，大便仍结而难解。舌红苔白，脉细而微弦。守方加栝楼仁 10g、栝楼皮 15g，以利气化痰，滑肠通腑，再投 5 剂。

2010 年 2 月 12 日三诊 大便已通畅，口味显增，痰涎已除，但仍吐酸，或呕而不出。口仍苦，闻烟则晕。舌红苔白，脉细而微弦。守方加煅蛤壳 30g、海螵蛸 25g、生姜 2 片，以和胃止呕，再服 7 剂善后。

一周后随访 已愈。

按 本案胃热胆寒，感寒而作。故急则治其标，先施以点穴（内关、尺泽），宽胸理气，和胃降逆；次与温胆汤以温胆清胃，化痰降逆，以收痊功。

【案例 2】 呕吐（神经性呕吐）

易某某 女 54 岁 职工

1996 年 1 月 26 日初诊 恶心呕吐伴乏力 1 月余。缘于 1 个月前感冒后出现恶心呕吐，呕吐物以痰涎为主，夹酸水。急诊入江西医学院第一附属医院消化科住院治疗。实验室检查：乙肝五项阴性，肝功能谷丙转氨酶 100u/L，余未见明显异常。住院诊断为神经性呕吐。经输液及支持疗法（具体用药不详）达20余天，疗效不显而来本院就诊。现症：张口则恶心，并呕吐少量痰涎，伴神疲乏力，心情郁闷；四肢及颜面浮肿，脘闷、纳呆（每餐只能进食半碗稀饭）；睡眠时烦热，寝寐不安。近日口苦。同时尿频急，大便夹少量鲜血。既往史：肺部有结核钙化点；喜食辛辣，有痔疮病史。家族史：父亲患过肺结核。望其为慢性病容，精神萎靡，颜面淡而萎黄。咽喉充血，颈侧无流注结节，不发热，肢体微浮、下肢呈凹陷性浮肿。血压120/65mmHg，舌红苔薄白，脉细浮。

辨证 外感风寒之邪，内扰胃腑，胃气不降，致浊气上逆，而呕吐不止，有时呕吐少量痰液。因失治致使延绵一个多月，导致水饮内停为患而出现颜面及肢体浮肿。因外邪郁遏化热，故口苦，脉浮。

诊断：中医：呕吐（痰热扰胃）。

西医：①浅表性胃炎；②神经性呕吐。

治法 清热化痰，和胃降逆

方药 ①外治：按摩内关穴（双）5~10分钟；鲜生姜片，按摩后外贴双手内关穴。先与点穴按摩以疏通经络，和胃止呕。立收缓解病势，使患者解除心理负担，稳定情绪；次与生姜贴穴，既可散寒，又可止呕；

②黄连温胆汤加减。黄连6g、竹茹15g、枳实10g、陈皮10g、茯苓30g、法半夏10g、公丁香10g、生甘草10g、生姜3片，5剂，水煎服，日一剂。

1996年1月31日二诊 恶心呕吐减，只是晨起发作，并吐少量酸水，仍心烦眠差。纳稍增，每餐已能进食二两大米饭，四肢仍浮肿。小便调，大便便血已止。舌红苔薄白，脉仍浮。①查尿常规+8项；②内服药：守方去公丁香，加五加皮10g、生姜皮10g，以助利水除湿，再投7剂；③外治：按摩内关穴并贴敷生姜。

1996年2月9日三诊 恶心呕吐已基本痊愈，纳食增加，心烦除，睡眠安。近两日感冒，全身肿胀加重，身重乏力，不恶寒。舌红苔薄白，脉略滑。实验室检查：尿常规，白细胞0~1个/HP，余无明显异常。

据其脉证，乃病久体虚，虽复外感，并无表证。故仍以水饮内停为本。拟健脾化湿，利水消肿为治。

方用五皮散加减化裁。大腹皮15g、生姜皮10g、茯苓皮15g、陈皮10g、白术15g、泽泻15g、葫芦壳15g、薏米30g，水煎服，日一剂。

1996年2月13日四诊 服至5剂，肿胀已除。舌红苔薄白，脉细。守方再服7剂。

1996年2月18日随访 诸症殊除，精神饮食俱增。由于时值春节，停药观察。

1996年3月6日再诊 春节劳烦后觉疲惫、少寐，下肢踝关节以下又出现浮肿，按之稍凹陷。复查尿常规、肝功能无明显异常。舌红苔白，脉细。

仍守原法，在健脾利湿的基础上，兼以益肾化气以固本。

方用五苓散合五皮散加减化裁。猪苓10g、白术15g、泽泻15g、白茯苓30g、桂枝5g、大腹皮15g、陈皮10g、生姜皮10g、薏苡仁30g、葫芦壳15g、田七粉3g（冲服）、丹参15g，上方加减进退共服21剂之后病愈。

按 患者素有少寐、烦热、便血史，胸中本有痰热内扰，复感寒邪犯胃，致胃气上逆，发为呕吐。正如《丹溪心法·呕吐》中云："胃中有热，膈上有痰。"故先以点穴按摩及贴姜，以立收疏通经络，和胃止呕之效，以稳定情绪，利于治疗；次与温胆汤加黄连以清胃温胆，化痰降逆。痰热除，胆胃安则呕吐自止。

4. 胃痛

胃病，包括了胃痛、胃胀、胃冷、嘈杂等证，俗称的胃脘痛均涵盖了这些病证。从西医的病症看，它涵盖了非萎缩胃炎、萎缩性胃炎、胆汁反流性胃炎、胃溃疡、十二指肠球部溃疡，以及药物性胃炎等。因此，其病常见多发，病因复杂、病程较长，变化多端。故在辨证施治的基础上，中药汤剂、散剂、针灸、食疗，视病情择选杂合治之。其疗效是单纯的一方一法无以比肩的。

【案例1】 胃脘痛（十二指肠球部对吻性溃疡、胆汁反流性胃炎）

李某 男 19岁 职工

2008年6月30日初诊 胃胀3个月。2月28日经南昌市第一人民医院，胃镜检查报告：十二指肠球部对吻性溃疡。给服：埃索美拉唑片20mg（每日1次，连服8周），克拉霉素片0.5g（每日3次，连服一周），5月22日在福建晋江某医院复查胃镜报告：

十二指肠球炎，胆汁反流性胃炎，HP（＋）。刻下，上腹部及右胁下均疼痛，劳动后加重，呈刺痛状。胃痛时伴反酸，纳食乏味，大便秘结。舌红苔薄而淡黄、舌中有人字样成串浅裂纹，脉弦而少力。

证属　肝气郁结，脾虚气滞。

治法　疏肝解郁，行气和胃。

方药　越鞠丸加味化裁。川芎15g、神曲20g、苍术10g、制香附10g、生栀子10g、砂仁5g、广木香10g、法半夏10g、生甘草6g、延胡索10g、陈皮10g、茯苓30g、生黄芪35g、川红花10g、台乌药10g，10剂，日一剂，水煎服。

2008年7月17日二诊　反酸已止，有时胃脘闷痛。纳食一般，大便仍2~3天一次，干结难解。舌红苔薄白、舌中人字样串状浅裂，脉弦软。守方加漂白术30g、娑罗子10g，以行气宽中，益气通腑，再投14剂。

2008年8月2日三诊　胃痛已止，纳食仍一般，大便已通畅，仍需2~3日一行。舌红苔淡黄，脉弦而少力。据其脉证，拟治益气健脾，和胃助运善后。

方用健脾丸加减化裁。生黄芪20g、红花10g、生麦芽30g、北山楂20g、川芎10g、漂白术30g、砂仁5g、枳实10g、台乌药10g、太子参15g、陈皮10g、神曲10g、鸡内金15g、山药15g，14剂，日一剂，水煎服。

2008年8月19日四诊　胃痛已止。患者急欲了解药后胃的状况，而于今日在中国人民解放军九四医院复查胃镜：胃底黏膜粗糙，红白相间，胃体黏膜潮红，黏膜糊黄染，胃窦部充血水肿，潮红为主，蠕动活跃，幽门呈圆形，闭合差，见少许胆汁反流；十二指肠球部：球腔变形，黏膜潮红，球后前壁见10mm×8mm凹陷溃疡，上附厚黄苔，周围黏膜充血水肿。诊断：①十二指肠球后溃疡；②浅表性胃炎，胆汁反流。刻下，饥饿时仍胃痛，食后缓解，大便每2日一解。舌红苔薄白、舌中根苔黄稍厚，脉细弦少力。

患者三次胃镜检查报告，对溃疡、胃炎、胆汁反流均有描述，后者较为详细。临床症状虽已缓解，病根未除。据其脉证，守方加减进退再服。

2008年10月19日五诊　上方加减进退共服5周，胃痛缓解。纳香，大便仍2~3天一解，稍干结。舌红苔白、舌中仍有人字样裂纹，脉细弦软略浮。①守方再投20剂，②胃痛蒸散（自拟）。枳实250g、青

木香100g、白及250g，研末，每日2次，每次6g，水调蒸服以善后。以助行气散痞，化瘀通络。

随访　胃病已愈，并外出打工。

按　患者胃脘痛，经用质子泵抑制药埃索美拉唑片及抗炎杀菌的克拉霉素片，未能收效。在辨证的基础上施与越鞠丸加味化裁以疏肝解郁，行气和胃；加黄芪、红花以益气活血；后期用胃痛蒸散善后并收痊功。据长期临床观察，黄芪配红花，其益气活血，化瘀通络之功效显著，凡胃病兼瘀者，尤其是胃溃疡一证，用之效极佳。凡因瘀血刺痛，以及久病必瘀者，故用之对证。

【案例2】　胃胀（胆汁反流性胃炎伴糜烂）

曾某某　男　64岁　农民

2013年10月6日初诊　胃胀反复发作已近40年。丰城市人民医院胃镜诊断：胆汁反流型胃炎伴糜烂。每服雷尼替丁可缓解，近期改服奥美拉唑，也只能缓解，不能痊愈。刻下，纳呆，胃胀，餐后饱胀难受，口苦，便秘。舌红苔黄、舌中灰黄，脉弦软。

证属　痰湿困脾，肝胃失和，气滞血瘀。

治法　燥湿醒脾，理气和胃，活血化瘀。

方药　平胃散合小半夏汤加味。苍术10g、炒厚朴15g、陈皮10g、生甘草6g、法半夏15g、茯苓30g、川芎10g、制香附10g、藿香梗10g、黄柏10g、鸡内金30g、藏红花1g（另包，开水泡饮后嚼服），7剂，日一剂，水煎服；西药停服。

2013年10月14日二诊　胃胀减轻，但仍有胃灼热感。舌红苔黄、舌中部苔略深黄，脉弦、右脉稍软。守方去藏红花，加海螵蛸25g、煅瓦楞30g、炒谷芽30g、炒麦芽30g、娑罗子10g，以助行气宽中，健脾助运，再投10剂。

2013年10月24日三诊　胃胀减60%，现主要是胃灼热和嘈杂。舌红苔灰白（刚进食水果糖），脉弦软。①守方去海螵蛸，再投10剂；②海螵蛸散。海螵蛸60g、田七30g，共打成末，饭前温水冲服，每日3次，每次3g，连服10天。以除湿和胃，活血通络。

2013年11月1日四诊　进食硬物或过饱则胃微胀，若注意饮食，已无症状。舌红苔深黄、舌中微厚，脉弦软。①守方再投14剂；②散剂，按量照服。

2013年11月21日五诊　入丰城市人民医院复查胃镜结果：胃体黏膜充血水肿，蠕动正常，胃窦黏膜红白相间，见散在点状糜烂，周边黏膜充血水肿。诊断：慢性非萎缩性胃炎伴糜烂。按胃镜所示，胆汁反流已排除。刻下，若饮食过饱则会出现胀闷，凌晨时分胃脘微疼。汤剂、散剂，按上方，再服14天以善后。

2014年8月28日相告　诸症悉除，饮食正常。

按　患者因胆汁反流而导致胃炎伴糜烂，出现胃胀反复发作已近40年。虽经使用H2受体拮抗药，能显著抑制胃酸分泌的雷尼替丁及抑酸药奥美拉唑治疗，收效不显。在辨证地基础上治与平胃散合小半夏汤＋海螵蛸散以燥湿醒脾，理气和胃，活血化瘀，而收痊功。

【案例3】　胃脘痛（浅表性胃炎）
周某某　男　35岁　职工

1989年6月29日初诊　胃脘痛反复15年，发作加剧1个月。缘于1974年出现胃脘痛并经常发作。曾于1982年6月29日在江西医学院第一附属医院纤维内窥镜检查诊断为：混合性胃炎（萎缩－表浅型）。经中西药治疗后好转，胃镜复查报告：胃体、胃窦黏膜红白相兼，红相为主。诊断为：浅表性胃炎。刻下，胃痛，稍受凉即发作，疼痛时稍饮白酒可缓解。纳呆食少，每餐进食米饭1~2两，喜热食，大小便尚调，神疲乏力，眠尚可。舌红苔薄白，脉濡。

证属　脾胃虚寒，寒凝气滞。

治法　温中祛寒，健脾益气。

方药　理中汤合良附丸加味。红参5g、炒白术10g、茯苓15g、炙甘草6g、黑附片6g、干姜3g、广木香6g、高良姜6g、制香附6g、延胡索10g、鸡内金10g、炒谷芽15g，日一剂，水煎服。

1989年10月4日二诊　共服药19剂，胃痛虽有缓解，但因感冒后胃脘畏冷，消化功能差，大便稀，稍腹胀。舌红苔薄白，脉缓少力。

按　患者经断续汤药治疗，虽然见效，由于素体虚寒，感寒则易复发。故拟针药同治，以助扶阳通络。

方药　①理中汤加味。西党参15g、白术10g、干姜6g、黑附片10g、炒厚朴10g、焦山楂20g、鸡内金10g、砂仁6g、甘草6g、茯苓10g、广木香6g，再进5剂；②针刺＋脉冲电疗＋艾条灸。取穴：脾俞、肾俞

（双），加灸命门三壮；足三里（双），中脘，加灸神阙三壮。每日一组，交替使用，留针30分钟。以助温补脾肾，舒经活络。

1989年10月19日三诊　针灸后感觉良好，近日感冒亦愈。中药守方再投7剂；针灸照前法。

1989年10月31日四诊　停针药后，消化较差，近日怯寒。舌红苔薄白，脉浮缓。①守原方加桂枝10g、白芍10g、黄芪20g、补骨脂10g，以助建中温肾，再投7剂；②每晚睡前吞服黑胡椒10粒。

1989年11月15日五诊　怯寒除，纳食增。舌红苔薄白，脉缓。守方再投7剂。仍按前穴针灸、电疗。

1990年5月19日八诊　停药后6个月来，胃痛只发作两次。上周食粽子后，出现胃痛，经减食后缓解，二便尚可。舌红苔薄白，脉弦软。仍守原方加减进退，服10剂而愈。

随访　2011年10月5日相告　胃病已愈，21年来安康。

按　患者因阳虚脏寒，胃脘痛反复发作15年之久。经中药＋针刺＋脉冲电疗＋艾条灸，以及使用单偏方黑胡椒吞服等杂合治疗，仅用药55剂，针灸电疗19次，单偏方14天，诸症悉除而愈。

【案例4】　胃脘痛（十二指肠球部溃疡、糜烂性胃炎）
袁某　男　21岁　职工

2013年9月10日初诊　胃痛5天。病前晚餐食了板栗，第二天发生胃痛并吐少量酸水，餐后疼痛或晚上半夜痛醒。经静脉滴注西药2天（何药不详）无效。刻诊，胃痛致汗出淋漓，面色惨淡无华，捧腹呈痛苦状。舌红苔薄白，脉弦关软。

证属　中阳不振，肝脾失和，胃络阻滞。

治法　温中散寒，疏肝理气，和胃通络。

方药　①当即施点穴按摩术：点按内关穴、膈俞穴、胃俞穴各5分钟后，以通络止痛，当即汗止，胃痛缓解；

②桂枝加龙骨牡蛎汤合良附丸加味化裁。桂枝10g、炒白芍15g、高良姜10g、制香附10g、神曲10g、川芎10g、炒苍术10g、醋延胡索10g、川楝子10g、炒鸡金15g、煅龙骨30g、煅牡蛎30g、炙甘草6g、海螵蛸25g、焦栀子10g、红枣5枚、生姜3片，4剂，日一剂，水煎服。

2013年9月16日二诊　胃痛止，有时微胀。舌红尖微甚，脉微浮而弦软。守方再投5剂。

2013年11月5日三诊　停药两周后胃痛又作。经某医院胃镜检查诊断：糜烂性胃炎，慢性胃溃疡，十二指肠溃疡。HP（＋）。经服克那霉素加阿莫西林加奥美拉唑，胃痛止。但前两天食用生花生及红枣，胃痛又发作并加剧。故再次求助于中医药。舌红苔黄稍腻，脉弦软。

①当即点按内关、膈俞穴，胃痛当即缓解；

②守首方去海螵蛸，加生黄芪30g、川红花10g，以益气活血，化瘀通络，再投7剂；

③海螵蛸散。海螵蛸60g、田七30g，打粉冲服，每日3次，每次3g，以除湿和胃，活血通络。

2013年11月19日四诊　胃痛及吐酸已基本缓解，上肢凉，大便干结，下午4~5点时有些头晕。舌红苔白，脉细弦而无力。①汤剂守方加漂白术15g，再投7剂；②散剂：按上方照服；③坚持晨练，运动健身。

2014年7月22日告　坚持早晨跑步运动，胃痛已止，体重显增，体格已微胖。

按　点穴按摩术，是以经络学说为基础，按摩特定的穴位，通过经络的传输，达到舒缓内在脏腑的疼痛不适，或治疗某些疾病。本案因胃痛而大汗淋漓，面色惨淡无华，有因痛而虚脱之势。本着急者治其标的原则，用点穴按摩而收立竿见影之效，为进一步治疗奠定了基础。此后，在辨证的基础上治与桂枝加龙骨牡蛎汤合良附九＋海螵蛸散，以温中散寒，疏肝理气，除湿和胃，化瘀通络而收痊功。

【案例5】 胃冷（慢性浅表性胃炎）

周某某　男　40岁　汽车司机

2008年12月9日初诊　胃脘冷伴胀闷已年余。近年来胃脘处怕冷伴胃胀及腰腹周围冰凉。变天加重，暖和则缓解。若开车使用空调，胃脘部会出现痉挛样疼痛。故每天使用棉布兜护着心窝处。经市某医院胃镜检查诊断为：慢性浅表性胃炎。给服暖胃苏片及庆大霉素颗粒，症状虽有缓解，停药则复发。纳香，眠可，二便调。舌淡红苔薄白，脉细。

证属　脾胃虚寒，中阳不振。

治法　扶阳益火，温中和胃。

方药　①附子理中汤加味。黑附片10g、炮干姜6g、企肉桂6g、炒白术10g、炙甘草6g、甘松10g、党参15g、红枣5枚、生姜3片，7剂，日一剂，水煎服；

②热敷。晚间用热水袋熨神阙穴15~30分钟。以温中补阳，益气祛寒。

2008年12月12日电话　药及热敷3天后胃脘寒冷显减，但咽喉干灼。嘱其坚持治疗。

2008年12月15日二诊　药及热敷一周，胃冷、胃胀未发作，但腰腹周围仍冷。近日身体检查：血脂、血糖、肝功能无明显异常；B超提示：肝脏脂肪浸润。诊断：轻度脂肪肝。舌红苔淡黄，脉细而微弦、重按无力。守方加茯苓30g、炒白芍10g、巴戟天10g、淫羊藿10g，以淡渗通阳，补肾温阳，再服7剂而愈。

2009年夏季随访　告，胃冷已愈，即使开车使用空调也未再出现胃痉挛。

按　本案之胃病，是以胃冷为主证，伴有胃脘胀闷之慢性胃炎，虽经治疗并未痊愈。在辨证施药的基础上，辅以热敷穴位，以简便之法，收意料之效。

【案例6】 胃脘痛（十二指肠球部小弯溃疡、隆起糜烂性胃窦炎）

晏某某　女　50岁　农民

2004年6月9日初诊　胃痛反复发作。经丰城市人民医院胃镜检查诊断：十二指肠球部小弯溃疡（A期），隆起糜烂性胃窦炎。经服药（何药不详）未效，故赴省城就诊于中医。江西省中医院B超报告：右肝后叶实性占位，考虑肝毛细血管瘤（约11mm×10mm大小），并提示：胆囊壁毛糙，双肾钙盐沉积。刻诊，胃痛，纳食少，食无味，喉中似物梗塞，吞之不下，吐之不出。已两个多月。二便尚调。舌红尖甚苔淡黄、舌边有裂纹，脉细而微弦。

证属　肝郁脾虚，胃络瘀阻。

治法　疏肝健脾，和胃通络。

方药　①越鞠丸加味。川芎10g、制香附10g、焦栀子15g、苍术10g、神曲10g、生黄芪30g、川红花10g、蒲公英15g、丹参30g、金荞麦15g、生谷芽30g、生麦芽30g、炒鸡内金15g、炒枳壳15g、茯苓30g、生甘草5g，7剂，日一剂，水煎服；

②云南白药，每日3次，每次0.5g，餐前温开水冲服，以助活血化瘀，通络止痛。

2004年6月17日二诊　胃痛见减，纳有所增。

舌红尖甚苔白、舌边有齿痕及短小裂纹、舌中有一纵向粗裂纹，脉细弦。药已中的，①守方再投7剂；②云南白药照服。

2004年7月2日三诊　胃痛只在空腹时发作，喉中仍似物梗塞。舌红苔白、舌尖微红甚、舌面短裂如前，脉细关弦。①守方去金荞麦，加白及10g，以助化瘀生肌，再投14剂；②云南白药仍照服。

2004年7月16日四诊　脐周稍胀，喉梗已显减，纳已可。舌红苔白，脉细。①守方减栀子5g，加藿香梗10g，以助行气化痰，并防栀子苦寒太过，再投14剂；②云南白药续服。

2004年11月4日随访　四诊后，守方加减进退共续服28剂；云南白药续服28天，前后共服63天，喉梗除，胃痛愈。只是在10月中旬右上腹疼痛过，复查B超提示：胆囊壁毛糙；右肝小血管瘤，余无明显异常。

2005年10月21日再访　胃痛未再发作。

按　本案胃脘痛，病情复杂，为一复合型胃病患者。治疗在行气开郁的基础上，针对久病必瘀之病机，与云南白药以助其活血化瘀，通络止痛而获愈。

【案例7】嘈杂（慢性浅表性胃炎）

陈某　女　46岁　职工

2014年5月11日初诊　胃脘"挠人"（嘈杂）而喜食，食则缓解，反复已数月之久。近期又出现口苦、口干、咽灼痛，胸中懊憹，神疲乏力。市某医院诊为慢性浅表性胃炎，给服了西药（消炎药）后，大便干结难解。血压125/90mmHg。舌红苔白少津。脉弦软而微数。

证属　肝胆火旺，热郁胸膈。

治法　疏肝利胆，清热除烦。

方药　①栀子豉汤加味。栀子12g、淡豆豉10g、茵陈15g、南沙参15g、生地黄15g、麦冬10g、夏枯草15g、火麻仁15g、栝楼仁10g（打碎）、炒枳壳10g、川楝子10g、葛根15g、山药30g、淮小麦30g，5剂，日一剂，水煎服；

②调整饮食。以素食为主，避免油腻厚味助热碍胃。

2014年5月26日二诊　口苦、口干、咽灼痛，懊憹除。因忙而未及时复诊，故胃脘"挠人"及喜食未减，有时恶心欲吐。舌红苔白稍腻，脉细弦软。

患者标证已除，嘈杂仍存，故再拟抑木扶土，降逆和胃。

方法　①左金丸合小半夏汤加味。川黄连5g、吴茱萸3g、海螵蛸20g、法半夏10g、茯苓15g、陈皮10g、炙甘草5g、甘松10g、生姜3片，4剂，日一剂，水煎服；

②刮痧疗法：取背部腧穴，以出痧为度。出痧后，胃脘"挠人"当即减轻。

2014年5月30日三诊　诸症去，喜食仍未减。舌红苔淡黄，脉细弦。①守方加太子参15g、漂白术10g，以健脾和胃，再投4剂；②针刺内庭（双）、足三里（双）、内关（双），留针15分钟。

2014年6月4日电话述　针后第二天，饥饿欲食去，诸症除。嘱其注意坚持运动，放松心态，以利健康。

按　嘈杂一证，痰湿、气郁、食积、热郁皆可致嘈，其病机复杂，其临证表现：胃中空虚，似饥非饥，似痛非痛，似辣非辣，懊憹，难以名状。其治疗较为棘手，容易复发。本案通过中药内服；刮痧，由表治里；针刺以调气治神，和利血脉，尤其是调整饮食，以素淡为主，防止膏粱厚味助热碍胃。诸法杂合，共成痊功。

【案例8】胃脘痛并恶心（药物性胃痛）

刘某某　女　60岁　退休

2015年7月7日初诊　胃痛呕恶7天。缘于上周感冒、扁桃体发炎并化脓。市某医院进行了静脉滴注青霉素＋利巴韦林3天，感冒及扁桃体发炎缓解，但出现胃痛并呕恶、伴口苦。胃脘处疼痛拒按。舌红苔白厚，脉细弦。

证属　外邪羁伏，表里失和。

治法　转运枢机，和胃降逆。

方药　①小柴胡汤合金铃子散加味。北柴胡15g、法半夏15g、党参10g、黄芩15g、炙甘草6g、桂枝6g、枳实10g、醋延胡索15g、川楝子10g、炒厚朴15g、茯苓30g、红枣3枚、生姜3片，3剂，日一剂，水煎服；

②针刺：内关穴（双），泻法捻转后，留针15分钟。以降逆止呕，和畅气机。

2015年7月9日二诊　胃痛止，扁桃体炎愈，仍恶心欲吐并呃逆，呃声高亢，口苦并有黏痰吐出，胃脘饱闷。舌红苔白稍厚，脉细弦软。

按 外邪已退，胃气未复而上逆，故拟消痰和胃，降逆止呃。

方药 ①旋复代赭汤加减。代赭石15g、旋覆花10g、干姜10g、党参12g、法半夏15g、红枣5枚、陈皮10g、竹茹10g、茯苓15g、炙甘草6g，再投3剂；

②刮痧：足太阳膀胱经、足太阴脾经部位，以出痧为度。以表治里，和胃祛邪。出痧后，当即呕恶、呃逆减轻。

2015年7月14日三诊 刮痧及药后诸症明显减轻，口仍苦，胃脘微痛，有时仍干呕伴胸闷。舌淡红苔白、舌中根部苔微厚，脉弦软微数。守方加桂枝10g、广木香10g、炒白芍10g，以温中行气，再服5剂而愈。

按 本案胃痛、呕吐、呃逆，乃甲硝唑之副作用。正如其使用说明副作用及毒性提示：食欲减退、恶心、腹痛、腹泻等胃肠症状。对此，首诊与小柴胡汤合金铃子散以转运枢机，和胃降逆；次诊与旋复代赭汤消痰和胃，降逆止呃；同时配合针刺、刮痧。汤药内治祛邪，调和胃肠；针刺与刮痧既引邪外出，又扶正通络，诸法合用，共奏痊功。

【案例9】 胃胀（萎缩性胃炎伴重度肠化）

陈某某 男 42岁 司机

1990年5月31日初诊 胃胀，进食加重已数年。1989年5月26日江西医学院第一附属医院胃镜报告：胃窦黏膜皱襞，明显普遍红白相间，以红为主，幽门口后襞可见5~6个小片状糜烂，黏膜轻度肿胀。病理报告：（胃窦）慢性萎缩性炎，重度肠上皮化生。刻下，胃胀、腹胀、纳呆，矢气后腹胀可获短暂减轻，但矢气滞而不畅，大便少，日可一解。血压：100/70mmHg。舌红苔薄黄稍腻，脉细弦微数。

证属 肝郁气滞，脾为湿困，瘀阻胃络。

治法 行气开郁，燥湿醒脾，活血通络。

方药 越鞠丸合平胃散加减化裁。制香附10g、苍术10g、神曲10g、川芎10g、山栀子10g、炒厚朴10g、槟榔10g、砂仁6g、北山楂30g、浙贝母10g、青皮10g、藿香梗10g、七叶一枝花10g、沉香末5g（分2次冲服）、生甘草3g，4剂，日一剂，水煎服。

1990年6月4日二诊 腹胀未减，矢气仍不通。

舌红苔白稍腻，脉濡微数。守方加重厚朴10g，并加谷芽30g、麦芽30g、大腹皮10g，以增温中、下气、消食之力，再投4剂。

1990年6月7日三诊 家属代述：腹胀减，但服沉香末后自觉胃脘不适，去之后反觉舒适。①守方去沉香，再投4剂；②食疗：戒面食，每日食鸡蛋黄2枚、分早晚餐前食用，以助滋阴润燥，养血益胃。

1990年6月11日四诊 10日开始，胀闷明显减轻，上午开始通气，矢气通畅。舌红薄白稍厚，脉弦软微数。药已见效，气郁渐开。仍守原法。

方仿《兰室秘藏》宽中喜食无厌丸加减。广木香10g、青皮10g、陈皮10g、草豆蔻10g、益智仁10g、炒厚朴10g、大腹皮10g、神曲10g、当归6g、藿香梗6g、北山楂20g、鸡内金10g，再投7剂。

1990年6月25日五诊 近周感冒，腹胀，大便稀糊。舌红苔黄，脉弦软。①守方加减进退，每日一剂；②针刺+脉冲电疗。取穴：中脘、天枢（双）、关元、足三里（双）；肝俞（双）、脾俞（双）、三阴交、阴陵泉（双）。上二组穴一日一次，交替使用，留针30分钟，每10次为一疗程，针满疗程停数天后再针，以增活血通络之力。

1990年8月13日六诊 共续服中药40剂，针刺+脉冲电疗4个疗程。腹胀减，大便先硬后软。舌红苔微黄，脉细弦数。①守方加炒白芍10g、砂仁4g，以养血和胃，醒脾助运。②停针刺+脉冲电疗。

1990年9月10日七诊 9月1日开始练站桩气功。刻下，下腹仍胀闷，每以上午为甚，午后矢气通后缓解。纳增，已可进食大米饭，每日4~5两，并继续每日食鸡蛋黄2枚。近来大便质软，每2天一解。舌红苔薄白，脉细弦微数。守方加减进退再续服。

1990年10月15日八诊 因纳香而近日饮食不当，又腹胀，大便尚调。舌红苔白，脉弦缓少力。①守方再投7剂；②继续针刺+脉冲电疗。用原穴、原法。

2014年9月25日追访 共续服中药+食疗73天，针刺+脉冲电疗5个疗程，诸症愈。现移居外地，至今安康。

按 本案胃胀、纳呆、腹胀、矢气不畅，均属脾胃虚弱，运化失常所致，其病因不外乎饮食不节、饥饱失常、情志所伤。西医诊断：慢性萎缩性胃炎，伴重度肠上皮化生，若持续发展，大肠型化生及非典型增生将成为癌前病变。患者由于迁延失治，已进入重度肠化阶段，虽用汤药有所疗效。若稍有受凉、或饮食失当，极易反复。故在汤药、食疗的基础上，辅以针刺＋脉冲电疗。"欲以微针，通其经络，调其血气。"故在治疗期中，增加针刺＋脉冲电疗，以收活血益胃，化瘀通络之效。24年后追访，病愈安康。

【案例10】 胃痞（非萎缩性胃炎伴胃窦糜烂、肠上皮化生）

李某某　女　43岁　居民

2008年8月27日初诊　胃胀痛痞满反复已5年。江西省中医院5月21日胃镜诊断：非萎缩性胃炎（胃窦糜烂）。病理报告：胃窦黏膜三片、数个腺体肠上皮化生，间质少量慢性炎细胞浸润。诊断为：（胃窦）慢性浅表性炎并轻度肠上皮化生。HP（＋）。经服香砂六君化裁＋胃复春片77天，症状未见缓解。刻下，胃脘胀痛并饱满痞塞，食后加重，有时刺痛。纳食无味，虽按餐进食，但食而极少，主食为少量粥及面条。水果务必熟食，若生食则胃脘痞塞难受加重；若进食肉汤类则泄泻，饱胀痞塞也加剧。由于久病而心烦气躁。有胆囊炎史。颜面萎黄，形体羸弱。大便稀软挟不消化物。舌红苔薄而淡黄、根部稍厚，脉细弦软。

证属　肝郁脾虚，瘀阻胃络。

治法　疏肝健脾，益气活血。

方药　①越鞠丸合平胃散加减化裁。川芎15g、炒苍术10g、制香附10g、神曲20g、生栀子10g、炒厚朴15g、陈皮15g、砂仁10g、广木香10g、炒谷芽30g、炒麦芽30g、焦山楂20g、炒鸡内金30g、生甘草6g、九香虫10g、生黄芪35g、川红花10g，7剂，日一剂，水煎服；

②食疗：熟鸡蛋黄，每日1枚，以润燥和胃。

2008年9月2日二诊　气顺胀消，中餐后大便仍拉稀。询及饮食，告知：为了滋补身体，长期以来每日饮牛奶一杯，并坚持在晚睡前或晨起服蜂蜜水一杯。舌红苔薄黄，脉细软少力。①守方再投7剂；②戒服蜜水，停饮牛奶，以防中满。

2008年9月9日三诊　胃胀痞满缓解，但仍怕冷，尤其是胃脘处。大便有时仍拉稀。舌红苔白润根黄，脉细少力。

据患者脉证，疏肝解郁初见成效，但中焦虚寒突显，怕冷、拉稀为其证。故拟温中和胃调治。

方用理中汤合桂枝汤加减。黑附片10g、炒白术10g、炮干姜10g、党参15g、炙甘草6g、桂枝10g、炒白芍15g、炒谷芽30g、麦芽30g、焦山楂20g、红枣3枚，每日一剂；食疗照前。

2008年10月31日再诊　共十诊，服药56剂，胃痞、胃冷及全身怕冷已除。舌红苔薄黄，脉微弦。①守方再服7剂；②饮食疗法：每周食狗、羊肉各一次，用量250g，加黑附片10g、肉桂5g、当归身3g，煲汤，食肉喝汤，分餐食用。以温补脾肾，益血扶羸。

2008年11月7日十一诊　诸症若失，饮食复常。舌红苔白润，脉细弦软。拟用散剂善后，参桂散：老边条红参60g、企肉桂30g、冬虫夏草5g，研末冲服，每日2次，每次3g；食疗照前。

2010年9月15日相告　胃病已愈，体重显增。

按　本案胃痞乃饮食不当，损伤脾胃所致。就诊中发现，患者长期饮牛奶及蜂蜜水，导致脾胃受伤，正如《内经》所云："甘伤肉。"（《素问·阴阳应象大论》）"肥贵人则高粱之疾也。"膈塞，闭绝，上下不通，则暴忧之病也。"（《素问·通评虚实论》）而且牛乳虽能"补虚损，益肺胃"，但《本草汇言》明确指出："膈中有冷痰积饮者，忌之。"《本草经疏》亦云："脾湿作泄者不得服。"《重庆堂随笔》指出："牛乳滋润补液，宜于血少无痰之证，惟性温而腻，若有痰火者，反能助痰滞膈而增病也。"蜂蜜虽能"补中，润燥"，但同时有宜忌，《本草经疏》中云："大肠气虚，完谷不化者，不宜用。"由此可见，无论是饮食，还是滋补，必须根据个人体质而用。本案患者，调整饮食，食与温补之品，配合汤药及散剂治疗，短期获效并痊愈。

【案例11】 胃脘痛［复合性溃疡（A1期）、非萎缩性胃炎］

袁某某　男　58岁　职工

2015年2月4日初诊　胃痛反复数年。2014年底因胃脘上方，胸骨下方疼痛，于12月25日入九四医院就诊，胃镜检查报告：胃窦：小弯侧见一大小约0.2cm×0.6cm线形黏膜溃疡，周围黏膜充血水肿；十二指肠：球部前后壁各见一深凹溃疡，上附血痂，周围黏膜充血水肿。诊断：复合性溃疡（A1期），非萎缩性胃炎。病理报告：（胃窦黏膜）慢性中度浅表性炎伴急性活动，HP（++）。经服阿莫西林克拉维酸钾分散片、克拉霉素缓释片、雷贝拉唑钠肠溶胶囊、铝镁加混悬液及枳术宽中九一个多月，疼痛有所缓解，仍未间断。刻下：胃脘痛、纳呆、食则胃胀，大便长期干结，1~3日一解，无规律，有时拉黑便，夜尿多（B超：前列腺增生并钙化）。舌红苔淡黄而稍厚，脉细弦软、右关尤弱。

证属　肝郁脾虚，气滞血瘀。

治法　疏肝健脾，行气化瘀。

方药　①越鞠丸合金铃子散加味。川芎10g、炒苍术10g、神曲10g、制香附10g、生栀子10g、醋延胡索15g、川楝子10g、生黄芪30g、川红花10g、法半夏10g、生麦芽30g、煅瓦楞子25g，7剂，日一剂，水煎服；

②云南白药，每日3次，每次0.5g，餐前温开水冲服。以助活血化瘀，通络止痛。

2015年2月11日二诊　夜尿减，胃痛已未发作。舌红苔淡黄、舌中根部苔略厚，脉细而微弦。守方加益智仁10g，以温肾暖脾，再投7剂。

2015年4月1日三诊　诸症悉除。舌红苔白，脉细弦软。守方再服7剂以善后，云南白药续服。

2015年12月20日陪亲戚就诊告　胃痛愈。观其面色红润。

2020年6月10日再访　胃病愈而未发。

按　本案胃脘痛，为胃窦及十二指肠球后复合性溃疡，伴中度浅表性炎。病势迁延，久治不愈。临证治用越鞠丸合金铃子散以疏肝健脾，行气止痛；云南白药协助汤剂以化瘀活络，疗效显著。考：云南白药粉，主要功效是止血，其对创面有修复和抗炎（清热解毒）功能，并能缓急止痛。内服、外敷，用途广泛。

【案例12】 胃脘痛（慢性萎缩性胃炎）

杜某某　女　38岁　教师

1990年11月3日初诊　胃痛胃胀伴胃灼反复发作10余年，因胃痛而病休。刻下：胃脘呈阵发性疼痛，并有烧灼感，纳尚可，但怕冷喜热食。二便调，颜面萎黄。曾在永修县中医院某医用温胃药不仅无效，反而不适。经中国人民解放军九四医院10月27日纤维胃镜检查报告：胃体黏膜皱襞，色泽红白相间，胃体大弯侧黏膜灰暗，血管显露，皱襞消失。球部光滑，未见溃疡。病理诊断报告：慢性浅表—萎缩性胃

炎。舌红苔薄白、根部苔黑（服用胃得乐所致），脉细弦软数。

证属　脾胃虚弱，寒热中阻。

治法　燥湿健脾，温中通络。

方药　①半夏泻心汤加减。法半夏10g、黄连6g、黄芩10g、干姜6g、生姜3片、炙甘草5g、党参10g、红枣3枚g、桂枝10g、赤芍10g、白芍10g、砂仁5g、七叶一枝花12g、川芎10g、制香附10g、炒谷芽30g、麦芽30g、制乳香6g、制没药6g、黄芪15g，7剂，日一剂，水煎服；

②食疗：每日食用熟鸡蛋黄2枚；早、晚餐前各食1枚，以滋阴润燥，养血生肌；

③针刺＋脉冲电疗。取穴：中脘、天枢（双）、关元、足三里（双）；肝俞（双）、脾俞（双）、肾俞（双）、三阴交（双）。每日一组，交替使用，留针30分钟，每十天为一疗程。以助舒经活络，健脾益胃，和畅气机。

1990年11月27日二诊　因距省城南昌较远，针刺＋电疗做了两次而未能坚持。药7剂后尚未见明显疗效，又适逢余出差，故易医给服云茯苓15g、桂枝6g、白术10g、郁金10g、北沙参15g、陈皮15g、玫瑰花10g、白芍15g、玄胡10g、甘草3g，9剂后胃痛不仅未减，而且怕冷增重，四肢凉。纳少，口和，睡眠尚好。舌红苔白，脉细微数。寒凝热郁之疾，用温则助热，用寒则寒盛，故须寒热互用。守初诊方去黄芩，加黑附片10g，再投10剂。

1990年12月5日三诊　药后症减。有时仍畏寒，肋骨有时作痛。舌脉如前。守方再投7剂。

1990年12月14日四诊　诸症缓解，近日劳累后，出现胃脘胀痛下坠，眼睑沉重而微浮，仍怕冷，尤以背部为重，二便调。舌红苔薄白、根部苔微黄，脉细濡。守方加茯苓20g，以淡渗运脾，再投10剂。

1990年12月31日五诊　胃胀痛已缓解。刻下：胸窝胁肋满闷，食后加重。大便色黑不结。舌红苔根厚，脉细数。

据其脉证，胸胁满闷，乃肝气郁滞之征。拟行气开郁调治。

方用越鞠丸合平胃散加减。炒苍术10g、川芎10g、山栀子10g、制香附10g、炒厚朴10g、陈皮10g、泽泻10g、草豆蔻10g、茯苓20g、炒谷芽50g、炒麦芽50g、七叶一枝花10g、黄芩10g、生姜3片

神曲 20g、薏苡米 20g，10 剂，日一剂，水煎服。

1991 年 2 月 8 日六诊　共服药 44 剂，食疗 53 天，针＋电疗 2 次，胃脘痛已止。胃镜复查报告：胃体由厚灰暗转橘红色，红白相间；胃窦部可见麻疹样改变。现胃脘仍时有胀满，饭后需静坐，动则不适（此乃胃虚故也），大便量少，小便可。舌红苔薄微黄，脉濡微数。

①食疗。每天食鸡蛋黄一枚；②中药守方加减进退再投 10 剂。

1991 年 3 月 25 日七诊　欣喜来告，诸症已除，精神好转，纳食大增，并已回校任教，已停药一个多月。故再来求诊，以巩固疗效。舌红苔薄白，脉细弦。守方再服 10 剂以善后。

1991 年 12 月 15 日因近日少寐梦多而就诊并告：胃胀痛未再发作。

按　萎缩性胃炎，是慢性胃炎的一个类型。幽门螺杆菌、十二指肠反流、食物及酗酒、长期服用非甾体抗炎药物，以及自身免疫机制和遗传因素等，均可导致萎缩性胃炎的发生。而且焦虑、抑郁等情绪障碍会对本病产生造成影响。清除病因、增加胃黏膜防御、改善胃动力、预防胆汁反流等是其治疗原则。而中医治疗则在辨证的基础上选用中药汤剂、针灸及食疗等，予以施治，疗效可靠。本案则在西药久治不愈下，采取汤药燥湿健脾，温中健运；针＋电疗以舒经活络，和畅气机；食疗以滋阴润燥，养血生肌。诸法杂合，仅 7 周而病愈。实践证明食疗中的鸡蛋黄，对胃黏膜有较好的修复作用。正如《本草中华》鸡子黄条载："滋阴润燥。""磷脂（包括蛋黄磷脂）……改善皮肤营养，促进皮肤生长与再生"。

【案例 13】　胃脘痛（中度慢性非萎缩性炎、轻度肠上皮化生、息肉性改变）

钱某某　女　54 岁　居民

2015 年 1 月 26 日初诊　胃痛反复发作 5~6 年，近年加重。去年 12 月 26 日南昌大学第一附属医院胃镜报告：非萎缩胃炎，幽门管黏膜隆起（性质？）。病理诊断：（幽门管）中度慢性非萎缩性炎，轻度肠上皮化生，息肉样结构；（胃角）中度慢性非萎缩性炎。服药（何药不详）未见好转，故就诊于中医。刻下，经常胃脘闷闷作痛，胃脘嘈杂，稍食可缓解，故时时有饥饿感，二便尚调。为了滋补身体，每年秋冬季

节，均服阿胶膏。舌红苔薄白少苔，脉细弦微数。

证属　肝郁脾虚，运化失健，胃络瘀阻。

治法　疏肝开郁，健脾和胃，化瘀通络。

方药　①越鞠丸合四君子汤加减。川芎 10g、炒苍术 10g、神曲 10g、制香附 10g、生栀子 10g、生黄芪 30g、川红花 10g、漂白术 10g、山慈姑 15g、内红消 30g、淮山药 30g、太子参 15g、陈皮 10g、生麦芽 30g、枳实 10g、醋延胡索 15g、川楝子 10g，7 剂，日一剂，水煎服；

②停服阿胶膏，以免膏滋碍脾。

2015 年 2 月 2 日二诊　除食后稍有恶心感外，诸症显减。舌红苔白，脉细弦软。守方加法半夏 15g、生姜 3 片，以和胃降逆，再投 7 剂。

2015 年 2 月 9 日三诊　恶心已除，胃痛止。舌红苔白，脉细弦软。守方再投 7 剂。

2015 年 2 月 18 日四诊　过年食物丰盛，加上零食过多之故。近日胃脘又闷痛并微灼。舌红苔白，脉细弦少力。守方加煅瓦楞 30g，以化痰消积，散瘀和胃，再投 8 剂。

2015 年 2 月 26 日五诊　胃灼已除，舌脉如上。守上方再进。

2015 年 3 月 28 日再诊　续服 24 剂后，诸症悉除。舌红苔白，脉细弦软。拟用散剂调治并善后。

方药　胃痛蒸散加味化裁。白及 50g、枳实 50g、青木香 25g、西红花 10g、田七 80g、炙水蛭 20g，打粉，每日 2 次，每次 3g，早晚温开冲服。

随访　药尽症除。

按　本案胃脘痛，治疗失当，而且又受当下流行于社会之服阿胶膏的影响，连续服用而影响疾病的治疗与康复。阿胶膏乃阿胶、枸杞、核桃仁等熬制而成。患者本乃湿盛痰结，气血瘀滞，服此则助湿泛滥，有如雪上加霜。故在辨证地基础上治与越鞠丸合四君子汤以疏肝开郁，健脾和胃；后期与胃痛蒸散加味以行气和胃，化瘀通络；同时停服阿胶膏，以利康复。因此，警示乐于服保健品者，必须根据个人体质辨证施补！切忌盲从。

【案例 14】　胃胀痛（十二指肠球部溃疡、慢性萎缩性胃炎伴肠上皮化生）

魏某某　男　56 岁

2016 年 7 月 8 日初诊　胃胀胃痛。经南京东南

大学附属中大医院胃镜诊断报告：①十二指肠球部溃疡（A1期）；②慢性胃炎；幽门螺杆菌阳性。病理：胃窦大弯侧：中度慢性浅表性胃炎；胃窦小弯侧：轻度慢性萎缩性胃炎伴肠上皮化生，淋巴滤泡形成。经服兰索拉唑等药15天，症状缓解。停药胃胀痛如初，纳虽香，但不能多食，二便尚调。舌红苔薄白、左舌边苔厚而淡黄，观其舌底静脉轻度怒张，脉弦软、左关无力。

证属　肝郁气滞，胃络瘀阻。

治法　疏肝健脾，化瘀通络。

方药　①四逆散加减化裁。醋柴胡10g、白芍15g、炒枳壳10g、生甘草6g、制川乌6g、草果10g、茯苓15g、青皮10g、陈皮10g、制香附10g、炒苍术10g、炒白术10g、生黄芪30g、红花10g、广木香10g、野灵芝15g，14剂，日一剂，水煎服；

②云南白药，每日3次，每次0.5g，饭前温开水冲服，以活血通络。

2016年8月1日二诊　电话诉药后症减，舌有麻灼感，要求续服。①守方加川芎10g，以助行气活血，再投30剂；②云南白药照服。

2016年8月29日患者电话述　胃胀胃痛已止。嘱其注意饮食调养，避生冷油腻。若有胃胀胃痛及时就诊。

一年后随访　胃胀、胃痛已愈。

按　本案胃胀、胃痛，据其脉证，治与四逆散加减以疏肝健脾，行气解郁；以黄芪、红花相伍以助益气活血，化瘀通络；云南白药粉，更增活血化瘀之力。诸法杂合而收效。

【案例15】胃痛（十二指肠降部溃疡、慢性浅表性胃炎并糜烂）

徐某某　男　66岁　农民

2004年11月10日初诊　胃痛，尤以空腹时发作1个多月。丰城市人民医院今日胃镜：十二指肠降部溃疡（A2期），慢性浅表性胃炎并糜烂，胃窦为主；HP（＋）。纳可，喜温食热，二便调。医生两次建议手术治疗。因惧而赴省城就诊于中医。舌红苔薄微黄，脉弦缓。

证属　脾胃气虚，胃络瘀阻。

治法　温中和胃，通阳化瘀。

方药　①黄芪桂枝五物汤加味。生黄芪30g、桂枝

6g、白芍12g、红枣4枚、生姜3片、蒲公英15g、细辛3g、红花6g、谷芽30g、麦芽30g、鸡内金15g、生甘草5g、白及10g、枳实10g，7剂，日一剂，水煎服。

②云南白药，每日3次，每次0.5g，温开水冲服，以助活血化瘀。

2004年11月17日二诊　胃痛减轻，脉舌如前。病理报告结果：（胃窦）中度慢性浅表性炎。①守方加延胡索12g，以增散瘀止痛之力，再投14剂。②云南白药，按上法续服。

2004年12月3日三诊　空腹胃痛较前显减，半晚偶痛，痛时仍会呕吐酸水，纳尚可，大便2~3日一解。舌红苔淡黄、中根部苔稍厚，脉细弦软。①守方再投14剂。②硫糖铝片，每日3次，每次2片，以协同胃黏膜的保护，促使溃疡愈合。

2004年12月17日四诊　胃痛缓解，纳可，便调。舌红尖微甚，脉细弦软。①中药守方再进；②云南白药及硫糖铝片续服。

2005年3月9日随访　四诊后共续服44天药后，胃痛止而停药。

2014年9月9日荐同乡嵇某就诊胃病，并托其转告：胃已康复，至今健康，避免了手术之苦。

按　十二指肠降部溃疡，主要是胃酸、胃蛋白酶侵袭十二指肠降部黏膜。前者伤害超过后者防御力所致。西医除药物保守治疗外，并主张手术治疗。据其症状，中医辨为脾胃气虚，胃络瘀阻。治与温中和胃，通阳化瘀。方用汤剂＋云南白药＋硫糖铝，以活血化瘀，和胃生肌获效。

【案例16】胃痛（非萎缩性胃炎伴胃窦糜烂、轻度肠上皮化生）

谭某某　女　56岁　居民

2009年11月25日初诊　胃痛反复发作已数年。近期胃脘隐隐胀痛并时时嘈杂不适，餐后嗳气频作，半夜亦隐隐胀痛，导致焦虑不安。因而入南昌大学第一附属医院就诊，胃镜诊断报告：非萎缩性胃炎伴胃窦糜烂。病理报告：（胃窦）中度慢性浅表性炎，轻度肠上皮化生，个别腺体囊状扩张。给服胃复春、兰索拉唑片、替普瑞酮等药二个月未效，致使情绪不宁，精神紧张，故转就诊于中医。刻下，胃胀胃痛，情绪低落，少寐。纳食味口尚好，大便亦调。有左肾囊肿（2.4cm×2.4cm）史20年。舌红苔淡黄，脉细弦软。

证属 肝气郁结，胃失和降。

治法 疏肝解郁，理气和胃。

方药 ①心理疏导。用中西医的理论解释慢性胃炎及肠上化发病与转归，解除其对疾病的恐惧与烦恼，帮助其树立战胜疾病的信心；

②柴胡疏肝散合越鞠丸加减。北柴胡15g、炒白芍15g、制香附10g、法半夏15g、陈皮10g、川芎15g、苍术15g、白术15g、茯苓15g、神曲20g、生栀子10g、甘松10g、八月扎15g、九香虫6g、生麦芽30g、生甘草6g、炒枳壳10g，7剂，日一剂，水煎服；

③食疗。熟鸡蛋黄，每日食用1枚，以助润燥和胃。

2009年12月1日二诊 白昼诸症显减，现以夜间隐胀为主。舌红苔薄而微淡黄，脉细弦软。守方加广木香10g、七叶一枝花10g，以助行气通络之力，再投7剂。

2009年12月8日三诊 胃胀痛再减。舌红苔黄、舌中部苔稍厚，脉细。守方再投7剂。

2010年1月3日四诊 12月15日之后，连续感冒、泄泻、胃痞，先后用藿香正气散、半夏泻心汤化裁治疗，诸症缓解。刻诊，纳少，便稀，神疲乏力。

观其舌淡红苔白，切其脉微弦而软。当属脾虚胃弱，运化失健。治拟益气调中，醒脾助运。

方用益胃升阳汤加味。升麻15g、葛根15g、北黄芪25g、苍术10g、白术10g、陈皮10g、炙甘草6g、砂仁10g、广木香10g、北柴胡15g、红花10g、生麦芽30g、茯苓15g、茯神15g、太子参15g、北山楂15g、枳实10g、鸡内金15g，再投7剂。

2010年1月11日五诊 舌红苔薄白、舌中仍有一纵细裂。现白昼无恙，夜间脘腹稍胀，睡眠已好。守方再投7剂。

2010年1月18日六诊 纳食口味大增，因欲多食，但餐后仍隐胀，大便软，日一解。舌中仍有纵向裂纹、苔白、舌中部苔稍厚，脉微弦无力而微数。守方去太子参，加党参15g，以增补气之力，再投7剂。

2010年1月25日七诊 现进餐多食仍有些胀满。舌中厚苔已除，脉如前。守方再服7剂以善后。

2013年8月23日因咳嗽就诊告：胃痛已愈，焦虑已除。观其面色红润，精神焕发，健壮微胖。

按 患者胃痛反复不愈，本来就心烦焦虑。加上胃镜检查报告轻度肠上皮化生，个别腺体囊状扩张，

从而恐惧转为胃癌。因此，情绪低落，焦虑烦恼，影响治疗。对此，在治疗上首先进行心理疏导，解除其焦虑烦恼与恐惧，树立治疗信心；然后治与柴胡疏肝散合越鞠丸以疏肝解郁，理气和胃；辅以食疗鸡蛋黄以润燥和胃。诸法杂合，迅速获效。

5. 腹痛

腹痛，胃脘之下，脐之周围及脐下部位所发生的疼痛，称为腹痛。但在脐以下的疼痛，称之为少腹痛，或小腹痛。腹痛一名出自《内经》"腹痛引股者"（《素问·举痛论》）。其病因病机外感六淫，内伤七情，均会导致腹部诸脏器功能失调，气机逆乱，发为腹痛。由于腹部脾、胃、大肠、小肠、肝、胆、肾、膀胱等，脏器诸多，故腹痛乃临床之多发病，若是迁延日久，形成虚实夹杂者，一时难愈，若采取杂合以治，各发挥其特定优势，则收效颇佳。

【案例1】 **腹痛（慢性结肠炎）**

蔡某某 女 38岁 工人

1990年2月15日初诊 腹部尤以脐周疼痛反复发作2年。每以纳食后或大便后则腹痛，疼痛发作前，肠鸣辘辘。纳呆食少，长期以稀饭、面食为主，稍食油腻及不消化食物则疼痛加剧。大便稀软，每日一解，经西医诊为慢性结肠炎，经服中、西药无效。1989年9月曾以慢性结肠炎住院10天，亦未见愈。刻下，腹痛，形体消瘦，面色萎黄。纳呆食少，口干喜热饮。大便常规：有少量红细胞、白细胞及食物残渣和黏液，未见蛔虫卵。舌红苔白、边有齿痕，脉细弦数。

证属 湿热蕴结，脾失健运。

治法 清热解毒，燥湿健脾。

方药 白头翁汤加味。白头翁10g、黄柏10g、黄连5g、秦皮10g、煨葛根10g、赤芍25g、地榆20g、金银花10g、败酱草20g、青木香10g、槟榔10g、山药15g、地锦草15g、田七粉3g（冲服），7剂，日一剂，水煎服。

1990年2月26日二诊 脐周疼痛减，脐周压痛阳性，食后肠鸣较原减轻。口渴仍喜饮热水。大便常规：便软，稍挟有食物残渣，无黏液。舌红苔薄白、舌体胖，脉如前。守方去银花、败酱草、青木香，加

焦山楂15g、醋延胡索10g、川楝子10g、鸡内金10g，以助健脾助运，行气通络，再投7剂。

1990年3月5日三诊　现每以半夜（3、4点）后肠鸣，并有便意，每日上午尚平安，下午后则腹部隐痛。舌如前，脉细弦微数。

按　下午腹痛、半夜肠鸣欲便，实为湿热胶结不化，又现脾肾亏虚之象。故以半夏泻心汤加味以调治。

方药　法半夏10g、川黄连5g、黄芩10g、生姜5片、太子参20g、广木香10g、炙甘草5g、煨肉蔻6g、炒谷芽20g、炒麦芽20g、补骨脂10g、田七粉3g（冲服），再进4剂。

1990年3月8日四诊　药后腹痛缓解，有时仍肠鸣；食欲虽增，但食后又感脘腹胀闷，大便尚调。舌红苔薄白、根部苔微黄，脉细弦。

诸症虽去，但仍胃强脾虚，运化失健。当健脾益胃以收痊功，故拟针药结合调治。

①中药守方加桂枝6g，以温中健胃，再投7剂；

②针刺＋脉冲电疗。取穴：上脘透中脘、天枢、足三里；脾俞、大肠俞、阴陵泉透阳陵泉，两组穴交替使用，留针30分钟，10天一疗程。以疏经活络、健脾和胃，和畅气机。

1990年4月15日五诊　电针3次后，腹胀止，已由长期软食改为饭食，舌红舌体胖、边有齿痕、苔薄白，脉细弦。守方再服4剂并针刺。

一疗程结束后，诸症殊除。

按　导致慢性结肠炎的因素，从现代医学上来看，可能与感染、免疫、遗传、肠道功能受损，以及精神心理因素相关。这与中医的外感六淫、内伤七情、饮食不节致病认识类似。其临证表现主要是腹痛、腹泻，或便秘出现，或混有黏液，甚则脓血，有的还会有肠鸣腹响、肛坠。本案则是腹痛、肠鸣、便质稀夹黏液，反复治疗不效。由于其病机复杂，病程长。故前期与白头翁汤清热解毒及半夏泻心汤燥湿健脾；后期施与针刺电疗以疏经活络，健脾和胃，和畅气机而收效。

【案例2】　小腹痛（前列腺炎）

唐某　男　29岁　职工

2011年10月8日初诊　小腹胀痛数月之久。数月以来小腹胀痛，但排尿正常，上午轻松，每到下午坐久后小腹胀痛加重。超声检查诊为：前列腺炎，在

江西省中医院服中药二周，第一周见效，再服则无济于事，大便通调。舌红苔白，脉细弦微数。

证属　厥阴寒凝，肝经气滞。

治法　理气通络，温肝散寒。

方药　①导气汤加味。吴茱萸5g、川楝子10g、川木香10g、小茴香10g、青皮10g、陈皮10g、土茯苓15g、蛇舌草30g、猪苓15g、白术10g、茯苓15g、泽泻10g、生甘草5g、内红消30g，7剂，日一剂，水煎服。

②食疗。生南瓜子，每日50g，磕食。

2011年10月17日二诊　小腹胀痛已基本缓解，但久坐或性生活后的第二天也会有些胀痛感。舌红苔白，脉细而微弦。药已中的，守方再投7剂。

2015年8月3日电话询　药后生食南瓜子坚持半年之久，现安好；复查B超，排除前列腺炎。

按　久坐、憋尿、手淫、感染，以及频繁过度的房事，均可导致前列腺炎而引起小腹痛。由于小腹者属厥阴肝经循行部位，故小腹痛还会导致会阴部坠胀痛，即"腹部引阴股者"（《素问·举痛论》），还有尿频、尿急、尿痛等；甚则小便挟精。这类似于中医的劳淋、白浊。由于本证的复杂性，故以南瓜子食疗配汤剂治疗，收较好疗效。考：南瓜子"利水消肿"（《中华本草》）可治前列腺炎。

【案例3】　腹痛（急性肠胃炎）

彭某某　女　48岁　居民

2016月3月15日初诊　腹痛一周，加剧半天。缘于9日晚持续腹痛，某医给服调胃承气汤加炒莱菔子、白芍3剂，药后腹泻，每日2~3次。昨日进食基围虾、豆腐等食品后，今日上午10点腹痛复作并加剧。触诊：腹软，脐下压痛（阳性），阑尾压痛点（阴性）。江西省中医院彩超报告：胆囊息肉、左肾囊肿。血常规、小便常规均未见异常。舌红苔白，脉沉细而微弦。

证属　脾胃虚弱，寒邪中阻。

治法　温中补虚，祛寒和胃。

方药　①建中汤合甘草干姜汤加减化裁。桂枝10g、白芍15g、炙甘草6g、炮姜5g、红枣5枚、炒厚朴15g、饴糖2匙，3剂，日一剂，水煎服；

②艾条灸。取穴：神阙、中脘、下脘、足三里，各三壮，以助温阳散寒，通络止痛。灸后腹痛当即缓解。

随访　灸后当即痛大减，药尽痛愈。

按　本案先因外感而胃气失和，故与调胃承气汤缓解，后因刚刚取效则食虾而食复，平增肠胃寒湿，郁遏不伸而复痛。接手治疗故与建中汤温中补虚；艾条以温阳散寒，通络止痛，汤药艾灸相伍而收卓效。

【案例4】　右下腹痛（慢性阑尾炎急性发作）

文某某　女　44岁　农民

2007月12月15日初诊　右下腹疼痛间歇性反复发作3年。曾经多家医院检查大小便、B超、CT、血常规等，均未发现明显异常。胃镜诊断报告：糜烂性胃炎。刻下，右下腹部胀痛，连及腰并向下肢放射性疼痛。纳可，便调，睡眠尚可，若疼痛时则影响睡眠。舌红苔白，脉细弦软小数。

证属　寒热互结，肠络瘀阻。

治法　清热解毒，祛寒散瘀。

方药　①薏苡附子败酱散加味化裁。败酱草30g、黑附片10g、薏苡仁30g、生大黄6g、牡丹皮15g、冬瓜子30g、桃仁泥10g、芒硝6g（冲入）、蛇舌草30g、菝葜30g、生地榆15g、赤芍15g、生甘草10g，7剂，日一剂，水煎服；

②外敷散。大黄芒硝散：生大黄100g、芒硝50g，研末，分7份，每日1份，醋少许调外敷疼痛处以软坚散结。

2007年12月23日二诊　右下腹痛显减。舌红苔白、根部苔淡黄，脉细弦软。守方加台乌药12g，以行气通络，再服10剂告愈。

一年后随访　未再发作。

按　慢性阑尾炎急性发作之腹痛，实乃中医之肠痛，本案间歇发作，治而不愈已3年，实乃阳虚湿蕴，经久难愈，故治与薏苡附子败酱散以温化寒湿；配以中药大黄芒硝散局部外敷，以软坚散结。内外兼治，挽沉疴于一朝。

6. 久痢

久痢证，日久不愈，反复发作的痢疾，称之为久痢。临证伴有食欲缺乏，形体消瘦，甚则滑脱不禁。《丹溪心法·痢》有"血痢久不愈""下痢久不止""其

或久痢后，体虚气弱，滑下不止"的记载。对于久痢，前人有休息痢之称。其病因多由暴痢治疗失当，或过早使用止涩之品，积热未净，或因饮食不节，或过用寒凉。致使脾胃受损，化源不足，累及肾气亏虚而久痢不止。亦可因日久耗伤阴液而久痢不愈。至于治疗，前贤有"久痢忌攻"之说，以免复损元气。"无盛盛，无虚虚，而遗人夭殃"（《素问·五常政大论》）。故治久痢在气调气，在血调血，有湿渗湿。由于经久不愈，须以杂合之法，以图速功。

【案例1】　白滞痢（慢性乙状结肠炎）

李某某　男　33岁　职工

1990年10月23日初诊　腹胀，拉白色黏液便1年半。去年4月开始出现大便夹带黏液，经江西医学院纤维结肠镜检查提示：乙状结肠下段黏膜轻度充血。诊断为：乙状结肠炎，并住院治疗服制霉菌素等药缓解。出院后又复发，再服上药则无效。就诊中医服中药4个月亦罔效。刻下，症状加重，腹部疼痛，大便日2~3解，排不消化物和黏液。每晚到晨起均腹胀，胃脘处喜温，夜眠须以衣物包裹，饮食喜热。舌红苔薄白、舌体稍胖，脉细弦微数少力。

证属　肝郁脾虚，寒湿内蕴。

治法　温中散寒，调和肝脾。

方药　附子理中汤合痛泻要方加减化裁。炒白术10g、党参15g、黑附片10g、干姜4g、白芍10g、大腹皮10g、防风10g、煨肉蔻10g、广木香10g、陈皮10g、甘草5g，5剂，日一剂，水煎服。

1990年10月28日二诊　大便仍日2~3解，腹胀，口和。舌如前，脉濡缓。

按　根据脉证，似有转机，但疗效不显，寒湿难化，须针药结合以温中通络，调达气机。

方药　①守方去党参，加茯苓15g、炒谷芽50g，以渗湿运脾，再投10剂；

②针刺+脉冲电疗。取穴：足三里（双）、中脘、天枢、关元；三阴交（双）、阴陵泉（双）、肝俞、脾俞（双），上两组交替使用，每日一次，留针30分，通脉冲电，10日为1疗程。以助舒经活络，健脾助运，和畅气机。

1990年10月29日喜告　今日只解大便一次。

1990年11月6日三诊　今晨大便成形，胃脘部按压时仍胀闷，不按则无甚感觉；晨起空腹时胃脘

部胀闷，食后反而不胀，口和，小便调。舌红苔薄白滑，脉缓而有力。守方加肉桂5g、薏苡仁20g，以助温阳利湿，再服；今日针后停针。

1991年3月10日再诊　共服中药44剂，针刺+脉冲电疗三个疗程，大便复常。由于春节油腻食品进食较多，大便又日2~3解，先硬后软，夜间胃脘胀闷。舌红苔薄白，脉略滑。

患者肠胃未健，进食油腻，大便复增多，乃为食复。守原方加减进退再进；针刺+脉冲电疗+灸疗。共再服中药25剂，针灸+脉冲电疗2个疗程而愈。

按　长期从事商业工作，久痢与其饮食不节相关。由于油腻肉食酿湿，兼之贪凉及食生冷，导致寒湿壅塞肠腑，气血凝滞而下痢。虽经中、西医治疗，未能痊可。终以中药+针刺+脉冲电疗+灸疗，直捣病所，寒凝渐化，下痢亦止。非杂合以治，难以痊功。

【案例2】　休息痢（慢性结肠炎）

杨某某　男　40岁　农民

1995年2月18日初诊　解白色黏液便20余年。腹部胀闷，食后加剧。经多年自我观察：舌面白苔出现，即是腹胀便白色黏液之时。经江西医学院结肠镜检查报告：肛门30cm以下黏膜充血，血管纹理欠清晰。诊断为：慢性结肠炎。刻下，大便日1~2解，质硬夹黏液，纳食尚可，但食后腹胀。舌红苔淡黄厚，脉滑、但少力。

证属　肠虚气滞，寒湿内蕴。

治法　燥湿健脾，温阳固涩。

方药　①小半夏加茯苓汤合白术附子汤加味。法半夏10g、茯苓30g、生姜15g、苍术10g、黄柏10g、黑附片10g、白术10g、炒厚朴30g、生甘草10g、黄芩10g，10剂，日一剂，水煎服；

②灌肠方。金银花30g、秦皮15g、白头翁15g、徐长卿10g、黄柏15g、黄连10g、锡类散1支，10剂，日一剂，睡前水煎诸药，然后下入锡类散搅匀，保留灌肠。

2015年初家人就诊告：便黏液之疾，药后即愈，至今安康。

按　本案慢性结肠炎，经内服中药及配合药物灌肠，通过上下结合。内外相应。使其20余年之痼疾，药到病除。

7. 便秘

便秘，《黄帝内经》称之为大便难、后不利、虚瘕；《伤寒论》称为阳结、阴结、脾约。后世称为大便不通或大便秘结（涩），今统称便秘。从其病名则知当有虚实之分。具体诸如肠胃热结，肝郁气滞，气血两亏，阴寒固结等。但临证以血虚肠燥、传道失职者居多，肺失宣肃，肝郁气滞者次之。故此，临证在辨治基础上，佐以食疗。配食生核桃仁，疗效卓著。考核桃仁，味甘、涩，性温，归肾、肝、肺经。功能：补肾益精，温肺定喘，润肠通便。因此，便秘以虚为多，用核桃仁补肾益精，温肺纳（降）气治其本；润肠通腑治其标，标本兼顾，便秘自通。

【案例1】　便秘[1]

肖某某　女　21岁　学生

2008年10月4日初诊　大便秘结反复已10余年。服用酚酞片，服则可解，停服则结。曾服中药大柴胡汤、温胆汤之类，均无效。刻下，便秘，纳可，眠差、易醒，颜面痤疮此起彼伏。舌红苔薄白，脉细弦微数、按之少力。

证属　脾胃虚弱，肠失濡养。

治法　滋阴润肠，益气通腑。

方药　①润燥汤加减。漂白术30g、生地黄15g、当归身15g、升麻10g、生大黄5g、炒枳壳15g、炒莱菔子30g、火麻仁30g、桃仁泥10g、栝楼仁10g、生甘草6g，7剂，日一剂，水煎服；

②食疗。生核桃仁10~15粒/日，嚼服。以补肾益肺，润肠通腑；

③晨起饮凉开水（20℃左右）350~500ml，以滋阴润肺。

2008年10月11日二诊　昨日大便已解，今晨也排出少量大便，仍不畅。舌红苔淡黄，脉细而微数。守方加重生大黄5g，以增荡涤瘀结之力，再投7剂。

2008年10月25日三诊　大便已每日一解，质软通畅。舌质略暗、舌苔薄白，脉细而微数。守方加益母草30g，以活血祛瘀，再服7剂而愈。

电话随访　便秘愈，嘱其坚持每日晨起饮凉开水。

按　青年患者便秘，多因静多动少，或是喜辛辣、少蔬果，不饮水。乃至肠道失养，蠕动无力，凤粪积聚而便结。故以濡润之法，重用白术以益气通腑；生核桃仁补肾益肺，润肠通腑；坚持饮20℃左右的凉开水，既润泽又荡涤肠胃而收效。

【案例2】 便秘[2]

卢某某 男 79岁 退休干部

2009年11月16日初诊　大便秘结反复4年。3天一解，量少而结。纳香，眠可。血压：125/70mmHg。舌红略暗、舌苔黄白相间、舌面凹凸欠平整，脉细弦。

证属　气虚阴亏，肠失濡养。

治法　养血润燥，润肠通腑。

方药　①润燥汤加减。炒枳壳12g、火麻仁30g、桃仁泥10g、生大黄5g、当归身15g、漂白术30g、生地黄15g、炙甘草6g、栝楼仁10g，7剂，日一剂，水煎服；

②食疗。生核桃仁10粒/日，分2次嚼服。以补肾益肺，润肠通腑。

春节拜访时告　药食后便调。之后时时吃点生核桃仁，大便通畅。

再访　2018年，年届90而谢世。

按　本案高龄便秘，乃气虚传送不力，血虚肠道干涩，"传道之官"干涩、乏力，故大便难。治与养血润燥，润肠通便；配生核桃仁食疗以补肾益肺，润肠通腑。血荣肠润，有滋水行舟之妙，大便自然通畅。

【案例3】 便秘[3]

史某某 女 30岁 职工

2001年11月24日初诊　习惯性便秘多年。大便每3~4天或一周1行，干结难解。长期服用"果导片"，以助通便。而且服量逐渐增加，现在服至10片才可解。纳食一般，喜精食，恶粗粮。舌红苔白、舌中有小范围不规则细裂，脉细、右微弦。

证属　脾虚胃燥，肠失濡养。

治法　滋胃益脾，润肠通腑。

方药　①润燥汤加减化裁。生地黄20g、当归10g、炒枳壳12g、火麻仁10g、升麻10g、炒莱菔子10g、桃仁泥10g、栝楼仁10g、生大黄5g、炙甘草6g，7剂，日一剂，水煎服；

②食疗。生核桃仁30g/日，嚼服。以补肾益肺，润肠通腑；

③停服果导片。

2001年12月1日二诊　本周已每2天可解1次。舌红苔薄淡黄，脉细、左沉细。①守方再投4剂；②生核桃仁，坚持食用；③每日晨饮凉开水250ml，20℃为宜，以滋阴润燥。

2001年12月8日三诊　大便转软，仍每周2~3解。舌红苔薄白，脉如前。守方加桔梗10g，以宣肺肃降，再服14剂以善后。

随访　大便已调。

按　本案长期依赖于果导片（酚酞），而且用量增大至10片，每片0.1g，等于用上1g之多。大大超出了常规用量（0.05~0.2g/次）。经辨证乃脾虚胃燥，肠失濡养，治与润燥汤以滋脾益胃，润肠通腑；配以食疗生核桃仁以补肾益肺，润肠通腑；在见效后坚持每日饮20℃凉白开以滋阴润燥，收简、便、廉之益。

【案例4】 便秘[4]

周某某 女 47岁 居民

2007年11月23日初诊　大便秘结2年。便秘，2~3天一解，必须依赖肠清茶排便。纳香。舌红苔淡黄，脉细弦小数、左沉细微弦小数。

证属　脾虚胃燥，肺失宣肃，肠道积滞。

治法　益脾润燥，宣肺降气，润肠通腑。

方药　①润燥汤合桔梗甘草汤加减。炒枳壳10g、熟地黄12g、炙甘草6g、生大黄5g、当归10g、火麻仁20g、炒莱菔子20g、桃仁泥10g、郁李仁10g、桔梗10g，7剂，日一剂，水煎服；

②食疗。生核桃仁10粒/日，分2次嚼服。以补肾益肺，润肠通腑。

2007年11月30日二诊　大便已通畅，已无须肠清茶，而且近2天每日解两次，一次不净，粪硬矢气多。舌红苔薄淡黄，脉细弦软小数。①守方去郁李仁，加漂白术30g，以益气通腑，再投7剂；②生核桃仁照食。

2007年12月7日三诊：大便已日一解。舌红苔白，脉细。守方、食疗再进7天。

2007年12月14日四诊　大便已复常。舌红苔白，脉细。再服食一周后愈。

按　本案系脾虚胃燥，肺失宣肃致肠道燥屎积滞。经润燥汤合桔梗甘草汤以宣肺降气，润燥通腑；配食疗生核桃仁，补肾润燥以助润肠通腑之力。

【案例5】 便秘 [5]

章某 女 26岁 职工

2011年8月28日初诊 便秘难解已有时日（具体发病时间难详）。大便干结难解，排便时间2~4天不等，解时努挣。心烦易躁，纳食少味。神疲乏力，形体消瘦（身高1.58m、体重45kg）。睡眠尚可，小便尚调。舌红尖甚、苔薄黄，脉细弦微数。

证属 肝郁脾虚，传道失职，气滞肠瘀。

治法 疏肝健脾，行气开郁，补虚益元。

方药 ①逍遥丸加味化裁。醋柴胡15g、当归15g、漂白术30g、桃仁泥10g、茯苓15g、薄荷10g、白芍15g、生甘草6g、生麦芽30g、炒鸡内金15g、炒莱菔子10g、郁李仁10g、生姜3片，7剂，日一剂，水煎服；

②食疗。鲜紫河车一具，洗净，炖熟，分2~3天服，以补元益气。

2011年9月13日二诊 药食后胃口大开，纳食增，精神亦增。大便2天一解，质软而畅。舌红苔薄而微黄，脉细而微弦软。守方加山药15g、干紫河车20g，再服7剂。

随访 大便通调。

再访 2018年8月3日胃病就诊，询及大便至今通调。

按 本案因思虑过极，诸气怫郁，肝郁脾虚，大肠壅滞。久而运化失常，纳呆食少，致羸弱体虚。由于气虚传导无力，故便秘难解。经治与逍遥丸疏肝健脾，开郁行气；并以鲜紫河车补元益气。脾健气行，则肠道无壅滞之患；气旺则传导有力，故便秘自除。

8. 便血

便血，《内经》称之为下血或后血。而先便后血，称之为远血；先血而便者为近血。《金匮要略·惊悸吐衄下血胸满瘀血病脉证治》云："下血，先便后血，此远血也，黄土汤主之。"此乃指脾胃阳虚而不能统血之便血者。故治与黄土汤温阳健脾，养血止血而收效。但临证中若据其脉证，伍以散剂等，可收止血及根治之目的。再者，灶心土乃方中之君药，而当今无柴灶，已极少弄到或无处可取。临证加用侧柏炭，血余炭等止血之品，杂合治之，亦可收止血之效。

【案例1】 便血（胃溃疡并出血）[1]

钱某某 男 40岁 职工

1994年6月14日初诊 便柏油样一天。今晨发现大便色黑，质软如柏油，神疲乏力。有胃痛（胃溃疡病）史。舌红苔白、中间有一纵形裂纹并伴淡黄苔，脉细略数。

证属 中焦虚寒，脾虚失统。

治法 温阳健脾，养血止血。

方药 ①黄土汤加减。生甘草10g、生地黄15g、焦白术10g、黑附片6g、阿胶10g（烊服）、黄芩10g、侧柏炭10g、血余炭10g，3剂，日一剂，水煎服；

②云南白药，每日3次，每次0.5g，温开水冲服，以助止血化瘀。

1994年6月17日二诊 大便今日已恢复正常颜色，体力见增。舌红苔薄淡黄、中间有一纵形裂纹并伴略厚苔，脉略滑、右偏细。①守方再投5剂；②胃痛蒸散（自拟）。枳实50g、白及100g、青木香50g，研末，每日2次，每次3g，水调蒸熟后服。以行气通络，和血生肌。

2014年2月1日春节期间电话拜年并告 胃痛药愈后，至今身体安康。

按 本案黄土汤缺灶心黄土，在加用止血药侧柏炭、血余炭的同时，运用云南白药以增止血化瘀之功，亦获速效。后期与胃痛蒸散调治而获愈。

【案例2】 便血（胃溃疡并出血）[2]

邹文忠 男 32岁 职工

2001年11月7日初诊 便血复发已13天。缘于10月25日拉柏油样便一次，伴头晕，经当地医院静脉滴注治疗，用药不详，5天后缓解。胃几乎每年出血1次，共出血3次。刻下，每当饥饿时嘈杂不适，进食或饮开水一杯也可缓解。受凉时亦可导致胃痛，大便不规律，日1~3行，色黑，伴阵发性耳鸣，今日胃镜报告：胃窦近幽门口黏膜肿胀粗乱，小弯后壁见两处平坦性糜烂，上覆陈旧性血痂。近幽门管前壁见一溃疡（1.0cm×0.8cm大小），周边充血水肿隆起，底覆厚白苔、较陈旧性出血。HP（＋）。诊断：①出血性十二指肠球部溃疡；②浅表性胃炎并糜烂，胃窦为主。病理报告：（胃窦）轻-中度慢性浅表性炎，灶状糜烂。嗜烟酒。舌红苔白、舌体胖，脉细弦微数。

证属　中焦虚寒，脾虚失统

治法　温中和胃，化瘀生肌。

方药　黄土汤加味。炙甘草5g、生地黄12g、炒白术10g、黑附片10g、阿胶10g（烊化）、黄芩15g、炮干姜5g、生黄芪15g、川红花10g、赤芍15g、侧柏炭10g、海螵蛸15g、灶心土30g（包煎），7剂，日一剂，水煎服。

2001年11月14日二诊　饥饿嘈杂减轻，大便稀软色黄。舌红苔薄白，脉软左略弦。

患者中阳已回，血复归经，故便血止。据其脉证，法当理气和胃，益气活血调治。

方用越鞠丸合黄芪六一汤加减。川芎10g、炒白术10g、制香附10g、神曲10g、苍术10g、黄柏10g、枳实10g、白及10g、生黄芪30g、川红花10g、炙甘草5g、海螵蛸30g，每日一剂，水煎服。共服56剂而愈。

2002年4月6日再诊　3月23日饱食牛肉后，突然胃痛并解黑便一次，经当地医院用药后胃痛缓解，大便亦渐正常。为防便血复作，故再次求诊。刻下，头晕乏力，颜面淡黄少华，眼睑稍苍白。舌红苔白、舌体偏胖，脉微弦、按之无力。

治拟　健脾助运，活血生肌。

方药　①胃痛蒸散（自拟）加味化裁。枳实10g、白及10g、青木香10g、白术10g、生黄芪15g、川红花6g、炒鸡内金15g、炒谷芽30g、炒麦芽30g、炙甘草5g，14剂，日一剂，水煎服；

②云南白药，每日2次，每次0.5g以助止血化瘀；

③三七粉，每日2次，每次1.5g以助养血生血，活血化瘀。

2002年4月20日四诊　药后颜面逐渐红润，食欲旺，大便调。舌红苔薄白、舌中有一纵向粗裂纹，脉细弦微数。守方再投14剂；②③项照服。

2002年5月10日五诊　胃痛止，纳食香，大便调。舌红苔白，脉细微弦而软。云南白药、田七粉照服善后。

2013年6月陪亲属就诊告　多年的胃出血已愈，11年来身体安康。

按　本案十二指肠球部溃疡反复发作性出血，虽经治疗可缓解，但一直不愈，几乎每年发作一次。经治与黄土汤温中和胃，养血止血；并配以云南白药、三七粉和血止血而收痊功。

【案例3】　痔（内痔出血）

王某　女　28岁　职工

2010年8月30日初诊　便血发作1个月。由于经常便鲜血，致使头晕少寐、神疲乏力、气短。经直肠镜检查诊为内痔。大便不结，但4~5天一解。血压82/55mmHg。舌红苔白，脉细而无力。

证属　脾胃气虚，血络损伤。

治法　补中益气，育阴养血。

方药　①九华痔栓，肛塞，每日一次。以助清热解毒，消肿止痛，凉血化瘀；②补中益气汤合甘草小麦大枣汤。红参10g、白术10g、炙黄芪30g、陈皮12g、当归身10g、升麻15g、北柴胡15g、炙甘草6g、淮小麦30g、红枣5枚、生姜3片，5剂，日一剂，水煎服；

2010年9月6日二诊　痔血止，头晕减。舌红苔白，脉细弦软。守方再投7剂；痔栓隔日肛塞一次。

随访　已愈。

按　本案乃过食肥甘，肠胃积热，劫伤阴络所致。由于长期痔疮出血，导致气血两虚，形成本虚标实证。故治与九华痔栓以清热止血，凉血解毒，化瘀消肿以治其标；同时与补中益气汤合甘麦大枣汤以补中益气，养血宁心以固其本。这样内外同治，标本兼顾，收效迅速。

9. 大便不净

【案例】　大便梗阻（出口梗阻型便秘）

曹某某　女　48岁　居民

2017年1月16日初诊　大便频而不净，肛门梗塞不适10个月。经广东省胃肠肛门医院检查诊断：①出口梗塞型便秘；②直肠前突；③直肠黏膜脱垂。住院并行肛门探查术＋吻合钉取术＋选择性吻合器直肠黏膜环切术＋混合痔外剥内扎术＋肛周美兰布比注射术＋内括约肌部分切除术。术后50天，症状未见减轻，肛门如物堵胀，日解多次，便后肛门难受并挟黏液，心烦不安。有长期失眠史，已服用启维10年。2016年12月30日南昌大学第一附属医院肠镜提示：直肠炎、直肠黏膜脱垂术后，并未发现明显异常。因无特殊治疗，而就诊中医。舌红苔薄而淡黄，脉细弦软数、右关无力。

证属　肝郁脾虚，脏腑失调。

治法 燮理阴阳，疏肝益脾。

方药 ①燮理汤合四逆散加减化裁。川黄连6g、肉桂3g、法半夏15g、山药30g、炙甘草6g、地锦草30g、北柴胡10g、白芍10g、炒枳壳20g、鸦胆子16粒（去外壳并装入胶囊吞服）、子黄芩12g、茯神15g，7剂，日一剂，水煎服；

②汗疗+刮痧。汗疗，即每天到汗蒸房汗蒸一次，时间45分钟左右，温度40~42℃，以汗出为度。同时每3天进行一次刮痧疗法，部位：腿内侧、前面及脊背腰处（足太阴脾经、手阳明大肠经、足太阳膀胱经循行部位），以助宣通肺气。

2017年1月20日二诊 汗蒸7天，配合刮痧2次，症状减轻。舌红苔薄白，脉细弦软而微数、右关少力。中药守方再进14剂。

嘱 停药后坚持每天一次腹式呼吸、提肛运动。

随访 治疗后好转，症状明显减轻。嘱其坚持腹式呼吸及提肛运动。

按 出口梗塞型便秘是由直肠、肛门功能异常引起的便秘。排便次数减少、排便困难、粪便干结。本病虽对生命没有重大影响。但影响健康与生活，而且难以治愈。本案为肝郁脾虚，脏腑阴阳失调所致。通过中药燮理汤合四逆散舒肝益脾，燮理阴阳；汗疗+刮痧以宣通肺气；腹式呼吸+提肛运动以改善直肠与肛门的排便功能。之前虽经手术治疗并未获效，通过杂合以治已获明显好转。

10. 大便增多

大便次数增多，现代医学认为：病理因素为腹泻、结肠炎，肠道菌群紊乱、溃疡性结肠炎等，引起肠道功能发生改变，导致大便次数增加。中医则认为：脾虚失运，大肠传道变化失职所致。药灸结合，疗效可靠。

【案例】大便增多（慢性肠炎）

章某某 男 29岁 工程师

2010年4月30日初诊 大便每日行二次及以上，解而不净。脘腹胀满，嗳气频频，纳食尚可。颜面萎黄。舌红苔薄黄，脉细弦软而微数。

证属 脾胃虚弱，运化失权。

治法 健脾益气，消食助运。

方药 ①健脾丸加味。生黄芪30g、党参15g、炒白术15g、槐花15g、北山楂30g、枳实10g、陈皮10g、生麦芽30g、神曲20g、鸡内金30g、法半夏10g、生姜3片，荷叶10g、地锦草30g，5剂，日一剂，水煎服；

②艾灸。取穴：神阙。每日一次，每次灸10分钟，以温中助运。

2010年5月4日二诊 嗳气减，大便每日晨起一解，稍有些不净感。舌红苔薄而淡黄，脉细而微数。守方再服10剂以善后。

2013年9月4日面告 药及灸后，大便已调，嗳气愈。

2021年6月12日携儿就诊再访 愈后至今安康！

按 患者脘腹胀满、嗳气频作及大便解而不净，乃为脾虚中气不足，胃气失和之象。故治与健脾丸健脾益气，消食助运；配合艾灸神阙，以温脏运脾，其效立竿见影。

五、肾系疾病

1. 水肿

水肿，体内水液潴留，泛溢肌肤。致使头面、目窠、四肢，甚则全身浮肿的疾患。《内经》称之为水病、水胀。水肿的发生，《素问·水热穴论》认为："勇而劳甚则汗出，肾汗出逢于风，内不得入于脏腑，外不得越于皮肤，客于玄府，行于皮里，传为胕肿。本之于肾，名曰风水。"同时指出："肾者，胃之关也，关门不利，故聚水而从其类也。"《景岳全书·杂证谟·肿胀》阐述较为明了："凡水肿等证，乃脾、肺、肾三脏相干之病，盖水为至阴，故其本在肾；水化于气，故其标在肺；水惟畏土，故其制在脾；今肺虚则不化精而化水，脾虚则土不制水而反克，肾虚则水无所主而妄行。"本病证涵盖了现代医学中的急、慢性肾小球肾炎及肾病综合征等。由于肺、脾、肾之虚弱，三焦气化不利，水湿泛滥，精微下注，络伤血溢。故出现水肿、蛋白尿、血尿、低蛋白血症和高胆固醇症等等。故在治疗上，不可峻补，否则，气机壅滞；亦不可峻烈逐水，若此正气更虚。因而只能在健脾渗湿、通阳利水、温阳化气的基础上，辅以饮食疗法，运动康复，心理疏导，足浴等杂合以治，方得无虞！

【案例1】 水肿（慢性肾盂肾炎）

涂某某 男 72岁 居民

1999年2月2日初诊 面目浮肿伴腰酸痛，双手握拳不拢、乏力近一年。刻下，颜面微浮伴下肢水肿，按之稍凹陷。尿常规：微混浊，蛋白（+），红细胞0~2个/HP，白细胞0~3个/HP；心脏听诊：偶有期前收缩。血压120/70mmHg。舌暗红苔薄黄、舌中部有纵细裂，脉濡而兼代。

证属 脾虚湿盛，肾虚水泛。

治法 健脾利湿，益肾化气。

方药 泽泻汤合五苓散加味。泽泻30g、白术10g、茯苓15g、猪苓5g、桂枝5g、大腹皮10g、陈皮10g、蝉衣10g，7剂，日一剂，水煎服。

1999年3月13日二诊 检查肾功能：尿氮素5.4mmol/L（参考值2.8~8.2mmol/L），血肌酐91.5mmol/L（参考值44~130mmol/L）。今日尿常规：蛋白（+），红细胞（++），白细胞0~2个/HP，上皮细胞1~3个/HP，颗粒管型0~3个/HP。血压：130/75mmHg。舌红苔白、舌中根有纵型人字裂纹，脉略滑。①守方去桂枝，加蒲公英15g、赤芍10g，以凉血解毒，再投7剂；②饮食清淡，避免劳累。

1999年3月6日三诊 浮肿减，因觉心慌，于3月2日做心电图：Ⅱ.MFV1可见提前发生的P-QRS-T波，QRS呈室上性，其后代偿不完全。诊断①窦性心律；②偶发房早。舌红苔薄黄、舌中根部有较深小人字裂，脉滑而略弦。守方再投7剂。

1999年3月20日四诊 腰酸痛除，血压：130/75mmHg。舌红苔薄白、舌中根裂如前，脉弦软、右细弦软。①守方再投7剂；②食疗方：猪腰2只、炒杜仲15g，炖，去药渣，食肉喝汤，每周二次。

1999年3月27日五诊 尿常规已无明显异常。舌红苔淡黄、中根部有裂纹，脉弦软。守方加减再投7剂。

1999年4月3日六诊 诸症稳定，舌脉如上。拟用六味地黄丸加味调理。熟地黄12g、山茱萸肉6g、山药12g、牡丹皮10g、茯苓15g、泽泻15g、白术10g、怀牛膝10g、车前子10g，上药连服7剂后随访：告愈。

按 患者高龄出现面目浮肿并腰痠痛，尿常规异常，而且出现颗粒管型，心电图出现房早。此乃脾虚运化失职，肾亏气化失权，致使水湿泛滥。经泽泻汤合五苓散的健脾利湿，益肾化气；六味地黄丸的补肾固本，同时运用食疗补肾壮腰。诸法配合，疗效卓然。

【案例2】 水肿（IgM肾病）

熊某 女 27岁 职工

2013年7月6日初诊 颜面浮肿反复发作已5~6年。北京协和医院确诊为IgM肾病。一直在服用中药汤剂加肾复康片、血尿安胶囊、银杏叶滴丸，一直未愈。尿常规：常常隐血（2+）及蛋白尿，镜检红细胞3~4个/HP或（1+）。刻诊：尿常规：隐血（3+），蛋白质（3+）。血尿加重时，则感神疲乏力，心情纠结不爽，结婚数年，因病而未怀孕，经行腹痛，经来量少。经友人荐诊。刻下，颜面浮肿，夜间咽喉梗塞微痛，纳尚可，眠好。观其咽红。舌红苔薄白，脉细弦少力、右细关弦、均数。

证属 脾肾亏虚，湿毒内蕴。

治法 凉血活血，清肾泄浊。

方药 ①心理辅导。帮其分析病情，以利调整情绪，放下思想包袱；

②桔梗汤合犀角地黄汤加减化裁。桔梗10g、生甘草5g、赤芍15g、生地黄15g、牡丹皮15g、水牛角粉30g、炒栀子15g、蛇舌草15g、旱莲草15g、女贞子15g、生黄芪15g、当归尾6g、制大黄6g、仙鹤草30g、梓树荚20g、柿叶15g、红孩儿15g、冬凌草20g、毛冬青叶10g、铁苋15g，7剂，日一剂，水煎服；

③注意适度运动，增强体质；

④饮食清淡，忌油炸、烧烤及麻辣食品，以防膏粱之变。

2013年7月28日二诊 共服药3周，今日尿常规：隐血（2+），酸碱度5.5；镜检：红细胞0~3个/HP。舌红苔薄白，脉细而微数、重按无力。药已中的，守方再投7剂。

2013年8月4日三诊 近日便稀，日一次。舌红苔白，脉细数关弦。守上方再投7剂。

2013年8月15日四诊 8月10日尿常规：隐血（2+），酸碱度7.0；镜检：上皮细胞（2+）。舌淡红苔薄白，脉细弦微数。守方加减进退再服。

2013年10月14日五诊 8月15日后共续服4周28剂，今日尿常规：蛋白微量；镜检：红细胞0~3个/HP，而且经行流畅，腹痛已止，色红量中。舌红苔薄而微黄，脉细弦软。守上方再投 14 剂，并鼓励其怀孕。

2013 年 11 月 23 日六诊　本月经水未至，身体无不适。舌红苔薄黄，脉滑。据脉证当为早孕。嘱　停药观察。

2013 年 11 月 30 日随访　经检查证实已怀孕。

2014 年 7 月　顺产一男孩。

2019 年 7 月 5 日再诊　一周前因咳入住南昌大学第一附属医院呼吸科住院，诊为左下肺炎（支原体感染），经治疗缓解，咳未愈，并发现尿中隐血（2+），镜检红细胞 0~1 个 /HP。故再就诊。拟桑杏汤以疏风润燥，化痰止咳而咳愈。

2019 年 7 月 26 日再次复诊　月经未至，切其脉滑，知已孕第二胎。

2019 年 10 月 9 日随访　已妊娠 15 周，安康。

按　IgM 肾病即原发性单株球蛋白病肾病，为血和尿中单株免疫球蛋白增多而导致的增殖性肾小球损害，其增多原因尚不明。病程快者数月，慢者数年。可出现肾功能损碍。在中医学中属于水肿、血尿、腰痛、虚劳等范畴。《素问·气厥论》云："胞移热于膀胱，则癃，溺血。"本案外感风热之邪，或思虑劳倦，损伤脾肾，气血失和，湿热内聚，血络瘀阻而成斯病。其本虚而标实，虚实夹杂。临证以凉血滋肾固本，清肾泄浊治标。方中重用冬凌草配毛冬青叶以清肺益肾；梓树英、柿叶以疏风散邪，并益脾固精而获效。本案鼓励其孕育，是基于临床观察发现女性通过妊娠，体质可以自我调适到最佳状态，有利于疾病的康复。管窥之见，仅供参考！

【案例 3】 子肿（妊娠水肿）

余某　女　29 岁　职工

2007 年 7 月 3 日初诊　下肢浮肿。缘于妊娠 5 个多月时，因腰瘘及下肢水肿而查尿常规：蛋白尿（+），白细胞 5~6。曾经尿培养未发现明显异常。刻下，临近分娩下肢水肿未减，仍出现蛋白尿。纳香，眠可，大便调。舌红边甚、苔薄而微黄少苔，脉滑少力。

证属　脾肾亏虚，水湿泛滥。

治法　健脾益肾，利水通阳。

方药　①四苓散合水陆二仙丹加味。猪苓 10g、茯苓 15g、泽泻 10g、漂白术 10g、芡实 30g、金樱子 30g、北黄芪 20g、蝉衣 10g、大腹皮 10g、贯仲 10g、

太子参 15g、白花蛇舌草 20g、丹参 20g、生甘草 5g，7 剂，日一剂，水煎服；

②食疗。鲜鲤鱼一尾，约 500g，独头蒜子 15g，煮熟，食鱼喝汤，以健脾利水。

2007 年 8 月 16 日二诊　药后肿消。尿常规：白细胞 0~1 个 /HP，尿中蛋白消失，余项无明显异常。舌红苔白，脉细弦少力。守上方再服 7 剂以善后。

随访　水肿愈并顺产。

按　妊娠期间，肢体面目发生肿胀，则称为子肿。其病机主要是脾肾阳虚，脾阳虚不能运化水湿，肾阳虚则上不能温煦脾阳，下不能温暖膀胱以利水道。故泛滥于肌肤，遂成水肿。本案故治与四苓散合水陆二仙丹以健脾益肾，利水通阳；配以食疗健脾利水而收效。

【案例 4】 水肿（肝硬化）

周某某　女　72 岁　居民

2011 年 8 月 8 日初诊　下肢水肿逐渐加重（发病时间难以追溯）。近期下肢水肿并双足沉重，行走不利，五心烦热，腹胀纳减，睡眠梦多，尿有不尽感。有高血压和肝硬化史，正在服降压药。血压 140/80mmHg。观其腹部稍膨隆，下肢按之凹陷如泥。患者不愿意做超声检查，从触按腹部状态看，应有轻度腹水。舌红苔白稍腻，脉弦缓软。

证属　脾肾亏虚，水湿结聚，瘀血内停。

治法　健脾利水，益肾化气，活血破瘀。

方药　①五苓散合五皮散加味。陈葫芦壳 30g、薏苡仁 30g、大腹皮 15g、生姜皮 10g、白术 10g、猪苓 30g、泽泻 25g、茯苓块 15g、茯苓皮 15g、陈皮 10g、桑白皮 15g、桂枝 5g，7 剂，日一剂，水煎服；

②大黄䗪虫丸，每日 2 次，每次 1 丸。以助活血通经，破瘀消痞。

2011 年 9 月 1 日随访　药后下肢水肿消。

按　肝硬化，按现代医学认识为慢性肝炎，慢性血吸虫病、慢性酒精中毒，长期胆汁郁积，化学物品中毒等可导致本病的发生。中医称本病为臌胀，认为黄疸、胁痛、蛊毒、嗜酒过度、饮食不节，或脏腑传变等所致。其病机主要是肝失条达、疏泄，则肝郁气滞，滞久致瘀，形成癥瘕；由于肝气横逆，犯胃乘脾，脾虚则清阳不升，津液失于输布，水湿停滞不化，湿热丛生，兼之脉络瘀阻，气血痰湿停聚，发为

臌胀致使水肿。故在健脾利水的基础上，遵《金匮要略·血痹虚劳病脉证并治》"内有干血，肌肤甲错，两目黯黑，缓中补虚，大黄䗪虫丸主之。"以其活血通经，破瘀消痞，以充分发挥汤剂、丸药相互配合治疗的最佳疗效。

2. 小便不利

小便不利证，以小便滞涩难解，重在点滴淋漓，排尿不畅为主证，称为小便不利。其名见于《伤寒论·辨太阳病脉证并治中》。其病因病机《卫生宝鉴》明确指出："小便不利有三，不可一概而论也。若津液偏渗于肠胃，大便泄泻而小便涩少，一也。""若热搏下焦津液，则热湿不行，二也。""若脾胃气涩，不能通行水道，下输膀胱而化者，三也。"小便乃脏腑三焦气化所生，膀胱为津液气化之道。故人身水液渗泄因外邪侵袭，脏气内伤而有所阻滞，则将产生小便不利。本证虽为常见病、多发病，若是脏气内伤所致，则一时难以获愈。故采取杂合以治，疗效迅捷。

【案例】**尿不净（非淋菌性尿道炎）**
胡惠兰　女　32岁　农民

1998年9月30日初诊　小便频急不畅并有不尽感已4年余。缘于病前行绝育术，之后逐渐出现小便频而不畅利。甚至每天上午须小解4~5次，基本上是半个小时到1小时一次。尿道出现灼热。稍憋尿后即感小腹及腹股沟胀痛。病初1994年曾检查血常规未发现明显异常；乙肝：1、3、5阳性；肝功能正常。经用肝再生转移因子，口服肝泰口服液近2年未见好转。刻诊，不仅尿频不畅，而且出现房事后晨起尾骶骨痛，四肢乏力颤抖，早餐后可缓解。口渴喜热饮。病情逐渐加重，经再次检查，白带：真菌阳性，余项无异常；微生物检验报告：解脲支原体阳性，衣原体阳性；宫颈分泌物：杆菌（++）、白细胞（++）、上皮细胞（+）。诊为非淋菌性尿道炎。舌红苔黄白相间均薄、舌中薄黄、舌尖龟裂，脉沉细略弦偏数。

证属　肝肾亏虚，热结膀胱。

治法　滋肾柔肝，清热燥湿。

方药　①左归饮加味。生地黄15g、熟地黄15g、山茱萸肉15g、杜仲10g、龟板胶10g（烊化）、肉苁蓉

10g、牡丹皮12g、赤芍15g，7剂，日一剂，水煎服；

②外洗方。苦参汤合二妙散加味。苦参15g、黄柏15g、胡黄连15g、苍术15g、蛇床子15g、明矾5g、白鲜皮15g，7剂，日一剂，煎水熏洗，以助清热燥湿。

1998年10月7日二诊　尿频急不畅明显缓解，但纳减腹胀。舌红苔黄稍厚，脉细弦软偏数。①守方加广木香10g，以行气除胀，7剂，隔日一剂；②外洗守方。

1998年10月23日三诊　尿急频、腹胀已除，眠可，纳香。大便前腹痛，解后立止；本月行经时，双乳房胀痛。舌红苔薄黄，脉细弦软。

经内服、外洗，小便不畅利迎刃而解。但因长期因尿不快，导致肝郁气滞。故应疏肝健脾，行气开郁调治。

方用逍遥散加味化裁。北柴胡10g、川芎10g、青皮10g、陈皮10g、炒白术10g、防风10g、当归10g、茯苓15g、白芍10g、生姜2片、薄荷10g、生甘草5g、红枣5枚，7剂，日一剂，水煎服。

1998年11月4日四诊　复查结果：支原体、衣原体转为阴性；阴道分泌物检验：白细胞（+）、上皮细胞（+）、杆菌（++）。守方再服7剂以善后。

随访　告愈。

按　非淋球菌性微生物的尿道感染，常见有支原体、衣原体感染。是一种性传播疾病，其主要表现为尿频、尿急、尿痛等膀胱刺激症状。

本案因治疗失当，迁延4年余并逐渐加重。首先治与左归饮＋苦参汤合二妙散煎汤外洗以滋养肝肾，清热燥湿；后期以逍遥散疏肝健脾，行气开郁。用药仅3周，支、衣原体转阴，尿频、尿急解除。

3. 小便失禁

小便不禁，以小便难以自控，甚则完全不能自控，尿出而不觉者。本证多见于老人、妇人及病后，亦有小儿禀赋不足者。《灵枢·经脉》云："实则癃闭，虚则遗溺。"故本病由虚而致。诸如肺脾气虚及肾气虚弱，小儿禀赋不足，肾气不充，三焦气化失司，膀胱水湿输布失约；妇人产后，损伤膀胱，导致失约；或者湿热之邪，蕴结下焦，下注膀胱，气化失常。因此，治疗上虽可"虚则补之"，但难以一蹴而

就，康复难期。而伍以食疗、或配合穴位按摩，则可收预期之效。

【案例1】 小便失控（急迫性尿失禁）

罗某某　女　5岁8个月

2012年8月29日初诊　家长述：孩子从小就有尿自出的毛病，初始以为发育欠佳，未予介意。近逐渐加重，经服车前草等无效，夏季更剧。外婆补述：每天要尿湿7、8条裤子。纳可，为防尿多而喝水少。舌红尖甚苔白，脉细。

证属　肾阳不充，关隘失固。

治法　益肾缩泉，固关巩堤。

方药　①固真丸合桑螵蛸散化裁。太子参7g、龟板12g、桑螵蛸5g、茯苓10g、煅龙骨12g、煅牡蛎12g、炙甘草4g、益智仁3g、台乌药5g、食盐0.6g，7剂，日一剂，水煎服；

②食疗：猪尿脬（小肚）一具加莲子肉15粒炖服，每周一次。以助健脾益脬。

2012年9月6日二诊　家长述：每日尿湿裤子减为2~3条。过去是自出，现在是临拉时控制不住，而尿会自出一点，尿也转长。舌红尖甚苔白，脉细。①守方加菟丝子7g、补骨脂5g，以补肾固涩，再投7剂；②食疗仍按方每周一次。

2012年9月12日三诊　家长述：昨日一天未发现尿湿裤子的现象。舌红尖甚苔微黄，脉细。守上方再投7剂。

2012年9月20日四诊　家长述：尿已长，现在是尿后稍滴沥，未再发现尿裤。舌红苔白，脉浮细。停药观察。

随访　2014年4月7日其母告：尿失禁愈后未发。

按　患者女孩多为不明原因之急迫性尿失禁。中医学则认为患儿禀赋不足，脏气未充，脏腑气虚，膀胱不固所致。故与固真丸合桑螵鞘散以益肾缩尿，固关巩堤；与猪尿脬炖莲肉食疗以健脾益脬而收效。

【案例2】 尿后滴沥不禁（前列腺肥大）

许某某　男　63岁　自由职业

2013年12月10日初诊　尿后滴沥不禁已有数月之久。缘于近10年来，经常尿频尿急，逐渐加重。白昼喝水则拉尿无数次，尿无力、尿短、排不净。近

数月来甚至由滴沥不净发展为滴沥自出。夜尿3~4次，影响睡眠。纳尚香。8个月前，因肩颈痛，经针灸+服中药后已愈。故再次求诊。舌红苔微黄，脉弦软微数。

证属　肾虚阳弱，痰瘀胶结，气化失权。

治法　温阳益肾，化气行水，化瘀散结。

方药　①五苓散加味。桂枝10g、猪苓15g、茯苓15g、白术10g、泽泻25g、蛇舌草30g、土茯苓30g、蛇六谷15g、菝葜15g，10剂，一日一剂，水煎服；

②自我按摩关元、会阴穴。每日睡前、晨起各按摩（点按穴位）各5~8分钟。以助益肾固脬。

2013年12月25日二诊　尿后滴沥不禁症状减轻。舌红苔薄，脉细。守方加重菝葜15g，以增散瘀结、利小便之力，再投10剂。

2016年6月10日就诊告　小便滴沥不禁及尿频尿急已愈。

按　前列腺肥大，可致尿频、尿急、夜尿增多以及急迫性尿失禁，此时西医多与手术治疗。而中医则据其脉证，多与温阳益肾，化气行水；同时加用蛇舌草、土茯苓、蛇六谷、菝葜等以化瘀散结；辅以穴位自我按摩，以助益肾固脬而收痊功。

【案例3】 尿失禁（小产后盆底肌松弛）

毛某某　女　28岁　职工

2011年6月12日初诊　尿失禁。缘于今年3月怀孕小产后，出现小便自出，诸如跑步、打喷嚏则尿自出。江西省妇幼保健院诊为盆底肌松弛。故求治于中医。舌淡暗、苔白润，脉濡细。

证属　肾阳亏虚，气化失权。

治法　温阳化气，益肾固脬。

方药　①五苓散加味化裁。猪苓30g、炒白术10g、泽泻15g、茯苓15g、桂枝10g、炒枳壳20g、肉苁蓉10g、巴戟天10g、党参15g，7剂，日一剂，水煎服；

②提肛运动。每日早、中、晚，端坐，凝神静气，做腹式呼吸并提肛，每次4个8拍，以训练盆底肌。

喜告　药尽后，尿失禁愈。

2012年8月再访　已受孕。

按　本案妊娠3个月后自然流产，本为肾气不足，冲任不固，胎失所系，导致半产。产时复伤气血，乃至肾气尤虚，膀胱气化失职，发为尿失禁。故

治与五苓散加味以补益肾气，气化膀胱；同时提肛运动以训练盆底肌。内外结合，其效奇妙。

4. 小便过多

小便过多证，在诸多医书中未见单列论治。一般均包括在小便不利、小便失禁以及淋证中论述。《金匮要略·消渴小便利淋病脉证并治》所云"男子消渴，小便反多"，直指消渴一证。《诸病源候论》设列"小便数候"，其云："小便数者，膀胱与肾俱虚，而有客热乘之故也。"又云："虚则不能制水，故令数，小便热则水行涩，涩则小便不快，故令数起也。"与《金匮要略》中之消渴论述相类似。而本处论及之小便过多，是以尿多尿频为主证，并无客热。而是肾与膀胱阳气俱虚，肾虚则不制水，膀胱虚则不能气化，故令小便过多。其类似于西医之尿崩症和精神神经性尿频症。临证均为久病不愈，故采取辨证施方并配以食疗而收效。

【案例1】 尿频（尿崩症）

邹某某 男 23岁

1999年3月10日初诊 尿多消瘦2年余。1998年12月退伍回家后，纳少，食无味。嗜酒。日夜均尿多，每晚夜尿4~5次，量多，无任何不适。某医院医生诊为尿崩症。同时，四肢经常麻木不仁。自觉脑袋迟钝。经CT、核磁共振等检查报告；头颅及胸腔扫描、血常规、尿常规、B超；肝、胆、脾、胰、双肾及膀胱、甲状腺功能及结核抗体试验，均未见明显异常。舌红苔薄白、舌中少苔，脉细弦偏数。

证属 脾肾亏虚，关隘失固。

治法 补脾益肾，壮腰固关。

方药 ①水陆二仙丹合六味地黄丸加减化裁。金樱子30g、芡实30g、生地黄12g、熟地黄12g、山茱萸肉12g、茯苓15g、泽泻15g、牡丹皮10g、山药15g、菟丝子30g、炒麦芽30g，7剂，日一剂，水煎服；

②食疗。炒杜仲12~15g、猪腰2个，一周1次，炖熟去杜仲，食猪腰喝汤。以助益肾化气。

1999年3月17日二诊 尿减，晚上1~2次，胃脘有胀满感。但味觉有所恢复。舌红苔薄淡黄润，脉细弦。守方加广木香10g，以行气除胀，再投7剂。

随访告 缓解后渐康复。

2017年5月6日再访 八年前多尿愈后，至今安康。

按 本案素体健康，退伍后所患，应属获得性（继发性）中枢性尿崩症，大致为多种原因影响了精氨酸加压素的合成、转运、储存及释放所致。中医学则认为：七情忧思，或劳伤致脏腑功能虚弱，尤其是肺失宣发，脾失运化，肾失固藏与气化。故与水陆二仙丹合六味地黄丸＋食疗以补脾益肺，益肾化气而收效。

【案例2】 夜尿频（精神神经性尿频）

王某 女 30岁 职工

2016年7月8日初诊 夜尿3~4次已3年余。同时耳鸣，由于耳鸣影响睡眠，而且睡后又梦多，甚则噩梦纷纭。喜温怕冷。经上海、南昌等医院多方检查未发现明显异常。纳可，大便尚调。舌红苔白，脉细弦软。

证属 心肾两虚，膀胱失约。

治法 益肾缩泉，涩精固脬。

方药 桑螵蛸散合固真丹加减化裁。桑螵蛸10g、党参15g、茯苓15g、生远志10g、石菖蒲10g、煅龙骨25g、煅牡蛎25g、醋龟板25g、益智仁10g、台乌药10g、生甘草6g、食盐1g，7剂，日一剂，水煎服。

2016年7月15日二诊 夜尿减至一次，有时直到早晨5点拉尿。耳鸣减轻一半，睡眠安稳，仍梦多。由于怕冷，虽小暑已过，仍不敢使用空调。舌红苔白，脉细弦软。

患者暑期怕冷，突显中焦阳虚，故在益肾固脬的基础上，用食疗以温中补虚。①中药守方再投7剂；②食疗：当归生姜羊肉汤。当归12g、生姜15g、鲜羊肉150g，炖熟，去归、姜，食肉喝汤，每周2次。以助温中补虚。

2016年7月25日三诊 暑期虽汤水饮得多，夜尿稳定在一次。在入睡前，仍有些轻微的耳鸣，已不影响睡眠。舌红苔白，脉微弦。守方再服7剂以善后，食疗同上。

随访 药尽告愈。

按 精神神经性尿频，儿童患病者居多。而本案以夜间多尿，经检查无感染及炎症刺激，白昼排尿如常。故以中医辨证，当为心肾两虚，膀胱失约。治以益肾缩泉，涩精固脬。方用桑螵蛸散合固真丹化裁，并辅以食疗当归生姜羊肉汤以温中补虚而收痊功。

5. 癃闭

癃闭，以小便量多，点滴而出，甚则闭塞不通等排尿困难为主证。妇人新产后出现排尿困难，小腹胀急疼痛，《诸病源候论》称之为"产后小便不通。"

癃闭证，根据临证表现及病因病机的不同，而分为实证和虚证两大类。正如朱丹溪所认为的其有气虚、血虚、有痰、风闭、实热等多种原因所致。无论其如何复杂，若临证辨清虚实，施以方药，并采取相应的措施，诸如针刺、热敷、穴位按摩，均收立竿见影之效。

【案例1】 癃闭（产后尿潴留）

付某某 女 20岁 农民

1984年4月22日初诊 产后3天（第一胎足月顺产）后尿点滴不下2天。曾在乡卫生院导尿2次。昨日下午曾由某医生为其针刺：三阴交、关元穴未应。现准备送省城南昌就医，适逢余回乡而邀诊。刻下，小腹胀坠，尿滞涩不下，胀憋难受。时有发热，自觉汗出。恐尿故拒饮食，声微气短，下肢浮肿，按之如泥。舌质红、苔白、舌中部苔稍腻厚，脉濡微数。

证属 产后感寒，肺失肃降，水道不通。

治法 温肺散寒，通调三焦，利尿通闭。

方药 ①热敷。用热水袋敷于下腹部，同时喂饮糖开水加黑胡椒粉少许半杯；

②针刺三阴交、关元穴，留针15分，补法捻针，以助益肾启闭，疏利三焦；

③按摩足三里穴，以助调理脾胃，扶正培元；

④五苓散加味。桂枝10g、桔梗5g、猪苓12g、泽泻10g、茯苓12g、炒白术10g，3剂，日一剂，水煎服。

嘱其稍进食，以护胃气。上午服一剂，如无效，晚上睡前再进一剂。

第二日家人欣喜来告 药后尿通利。

按 产后尿潴留有四方面原因：一是害怕排尿疼痛；二是腹壁松弛，无力排尿；三是产程中使用药物导致；四是膀胱神经功能紊乱，尿道括约肌收缩甚则痉挛。而中医则认为：产后肺脾气虚，通调不利，肾虚气化失职，或气滞水道不利，致产后小便不通。本案感寒，致使小便不通，有如《伤寒论·辨太阳病脉证并治中》云："伤寒，汗出而渴者，五苓散主之。"故先用热水袋敷于小腹，并餵饮胡椒糖水，

以温散寒邪；次刺三阴交、关元穴，以助益肾启闭，疏利三焦；再按足三里穴，以助调理脾胃，扶正培元；最后与五苓散温肾化气，通调水道。诸法并用，药至病除。

【案例2】 癃闭（前列腺肥大）

吴某某 男 80岁 居民

2008年11月3初诊 小便不通2天。因感冒发热，体温38.5℃，在当地医院静脉滴注抗生素等药3天后，热退。昨日出现小便点滴不出，小腹胀痛难受，大便未解。有前列腺肥大病史。舌红苔淡黄，脉细弦软。

证属 风寒束表，肺失肃降，肾失气化。

治法 宣肺散寒，温肾化气，利尿通闭。

方药 ①针灸。取穴：关元、水道、足三里、三阴交、内关，留针并艾灸15分钟，以助扶正补元，疏利水道；

②五苓散加味。桂枝10g、猪苓20g、茯苓30g、白术15g、泽泻25g、玉米须30g、蛇舌草30g、土茯苓15g，2剂，日一剂，水煎服。

2008年11月5日二诊 针药2天，小便已通，仍难一次解净。小腹胀痛已缓解，但尿时阴茎龟头微痛，大便亦通。舌红苔白，脉略滑而弦软。守方加菝葜30g、内红消30g、青黛15g（包煎）、浙贝母20g、滑石粉30g（包煎）、生甘草5g，以增化瘀散结、利尿通闭之力，再服7剂而愈。

按 本案发热后小便不通，外有表证，内有水湿郁闭。本应有渴欲饮水，水入则吐之证。由于连续予以静脉滴注治疗，上证未能出现则直接表现为小便不通之"水逆"。故针、药配合以温阳化气，利水渗湿而收效。

【案例3】 小便滴沥（前列腺钙化、尿残留）

付某某 男 73岁 居民

2006年12月12日初诊 小便余沥不净，时时滴沥。南昌大学第一附属医院B超报告：前列腺钙化，膀胱尿残余阳性。刻诊：小便余沥伴阴囊及腹股沟汗多而瘙痒。舌鲜红、苔薄而少苔，脉细弦数。

证属 肝肾亏虚，气化不及，心火下移。

治法 益肾化气，清热养阴，燥湿疏风。

方药　五苓散合黄连阿胶汤加减。桂枝10g、白茯苓15g、猪苓15g、泽泻10g、漂白术10g、川黄连10g、阿胶10g（另烊）、台乌药10g、生甘草5g、炒枳壳15g，7剂，日一剂，水煎服。

2006年12月19日二诊　腹股沟汗痒已明显缓解，小便余沥改善。夜间口干。舌红苔薄黄少苔，脉细弦微数。守方加玄参10g、麦冬10g、桃仁10g，以增养阴清热，化瘀通闭之力，再投7剂。

2006年12月26日三诊　阴囊腹股沟汗多、潮湿瘙痒已愈。小便仍稍滴沥不净。舌红少苔，脉细微数。

患者下焦湿热已除，肾气亏虚，气化不及之小便余沥，由于年过70，一时难以痊可，故拟益肾化气，固肾补虚调治，汤剂方用五苓散合金锁固精丸加味；另用食疗：生南瓜子，每日50g，食用，连续3个月。

随访　八年来，小便基本可以自控。81岁去世。

按　本案前列腺增生，炎症、钙化，导致尿无力、尿残留。虽经中药治疗有效，但难以痊可。而食用生南瓜子获收痊功。考：南瓜子，"性平，味甘，无毒。入脾、大肠、小肠三经；杀虫，下乳，利水消肿"（《中华本草》）。余以此创用生南瓜子治前列腺增生致小便不利，屡屡获效。

【案例4】　小便艰涩（前列腺增生症）
朱某某　男　61岁　退休职工

2002年9月11日初诊　小便频而艰，夜尿7~8次，甚则小腹胀痛。B超检查诊为前列腺增生，经服前列通、安尿通等药无效，症状加重。后改服中药金樱子25g，加当归12g，白天症状反而有所缓解。有肠易激综合征史。舌红苔白、舌尖有一瘀点，脉细弦。

证属　肾气不足，气化失权，络脉瘀阻。

治法　益肾化气，养血活血，化瘀通络。

方药　五苓散合桃红四物汤加味。猪苓10g、泽泻10g、白术10g、茯苓15g、嫩桂枝5g、赤芍15g、金樱子30g、当归10g、川芎5g、桃仁泥10g、川红花10g、台乌药10g、生地黄12g，7剂，日一剂，水煎服。

2002年9月20日二诊　夜尿减少，感觉良好，但口觉灼热，伴牙痛，有牙痛病史。开始服药的3天大便拉稀、2~3次/日，近二天转为正常。舌红苔白，脉细弦。①守方再投7剂；②食疗。鸭蛋炖豆腐（豆

腐2块炖熟，蛋1枚去壳打碎加入豆腐汤内，再炖数沸即可），日一食，连服3天。

2002年10月9日三诊　药三周后，小便通畅，但守方在铁路某职工医院配方再进时，症状出现反复。舌暗红、苔白稍滑，脉细弦。

按　经考乃药材质量所致。守方再投7剂。

2002年10月16日四诊　药后效好，小便已畅。舌暗红苔薄白，脉细弦软。守方再服7剂以善后。

按　本案虽是尿频艰涩，实为肾气不足，气化失权，尿道欠通所致。仍以癃闭论治，因其有口灼、牙痛之兼夹证，故在益肾化气的基础上，辅以食疗而收痊功。

6. 淋证

淋证，以尿频短涩，滴沥刺痛，欲出不净，小腹拘急，或痛引腰腹为主证。淋的名称，出自《素问·六元正纪大论》，又称淋闷。《金匮要略·消渴小便利淋病脉证并治》对淋之症状作了描述："淋之为病，小便如粟状，小腹弦急，痛引脐中。"由于本病常见而多发，广见于男女老少皆会罹患，故历代医家均有论述，据不同症状，又分为不同种类。如《诸病源候论·淋病诸候》分为石、劳、气、血、膏、寒、热七种。淋证种类繁多，而劳淋颇为棘手，易于复发。故采取辨治合食疗等，可立痊功。

【案例1】　劳淋（前列腺炎）
吴某某　男　36岁　公务员

2011年10月26日初诊　小腹胀痛伴尿频反复发作。小腹胀痛伴尿频每以熬夜及劳累后发作，并影响睡眠。市某医院B超等检查诊断为前列腺炎，经抗生素静脉滴注一周，尿频缓解，停药则如前。舌红苔黄，脉细弦。

证属　元气亏虚，气滞络阻，下焦积热。

治法　固元行气，清利下焦。解毒通络。

方药　①固真丹合吴茱萸汤加减。益智仁10g、茯苓15g、台乌药10g、生甘草6g、青皮10g、青木香10g、土茯苓30g、蛇舌草30g、小茴香10g、黄柏10g、吴茱萸3g、食盐1g，7剂，日一剂，水煎服。

②生南瓜子，每日50g，去壳食仁。以助通调水道。

2011年11月2日二诊　小腹胀痛减。舌红苔薄

白，脉细弦软。守方加内红消30g、茅莓15g，以增化瘀通络之力，再投7剂；方②生南瓜子照服。

2015年9月8日随访 共服中药28剂，坚持食生南瓜子一个月左右。至今安康，今年妻子已育二胎。

按 本案因慢性前列腺炎而尿频、小腹胀痛。在固元行气，标证缓解的基础上，辅以南瓜子缓图。"南瓜子，味甘，性平。归大肠经"；"功能与主治：杀虫，下乳，利水消肿"（《中华本草》）。实践证明，辨证施治，伍以南瓜子食疗，可收痊功。

【案例2】 劳淋（慢性膀胱炎）

李某某 女 29岁 职工

1991年3月21日初诊 尿频尿急反复发作6年。经服西药（诺氟沙星等）治疗可缓解，停药则发，每以房事后加重。曾服中药（车前草、滑石粉等药）1月余，亦曾在市内各医院求诊，均诊为膀胱炎治疗无效。刻下，白昼小便达10余次，夜晚4~5次。尿意频作，尿量少，有时仅有数滴而已。无烧灼、疼痛不适。欲憋不解则有气上冲至咽喉，甚则有少量大便排出，痛苦不堪。尿常规：蛋白质阴性、白细胞0~1个/高倍视野、上皮细胞0~4个/高倍视野。口干饮少或不欲饮。舌红苔薄白、舌红有纵行细裂，脉细弦软。

证属 肾气亏虚，水湿内停。

治法 益肾化气，利水通阳。

方药 ①五苓散加味化裁。猪苓15g、茯苓20g、泽泻15g、漂白术10g、桂枝10g、桑螵蛸15g，7剂，日一剂，水煎服；

②食疗。每2日炖食猪脬一具，以益膀胱，利尿道；

③暂忌房事。

1991年3月28日二诊 诸症缓解，口干亦显减。舌红苔薄白，脉细弦软。守方再投10剂，同时配合食疗，每2日炖食猪脬一具以善后。

随访 药尽告愈。

按 本案尿频尿急迁延6年。在五苓散益肾化气，利水通阳的基础上，配以猪脬食疗，收效立竿见影。猪脬甘咸，平。有益膀胱、治遗尿之功能。《本经逢原》云："治产妇伤膀胱。"

六、头面五官疾病

1. 头皮奇痒

头皮痒，亦属风瘙痒或风痒，是体虚受风，风入腠理，与血气相搏所致。故《素问·至真要大论》云："诸痛痒疮，皆属于心。"因此，瘙痒与心火密切相关。风瘙痒有全身性和局限性两类。前者包括老年性皮肤瘙痒和冬季、夏季皮肤瘙痒。初起时皮肤无原发皮疹，是因瘙痒剧烈抓搔而出现血痂及抓痕。后者包括肛门瘙痒、女阴瘙痒、阴囊瘙痒及下肢瘙痒等。本处则是头皮瘙痒。

【案例】 头皮奇痒

刘某某 女 39岁 农民

1996年2月1日初诊 头皮奇痒一年余。经用西药洗头无效，晚间瘙痒加剧并影响睡眠，纳食可，喜嗜辛辣食品。头顶部有散在红色抓痂。舌红苔白，脉细。

证属 阴亏血弱，血虚生风。

治法 养血疏风，燥湿止痒。

方药 ①四物汤合苦参汤加味。当归15g、川芎6g、藁本10g、赤芍30g、生地黄15g、熟地黄15g、白鲜皮30g、百部15g、苦参10g、祁蛇10g，14剂，日一剂，水煎服；

②百部洗剂。百部50g、蛇床子30g，14剂，日一剂，水煎洗头。以助温润肺气，疏风燥湿。

随访告 药尽头痒愈。

按 本案之头皮奇痒说明内因与气血相关，外因与风邪相关。邪蕴肌肤，不得疏泄所致。若风邪久羁，化火生燥，乃致津血枯涩，肌肤失养而发为风瘙痒。故治与四物汤养血润燥，加用苦参等清热燥湿；辅以百部洗剂以润肺疏风，内外兼治，共奏养血祛风，燥湿止痒之功。

2. 油风

油风，名出于《外科正宗》，以头部突发局限性斑状脱发，故当今称之为斑秃。由于无自觉症状，故俗称为鬼剃头。此证多为血虚所致，正如《外科正宗》中云："油风，乃血虚不能随气荣养肌肤……所致。"当然情志异常造成脱发，并不少见。诸如《内经》云："喜伤心。""怒伤肝。""思伤脾。""忧伤肺。""恐伤肾。"因此，五脏损伤，影响脏腑机能，可致突然脱发的发生。可见油风一证牵涉到脏腑气血，病机复杂，发病突然迅速，治疗则又一时难以康复。故在辨证施治的基础上，予以汤药内调，局部外治，同时配合调整睡眠时间，以利康复。诸法相伍，可收脱止发长之妙！

【案例1】 油风（斑秃）[1]

陈某 男 31岁 职工

1985年8月16日初诊 近两日头顶突然成片脱发，范围4cm×5cm大小，局部瘙痒。近期少寐，入睡难。纳食如常，二便尚调。舌质红苔白滑，脉缓。

证属 肝肾不足，血虚生燥，瘀血阻络。

治法 滋养肝肾，养血祛风，化瘀通络。

方药 ①桃红四物汤加味。当归15g、川芎10g、赤芍15g、熟地黄12g、川红花6g、桃仁10g、炒柴胡10g、补骨脂10g、薏苡仁15g、防风12g、制何首乌10g、苍术10g、田七3g（打粉冲服）、甘草3g，6剂，日一剂，水煎服；

②局部用生姜擦拭，早晚各1次。以助温经通络，止脱生发。

1985年8月23日二诊 家人代述：脱发处已见细小新发。守方再投7剂。

1985年10月11日再诊 服药28剂，脱发已生，但额前仍稀疏易于脱落，睡眠仍欠佳。舌红苔白，脉细弦。

患者标证虽去，而肝肾不足的本虚未复。为防复发，故拟滋肾柔肝，益血安神以巩固疗效。

方用归芍地黄丸加味化裁。山茱萸肉10g、熟地黄12g、淮山药12g、牡丹皮10g、泽泻10g、生牡蛎20g、枸杞10g、玄参10g、当归10g、补骨脂10g、田七粉1g，再服7剂。

随访 药尽新发渐生，脱发已止。

按 本案脱发处瘙痒并伴少寐，乃为血虚生燥化风。故首先治与桃红四物汤养血疏风，化瘀通络；配合鲜生姜擦拭，发热为度，以温经通络，止脱生发治其标；后期与归芍地黄汤滋养肝肾顾其本。收效颇为满意。

【案例2】 油风（斑秃）[2]

刘某某 女 34岁 物流业

2008年10月31日初诊 斑秃一天。晨起洗头，在前额发际处突然出现脱发，形成一2.5cm×3.0cm的斑秃。由于物流工作繁忙，近半年来健忘，伴四肢麻木不仁。纳如常，眠亦可，月经尚调。舌红苔白，脉细弦无力。

证属 脾虚肾弱，营血不足。

治法 健脾益肾，养血和营。

方药 ①黄芪桂枝五物汤合水陆二仙丹加味。生黄芪30g、桂枝10g、白芍15g、红枣5枚、生姜3片、芡实30g、金樱子30g、全当归12g、枸杞15g、川芎10g、熟地黄15g、防风10g、北山楂30g、制何首乌15g、鸡血藤30g、大活血30g，10剂，日一剂，水煎服；

②鲜姜摩擦患处。一日2次，早晚各一次，以助温经通络，止脱生发。

2008年11月15日来告 服完7剂，现已脱止发长。

按 本案因劳累致使脾肾亏损，其脉象细弦无力，可见其脾虚血弱，营血不足之象。故治与黄芪桂枝五物汤合水陆二仙丹培补脾肾，平补阴阳；配以鲜生姜擦拭局部，发热为度，以温经通络，止脱生发。内外兼治，一周即愈。

【案例3】 油风（斑秃）[3]

邹某某 男 38岁 农民

1983年5月8日初诊 右侧颞部两处脱发2天。近期失眠，半夜醒后再也无法入睡，心烦伴头稍晕。一个星期来即觉脱发而未介意，今晨发现右侧颞部又有两处脱发，铜钱大小光秃无发，摸及脱发皮肤稍有发黏感，食欲可，二便调。舌质红边甚、舌苔薄白，脉细弦。

证属 肝肾亏虚，血虚生风。

治法 滋阴益肾，养血疏风。

方药 ①归芍地黄汤加减。当归15g、白芍15g、熟地黄15g、山药15g、山茱萸肉10g、泽泻10g、云茯苓12g、牡丹皮10g、补骨脂10g、生牡蛎20g，5剂，日一剂，水煎服；

②局部以鲜生姜擦磨，一日3次，以温经通络，止脱生发。

1983年5月13日二诊 睡眠明显改善，脱发处尚无动静。近日感冒。舌红边甚、苔薄白，脉浮。

根据脉证，药虽不及一周，但肾阴亏虚已见改善。故直拟补血活血与养血疏风之法以调之。

方用当归补血汤合桃仁四物汤加味。补骨脂10g、熟地黄10g、生地黄10g、当归12g、白芍15g、防风12g、制何首乌15g、红花7g、桃仁10g、川芎10g、甘草5g、生黄芪20g、漂白术10g，5剂药后而愈。

按 本案油风据其舌质显露肝肾阴虚，致使血燥生风，发根失养而脱。故治与归芍地黄汤以滋肾柔肝，养血疏风；同时配用鲜生姜局部擦拭，发热为度，以收温经通络，止脱生发之效；后期治与当归补血汤合桃仁四物汤以补血活血，养血疏风而获效。

【案例4】 油风（复发性斑秃）

吴某 女 27岁 会计

2006年10月25日初诊 斑秃2个多月。两个月前突然头上出现大小不一的脱发区。少寐，纳食一般，经常腹胀。月经量少，有瘀块。长期从事会计职业，每天面对电脑，工作任务重，故思想比较紧张。舌红苔薄黄，脉细。

证属 脾虚失运，血虚气滞，毛发瘀枯。

治法 健脾益气，活血化瘀，养血生发。

方药 桃红四物汤合枳实丸加味。全当归15g、川芎10g、熟地黄12g、炒白芍15g、赤芍15g、红花10g、桃仁10g、阿胶珠10g（打粉冲服）、白术10g、枳实10g、荷叶15g、茯神30g、太子参20g、鸡血藤30g，7剂，日一剂，水煎服。

2009年12月25日再诊 斑秃，2006年药7剂，脱止生新，之后复常。时隔3年，由于工作繁重，一般均在午夜才能上床休息。近半年来又开始小块脱发，近期加剧导致后头顶左枕侧大面积脱发，并延及右眉内侧脱落。心烦易怒，少寐，纳尚可。已生育一胎，月经尚调。舌红苔薄黄，脉细弦软而微数。

患者因工作繁重及睡眠不足，导致肝郁脾虚，气虚血瘀，毛根失养，故而复脱。治拟疏肝健脾，化瘀通络。

①方用四逆散合当归补血汤加减化裁。北柴胡15g、白芍15g、炒枳壳12g、炙甘草5g、当归15g、生黄芪35g、赤芍15g、桑葚子30g、鸡血藤15g、枸杞子20g、制何首乌15g、熟地黄12g、生地黄12g、

川芎10g、郁金15g、白术10g、茯神30g、阿胶10g（烊服），7剂，日一剂，水煎服；

②局部生姜擦拭，发热为度，以温经通络，止脱生发；

③睡好子午觉。要求夜间子时前入睡，中餐后午时小憩片刻，以利康复。

随访 药后脱止，逐渐生新。

按 本案因工作繁重，劳损脾气，运化失职，化源不足，致气虚血弱，毛根失养。首诊治与桃红四物汤合枳实丸以健脾益气，活血化瘀，养血生发，仅药7剂而脱止发生。3年后，又由于工作负重，出现心烦少寐，睡眠不足，复脱并加重。再诊则用四逆散合当归补血汤以疏肝健脾，养血疏风，化瘀通络；配合鲜生姜局部擦拭，以温经通络，止脱生发；同时调整并保证睡眠时间，多管齐下而获愈。

3. 白发

白发一证，可因生理因素，即是随着年龄增长，黑色细胞的功能逐渐衰退，乃为人体趋向衰老之外征。正如《素问·上古天真论》所云："丈夫……六八，阳气衰竭于上，面焦，发鬓颁白。"另两种因素则是先天遗传以及多种后天因素引起。主要包括先天遗传及皮肤疾病、神经疾病、消耗性疾病、内分泌疾病以及体内微量元素异常、情绪和药物影响等。故白发是常见的而又十分复杂的临床现象，是一难解的临床课题。本处录得一例坚持治疗而成功的病例，以供同道参考。

【案例】 少白头

梅某 男 19岁 学生

2005年6月18日初诊 4~5年来白发逐渐增多，加重半年。就读某大学二年级，白发也愈来愈多。纳香，眠可，习惯性午夜晚睡。父母均满头黑发，故无家族史。舌红苔微黄，脉弦软。

证属 思虑过度，气血亏虚。

治法 补益肝肾，养血美髯。

方药 ①延寿丹加减。何首乌100g、熟地黄100g、桑葚子100g、山茱萸60g、金樱子60g、旱莲草60g、当归30g、白芍60g、川芎30g，上药用中低度（40°左右）白酒5kg，浸泡4~5周后，滤出，每

次25ml，中午晚上各服一次，每次25ml；

②食疗。黑芝麻15g，炒后研碎，早晚温开水冲服。以补养肝肾，滋润五脏；

③外擦酒方。补骨脂50g、五味子30g、黑豆50g、五倍子30g、何首乌50g，打碎，高度（50°以上）白酒浸泡，外用（即睡前洗浴后、待发干，以药酒涂抹头发），以养发荣发。

2005年11月25日二诊　服用中药泡酒及食疗、药酒擦拭头发后，头顶已变黑，但两鬓仍多白发。舌红苔白，脉弦软。

守方加鸡血藤100g、丹参60g、灵芝60g，以助养血活血，补益元气，仍用40°左右白酒5kg再浸泡一料。照前法服；

2006年11月28日三诊　药酒内服外擦治疗后，白发虽见减少并改善。但由于读书学习，仍习惯性晚睡，故睡眠不足。舌红苔薄黄，脉微数。

根据脉证，舌红及脉微数，乃肝肾阴虚之象，故同时治与汤剂内服滋养肝肾以增其功。

守药酒方加减化裁。熟地黄15g、山茱萸10g、何首乌12g、桑葚子15g、五味子10g、大云10g、菟丝子15g、当归10g、枸杞子10g、北黄芪15g、旱莲草10g、女贞子10g，14剂，日一剂，水煎服；

2006年12月14日四诊　药后精神增，心情也舒畅多了。舌红苔薄白，脉细弦。守方再进。

2007年3月30日再诊　共续服中药42剂，同时每晚药酒涂抹。白发转为淡黄色，并逐渐向浅黑转变。仍用外涂药酒善后。

2017年3月23日随访　10年来，满头黑发。

按　本案青年白发，即少白头，并无家族遗传，乃由睡眠不足，脏腑失调，劳思伤脾，脾失健运。致使化源不足，气血亏损，毛发失于润泽滋养，发为白发。故治与延寿丹加减，并以白酒浸泡内服，以补益肝肾，养血美冉；配以食疗黑芝麻研末内服，以增补益肝肾，滋润五脏之力；治疗后期与内服汤药以滋养肝肾，继续外擦药酒涂发以养发荣发。药酒、食疗、内服汤药，坚持治疗近二年，并且诸法并举，而收痊功。

4. 目疾

随着科技进步，电视、电脑、手机的普及。从而用眼过度，损伤气血，导致肝肾阴虚，形成眼目干涩、眼目眨动，甚则眼底器质性病变，临床甚是多见。对目疾的治疗，采取杂合以治，收效迅捷。

【案例1】　视瞻昏渺（黄斑变性）

辜某某　男　62岁　退休公务员

2012年12月29日初诊　左眼朦胧视物不清一周。近期以来，左眼朦胧视物不清。在丰城市人民医院检查：眼底有一血泡样变，并轻度水肿，诊断为黄斑变性，给复方血栓通胶囊、胞磷胆碱钠胶囊及外用眼氨肽滴眼液，未见疗效。检查双眼压无异常。纳尚可，大便结。舌红苔薄黄，脉弦数、重按少力。

证属　肾阴亏耗，肝火上炎。

治法　滋肾清肝，泻火升清。

方药　①刺络。刺左耳尖放血1~2滴，以祛邪扶正，泻肝明目；

②四妙安汤合升降散加味化裁。金银花30g、当归尾10g、玄参10g、生甘草5g、生大黄10g、郁金30g、蝉衣10g、僵蚕15g、片姜黄10g、牛蒡子30g、杭菊花10g、赤芍30g、决明子30g，5剂，日一剂，水煎服。

2012年1月3日二诊　今早晨起床后，视物已清晰，但药后大便稀软，日解1~2次。舌红苔白，脉细弦软。守方加天麻10g，以助平肝熄风，再投7剂。

2013年1月10日三诊　症状再减，但双眼白睛出现细赤脉，即结膜充血。舌红苔微黄，脉细弦软数。守方再加龙胆草10g，以泻肝火，再服7剂以善后。

2013年6月25日电话询　基本康复。回乡小住，在当地按方再服9剂后痊愈。

按　本案乃劳伤精元，肝肾阴虚，虚火上炎，灼燥津液，以致神光暗淡。故治与刺络以祛邪扶正，泻肝明目；四妙勇安汤清热凉血；升降散泻火升清；共奏滋肾清肝，泻火升清，泻肝明目之功。

【案例2】　目劄（眼结石）

廖某　男　8岁　学生

2014年4月7日初诊　母述：双眼胞睑频频眨动已近半年。自述双眼干涩，某医院眼科诊为结石，治之无效，视力无碍。性情好动，食偏香燥，大便干结。舌红苔白，脉微弦。

证属　肺胃积热，脾虚肝旺。

治法　清胃泻肺，养肝熄风。

方药 ①清胃散加味化裁。生地黄10g，牡丹皮6g，川黄连5g，当归6g，升麻6g，蝉衣3g，白芍8g，山药10g，杭白菊5g，牛蒡子10g，青葙子8g，夜明砂6g，7剂，日一剂，水煎服；

②食疗。每2天交替使用猪肝或鸡肝1~2两，做汤食用，以养肝熄风；

③控制或定时观看电视。

2014年4月18日二诊 母述，症状减轻，或不眨、或短暂眨眼，大便仍结。舌红尖甚、苔白根黄，脉细弦软。守方加天麻4g、山茱萸5g、炒菜菔子10g、枸杞子7g，以助滋肾、养肝、疏风、润肠，再投7剂；坚持每二日食猪、鸡肝做汤一次。

随访 2014年7月16日其母杨某告，孩子眨眼已愈。

按 患儿饮食偏嗜，损伤脾胃，以致运化失职，不能输精于目；兼之食郁生热，化风上扰，故双目胞睑频频眨动。故治与清胃散加味，清胃泻热，养肝熄风；本病类似于现代医学中维生素A缺乏的早期表现。故辅以动物肝类食疗。共收养肝熄风之效。

【案例3】 目劄（电光性眼炎）

蔡某某 男 11岁 学生

2015年7月14日初诊 父述：孩子频频眨眼已半年。自述：眼睛干涩、瘙痒。观其双眼胞睑内缘嫩红如朱，其中散布白点状小疹。孩子喜爱看电视；纳香，喜食麻辣水煮。睡眠时流口水。小便黄，大便2日一解。舌红苔白，脉弦、寸浮。

证属 脾胃积热，肝火上炎。

治法 清胃泻火，清肝疏风。

方药 ①清胃散加减化裁。生栀子6g，贡菊4g，麦冬5g，生地黄8g，生大黄4g，牛蒡子10g，蝉衣3g，升麻6g，当归6g，白芍8g，川黄连3g，生甘草3g，7剂，日一剂，水煎服；

②润舒滴眼液，一次1~2滴，早晚各1次；

③减少看电视时间；调整饮食，忌水煮及煎炸食品。

2015年7月20日二诊 父述，药后眨眼减少，眼痒止，干涩除。观其眼睛胞睑内鲜红已退。舌红苔白，脉弦软。守方再服5剂以善后。

随访 父告已愈。

按 患儿酷爱电视，久视伤血；加上饮食偏嗜麻

辣，辛燥损伤脾胃，乃致运化失职，化源不足，精血不能上输于目；兼之食郁生热，化风上扰，故双目胞睑频频眨动。故治与清胃散加味清胃泻火，养肝熄风；以润舒滴眼液，改善眼目干燥；同时控制电视观看时间，以利康复。

【案例4】 目干涩（电脑综合征）[1]

陈某某 男 44岁 干警

2015年2月14日初诊 两眼干涩不舒。因工作原因长期使用电脑，近一时期两眼干涩难受，少寐并口干，每晚最多只能睡上六个小时。纳尚香，二便调。舌红舌尖微红甚苔白，脉细弦软而微数。

证属 劳视伤血，神水受灼。

治法 滋阴润燥，养血明目。

方药 ①沙参麦门冬汤合甘草小麦大枣汤加减。北沙参20g、天冬10g、麦冬10g、扁豆10g、炙甘草6g、淮小麦30g、生栀子12g、淡豆豉10g、桑白皮15g、山药30g、红枣6枚、丹参30g、沙苑子30g，10剂，日一剂，水煎服；

②铁皮石斛散。铁皮石斛60g（打粉、冲服），每日2次，每次3g，以润肺生津，滋水涵木。

随访 药尽而愈。

按 两眼干涩不舒，视物昏花。多因劳瞻竭视，致伤精血。正所谓"久视伤血"（《素问·宣明五气》）。血伤则不能上承以滋养目窍，致使干涩难受。治与沙参麦门冬汤合甘麦大枣汤以滋阴润燥，养血明目；辅以铁皮石斛以润肺生津、滋水涵木而收效。

【案例5】 目干涩（电脑综合征）[2]

张某某 男 31岁 自由职业

2013年4月13日初诊 双目干涩不舒伴咽干、鼻燥已数月之久。由于从事网吧管理，每天与电脑为伴，从夜间8点至第二天6点，均面对电脑。纳尚香，睡眠可。舌红苔薄白，脉弦软。

证属 劳伤精血，神水被灼。

治法 滋阴润燥，补养肝肾。

方药 ①玉女煎合一贯煎化裁。西洋参10g、麦冬15g、生地黄15g、川楝子10g、当归15g、知母15g、射干10g、冬凌草30g、枸杞15g、怀牛膝15g、生甘草6g，7剂，日一剂，水煎服；

②食疗。猪或牛肝100g，用水、食用油适量，食

盐、生抽、葱花少许，做汤食用，每周2次。以补肝养血，润燥明目。

随访 药后症愈。

按 患者长时期从事网吧工作，劳瞻竭视，精血亏耗，肾水不足。虚火上炎，神水被灼，水亏不能养目，导致目窍干涩不舒；由于虚火上灼，亦使肺窍受累，故在目干涩的同时，出现咽干、鼻燥。故治与玉女煎合一贯煎以滋肺肾之阴；由于本病类似于维生素A缺乏症，故辅以食疗动物肝脏，以补养肝血，润燥明目，此乃同气相求之谓也。药食仅一周，诸症悉除。

【案例6】 目干涩（眼干燥症）

王某某 女 58岁 居民

2014年2月19日初诊 双眼干涩不舒如有异物半年，加重半月。眼内干涩似有沙子样摩擦难受，视物模糊。血糖偏高两年，空腹血糖在5.8~7.8mmol/L之间浮动。舌红苔白、舌边稍腻，脉细右关弦。

证属 肝肾阴亏，虚火上灼。

治法 清肝明目，滋阴泻火。

方药 杞菊地黄汤加减。杭白菊10g、枸杞15g、生地黄10g、山萸萸15g、山药15g、当归10g、麦冬10g、北沙参15g、夜明砂15g、川黄连6g、生甘草6g、川芎10g、白芍10g、牛蒡子10g，7剂，日一剂，水煎服。

2014年3月6日二诊 沙子样刺痛已缓解，视物也清晰一些。每在晚上仍会出现眼内有毛发样异物感，并流泪而痒。舌红苔白，脉细弦软。①守方加石斛15g、牡丹皮10g，以助养阴清热，再投7剂；②野菊花煎。每日2次，每次30g，煎水熏眼，以清肝泻火。

其丈夫告 药尽后眼疾愈。

按 本案先患有糖尿病，尔后出现双眼干涩和有异物感。实乃肝肾不足，精血亏耗，致虚火上炎，目窍被灼。故治与滋阴降火，养血利窍。方用杞菊地黄汤加减；辅以野菊花煎熏洗双目，以助清肝泻火，内外兼治而收痊功。

5.左目不动

脑内脊索瘤是颅内较少见的一种破坏性肿瘤，深在于颅底部位，故多发颅神经症状。由于施行放疗，导致神经伤害，致使眼球固定不动。在辨证理论指导下，予以中药豁痰散结，化瘀通窍；加上饮食调理及运动养生等而收效。

【案例】 左目不动（颅底脊索瘤放疗术后）

董某某 男 51岁 自由职业

2017年5月4日初诊 左目不动。缘于颅底脊索瘤放疗术后出现一系列症状，左眼球固定于内眦，不能向左运动，鼻孔闭塞不通气，声重，左耳失听，左侧头面部麻木不仁，少寐而难以入睡。经MRI复查报告：病灶占位较前大致相仿，斜坡右侧新见T2W1高信号影。蒙友人推荐来南昌就诊于中医。刻下，左眼珠胀痛、不能向左移动；吞咽口水时，两鼻腔闭塞不通气，声重说话不清晰。左耳失听。以鼻梁为界，左侧头部麻木不仁。不寐，必须服用艾司唑仑，可睡上4~5个小时，纳尚可，二便调。舌红苔微黄，脉弦细、左细弦、均微数。

证属 痰瘀胶结，窍道阻塞，阴阳失调。

治法 豁痰散结，化瘀通窍，平补阴阳。

方药 ①顺气化痰汤合四妙勇安汤加减。法半夏15g、胆南星10g、葛根20g、炒莱菔子10g、竹茹20g、栝楼皮10g、炒枳壳10g、北山楂10g、生甘草5g、玄参10g、银花25g、当归10g、太子参20g、白术10g、煅龙骨15g、煅牡蛎15g、重楼12g、露房蜂10g、蛇舌草30g、山慈姑10g、辛夷花15g、牛蒡子15g，15剂，日一剂，水煎服；

②饮食调理。食宜清淡，忌油煎炸、麻辣食品；忌食鸡、鸽，可食少量猪肉和鳝鱼、泥鳅；

③睡前半个小时，热水泡足，取微汗，以助引火归元，引阳入阴，安定心神。睡好子午觉；

④晨起运动30~60分钟；

⑤保持良好的心态，稳定情绪，保持乐观。

2017年5月7日电话二诊 眼珠胀减轻，左眼珠仍不能移动，仍失眠。守方加炒枣仁12g、生栀子10g、淡豆豉10g、茯神15g、三棱10g、莪术10g，以助清心宁神、化瘀通络，再投15剂。

2017年6月25日三诊 仍少寐，每晚仍须服艾司唑仑2片，左眼珠已可移动到中线稍过一点点，没睡好则微胀痛，吞咽口水时，鼻腔已可通气，声重除，说话已清晰；左侧头部仍麻木不仁。纳食尚好，二便调。舌红苔白，脉弦软、双寸微浮。守方加减再进。

2017年8月25日四诊 8月17日上海市质子重离子医院MRI报告：脊索瘤治疗后，枕骨斜异常信号肿块影，形态不规则，边界欠清，呈T1W1低信号、T2W1高信号、DW1高信号、ADC低信号，病灶信号大致同前。病灶下部部分层面范围较前略增大。向前累及鼻中隔，斜坡右侧T2W1高信号影，范围较前略缩小，鼻咽部黏膜稍厚，较前不明显。两侧颈部及两侧咽后小淋巴结同前鼻旁窦及左侧乳突炎症同前。放射学诊断：脊索瘤治疗后，病灶下部部分层面范围较前增大，建议结合临床随访；斜坡右侧T2W1高信号影范围较前略缩小，请随访。左眼球仍只能到中间偏右；左侧面部麻木似有加重，说话尚清晰；鼻腔通气顺畅；吞口水已顺畅；纳食一般，以素食为主，大便有时增多。舌红苔白，脉浮微弦。①守方再投7剂；并拟散剂配合缓图。②散剂方：炮穿山甲10g、西红花6g、炙水蛭15g、浙贝母15g，打粉，每日2次，每次3g，以增活血化瘀之力！

2017年9月4日五诊 左眼珠灵活度增，左面部已出现瘙痒，但仍麻木。舌红苔淡黄、边有齿印，脉微弦软。守方汤剂、散剂再服7天。同时建议在当地配合针灸治疗。

2017年11月7日六诊 经配合针刺＋脉冲电疗（隔日一疗，已30次），左面部麻木缓解，只剩左太阳穴绕眉棱骨内侧向下至鼻唇沟仍麻，也较轻微。纳可，睡眠仍入睡难。舌红苔白，脉细而微弦缓。

拟养血宁神，益气化瘀调治。

①酸枣仁汤合桂枝加龙骨牡蛎汤加味化裁。炒枣仁10g、茯神15g、川芎10g、炙甘草5g、知母15g、桂枝3.5g、白芍10g、煅龙骨15g、煅牡蛎15g、红枣5枚、生姜3片、炙黄芪25g、当归10g、夜交藤30g，7剂，日一剂，水煎服；

②散剂加西洋参20g，再服3周。

2017年11月13日七诊 中午电话："报喜！这次药后，左耳突然复听如常。左眼珠尚向内歪斜。当地医生看了处方后说："方内无抗肿瘤药物，只侧重在养血宁神，竟收此疗效。""

2017年12月11日八诊 左眼黑睛已移至正中处，已能活动自如。睡眠仍要依赖艾司唑仑，每晚1片。舌红苔白，脉细而微弦。①守方汤剂加磁石30g、合欢花10g，再服7剂；②散剂守方再进1料（7天量）。

建议：艾司唑仑逐渐减量服，坚持晨练，避免熬夜，以利康复。

按 脑内脊索瘤是颅内较少见的一种破坏性肿瘤，深在于颅底部位，故多发颅神经症状。放疗术后出现一系列的症状，从中医辨证角度看乃痰瘀胶结，窍道阻塞，其病机复杂。故采取杂合以治，优化疗效。治与方药豁痰散结，化瘀通窍，平补阴阳，以扶正固本；调整饮食，以防膏粱之变；睡前泡足以引火归元；坚持晨练以增强体质；保持乐观以利康复，诸法配合而收良效。

6. 耳鸣

患者自觉耳内鸣响，称之为耳鸣。一般分虚实两类，实证多由邪气壅实，上扰耳窍所致。如风热耳鸣，肝火耳鸣，痰火耳鸣等；虚证耳鸣多因脏腑虚损而致，有肾虚耳鸣，心血虚耳鸣，脾虚耳鸣等。西医学认为本病的发病机理复杂，与疲劳，睡眠，月经周期，情绪因素，头部血液循环及内耳缺氧等有关。此外，耳毒性药物的使用，损害了耳蜗内毛细血管和细胞组织，也会导致耳鸣。由于病机复杂，治疗效果也极具不确定性。而按照中医的辨证论治，并采取杂合以治，收效满意。

【案例1】 耳鸣（神经性耳鸣）
龚某 男 35岁 技术员

2014年1月8日初诊 耳鸣反复5个月，加重一周，声同啸叫。曾入江西省中医院就诊，服中药二周，未效。再入南昌大学第一附属医院就诊。经检查拟诊为神经性耳鸣，医生告知：对症治疗，无特殊治疗方法，嘱咐注意休息。由此，心情尤加郁闷烦躁。因不胜耳鸣之烦，而欲求"解脱"之念。询其病史，从事建筑设计工作，长期熬夜，每晚均在子夜12时以后休息。故少寐而致失眠。出现耳鸣后，失眠加重并心烦易怒。刻诊，不仅耳鸣、心烦郁闷，记忆力减退，而且，四肢冰凉，腰痠膝冷。纳尚可，二便调。舌红苔黄、中根部苔微厚，脉滑。

证属 痰热内扰，上窜耳窍。
治法 祛痰化瘀，疏风止鸣。
方药 ①温胆汤加味。法半夏15g、竹茹15g、茯苓15g、陈皮10g、炙甘草6g、枳实10g、天麻10g、红枣5枚、生姜3片、全蝎6g、炮穿山甲5g（打碎）、郁金30g，7剂，日一剂，水煎服；

②刺络法。双耳尖刺络放血一滴，以泻其恶血，扶其正气；

③睡好子午觉，以利康复。

2014年1月15日二诊　络刺＋服药后耳鸣已明显减轻，啸叫声转为知了声，人也感觉轻松，膝冷减，心气已收敛，心情烦躁减轻。舌红尖稍微甚、苔微黄，脉略滑并有弦象、重按少力。守方再投7剂；再刺络放血一次。

2014年1月23日三诊　左耳鸣已减85%、右耳减40%。舌如前，脉细弦软。守方加炒白术10g，以健脾益气，再投7剂；再刺络放血一次。

2014年1月28日四诊　睡眠改善，周身轻松，手复温，面色已红润，耳鸣转为轻微蛐蛐声。舌红苔白，脉微弦、重按少力。守上方再投7剂并刺络一次。

2014年2月8日五诊　在安静环境下仔细体会，耳稍有微鸣，腰疲膝冷已明显缓解。精神、体质增强，心绪已稳定。舌红苔微黄，脉细弦软而微数。守方再投7剂并刺络一次。然后停药观察一周。

2014年2月20日六诊　右耳稍有微鸣，睡眠时无碍。记忆力恢复如常。舌红尖微甚、苔微黄，脉弦软。①守方加炒酸枣仁15g、生枣仁15g、淡豆豉10g、知母10g、栀子10g、川芎10g，以养血宁神善后，再服7剂；②刺络一次；③嘱：停药后，按时作息，自按保健：叩天鼓，揉神门、天宫、翳风、听宫穴，每日1~2次。

2017年12月13日相告　耳鸣愈后，至今安康。

按　本案耳鸣，中西医药罔效。经疏风化痰、化瘀通络，服药42剂；加上刺络6次，其症豁然。总其所得，一是抓住痰瘀阻窍之病理特点，痰去瘀化，其窍自通；二是刺络，"宛陈则除之"（《灵枢·九针十二原》），则泻其恶血，助中药以化瘀通窍；三是刺络部位，选耳尖，其近手少阳三焦经的循行部位，故去宛陈莝效专力宏。

【案例2】 耳鸣（食物性耳鸣）

王某某　男　49岁　木工

2012年3月21日初诊　耳鸣发作6天。这次耳鸣是食鸡后复发，以右耳为重，听力减退。去年曾耳鸣入南昌大学第二附属医院就诊，服药而缓解。刻下，

经检查血生化、肝肾功能及血脂、血糖、肿瘤二项（甲胎蛋白、癌胚抗原）均无异常。纳尚可，大便时干时结，睡眠时好时差。舌深红苔薄黄，脉细弦软。

证属　肝肾不足，脾虚气滞。

治法　滋肾养肝，补脾化瘀。

方药　①四君子汤合六味地黄汤加味。党参15g、白术10g、生地黄15g、山茱萸5g、山药30g、泽泻15g、茯神30g、牡丹皮12g、磁石30g、芦根50g、藁本15g、石决明30g、牛蒡子30g、枸杞10g、全蝎6g、生黄芪30g、红花10g、桃仁泥10g，7剂，日一剂，水煎服；

②水蛭大黄散（自拟）。水蛭15g、生大黄25g、荆芥穗25g，研末，每日3次，每次3g，温水送服。散剂中水蛭破血通瘀，大黄泻热行瘀，荆芥祛风通窍，共建泻热逐瘀，祛风通窍之功。

2012年6月11日喜告　耳鸣药后即愈。

按　本案曾有过耳鸣史，经治疗已愈，因食鸡而诱发。鸡，味甘，性温，有温中益气，补精填髓之功效。但《中华本草》在使用注意中提示："凡实证，邪毒未清者慎用"。患者耳鸣，既有本虚，又有邪实的一面，故食鸡，致使未清之邪毒壅滞酿变。治与四君子汤合六味地黄汤补虚、水蛭大黄散泻实，共襄速效。

【案例3】 耳鸣（外伤性耳鸣）

王某　女　32岁　餐饮业

2013年2月26日初诊　左耳疼痛并耳鸣近3个月。三个月前因掏耳朵，不小心戳伤中耳道而出现疼痛并耳鸣（有节律的轰轰作响）。血压偏低，经常头晕，失眠，每晚必须要到深夜1~2点才能入睡。血压：105/82mmHg。舌红苔薄黄、舌体偏胖，脉细弦微数。

证属　痰瘀上扰，阻塞耳窍。

治法　燥湿豁痰，熄风利窍。

方药　温胆汤合半夏白术天麻汤加减。法半夏15g、陈皮10g、竹茹15g、枳实10g、茯苓15g、茯神15g、天麻12g、双钩15g、夏枯草30g、芦根50g、白术10g、炙甘草6g、丹参30g、红枣5枚、生姜3片、川黄连6g，7剂，日一剂，水煎服。

2013年3月7日告　耳痛、耳鸣已止。

2013年3月20日再诊　今晨左耳又出现耳鸣，同时微痛。舌红苔微黄，脉细微弦而少力。①守方

再投7剂；②刺络法。针刺左耳尖放血一滴。以泻恶血，去郁滞。

2014年6月11日其父王某代告，耳鸣已愈，至今未复发。

按 本案则是外伤，戳伤中耳道，瞬间疼痛并耳鸣。正如《证治准绳》中云："打扑金刃损伤，是不因气动而病生于外，外受有形之物所伤，乃血肉筋骨受病，非如六淫七情为病，有在气在血之分也。"其实外伤与内伤相关，原有脾胃内伤，聚湿成痰；外伤则为诱因，刺伤形成剧痛，导致痰火上逆，扰动耳窍致鸣。故治与温胆汤合半夏白术天麻汤燥湿化痰，平肝熄风；同时运用刺络法，泻其恶血，去其郁滞，共奏熄风止鸣之效。

7. 耳闭塞

耳闭，耳内胀闷如物阻隔，致使听力障碍。其病或左或右，或双耳同时出现。若日久不愈，将导致耳聋。正如《素问·生气通天论》中云："耳闭不可以听。"其证有三类：一是邪毒滞留，清窍壅塞；二是气血瘀阻，清窍闭塞；三是气血不足，清窍失用。其因或风邪上犯，或脾虚气弱，肝肾亏虚等，或虚实夹杂。若临证标本兼治，汤药固其本，祛其邪。络刺泻其恶血，以通清窍。正如《灵枢·九针十二原》云："宛陈则除之。"

【案例1】 右耳闭塞（右耳听力障碍）[1]

吴某某 女 38岁 居民

2013年2月20日初诊 右耳闭塞伴鼻塞已12天。右耳胀闷如物阻隔伴鼻塞不畅。某医拟中耳炎治疗，给口服头孢胶囊、外用滴耳油及静脉滴注头孢，未愈。舌红苔薄黄，脉略滑

证属 风邪袭肺，清窍闭塞。

治法 疏风宣肺，散邪通窍。

方药 三拗汤合苍耳散加味。炙麻黄5g、光杏仁10g、生甘草6g、辛夷花15g、苍耳子10g、芦根50g、黄柏15g、知母15g、白芷10g、藿香10g、谷精草30g、胆南星10g、露蜂房6g，5剂，日一剂，水煎服。

2013年2月25日二诊 鼻塞已通畅，昨晚右耳闭塞亦通。今日右耳又出现轻微闭塞。舌红苔薄黄，

脉仍略滑。守方加牛蒡子15g、蔓荆子15g，芦根加倍，以疏风祛邪，再进。

2013年3月13日三诊 共续服17剂，仍不定时地短暂出现右耳轻微闭塞，虽服药3周，尚未痊可。舌红苔薄黄，脉微弦。①守方再进；②刺络。点刺右耳尖，放血一次，以疏风泄热，散邪通窍。

2013年3月20日面告 针至耳清，耳闭塞已愈。

按 服药3周，余邪难清，耳闭未能痊愈。配合刺络，其病速去。正如《素问·离合真邪论》所云："此邪新客……逆而刺之，温血也，刺出其血，其病立已。"

【案例2】 右耳闭塞（右耳听力障碍）[2]

陈某某 男 17岁 泥工

2014年5月9日初诊 右耳闭塞疼痛，听力减退已10余天。十天前突然右耳闭塞疼痛，并逐渐听力减退。曾服中药（何药不详）7剂未有减轻，刻诊，右耳闭塞疼痛，听力差。偏食，嗜肉食、奶茶、煎饼等。二便尚调。舌红苔白，脉浮滑。

证属 痰湿蕴结，困阻耳道。

治法 燥湿豁痰，通络利窍。

方药 ①刺络法。针刺双耳尖放血，以泻恶血，通清窍；

②导痰汤加味。法半夏15g、茯苓15g、茯神15g、竹茹20g、枳实10g、陈皮10g、胆南星10g、炙甘草6g、红枣5枚、生姜3片、芦根30g、丹参30g、炮穿山甲3g（打粉冲服），7剂，日一剂，水煎服。

2014年5月13日二诊 服药4剂，耳闭耳痛已止。舌红苔淡黄，脉微弦。中药续服，按约定再刺络一次。

2014年6月10日其外婆代告，耳闭耳痛已愈，现已恢复做工。

按 本案嗜膏粱厚味，痰湿内生，复感外邪，致痰阻耳窍。故首先治与刺络以泻恶血，通清窍；次与导痰汤以燥湿豁痰；共奏泻除恶血，升清通窍之功，仅服药4剂，刺络1次而收效。

【案例3】 两耳闭塞（听力障碍）

俞某某 女 46岁 职工

2005年3月24日初诊 双耳闭塞，听力减退三

周。缘于近期易疲劳，四肢乏力。不知何故突然两耳闭塞，听力逐渐减退。前医给服小柴胡汤4剂后，双耳闭塞有所缓解，但听力尤其右侧听力极差，未获改善。故赴省城求治。刻诊，耳闭、听力极差。纳少、眠尚可，二便亦调。舌红苔淡黄，脉细。

证属　脾胃气虚，清阳不升。

治法　益气行血，升阳通窍。

方药　①针刺。取穴：听宫、翳风、合谷穴（均用双穴）。就诊时针一次，留针30分钟，以助利窍聪耳；

②益气聪明汤加味。党参15g、升麻10g、白术10g、北柴胡5g、葛根15g、蔓荆子10g、生黄芪35g、当归5g、白芍10g、生甘草5g、陈皮10g、石决明15g、黄柏10g，7剂，日一剂，水煎服。

2005年4月7日再诊　药尽耳闭通，听力复，故未再复诊。二天前因吹风后，右耳又出现短暂掣痛，因惧耳闭复发而再次就诊。舌红苔薄白，脉细。守方再服7剂并按上穴针刺。

2005年4月14日告愈。

按　本案脾胃气虚，感邪致耳闭塞，由于未及时治愈，导致清阳不升，耳窍失养，故渐渐失听。故首先治与针刺以助利窍聪耳；次与益气聪明汤以益气升阳；针药配合，仅一周收效。

【案例4】　耳痛闭塞（听力障碍）

余某某　女　55岁　公务员

2013年8月16日初诊　两耳闭塞伴耳背掣痛2天。缘于感冒，鼻塞流涕，声重，随之出现耳背掣痛，两耳闭塞，耳内如物堵塞闷胀，听力减退。心烦少寐，纳呆食少。舌红苔白，脉浮。

证属　风温犯表，邪滞清窍。

治法　辛凉透表，通闭利窍。

方药　①银翘散加减。金银花30g、连翘20g、牛蒡子20g、荆芥10g、竹叶15g、淡豆豉15g、炒栀子10g、芦根50g、生甘草6g、桔梗10g、羌活6g、苏叶10g，3剂，日一剂，水煎服；

②刺络法。针刺耳尖（双），放血1滴；针刺风池（双），强捻转（泻法）不留针，以助祛邪通窍，拔针后当即两耳已轻松。

一周后告　针药后，诸症悉除。

按　本案外感风热，邪毒滞留，清窍闭塞。治与银翘散清热疏风；刺络祛毒邪，泻恶血；针刺风池以

清头目、利官窍，三法合用，共成辛凉疏风，透表祛邪，通闭利窍之效。

8. 鼻窒

鼻腔窒塞的病证，称为鼻塞。本病的病因，以肺脾虚损为主，兼有外邪滞留，壅塞鼻窍而致。《灵枢·本神》云："肺气虚则鼻塞不利。"本病为西医学的慢性鼻炎，认为病因可由全身、局部、和环境等因素引起。由于是慢性疾病，治疗颇为棘手。临床首先运用针刺，待标证缓解后，治与中药升阳利气，益脾化湿以收痊功。

【案例】　鼻窒（慢性鼻炎）

张妮　女　29岁　职工

2011年8月3日初诊　鼻塞反复发作已数年。鼻塞发作尤以夏季为甚，并喷嚏不断。若使用空调则症状加重。市某医院拟慢性鼻炎，反复治疗未能获痊愈。故就诊于中医。刻诊，鼻塞，喷嚏不断。纳可，便调。舌红苔白，脉略浮。

证属　风邪上犯，肺虚窍室。

治法　升阳利气，宣肺通窍。

方药　针刺。取穴：印堂、上迎香、下迎香、合谷（后三穴均用双穴）。每日一次，留针30分钟。

2011年8月7日二诊　针刺3次后，喷嚏止，鼻子已通畅。舌红苔薄而深黄，脉略浮。

患者肺气已渐宣畅，当以汤剂善后，治拟，益脾化湿，宣利通窍。

方用奇授藿香丸合玄冬汤化裁。谷精草30g、露蜂房10g、麦冬15g、藿香10g、芦根30g、白芷10g、胆南星10g、玄参10g、生甘草6g、黄芩10g、苍耳子10g、辛夷花15g，7剂，日一剂，水煎服。

随访　针药后，当即症状缓解，按嘱注意避风寒，已逐渐向愈。

按　本案由于肺气虚，清阳不能上达，清肃功能失常，寒邪滞留鼻窍而发；脾气虚，运化之气不能上升，水湿不化，湿浊滞留鼻窍，壅阻脉络，湿热交蒸，痰湿结聚，酿成虚实夹杂之证。故好发于夏季，每遇空调而作。因此，先以针刺疏经活络，宣泄肺气，祛除寒邪；次与中药益脾化湿，宣利通窍。治仅旬日，顽疾获愈。

9. 鼻衄

鼻衄，即鼻出血。属于多发病、常见病。其致病原因是多种因素导致鼻腔黏膜脆弱、毛细血管破裂引起。如萎缩性鼻炎导致的鼻黏膜干燥出血及鼻部外伤，挖鼻孔引起的损伤等。还有一些疾病，诸如急性的发热的传染病、血液病、妇人的经期、妊娠的内分泌调失等，均会引起鼻出血。治疗上，西医采取对症治疗；中医则是辨证施治，而且在此基础上配伍以简便之单方，往往可收意想不到的效果。

【案例】 鼻衄（鼻出血）
徐某某　男　6岁　学生

2008年5月22日初诊　鼻出血半天。患儿经常鼻衄，今日上午又出血。每在进食辛辣食品后发作。舌红尖甚苔白，脉微弦数。

证属　肝经实热，胃火炽盛。

治法　清肝泄热，凉血止衄。

方药　①龙胆泻肝汤加减。龙胆草5g、黄芩5g、栀子5g、北柴胡5g、生地黄8g、车前子6g、木通5g、泽泻6g、白鸡冠花10g、生甘草4g，5剂，日一剂，水煎服；

②芝麻油滴鼻。每日一次。每晚睡前，清洗鼻腔后滴油1~2滴，以助滋阴润肺，凉血止血。

2013年9月3日随访　服药5剂并坚持滴芝麻油1个多月后愈。

按　鼻衄是多种疾病和儿童常见的症状之一。本案患儿本阳刚之体，又嗜食辛辣则致胃火炽盛，胃火炽则肝火愈旺，上炎鼻窍，故时时鼻衄。治与龙胆泻肝汤以泻肝经上炎之火；方中加用鸡冠花，此品乃厥阴肝经之药，凉血止血之力尤强，小儿鼻衄多为鼻黏膜干燥或糜烂，故与麻油滴鼻。麻油，甘凉，有润燥生肌之功，故有助鼻衄之治疗。

10. 唇风

唇风，以其唇部红肿、疼痒、日久破裂流水为特征。此病好发于下唇，与现代医学剥脱性唇炎类似。其病因为胃经风热，多因过食辛辣厚味，胃腑积热化火。复受风热外袭，乃致风火相搏，熏灼唇部，气血凝滞而成。本病常反复发作，可持续数年

或更长。故治宜清热解毒，凉血疏风。在辨证施方的基础上，配以水蛭散以滋脾润燥，化瘀通络，疗效突出。散中水蛭破血、逐瘀、通经；山药健脾补肺，二药相伍而成滋脾化瘀之功。汤散结合，用之唇风治疗，收效突出。

【案例1】 唇风（唇炎）[1]
王某某　男　24岁　职工

2009年6月3日初诊　口唇痒、疱疹、开裂、脱皮伴口干反复发作已近10年。嗜辛辣、煎炸食品。而且经常拉肚子，大便黏臭。纳尚可。舌红尖微甚苔白，脉弦而少力。

证属　脾胃积热，湿热蕴蒸，化燥上犯。

治法　清热解毒，凉血润燥，化瘀通络。

方药　①清胃散合四妙勇安汤加减。川黄连10g、升麻20g、生地黄15g、山药30g、牡丹皮15g、当归身10g、金银花30g、玄参12g、生甘草10g、川椒10g、百部15g、百合20g，7剂，日一剂，水煎服；

②水蛭散。炙水蛭25g，山药50g，研末，分7天服，每日3次，每次3g，温开水送服。

2009年8月4日电话　共服上方14剂，诸症已基本愈好。

再访　已愈。并嘱不食辛辣、煎炸，饮食宜清淡。

按　唇风，也称为唇疮，西医学称为唇炎，为黏膜性皮肤病。唇部红肿、痒痛、干燥、开裂、溃烂流黄色液体为发病特征。中医认为本病病位在胃，病因与风火相关。正如《灵枢·五阅五使》中云："口唇者，脾之官也。"若脾胃功能正常，则唇有所养；如脾胃积热，则燥热化火，上熏于唇而发病。本案嗜食辛辣、煎炸食品，导致脾胃积热，燥热化火，上熏于唇。再外受风邪，风邪上行，则唇痒无度。故治以清胃散合四妙勇安汤以清热解毒，凉血润燥；并配伍水蛭散以滋阴益脾，化瘀通络。汤散相伍，十年痼疾，两周豁然。

【案例2】 唇风（唇炎）[2]
涂某某　女　28岁　职工

2009年4月28日初诊　口唇干燥脱皮开裂反复已5年。5年来，口唇出小疱疹、瘙痒、干燥、脱皮，就这样反复发作。因在深圳工作，故入深圳某医院检查后诊断为：维生素 B_6 缺乏症，经服维生素 B_6 等药

治疗一直无效。纳香，眠可，大便2日一次，干结但可解。月经准时，经量少。舌红尖甚苔白，脉细弦软、左细软。

证属　风热上患，脾胃积热，瘀毒化燥。

治法　清热疏风，凉血解毒，化瘀润燥。

方药　①清胃散合四妙勇安汤加减。川黄连10g、牡丹皮15g、生地黄15g、升麻20g、赤芍15g、白芍15g、金银花30g、玄参10g、当归10g、生甘草6g、山药30g、川椒5g、百部15g、百合20g，7剂，日一剂，水煎服；

②水蛭散。炙水蛭25g、山药50g，研末，分7天服，每日3次，每次3g，温开水送服。以助滋脾润燥，化瘀通络。

2009年5月6日二诊　口唇脱屑已减60%，服药后大便时腹痛。舌红尖甚苔淡黄，脉细弦软而微数。①守方加广木香10g，以行气止痛，再投14剂；②散剂守方配服14天。

2009年5月23日电话　唇病已基本愈好，要求续服。故汤剂及药末再服14天以善后。

电话随访　药尽而愈。

按　本案患者并无特殊嗜好，乃为异地工作，南方气候所致，即所谓水土不服。外邪侵袭，致脾胃功能失调，湿热蕴积，化燥生风，上熏于唇而瘥。故治与清胃散合四妙勇安汤以清热疏风，凉血解毒；伍以水蛭散滋脾润燥，化瘀通络而唇风愈。

【案例3】唇风（唇炎）[3]

喻某某　女　8岁　学生

2001年12月1日初诊　家长述：唇周起疱皲裂结痂反复不断已近5年，加重1年，而且易感。自述：有时发痒，由于唇裂，口不易张开。经外用药膏及服维生素类药未见疗效。纳呆食少，每日饮用牛奶。大便每天可解。昨日下午稍咳。观其咽喉：扁桃体Ⅰ度肿大。舌红尖甚苔白，脉濡微数。

证属　肺胃积热，瘀毒阻络，化燥生风。

治法　清热利湿，凉血解毒，疏风祛邪。

方药　①调整饮食。停饮牛奶，以五谷、蔬果为食。纠正牛奶之偏，发挥五谷、蔬果之养；

②四妙勇安汤合二妙丸加减。金银花15g、当归5g、玄参6g、生甘草5g、炒苍术6g、黄柏6g、黄芩6g、桔梗5g、山药15g、蝉衣10g，7剂，日一剂，水煎服；

③外洗方：苦参煎。苦参10g、白鲜皮10g、胡黄连10g、防风10g、麦冬10g，7剂，日一剂，水煎熏洗患处。以燥湿解毒，疏风滋脾。

2001年12月8日二诊　已停饮牛奶，药后唇周疱疹已消减大半，口已能张开。舌红尖甚、舌苔薄白，脉细微数。守方再投7剂，外用熏洗照前方。

2001年12月22日三诊　唇周如白癣状，微有细白屑，仍干燥。纳增，大便调。舌红苔薄白，脉细、左细弦、均微数。①内服守方白术6g易苍术，加玉竹6g，以养阴健脾，再服7剂；②外用守方再熏洗4剂，每剂熏洗2天，可加热重复使用2天。

随访　药尽唇愈。

按　患孩脾胃虚弱，偏嗜饮食牛奶。牛奶，历代本草称之为牛乳，认为其味甘，性微寒。其有"补虚损，益肺胃，养血，生津润燥，解毒。主治虚弱劳损，反胃噎隔，消渴，血虚便秘，气虚下痢，黄疸"。"脾胃虚寒作泻、中有冷痰积饮者慎用"（《中华本草》）。临床实践证明，除一些特殊体质的人群对牛乳过敏外。甘能满中，过食牛乳，必会导致消化不良，胃中积滞，郁久化热，上熏于唇，发为唇风。故本案的治疗，首先调整饮食，停饮牛乳，以五谷、蔬果为养，防止牛乳蕴积于胃，形成膏梁之变；其次内服四妙勇安汤合二妙丸以清热利湿，凉血解毒，疏风祛邪；外用苦参煎熏洗唇部以燥湿解毒，疏风滋脾。仅治疗三周而愈。

11. 口疮

口疮，在口腔内唇、舌、颊及上腭等处黏膜发生的溃烂点，其大如米粒或如豆大，单个或多个，淡黄色或灰白色，局部疼痛或刺激时疼痛为特征。口疮的发生与气候变化，外邪侵袭，七情劳倦，饮食胎产，以及与某些疾病因素相关。诸多因素引起三焦中之脏腑积热，热邪上炎口腔所致。正如《素问·至真要大论》中云："诸痛痒疮，皆属于心。"心火亢盛则血热，血热则生疮。火热又有虚实之分，而临证有些患者则是虚实夹杂，迁延不愈。这种又称为积年口疮。因此治疗上区别对待，杂合以治，方能收满意疗效。

【案例1】 口疮（口腔溃疡）

孙某某 女 48岁 职工

2013年9月27日初诊 口腔、面颊及唇内生疮，红肿热痛2周余。曾在江西省中医院门诊服菊花、银花、莲子心、麦冬等药，无效并加重。观其口唇上下内侧有6个小溃疡面。刻下，除口疮外还伴双眼灼热。纳食尚好，尿短而灼，大便尚调。舌红苔薄白，脉细弦微数、寸浮。

证属 脾胃积热，火毒上炎。

治法 清心泻火，凉血解毒。

方药 ①导赤散合四妙勇安汤加减。木通10g、车前子15g、竹叶15g、生甘草10g、玄参10g、金银花15g、当归10g、山药30g、生地15g，5剂，日一剂，水煎服；

②肉桂散外敷。肉桂（研粉），每日6g，睡前蜜、油调敷双足涌泉穴。以助导火下行。

2013年10月11日二诊 内服、外敷5天后口腔溃疡愈。因下乡食了辛辣食品。下唇内侧又出现了一小溃疡。舌红苔薄而微黄，脉细而微弦。守方再服7剂而愈。

按 本案口腔内多发溃疡点，乃心火亢盛所致。内治与导赤散合四妙勇安汤以清心泻火，凉血解毒的同时，配合外治肉桂散外敷以导火下行。正如《本草汇》所云："肉桂……能导火归原以通其气。"故而药至疮除。

【案例2】 积年口疮（复发性口舌溃疡）

李某某 女 64岁 居民

2013年7月6日初诊 口、舌经常生疮伴局部红肿溃疡反复发作已30年。刻下，上唇内侧，右舌边均有一溃疡点伴牙痛（右侧上下智齿），口灼。不但不能饮冷，反而喜热饮。经中西医药反复治疗，只可缓解，不能痊愈。有"胆石症并胆囊炎"史，总胆固醇6.19mmol/L。舌红苔微黄、舌中有短碎不规则裂纹、舌边有齿痕，脉细弦软。

证属 心脾积热，虚火上炎。

治法 清胃泻火，凉血解毒。

方药 ①清胃散合四妙勇安汤加减。川黄连6g、生地黄15g、牡丹皮10g、升麻10g、赤芍15g、当归10g、生甘草6g、玄参10g、金银花15g、生大黄6g、

僵蚕10g、蝉衣6g、郁金15g、竹叶15g，7剂，日一剂，水煎服；

②饮水疗法。每日早晨饮20℃左右凉开水350~500ml，以助滋阴泻火；

③调整饮食。以蔬菜、五谷为主，忌辛辣油炸食品，间食醋及新鲜果汁，以助敛阴解毒。

2013年7月14日面告 药后症除，善后以饮食调理。

2017年6月28日随访 四年多来，口疮至今未复发。

按 口疮日久不愈者称为积年口疮或久口疮，本案历经30年，故称之为积年口疮。病发既有脾胃积热，又有心脾肾三经虚火之患，胃热上冲，虚火上炎，致使口疮反复发作并伴牙痛灼灼。经治与清胃散合四妙勇安汤以清胃泻火，凉血滋阴；同时坚持饮凉白开水以滋阴泻火，食醋与新鲜果汁以敛阴解毒。诸法协同，其功至良，使30年的痼疾而获愈。

【案例3】 久口疮（慢性口腔溃疡）

何某某 男 56岁 职工

2004年11月24日初诊 口、舌生疮已10余年，加重1年。在当地医院多方治疗未愈，故赴省城就诊。刻下，舌右侧边及下唇内各有一疮，其大如黄豆，红肿热痛。纳香，便调。有高血压史。舌红尖边甚、苔薄少而黄、舌面斜川字样裂纹，脉浮而弦。

证属 胃火炽盛，热毒上灼。

治法 清胃泻火，凉膈解毒。

方药 ①凉膈散合四妙勇安汤加减。生栀子15g、连翘20g、黄芩10g、生大黄5g（另包后下）、芒硝5g（另包冲入）、生甘草10g、玄参10g、当归10g、金银花30g、薄荷6g、薏苡仁30g，7剂，日一剂，水煎服；

②三金西瓜霜。喷患处，每日3次。以助解毒祛腐，消肿止痛。

2004年12月1日二诊 药后痛减并未新增疮疡。在南昌大学第一附属医院检查血常规、免疫球蛋白，均无明显异常。舌红苔微黄、舌面仍有裂纹，脉略浮。①守方加重大黄5g，加胡黄连12g、蒲公英30g，以增泻火、清热解毒之力，再投14剂；

②每日饮新鲜果蔬汁一杯，以助清热解毒。

2004年12月29日三诊 药尽口疮愈，停药又复发。舌红苔黄，脉微数。①中药守方再投14剂；

②白矾0.5g，兑水含漱，每日3次，以助解毒敛疮；

③食疗。冰片0.1~0.2g，炖猪瘦肉50g，食肉喝汤，连服3天。以助消散郁火及引药上行。

2005年11月30日再诊　去年服药35剂及白矾水含漱、3天食疗后，口疮基本愈好，本月复发，故来昌再诊。舌红边红甚、苔黄，脉浮而数。中药守方加减再进。

2007年4月9日再诊　1年半来，仍小发作两次，唇内侧小疮，一般6~7天可自愈，之前进行治疗也需要2~3周才能缓解。舌红苔薄微黄、舌中仍有鱼脊骨样裂纹，脉略浮。

口疮向愈，为防止复发，拟凉血活血善后，方用凉膈散合四妙勇安汤加减，制成丸剂缓图。

方药　西洋参150g、鸡爪黄连150g、金银花500g、茯苓100g、生栀子100g、生甘草60g、黄芩100g、生地黄150g、石斛100g、连翘150g、薄荷60g、生大黄100g、桔梗60g、浙贝母100g、蒲公英200g、玄参150g、当归100g、落地荷花120g、马勃100g，上药研末，炼蜜为丸，每日3次，每次5g，温开水送服。

一年后随访　愈后未再复发。

按　本案口疮迁延不愈，经在凉膈散合四妙勇安汤清胃泻火，凉膈解毒，凉血活血的基础上，在不同的治疗阶段，配合三金西瓜霜以解毒祛腐，消肿止痛；新鲜果蔬汁以助清热解毒；淡白矾水含漱以助解毒敛疮，以及食疗冰片炖猪肉以助消散郁火，并引药上行。两年半后，由于仍有小发作，而以原方加味制成丸剂善后。诸法杂合，竟收痊功。

12. 吐涎沫

吐涎沫是一种病证，多为痰饮内阻所致。《金匮要略·痰饮咳嗽病脉证并治》云："水在肺，吐涎沫，欲饮水。""吐涎沫而癫眩，此水也。"《金匮要略·呕吐哕下利病脉证并治》亦云："干呕，吐涎沫，头痛者，茱萸汤主之。"又云："干呕吐逆，吐涎沫，半夏干姜散主之。"因此，肺虚脾弱，肝寒挟饮，均会挟饮上逆而致吐涎沫的发生。

【案例】吐涎沫（非萎缩性胃炎）

王某某　男　17岁　学生

2015年7月30日初诊　时时吐白色泡沫黏痰已1年多。上课听讲或天气寒冷时更为频繁，咯吐涎沫已成一癖。入南昌大学第一附属医院就诊，电子支气镜管检查报告：未见明显异常；心电图：正常心电图；血常规：白细胞$12.67 \times 10^9/L$（参考值$3.97 \times 10^9 \sim 9.15 \times 10^9/L$）。已申请胃镜检查。纳香，眠好，大便干结，每1~2日一解。舌红苔白、舌边有齿痕，脉弦缓软。

证属　脾虚肝寒，胃失和降。

治法　温肝散寒，健脾和胃。

方药　①吴茱萸汤加减。吴茱萸5g、党参12g、生姜3片、红枣5枚、法半夏10g、川楝子10g、小茴香10g、漂白术30g、广木香10g、茯苓10g、炙甘草5g、炒莱菔子10g、北柴胡10g、肉桂3g，7剂，日一剂，水煎服；

②调整饮食。宜清淡，忌油腻，不饮冷，以防进一步损伤脏腑阳气。

2015年8月7日二诊　吐泡沫痰显减，大便已调。今天南昌大学第一附属医院胃镜检查报告：非萎缩性胃炎；十二指肠降部黏膜隆起（副乳头？）。舌红苔白、舌中根部苔略厚腻，脉弦软微数。

据其脉证，肝寒渐散，痰涎见减，但脾虚未复。故拟益气健脾，和胃化痰以收痊功。

①方用香砂六君子汤加减。党参12g、白术10g、茯苓30g、炙甘草6g、陈皮10g、砂仁5g、法半夏15g、化红10g、红枣5枚、生姜3片，再进7剂；

②搅海法。即每日早晚各安排一次时间，端坐放松，凝神静气。舌顶于唇齿之间，左右上下旋转各搅拌8拍，唾液徐徐吞咽，有利于调整心理状态和健脾益胃。

秋季学期随访　家长告愈。

按　吐涎沫为脾虚不能约束津液所致。患者为青年学生，实因学习紧张，显然有肝郁之象，加上过食肥甘厚味，酿成痰饮。故上课听讲，思想紧张时，吐涎沫加剧，几成怪癖。正应前人的"怪病多痰"之说。故首先治与吴茱萸汤温肝散寒，健脾和胃；收效后以香砂六君子汤以益气健脾，和胃化痰，并授其搅海法以收舒肝宁神，和胃化痰之功。

13. 紫舌

舌头紫暗，现代医学认为是一些慢性疾病的前兆，也可能是冠心病、肺心病以及糖尿病、支气管炎发病的前兆，或者是末梢循环障碍。胃肠道功能紊乱、消化不良、肺心病、心功能不全等，是引起舌头紫暗的重要原因。而中医学则认为是气血壅滞，或寒凝血瘀所致。故当代名医秦伯未在《中医临证备要》中云："舌尖或舌边有青紫小块或一片青紫色，多见于阴寒证和瘀血证。"临证也有痰热瘀结者，故治疗必须是以辨证为基础，施以杂合治疗。

【案例】 紫舌（末梢循环障碍）

郭某　女　51岁　职工

2014年1月8日初诊　舌尖青紫已有时日。近因咽喉疼痛，市某医院注射青霉素2天，口服阿奇霉素3天，稍缓解而又复发。而且出现，喉中有痰梗塞。同时少寐，尿频，尿急，尿短。故求诊于中医。诊疗中，发现其舌暗红、舌尖青紫、舌下静脉紫暗怒张（青筋暴露）。健康体检：B超报告：除膀胱壁粗糙外，余项未发现明显异常；检查血脂报告：总胆固醇5.8mmol/L。舌质暗红舌尖青紫、苔白、脉细弦。

证属　胆虚胃热，痰瘀阻络。

治法　清胃温胆，行气化痰。

方药　温胆汤加减。法半夏15g、茯苓15g、陈皮10g、生甘草10g、竹茹20g、枳实10g、栝楼皮10g、毛冬青叶10g、竹叶15g、川黄连6g、黄柏10g、车前草15g、鱼腥草15g、青皮10g，4剂，日一剂，水煎服。

2014年1月11日二诊　咽痛喉梗减，尿频急止。舌红、舌尖仍青紫、苔薄白，脉细弦软。守方加丹参30g、当归尾6g，以化瘀通络，再投7剂。

2014年1月18日，咽痛已除，仍梗塞，较前轻。睡眠已安，纳香，便调。舌尖紫暗已转浅、舌底静脉怒张已缩至一个绿豆大圆点、苔薄白，脉细弦软。守方加减进退再服。

2014年3月8日再诊　共续服43剂。舌尖已转为淡紫，舌底静脉稍紫暗、苔白，脉弦软。拟用散剂善后，水蛭散加减：炙水蛭30g、当归尾30g、西红花7g、桃仁7g、川芎15g，打粉，每日2次，每次3g，温开水送服，以化瘀通络。

随访　3月29日告：共服散剂2周。舌尖已呈淡暗色，诸症悉除。

按　本案喉中痰哽梗舌现青紫色，乃为胆虚胃热，痰瘀阻络所致。故首先治与温胆汤以清胃温胆，行气化痰；后期与水蛭散以破血逐瘀而建痊功。

14. 喉痹

喉痹，以咽部红肿疼痛，吞咽不利，异物感为主要症状的急、慢性咽部的病证。喉痹之名首见于《内经》，"一阴一阳结，谓之喉痹"。王冰注解云："一阴谓心主之脉，一阳为三焦之脉，三焦心主，脉并络喉，气热内结，故为喉痹。"而《诸病源候论》云："喉痹者，喉里肿塞痹痛，水浆不得入也。人阴阳之气出于肺，循喉咙而上下也。风毒客于喉间，气结蕴积而生热，致喉肿塞而痹痛。脉沉者为阴，浮者为阳，若右手关上脉阴阳俱实者，是喉痹之候也，亦令人壮热而恶寒，七八日不治则死。"阐明了喉痹的症状、辨证、病因病机及预后。后世医家将喉痹分为喉风、乳蛾、喉痈等症。《医林绳墨》以发病部位区别谓："近于上者，谓之乳蛾、飞蛾，近于下者谓之喉痹、喉闭。……近于咽嗌者，谓之喉风、缠喉风。"《喉科心法》从形态上予以区别，其云："凡红肿无形为痹，有形是蛾。"可见喉痹之含义，逐渐由广义变为狭义。临证既有风寒、风热，也有虚火所致。治疗上据症状及病因病机辨证施治，分别采取汤药、茶方内服、外敷及刺灸，杂合以治，可建良功。

【案例1】 风热喉痹（急性咽炎）[1]

陈某某　女　30岁　职工

2008年3月24日初诊　咽喉痛，以左侧为甚3天。缘于3天前食了鸡肉卷，出现喉咙痛，吞咽食物艰难并疼痛。同时鼻塞，流浊涕。舌红苔薄白，脉细弦数。

证属　风温犯肺，热毒灼咽。

治法　清热解毒，泻肺利窍。

方药　①刺络。少商点刺放血，以泻肺火，刺后当即咽喉痛减；

②米粒灸。取穴：少商，合谷，中府（均用双穴）。方法：取精制艾绒，捻成米粒大小，置于穴位上，用线香点燃。以灸火透诸经而泄热毒；

③银翘马勃散合藿胆丸加减化裁。金银花30g、马勃12g、玄参10g、连翘20g、射干10g、桔梗10g、生甘草10g、牛蒡子10g、露蜂房10g、胆南星10g、黄芩15g、白芷10g、辛夷花10g、当归尾5g、藿香10g，7剂，日一剂，水煎服。

2008年4月1日二诊　咽痛愈。刻诊，鼻塞流黄白相间鼻涕伴头晕。舌红苔白、舌边有齿痕，脉细弦软小数。

患者肺中痰湿未清，鼻窍阻塞。拟清热化湿，疏风通窍调治。

方用藿胆汤加减。藿香10g、胆南星10g、黄芩10g、白芷10g、辛夷花10g、苍耳子10g、露蜂房10g、生甘草6g、蔓荆子10g、谷精草30g，上药连服7剂而愈。

按　时值初夏，患者因食鸡肉卷酿热，邪热直侵咽喉，伤于肺卫，邪毒熏灼，致咽喉疼痛，鼻流浊涕。因邪热盛故首先刺络以泻肺火，配与米粒灸以透诸经而逐邪热；并与汤药以清肺利窍。诸法杂合，共建良功。

【案例2】　风热喉痹（急性咽炎）[2]
曹某某　男　15岁　学生

2008年8月31日初诊　母述：咽喉疼痛一天。静脉滴注头孢菌素未见减轻而就诊于中医。测体温37.5℃，观其咽红，扁桃体（右侧）轻度肿大。有血尿史，查尿常规：潜血阳性。纳香。舌红尖甚苔白，脉浮而微数。

证属　风温犯肺，热毒灼咽。
治法　辛凉透表，清肺利咽。
方药　银翘散合银翘马勃散化裁。金银花15g、连翘15g、牛蒡子8g、马勃8g、射干8、桔梗6g、山豆根6g、生甘草5g、竹叶15g、芦根20g、薄荷6g、黄芩8g，日一剂，水煎服，4剂药尽而愈。

2009年2月14日再诊　咽痛复作，并咽痒而欲咳一周余。观其咽红。纳香，便调。舌红苔薄黄，脉浮而微弦。仍依前法清肺利咽。①守前方再服5剂；②药茶：人参叶3g、薄荷3g、生甘草2g、麦冬3g、金银花3g、野菊花2g，日一剂，开水冲泡，代茶饮以善后。

随访　其母告：儿子咽痛、咽痒欲咳已愈。

按　本案肺卫失固，风热邪毒侵袭，邪热上灼，致令咽喉红肿疼痛，治与银翘散合银翘马勃散化裁以辛凉透表，清肺利咽而收效。数月后遇早春复受邪而复作，故在原方法基础上，配合茶方而收痊功。

【案例3】　虚火喉痹（慢性咽炎）[1]
袁某某　男　20岁　自由职业

1992年7月11日初诊　咽燥微痛二个月。两个月来口干、咽燥，咽喉微痛并有痰梗塞。纳、眠尚好，大便调，小便黄。经江西医学院第二附属医院五官科检查诊断为慢性咽炎。舌红苔白、中间有一纵形裂纹、根部苔稍厚略黄，脉弦略滑。

证属　燥伤肺胃，阴虚火盛。
治法　滋阴降火，宣肺利咽。
方药　①沙参麦冬汤合桔梗甘草汤加减。北沙参15g、玄参10g、麦冬10g、蝉蜕10g、桑叶10g、枇杷叶10g、桔梗10g、竹茹10g、生甘草10g、金银花15g，7剂，日一剂，水煎服；
②肉桂散外敷。肉桂研末每日3~5g，醋、蜜调，晚间敷双足涌泉穴，以引火归元。

1992年7月19日二诊：服药后咽燥、咽痛减。舌中裂纹变浅，脉弦而略滑。①守方加生地黄12g，以助滋肾养阴，凉血润燥，再投8剂；②外敷如上。

1992年8月2日三诊　食鱼后，咽喉又稍干燥。观其咽喉仍淡红稍充血。舌中裂纹见浅、舌苔白，脉细略弦。

按　治疗虽已显效，但患者饮食欠当，食鱼后有复发之势。这就是民间常说的"鱼生火，肉生痰。"一些疾患必须忌口，拟茶饮善后。

方药　①玄参甘桔茶（自拟）加味。种洋参2g、麦冬3g、玄参3g、桔梗3g、虫退3g、胖大海2枚、薄荷3g、桑叶3g、生甘草3g，每日1剂，开水冲泡代茶饮，以益气养阴，润肺利咽；②自我按摩内庭、风池穴以清泄胃热，疏风透表；③外敷按上法。

一个月后随访　告愈。

按　本案由于肺肾阴虚，津液亏损，复受夏季炎热之袭，伴随虚火上灼咽喉，致发咽燥咽痛。故治与沙参麦冬汤合桔梗甘草汤以滋阴润燥并宣肺利窍；配以外敷肉桂散，醋、蜜调敷涌泉穴，以引火归元而解喉窍之患。愈后因饮食不节，乃致有复发之势，治与玄参甘桔茶方以益气养阴，宣肺利咽；自按摩内庭、风池穴以清泄胃热，疏风透表；诸法杂合，以收益肺利窍之妙。

【案例4】　虚火喉痹（慢性咽炎）[2]
蔡某　男　26岁　职工

2013年6月25日初诊　咽燥、咽痛反复发作已两三年，加重2~3个月。刻下，咽燥、咽梗、咽痒。观其咽喉暗红。纳尚香，大便结。曾服慢咽舒宁二周无效。舌红边甚、苔微黄，脉细弦微浮。

证属　阴虚化燥，虚火犯肺。

治法　滋阴凉血，清肺利咽。

方药　①银翘马勃散合四妙勇安汤加味。金银花25g、连翘15g、桔梗10g、马勃15g、射干10g、牛蒡子15g、玄参10g、生甘草6g、当归10g、毛冬青15g、浙贝母15g、胆南星10g、栝楼皮15g、法半夏15g、葛根15g、北山楂15g、炒莱菔子10g、冬凌草30g、蝉衣6g，10剂，日一剂，水煎服；

②桔梗甘草茶。桔梗3g、生甘草2g、毛冬青叶5g、西洋参3g，10剂，每日一剂，开水冲泡代茶饮以轻宣肺气，益气生津。

2013年7月19日二诊　药后症除。舌红苔薄黄，脉细弦软而微数。带茶方回湖北以善后。

电话随访　告愈。

按　本案乃风热喉痹反复发作，加上治疗失当，致使肺肾阴伤，兼之余邪滞留虚火内蒸，遂成喉痹并迁延不愈。对此，治与银翘马勃散合四妙勇安汤以清肺利咽，滋阴凉血；配以桔梗甘草茶以轻宣肺气，益气生津而收痊功。

【案例5】　虚火喉痹（慢性咽炎）[3]

胡某某　女　42岁　职工

2013年7月26日初诊　咽喉痛反复已三个月。市某医院检查诊断：慢性咽炎。经服头孢克肟胶囊无效。观其咽红。舌红苔微黄稍厚，脉细弦软而微数。

证属　肺阴不足，虚火内生。

治法　清肺利咽，滋阴泻火。

方药　冬青麦冬茶。毛冬青叶5g、麦冬3g，10剂，日一剂，开水泡代茶饮。

2013年8月7日二诊　饮药茶10天未见明显疗效。观其咽红较前淡，但自觉症状未减轻。舌红苔薄而淡黄，脉细弦而微数，从脉询之，告：近日情绪欠稳定。

据其脉证，茶饮药力不足以制其肺火。故用汤药，方用银翘马勃散加味。金银花15g、连翘15g、马勃10g、桔梗10g、射干10g、生甘草6g、牛蒡子15g、赤芍15g、毛冬青叶10g、瓜子金15g，5剂，日一剂，水煎服。

2013年8月26日三诊　咽痛药后基本愈好，近因创卫工作加班，劳累并停服中药。咽红，咽喉右侧

又出现疼痛，但不干不灼。舌红苔薄而微黄，脉细弦软而微数。守上方再投7剂。

2013年9月4日四诊　咽痛止，观其咽仍红，右红甚。舌红苔白，脉微弦少力。守方加麦冬10g、玄参10g、北沙参15g，以滋阴润肺，再投7剂。

2013年9月26日五诊　咽痛缓解，咽喉稍干。舌红苔薄而微黄，脉细弦、寸浮。治用药茶善后。

冬青麦冬茶方　毛冬青叶5g、麦冬3g、生甘草3g，每日一剂，开水泡饮，上药连服10剂而愈。

按　本案劳伤，肾阴亏损，经脉上络于肺，由于肾阴虚损，虚火上炎，致肺阴受损，而发为喉痹。因其症状轻微而首用冬青麦冬茶以滋阴泻火，清肺利咽；因收效不显而辅以汤药银翘马勃散以增清肺利咽之力，两法相伍，而收良功。本案用毛冬青叶为主制茶方。考：毛冬青叶，性平，味苦涩。有治汤火伤之长，对疔疮、走马牙疳均有较好的治疗效果，故临证用单方或配以他药，治疗急慢性咽炎，屡试不爽。

【案例6】　虚火喉痹（慢性咽炎）[4]

范某某　男　16岁　学生

2004年8月11日初诊　家长述：咽痛咽干反复发作近10年。孩子幼小就罹患咽炎，曾多方检查，均诊断为慢性咽炎，并常服抗生素及咽喉炎药。虽可缓解，但稍食辛辣则复发。刻诊，自述：咽灼、微痒、微痛。观其咽喉：暗红并有滤泡。舌略淡红苔白、舌边有齿痕，脉细软。

证属　肾阳不足，虚火上炎。

治法　温肾益肺，引火归元。

方药　①肾气丸化裁。山茱萸10g、山药15g、牡丹皮10g、茯苓12g、泽泻10g、熟地黄15g、黑附片6g、肉桂3g，7剂，日一剂，水煎服；

②吴茱萸散。吴茱萸3g/d，研末，醋、蜜和调，夜间外敷涌泉穴。以助引火下行而治虚火。

2004年8月18日二诊　药后咽灼、咽痛减轻。舌红苔白，脉细微数。据其脉象，守方加黄芩10g，以助清肺利咽，并制温肾太过，再进7剂；外敷按法。

2004年8月26日三诊　症状已见缓解，咽稍红，大便软。舌红苔薄淡黄，脉细微弦。按方加减进退共续治24天后家长告：已愈。

按　本案慢性咽炎，反复发作十年。据其脉证应为虚火喉痹。故治与肾气丸，取其温阳滋阴以引火归

元；辅以吴茱萸散外敷涌泉穴，以逐风邪、开腠理并助引火下行。

【案例7】 虚火喉痹（慢性咽炎、焦虑症）

李某某 女 57岁

2014年5月3日初诊 咽喉灼热反复发作。由于咽喉灼热不适伴胃痛、吐酸。当地医院给服奥美拉唑等药无效。刻下，咽灼伴心烦易躁，情绪紧张，高度怀疑自己患了咽喉癌，而且阵发性烦热并出汗，失眠少寐。纳尚香，大便秘结，5~7天一解，无药则不解，故长期服用清好清畅胶囊。观其咽红，略呈暗红色。舌红苔黄，脉细弦软数。

证属 肝郁化火，气滞失运，阴虚脏躁。

治法 行气解郁，滋阴润燥，益气通腑。

方药 ①心理疏导。剖析病情，消除其咽癌之虑；②逍遥散合甘草小麦大枣汤加减化裁。北柴胡6g、白芍15g、薄荷10g、当归10g、茯苓10g、漂白术30g、生甘草6g、生姜3片、炒枳壳10g、绿萼梅10g、赤芍15g、火麻仁15g、炒莱菔子15g、栝楼仁10g（打）、桃仁泥10g、淮小麦30g、红枣5枚、生地黄15g、海螵蛸25g（打）、法半夏10g，7剂，日一剂，水煎服。

2014年5月11日二诊 药7剂后，睡眠已安，咽仍稍灼而有异物感。稍头晕并微心烦。大便仍结，本周解一次，量少。舌红苔白，脉细。守方再投7剂。

2014年5月9日三诊 大便已通畅，2~3日一解，咽喉仍干燥。舌红苔淡黄稍厚，脉微弦、重按无力。守方再进。

2014年5月27日四诊 共服药4周。诸症缓解，去除了患咽癌的顾虑，故心情也轻松愉快。大便已2日一解。舌红苔白、舌边有齿痕，脉细弦软。守方再服7剂以善后。

随访 告愈。

按 患者焦虑抑郁，高度疑虑，致使心绪不宁。由于郁而日久，从而影响五脏六腑。正如《灵枢·口问》所云："故悲哀愁忧则心动，心动则五脏六腑皆摇。"思郁则动火，致使肝郁气滞，阴虚肺热，咽窍不利。故首先进行心理疏导，解除顾虑；然后治与逍遥散合甘草小麦大枣汤以行气解郁，滋阴润燥而获痊功。

15. 乳蛾

因感受风热邪毒，引起喉核红肿疼痛者，称为乳蛾。现代医学称之为急性扁桃体炎。本案因受风热侵袭，引动肺卫郁热，搏结于咽喉，发为乳蛾。正如《诸病源候论》中云："风毒客于喉间，气结蕴积而生热，致喉肿塞而痹痛。"治疗上若采取外泄内透，可收立愈之效。

【案例】 风热乳蛾（急性扁桃体炎）

吴某 男 32岁 职工

2014年4月6日初诊 咽喉肿痛3天。经吊了2天静脉滴注：克林霉素+喜炎平，口服二丁颗粒、新癀片未效。刻下，咽喉痛，就是咽口水也疼痛艰难。观其咽微红，喉核肿胀，突出于喉关两侧（即扁桃体肿大Ⅱ度）。舌深红苔浅黄，脉数、寸浮。

证属 风温犯肺，痰热结聚。

治法 清肺利咽，化痰散结。

方药 银翘马勃散加味。金银花30g、连翘20g、马勃15g、射干15g、桔梗10g、生甘草10g、牛蒡子30g、毛冬青叶10g、浙贝母15g、玄参15g、麦冬10g、鱼腥草30g，3剂，日一剂，水煎服。

2014年4月8日二诊 自行同步服用新癀片。咽仍痛。观其咽红减，喉核未消。舌红苔白，脉微浮。①守方加桑白皮30g、黄芩15g，以助清肺泻火，再投7剂；②刺络。针刺少商穴，出血后当即觉咽痛减轻。

2014年4月20日其妻彭某告 药尽而愈。

按 患者风热乳蛾，首治单与汤药以清肺利咽，化痰散结，疗效不显；复诊时刺络直泄其热而获效。

16. 面瘫

面瘫，单纯口眼㖞斜，无肢体偏瘫的病，称之为面瘫。《内经》称口僻、口㖞。本证有外感与内伤之分。《金匮要略·中风历节病脉证并治》云："络脉空虚，贼邪不泻，或左或右，邪气反缓，正气即急，正气引邪，㖞僻不遂。"而内伤㖞僻，多由血虚及风痰阻络所致。正如《景岳全书·杂证谟》所云："凡非风口眼㖞斜……本由肝血之虚，肝血虚则燥气乘之，而木从金化，风必随之。"《类证治裁·中风》云："口眼㖞僻，因血液衰涸，不能荣润筋脉。"《医学纲目·口眼㖞斜》则云："口㖞斜者，多属胃土有痰。"即是肝风内动，挟痰阻滞窍络而致。尤其是内伤者，极易反复罹患，故单恃药石，一时难以康复。若配合针刺＋脉冲电疗，或配合火罐祛风散邪，疗效更胜一筹。

【案例1】 左面瘫（面神经炎）

唐某 女 36岁 职工

2017年11月22日初诊　口眼㖞斜一周。病前左肩颈痛，上周四因外出吹风后，面部麻木并向右㖞斜。舌红苔薄黄、舌边有齿痕，脉细弦软。

证属　正虚血弱，外邪中络，风引㖞斜。

治法　疏风祛邪，温经通络，益气和血。

方药　①牵正散加味。白芷10g、制南星10g、全蝎6g、炒僵蚕15g、天麻10g、生黄芪15g、钩藤10g、川红花10g、牛奶白附子10g、牛蒡子30g，5剂，日一剂，水煎服；

②针刺＋脉冲电疗＋艾灸。取穴：头维、风池、颧髎、听宫、地仓、合谷、外劳宫、行间、太冲（均用双穴），隔日一针，留针15分钟，电疗后外劳宫、行间、太冲穴加艾条灸各灸三壮，以助温经活络，养血疏风。

2017年11月27日二诊　口角已正，左眼上眼皮微微下垂。咀嚼时，口唇及面颊仍有些僵而失灵。舌尖微向右歪、质红苔白，脉细而微弦。①守方再投5剂；②针刺＋脉冲电疗＋艾灸守上法。

2017年12月1日三诊　笑时嘴角微歪。舌红苔白，脉细弦。守上方法再治5天。

2017年12月4日告　唇已能合拢吹响口哨，诸症悉除。

按　面瘫为常见病、多发病，大部分患者可在2~4周好转，3~4个月后可康复。严重者或2年不愈者，必须手术修复，故病后应及时治疗，防止迁延。本案由于采取杂合以治中药＋针刺＋脉冲电疗＋艾灸，以收疏风祛邪，温经活络，养血疏风之效，仅两周而获痊愈。

【案例2】 左面瘫（外伤性左面神经麻痹）

王某某 男 20岁 木工

1978年11月12日初诊　口眼㖞斜23天。缘于中秋节前一周，因施工不慎被掉下的玻璃刺伤左耳后，当时感头晕，左眼向右牵拉、不能完全闭合，口唇向右㖞斜，左鼻唇沟消失。经某医院用庆大霉素针肌内注射8天；口服"维生素及四环素"等药未见好转。之后服中药（何药不详）15剂不验。急寻余求治。刻下，左耳后外伤已愈，纳、眠均可。舌红苔白，脉弦。

证属　内虚血弱，外伤络脉。

治法　养血疏风，化瘀通络。

方药　①桃仁四物汤加味。当归尾15g、川芎10g、熟地黄10g、赤芍15g、僵蚕10g、地龙10g、大黄10g、川红花7g、桃仁7g、甘草5g，7剂，日一剂，水煎服；

②针刺。取穴：风池、听宫、头维、鱼腰、迎香、地仓（均用双穴）、人中，左右穴交替使用，每日一次，使用提插捻转之泻法并留针15分钟。以助疏风散邪，化瘀利窍。

针后当即见效，拔针后左眼已能基本闭合。

1978年11月26日二诊　上方连续服用14剂，针刺7次，眼睛已能闭合，但下眼睑仍觉费力，口唇㖞斜已基本消失，但大笑时仍稍歪斜。嘱其续服7剂以善后。

随访　已愈。

按　本案为外伤后而风中脉络，导致面瘫，虽经西药治疗2周余无效。循其外伤之因，治与养血疏风，化瘀通络之桃仁四物汤加味；同时与针刺以助散邪利窍，仅针7次，服药2周而愈。

【案例3】 右面瘫（复发性面神经麻痹）

蔡某某 女 31岁 职工

2012年4月5日初诊　右侧面瘫4天。缘于1日出现口舌尖麻木，2日爬山吹风后加重，出现口眼向左侧㖞斜。昨日在江西省中医院诊断为面瘫。中药处方（茯苓15g、法半夏10g、陈皮10g、炙甘草6g、竹茹10g、枳实10g、附片3g、僵蚕15g、全虫1.5g、胆南星10g、天麻10g、桑叶10g、桑枝15g、防风10g、生薏苡仁30g、秦艽10g）10剂。只服1剂，今日右眼皮跳动，面部阵发性抽动。去年曾有面瘫史，在本门诊治疗而愈，故急来求诊。长期血小板减少，刻下血小板37×19⁹/L、白细胞2.7×10⁹/L、脾脏增大。有胆石症、胆囊炎史。舌红苔白，脉细软、左细弦软。

证属　血虚生风，风痰中络。

治法　祛风散痰，养血通络。

①针刺＋脉冲电疗（急则治其标）。取穴：合谷、风池、地仓、颊车、四白、足三里（均用双穴），留针15分钟，每日一针；②继续服中医院所配中药。

2013年4月26日再诊　去年右侧面瘫治疗10天而愈。刻下，愈后刚及一年，又有复发之虞。近日又出现舌麻，右眼眼泪增多。去年面瘫就是从舌尖麻木开始。同时，纳食少味，餐后胃胀，之后又觉嘈杂，不吐酸。尿多尿频，故夜间惧饮水，大便稀烂不成形。怕冷。舌鲜红苔薄白，脉细而微弦。

患者前诊虽愈，但素体肝血不足、肾气亏虚、气郁痰结。故拟行气开郁、健脾化痰、益肾固真。

方用越鞠丸合固真丹加减化裁。川芎10g、炒苍术10g、制香附10g、神曲10g、炒栀子10g、益智仁10g、茯苓15g、台乌药10g、生甘草5g、食盐1g、炒白术10g、高良姜10g、海螵蛸25g、煅瓦楞30g、法半夏15g、青皮10g、陈皮10g，4剂，日一剂，水煎服。

2013年5月1日三诊　舌麻已消失，大便已成形并通畅，仍尿多。舌红苔薄白，脉微弦。守方再进4剂以善后。

2013年5月8日面告　已愈。

2018年3月26日再访　至今安康。

按　本案面瘫，较为特殊，两年中三次发作，第三次因治疗及时而止于萌发中。本病尚不能完全阐明其病因，一般认为可能是营养神经的血管因受风寒而发生痉挛，致使面部神经组织缺血、水肿，受压迫而致病。或因风湿性面神经炎，茎乳突孔内的骨膜炎产生面神经肿胀、受压、血循环功能障碍，病理变化上主要是面神经水肿，髓鞘或轴突不同程度的变性，尤其乳突孔和面神经管内部分显著。中医则认为本病由人体气血不足，面部突受风寒侵袭，气血痹阻于经络，经络瘀滞，筋脉失养致病。正如《金匮要略·中风历节病脉证并治》云："络脉空虚，贼邪不泻，或左或右，邪气反缓，正气即急，正气引邪，喝僻不遂。"本案3次发作，2次为复发，则印证了患者素有气血亏虚，致使脉络空虚。治疗上则随证杂合以治而获痊功。

【案例4】　右面瘫（右面神经麻痹）[1]

邹某某　女　51岁　农民

2007年12月26日初诊　突发面瘫一周。嘴角向左歪斜，右眼闭合不拢。漱口也漏水。纳可。舌红苔薄黄，脉细。

证属　血虚生风，风痰中络。

治法　祛风化痰，益气通络。

方药　①牵正散加味。白芷10g、胆南星10g、牛奶白附子10g、僵蚕15g、全蝎6g、天麻10g、白术10g、陈皮10g、生甘草6g，7剂，日一剂，水煎服；

②针刺加火罐一次。针刺取穴：风池、地仓、颊车、四白、合谷、足三里（均用双穴），留针15分钟；拔罐部位：肺俞、脾俞。以助疏风祛邪，益气通络。

2008年4月6日告　针刺＋拔罐一次，服药7剂后愈。

按　本案突发面瘫，乃脉络空虚，风邪入中所致。"络脉空虚，贼邪不泻，或左或右，邪气反缓，正气即急，正气引邪，喝僻不遂。"（《金匮要略·中风历节病脉证并治》）故与牵正散祛风化痰；同时针刺＋脉冲电和拔罐以益气通络，扶正祛邪。针刺、拔罐1次，服药7剂而愈。

【案例5】　右面瘫（右面神经麻痹）[2]

熊某某　男　53岁　经商

2007年12月11日初诊　突发面瘫6天。5日突然面部向左歪斜，右眼难以闭合。经某医院治疗5天，口服维生素B₁、甲钴胺、通心络，无明显疗效。有"高血压"史，血压150/100mmHg，正在服用珍菊降压片。刻下，右口眼喝斜，纳、眠尚可。舌红苔淡黄，脉细弦小数。

证属　肝血不足，风痰中络。

治法　祛风通络，化痰熄风。

方药　①天麻散合牵正散加减。全蝎6g、牛奶白附片10g、僵蚕15g、大蜈蚣1条、胆南星10g、白芷10g、法半夏10g、天麻10g、白术10g、茯苓15g、炙甘草6g，4剂，日一剂，水煎服；

②针刺＋脉冲电疗。取穴：风池、翳风、地仓、颊车、听宫、合谷、足三里（均用双穴），留针15分钟，每日一次，以助疏风散邪，通络牵正。

2007年12月15日二诊　针药4天症减五成。血压下降为130/95mmHg。舌脉如上。守方再投5剂。

2007年12月20日三诊　共服中药9剂。针刺+脉冲电疗至10次，现颜面左歪已基本矫正，笑时仍向左微歪斜，右眼已可闭合。舌红苔白，脉细弦。守方再服5剂以善后。

随访　康复如初。

按　患者素有基础疾病高血压而突发中风面瘫。此乃先有内伤，络脉空虚；复又外感，风邪入中。即血脉空虚，肝风内动，挟痰上犯，阻滞窍络而致口眼㖞僻。故治与天麻散合牵正散祛风通络，化痰熄风；针刺+脉冲电以疏风散邪，通络牵正。

【案例6】右面瘫（右面神经麻痹）[3]

徐某某　女　21岁　学生

1986年6月12日初诊　右侧面瘫1个月20天。发病前右耳鸣，右眼视物模糊，于4月22日突然右眼闭合不拢，不能眨动，嘴角向左㖞斜。经某医院西药地巴唑、泼尼松、维生素类药物治疗未效；转服中药活血祛风药10余剂；也曾针刺鱼腰、颧髎、地仓、阳白等穴也未获改善。刻下，口眼㖞斜，口淡乏味，纳呆，二便尚调，睡眠尚可。舌红苔薄微黄、舌尖剥苔、舌边有齿印，脉细微数、右偏弦。

证属　肝血不足，风痰中络。

治法　养血柔肝，祛风散痰。

方药　①当归补血汤合牵正散加减。当归10g、黄芪20g、牛奶白附子10g、僵蚕15g、全蝎3g、蝉蜕5g、淮山药20g，3剂，日一剂，水煎服；

②针刺。取穴：合谷、地仓、听宫（均用双穴），留针15分钟，每日一次。以助疏风散邪，通络牵正。

1986年6月14日二诊　舌质红苔薄白，脉细微数、右偏弦。按上方再投3剂，并再针。

1986年6月17日三诊　舌质淡红苔薄白、边有齿印，脉细稍数。①守上方加钩藤6g、凤尾草10g，以助祛风通络，再投4剂；②针刺+脉冲电疗。取穴：（右）听宫、颧髎、颊车；（左）悬钟、阳陵泉。留针15分钟，每日一次。以助疏风通络，益肾柔肝。

1986年6月22日四诊　右眼可微闭、已能稍微眨动。舌脉如上。按上方服药并针刺+脉冲电疗。

1986年7月15日五诊　续服中药10剂、针刺+脉冲电疗10天，面瘫已愈。刻下，精神倦怠，纳呆，食少味。舌红苔薄白，脉细无力。拟用补中益气汤10剂以善后。

1989年1月追访　面瘫已愈，诸症悉除。

按　本案面瘫，曾经西药、中药、针刺均未获效。究其原因，西医治疗本病不属强项，而中药、针刺均是单打独斗，遇上棘手病人，则显力量单薄，一时难以见效，甚则失去最佳治疗时机。故与中药+针刺+电疗，杂合以治，疗效显著，能获事半功倍之效。

【案例7】右面瘫（右面神经麻痹）[4]

邓某某　女　23岁　学生

2014年5月16日初诊　右侧面瘫2天。缘于14日晚上右耳后疼痛，自以为落枕而没介意。昨日出现口眼㖞斜歪向左侧，右眼不能完全合拢，饮水稍有外流。纳、眠尚可。体型偏胖。舌红苔白、舌边有齿痕，脉细弦软数。

证属　脾虚湿盛，风痰中络。

治法　健脾化痰，疏风通络。

方药　①牵正散加味。白芷10g、羌活10g、全蝎6g、牛奶白附子10g、炒僵蚕10g、天麻10g、防风15g、牛蒡子30g，3剂，日一剂，水煎服；

②蓖麻子膏贴。蓖麻子20g（打膏）分二天左右交替外贴足心涌泉穴，以助活络通窍；

③针刺+脉冲电疗。取穴：风池（双）、头维（双）、印堂、地仓、颊车（右）、鱼腰、听宫（右）、合谷（双），留针15分钟，每日一次。以助疏风散邪，活络利窍。

2014年5月17日二诊　面㖞改善。舌红苔白，脉微弦。今日蓖麻子膏贴右足涌泉穴。

2014年5月18日三诊　右眼已能闭合，口角微歪。舌红苔白，脉细弦数。守方加牛蒡子30g，以助疏风之力，再投4剂。

2014年5月23日四诊　前天中午食3鸡腿，昨天右侧面部出现疼痛。舌红苔白、舌边有齿痕，脉细弦数。①守方再投4剂；②热敷面部；③按原穴再针。

2014年6月3日五诊　共服中药18剂；针刺+脉冲电疗7次；蓖麻子膏贴3次。右口眼仍有些微斜，尚未完全康复。喉中痰梗。舌红苔白，脉细弦软而微数。守首方去羌活，加白术10g、茯苓15g、陈皮10g、法半夏15g、牛蒡子30g，以疏风化痰，再服5剂以善后。嘱注意饮食宜清淡，同时要注意休息，避免熬夜。

2014年6月22日来访告 已痊愈。

按 本案治疗，内服中药健脾燥湿，疏风豁痰；外用蓖麻子膏贴穴以消肿拔毒，泻下通关；针刺＋脉冲电疗以疏风散邪，活络利窍。诸法配合而收速效。考：蓖麻子，甘辛，平，有毒，擅长于开通关窍经络。

【案例8】 面瘫（左右交替面神经麻痹）

万某某 男 50岁 教师

2009年12月31日初诊 面部向左侧喎斜27天。12月4日入江西省中医院住院检查诊断为：面瘫，经治疗19天，静脉滴注舒血通、小牛血清，并针灸，病情好转，但未痊愈。嘴角仍左歪，右眼不能完全合拢，进食仍会漏液及食物。1993年曾左侧面瘫，经治疗2个月愈；2003年又因车祸，头面部受伤。刻下，右侧面瘫，眠尚可，小便调，大便干结如羊屎。舌红苔薄而淡黄，脉细弦软、右细软。

证属 肝肾亏虚，气滞血瘀，风痰中络。

治法 养血疏风，益气化痰，化瘀通络。

方药 ①当归补血汤合牵正散加味。生黄芪30g、当归尾10g、白芷15g、羌活10g、全蝎10g、牛奶白附子12g、僵蚕15g、防风15g、卷柏30g、桃仁泥10g、川红花10g、生甘草6g，7剂，日一剂，水煎服；

②针刺＋脉冲电疗。取穴：风池、头维、地仓、颊车、四白、合谷、足三里（均用双穴），留针15分钟，加脉冲电疗，以助疏风祛邪，通络牵正。

2010年1月8日二诊 针药后右眼已能合拢，但闭而不紧，嘴角仍向左轻度歪斜，饮水则外流。口干，尤其是下午。舌红苔薄而黄，脉软而微数。守方加山药30g，以补养脾阴，再投7剂；自用艾条灸，取穴：地仓、颊车、合谷，以助温经通络，疏利口颊。

2010年7月19日再诊 进64剂中药；针刺＋脉冲电疗两个疗程（10天为一疗程）；艾条灸12天，已基本愈好。由于强降雨，参加抗洪抢险3周连日劳累，左侧面部又出现麻木不仁，嘴角也轻微向右歪斜。观其左眼较右眼略大。舌红苔淡黄，脉细弦软微数。①守原方加减进退再服；②针刺＋脉冲电疗。取穴：头维、鱼腰、颊车、迎香、四白、合谷、曲池、足三里（均用双穴），日针一次，留针30分钟，仍10天为一疗程。

2010年10月22日四诊 停针后面部仍麻木不

仁，而且怕风，须带口罩保暖。舌红苔白，脉略浮而细弦。

按 患者面瘫左右交替、反复发作。究其本在虚，疏风化痰已不合时宜。故应益气固本，化瘀通络。

①方用补中益气汤合玉屏风散化裁。北黄芪35g、白术10g、北柴胡15g、升麻15g、葛根15g、党参20g、防风15g、羌活10g、仙鹤草30g、桃仁泥10g、川红花10g、全当归20g、陈皮15g、炙甘草10g、田七粉3g（冲服）、生姜3片、红枣5枚，7剂，日一剂，水煎服；

②针刺＋脉冲电疗，按上穴，10日为一疗程。

共再服中药2周，针刺＋脉冲电疗一个疗程，诸症悉除。

2019年1月18日因胃病就诊，观其面部已康复，至今未再复发。

按 本案7年中先后3次面瘫，左右交替发作，临床颇为罕见。前2次均以祛风散痰，温经通络而愈，第3次则缠绵不愈。究其因为本虚，而且久病必瘀。故以益气固本，化瘀通络而愈。足见辨证施治，标本兼治之重要，杂合以治是病愈之关键。

七、外科疾病

1.粉刺

粉刺，又称痤疮，面疱，酒刺等。好发于青春期。其病乃肺经风热，熏蒸于面，搏结不散而成；或过食肥甘厚味、辛辣食品，脾胃蕴湿积热，上熏于肺，外犯肌肤所致。此外，女性冲任不调，亦可导致肌肤疏泄功能失畅而发，也有因肝郁气滞，郁而化火，上熏肌肤为患，故在治疗上，针对病因，辨清湿、热、郁、瘀，采取不同的治疗方法，杂合治之，方可收到预期疗效。

【案例1】 粉刺（寻常痤疮）[2]

万某 男 22岁 职工

2014年8月29日初诊 患痤疮已四年。痤疮以额为甚，每以春夏加重。嗜辣，口臭。少寐，睡眠晚，喜熬夜，每晚半夜2~3点时休息，大便尚调。舌红苔白，舌边有齿痕，脉细弦软而微数。

证属 肺经风热，瘀毒阻滞。

治法　清胃泻火，凉血化瘀。

方药　①清胃散合四妙勇安汤加减化裁。川黄连10g、栀子12g、生地黄15g、赤芍30g、杭白菊10g、竹叶20g、当归尾10g、金银花30g、玄参15g、生甘草10g、升麻10g、生石膏25g、北沙参15g，7剂，日一剂，水煎服；

②晨起，喝20℃左右凉白开水，350~500mL，以助滋阴泄热；

③按时作息，睡好子午觉，以利康复。

2014年10月15日电话　痤疮显减，要求续服中药，故守方再投一周。

2014年12月5日随访　观其粉刺消失、面部光滑。

按　本案嗜辛辣而又喜熬夜，致使脾胃运化失常，湿热蕴积，上熏于肺，外犯肌肤所致。故与清胃散合四妙勇安汤以清胃泻火，凉血化瘀；配饮20℃凉白开水，以滋阴泄热。同时按时作息，以助燮理阴阳。诸法共奏清胃泻火，凉血化瘀之功。

【案例2】　粉刺（寻常痤疮）[2]

何某某　女　37岁　职工

2012年8月30日初诊　痤疮反复已多年。面部痤疮此起彼伏，一直不愈，满脸均有黯色瘢痕，以颧及下颏为甚。曾经服过中药治疗，服药时可缓解，停药则复发。刻下，面部尤以两颧及下颏部位，布满痤疮，由于久治不愈，导致心烦易怒。纳食尚可，二便调。舌红苔白，脉细弦。

证属　肝郁胃热，瘀毒阻滞。

治法　疏肝清胃，凉血解毒。

方药　逍遥散合四妙勇安汤加减。生柴胡15g、赤芍30g、白芍15g、生甘草6g、金银花30g、绿萼梅10g、郁金30g、生栀子10g、当归尾15g、玄参10g、竹叶15g、生地黄12g、木通10g、薄荷10g、漂白术10g，7剂，日一剂，水煎服；

②饮水疗法。每日晨起饮20℃左右凉白开350~500mL。以助滋阴清热，解毒消痤。

2012年9月6日二诊　痤疮已退，黯斑仍存。舌红尖甚苔薄白，脉细弦软而微数。守方加桃仁泥10g、川红花10g，以助活血化瘀，再投7剂。

2012年9月13日三诊　已无新疹，两脸颊黯斑渐减。舌红苔薄而淡黄，脉细而微弦。守方再进。

2012年9月20日四诊　舌红尖微甚，脉细而微弦。从脉询知，情绪已平和。守首方加僵蚕10g、蝉衣10g、片姜黄10g、生大黄6g，以升清降浊，化瘀祛斑，再投7剂。

2012年9月27日五诊　药后大便次数增多，日2~3解，但无不适。舌红苔白，脉微弦，守方再进。

随访　续服2周后，痤疮已无新生，黯斑渐隐。

按　本案为肝郁脾虚，湿热蕴结，搏结于面部不散，形成久治不愈。故治与逍遥散疏肝健脾，健运化湿；用四妙勇安汤清热解毒，凉血化瘀；并与饮服20℃左右凉白开水，以滋阴清热，解毒消痤。

【案例3】　粉刺（寻常痤疮）[3]

王某某　女　20岁　学生

2010年2月12日初诊　痤疮反复发作。面部痤疮此起彼伏，反复发作，并于去年下半年开始加剧。刻下，以两颧及额头为主，伴心烦易躁，月经色红、量少，而有瘀块。舌红苔薄而淡黄，脉细弦软而微数。

证属　肝失疏泄，肺胃蕴热。

治法　清胃燥湿，疏肝泄热。

方药　①清胃散合四逆散加减。生地黄15g、牡丹皮15g、当归10g、川黄连10g、升麻20g、赤芍15g、白芍15g、生甘草10g、北柴胡15g、炒枳壳10g、蒲公英15g，7剂，日一剂，水煎服；

②千里光煎。千里光50g、野菊花30g，日一剂，煎水熏洗。以助清热疏风，解毒消痤。

2010年12月20日告：仅一周，药尽则愈。

按　患者因疏泄失职，肺胃蕴热，上熏肌肤，导致痤疮此起彼伏。经清胃散合四逆散以清胃燥湿，疏肝泻热；外用千里光煎以清热疏风，解毒消痤，内外兼治，仅一周而收效。

【案例4】　粉刺（寻常痤疮）[4]

宗某　女　14岁　学生

2009年5月2日初诊　患痤疮一年余。面部粉刺反复发作不愈，并形成红色瘀斑，经中药多方治疗一年周效。刻下，痤疮与红色斑块相互夹杂，纳少，早餐胃口很差，早餐以牛奶＋主食。舌红尖甚、苔薄白，脉软少力微数。

证属　肺胃积热，瘀毒阻滞。

治法　清胃泄热，凉膈化瘀。

方药 ①凉膈散合四妙勇安汤加减化裁。竹叶20g、生大黄6g、生栀子10g、连翘20g、黄芩10g、生甘草10g、薄荷10g、玄参10g、当归10g、金银花25g、北山楂30g、生麦芽30g、芒硝3g（后冲入），5剂，日一剂，水煎服；

②果皮外擦法。即用新鲜香蕉皮，睡前擦痤疮及瘀斑。以助清热护肤，化瘀祛斑；

③停饮牛奶，以五谷蔬果为主食，补充富含维生素C类果品。

2009年5月9日二诊 症状减轻，原暗红面色转为白润，大便增多，日2~3解，不稀。舌红苔薄而淡黄，脉微弦少力、微数。守方加重生大黄4g，加鱼腥草15g，以助化瘀解毒之力，再投7剂。

2009年5月16日三诊 痤疮又见减，新痤疮极少。刻下，痤疮主要在两颧部。大便日2~3解，纳可，经水行3天，量中无不适。舌红苔黄，脉细弦软。守方再投7剂。

2009年5月30日四诊 少数新痤疮出现于两颧。舌红尖甚、苔薄白，脉细弦软。守方加桃仁泥10g、川红花10g、蛇舌草15g，以助化瘀祛斑，再投7剂。

2009年6月6日五诊 仍有零星新生痤疮。舌脉如前。①守方加千里光20g、内红消20g，再进；②千里光煎。千里光50g/日，煎水熏洗，以助清热疏风。

随访 其父告：后续服中药，配合千里光熏洗12天后愈。

按 本案正值青春期，其痤疮主要是冲任疏泄失畅，兼之饮食之故。故痤疮此起彼伏，而且遗下难以消散之红斑。经与凉膈散合四妙勇安汤以清胃凉膈，解毒消疮；外用香蕉皮擦抹，以助清热护肤，化瘀祛斑；并以千里光熏洗，以助疏风清热，诸法杂合，以收最佳疗效。考：香蕉皮富含胡萝卜素和叶黄素、蕉皮素，以及蛋白质、脂肪、糖，还有钙、钾、镁、铁、锌等十几种元素；其对皮肤有较好的保护作用，尤其是蕉皮素有较好的抑菌作用。

【案例5】 粉刺（便秘性寻常痤疮）

胡某 女 24岁 职工

2005年11月25日初诊 颜面及唇周痤疮已6个月。素有顽固性便秘史4~5年，便秘加重达6个月。由于便秘，面部、唇周同时出现痤疮。若不服润肠茶，一周无一次大便。纳食尚香。舌红苔白，脉细

弦、左细。

证属 胃肠积热，瘀毒内阻。

治法 润肠通腑，清热解毒。

方药 ①润肠丸加减。当归身12g、生地黄12g、炒枳壳12g、生大黄6g、郁李仁10g、桃红10g、火麻仁15g、莱菔子15g、炙甘草6g、赤芍12g，7剂，日一剂，水煎服；

②食疗。生核桃仁，每日10粒，嚼食。以助补肾益肺，滋阴润肠。

2005年12月3日二诊 大便较前通畅，痤疮显减。舌红苔白，脉细弦微数。守方加鱼腥草15g，以助清肺卫热毒，再投7剂。

2005年12月10日三诊 代述：现在大便两日一解，通畅，要求续服。守方再进。

随访 其外婆告：后续服4周。大便调，痤疮去。

按 患者传导失职，形成便秘。由于肠道结滞过久而生热，津液受灼，耗伤真阴。阴伤则火旺，上熏于面，形成痤疮。故痤疮与便秘同时进退。治疗则与滋阴润肠，通腑泄热，方用润肠丸；配以食疗，生核桃仁补肾益肺，润肠通便。药食同用，共成润肠通腑，祛除瘀毒之功。

2. 皮肤干燥

皮肤干燥证，分为生理性和病理性两类。生理性的干燥是皮肤本身没有疾病，主要是护理不当所引起。如冬天空气干冷，既不注意护理，又过度洗浴，致使皮脂膜损伤，保水功能下降，导致皮肤干燥。此外，缺乏某些维生素，如维生素A、维生素B，还有一些微量元素，如缺钙、缺锌，也会造成干燥；病理性的干燥是指皮肤本身患有皮炎，湿疹及特异性皮炎等。本身皮肤屏障就有缺陷，保水功能较差，很容易导致皮肤干燥。中医认为，皮肤干燥常以皮肤病、环境因素致病外，老年性的皮肤干燥多由血虚、血瘀所致。血虚则肌肤失养，血瘀则行血不畅，肌肤也会得不到津血及时濡养，均导致皮肤干燥。临床必须针对病因予以辨治，若是杂合治疗，收效甚佳。

【案例】 皮肤干燥（维生素A缺乏症）

王某某 男 61岁 农民

1996年10月4日初诊 周身皮肤干燥伴瘙痒3

个月。今年暑季开始，每到晚间，周身皮肤干燥，并有绷急不适伴灼热、瘙痒。口干喜热饮，饮而不多。纳香，眠可，二便调。触抚其体肤：皮肤稍干燥，无疹，但抚之粗糙稍有脱屑，形体偏瘦。舌红尖甚、苔薄白，脉细略弦。

证属　阴虚风燥，瘀血阻络。

治法　滋阴润燥，化瘀通络。

方药　①增液汤合桃红四物汤加味。生地黄30g、玄参12g、麦冬10g、当归15g、川芎6g、赤芍30g、桃仁10g、川红花6g、天花粉20g，5剂，日一剂，水煎2次，分3服；

②食疗。每日进食猪或牛肝2~3两，以补肝养血，滋阴补虚。

随访　上方服至10剂，皮肤开始湿润。配合食疗后愈。

按　维生素A有维持一切上皮组织健全的功能，若缺乏则上皮组织干燥、增生、过度角化，将会出现夜盲症、角膜软化症及皮肤粗糙等。《金匮要略·血痹虚劳病脉证并治》云："经络荣卫气伤，内有干血，肌肤甲错。"即是虚劳日久，经络气血运行障碍。从而产生瘀血，所谓干血指瘀血内停，肌肤失去营养，故而粗糙如鳞甲状。本案年过花甲气血两虚，血行不畅，不仅皮肤干燥粗糙，而且瘙痒难受，乃血虚生风所致。故治与增液汤合桃红四物汤，以滋阴润燥，活血化瘀；配以食疗猪、牛肝脏，以补肝养血，滋阴补虚。仅10天其证若失。

3. 蝴蝶疮

红蝴蝶疮，乃西医学中的系统性红斑狼疮，是一种较常见的、好发于青年女性的自身免疫性结缔组织病。常累及皮肤、关节、肾、心血管和神经等多种重要脏器和系统。临床表现复杂，变化多端。多数起病缓慢，呈亚急性和慢性经过，少数为急性。缓解与复发交替出现。西医认为红斑狼疮系一广谱性疾病，局限性盘状和系统性红斑狼疮为两极端类型，中间有亚急性皮肤红斑狼疮和深部红斑狼疮等。属中医之红蝴蝶疮和虚损范畴。中医认为先天禀赋不足，后天调养失当，七情内伤，劳倦过度，房事损伤，饮食不节，六淫外感，热毒之邪。导致机体阴阳失衡，气血失和，经络交阻，热毒内扰。病机错综复杂，常出现上

实下虚，上热下寒，阴阳气血失调为本，毒热为标。热毒瘀阻经络，伤于脏腑，蚀于筋骨，燔灼阴血而发病。本病为临床之难治之症，最终会演变成多系统损害和广泛的组织损伤。但通过杂合治疗，取得了较好的疗效。虽是个案，从临证治疗过程看，窥得了一线曙光。故录于后，聊供同道探索。

【案例】　**红蝴蝶疮（红斑狼疮）**
赵某某　女　43　居民

2011年7月15日初诊　脸颊出现冻疮样红蝴蝶状斑，以冬季为甚，暑天则缓解已3年。去年冬季双手臂外侧及腰部均出现红斑，伴指关节酸胀疼痛，经江西省皮肤病专科医院检查诊断为红斑狼疮，虽经服药未能获得控制，故就诊于中医。刻下，红斑尚未消退，大小约：左颧外2.5cm×3.5cm、右颧下1.5cm×2.5cm、右手臂外侧7cm×7.5cm、腿部4cm×4cm。纳香，少寐，二便尚调。舌红苔白，脉细弦微数。

证属　禀赋不足，邪毒内生，风湿交阻。

治法　扶正祛邪，祛风除湿，凉血活血。

方药　①豨桐丸合二妙丸加味化裁。海桐皮20g、豨莶草20g、汉防己10g、赤芍30g、玄参10g、当归10g、威灵仙15g、乌梢蛇15g、茯苓15g、黄柏15g、苍术15g、藤梨根30g、南五味子根30g、内红消15g、羌活10g、生甘草6g，7剂，日一剂，水煎服；

②25mg雷公藤总甙片，每日3次，每次2片，以发挥其抗炎、细胞免疫及体液免疫的抑制作用；

③食疗。鲜紫河车每月1具，分2次炖服，以培元固本，扶正祛邪；饮食宜清淡，以五谷蔬果为食，部分可生吃的应生吃（凉拌），少食或不食荤腥。以防膏粱厚味之变。

2011年10月18日再诊　共服药87天，面部红斑已褪，右臂已转为浅红色，左臂外出现一蚕豆大小红斑。纳眠尚可，二便亦调。舌红苔薄而淡黄，脉细而微弦。按上治疗方案续服。

2011年11月16日三诊　续服24天后，左面部红斑已消退，右臂外侧的大红斑也已消退，但上下方仍有一蚕豆大小浅色红斑，左臂已消失，左臀部右侧有一3×5cm大小浅斑。整体来看，症状已明显改善，近期仍失眠伴头痛。舌红苔薄白，脉细弦、左细而微弦、重按少力。①守方加生栀子10g、淡豆豉10g，以

清心宁神，再进；②雷公藤总甙片及鲜紫河车照服。

2012年3月28日　又续服54天。症情稳定。期间曾查血常规：除白细胞2.37×10⁹/L，偏低外，红细胞、血小板系基本正常；红细胞沉降率34mm/h，偏高。春节后，可能是劳累和饮食等原因，两颧又出现红斑，鼻尖部有小红丘疹，瘙痒。上肢及躯干的大片狼疮红斑已消退，与周围皮肤无异，但有时仍会有蚁咬感；热水冲洗后有些瘙痒。乏力，纳香，睡眠多梦，有时做噩梦，二便调。舌红苔薄白，脉细而微弦。针对当前症状，守方佐以清胃，药加黄芩10g、生石膏25g、牡丹皮10g、生地黄15g、麦冬10g，服用二周后，仍按前方服药；②雷公藤总甙片，照服；③鲜紫河车，2个月一具。

2012年11月26日　由于症情稳定，八个月来间断服药36天；鲜紫河车因缺供，已停食3个多月。现症：红斑已全部退净，只剩下淡红浅褐斑，有时胃痛，口水多，纳尚可，二便调，眠亦可，而且梦也少了。舌红苔薄白，脉细。

按　首诊以来，历经16个月，共服中药177剂，并配合服用雷公藤总甙片，食用鲜紫河车10余具，平均一个半月一具。红斑消退，虽期间也有小块红斑出现，未能痊可，但整体情况尚好。为巩固疗效，中药守方加干紫河车20g，再进；雷公藤总甙片停服。

2014年3月2日其夫代述　再续服中药44剂之后，于2013年底前，全身已无红斑。刻诊，春季过后，鼻梁两侧，眼下（承泣穴处）又出现黄豆大小红斑并逐渐扩大至铜钱大小。2013年12月12日临床检验报告：抗核抗体测定（ELISA）2.80（参考值＜1.00），抗脱氧核蛋白抗体测定：阳性；肝功能未发现明显异常。中药守方再进，配合服用雷公藤总甙片

2019年3月3日电话再随访　其夫王某告：全身已无红斑。历经9年，现生活起居如常。

按　红蝴蝶疮，西医称为系统性红斑狼疮。认为是多种因素造成的各种免疫反应异常的疾病，并认为最终演变成多系统损害和广泛的组织损伤。为临证中的疑难杂症。而中医学则认为本病乃先天禀赋不足；后天失养，七情内伤，劳倦过度，房事损伤，饮食失节，六淫外袭等。热毒之邪为其致病主因，本案抓住其元气亏虚，风湿交阻之特点，施以扶正祛邪，祛风除湿，凉血化瘀。同时运用雷公藤总甙片以抗炎、细胞免疫及体液免疫的抑制作用，加上食疗，鲜紫河车

的培元固本，扶正祛邪；调整饮食结构，以五谷蔬果为主，戒食荤腥，以防膏粱厚味之变。从而使这一难治之症，获得了临床治愈的目的。

4. 瘾疹

瘾疹之名首见于《内经》，即《素问·四时刺逆从论》所称之隐轸。因其皮肤出现鲜红色或苍白色风团，时隐时现，故称之。俗称为风疹块。当今医学认为此病为皮肤血管反应性之过敏所致的皮肤病，而称为荨麻疹。本证的发生，风邪外袭，内蕴肌表，毛孔阻滞，不得疏泄，郁而不解，化热伤营为外因；卫外失固，汗出当风。或脾胃湿热，或食荤腥，运化失调，湿热积滞。或情志失调，气机郁结，化火生风。或气血亏损，卫外不固，血热生燥，化热生风。或冲任失调，肝肾不足，精血亏虚，营卫失和等为内因。故本证虽在肌表，但病机复杂，病势缠绵，难以治愈，极易复发。若通过辨证立法，并采取杂合以治。即辨证施方，调整饮食，素食为主，并配以千里光煎水熏洗。考：千里光，又名千里及，为菊科植物千里光全草。味苦、辛，性寒。有清热解毒，明目退翳，杀虫止痒之功能。《中华本草》引《滇南本草》："洗疥癞疮，祛皮肤风热。"故屡用屡效。

【案例1】　瘾疹（丘疹性荨麻疹）
熊某某　男　52岁　职工

2011年8月31日初诊　丘疹性荨麻疹，两年来反复发作。素以手臂、腰腹为主。近年发展到胸部、颈脖、头皮。其状小丘疹，顶端形成小水疱，奇痒无度并影响睡眠，曾就诊于中西医药未效。舌红苔白，脉浮弦微数。

证属　气虚卫弱，风邪客表。

治法　益气疏风，败毒消疹。

方药　①人参败毒散加味。党参10g、生甘草10g、茯苓15g、川芎10g、羌活10g、独活10g、北柴胡15g、前胡10g、炒枳壳10g、桔梗10g、薄荷10g、龙衣10g、蝉衣10g、黄芩15g、紫浮萍30g、荆芥10g、防风15g、蛇床子5g、路路通15g、桑白皮30g，5剂，日一剂，水煎服；

②外洗方：千里光煎。千里光250g/d，煎水熏洗。以助清热解毒，疏风止痒。

2011年9月4日二诊 瘙痒已明显缓解，睡眠也已改善。舌红苔白，脉浮细而微弦。守方加生龙骨30g、生牡蛎30g，以敛阴、潜阳、宁神，再投7剂。

2011年9月14日三诊 近日食辣味后又夜间奇痒，抓后风团连片。舌红苔白，脉细软。①守方再投7剂；②外洗方：千里光煎；③调整饮食。忌食辛辣厚味，饮食宜清淡，多食蔬果。

随访 药尽而愈。

按 患者饮食不节，嗜食辛辣，脾胃失调。湿热毒邪内生，毒邪随气血运行，搏于肌肤，发为丘疹、水疱。故治与内服人参败毒散以益气败毒，疏风祛邪；外用千里光煎熏洗以助清热解毒，疏风止痒；同时调整饮食，以防辛辣膏粱酿毒助邪。内调外治，共建殊功。

【案例2】 瘾疹（花生过敏性荨麻疹）
钟某某 男 60岁 职工

2013年11月18日初诊 头颈全身出现红色团状斑块，瘙痒已数天。缘于到台湾旅游，食花生米后全身出现风团。遇热或洗热水浴则瘙痒更甚。舌红苔黄，脉浮而细弦软微数。

证属 血虚阴亏，食毒挟风，上犯肺卫。

治法 滋阴养血，清热疏风，解毒消疹。

方药 ①三物黄芩汤加味。苦参15g、黄芩15g、生地黄15g、桑白皮30g、白鲜皮15g、紫浮萍30g、生甘草10g、路路通30g、蝉衣6g，7剂，日一剂，水煎服；

②外洗方：千里光煎。千里光300g，日一剂，煎水熏洗。以助清热解毒，疏风止痒。

一周后面告 药后即愈。

按 本案患者旅游并进食花生米后出现风团，属于食物过敏，皆因患者禀赋不耐，对某些食物具有特殊的变应关系，当某种食物进入人体后引起的急性炎症反应，则形成食毒，加上风邪外袭，外邪与食毒蕴结，搏于肌肤而发病。故治与内服三物黄芩汤加味以滋阴养血，清热疏风，解毒消疹；外用千里光煎熏洗以助清热解毒，疏风止痒而收效。

【案例3】 瘾疹（荨麻疹）
陈某某 女 4岁

2015年8月19日初诊 家长述：患荨麻疹6天。患儿本周突然风团骤起，此起彼伏。入高安市人民医院就诊，给服盐酸西替利嗪口服液、地氯雷他定干混悬剂，并打针（何药不详）未效。查血常规：中性粒细胞35.9%（参考值50%~70%），淋巴细胞58.5%（参考值20%~40%）。因痒，患儿烦躁不安。舌红苔白，脉细微浮，指纹青紫隐状风关。

证属 禀赋不足，卫外不固，风邪外袭。

治法 培元固本，扶正祛邪，疏风降浊。

方药 ①玉屏风散合升降散加味。防风5g、白术5g、炙黄芪8g、蝉衣14g、僵蚕5g、郁金8g、片姜黄5g、生大黄3g、紫河车8g、路路通10g、陈皮5g，5剂，日一剂，水煎服；

②外洗方：千里光煎。千里光150g/日，煎水熏洗，以助清热解毒，疏风止痒。

2015年8月24日，其祖父陈先生电话喜告：3剂症减，5剂而愈。

按 患儿所患为急性荨麻疹，荨麻疹的发生有多种因素，如气候、药物、食物、过敏原及遗传因素等等。本案发病与气候密切相关，当下正值酷暑天气，汗出腠理空虚，易受风邪侵袭。正如《素问·皮部论》所云："是故百病之始生也，必先于皮毛，邪中之则腠理开。"风善行数变，故发病急骤，此起彼伏。患儿一则禀赋不足，二来汗出当风，故突发风团。故治与内服玉屏风散合升降散以扶正祛邪，疏风降浊，加入紫河车以培元固本；外用千里光煎熏洗以助清热解毒，疏风止痒。辨清体质，审证求因，内外兼治，故三剂病退，五剂病愈。

【案例4】 瘾疹（荨麻疹、过敏性皮炎）
王某某 女 75岁 居民

2013年12月5日初诊 面部红斑疹时隐时见，断续已三年。每食草鱼及辛辣食品则发作，瘙痒心烦。曾在江西省皮肤病院外用、内服未能痊愈。纳可，便调。舌红苔白，脉微浮。

证属 血虚阴亏，食毒浊泛，上犯肺卫。

治法 升清降浊，滋阴养血，解毒疏风。

方药 ①升降散合三物黄芩汤加减化裁。生大黄6g、僵蚕6g、姜黄10g、蝉衣6g、生地黄15g、苦参10g、黄芩15g、防风10g、漂白术10g、郁金15g、陈皮10g、生黄芪15g、紫浮萍15g、桑白皮15g、白鲜皮15g，3剂，日一剂，水煎服；

②千里光煎加味。千里光150g、野菊花50g，日

一剂，煎水熏洗。以助清热解毒，疏风止痒。

2013年12月17日二诊　药后斑疹及瘙痒减轻。舌红苔白，脉微浮。守方再投4剂。

2013年12月24日三诊　疹退。舌红苔微黄，脉仍微浮。守方再服7剂以善后。

随访　家人告：已愈。

按　患者素体脾胃失调，湿热蕴积。又对某些食物具有特殊的变应关系，某种食物进入人体后引起的急性炎症反应，中医称之为食毒，本案患者则每食辛辣与草鱼则复发斑疹而瘙痒。此乃湿毒与食毒交结蕴积，上犯头面所致。故治与内服升降散合三物黄芩汤以升清降浊，滋阴养血，解毒疏风；外用千里光煎熏洗以助清热解毒，疏风止痒。审证求因，施药恰当，收效迅速。

5. 疱疹

疱与疹，本是两类。因其致痛因素及临床表现类似，故将其归于疱疹予以辑录。其病因包含六淫邪毒、饮食不节、房劳损伤、情志失调、外来伤害、禀赋不足等。其临床表现为红斑、疱疹、渗出、糜烂、瘙痒等特征。由于病因的不同，患者体质的不同，形成证候也就不同，故在治疗上必须是辨证求因，以指导治疗。而且本病的特点是湿热郁滞，日久难愈。故治疗采取内、外兼治，中西并举，调节饮食，坚持运动，增强体质等杂合治疗，以收速效。

【案例1】 浸淫疮（慢性湿疹）[1]
邹某　女　40岁　职工

2011年4月4日初诊　面部丘疹，瘙痒，抠破后渗出少量白色黏液，反复发作20余年。面部丘疹每年在春秋季或在月经前发作。由于长期反复不愈，面部已满脸黑褐瘀斑（色素沉着）。而且经量少、色黑有瘀块。同时双手干燥，睡眠欠安，胃脘胀满，有时吐酸，二便尚调。舌红苔白、根部苔淡黄微厚，脉细弦软。

证属　外邪浸淫，湿热蕴结，瘀血闭阻。

治法　清热利湿，宣透化湿，化瘀除斑。

方药　①四妙丸合三仁汤加减化裁。薏苡仁30g、炒苍术15g、黄柏15g、川牛膝10g、白蔻仁10g、炒厚朴10g、法半夏10g、竹叶15g、滑石粉30g、生甘草5g、胡黄连6g，7剂，日一剂，水煎服；

②水蛭化瘀散（自拟）。水蛭20g（炙）、山药

30g，研末（装胶囊），每日2次，每次3g，温开水送服，以化瘀除斑。

2011年4月9日二诊　药5剂后，面部湿疹及手干燥明显缓解，睡眠也改善。舌红苔淡黄，脉细弦、右沉细弦、均无力。①守方加生黄芪15g、川红花5g，以增益气活血之力，再投7剂；②散剂照前方。

2011年4月18日三诊　面部黯黝色斑减浅。睡眠仍不稳定，时好时差。舌红苔白、舌中部苔薄黄，脉细软左微弦。守方去滑石粉，加珍珠粉0.5g（分2次冲服）、桃仁泥10g，以解毒护肌、宁心定志，再投7剂。

2011年4月23日四诊　睡眠已明显改善。舌红苔白，脉细弦少力。①守方加减进退再服；②散剂照服；③0.1g维生素C片，每日3次，每次2片，以增加毛细血管致密性，减少通透性和脆性，以利面部皮肤的康复；④鲜香蕉皮，睡前擦拭面部，以助润肤美容。

2011年5月14日再诊　共续治2周。斑色再减，手掌有汗，干燥已除，睡眠已安。舌红苔薄黄，脉细左微弦。

患者热去湿退，面疱虽愈，但瘀血未除，褐斑未尽。当防复发，故拟清肺胃热，化瘀祛斑以善后。

方用清胃散加味。升麻15g、川黄连10g、生地黄15g、牡丹皮15g、赤芍15g、白芍15g、生黄芪30g、川红花10g、桃仁泥10g、当归尾10g、生甘草5g、珍珠粉1.2g（冲服），共续服21剂告愈。

随访　2016年11月11日因胃胀就诊，观其面部已光泽无痕。

按　本案面部患湿疹反复发作20余年，不仅湿疹不愈，而且导致满脸黑褐瘀斑，有损容颜，致使心烦不安。通过四妙丸合三仁汤化裁以清热利湿，宣透化湿；水蛭化瘀散以化瘀除斑；运用维生素C有增加毛细血管致密性，减少通透性和脆性的特点，以利面部皮肤的康复；治疗后期使用鲜香蕉皮擦拭面部，以助润肤美容。内外兼治，中西结合，疹去斑愈。

【案例2】 浸淫疮（慢性湿疹）[2]
黄某某　男　17岁　学生

2013年8月15日初诊　周身红斑、丘疹，瘙痒、渗出、结痂，反复发作已7个多月。缘于去年冬季始于脐下出现皮疹，瘙痒难忍，搔挠抠破皮肤方觉

舒服。经江西省皮肤病院治疗未愈，并逐渐向全身发展。指缝，唇周，眼下方，颈项，小腿肚处，此起彼伏。纳可，因瘙痒而心烦不寐，大便每日1~2次。经查过敏原：蛋、啤酒、花生、蚕丝被等。舌红尖边甚，苔黄厚，脉濡而微数。

证属　风邪外袭，湿热浸淫，热盛生风。

治法　清热泻火，燥湿解毒，疏风止痒。

方药　①三妙丸合三黄泻心汤加减。炒苍术15g、黄柏15g、川牛膝10g、生大黄6g、胡黄连10g、黄芩10g、苦参12g、生地黄15g、蝉衣10g、僵蚕10g、郁金15g、蛇床子5g、牡丹皮10g、龙衣10g、生麻黄5g、防风10g、生甘草6g、白鲜皮15g，4剂，日一剂，水煎服；

②外洗方：千里光250g、苍术50g、黄柏50g、川黄连30g、苦参50g、黄芩50g、蛇床子15g、枯矾10g（打粉后下），4剂，日一剂，水煎洗浴。以助清热解毒，燥湿疏风；

③调整饮食。少肉食，以蔬菜、五谷杂粮为主；忌辛辣煎、炸食品；不食榴莲、芒果、龙眼、荔枝、菠萝等水果。

2015年10月27日家长相告　内服、外洗一周而愈。

按　患者青年，周身湿疹浸淫，除风邪外袭，湿热浸淫外，其饮食之膏粱厚味是主要因素。故在中药三妙丸合三黄泻心汤以清热泻火，燥湿解毒；外洗方以助清热解毒，燥湿疏风的基础上，调整饮食，少肉食，多蔬菜，以五谷为食，以防膏粱之变。故收效迅速。

【案例3】　湿毒（特异性皮炎）

李某某　男　16岁　学生

2015年12月14日初诊　母述：湿疹反复发作已4年。四年来湿疹成片，以四肢为主，其过程为：红斑、丘疹、水疱、渗出、糜烂、皮肤增厚。瘙痒难忍，尤以夜间重并影响睡眠，必须帮其抓挠，抓后流血水，然后结痂。面部两颧、额头皮肤粗糙增厚、脱皮，色黑而灰暗。某医院诊断为特异性皮炎。曾用过激素等药治疗，停药则复发。纳可，大便结。孩子出生后缺母乳，而以牛奶粉喂养。刻下，心率：100次/分，律齐。唇赤如朱，舌嫩红苔薄少，脉弦软数。

证属　积热化火，伤阴生风。

治法　清热泻火，解毒疏风。

方药　①泻心汤合升降散加味。川黄连10g、黄芩10g、黄柏19g、生大黄10g、炒僵蚕15g、蝉衣15g、片姜黄10g、苦参12g、白鲜皮12g、桑白皮15g、炒苍术10g、蛇床子10g、龙衣10g，7剂，日一剂，水煎服；

②外洗方。千里光1000g，每次一剂，煎水熏洗，每日熏洗一次，可重复使用2次（即煮沸重复使用），以助清热解毒，疏风止痒。

2015年12月26日二诊　内服、外洗共2周。刻下，皮疹表面湿润，仍痒，夜间加剧，便仍结。仍唇赤如朱，舌嫩红苔白，脉细濡微数。心率已降至80次/分，律齐。守方加川牛膝15g、防风15g，以增补肝肾、疏风邪之力，再投7剂。

2016年1月8日三诊　唇赤转浅，面部黑色斑片已渐有红润。舌嫩红尖仍甚，苔微黄，脉微弦软而微数。心率76次/分，律齐。守上方再加生地15g、桃仁泥10g、川红花10g，以提升活血化瘀之力，再投7剂。

嘱　多做户外运动，多食蔬菜，少肉食。

2016年1月18日四诊　下肢皮损结痂脱落减少。舌嫩红苔薄白，脉细弦软微数。守上方去龙衣、蛇床子，加玄参12g、金银花12g、当归尾10g，仿四妙勇安汤意，以凉血活血，再进。

2016年1月25日五诊　老皮痂已脱，显露红色皮肤，痒也减轻，唇红。舌鲜红苔白，脉细弦。守上方再服，并外用散痒拔毒膏。

2016年3月3日六诊　按嘱外加用散痒拔毒膏，皮疹渐退。唇已正红，面部已红润，但仍有皮疹散发。舌仍鲜红苔薄白，脉细弦软而微数。守上方再进。

2016年3月14日七诊　停药后两眼下方又出现新皮疹，色红，表皮稍有屑。舌红尖甚苔白，脉微弦软而微数。守方再进。

2016年3月19日八诊　母述：患儿饮食不当，食辛辣肉食，下肢有反复之势。舌质嫩红、苔薄白少苔，脉细弦软而微数。①守方加减进退再服；②速汗疗法（汗蒸）。利用双休日进行汗蒸。即入汗蒸房汗蒸，温度41~43℃，时间35~45分钟，取大汗，并频饮温开水1000mL左右。以"开鬼门"宣透肌腠，立达祛邪之目的。

2016年11月4日母述　共续服49剂，汗蒸10余次。湿疹已无新发，皮损尚未痊愈。睡眠已安稳。

2018年8月14日和12月29日，先后因外出旅游等原因而出现双手肘关节外侧、膝关节后部及面部等区域有湿疹复发，黄豆及鸡蛋大小不等，守上方加减进退以升清降浊，疏风除湿之法，再服2周而愈。

按　湿毒，其特征为皮疹多形，易于渗出，瘙痒无度，分布对称，缠绵难愈。西医的异位性皮炎类似本病，其认为本病是具有遗传倾向的过敏反应性皮肤病。即中医认为的禀赋不足，脾肾亏虚，湿热内生，感受外邪而发病。故罹患湿毒者，一时很难治愈，极易复发。本案治疗，采取杂合的综合治疗，诸如汤药内服；中药熏洗；调整饮食，以素食为主，防止湿热内生；坚持户外运动，增强抗病能力；治疗中期进行汗蒸疗法，"开鬼门"以祛除余邪，共成痊功。

【案例4】　内臁疮（静脉曲张综合征）

史某某　女　70岁　居民

2016年9月21日初诊　左足内踝上方腓肠肌溃疡，皮肤发黑及紫红，针刺样痛痒已半年。有静脉曲张史。纳香，眠尚可，二便调。舌质淡而浅黯、苔白，脉细弦软涩。

证属　脾虚湿生，气滞血瘀，湿热蕴结。

治法　益气托毒，清热解毒，和营化瘀。

方药　①阳和汤合五味消毒饮加减。生黄芪50g、白芥子5g、鹿角胶5g（打粉烊服）、桂枝10g、赤芍15g、白芍15g、炙甘草6g、当归尾15g、川芎10g、生地黄15g、薏米30g、红枣6枚、生姜3片、大活血30g、蒲公英15g、紫花地丁15g、天葵子10g、野菊花10g，7剂，日一剂，水煎服；

②外洗方：千里光100g，每日煎水熏洗，以助清热解毒，疏风止痒；

③白糖外敷。即取白糖少许，用温盐开水洗净创口，撒上白糖，用消毒敷料覆盖；

④食疗：煨鸡蛋每日一个，以扶正托毒。

2016年9月28日二诊　伤口痒，周围组织已转红，已有血水渗出。舌质仍淡黯红、苔淡黄，脉细、关弦而软。守方再投7剂。

2016年10月7日三诊　溃疡已开始变浅，但痒、痛加重。咳吐黄色脓痰。近二日烦躁不安，虽口干但饮水不多，大便稀烂不成形，日解1~2次，眠可。舌红苔白、舌中厚而粗糙，脉细关弦微数、按之无力。守方再投7剂。

2016年10月17日四诊　溃疡面周围紫黑范围缩小。疼痛缓解。舌淡红、舌边有小瘀点、苔淡黄略厚，脉微弦。守上方加桃仁泥10g、川红花10g，以助活血化瘀、通络生肌，再服7剂。

嘱　溃烂基本修复，提请西医外科对曲张静脉进行手术治疗。

按　本案因静脉曲张而溃疡不愈，经用中医药之杂合以治，去除腐肉，溃疡面缩小并基本修复，从而为外科手术创造了条件，手术后已康复。

【案例5】　漆疮（接触性皮炎）

张某某　女　37岁　居民

2010年6月15日初诊　手指掌及周身红斑、丘疹、瘙痒反复发作已10年。缘于2000年接触生漆过敏导致，每到夏天发作。十年来丘疹发作时，双手及周身红斑成片、丘疹、小水疱，瘙痒难忍，尤以手指根部为甚。搔抓后破裂渗水，脱皮结痂每次静脉滴注头孢等抗生素消炎可缓解，但一直不愈。刻下，痼疾发作，欲服中药一试。纳可，便调。舌红苔白润，脉细弦软微数。

证属　风热浸淫，湿毒蕴结。

治法　清热疏风，滋阴凉血。

方药　①三妙丸合三物黄芩汤加味。苍术15g、黄柏10g、怀牛膝15g、黄芩10g、生地黄15g、苦参10g、胡黄连10g、防风15g、蝉衣10g、龙衣10g、生甘草10g、桑白皮15g、白鲜皮15g，7剂，日一剂，水煎服；

②药渣煎。内服药渣煎水熏洗，以助清热疏风；

③韭菜兜汁，擦患处。取鲜韭菜兜，捣汁涂擦患处，每日1~2次。

2010年6月29日二诊　内服、外洗及外涂4天，虽有起色，但嫌其麻烦，并心存疑虑。而于19日复到江西省中医院易医治疗，经查血常规及尿常规，均无明显异常，而改服虫类疏风和清热解毒药及四季青片一周，不仅无效，反致症状复发，故再次就诊。刻下，症状类前，而且左足外踝处也出现丘疹。舌红苔白润，脉细弦软微数。按原法守方再治疗一周。

2010年7月6日三诊　手掌及手背皮疹已褪，已无渗出性丘疹，左足踝处丘疹也消退，但右手内侧仍有细小红疹出现。舌红苔薄白，脉细弦软数。诸法如上再治疗一周以善后。

随访　告愈。

按 生漆过敏致患漆疮，临床常见。本案迁延10年，当属罕见。虽用抗生素及抗过敏药等可缓解，终未痊可。按清热解毒，滋阴凉血之法，内服、外洗，并外用单方：鲜韭菜兜汁外涂，而收效。中医药谓之宝库，乃名实相符也！考：韭根，辛，温，有行气散瘀之功效，可治胸痹、食积腹胀、赤白带下、吐血、衄血、癣疮、跌打损伤。《经验方》用其"治五般癣疮：韭根炒存性，捣末，以猪脂油调，敷之，三度差"（引自《中药大辞典》）。

【案例6】 血风疮（玫瑰糠疹）

卢某某 女 79岁 农民

2009年10月16日初诊 双下肢粟粒样皮疹并瘙痒。开始双下肢红斑丘疹，脱屑瘙痒难忍，抓破后出血结痂，此起彼伏，现在逐渐向上肢发展并已出现散小皮疹。纳呆，二便尚通调。因痒而致失眠。舌红苔黄，脉细数微弦。

证属 风热外袭，心火内郁。

治法 滋阴凉血，养血疏风。

方药 ①四妙勇安汤合四物汤加味。玄参10g、金银花30g、生甘草10g、当归10g、川芎10g、生地黄12g、赤芍15g、白芍15g、防风10g、龙衣10g、千里光15g、胡黄连10g，7剂，日一剂，水煎服；

②外洗方：千里光野菊花煎。千里光60g、野菊花30g、薄荷20g，7剂，日一剂，煎水熏洗。以助清热解毒，疏风止痒。

2009年10月23日二诊 药后疮减，瘙痒亦减轻，但仍有新疹出现。①内服守方加生栀子15g，以助清热解毒，再服7剂；②外洗守方，再熏洗7天。

随访 11月16日其子袁某告：已愈。

按 患者高龄，下肢出现粟粒样皮疹并瘙痒，抓破后出血，故称为血风疮。本病类似于西医学的玫瑰糠疹，乃外邪侵袭，血虚生风所致。治与四妙勇安汤合四物汤养血生血，凉血活血；中草药外洗以清热解毒，疏风止痒而收效。

【案例7】 四弯风（慢性湿疹）

吴某某 男 15岁 学生

2015年7月9日初诊 颈项、肘弯处、腘窝处皮炎，表面抓破并有少量分泌液，大部分面积皮肤脱屑，表皮灰暗变硬，已数月之久。刻下，心烦，除上

述症状外，还满面痤疮，咳嗽，咳吐白色浓痰，尿黄，大便2~3天一解、不结。喜辛辣煎炸食品，6月9日检查报告：尿酸447μmol/L，血常规：单核细胞比率1.9（参考值3~8）；嗜酸性粒细胞比率6.7%（参考值0.5%~5%）；微量元素铜11.1μmol/L（参考值11.8~39.3μmol/L）。舌鲜红苔薄少，脉微浮弦软。

证属 脾胃积热，湿热胶结，化燥生风。

治法 清胃泻火，凉血解毒，疏风止痒。

方药 ①三物黄芩汤合清胃散加味化裁。生地黄15g、苦参12g、黄芩10g、升麻10g、川黄连6g、牡丹皮10g、白芍10g、当归10g、桑白皮15g、地骨皮15g、白鲜皮10g、龙衣10g、郁金15g、僵蚕10g、蝉衣6g、黄柏10g、知母10g、生甘草10g、生石膏25g，7剂，日一剂，水煎服；

②外洗方：千里光煎。千里光300g，每日煎水熏洗1~2次，以助清热解毒，疏风止痒。

③调整饮食。不食辛辣煎炸食品，不食鸡。饮食清淡，以蔬果五谷为主，忌豆类及豆制品，以防膏粱之变。

2015年7月17日二诊 肘关节处皮疹好转，其余部位均显著减轻。舌红苔淡黄，脉细弦软。守方加生大黄6g，以增强泻火解毒之力，再服7剂。

随访 药尽告愈。

按 四弯风乃湿热浸淫肌肤，脾虚血燥而成。患者喜食辛燥，故罹患斯疾。治与三物黄芩汤合清胃散以清胃泻火，凉血解毒；外洗千里光煎以清热解毒，疏风止痒；同时调整饮食，以清淡为主，以防膏粱之变。诸法配合，以收速效。

【案例8】 肾囊风（急性湿疹）[1]

邹某某 男 25岁 农民

2012年8月22日初诊 阴囊及龟头丘疹，色红，瘙痒，渗水，以阴囊为重已一个月。因瘙痒而不安，纳食无碍，二便尚调。舌红苔淡黄，脉弦软而数。

证属 风湿浸淫，湿热下注。

治法 清肝燥湿，泻火解毒。

方药 ①三妙丸合黄连解毒汤、苦参汤加减化裁。黄柏15g、苍术15g、川牛膝15g、苦参15g、胡黄连10g、黄芩10g、生栀子10g、白鲜皮15g、地肤子10g、蝉衣10g、防风15g、蛇床子6g、生甘草6g，7剂，日一剂，水煎服；

②外洗方：苦参煎加味。苦参15g、千里光30g、黄柏15g、炒苍术15g、川黄连10g、栀子10g、黄芩15g、枯矾3g（打粉后冲入），7剂，日一剂，水煎熏洗，以解毒燥湿，杀虫止痒。

2012年9月1日二诊　丘疹已减少50%以上。刻下，阴囊小疹稍痒。舌红尖边微甚、苔淡黄，脉弦软微数。①内服守方加龙胆草10g，以助清肝经湿毒，再投7剂；②外洗守方再用7剂。

2011年11月10日电话访　内服外洗二周而愈。

按　肾囊风，乃阴囊部位瘙痒渗出性的皮肤病，多为肝经湿热下注所致。故治与三妙丸合黄连解毒汤、苦参汤加减化裁以清肝燥湿，泻火解毒；外洗苦参煎以解毒燥湿，杀虫止痒，仅两周而愈。

【案例9】肾囊风（急性湿疹）[2]

邹某某　男　20岁　木工

2008年9月15日初诊　阴囊、阴茎皮疹瘙痒，进而破皮红肿、渗出黏质黄水并疼痛3天。舌红尖甚苔白，脉细弦数。

证属　风热浸淫，湿毒下注。

治法　清热泻火，解毒燥湿。

方药　①三黄泻心汤合四妙丸加味化裁。川黄连10g、黄芩10g、生大黄10g、苍术15g、黄柏10g、怀牛膝15g、薏米50g、蒲公英30g、桑白皮15g、生甘草10g，4剂，日一剂，水煎服；

②外洗方：苦参汤加味。苦参15g、艾叶15g、黄柏15g、黄芩15g、胡黄连15g、白鲜皮15g，4剂，日一剂，煎水外洗，以解毒燥湿，杀虫止痒；

③马勃50g。用消毒纱布包裹，外扑患处，日1~2次，以散血热，解湿毒。

2008年10月6日其父邹某相告　药尽则愈。

按　本案肾囊风既瘙痒又疼痛，"诸痛痒疮，皆属于心"（《素问·至真要大论》）。心主火，火为热盛也，故本案热较湿重。故治与三黄泻心汤合四妙丸加味化裁以清热泻火，解毒燥湿；外洗苦参汤以解毒燥湿，杀虫止痒；外敷马勃以散血热，解湿毒。三法联用，仅一周而愈。

【案例10】肛门湿疹（慢性湿疹）

刘某某　男　37岁　自由职业

1997年10月8日初诊　肛门湿疹。二年来肛门经常黏糊，并出现微小丘疹、瘙痒。大便尚调。曾经江西省及南昌市多所医院治疗（何药不详）未愈，故就诊于中医。舌红苔白滑、舌边有齿痕，脉微数。

证属　脾虚湿蕴，湿热下注。

治法　清热利湿，疏风止痒。

方药　①四妙丸加味。炒苍术15g、黄柏15g、川牛膝15g、生薏米30g、赤芍15g、防风10g、陈皮10g，7剂，日一剂，水煎服；

②外洗方：苦参汤加味。苦参20g、地肤子20g、白鲜皮30g、蛇床子20g、苍术20g、胡黄连30g、明矾10g（另包后下），7剂，日一剂，水煎坐浴。以助解毒燥湿，杀虫止痒。

1997年11月1日二诊　家人代述：药后症减，要求续服。故守方加秦皮10g，以提升清热燥湿之力，再投10剂；外洗守方。

1997年11月26日电话复诊　近四天肛门又有一点湿润感。嘱守方再进。

随访　药尽而愈。

按　肛门罹患湿疹较为少见，乃脾虚故也。由于湿邪黏滞，而反复发作。故治与四妙丸以清热利湿，燥湿健脾，疏风止痒；外洗苦参汤以解毒燥湿，杀虫止痒。难治之症，中药内服外洗，其疹豁然。

【案例11】化妆品皮疹（接触性皮炎）

贾某某　女　23岁　职工

2009年12月21日初诊　面部发生小丘疹2个月，加重1个月。某医院诊为过敏性皮炎，缘于使用佰草集护肤品之后，面部开始出现小丘疹，色红微痒，当时并未介意，从而逐渐加重，丘疹、红斑增多。舌红苔少浅黄，脉细、左略浮。

证属　肺卫郁热，药毒外袭，挟湿上犯。

治法　清热疏风，培元固本，解毒消疹。

方药　①桑菊饮加减。桑叶30g、杭白菊10g、连翘20g、桔梗10g、生甘草10g、黄芩15g、薄荷10g、生栀子10g、紫河车10g，7剂，日一剂，水煎服；

②外洗方。千里光煎加味。千里光50g、野菊花20g，日一剂，水煎熏洗患处。以助清热解毒，疏风止痒。

2009年12月28日二诊　面部丘疹已愈五成。舌红苔中黄而微厚、舌中有一短纵裂，脉细而微数。①内服守方加生大黄6g，以增泻火解毒之力，再投7

剂；②外洗守方再熏洗7天。

随访　告愈。

按　化妆品皮疹属于西医学的接触性皮炎，是皮肤或黏膜接触了某些物品后所发生的急性炎症。表现为红斑、肿胀、丘疹、水疱。其成因主要是患者禀赋不足，各种邪毒侵袭，然后搏结于肌肤所致。本案是化妆品过敏致使，而病之根本在禀赋。故治与内服桑菊饮以清热疏风，解毒消疹，加紫河车以培元固本；外用千里光煎熏洗以清热解毒，疏风止痒。两周获愈。

【案例12】　面膜皮疹（接触性皮炎）

邢某某　女　20岁　大学生

2009年10月10日初诊　面部使用面膜后出现红色斑疹，瘙痒，以额头及两颊为甚，鼻尖红。大便长期秘结，每天虽可解，但排便艰难。舌红苔淡黄，脉细。

证属　脾胃积热，药毒外袭，挟风上犯。

治法　清胃泄热，泻火解毒，散风消疹。

方药　①清胃散合蒲公英汤加味。升麻15g、川黄连10g、生地黄15g、牡丹皮10g、当归10g、银花30g、生甘草10g、连翘20g、蒲公英15g、生大黄10g，7剂，日一剂，水煎服；

②外洗方：千里光煎加味。千里光60g、野菊花30g，7剂，日一剂，煎水熏洗。以助清热解毒，疏风止痒。

随访　药尽疹除。

按　面膜皮疹属于西医学的接触性皮炎，是皮肤或黏膜接触了某些物品后所发生的急性炎症。表现为红斑、肿胀、丘疹、水疱。病因主要是患者禀赋不足，各种邪毒侵袭，然后搏结于肌肤所致。本案是使用面膜导致的皮疹，亦属于过敏反应，证属风热上犯。故治与内服清胃散合蒲公英汤以清胃泄热，泻火解毒，散风消疹；外用千里光煎以助清热解毒，疏风止痒。辨清病因，内外兼治，其疹豁然。

【案例13】　风疹（榴莲过敏性皮疹）

杨某某　女　28岁　教师

2012年2月28日初诊　全身出现小丘疹，色红、瘙痒难受2天。缘于2天前进食榴莲后全身出现丘疹、色红、瘙痒，抓挠后少量津液渗出。舌红苔薄白，脉浮而微数。

证属　脾胃虚弱，食毒内侵，热毒外泛。

治法　清热解毒，扶正祛邪，疏风止痒。

方药　①三物黄芩汤加味。苦参15g、黄芩15g、生地黄15g、桑叶15g、桑白皮15g、蛇床子5g、紫河车15g、路路通15g、白鲜皮15g、生甘草6g、防风15g、蝉衣10g，4剂，日一剂，水煎服；

②外洗方：千里光煎。千里光100g，煎水熏洗，每日一次。以助清热解毒，疏风止痒。

随访　内服、外洗4天而愈。

按　本案皮疹，因食榴莲所致。属于食物过敏。皆因患者禀赋不耐，对某些食物具有特殊的变应关系。通过某种食物进入人体后引起的急性炎症反应，中医称之为食毒，本案皮疹即食榴莲发病。故治与内服三物黄芩汤加味以清热解毒，加入紫河车以扶正祛邪；外用千里光煎熏洗以助清热解毒，疏风止痒。辨证求因，厘清病原，内外兼治，四剂而愈。

【案例14】　热疮（单纯疱疹）

刘某某　男　4岁

2014年11月19日初诊　母述：感冒后右鼻孔下及右侧出现淡黄色疱疹，痒并痛已一周。自涂红霉素软膏不愈，反而加重。右大腿后侧有2个疱疹，抓破后结痂。纳差挑食。喜食芫荽菜、肉松饼。舌红苔白，脉细。

证属　外感风热，热毒蕴结。

治法　清热解毒，泻火除疮。

方药　①清胃散合三物黄芩汤加减化裁。川黄连3g、花椒1.5g、苦参7g、黄柏5g、炒苍术5g、白鲜皮7g、黄芩5g、升麻5g、牡丹皮5g、赤芍7g、生地黄7g，4剂，日一剂，水煎服；

②外洗方：千里光煎加味。千里光20g、野菊花20g，4剂，日一剂，水煎熏洗以助清热疏风。

2014年12月18日下午其母电话告：疱疹已愈。

按　热疮，属于西医学中的单纯疱疹，是一种感染单纯疱疹病毒而发于皮肤黏膜交界处的急性疱疹性皮肤病。常于感冒发热过程中或之后发生，故中医称之为热疮。主要是素体蕴热，复因外感，热毒相结，阻于肺胃，熏蒸肌肤所致。故治与内服清胃散合三物黄芩汤以清热解毒，泻火除疮；外用千里光煎熏洗以助清热疏风。热清毒解，火退疮除。

6. 疱疹后痛证

带状疱疹，中医称为蛇串疮。西医学认为是由水痘病毒所致。疱疹后痛证，乃罹患带状疱疹后遗下的疼痛，发疹前或后发现神经痛是本病的特征之一。本病由于是沿神经分布而发生，其痛剧烈。即使皮疹消退后，疼痛亦可持续数周或数月、甚或数年，少数甚则长期不愈，形成带状疱疹后遗痛证，疼痛的程度与年龄和体质相关。通常儿童、青壮年患者较轻；年老体弱及湿热体质者，患疱疹疼痛较为剧烈且持续时间较长。中医认为本病乃内伤肝胆火盛，或脾失健运，湿浊内蕴，郁久化热，湿热搏结，兼之外感毒邪而致病。其疱疹灼热、刺痛。尤其当下大多以抗病毒治疗，往往延误病机，遗下疼痛者居多，有的持续数年之久，甚则久治不愈。临证采取杂合以治，通其经脉，调其血气，以达血脉和利，精神乃居。使久治不愈之痛，有迎刃而解之功。

【案例1】 疱疹痛（带状疱疹后遗症）
王某某 男 73岁 退休干部

2017年9月11日初诊 带状疱疹后右手指肿胀僵硬及疼痛，伴右背部及胁肋掣痛已2个多月。缘于2个多月前，从右手背开始生疱疹，并一直向上蔓延至背部，灼热刺痛。于北京协和医院就诊，经服：弥可保、维生素B$_1$、加巴喷丁及七厘胶囊治疗，疱疹结痂，但疼痛未减。而且右手指掌僵硬难于握筷。曾赴北京中医医院服中药，具体方药不详，也未能见效，2个多月来未能安卧。故来赣，邀诊。舌红边甚、苔黄腻，脉细弦软而微数。

证属 肝经湿热，寒邪瘀阻。

治法 清肝除湿，温经通络。

方药 ①龙胆泻肝汤加味。龙胆草5g、生栀子10g、黄芩10g、北柴胡10g、车前子15g、木通10g、泽泻10g、当归10g、生地黄15g、生甘草5g、制乳香4g、制没药4g、醋栗壳6g，4剂，日一剂，水煎服；

②外用洗剂。麻黄连翘赤小豆汤合五虎散加减化裁。生麻黄15g、连翘20g、赤小豆30g、当归尾15g、制川乌10g、制草乌10g、法半夏15g、制南星15g、北细辛6g、生甘草10g，4剂，日一剂，煎水熏洗右手，每日泡两次，以助温经散寒，通络止痛。

2017年9月13日二诊 电话：痛减，要求续服。守方再投7剂；洗剂照用。

2017年9月25日三诊 右背及胁肋痛已除，右手肿胀减半，手指仍不能完全弯曲。停药后，中、无名指仍灼而刺痛。纳香，睡眠亦改善。①守方加减进退再投10剂；②外用亦守方。带药回京。

电话随访 药尽肿消，痛止。

2019年8月12日再访 右手症状药后完全康复。

按 带状疱疹病毒以潜伏形式长期存在于脊神经或颅神经的神经节细胞中，发病后神经痛，为其特征之一。老年患者尤为明显呈阵发性加剧，且在皮损消退后持续数月或更久。本案导致患者手指掌僵硬，影响正常生活。究其因乃肝经湿热搏结的同时，又有寒湿瘀阻于脉络，故而患处僵硬不用。经与中药内服以清除湿热；外用温经散寒，活络止痛而收效。

【案例2】 疱疹痒痛（带状疱疹后遗症）
谢某某 女 66岁 居民

2009年12月24日初诊 全身散在皮疹，高出皮肤表面，瘙痒疼痛难忍两周。缘于今年6月左背部带状疱疹，经治疗后缓解，但疼痛未减，并入江西省中医院住院38天，痛减，仍一直未痊愈。近2周又出现皮疹，鼻准上亦有一红疹，加上左背疼痛，致烦躁不安。血压135/85mmHg。舌红、舌尖上有一小溃疡点、舌苔薄而淡黄，脉细弦数、重按少力。

证属 余毒未尽，热盛生风。

治法 清热解毒，疏风燥湿。

方药 ①龙胆泻肝汤加减。生栀子15g、龙胆草15g、黄芩15g、北柴胡15g、车前子15g、木通12g、泽泻15g、生甘草15g、龙衣10g、蛇床子10g、千里光15g，5剂，日一剂，水煎服；

②煎药后之药渣煎水洗沐，日一洗；

③硫黄、蛇床子各适量打粉，食用油调，擦患处。

2009年12月30日二诊 服至第4剂，同时又用散剂油调外擦，疹见退，痒痛减。舌红苔白，脉弦软而数。守方加川黄连10g、生石膏30g、升麻15g、生地黄10g，以提升清热解毒、凉血疏风之力，再服5剂。

一个月后，面告 药后已愈。

按 患者疱疹遗痛未愈，复又出现皮疹瘙痒。此乃余毒未尽，热盛生风所致。"诸痛痒疮，皆属于心"（《素问·至真要大论》）。由于心主火，热盛则痛，热微则痒。再者，"风者，百病之长也"（《素问·风论》）。"风气藏于皮肤之间，内不得通，外不得泄……腠理开则洒然寒，闭则热而闷"（《素问·风论》）。因此，痛和痒与火热密切相关。故治与龙胆泻肝汤＋药渣煎水洗沐＋硫黄蛇床子散，内服外治，其效卓然。

【案例3】 右侧颞部痛（带状疱疹后遗症）

胡某某 男 65岁 退休工人

2005年3月18日初诊 右侧颞部及右眼处疼痛肿胀，右眼不能睁开与闭合，而且眼睑水肿、结膜充血，已两个多月。因患带状疱疹，入南昌大学第一附属医院住院14天后遗下斯症。刻下，右颞侧及右眼呈刺痛状，有时掣痛。必须按时服用卡马西平片，否则疼痛难忍。舌红边甚、左舌边有绿豆大小瘀点、苔淡黄稍厚，脉滑数。

证属 外感湿热，痰热胶结，脉络痹阻。

治法 清热解毒，利湿化痰，化瘀通络。

方药 龙胆泻肝汤加减。龙胆草10g、黄芩10g、北柴胡10g、车前子12g、木通10g、泽泻10g、生甘草5g、生地黄20g、天麻10g、地龙12g、生栀子10g，7剂，日一剂，水煎服。

2005年3月25日二诊 尚无寸效。舌红边甚、苔淡黄稍厚，脉滑。

按 药后未效，细忖之，患者黄厚舌苔、脉滑，提示湿热久蕴，必致顽痰胶结。因此，当务之急，应燥湿豁痰，行气搜风；同时运用针刺，以疏经活络，直捣病所。

方药 ①导痰汤加减。法半夏10g、陈皮12g、茯苓15g、竹茹10g、枳实10g、胆南星10g、僵蚕10g、大蜈蚣2条、炙甘草5g、川黄连6g、地龙10g，7剂，日一剂，水煎服；

②针刺。取穴：头维、风池（双穴）、太阳穴（右）、上星（双穴）、印堂，留针30分钟，间隔捻转行针，每日一次，10天为一疗程以疏经祛邪，活络止痛。

2005年4月1日三诊 右眼已能睁开，疼痛时间缩短，右眼结膜充血减退。舌红苔白，脉仍滑。守方加重黄连4g、加赤芍15g，以助解毒凉血，再投7剂。

2005年4月8日四诊 右眼充血再减轻，昨日右眼出现干涩。舌红苔白稍腻，脉略滑。守方加青葙子10g，以助清泻肝火，再投7剂。

2005年4月15日五诊 右侧头痛减轻，颜面微浮。检查尿常规阴性；B超报告：肝区回声欠均匀，胆囊壁毛糙。卡马西平仍在服。舌红苔白、舌底瘀痛，脉略滑。守方再进，同时针刺。

2005年5月13日六诊 共续服中药21剂，针刺两个疗程。卡马西平已减量，每日3次，每次1片。右侧头部微痛并麻木不仁。血压110/70mmHg。舌红苔薄而微黄，脉细弦软数。守方再进。

2005年7月2日再诊 共再续服4周，疼痛减轻，卡马西平已减至日服2片，即上午9时、下午4时，各服1片。舌红左尖边仍有一瘀斑、苔黄，脉数而软。守方加减进退再服47剂；再针刺两个疗程后告愈。

按 本案年老体虚，素有风痰，易感湿热邪毒而发病。痰热胶结阻滞经络，日久气滞血瘀而遗下痛证。首诊治与龙胆泻肝汤以利湿解毒，二诊与导痰汤燥湿豁痰，行气搜风；同时运用针刺疏经祛邪，活络止痛而获愈。

7. 局部溃疡

皮肤溃烂的原因一般为外伤，如皮肤的挫裂伤或微生物引发感染，以及皮肤表面微循环障碍，还有免疫功能异常等。中医则认为，风邪寒热毒气，客于经络，使血涩不通，壅结成肿。若久不瘥，气结盛而生热，乃化为脓血。在清热凉血、托毒生肌的基础上，用白砂糖外敷，收杀菌生肌之效。考：白砂糖，《中华本草》云："味甘，性平。和中缓急，生津润燥。"引《日华子》中云："润心肺，杀虫，解酒毒。"故外用杀虫生肌，愈溃疡。此乃行医于乡里，就地取材以白砂糖外敷疮疡溃烂，其收水排脓，愈合创口甚效。

【案例1】 足背肿痈（局部皮肤溃烂）

蔡某某 男 37岁 制麪工

2014年9月5日初诊 右足背溃烂三个月。因撞伤而出现溃烂一直不愈，现仍有蚕豆大溃疡口，外围呈灰黑色，浓水渗出。近两周经中国人民解放军第九四医院静脉滴注头孢他啶针；外用重组牛碱性成纤维细胞生长因子凝胶，亦未见愈合。摄片排除创口内异物。舌红苔白，脉弦软少力。

证属 筋脉损伤，气血凝滞，郁久溃败。

治法　清热解毒，凉血活血，托毒生肌。

方药　①仙方活命饮合四妙勇安汤加减。金银花30g、防风15g、皂角刺20g、白芷10g、当归身10g、当归尾10g、陈皮10g、赤芍30g、炮穿山甲3g（打粉冲服）、玄参15g、千里光30g、生黄芪30g、生甘草6g、川红花10g，5剂，日一剂，水煎服；

②白糖外敷。方法：用双氧水洗净伤口，取干净白糖少许，填敷创口，然后用消毒敷料覆盖，每日一换，以润燥生肌。

2014年9月13日二诊　创口浓水已净，并已长满肉芽。舌红苔白，脉细弦软。守方再投5剂。药尽告愈。

按　本案足背因外伤导致溃疡不愈，乃气血壅结，结盛生热，而化脓溃疡。虽经常规和特殊治疗均未获愈。通过中药仙方活命饮合四妙勇安汤清热解毒，凉血活血，托毒生肌；同时与白糖外敷以生津润燥，收水排脓，不及两周而获愈。

【案例2】　**臁疮（右下肢胫前溃疡）**

邹某某　男　58岁　居民

2012年6月5日初诊　右足胫骨前下方，因外伤而溃疡一个多月。曾经某医院静脉滴注抗生素（何药不详），并口服抗生素一直不愈。刻下，右足胫骨前下方有一黄豆大小深陷溃疡面，周围红肿。血压130/85mmHg。舌红苔黄，脉沉细。

证属　血瘀气滞，湿热结聚。

治法　清热散瘀，温阳托毒。

方药　①仙方活命饮加味。金银花35g、玄参15g、生甘草15g、赤芍30g、皂角刺15g、连翘20g、千里光15g、防风15g、白芷10g、陈皮10g、竹茹20g、浙贝母15g、生栀子15g、生黄芪50g、当归15g、白芥子5g、鹿胶10g（烊服），4剂，日一剂，水煎服；

②白糖外敷法。洗净疮面，取干净白砂糖少许撒填疮面，然后用消毒纱布敷料覆盖，以润燥生肌。

2011年6月11日二诊　红肿已退，溃疡已快收拢，继续白糖敷。

2011年7月7日告　下肢溃疡已愈。

按　臁疮俗称老烂腿，乃湿毒下注，瘀血凝滞所致。难以愈合，慢性迁延。本案年近花甲，脉沉细，突显体虚气滞。据其脉证，采用清热解毒，凉血活血

的同时，助以益气托毒，温经补虚之黄芪、白芥子、鹿角胶，同时在农村常采用的白砂糖填敷疮口之法，取其润燥生肌，缓急败毒之功，疗效显著。

8. 肿疡

肿疡一证，皆由风热寒邪之毒气，客于经络，致血涩不通，壅结瘀积，久而化热成腐而成，发病具有红、肿、热、痛的特点。本病类似于西医学中的急性化脓性感染。中医临证据其上下部位之不同，在辨证施治的基础上，灵活地运用外敷药而收速效，优于单纯内服或外敷，甚则优于西药的抗生素，有简、便、廉之特点。

【案例1】　**大腿肿疡（急性化脓性感染）**

袁某某　男　34岁　职工

2006年8月1日初诊　右大腿内侧有一肿块，发热，疼痛3天。三天前突然右大腿内侧有红肿、发热并形成一肿块。舌深红边甚苔黄，脉弦数。

证属　外感邪毒，气血瘀滞。

治法　清热解毒，软坚散结。

方药　①五味消毒饮合仙方活命饮加减。蒲公英30g、野菊花30g、紫花地丁15g、冬葵子15g、金银花30g、大活血30g、浙贝母15g、炮山甲10g（打碎）、皂角刺10g、防风10g、白芷10g、赤芍30g，3剂，日一剂，水煎服；

②大黄芒硝散。生大黄30g，玄明粉30g，打粉醋调外敷。

电话询访　药3天即愈。

按　本案乃湿热内蕴，气滞血凝所致。经用五味消毒饮合仙方活命饮内服以清热解毒，软坚散结；外敷大黄芒硝散，大黄泻热解毒，破积行瘀；芒硝软坚散结。内外兼治，收效迅速。

【案例2】　**手背肿疡（急性化脓性感染）**

王某某　男　79岁　农民

2011年3月3日初诊　左手背红肿热痛2天。前不久发作一次，经打点滴（何药不详）后缓解。刻下，左手背红肿热痛2天。舌红苔白而厚，脉浮而微数。

证属　风热外犯，瘀毒蕴结。

治法　清热解毒，化瘀消肿。

方药　①仙方活命饮。金银花30g、防风15g、白芷10g、当归10g、陈皮10g、赤芍30g、生甘草6g、皂角刺15g、炮穿山甲5g（打碎）、浙贝母15g、竹茹15g，4剂，日一剂，水煎服；

②栀子赤豆散。赤小豆60g、生栀子60g，打粉，蜜调敷患处。

随访　其子王某告：服药4剂并外敷而愈。

按　本案屡发，类似于痈肿，乃毒邪壅塞所致。故治与仙方活命饮内服以清热解毒，化瘀消肿；外敷栀子赤豆散，赤小豆活血和血，生栀子清热解毒。内外兼治，其肿立消。

【案例3】　胫前肿疡（急性化脓性感染）

熊某某　女　43岁　职工

2008年11月13日初诊　左足胫骨外侧红肿热痛。观其左足胫骨中段外侧有一4cm×3cm大小肿块，色嫩红按之疼痛、质硬。舌红苔薄淡黄，脉微数。

证属　风热外犯，瘀毒下注。

治法　清热解毒，化瘀散结。

方药　①仙方活命饮加味。金银花30g、防风15g、白芷10g、当归10g、陈皮10g、赤芍15g、白芍15g、浙贝母20g、皂角刺10g、炮穿山甲10g（打碎）、竹茹10g、连翘20g，5剂，日一剂，水煎服；

②生栀子散。山栀子30g，研末，白蜜、黄酒适量调，外敷患处。

2008年11月20日二诊　嫩红肿块消减大半。舌红苔淡黄，脉细弦软数。守方加大活血30g，以助活血化瘀消肿，再投5剂；外敷仍照上法。

2008年12月4日三诊　肿块已缩小至2.5cm×2.5cm，按之质软，微红。舌红苔薄白，脉微弦而软。守方再服5剂及照上法外敷，药尽肿消痛止而愈。

按　本案为风热外犯，瘀毒下注发病。故治与仙方活命饮内服以清热解毒，化瘀散结；生栀子散酒调外敷以清热解毒，消肿止痛，立收肿消痛止之效。

【案例4】　小腿肿疡（急性化脓性感染）

彭某某　男　18岁　农民

1973年7月4日初诊　右小腿后肿疡3天。缘于天气炎热，农忙连日劳作，右脚小腿后侧，腓肠肌偏上方红肿、疼痛，行走不便。舌苔薄黄，脉微数。

证属　湿热流注，暑毒蕴结。

治法　清热凉血，解毒散结。

方药　①银花汤加减。金银花三钱、连翘三钱、地骨皮三钱、刺蒺藜三钱、生栀子三钱、知母三钱、夏枯草三钱、土茯苓三钱、秦艽四钱、丹皮三钱，2剂，日一剂，水煎服；

②鲜草药外敷。积雪草、雪见草、半边莲各一两，捣烂外敷，以解毒消肿；

③针刺。取穴：足三里、委中，强捻转泻法，不留针，以扶正祛邪。

1973年7月5日二诊　红肿消退，尚有微疼，四肢乏力，口中痰多。舌红苔薄黄，脉细数。守方加减再服2剂。3天后面告已愈。

按　本案乃暑季劳作，湿毒外袭，暑毒流注而发病。故治与银花汤加减（仿《竹林女科证治》意）以清热凉血，解毒散结；外用鲜草药外敷，积雪草苦辛微寒，清热解毒；雪见草苦辛性凉，凉血活血，消肿止痛；半边莲味辛性平，散瘀消肿。诸鲜草合用，有清热解毒，凉血活血，散瘀消肿之功，对各种无名肿毒未溃者均有解毒消肿的良好效果。

【案例5】　踝关节肿痛（急性化脓性感染）

王某某　男　21岁　农民

1992年5月19日初诊　右足踝关节处肿胀热痛40多天。病初发热，经当地治疗后热退，继之右踝肿胀疼痛。曾就诊于江西省中医院，经摄X线片未发现骨质异常。服中药未效。刻下，右踝肿而疼痛、灼热，纳可，大便结，小便黄。舌红苔薄白、舌边有齿痕，脉濡数。

证属　湿热流注，湿毒蕴结。

治法　清热解毒，凉血化瘀。

方药　①四妙勇安汤加味。金银花20g、玄参10g、当归10g、生甘草6g、蒲公英30g、赤小豆30g、连翘10g、大活血30g、紫花地丁15g、生黄芪30g、生大黄6g、赤芍20g，3剂，日一剂，水煎服；

②熏洗。仍用内服方，日一剂，煎水熏洗患处。

1992年5月22日二诊　右足踝关节肿块大减，疼痛已不明显，但局部仍有灼热感。舌红苔黄，脉弦软。守方再次内服、外洗4天而愈。

按 本案右足踝关节处肿胀热痛，亦是湿毒流注，但其病灶较深。故在内服四妙勇安汤加味清热解毒，凉血化瘀的基础上，外用熏洗亦用大剂量的内服方，取其药力之性猛，收迅速解毒消肿之功。

9. 痈毒

痈是发生于皮肉之间的一种急性化脓性疾病。痈者，雍也，是气血为毒邪壅塞不通之意。故痈所患浅表，局部红肿热痛（少数初起白肿），发病迅速，易肿、易脓、易溃、易敛的特点。一般不至于损伤筋骨，也不易形成陷证。正如《灵枢·痈疽》云："痈者，其皮上薄以泽，此其候也。"又云："然不能陷骨髓，不为焦枯，五脏不为伤，故命曰痈。"痈，又分为内痈与外痈，内痈生于脏腑，外痈发于体表。故治疗必须分清内外，辨别症状予以施治。临证杂合，内外同治，收效立竿见影。

【案例1】 委中毒（急性化脓性感染）

章某某 男 56岁 农民

2008年8月20日初诊 右足膝后侧（委中处）有一拳头大小红肿热痛之毒块。经静脉滴注头孢及左氧氟沙星，外用鱼石脂软膏3天无效。刻下，局部肿痛，按之质硬。体温：不发热。舌红苔白，脉细数。

证属 湿热下注，瘀毒凝结。

治法 清热解毒，散结消肿。

方药 ①仙方活命饮加味。金银花35g、防风10g、白芷10g、全当归15g、陈皮10g、生甘草15g、赤芍15g、白芍15g、皂角刺10g、炮穿山甲10g（打碎）、连翘20g、浙贝母20g、竹茹10g、紫花地丁30g、大活血30g，3剂，日一剂，水煎服；

②外敷：大黄芒硝散加味。生大黄30g、玄明粉20g、野菊花30g，打粉，蜜、醋调外敷。

2008年8月22日二诊 药2天后痛大减，红退，肿也渐消。舌红苔白，脉细弦微数。①守方加重皂角刺10g，加蒲公英30g，以助解毒散瘀，再投7剂；②外敷照用以善后。

随访 药尽告愈。

按 痈生于腘窝处，称为委中毒。乃湿热下注，瘀毒凝结所致，故治与内服仙方活命饮以清热解毒，散结消肿；外敷大黄芒硝散加野菊花泻热解毒，凉血消肿。仅3剂收红退、肿消之效。较之于抗生素内服、外敷3天未见明显疗效。可见中草药使用得当，同样可治疗急性化脓性感染。

【案例2】 子痈（睾丸炎）

王某某 男 23岁 学生

2018年4月13日初诊 睾丸胀痛8个月，左右交替发作，以右侧为重，痛则足痛无力。经南昌大学第一附属医院超声诊断报告：双侧精索静脉曲张。用药威利坦（马栗种子提取物片）一个月。曾经查精液常规无明显异常。刻下，睾丸胀痛加重，并经常失眠，不易入睡。纳可，二便调。舌红苔白，脉细弦数。

证属 寒滞肝经，络脉闭阻。

治法 疏肝行气，温经通络。

方药 ①金铃子散合桂枝汤加味化裁。川楝子10g、延胡索15g、桂枝6g、赤芍15g、白芍15g、小茴香10g、青皮10g、炒荔核15g、炒桔梗15g、青木香10g、炙甘草6g、红枣6枚、生姜3片、土茯苓30g、田七粉5g（冲服），7剂，日一剂，水煎服；

②针刺+脉冲电疗一次。取穴：三阴交、阴陵泉、关元、中极，留针15分钟。

③避劳熬夜，饮食清淡。

2018年4月20日二诊 痛已缓解。舌红苔白，脉细弦软而微数。①守方再投7剂；②针刺+脉冲电疗。

随访 服药2周，针+电疗2次，睾丸胀痛愈。

按 子痈，生于肾子（睾丸）者。《外科证治全书》云："肾子作痛，下坠不能升上，外现红色者，子痈也。"西医谓之睾丸炎，是感染、外伤、肿瘤、腮腺炎等原因导致睾丸炎症性改变。而本案检查诊为精索静脉曲张，该病发病机制尚不清楚，一般认为静脉瓣膜功能不全或关闭不全，血液逆流致静脉高压；静脉回流障碍等。因久立劳累，或合并相关疾病等诱发。中医的病因为湿热下注厥阴之络，或淋证、外伤染毒，乃至气血凝滞而成。虽经西药治疗一个月，而且症状加重。故治与金铃子散合桂枝汤以疏肝行气，温经通络；辅以针刺+脉冲电疗以疏经活络；并清淡饮食，防止膏粱厚味之变，仅两周而愈。

10. 足趾溃疡

足癣的症状主要是瘙痒、水疱、鳞屑等。如果是间擦糜烂型足癣主要表现是瘙痒，趾间糜烂。其治疗主要是抗真菌感染。中医称之为脚湿气，俗称香港脚、脚气。其病因为湿热蕴结于内，毒邪乘虚侵袭于外所致。本病为常见病、多发病。而且极难治愈，极易导致感染性溃烂。中药内服、外洗，可控制感染。

【案例1】 足趾溃疡（脚癣感染溃疡）

杨某某　男　31岁　职工

2012年7月14日初诊　左足趾缝溃疡连及足背红肿痒痛3天。缘于双足脚气，因痒而搔挠致感染溃疡。同时波及腹股沟出现红疹，瘙痒。舌红苔白，脉细弦数。

证属　风热外袭，湿毒下注。

治法　清热解毒，凉血活血。

方药　①四妙勇安汤合五味消毒饮加减。蒲公英30g、大活血30g、野菊花10g、金银花30g、玄参12g、生甘草15g、当归10g、紫花地丁30g、千里光30g，5剂，日一剂，水煎服；

②药渣再煎水熏洗患处，以助解毒疏风。

随访　其父杨某告5剂药，内服外洗而愈。

按　本案脚趾间感染溃疡，乃足癣所致。患者素有脚湿气，复感风湿热毒，湿热蕴郁，流注于下，发为足趾糜烂及足背红肿痒痛。经与四妙勇安汤合五味消毒饮清热解毒，凉血活血；辅以药渣煎水外洗而获速效。

【案例2】 足趾肿痛（冷冻术后感染）

涂某某　女　40岁　居民

2016年6月29日初诊　右足小姆趾因痣行冷冻术。术后足趾及足背肿胀伴足底疼痛2个月。经用抗生素治疗效果不显而就诊。刻下，观其右足趾及足背肿胀，查血常规：血红蛋白94g/L、红细胞$3.57×10^{12}$/L，余项无明显异常。纳香，眠可，二便调。有胃溃疡史。舌红苔白、舌边有齿痕，脉细弦软而微数。

证属　毒邪外侵，瘀血阻络。

治法　清热利湿，凉血化瘀。

方药　①赤小豆当归散合三妙丸加味。赤小豆30g、当归10g、赤芍15g、连翘30g、炒苍术12g、黄柏12g、川牛膝12g、重楼10g、草果10g、生甘草6g，8剂，日一剂，水煎服；

②外洗方：千里光煎。千里光100g，枯矾5g（后下），8剂，日一剂，煎水熏洗患处。以助清热解毒，敛疮消肿。

2016年10月5日随访　药后已愈。

按　本案冷冻术后感染，造成足趾及足背肿胀疼痛，此乃外邪侵袭，瘀血阻络所致。故内服赤小豆当归散合三妙丸以清热利湿，凉血化瘀；外用千里光煎以解毒敛疮。八天收效，治疗效果优于抗生素。

11. 疮疡

疮疡，疮者疮疖，体表部感染所致的肿疡和溃疡，即《内经》中"复则炎暑流火……病寒热疮疡，痱疹痈痤"（《素问·气交变大论》）；疡者，疡疹、疡溃、疮疡，《内经》云"鱼者使人热中，盐者胜血……其病皆为痈疡"（《素问·异法方宜论》）。因此，疮与疡均是感受暑、湿、热毒之邪，与卫阳怫郁皮肤，久则热聚成毒，复从肌肤发出。本处列举之案，只涉及久治不愈的脓窠疮和臀痈，经内服和外敷，内外兼治，获得较为满意的疗效。

【案例1】 脓窠疮（右外踝下溃疡）

王某某　男　78岁　农民

2012年1月9日初诊　右足外踝下方溃疡2个多月。曾在丰城市某门诊中西药治疗无效，并出现全身性小丘疹、瘙痒，双手背挠抓结痂成片。二便尚调。刻下，见右外踝下方有一疮疡面，约3cm×3cm大小，中间溃疡凹陷。舌红苔黄、根稍厚，脉数而微弦。

证属　湿热内侵，怫郁于血，毒邪灼肤。

治法　清热解毒，凉血活血，托毒生肌。

方药　①四妙勇安汤合当归补血汤加味。当归尾15g、玄参12g、金银花15g、生黄芪30g、生甘草15g、蒲公英30g、大活血35g、紫花地丁15g、野菊花15g、天葵子10g、川红花10g、赤芍30g、生地黄15g、桑白皮15g、防风15g、白鲜皮15g、路路通15g，7剂，日一剂，水煎服；

②白糖外敷法。即用过氧化氢清洗溃疡面，然后

用干净白糖撒于溃疡面，用消毒纱布敷于创面，每日更换一次。以助防腐生肌。

2012年6月23日告　服药并外用白糖敷创面一周后，新肉生，并结痂，再外用一周后愈。

按　脓窠疮乃为化脓性皮肤病，《外科正宗》谓："其患先从小泡作痒，后变脓疮作疼，所成脓窠疮也。"又谓："乃肺经有热，脾经有湿，二气交感而成。"本案迁延，在清热解毒，益气托毒的基础上，辅以白砂糖外敷，收效奇特。考白砂糖，又名石蜜，乃甘蔗茎汁熬炼而成，其甘、平、入脾经。内服润肺生津，外用调敷治汤火伤。遵《纲目》"解酒和中，助脾气，缓肝气"之说，外用发现其能防腐生肌，实乃"助脾气，缓肝气"之印证，外用治溃疡，屡试不爽。

【案例2】　臀痈（臀部发作性溃疡）

王某某　男　33岁　职工

1993年9月6日初诊　尾骶、臀部经常溃疡已13年。每以劳累后复发，局部形成紫黑斑痕，表面附覆黄色溃疡苔。二便调，溺黄。有饮酒史并嗜酒。舌红尖边甚、苔薄黄，脉细软数。

证属　气血亏虚，热毒结聚，壅遏肌肤。

治法　益气养血，凉血活血，解毒化瘀。

方药　①四妙勇安汤合当归补血汤加味。玄参12g、金银花20g、当归10g、生甘草10g、赤芍20g、龙胆草10g、薏米30g、生黄芪30g、防风6g、地龙10g，7剂，日一剂，水煎服；

②散剂。补中益气汤加味。红参30g、炙黄芪15g、白术10g、炙甘草6g、当归10g、陈皮10g、升麻10g、北柴胡10g、紫河车10g、田七10g、防风6g，5剂，共研细末每次3g，每日3次，温开水冲服，连服二个月。

1994年11月27日随访　已愈，一年二个月溃疡未再复发。

按　痈者，壅也，是气血为毒邪壅塞不通之意。《灵枢·痈疽》中云："痈者，其皮上薄以泽。""然不能陷骨髓，不为焦枯，五脏不为伤，故命曰痈。"本案患者嗜酒，湿热内生，酿成火毒，经久不愈。治与四妙勇安汤合当归补血汤凉血解毒，托毒排脓，并配服散剂补中益气汤化裁，以益气托毒，补脾生肌，双管齐下，沉疴获愈。

【案例3】　臀痈（臀部肿块）

付某某　女　34岁　农民

2011年8月23日初诊　右臀部有一肿块，已近1年多，并逐渐增大并疼痛。九四医院彩超报告：右臀部有一32.8mm×17.7mm×8.2mm的肿块，边界清楚，内可见一大小2.5mm×3.6mm强回声结节，其内无血流改变；血常规无明显异常。追忆曾于去年生病，乡医打了一次肌内注射，当时肿痛，并形成结节。虽经外敷，内服抗炎药物不愈，今年逐渐增大并疼痛。纳可，大便干结，数日一解。舌红苔黄，脉细。

证属　外邪内袭，热毒瘀结。

治法　清热解毒，化瘀散结。

方药　①仙方活命饮加减。金银花30g、连翘20g、防风15g、白芷15g、当归15g、陈皮10g、生甘草6g、赤芍30g、浙贝母29g、竹茹20g、皂角刺15g、炮穿山甲5g、川芎15g、玄参10g、羌活10g、蛇舌草15g，15剂，日一剂，水煎服；

②外敷。大黄芒硝散加味：生大黄50g、芒硝25g、生栀子50g，上药打粉，用醋、蜜、油各少许调外敷患处。

2011年10月26日二诊　药4剂，同时外敷4天，肿消痛止。

按　由于肌肉注射操作不当，注射物中不溶性微粒在注射部位蓄积，刺激机体防御系统，引起噬菌细胞增殖，而形成结节，又因措施不当，长期坐压等刺激，导致皮下纤维组织变性、增生，甚或脂肪萎缩、坏死。本案已有坏死并溃疡之趋势。经内服中药托毒散结，凉血行血；外敷解毒软坚而收效。

【案例4】　肛门肿疡（肛门脓肿）

万某某　男　47岁　自由职业

2010年9月9日初诊　肛门肿胀疼痛数天。近两个月来发作2次。经抗感染治疗，硬块不消，在肛内2点处有一鸽蛋大小肿块，周围红肿，坐位疼痛。舌红尖甚苔黄，脉滑。

证属　热毒蕴结，气血瘀阻。

治法　清热解毒，破瘀散结。

方药　①仙方活命饮加减。金银花30g、防风15g、白芷10g、当归尾15g、陈皮15g、生甘草15g、赤芍30g、生地榆30g、浙贝母30g、竹茹20g、炮穿山甲 6g（打碎）、皂角刺 15g、大活血 30g、紫花地丁 15g、蒲公英 15g，7 剂，日一剂，水煎服；

②九华痔栓，肛塞，一日 1 次，以助消肿通络。

2010 年 9 月 15 日二诊　药 3 剂则痛止，红肿已退，硬块尚未软化，端坐仍不适。舌红苔黄，脉细而微弦。守方加拔葜 30g、重楼 10g，以助解毒散结之力，再投 7 剂。药尽肿消。

2012 年 3 月 9 日再诊　肛门疼痛红肿再次发作 3 天，坐则疼，大便结而难解。舌红苔微黄，脉细弦数少力。

证属　热毒内蕴，肠胃热结，气滞血瘀。

治法　泻火解毒，消肿软坚，化瘀通腑。

方药　四妙勇安汤合乙字汤加味。生大黄 15g、益母草 30g、北柴胡 15g、黄芩 10g、玄参 15g、金银花 35g、生甘草 15g、当归尾 10g、皂角刺 15g、赤芍 30g、浙贝母 15g、炮穿山甲 5g（打碎）、败酱草 30g，3 剂，日一剂，水煎服。药后肿消痛止。

2015 年 8 月 26 日三诊　饮白酒后肛门（6 点处）脓肿发作，江西省中医院只用金黄膏外涂，尚未见效，故仍求助内服中药。舌鲜红苔白，脉浮而微数。守再诊方 3 剂；同时在社区医疗站静滴抗生素 3 天以抗炎杀菌。

随访　3 天后告愈。

按　本案 5 年中，平均 2 年发作一次肛门肿痛。均为过食肥腻辛辣，醇酒厚味，乃致热毒蕴结，气血壅滞。经云："肥甘厚味，足生大疔。"首诊与内服仙方活命饮以清热解毒，破瘀散结，外用九华痔栓肛塞以消肿通络收效；再诊和三诊以四妙勇安汤合乙字汤，泻火解毒，消肿软坚，化瘀通腑，静脉滴注抗生素而愈。足见在不同阶段、不同证状，必须区别施以不同的治疗方法，内外兼顾，方保无虞。

12. 毒虫螫伤

毒虫螫伤，中医称之为恶虫叮咬伤、虫毒病。《诸病源候论·杂毒诸病》中记载了蜂螫、蝎螫、蜈蚣螫等疾病。本病的特征为轻者皮肤仅有小出血点、丘疹、水疱、风团等，重者可伴有全身症状，伴有不同程度的肿胀痒痛。本病多发于夏秋季节。病因病机为毒虫叮咬，遂使湿热毒邪，蕴阻肌肤所致。治疗上一般内服外敷，收效甚快。

【案例】　**虫螫（野蜂螫伤）**
吴某　男　25 岁　职工

2014 年 9 月 18 日初诊　右手臂外侧红肿热痛一天。昨日早晨在小灌木丛中被野毒蜂螫伤右手臂后出现疼痛，随即红肿，并逐渐向下、向内侧漫延，局部嫩红灼烫。测体温 37.5℃。舌红苔白，脉细弦软微数。

证属　热毒蕴阻，内侵肌腠。

治法　清热泻火，解毒消肿。

方药　①仙方活命饮加减。金银花 30g、防风 15g、白芷 10g、当归 10g、陈皮 10g、赤芍 30g、生甘草 10g、玄参 10g、浙贝母 15g、竹茹 30g、生大黄 10g、皂角刺 15g，3 剂，日一剂，水煎服；

②外敷。生栀子粉 20g（醋调外涂）。每日 3 次，或干则涂，以清热解毒，消肿止痛。

2014 年 9 月 19 日二诊　嫩红灼热退，仍微肿，局部出现瘙痒。舌红苔白，脉细而微弦。嘱：将药服完即可！

随访　药尽而愈。

按　本案因野蜂螫伤，又时值盛夏，腠理开泄，毒汁入侵，外侵筋脉，致使局部红肿灼痛。内治与仙方活命饮以清热解毒；外用栀子粉醋调涂抹以泻火消肿，通络止痛。药仅 3 天而收效。

13. 脱疽

脱疽，现代医学称之为血栓闭塞性脉管炎，是一种闭塞性炎症性的周围血管疾病。因其严重时可出现紫黑溃烂，日久趾（指）节坏死脱落，故称为脱疽。其病因为情志内伤，肝肾不足，寒湿外侵，乃至寒湿凝聚经络，闭塞不通，气血运行不畅所致。历代均视作为难症，《灵枢·痈疽》云："发于足指，名曰脱痈，其状赤黑，死不治。不赤黑不死，不衰，急斩之，不则死矣。"《外科正宗》亦云："夫脱疽者，外腐而内坏也。"本处录一案，通过内服汤药，外以针刺治疗，缓解后与散剂图治，而获痊愈。

【案例】　**脱疽（血栓闭塞性脉管炎）**
吴某某　女　53 岁　居民

2004 年 10 月 20 日初诊　右下肢疼痛 8 个月。南昌大学第一附属医院 B 超检查报告：①左右股总静脉，右大隐静脉反流；②双下肢静脉反流通畅。曾注射丁胺卡那及头孢菌素均疗效不显；曾服迈之灵片80天亦无效；又曾服抗栓胶囊及钻山风片亦无效。现在服用脉管康。均因疗效不显而转投中医。

现症：痛苦而沮丧，下午右下肢肿胀，膝以下掣痛，胫骨前灼痛，右下肢有时紫黑。纳可，便调。舌红尖微甚，苔薄黄，脉沉细弦软。

证属 寒湿外侵，气血瘀阻，脉络闭塞。

治法 温经散寒，益气活血，和营通络。

方药 黄芪桂枝五物汤合四妙勇安汤加味。生黄芪50g、桂枝10g、赤白芍各15g、金银花35g、玄参15g、当归15g、炙甘草10g、大活血30g、川芎15g、地龙15g、红枣5枚、生姜3片，7剂，日一剂，水煎服。

2004年10月27日二诊 下肢肿胀疼痛减轻。舌红苔白，脉沉细弦软。守方加重大活血20g，以增活血之力，再投7剂。

2004年11月3日三诊 疼痛缓解，但右拇趾关节仍疼并紫暗。舌红苔薄黄，脉细。守方加重金银花15g，以助加大清热解毒之力，再投14剂。

2004年11月17日四诊 下肢痛减，但右拇趾疼痛未愈，而且手指关节也出现疼痛。舌红苔白稍腻，脉细。①守方加海桐皮15g、豨莶草15g，以提振祛风通络之力，再投14剂；②对症治痛用药。25mg扶他林片，口服，每日1次，每次3片，以缓解疼痛，以利治疗。

2004年12月1日五诊 下肢肿减，胃脘胀满。舌红尖甚、苔薄白，脉细缓。守方再投14剂；停服扶他林片。

2004年12月15日六诊 刻诊，右足背稍肿胀，拇趾肿后形成结节不消。手指关节仍疼痛。舌红苔薄微黄，脉细。守上方加川红花6g，以助活血行血，再投7剂。

2005年5月17日再诊 按方加减进退共续服102剂后，右下肢近指端浮肿、拇趾结节已消退，下午下肢仍浮肿，但足趾已红润。舌红尖甚、苔薄而黄，脉细弦微数。

据其脉证，寒湿之邪渐去，脉络渐通。为扶正祛邪，舒筋通络。故：①内服守方；②配以针刺治疗。针刺取穴：足三里、太冲、解溪、丰隆、三阴交，（均用双穴）隔日一针，每次留针30分钟，10次为一疗程。

2005年6月14日八诊 舌红尖甚、苔薄黄，脉细略弦。总共服中药165剂，针刺治疗2个疗程，肿胀疼痛基本缓解，症情稳定，但未痊可。为巩固疗效故拟散剂缓图。

散剂。方用内服方黄芪桂枝五物汤合四妙勇安汤加减。金银花50g、玄参20g、当归20g、生甘草15g、桂枝20g、白芍25g、赤芍25g、生黄芪100g、广地龙30g、炙水蛭20g、炮穿山甲20g、田七100g、苍术30g、黄连30g、黄柏30g、怀牛膝30g、大活血50g，共研细末，每日3次，每次3g，温开水送服。

从2005年6月14日~2012年1月7日止，历经7年，共服汤剂223剂，散剂10料。其中2005年11月29日右脚背肿胀疼痛反弹，继续内服汤剂58剂；2006年2月16日之后仍用散剂善后。

2007年随访 药尽而愈，并自嘲称："这只脚是一只金足。"意思是病虽愈，但花钱不少。

2018年8月3日再访 其小弟袁先生告：大嫂至今安康！

按 脱疽，由于其气血冰凝，积久寒化为热。寒热胶结，病机复杂，若久治不愈，难免于受截肢之苦。本案就因久治不愈，形成坏病。故治之棘手，温之则助热，寒之则冰凝。由于坚持辨证施治，治与黄芪桂枝五物汤合四妙勇安汤，益气温经，凉血活血并举。治疗期中，谨守病机，随证治之；并发挥西药见效快的特点，短暂使用西药扶他林片配合治疗以缓解疼痛，以利治疗；治与针刺疏通脉络，畅通血脉；症状缓解后治与散剂缓图而获痊功。

14.乳痈

【案例】 乳痈（急性乳腺炎）

胡某 女 27岁 职工

2011年7月27日初诊 右乳房肿胀疼痛伴发热，体温不详已数天。产后两个多月，正值哺奶期，近日乳房肿痛，某医院诊为乳腺炎。经服消炎药，疗效不显，家人邀余用中药一试。舌红尖甚苔黄，脉数。

证属 风热外袭，湿毒蕴结。

治法 清热解毒，化瘀散结。

方药 ①赤芍地榆甘草汤（自拟）加味。生地榆 30g、赤芍 30g、生甘草 15g、炒橘核 10g、皂角刺 15g、浙贝母 20g、败酱草 30g，3 剂，日一剂，水煎服；

②外敷：栀子大黄芒硝散。生栀子 30g、生大黄 30g、芒硝 15g，上药 3 剂打粉醋、蜜调外敷。

2011 年 7 月 31 日二诊　肿痛减轻，肿块缩小。药已中的。内服、外敷续用 4 天。

2011 年 8 月 4 日三诊　右乳头处仍有一小硬块。舌红苔薄黄，脉细数。①内服守方加银花 15g、玄参 10g、当归尾 6g，以提升凉血化瘀之力，再进 4 剂；②外敷守方。

2016 年 5 月 3 日告　5 年前，右乳肿消痛除，并已生育第二胎，哺奶无碍。

按　乳痛多发生于初产妇之哺乳期，故称之为吹乳。也有因产妇乳头凹陷，乳儿吸吮困难，乳汁瘀积，失于疏泄所致，或是乳头破损染毒造成，或是过食膏粱厚味，胃中湿热壅滞化热酿成。故其起病急，加上大部分患者对抗生素的耐药。因此中医药采取内服、外敷，杂合以治，疗效可靠。本案就是与赤芍地榆甘草汤以清热解毒；与栀子大黄芒硝散外敷以化瘀散结，仅 4 天而痊愈并对乳房无任何伤害。

15. 跌扑损伤

跌扑损伤，是由于跌扑、坠堕、撞击、闪挫、扭捩、压扎等因外力作用所致的病证。人体若因外力作用影响而使局部皮肉、筋骨组织受到损害，每能导致脏腑、经络、气血和精津的功能失调，因而出现一系列症状。正如《正体类要》中云："肢体损于外，则气血伤于内，营卫有所不贯，脏腑由之不和。"充分说明了局部与整体的关系。本处收录 2 例因局部外伤所引起的症状，经内外兼治，收效甚妙。

【案例 1】　右手背肿痛（软组织损伤）

邹某某　男　62 岁　农民

2014 年 3 月 18 日初诊　撞伤后右手背红肿热痛 4 天。经摄右手掌平位 X 线片报告：骨骼未见明显异常。纳香，二便调。舌红苔白，脉弦、重按少力。

证属　皮肉外伤，热毒蕴结。

治法　清热解毒，活血散瘀。

方药　①赤小豆当归散合五味消毒饮加减化裁。赤小豆 20g、当归尾 10g、蒲公英 20g、野菊花 15g、连翘 20g、生甘草 10g、大活血 30g、紫花地丁 15g、天葵子 10g，3 剂，日一剂，水煎服；

②外敷栀子散。生栀子 60g，打粉分三次酒、蜜调，外敷，以助清热解毒，消肿止痛。

2014 年 3 月 21 日二诊　红肿热痛已减七成。刻下，稍红肿，劳作时微痛，活动自如。血压 120/75mmHg。舌红苔白，脉细弦软。守方再服并外敷 3 天以收痊功。

一周后随访　告，已愈。

按　本案因外伤致使"营卫稽留于经脉之中，则血泣而不行；不行则卫气从之而不通，壅遏而不得行，故热"（《灵枢·痈疽》）。故治与赤小豆当归散合五味消毒饮，以清热解毒，活血散瘀；外用栀子散敷患处，以消肿止痛。内外兼治，以 3 天最短时间收效。

【案例 2】　面痛麻木（外伤性面神经炎）

朱某某　女　78 岁　家务

2010 年 6 月 29 日初诊　左鼻翼下方麻木、疼痛 2 年。因逗孙子玩耍，被孙子拳击后，左鼻翼下方出现麻木、疼痛。以麻木为主，触摸则痛，由于长期不愈，导致心烦气躁。观其鼻翼下方鼻唇沟处微红。纳、眠均可，二便调。舌红苔薄黄，脉细而微弦。

证属　外力伤络，肝郁气滞。

治法　疏肝开郁，清心除烦。

方药　①四逆散加减化裁。北柴胡 10g、白芍 15g、炒枳壳 10g、生甘草 6g、制香附 10g、黄芩 10g、延胡索 10g、生栀子 12g、虎杖 10g、金荞麦 10g、川黄连 4g，7 剂，日一剂，水煎服；

②针刺。取穴：迎香（双）、合谷（双）、印堂，每日一次，留针 30 分钟，以疏经和营，通络除痹。第一次针后：当即疼痛显减。

随访　共服药 7 剂，扎针 3 次而愈。

按　本案外伤，导致麻木、疼痛。《素问·痹论》云："痹……在于肉则不仁。"又云："皮肤不营，故为不仁。"由于麻木疼痛而导致气郁营涩，心烦气躁，故治与四逆散加味以疏肝开郁；用针刺以疏经和营，通络除痹而获愈。

八．妇科疾病

1. 带下

带下，病名始见于《内经》，"任脉为病……女子带下瘕聚"（《素问·骨空论》）。带下有两种，一是妇女阴道排出少量白色或无色、无臭、透明状液体，亦称带下，为女子发育成熟之带。当女子肾气充盛，脾气健运，任脉通畅，带脉健固，则阴精布于胞宫，润泽于阴道，此非病也；二是带下量多腥臭、色泽异常，并伴有全身或局部症状者，方称带下病，为妇人常见多发病。在《诸病源候论》中有带下候，并以五色应五脏，故有带五色俱下矣之分。

带下病亦分外感与内伤两类。外感以寒湿为患，寒伤阳气，致升降失司，清阳随浊气下陷。湿性重着，下注成带；内伤则为七情所伤，五志化火，迫液下泄；或房事不节，伤损肾气，致肾失固摄而湿浊下泄。由于病因复杂，加上个体与环境的差异，治后极易复发，故采取内外同治，既可缩短治疗时间，又可减少复发之虞！

【案例1】 白带（人流术后遗症）

何某 女 28岁 职工

2013年4月9日初诊 带下清稀量多一周余。人流术后15日，近周出现白带多而清稀，气味微腥绵绵不断，伴外阴瘙痒。纳香，眠可。舌红苔薄白，脉细弦软。

证属 脾虚湿盛，湿注下焦，郁久化风。

治法 健脾益气，渗湿止带，疏风止痒。

方药 ①完带汤。北柴胡10g、苍术10g、白术10g、山药30g、党参15g、茯苓15g、薏苡仁30g、炒荆芥6g、陈皮10g、炙甘草6g、法半夏10g、芡实30g、桑螵蛸10g，4剂，日一剂，水煎服；

②外洗方：苦参汤合二妙散加减。苦参20g、艾叶15g、苍术20g、黄柏20g、蛇床子6g、枯矾3g（后下）、胡黄连10g，4剂，日一剂，水煎熏洗，以助燥湿止带，疏风止痒。

2013年7月9日电话询访 药尽诸症悉除。

按 本案因人流术而胞宫伤损，累及肾气，伤及脾气，固摄失权，导致带下清稀。故治与完带汤以健脾益气，渗湿止带；外用苦参汤合二妙加味，以助燥

湿止带，疏风止痒而收效。

【案例2】 黄带（慢性宫颈炎、宫颈上皮内癌变）

叶某某 女 28岁 职工

2015年1月17日初诊 黄带不断已半年。江西省妇幼保健医院阴道镜诊为慢性宫颈炎；南昌大学第一附属医院微生物检验报告：①解脲支原体≥10^4，人型支原体≥10^4（多西环素、克拉霉素敏感）；②表皮葡萄球菌（环丙沙星、庆大霉素、利奈唑胺、利福平、奎奴普汀/达福普敏感，还有达托霉素、左氧氟沙星、莫西沙星、复方新诺明敏感，余耐药）。经用多西环素1片，日服2次；复方黄柏液外洗，治疗后黄带未见减少，故就诊中医，冀西中合治以求速愈。纳香，睡眠易醒，多梦。舌红苔淡黄而稍厚腻，脉细弦软数。

证属 脾胃虚弱，湿热下注。

治法 清利下焦，健脾渗湿。

方药 ①易黄汤加味。白果12g、车前子15g、山药30g、黄柏15g、芡实30，败酱草30g、牡丹皮15g、薏苡仁30g、炒苍术10g、苦参15g、川牛膝15g、红景天15g，7剂，日一剂，水煎服；

②外洗方：苦参汤合二妙散加味。苦参30g、地肤子10g、蛇床子10g、黄柏30g、白鲜皮30g、炒苍术30g，7剂，日一剂，煎水熏洗，以清热解毒。

③调整饮食。饮食清淡，以蔬菜、五谷为主，忌食油炸及麻辣食品，以防膏粱之变。

2015年1月24日二诊 带减。舌红苔微黄，脉细弦微数。守方再服7天。

2015年1月31日三诊 27日经行，已接近干净，睡眠仍梦多。舌红尖微甚，苔微黄，脉细弦。

①内服守方7剂。月经干净后第2天服；②外洗守方。

2015年2月14日四诊 治疗期中，于2月5日入南昌大学第一附属医院行阴道镜检查，报告结果：CIN（宫颈上皮内癌变）待排，外阴湿疣。病理报告：（宫颈1、8、11点）慢性炎、鳞状上皮增生，局灶低级别鳞状上皮内癌变（宫颈上皮内癌变伴湿疣变，并累及腺体）。（外阴）鳞状上皮乳头状瘤。同步给药：乳杆菌活菌胶囊（阴道用）1次/日，保妇康栓（阴道用）1粒，夜间使用，内服黄藤素软胶囊。病情较

前改善，乏力也改善。睡眠仍易醒，纳尚好，二便调。舌红苔白、舌边有浅齿痕，脉细而微弦。

①内服守方加三叶青12g、薏苡仁20g、黄芩炭10g，再投7剂，以助解毒散结；

②外洗方加枯矾5g、川黄连10g，再用7剂；

③早睡早起，坚持晨练，以增强体质，提高抗病能力；

④戒除不良生活习惯（迷恋手机等），暂避性生活，以利康复。

2015年3月7日五诊 复查：宫颈疣子已缩小为一小点，细胞学检查也证实基本缓解（见报告单），体重增3.5kg。舌红苔微黄，脉细而微弦微数。①守方再投7剂；②外用亦守方。

2015年3月14日六诊 昨晚阴道出现少量血水（可能为活检取组织所致）。舌红苔白，脉细弦软而微数。复查解脲支原体44-DNA为504×10⁶Lu/ml（参考值<500Lu/ml）已接近正常。①守方再投14剂；②外洗同上。

2015年4月8日七诊 月经后4天，少量白带、微黄。复查：鳞状上皮乳头状瘤阴性。舌红苔白，脉细弦软而微数。①内服守方再投10剂；②外洗亦守方再用10剂。

2015年4月18日八诊 少量白带，透明而清洁。舌红苔微黄，脉弦软。复查阴道分泌物：支原体感染，uu-DNA（解脲支原体）9.14×10⁶IU/ml（参考值<500IU/ml）。服中药的同时在服用盐酸莫西沙星片（释复乐）1片/日及黄藤素软胶囊。①中药守方再投7剂；②停服释复乐及黄藤素，改用甲硝唑，每日2次，每次2片，连服10天；③外洗亦守方。

2015年5月12日随访 南大一附院超高倍多功能显微镜复查结果示已无明显异常。uu-DNA（解脲支原体）降至2.45×10⁶IU/ml。

按 本案患者因黄带，多由脾失健运，湿浊蕴遏，久而化热，湿与热合，遂致湿热下注。在中药内服外洗治疗基础上，同时进行妇科检查，发现宫颈上皮内癌变。现代医学认为该病是由于各种致病因素导致的子宫颈上皮被不同程度异性的细胞所取代，大多数可逆转或治愈，发展为浸润型癌的概率也高达20%。而且本案又伴有湿疣变，从而加大了癌变风险。在中西药内服、外塞、外洗及调整饮食等综合治疗下，获得了康复。

2. 湿疹

外阴湿疹，其病因现代医学认为系统性疾病，如慢性感染、内分泌失调、代谢障碍；皮肤功能障碍，如外阴皮肤受到感染、创伤；变应原过敏，如食品、金属中的过敏原；生活环境，如长期生活在炎热、潮湿的地区，汗液刺激以及外阴部经常摩擦；精神因素，如心理压力过大等，均可诱发湿疹发生。中医则认为本病的发生与风、湿、热邪阻于肌肤有关，《外科正宗》中明确指出"乃风热、湿热、血热三者交感而生。"又云："妇人阴疮，乃七情郁火伤损肝脾、湿热下注为患。"此外与饮食不节也有一定的关系。故发病原因复杂，治疗棘手。必须内外兼治，方能奏效。

【案例】 外阴湿疹（巨细胞病毒感染）

张某某 女 27岁 个体

2014年9月4日初诊 阴户湿疹1年。缘于去年9月初始发现生殖口疱疹，月经时瘙痒，带下色白。江西省妇幼保健院血清检查：巨细胞病毒CMV-IgG阳性、单纯疱疹病毒I型HSVI-IgG阳性、单纯疱疹病毒II型HSVII-IgG阳性、风疹病毒RV-IgG阳性。经用重组人干扰素a-2b凝胶、膦甲酸钠注射液、妇肤康喷雾剂，和中药，何药不详，合并治疗达3个月未愈。刻下，带下阴痒，心烦焦虑，渐渐纳食无味，睡眠梦多，疲惫乏力，虽月经如期，但量较少。当地中医院检查亦诊断为：巨细胞病毒感染，服药未效。有胃窦炎史，餐后饱胀。舌红苔白稍厚，脉弦软微数。

证属 正气亏虚，湿毒内蕴。

治法 扶正败毒，燥湿健脾。

方药 ①人参败毒散加味。生晒参10g、羌活6g、独活6g、炙甘草6g、茯苓15g、川芎15g、北柴胡10g、前胡10g、炒枳壳10g、桔梗10g、薄荷10g、生姜3片、紫河车15g、炒苍术15g、黄柏15g、川牛膝15g、苦参15g，7剂，日一剂，水煎服；

②外洗方：苦参汤合二妙散加味。苦参30g、苍术30g、黄柏30g、川黄连15g、枯矾10g、蛇床子15g、黄芩30g，7剂，日一剂，水煎熏洗。以助燥湿解毒。

2014年9月12日二诊 生殖口疱疹消失，痒止，心情也轻松多了。舌红苔白，脉细而微弦。①守方再进7剂；②外用方4剂，隔日一剂，煎水熏洗，连续重复加热使用 2 天。

2014 年 9 月 22 日三诊　生殖口疱疹未再出现，白带无异常。舌红苔白，右脉微浮而细弦、左细弦、均少力。内服、外洗各守方再投 7 天，药后复查。

2014 年 10 月 15 日电话　诸症悉除。经后复查，只有巨细胞病毒仍为阳性，嘱其将息调养。

按　巨细胞病毒是一种疱疹病毒组 DNA 病毒。其分布广泛，其他动物皆可遭受感染，引起以生殖系统、中枢神经系统和肝疾患为主的各系统感染，从轻微无症状感染直到严重缺陷，甚或死亡。此病在成人是以性传播为主，临床表现以及预后和个人免疫状态是密切相关的。本案由于阴户湿疹，经期阴痒，带下色白。故应为正气亏虚，外感六淫湿毒，蕴积于内。故治与人参败毒散以扶正败毒，燥湿健脾，加紫河车以培元固本；外用苦参汤合二妙散加味以燥湿解毒。用药 21 天，使本案转危为安，获临床症状治愈，但巨细胞病毒尚未清零，《内经》云："正气存内，邪不可干。"当属无虞。

3. 阴痒

阴痒，妇人外阴及阴道瘙痒，甚至痒痛难耐，坐卧不安者，称阴痒。本病多由脾虚肝郁，湿热下注，或阴血亏耗，化燥生风所致。前贤已有详细描述，《景岳全书·妇人规·阴痒》云："妇人阴痒者……微则痒，甚则痛……多由湿热所化。"《女科经纶》："妇人有阴痒……厥阴属风木之脏……肝经血少，津液枯竭，致气血不能荣运。"从现代医学认识的角度看，外阴痒是由各种病原体感染，或者受到不良刺激引起的外阴皮肤或黏膜炎症。而且活动、性交、排尿等均可能使症状加重。故及时治疗，尽快治愈是患者之急需。临床采取内外兼治，方能缩短病程，尽快治愈。

【案例 1】　阴痒（外阴炎并口腔溃疡）

许某某　女　22 岁　学生

2007 年 9 月 6 日初诊　阴道口瘙痒 3 天。近数日突然出现阴道口及外阴瘙痒，无分泌物，伴口腔溃疡。纳香，便调。舌红苔薄白、舌边稍腻，脉细弦微数。

证属　心脾积热，化燥生风。

治法　清心凉血，疏风止痒。

方药　①导赤散加味化裁。生地黄 12g、木通

10g、竹叶 10g、车前子 10g、生栀子 10g、川黄连 6g、黄柏 10g、蒲公英 15g、防风 10g、生甘草 10g，4 剂，日一剂，水煎服；

②苦参洗剂（成药），每日睡前掺入热水中坐浴，以助清热燥湿。

随访　药 4 天后告愈。

按　本案口疮并阴痒，乃心经热盛，火热下移所致。故治与导赤散加味以清心泻火，凉血疏风；外洗苦参洗剂以燥湿止痒，药仅 4 天而愈。

【案例 2】　阴痒（慢性宫颈炎）

罗某某　女　20 岁　农民

1974 年 5 月 10 日初诊　阴道奇痒反复发作已半年余。曾经医疗检查诊为慢性宫颈炎，经中西药多方治疗，虽有好转，但月经一来潮即复发。刻下，阴痒加剧，伴白带多而腥臭，腰腹部酸胀痛。食欲、睡眠尚好，二便调。舌质红少苔，脉数。

证属　肝经郁热，湿热下注。

治法　泻火解毒，清热利湿。

方药　①龙胆泻肝汤合草薢分清饮加减。龙胆草三钱、百部四钱、北柴胡三钱、木通二钱、生地五钱、黄芩三钱、川草薢五钱、炒栀子三钱、地肤子三钱、石菖蒲三钱、桑寄生三钱、泽泻三钱、车前子三钱、台乌药三钱、生甘草二钱，3 剂，日一剂，水煎服；

②外洗方，自拟百部煎：百部四钱、枯矾三钱、蛇床子三钱、白鲜皮五钱、雄黄五钱，3 剂，日一剂，煎水外洗。以助杀虫止痒。

1974 年 5 月 30 日随访　药尽即愈。

按　宫颈炎是导致阴道瘙痒的重要原因。本病主要是病原体感染子宫颈所致，通常为沙眼衣原体或淋病奈瑟菌。中医认为从本案的脉证来看，为肝经湿热，下注阴痒。故治与龙胆泻肝汤合草薢分清饮以泻火解毒，清热利湿；外用百部煎熏洗以杀虫止痒。药用 3 天而获奇效。

【案例 3】　经前阴痒（宫颈糜烂）

吴某某　女　33 岁　职工

1994 年 4 月 4 日初诊　经前阴户瘙痒。近数月来，经行前出现外阴瘙痒。而且月经异常。开始经量少，色黑浓稠，伴腰痠、腹胀疼；第 6 天下瘀块后，

色渐红，经期 10~15 天。妇科检查示阴道分泌量少，宫颈单纯性糜烂。平素心烦易怒，小便黄短。纳食少味。舌红苔黄，脉细弦数。

证属　肝郁脾虚，血虚化燥。

治法　疏肝健脾，养血润燥。

方药　①四逆散合当归芍药散加减化裁。北柴胡 10g、当归 15g、赤芍 30g、茯苓 10g、白术 15g、生甘草 10g、川芎 10g、牡丹皮 10g、薄荷 10g、黄柏 10g、地骨皮 10g、炒枳实 10g，7 剂，日一剂，水煎服；

②外洗方：内服药渣＋二妙散加味。苍术 15g、蛇床子 10g、地肤子 10g、黄柏每日一剂，水煎外洗，以助燥湿疏风；

③调整饮食，以清淡为主，忌辛辣食品，以防膏粱之变；

④暂忌房事，以利康复。

1994 年 5 月 23 日二诊　药 7 剂后，瘙痒显减，心情顿觉舒畅。本月经期 10 天，仍有瘀块，伴腰痠、纳少、乏力。经后白带淡黄，外阴微瘙痒。舌红苔中根部苔黄厚，脉细弦软数。①守方加茜草 20g、芡实 20g，以助活血调经，健脾除湿，再投 7 剂；②外用守方。

6 月底随访　经行阴痒除，月经复常。

按　本案经行前阴痒，乃肝郁化热，血燥生风，导致阴道瘙痒，妇科检查示阴道分泌量少及脉细弦数可证。故治与四逆散合当归芍药散以疏肝健脾，养血润燥；配合外洗二妙散加味以燥湿疏风；同时调整饮食，以清淡为主以防膏粱之变并忌房事以利康复。药仅 2 周，痒除经行复常。

【案例 4】　阴痒（慢性阴道炎）

刘某某　女　49 岁　居民

2014 年 9 月 5 日初诊　阴道痒而干燥，伴外阴瘙痒，小便频而短少，反复 1~2 年。体格检查无明显异常，诊为慢性阴道炎。前医给服中药参苓白术散去砂仁、莲子加黄连、白茅根、瞿麦、黄柏 16 剂未效，反致大便干结、难解。纳呆，食后胃胀。由于阴痒及尿频，1~2 小时即欲解，而影响睡眠。白昼则眼睛沉重、疲劳。舌红苔白，脉细弦少力。

证属　湿热蕴结，注于下焦。

治法　清热燥湿，益肾滋阴。

方药　①五苓散合交泰丸加减化裁。肉桂 5g、漂白术 30g、猪苓 15g、川黄连 10g、泽泻 15g、茯苓 15g、麦冬 10g、玄参 10g、枳壳 10g、桔梗 6g，5 剂，日一剂，水煎服；

②外洗方。苦参汤加味：苦参 30g、黄芩 15g、黄柏 15g、蛇床子 10g、白鲜皮 30g，5 剂，日一剂，水煎熏洗外阴。以助疏风止痒。

2014 年 9 月 11 日二诊　阴痒减半，小便频数改善。上午稍尿多，一般 3 次，下午至晚上已复常，大便仍干结。舌红苔淡黄，脉微浮而细。①守方加炒菜菔子 15g，以助下气通腑，再投 7 剂；②同时配用外洗方。

2015 年 6 月 9 日它病就诊时，告愈。

按　慢性阴道炎，西医主要是阴道局部塞药治疗为主，前医也予以中药未效。据其脉证伴有尿频，少寐。故与五苓散益肾化气，交泰丸交泰心肾；苦参汤加味外洗以解毒疏风，内外兼治，其病豁然。

4. 阴痛

阴痛一证，现代医学认为阴道内疼痛可能是：生殖道炎症，同时伴有内分泌异常；生产过程中出现肌肉和神经的损伤；外伤时阴道局部组织遭到挫伤；性生活过于粗暴等所致。中医则责之于肝肾。阴户为足厥阴肝经之分野，肾司前后二阴，凡内伤七情，脏腑虚损，皆可导致阴痛。若辨清病因病机，内外兼治，其痛则迎刃而解。

【案例】　交接阴痛（阴道炎并宫颈轻度糜烂）

卢某某　女　41 岁　农民

1998 年 4 月 5 日初诊　性交后阴道疼痛。2 年来，脐下腹痛伴少腹下坠、腰痠痛、大腿痠胀，白带稀少，头晕，神疲乏力，少气懒言。素有痛经史，直到现在仍经行则腹痛。经江西省妇幼保健院 B 超检查未见明显异常；宫检：子宫颈轻度糜烂，余项无异常。曾经抗生素静脉滴注、口服西药及中药桂枝茯苓丸，金刚藤糖浆等治疗罔效。由于房事阴道痛，从而性欲长期淡漠，致夫妻不睦。纳呆少食，多食则胃脘胀闷，大便干结。舌暗红苔薄白，脉细弦。

证属　中气不足，肝肾亏虚。

治法　补中益气，温养肝肾。

方药　①补中益气汤合二仙汤加味。生黄芪20g、炒白术10g、党参12g、升麻10g、北柴胡10g、陈皮10g、当归6g、炙甘草6g、仙茅10g、淫羊藿10g、防风10g、正肉桂5g，10剂，日一剂，水煎服；

②热敷。炒砂热后布袋包裹，熨少腹，每日一次，以助温阳散寒；

③外洗方：地肤子15g、蛇床子15g、苍术15g、胡黄连10g、青木香15g，10剂，煎水熏浴外阴。以助清热燥湿。

1998年8月14日因风疹就诊告知：药至5剂，性交阴道痛立愈。

按　阴户为足厥阴肝经之分野，肾司前后二阴。故此，阴痛当责之于肝肾。而本案少腹下坠、腰腿酸胀，头晕乏力，少气懒言，一派中气虚弱之象。患者不仅肝肾亏虚，而且中气不足。因此说，内伤七情，脏腑虚损，皆可导致阴痛。故内治与补中益气汤合二仙汤以补中益气，温养肝肾；热敷以助阳散寒；外洗以助清热燥湿。诸法杂合，收效立竿见影。

5. 阴吹

阴吹之名，首见于《金匮要略·妇人杂病脉证并治》，其云："胃气下泄，阴吹而正喧，此谷气之实也。"因此，本病多见于脾胃虚弱，中气不足，或中焦停饮，或肝郁气滞所致。循此辨证，内外兼治，庶几无误。

【案例】　阴吹（盆腔炎）

徐某某　女　60岁　居民

2009年6月18日初诊　阴道时时有气排出（状如矢气），伴肠鸣腹响，外阴瘙痒，白带异味。下腹部按压疼痛。夜尿多。市某医院检查诊断为盆腔炎。舌红苔黄而厚腻，脉细软而数。

证属　脾虚湿盛，下元亏虚，肾气不固。

治法　益肾纳气，清热利湿，燥湿健脾。

方药　①都气丸合三妙散化裁。熟地黄12g、山茱萸肉10g、山药30g、牡丹皮15g、泽泻30g、茯苓30g、五味子10g、黄柏15g、苍术15g、漂白术10g、土茯苓30g、菝葜30g、川牛膝15g、覆盆子10g，7剂，日一剂，水煎服；

②外治灌肠方：侧柏叶30g、黄柏20g、苍术20g、蛇舌草30g、内红消30g、制香附15g、黄连15g、黄芩20g、广木香15g，7剂，日一剂，水煎取汁，睡前灌肠。以助清热利湿，燥湿健脾。

2009年6月25日二诊　阴吹减，舌苔已转为黄而略厚。下腹痛已基本缓解。脉细而微数。内服及灌肠均守方再投14剂。

2009年7月9日三诊　诸症已缓解，但未痊愈，阴道仍有时排气。舌红苔黄、舌中仍黄厚，脉细微数。①内服方加海桐皮15g、车前草15g、大腹皮15g，以助利水除湿，再服15剂；②灌肠方加生牡蛎30g，15剂，以助软坚收涩。

随访　药尽告愈。

按　本案阴吹，既伴有肠鸣腹响、外阴瘙痒、白带异味等脾经湿盛之象；又有夜尿多的肾气不固之征。故治与都气丸合三妙散以益肾纳气，燥湿健脾；配合外治灌肠方以清热利湿，并助燥湿健脾。如此上下兼顾，攻补兼施，使繁杂之证，以简便之法而收效。

6. 卵巢功能早衰

现代医学认为，卵巢功能早衰一般多为先天因素、遗传因素和后天手术所致。先天因素：出生后女孩卵泡数量已固定，如果本身卵泡数量较少，可能在40岁前排泄完，排完后卵巢失去功能。遗传因素：可能为染色体异常所致，或是有早衰家族史。卵巢手术：部分卵巢切除；此外，自身免疫性疾病、医源性损伤、病毒感染等，也可造成卵巢功能早衰。

《素问·上古天真论》云："其知道者：法于阴阳，和于术数，食饮有节，起居有常，不妄作劳，故能形与神俱，而尽终其天年，度百岁乃去。今时之人，不然也：以酒为浆，以妄为常，醉以入房，以欲竭其精，以耗散其真，不知持满，不时御神，务快其心，逆于生乐，起居无节，故半百而衰也。"

【案例】　早衰症

熊某某　女　38岁　公务员

2014年8月22日初诊　月经近两年来紊乱无定期。今年末次月经为3月13日。刻下，已4个月未至，并出现烦热、自汗、纳呆、急躁易怒、乳房胀痛。妇检诊断为：早衰。经当地医院给服克龄蒙未效。趁赴昌之机，余诊其舌脉为：舌红苔薄而淡黄，脉细弦少力。拟方：肉苁蓉12g、巴戟天12g、怀牛膝15g、山萸肉10g、北枸杞15g、紫河车15g、刘寄奴15g、泽兰10g。共服22剂、针灸24天。服至6剂时，行经少量。纳食有增，仍易疲劳。舌红苔薄而微黄，脉细弦、重按少力。

证属　脾肾亏虚，气血虚损。

治法　补益脾肾，养血调经。

①守方加灸黄芪35g、当归身10g，仿当归补血汤意，再投二周；

②针刺。按原取穴：三阴交，漏谷，血海，肾俞，脾俞（均用双穴）。10天为一疗程。

2014年9月10日二诊　仍阵发性烦热。检查报告：垂体催乳素588.7UIU/mL。舌红尖微甚、苔薄黄，脉细弦软而微数。守方加淮小麦50g、灸甘草6g、大红枣5枚、生地黄15g、黄柏10g，以滋阴润燥，再投10剂。

2014年11月26日三诊　潮热、自汗均已缓解，有时乳房仍胀痛，尤其动怒之后。饮食增，体重增。大便一直偏稀软。经查激素水平，除催乳素外，其余仍偏低；B超报告：子宫内膜厚6mm，子宫大小36mm×31mm×29mm。舌红苔薄而淡黄，脉细弦、按之少力。据其脉证，法当疏肝理气，补元养血调治。

①方用逍遥散合八珍汤加减。醋柴胡10g、青皮10g、陈皮10g、当归15g、白芍15g、茯苓15g、漂白术10g、薄荷10g、生姜3片、山茱萸肉10g、丹皮10g、淮山药15g、灸甘草5g、大熟地15g、泽泻10g、，10剂，日一剂，水煎服。

②坎炁散。每日坎炁10g、北山楂15g、川芎10g，上三药配十天量，烤，打粉，分3次，早中晚温开水冲服。

2014年12月11日电话喜告　月经已行，色、量均正常。

2015年3月28日再诊　月经复常3个月后。由于基层工作繁忙，难于坚持治疗，时过三个半月又未至。同时又出现烦热、失眠，阴道干燥。舌红尖微甚、舌苔薄黄，脉细。守2014年11月26日方加淮小麦30g、大红枣5枚，再投10剂。

2015年4月25日五诊　睡眠改善，阴道湿润。当地医院血清五项激素测定为：卵泡生成素9.88mIU/ml、

黄体生成素53.61mIU/ml、雌二醇<5.00pg/ml、睾酮0.12mg/ml。舌红苔薄黄，脉细弦软而微数。

按　据其脉证及实验室检查结果，乃为经断前后诸症，即为西医所谓围绝经期综合征，虽经中药、针灸治疗，曾见起色，终因在基层工作过于劳累，治疗难于及时到位，终至卵巢功能早衰。此病例录与同道探研。

7. 经行腹痛

妇人经行或行经前后，发生以小腹疼痛，甚或痛引腰骶，严重者痛至昏厥，并随月经周期性发作，称为痛经。对痛经的认识，现代医学分为原发性痛经和继发性痛经。前者主要与月经来潮时子宫内膜前列腺素含量增高有关；后者为生殖器器质性病变所引起。治疗主要是心理疏导和对症治疗。而中医则认为"由劳伤血气，致令体虚，受风冷之气，客于胞络，损冲任之脉……风冷与血气相击，故令痛也"（《诸病源候论·月水来腹痛候》）。后世《丹溪心法》有虚中有热、郁滞、瘀血、血实之别。然总的说来，六淫侵袭，摄生不慎，七情伤损，皆可导致痛经。其发病机制则是以不通则痛、失荣则痛为理论依据。据此，辨证审因，施以杂合，其痛立止。

【案例】　经行腹痛（原发性痛经）

徐某某　女　21岁　学生

2016年8月3日初诊　经行腹痛。昨日饮冷且卧空调房，今日又恰逢行经，经行时腹痛并逐渐加重，痛剧难忍。颜面苍白，四肢厥冷，大汗淋漓。恰逢跟师见习而即诊。舌淡红苔白，脉沉细弱。

证属　寒湿凝滞，气血失畅。

治法　回阳救逆　温经通络。

①艾灸+指按。灸涌泉、关元穴各五壮；按压曲池、内关、血海穴，以温阳救逆。艾灸+指按穴位后，汗收痛减；

②方药　加味乌沉汤。砂仁10g、广木香10g、炮姜6g、制香附10g、醋元胡15g、灸甘草6g、台乌药10g，3剂，日一剂，水煎服。

随访　药后未再如此痛作。

按　本案经行之腹痛，乃是先有劳倦体虚，后因饮食不慎及贪凉感寒所致，其剧痛致厥，并有虚

脱之象,足以说明为寒盛之痛。故外治与温灸及穴位点按以救逆回阳;次以汤药以散内寒,内外结合,而收痊功。

九、男科疾病

男科病案,男科病中医学无此称谓,20世纪80年代后在中医临证的各个病证的基础上逐渐形成专门研究男子生殖系统的生理、病理变化的一门学科,并运用中医药理论认识和研究男性病的发生、发展、转归、诊疗和护理、保健等规律的中医临床学科,与中医妇科相对应。临床包括了性功能障碍、男性不育症、前列腺、睾丸、阴囊、阴茎及性传播疾病等。原散见于中医临证中阳强、阳痿、遗精、早泄、外科中的肾囊风、肾痈、子痈等。由于本病的复杂性,故治疗必须通过辨证和辨病相结合,局部与整体辨证相结合。针对病因病机,秉着治病求本的原则,确立个体化的治疗方案,并采取杂合以治的手段,以收预期疗效。

1. 阳强

【案例】 **阳强（不射精症）**
肖某 男 43岁 职工

1997年1月20日初诊 同房不射精多次。近期少寐,每晚只能睡上5个小时左右。同时出现性生活不射精,疲劳后自行萎软。之后出现腰痠肢凉。纳可,便调。舌苔薄白,脉细、关弦偏数。

证属 肝肾不足,疏泄失职。

治法 补益肝肾,疏肝利窍。

方药 ①强肾搓揉法。即睡前躺下后,双手握住肾子(睾丸),轻轻搓揉,以热为度,以疏肝利窍;

②五子衍宗丸加味化裁。五味子10g、枸杞子20g、菟丝子30g、山药20g、韭菜子10g、生地20g、山茱萸15g、茯苓15g、生龙骨30g、生牡蛎30g、车前子15g,7剂,日一剂,水煎二次,分三服;

肖告之 药并搓揉后,仅一周即愈。

按 不射精症,现代医学认为泌尿生殖系统疾病,诸如前列腺钙化、膀胱颈松弛、精阜肥大及各种尿道病变,阴茎的各种病变,以及前列腺炎,尿路感染,输精管梗阻等;此外,阴茎损伤,内分泌

疾病和神经系统疾病,以及心理因素等均可导致同房时不射精。而中医学则认为是火毒内盛,相火偏旺,或房事过度,肾阴亏耗,虚阳妄动所致。本案除少寐外,别无不适。乃相火妄动,肝失疏泄之过,类似于心理因素致使神经功能紊乱而不射精。故采取强肾搓揉法既可温补肾气,又能疏泄肝气以利精窍;内服汤药五子衍宗丸加味化裁以补益肝肾,故而取效。尤其方中车前子,有疏肝利窍之功,临证屡用有效。正如《本草汇言》中云:"车前子,行肝疏肾,畅郁和阳。"

2. 不育症

【案例1】 **不育症（精液液化异常）**
段某某 男 24岁 自由职业

1996年3月30日初诊 婚后1年未育。经常晨起时小便灼热,同时伴腰痛。大便干结,检查精液分析:精子爬高2(参考值10个以上);运动时间8.3nm/s(参考值30nm/s以上);液化时间3小时液化90%(参考值30分钟以下)。纳可,嗜酒。舌红苔薄黄,脉细弦软小数。

证属 肝肾阴虚,湿热蕴结。

治法 滋阴补肾,清化湿热。

方药 ①知柏地黄汤合女真丹加味。黄柏15g、知母15g、生地黄30g、山茱萸20g、女贞子20g、茯苓10g、泽泻10g、山药30g、牡丹皮15g、旱莲草30g、醋龟板30g,7剂,日一剂,水煎服;

②调整饮食。饮食宜清淡,忌辛辣食品及饮酒,以防辛燥伤阴耗津;

③服药期间忌房事,以避房劳耗伤肾阴。

1996年4月7日二诊 药后小便灼热减轻。舌红苔薄淡黄,脉细小数。守方再投7剂。

1996年4月15日三诊 小便灼热再减。舌红苔薄淡黄,脉略细微数。守方再投7剂。

1996年4月21日四诊 小便灼热基本消失。舌红尖甚、苔薄淡黄,脉略细。守方以龟胶15g易龟板,加枸杞20g,以增滋肾填精之效,再服10剂以善后。

1996年5月28日其妻刘某喜告 已经受孕。

按 精液液化异常,乃湿热蕴结所致。从现代医学认识,乃前列腺分泌的液化酶减少,使精子凝固

而不液化。本案皆因嗜酒、过食肥甘厚味，酿成湿热下注，干扰精室所致。经汤药知柏地黄汤合女真丹滋阴补肾，清化湿热；配合调整饮食，及暂避房事而获奇功。

【案例2】 不育症（精子活力低下）

桂某 男 33岁 职工

2013年7月29日初诊 婚后1年不育。检查精液常规：量2ml，pH7.3，乳白色，液化正常，精子活动率低下，a：23.11%（参考值25%），D：55%（死精），前列腺液：内有白细胞，衣支原体阴性、淋病阴性。曾服生精片、右归胶囊、三肾丸、泌淋胶囊、脉血康胶囊等，未效。刻下：双手鱼际、口唇、下颌鲜红，纳香，眠可。素有遇急事则欲大便之窘况，小便尚调。舌红苔薄黄，脉细弦数。

证属 阴虚火旺，肝肾亏虚。

治法 滋阴降火，补肾填精。

方药 ①知柏地黄丸合大补阴丸加减。生地黄20g、赤芍15g、白芍15g、山茱萸肉10g、五味子10g、肉苁蓉10g、泽泻10g、当归10g、茯苓15g、牡丹皮20g、麦冬10g、黄柏15g、知母15g、炒苍术10g、龟胶10g（烊服），7剂，日一剂，水煎服；

②调整饮食。饮食清淡，少食虾、蟹，不食辛辣，尤其是麻辣，多食蔬果（水果：榴莲、芒果、龙眼、荔枝少食或不食）；避免电磁辐射，戒可口可乐等饮料，以防膏粱厚味之变。

③事急欲大便时，深呼吸可解窘况；

④晨起饮20℃左右凉开水350~500ml，并坚持晨间体育运动。以滋阴补水，调补肝肾。

2013年8月5日二诊 舌红苔薄白，脉弦软微数。据其脉象，虚火势减。守方再服7剂。

2014年2月10日乃母陪儿媳特告 已经妊娠。

按 精子活动低下，现代医学认为男性的内分泌激素失调，生殖系统和附属性腺的急慢性炎症，精液液化异常，以及长时间抽烟酗酒亦可影响精子质量。本案脉证，显现肝肾亏虚，阴虚火旺。正如《石室秘录》中云："相火盛。"又云："火盛者补其水。"故治与知柏地黄丸合大补阴丸以滋阴降火，补肾填精；调整饮食以配合治疗，同时晨饮20℃左右凉白开以滋阴补水等杂合治疗而获神效。

3. 龟头肿痛

【案例】 龟头肿痛（龟头炎、衣原体感染）

罗某某 男 31岁 自由职业

1999年6月16日初诊 阴茎龟头处及阴茎包皮内经常红、热并稍肿微痛，反复发作2年多。刻下，龟头又红肿热痛多日。观其龟头处有小红点。尿时无灼痛。实验室检查报告：衣原体阳性。舌红苔薄白、舌中有一纵裂，脉细弦。

证属 邪热侵袭，湿热下注。

治法 清利湿热，凉血解毒。

方药 ①四妙勇安汤合蒲公英汤加味。金银花15g、玄参10g、生甘草10g、当归5g、蒲公英15g、连翘10g、黄柏10g、车前子10g，7剂，日一剂，水煎服；

②外洗方。苦参汤加味。苦参15g、蛇床子10g、胡黄连15g、苍术15g、青木香15g，每日一剂，煎水外洗，每日一次，以清热燥湿，解毒杀菌。

1999年6月30日二诊 阴茎红热痛已愈，有时阴茎口还会分泌出白色黏液。舌红苔薄白，脉少力。守方：内服、外洗再治7天。

随访 共内服、外用药2周而愈。

按 龟头炎多由病原体感染造成的常见病，个人卫生、生活不洁为主因。《外科启玄》中云："玉茎有疮痒且疼……因交媾不洗，肝经有湿热所致。"故本病皆由情志不舒，肝气郁结，气郁化火，滋生湿热；或肝克脾土，湿热内生，下注于阴茎；或不洁性交，蕴久成毒。本案正是衣原体感染所致，故内服治与四妙勇安汤合蒲公英汤以清利湿热，凉血解毒；外治与苦参汤加味以清热燥湿，解毒杀菌获效。

4. 滑精

【案例】 滑精

邹某某 男 24岁 教师

1989年9月24日初诊 频繁遗精伴头晕、背脊酸楚已6年。缘于1983年在校读书时，因体育锻炼劳累后出现梦遗，有时竟一晚2~3次，无梦而遗。之后或隔数日或一周内连续出现梦遗。遗精后即感头晕、脊椎酸楚疼痛。曾服中药数年无效；亦在南昌市第二人民医院用氯丙嗪等镇静药5个月无效。近觉大脑迟钝健忘，腰膝酸软，睡眠梦多，接触女性又十分敏感。纳呆，大便正常，小便黄。舌红少苔、舌中有纵形裂纹，脉细数无力。

证属　肾阴亏虚，相火妄动。

治法　滋阴益肾，固精止遗。

方药　①金锁固精丸合水陆二仙丹加味化裁。芡实20g、莲须10g、煅龙骨30g、煅牡蛎30g、沙苑子15g、莲子心10g、金樱子20g、黄柏10g、知母10g、鹿含草20g、五味子6g、牡丹皮10g、白芍15g、地龙10g，7剂，一日一剂，水煎服；

②自我按摩法。睡前、晨起自我按摩肾俞、关元、会阴穴。方法：肾俞穴处，以双手掌按抚，上下搓揉；关元穴以双手叠掌按揉；中指点按会阴穴各100次，以培元固本；

③停服氯丙嗪。

1989年10月6日二诊　服至第二剂时头晕呕吐，三剂后正常。共服11剂，梦遗已止，腰脊酸痛亦基本愈好。停服氯丙嗪后睡眠欠佳，每晚睡一觉醒后即不易再入睡。舌红尖甚、苔质少，脉仍细数。服药瞑眩（出现头晕呕吐），药已中的，守方加酸枣仁10g以宁心安神，再服7剂而愈。

按　睡中精液外泄，称为遗精。有梦称作梦遗，无梦而遗则称作滑精。两者发病机制一致，但有轻重之别，滑者为重。正如《景岳全书·杂证谟·遗精》云："梦遗滑精，总皆失精之病，虽其证有不同，而所致之本则一。"本案先由阴虚火旺，多思妄想而失精；逐渐发展为脾肾亏虚，下元不固之滑精。在治疗上，前贤有"有梦治心，无梦治肾"之说。故以益肾固精（汤药＋按摩）而收效。

5. 遗精

【案例】 遗精（手淫过度）

张某某　男　24岁　职工

2013年8月23日初诊　遗精，本月共5次。导致腰酸痛，甚则背痛，阴天则腰背疼痛。汗多身凉。有较长时间手淫史，近因频繁遗精而戒除。纳可，睡眠不安易醒。舌红苔薄白，脉细、左微弦。

证属　心肾两虚，精关不固。

治法　育阴潜阳，固肾止遗。

方药　①桑螵蛸散合水陆二仙丹加味化裁。桑螵蛸5g、党参12g、漂白术10g、茯神15g、醋龟板25g、生远志10g、煅龙骨30g、煅牡蛎30g、沙苑子30g、石菖蒲10g、芡实30g、金樱子30g、莲须10g、木馒头30g、浮小麦30g，7剂，一日一剂，水煎服；

②睡前泡足，并按摩涌泉穴，以助引火归元，益肾宁心；

③坚持晨练。以修身宁心而增强体质。

2013年9月2日二诊　诸症显减，仍气短乏力。舌红苔薄白，脉细弦微数、少力。守方加重党参8g，加红景天15g，以增益气之功，再投7剂。

2013年9月12日三诊　服药的第3天后，连续两晚遗精，之后又出现背部疲痛。舌红苔薄而微黄，脉右浮而细弦软、左细弦软。守方加黄柏10g、五倍子10g、五味子10g，以坚阴固涩，再投7剂。

2013年12月7日四诊　遗精已止。刻下，大腿、背部冷，下肢仍冰凉，哈欠连连，气短。纳香，二便调。舌红苔白，脉弦软、左细弦软。

遗精虽止，据脉证心脾两虚，阳气郁遏。故拟补益心脾，化饮通阳。方用苓桂术甘汤合归脾汤加减化裁。炙黄芪30g、党参15g、炒白术10g、肉桂3g、当归10g、炒枣仁10g、广木香10g、龙眼肉10g、炙甘草6g、茯神15g、生远志10g、红枣3枚、生姜3片、生麦芽30g，7剂，一日一剂，水煎服。

随访　药尽而愈。

按　本案遗精乃手淫过度，损伤肝肾，导致精关不固而频繁遗精，久之损伤肾阳，呈现背冷肢凉，一派阳虚、痰饮郁遏之象。故首先治与桑螵蛸散合水陆二仙丹以育阴潜阳，固肾止遗；次与苓桂术甘汤合归脾汤以温阳化饮，补益心脾。同时睡前泡足并按摩涌泉穴以益肾宁心，引火归元；坚持晨练以修身宁心，增强体质。诸法杂合，而收痊功。

6. 阴茎丘疹并溃疡

【案例】 阴茎丘疹并溃疡（生殖器疱疹）

邹某某　男　20岁　木工

2008年9月4日初诊　阴茎潮红、水肿，满布小丘疹，融合成片伴瘙痒，并龟头有小溃疡点，小便频急 5 天。有不洁性生活史。检查确诊为感染单纯疱疹病毒，尿常规：蛋白质（+-）0.1g/L，余无明显异常。纳香，大便调。舌红苔白，脉弦而少力。

证属　外感秽毒，湿热下注。

治法　清热利湿，疏风解毒。

方药　①外涂。5-氟尿嘧啶稀释液，每日一次。用 5-氟尿嘧啶针剂＋注射用水，配制成为 25% 的稀释液外涂患处；

②蒲公英汤合八正散加味。蒲公英 30g、车前子 30g、木通 10g、萹蓄 20g、瞿麦 20g、生大黄 6g、滑石粉 30g、生甘草 6g、栀子 10g、蝉衣 10g、黄柏 15g、苍术 10g，7 剂，日一剂，水煎服；

③马勃散。用马勃粉扑洒于患处，每日一次，以解毒疗疮。

2008 年 9 月 11 日二诊　经中药内服、氟尿嘧啶液外涂、外扑马勃粉，红肿、瘙痒、尿频减轻。刻下，龟头有一两处溃疡，阴囊感染皮损渗水。因工作故要求静脉滴注抗生素，提高治疗速度。给予头孢哌酮钠舒巴坦钠 2g，5% 葡萄糖 250ml 静脉滴注，一天二次，以抗菌消炎。连续使用 3 天；同时口服阿奇霉素。

2008 年 9 月 23 日三诊　溃疡面缩小，红肿消退。舌红苔白，脉弦软数。

按　中西药合治，热毒渐清，为善后以收痊功。①方用五味消毒饮合二妙丸加减，以清热利湿、解毒除秽。紫花地丁 30g、大活血 50g、蒲公英 30g、苍术 10g、黄柏 10g、野菊花 15g、金银花 30g、连翘 20g、川牛膝 10g，日一剂，水煎服；

②复方新诺明片，研粉外用，洒于溃疡处以抗菌消炎。

随访　连用一周后愈。

按　由于性生活不洁而感染单纯疱疹病毒致病，属阴疮或热疮之列。为房室不洁，相火内炽，淫毒蕴热，上蒸下迫致病。本属难治之症，采用西药 5-氟尿嘧啶针剂 25% 稀释液外涂，以抑制与杀灭疱疹病毒；用中药汤剂以清热解毒，利湿疏风；外用马勃粉以解毒疗疮；后期溃疡点，则为取药方便用复方新诺明研粉撒于患处，以收痊功。此乃中西结合，杂合以治之功。

7. 阴囊潮湿

【案例】　阴囊潮湿（多汗症）
曾某某　男　56 岁　职工

2013 年 4 月 16 日初诊　阴囊潮湿伴阴茎瘙痒。刻诊：每日阴囊潮湿，尤以半夜 3~4 点时加重，伴阴茎冠状沟内黏腻、瘙痒。纳可，大便结。舌鲜红苔白，脉细弦数。

证属　脾虚失运，湿热下注。

治法　燥湿健脾，升降气机。

方药　①三妙丸合升降散加味化裁。黄柏 15g、苍术 15g、川牛膝 15g、车前子 15g、车前草 15g、木通 6g、西大黄 5g、片姜黄 10g、僵蚕 10g、蝉衣 6g、白蔻仁 10g、法半夏 15g、蒲公英 30g、土茯苓 30g、炒厚朴 10g、竹叶 10g、滑石粉 35g、生甘草 5g，7 剂，日一剂，水煎服；

②外洗方。二妙散加味。苍术 20g、黄柏 15g、蛇床子 15g、黄芩 15g、胡黄连 10g、五倍子 10g、枯矾 6g（后下），7 剂，日一剂，煎水熏洗（早晚各一次）。

2013 年 4 月 25 日二诊　阴囊潮湿减，尤其夜间已明显缓解，仍有时心烦不安，睡眠不宁。舌红苔淡黄，脉细而微弦。守方加生栀子 15g、淡豆豉 15g，以清心除烦，再服 7 剂。

随访　告愈。

按　多汗，可分为全身性和局限性两种。局限性多汗，多发于手掌、足底或阴囊。《古今医统》云："两腋下并手足心，阴股及阴囊，常如汗湿污衣，名曰腋漏。"阴囊多汗，肝失疏泄，乘于脾土，脾失运化，湿热内生，蕴蒸肌肤，迫于是处。故用三妙健脾燥湿；升降散疏风清热，升清降浊；外洗方以燥湿敛汗，共奏除阴囊潮湿之功。

8. 肾囊风

【案例】　肾囊风（阴囊湿疹）
邹某某　男　30 岁　木工

1996 年 8 月 30 日初诊　阴囊小丘疹并瘙痒半个月。经用癣特灵剂，涂擦后，症状加重，阴囊脱皮并瘙痒难忍。某医处方蛇床子、土茯苓、黄柏、大黄、白鲜皮、乌梅、防风、路路通等煎水熏洗后痒减，但未能痊愈。刻诊，阴茎亦出现小丘疹并瘙痒。舌红苔薄淡黄、中根纵行裂纹，脉浮滑。

证属　风邪外袭，湿毒下注。

治法　疏风利湿，败毒止痒。

方药　①苦参汤合桔梗汤加味。苦参10g、桔梗10g、生甘草15g、荆芥10g、防风10g、蝉衣15g、白鲜皮15g、百部15g、炒枳壳15g、马勃10g，5剂，日一剂，水煎服；

②熏洗法。胡黄连30g，加内服药渣再煎，熏洗患处以解毒疏风。

1998年4月28日携儿就诊时告　1996年阴囊湿疹，药后即疹消痒止。

按　湿疹发于阴囊，称之为肾囊风，其状丘疹、瘙痒、渗出等。本案内服苦参汤合桔梗汤疏风燥湿，轻宣肺气；外洗败毒止痒而收速效。

9. 阳痿

以男子阴茎不举，或举而不坚为主证者称为阳痿。《内经》称之为阴痿，亦称之为筋痿。《素问·痿论》云："思想无穷，所愿不得，意淫于外，入房太甚，宗筋弛纵，发为筋痿。"又云："筋痿者，生于肝，使内也。"故认为高年肾气大衰，或房劳过度，耗伤太过，肾阴亏虚，命门火衰；或因抑郁伤肝；或思虑烦劳、惊恐损伤脾肾；或肝经湿热，阴湿伤阳等，均会导致阳痿。也就是说，阳痿一证除高年体衰，房劳过度，命门火衰外，社会心理因素、焦虑、情感因素、情绪抑郁及对性的认知等，是其发病的主要原因。故阳痿的发病机制较为复杂，发病后一时难以康复。临证在辨证施治的基础上，予以杂合以治疗效十分满意。

【案例1】　功能性阳痿（性功能障碍）

吴某某　男　41岁　自由职业

2012年9月3日初诊　性欲低下已两年。2年来对性生活缺乏兴趣，无晨勃。曾服补肾药（何药不详），疗效不显，导致心烦，睡眠欠安。纳可，二便尚调。舌红苔白，脉细弦、右关软。

证属　肝郁脾虚，肾阳不足。

治法　疏肝健脾，益肾壮阳。

方药　四逆散合二仙汤加味。北柴胡15g、白芍15g、枳实10g、生甘草6g、仙茅15g、淫羊藿15g、防风15g、枸杞15g、炙黄芪15g、党参15g、炒白术10g、陈皮10g、茯神15g、刺五加30g、绞股蓝30g、巴戟天10g、山茱萸肉10g、肉苁蓉10g、薄荷10g、胡芦巴10g，7剂，日一剂，水煎服。

2012年9月12日二诊　自觉较前好转，渐有晨勃。舌红苔微黄，脉细而微弦。守方加煅龙骨30g、煅牡蛎30g，以助敛阳宁心，再投7剂。

2012年9月21日三诊　症状虽有改善，尚未恢复如前。舌红苔微黄，脉细弦软。①守方加韭菜子10g、菟丝子15g，以助温阳益肾，再投7剂；②温肾壮阳酒方（自拟）：山茱萸肉60g、枸杞250g、熟地黄60g、菟丝子50g、覆盆子30g、五味子30g、白芍50g、海龙15g、海马10g、大活血100g、红参30g、白术50g、茯神50g、巴戟天50g、肉苁蓉50g、仙茅30g、淫羊藿30g、鹿鞭1条、当归身30g、40°左右白酒5kg，浸泡4~5周，每晚饮用30~50ml。

2014年陪妻子就诊告　药酒服至3个月，性功能康复。

按　本案心烦少寐，脉细弦、右关脉无力，应为肝郁脾虚之征。究其原因，乃思虑过度，情绪抑郁所致。由于迁延不愈，进而损伤肾气，命门火衰。故治与四逆散合二仙汤加味以疏肝健脾，益肾壮阳；诸症缓解后，以药酒温肾壮阳缓图。不出三个月，其病豁然。

【案例2】　器质性阳痿（腰椎术后性功能丧失、二便失禁）

刘某某　男　31岁　自由职业

2008年6月12日初诊　阳痿并尿失禁。因腰椎间盘突出压迫马尾神经，导致阴囊、阴茎麻木。于是入丰城市人民医院就诊并行腰椎手术治疗。术后症状未获明显改善，而且导致阴茎无知觉，大便、小便均失禁。纳食、睡眠尚可。舌红苔白、舌体偏胖，脉细弦软而小数。

证属　肾元亏虚，血脉痹阻。

治法　益气通阳，益肾化气。

方药　①黄芪桂枝五物汤合桃红四物汤加味。北黄芪50g、桂枝10g、白芍30g、炙甘草10g、红枣6枚、生姜3片、大活血30g、全蝎6g、蜈蚣2条、千斤拔30g三白草根15g、当归身10g、当归尾10g、川芎15g、熟地黄15g、桃仁泥10g、川红花10g、栝楼仁 10g，5 剂，日一剂，水煎服；

②针灸＋脉冲电疗。每日一次，留针 30 分钟。取穴：脾俞、肾俞、上髎、环跳、飞扬、悬钟、血海、足三里、三阴交，均为双穴，以助补脾益气，益肾化气，活络通闭。每 10 次为一疗程。

2008 年 6 月 17 日二诊　针药 5 天，肛门处出现痛感。舌红苔白，脉细弦数。守方加猪苓 15g、漂白术 30g、泽泻 15g、茯苓 15g，以助益肾化气，利尿通淋，再投 5 剂；同时针灸＋脉冲电疗。

2008 年 7 月 7 日三诊　阴茎已能经常勃起，肛门胀痛感减轻一半，里面有一肿块也缩小 1/2；现常出现小腿肚转筋。舌红苔薄白，舌边有明显齿印。守方加吴茱萸 5g、木瓜 15g、怀牛膝 10g，以柔肝舒筋，再投 7 剂。

2008 年 7 月 18 日四诊　大便已可控并能自排，小便虽已可控，但排尿时需用手按摩挤压，若跑步小便仍有少量自出。小腿肚转筋疼痛显减，下身阴茎、阴囊仍麻木不仁。舌红苔薄黄而少苔、舌边有齿痕，脉弦软而小数。

患者肾脏气化已获转机，大小便基本自控，刻下，阴茎仍麻木不仁，当为血瘀痹阻所致。故拟益气和营，活血化瘀调治。

中药方仍用黄芪桂枝五物汤合桃红四物汤加味。生黄芪 50g、漂白术 30g、猪苓 10g、桂枝 10g、白芍 30g、炙甘草 6g、生地黄 15g、全当归 15g、川芎 15g、桃仁泥 10g、红花 10g、补骨脂 10g、茯苓 10g、泽泻 10g、内红消 30g、宣木瓜 15g、吴茱萸 5g、怀牛膝 15g、红枣 5 枚、生姜 3 片，再投 10 剂以善后。

2016 年夏季来电话咨询它病时告之，针药并治后，诸症缓解，但未痊愈，经一段时间自我调适后康复，并已结婚。

按　本案因腰椎间盘突出压迫马尾神经致阴茎麻木，手术后出现医源性组织瘢痕和增生及粘连，使神经压迫加重，导致阴茎无知觉及二便失禁。经与黄芪桂枝五物汤以益气温阳；五苓散益肾化气；桃红四物汤化瘀通闭，同时以针灸＋脉冲电疗舒筋活络等杂合以治获效，加上后期自我调适而获康复！

【案例 3】　阳痿（阴茎勃起障碍）

夏某某　男　55 岁　职工

1993 年 5 月 8 日初诊　阳痿并早泄 4 个月。缘于一月份出现举而不坚并早泄，继之阴茎不举。刻下，阳痿伴龟头冰凉，鼻尖红疹，每遇春季后红疹必发。头晕，眠时梦多，纳食尚香。大便调，小便黄。20 年前曾患过此症，经服药后愈。舌红苔微黄，脉细弦数。

证属　肾阴亏虚，虚火上炎。

治法　滋肾固本，引火归元。

方药　①知柏地黄汤合交泰丸加味。知母 10g、黄柏 10g、生地黄 30g、茯苓 30g、牡丹皮 10g、泽泻 10g、山茱萸 15g、山药 15g、煅龙骨 15g、煅牡蛎 15g、黄连 6g、肉桂 2g（另包后下），7 剂，日一剂，水煎服；

②调整饮食。忌食辛辣、油腻，以防膏粱厚味之变；

③服药期间禁房事，以节欲保精；

④自我按摩。取穴：关元穴、会阴穴。睡前按摩 5~10 分钟，以疏肝益肾。

1993 年 5 月 17 日二诊　小便转清。舌脉如前。守方加龟胶 10g，以助滋阴之力，再投 7 剂。

1993 年 7 月 5 日三诊　续服 14 剂，症状明显改善，龟头冰冷显减，阴茎已能勃起，鼻尖红疹退 2/3，小便调。舌红苔白，脉细数。守原方再投 10 剂。

1993 年 7 月 17 日四诊　阳事已复，但举而不坚，鼻尖红疹已退。舌红苔微黄，脉细数。予知柏地黄丸善后。

1994 年 1 月 15 日面告　性生活已复常。

按　本案上盛下虚，阴损及阳。从而宗筋弛纵，阳痿不举。经知柏地黄汤益肾坚阴；交泰丸交通心肾；穴位按摩，舒筋通络；调整饮食、忌辛辣以防助热；自我按摩疏肝益肾。诸法合用，肾强本固，水火互济，上下交通，阳痿悉除。

【案例 4】　阳痿（性功能障碍）

黄某某　男　29 岁　职工

1985 年 7 月 21 初诊：阴茎举而不坚伴阳痿。近期阴茎既举而不坚，而且一接触女性性器官即痿软，亦不射精。舌红苔薄白，脉细软微数。

证属　真阴不足，肾阳衰弱。

治法　滋阴补肾，温阳益精。

方药　①右归丸加减。熟地黄 15g、肉桂 5g、黑附片 10g、北枸杞 20g、仙茅 10g、淫羊藿 10g、淮山药 15g、菟丝子 10g、炒杜仲 15g、泽泻 10g、山茱萸 15g、鹿胶 12g（烊服）、韭菜子 15g，7 剂，日一剂，水煎服；

②食疗。每周用黑胡椒 100 粒，炖小公鸡（未啼叫者佳）一只。鸡熟后弃胡椒，食鸡喝汤。

1985 年 8 月 7 日二诊　服药后阴茎萎软好转，但龟头有红痒感。舌红苔薄白，脉细弦软而微数。药已中的，守方加五味子 5g，以敛阴扶阳，再进 7 剂而愈。

按　劳伤太过，命门火衰，宗筋弛纵而致阳痿。故治与右归丸加减化裁以温补肾阳；辅以食疗胡椒鸡子煲。黑胡椒，辛、热，温中消痰。公子鸡，甘温，温中益气，补精涤髓。与黑胡椒同煲有温中暖肾之功。药食同用，竟收桴鼓之应。

【案例 5】　阳痿（心因性性欲缺乏症）

王某某　男　25 岁　农民

1982 年 5 月 2 日初诊　无性欲近一年。结婚 2 年，去年 4 月因夫妻口角而分居并负气外出学徒，在外一年无欲望。今年春节回家后与妻子相处竟无性欲要求，并不能行房事。经服草药，何药不详，后性欲虽有改善，但交接则阴茎迅速萎软、无精液。经常腰酸胀，下肢乏力，怕冷，食欲可、二便尚调。舌质红尖甚、苔薄白稍滑、边有齿痕，脉弦细而虚。

证属　真元亏虚，命门火衰。

治法　培元固本，补肾填精。

方药　①心理疏导，解决夫妻间的误会，重归于好，培养感情，化解心理障碍；

②参茸散。鹿茸 15g、边条红参 25g，研末，每日 1 次，每次 3g，温开水送服；

③五子衍宗丸合地黄丸加味化裁。韭菜子 10g、枸杞子 15g、五味子 7g、覆盆子 10g、菟丝子 10g、大熟地 12g、淮山 15g、茯苓 10g、牡丹皮 7g、泽泻 7g、山茱萸 10g、怀牛膝 10g，日一剂，水煎服。

翌年随访　共服汤剂 15 剂，散剂 1 料，康复如初，并已育子。

按　性欲缺乏，也称之为性欲抑制。本案因情感矛盾，导致心理疲惫，性心理障碍。故治疗时首要心理疏导以解除心理障碍；次以散剂汤药以培元固本，补肾填精以增性欲。三管齐下，喜收痊功。

【案例 6】　阳痿（心因性功能障碍）

朱某某　男　23 岁　职工

2013 年 3 月 9 日初诊　阴茎举而不坚。初涉房事，心理紧张而阴茎举而不坚，房事难以正常进行；有时又可正常房事并射精无碍。纳香，眠可，二便调。舌红苔白稍腻，脉细弦软数。

证属　思虑惊恐，脾肾亏虚。

治法　健脾益气，滋肾坚阴。

①心理辅导。简授性健康知识，以正确的心态对待房事，避免操之过急；

②方药　二妙丸合滋肾通关丸加减。生地黄 15g、黄柏 15g、知母 15g、苍术 10g、淫羊藿 15g、山茱萸肉 10g、菟丝子 15g、枸杞子 10g、仙茅 15g、牡丹皮 15g、泽泻 10g、茯神 15g，7 剂，日一剂，水煎服。

2013 年 3 月 20 日二诊　药后感觉良好。舌红苔薄白，脉细弦软而微数。守方再进。

2013 年 4 月 30 日面告　性生活已无障碍。

按　本案乃初涉房事，心理紧张，思虑过度并产生惊恐不安所致。即现代医学的心因性性功能障碍。主要做好性健康知识辅导，其次健脾益肾而收效。

十、儿科疾病

1. 遗尿

3 周岁以上小儿，睡中小便自遗，称为遗尿，又称遗溲、遗溺、尿床。其发生原因，多由小儿肾气不充，下元虚冷；或病后体弱，肺脾气虚不摄；或肝经湿热，疏泄失常所致。临证观察，前二者居多。而且不论是下元虚冷，还是肺脾气虚，其本在肾气不充，先天气弱。故临证真元不固，进而肺脾失摄而致病。治与药食或药灸或针药同治以益肾固真，健脾益肺而收效。

【案例 1】　遗尿 [1]

余某某　男　10 岁　学生

2012 年 7 月 21 日初诊　家长述：遗尿已 2~3 年。孩子为 7 个月大的早产儿；近一岁时做过疝气修补术。每周遗尿达 6 次之多，几乎是每晚必遗。若叫起排尿须 3~4 次。观其发育一般，面㿠少华。据述冬天肢凉不暖。纳可，大便调。舌红苔薄白，脉细。

证属　心肾亏虚，闭藏失职。

治法　补益心肾，固涩止遗。

方药　①固真丹合桑螵蛸散加减。桑螵蛸10g、党参10g、茯苓10g、煅龙骨15g、煅牡蛎15g、醋龟板15g、石菖蒲5g、生远志6g、益智仁6g、台乌药8g、食盐1g、炙甘草4g，7剂，日一剂，水煎服；

②隔姜灸。神阙穴、关元穴，每日一次，每次15分钟，约三壮，以温肾固关。

2012年8月4日二诊　药灸后遗尿减。本周遗溺3次，夜尿叫起2次则不遗。舌红苔薄而淡黄，脉细、左微弦。①守方再投7剂；②灸照前法。

2012年8月13日三诊　本周遗了2次，量已少。自述：过去每周6次以上。舌红苔薄黄，脉细弦软。停灸。守方再服7剂以善后。

2012年11月23日电话追访：家长告：夜遗尿已愈并致谢。

按　遗尿以小儿居多，本案年至10岁之少年。究其因乃先天禀赋不足，肾虚关隘失固。故治与固真丹合桑螵蛸散，以补益心肾，固元止遗；配与隔姜灸以温肾固关。同时家长按时叫起，以训练并促进大脑皮层发育，以抑制脊髓排尿中枢。诸法杂合，遗尿自止。

【案例2】　遗尿[2]

李某某　女　3岁

1996年2月7日初诊　母述：遗尿已3个月。患儿发育可。纳食可，大便调。指纹稍暗红隐伏。

证属　脾肾不足，闭藏失职。

治法　健脾益肾，固涩止遗。

方药　①桑螵蛸散合固真丹加减。桑螵蛸5g、太子参5g、益智仁5g、石菖蒲5g、台乌药6g、茯苓10g、生甘草3g、生远志4g、生龙骨10g、生牡蛎10g、醋龟板10g，7剂，日一剂，水煎服；

②食疗。炖服猪脬1具，每周2次，以助益肾固脬。

1996年3月18日二诊　母述：上方服完后，遗尿已有明显改善，本周仅昨晚遗一次。舌红苔淡黄根部厚，指纹在风关淡红隐伏、左浮而紫暗。守方加菟丝子6g，以助补益肾气，再服7剂。

随访　母涂某告：药尽则愈。

按　本案年幼，大脑皮层发育不良，不能抑制排尿中枢，乃脾虚肾弱，关隘不固。故在桑螵蛸散合固真丹健脾益肾的基础上，辅以食疗，炖服猪脬，以益肾固脬，药食两周而愈。

【案例3】　遗尿[3]

周某　男　10岁　学生

2005年7月26日初诊　家长述：患儿自小遗尿，至今已有7年。由于遗尿成习，有时午睡也会遗尿。白天则尿多尿频，1个小时左右则需拉尿一次，面㿠少华，肢凉欠温。纳可，饮少。舌红尖微甚、苔白，脉细。

证属　脾肾亏虚，闭藏失职。

治法　温补心脾，滋肾固关。

方药　桑螵蛸散合固真丹加减。桑螵蛸10g、党参10g、生远志6g、石菖蒲6g、生甘草4g、煅龙骨15g、煅牡蛎15g、醋龟板15g、台乌药6g、益智仁6g、茯苓10g，7剂，日一剂，水煎服。

2005年8月2日二诊　药后遗尿如前，而且出现少腹胀痛。按其腹软，右侧压痛阳性，无其他明显异常。舌红尖甚、苔白，脉细。①守方加炒枳壳6g，以破气行痰，再投7剂；②针刺。取穴：关元，肾俞、三阴交、足三里（用双穴），留针15分钟，以补益脾肾并宁心定志；③家长按时叫醒患儿，以训练其按时排尿。

2005年11月1日再诊　家长述：共续服中药2周，针刺一周，同时按时叫醒训练。现尿频、遗尿均已显减。睡时中途唤醒时已比较清醒。药前每晚1小时即尿一次，现每晚2~3次。守方加鹿角胶10g（烊服），以温肾固本，再服2周以善后。

年终随访　家长告愈。

按　本案为少年患者，乃大脑皮层发育延缓，即后天发育欠佳，脾病致肾弱，关隘不固。治与桑螵蛸散合固真丹以补益心脾，益肾固元；配合针刺以补益脾肾，宁心定志。同时训练其按时排尿，以促进其大脑皮层发育。诸法杂合，其遗自愈。

【案例4】　遗尿[4]

汪某某　男　2岁8个月

1999年1月6日初诊　家长述：孩子遗尿达2个来月。患儿发育尚好，近期纳差，大便1~2日一行，干结为主。舌红苔薄白，指纹紫暗伏于风关。

证属　脾肾不足，闭藏失职。

治法　健脾固肾，固涩止遗。

方药　①桑螵蛸散合固真丹加减。桑螵蛸6g、太子参6g、茯苓10g、石菖蒲4g、生远志4g、台乌药6g、煅龙骨10g、煅牡蛎10g、醋龟板10g、芡实10g、生甘草3g、益智仁4g，5剂，日一剂，水煎服；

②食疗。猪脬1具，炖食，每周1次，以益肾固脬。

1999年6月23日母告　患儿拒服药物，经鼓励，服1剂则遗尿止，后以猪脬为食，2次后至今半年未出现遗尿。

按　本案不足3岁，虽发育尚好，但肾气未充，心智尚弱，故而出现遗尿。经补益脾肾，利其心智，助脬固摄，药仅1剂，而收药到遗止之效，实乃成顺势之为。

2. 疳证

疳证，以面黄肌瘦，毛发焦枯，肚大青筋，精神萎靡，饮食异常为其特征。多为奶水不足，或断奶后喂养不当，致脾胃受损，运化失常，脏腑失养，气液干涸，形体羸惫。而称之为疳病，亦称为疳证、疳候、疳疾、疳痨。临证以中药健脾益胃；食疗滋阴和胃；针刺去积化疳。共奏健脾滋液，和胃化疳之功。

【案例1】 疳证（营养不良）[1]
熊某某　男　5岁

2011年8月26日初诊　母述：纳呆食少，发育不良，个小羸瘦，精神萎靡。经常咳嗽，喜零食。自述经常肚子疼，尤其早餐后。舌红苔白，脉细。

证属　脾胃虚弱，运化失常。

治法　健脾消食，益胃助运。

方药　①健脾丸加减。生黄芪10g、太子参7g、枸杞7g、法半夏6g、白术7g、生麦芽15g、炙甘草3g、神曲10g、北山楂10g、枳实7g、荷叶7g、炒鸡内金10g、炙款冬花7g、茯苓10g、陈皮7g、生姜2片，7剂，日一剂，水煎服；

②食疗。健脾养胃羹（自拟）。黑豆250g（炒，磨粉）、面粉500g（炒熟）、炒鸡内金100g（磨粉）、鸡蛋25枚（煮熟、去白、入面粉同炒），炒后混匀制成冲剂。一次3匙，加糖适量，沸水冲泡，作为早晨主食。可健脾滋阴，和胃助运；

③针刺四缝穴。常规消毒后，用锋利三棱针点刺，并挤出白色黏液。以健脾益胃，去积化疳。

2011年9月5日二诊　母述：咳嗽减少。舌红苔白，脉细。守方再投7剂。

2011年9月12日三诊　母述：饭量有所增加，早晨偶咳。舌红苔白根厚，脉微弦。守方加桂枝4g，以温中健运，再服7剂。

随访　母告：疗效好！孩子纳食增，身体见长。

按　患儿营养不良，罹患疳证。乃小儿脏腑娇嫩，易为虚实，饮食不节，喂养失当，致使脾胃损伤，水谷精微输布失常，造成脏腑百骸失养而成。故首先治与针刺四缝穴以健脾益胃，去积化疳；次与健脾丸以健脾消食，益胃助运；配合食疗健脾养胃羹以健脾滋阴，和胃助运。诸法杂合，迅速获愈。

【案例2】 疳证（营养不良）[2]
吴某某　女　2岁2个月

2011年10月27日初诊　母述：纳呆食少，消化不良，大便内经常夹不消化物已1个多月。孩子断奶后以牛奶加普通饮食喂养。逐渐消瘦，食少便溏。盗汗，面黄，肌瘦，巩膜成淡蓝色。江西省儿童医院微量元素检查未见明显异常。舌红苔白，指纹紫暗伏于风关。

证属　脾胃虚弱，运化失常，卫外不固。

治法　健脾消积，益气固表，育阴敛汗。

方药　①针刺四缝穴。常规消毒后，用锋利三棱针点刺，并挤出白色黏液。可健脾益胃，消积化疳；

②健脾丸合牡蛎散加味。太子参6g、白术4g、生黄芪8g、生麦芽15g、鸡内金10g、神曲6g、陈皮6g、北山楂6g、枳实5g、浮小麦15g、麻黄根4g、煅龙骨12g、煅牡蛎12g，5剂，日一剂，水煎服。

2011年11月2日二诊　母述：大便已正常，夜间仍盗汗。舌红苔白，指纹紫红伏于风关。守方加凤凰衣4g，以养阴益肺，再服7剂。

2013年9月16日电话告　针药后，纳食好，大便调，现已发育正常。

按　患儿断乳后，喂养失当，脾胃损伤，运化失常，食而不化。导致脏腑失养，气阴干涸，又形成阴虚内热而盗汗。年龄虽小，病情复杂。故首先治与针刺四缝穴以健脾益胃，消积化疳；再与健脾丸合牡蛎散以健脾消积，益气固表，育阴敛汗。如此针药配合，内外兼治，收效满意。

3. 水痘

水痘，因其形态如豆，色泽明净如水而得名。又称之为水花、水疱、水疮。现代医学认为水痘是感染水痘–带状疱疹病毒引起的急性疱疹性皮肤病，好发于冬春季节，多见于儿童。起病急骤，发热、倦怠、头痛、咽痛、咳嗽等为其前驱症状。中医认为本病是由外感时行风热毒邪，从口鼻、皮毛而入，蕴郁肺脾，肺失宣肃，脾湿内蕴，外发肌表而成。由于本病有起病急骤的特点，若治疗失当，邪热较重，易于热入营血，导致气营两燔，甚则邪热内陷，形成危症。即现代医学所说的少数免疫力低下的患者，可并发水痘性肺炎、脑炎。因此，早发现，早治疗，收效也十分迅速。

【案例】 水痘（急性疱疹性皮肤病）

郭某 男 7岁 学生

2009年7月22日初诊 母述：患水痘3天。始从腰部开始，最大水泡有1.5cm×2cm，现开始向头面、四肢扩展。轻度发热，体温37.5~38℃。纳可，便调。舌红苔淡黄，脉濡而数。

证属 外感时邪，湿热蕴肺。

治法 清热疏风，解毒祛湿。

方药 ①银翘散加味。山银花15g、连翘10g、牛蒡子6g、生甘草5g、荆芥15g、防风6g、竹叶10g、薄荷7g、芦根15g、大青叶10g、锦灯笼10g、败酱草10g、鱼腥草10g、黄芩6g，3剂，日一剂，水煎服；

②外敷散。黄连粉加味。川黄连10g、栀子10g、黄柏10g、炉甘石5g、黄芩10g，上药研末，食用油调外搽。

两周后母告 服药、涂药，一周内热退、结痂、脱落而愈。

按 本案发病趋向于早中期，因其水疱已有2cm大小，并向心性分布与发展。故采取内服银翘散以疏风透表，清热除湿；外敷黄连粉，直接清热解毒，败毒敛疮，从而收效迅速。

4. 新生儿癃闭

新生儿出生后数分钟内即可排尿，大多在24小时之内，若48小时仍无尿者，则为病理现象。从现代医学认识来看，应为动力性尿潴留，支配膀胱功能的神经元功能异常，从而导致膀胱排尿功能异常，同时会合并尿路感染。本案新生儿出生3天无尿，虽经导出点滴，但无自主排尿之力。究其原因当为母体虚弱，致婴儿禀赋不足，元气衰微，气化失调，水道不通。治疗上应着力气化膀胱，疏通尿道。故与针刺治疗以培元固本，疏经通闭；次与中药利尿通阳，温肾化气而获效。

【案例】 新生儿癃闭（新生儿尿潴留）

邹某 女 新生儿三天

1973年2月14日初诊 问世后三天一直未排尿。经当地乡医导尿只排出少量深黄色尿液，症状未减。观其小腹胀满膨隆，烦躁啼哭不安，脸红身紫。

证属 元气衰微，热结膀胱，气化失司。

治法 培元固本，疏经通闭，利尿通阳。

方药 ①针刺疗法：取穴：三阴交、阴陵泉、膀胱俞（均用双穴）、关元透中极。大幅度捻针、强刺激，不留针，以培元固本，疏经通闭；

②中药汤剂：六一散加味。滑石三钱、甘草五分、猪苓一钱半、泽泻一钱半、熟附子一钱，一剂，水煎喂服。

效果 针刺三阴交、关元后即自动排出少量深黄色尿液，服药后第二天小便已通畅。

按 首先以针刺以培元固本，通其脉络；次与中药利尿通阳，温肾化气。元气复，肾气化，水道通，其尿自出。针刺1次，药仅1剂而愈，其效犹如拔刺雪污。

5. 幼儿黑苔

舌苔发黑，乃脏腑热结，津液亏耗之症。多由禀赋不足，喂养失当，脾胃损伤，食积肠腑，郁久化热，损伤元阴所致。现代医学则认为：一是消化不良或积食，造成食欲下降，口腔有酸腐异味，伴有腹胀、腹痛、便臭；二是饮食因素，进食了有色食品；三是霉菌感染，婴儿本身免疫功能低下，或者长期使用抗生素，造成真菌感染。如此三个因素可致舌苔发黑。对本病的治疗，中医治法显得简便有效。

【案例】 婴幼儿黑苔（消化不良）

兰某某　女　8个月

2008年9月26日初诊　母述：舌面乌黑20余天。始于20天前感冒咳嗽、泄泻，经江西省儿童医院补液，口服头孢克洛颗粒、鲜竹沥、治喘口服液。诸症虽止，但舌面发黑。刻下，吃奶尚好，大便干结。

证属　风热湿毒，搏于肺胃，肠腑结滞。

治法　清热利湿，滋阴益肺，通腑泄热。

方药　①增液承气汤合二妙丸加减化裁。生大黄3g、麦冬4g、生地5g、玄参4g、生甘草3g、芦根6g、炒莱菔子6g、苍术3g、黄柏3g、金银花5g、连翘5g、大青叶4g，3剂，日一剂，煎水喂饮；

②洗米水擦拭法。即用干净淘米水，将消毒纱布蘸淘米水擦拭患儿舌面，每日1~2次，以健脾益气，和胃润燥。

2008年10月8日家长喜告：药二剂、擦拭3次则黑苔除，大便也正常。

按　本案婴幼儿舌苔发黑，乃脏腑热结，津液亏耗之征。用增液承气汤滋阴增液，泄热通腑；二妙丸清热利湿；以洗粳米之水擦拭舌面，收健脾益气，和胃润燥之功。诸法合用，黑苔自退。考：粳米性味甘、平，归脾、胃、肺经。其功能补气健脾，除烦止渴。民间常用新鲜干净之洗米水，为婴幼儿擦拭口腔，有清洁口腔及治疗鹅口疮的作用。

6. 滞颐

滞颐，俗称流口水，正如《诸病源候论·小儿杂病诸候》中云："滞颐之病，是小儿多涎唾，流出滞于颐下，此由脾冷液多故也。"其实临证病因，一是胃热，即"舌纵涎下，皆属胃热"之谓；二是脾虚，脾虚不能收摄津液，故涎从口出；三是多吻滞颐，由于大人过多地亲吻，捏拿儿颊，致使廉泉松弛而流涎者。故须辨清寒热虚实治之。

【案例】 滞颐（小儿口水过多）

张某某　男　2岁

2004年10月25日初诊　家长述：患儿口水外流不断，下颌疱疹样红斑。白昼持续不断地口中流涎，睡后缓解，睡眠时喉中有痰声。由于口涎浸渍，左下颌形成疱疹样红斑，晴红。纳食尚好，大便始结后软。指纹紫暗隐伏于风关。

证属　肝热胃寒，津液失摄。

治法　清胆和胃，化痰摄津。

方药　①黄连温胆汤加减。黄芩4g、茯苓10g、白术4g、胡黄连4g、薏米10g、法半夏4g、枳实4g、陈皮4g、升麻4g、大青叶6g、生甘草4g，7剂，日一剂，水煎服；

②鲜竹沥，1支，兑入汤药中服，以清热化痰。

随访　药后即愈。

按　本案滞颐，证见下颌疱疹样红斑及晴红，乃肝热胃寒，热者津液上泛，寒者多液，不能收制，故以黄连温胆汤，一则清其肝胆之热，二则燥脾胃之湿，以助收摄津液；辅以鲜竹沥甘寒化痰，寒热互用，既祛邪又顾护稚阳之体，庶几无误。

十一. 气血津液疾病

1. 解㑊

解㑊之病名，出自《内经》，《素问·平人气象论》云："尺脉缓涩，谓之解㑊。"《类经·疾病类》明确指出："身体解㑊，谓不耐烦劳，形迹困倦也。"本病可与外感和内伤病兼见。多由久病气耗体虚，或劳伤（房劳）过度致肝肾亏损而成。其病情复杂，迁延日久。故须因应病情，据其脉证，辨其虚实，予以杂合以治，助其康复。

【案例1】 解㑊（亚健康）[1]

吴某某　女　65岁　居民

2008年6月18日初诊　神疲乏力，怕阳光，头晕嗜睡，易感，不论寒冬酷暑均易感冒。如感冒则随之出现手脚麻痹，曾出现过一次昏仆，即休克。每次均经针刺治疗即缓解，若此反复已30余年。曾经数次多方检查未发现明显异常，只是血压偏高。刻下，乏力，嗜睡，怕风。时值夏至，尚需穿着夹衣或羊毛衫。已生育2胎，纳食一般，二便调。血压155/75mmHg。舌红苔白、舌尖边有较深齿印，脉细弦无力。

证属　脾胃虚弱，正气不足，卫外不固。

治法　大补元气，益气固表，扶正祛邪。

方药 ①十全大补汤合玉屏风散加味。炙黄芪30g、白术10g、陈皮10g、防风10g、熟地12g、太子参20g、茯苓10g、炙甘草6g、企边桂5g、当归10g、川芎10g、白芍15g、红枣5枚、生姜3片，7剂，日一剂，水煎服；

②每周刮痧一次。部位：颈后、肩背、胫前，即足太阳膀胱经、足少阳胆经、足阳明胃经循行部位。以疏风散邪，和畅气机，益胃助运；

③坚持晨练，增强体质。

2008年6月25日二诊 刮痧后症状旋即减轻。舌红苔白、齿印略减，脉细弦软。中药守方再投7剂；继续刮痧一次。

2008年7月28日三诊 诸症缓解，现稍神疲乏力，眼睛干涩，头微晕，口干喜温饮。舌红苔白、舌边有齿印，脉细。守方加北柴胡10g，以疏肝升阳，再投7剂；按前法再刮痧一次。

随访 刮痧4次，服药21剂，告愈。

按 本案神疲乏力，怕阳光，头晕嗜睡，易感，脉细弦无力。当为解㑊，即现今所称之的亚健康，由于失治，竟迁延30余年。患者脉象，亦印证为久病。即如《素问·平人气象论》中所云："脉小弱以涩，谓之久病。"通过中药益气固表；刮痧以和畅气机；晨练以强身健体，用时3周而收痊功。

【案例2】 解㑊（亚健康）[2]
徐某某 男 15岁 学生

2015年12月12日初诊 祖母代述：孩子将升高中，学习紧张，近期出现神疲倦怠，乏力嗜睡，头晕目眩，怕冷。纳尚可，二便尚调。舌红苔白，脉细弦而少力。

证属 虚劳里急，后天失养。

治法 温中补气，心脾两调。

方药 ①黄芪建中汤合归脾汤加减。炙黄芪25g、桂枝5g、白芍10g、炙甘草5g、红枣5枚、生姜3片、饴糖2匙（烊入）、党参15g、白术10g、炒枣仁10g、广木香10g、茯神15g、生远志10g、龙眼肉10g、当归10g、红景天20g，7剂，日一剂，水煎服；

②食疗。当归生姜羊肉汤。鲜羊肉100g、当归10g、鲜生姜10~15g，炖服。每2~3日一次。刻下正值冬季，取其温中养血，益气扶羸。

2015年12月19日二诊 祖母代述：已见起色，

明显好转，尿多，肠鸣，大便增。守方加神曲10g、焦山楂10g、藿香10g，以健脾助运，再投7剂。

2016年1月7日三诊 祖母代述：基本康复，要求再服7剂以巩固疗效。

2016年2月22日四诊 近几日又出现疲倦乏力，精力不集中，作业尚未做完。眼痒，睡眠不好。舌红尖甚、苔淡黄，脉细弦微数、左弦甚。从脉询及，因临近中考，压力重而心烦。据其脉证，治拟疏肝解郁，清心除烦。

方药 ①逍遥散合栀子豉汤加味化裁。北柴胡10g、当归10g、白术10g、白芍15g、炒枳壳10g、制香附10g、生栀子12g、淡豆豉10g、红景天20g、生甘草6g、茯苓10g、薄荷10g、贡菊10g、生姜3片、牛蒡子15g，日一剂，水煎服；

②石斛散。铁皮枫斗35g（打粉），泡服，每日2次，每次2.5g，以滋肺泻火。

2016年9月随访 药服2周，诸症悉除，并顺利中考。

按 本案乃青少年学生，先天禀赋不足，后天学习过劳，即《内经》所云"五劳所伤"，致身体虚弱而成解㑊。首选黄芪建中汤合归脾汤以温中补气，心脾两调；次予食疗，当归生姜羊肉汤以温中养血，益气扶羸而收初效。后期疏肝健脾，清心宁神及养阴滋肺而立痊功。

2. 虚损

虚损，又称虚劳。乃脏腑亏损，元气虚弱所致的多种慢性疾病之总称。凡先天不足，后天失调，病久失养，积劳内伤，酒色恣纵，七情乖戾，血瘀内结，渐使元气亏耗，久虚不复，所见的各种虚损证候，均属本范畴。本处仅收录甲状腺功能减退和血小板减少两例，经杂合以治而获康复。

【案例1】 虚损（甲状腺功能减退症）
魏某某 女 30岁 职工

2008年12月7日初诊 怕冷，易疲劳，嗜睡已四年多。因甲减已服用左甲状腺素钠4年。刻下，仍怕冷，易疲劳，嗜睡；餐后胃胀并嗳气，夜间胃疼；月经初、终时均色暗而有瘀块，脉细弦软而微数。

证属 肝肾不足，冲任虚寒，瘀血阻滞。

治法　滋肾养血，温肾扶阳，化瘀通络。

方药　温经汤加减。当归身10g、炒白芍15g、企肉桂6g、吴茱萸5g、川芎15g、法半夏12g、牡丹皮10g、麦冬10g、海螵蛸25g、炙甘草6g、党参15g、阿胶珠10g（研末冲服）、生姜3片、淫羊藿10g、巴戟天10g，14剂，日一剂，水煎服。

2008年12月22日电话二诊　药后感觉较前好，诸症已见轻松。因路途遥远，不能赴昌复脉。故要求续服。嘱其守方再服8剂。

2009年1月1日三诊　怕冷已大减，月经已复常，但超前4天，左甲状腺素钠已减至70mg/d。纳增，但多食则嗳气并胀满，睡眠已改善。近几日左耳出现微鸣。舌红苔薄白，脉细而微弦。

观其脉证，显现肾气亏虚，故温补肾气以调治。

方药　①金匮肾气丸加减化裁。黑附片10g、企肉桂6g、山茱萸肉15g、山药30g、牡丹皮10g、泽泻10g、茯苓10g、熟地黄15g、淫羊藿10g、巴戟天10g、枸杞15g、全当归10g、白芍10g，15剂，日一剂，水煎服；

②龟鹿二仙膏加味。龟胶100g、鹿胶100g、黑芝麻粉50g、核桃粉50g，熬成稀糊状膏，早晚温开水各冲服1匙。仿《医便》中龟鹿二仙膏之意，以助培补精血，温肾扶阳。

2009年2月11日电话四诊　怕冷已除。刻下，空腹时胃痛，餐后又胀闷不适。①守方加煅瓦楞30g、八月扎15g，以行气消积，散瘀和胃，再服15剂。

②西药递减。左甲状腺素钠减为10mg/日。

2009年2月24日电话五诊　心率76次/分，律齐。左甲状腺素钠维持10mg/日，然后停服。

2015年7月14日电话随访　左甲状腺素钠在2009年停服后，身体安康，并鼓励其孕育。

2017年11月6日再访　2016年已生育一健康宝宝。

按　甲状腺功能减退症的患者会出现代谢减慢，如怕冷、乏力、腹胀、便秘等症状。部分患者会出现少气懒言、嗜睡类似于交感神经系统受到抑制。本案则怕冷、疲劳、嗜睡、月经黯而有瘀块，一派阳虚不足之象。按照《内经》"形不足者，温之以气；精不足者，补之以味"（《素问·阴阳应象大论》）。故前期治与温经汤以滋阴养血，温肾扶阳；后期与金匮肾气丸合龟鹿二仙膏以温肾补阳，培补精血而康复。

【案例2】　虚损（血小板减少症）

盛某某　女　26岁　护士

2013年6月21日初诊　神疲乏力，月经点滴不净，反复4年。缘于4年前患血小板减少症。断续治疗未愈。于去年经激素治疗，也未见改善。血小板最低时为49×10⁹/L，最近为78×10⁹/L。经南昌大学第二附医院施行骨穿检查，骨髓象：血小板减少骨髓象，余无异常。又于11月9日赴广东省中医院就诊给服中药方为犀角地黄汤加丹参、枸杞、五味子、黄芪、蛇舌草、川加皮，也罔效。长期日服阿胶10g（烊服），血小板也未见增。刻下，神疲乏力，睡眠梦多，月经点滴不净，纳尚香，二便调。舌红苔白，脉细弦软数。

证属　心脾两虚，气不摄血。

治法　补益心脾，益气统血。

方药　①归脾汤加减。炙黄芪35g、党参15g、白术10g、当归尾10g、当归身10g、炙甘草5g、茯神15g、生远志10g、炒枣仁10g、广木香10g、龙眼肉10g、牛西西30g、仙鹤草30g、枸杞10g、女贞子30g、旱莲草30g、红孩儿15g、红枣5枚、生姜3片、川红花6g、阿胶10g（烊服），7剂，日一剂，水煎服；

②食疗。猪或羊脊髓，炖食，每日1根，以补髓益血。

2013年6月29日二诊　舌红苔微黄，脉细而微弦。服至第5剂，查血小板升至81×10⁹/L。守方再投7剂。

2013年7月7日三诊　舌红苔薄而微黄，脉细而微弦。守方再投7剂。

2013年7月15日四诊　上周因故未服阿胶，猪脊髓也只服2次。今日查血小板又降为69×10⁹/L。舌红苔白，脉细而微弦。守方加鸡血藤30g，以祛瘀生新，再投7剂。

2013年7月13日五诊　复查血小板为83×10⁹/L，舌脉如上。守方再服7剂，并鼓励其孕育。

随访　血小板复常，并如愿怀孕，2015年顺利分娩。

按　血小板减少的主要原因：①血小板生成障碍，如骨髓造血出现相关疾病引起，如再障、白血病等；②血小板破坏及消耗过多，如特发性血小板减少性紫癜、系统性红斑狼疮、感染性疾病、尿毒症等，以及脾功能亢进和自身免疫异常等。若是出现紫癜，则为原发性血小板减少性紫癜，属中医血证、发斑范畴。本案则是月经过多而发现血小板减少，为继发性，应属虚损。故激素、中药治疗未效。经采取补益心脾，益气统血；配合食疗猪、羊脊髓，以补髓益血。药补、食补相得益彰。这正符合《内经》中"劳者温之""损者益之"（《素问·至真要大论》）的治疗法则。也体现了"形不足者，温之以气；精不足者，补之以味"（《素问·阴阳应象大论》）的用药精神。

3. 湿秽

【案例】 湿秽（病毒性感冒）

章某某　男　55岁　自由职业

2011年8月17日初诊　电话述：头紧、身重、纳呆两个月。今年暑季两个月来头紧闷胀，身重乏力，胸闷纳呆，经在上海市某院就医检查未发现明显异常。转由中医拟湿郁证治疗两周无效。家人担心，自己烦恼，故电话求诊。

根据发病季节、自述症状。此乃外感暑秽，湿犯募原。

治当辛宣芳化，利窍渗湿。

方药　①电话处方：甘露消毒丹加减化裁。藿香10g、白蔻仁10g、石菖蒲12g、薄荷10g、川贝母10g、连翘10g、茵陈15g、射干10g、滑石粉30g（包煎）、木通10g（上海市不用此药，当即改为威灵仙15g）、生甘草3g，10剂，日一剂，水煎服；

②食疗。藿香叶5g、粳米50g，熬粥，日一食，配服10天，以助益胃气，透湿郁。

2011年8月30日10时半电话喜告　药食10天，诸症豁然，一切复常。

2015年夏患者在上海再次电话述　近又身重困倦询之奈何？告：继续按原粥方：藿香叶、粳米，熬粥饮。食数天后愈。

按　夏秋之季感受暑湿秽浊之邪，而发生的头痛头胀，身重乏力，胸闷纳呆等，为时令病，偏于暑重的为暑秽，偏于湿重的为湿秽。本案为湿秽，与前医诊断无异，而治疗效果迥异。在宣化渗湿的基础上，加用食疗，藿香叶、粳米熬粥为食，既益胃气，又透湿郁。胃气复，湿自散，症自愈。治以杂合，收效显然。

4. 伤暑

【案例1】 暑热（普通感冒）

范某某　男　7岁　学生

2008年8月8日初诊　家长述：发热6天。经静脉滴注（何药不详）4天，热未退，故就诊于中医。刻下：体温38.0℃，扁桃体肿大Ⅰ度，稍红。纳呆，口干喜饮，尿清长。舌红苔白，脉浮、微弦。

证属　暑温外侵，表里失和。

治法　清暑益气，和解表里。

①刮痧。部位：肩井，足少阳胆经、足太阳膀胱经循行部位；夹脊（经外奇穴），以出痧为度，以助和畅气机，清热祛暑；

②方药　王氏清暑益气汤合小柴胡汤加减。西洋参5g、竹叶10g、麦冬7g、鲜西瓜翠衣20g、法半夏6g、黄芩8g、北柴胡6g、炙甘草4g、大红枣3枚、生姜2片、生石膏15g、香薷6g，3剂，日一剂，水煎服。

2008年8月11日二诊　家长述：药后热退，口味仍差，进食少，精神状态已复常。舌红苔薄白，脉细微弦。

患儿脾胃不健，运化失常。故拟健脾助运调治。

方用健脾丸加味化裁。西洋参5g、白术5g、生黄芪10g、北山楂15g、浮小麦15g、红枣3枚、炙甘草4g、陈皮7g、生麦芽15g、枳实6g、荷叶10g、神曲10g，7剂，日一剂，水煎服。

2015年11月10日其奶奶戚某就诊告　患儿已上初二，7年前药后热退，至今身体安康。

按　暑热，先与刮痧外治，使暑邪从肌表透出；次与中药王氏清暑益气汤合小柴胡汤以清暑益气，和解表里治其里，表里同治，暑去则正安。

【案例2】 暑温（普通感冒）

罗某某　女　30岁　职工

2009年7月18日初诊　头痛、发热，口淡乏味一天。刻下，头痛、发热，体温：38.1℃。汗少，小便灼热而黄。舌红苔淡黄，脉略浮。

证属　气虚身热，暑邪外袭。

治法　清热涤暑，发汗解表。

方药　①刮痧。部位：风池、大椎、肩井、足少阳胆经、督脉循行部位；夹脊（经外奇穴），以助和畅气机，清热祛暑。术后痧出，当即汗出、头痛减，周身轻松；

②香薷饮合六一散加味化裁。香薷10g、厚朴花10g、炒扁豆15g、生甘草6g、竹叶15g、滑石粉30g、川黄连10g，2剂，日一剂，水煎服。

仅刮痧一次，服2剂药后告愈。

按 暑温，发生于夏季，起病即见壮热、头痛、烦渴、多汗等证候。且为传变迅速的一种外感热病。本案发热、头痛，尚未出现烦渴、多汗，而是口淡、无汗，显然是初起。若不及时治疗，由于天气炎热，有可能加重。故首先采用刮痧治疗法，以清热祛暑，引邪外出；次拟清热涤暑之香薷散及六一散，刮痧1次，药仅2剂，而收热退症愈之效。

【案例3】 阳暑（普通感冒）

朱某某 女 53岁 职工

2010年8月1日初诊 胃胀4天，腹痛、浑身乏力、大便拉稀1天。缘于近几日因工作，反复外出晒太阳和回单位吹空调，室内外冷热温差颇大。昨日则腹痛拉稀，浑身乏力，尚未发热。舌红苔白稍腻，脉浮。

证属 气虚身热，暑湿乘袭。

治法 清热涤暑，化湿和中。

方药 ①刮痧一次。部位：风池、肩井，足少阳胆经、足太阳膀胱经循行部位；夹脊（经外奇穴）。以引邪外出，出痧后当即全身轻松；

②香薷散加减化裁。川黄连3g、香薷10g、广木香10g、藿香10g、生甘草6g、厚朴花10g、苏叶10g、焦山楂15g、神曲20g，2剂，日一剂，水煎服。

2012年5月23日就诊告 两年前夏季伤暑感冒经刮痧1次、药2剂后症除。

按 伤暑，夏令季节伤于暑邪的病证。其名出于《内经》，《素问·刺志论》云："气虚身热，得之伤暑。"其病因为暑热之邪袭于肌表，或又避暑过受寒凉，为寒所侵。《时病论·伤暑》云："长夏伤暑，有阴阳之别焉。夫阴暑之为病，因于天气炎蒸，纳凉于深堂大厦、大扇风车得之者，是静而得之之阴证也……阳暑之病，缘于行旅长途，务农田野，烈日下逼得之者，是动而得之之阳证也。"本案因外出受烈日之暴晒，暑热熏蒸，回屋又感凉而发，故为伤暑中之阳暑。治疗采取刮痧以祛邪外出；汤药香薷散以清

热涤暑，化湿和中。内外兼治，收效迅捷。

【案例4】 阴暑（季节性感冒）

徐某某 男 29岁 职工

2011年8月4日初诊 每年暑季必患感冒已多年。今年暑季又一直头晕，神疲乏力，恶心，纳呆。经多方治疗不愈，近又诱发尿路感染住院7天。刻下，头晕恶心、身重乏力，纳无味。由于每年暑季必发，今年有加重之趋势。舌红苔微黄，脉弦、少力。

证属 暑湿外袭，表里不和。

治法 散寒涤暑，和解表里。

方药 ①刮痧。部位：风池、肩井，足少阳胆经、足太阳膀胱经循行部位；夹脊（经外奇穴），以舒筋活络，引邪外出。痧出后，当即感周身轻松；

②香薷散合小柴胡汤加减。香薷10g、川黄连6g、厚朴花10g、北柴胡15g、党参20g、法半夏15g、炙甘草6g、黄芩15g、红枣6枚、生姜3片，5剂，日一剂，水煎服。

2011年8月9日二诊 头晕、恶心除，纳增。舌红苔淡黄，脉弦、右弦细、重按少力。守方加陈皮10g、生麦芽30g、茯苓10g，以行气、渗湿、助运，再投5剂。

2011年8月15日三诊 诸症虽除，但有时觉头晕乏力，睡一觉后若失。舌红苔白，脉细弦软、右软。

据其脉证，乃为气虚。故拟益气固表调治。

方用补中益气汤合玉屏风散加减化裁。生黄芪30g、白术10g、当归10g、陈皮10g、升麻15g、北柴胡15g、炙甘草6g、防风15g、生麦芽30g、红枣5枚、生姜3片、边条红参10g（切，同煎），上药连服7剂而愈。

2013年8月2日再诊 每年暑季必伤暑，前年刮痧及服中药治疗后，去年平安度过一夏。刻下，头晕，食则恶心，神疲乏力，无汗，体温37.2℃。舌红苔淡黄稍厚，脉浮而弦。①仍按原方，再投4剂；②针刺。取穴：曲池、风池、足三里穴，手阳明大肠经、足阳明胃经、足少阳胆经循行部位。留针30分钟，配合服药，每日一次。以助和解气机，健脾益气。

2016年夏荐友人就诊托告 再诊愈后，至今未发。

按 夏月感冒，古称冒暑。《素问·刺志论》云："气虚身热，得之伤暑。"后世《医林绳墨·中暑》称："暑热冒于肌表为冒暑。"《时病论·伤暑》云：

"长夏伤暑，有阴阳之别焉。夫阴暑之为病，因于天气炎蒸，纳凉于深堂大厦、大扇风车得之者，是静而得之之阴证也。"故本案亦是阴暑也。故先与刮痧引邪外出；次与香薷散和小柴胡汤散寒涤暑，和解表里；邪去中和，其症自愈。

5. 暑泻

【案例】 泄泻（急性肠炎）

罗某 女 34岁 职工

2009年7月16日初诊 腹痛腹泻伴头晕一天。经南昌市第三人民医院静脉滴注0.9%氯化钠注射液、头孢替唑钠，并口服藿香正气水后腹泻缓解。但仍头晕乏力，怕风无汗，腹胀纳呆，进食则恶心，口不渴。舌红苔薄白，脉浮。

证属 内湿素盛，暑热外袭。

治法 祛暑解表，芳化醒脾。

方药 ①刮痧。取穴：风池、肩井、足少阳胆经、足太阳膀胱经循行部位；夹脊（经外奇穴），以助和畅气机，化湿祛暑。痧出后则觉轻松；

②香薷散合藿香正气散加减化裁。香薷10g、炒扁豆10g、藿香10g、苏叶10g、陈皮10g、制香附10g、炙甘草10g、茯苓15g、炒白术10g、炒厚朴10g、姜半夏10g、白芷10g、炒谷麦芽各30g、党参20g、红枣5枚、生姜3片，3剂，日一剂，水煎服。

随访 药尽症除。

按 暑泻，虽经抗生素及点滴补液，泻虽止，仍怕风无汗，腹胀纳呆，外邪未解也。正如《温病条辨·湿温》中云："三焦湿郁，升降失司，脘连腹胀。"故先施刮痧术以和畅气机，解表祛暑；次与香薷散合藿香正气散加减以芳化除湿而收痊功。

6. 盗汗

【案例1】 盗汗（刮宫术后盗汗）

王某某 女 36岁 职工

1998年12月19日初诊 刮宫术后盗汗一周。缘于上周接受人流刮宫术后，每晚睡醒后，衣服汗湿，白昼则腰痛膝软。眠好，纳可，二便调。舌红苔白，脉虚。

证属 肝肾亏损，阴阳两虚。

治法 镇潜固涩，平补阴阳。

方药 ①桂枝加龙骨牡蛎汤加减。桂枝10g、白芍15g、炙甘草10g、煅龙骨30g、煅牡蛎30g、浮小麦30g、凤凰衣6g，5剂，日一剂，水煎服；

②食疗。杜仲20g、红枣5枚、生姜3片，猪腰子一具，炖食肉喝汤，以益肾补虚。

1999年3月3日告知 药后盗汗即止。

按 刮宫人流，如同小产，招致胞宫脉络损伤而致虚。伤血营亏者致盗汗；肾以系胞，腰为肾府，故刮宫致胞络损伤而腰酸膝软。正如《灵枢·五癃津液别论》云："虚，故腰背痛而胫酸。"故以桂枝加龙骨牡蛎汤和营敛汗，平补阴阳外，辅以杜仲、姜、枣，炖猪腰子以益肾补虚而收效。

【案例2】 盗汗、低热（结核可疑）

罗某某 男 45岁 职工

2009年9月19日初诊 盗汗并不明原因低热9个月。缘于去年12月开始盗汗，今年3月出现低热。体温37.5℃，每以中午至下午逐渐升高，面部燥热，到傍晚后渐退，睡一觉后缓解。夜间睡觉鼻内干燥如裂，必须用水润泽方舒。刻下，盗汗、低热、少寐，半夜醒后不易入睡。4月份在江西省胸科医院经皮下测试：结核呈强阳性，但一直未找到病灶，肺部及腹部CT均未发现明显异常。经服抗结核药已5个月整，低热未见缓解。血常规：白细胞$3.9×10^9$/L，余项无明显异常；血生化：肿瘤四项无异常；红细胞沉降率服药前33mm/h，药后已复常；T3、T4无明显异常。也反复延请多个中医服益气和营等药罔效。舌红苔白稍腻、舌中有不规则细裂，脉沉细弦数、重按少力。

证属 肾亏肺燥，阴虚发热。

治法 益肺滋肾，养阴透热。

方药 ①青蒿鳖甲汤合百合固金汤加减化裁。青蒿10g、醋鳖甲30g（打碎）、知母15g、牡丹皮10g、地骨皮30g、百合20g、百部20g、生地黄15g、熟地黄15g、玄参15g、川贝母10g、桔梗10g、生甘草6g、白薇15g、银柴胡15g、煅龙骨30g、煅牡蛎30g，7剂，日一剂，水煎服；

②食疗。银耳莲子汤，银耳、莲子肉各适量，炖服，每周1~2次，以助滋肺健脾；

③服药期间禁房事，以防伤肾精；

④饮食宜清淡，多蔬菜、水果，少肉食，避免膏

梁厚味，滋湿生痰。

2009年9月26日二诊 汗减热退，但左踝关节疼痛，经测尿酸超过500u/mL，可能是服抗结核药之副作用，稍恶心，舌红苔薄而淡黄，脉细弦软。守方再投7剂，药后嚼服鲜生姜二片，以助温胃止呕。

2009年10月2日三诊 近2天体温又出现反复，体温37.1~37.2℃，但夜间盗汗减少。舌红苔薄而淡黄，脉沉细弦软微数。

观其舌脉，盗汗将愈。湿热显现，故在固表敛汗的基础上，加二妙丸等药，以增除湿清热之功。故在原方的基础上加苍术10g、黄柏10g、晚蚕砂15g、海桐皮15g、豨莶草15g，上药连服7剂而愈。

按 盗汗，分外感伤寒盗汗和内伤虚劳盗汗。本案据其病史及脉证，当辨为内伤虚劳盗汗。虚劳伤肾，肾邪攻肺，卫气不固，心气式微，心液不能敛藏而致盗汗。盗汗9个月，低热6个月，迁延日久则进一步致使虚损。经辨证为肾亏肺燥，阴虚发热。故采取中药、食疗、暂禁欲、调整饮食结构等杂合以治而收效。

【案例3】 盗汗（不明原因盗汗）
袁某某 男 33岁 个体

2016年12月26日初诊 夜间盗汗反复已10年多。曾试用多种偏方：凤凰衣、野麦煎水饮以及服中药等，均罔效。有肾结石史。形体偏瘦，纳香，眠可，二便调。舌红苔白，脉细弦软。

证属 阴虚内热，营血不和，表虚不固。

治法 育阴潜阳，和营敛汗，镇潜固涩。

方药 ①桂枝加龙骨牡蛎汤合牡蛎散加味。桂枝6g、煅龙骨30g、煅牡蛎30g、白芍12g、红枣6枚、生姜3片、麻黄根10g、浮小麦50g、炙甘草6g、银柴胡10g、炒枳壳10g，7剂，日一剂，水煎服；

②茶饮。干糯稻根，每日50g，煎水代茶饮，以助生津清热。

2017年1月23日二诊 在服中药的同时，配合水煎糯稻根茶饮，仅2天汗显减。刻诊，偶尔盗汗。舌红苔白，脉弦。守上方再服。

随访 药2周后盗汗愈。

按 本案盗汗迁延10年之久，究其原因为失治所致，盲目地依赖于偏方，未能遵循辨证论治原则，而本次治疗则是按患者的临床表现及其脉证，辨证为阴

损及阳的阴阳两虚之证。故施以平补阴阳之桂枝加龙骨牡蛎汤合牡蛎散，再辨证地配以单方糯稻根茶饮以生津液，清虚热而收效。此所谓认证精准，收效须臾。

【案例4】 盗汗（伤寒盗汗）
张某某 男 43岁 职工

2015年3月2日初诊 盗汗1个月。近期外感后出现睡眠梦忐多并盗汗，醒后内衣湿透，疲惫乏力，似未睡之状；白昼十分疲乏并犯困。纳尚香，好饮酒，小便尚调，大便日两解不成形。舌深红、苔淡黄略厚，脉弦软。

证属 阴虚内热，卫外不固。

治法 滋阴清热，固表敛汗。

方药 ①霜桑叶6g，打粉分两次冲服，日一剂，以清除胆热，补虚止汗；

②酸枣仁汤合牡蛎散加味。炒枣仁15g、知母15g、川芎10g、茯神15g、浮小麦30g、麻黄根10g、煅龙骨30g、煅牡蛎30g、炙甘草6g、大红枣6枚、凤凰衣10g，7剂，日一剂，水煎服。

2015年5月2日再诊 上次药后汗止，近日复发。舌红苔黄，脉弦软。守方再服7天。

2015年7月20日因疹就诊喜告：两次盗汗，药到病除。

按 伤寒盗汗，乃外感伤寒所致。《伤寒论·辨少阳病脉证并治》第268条文云："三阳合病，脉浮大，上关上，但欲眠睡，目合则汗。"此乃三阳合病，目合则汗，胆热故也。患者嗜酒，内蕴湿热，外感伤寒，寒热郁遏而致胆热。故首用桑叶，其既祛风清热，又补虚止汗。《神农本草经》云："桑叶主除寒热出汗。"故《丹溪心法》有"烘干为末，空心米饮调服，止盗汗"之说。盗汗者，阴虚内热是为基础。故与酸枣汤合牡蛎散以滋阴敛汗；配合桑叶清除胆热，阴复热除，其汗自止，辨证使用单方，事半功倍。

7. 痧证

感受时疫秽浊之气，出现发热，胸闷腹胀，或痛，或上吐下泻，或神昏闷乱，或见皮下青紫痧斑痧筋的外感病。其具有症情复杂，传变迅速，病势危重的特点。临床中亦有一种慢痧症，表现为起病慢，年年夏季发作不愈。经过杂合以治，收效卓显。

【案例1】 痹证 [1]

彭某某 女 47岁 职工

2013年5月10日初诊 闭痹反复发作已多年，加重4年。每年立夏之后则会出现闭痹症状，诸如头痛如裹、腰痛、身重等一系列症状。2009年后加重，每次头痛，腰痛身重则须刮痧，刮后即可缓解。纳差，偏食，不食鸡、鸭。若在外饮食则泄泻，有胃溃疡史，眠可。血压90/60mmHg。舌红苔薄黄，脉弦软少力。

证属 风寒侵袭，经络闭阻。

治法 祛风除湿，温经通络。

方药 ①艾条灸：足三里、涌泉穴（双），每日1次，每次3~5壮。以助温脾益肾；

②桂枝汤合九味羌活汤加减。桂枝10g、白芍15g、炙甘草6g、川断续10g、黄芩10g、生地黄15g、羌活10g、防风10g、细辛3g、藿香10g、生麻黄6g、红枣5枚、生姜3片、党参12g，5剂，日一剂，水煎服。

随访 药尽愈。嘱 常灸两穴，可作保健并防止复发。

2014年再访 已愈，未再发作。

按 立夏之后，进入雨季天气，湿气横行。故患者每遇此时则头痛如裹、腰痛、身重。"因于湿，首如裹"（《素问·生气通天论》）。故先与艾灸温阳化湿，和畅表里；次与桂枝汤合九味羌活汤温阳祛湿，湿去痹愈。

【案例2】 痹证 [2]

周某 男 60岁 职工

2014年6月16日初诊 身重困倦。近期头重足轻，困倦之力。经当地医生诊为寒闭。经推拿、刮痧后，症状有所减轻。刻诊，头重足轻，嗜睡之力，夜间又难以入寐。纳尚可。有右下腹痛、大便秘结史，体检诊为慢性结肠炎。询知，家住一楼，环境潮湿。舌红苔白，脉弦而略滑。

证属 暑湿犯表，脾虚湿困。

治法 解表化湿，燥湿醒脾。

方药 ①刮痧。部位：颈、肩、胸、腰、脊柱两侧、肘关节内侧，足少阳胆经、足太阳膀胱经、足阳明胃经、督脉循行部位，以出痧为度，术后即感轻松舒服；

②藿香正气散加味化裁。炒苍术10g、炒白术10g、藿香10g、大腹皮15g、苏叶10g、陈皮10g、炒厚朴15g、法半夏15g、茯苓30g、白芷10g、桔梗10g、生甘草6g、炒莱菔子15g、红枣5枚、生姜3片，5剂，日一剂，水煎服。

2014年6月16日二诊 诸症减轻，头重足轻显然好转。舌红苔白，脉细软、左尤无力。守方再服5剂而愈。

按 患者久居湿处，故出现身重困倦，伤于湿也。正如《素问·痿论》中云："居处相湿，肌肉濡渍，痹而不仁，发为肉痿……肉痿者得之湿地也。"本案虽未致痿，但身重困倦，其湿可证。故先与刮痧以疏通肌表，祛湿外出；次与中药芳化除湿，湿除则病愈。

8. 郁证

郁证，其名出自《内经》，因情志怫郁，气机郁结不舒，引起五脏气机阻滞所致的病证。故《素问·举痛论》有"百病生于气"之说。后世医家朱丹溪在《丹溪心法·六郁》中说："气血冲和，万病不生，一有怫郁，诸病生焉。故人身诸痛，多生于郁。"《医学正传》则进一步强调六郁之中，先由气滞，而后湿、痰、热、食、血等随之而郁。此外，若情志所伤，五脏气机郁滞的病证，又称之为五脏郁。故郁证临证多见，证情复杂，随着环境、情志变化，证情也变化多端，病程绵延，几年甚至十数年。由于长期的心理折磨，有些患者竟有走上极端的想法，甚至以绝命来解脱自己。故治疗上心理疏导，解除怫郁，极为重要；其次汤药、针刺、调摄跟进，杂合以治方可取得较好的疗效。

【案例1】 气郁（焦虑症）

涂某某 女 67岁 居民

2018年11月30日初诊 失眠，咳嗽、盗汗、五心烦热、手心发烫，苦不堪言反复4个月，加重两个半月。曾在永修县中医院住院，检查报告：肝功能、肾功能无明显异常；血镁偏高2.23mmol/L（参考值0.65~1.2mmol/L）、磷0.74mmol/L（参考值0.9~1.2mmol/L），血脂、血糖、尿常规均无明显异常；CT、MRI报告：①腰椎退变，椎间盘变性；②腰2~3、腰4~5椎间盘膨出，治疗未效。也曾赴江西省中医院检查：腰椎骨密度提示骨质疏松，骨折风险大。刻下，心烦失眠，十分痛苦和悲观，有自杀之念，夜间烦热盗汗。白昼则头晕乏力，行走无力。稍咳，咳吐稀痰、味咸，纳食少味，口干饮少，饮则尿多，尤其是睡下则欲尿，尿少或无尿可解，大便日二解。舌深红苔白、舌边有浅齿印，脉细弦软而微数、寸浮。

证属 阴虚脏躁，痰火上扰。

治法 清胃温胆，豁痰宁神，育营敛汗，滋阴润燥。

方药 ①心理疏导：根据其症状及检查结果，进行令其信服的生理、病理的解释和劝慰，并给予对疾病治疗的适当保证，以安定其心志及树立必愈的信心；

②黄连温胆汤合牡蛎散加味。川黄连5g、法半夏15g、茯苓15g、茯神15g、陈皮10g、枳实10g、竹茹10g、炙甘草5g、浮小麦30g、煅龙骨25g、煅牡蛎25g、炙款冬花10g、红枣6枚、生姜3片，7剂，日一剂，水煎服；

③食疗。甘麦大枣粥。淮小麦50g、炙甘草8g、大红枣8枚、糯米25g，熬成粥后去甘草，每日早餐以此为食，以助滋阴润燥，养血安神。

2018年12月7日二诊 症见减，大便已畅，仍心慌难受，昨日下午赴南昌大学第一附属医院检查心电图，未发现明显异常。刻下，痰梗，怕冷，心慌，呻吟，心率84~88次/分，律齐。舌红苔白、舌边稍有齿痕，脉细弦软而微数。守方②加桂枝3.5g、白芍10g，以养血和营，再投7剂；食疗③，照服7天。

2018年12月14日三诊 有时阵发性心慌，似有一股热气冲入心脏、或上冲头部并冒汗。舌红苔白，脉细弦数。心率已降为70~80次/分，律齐。汤剂、食疗照服。

2019年2月25日告 共5诊，服药9周63剂，食疗9周。现情绪稳定，能吃能睡，体重增。

按 本案由于五心烦热、不寐、盗汗、悲观、焦虑不安，数月不愈，萌生自杀之念。究其因乃情志怫郁，气机郁结不舒所致。正如《素问·举痛论》云："百病生于气也。"气郁则脾虚，运化失常、痰湿内生。痰郁久之则化热，进而诸症丛生，形成胆虚胃热，故首先心理疏导，进行劝慰、鼓励，给予使其信服的解释及适当的治疗保证；再与黄连温胆汤以清胃温胆，豁痰宁神；辅以甘麦大枣粥以达滋阴润燥，养心安神之目的，仅用时9周而痊愈。

【案例2】 气郁（抑郁症）

梁某某 女 59岁 职工

2013年3月11日初诊 心烦，失眠，情绪不宁，郁闷2个多月。月经尚调，纳可，便调。心烦睡眠极差，不仅不易入睡，睡后易惊，醒后再入睡更难，伴胸闷、乳房胀痛。答询时，情绪悲切泪下。舌红苔微黄、舌体偏胖。

证属 肝郁脾虚，气机郁结。

治法 疏肝理气，清心除烦。

方药 ①询之所苦，进行心理疏导，辅之于合适的劝慰，减轻心理压力和烦恼；

②柴胡疏肝散加减。北柴胡10g、郁金15g、绿萼梅10g、川楝子10g、延胡索15g、生甘草6g、白芍10g、川芎10g、制香附10g、青、陈皮各10g、当归10g、神曲10g、白术10g、茯神15g、薄荷10g、生姜3片，7剂，日一剂，水煎服。

2013年4月19日电话 心绪已宁，感觉良好。

按 抑郁乃情感性精神障碍，一般病情绵延，若是失治极易发展加重并产生不良的消极后果。本案则在心理疏导劝慰的基础上，再与中药疏肝解郁，清心除烦仅一周而收效，可见心理疏导在治疗中的重要作用。

【案例3】 痰郁（抑郁症）[1]

卢某某 男 51岁 农民 丰城市袁渡想镇巷里卢家村

2014年9月29日初诊 心烦失眠，忧愁抑郁，喜静恶噪，两耳闭塞2月余。因患慢性粒细胞性白血病，经在南昌大学第一附属医院血液科住院15天。出院后，给服格列卫（甲磺酸伊马替尼片）。之后又出现头重，双耳闭塞或鸣响，并伴眩晕2天（一附院给服眩晕宁片，甲磺酸倍他司汀片后缓解）。刻诊，头晕，头顶压抑，四肢乏力，心烦失眠，易醒，喜静恶噪，耳鸣，耳闭。纳食一般，二便尚调。9月25日血常规：血小板$72×10^9$/L，白细胞$6.11×10^9$/L，红细胞$3.35×10^9$/L。家族史：表妹（姨妈之女）有白血病病史。X线报告：颈椎退变，生理弧线消失。舌红苔淡黄，脉细弦软而微数。

证属 气机郁结，脾虚痰热，久郁风动。

治法 疏风豁痰，清胆和胃，解郁宁神。

方药 半夏白术天麻汤合黄连温胆汤加味化裁。

天麻12g、漂白术10g、炙甘草6g、陈皮10g、法半夏15g、竹茹20g、枳实10g、茯苓15g、茯神15g、红枣6枚、生姜3片、红景天20g、绞股蓝30g、川黄连5g、羊蹄根30g，7剂，日一剂，水煎服。

2014年10月5日二诊　药至3剂已见疗效，耳闭见减。2日晚突发烦躁不安，因害怕病发而立即往九四医院就诊，检查血常规和血压均无明显异常。离开住地烦躁不安逐渐缓解，回来后又如是，究其原因为隔壁音响（广告活动）所致。舌红苔白、舌中略厚，脉细软。

①守方加生栀子12g、淡豆豉10g、煅龙骨30g、煅牡蛎30g，以清心除烦，重镇安神，再投7剂；

②刺络（耳尖）放血一滴，以助泻肝胆之火。

2014年10月15日三诊　上周刺络放血后，两耳闭塞一天比一天好，仍未痊可。南昌大学第一附属医院纯音听阈测试：左耳稍异常，头顶压抑已除。舌红苔白，脉细而微弦。①守方再投14剂；②再刺络治疗一次。

2014年10月28日四诊　昨日赴南昌大学第一附属医院检查血常规：白细胞4.97×10⁹/L，红细胞2.99×10⁹/L，血红蛋白117g/L，血小板79×10⁹/L；心电图：窦性心律，提示左前分支传导阻滞；肺CT：右肺上叶可见结节状阴影，肺内病变待排。舌红苔白、根微黄，脉细而微弦。守方再服14剂以善后。

2014年11月11日电话告　耳闭塞已愈，但仍微耳鸣。舌有麻辣感。守方再服7剂。

2014年12月1日来门诊致谢！精神复常，每天可搓麻娱乐8~9个小时。

嘱　注重养摄，不可过劳，娱乐有度。

按　患者因慢性粒细胞性白血病导致情绪不舒，气机郁结，而出现一系列症状：心烦失眠，头晕乏力，耳鸣耳闭等。故《医学正传》强调六郁之中，先由气滞，而后湿、痰、热、食、血等随之而郁。本案则是痰、热郁滞，故治以清热和胃，豁痰宁神；尤其采取刺络放血，以收泻肝胆热，药刺并用，乃治顽痰。

【案例4】　痰郁（抑郁症）[2]

徐某某　女　53岁　居民

2017年7月7日初诊　口腔冷及鼻腔凉2年余。缘于2015年元月劳累后患肺炎之后，出现口冷鼻凉，多方求治，均以抑郁症治疗，至今未愈。刻下，不仅

口腔冷、鼻腔凉，偶尔头晕，时时寒战，颈项至今也须带围巾。久病心烦，同时自汗。睡眠尚好，纳食虽可，喜温，喝冷开水则恶心。大便溏稀为主，小便清长。面色淡黄晦暗，两颧布满蝴蝶斑。2004年因子宫肌瘤而行子宫切除；2016年又因卵巢囊肿而切除。舌暗红苔白，脉弦软。

证属　脾肾阳虚，痰饮内停。

治法　温化痰饮，平补阴阳。

方药　①苓桂术甘汤合桂枝加龙骨牡蛎汤、甘麦大枣汤加减化裁。茯苓30g、桂枝10g、炒白术10g、炙甘草6g、炒白芍10g、煅龙骨15g、煅牡蛎15g、淮小麦50g、红枣8枚、生姜3片、野灵芝10g、炙黄芪30g、川红花10g，7剂，日一剂，水煎服；

②温灸。灸大椎穴，每日3壮，每日8点~11点之间灸。以应子午之法、脾土之旺，从而达到温脾土、益肺金，补肾水之目的。

2017年10月9日再诊　共服药6周，温灸5周。口冷鼻凉缓解，黄褐斑也转淡，体重增。舌红苔白，脉细而微弦。守方再服7剂以善后。

随访　药尽病愈。

按　患者体弱多病，12年之内曾两次手术，气血戕伤，脾肺气虚，导致痰饮内生，阳气郁遏。故口冷鼻凉并时时寒战。其症状类似于西医情绪低落，思维迟钝和言语动作少的三联征。故治与苓桂术甘汤合桂枝加龙牡汤，温化痰饮，平补阴阳；辅以温灸振奋胸阳，阳气复则阴霾除。

【案例5】　痰郁（焦虑症）

宋某　男　28岁　个体

2011年11月15日初诊　焦虑不安，遇事无法排解反复已1年。缘于经商活动及生活上的不如意等问题，导致十分苦闷，心情忧郁，性趣缺乏，有厌世感。尤其近一周小孩生病住院后，出现心烦意乱并胸闷。纳食无味，睡眠不安。两天前曾在某医院看心理医生，并给服安定片。舌红苔黄腻，脉弦。

证属　痰热内扰，胆胃失和。

治法　清胃温胆，顺气化痰。

方药　①心理疏导。抓住其爱子心切，辅以心理疏导，劝慰鼓励其树立信心，养好身体，担负起育儿之重任；

②温胆汤合顺气消食化痰汤加减。法半夏15g、

586

茯苓神各 15g、炙甘草 6g、陈皮 10g、竹茹 20g、枳实 10g、胆南星 10g、川黄连 10g、红枣 6 枚、生姜 3 片、醋柴胡 10g、栝楼皮 15g、生麦芽 30g、绿萼梅 10g，7 剂，日一剂，水煎服；

③西药。今晚同时睡前半小时服 1 片安定，以镇静催眠。

2011 年 11 月 17 日 11:00 电话　高兴地告知，药后上下通畅，精神轻松，睡眠明显改善，只在首诊 15 日晚服了一片安定，余晚未服。但自己加大中药量，3 天的药，2 天服完，故须提前来复诊。

2011 年 11 月 20 日二诊　现一觉可睡到凌晨 5 点，遇急事仍会出现心慌。舌红尖边微红甚、苔薄黄，脉细弦软。守方加生铁落 50g，以重镇心神，再投 7 剂。

2011 年 11 月 26 日三诊　诸症豁然，心态平静，回头觉也能入睡，纳食也增，除上午 9~10 点困乏外，生活已复常。舌红边微甚、苔黄，脉微弦缓。守方加西洋参 10g（另炖兑服）以培补元气，再服 7 剂。

2011 年 12 月 7 日四诊　睡眠已安，仍不耐疲劳。舌红苔薄白、根微黄，脉细软、左微弦。

按　患者痰热已化，脾虚突显，为防复发，故拟补益心脾调治。

方用归脾汤加味。当归 10g、生黄芪 15g、炒枣仁 10g、知母 15g、淮小麦 30g、炙甘草 6g、白术 10g、西洋参 10g（切，另炖）、茯神 15g、生远志 10g、广木香 10g、北山楂 15g、熟地黄 12g、柏子仁 10g、红景天 15g、绿萼梅 10g、红枣 5 枚、生姜 3 片，守方加减进退共服 21 剂后痊愈。

2015 年 4 月 7 日其母章氏告　药后至今安康。

按　患者焦虑消极，总由情志不舒，气机郁结之故。《素问·举痛论》云："百病生于气。"故在心理疏导，以宁心气的基础上，治与顺气运脾，化痰宁神而收效。

【案例 6】 脾郁（焦虑症）

何某某　女　30 岁　职工

2011 年 4 月 18 日初诊　焦虑失眠 10 个月。缘于去年 7 月因宫外孕术后，出现焦虑并失眠，伴自汗、盗汗，汗后又冷，故惧怕夜晚；到去年 10 月大便失常，原本拉稀便，又出现大便黏腻不净，经肠镜等多方检查又未见明显异常。在广东东莞某医院治疗

药物：口服复方维生素 B_1 及维生素 B_1 肌内注射＋维生素 B_6 口服，以氟伏沙明片，氟哌噻吨美利曲辛片及氯硝西泮片抗焦虑及安眠而收效不显，故回赣就诊。刻诊，心慌，眼眶黧黑，下肢萎软乏力，哈欠不断。怕冷（凉）食，肢冷，掌心漐漐汗出，经常肠鸣腹响，大便次数增加，并有气体上冲咽喉。舌深红苔黄，脉沉细数、重按无力。

证属　津血亏虚，心神失养，脾虚湿郁。

治法　燥湿健脾，育阴潜阳，行气开郁。

方药　①半夏泻心汤合甘麦大枣汤加减。淮小麦 50g、川黄连 10g、法半夏 15g、炮姜 5g、黄芩 15g、炙甘草 6g、红枣 6 枚、太子参 15g、磁石 50g、五味子 10g、麦冬 10g、苍术 15g、黄柏 15g、藿香梗 10g，7 剂，日一剂，水煎服；

②浮麦散。浮小麦 70g（炒），研末服，每日 3 次，每次 3g，温开水冲服，以助养阴敛汗；

③睡前泡足，以助引阳入阴，利于宁心安神。

④坚持晨练以放松心情，增强体质。

2011 年 4 月 25 日二诊　气冲咽喉已止，仍肠鸣、便稀软。舌红边甚苔白，脉细而微弦数。①守方加柴胡 10g，以疏泄肝气，再投 10 剂；②浮小麦 100g（炒，研末续服）。

2011 年 5 月 6 日三诊电话告　睡眠已改善，仍肠鸣腹响，矢气不畅，饮食一般，仍盗汗，大便日 1~2 次，稀烂不成形。①汤剂守方加减再进；②浮小麦研末续服。

2011 年 5 月 24 日四诊电话告　药后肚子已好，大便已调，出汗已止。若受凉或食品过杂，大便日拉 2~3 次，平时尚好。守方加炒白术 10g、砂仁 3g，以醒脾助运，再投 15 剂。

2011 年 6 月 9 日电话告　按方共续服 30 天，盗汗止，大便调。

嘱　停药，自行调养将息并观察。不适再电话联系。

两个月后电话询访　已安康无虞。

按　因宫外孕术后而过度担心自己的健康，常常处于紧张不安的忧虑之中，导致心烦意乱并失眠。进而出现心慌、气冲咽喉、乏力、自汗、盗汗、肠鸣腹响、大便次数增多等脾虚肝郁、化源不足、心神失养、阴虚脏躁之证。故治与半夏泻心汤调理脾胃；合以甘麦大枣汤滋阴润燥；浮小麦散以养阴敛

汗；睡前泡足以引阳入阴，安心宁神。诸法合用，共奏痊功。

【案例7】 肝郁（焦虑症）[1]

苗某某　男　40岁　栏目主播

2015年10月12日初诊　焦虑紧张已数月之久。缘于体检，肾功能轻度异常（肌酐106.9nmol/L）。西医大夫告知：若不治疗，则终将导致肾功能衰竭。服药数月，由于一直心情紧张不安，疗效不佳，进而赴浙江，北京四处求医。刻下又吐酸，咽喉下方烧灼不适3天，南昌大学第一附属医院拟胃痛服西药奥美拉唑等数天未见效。而且胁肋胀痛，腰背酸痛，纳食尚可，眠亦可，二便调。血压136/86mmHg。舌鲜红苔白，脉细弦数。

证属　肝火犯胃，气机郁结。

治法　清肝泻火，行气开郁。

方药　①左金丸合越鞠丸加味。川黄连10g、吴茱萸5g、川芎10g、制香附10g、生栀子12g、神曲10g、炒苍术10g、藿香6g、金毛狗脊30g、海螵蛸25g、法半夏10g，4剂，日一剂，水煎服；

②进行心理疏导。剖析肾功能中肌酐轻微高出参考值的多方面的生理原因，解除思想顾虑；

③速汗法（汗蒸），每周2~3次，即按时进汗蒸房汗蒸，温度39~41℃以汗透为度。以助"开鬼门，洁净府"。

2015年10月20日二诊　汗蒸3次后，加上服药后吐酸及胃脘烧灼感愈。今日复查肾功能：肌酐已降至88.6，过去1个来月来一直偏高在107.4以内。

2015年11月13日三诊　头稍晕而心慌，后脑枕骨处稍胀痛，仍心烦不安，但纳香、眠好。舌红苔白，脉细弦软数。心率88次/分，律齐。

由于肌酐复常，解除了心理压力，病势向好，因工作原因而劳思伤脾，心阴暗耗，痰湿内生。故应育阴潜阳，健脾豁痰调治。

①方用甘麦大枣汤合半夏白术天麻汤加味。炙甘草6g、淮小麦30g、大红枣5枚、法半夏15g、白术10g、天麻10g、茯苓10g、陈皮10g、川黄连6g、麦冬10g、党参15g、五味子10g、生姜3片、煅龙骨25g、煅牡蛎25g，再进5剂；

②继续心理疏导，剖析病情，鼓励树立战胜疾病之信心。

2016年1月11日四诊　下午携体检报告来询，整个体检指标，除总胆固醇5.94mmol/L（参考值<5.2mmol/L）；肝功能：谷氨酰转肽酶66U/L（参考值10~60U/L）偏高外，其余无异常；肾功能复常。

按　本案因体检，发现肾功能，仅肌酐指标略为高出参考值，即诊断将会导致肾衰。从而形成心理压力过重而四处求医。无效后，就诊于中医。经心理疏导，中药的辨证施治，加上汗疗——"开鬼门，洁净府"而收痊功。

【案例8】 肝郁（焦虑症）[2]

沈某某　女　39岁　职工

1998年9月4日初诊　突发性头昏、头痛、烦躁不安，稍恶心11个月。缘于1997年12月29日因突发头昏、头痛、烦躁不安伴稍恶心（不呕吐），而入南昌大学第一附属医院住院治疗。经CT和临床多种有关检查，除血管紧张素测定略偏高外，其余多项指标均属于正常范围；出院诊断：左肾上腺嗜铬细胞瘤？今年6月9日经江西省医院5-羟吲哚乙酸定性阴性；因胃脘灼热伴嗳气频作，有时吐酸，又入南昌铁路局职工医院，经钡餐检查：未发现胃黏膜异常。由于在南昌市多所省、市级医院中西药治疗未效，故分赴上海等地求医，亦未作出确切诊断，服药也不见疗效。心情十分焦虑、沮丧而无奈地来江西中医学院附属医院就诊。刻下，心烦失眠，既不易入睡，睡后又梦多，后半夜惕惕不安；怕噪声，多愁善感。同时，阵发性心慌并胆怯，双手微颤；胃肠道气体增多，欲矢气而不出；月经不规律，有时延期10天左右，16天前做过一次刮宫术（早孕）。血压100/75mmHg。两颧及周围满布褐色黧斑，双手微颤。因焦虑不安而病休。舌红尖甚苔薄白，脉细弦软数。

证属　肝郁化热，横逆犯胃，气血不足，心神失养。

治法　疏肝理气，清胆和胃，行气降逆，解郁宁神。

方药　①心理疏导。将各项检查逐一解释，排除其左肾上腺嗜铬细胞瘤之忧虑，鼓励其树立信心，客观正确地对待自己的疾病；处方时患者发现处方中当归一药，随即紧张，连呼：在某医院治疗时，凡服当归则难受。当即为其讲解当归在方剂中的地位与作用，以释疑惑。并告知电话，可随时电话咨询，若出现心慌不适，及时相告，承诺上门观察，给其一颗定心丸；

②丹栀逍遥散合左金丸加减。牡丹皮15g、山栀子10g、北柴胡10g、赤芍15g、当归10g、苍术10g、茯苓10g、薄荷10g、川黄连6g、吴茱萸3g、生甘草6g、生姜2片，5剂，日一剂，水煎服。

1998年9月8日二诊　药3剂心身感觉舒坦，4剂后腹泻日解5~6次，腹痛、便软、肛门疼痛，今晨有所改善。询问其生活、饮食史，告：多时纳食无味，昨日口味好，食苹果及板栗烧肉后，出现嗳气频作并腹痛、便频、全身皮肤散发丘疹，颜色较深，伴神倦乏力。舌尖红苔滑，脉弦软微数。守上方加旋覆花10g、代赭石30g，以助降浊消痰，再投5剂。

1998年9月16日三诊　服至2剂药后，睡眠改善，嗳气减，血压：105/75mmHg。舌红尖甚，脉细弦偏数。守方加煅龙骨15g、煅牡蛎15g，以助敛阳镇潜，再投7剂。

1998年9月30日四诊　稍紧张时就觉心慌、不安，手已不颤抖，腰痠痛已除，但颈部痠胀，胃脘有时嗳气，睡眠可。血压105/75mmHg。舌红尖甚，脉细弦微数。

据其脉证，气机郁结，肝热犯胃仍为主要矛盾，故拟疏肝解郁，清肝和胃调治。

方用柴胡疏肝散合左金丸加减。北柴胡10g、川芎10g、炒白芍10g、苍术10g、山栀子10g、制香附10g、神曲15g、黄连5g、吴茱萸3g、生甘草6g、生姜3片、煅龙骨15g、煅牡蛎15g，再进7剂。

1998年10月6日晚11时许突然电话求助　心慌不安。余乘的士赴其住所。观其微呻吟而躁动不安，脉象细数（心率每分钟100次左右）。当即：点穴按摩内关、郄门、曲池、行间、太冲等穴，热水（43℃左右）泡足。以疏肝行气，益心宁神，并引火归元。20分钟后，渐趋平静，心率每分钟80次左右。此后，凡是我外出，离开南昌市均事先告知，以便联系，让其及时获取帮助。

1998年10月28日五诊　颈项强痛，经穴位点按后缓解（教由其丈夫予以按摩：风池、肩井等穴），睡眠梦多，有时仍嗳气，伴肚脐下胀痛。舌红尖偏甚、苔薄白，脉细弦软。守方加广木香10g、代赭石30g，以行气降逆，再投7剂。

1998年11月18日六诊　睡眠梦多、嗳气及肚脐周围胀痛已明显缓解，略觉神疲乏力。查血常规：血红蛋白132g/L，白细胞5.3×10⁹/L，淋巴细胞52%，中性粒细胞48%。面色萎黄少华。舌红苔黄而见灰黑（食话梅），脉细弦软。守方加减再投7剂。

辅以食疗　①猪肚1个加砂仁20粒，炖烂食肉喝汤，分3-5餐服；②鲜鸡蛋煮熟弃白食黄，每日两次，每次一枚。砂仁猪肚汤健脾益胃；鸡蛋黄能滋阴宁神。

1999年3月13日电话告　面部蝴蝶斑已消退，体重明显增加，精神已好，已恢复正常上班工作。赴南昌大学第一附属医院申请CT复查（肾），专家诊后告知：诸多检查无明显异常，不必申请CT。

按　患者因首诊左肾上腺嗜铬细胞瘤可疑，导致心理紧张，忧心忡忡，兼之11个月的反复检查和治疗，既未明确诊断，服药又不效。故心事加重，自疑病症特殊，情绪低落，以无奈之心情就诊。经恰当的、令其信服的病情分析，并给适当的医疗承诺，尤其是其病发心理恐慌时，医生在其身旁，并有针对性的给予按摩、泡足等物理治疗，为其壮胆，安定其心神。有助于树立战胜疾病的信心，再通过中药的疏肝解郁，清胆和胃，以解除其肠胃症状，使其感受到治疗效果，增强信心；后期辅以食疗助其康复。

【案例9】　心郁（焦虑症）

肖某某　女　67岁　居民

2017年8月30日初诊　不寐，易悲伤2个多月。近两个月来不能入睡，好悲伤、流泪，自觉越来越重，十分痛苦。见人倾诉则泪流满面，时发轻生解脱之念。曾在当地县医院抗焦虑等治疗，每晚服艾司唑仑2片也不能入睡；亦曾在南昌大学第一附属医院多方检查，诊断：睡眠障碍、冠状动脉粥样硬化性心脏病、心绞痛、高血压Ⅱ期、颈动脉粥样斑块形成。给服：疏肝解郁胶囊、佐匹克隆片、养心氏片、银杏蜜环口服液、氯硝西泮片；马来酸依那普利叶酸片、通心络胶囊、匹伐他汀钙片、阿司匹林肠溶片、硫酸曲美他嗪片、琥珀酸美托洛尔缓释片等共12种之多，自觉药后无效，只是服佐匹克隆片每晚可睡上1~2个小时。血压130/78mmHg。经友人荐而就诊。刻下，忧郁、焦虑，反复倾诉，不能睡眠，双眉紧锁，面露痛苦，悲伤泪目，颜面布满深褐色黝斑。纳少，二便尚调。舌暗红苔白、舌面有瘀斑、舌底静脉轻度怒张，脉弦软数。

证属　肝郁脏躁，阴阳失调。

治法　平补阴阳，养血宁神。

方药　①心理疏导。从中医学及西医学的生理、病理基础上，帮助其分析病情，解除对疾病的恐惧与烦恼，适当地给予治疗承诺，帮助其树立战胜疾病的信心；

②甘麦大枣汤合桂枝加龙骨牡蛎汤加味。炙甘草8g、淮小麦50g、红枣6枚、桂枝5g、白芍15g、秫米50g、法半夏10g、生姜3片、炒枣仁10g、知母15g、川芎10g，7剂，日一剂，水煎服；

③3.75mg佐匹克隆片1/2片，睡前服，以助镇静、催眠。

2017年9月6日二诊　心情改善，服1/2片佐匹克隆，可入睡。舌红苔白、舌面瘀斑已转浅蓝色，脉细弦软而微数。药已中的，守方再投10剂；佐匹克隆减为1/4片。

2017年9月18日三诊　因为一乡友提示此病不能治好，故又心烦不安，服药效果似乎较前差，夜间又恢复到服1片佐匹克隆片。舌红苔白、舌底静脉轻度怒张，脉细弦软。针对其思想顾虑，做好解释工作。同时守方加柴胡10g、枳实10g，以助疏肝行气，再投14剂。

2017年10月6日四诊　每晚可睡上5~6个小时，心境已开朗，眉间舒展，见人则流泪的现象已解除。佐匹克隆偶尔服1/2片。面色已红润、体重增。纳香，便调。舌红苔淡黄、舌中略厚、舌底静脉微怒张，脉细弦软而微浮。①守方再投15剂；②西红花，每日0.5g，泡水代茶饮，以活血和血并善后。

随访　共服药46剂而愈。

按　本案以焦虑为主，内心紧张不安和恐惧惊慌，以及自主神经功能失调。故呈现焦虑、痛苦、悲伤、不寐等。治疗首先进行心理疏导，剖析病情，给予安慰、鼓励，对其症状进行清晰和令其信服的解释，同时对疾病治疗给予适当的保证。以安定其心志，树立其信心。次则以中药甘麦大枣汤合桂枝加龙骨牡蛎汤调和阴阳，养血宁心；服中药初始借助抗焦虑西药见效快的特点，适量使用，以改善睡眠和心境。其服中药46剂、少剂量西药2周，诸症悉除。

【案例10】　心郁（失眠、神经衰弱）

吴某某　女　38岁　农民

1996年8月13日初诊　失眠头痛，加重一年余。一年多来，失眠、头痛反复发作。曾经中西药治疗效不显著，症状逐渐加重。并出现四肢冷、麻、灼热不适，有时心悸肉瞤，五心烦热，口苦、口干，不欲饮；月经量少，色黑，有瘀块及筋膜脱出。大便干，小便时灼热，下肢有紫斑。血压100/70mmHg；心率80次/分，律齐；心肺听诊无明显异常。舌红苔白、舌边有浅齿痕，脉细数。

证属　肝气郁结，阴虚脏躁。

治法　疏肝解郁，滋阴润燥。

方药　①甘麦大枣汤合一贯煎加减。淮小麦50g、甘草10g、大红枣6枚、当归15g、白芍10g、生地黄20g、北沙参20g、枳实10g、枸杞15g、北柴胡5g、酸枣仁30g、川芎5g、知母10g、生龙骨30g、生牡蛎30g，6剂，水煎服，日一剂；

②自我按摩神门、风池、迎香、期门、背俞穴，每日一次，时间自定，但每日睡前必须自我按摩神门穴5分钟；

③改变脚向东头朝西的睡眠习惯，试以头北脚南，以顺应地球磁力线。

1996年8月18日二诊　近二晚睡眠改善。舌红尖甚、苔淡黄根厚，脉细数。

守方再进5剂。

1996年8月25日三诊　精神见增，手足心热减轻，下肢紫斑已消退。睡眠虽有改善但仍不安。有时手足、头顶重胀不适，伴胃脘阵发性灼热，而每到下午诸症渐平。二便已调。舌红苔薄白，脉细数。

根据舌脉证情，治用引火归元，交泰心肾，重镇潜阳，舒筋活络法。

方药　①肾气丸加味。生地黄20g、山茱萸15g、牡丹皮10g、茯神15g、泽泻10g、山药15g、肉桂3g、川黄连5g、黑附片5g、磁石100g、生牡蛎30g，7剂，日一剂，水煎服；

②针刺+脉冲电疗，取穴：三阴交（双）、阴陵泉（双）、曲池（双）、神门（双），以疏肝理气，宁心定志。

1996年9月1日四诊　手足心热缓解，足尖凉已除，但头重、胸闷，尚未完全解除，心烦失眠会出现反复。舌红苔薄、中根黄厚，脉细。

①中药按上方加减再投7剂。针刺＋电疗如前；

②西药：睡前加服2.5mg安定片一片，以避免失眠复作。

1996年9月8日五诊　头重压抑，两耳闭塞，周身灼热，下肢凉，近四五天大减，有豁然而去之势。病后未能睡上午觉，昨日中午竟睡了一个午觉。舌红苔白根黄，脉细略弦。

①电针取穴：头维（双）、风池（双）、百会、印堂、三阴交（双）、阴陵泉（双），以疏风通络，益气运脾；

②中药：守方再投14剂；

③西药：安定片2.5mg、睡前服，每日一次，一周后递减，隔一日一服。

1996年10月13日六诊　除有轻度心烦及周身燥热外，症情稳定，舌脉如前。拟疏肝健脾调治并善后。

方用四逆散加减。北柴胡6g、赤芍15g、白芍15g、炒枳壳10g、当归10g、神曲10g、白术10g、川芎6g、丹参30g、生龙骨15g、生牡蛎15g、青皮10g、生甘草6g、生姜2片、珍珠粉1支（冲服），10剂，日一剂，水煎服。

1996年11月2日七诊　诸症悉除，月经行，超前7天，量中，色红，有小瘀块。舌红苔薄白，脉细弦。守方加减进退再服10剂而愈。

按　患者初由神经衰弱，失眠，病久累及心血，导致头痛、四肢冷、麻、灼热、下肢紫斑、心悸肉瞤、五心烦热、口苦、口干、大便干、小便灼等一派阴虚火热，气阴两虚之象。通过甘麦大枣汤合一贯煎、针刺、电疗、自我按摩以疏肝解郁，滋阴润燥；同时改变睡眠朝向以应地球磁力线（虽无科学定论，但至少可以起到心理安慰，即安神宁心的作用），实践证明，在治疗中收到了较好的效果。

[案例11]　肺郁（抑郁症）
骆某　女　37岁　职工

2011年6月18日初诊　怕风，吹风则头痛已10来年并逐渐加重。十年来由于凡事郁闷，并逐渐出现怕风、怕冷，吹风则头痛，故外出必须戴帽子及口罩，今年症状有加重之趋势。而且，易疲劳，易感冒，每个月感冒数次。白带如水。纳食一般。舌红边甚苔黄，脉细弦软而微数。

证属　肝郁脾虚，肺虚卫弱，风邪上犯。

治法　疏肝解郁，益肺固表，疏风通络。

方药　①心理疏导。剖析肝郁脾虚，久则导致肺虚卫弱的病因病机。使其了解因心情紧张所形成的肝郁脾虚，从而产生一系列的症状。帮其树立信心，战胜疾病；

②四逆散合玉屏风散、川芎茶调散加减化裁。北柴胡15g、炒枳壳10g、白芍15g、生甘草6g、川芎10g、细辛3g、白芷10g、防风15g、白术10g、生黄芪30g、陈皮10g、羌活10g、绿萼梅10g、黄芩10g，7剂，日一剂，水煎服。

2011年6月28日二诊　已服药6剂，无甚感觉，有过敏性鼻炎史，今日鼻塞。舌红边甚苔黄，脉细弦软。①守方加薏苡仁30g、山药15g、辛夷花15g，以健脾益肺，再投7剂；②继续辅以心理疏导。

2011年7月2日三诊　已见疗效，未再感冒，口罩、帽子已除，白带已止。舌红、舌边红甚，苔黄，脉细弦软。药已中的，守方再服7剂以善后。

2011年7月16日告　外出吹风，已无须戴帽及口罩。

按　患者心理敏感，遇事思虑过度，导致情志不舒，气机郁结成病。由于思则伤脾，脾失健运，化源不足。从而又致使肺虚卫弱，腠理空疏，使风邪有可乘之机。故在心理疏导，解除郁结的基础上，治与四逆散合玉屏风散、川芎茶调散加减化裁疏肝解郁，益肺固表，疏风通络，从而郁解病除。

9. 脏躁

脏躁，乃无故悲伤，或哭笑无常，不能自制，频作哈欠的一种病证。属西医学的精神疾病范畴，亦可见于围绝经期综合征。中医之脏躁，出自《金匮要略·妇人杂病脉证并治》，其云："妇人脏躁，喜悲伤欲哭，像如神灵所作，数欠伸……"病由忧愁思虑伤心，劳倦过度伤脾。心脾损伤则精血化源不足，乃至精血内亏，复因五志生火，上扰心神。从而出现烦乱悲伤，哭笑无常等症状。皆因心藏神，肝藏魂，心肝阴血不足，则神不守舍，魂失所藏。所以出现悲伤哀恸，哭笑无常。甚则长年忧愁焦虑，失眠不安。病势棘手，若辨证恰当，施以杂合以治，往往能得心应手。

【案例1】 脏躁（恐惧症）

吴某某 女 41岁 农民

1979年1月30日初诊 喃喃自语，呼神唤鬼，哭笑无常一周。23日发病，缘于停经一年，病前突然行经，量多色红。因迷信，而请巫婆跳神，诉"其子不能活过18岁，如要保其性命，其本人要学跳神，并置办金线、衣物以谢神灵。"事后恐惧，忧郁不安，食不甘味而发病。症见：精神萎靡，卧床不起，喃喃自语，呼神唤鬼，时而震惊而见鬼神状，口干喜热饮。舌红边甚苔薄黄、舌边可见紫色瘀斑，脉沉细。

证属 恐伤于肾，忧伤心脾，痰火交炽。

治法 清肝益脾，泻火逐瘀，化痰宁神。

方药 ①柴胡清肝汤加减。北柴胡15g、赤芍10g、白芍10g、桂枝5g、川芎10g、神曲10g、青皮10g、薄荷3g、郁金12g、大黄10g（后下）、当归尾10g、丹参10g、生地黄15g、栀子10g、甘草10g、大枣5枚，生姜2片，3剂，日一剂，水煎服；

②针刺。取穴：神门、足三里、风池、曲池、三阴交（均用双穴），采取提插捻转强刺激（泻法），以助泻肝宁神。

随访 药尽安宁。

2012年春节相遇再访 告，针药后病愈安康，未再复发。

按 恐惧症乃心理精神性疾病，其与遗传、素质、生理、心理—社会因素相关。中医学认为惊恐恼怒，情怀愤郁，意愿不遂，极易引起肝郁气滞，化火伤阴；心肝火旺，以致神乱狂躁，故治与柴胡清肝汤疏肝清肝，益脾化痰，泻火宁神；同时以针刺泻肝宁神，仅针一次，药三剂而获愈。

【案例2】 脏躁（失眠、焦虑症）

付某某 女 66岁 居民

2016年11月2日初诊 心烦不寐反复十余年。西医多次诊断为焦虑症。刻下，郁闷，喜叹息，少兴趣，甚则伤心泣息，有时又出现短暂惊恐，不能入睡。有手汗史。口味差，一般是强迫自己进食。曾住院多方检查治疗及心理咨询，服抗焦虑药等。虽可缓解，但一直不愈。目前，睡前必须服1片安定片。舌红苔白，脉数微弦、按之无力。

证属 肝旺脾虚，痰热交织，心神不宁。

治法 育阴潜阳，疏肝解郁，疏涤五藏。

方药 ①甘麦大枣汤合四逆散、黄连温胆汤加减化裁。淮小麦50g、炙甘草6g、红枣6枚、北柴胡15g、白芍15g、炒枳壳10g、煅龙骨25g、煅牡蛎25g、川黄连10g、法半夏15g、茯神15g、陈皮10g、竹茹10g、生姜3片，7剂，日一剂，水煎服；

②速汗法（汗蒸）+刮痧。汗蒸。每周2次进入专业汗蒸房，温度40~43℃，时间45分钟左右。汗出后刮痧。部位，足少阳胆经、足太阳膀胱经循行部位：以及神门、安眠穴。以助舒筋活络，和畅气机；

③服中药及汗疗时，安定片减为睡前1/2片。

2016年11月9日二诊 减服1/2片安眠药，睡眠尚好；2天后再减1/2片，睡亦安。舌红苔白，脉细弦软。药已中的，守方再投7剂。

据爱龄汗疗馆记录 共汗疗两次。自诉：睡眠已安。之后未再续汗疗。

按 本案之焦虑，类似于神经症，是由心理社会因素和个性的基础上而引起的。由于失治，或治法过于单纯，从而形成屡治不愈的慢性顽症。因此，采取杂合以治之综合治疗法：一方面运用中药疏肝解郁，育阴潜阳，并清心涤痰；另一方面运用速汗法（汗蒸）+刮痧，以舒筋活络，和畅气机，并疏涤五藏。以达到精自生，形自盛的效果。而且，这一疗法能使人通过汗蒸、刮痧，立刻获得轻松、愉悦之感，有利于患者增强治愈疾病的信心和希冀。此外，借助于小剂量的安定片，以助达到立竿见影的最佳疗效。

10. 糖尿病

糖尿病，其名出自现代医学，属代谢内分泌病，分原发（1型）和继发（2型）两类。其特征是高血糖、糖尿、葡萄糖耐量减低及胰岛素释放试验异常。本病属中医学中消渴范畴。糖尿病的病因尚不明确，不同类型的糖尿病病因不同，即使是同一类型中也有所不同。总之，遗传因素和环境因素共同导致本病的发生。1型糖尿病的发病乃遗传因素起主要作用，而2型糖尿病的发生主要因不良生活方式所致。一旦发生则以药物控制为主，中后期将会出现诸多并发症；而中医学则认为本病乃素体阴虚，复因饮食不节，情志失调，劳欲过度而作。长期肥甘厚味，致脾胃运化失职，积热内蕴，化燥伤津；长期精神抑郁，气机郁结，进而化火，消烁肺胃阴津；或劳欲过度，房事不节，劳伤过度，肾阴亏耗，阴虚火旺，上灼肺胃，遂使肾虚与肺燥、胃热俱现，发为消渴。其病机主要在于燥热偏盛，阴津亏耗。阴虚为本，燥热为标。病在肺、胃、肾，故有上、中、下三消之分。由于本病病因病机复杂，早期毫无征兆，消渴发生则已进入病重阶段，治疗棘手。本处以杂合以治优势互补，竟收显效。

【案例1】 脾瘅（糖尿病）

刘某某　男　64岁　退休职工

2009年7月30日初诊　头晕，嗜睡，乏力，下肢无汗、干燥脱皮。经南昌大学第一附属医院27日检查诊断为糖尿病并高血压、高血脂。空腹血糖7.5mmol/L，餐后2h血糖10.5mmol/L，总胆固醇6.5mmol/L，甘油三酯3.73mmol/L，血压170/94mmHg，给药：波依定、安博维、唐力血脂康等。因惧长期服用降糖等西药，而求助于中医。舌红边甚、苔淡黄，脉细弦数。

证属　脾虚失运，气阴不足，痰浊胶结。

主治　养阴益气，豁痰降脂，燥湿坚阴。

方药　①一贯煎合白金丸、当归补血汤加减。生地黄15g、生黄芪30g、枸杞20g、麦冬12g、生晒参15g（另炖）、当归10g、川楝子10g、明矾1g（研末、冲入）、郁金15g、法半夏10g、茯苓15g、陈皮10g、竹茹10g、枳实10g、红枣5枚、生姜3片，7剂，日一剂，水煎服；

②黄连散。川黄连，每日6g，研末装胶囊分三次吞服。以助清热、燥湿、坚阴；

③做好心理疏导，同时按量服用降压及降脂药，待后观察中药疗效再调整用药。

2009年8月6日二诊　服药一周，虽无显效，感觉尚好。舌红苔淡黄，脉细，弦软而微数。守方减生晒参5g，加山药30g，以助滋脾养胃，再投7剂；同时服用黄连散。

2009年8月15日三诊　14日复查餐后2h血糖为7.5mmol/L，血脂四项复常，糖化血清蛋白2.0mmol/L（1.7~2.5mmol/L），今日腰疲。舌红苔白，脉略滑。守方加桑寄生15g、化红10g，以补养肝肾，行气化痰，再投7剂；同时服用黄连散。

2009年8月24日四诊　血压122/74mmHg，停波依定，改用尼群地平片10mg/d，隔日一次，舌红苔淡黄、右舌边略厚，脉细弦软。守方再投7剂。

2009年9月1日四诊　今日空腹血糖6.0mmol/L，舌红苔白，脉细而微弦。守方再投7剂；并同时服用黄连散。自行停服唐力血脂康。

2009年9月12日五诊　嗜睡、乏力均改善，精神好转，血压稳定在140/80mmHg，舌红边甚、苔淡黄，脉细弦软。

从脉证看，痰浊渐化，气阴仍虚。故拟滋养肝肾，燥湿坚阴调治。

①方用一贯煎加减。生地黄15g、当归10g、川牛膝10g、麦冬10g、生晒参10g（另炖兑服）枸杞15g、生黄芪30g、山药30g、石斛20g、玄参10g，7剂，日一剂，水煎服；②川黄连每日6g，仍按上法服。

2009年10月29日六诊　停药观察一个月后，双膝疲软已明显改善，空腹血糖7.1mmol/L，轻度反弹，餐后2小时血糖6.1mmol/L。舌鲜红、苔白，脉细。守汤、散方再服14天。

2009年11月21日七诊　今日空腹血糖5.4mmol/L。舌红苔薄白，脉细而微弦。按上法：汤剂加散剂。

2010年9月3日八诊　按方总共服完62天，今日空腹血糖4.96mmol/L，血压120/80mmHg。纳可，便调，睡眠尚好。舌红苔白，脉细弦软。黄连散续服以善后。

2013年3月28日随访　八诊后，续服黄连粉28天，今日空腹血糖6.02mmol/L，血脂无明显异常。2014年4月7日空腹血糖5.91mmol/L；2015年10月27日空腹血糖5.7mmol/L；一直到2018年空腹血糖均在（5.4~5.7mmol/L）正常值之内。

按　糖尿病属中医的消渴范畴，《灵枢·邪气脏腑病形》称为消瘅。其实在临床中，消渴与糖尿病并不划等号。由于近代检验手段的丰富，往往在无任何明显症状的前提下，体检发现空腹血糖高于正常值而确诊为糖尿病，其并无三消症状，实际上是早期发现。国内学者，如吕仁和教授将其划为Ⅰ期，糖尿病前期（脾瘅期）。本案乃属糖尿病前期。纳食无碍，小便无异。只是头晕、乏力、嗜睡及下肢干燥而已。经查空腹血糖达7.5mmol/L。因其拒服降糖药而信笃中医药。仅服汤、散不足9周，血糖复查，诸症平复。随访10年，空腹血糖未出现过异常。

【案例2】中消（糖尿病）

戚某某　女　60岁　居民

2010年11月8日初诊　渴而易饥，身困乏力。经查血：空腹血糖7.6mmol/L、餐后2h血糖18.7mmol/L、糖化血红蛋白6.7%（参考值4.5%~6.3%），甘油三酯2.49mmol/L，尿蛋白阴性。已在服用阿卡波糖加血脂康。舌红苔白、苔斑剥舌中裂，脉细弦微数。

证属　肝肾阴虚，气阴不足。

治法　滋养肝肾，燥湿坚阴。

方药　①一贯煎加味。南沙参15g、北沙参15g、山药30g、石斛30g、生地黄15g、北黄芪30g、当归10g、川楝子15g、麦冬10g、枸杞15g、怀牛膝15g、知母15g、红景天15g，7剂，日一剂，水煎服；

②黄连散：川黄连，每日6g，研末装胶囊吞服。以助清热、燥湿、坚阴；

③同步服用阿卡波糖及血脂康。

2010年11月17日二诊　舌红苔白、剥苔已基本长满，脉细弦软。①守方再投7剂；②黄连散照服；③茶饮。每日西洋参片3~5g，泡水代茶饮。

2010年11月26日三诊　渴而易饥及身困乏力均有改善。舌红苔白、舌中仍有纵裂、舌边有齿印，脉细软，守方再服7天。

2010年12月15日四诊　空腹血糖已降至5.0mmol/L，自行停服阿卡波糖，自我感觉良好。大便经常泄泻也已复常。舌红苔淡黄、舌苔斑剥（地图舌）的痕迹已逐渐消退，脉沉细、左细而微弦。守方再服7天。

2011年1月12日五诊　血糖稳定，口渴、易饥等症状基本消失。地图舌已平复。但近期少寐，睡而不安。舌红苔白、舌中苔纵裂，脉细弦软。此乃肝血不足，心脾两虚之故。拟滋阴养血，宁心安神。方用归脾汤合酸枣汤，7剂。

2011年1月26日六诊　睡眠安稳。经过一年的断续调治。刻下复查：空腹、餐后2小时的血糖均在正常范围内，血脂也无异常。舌红苔白、舌中仍有纵裂，脉细弦软。①中药守前方再服7剂以善后；②黄连散，每日6g，按前法同时服。

随访　2017年春相遇，告知安康；观其面色红润。

按　本案因渴而易饥、身困乏力，查体发现血糖异常，并确诊为糖尿病。据其脉证，辨为病在中焦，属中消。《素问·腹中论》称"消中"。《丹溪心法·消渴》云："热蓄于中，脾虚受之，伏阳蒸胃，消谷善饥。"故证属中焦胃热。其热既可上蒸于肺，灼烁肺津，又能下耗肾阴。治疗滋养肝肾，方用一贯煎加味，同时加服黄连散以燥湿坚阴。考黄连，味苦，性寒。归心、肝、胃、大肠经。有清热泻火，燥湿解毒之功，能治消谷善饥。正如《中华本草》黄连条中"论黄连治消渴"，引张树生："《别录》云黄连'止消渴'，今每认为其味苦燥，对《别录》此言有所忽视，实有误，当知苦味之燥湿邪也，非损津液，反厚肠胃以坚阴也。""黄连苦寒，善清心火，火去则不吸烁真阴，肾水得复，况黄连苦寒亦可厚肠胃以坚阴，故消渴者，黄连何畏？"（《百药效用奇观》）。故临床单用黄连为散，配合滋肾养肝之汤剂，十分奏效。

11. 口渴

口中干燥，喜饮水浆，饮不止渴，或渴不多饮，或渴而不欲饮为主证者，称之为口渴。临证常以口渴与否？作为辨别表里、寒热、虚实的重要依据。现代医学则将口渴分为生理性和病理性两种。生理性因素为高温环境、食物太咸、运动后失水；病理性因素为糖尿病、尿崩症、干燥综合征等所致。中医认为其病因病机为邪热炽盛，阴亏津少，脾虚痰阻，瘀血阻络，阳虚水不化气等。尤其是瘀血口渴，患者体虚，病机复杂，一时难愈。若是汤、散协同，其效可期。

【案例】瘀血口渴（微循环障碍）

胡某某　女　61岁　居民

2010年8月18日初诊　口渴。口干舌燥如裂2个多月，但又饮而不多或不欲饮水，虽服养阴生津之品，全无效果。纳香，眠可，二便调。舌质暗红、苔淡黄，脉细弦数而涩。

证属　脾虚气滞，瘀血闭阻。

治法　行气活血，化瘀通络。

方药　①血府逐瘀汤加味。北柴胡15g、当归尾15g、川芎10g、生地黄15g、赤芍15g、白芍15g、炒枳壳10g、桔梗10g、桃仁泥10g、川红花10g、怀牛膝10g、生甘草6g、升麻15g、葛根30g，7剂，日一剂，水煎服；

②水蛭散（自拟）。水蛭20g（蛤粉炒）、炒山药

45g，研末，每次3g，每日两次，温开水送服，以破血逐瘀，疏通脉络。

2015年6月30日电话随访告　药后口渴已愈，四年多来一直安康。

按　患者年逾花甲而口渴，虽治罔效。据其脉证乃为瘀血口渴，即老年气滞血瘀，阻滞经络，津液不能上承布于口舌，发生口渴。从西医的认识角度看，应为微循环障碍所致。故治与血府逐瘀汤以行气活血，化瘀通络；配与水蛭散以破血逐瘀，疏通脉络。仅治疗七天获愈。

12. 瘿瘤

瘿瘤一证，中医本分为瘿，即结喉两侧（甲状腺）肿大的一类病证；瘤，体表局限性肿块，软硬不一，痛或不痛，病程漫长者，称之为瘤。本证之瘿瘤则为结喉之两侧的肿块，包括西医学中的甲状腺肿瘤、甲状腺结节、甲状腺肿、甲状腺囊肿等，分为良性与恶性两种。临床上多见于良性的甲状腺瘤，一般不会影响患者的健康与寿命。若肿瘤过大，可能会压迫周围组织和神经，导致吞咽困难、呼吸不畅等，所以要进行手术摘除。中医学认为此乃由忧恚气结所生（《诸病源候论》）。其形成乃痰瘀胶结所致。细究痰瘀乃阴邪，其又伏于筋骨，处于阴之阴。治疗上，西医除对症治疗外，一般均以手术切除；而中医则是辨证施治并施以杂合以治，汤药、膏剂、针灸，随证而施，取得了较好的疗效。

【案例1】　瘿瘤（甲状腺瘤）

余某某　女　48岁　公务员

2005年12月2日初诊　左侧甲状腺瘤及结节。曾于10年前右侧甲状腺瘤，由江西医学院第一附属医院手术摘除。现左侧又出现甲状腺瘤及结节，（最大位于近峡部12mm×20mm）。医院再次建议手术切除。因惧于再次手术而求助于中医。刻诊，左侧颈部可扪及较蚕豆还大之肿块，质硬活动。晨起眼睑及下肢微浮肿，尿常规无明显异常；肝肾功能亦无明显异常。纳香，眠可，二便调。舌红苔薄黄，脉沉细软。

证属　胆寒胃热，痰瘀胶结，脉络闭阻。

治法　温胆清胃，行气豁痰，软坚散结。

方药　温胆汤加减。法半夏10g、茯苓15g、广陈皮10g、炙甘草6g、枳实10g、竹茹10g、浙贝母15g、黄药子10g、猫抓草15g、紫金牛15g、薏苡仁30g、龙葵15g、红枣5枚、生姜3片，日一剂，水煎服。

2006年3月17日再诊　因工作原因，断续服药42剂，甲状腺瘤及结节无甚变化，浮肿仍未减轻。舌红苔白润、舌体偏胖，脉细弦软。

据其脉证，参考检验报告。虽有浮肿，但肝肾功能正常。此乃水道瘀阻，故治瘿先治水。方用五苓散合二陈汤加味。白术15g、泽泻50g、茯苓15g、猪苓50g、桂枝5g、法半夏10g、陈皮10g、生黄芪50g、浙贝母15g、紫金牛30g、龙葵15g、凌霄花10g、川红花10g、当归10g、猫爪草15g、栀子根15g、薏米50g、生甘草5g，5剂。煎汁浓缩，加入适量蜂蜜，敖成浓稠膏后装瓶，每日3次，每次15ml，温开水冲服。

2006年10月13日三诊　上方共服3料，浮肿已除。纳香，眠可，二便调。舌红苔薄白，脉细弦软。守方加黄精20g、太子参20g、炮穿山甲10g、灵芝15g，以增益气补虚、化瘀通络之功，7剂，按上法熬制并服用。

2007年5月25日四诊　去年12月18日超声复查报告：甲状腺结节，大的稍长，小的则缩小。舌红苔薄白，脉细。守方再进1料。

2007年8月6日四诊　甲状腺结节基本稳定，浮肿亦愈。舌红苔薄白，脉略浮而缓。守方加重炮山甲10g，以消肿散结并引药上行，再进1料（7剂），按上法熬制。

2008年10月22日五诊　本次复检，甲状腺结节未见明显变化，下肢浮肿愈而未发。舌红苔白，脉细软。

按　据脉证，病势稳定，仍当缓图，仍与糖浆，以利坚持治疗。

方药以原方为基础加减　法半夏10g、茯苓30g、枳实15g、陈皮10g、竹茹10g、黄精20g、山慈姑20g、猫抓草30g、浙贝母15g、龙葵15g、菝葜20g、白术15g、泽泻30g、茯苓皮15g、生姜皮10g、大腹皮15g、生麦芽50g、北山楂30g、紫金牛20g、北黄芪30g、枸杞15g、栀子根20g、炙甘草6g、太子参20g、炮穿山甲10g、薏苡仁50g、百部20g、炙款冬花15g，1料（7剂），水煎熬成糖浆服用。

2013年8月4日再诊　7年来，共服用膏剂25

料，每3个月1料。超声复查：甲状腺瘤最大的已缩小为1.0cm大小，小的结节已缩小为米粒大小（多发）已无任何症状。舌红苔白，脉细软。守方再进1料后，停药观察。

按　本案右侧甲状腺已切除10年，左侧若再切除，则将终身服药。经用以温胆汤和五苓散为基础，加用化瘀散结之中草药以温胆清胃，行气豁痰，软坚散结；之后则以中草药熬制成膏剂缓图，结节缩小，症情稳定，时至今日（2020年）无任何不适，身体安康。

【案例2】肉瘿（右侧叶甲状腺结节并囊肿）

史某某　女　56岁　退休职工

2016年7月6日初诊　甲状腺囊肿并结节。颈部右侧喉结偏下方，有一肿块，逐渐增大、突出表皮并感觉有挤压感。昨日南昌大学第一附属医院超声报告：右侧叶甲状腺内可见多个、囊性为主混杂回声结节，大者约2.6cm×1.4cm，边界清晰，形态规则，内未见钙化。诊断：右侧叶甲状腺结节，考虑结甲并部分囊性变可能（TI-RADS3级），并建议手术治疗。

因惧于手术，故就诊于中医。触摸肿块质硬，边界清晰，可移动。观其甲结似蚕茧大小，突出于外，皮肤无改变。舌尖灼痛，纳、眠尚可，二便调。舌红尖微甚、舌苔薄而淡黄，脉弦软。

证属　脾虚气滞，痰瘀互结，经脉瘀阻。

治法　行气散结，疏经通络，化痰软坚。

方法　①围针+温针疗法。围针与穴位温针：在肿块上下左右针刺，然后用艾条温灸针柄，表面皮肤潮红发热为度；穴位针灸：中脘、神阙、三阴交、足三里、丰隆（双），针刺后，各灸三壮，隔日一次，每周2-3次；

②方药。海藻玉壶汤加减。海藻10g、昆布10g、法半夏10g、浙贝母10g、龙胆草6g、陈皮10g、炮穿山甲3g（打碎）、黄药子10g、郁金15g、莪术10g、山慈姑15g、茯苓10g、生地黄12g、生麦芽30g，7剂，日一剂，水煎服。

2016年9月16日再诊　70天来，共针25次、服中药56剂，肿块已见缩小，喉中压迫感减轻。舌尖灼痛已除。舌红苔薄白，脉细弦软、寸微浮。守方加柴胡10g、白芍10g、枳实10g、夏枯草30g、猫爪草15g，以助疏肝健脾、消肿散结，再进。

2017年1月18日三诊　再诊后，间断服药33剂，肿块既未缩小，亦未增大。纳、眠均可，二便调。舌红苔薄白、舌尖微红甚，脉细弦软、寸微浮。

痰瘀久凝不散，一时难以奏痊功。《素问·异法方宣论》云："故圣人杂合以治，各得其所宜，故治所以异而病皆愈者，得病之情，知治之大体也。"遵经旨当灵活变通，杂合以治。故除继续围针+温灸外，汤药改为膏方缓图。①围针+温灸，按前法；②膏方：守原方加减：胆南星10g、法半夏15g、青皮10g、陈皮10g、枳实10g、白术10g、茯苓15g、竹茹10g、炙甘草6g、内红消30g、猫爪草15g、山慈姑15g、浙贝母15g、夏枯草30g、炮穿山甲5g、三棱10g、莪术10g、生麦芽30g、北山楂15g、炒莱菔子10g、赤小豆15g、重楼10g、当归尾10g、白芍10g、北柴胡10g、红枣6枚、生姜3片，7剂，水煎后，兑蜂蜜熬成糖浆，每日3次，每次15ml，温开水送服。

2017年4月12日四诊　在服膏方的同时，再针灸27次，肿块已明显缩小。舌红尖微甚、苔薄白、舌中有一纵细浅裂纹，脉细弦、寸浮。按上述方法继续治疗。

2017年9月29日五诊　膏方未间断，按上法续围针与温针21次。肿块（甲结并囊肿）已平复。停药、停针观察。

2018年10月2日超声检查报告：甲状腺右侧叶可见一个椭圆形混合回声结节，大小约14mm×11mm。较之首次超声报告，数量由多个减为一个；体量也大大缩小，表面平复。

按　鉴于此乃"由忧恚气结所生"（《诸病源候论》）。其形成乃痰瘀胶结所致，痰瘀乃阴邪，其又伏于筋骨，处于阴之阴。《灵枢·寿夭刚柔》云："审之阴阳，刺之有方。"又云："刺营者出血，刺卫者出气，刺寒痹者内热。"刺寒痹"以熨寒痹所刺之处，令热入至于病所。""每刺必熨，如此病已矣。"为达内热之目的，在传统的十二节刺中的齐刺与旁针刺的基础上，故治与"围刺法"，即围绕结节与囊肿，用毫针上下左右直刺，并用艾条灸之；同时配以穴位刺灸，以调神治气，疏通经脉。同时运用汤药行气散结，化痰软坚。针、灸、药杂合以治，竟获殊效。

13. 流注

流注一证，邪毒循经脉流窜，注而为痛。《外科真诠》云："流注发无定处，漫肿不红，接连三四处。"其特征为患处漫肿微痛，皮色不变，好发于躯干、四肢肌肉丰厚之深处，故中医古籍中还包括附骨流注。其因患有疮疡，或跌打损伤、产后瘀血停滞染毒，或感受暑湿邪毒，在正不胜邪的情况下，邪毒走注，侵入营血，循经脉而流窜于全身各处，结滞而成。治疗颇为棘手，但采取杂合以治，收到较好的效果。

【案例】 关节流注（左坐骨结节）
姚某某 女 74岁 居民

2013年7月6日初诊 左臀部疼痛，难以安坐已半年之久。超声检查可见3.0cm×2.2cm囊性包块，边界清晰，其内未见明显血流信号，诊断为左坐骨结节。南昌大学第一附属医院曾于4月30日手术切除。时隔两个月又复发，故不愿再接受手术而就诊于中医药。刻下，坐下时左臀疼痛，触摸患处，有一大一小肿块。经查血常规、肝功能：无明显异常；肾功能：尿酸441.9μmol/L；甘油三酯1.86mmol/L（参考值0~1.7mmol/L），总胆固醇6.59mmol/L（参考值2.9~5.7mmol/L）。纳可，失眠、睡时易醒、有时整夜不寐。舌红苔白，脉微弦而无力。

证属 痰湿流注，瘀毒蕴结。

治法 理气化痰，破瘀散结。

方药 ①导痰汤合升降散加减。胆南星10g、法半夏15g、郁金30g、北山楂15g、川芎10g、浙贝母15g、南五味根30g、千斤拔30g、内红消30g、茯苓15g、生大黄6g、僵蚕10g、蝉衣6g、片姜黄10g、炒枳壳10g、生甘草6g、猫爪草15g、蛇舌草15g，7剂，日一剂，水煎服；

②外敷药：大黄芒硝散加味。生大黄50g、芒硝30g、重楼30g、牡丹皮30g、当归尾30g、赤芍30g、白芍30g，打粉，凡士林加蜂蜜调外敷。

2013年7月15日二诊 内服并坚持外敷药后，疼痛减轻一半。小肿块消失，大肿块明显缩小。舌红苔微黄，脉微弦。①内服汤药加炮山甲1.5g（打粉冲服），以助化瘀消肿，再投7剂；②外敷药照用。

2013年7月27日三诊 因故自停外敷后，结节疼痛似有增重之势。口干，少饮，舌红苔薄而微黄，脉细弦微数。内服守方加麦冬10g、生地黄15g，以助养阴散结，投7剂；继续外敷。

2013年8月4日四诊 肿块已缩小为蚕豆大小，坐久时稍有胀疼，症减60%以上。舌红苔薄黄，脉细弦。守方内服、外敷再治疗两周。

2013年8月23日其女周某代述 结节已消失。要求续服，以防复发。故守方内服、外敷兼之，再治一周善后。

2013年10月31日随访 停药后原肿块处似有增大之虞、坐时虽不痛，但有压迫感。嘱继续用药。

按 本案痰湿、瘀毒流注于左臀部坐骨处，乃致瘀毒蕴结难消。虽经外科手术切除，不久则复发并加重。经内服、外敷，治以理气化痰，破瘀散结而收效。虽见复发，继续外用药可控。

14. 练功走火

练功执念太过而出现偏差，从而导致一系列的生理变化，甚或出现精神异常和幻觉。气功家称之为走火、入魔是佛家的术语，由于执念太过而使人堕入不测之境地。总之，俗称走火入魔。出现心慌、心悸、心情紧张；或因此精神恍惚。均因为打拳、练功用气、执念太过，导致心理、生理上的变化。其治疗在辨证施治的基础上，辅以心理疏导。心理疏导既是关键又是难点，要求医者进入角色，懂得打拳、练功知识，建立在共同语言认识的基础上，进行疏导，方能使之信服，从而解开心结，再与中药内调，才能取得疗效。

【案例1】 练功走火（幻觉）
杨某某 女 60岁 退休工人

1995年6月28日初诊 精神恍惚虚幻，烦热与怕冷交替出现并伴腰痛10天。缘于1993年开始练鹤翔功，不久则精神恍惚，有时似老师在召请，老师即要上飞机，而不知不觉步行到飞机场。到达后又恍然有悟而自行醒悟。本次是18日因练鹤翔功摔一跤，当即腰痛厉害。经X线检查报告：4、5腰椎前缘骨质轻度增生，余未见异常。刻诊，有时虚幻，怕冷与烦热，交替出现，并腰痛，纳呆、不欲食，少寐，虽唇干口干而不欲饮，神疲乏力。舌暗红苔薄淡黄，脉细弦。

证属　肝郁胆热，心神失养。

治法　和畅气机，清心敛阳。

方药　①心理疏导。剖析练功的目的、方法，以及应该注意事项，帮助树立正确的健康观；

②柴胡加龙骨牡蛎汤加味。北柴胡10g、党参15g、山栀子10g、豆豉10g、法半夏10g、黄芩10g、煅龙骨15g、煅牡蛎15g、炙甘草10g、红枣5枚、生姜2片，5剂，日一剂，水煎服；

③同时服用江西省精神病院治疗用药复珍片，抗焦虑、促睡眠。

1997年7月1日二诊　3剂药后，腰痛减半，怕冷，烦热减轻，饮食增，精神振，但手心仍热，腰以下出汗。大便调，日一行，由于睡眠质量改善而自行停用复珍片。舌暗红苔薄淡黄，脉左细弦、右沉细弦。药已中的，守方再服4剂。并嘱：放弃练功，自行调整锻炼方法。

按　本案乃心血不足，心神失养，故出现神情恍惚，如痴如梦。通过心理疏导，结合中药内调，以收痊功。

【案例2】 心悸（阵发性心动过速）

危某某　男　48岁　职工

2001年10月20日初诊　心慌伴失眠反复1年。练习太极拳多年，近两年已同时随拳运气。由于追求意念、动作、呼吸的配合，近一年出现心情紧张易惊，心慌伴失眠。失眠时则心烦、欲小便。白昼头晕乏力，胸闷气憋。心电图报告：左室高电压；头颅CT：未见明显异常改变；颈椎X线片报告：颈椎退变。血压：130/75mmHg，心率：90~110次/分，律齐。舌红边甚，苔薄微黄，脉浮弦数。

证属　心火炽盛，水火不济。

治法　镇火宁神，交通心肾。

方药　①心理疏导。在心理辅导的同时建议：打太极拳时，顺其自然，暂不宜过分意守，避免精神过于紧张；

②东垣朱砂安神丸合交泰丸加减化裁。生地黄25g、杭白芍15g、当归10g、川黄连10g、牡丹皮12g、丹参30g、肉桂3g、煅龙骨30g、煅牡蛎30g、生甘草6g，5剂，日一剂，水煎服。

2001年10月31日二诊　上药共服至7剂，心慌、失眠好转，若遇事后又会出现心慌、胸闷气憋。血压135/75mmHg。舌红尖微甚、苔白，脉浮数。守方加北柴胡10g、茯神15g、生栀子10g，以助疏肝清心，再投10剂。

2001年11月14日三诊　情绪紧张时仍觉心慌伴胸闷。舌红苔白，脉略弦微数。心率已降至90次/分，律齐。

心烦、失眠已获改善，标证已解；阴血亏耗，心火扰神之虚证尚在，故拟滋阴养血，宁心安神调治。

方用天王补心丹加减化裁。生地黄20g、天冬10g、麦冬10g、丹参30g、党参10g、玄参10g、炒酸枣仁12g、生远志10g、桔梗10g、柏子仁10g、淮小麦30g、炙甘草6g、煅龙骨30g、煅牡蛎30g、五味子10g，7剂，日一剂，水煎服。

2001年11月21日四诊　有时胸闷。舌红尖微甚、苔白润，脉微数。心率74次/分，律齐。守方再投7剂。

2001年12月5日五诊　有时腰酸背痛。舌红苔薄白，脉微数。

腰为肾之府，背为肺之府。当知肺肾不足。故拟益肺滋肾，即补金生水。

方用生脉饮合六味地黄汤加味。种洋参5g、五味子10g、麦冬10g、生地黄12g、熟地黄12g、山茱萸10g、牡丹皮10g、山药30g、茯苓神各10g、泽泻10g、怀牛膝10g、生龙骨30g、生牡蛎30g，每日一剂。

2002年1月19日六诊　按方共服28剂，晨起稍有心慌，但心率稳定，刻下心率72次/分，律齐。舌红苔薄白、舌尖微红甚，脉略浮。拟用天王补心丹善后。

随访　2015年5月22日陪亲属就诊，询及心悸一症，告知：2002年1月之后，每遇心慌发作，则按嘱服用天王补心丸1~2周，诸症缓解。现安康并在某公司从事保安工作。

按　练功意念过于集中，致使阳气过盛，阴阳失衡，从而出现走火入魔，火即阳气，因此，本案火旺阳盛，导致心火过亢，引起心悸（心动过速）失眠。经心理疏导；中药滋阴降火，清心宁神而收痊功。

十二、肢体经络疾病

1. 痉病

痉病一名，《内经》有痉和痓两种名称。《素问·至真要大论》："诸痉项强，皆属于湿。"《素问·厥论》："手阳明少阳厥逆，发喉痹、嗌肿、痓。"故其症为项背强急，四肢抽搐，甚则口噤，角弓反张等筋脉牵引拘急。《内经》认为风、寒、湿、热、火皆可致痉。尤其是面部痉挛，西医认为生理因素有精神压力、饮食原因；病理因素则有面神经受压迫、机械刺激、神经递质紊乱等。由于病机复杂，有的迁延数年。故与针药杂合治疗，可收痊功。

【案例】 痉病（面部痉挛）
万某某　女　36 岁　农民

2004 年 11 月 25 日初诊　左面颊阵发性抽搐 7~8 年。每在夜间或遇情绪紧张则面部抽动，导致心绪欠宁，睡眠尚可。纳香，大便 2~3 日一行、不结。血压 100/70mmHg。舌红苔白，脉细弦软。

证属　脾虚血亏，风痰犯络。

治法　益脾化痰，熄风止痉。

方药　①天麻钩藤汤合当归补血汤加减。天麻 10g、钩藤 10g、全蝎 6g、炒僵蚕 10g、白芷 10g、当归 15g、川芎 10g、白芷 10g、生黄芪 30g、甘草 6g、白术 10g、陈皮 10g、茯苓 15g、法半夏 10g，7 剂，日一剂，水煎服；

②针刺。取穴：头维、颊车、听宫、迎香、太阳穴（均用双穴）。每日一次。得气后留针 30 分钟，配合服药，每日一次。以助祛风活络。

2004 年 12 月 3 日二诊　针药后面部抽搐减轻。脉细略弦而软。守方加重黄芪 20g，以增益气之力，再投 7 剂。

2004 年 12 月 9 日三诊　针药后面部抽搐已缓解。舌红苔白，脉弦软。守方再加川红花 10g，配黄芪以益气活血，再投 7 剂；针刺照前并加右侧地仓穴。

2004 年 12 月 16 日四诊　诸症愈。舌红苔薄白，脉细微弦。自觉罹患近 8 年之疾，为防复作，要求再治疗一周。故守方再服 7 剂；针刺加太溪穴以善后。

数月后随访　已愈。

按　本案则是外受风邪侵袭，内有痰湿上扰，风痰犯络，发为面颊抽搐。由于治疗失当，迁延 7 年余。故内服天麻钩藤汤以益脾化痰，熄风止痉；外用针刺祛风活络。内外同治，痰化风熄而愈。

2. 鹤膝风

因膝关节肿大，腿胫消瘦，形同鹤膝而得名。本病的发生，现代医学认为是由膝关节退变及关节损伤所引起。其特征是膝关节滑膜水肿、渗出和关节腔积液等病理改变，或是关节损伤，未及时治疗而长期慢性膝关节劳损，从而导致单纯膝关节滑膜损伤，而中医学认为"鹤膝风即风寒湿之痹于膝者也"。故治疗则以祛风除湿为主。本病实践证明，单纯用药，疗效难全。若配合针刺电疗则其效立竿。

【案例】 鹤膝风（膝关节滑膜炎）
王某某　男　62 岁　农民

2010 年 4 月 15 日初诊　右膝及内侧肿痛已 3 个月。在当地中西医药治疗并外敷中药无效。纳香，疼痛时影响睡眠，后半夜因痛致醒，不易再入睡。舌红尖甚、苔淡黄，脉细濡而微数。

证属　气虚卫弱，寒湿凝滞。

治法　辛凉疏风，温经散寒。

方药　乌头汤加味。制川乌 6g、制草乌 6g、生麻黄 5g、桂枝 10g、知母 20g、白芍 30g、细辛 3g、防风 15g、徐长卿 30g、炙甘草 10g、生石膏 50g、乌梢蛇 20g、千斤拔 30g、枫荷梨 30g、红枣 5 枚、生姜 3 片，10 剂，日一剂，水煎，分 3 次服。

2010 年 4 月 26 日二诊　药后红肿退，但疼痛减轻不明显。舌红尖甚、苔白而稍厚，脉细弦。①守方再投 7 剂；②针刺＋脉冲电疗。取穴：血海、内外膝眼、阴陵泉、伏兔、足三里。留针 15 分钟，配合服药，每日一次。以助舒经活络，化瘀通络。

2010 年 5 月 7 日三诊　疼痛已除，右膝已伸屈自然，近日变天（阴雨、气温下降），又出现右臂疼而不适。舌红苔白，脉弦软。守方再服 10 剂；再针一次而愈。

2014 年夏陪婶娘就诊告　膝痛已愈，四年多来未再发作。

按　患者处于农村劳作，久感风寒湿气而患病。

首诊单一使用中药治疗虽收红肿消退之效，但疼痛未见明显减轻。次诊与针刺＋脉冲电疗则收立竿见影之功。

3. 痿证

痿证，乃四肢筋脉弛缓，软弱无力，不能随意运动，或肌肉逐渐萎缩，手不能握，足不能任身，肘、腕、膝、踝各关节有如脱失之感觉，称之为痿证。对其成因，《素问·痿论》有明确的论述，诸如"五脏使人痿"，"肺热叶焦，则皮毛虚弱急薄，著则生痿躄也"，"脾气热，则胃干而渴，肌肉不仁，发为肉痿"等。本处3案，首为脾虚清陷，周身痿软；次为脾虚肉痿；再次者为化源不足，肝肾亏虚之痿。其源均在脾虚，其治虽"独取阳明"，以固其本，但务须据其病因的不同，分而治之，杂合以治，方可奏效。

【案例1】 痿证（运动神经元病）

李某某 女 75岁 居民

2006年5月15日初诊 乏力，下肢行走不便已7个月。因症状加重而于5月4日入住南昌大学第一附属医院，多方检查后诊断为运动神经元病，经ATP、辅酶A、维生素B$_1$、弥可保等及中药治疗，终因症状减轻不明显而出院。之后持续在门诊治疗，期间遍访名医诊治。由于症状进行性加重而移居乡下老家，其家人力邀余为其诊疗。因未面诊，故根据其住院记录及女儿口述病情：刻下头晕，大便不顺畅，生活不能自理，行动起居需人照料扶持。血压80/50mmHg。舌红尖甚、苔薄黄少津，脉细数无力。

证属 气血亏虚，宗筋松弛。

治法 补中健脾，益气升清。

方药 补中益气汤加味化裁。炙黄芪50g、白术30g、老边条红参10g（另炖兑服）、升麻10g、北柴胡10g、陈皮10g、葛根20g、炙甘草10g、全当归12g、火麻仁15g、大红枣5枚、生姜3片，4剂，日一剂，水煎服。

2006年5月22日二诊 自诉试服4剂药后，大便较前通畅，血压升至125/75mmHg，乏力现象有所改善。现神疲，全身痿软，尤下肢无力。观其躺下后不能自行起来，挽扶可站立，但挪步缓慢艰难。舌红尖甚、苔薄黄少津，脉细而数、按之无力。

药已中的，效不更方。观其舌脉，知其有阴虚之

像。故守方加南沙参15g、北沙参15g、金石斛30g，以助滋阴生津，再投7剂。

2006年6月11日三诊 上方共服21剂后，诸症又见改善。察其舌红少苔，脉细数，阴虚内热之象显现。守上方加麦冬10g、生地15g，仿三才汤复阴之意，再投14剂，冀收气阴双补之效。

2006年6月25日四诊 按上方又服14剂后，患者已能缓慢地自行起床坐起，并自行如厕小解。舌脉如前。①中药守方再投14剂；②食疗：猪蹄筋一日50g，炖服，每周2~3次，以壮筋扶痿。

按上方加减进退共服3个多月，患者在家人的照料下，可以基本上起居自理。两年后因它病而谢世。

按 运动神经元病，乃中医痿证之范畴，是一组原因不明、主要侵犯上、下两级运动神经的慢性变性疾病。其多侵犯脊髓前角细胞，从而出现肌萎缩、肌无力。本案下肢无力，以下运动神经元受损开始，并逐渐影响到上运动神经元。从而瘫卧在床。《素问·痿论》云："五藏使人痿。""治痿者独取阳明……阳明者，五藏六府之海，主润宗筋，宗筋主束骨而利机关也。"故本案补中益气以治脾虚；脾气见复后，辅以养阴润筋，并辅以猪蹄筋食疗，以收补养肝肾，壮筋扶痿而收效。纵观本案，四肢渐废不用，乃化源不足，气血虚弱。导致四肢百骸、皮毛筋骨，乃至五脏六腑，得不到充养，正如《素问·太阴阳明论》中云："四肢皆禀气于胃，而不得至经，必因于脾，乃得禀也。今脾病不能为胃行其津液，四肢不得禀水谷气，气日以衰，脉道不利，筋骨肌肉，皆无气以生，故不用焉。"足见"独取阳明"，兼顾肝肾与肺气之重要！通过治与补中益气汤加味以补中健脾，益气升清；症状改善后伍以食疗以壮筋扶痿。药食配合，以收起痿之功。

【案例2】 痿证（手臂肌肉萎缩症）

周某某 男 74岁 居民

2008年12月8日初诊 左手臂疼痛进行加重5个月。近期发现左臂三角肌及周围肌肉进行性萎缩，并连及左胸腹不适，经某医院给服弥可保等药一个多月无效。刻下，除左手臂疼痛外，别无不适。纳、眠尚可。舌红苔淡黄滑润，左脉沉细而微弱、右脉软。

证属 风湿相搏，气滞血瘀。

治法 祛风除湿，温经通络。

方药　①黄芪桂枝五物汤合当归补血汤加减。北黄芪50g、桂枝10g、白芍30g、全当归15g、羌活10g、防风15g、炙甘草6g、大蜈蚣1条、乌梢蛇20g、徐长卿15g、石楠藤30g、桑枝30g、红枣6枚、生姜3片、大活血30g、十大功劳30g、菝葜30g、伸筋草30g、川芎30g，7剂，日一剂，水煎服；

②维生素B₁，口服，每日3次，每次2片。有维持神经功能的正常，对神经炎及中枢神经系统损伤等有治疗作用。

2008年12月15日二诊　药后疼痛未减。舌脉如前，左脉细而无力（较前有变化）。①守方加细辛4g，以温经散寒，再投7剂；②外涂液。白酒浸泡鲜芦荟一天后外涂痛处，以助活血通络。

2009年4月23日三诊　儿代述：经内服及外涂药酒后疼痛已除。现探亲在锦州居住，要求继续治疗。

拟益气养血，壮筋活血以善后。

方药　黄芪桂枝五物汤合蠲痹汤加减。北黄芪50g、桂枝10g、白芍30g、石南藤20g、炙甘草10g、当归15g、生姜黄10g、防风15g、赤芍20g、羌活10g、制香附10g、伸筋草30g、千年健15g、巴戟天10g、枸杞15g、川芎15g、熟地15g、红枣5枚、生姜3片。

2010年4月27日来门诊告，前后两方共服40余剂后，逐渐康复。刻下，左右臂相较无异，康复如常。

按　手臂肌肉萎缩原因大致有两类，一是失用性萎缩，即患者全身性疾病或瘫痪性疾病；二是神经性萎缩，因为颈椎病、或神经感染、或肿瘤占位及结核等，导致神经方面病变。还有臂丛或上臂神经外伤导致类似病变，最终导致神经功能丧失，其支配的肌肉严重萎缩。此类病往往难以查出病因，治疗也较复杂，预后较差。而外伤、或部分神经损伤导致的肌肉萎缩，通过治疗，有望康复。本病不明原因的左胳膊臂肌萎缩，经中药黄芪桂枝五物汤合当归补血汤祛风除湿，温经通络；同时服用维生素B₁及芦荟酒外擦，竟获痊愈，这岂不是杂合以治之功？

【案例3】　痿证（多发性末梢神经炎）

黄某某　男　30岁　缝纫技师

2012年9月19日初诊　下肢或全身突发无力、不能自主运动加重近一周。尤其早晨起床发作时，无法动弹、两腿软瘫无力，约2~3小时后又可自行缓解。经在洪都中医院检查风湿四项、C-反应蛋白均无异常。但未查血钾、钙等。经治疗未见起色。刻下，除不定时、无规律的发作瘫卧外，纳、眠尚好，二便调，性生活近期也出现早泄。舌红苔白、舌苔显浅细梯状裂，脉细缓而无力。

证属　脾肾亏虚，筋脉弛缓。

治法　补脾益肾，益气振痿。

方药　①独活寄生汤合萸瓜汤加味化裁。独活10g、桑寄生15g、党参20g、秦艽10g、防风15g、细辛3g、当归15g、川芎15g、白芍15g、熟地黄15g、桂枝10g、杜仲20g、炙甘草10g、茯苓15g、绞股蓝30g、红景天15g、红枣5枚、生姜3片、怀牛膝15g、木瓜15g、吴茱萸5g，7剂，日一剂，水煎服；

②生活调适。不宜劳累，注意休息，暂不行房事，以利康复。

2012年9月27日二诊　药后全身发软状态缓解，但昨晚天气燥热，吹电风扇一晚后，晨起又有些软瘫而乏力。舌红苔薄白，脉细弦少力微数。药已中的，效不更方，守方加黄芪30g，以助益脾升阳，再投7剂。

2012年10月10日三诊　这一时期因拆房建屋劳累，停药后前三天有些全身不适，类似感冒，在当地乡卫生医院静脉滴注3天（何药不详），有所缓解，晚上仍有些乏力。舌红苔淡黄、舌中苔稍厚，脉细弦软、右关尤弱。守上方再投10剂。

2012年10月22日四诊　服药期间，阵发性瘫痪已基本得以控制。舌红苔薄白，脉微软而细弦、重按少力。药已见效，但考虑早泄一症，欲求同步治疗，故守方加疏风涩精之品，加大蜈蚣2条、木馒头15g，再投10剂。

2012年10月31日五诊　病情稳定，近因工作而连续加夜班，亦未出现任何症状。舌红苔薄黄、舌中仍有横型梯状浅裂纹，脉细弦软。守方去党参，加老边条红参10g，以加强补益元气之功，再投7剂。

2012年11月28日六诊　检查血清微量元素等无异常。若是工作劳累身体出现活动欠灵，睡上一觉后复常。早泄已愈。舌红苔白，脉细弦软。

据其脉证，脾虚已复，肾精渐充，拟用散剂及维生素B族善后并观察。①黄芪50g、太子参50g、西红花10g、田七粉30g、全蝎15g、天麻30g、大蜈蚣15条，上药研末，每日3次，每次3g；②维生素B₁、维生素B₆，每日3次，每次各2片。以维持正常的神

四、杂合以治

601

经功能，促进氨基酸的吸收和蛋白质合成。

2012年12月18日再诊　按上方共进两周后，诸症若失。

2014年5月24日随访　至今安康。

按　多发性末梢神经炎，为四肢远端的运动感觉及自身神经障碍性疾病。由感染、及内分泌障碍、营养障碍等引起。常表现为感觉、运动及自主神经功能障碍。按中医辨证乃脾肾亏虚，复感风寒侵袭，致筋脉弛缓。治与独活寄生汤以补养脾肾，益气振痿；同时重视生活调适，以利康复。后期与益气疏风之散剂。并以B族维生素以维持神经功能及促进氨基酸吸收和蛋白质合成，实乃扶正驱邪之法。诸法杂合，以收痊功。

【案例4】　痿证（多发性神经炎）

邹某某　男　27岁　农民

1974年1月8日初诊　四肢瘫软无力两天。自诉4日开始，肘、膝关节疼痛。两天后，突然四肢瘫软无力、麻木不能抬举，以致活动受碍并卧床不起。自觉口干但不欲饮，食纳尚佳，二便通调，曾服西药（何药不详）无效。既往有肾盂肾炎和耳聋史，近两年来肾盂肾炎好转，但眼睑及四肢仍经常有轻微浮肿。诊见体温正常，精神尚好，语言清晰。舌质红、苔薄黄少津，脉沉细。

治疗经过　患者初起关节疼痛，继而四肢麻木、不能抬举，病属风寒湿三邪滞于经络所致，故以法风胜湿，疏通经络为法，针、药结合施治。

①针刺。取穴：曲池、合谷、委中、足三里、阳陵泉透阴陵泉、昆仑（均用双穴），强刺激，间歇运针，每日一次，每次留针15分钟。

②方药　独活寄生汤加味：独活二钱，秦艽三钱，防风三钱，细辛七分，川芎二钱，熟地三钱，白芍三钱，桂枝三钱，茯苓四钱，杜仲三钱，当归三钱，牛膝二钱，党参三钱，甘草一钱半，续断三钱。二剂，日一剂，水煎服。

1974年1月10日复诊　针刺、服药后，效果未显，舌脉如前。按肾主骨、脾主四肢的理论，增取肾俞、脾俞、环跳穴（均用双穴），同时配合脉冲电刺激，内服药仍照前方续服。

1974年1月11日三诊　症状明显好转，已能起床行动，仍守前法治疗。

1974年1月14日四诊　共服药6剂、针刺6天（次）、加脉冲电疗4天（次），已基本痊愈，并能从事家务劳动。诊见：舌质稍淡，苔白滑，脉缓迟弱，此为病邪从里达表，湿邪滞留一时难尽之象，结合既往脾、肾虚弱病史，仍守前方加巴戟天三钱，汉防己四钱，以壮腰健肾，祛风利湿。连服七剂而愈，随访一年半，未见复发。

按　本案突发四肢瘫软不举，以当时的医疗条件，无法确定其病因。据其临床症状及患有慢性肾盂肾炎史，其症类似于原因不明的多发性神经炎，或是营养缺乏与代谢障碍性神经炎。按照中医的辨证，以痿痹证论治，通过中药、针刺，祛风胜湿，补益肝肾，疏经通络而收痊功。

4. 痹证

痹证，名出《内经》，因风寒湿邪侵袭人体肌表、经络，致气血凝滞，闭阻不畅的病证。临床特点：肢体、肌肉、关节疼痛、麻木、酸楚、重着、屈伸不利，甚或关节肿胀等。《素问·痹论》云："风寒湿三气杂至，合而为痹也。其风气胜者为行痹，寒气胜者为痛痹，湿气胜者为着痹。"又云："以冬遇此者为骨痹，以春遇此者为筋痹，以夏遇此者为脉痹，以至阴遇此者为肌痹，以秋遇此者为皮痹。"还有肺、心、肝、肾、脾、肠、胞、热痹之称。《灵枢》还有血痹、周痹、寒痹之分。所以，不同的发病季节、病因及经络、脏腑的不同，均有不同的病证。故其证复杂治之棘手。临证若据其不同病证，施之以不同的汤剂及相应的按摩、针刺、电疗、热敷、中药熏洗等，以杂合治之，收效颇佳。

【案例1】　行痹（颈椎病）

陈某某　女　54岁　电脑会计

2013年12月5日初诊　左颈肩手交替游走性酸胀疼痛4天。从事电脑会计工作，每日面对电脑。经摄片诊为颈椎病。月经已绝经二年，仍心烦欠安。睡眠尚可。舌红尖边微甚、苔黄，脉弦软数。

证属　风寒外袭，脉络闭阻，筋失所养。

治法　发散风邪，和营通络，舒筋活络。

方药　①九味羌活汤合桂枝汤加减化裁。羌活10g、葛根30g、生地黄15g、防风15g、细辛3g、炒苍术10g、白芷10g、川芎10g、黄芩15g、太子参15g、麦冬15g、五味子10g、红枣3枚、生姜3片、炙甘草6g、桂枝6g、白芍15g、寻骨风15g、淮小麦30g，4剂，日一剂，水煎服；

②穴位按摩：点按风池、肩井、肩髎、落枕穴，手法：点压旋按。以助舒经活络，通络止痛，按后当即松解。

2013年12月20日随访　痛已除。

2014年1月2日再访　愈后未再复发。

按　颈椎病，由颈椎退行性病变产生的临床综合征，如颈背僵硬、疼痛、上肢放射性疼痛。本案则是颈肩手酸胀疼痛，并上下游走性疼痛。此乃风气胜所致。正如《症因脉治·风痹》云："风痹之症，走注疼痛，上下左右行而不定，名曰行痹。"故内治与九味羌活汤合桂枝汤以发散风邪，和营通络；配合点穴按摩外治以舒经活络，通络止痛。仅点穴按摩一次，服药四剂而愈。

【案例2】 冷痹（心因性肢冷）

张某某　女　31岁　农民

1999年6月9日初诊　左半身上下肢（上肢肘关节以下，下肢膝关节以下）冰冷不适，伴胸闷气憋12年。曾经经颅多普勒检查未见明显异常，血常规亦无异常。曾予温阳通经，益肾温阳治疗均告无效。刻下，因左侧肢冷，致心烦胸闷，喜叹息，双上下肢对照观察无明显差异。月经量少。纳、眠尚可。舌红边甚，苔薄微黄而少苔，脉细偏数微弦。

证属　肝郁脾虚，气机不畅。

治法　疏肝理气，开郁宁神。

方药　①心理疏导。通过病情剖析，作适当的治疗承诺以安神宁心；

②中药：四逆散合越鞠丸。北柴胡6g、枳实10g、生甘草6g、白芍10g、川芎10g、苍术10g、制香附10g、神曲10g、山栀子10g、北山楂10g，14剂，日一剂，水煎服；

③热敷。炒砂布袋装，热敷背部俞穴，每日一次。以助温阳通络，和畅气机。

1999年6月23日二诊　药后症情缓解，脉舌如前。守方加重北柴胡10g以助疏泄肝气，升发清阳，再投14剂。

1999年7月17日三诊　肢冷已去，但遗下左眼昏蒙、干涩，月经量仍少。舌红苔薄白、少苔，脉细弦软。

据其证显现肝肾不足，故治拟滋养肝肾，佐以疏肝理气以调治。

方药　四物汤合当归补血汤加味＋杞菊地黄丸。当归10g、生黄芪30g、川芎10g、熟地15g、白术10g、赤芍10g、制香附10g、北山楂15g，上方煎汤送服杞菊地黄丸，每日三服，每次10g，连服14天而愈。

按　心因性肢冷，属现代医学之心因性疾病，其中有功能性障碍等，心理因素引起的神经或神经系统产生的症候群。而又查不出器质性变化者。本案左半身上下肢冰冷不适，乃其主观存在，为时长达12年。类似于《灵枢》中的寒痹。而《灵枢·寿天刚柔》云："寒痹之为病也，留而不去，时痛而皮不仁。"因其无疼痛及不仁，按《太平圣惠方》中之称，故称之为冷痹。患者乃肝郁气滞，气机不畅导致左上肢冰冷及胸闷气憋。治与疏肝行气，开郁宁神之汤剂；及热敷温阳通络，和畅气机。后期调养肝肾而获痊功。

【案例3】 筋痹（风湿性关节炎）

罗某某　女　50岁　退休工人

2005年7月26日初诊　手指及右膝疼痛、屈伸不利已一年余。一年多来右膝疼痛并屈伸不利，伴跟腱疼痛，同时双上肢，拇、食指关节疼痛拘急，而且游走不定。因此形成一怪癖，晚上睡眠时双手必须捏一皮球，关节才可缓慢放松入睡，否则难以入寐。舌淡红苔白、舌边有齿痕，脉细弦软微数。

证属　脾虚血弱，筋脉失养。

治法　温中祛风，疏肝缓急。

方药　①黄芪建中汤合豨桐丸加减。生黄芪30g、桂枝10g、当归10g、甘草6g、海桐皮15g、豨莶草15g、独活6g、羌活6g、制马钱子1.5g、防风10g、白芍15g、台乌药10g、白术10g，6剂，日一剂，水煎服；

②针刺。取穴：养老、外关透内关、曲池透少海（均用双穴），以捻转法行气调气，以舒筋活血，留针15分钟。每10天为一疗程。

2005年8月2日二诊　针药后诸症状尚未见明显减轻。近2天头痛头晕。血压：100/65mmHg，舌红苔白、舌边有齿痕，脉细、左细弦、均微数。据其脉证，肝血亏虚，筋失所养，起居失当，复感风寒。须养血疏风，当内外兼治。①守方加伸筋草15g，以助舒筋活络，再投7剂；②外洗方：桂枝20g、白芍30g、炙甘草10g、防风15g、羌活10g，3剂，每两日一剂，煎水泡手，两日中可加热重复使用，直散指关节之寒邪；③10mg维生素B₁，每日3次，每次2片，以维持和改善神经、心脏及消化系统的功能；④针刺如前。

2005年8月9日三诊 药后症状已有所减轻。舌红苔薄黄，脉细微数。①内服守方加减，再进10天；②针刺如前法。

2005年8月18日四诊 针药内服外治后，手指疼痛有所减轻，痉挛现象亦缓解，夜间有时仍须握球睡眠。舌红苔薄白、舌边有齿印，脉细微弦微数。①中西药守方加减进退，再透7天；②针刺如前法。

2005年8月25日五诊 手指疼痛已缓解，左拇指两侧有灼热感。舌红苔薄黄，脉细关微弦。守方加减调理。

2009年5月14日相告 3年前共服药3个月，针刺4个疗程，诸症悉除。

按 风湿性关节炎，现代医学认为是继发于A组链球菌感染的自身免疫性疾病。其确切的发病机制尚不完全清楚。寒冷和潮湿是其重要诱发因素。这与中医的"风寒湿三气杂至，合而为痹"是不谋而合的。本案右膝关节及指关节不仅疼痛，而且拘急屈伸不利，应属于筋痹，由于气血亏虚，血不荣筋，又复感风寒湿邪而致病。故治与温中祛风，疏肝缓急的汤药；运用针刺舒筋活络；外洗方直散指关节之寒邪。诸法杂合，以收痊功。

[案例4] 筋痹（坐骨神经痛）

王某某 男 35岁 建筑工

1989年9月26日初诊 左腰腿痛半天。自诉今晨起床时，左侧腰部及臀部酸胀疼痛难忍，左下肢向后弯缩前屈，不能伸直，尤其不能坐起或站立，坐立则痛剧，疼痛如刀绞，不发热，无汗。舌红苔白，脉浮。触诊：左肾俞及环跳穴处均有明显压痛。追询得知患者曾有坐骨神经痛病史，时下虽为秋分时节，但仍露天而卧，实为体虚当风，风寒郁闭经络所致。

证属 风寒闭络，筋脉失养。

治法 温经散寒，舒筋通络。

方药 ①麻黄附子细辛汤加减。生麻黄10g、制黑附子10g、细辛3g、制川乌10g、干姜5g、金毛狗脊15g、生甘草6g，日一剂，水煎服；

②西药。索米痛片，每次1片，日3服，以减轻剧烈的疼痛，以利治疗；

③针刺+脉冲电疗+艾灸。取穴：肾俞、环跳、阳陵泉透阴陵泉、承山、绝骨穴，留针并通脉冲电20分钟，并用艾条加灸双肾俞及左环跳、绝骨穴，以疏经通络，助阳祛邪。

1989年9月27日二诊 仅治疗一天，腰臀疼痛已减五成。刻下，局限于小腿肚（承山穴处）仍疼痛难忍，不能站立屈伸，故仍卧床，因疼痛夜间少寐。脉舌如前。病见转机，治不更方。

1989年9月28日三诊 全身已有汗出，疼痛已愈七八。舌红苔白，脉浮缓。综观脉证，病势渐趋平稳，汗现是邪有出路，但脉浮缓足见营卫欠和；舌苔白则说明湿邪留恋不去，故在温经散寒，舒筋通络的基础上，再加祛湿和营之品。

①麻黄附子细辛汤合桂枝汤、三妙散加减化裁。生麻黄6g、制川乌10g、细辛3g、苍术10g、黄柏10g、怀牛膝10g、桂枝10g、白芍15g、独活10g、续断10g、金毛狗脊15g、生黄芪20g、生甘草6g，日一剂，水煎服；

②停服索米痛片；

③针灸按原穴、原法通脉冲电加灸。

1989年9月29日四诊 前晚开始睡眠已安稳，现能行走并到户外活动。按原法继续治疗。

1989年10月2日随访 诸症已瘳。次年9月23日追访，愈后未再复发。

按 本案秋分后患病，当属皮痹，但其症状，下肢挛急不伸，当为肝寒血凝，筋脉失养所致，而称为筋痹。正如《素问·痹论》中云："五藏皆有合，病久而不去者，内舍于其合也。……筋痹不已，复感于邪，内舍于肝。"故治之以麻黄附子细辛汤温经散寒，舒筋通络；针刺+脉冲电疗+艾灸以疏经通络，助阳祛邪；并运用西药索米痛片之止痛迅速的特点，使患者立即获得缓解疼痛的效果，以利治疗。针药结合，中西结合，如此重症，仅治疗5天而愈。

604

【案例5】 热痹（风湿性关节炎）

罗某某 女 28岁 职工

2006年12月12日初诊 双手指关节及膝关节疼痛并红肿胀痛、僵硬重着，尤其晨僵已2年。历经多方治疗不愈。近查类风湿因子、抗O均为阴性，红细胞沉降率偏高为26mm/h，血检排外甲亢。纳、眠尚可，大便经常泄泻。舌红尖甚苔薄白、舌边有齿印，脉细弦数、重按少力。

证属 风湿侵袭，郁久化热。

治法 清热除湿，疏风通络。

方药 ①桂枝芍药知母汤合豨桐丸加减。桂枝10g、白芍15g、知母12g、防风10g、生麻黄5g、生石膏30g、生甘草6g、鹿含草15g、豨莶草15g、海桐皮15g、晚蚕砂15g、制马钱子1.5g、蕲蛇10g，7剂，日一剂，水煎服；

②外洗方。制草乌10g、制川乌10g、细辛5g、防风10g、当归10g、法半夏10g、制南星10g，7剂，日一剂，煎水熏洗患处，煎成后兑入食用醋100mL。以助祛风除湿，温经散寒。

2006年12月19日二诊 服第一剂时头晕、怕冷不适，片刻则自行缓解，疼痛显减。复查红细胞沉降率：19mm/h 抗O阴性。舌红尖甚，苔白，脉细弦软数。①药已中的，内服守上方再投14剂；②外用守上方4剂，每3天一剂，重复加热熏洗使用3天。

2007年1月4日三诊 指关节晨僵已解除。舌红尖甚苔白，脉细微数。①内服守方，加汉防己10g，以助行水除湿，再投20剂；②外用熏洗按上法守方6剂。

2007年1月25日再诊 双手指关节及膝关节肿痛愈，睡眠已好，体重增加，面色红润。血压105/85mmHg。舌红苔薄白，脉细弦、左细。嘱：停药观察。

随访 已愈。

按 本案之痹，正如《素问·四时刺逆从论》所云："厥阴有余，病阴痹，不足，病生热痹。"《素问·痹论》亦云："其热者，阳气多，阴气少，病气胜，阳遭阴，故为痹热。"故治与清热除湿，疏风通络之汤药；配合外用方，熏洗患处，以祛风除湿，温经散寒。共奏痊功。

【案例6】 着痹（左膝骨性关节炎）

王某某 女 60岁 农民

2010年1月3日初诊 左膝沉重酸胀疼痛、屈伸不利，有时灼热反复发作一年余。曾经小针刀松解三次，针后即缓解，但受凉后又发作。纳香，少寐，醒后不易再入睡。舌红苔黄，脉细濡。

证属 肝肾亏损，寒湿内蕴，经脉闭阻。

治法 祛风除湿，温经散寒，舒筋通络。

①方药 桂枝芍药知母汤合乌头汤加味。桂枝15g、白芍30g、知母15g、炙甘草15g、独活10g、麻黄5g、细辛3g、制川乌6g、制草乌6g、黑附片10g、北黄芪30g、防风15g、炒白术10g、陈皮10g、生石膏50g、红枣5枚、生姜3片，7剂，日一剂，水煎服；

②针刺+脉冲电疗。取穴：内外膝眼、膝关、风市、阴陵泉、委中（左侧），间断脉冲，留针30分钟。以助舒筋活络，通络止痛；

③盐包热敷。取成品盐包一个，加热后热敷患处。以助温散寒湿。

2010年1月9日二诊 上药连服7剂及针刺后，沉重酸胀、疼痛已豁然而愈。只是膝后侧腘窝内稍有疼痛，纳食亦增。舌红苔浅黄，脉细。①守方加田七粉3g（冲服），以助养血濡筋，再投10剂以善后；②针刺左委中、阴陵泉、风市穴一次。

2011年8月4日再诊 去年左膝痛，针、药、热敷后愈。刻下右膝又痛，X线提示骨刺形成。检查血清抗O：282.872IU/ml（参考值0~200IU/ml）。舌红苔白，脉细微弦。①守去年方再服；②针刺+脉冲电疗照前法，每日一次。

随访 服药7剂，针刺电疗5次而愈。

按 膝关节骨性关节炎，以膝关节软骨退变和骨质增生为特征，出现膝关节疼痛，肿胀、活动障碍，多见于老年人群。本案左膝沉重酸胀疼痛、屈伸不利，乃肝肾亏损，寒湿内蕴所致，由于重着而称为着痹。治与桂枝芍药知母汤合乌头汤以祛风除湿，温经散寒；配合针刺电疗以舒经活络，通络止痛；热敷以温散寒湿，并以重剂量生石膏反佐，既可制温燥，又能辛散郁热，故而收效卓著。

【案例7】 着痹（颈椎退行性病变）

吴某某 女 48岁 家务

2006年8月4日初诊 上肢麻痹重着，指关节僵直难受已数月。近数个月来上肢麻痹重着，以右上肢为甚，伴指关节僵直难受，晨起较为明显。市某医院 X 线片提示：颈椎生理弧线消失并退变，诊断为：颈椎病，服药无效，就诊于中医。舌红苔白、稍微黄，脉细弦。

证属 肝肾亏虚，风湿侵袭，气滞血瘀。

治法 滋肾养肝，温经除湿，和营通络。

方药 ①针刺＋艾条灸。取穴：风池、肩井、臂臑、手三里、曲池透少海、足三里（均用双穴），留针30分钟；曲池、手三里、足三里穴，温灸三壮。以舒经活络，温经除湿；

②归芍地黄汤合桂枝汤加减泡酒方。枸杞100g、何首乌50g、山茱萸50g、熟地黄100g、杜仲50g、田七粉50g、炙黄芪100g、当归30g、川芎30g、白芍50g、桂枝30g、高丽红参50g、白术30g、川红花30g、桃红泥30g、大活血50g、红枣30枚，泡中度白酒3kg，2~3周后每晚50ml，睡前服用。以补养肝肾，舒经活络；

③药枕方：生麻黄50g、桂枝50g、山奈50g、当归30g、羌活30g、独活30g、川芎30g、炒白芍50g、细辛20g、制川乌30g、制草乌30g、防风30g、生黄芪100g、凤尾黄50g、安痛藤150g、海桐皮100g、豨莶草100g、白术50g、冰片15g（打粗末）、晚蚕砂250g，用棉布缝制成枕头，睡眠时使用。既可防范寒湿复作，又可辛香透邪，活血通络。

2012年7月9日随访 诸症悉除，至今未发作。

按 颈椎是脊柱骨中体积最小、灵活性最大。活动频率最高、负重较大的节段。由于要承受各种负荷、劳损，甚至是外伤，所以极易发生退变。因此，颈椎退变是导致颈椎病的主要原因。中医则认为外感风寒湿邪，湿气偏胜，引起肢体麻木重着，屈伸不利。故治之与针刺＋艾条灸，以舒经活络，温经除湿；并用归芍地黄汤合桂枝汤泡酒饮用，以补养肝肾，舒经活络；再与药枕以辛香透邪，活血通络。诸法杂合，顽症获愈。

【案例8】 着痹（不明原因双大腿肌肉痛）

袁某某 女 10岁 学生

2005年10月5日初诊 家长代述：双下肢大腿肌肉痛，反复已多年。孩子在数年前有时叫闹双足大腿肌肉疼痛，并觉沉重。当时未予重视。近来频繁发作，尤以上半年潮湿天气为甚，夜间发作为主。纳、眠尚可。舌红苔白，脉弦软。

证属 气血不足，风湿相搏，络脉闭阻。

治法 益气和营，祛风除湿，通络止痛。

方药 ①黄芪桂枝五物汤加味。炙黄芪15g、桂枝6g、白芍10g、独活5g、当归5g、防风6g、炙甘草4g、海桐皮10g、豨莶草10g、晚蚕砂6g、楤木10g、千斤拔15g、红枣5枚、生姜3片，10剂，日一剂，水煎服；

②针刺＋脉冲电疗。取穴：足三里、风市、伏兔、阳陵泉、绝骨（与三阴交交替使用，均用双穴），间断脉冲，留针30分钟，每日一次。以助舒经活络，通络止痛。

2005年10月15日二诊 针药后疼痛已基本缓解。舌红苔黄根厚，脉细，守方再服7剂以善后。

药尽后，其母告 多年腿痛已愈。

按 大腿肌肉疼痛，一般而言，是因过度运动所致。此外，占位性病变、椎间盘突出，大腿肌肉慢性劳损等，均可引起疼痛。但患者为少年，查无任何异常，属不明原因之疼痛。按中医辨证，当为着痹，因受风寒湿邪侵袭，以湿气偏胜，故为着痹。由于失治，而迁延数年。经用黄芪桂枝五物汤益气和营，祛风除湿；配合针刺电疗，以舒经活络，通络止痛。针药10天疼痛缓解，再服药7剂而痊愈。

【案例9】 痛痹（胫前外侧肌腱炎）

吴某某 男 68岁 居民

2013年5月9日初诊 右小腿外侧疼痛并麻木发作一个月，加重10天。2011年曾有疼痛史，服药而愈。某医院肌电图等检查，诊断为："胫前外侧肌腱炎"。刻下，右小腿外侧疼痛，每在起床下床行走困难，活动后逐渐缓解，行动稍受限。纳可，眠少，因足痛在半夜2点醒后无法再入睡，二便尚调。舌红苔白，脉弦软。

证属 气血亏虚，寒邪侵袭。

治法 疏风散寒，通络止痛。

方药 ①乌头汤合桂枝芍药知母汤加减。制川乌6g、制草乌6g、生麻黄6g、细辛3g、炙甘草6g、桂枝10g、白芍15g、独活10g、防风10g、生黄芪25g、黑附片10g、生石膏25g、红枣5枚g、生姜3片，4

剂，日一剂，水煎服；

②刺络（右后侧）放血一次，以泄寒邪。血由暗红而渐转红色，自觉疼痛当即见减。

2013年5月13日二诊　痛麻减轻，但痛处肌肉会跳动。首诊刺络放血后觉得轻松，之后逐渐缓解。舌红苔薄白、舌中薄黄，脉弦而微数、少力。①守方加吴茱萸3g、木瓜15g、川牛膝10g，以温经通络，再投4剂；②再刺络放血一次。

2013年5月16日三诊　痛减80%。疼痛的时间也很短暂。舌红苔薄白，脉弦而软。守方再服7剂，并再刺络放血一次。

2013年6月13日面告　共服药15剂，刺络3次，腿痛已愈，劳作如常。

按　"寒气胜者为痛痹"（《素问·痹论》），本案小腿外侧疼痛不移并麻木，正如《灵枢·寿夭刚柔》中云："寒痹之为病也，留而不去，时痛而皮不仁"。故与乌头汤合桂枝芍药知母汤以疏风散寒；配合刺络放血以泄寒邪。内外并治以收痊功。

【案例10】　痛痹（风湿性关节炎）

袁某某　女　61岁　家务

2007年8年22日初诊：肩关节、膝、踝关节疼痛已一年余。肩痛以左侧为甚，怕冷，遇天气寒冷则加重。有"糖尿病"史，正在服降糖药，血糖控制尚可；因胆石症，胆囊已切除。刻下，胃脘胀满，纳食尚可。舌红略暗、苔微黄，脉沉细弦软。

证属　风寒袭表，湿滞经络。

治法　辛温透表，温经散寒。

方药　①麻黄汤合三妙散加减化裁。生麻黄3g、光杏仁10g、桂枝6g、川续断10g、海桐皮15g、豨莶草15g、制伏水1.5g、防风10g、羌活6g、独活6g、生黄芪15g、白术10g、陈皮10g、觉参15g、白芍10g、川芎10g、黑附片6g、乌梢蛇10g，4剂，日一剂，水煎服；

②针刺+脉冲电疗，每日一次。取穴：风池、肩井、曲池、足三里（均用双穴），间断脉冲，留针15分钟。以疏经活络，通络止痛。

2007年8月28日二诊　针药后，膝痛显减，肩背略有改善，舌脉如前。守方加制川乌6g、制草乌6g，去黑附片，温经散寒，再投7剂。

2014年1月17日再诊　时隔7年，双膝关节痛复发。经查风湿三项报告：抗链球菌溶血素O 234.8IU/ml，余项无异常。刻下，胃脘不适，伴口干、鼻灼，双膝痛怕冷。舌红苔薄，脉细软。

据其脉证，与7年前之膝痛类似，而且抗O升高，按辨证应为风寒外袭，并有郁而化热之象。诸如出现口干鼻灼。故治拟辛凉疏风，温经散寒。方药在原方基础上加减，加用生石膏以辛凉疏风。

方药　生麻黄4g、桂枝6g、白芍15g、黑附片6g、苍术10g、黄柏10g、防风1g、独活6g、羌活6g、川牛膝1g、细辛3g、生石膏30g、炙甘草6g，3剂，日一剂，水煎服。

2014年10月4日随访　膝痛已愈，抗O复常。

按　本案首诊愈，时隔7年复发，抗O升高乃由人体链球菌感染引起，外感风寒为其诱因，正如《素问·痹论》所云："风寒湿三气杂至，合而为痹也。"故治与辛温透表，温经散寒；外以针刺电疗舒经活络，通络止痛。两法杂合，以收痊功。

【案例11】　痛痹（坐骨神经痛）

邹某某　男　57岁　农民

1988年11月10日初诊　右侧腰部及下肢剧痛10余天，经当地医院治疗未见缓解而来南昌求治。刻下，从右侧腰部沿臀部的环跳穴，经下肢外阳陵泉至绝骨穴处酸胀剧痛，不能行走，稍一站立或屈伸则痛如刀绞。局部不红、不肿，触之不热。自述晚间睡眠，虽是冬月而患肢自觉有热感，但又不畏热而喜热。精神萎靡，舌红苔白稍腻，脉弦微数而无力。

细察其形体消瘦，脉虚数无力，有气血亏虚之征。又时值冬初，复感风寒，邪闭经络，致患斯证。由于寒邪偏重，故疼痛剧烈，且疼痛部位固定不移。

证属　肝肾亏虚，风寒外袭。

治法　扶正祛邪，散寒止痛。

方药　①三痹汤加减。炙黄芪20g、防风10g、细辛3g、独活10g、秦艽10g、当归15g、川芎10g、白芍20g、熟地黄15g、桂枝10g、茯苓10g、续断15g、怀牛膝10g、党参15g、防己10g、生甘草6g，3剂，日一剂，水煎服；

②针刺+脉冲电疗。取穴：右环跳、阳陵泉、绝骨穴，每日1次，留针并通脉冲电15分钟。以疏经通络。第一次针后，即感痛减。

1988年11月12日二诊　针药3天后，疼痛显减。昨晚因天气变冷，疼痛稍有增重。舌红、苔白稍腻，脉弦。药已中病，继用原方原法治疗。

1988年11月15日三诊　刻下右侧腰部及下肢疼痛已去八九，行走自如，精神渐复，宗原方再投5剂，嘱其避风寒以调养。

1989年5月间追访已痊愈，此后未再复发。

按　现代医学认为导致坐骨神经痛的发病机制主要为神经根以及感觉神经节受压迫，也与局部炎症因子刺激有关。中医则认为此乃腠理不固，风寒湿邪乘虚侵袭，邪留经络，气血凝滞，经络阻塞，不通则痛。寒气胜者为痛痹，本案临床症状即为痛痹。故治与三痹汤加减以扶正祛邪，散寒止痛；针刺＋脉冲电疗以疏经通络。内祛外疏，寒邪自出。

【案例12】 痛痹（左肩周关节炎）

曹某某　男　38岁　装潢工

2008年8月7日初诊　左肩关节疼痛两天。近期装潢作业紧张，左肩关节突然疼痛，上抬、外展等活动均受限，举动艰难，按之亦疼痛，无法工作。舌红苔白，脉浮。

证属　气血不足，风寒相搏。

治法　益气活血，疏风蠲痹。

方药　①蠲痹汤合桂枝汤加减化裁。黄芪20g、片姜黄10g、当归10g、炙甘草10g、防风10g、羌活10g、桂枝10g、白芍30g、细辛3g、制川乌6g、制草乌6g、生麻黄5g、红枣5枚、生姜3片，3剂，日一剂，水煎服；

②针刺穴位：肩三针、臂臑、肩井、条口，以疏经活络。针刺捻转后，左手已能轻缓上抬，针后痛减1/2。

2014年10月26日随访　六年前肩痛，针刺1次，服药3剂而愈。

按　本案左肩周关节炎，即与五十肩或称漏肩风的肩痛完全不同。患者是由于劳伤气血，感受风寒发病。正如《金匮要略·中风历节病脉证并治》所云："夫风邪之为病……但臂不遂者，此为痹。"故治与蠲痹汤合桂枝汤以益气活血，疏风蠲痹；同时运用针刺以疏经活络而收立竿见影之效。

【案例13】 痛痹（右手臂痉挛性疼痛）

邹某某　男　45岁　泥工

2007年1月5日初诊　右手臂剧痛半天。缘于昨日在高架上作业，遇天冷风大，下班回家傍晚右上肢（肘关节以下）突然强直痉挛性疼痛并阵发性发作，晚餐时不能握筷。因疼痛致使一夜难于安眠。舌红苔白，脉弦软。

证属　风寒犯表，邪郁筋脉。

治法　辛温发散，疏风解痉。

方药　①小续命汤加味。桂枝10g、黑附片10g、川芎10g、生麻黄6g、红参10g、光杏仁10g、防风10g、黄芩10g、防己10g、炙甘草6g，3剂，日一剂，水煎服；

②针刺＋脉冲电疗。取穴：肩髃、曲池、手三里、足三里、外关，间断脉冲刺激，留针30分钟，每日一次，以疏经活络。

2007年1月8日二诊　针药后手痛已愈七成，伸展已自如。舌红苔淡黄，脉仍稍有弦像。守方加白芍15g、以酸甘缓急，养血柔肝，再服4剂。

电话随访　告愈。

按　患者高空作业，感受风寒，风善行数变，寒主收引。风寒之邪，阻滞气机，壅塞脉络，致使气血运行不畅，筋脉不利而致病，故治与小续命汤以辛温发散，疏风解痉；针刺＋脉冲电疗以疏经活络。风寒散，筋脉通，其痛止。

【案例14】 痛痹（骨质增生症、骨性关节炎）

邹某某　男　56岁　农民

2003年4月30日初诊　左膝内侧痠胀痛一年。每遇天气骤变或天冷时疼痛加重。经当地医院X线诊为：膝关节骨质增生。血压120/80mmHg。舌红苔白，脉细弦。

证属　肝血亏虚，筋失所养。

治法　温中通络，疏风散寒。

方药　①黄芪桂枝五物汤加味。桂枝6g、白芍15g、当归10g、生黄芪30g、独活10g、桑寄生15g、秦艽10g、制伏水1g、防风10g、炙甘草5g、红枣5枚、生姜3片，7剂，日一剂，水煎服；

②生姜捣敷，每日一次。方法：生姜50g、甜米酒少许、面粉适量，姜捣碎，加入米酒、面粉和成姜饼，贴敷患处。以助温散寒邪。

2003年5月7日二诊　药七剂并外敷后，疼痛显然减轻。纳香，便稠。舌红苔白，舌中稍少苔，脉细弦。守方再进7剂；外敷法照前。

2012年秋季余返乡告之　药后病愈，九年来未再发作。

按　骨质增生主要是由于关节的退行性病变，或者是外伤及慢性劳损等原因，引起软骨的破坏，从而造成软骨反应性增生。其导致的关节损害是骨刺形成及骨关节炎的主要原因。中医学则认为患者肝肾亏虚，外感风寒湿邪，以寒邪偏胜而引起肢体、关节疼痛。故治与黄芪桂枝五物汤温中通络，疏风散寒；外用姜饼以温散寒邪。内外合治，以收痊功。

【案例15】痛痹（下肢动脉斑块、骨质疏松症）

刘某某　女　80岁　居民

2015年7月14日初诊　右脚疼痛反复已40年，加重3年。刻下，行走不便，怕冷喜温，下肢浮肿，下肢按压凹陷如泥，步履维艰，行动必须拐杖加搀扶。纳、眠尚可，二便调。血压145/75mmHg，有高血压史。正在服用络活喜。经解放军425医院检查报告：丘脑腔隙脑梗；双下肢动脉内中膜厚并斑块形成；左下肢明显肿胀，左侧胫前动脉显示极不满意；心电图报告：不完全性右束支传导阻滞，电轴左偏。又曾在武警北京总院X线检查诊为：骨质疏松症。观其双膝关节肿胀向内斜，行走呈X腿形。舌红苔白、舌边有齿痕，脉浮。

证属　肝肾亏损，脾虚湿盛，寒邪内蕴。

治法　益肾化气，健脾渗湿，舒筋活络，温经祛寒。

方药　①五苓散合五皮散加味。猪苓15g、炒白术10g、泽泻30g、茯苓块10g、桂枝10g、生姜皮10g、茯苓皮10g、大腹皮10g、陈皮10g、炙黄芪25g、白芍15g、五加皮10g、炙甘草3g，7剂，日一剂，水煎服；

②速汗法（汗蒸疗法）。即隔日入汗蒸房，温度39~41℃，取大汗为度，每次时间30~45分钟，以"开鬼门，洁净府"；

③刮痧+按摩。部位：足太阳膀胱经、足厥阴肝经、足阳明胃经及手太阴肺经循行部位。汗疗透汗后，即可施行刮痧术。结束汗疗后，予以局部按摩。以舒筋通络，祛除寒邪。

2015年7月21日二诊　服药、隔日汗蒸20~30分钟加按摩。下肢浮肿减轻七成。按之微凹陷，膝关节痛减轻。精神增，行动改善，血压125/70mmHg，舌红苔白，脉弦软。守方加当归身10g、野灵芝15g、薏苡仁30g，以健脾养血，扶正祛邪，再投7剂。

2015年7月27日三诊　下肢水肿已消除，膝关节痛缓解。汗蒸时全身通透，但四肢稍差一些。心率76次/分，律齐。舌红苔白、舌边有齿痕，脉弦软微数。守方再服7剂以善后。

按　患者高龄，罹患足痛。经检查诊为双下肢动脉内中膜厚并斑块形成，骨质疏松等。但骨质疏松症，在骨量丢失大于20%时，才会出现疼痛，以腰背为主。而患者疼痛已达40年之久，而且是以右足疼痛为主要表现。故风寒内蕴，失于治疗所致。而且，双下肢动脉内中膜厚并斑块形成，必定会导致下肢血液循环障碍。从而形成水肿及疼痛。经与五苓散合五皮饮以益肾化气，健脾渗湿；配以汗疗以"开鬼门"而透表祛寒，以利于改善下肢微循环；辅以刮痧按摩，以助舒经活络，祛除寒邪。诸法杂合，使沉疴痼疾也获得较满意的疗效。

【案例16】痛痹（膝关节炎）

夏某某　女　68岁　居民

2015年3月31日初诊　左膝屈伸不利并疼痛一周。缘于一周前突然左膝疼痛并屈伸不利，遇冷则剧，疼痛如锥。纳香，眠可。三年前曾右膝痛，针刺并服药后愈。舌红苔白，脉细而微弦。

证属　阳气虚弱，寒湿相搏。

治法　祛风散寒，温经止痛。

方药　①麻黄细辛附子汤合桂枝汤加减。生麻黄6g、细辛3g、黑附片10g、桂枝10g、白芍15g、羌活6g、独活6g、防风10g、制川乌6g、制草乌6g、炙甘草6g、生石膏25g、红枣5枚，生姜3片，3剂，日一剂，水煎服；

②刺络。三棱针点刺委中穴周围之脉络，以泄寒邪。针刺放血，其血由黑转红，疼痛当即见减。

药尽相告　针药后愈。

按　患者高龄，膝关节劳损，复受风寒侵袭，寒性凝滞，血行不畅而致剧痛。故治与麻黄细辛附子汤合桂枝汤以温经祛寒；配以刺络以泄寒邪。共奏痊功。

【案例 17】 痛痹（颈肩综合征）

罗某某 男 22岁 厨师

1998年10月16日初诊 颈枕部麻木、瘀胀，肩井处及手臂冷痛感已数月。因从事厨师工作，长期从事低头切菜。近数月工作下来，颈枕部及肩井穴处瘀胀难受，并逐渐加重而出现冷痛。纳香，眠可，面色淡黄。舌红苔稍腻，脉略浮。

证属 气滞血瘀，风寒相搏。

治法 疏风活络，温经止痛。

方药 ①九味羌活汤。羌活10g、防风10g、细辛5g、苍术10g、白芷10g、川芎10g、黄芩10g、生甘草6g、生地黄15g，7剂，日一剂，水煎服；

②砂包热敷。炒粗砂至70°左右，棉布包裹，敷患处。以助温经散寒，通络止痛。

1998年11月28日二诊 症状未见明显改善，故施行小针刀术松解（由邹伟东副主任医师施术），用小针刀在颈4/5、颈5/6棘突旁开一指左右处，用4号针施术两次。

1998年10月30日三诊 肩井麻木胀痛明显缓解，后颈风池穴处活动时微胀痛。舌红苔白，脉浮而弦。守方加威灵仙15g，以助祛风通络，再服7剂；热敷按上法。

三个月后随访 已愈。

按 颈肩综合征和颈椎病的区别是，前者是颈部、肩部、手臂等多处筋膜发生炎症，导致酸软、乏力、麻木、胀痛及活动受限；后者则是颈椎出现病变，诸如颈椎间盘突出、退变、颈椎曲度变直等，并导致颈活动受限、手麻木、头晕耳鸣等症状。故颈肩综合征病情重而复杂，临床十分棘手。故内治与九味羌活汤祛风通络，温经止痛；外治与热敷以温经散寒，通络止痛。在疗效尚不十分明显情况下；施之以小针刀术直接松解而迅速获得痊愈，足以说明针刀术在颈肩综合征这种慢性顽症的治疗上，独树一帜。

【案例 18】 痛痹（肌腱炎）

胡某某 男 69岁 退休干部

2007年2月1日初诊 右手无名指掌关节疼痛，不能屈伸已一年。近一年来，右手无名指掌关节疼痛伴不能屈伸，自忖可能是握笔或劳作所致。舌质略暗红、苔薄黄、舌体胖、舌边有齿印，脉细弦。

证属 气滞血瘀，风寒闭阻。

治法 益气养血，温经通络。

方药 ①黄芪建中汤合四物汤加减。北黄芪30g、桂枝10g、白芍15g、当归尾15g、川芎1g、熟地黄15g、红枣5枚、生姜3片、炙甘草6g，4剂，日一剂，水煎服；

②米粒灸。针刺+灸，取穴：中渚、外关、养老；米粒灸。方法：取艾绒，捻成米粒大小，置于穴位，用线香点燃，直接灸。以温经通络，舒经活血。

2007年2月4日二诊 经针+灸一次，药4剂后疼痛缓解。舌红苔薄白、舌边有齿印，脉细弦软。①守方再投5剂；②按上法针刺+米粒灸。

2013年8月10日因荨麻疹就诊告：2007年掌关节痛，针灸2次，服药9剂而痊愈，并大加赞赏中医药之神奇！

按 肌腱炎是一种无菌性炎症反应，多因肌腱过度使用劳损所致。患者高龄，肝肾已亏，右指掌关节劳损，复感寒邪，经络闭阻，筋脉失养故而疼痛、屈伸不利。内治与黄芪建中汤合四物汤以益气养血，活血通络；外治与米粒灸，直达病所，温经通络而收痊功。

【案例 19】 痛痹（坐骨神经痛）

沈某某 女 71岁 居民

2007年11月26日初诊 右臀及股骨内侧疼痛一周。缘于近期深秋转凉，下肢一直无力。而且一周来出现右臀至大腿内侧针刺样酸胀疼痛，呈持续性，弯腰时加重，抬腿时痛剧。有心肌供血不足史。饮食尚可，少寐梦多。舌红苔薄白微黄，脉细寸浮。

证属 肝肾亏虚，风寒凝闭。

治法 祛风散寒，温经通络。

方药 ①独活寄生汤加味。独活10g、桑寄生15g、秦艽10g、防风10g、细辛3g、当归10g、川芎10g、白芍15g、熟地黄12g、桂枝6g、茯苓10g、杜仲10g、怀牛膝10g、党参15g、生甘草5g、千年健15g，5剂，日一剂，水煎服；

②针刺+脉冲电疗。取穴：环跳（双）、风市、血海、委中（右）、足三里（双），留针30分钟，每日一次，以疏经活络，扶正祛邪。

2007年11月30日二诊 针药后疼痛大减，刻下仅局限于臀部疼痛。素有夜间多尿史，从而影响睡眠。守方加益智仁10g、台乌药10g、食盐1g，以益元缩泉，再投7剂；针刺＋脉冲电疗按前法。

2007年12月10日随访　针药后诸症悉除。

2013年4月13日再诊　时隔5年余，右臀及腿疼复发4天。缘于回老家（无锡）探亲期间发作。在无锡某医院就诊并扎了两天针灸未见好转，急回南昌就医。刻下，右臀疼痛怕冷，疼痛以疲胀为主，十分难受。舌红苔薄黄，脉细弦、重按无力。

无锡，地处太湖流域，气候潮湿，患者素体肝肾不足，气虚卫弱，难免于受寒湿侵袭而发病。故按初诊治法，再加刺络急泻其邪：①刺络。部位右腿委中穴处，刺络放血后当即感觉轻松疼痛显减；

②针刺＋脉冲电疗。取穴：环跳、丰隆、绝骨、风市（均取右侧穴位），间断脉冲刺激，留针30分钟，隔日一针；

③独活寄生汤加味。独活10g、川续断15g、生黄芪30g、防风10g、细辛3g、秦艽10g、当归10g、川芎10g、白芍15g、桂枝10g、茯苓15g、杜仲15g、川牛膝10g、怀牛膝10g、生甘草6g、海桐皮15g、豨莶草15g、党参10g，3剂，日一剂，水煎服。

2013年4月16日二诊　疼痛缓解，并赞放血法，效果极好。舌红苔润微黄，脉弦软。①守方加千年健15g、汉防己10g，以助祛风除湿，再服3剂以善后；②针刺＋脉冲电疗如前法。

2013年4月27日随访　针3次、刺络1次、药6剂后愈。

按　坐骨神经炎通常是由于腰骶神经根和腰骶丛某一神经功能异常相关的疼痛，与局部炎症因子刺激有关。具体表现是臀部，膝关节，小腿后方，以及前外侧、足背的感觉及运动异常。中医学认为：肝肾不足，外感寒邪，寒为阴邪，其性凝滞，血运不畅，故作疼痛，痛处不移。故内治与祛风散寒，温经通络；外治与针刺＋脉冲电疗，以舒经活血，通络止痛。时隔五年，因寒复作，治与原方，并刺络泄邪而收痊功。

【案例20】　骨痹（颈椎病）
杨某某　男　48岁　居民

1989年1月27日初诊。肩颈时时疼痛1年余，加重20天。自诉一年多来时有颈后酸痛，因症状尚轻，不甚介意。近20天来颈后及右肩酸胀日剧，并伴有右上肢麻木不仁，头向右歪屈时，右上肢麻木酸

胀更甚。经某医院放射科1月9日摄颈椎正侧位片提示：第5、6椎体前、后缘骨质增生，椎间隙稍窄，钩突关节变窄。诊断为颈椎病。舌红、苔白根黄厚，脉弦滑。

证属　肝肾亏虚，营血不和。

治法　补养肝肾，和营通络。

方药①六味地黄汤合桂枝汤加味化裁。山茱萸肉10g、熟地黄15g、牡丹皮10g、茯苓10g、山药15g、泽泻10g、桂枝10g、白芍10g、五加皮10g、木通10g、地龙10g、防风10g、补骨脂10g、金毛狗脊15g、红枣5枚、生姜3片、生甘草5g，日一剂，水煎服；

②针刺＋脉冲电疗。取穴：大椎、肩井及阿是穴、曲池、内关透外关，左右两侧穴位交替使用，每日1次，留针并通脉冲电15分钟，10天为一疗程，以疏经通络，扶正祛邪。

1989年2月1日复诊　诉5天的治疗，诸症显减。舌脉如前。按上法继续治疗。随访：续治两周后愈。翌年追访：愈后，年余未发。

按　颈椎病又称之为颈椎综合征，颈肩综合征，是一种慢性颈椎间盘退行性改变造成的症候群。属于中医的痹证和劳损范畴。本案辨为肝肾不足之骨痹，正如《素问·痹论》所云："以冬遇此者为骨痹。"故治与六味地黄汤合桂枝汤以补养肝肾，和营通络；与针刺＋脉冲电疗以疏经通络，扶正祛邪。针药结合，使深感棘手的椎间隙稍窄的颈椎病，同样获得了康复。

5. 尪痹

尪痹，为久痹体虚，关节疼痛，局部肿大、僵硬畸形，屈伸不利，形瘦骨立之证。痹证的形成，正如《素问·痹论》所云："所谓痹者，各以其时，重感于风寒湿之气也。"而尪痹《金匮要略·中风历节病脉证并治》云："诸肢节疼痛，身体尪羸，脚肿如脱。"又云："历节痛，不可屈伸。"故其为"历节"。尪痹形成乃风寒湿热诸痹经久不愈，邪气壅阻，气血凝塞，血运不畅，脉络不通；经络受邪，内舍于脏，耗伤气血，损及脏腑，尤其是肝肾亏虚，此乃肾主骨、肝主筋之故也。现代医学中的类风湿关节炎及中医学中的鸡爪风，属本证范畴。

由于病久、体虚，证型复杂，临证中属疑难杂

症。单纯汤药一时难以见效，故配合成药雷公藤总甙片疗效显著。

【案例1】 尪痹（强直性脊柱炎）
陈某某　男　22岁　学生

2011年7月11日初诊　腰骶及臀部反复疼痛数年。由于经常腰骶至臀部疼痛，在漳州市各医院按腰椎病多方治疗未效。后经福州中西医结合医院检查：人类白细胞抗原B27阳性；福州市第二医院X线诊断：L5椎体骶骨隐裂；深圳市中医院CT扫描报告：L5双侧椎弓根崩裂，影像符合强直性脊柱炎。最后诊断为强直性脊柱炎，而赴昌就诊。刻下，腰骶至臀部疼痛伴周身僵硬，纳、眠尚好，二便通调。观其眼眶黧黑。舌红苔白，脉弦细、右关软。

证属　督肾亏虚，寒湿外袭。

治法　益肾壮督，祛风除湿。

方药　①温肾通络饮（自拟）加味。黑附片10g、肉桂6g、川续断15g、胡芦巴10g、巴戟天15g、肉苁蓉15g、炒杜仲20g、怀牛膝15g、补骨脂15g、女贞子15g、桑寄生15g、防风15g、羌活10g、独活10g、川芎15g、乌梢蛇15g、炙甘草6g、红景天20g、夏天无10g，10剂，一日一剂，水煎服；

②雷公藤总甙片，每日3次，每次20mg。以助抗炎、细胞免疫及体液免疫的抑制作用。

2011年7月22日二诊　药后周身僵硬感解除，疼痛尚未减轻。舌红苔微黄，脉细弦软。守方加重夏天无5g，并加安痛藤15g、制川乌6g、制草乌6g，以助温经通络，再投15剂。

2011年8月6日三诊　刻下大便拉稀，腹痛则解，每日2~3次，腰骶及臀部疼痛有所减轻。舌红苔白，脉弦、右细弦软、关尤弱。

急则治其标，先拟疏肝健脾以止痛泻，方用痛泻要方加味。炒白芍15g、陈皮10g、炒白术10g、防风15g、炒谷芽30g、炒麦芽30g、煨葛根15g、藿香10g。5剂，日一剂，水煎服；次守方再投15剂。

2011年8月23日四诊　大便复常，右臀痛已愈，游泳已自如。经查肝功能无异常，类风湿因子20IU/ml，红细胞沉降率37mm/h。舌红苔白、舌中部苔略厚，脉细弦软。守方再服30剂。

2012年1月31日五诊　去年9月底之前共服中药70剂停药。刻下，髋关节处微痛，但不影响行动

与生活，仅在打篮球时有些疼痛。眼眶黧黑已淡化，接近消退，睡眠很好，大便结，但每天一解。舌红苔薄白，脉软右关少力。

久病必瘀，故在原方基础上，添益气活血、疏风通络之品：生黄芪30g、川红花10g、内红消30g、大蜈蚣1条、徐长卿15g、生麻黄5g、红枣5枚、生姜3片。到8月25日止，按上方加减进退共续服55剂，诸症缓解而赴台求学。

按　本案始表现为腰骶痛，以腰椎病治疗而迁延时日。检查确诊后治与温肾通络饮加味以益肾壮督，祛风除湿；以雷公藤总甙片协助治疗，以助抗炎、细胞免疫及体液免疫的抑制作用。汤剂成药，相互配合而达康复之目的。

【案例2】 尪痹（类风湿关节炎）
刘某某　女　42岁　居民

2015年5月4日初诊　指关节肿痛伴手足痛而怕冷。由于手指关节经常肿痛，每在下雨或降温天气加重。入南昌市第三人民医院就诊检查报告：类风湿因子246.2U/L，诊为类风湿关节炎，给服塞来昔布胶囊、硫酸氢氯喹片，疼痛有些缓解。有胃病史，眠好，纳尚香，大便秘结、二日一解。舌红苔薄白，脉细弦软。

证属　正虚卫弱，风湿外袭，寒郁化热。

治法　和营祛风，清热通络，疏风除湿。

方药　①桂枝芍药知母汤合白虎加桂枝汤、乌头汤加减化裁。桂枝10g、白芍15g、炙甘草6g、知母15g、千年健15g、野灵芝15g、防风15g、羌活10g、独活10g、细辛3g、制川乌10g、制草乌10g、生麻黄5g、生石膏25g、红枣5枚、生姜3片，7剂，日一剂，水煎服；

②雷公藤总甙片，每日2次，每次2片。以助抗炎、细胞免疫及体液免疫的抑制作用。

2015年5月11日二诊　药后疼减，但今日下雨降温又有些加重。舌暗红、苔薄白，脉弦软。守方再投7剂。

2015年5月19日三诊　手足已有热感，疼痛缓解。舌红苔白，脉细弦软而微数。观其舌脉，湿热渐化，气血仍亏，故在原方上加当归补血汤。即守方加当归尾10g、炙黄芪25g，再投7剂。

2015年6月11日四诊　手足痛止，关节僵硬肿

胀已去，近期纳食少味，少饥饿感。眠可，二便调。舌红苔白、舌边有齿痕，脉弦软微数。守方加神曲20g、北山楂10g、生麦芽30g，以健脾助运，再服7剂而愈。

按　本案乃尫痹之早期，在辨证施治的基础上，治与桂枝芍药知母汤合白虎加桂枝汤、乌头汤加减化裁以和营祛风，清热通络，疏风除湿；以雷公藤总甙片以助抗炎、细胞免疫及体液免疫的抑制作用而康复。

6.麻木

麻木证，《内经》与《金匮要略》称之为不仁。《素问·痹论》云："痹在于骨则重；在于脉则血凝而不流；在于筋则屈不伸；在于肉则不仁；在于皮则寒。"《金匮要略·中风历节病脉证并治》云："邪在于络，肌肤不仁。"其临床表现为皮肤、肌肉发麻，甚则肢体麻痹不知痛痒。其病因病机《内经》认为气血虚弱，荣卫行涩，经络失荣所致。"病久入深，荣卫行涩，经络时疏，故不通，皮肤不营，故为不仁"（《素问·痹论》）。而《金匮要略》亦认为感受风邪，血行不畅所致。"夫尊荣人骨弱肌肤盛，重因疲劳汗出，卧不时动摇，加被微风，遂得之"（《金匮要略·血痹虚劳病脉证并治》）。总之麻木一证得之于气血亏虚，经络失荣；痰瘀蕴结，血运不畅；荣卫虚弱，风寒湿痹。皆因以虚为本，故治疗杂合相与，标本兼顾，庶几无误！

【案例1】　手指麻木（颈椎病）
胡某某　女　33岁　职工

1999年6月5日初诊　手指麻木不仁已有数个月。经医院摄X线片等检查诊为颈椎病。纳差少味，眠可。月经色黯，有瘀块，经期5~7天，有附件炎史。由于手指麻木而影响工作。舌红苔淡黄薄少、右舌边有一瘀斑、左边少苔，脉细微弦。

证属　气滞血瘀，筋脉失养。

治法　益气行血，活血通络。

方药　①补阳还五汤加减。生黄芪30g、川红花10g、桃仁泥10g、当归10g、川芎10g、地龙15g、赤芍15g、生蒲黄10g、桑寄生15g，7剂，每日一剂，水煎服；

②田七粉50g，泡白酒1kg，3天后可服，每晚50ml，以养血活血，化瘀通络。

1999年6月12日二诊　药后纳食味口改善，大便稀软。舌边瘀斑较前淡化，脉细。守方再投14剂。

1999年7月10日随访　手指麻木缓解，月经色已红，已正常工作并在外出差。

按　本案手指麻木乃气滞血瘀所致。正如《丹溪治法心要》所说："麻是气虚，木是湿痰、死血。"治疗用补阳还五汤补气活血，用田七酒化瘀通络，汤剂厚重培补脏腑，酒剂善行走窜而通经络，相得益彰，收效奇速。

【案例2】　双手麻木（颈椎病）
吴某某　女　45岁　居民

2007年10月16日初诊　双手麻木5个月。缘于2004年左手麻木如蚂蚁爬行感，在新建县中医院摄颈椎片，诊为颈椎病，而行牵引术等治疗后有所缓解。今年5月双手麻木并逐渐加重，握力减。触按检查：颈椎3~4有压痛。因头晕而眠差，经常服用脑心舒口服液。刻下，双手麻木，状若蚁行，夜间汗出。少寐欠安，纳呆食少，稍多食则胀满，大便日一行，尚通畅。舌红苔薄少、舌中有树叶纹样裂纹，脉细软无力。

证属　气血不足，营血不和。

治法　益气补血，和营通络。

方药　①黄芪桂枝五物汤加味。炙黄芪30g、桂枝10g、白芍20g、炙甘草6g、炒枣仁10g、川芎10g、知母10g、茯苓15g、红枣5枚、生姜3片、当归10g、浮小麦30g，7剂，日一剂，水煎服；

②热枕。方法：取500ml玻璃生理盐水瓶，灌热水后塞紧，睡时置于颈后。其既有局部热敷，改善血液循环（活血通络）之效，又有利于颈椎生理曲线之康复。

2007年11月29日二诊　药后症状已明显缓解，蚁行感已除。刻下：因天气变冷，下冷水后手指仍会麻木。心烦、心慌时手心即发热，但手指又冰冷，睡眠仍差，入睡梦多。心脏听诊：未闻及收缩期杂音，心电图检查未见明显异常。舌红苔白，脉细。

双手麻木虽去，患者已年届45岁，天癸将竭，精血亏虚，而致心肾不交。故治拟：补血养心，交通心肾。同步热枕。

方用归脾汤合交泰丸加味。炙黄芪25g、白术

10g、党参15g、当归12g、茯苓15g、炙甘草6g、炙远志10g、炒枣仁10g、广木香10g、川黄连10g、肉桂5g、浮小麦50g、煅龙骨30g、煅牡蛎30g、红枣5枚、生姜3片，日一剂，水煎服，连服7剂而愈。

按 患者已近七七之期，三阳脉衰于上，故而营卫先虚，经脉失养致使双手麻木不仁。故治与黄芪桂枝五物汤以补气养血，和营益脉；热枕温阳通脉，活血除痹。内外兼治以收痊功。

【案例3】 左肢体麻木（缺血脱髓鞘脑改变、颈椎病）

章某某　男　70岁　农民

2014年5月4日初诊 左上肢麻木不仁，活动受限，下肢麻木跛行4个月。南昌大学第一附属医院磁共振提示：双侧侧脑室前后角旁及半卵圆中心区可见少许斑片状稍长T2信号影，颈椎生理曲度变直，椎体边缘可见骨质增生改变，在T2WI上，多个颈椎间盘信号减低，颈3~4、颈4~5、颈5~6向后突出，颈6~7椎间盘向左后突出，椎管狭窄，相应硬膜囊受压。诊断：①缺血脱髓鞘脑改变，老年性脑改变；②颈椎及椎间盘退变；③颈3~4、颈4~5、颈5~6向后突出，颈6~7椎间盘向左后突出，继发椎管狭窄，颈髓变性。刻下，不仅左侧上下肢体麻木不仁，行动欠灵。同时伴语言有时塞涩，左手指不能握拢，记忆差而健忘。纳眠尚可，大便秘结。舌红苔白，脉细弦软而微数。

证属 真阴不足，脾肾亏虚，风痰上扰。

治法 温肾滋阴，化痰开窍，舒筋活络。

方药 ①地黄饮加味。熟地黄20g、黑附片10g、肉桂6g、麦冬15g、山茱萸15g、石斛30g、五味子10g、石菖蒲10g、炙远志10g、茯神15g、川牛膝15g、巴戟天12g、肉苁蓉12g、炙甘草6g、千斤拔30g，5剂，日一剂，水煎服；

②针刺+脉冲电疗。取穴：足三里、曲池、手三里、头维、风池、条口、三阴交（均用双穴）、人中，每日一次。留针15分钟，间断脉冲刺激。以助补脾益肾，舒经活络。

2014年5月8日二诊 针药治疗至第4天，上下肢已见轻松，较前灵活。舌红苔白，脉弦而微数。守方再投5剂，并再针5天。

2014年5月13日三诊 共针药10天，症状再减，已趋缓解。舌红边甚苔黄，脉细弦。中药原方再投5剂，停针观察。

2014年5月19日四诊 语言较前流畅，左手肩肘已灵活，但肘以下仍麻木不灵，下肢仍麻木行走不便，血压115/70mmHg。舌红苔薄而微黄，脉细弦软。

患者真阴渐回，但气血仍亏，营卫失和，故拟养血和营，益气活血调治。

方用黄芪桂枝五物汤合补阳还五汤加减。生黄芪50g、桂枝10g、白芍15g、炙甘草6g、红枣5枚、生姜3片、当归15g、川芎10g、桃仁泥10g、赤芍30g、地龙20g、川红花10g、巴戟天10g、肉苁蓉10g、石南藤30g，每日一剂，水煎服。

上方加减进退共服20剂，针刺+脉冲电疗10天，左手指已可屈伸并握拢，握力稍欠。停药观察。

一年后随访 除下肢行动稍差外，基本康复。

按 本案高龄罹患左侧麻木等，影像检查报告，颅内及颈椎均出现生理改变。据其脉证，乃真阴亏损，风痰瘀闭，类似于中风。病情危及生活自理，故采取内服中药培补真阴，化痰开窍的基础上，以针刺电疗配合治疗，以助补脾益肾，舒经活络而获康复。

【案例4】 后脑麻木（高血压）

卢某某　男　50岁　建筑工

2015年7月30日初诊 后脑麻木2周。最近出现颈后两侧风池穴处有堵塞感，并上至后脑勺麻木不仁。血压偏高，正在服用拜新同。刻下：颜面潮红，血压：100/80mmHg，口干，小溲泡沫多，检查空腹血糖5.8mmol/L，纳香，眠可，大便调。舌红苔白，脉弦软微数。

证属 气血失调，风痰犯络。

治法 疏风豁痰，补气行血。

方药 ①半夏白术天麻汤合当归补血汤加味。法半夏15g、漂白术10g、天麻10g、茯苓15g、炙甘草6g、陈皮10g、刺蒺藜30g、生黄芪30g、当归10g、柴胡10g、黄芩12g、红枣5枚、生姜3片、白芍15g，7剂，日一剂，水煎服；

②速汗法（汗蒸）+刮痧。汗蒸隔日一次，入汗蒸房温度40~42℃，以开鬼门，洁净府，疏涤五脏。每次40~45分钟；汗后刮痧，取穴：风池及肩井处

（足太阳膀胱经和足少阳经胆经循行部位）。汗蒸加刮痧后，首次则当即轻松，后脑麻木显著减轻。

2015年8月13日随访　药尽，治疗4次后告愈。

按　本案因高血压致后脑麻木，乃痰瘀痹阻所致。在与半夏白术天麻汤以疏风豁痰、伍以当归补血汤益气活血的基础上，采取汗蒸＋刮痧疗法，以疏涤五脏、舒经活络。其有优势互补之效。故而疗效迅速。

【案例5】　下肢麻胀（血液黏度增高）

季某　男　37岁　职工

2013年8月5日初诊　下肢麻木憋胀12年。双足麻胀以左为甚，左下肢半夜后一再经常出现憋闷（实际为麻木胀疼），并逐渐向上至肩胸部发展并致醒，必须下床活动后才能再入睡。若是出差夜间在火车上则无法入睡，因此在心理上造成压力。有直肠溃疡病史，大便或泄、或黏液便。易疲劳，甚至神疲乏力。血压95/65mmHg，身高172cm，体重只有50kg，屡次体检，提示血黏度高。舌红苔黄，脉弦软关尤少力。

证属　脾虚湿困，气血痹阻。

治法　燥湿健脾，益气通痹。

方药　①黄芪桂枝五物汤合白头翁汤加减。生黄芪35g、桂枝10g、白芍30g、炙甘草6g、白头翁15g、川黄连10g、山药30g、秦皮10g、黄柏10g、大活血30g、鸡血藤30g、当归15g、川芎10g、生地黄15g、北山楂15g、地锦草30g、红枣5枚、生姜3片，7剂，日一剂，水煎服。

②饮水疗法。晨饮20℃左右凉开水500mL，以活血化瘀（扩充血容量）；

③运动康复。坚持体育运动（弯腰、压腿、拍足），下肢避免受凉，增强体质，利于康复。

2013年8月13日二诊　精神状态转好，没有原来那样易疲劳，本周左下肢麻木憋闷未再出现。舌红苔微黄，脉微浮而弦软、关脉仍少力。药已见效，守方再投7剂。

2013年8月21日三诊　大便趋于正常，左下肢麻木症状已愈，精神状态亦好。舌红苔白、舌中部苔微黄，脉仍弦软微浮。守方加红景天15g，以助活血通络，再服7剂而愈。

按　本案下肢麻胀，其原因即血液黏稠度升高，导致血流速度减慢而影响脏器供血。由于具体原因不明，按辨证其根源是脾虚，诸如大便异常，神疲乏

力，易疲劳，一派脾虚运化失常之象。因此，致下肢麻胀，以左侧为甚，左气右血也佐证了脾气虚的这一特征。通过燥湿健脾治其本，益气通痹治其标，标本兼治。同时配合饮水疗法以滋阴活血（扩充血容量）；运动以舒经活络以利康复。诸法杂合以收最佳疗效，使12年之痼疾迎刃而解。

7. 颤振

以头部或肢体摇动、颤抖为主要表现的病证，称为颤振。又称之为颤证、颤掉、震颤。西医学认为这类疾病是由于紧张、疲劳、生气、心理、精神因素造成；原发性震颤与家族遗传有关；此外，某些病变如帕金森氏综合征等，引起肌张力增高，出现震颤。而《素问·至真要大论》中"诸风掉眩，皆属于肝"的"掉"即指颤振。说明此类疾病属于风象，与肝有关。故其病机是由于阴血不足，筋脉失养，肝阳偏亢，阳盛化风所致。由于这一疾病的复杂性，单一治疗收效甚微。若辨证准确，杂合以治，收效满意。

【案例】　颤振（郁证误补）

李某某　男　55岁　农民

2009年10月5日初诊　怕风伴头痛、心慌1年半；肢颤伴失眠8个月。缘于去年4月怕风，遇风则周身起鸡皮疙瘩。同时伴高血压、头痛（以两太阳穴及后脑勺为主），心慌（期前收缩），四肢无力。曾因此在当地医院一年中住院3次。经降血压、营养心肌、抗焦虑等治疗，疗效不显。也曾赴江西省中医院服中药60余剂，亦无起色。

去年冬季，一医生在使用中药汤剂（方剂不详）的同时配用鹿茸（打粉），早晚各服1.5g，药后血压升高，并出现四肢微颤，失眠加重，既不易入睡，又易惊醒。历经治疗，始终不应。故再次赴省城就诊于中医。刻下：四肢微颤，背部肩胛处抽动，心烦不安。纳食一般，二便尚调。舌红苔白，脉弦、左细弦。

证属　肝阳上亢，血虚生风。

治法　滋阴潜阳，柔肝熄风。

方药　①天麻钩藤汤合酸枣仁汤加减。天麻12g、钩藤30g、夏枯草30g、白术10g、浙贝母20g、炒枣仁15g、知母10g、川芎15g、车前子15g（包煎）、陈皮10g、茯苓15g、茯神15g、磁石50g、煅龙骨30g、

煅牡蛎30g、炙甘草6g、全蝎10g、生铁落50g、石菖蒲10g、生栀子10g，15剂，日一剂，水煎服；

②泡足方：丹参30g、当归15g、川芎15g、羌活10g、独活10g、白芍15g、野菊花15g、生栀子15g、薄荷15g，15剂，日一剂，煎水睡前泡足，以助引火归元。

2009年10月21日二诊 药后心烦不安缓解，背部抽动已止，但纳食仍差，口淡乏味。睡眠仍时好时差，反复不宁。舌红苔白，脉弦软。

患者阴复阳潜，心血仍亏，故心神欠宁，睡眠欠安。拟补益心脾，重镇宁神调治。

①归脾汤加减。炙黄芪30g、白术10g、党参15g、炒枣仁12g、茯神15g、广木香10g、生远志10g、当归10g、钩藤15g、天麻10g、知母10g、川芎15g、石菖蒲10g、炙甘草6g、煅龙骨30g、煅牡蛎30g、生铁落50g、红枣5枚、生姜3片，再服15剂；

②泡足方，守方续用15天。

2013年电话 药后病愈，至今安康。

按 本案患高血压、头痛、心慌、怕风，经多次住院未效。一医以补邀功，竟未认真辨证，而贸然使用鹿茸，以图壮元阳，补精血而收效。岂不知，患者久患头痛、心慌、怕风，乃肝阳偏亢之象。进服鹿茸则是火上浇油，丛生变证，出现肢颤之肝风内动，亦导致心烦失眠。若不及时滋阴潜阳，镇肝熄风。而任其风火相扇，后果堪忧！故治与天麻钩藤汤合酸枣仁汤以滋阴潜阳，柔肝熄风；同时与中药泡足以助引火归元而获效。

8. 失枕

失枕一证，其名首见于《素问·骨空论》："失枕在肩上横骨间。"由于睡眠时体位不正，或枕头过高、过低；或当风受寒所致的急性颈强痛。故又称之为落枕。现代医学称为颈部急性软组织损伤。临证也有慢性损伤者，经常复发。临证辨治服用中药以祛风散寒；配合穴位点按或针刺，以疏通经络，可收立竿之效。

【案例1】 失枕（颈部慢性软组织损伤）

万某某 女 30岁 居民

2009年5月15日初诊 经常失枕已10余年。昨日下午在空调房打牌后，姿势失当而右颈强痛，转

侧不利。形体偏胖。舌红苔白，脉细。

证属 营卫亏虚，风寒犯络。

治法 疏风通络，舒筋止痛。

方药 ①穴位点按。先按外劳宫穴3分钟后缓解，再点按双肩井穴，疼痛基本缓解；

②内服方药 九味羌活汤加味。羌活15g、防风15g、细辛3g、苍术12g、白芷10g、川芎15g、黄芩10g、生地黄15g、炙甘草10g、白芍15g，4剂，日一剂，水煎服。

2009年5月29日随访 药后痛止，并已怀孕。

按 本案因娱乐劳累，复受风寒，导致右颈强痛。经治与穴位点按以疏经活络，内服九味羌活汤以疏风通络，舒筋止痛。穴位点按一次，药仅4剂而愈，极尽简、便、廉之妙！

【案例2】 失枕（急性颈部软组织损伤）

徐某某 男 36岁 个体

2013年4月23日初诊 昨夜睡眠后，左颈及背部拘急强痛，头部向右倾斜，不能转侧。舌红苔薄黄，脉微浮。

证属 营卫亏虚，风寒犯络。

治法 祛风通络，舒筋止痛。

方药 ①针刺。取穴：肩井、落枕穴、风池穴（均用双穴），留针15分钟；拔针后于肩颈穴处加拔火罐，以疏经通络，温经散寒。当即拘急强痛缓解。

②九味羌活汤加味。羌活10g、防风15g、细辛3g、白芷10g、苍术10g、川芎15g、生地黄15g、黄芩10g、葛根30g、生甘草6g、延胡索15g、伸筋藤30g，3剂，日一剂，水煎服。

2013年5月1日随访 药三剂后肩颈强痛愈。

按 患者因睡眠失当，复受风寒侵袭。导致急性颈部软组织损伤，出现肩颈不能转侧。经治与针刺、拔罐以疏经通络，温经散寒，当即拘急强痛缓解。加上内服九味羌活汤以祛风通络，舒筋止痛。药仅3剂而愈。

【案例3】 失枕（颈椎病）

许某某 男 61岁 建筑工

2013年7月29日初诊 右肩颈僵硬一周。因夜眠吹电扇后而出现右肩颈挛急并疼痛，加重2天。坐

立不安，头昏脑涨伴口苦。有颈椎病史。舌红苔白，脉浮而弦。

证属　风寒袭表，肌表郁闭。

治法　辛凉发散，疏风解痉。

方药　①针刺+脉冲电疗。取穴：风池（双）、肩井（右）、肩髃（右），隔日一次。间断脉冲，留针15分钟。以助舒筋活络，解肌止痛。拔针后，当即疼痛缓解。

②九味羌活汤合葛根解肌汤加减化裁。生麻黄6g、羌活10g、生甘草6g、细辛3g、葛根15g、防风10g、赤芍15g、白芍15g、桂枝10g、片姜黄10g、生石膏30g、黑附片10g、徐长卿15g，4剂，日一剂，水煎服。

2013年8月2日二诊　针药后诸症与疼痛减半。舌红苔白，脉弦而微浮。按上法再治4天。

2013年8月12日三诊　尚未痊愈，右臂仍稍酸胀。舌红苔黄稍厚，脉微弦。①守方加苍术10g、黄柏10g，以助清热燥湿，再服4剂；②针刺+脉冲电疗，仍隔日一次，取穴如前。

2014年10月29日随访　共服药12剂，针刺+脉冲电疗6次而愈。

按　本案有颈椎病史，又因感受风寒，经脉闭阻，肩颈挛急疼痛。故首先治与针刺治疗以舒筋活络，解肌止痛；次与九味羌活汤合葛根解肌汤以辛凉发散，疏风解痉。针药合治而获愈。

9. 背冷

背冷一证，乃临床常见病证。一般为阳气虚弱之人常觉背冷。历代医家对本病论述较少，均夹杂在伤寒或杂病中。《伤寒论·辨少阴病脉证并治》第304条文云："少阴病，得之一二日，口中和，其背恶寒者。"指的是伤寒后背恶寒。《金匮要略·痰饮咳嗽病脉并治》中云："夫心下有留饮，其人背寒，冷如掌大。"近代名医秦伯未先生在《中医临证备要》中列有背冷条，并引述《古今医统》有御寒膏外贴法。本处专门将背冷证采用杂合以治的典型案例录述于后。

【案例1】　背冷（慢性支气管炎）

胡某某　男　52岁　职工

2005年10月3日初诊　背冷伴背部胀痛、恶寒反复发作已5年。缘于5年前在空调中用餐受凉感冒后出现上症。经治疗后缓解，但遗下病根并经常发作，尤以今年加重，对空调十分敏感，并出现受凉则背、胸部胀痛或刺痛。经江西省中医院X线片报告：慢性支气管炎改变。汗多，纳尚可，大便增多，每日1~3次。舌略暗红苔白、舌边有瘀斑，脉细缓。

证属　中阳不振，肺虚卫弱，痰饮内停。

治法　温中化饮，燥湿化痰，益肺固表。

方药　茯苓桂枝白术甘草汤加味。茯苓30g、桂枝10g、炙甘草10g、炒白术15g、炙黄芪35g、防风10g、陈皮10g、法半夏10g、樕木15g、竹茹10g、枳实10g，7剂，日一剂，水煎服。

2005年10月12日二诊　药7剂后诸症缓解，但仍怕风。若一吹风则背部疼痛怕冷并稍咳，咳吐白色稀痰。舌红苔白，脉细弦软。守方加细辛3g，以助温肺、化痰、止咳，再投7剂。

2005年10月18日三诊　咳止，怕风没有减轻。舌脉如前。①守方再投7剂；②热敷。取暖袋，注入沸水，热敷背部，每日一次，睡前施用，以助温阳化饮。

2005年10月26日四诊　药后并加热敷后，怕风怕冷减轻。舌红苔白，脉细微弦。守方再投7剂。

2005年11月2日五诊　背部仍怕冷，较前轻，并一直坚持热敷。舌红苔白，脉细略弦。守方加鹿胶10g（烊服）、龟胶10g（烊服），以仿龟鹿二仙膏之意，益肾壮阳，温补精血，再服。

2005年11月30日六诊　共服中药5周，热敷3周。刻下，偶咳，背冷除。舌红苔白，脉细弦、左沉细微弦。守方再服14剂以善后。

随访　已愈。

按　"心下有留饮，其人背寒，冷如掌大。""病痰饮者，当以温药和之"（《金匮要略·痰饮咳嗽病脉并治》）。故与茯苓桂枝白术甘草汤应可胜之，可本案罹患斯疾反复发作已五年，仅汤剂一时难以奏效。而以热敷法，直温胸阳，以利寒凝之温散。正如《素问·金匮真言论》所云："言人身之阴阳，则背为阳，腹为阴。"《灵枢·五音五味》云："冲脉任脉，皆起于胞中，上循背里，为经络之海。"故治疗中顾护背里阳气，加入热敷，竟收简便廉捷之效。

【案例2】 背冷（虚损）

王某某　女　55岁　居民

2008年11月26日初诊　背冷并逐渐加重。具体发病时间难以追溯。经常头晕，背冷并怕冷，尤其是出汗后。纳呆食少，面色晦暗。二便尚调。舌红苔白，脉软。

证属　中阳不振，痰饮内停。

治法　温中散寒，健脾助运。

方药　①茯苓桂枝白术甘草汤合理中汤加减。茯苓15g、企肉桂6g、炒白术10g、炙甘草6g、黑附片10g、党参15g、炮干姜5g、巴戟天10g、淫羊藿10g、枸杞子15g、生黄芪25g，9剂，日一剂，水煎服；

②食疗。当归生姜羊肉汤。每次取鲜羊肉150g、当归10g、生姜15g，文火炖至酥烂，去归、姜，食肉喝汤，每周两次，以助温中补虚。

2008年12月5日二诊　药食不到两周，背冷已明显减轻。舌红苔白，脉细弦、重按少力。守方再服7剂；同时配食当归生姜羊肉汤。

随访　告愈并荐友就诊。

按　本案背冷，当责之于体虚所致。其病因乃脾胃虚弱，运化失常，化源不足，脏腑失养。逐渐形成虚损而阳气亏虚，胸阳亦随之不足，胸为背之府，故发为背冷。治疗上在茯苓桂枝白术甘草汤合理中汤温中散寒，健脾助运的基础上，以食疗当归生姜羊肉汤配合药物治疗而收效。

10.背痛

造成背痛的原因一是无菌性炎症，诸如背部肌肉筋膜炎，棘上韧带炎；二是脊柱本身病变，诸如胸椎间盘突出，胸椎后纵韧带钙化，胸椎管狭窄等。此外还有内脏病变所引起。《素问·六元正纪大论》则认为："感于寒，则病人关节禁痼，腰椎痛。"而《素问·标本病传论》则云："肾病少腹、腰脊痛。"故背痛与肾虚和感寒有关。由于背痛的病因病机较为复杂，既常见又难愈。若辨证予以杂合治疗，收效可期。

【案例1】 背痛（背扭伤）

金某某　男　55岁　职工

1998年1月17日初诊　背扭伤疼痛一天。缘于昨晚泼水时，突然似有人持物重重地捶击了一下背部，继则背部不能伸屈转动。急入洪都中医院就诊，治疗未效。由于背部疼痛不能伸展、转动，致一夜未眠。刻下，痛苦面容，心情沮丧焦虑，因为女儿明日婚礼。触按其背部：第十、十一胸椎压痛明显。舌红苔白、舌边有齿痕，脉浮软。

证属　气滞血瘀，动伤经络。

治法　行气活血，化瘀通络。

方药　①穴位按摩。以舒经活血，通络止痛。腰伤穴（取穴部位：曲池穴下方二横指，桡骨外侧上方，屈腕肌上凹陷处，本穴位于手阳明大肠经循行部位），双手腰伤穴和阿是穴各点按十五分钟。术后背部即可转动，俯仰，痛减；

②血府逐瘀汤加减。北柴胡10g、羌活10g、当归10g、川芎15g、炒枳壳10g、苍术10g、白芷10g、桃仁泥10g、川红花10g、制乳香10g、制没药10g、防风10g、生甘草10g，2剂，日一剂，水煎服。

1998年1月20日二诊　通过点穴按摩，仅服一剂药后基本痊愈，如期高兴地参加女儿婚礼。同时，当天在南昌市第一医院拍X线片报告：胸椎及骨关节无异常。

按　本案为肩胛背部软组织拉伤，造成肩胛背部的肌肉、筋膜损伤致使脉络失和，气滞血瘀，从而疼痛并难以转侧。治与点穴按摩以舒筋活络及中药血府逐瘀汤化瘀通络；仅施术一次、中药一剂而痛愈。充分突显杂合之优势。

【案例2】 背痛（腰背筋膜炎）

熊某某　男　51岁　职工

2001年11月10日初诊　背部连及腰部冷痛持续10余年。青年时在农村生产劳作经常雨淋而遗下背腰冷痛。虽与天气变化无关，但是，即使是夏季睡眠时也必须以毛巾护住腰部。由于晚间睡时腰背部怕冷，若不以毛巾盖护，则不易入睡。纳香，大便调，夜尿2~3次。每两年体检一次，只发现血脂偏高（总胆固醇5.89mmol/L），在服用脂必妥等药4~5个月，已停服。性生活自觉一贯早泄，稍劳则腰痠。舌红苔白、中根淡黄厚，脉细关滑。

证属　脾肾阳虚，痰饮滞膈。

治法　温阳化饮，健脾燥湿。

方药　茯苓桂枝白术甘草汤合白术附子汤加减。茯苓30g、桂枝10g、炒白术15g、炙甘草10g、黑附片

10g、益智仁 6g、当归 10g、白芍 10g、川芎 10g，7 剂，日一剂，水煎服。

2001 年 11 月 17 日二诊　药后腰背冷痛减，但夜尿如前。舌红苔灰黄润滑，脉沉细。守方加枸杞子 12g、益智仁 4g、台乌药 12g，以益肾固元，再投 7 剂。

2001 年 11 月 24 日三诊　舌红、舌苔已转为淡黄稍滑，脉细。

患者阳气渐复，痰饮已化，故拟温肾化气调治。

方药　①右归饮加味。杜仲 12g、山茱萸 12g、黑附片 10g、肉桂 5g、鹿胶 10g、炒白术 15g、炙甘草 5g、茯苓 15g、丹参 30g、枸杞 12g，7 剂，日一剂，水煎服；

②泡酒方以保健缓图：鹿胶 10g、巴戟天 10g、山茱萸 10g、枸杞 30g、熟地黄 30g、茯苓 15g、泽泻 15g、牡丹皮 10g、山药 30g、鹿鞭 1 条、独活 5g、当归 5g、川芎 5g、红参 5g，上药 3 剂，泡 40℃ 白酒 5kg，3 周后饮用，每日 2 次，每次 15ml。

一年后随访　背腰痛愈。

按　本案背部冷痛连及腰部 10 余年，据西医认为乃腰背肌筋膜因受寒冷潮湿的慢性侵袭及劳损，导致肌筋膜及肌组织发生水肿、渗出，以及纤维变性而出现的一系列临床症状。《灵枢·五癃津液别论》云："虚，故腰背痛而胫酸。"《金匮要略·血痹虚劳病脉证并治》亦认为："重因疲劳汗出……加被微风遂得之。"故肾虚为本，加被风寒湿侵袭而为标。由于风寒侵袭，致寒滞经脉，脉络阻塞，不通则痛。湿聚为痰，胸阳被遏而出现背冷。正如《金匮要略·痰饮咳嗽病脉证并治》所云："膈上有痰……背痛腰疼。"故治疗首以汤药温阳化饮、温经通络治其标；次以酒方缓图固其本。标本兼顾，邪去正复，其病自愈。

11. 漏肩风

漏肩风证，又称之为肩凝证，冻结肩；由于好发于 50 岁以上患者，故又称五十肩。现代医学称为肩周炎，并认为是滑膜炎和关节囊纤维化共同作用的结果，然后出现肩关节周围粘连、僵硬，导致肩关节周围疼痛、活动受限，而中医则认为发病多为年老体弱者，肝肾亏虚，气血不足，以致筋失濡养，关节失于滑利，加之风寒湿邪乘虚入侵。致使寒凝筋膜，经络阻滞，气血不畅，并引起肩关节疼痛及活动障碍，故

名漏肩风；少数患者也可因外伤而诱发。由于本证发病因年老体弱，肝肾亏虚，气血不畅，病程较长。故治疗难以短时间见效并获愈。若欲获得好的疗效，必须采取杂合以治，汤药内治，针灸外治，穴位注射，以及牵绳运动康复等，疗效上佳。

【案例1】　漏肩风（肩周炎、肩胛关节炎）

晏某某　女　45 岁　农民

1973 年 7 月 29 日初诊　右肩及肩胛周围关节酸胀疼痛，手不能上提已一周。因近来天气炎热贪凉而突然右肩及肩胛关节酸胀疼痛，手不能上抬、后展，否则疼痛难忍。舌红苔白，脉略弦。

证属　风寒外袭，经络阻滞。

治法　补虚扶正，疏风通络。

方药　①针刺。采取远道刺，病在上，取之下。取穴：条口透承山，捻转提插，得气后，留针 15 分钟，以疏通经络，针后手即能上抬，直赞效佳、神奇。

②拟方：党参四钱、独活一钱、桑枝四钱、当归三钱、川芎两钱、寻骨风三钱、茯苓三钱、玄胡三钱、知母三钱、甘草一钱，2 剂，日一剂，水煎服。

1973 年 7 月 30 日继续针刺，按上法。

1973 年 8 月 1 日二诊　肩痛缓解，但肩胛关节仍疼痛未愈。舌脉如前。为增进疗效，除仍按上法针刺外，肩胛关节压痛点（阿是穴），用维生素 B_1 针 2mL，常规消毒后，进行穴位封闭注射。

1973 年 8 月 6 日告　共针刺治疗 4 次，穴位封闭注射 1 次，服中药 2 剂而愈。

按　正值暑季，患者劳作后白昼冒汗入水，夜间露天贪凉。致使腠理空虚，风寒外袭，寒邪凝滞，经脉闭阻，发为右肩及肩胛周围关节酸胀疼痛。当时农村医疗条件尚不完善，故首先使用针刺远道刺法，收立竿见影之效；内服中药则是在仅有的中药中拟方以补虚扶正，疏风通络；肩胛关节痛，则与维生素 B_1 针进行穴位封闭注射。这样针药结合，中西结合而获痊功。

【案例2】　漏肩风（左肩周炎）[1]

吴某某　男　53 岁　文具商

2010 年 12 月 2 日初诊　左肩关节疲胀痛已近一年。左肩关节疲胀痛，左手上抬、后展艰难，突然

举动则痛如刀绞。曾在西安某医院针灸、穴位注射等多方治疗，当时缓解，不久又复发，并有逐渐加重之势，故回赣求诊。刻下，因晚上左肩关节酸胀疼痛而影响睡眠。舌红苔黄，脉细弦。

证属　气虚血亏，风寒侵袭，脉络闭阻。

治法　益气活血，祛风除湿，和营通络。

方药　①蠲痹汤合桂枝汤加减。炙黄芪50g、赤芍30g、羌活10g、片姜黄12g、全当归15g、防风15g、炮姜5g、炙甘草10g、桂枝10g、白芍30g、广地龙20g、川芎15g、石南藤30g、黄芩15g、葛根30g、大蜈蚣1条、田七粉3g（冲服）。10剂，日一剂，水煎服；

②牵绳运动。取1.2m长的绳子一根，将其系于正前方高出自身头部的柱子或钉子上，然后患侧手抓绳子并拉直，上抬108°左右，进行划圆圈运动，由小圈逐渐过渡划大圆圈。每日晨起运动10~15分钟，以助舒筋活络。

2013年3月11日随访　服药10剂及坚持牵绳运动，一个多月后缓解并愈。

按　患者年逾五旬，肝肾亏损，气血不足，筋失濡养，关节失于滑利，复感风寒湿邪而发病。故内治与蠲痹汤合桂枝汤以祛风除湿，和营通络；配合牵绳运动左肩。实践证明有活血解痉，松解粘连，恢复功能之功效。故本案仅服药10剂，牵绳运动一个多月后获得康复。

【案例3】　漏肩风（左肩周炎）[2]

付某某　男　45岁　装潢工

2008年9月22日初诊　左肩关节疼痛活动受限4天。经封闭及拔火罐，均未见效。刻下，左手上抬、后展，若不小心，牵拉则痛如刀绞。舌红苔白，脉缓。

证属　气虚卫弱，风寒犯络。

治法　祛风活络，蠲痹止痛。

方药　①针刺。取穴：采取远道刺，故取左条口穴，配以肩三针、肩井穴，以舒筋活络，通络止痛，捻转并留针30分钟，进针捻转后，当即感觉疼痛减轻；

②蠲痹汤加味。片黄芪50g、片姜黄15g、全当归15g、羌活10g、生甘草15g、防风15g、赤芍15g、白芍15g、炮干姜6g、制川乌10g（先煎30分钟）、制草乌10g（先煎30分钟）、黑附片10g、生麻黄6g，3剂，日一剂，水煎服；

③牵绳运动。将一根绳子系于高出自身头部的柱子或钉子上，患侧手抓绳子，进行圈型运动。每日晨起运动10~15分钟。

2008年9月24日二诊　针药3天后症减半。舌红苔白，脉细。守方再进7剂。

2008年11月20日三诊　服药10剂，牵绳运动10天后肩痛已愈八成。嘱：无须服药，做牵绳运动以康复。

2013年11月15日随访　肩痛已愈。

按　本案年仅45岁而患漏肩风，因其为装潢工，高强度工作，致使肩关节过劳致伤，加上复感风寒而致病。故治之针刺，采取远道刺以舒筋活络，泻络祛邪。同时配合汤药内调，牵绳运动以活络解痉，松解粘连，三法杂合而取效。

【案例4】　漏肩风（右肩周炎）

袁某某　女　49岁　居民

2016年12月19日初诊　右肩疼痛已一个来月。近期右肩疼痛难受，右手上抬、后展均受限。若不小心，突然牵拉则疼痛如刀绞，近来天气冷时伴腰痛。南昌大学第一附属医院磁共振：颈椎轻度退变。检查血清，空腹血糖7.7mmol/L，现在服拜糖平、格列齐特。纳可，眠好，二便调。舌红苔微黄，脉细弦软。

证属　气血不足，风湿相搏。

治法　益气活血，祛风通络。

方药　①蠲痹汤加减。片姜黄12g、炙黄芪30g、干姜6g、当归15g、羌活10g、炙甘草6g、赤芍30g、细辛3g、醋元胡15g、五加皮15g、卷柏30g，7剂，日一剂，水煎服；

②牵绳运动。取1.2m左右长的麻绳，将其系于正前方门柱上，然后患侧手抓绳子，拉直上抬呈108°左右，进行划圈运动，由划小圈逐渐过渡到划大圈，每日早晨运动15~30分钟。以助舒筋活络。

2016年12月28日二诊　仅一周手上抬、后展均有改善，疼痛减轻。舌红苔微黄，脉细弦软。守方再投7剂；继续坚持牵绳运动。

2017年1月4日三诊　手上抬、后展疼痛再减。舌红苔微黄，脉细弦软。守方再服7剂，并继续牵绳运动。

随访　服药21剂并配合牵绳运动，疼痛愈八成，之后坚持牵绳运动近二个月后而愈。

按　患者女性，属于本病好发人群。经内服蠲痹汤以益气活血，祛风通络；配合牵绳运动以收舒筋活络，通络止痛之效。药＋运动仅21天而收显效，然后坚持牵绳运动两个月而获痊功。

12. 肩痛

肩痛证，除漏肩风，又称之为五十肩所引起的肩痛外。肩腱袖损伤症，临床中极易与肩周炎、肩关节损伤相混淆。其病因多为气血亏虚，筋脉失养。致使不能耐受外力损伤，诸如手持重物肩关节突然外展时，或跌倒时手外展着地所致。此外，还有重力运动者也易于发生损伤。严重时可引起肩腱袖（旋转袖）撕裂或断裂。主要症状是引起肩肱活动功能异常。表现为患肢外展45°可出现疼痛，80°~120°间疼痛最重，超过120°后痛渐减退，160°时无痛。本病临证颇为棘手，一般需要手术治疗。中医杂合以治，收效突显。

【案例】 右肩痛（肩腱袖损伤）
陶某某　男　61岁　农民

2018年4月18日初诊　右肩痛，右手不能上抬18天。缘于搬运重物导致右肩拉伤。洪都中医院MRI诊断为肩腱袖损伤，建议手术治疗；因惧于手术而入南昌市第五医院就诊，中药＋局部封闭＋成药治疗半个月未效。刻下，右手活动受限，外展45°出现疼痛；80°痛甚，超过120°痛减。抬肩力量减弱，外展或前屈困难，抬臂至80°时无力向上抬。有高血压史，一直在服银杏叶片、降压灵、丹参片。舌红苔白、舌体稍胖，脉虚弦。

证属　气血亏虚，筋脉失养。

治法　益气活血，温经通络。

方药　①蠲痹汤加味。片姜黄10g、生黄芪15g、干姜5g、当归10g、羌活10g、炙甘草6g、防风15g、赤芍30g、细辛5g、白芷10g、炒苍术10g、川芎10g、葛根30g、田七粉3g（冲服），7剂，日一剂，水煎服。

2018年4月25日二诊　尚无寸效。舌红苔薄黄，脉细弦软而微数。据其脉证，单纯服药，一时难以收效。必须用针，直达病所。①守方再投7剂；②针刺＋脉冲电疗＋拔罐治疗。因不方便，只能定为每周治疗一次。

2018年5月2日三诊　肩痛有所减，右手上抬

略有提高。舌红苔白，脉弦软微数。①守方再投7剂；②针刺＋脉冲电疗＋拔罐。

2018年6月27日再诊　共十一诊，服药77剂，针刺＋脉冲电疗7次，右手已能上抬过肩。

按　据其症状，乃肩腱袖损伤一证无疑，临床中易与肩周炎、肩关节损伤相混淆。患者气血亏虚，筋脉失养。因搬重物致使肩腱袖部分撕裂所致。本病虽然颇为棘手，但经中药＋针刺＋脉冲电疗＋拔罐等杂合治疗而获效。

13. 肩胛奇痒

肩胛奇痒，西医认为是皮肤病所致。在排除皮肤病的前提下，临床尚属罕见。中医学则认为"诸痛痒疮，皆属于心"（《素问·至真要大论》）。由于心主火，热盛则痛，热微则痒。"风者，百病之长也"（《素问·风论》）。"风气藏于皮肤之间，内不得通，外不得泄……腠理开则洒然寒，闭则热而闷"（《素问·风论》）。因此，痛和痒与火既密切相关，而风是痒的发病原因。可见肩胛奇痒是风和热郁闭于皮肤腠理所致。此等罕见之疾，非杂合以治，难以痊可。

【案例】 肩胛奇痒
刘某　女　21岁　农民

2017年6月26日初诊　左肩胛奇痒并麻木10余年，加重半年余。始于10岁左右，左肩胛处瘙痒并麻木，之后逐渐加重。近半年因奇痒伴麻木难受而影响睡眠。观其胸椎向左侧弯。瘙痒处并无丘疹及斑块。纳尚香，大便秘结。舌红苔白，脉细弦软。

证属　气血亏虚，血虚生风。

治法　调和营卫，升清熄风。

方药　①黄芪桂枝五物汤合升降散加味。炙黄芪30g、桂枝10g、白芍15g、炙甘草6g、当归15g、红枣6枚、生姜3片、生地15g、川芎10g、蝉衣10g、炒僵蚕10g、片姜黄12g、生大黄6g、田七粉3g（冲服），7剂，日一剂，水煎服；

②针刺＋脉冲电疗＋温灸。取穴：肩颈、曲垣、天宗、肺俞。留针15分钟，加脉冲电及艾条灸，隔日一次，以助益肺升清，舒筋活络。

2017年7月3日二诊　左肩胛处奇痒麻木大减。大便已2天一解，稍结。舌红苔白，脉细弦软。守方

加桃仁 10g，以助化瘀通腑，再投 7 剂；针刺 + 脉冲电疗 + 温灸同上。

2017 年 7 月 10 日三诊　共服药 14 剂，针 6 次。左肩胛奇痒并麻木已除。守方再服 7 剂以善后。

随访　告愈。

按　患者久病左肩胛奇痒并麻木不仁，乃虚劳血痹之疾，治与黄芪桂枝五物汤补气通阳，养血和营；辅与升降散以升清疏风，治病以和左升右降之应。同时针刺 + 脉冲电疗 + 温灸以助益气升清，舒筋活络。诸法相伍，仅两周而除陈年痼疾。

14. 腰痛

腰痛之名，始出于《内经》，其病因病机颇为复杂，正如《丹溪心法·腰痛》所云："肾气一虚，凡中寒、受湿、伤冷、蓄血、血涩、气滞、水积、坠伤与失志、作劳、种种腰痛，叠见而层出矣。"由于肾虚为本，诸因为标。故病机复杂，症状叠变，很难速愈。故民间有"病人腰痛，医生头痛"之说。但凡治疗须辨清外感与内伤以及寒热虚实、瘀血与气滞。或首先刺络、点穴按摩，或者针刺电疗以外治；次与汤药内调。标本兼顾，庶几无误！

【案例 1】　腰痛（腰部扭伤）
朱某某　男　38 岁　职工

2009 年 9 月 18 日初诊　腰痛 4 天。素有腰痛史，雨天容易发作，本次缘于劳动（装修）时发作。刻下，腰痛，蹲不下去、站不起来。舌红苔白，脉缓而少力。

证属　肾虚中寒，动伤经络。

治法　温经散寒，祛湿通络。

方药　①针刺 + 脉冲电疗。以舒经活络。取穴：委中、环跳、肾俞、腰伤穴（取穴部位：曲池穴下方二横指，桡骨外侧上方，屈腕肌上凹陷处，本穴位于手阳明大肠经循行部位），均用双穴，留针 15 分钟，拔针后腰痛当即缓解；

②麻黄续命汤加减。生麻黄 5g、细辛 3g、桂枝 10g、防风 15g、独活 10g、制川乌 6g、制草乌 6g、续断 15g、光杏仁 10g、炙甘草 6g、汉防己 10g、三白草根 30g、黄芩 10g、党参 20g、徐长卿 15g，4 剂，日一剂，水煎服。

2011 年 9 月 25 日电话随访　腰痛愈。

按　患者肾虚为本，劳伤致痛。治与针灸电疗以舒筋活络，通络止痛；次与麻黄续命汤以温经散寒而收效。

【案例 2】　腰痛（急性腰闪伤）
张某某　女　59 岁　退休工人

1998 年 4 月 3 日初诊　腰剧痛 3 天。前天扛米扭伤右腰，经针刺委中络脉放血并服中药后稍缓解，但仍疼痛、转动俯仰不利。舌红尖甚苔薄白、舌边有齿痕，脉细弦软。

证属　肝肾亏虚，动伤经络。

治法　养血舒筋，活血通络。

方药　点按腰伤穴（双，取穴部位：曲池穴下方二横指，桡骨外侧上方，屈腕肌上凹陷处，本穴位于手阳明大肠经循行部位）和阿是穴各十分钟。以收舒筋活络之效。术后显然轻松，当即可俯仰活动。

1999 年 1 月 20 日再诊　左腰及下肢酸胀痛，俯仰活动不利 5 天。缘于周六侧身拿板凳，当即腰部出现闪痛。直立、行动疼痛，卧则减。舌淡红苔薄白、稍腻，脉细弦软。

证属　肾气亏损，脉络失和。

治法　舒筋活络，和营通络。

方药　①点按腰伤穴，仍按前法。术后当即轻松，起立痛显减；

②桂枝汤合四物汤加减。桂枝 10g、当归 10g、赤芍 15g、红枣 5 枚、生姜 3 片、川芎 15g、熟地黄 15g、炙甘草 6g、羌活 10g、金毛狗脊 15g、黄芪 30g，日一剂，水煎服，3 剂药后而愈。

按　本于肾气亏虚，稍用力不当则易闪伤经脉，并形成气滞血凝，经络阻塞而疼痛。始以刺络及点穴按摩，以舒筋活络；次与桂枝汤合四物汤以和营通络，仅 3 剂而愈。

【案例 3】　腰痛（复发性腰扭伤）
王某某　女　46 岁　工人

2015 年 9 月 6 日初诊　腰痛 2 天。缘于前天搬运建筑材料后复发，而且基本上每年会发作一次。刻下，活动、站立困难。舌红苔白，脉细弦软、右尤细微弦。

证属　肝肾亏虚，筋脉失养。

治法　温肾通络，舒筋活血。

方药　①温肾通络饮合桂枝汤加减。黑附片10g、杜仲10g、川牛膝15g、川续断15g、巴戟天15g、肉苁蓉15g、葫芦巴10g、桂枝10g、白芍15g、炙甘草6g、炒枳壳15g、当归10g，4剂，日一剂，水煎服；

②针刺+脉冲电疗，以舒筋活络。取穴：委中（双）、腰伤穴（取穴部位：曲池穴下方二横指，桡骨外侧上方，屈腕肌上凹陷处，本穴位于手阳明大肠经循行部位，使用双穴）、人中、肾俞（双），留针15分钟，每日一次。

2015年9月9日二诊　针药后痛减八成。刻下：白昼活动作痛，躺下无事。舌红苔白，脉细弦软。①再针刺一次；②守方再服4剂以善后。

按　患者素有腰痛史，本于肾气虚愈，经脉失养。故而每年必发。治与针刺电疗以舒筋活络；汤药益肾通络饮合桂枝汤以益肾通络，针药8天而愈。

【案例4】　腰痛（急性腰损伤）

黄某某　女　45岁　职工

2011年9月24日初诊　腰痛，俯仰受限3天。缘于3天前，接受保健按摩之后，出现腰痛，转侧俯仰疼痛，伴右足拘急胀痛。舌红苔白，脉细寸浮。

证属　气血亏虚，风寒犯络。

治法　益气和血，祛瘀通络。

方药　①刺络放血，以散寒通络。取委中穴周围之脉络放血，当即腰痛缓解；

②黄芪桂枝五物汤加味。北黄芪35g、桂枝10g、白芍30g、炙甘草6g、三白草根30g、徐长卿20g、红枣7枚、生姜3片、川续断15g、川牛膝15g，4剂，日一剂，水煎服。

2011年9月28日二诊　右足胀痛愈，现右臀仍稍痛。起床、下床时腰部仍欠灵活。舌红苔黄，脉细弦软。守方再服4剂而愈。

按　本案是经过按摩后出现腰痛，据分析乃在空调环境下，腰部保暖失当，寒邪外袭所致，故急与刺络，以"去宛陈莝"（《素问·汤液醪醴论》）；次与黄芪桂枝五物汤以益气和血，仅刺络一次，药八剂获痊功。

【案例5】　腰痛（陈旧性腰扭伤）

卢某某　男　55岁　船工

2010年2月8日初诊　左腰疼痛连及左下肢，拘急挛缩疼痛已40余天。俯仰转侧不利，活动受限。某医院给服舒经活络片、藤黄健骨片及西药双氯芬酸钠缓释胶囊可获暂时缓解，停药则作。难以继续驾船工作，甚感困扰。曾于2008年3月和2012年2月分别发作腰痛病后缓解。舌红苔淡黄，脉细软。

纵观病史，患者又长期在水上从事驾船工作。不仅腰部有陈旧性损伤。而又受风寒湿邪之侵，故腰痛缠绵难愈。

证属　肝肾亏虚，风寒外袭。

治拟　温经散寒，益气通络。

方药　①针刺+低频脉冲电疗。以舒经活血，祛邪和络。取穴：腰伤穴（取穴部位：曲池穴下方二横指，桡骨外侧上方，屈腕肌上凹陷处，本穴位于手阳明大肠经循行部位）、肾俞、委中、阳陵泉透阴陵泉、悬钟（均取双穴）；脉冲电用断续波刺激，留针30分钟；

②麻黄细辛附子汤合黄芪桂枝五物汤加减。生麻黄6g、细辛3g、桂枝10g、白芍30g、炙甘草10g、制川乌6g、制草乌6g、徐长卿20g、三白草根30g、防风15g、白术10g、陈皮10g、炙黄芪20g、当归10g、独活10g，5剂，日一剂，水煎服。

2010年2月13日二诊　针药后痛大减。舌红苔白，脉细。守方加千斤拔50g、枫荷梨30g，以助祛风除湿，化瘀通络，再投7剂；针+电疗如前法。

随访　针药治疗12天腰痛愈，并已恢复驾船工作。

按　陈旧性腰肌劳损其病因是肾气亏虚，积累性损伤，或急性腰肌扭伤治疗失当所致。相当于遇劳则痛剧、遇寒冷则复作，息卧稍安之肾虚腰痛。本案则是腰扭伤失治所遗，随着劳作及年龄的增长而逐渐加重，并导致不能从事工作。首诊治与针刺+低频脉冲电疗以舒经活血，祛邪和络；次与汤药麻黄细辛附子汤合黄芪桂枝五物汤温经散寒，益气通络。内外兼治，标本兼顾，十年沉疴获愈。

【案例6】　腰痛（腰椎间盘后突）

钟某某　男　30岁　个体

2013年6月1日初诊　腰痛4个多月。腰弯受限，每在弯腰取物时，采取下蹲式弯腰。腰痛动则剧，卧时减轻，并有针刺样痛感。因痛而影响睡眠。经南昌县人民医院CT扫描：L4~L5、L5~S1椎间盘后突，腰椎骨质增生。以前曾从事货运司机工作10年。纳香，眠可。舌红苔白，脉弦软。

证属　肾气亏虚，动伤经脉。

治法　温补肾气，壮腰通络。

方药　①温肾通络饮（自拟）加味。巴戟天10g、肉苁蓉10g、葫芦巴10g、川续断15g、川牛膝15g、怀牛膝15g、杜仲20g、黑附片10g、制川乌6g、制草乌6g、肉桂6g、徐长卿15g、三白草根15g、威灵仙15g、白芍10g、生甘草5g、田七粉3g（冲服），7剂，日一剂，水煎服。

②摈弃席梦思，改睡硬板床。

③吊杠牵引。早晚各吊杠一次，用双手吊单杠，双足离地，以自身重力有助自然牵引腰椎之功效。

④运动康复。倒走运动及弯腰踢腿早晚各一次。

2013年6月8日二诊　腰痛显然减轻，睡眠特好。舌红苔薄黄，脉弦、重按少力。守方加郁金30g，以助化瘀通络，再投7剂。

2013年6月17日三诊　弯腰已无碍，但坐久之后有些针刺样疼痛。舌红苔白，脉弦软微数。守上方再投7剂。

2013年6月24日四诊　腰痛未再。舌红苔薄黄，脉微浮。守方加减进退再进以善后。

2017年11月20日随访　四年多来，腰痛愈而未发。

按　腰椎间盘向后突出，也就是腰椎间盘突出，就会产生压迫神经的症状，诸如腰痛和下肢放射痛。患者长时间从事货运司机工作劳累损伤，气血运行不畅，由于经脉损伤，气滞脉中，瘀血凝阻，经脉阻塞不通致痛。本案劳损过度，非一二法能够奏效。故在汤剂温肾通络饮补肾固本的基础上；改变睡眠环境，以硬板为卧，同时采取运动吊杠和倒走康复。诸法杂合，乃获痊功。

【案例7】　腰痛（腰椎间盘突出）

袁某某　男　27岁　农民

1992年1月1日初诊　腰骶痛伴下肢酸胀一年。现除腰腿痛外、左腹股沟至大腿前拘急疼痛，伴左睾丸胀闷不适。纳尚可，二便调。江西医学院第一附属医院CT报告：L3~L4椎间盘轻度膨出。经中西药治疗一年罔效。舌红苔薄白、中间有二条纵型裂纹，脉右洪濡、左细弦软小数。

证属　肝肾不足，筋脉失养。

治法　益肾壮腰，柔肝舒筋。

方药　①六味地黄汤合萸瓜汤加味。山茱萸20g、山药20g、熟地黄20g、泽泻10g、茯苓20g、牡丹皮20g、制乳香10g、制没药10g、威灵仙30g、大活血20g、伸筋草20g、怀牛膝10g、吴茱萸2g、木瓜10g、台乌药5g，7剂，日一剂，水煎服；

②热敷。用热敷以温阳通络，直抵病所。即粗砂＋棉花籽炒热，垫敷腰骶部；

③由于下肢酸胀、睾丸胀痛，暂忌房事以防肾气进一步亏虚。

1993年1月8日二诊　尚未见寸效。守方加制乳香5g、制没药5g，以化瘀通络，再投10剂。

1993年1月19日三诊　药后疼痛减。舌脉如前。守上方法再治10天。

1993年3月5日四诊　停药一个月观察后，症状减轻未见反弹。舌红苔薄白、舌中有纵型裂纹，脉细弦缓。坚持热敷患处外，拟善后保健药酒方：山茱萸30g、山药50g、熟地黄50g、泽泻30g、茯苓30g、牡丹皮30g、枸杞50g、怀牛膝30g、木瓜30g、吴茱萸10g、当归30g、川芎30g、白芍30g、生黄芪50g、制伏水10g、大活血50g、西党参50g、田七粉50g，1剂，泡40°白酒3kg，3周后服，每日2次，每次10~15ml。

一年后随访，腰痛愈。

按　本案因腰椎间盘突出，压迫神经，导致腰腿、左腹股沟并伴左侧睾丸瘀胀疼痛，治与六味地黄汤合萸瓜汤补养肝肾；同时热敷以温阳通络，以及治疗期间禁房事，避免房劳复。并在疼痛缓解后，以原方加味浸泡药酒以善后。酒尽腰痛愈。

【案例8】　腰痛（腰椎后关节紊乱症）

王某　女　46岁　居民

2013年8月4日初诊　腰痛伴尾骶处瘀胀3天。之前因腰瘀按摩了二次，之后出现下蹲站立疼痛，活动受限，卧时翻身困难。彻夜空调后今又全身瘀胀。舌红苔黄，脉细、左细而微弦。

证属　肾气亏虚，动伤经脉，复感风寒。

治法　温肾通络，发散风寒，通络止痛。

方药　①点穴按摩。以舒经活络，手法上采取轻柔重按之补泻结合。取穴：腰伤穴、阿是穴、委中穴，当即轻松，10分钟后可自行起床；

②温经通络饮加味。川续断15g、黑附片10g、巴

载天 10g、肉苁蓉 10g、川牛膝 10g、葫芦巴 10g、肉桂 5g、当归 10g、生麻黄 5g、三白草根 30g、炙甘草 6g、白芍 10g，4 剂，日一剂，水煎服。

2013 年 8 月 10 日二诊　药后腰痛缓解，但尾骶处仍瘘胀不适，晨起明显。经摄腰椎正侧位片示：无明显异常。舌红苔薄黄，脉细弦软。守方再服 5 剂后告愈。

按　腰椎后关节紊乱症，是腰椎的小关节紊乱，即为一种软组织错位所引起，若是及时予以治疗，比较容易缓解。推拿、按摩乃为首选治疗方法。由于本病源于肾气亏虚，《诸病源候论》云："肾主腰脚，而三阴三阳十二经八脉，有贯肾络于腰脊者。劳伤于肾，动伤经络，又为风冷所侵，血气击搏，故腰痛也。"故在推拿、按摩的基础上，配合温肾通络以固本，方可收痊功，以免复发之虞！

【案例 9】　腰痛（腰椎骨质退变）

黄某某　女　63 岁　农民

2013 年 10 月 18 日初诊　腰痛一年。经服阿法骨化醇软胶囊、仙灵骨葆胶囊一个月未效，稍站一会儿或坐久也瘘胀疼痛。刻下，腰背拘急僵硬麻木伴腰痛。摄 X 线片报告：骨质退变。舌红苔薄白，脉细弦软。

证属　肝肾亏虚，筋失濡养。

治法　温肾壮腰，舒筋活络。

方药　①针刺 + 低频脉冲电疗。以舒经活络，调补肝肾。取穴：肾俞、环跳、次髎、委中，留针 30 分钟，每日一次；

②温肾通络饮加味。炒杜仲 20g、川续断 15g、川牛膝 10g、怀牛膝 10g、黑附片 10g、巴戟天 10g、肉苁蓉 10g、枸杞 10g、肉桂 5g、胡芦巴 10g、威灵仙 15g、金毛狗脊 15g，7 剂，日一剂，水煎服。

2013 年 10 月 24 日二诊　服完第 6 剂药，腰痛僵硬麻木减半；服完 7 剂而诸症缓解。舌红苔薄而微黄，脉细而微弦。停针，守方加生黄芪 30g、当归尾 15g、制乳香 5g、制没药 5g，以助益气活血，化瘀通络，带药 7 剂回乡。

随访　腰痛已愈。

按　腰椎退行病变指腰椎组织结构自然老化发生退变，多发于中老年人，尤其是长期体力劳动、久坐者。可见这一病证，属劳伤之内伤腰痛。故起病慢，

腰痛不愈。故首先治与针刺 + 电疗舒筋活络，调补肝肾；次与汤剂温肾通络饮以温补肝肾而收效。

【案例 10】　腰痛（腰肌劳损）

吴某某　男　36 岁　文化用品商

1999 年 5 月 26 日初诊　腰痛反复发作一年半，加重半年。近半年持续性腰痛昼轻夜重，并伴胃脘闷痛，胃痛时腰痛可加重。经某医院 X 线示：腰椎无明显异常；尿常规阴性。诊断为腰肌劳损。舌红苔白、舌中根微黄而厚、舌边有明显齿印，脉细右略弦。

证属　寒湿凝阻，气滞血瘀。

治法　益气行血，化湿祛瘀。

方药　①防己黄芪汤加味。汉防己 10g、生黄芪 30g、炒白术 15g、山茱萸 15g、山药 15g、制乳香 10g、制没药 10g、枫荷梨 30g、骨碎补 10g、川红花 6g、当归 6g、千斤拔 30g、细辛 3g、炙甘草 6g，14 剂，日一剂，水煎服；

②热敷。炒砂热敷患处，以温经通络，每日一次。

1999 年 6 月 9 日二诊　药后腰痛、胃痛除。脉舌如前。守方再投 14 剂以善后。

电话随访　腰痛愈。

2018 年 10 月 6 日再访　腰痛愈后，未再复发。

按　腰肌劳损多因腰部肌肉、筋膜、韧带等软组织的累积性、机械性、慢性损伤，或急性腰扭伤后，未能及时有效的治疗，导致寒湿凝阻，气滞血瘀，经络阻塞而产生慢性疼痛，即西医所认为的无菌性炎症反应。故治与汤药防己黄芪汤以益气行血，化湿祛瘀；辅以热砂外敷以温经通络。以简便之法而疗痼疾，其效窬然。

【案例 11】　腰痛（风湿性腰骶痛）

邹某某　男　47 岁　木工

2009 年 7 月 29 日初诊　腰及骶骨处酸胀痛半年。天气变化或湿冷气候发作并加重，站立则酸胀难忍，坐卧均可缓解。3 月份曾服药缓解，刻下又发作。舌红苔白，脉细弦软。

证属　肝肾不足，风湿相搏。

治法　祛风除湿，化瘀通络。

方药　①三痹汤加减。当归 15g、独活 10g、生麻黄 5g、汉防己 10g、党参 20g、肉桂 5g、细辛 5g、徐长卿 20g、炙甘草 10g、川续断 15g、川芎 15g、熟地

黄15g、制乳香10g、制没药10g、光杏仁10g、黄芩12g，5剂，日一剂，水煎服；

②外敷散。五虎汤化栽。法半夏15g、制草乌10g、制川乌10g、制南星15g、细辛5g，5剂，研粗末，加热后布袋包外敷患处，每日早晚各一次，以温经散寒。

随访　药尽痛愈。

按　风湿性腰痛主要是呈游走性关节炎疼痛状，而且与天气变化相关，尤其是湿冷气候易于诱发。故中医称之为外感腰痛，正如《诸病源候论》所云："风冷所侵，血气击搏，故腰痛也。"故治与三痹汤以祛风除湿，化瘀通络；外用散剂热敷以温经散寒，内外并治以收痊功。

【案例12】腰痛（风湿性腰痛）

胡某某　女　41岁　居民

2010年9月4日初诊　腰背痛并怕冷一周。素有腰痛史，每遇受凉或天气变化则容易发作，出现腰痛沉重。同时伴胃胀，纳果、食而少味。少寐、不易入睡。舌红苔白、舌边有齿痕，脉细寸浮。

证属　风寒外袭，肺虚胃寒。

治法　疏风祛邪，温煦脾肾。

方药　①拔火罐。取穴：脾俞、胃俞、肾俞（均用双穴），以疏经活络，引邪外出，取罐后，腰痛当即减轻；

②黄芪建中汤合理中汤加减。炙黄芪30g、桂枝10g、炒白芍15g、炙甘草6g、红枣5枚、生姜3片、黑附片10g、炒白术10g、巴戟天10g、肉苁蓉10g、防风10g、陈皮10g，服药7剂而愈。

2012年6月8日再访　家人告，腰痛愈后，未再发作。

按　风湿性腰痛的发生，与疲劳、受寒和潮湿有关。如久居湿地、劳累后冲凉冒雨、睡时贪凉。久而久之，使受累的组织变性，形成缠绵难愈的慢性腰痛。故发作时与受凉或天气变化相关。对于因风寒湿导致的腰痛，中医称之为外感腰痛。感受风、寒、湿、诸邪，气血运行不畅，经气运行受阻，则经脉阻滞，不通则痛。故首先施以火罐治疗，以疏经活络，引邪外出以治标；次与黄芪建中汤合理中汤以温煦脾肾，益肺固表而固本。如此，标本兼顾，内外同治，仅一周而愈。

【案例13】腰痛（左侧坐骨神经炎）

程某某　女　42岁　居民

2009年8月31初诊：左腰腿痛5天。因天气炎热，使用空调后，左侧腰部突然呈扭伤状疼痛，连及臀腿部，直至左足外侧呈持续疼痛并怕凉。弯腰、咳嗽、喷嚏及大便均加重，健侧卧可获减轻。素有腰痛史，市某医院检查后诊为坐骨神经炎，服药未效。纳、眠尚可。舌红苔黄，脉细而微弦。

证属　肝肾不足，风湿相搏。

治法　补益肝肾，祛风除湿。

方药　①独活寄生汤加味。独活10g、桑寄生30g、秦艽15g、北防风15g、细辛3g、当归15g、川芎15g、白芍30g、熟地黄15g、桂枝10g、茯苓30g、炒杜仲15g、怀牛膝15g、党参20g、炙甘草10g、千斤拔50g、蜈蚣2条，7剂，日一剂，水煎服；

②针刺＋低频脉冲电疗。以舒经活络，发散风邪。取穴：肾俞、环跳、风市、承扶（均用双穴）、委中（左），断续脉冲刺激。

随访　针药后即愈。

按　本案腰痛亦为风腰痛，正如《类证治裁·腰痛》云："伤风腰痛，症必寒热，脉必浮，痛连背脊，牵引两足。"腰为肾之府，风湿外邪乘肾气亏虚而入，发为腰腿痛，属痹证。故治与独活寄生汤以补益肝肾以培本；针刺电疗以舒经活络，发散风邪以治标。针药合用，共奏痊功。

【案例14】腰痛（右侧坐骨神经炎）

宋某某　男　58岁　泥水工

2015年9月16日初诊　右腰臀至承山穴处疼痛16天。高新医院摄X片报告并诊断：考虑右髋关节退变。给服：双氯芬酸钠缓释片（V）、腰息痛胶囊、头孢氨苄胶囊、布洛芬缓释胶囊、维生素B_1片、阿莫西林胶囊及中药（制乳香、制没药、当归、丹参、白芍、牛膝、杜仲、威灵仙、续断、甘草等药）周效，又吊针一周（何药不详）。刻诊：右腰腿疼痛不移，脚行动不利，躺下缓解，起来又痛，不能工作。纳尚可，二便调。舌红边甚、苔淡黄稍腻，脉缓弦软。

证属　肝肾亏虚，风寒相搏。

治法　助阳散寒，温经通络。

方药　①络刺法。循左右委中穴周围脉络刺络放血，血出色黯，腰臀当即感觉已轻松；

②桂枝汤合麻黄细辛附子汤加味。生麻黄6g、桂枝10g、白芍20g、制川乌6g、黑附片10g、光杏仁10g、炙甘草6g、独活10g、红枣8枚、生姜3片、细辛3g、生石膏15g，3剂，日一剂，水煎服。

2015年9月19日二诊　痛减半。刻下臀部已不痛，但走路有牵拉感和小腿胀疼。舌红苔白、舌中部苔略厚，脉细弦软。药已中的，守方再服4剂而愈。

按　坐骨神经痛是坐骨神经通路及其分布区的疼痛综合征，属中医"痹证"，多因卫外不固，腠理失密，受寒冷潮湿侵袭，邪留经络，气血凝滞，阻塞经络所致。由于不通则痛，故首先刺络放血，寒邪外泄，而收立竿见影之效；次与汤药桂枝汤合麻黄细辛附子汤以温经散寒，药仅7剂而痛愈，较之西药，其优势显然。因天气尚炎热，为防麻黄、桂枝、细辛、附子之辛燥太过，故用少量生石膏反佐。

【案例15】　腰痛（腰骶椎间盘膨出并后突）

吴某某　女　42岁　职工

2004年11月15日初诊　腰痛反复发作4年，加重半年。曾服中草药未效。疼痛与天气变化无关，每以弯腰劳动则发作或加重。刻下腰痛，苦不堪言，影响劳作与生活。经当地CT扫描提示：L5、S1椎间盘左后突；L4、5椎间盘膨出。舌红苔白，脉细弦。

证属　肾虚骨弱，经络瘀阻。

治法　益肾壮骨，活血通络。

方药　①乌头汤合黄芪桂枝五物汤加减。生黄芪30g、嫩桂枝10g、白芍15g、生甘草5g、制草乌5g、制川乌5g、山茱萸15g、金毛狗脊15g、川断续12g、杜仲12g、海桐皮15g、豨莶草15g、伸筋草15g、防风10g、当归10g、川红花6g，7剂，日一剂，水煎服；

②药汁热敷。桂枝15g、细辛10g、白芍15g、荆芥15g、生麻黄10g、防风15g、制草乌15g、制川乌15g、甘草10g、黄芪30g、川红花10g，4剂，每二日一剂，煎水取汁，用毛巾蘸汁热敷痛处，每日2次；

③西药：25mg扶他林片，每次2片，必要时用。

2004年12月13日电话　扶他林片，只服一次。痛减。嘱其再服10剂，药汁热敷如前。

2004年11月24日三诊　腰痛显减，全身轻松。纳香，眠可。舌红苔白，脉细。中药内服，守方再服

14剂而愈。

按　患者腰、骶椎膨出与后突，从而压迫神经产生疼痛，长期反复治疗未效。其根本在肾虚。如《医学心悟·腰痛》云："有瘀血、有气滞、有痰饮，皆标也，肾虚其本也。"故治与乌头汤合黄芪桂枝五物汤以益气通阳，温经通络治其本；配以温经散寒之品煎汁热敷，以收温散透络之效治其标。同时运用西药扶他林片之止痛专长，必要时服用，既减轻疼痛之苦，又可树立患者治愈之信心。诸法杂合，仅31剂中药内服，34次药汁热敷，四年之苦若失。

【案例16】　腰痛（外感性腰痛）[1]

邹某某　男　44岁　建筑工

2005年12月28日初诊　腰及臀部疼痛二天。缘于从事建筑工作，日前正值冬季，天气寒冷，病前一天在高架上作业受凉而致腰痛，痛连脊背及臀部，怕冷喜温。舌红苔白，脉沉细弦软。

证属　肾阳不足，风寒相搏。

治法　温经散寒，祛风通络。

方药　①麻黄细辛附子汤合乌头汤加减。生麻黄5g、川断续10g、制草乌5g、制川乌5g、川芎10g、全当归10g、桂枝10g、白芍15g、北防风10g、独活6g、羌活6g、生甘草6g、细辛3g、炙黄芪15g、安痛藤15g、生姜3片，4剂，日一剂，水煎服；

②针刺＋低频脉冲电疗。取穴：肾俞、环跳、承扶、委中、阳陵泉（均用双穴），留针30分钟，间断脉冲电刺激，每日一次。

2006年1月2日二诊　药后腰痛已明显缓解，刻下，右臀部稍疼痛。舌红苔薄白，脉细弦软。守方再服3剂以善后。

随访　针药后愈。

按　本案感寒而腰痛，正如《素问·六元正纪大论》所云："感于寒，则病人关节禁固，腰脽痛。"《诸病源候论》云："风冷所侵，血气击搏，故腰痛也。"故外感（寒）腰痛，古人已有明确论述。循此路径采取治与麻黄细辛附子汤合乌头汤助阳解表，祛少阴之寒邪；并用针刺电疗舒筋通络，和络祛邪而获显效。

【案例17】　腰痛（外感性腰痛）[2]

王某某　女　72岁　居民

2012年10月25日初诊　腰痛5天。感冒一天

后出现腰痛，下午怕风，夜烦热并口苦、口干舌燥，纳呆。体温：38.3℃。舌红尖甚、苔白，脉细弦软。

证属　肾气亏虚，风寒犯络。

治法　和解少阳，解肌通络。

方药　①小柴胡汤加味。北柴胡10g、法半夏10g、黄芩10g、炙甘草5g、红枣4枚、生姜3片、葛根15g、党参15g、木贼草15g，3剂，日一剂，水煎服；

②针刺＋低频脉冲电疗。以舒经活络，和畅气机。取穴：委中、肾俞、环跳、腰伤穴，均用双穴，留针15分钟。取针后，腰顿痛减。

2012年10月27日二诊　昨晚仍发热、头痛伴腰痛，夜尿频。今日体温37.4℃。舌红苔薄黄，脉细。守方加竹叶15g、大青叶15g、三白草根30g，再服5剂。

电话随访　热退，痛止。

按　外感腰痛，即感受外邪所致，《症因脉治·腰痛总论》就列有风湿腰痛、寒湿腰痛、湿热腰痛、风腰痛、风寒腰痛、风热腰痛、湿腰痛等。本案外感风寒，邪入少阳而致腰痛。治与小柴胡汤以和解少阳，解肌通络；针刺电疗以舒筋活络，和畅气机，仅针一次、药八剂而痊愈。

【案例18】　腰骶痛（外伤性腰骶痛）

熊某某　男　41岁　水电工

2015年4月25日初诊　右臀中央疼痛两个多月。缘于从事水电安装工作，春节前搬一块拦路石扭伤至今未愈。入南昌市高新医院就诊，摄X片线片报告：腰椎及盆骨均无异常。贴腰椎间盘贴等治疗，疼痛虽有所减轻，若足跟着地既无力又疼痛。纳香，二便尚调，因痠胀疼痛而影响睡眠。舌红苔薄黄，脉弦软。

证属　肝肾不足，动伤经脉，气滞血瘀。

治法　祛风通络，活络止痛，补益肝肾。

方药　①络刺法。委中穴周围刺络放血，以"去宛陈莝"。

②温肾通络饮合三痹汤加减。独活10g、秦艽10g、防风10g、细辛3g、当归10g、川芎10g、白芍15g、生地黄15g、桂枝10g、茯苓15g、炒杜仲15g、川牛膝10g、党参12g、炙甘草5g、黑附片10g、巴戟天10g、肉苁蓉10g、葫芦巴10g、川续断10g、生黄芪25g，4剂，日一剂，水煎服。

2015年6月2日二诊　针药后痛缓解，因忙于工作而未能及时复诊。刻下股骨头处尚疼痛。舌红苔微黄，脉弦软、右微弦少力。守方加千年健30g，再进7剂而愈。

按　腰骶部软组织慢性损伤是人体最常见的损伤。腰骶部的骨骼与肌肉、韧带是支持整个躯干及四肢运动的枢纽，是负重最大、受剪切应力、旋转应力作用最大的部位。若是反应迟钝，容易发生急性扭伤。如未及时治愈，迁延日久，可成为慢性损伤。中医认为属于内伤腰痛，因诸经皆贯于肾络于腰脊，故凡挫闪跌扑，劳作损伤等，均会发生内伤腰痛。故首先施以络刺法以疏经活络，去宛陈莝；次与温肾通络饮合三痹汤以祛风通络，活络止痛，补益肝肾。内外兼治，其痛豁然。

【案例19】　腰痛（宫颈糜烂术后）

谌某某　女　28岁　居民

2010年6月18日初诊　腰痛3个月。缘于宫颈糜烂，做物理治疗（超高频电波刀）后出现腰痛。经服中药（何药物不详）21天，未见明显疗效。刻诊，腰痠痛，站立加重，卧下减轻。纳、眠尚可，二便调。舌红苔白，脉细尺弱。

证属　肾气亏虚，经络闭阻。

治法　温补肾气，壮腰通络。

方药　①针刺治疗。以舒经活络，调理肝肾。取穴：肾俞、委中、环跳、承扶（均取双穴），留针30分钟，以补法捻转行针，每日一次；

②温肾通络饮（自拟）加味。炒杜仲15g、川续断10g、葫芦巴10g、怀牛膝10g、黑附片6g、肉苁蓉10g、巴戟天10g、山茱萸10g、熟地黄12g，5剂，日一剂，水煎服。

2010年11月19日随诊　针刺一次后腰痛缓解，药完3剂后愈。

按　一般常规认识，宫颈糜烂不会引起腰痛，但临证往往因宫颈糜烂患者引起腰痠胀痛者并不少见，正应了《寿世保元·腰痛》所云："因嗜欲无节，劳伤肾经……遂致腰痛。"本案又因宫颈糜烂而行超高频电波刀术后出现，虽是微创，肾经损伤在所难免。首先治与针刺治疗以舒经活络，调理肝肾；次与汤药温肾通络饮以温补肝肾。针药3天而获愈。

15. 足背麻痛

足背外侧乃是足太阳膀胱经的循行部位，多由血虚生风所致。正如《金匮要略·血痹虚劳病脉证并治》云："血痹病从何得之？""夫尊荣人骨弱肌肤盛，重因疲劳汗出，卧不时动摇，加被微风遂得之。""血痹，阴阳俱微……外证身体不仁，如风痹状，黄芪桂枝五物汤主之。"

【案例】 血痹（慢性末梢神经炎）
邓碧清　女　60岁　退休

2015年7月14日初诊　双足背外侧麻木疼痛已7~8年，左足尤甚。有时可自行缓解，与活动无关。曾在当地医院多方检查未发现具体原因，治疗未效。由于足背麻痛影响睡眠，从而导致心慌心悸。近期当地某医又给服参茸丸，服用3周，不仅疼痛未减，反而导致左眼结膜出血。同时夜尿多，每晚3~4次，纳、眠尚可。舌红苔薄黄，脉弦软微数而结涩（期前收缩）。

证属　肝血亏虚，筋失濡养。

治法　益气活血，养肝柔筋。

方药　黄芪桂枝五物汤合固真丹加味。炙黄芪30g、桂枝10g、白芍30g、炙甘草6g、当归10g、红枣5枚、生姜3片、益智仁10g、茯苓15g、天台乌药10g、宣木瓜15g、吴茱萸3g、川牛膝10g，5剂，日一剂，水煎服。

2015年7月17日二诊　足背痛显减，夜尿减半。心率72次/分，期前收缩消失，脉律齐。舌红苔微黄，脉弦软，药已中的。①守方加白术10g，以健脾益气，再投7剂，带药回乡；②调养茶方：生黄芪15g、炙甘草3g、枸杞5g、北山楂5g、玫瑰花3g、绿萼梅3g，日一剂，开水泡代茶饮，连服一个月。

随访　告愈。

2017年9月30日再访　至今安康。

按　本案双足背外侧麻木疼痛，类似于西医学的末梢神经炎。因失治，迁延日久，致成虚劳心悸。故治与黄芪桂枝五物汤合固真丹补气通阳，养血除痹，固元益肾；辅以调养茶方而使沉疴获愈。

16. 足跟痛

造成足跟痛的因素或病损非常多，诸如先天性结构变异或异常；后天性外伤、炎症、生物力学失衡，或全身性疾病所致。而中医学则认为足跟乃督脉之源。为足少阴肾经、督脉为病，诸如房劳、伤精耗血、损阴及阳，使筋脉失于濡养和温煦所致。临证在辨证施方的基础上，外用温经透络镇痛煎（自拟方），内外兼治，其效颇佳。

【案例1】 足跟痛（足跟骨退变）
刘某某　男　66岁　退休职工

2013年4月1日初诊　双足跟痛，以左为重已4天。刻下，足跟疼痛不能着地，行动艰难，腰瘦膝冷。4年前曾发作过一次。X线提示：骨刺形成。经贴白花蛇骨痛膏无效。舌红苔白，脉细弦软。

证属　脾肾阳虚，督脉失养。

治法　温肾通络，养血舒筋。

方药　①乌头汤合芍药甘草汤加减。制草乌6g、制川乌6g、细辛3g、独活10g、知母15g、山茱萸肉10g、补骨脂10g、黑附片10g、生麻黄5g、徐长卿15g、肉桂5g、白芍30g、炙甘草6g、防风15g，4剂，日一剂，水煎服；

②熏洗方：温经透络镇痛煎（自拟）。法半夏20g、制川乌15g、制草乌15g、细辛5g、桂枝20g、桑枝30g、天南星20g，2剂，煎水泡脚，煎好后兑入食用醋100ml，每2日一剂，可加热重复使用。以助温经、通络、镇痛。

2013年4月30日告　药后即愈。

2019年12月10日再访　足跟痛愈后未再复发。

按　本案年近七旬，为脾肾阳虚，筋脉失养所致。故治与乌头汤合芍药甘草汤温养肾督，养血舒筋；外用熏洗方以通络镇痛，内外兼治而获愈。

【案例2】 右足跟痛（跟垫炎）
鄂某某　女　58岁　居民

2008年6月4日初诊　右足跟疼痛一个多月。每以行走时疼痛，尤其是夜晚静止时疼痛。舌红苔薄黄，脉细弦软小数。

证属　气血亏虚，督脉失养。

治法　补气养血，散寒通络。

方药　①黄芪桂枝五物汤加味。黄芪25g、白芍30g、桂枝10g、山茱萸15g、杜仲15g、续断10g、制川乌6g、制草乌6g、细辛3g、生姜3片、独活10g、炙甘草6g、红枣5枚，7剂，日一剂，水煎服；

②熏洗方。温经透络镇痛煎（自拟）。制川乌15g、制草乌15g、法半夏15g、制南星15g、细辛6g、桑枝30g，煎后兑入食用醋100ml，共3剂，每2日一剂，可加热重复使用。

随访　其儿媳邹某告，药尽痛止。

按　本案足跟痛，夜间痛甚为其特征。多为足跟缺血性神经炎的表现。患者年近六旬，气血亏虚，筋脉失养。治与黄芪桂枝五物汤养血舒筋，柔肝缓急；以熏洗方温经透络镇痛煎以温经通络配合治疗而收效。

17. 足踝痛

足踝痛，因为踝关节负重较大，若跌扑极易引起踝部骨折及扭伤，青壮年发生者多。其临床症状明显，局部肿胀、瘀血、剧痛，而且一时难以愈好。若采用汤药内服，散剂外敷，从而缩短治疗和康复时间。

【案例1】　左踝肿痛（左踝骨裂）

王某　男　14岁　学生

2015年12月27日初诊　左踝关节肿痛，以外侧为甚2个多月。10月18日摔伤，经X线摄片报告：骨质稍有骨裂。近几日又因行走而肿痛。舌红苔白，脉细弦。

证属　筋伤骨损，气滞血瘀。

治法　凉血散瘀，行气止痛。

方药　①血府逐瘀汤加减。北柴胡15g、炒枳壳10g、当归尾10g、川芎10g、内红消15g、南五味子根15g、赤芍15g、白芍15g、桂枝10g、生地黄15g、桃仁泥8g、川红花8g、炙甘草5g、桔梗6g、川牛膝10g、千斤拔15g、田七粉3g（分2次冲服），7剂，日一剂，水煎服；

②外敷散。当归赤小豆散。生栀子50g、赤小豆50g、当归尾30g、桃仁泥30g、细辛10g，打粉外敷，米酒调敷患处，以收舒筋活血，凉血散瘀之功。

随访告　药后肿渐消并痛止。

按　患者左踝关节跌扑损伤致骨裂而肿痛不愈，尤其行走后加剧。此乃筋伤骨损，气滞血瘀所致。故治与血府逐瘀汤并加用南五味子根、千斤拔、田七粉以行气活络，凉血化瘀；辅以当归赤小豆散凉血散瘀而愈。

【案例2】　右内踝肿痛（右内踝骨裂）

相某某　女　45岁　自由职业

2008年9月1日初诊　右内踝肿胀疼痛一周。8月26日因摔伤致右足踝关节肿胀疼痛。X线报告：内踝关节骨裂。舌红苔白，脉细弦微数。

证属　筋骨损伤，气滞血瘀。

治法　理气行血，化瘀通络。

方药　①血府逐瘀汤加味。北柴胡10g、当归身10g、当归尾10g、生大黄10g、炒枳壳10g、制香附10g、川芎15g、赤芍10g、白芍10g、桃红泥10g、川红花10g、生地黄15g、川牛膝10g、补骨脂15g、桔梗10g、延胡索10g、自然铜15g，7剂，日一剂，水煎服；

②外敷：栀子赤豆散（自拟）。栀子100g、赤小豆100g，打粉外用。取粉10~15g，用米酒、蜂蜜调敷患处。以助解毒消肿，凉血散瘀。

2008年9月23日二诊　肿已消，仍疼痛，行动不便。舌红苔白，脉细。守方去大黄，加金毛狗脊15g、山茱萸15g、木瓜10g、桂枝10g，以温经通络，再服7剂以善后。

随访　告愈。

按　因跌扑致内踝筋伤骨裂。除与血府逐瘀汤化瘀通络外，辅以外敷栀子赤小豆散，使局部直接获得消肿散瘀，凉血解毒之效。

【案例3】　左足外踝肿痛（左足外踝扭伤）

王某某　女　50岁　居民

2008年9月10日初诊　左足外踝扭伤并红肿疼痛一周。刻下，因肿痛而不能行走，急于求治。舌红苔白，脉细弦软。

证属　筋脉损伤，气滞血瘀。

治法　化瘀消肿，舒筋通络。

方药　①针刺与围针：阿是穴、解溪、悬钟。方法：阿是穴，采取围针法，即上下左右四针围刺；余穴常规针刺，采取强捻转之泻法，之后留针30分钟；

②外敷：栀子赤豆散（自拟）。赤小豆60g、栀子60g，研末，分三次调敷，以助凉血散瘀。

一个月后来告　针后痛减。敷药后肿消痛止，二、三日而愈。

按　患者扭伤左外踝，筋脉损伤，气血受患，郁滞瘀结致痛。秉着急则治其标，故以针刺疏通经络，调和气血。其刺采取围针法，即在阿是穴之上下左右斜向中心点刺之，以速调其经络血脉。正如《素问·调经论》云："病在脉，调之血；病在血，调之络。"再辅以外敷栀子赤小豆散以凉血散瘀，其效卓著。

【案例 4】右足踝肿痛（右足踝扭伤）

张某　男　28岁　自由职业

2010年10月27日初诊　右足踝扭伤两个月。缘于两个月前扭伤右足踝部，经治疗及服药肿痛未愈。刻下，踝关节仍肿胀，行走疼痛。舌红苔白，脉细微弦。

证属　筋脉损伤，气虚血瘀。

治法　益气活血，舒筋活络。

方药　①针刺＋脉冲电疗。取穴：昆仑、解溪、足三里、绝骨，每日一次，留针15分钟，以助舒筋活络，调理气血；

②黄芪桂枝五味汤加味。北黄芪35g、桂枝10g、白芍30g、炙甘草10g、全当归15g、大活血30g、徐长卿20g、伸筋藤30g、川芎15g、独活10g、红枣6枚、生姜3片，3剂，日一剂，水煎服。

2010年11月1日二诊　针药后痛愈八成。舌红苔白厚，脉细弦软。守方再服4剂；同时针刺＋脉冲电疗。

电话告愈。

按　本案右踝伤及两月不愈，乃筋脉损伤，气虚血瘀之故，先与针刺＋脉冲电疗，以收舒筋活络，调理气血之效；次与黄芪桂枝五物汤以益气活血，养血濡筋。可见针药杂合，能愈久治不瘥之疾。

18.尾骶骨痛

尾骶痛，腰骶部软组织慢性损伤是人体最常见的损伤。腰骶部的骨骼与肌肉、韧带是支持整个躯干及四肢运动的枢纽，是负重最大，受剪切应力、旋转应力作用最大的部位。体虚，或受寒邪侵袭，或年老动作迟缓，反应迟钝容易发生急性腰骶扭伤。而且，难以康复。若采取针刺、拔罐、中药等杂合以治，可收效立竿。

【案例】尾骶痛（腰骶扭伤）

陈某某　男　57岁　高工

2011年7月26日初诊　尾骶骨痛3天。因不慎突然扭伤尾骶，疼痛难受，活动受限，坐立不安，搀扶就诊。舌红苔黄，脉浮。

证属　风寒外袭，瘀血内阻。

治法　温经散寒，活络化瘀。

方药　①针刺＋脉冲电疗。取穴：人中、腰痛穴（双），针刺后，于腰痛穴旁加刺，并连接脉冲治疗仪，留针30分钟。以助舒筋活血，化瘀通络；

②拔火罐。肾俞（双）、上髎（双）、环跳（双）、委中（双），治疗后，当即已感轻松，并能自行下治疗床走动。立见祛寒散瘀之功！

2011年7月28日二诊　针刺＋脉冲电疗＋拔火罐治疗后疼痛基本解除，但起立时尾骶处仍牵拉不适。舌红苔微黄，脉细弦软。

风寒已散，经络渐通。患者年近花甲，肾气亏虚，肝血不足。故拟温肾通络，养血舒筋以善后。

方用温肾通络饮（自拟）加味。黑附片10g、桂枝6g、巴戟天10g、大云10g、川牛膝15g、杜仲20g、川续断15g、胡芦巴10g、当归尾15g、川芎15g、赤芍15g、白芍15g、生地黄15g、徐长卿30g、三白草根30g、桑寄生15g，5剂，日一剂，水煎服。

2014年10月31日告：尾骶痛愈后，至今安康。

按　本案乃腰骶部软组织急性闪扭伤，由于创伤性炎性反应刺激而引起疼痛，并产生肌紧张或肌痉挛。若辨证则为瘀血腰痛，因寒滞经络，复闪挫导致血脉凝涩，经络壅滞，令人卒痛而不能转侧。故治与温经散寒，活络化瘀。充分运用火罐＋针刺＋电疗的优势，仅一次而疼痛止；同时与中药5剂而告愈。

十三、术后诸证

术后诸证，是以手术治疗后所出现的各种证候。随着时代的步伐和西方医学的影响，当今以手术治疗的疾病日趋增多。术后所出现的症状也五花八门。现代医学对术后治疗除对症予以抗感染，支持疗法等外，均靠自然转归。这就给中医药留下了一个新课题：术后诸症的治疗与康复。由于手术治疗的病种牵涉人体各个脏器组织与系统，病情也不尽相同。但中医在术后诸症的治疗上，仍然是以辨证施治为基础，遵循《内经》诊治原则。"察色按脉，先别阴阳；审清浊而知部分；视喘息、听音声而知所苦；观权衡规矩而知病所主；按尺寸、观浮沉滑涩而知病所生。以治无过，以诊则不失矣"（《素问·阴阳应象大论》）。故不论病情何等复杂，若此并采取"杂合以治"则可迎刃而解。

邹嘉玉临证精要

【案例1】 自汗（人流术后）

李某某 女 27岁 建材商

2013年7月16日初诊 自汗，汗出不断16天。缘于人流术后自汗，汗出不断，每天最少换衣4次。头微晕，双手痠痛，恶露不净。不寐，难以入睡，睡后噩梦纷纭、非常恐怖。纳食不香，大便稀，日一解。舌红尖甚苔白，脉细、左沉细。

证属 阴阳失调，营卫不和，瘀阻胞脉，心神不宁。

治法 平补阴阳，调和营卫，活血化瘀，养血宁神。

方药 桂枝加龙骨牡蛎汤合生化汤、当归补血汤加减。桂枝10g、赤芍20g、白芍20g、西洋参10g、炙款冬花15g、生甘草6g、煅龙骨30g、煅牡蛎30g、红枣5枚、生姜3片、炙黄芪30g、当归10g、桃仁10g、炮干姜3g、川芎10g、毛冬青叶10g、浮小麦30g，4剂，日一剂，水煎服。

2013年7月17日二诊 药1剂后，出现荨麻疹，痒而胸闷。追忆4年前生大女儿后，月子里服用红枣而过敏，也有人参过敏史。舌红尖微甚、苔白，脉细弦软。守方去西洋参，再投3剂。

2013年7月19日三诊 汗大减，现微汗。恶露仍点滴不净。今日彩超报告：子宫后位，三径52mm×49mm×58mm，形态饱满，肌层不均匀，宫腔内见范围约27mm×16mm稍高回声，边界不清。CDFI（彩超多普勒血管成像）：未见明显血流信号。提示：产后子宫，宫腔内稍高回声团。刻下，仍失眠及咳嗽，咳吐黄色浓痰，小腹胀痛。舌红尖甚、苔稍黄，脉细弦。

大汗已缓解，恶露未绝，仍瘀血阻胞。故拟活血化瘀为治，佐以化痰止咳。

①方用生化汤加味。炮姜6g、当归15g、川芎15g、桃仁泥10g、炙甘草6g、炒栀子10g、淡豆豉10g、川贝母10g、浙贝母10g、法半夏15g、黄芩10g、浮小麦30g、红枣5枚、炙款冬花10g，7剂，日一剂，水煎服；

②外洗方：艾叶煎加味。艾叶20g、黄柏20g、苍术20g、胡黄连20g、青木香15g、苦参20g、黄芩15g，7剂，日一剂，煎水熏洗外阴以温宫燥湿，化瘀生新。

2013年8月19日四诊 彩超复查：宫腔内见1.1cm×1.3cm高回声，内膜厚0.7cm。诊断提示：宫腔内异常高回声。刻诊，心烦易躁，睡眠不安，健忘。舌红苔白，脉细而微弦。

据其脉证，乃肝郁脾虚，血不养心所致，故拟疏肝健脾，养血宁神以善后。

方用逍遥散合酸枣汤加味。北柴胡10g、青皮10g、陈皮10g、炒枳壳10g、制香附10g、川芎10g、白芍10g、茯神15g、五味子10g、当归身10g、枸杞10g、生黄芪30g、薄荷10g、炒枣仁10g、知母10g、刺五加30g、田七粉3g（冲服）、生姜3片、漂白术10g，日一剂，水煎服，上药连服10剂后，诸症悉除。

2015年冬，陪闺蜜来赣就诊并告，身体已康复。

按 自汗不止或大汗淋漓，乃人工流产的综合反应。本案乃人流术后，致使心、脾、肝、肾诸脏内伤自汗，即诸脏气虚，冲任受损，阴阳失调，气虚表弱，卫外失固。故汗出不止。经用桂枝加龙骨牡蛎汤及当归补血汤平补阴阳，滋益心血以敛汗；生化汤温里通络，祛瘀生新以治恶露；外洗方以温宫燥湿，助化瘀生新以利康复。

【案例2】 盗汗（刮宫术后）

王某某 女 36岁 职工

1998年12月19日初诊 刮宫术后盗汗一周。上一周接受人流刮宫术后，出现夜睡盗汗，醒后一身湿渍，并伴有腰痠腰痛。眠好，纳可，二便调。舌红苔白，脉虚。

证属 肝肾亏损，阴阳两虚。

治法 镇潜固涩，平补阴阳。

方药 ①桂枝加龙骨牡蛎汤加减。煅龙骨30g、煅牡蛎30g、桂枝10g、白芍15g、炙甘草10g、浮小麦30g、凤凰衣6g，5剂，日一剂，水煎服；

②食疗。杜仲猪腰汤：炒杜仲20g、红枣5枚、生姜3片，猪肚一具，炖熟，食肉喝汤补肾壮腰。

1999年3月3日告知 药食后，盗汗止，腰痛愈。

按 人流刮宫术后盗汗，类似于产后盗汗。产后盗汗一般为因产伤血，营阴耗损，阴虚内热，迫汗外泄所致。本案刮宫术后盗汗、腰痠痛、脉虚，乃气血俱损，营阴同亏，即阴损及阳，阴阳两虚之虚损证。故治与桂枝加龙骨牡蛎汤以平补阴阳，调和营卫；食疗杜仲猪腰汤以补肾壮腰，培元固本。药食结合，其效无比。

【案例3】 带证（人流术后）

何某 女 28岁 职工

2013年4月9日初诊 人流术后15天，出现白带，多而清稀，伴外阴瘙痒。纳香，眠可，二便尚调。舌红苔薄白，脉细弦软。

证属 脾虚肝郁，湿浊下注。

治法 疏肝理气，健脾燥湿。

方药 ①完带汤加减。北柴胡10g、苍术10g、白术10g、山药30g、党参15g、茯苓15g、薏苡仁30g、炒荆芥6g、陈皮10g、炙甘草6g、法半夏10g、芡实30g、桑螵蛸10g，4剂，日一剂，水煎服；

②外洗：苦参煎加味。苦参20g、艾叶15g、苍术20g、黄柏20g、苦参20g、蛇床子6g、枯矾3g（后下）、胡黄连10g，4剂，日一剂，煎水外洗。以助燥湿疏风。

2013年7月9日电话询访 诸症悉除。

按 人流术后有感染的风险，可发生急性子宫内膜炎、盆腔炎等。本案人流术致冲任损伤，脾肾亏陷而发生白带。正如张景岳所云："有脾肾亏陷而不能收摄者。"故治与完带汤以疏肝理气，健脾燥湿；外用熏洗以燥湿疏风而迅速获效。

【案例4】 下肢厥冷（子宫肌瘤术后）

李某某 女 45岁 职工

2002年6月19日初诊 下肢冰冷不温已1年。缘于去年因子宫肌瘤术后，出现下肢冷、双膝痛，X线诊断为股骨环膜炎。经治未效。刻下，腰及下肢冰冷，下身套护膝及穿羊毛裤；上身烦热而穿短袖。尤其站立过久腰腿痠胀疼痛。眠可，纳香，二便调。舌红苔白、舌中有川字样短细裂，脉细微弦而数。

证属 肝郁脾虚，阴阳失调。

治法 疏肝理气，燮理阴阳。

方药 ①四逆散加减化裁。北柴胡10g、白芍10g、炒枳壳10g、生甘草6g、菟丝子30g、何首乌10g，7剂，日一剂，水煎服；

②熏洗剂。制川乌10g、制草乌10g、桂枝15g、细辛5g、羌活15g、独活15g、大活血30g、川芎15g、生姜30g、当归15g、防风15g、艾叶15g，7剂，日一剂，煎汤熏洗双足，每日一次，以温阳散寒。

2002年6月26日二诊 诸症改善，羊毛裤易为棉毛裤。近二日大便稀软，便前腹痛，解后痛止。舌红苔薄白、舌边有齿印、舌面仍有短细裂，脉细数、关略弦。守方加白术10g、陈皮10g、防风10g、生龙骨15g、生牡蛎15g，以助疏肝健脾，补脾泻肝，再投7剂；熏洗亦守方。

2002年7月3日三诊 腰冷已除，上身微烦热，下肢仍怕冷（膝关节以下），仍须穿棉毛裤，站立久后腰及关节疼痛。舌红少苔、舌面碎短裂，脉细微数。

患者阴寒渐散，阳气渐复。据其脉证，下元仍亏，虚火尤存。故拟补益肝肾，引火归元善后。

方用肾气丸化裁。黑附片10g、肉桂3g、山茱萸肉10g、熟地黄20g、山药20g、茯苓10g、丹皮10g、泽泻10g，上药连服7剂而愈。

按 厥证与阴气、阳气偏衰及情志等因素相关。正如《素问·厥论》所云："阳气衰于下，则为寒厥；阴气衰于下，则为热厥。"《伤寒论·辨厥阴病脉证并治》认为："凡厥者，阴阳气不相顺接，便为厥。厥者，手足逆冷者是也。"本案则是因子宫肌瘤手术切除，既有心理负担，又有手术对脏器的伤害。从而形成脾肾之气亏陷，阳气衰于下而成气厥。故首治与四逆散以疏肝理气，燮理阴阳；外用温阳之品熏洗双足以温阳散寒；后期肾气丸以阴中求阳，补益肝肾而获痊愈。

【案例5】 下肢冷（小针刀术后、抑郁症）

裴某某 女 49岁 居民

2013年10月8日初诊 下肢冷2周。缘于患颈椎病，左肩臂麻痹、疼痛羁困数年。经行颈椎小针刀术后，左肩臂麻痹疼痛豁然，但出现下肢怕冷。今日虽已是寒露，而前一时日秋分之季，夜眠就开始要用厚物压盖。否则，足冷不能入睡，故心情郁闷。纳香，便调。舌红苔淡黄略厚，脉细弦软微数。

证属　肝肾不足，血虚冷痹。

主治　滋补肝肾，益气通阳。

方药　①心理疏导。针对其内心所苦，害怕肩颈麻痹难愈。经剖析病情及预后情势，使其放心，以安定其神志；

②黄芪桂枝五物汤加味。北柴胡6g、白芍15g、桂枝10g、生黄芪25g、炙甘草5g、红枣3枚、羌活6g、生姜3片、大活血15g、肉苁蓉10g、金毛狗脊15g、川牛膝10g、当归10g，5剂，日一剂，水煎服。

2013年10月14日二诊　药后冷减。舌红苔黄、舌中稍厚，脉细弦软。守方再服5剂而愈。

按　小针刀术，乃20世纪90年代在传统的针术基础上，创新发展而成。其对颈椎、腰椎等骨关节疾病，有针到病除之功。本案之术后下肢冷，乃患者素有抑郁症，心理脆弱，思虑过极，致肝郁脾虚，肾气失养为患。正如《素问·厥论》云："阴气起于五指之里，集于膝下而聚于膝上，故阴气胜，则从五指至膝上寒，其寒也，不从外，皆从内也。"就是说患者下肢寒冷（厥逆）是心理因素，由内而生。故首先进行心理疏导以安定其神志；次与黄芪桂枝五物汤以益气通阳，滋补肝肾。审证求因，其症自愈。

【案例6】　不寐（子宫颈癌放化疗术后）

袁某某　女　37岁　农民

2011年11月27日初诊　不寐，难以入睡并尿频已数周。缘于宫颈癌在江西省肿瘤医院同步放化疗三个月后。11月22日赴上海复旦大学肿瘤医院检查：鳞癌相关抗原：0.7ng/mL（参考值0~1.5ng/mL），糖类抗原CA125：12.36U/mL（参考值0~35U/mL）。磁共振诊断：宫颈癌治疗后改变；目前未见明显复发征象，盆腔肿胀，左侧附件囊肿可能，并建议随访。刻诊，神疲乏力，失眠，难以入睡，而且尿频，睡着后则不尿。同时小腹坠胀不适。纳尚可，大便经常拉稀。舌红苔白、舌中根淡黄厚，脉沉细。

证属　心脾两虚，瘀毒阻络，水火不济。

治法　益脾养心，交通心肾，解毒散瘀。

方药　①归脾汤合交泰丸加减。太子参15g、白术10g、生黄芪25g、当归10g、广木香10g、生远志10g、炒枣仁10g、茯神15g、炙甘草6g、重楼10g、菝葜30g、蛇六谷15g、蛇舌草30g、小茴香6g、土茯苓30g、川黄连10g、肉桂5g、生姜3片、红枣5枚、鲜藤梨根50g，10剂，日一剂，水煎服；

②散剂。西洋参60g（打粉），每日3g，分两次温开水冲服，以助补益元气。

2011年12月12日二诊　电话述：第五剂药后大便复常。睡眠改善，但尿仍多，小腹坠胀见减。守方加焦山楂15g、炒谷芽30g、炒麦芽30g、益智仁10g，以健脾助运、益肾固真，再投10剂。

一年后随访　失眠及小腹坠胀愈。

按　放、化疗是引起骨髓抑制，影响骨髓的造血功能，使血细胞下降。从而导致头晕、乏力、四肢酸软、纳呆、易感冒、心悸失眠等，属中医的虚损、血虚范畴。其主要病机是毒、热、燥邪影响肝的疏泄（肝功能异常）、脾的生化（贫血与白细胞减少）等。本案则因毒副作用，损害肝脾，致使血不养心，心脾两虚。故治与归脾汤合交泰丸补益心脾，交通心肾；人参散助其补益元气，扶正祛邪而获殊效。

【案例7】　不寐（膀胱癌术后并肺转移）

范某某　男　66岁　退休公务员

2015年3月30日初诊　近期不寐反复发作。缘于3年前膀胱癌术后就出现睡眠欠安，虽经服药，也是时好时差。近期复查发现肺转移伴脑梗、血糖高、左肾衰竭、右肾积水等，失眠加重。刻下，心烦失眠，不易入睡，睡后易惊醒，有时彻夜不寐。颜面黧黯，神疲乏力，纳呆食少，大便干结。舌红苔薄黄、舌尖呈"人"字样碎裂，脉细弦无力。

证属　胆寒胃热，痰火上扰，痰瘀蕴结。

治法　温胆清胃，化痰宁神，破血散瘀。

方药　①心理疏导。使其懂得心理作用与疾病治疗的关系，帮助其树立与疾病作斗争的信心；

②温胆汤合栀子豉汤加减。法半夏15g、陈皮10g、茯苓15g、竹茹20g、生栀子12g、淡豆豉10g、三叶青10g、天冬10g、麦冬10g、山药30g、太子参20g、炙甘草6g、漂白术30g、山慈姑15g、猫爪草15g、当归尾15g、川黄连6g、红枣5枚、生姜3片、丹参30g、桃仁泥10g、川红花10g、炒莱菔子30g、生黄芪25g，7剂，日一剂，水煎服；

③水蛭散。炙水蛭30g、炮穿山甲30g、田七粉30g（打粉），每日3次，每次3g，温开水送服。以助破血散瘀，通络散结。

2015年4月9日二诊 药后已能安睡，纳食口味仍差，小便短而不畅，大便已不结，面色已露红润。舌红苔白，脉弦软微数。①守方去淡豆豉，加泽泻15g、猪苓15g、桂枝5g，以益肾化气，再服10剂以善后；②散剂，守方再进一料。

按 本案因膀胱癌术后，又发现肺转移后，致使心神失宁而胆虚气怯，酿成痰火，扰动心神，而成不寐。而且有脑梗、高血糖、左肾衰竭、右肾积水等诸多伴随症。故首先治与心理疏导，以正确对待疾病；次与温胆汤合栀子豉汤加减以温胆清胃，化痰宁神；水蛭散配合治疗以破血散瘀，通络宁神。如此，一疏一通，一温一清、一化一散，使胆和胃清；痰消瘀散，其寐自安。

【案例8】 咳血（胸膜粘连改胸术后）

吕某某 女 60岁 职工

1996年12月13日初诊 咳嗽伴咳吐泡沫血痰经常发作。缘于34年前曾因患空洞型肺结核，致胸膜炎而大面积胸膜粘连而行改胸术。术后遗下经常咳嗽，咳吐泡沫血痰的病症。近年来还经常头痛，血压180/120mmHg。经服降血脂、降血压药基本稳定。刻诊，咳嗽、咳吐泡沫血痰，并伴五心烦热，口舌干灼，眼涩昏蒙，失眠易惊。纳食尚可，大便结。舌红苔黄，脉细弦数、重按无力。

证属 肝肾阴虚，虚火上炎。

治法 滋阴清热，补益肝肾。

方药 ①一贯煎加味。生地黄30g、北沙参30g、当归6g、川楝子10g、麦冬10g、枸杞12g、知母12g、地骨皮12g、桑白皮12g，7剂，一日一剂，水煎服；

②食疗。藕梨汁：鲜藕一斤、鸭梨一个，捣汁，分两次饮用。每日一食，以助滋阴润燥，化痰止咳；

③调整饮食。饮食宜清淡，多食蔬果，忌辛辣油煎食品，以防食燥伤阴。

1996年12月20日二诊 烦热减半，睡眠已正常，眼仍干涩，口苦，双膝关节痛，大便通畅。舌红、苔已由黄转白，脉细弦微数。守方加山茱萸15g、牡丹皮10g、山药20g、杭菊花10g，以滋养肝血并清肝泄热，再投7剂；食疗照服。

1996年12月27日三诊 血痰已止，心烦除。四肢仍烦热，咽亦干燥，舌红苔白，脉细微数。守方再投7剂；食疗照服。

1997年1月10日四诊 五心烦热已除，口腔仍有灼热感。舌红、苔白略滑润，脉细微数。拟用成药六味地黄丸＋百合固金口服液善后。

随访 药后泡沫血痰止而未发。

按 因肺结核致胸膜炎大面积粘连而行改胸术，术后经常出现咳吐粉红色泡沫血痰，类似于《症因脉治》中的嗽血。其病因无非是外感与内伤，而本案则为手术外伤，肺络受损，上溢嗽血。据其脉证辨为肝肾阴虚，虚火灼肺，形成慢性虚劳嗽血。经治与一贯煎加味以滋阴清热，补益肝肾；同时与食疗藕梨汁以助滋阴润燥，化痰止咳；并配合调整饮食结构，以防食燥伤阴。诸法配合，使34年沉疴获愈。

【案例9】 水肿（腰椎间盘术后）

袁某某 女 52岁 自由职业

2000年6月10日初诊 下肢伴颜面浮肿4个月。因腰4、5椎间盘突出致腰痛腿麻，于1998年10月13日施行椎间盘切除手术治疗。术后一年半，总觉心烦意乱，伴头项、胸肋、腰背脊时时作疼，双乳房处拘急胀痛，失眠或噩梦纷纭。月经数月一行，色淡暗似水，或者滴沥不尽。刻诊，有时乍寒乍热，下肢微浮肿，晨起则颜面亦微浮。口淡乏味，有时口辣，有时腹胀如鼓，纳呆食少。查尿常规：蛋白质可疑，白细胞0~1个/HP。口唇紫暗红，舌红而略暗、舌苔薄白润、舌边有齿印，脉细弦、左沉细弦。

证属 肝郁脾虚，水湿外泛。

治法 疏肝解郁，健脾利水。

方药 ①心理疏导。据其所苦，进行疏导，并告知，其有些症状乃更年期所致，以减轻心理负担，当时就有如释重负之感；

②逍遥散合四苓汤、五皮散加减化裁。北柴胡10g、当归10g、薄荷10g、茯苓10g、白术10g、泽泻15g、猪苓10g、茯苓皮10g、生姜皮10g、大腹皮10g、五加皮10g、陈皮10g、川芎10g、郁金10g、生甘草3g，7剂，一日一剂，水煎服。

2000年7月29日二诊 浮肿已消，查尿常规未见异常。仍心烦少寐伴口干口苦及口臭，喜冷饮。舌红苔白、中根部苔淡黄厚，脉细软微数。

患者，水湿已除，肝郁缓解。因长期心理紧张，病由心生，乃致诸症叠出。刻下，少寐乃为主要矛盾。故拟养血安神，引火归元调治。

①方用东垣安神丸加减化裁。生地黄25g、牡丹皮10g、炒芍药10g、当归10g、川黄连6g、煅龙骨15g、煅牡蛎15g、五味子6g，7剂，日一剂，水煎服。

②外敷吴茱萸散。吴茱萸35g，研末，每日睡前，取3~5g，用蜂蜜调，外敷双足涌泉穴，以引火归元。

2000年8月5日三诊　现已纳可，眠香。口仍干涩，口臭仍存，咽红微痛，大便尚调。舌红苔黄稍厚，脉细微数。内服守方再服7剂以善后。

随访　告愈。

按　本案水肿恰得于术后，殊不知患者正值经断前后，心性烦乱多疑。致使过思伤脾，运化失司，不能升清降浊，水湿不得下行，溢于肌肤，故为水肿。故首先做好心理疏导，分析病情，明确病因，乃更年期所致，使其卸下思想包袱；次以逍遥散合四苓汤、五皮散化裁以疏肝解郁，健脾利水；因长期抑郁而不寐，后期养阴清热，并用吴茱萸散外敷涌泉以引火归元。凡此分阶段做好心理疏导，汤药调理，散剂外敷，诸法杂合，以收痊功。

十四、药物致病

药物性肝损伤，是一种由药物本身或其代谢产物，通过不同的途径破坏肝细胞而导致的肝脏损伤，其发病主要与遗传、药物的理化和毒理性质有关。当今使用化学制剂普遍而广泛，故药物性肝损伤较为常见。中医药的"杂合以治"显得十分合适和重要。

【案例】肝功能异常（药源性肝炎）
管某　男　59岁　公务员

2015年6月17日初诊　神疲乏力并失眠。因神疲乏力伴失眠，而入江西省人民医院查体，发现肝功能异常，检查报告：直接胆红素7.5μmol/L（参考值0~7μmol/L），谷丙转氨酶496IU/L（参考值0~40IU/L），谷草转氨酶171IU/L（参考值0~40IU/L），总胆固醇5.54mmol/L（参考值<5.2mmol/L），餐前血糖5.8mmol/L，餐后血糖11.3mmol/L。据医院接诊医生分析，由于高血压而在服用马来酸依那普利。可能为降压药依那普利所致。因此，转投诊于中医。纳可，二便尚调。舌红苔淡黄、舌边有齿印，脉细弦数、重按少力。

证属　湿邪困脾，胆热扰神，瘀血阻络。

治法　清肝利胆，渗湿扶脾，化瘀通络。

方药　①茵陈四苓散加减。绵茵陈15g、白术10g、茯苓30g、泽泻15g、猪苓15g、生栀子12g、炒谷麦芽30g、炒鸡金30g、北山楂15g、鸡骨草30g、田基黄15g、生甘草3g、黄柏12g、郁金30g，7剂，日一剂，水煎服；

②五味红花散（自拟）。西红花7g、五味子21g，打粉，每次2g，温开水冲服。

2015年6月29日二诊　服药一周，25日开始在江西省人民医院同时给静滴：异甘草酸镁注射液4天。复查肝功能，谷丙转氨酶310IU/L（0~40IU/L），余项未见明显异常。

2015年7月17日三诊　停服中药散剂，静脉给药二周后复查：谷丙转氨酶降为139U/L。彩超：肝、胆、脾、胰未见明显异常。舌红边微甚、苔白，脉微弦。自己感觉并对照，体会中药降酶效果更好，故停止静脉给药，继续服中药五味红花散善后。

随访　两周后复查肝功能复常。

按　《实用药物手册》提示：马来酸依那普利有GPT升高之毒副作用。本案正是改服马来酸依那普利之后出现肝功能异常，即药源性肝炎。在服中药茵陈四苓散化裁和五味红花散，以清肝利胆，渗湿扶脾，化瘀通络为主的同时，配合静脉滴注异甘草酸镁两周，收效甚著。

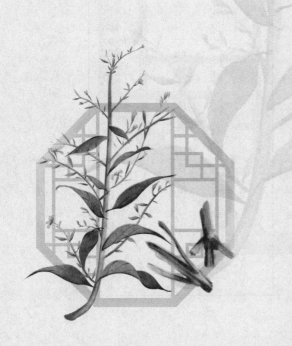

五、衷中御西

中西医并重和中西医结合，既是党和政府发展医药卫生事业的方针，也是广大人民健康的需要。沟通中西，中西医结合更是近两个世纪以来，一些有识之士进行的不懈探索。尤其我们中国人民有吸收和融合外来一切优秀文化和学术成果的优良传统。而且两千多年前的《黄帝内经》就有『故圣人杂合以治，各得其所宜；故治所以异而病皆愈者，得病之情，知治之大体也』(《素问·异法方宜论》)之记载。

临床工作中中医、西医两套学术体系，目前虽未找到融合的确切方法，但应用中医、西医两套理论和诊疗方法，相辅相成，互为补充，以探索取得较好的治疗效果为目的。这种探索必须是以中医理论为主导，汲取西医的一些正确认知，借以提高临床疗效并丰富中医理论。而且，中医的临床疗效将是打破中西医结合壁垒的切入点，创新医学理论的正确思路。这符合医务工作者追求人民健康、远离疾病的目的，也符合先贤们提出的『杂合以治』之训。故临证中对一些棘手病症，以辨证论治为基础，吸纳西医一些观察疾病的方法和使用一些取效快速的药品，以期收获最佳治疗效果。实践证明，这一思路行之有效。

1. 咳喘

【案例1】 喘咳（哮喘性支气管炎）

罗某某　男　29岁　笔商

2005年1月19日初诊　喘促气短伴咳嗽3个月。经服急支糖浆及咳嗽停缓解。停药后又发作，曾服中药5剂疗效不显。8日查血常规：白细胞 $3.3 \times 10^9/L$，余项无异常；摄胸部X线片报告：肺纹理增粗；听诊：两肺呼吸音稍粗糙。舌红苔黄，脉细关弦。

证属　风寒外束，痰热壅肺。

治法　清热化痰，宣肺平喘；西药：抗气管痉挛。

方药　①中药：定喘汤。连壳白果15g（打碎）、炙麻黄5g、炙款冬花12g、法半夏10g、桑白皮15g、苏子10g、黄芩12g、光杏仁10g、生甘草5g，5剂，日一剂，水煎服。

②西药：氨茶碱片0.1g，用法：口服，每日1次，每次1片，以助缓解支气管平滑肌痉挛。

2005年1月26日二诊　喘缓解但仍咳，喉痒欲咳，咳吐白色痰。两肺听诊无明显异常。观其咽喉：咽红。舌红苔薄黄，脉细微数、右关脉略弦。

中药宣肺化痰，西药解除支气管平滑肌痉挛，共建平喘之功。但患者咽痒咽红而咳，肺热未尽，故拟清肺利咽，疏风止咳调治。

方用银翘马勃散合三拗汤。金银花30g、马勃15g、桔梗10g、牛蒡子10g、蝉衣10g、连翘15g、射干10g、当归5g、光杏仁10g、生甘草5g、炙麻黄3g、黄芩10g、炙款冬花10g，7剂，日一剂，水煎服。

2014年春，患者因肝功能异常就诊，告知历时9年，喘咳未再发作。

按　喘咳，类似于现代医学中的哮喘性支气管炎，即在感染的基础上出现的哮喘。是由多种细胞特别是肥大细胞、嗜酸性粒细胞和T淋巴细胞参与的慢性气道炎症。在易感者此种炎症可以引起反复发作的喘息、气促、胸闷或咳嗽等。中医认为多由肺虚痰饮所致，《素问·至真要大论》云："诸气膹郁，皆属于肺。"又云："饮发于中，咳喘有声。"《金匮要略·肺痿肺痈咳嗽上气病脉证治》亦云："咳而上气，此为肺胀，其人喘。"故治与定喘汤清热化痰，宣肺平喘；同时使用西药氨茶碱片以缓解支气管痉挛。中西药并用，标本兼治，药一周后，九年未再发作。

【案例2】 咳喘（慢支并肺气肿）

徐某某　女　60岁　居民

1999年5月31日初诊　女儿代述：咳嗽、喘促、痰多发作一周。4月26日某医院摄胸部X线片：两肺中下肺纹理增多粗乱，右中下肺呈蜂窝状模糊阴影，右中叶条形密影，右膈升高，心脏向右侧牵拉移位。左侧肺野体积增大，膈位偏低平，右膈面不光整毛刺状，胸廓桶状。诊断：①慢性支气管炎，肺气肿；②右中下前支气管扩张合并感染；③右侧胸膜炎粘连肥厚。经服抗炎等药罔效。素有咳喘史。

证属　风寒束肺，痰饮壅盛。

治法　温化痰饮，宣肺平喘；西药：抗气管痉挛。

方药　中药：苓甘五味姜辛汤合三拗汤加减。北细辛3g、五味子10g、干姜4g、茯苓15g、陈皮10g、炙麻黄10g、光杏仁10g、炙甘草6g、炒厚朴10g、地龙12g，3剂，日一剂，水煎服；

1999年6月2日其女电话告　一剂药后痰减，喘咳亦缓解。

1999年7月10日二诊　仅停药不及一个月后，咳喘发作两周。经静脉滴注头孢噻肟钠5天后症状有所缓解。刻下，咳嗽喘息，下肢轻度浮肿，心慌气短，咯吐白色黏痰，量多，口苦、口淡，纳呆，大便干结。听诊：两肺可闻及干啰音及痰鸣音；心率106次/分，律齐；心电图：窦性心动过速。舌红苔微黄、舌边少苔状似剥苔，脉滑。①中药：守原方再投5剂；②西药：氨茶碱0.1g，口服，每日1次，每次0.1g，以缓解支气管平滑肌痉挛；金水宝胶囊，以益肾补肺，作为善后用药。

1999年7月31日随访　咳喘已止。纳增，浮肿亦除，现服金水宝胶囊以善后。

按　本案咳喘，首诊单用中药苓甘五味姜辛汤合三拗汤以温化痰饮，宣肺平喘。虽已收效，但不及一个月咳喘复作。二诊仍用原方，并配与氨茶碱口服，以缓解支气管平滑肌痉挛。中西药并用，仅服药五天，咳喘止。

【案例3】 咳嗽（肺门淋巴结核）

王某某　女　8岁　学生

1992年6月17日初诊　家长述：咳嗽反复发作，加剧20天。13日因发热而入江西省儿童医院住院，热退后仍咳，咳吐白色泡沫痰，晨起时黄浓痰，故就诊于中医。触诊：颈侧有多个黄豆大肿大淋巴结。江西省中医院查血清结核病抗体阳性。晚间盗汗。纳呆，大便调，舌红苔薄白，脉弦滑。

证属　风热犯肺，痰热壅肺。

治法　清宣疏风，化痰止咳；西药：抗结核菌。

方药　①中药：止嗽散加味。桑叶6g、光杏仁5g、桔梗5g、法半夏6g、陈皮6g、荆芥4g、茯苓10g、白前6g、百部8g、紫菀6g、黄芩6g、生甘草5g，5剂，日一剂，水煎服。

②西药：异烟肼0.1g，每日3次，每次1片；维生素AD胶囊，每日3次，每次1粒。

1992年6月26日二诊　咳嗽略减，仍咳吐白痰或黄色浓痰。盗汗，畏风。纳呆，二便尚调。听诊：两肺呼吸音粗糙，左肺可闻及干性啰音。体温37.8℃。舌红苔白根厚，脉略滑。

患儿风寒未解为标，肺肾不足为本。正如《伤寒论·辨阳明病脉证并治》第229条文云："阳明病，发潮热、大便溏、小便自可、胸胁满不去者，与小柴胡汤。"待风寒去，则补益肺肾以培本。而且肺门淋巴结核在临床中，既是常见病，也是棘手之症。故在中药的祛邪固本的基础上，联合西药抗菌、抗结核，期收速效。

中药：①先用小柴胡汤加味，和解表里。北柴胡6g、党参6g、法半夏6g、甘草6g、陈皮6g、茯苓10g、黄芩6g、枇杷叶6g、百部10g、生姜2片、红枣3枚，4剂，日一剂，水煎服。

②次用金水六君煎合四君子汤加味，滋肾益肺止咳。法半夏5g、熟地黄10g、陈皮6g、当归5g、茯苓10g、白术6g、党参10g、砂仁4g、广木香5g、炙甘草5g、炒谷芽30g、生姜2片、红枣2枚，7剂，日一剂，水煎服。

③西药：抗菌、抗结核及预防维生素AD缺乏。连续用药2周。

青霉素，40万U，每日2次，肌内注射。
链霉素，每日1次，每次0.5g肌内注射。
异烟肼0.1g，每日3次，每次1片口服。
维生素AD胶囊，每日3次，每次1粒口服。

1992年7月8日三诊　服药后，纳食增加，盗汗亦减。舌红苔白，脉细弦。守方加鸡内金10g、北山楂10g，以助健脾助运，再投7剂。

1993年春随访　咳止，安康。

按　患儿反复咳嗽，检查发现肺门淋巴结结核。现代医学认为该病是肺结核最常见的类型，也称之为原发复合征的一个病灶。和普通肺结核一样，出现持续低热、夜间出汗、精神萎靡、食欲缺乏。若继发细菌感染，可出现高热、咳黄脓痰。

中医则以咳嗽论治，其病因：一是外邪侵袭，肺失宣降，痰饮滋生，壅遏气道，发为咳嗽；二是脏腑功能失调，肺为脏腑华盖，肺虚日久或他脏之病累及于肺，均能致咳。本案既有外邪侵袭，又有脏腑功能失调。故治疗上既用中药祛除外邪，又用中药＋西药相互配合既祛除外邪，又调理脏腑功能，收到了标本同治的效果。

2. 咯血

【案例1】　咳血（支气管扩张症）[1]
熊某某　男　55岁　工人

1991年9月2日初诊　咳嗽，有时咳血，反复已10多年。江西省中医院今年3月20日摄胸部X线片报告：左下支气管扩张不除外。刻下，咳嗽并咳吐黄白相间浓痰，有时呈粉红色痰液并伴有畏寒，胸闷，小便色黄，大便干。舌红苔薄黄，脉浮弦小数。

证属　肝火刑金，肺热化燥。

治法　清肝泻火，润肺化燥；西药：抗菌消炎。

方药　①中药：咳血方加味。青黛10g（包煎）、山栀子10g、浮海石20g、桑叶15g、杏仁10g、徐长卿10g、全栝楼15g、鱼腥草30g、甘草5g、荆芥6g、法半夏10g、枯黄芩10g，5剂，日一剂，水煎服；

②西药：0.2g螺旋霉素，每次2粒，口服，每六小时一次，以助抗菌消炎。

1991年9月9日二诊　咳吐已爽，粉红痰已止，畏寒除，晚间口稍渴。舌红苔薄白，脉弦小数。守方去荆芥、青黛、海石、全栝楼、鱼腥草，加血见愁15g、北沙参15g、麦冬10g、象贝10g，以助养阴化痰，再服7剂以善后。

随访　已愈。

按　支气管扩张，是由持续或反复的呼吸道感染、炎症，造成肺部黏膜液纤毛清除功能下降，若此反复会再次使感染与炎症风险增加。如此恶性循环，逐渐破坏支气管壁的平滑肌、弹力纤维甚至软骨，形成瘢痕并增厚，最终形成不可逆性扩张。其病因约

邹嘉玉临证精要

1/3 的患者是由于呼吸道感染所致，其余还有支气管阻塞、支气管外部的牵拉作用及遗传因素等。其治疗原则是预防或抑制急性和慢性支气管感染，提高纤毛黏液清除率，减少结构性肺疾病的影响。中医认为咯血是肺络受伤所致，原因为外感与内伤两种。外感者阳邪居多，因正虚而易感风热燥火之邪；内伤者以脏腑虚损为主，多由火动或伤气以致阴血亏耗。本案据其脉证乃肝火刑金，肺热化燥所致，故治与咳血方以清肝泻火，润肺化燥；联合西药螺旋霉素以助抗菌消炎，不及一周咯血愈。

【案例2】 **咳血（支气管扩张症）**[2]

王某某 男 17岁 农民

1994年6月13日初诊 咯血2天。昨日晨起咳嗽，咯出血块一块，之后咯血多次。今日江西医学院第二附属医院摄胸部X线片：两肺可见纹理粗乱。舌红边甚、中间少苔、两舌边淡黄、脉浮略弦。

证属 风热犯肺，损伤脉络。

治法 疏泄肺热，宁络止血；西药：控制感染。

方药 ①中药：咳血方加减。霜桑叶15g、青黛10g（包煎）、焦山栀子10g、冬瓜仁30g、栝楼仁10g、诃子10g、浮海石30g、五味子10g、侧柏炭10g，4剂，日一剂，水煎服；

②西药：氨苄西林2g+氯化钠250ml静脉滴注，每日2次，以消炎、抗感染。

1994年6月20日二诊 咳血已止。仍咳嗽，咯吐黄色脓痰，纳可，二便调。舌红边甚苔薄黄，脉滑小数。守方去五味子、侧柏叶，加川贝母10g、田七粉3g（冲服），以助化痰散瘀，再服7剂而愈。

按 本案据其脉证因正虚肝阴不足，而又外感风热燥火之邪，导致肝火刑金，肺热化燥所致，故治与咳血方以疏泄肺热，宁络止血；联合西药氨苄西林静脉滴注以助抗菌消炎，药仅4天咯血止，再服中药7剂愈。

【案例3】 **咳血（支气管扩张症）**[3]

王某某 女 75岁 居民

2006年10月17日初诊 咯血1天。缘于昨晚心烦不寐并开始咯血，咳嗽痰中带血，口干不欲饮，纳食少味，小便频急而短少，大便结而不畅。14年前有两次咯血史。江西省中医院摄胸部X线片报告：

①肺纹理增粗，②主动脉弓突出。血压170/90mmHg。舌红苔薄而微黄，脉略浮而弦。

证属 木火刑金，灼伤肺络。

治法 清肝泻肺，凉血止血；西药：补充能量，控制感染。

方药 ①中药：咳血方合四妙勇安汤加减。青黛10g（包煎）、焦栀子10g、栝楼仁10g（打碎）、诃子10g、冬瓜仁15g、鱼腥草15g、浮海石30g、赤芍15g、生甘草5g、金银花30g、当归6g、玄参10g，3剂，日一剂，水煎服；

②西药：0.9%生理盐水500ml；林格液500ml；5%葡萄糖液500ml；头孢呋辛钠0.75×2支，静脉滴注；卡巴克洛10mg，1支，肌肉注射每8小时1次，以补充液体、能量、消炎、抗感染、止血。

2006年10月19日观察 2天后咳血止，感觉良好，睡眠已安稳，纳食增进，舌红苔白，脉细弦。

2006年10月21日二诊 动则气短，纳食可，睡眠亦可，小便尚长，但解后有胀痛感，大便日一次。眼结膜淡红少华。舌红苔白少津，脉沉细无力。

观其脉证，气血亏虚，故拟益气养血调治。

方用八珍汤加味。西洋参10g、漂白术10g、生甘草6g、云茯苓15g、当归片10g、炒白芍10g、正川芎10g、生地黄6g、熟地6g、枸杞子10g、生黄芪15g、鸡血藤15g、北山楂15g、谷芽30g、麦芽30g、焦栀子10g，4剂，水煎服，日一剂。

2006年10月25日四诊 咯血已止。血压已稳定，刻下血压120/75mmHg。舌红苔白，脉细弦软。守方再服7剂以善后。

随访 三年来，病情稳定。

按 本案高龄，素有咳血史，据其脉证乃因正虚肝阴不足，虚火上犯，导致肝火刑金，灼伤肺络所致，故治与咳血方合四妙勇安汤以清肝泻肺，凉血止血；联合西药林格液＋葡萄糖液＋生理盐水＋头孢呋辛钠静脉滴注，肌内注射卡巴克洛，以助抗菌消炎，补充能量以及止血。中西联用，仅两天咳血止，数年稳定。

3.痨瘵

痨瘵，西医称之为肺结核，并认为本病是结核分枝杆菌通过呼吸道感染侵入人体引起炎症反应，属中医的肺痨、痨瘵。中医认为本病不外乎外因与内因两个方面，外因是感染，内因是气血两虚，阴精耗损。痨虫乘虚而入发病。中西医结合治疗可获得较满意的疗效。

【案例1】痨瘵（肺结核、支气管糜烂）

邹某某　男　41岁　制衣工

2011年11月9日初诊　慢性咳嗽半年余。干咳，久治不愈，反复发作，并出现纳呆、神疲乏力。江西省胸科医院CT、支气管镜联合诊断报告：肺结核并发支气管糜烂。舌红苔薄少，脉细数。

证属　肝肾不足，肺阴亏损。

治法　滋阴益肾，润肺止咳；西药：抗结核菌。

①中药：百合固金汤加味。百部15g、百合15g、生地黄12g、熟地黄12g、浙贝母15g、玄参10g、桔梗10g、生甘草6g、南沙参15g、北沙参15g、炙款冬花10g、栝楼皮15g、当归尾10g、红景天15g、胡颓子根30g、山药30g、麦冬10g、白芍10g，5剂，日一剂，水煎服；

②西药：抗结核三联用药，即异烟肼、利福平、吡嗪酰胺口服。

2011年11月25日二诊　支气管镜病理结果报告：右肺上叶肉芽肿性炎组织，不排除结核。电话告知：在服中药的同时服用西药抗结核三联。自觉症状明显改善，咳嗽减少，可咳吐出白痰。仍口淡乏味，大便尚调。守方去栝楼皮、生地、南北沙参，加熟地黄15g、生晒参片10g、砂仁3g、北山楂15g、漂白术10g，再投15剂。

2013年告　服中药后，咳嗽缓解；西药持续服用一年余，复查已愈。

按　本案据其脉证为阴精耗损，肺气亏损所致。故治与百合固金汤以滋阴益肾，润肺止咳；同时使用西药——抗结核三联：异烟肼、利福平、吡嗪酰胺，直接杀灭结核分枝杆菌。抗结核药一般均有肠胃症状，恶心、呕吐等，甚或头晕。配以中药，既可减低西药的毒副作用，又能治标固本，扶正祛邪，促进康复。

【案例2】痨瘵（浸润性肺结核）

夏某某　男　47岁　农民

1999年1月30日初诊　慢性咳嗽4~5年。每以晚间咳嗽为甚，喉中时有梗塞，咳吐不爽。胸部X线片示：两中上肺叶见许多斑片状密度增高影，内可见点片状高密度影，及不规则透光区，双肺纹理粗乱，红细胞沉降率偏高。诊断：两上肺浸润型肺结核，不除外合并感染。并建议短期复查，排除占位病变。寐少，纳差。舌红苔白、中根略黄、舌中纵裂并布满横细裂纹，脉弦软数。

证属　肾水不足，肺失清肃，痨虫蚀肺。

治法　滋阴润肺，化痰止咳；西药：抗结核消炎。

方药　①中药：百合固金汤加减。百合12g、生地黄15g、熟地黄15g、桔梗10g、玄参10g、浙贝母15g、地龙10g、生甘草6g、谷芽30g、麦芽30g、麦冬10g、当归6g、赤芍15g，7剂，日一剂，水煎服；

②西药：混悬青霉素80万单位，每日2次，肌内注射；双氢链霉素，每次0.75g，每日1次，肌内注射；异烟肼0.1×3片、利福平0.15×3片，晨起顿服。

1999年2月6日二诊　妻代诉：药后咳嗽减少。红细胞沉降率复常9mm/h。①中药守方再投14剂；②继续肌内注射青、链霉素一周。

1999年2月24日三诊　咳止，咽喉梗塞已除。纳显增，自觉体重增加，睡眠已好。舌红苔白、舌中浅细龟裂，脉细弦软微数。①口服中西药如前，加服维生素AD胶丸，每日3次，每次1粒；②加强饮食营养。

1999年3月13日四诊　有时咳嗽，无发热。舌红苔黄稍腻，脉细弦软数。①青、链霉素再肌肉注射2周；②食疗。花生仁50g、猪心肺1副，炖服，每周一次，2天食完；③生花生仁嚼服，每日20粒；④鲜紫河车1具，炖服，每月1次。

2000年随访　服中药45剂；肌内注射青、链霉素4周；口服抗结核药6个月；食疗2个多月，咳止，安康。复查两肺无明显异常。

按　本案中西药结合治疗痨瘵（肺结核），链霉素针连续注射4周、抗结核药口服6个月，未出现脑神经的耳毒（眩晕、耳鸣、听力减退）等副作用。这应该是得益于中药的固本祛邪和食疗、单方的调养。

4. 心慌

【案例】心慌（高血压、颈动脉硬化、右侧颈动脉斑块形成）

余某某　男　60岁　木工

2015年5月20日初诊　经常心慌心悸，头晕。

因两手血压脉压相差大而入九四医院就诊检查，彩超报告提示：双侧颈动脉硬化并右侧斑块形成；双侧椎动脉走行稍迂曲；右锁骨下动脉起始部斑块形成。血脂：低密度脂蛋白 4.89mmol/L，余项无明显异常。因从事木工手艺，在外用餐多，嗜肉食。有高血压史，服辛伐他汀片、卡托普利片 4 年余。刻诊，血压左 120/80mmHg、右 132/82mmHg；心率 84 次 / 分，律齐。舌红苔白、舌中淡黄而厚，脉细弦数。

证属　脾胃气虚，运化失常，痰瘀内停。

治法　健脾助运，豁痰除湿，化瘀通络；西药：扩张血管，降低血压。

方药　①顺气化痰汤合白金丸加减化裁。法半夏 15g、茯苓 15g、茯神 15g、胆南星 10g、陈皮 10g、枳实 10g、竹茹 20g、北山楂 30g、炙甘草 6g、郁金 30g、明矾 0.5g（冲服）、三棱 10g、莪术 10g、白术 10g、天麻 10g、川芎 10g、红枣 5 枚、生姜 3 片、川红花 10g、桃仁泥 10g，7 剂，日一剂，水煎服；

②西药：5mg 苯磺酸氨氯地平片，每日一片，晨服。以抑制钙离子跨膜进入血管平滑肌和心肌细胞，扩张血管，降低血压。

2015 年 5 月 27 日二诊　血压左 115/70mmHg、右 112/70mmHg；心率 82 次 / 分，律齐。舌红苔白、舌中部苔黄而略厚，脉弦软而数。药已见效，守方加夏枯草 30g，以助化瘀散结，再投 7 剂。

2015 年 6 月 3 日三诊　血压左 120/70mmHg、右 120/75mmHg；心率 84 次 / 分，律齐。舌红苔白，脉微弦微数。守方再进。

2015 年 6 月 19 日再诊　患者服药 4 周，双手血压差已基本稳定，左 113/70mmHg、右 110/70mmHg，舌脉如上。故拟益气活血化瘀调治，方用散剂缓图：水蛭散（自拟方）。田七 190g、川芎 100g、生黄芪 100g、当归尾 60g、水蛭（炙）30g、北山楂 50g、丹参 100g，打粉，每日 3 次，每次 3g，温开水送服。

2015 年 8 月 5 日再诊，血压左 110/75mmHg、右 110/80mmHg，舌红苔白、舌根部苔稍厚，脉弦软微数。散剂守方再进一料以善后。

按　西医学认为：左右手的血压通常是不一致的，一般相差 10mmHg 左右，临床应该以血压高的一侧为准。通常测量血压又是以右侧上臂为准，因为大多数人右侧手臂的血压会高于左侧。若是高于通常值而又出现临床症状，必须予以重视。

本案既有高血压、高血脂史，而且又出现收缩压左手高于右手 10mmHg 左右，并有心慌、头晕等症状。经彩超证实双侧颈动脉硬化并右侧斑块形成；双侧椎动脉走行稍迂曲；右锁骨下动脉起始部斑块形成。因此，据其脉证从中医的角度予以辨证，本案应属于痰瘀所致的心悸及头晕。正如《证治汇补·胸膈门》所云："有膏粱厚味，积成痰饮，口不作干，肌肤润泽如故，忽然惊惕而作悸。"而《医林改错》在血府逐瘀汤所治症目中有"心跳心忙，用归脾安神等方不效，宜用此方"。由此看来，痰与瘀均会导致心悸。本案患者心悸、头晕正是基于痰瘀胶结之病因病机而发病。故首诊治与顺气化痰汤合白金丸以健脾助运，豁痰除湿；次诊则与水蛭散化瘀通络；同时使用西药苯磺酸氨氯地平片以抑制钙离子跨膜进入血管平滑肌和心肌细胞，并扩张血管，降低血压。如此中西结合，各抒己长，并获得了较好的治疗效果。

5. 奔豚气

【案例】　奔豚气（青霉素过敏症）

喻某某　男　60 岁　农民

2003 年 11 月 26 日初诊　脐下悸动二年余。缘于 2001 年 7 月份因足外伤，而使用青霉素肌内注射第二天出现过敏，经抢救苏醒之后，出现脐下悸动上冲。经在丰城市医院住院治疗后，仍在每日晨 6 时至下午 6 时许悸动伴恶心，晚上可自行缓解。之后逐渐加重，致不分日夜地悸动，并腹部胀气，伴周身麻木不适。刻诊，脐下悸动，纳少，多食则恶心，口干喜饮，心神不安。大便干结，日可一解。曾经心电图、B 超检查未发现明显异常。今日尿常规：白细胞 0~2 个 /HP，PH ≤ 5.0，比重 1.020。舌红、苔白而淡黄老粗，脉细弦数、左沉细弦数。

证属　心神不宁，肝胃气逆。

治法　辛开苦降，化痰降逆；西药：镇静、抗焦虑。

方药　半夏泻心汤加味。法半夏 10g、川黄连 10g、干姜 15g、党参 15g、炙甘草 10g、黄芩 10g、代赭石 50g（包煎）、煅龙骨 15g（包煎）、煅牡蛎 15g（包煎）、生谷芽 30g、生麦芽 30g、红枣 6 枚，7 剂，日一剂，水煎服。

2003 年 12 月 3 日二诊　药后症减，腹部悸动以白昼为主，晚间平稳。到傍晚时逐渐平稳，子夜之后又逐渐加重，并影响睡眠。伴胸部麻木、喉痒。每至下午又逐渐缓解。血压120/80mmhg。舌红苔淡黄稍老糙，脉略滑。

观其舌脉，气逆之势已减，但痰饮未化，水气上递，神魂不安。故采取中西药结合以收痉功。

①中药：茯苓桂枝甘草大枣汤合温胆汤加减调治。茯苓15g、桂枝5g、炙甘草5g、胆南星10g、竹茹10g、枳实10g、法半夏10g、陈皮10g、白芍10g、生麦芽30g、生谷芽30g、生姜5片、红枣5枚，7剂，日一剂，水煎服；

②西药：艾司唑仑片，每日1次，每次2mg，睡前服，用以镇静、催眠并抗焦虑。

2003年12月17日三诊 药后症状缓解，腹胀减六成。舌红苔黄而稍腻，脉沉弦。守方再服7剂而愈。

按 本案奔豚乃青霉素过敏，经抢救转危为安，患者受惊吓而致病。恐伤肾，故乃为肾积。正如《灵枢·邪气脏腑病形》所云："肾脉……微急为沉厥奔豚。"《难经·五十六难》亦云："肾之积，名贲豚，发于少腹，上至心下，若豚状，或上或下无时……"由于惊恐而触发痰饮，致气机逆乱，经久不愈。以化痰降逆，益脾以制水也；另取西药镇静、抗焦虑以保心制水。肾水安，则痰饮去，奔豚安。

6. 胸痛

【案例】胸痛（间质性肺炎伴双侧胸膜增厚）

张某某 **男** **55岁** **船工**

2014年9月27日初诊 胸闷2年。因加重致胸痛而7月17日入江西省人民医院住院12天。诊断为：间质性肺病。经头孢硫脒抗感染、氨溴索祛痰、甲强龙抗炎、乙酰半胱氨酸泡腾片抗氧化及护胃、补钙、营养支持等治疗，自觉胸痛止，但胸闷未解决，并出现四肢无力。近一周出现周身微浮肿，满月脸，纳呆，脘腹胀满，大便结而难解。舌红苔黄、稍厚，脉弦而滑、右稍细。

证属 痰浊瘀结，肺失宣肃。

治法 顺气化痰，益肺利水；西药：抗炎、抗过敏及抑制免疫作用。

方药 ①中药：顺气化痰汤（自拟）加减。法半夏15g、胆南星10g、栝楼皮15g、炒枳壳12g、葛根30g、竹茹20g、北山楂15g、生麦芽30g、浙贝母15g、茯苓块15g、茯苓皮15g、生甘草5g、大腹皮15g、桑白皮15g，7剂，日一剂，水煎服；

②西药：5mg醋酸泼尼松片，仍一日8片，以抗炎、抗过敏及抑制免疫作用（至今已服2个月），服中药时予以递减。

2014年10月3日二诊 醋酸泼尼松片已递减为一日4片。昨日下午及晚上胸闷减轻，浮肿也显著减轻（眼角及面部皱纹已清晰），精神增，纳香，但多食则胀满，大便已调。舌红苔微黄，脉仍弦略滑、右仍细弦而略滑。守方加炒鸡内金15g，以消食助运，再投14剂。

2014年10月15日三诊 胃胀缓解，醋酸泼尼松片，一日4片；同时仍在服用金水宝胶囊、乙酰半胱氨酸泡腾片。刻下，下肢乏力。舌红苔黄、左舌边稍厚，脉弦而略滑、尺脉稍细。①守方加菟丝子15g、红景天15g，以助益肾化瘀，再投14剂；②醋酸泼尼松片递减为每日2次，每次1.5片；第二周后：每日2次，每次1片。

2014年10月30日四诊 因感冒自行停服醋酸泼尼松片2天。刻下，每到下午胸闷，喉中有痰梗，下肢乏力，若情绪不好则加重，并胸闷气憋。不发作则轻松如常人。浮肿已消。纳香，但多食仍饱胀，大便昨天开始又秘结。舌红苔黄，脉滑。

①守方去茯苓块、茯苓皮，加胡秃子根15g、双蝴蝶15g，以益肺化痰，再投7剂；②醋酸泼尼松片再递减为一日1片。

2014年11月5日五诊 症状见减，大便仍硬但可解。舌红苔微黄，脉关微弦。①中药守方再进；②醋酸泼尼松片，每日0.5片，作为维持量。

2014年11月21日六诊 刻下，背冷，胸闷。肠鸣腹响，大便有急胀感。体温36.3℃，纳食不香。舌红苔淡黄、舌中有浅人字裂纹，脉濡而微数。观其舌脉，当知复感风寒，郁遏胸阳，故拟宣肺散寒，温化痰饮为治。

方用苓桂术甘汤合定喘汤加减。茯苓30g、桂枝10g、炒白术10g、白果10g、炙麻黄3g、炙款冬花10g、法半夏10g、桑白皮15g、桃仁泥10g、川红花10g、炙甘草6g、双蝴蝶30g、胡秃子根30g、七叶一枝花15g、苏子6g、光杏仁10g，再服7剂。

2014年11月29日七诊　症状已基本缓解。昨日在江西省人民医院复查CT示：两肺纹理清晰，两肺胸膜下可见斑片，网格状密度增高影，境界不清。诊断：①两肺间质性炎症；②双肺胸膜增厚，右侧胸膜钙化。血压140/95mmHg，舌红苔白、舌中仍纵裂，脉细弦软。①中药守11月21日方，加当归尾10g、田七粉5g（分二次冲服），以增化痰逐瘀之力，再服7剂以善后；②西药：5mg安内真片，一日1片。

按　间质性肺疾病，又称之为弥散性实质性肺疾病、肺纤维化。以咳嗽和活动后呼吸困难为主要临床表现，病情往往逐渐加重，最终导致呼吸衰竭。其治疗原则：对因治疗；采用糖皮质激素/联合免疫抑制剂，或用抗纤维化药物治疗。

本案在西药治疗的基础上由于出现胸闷、浮肿、脘腹胀满等新的症状，而就诊于中医。据其脉证，证属痰浊瘀结，肺失宣肃。治拟顺气化痰，益肺利水。在续服西药的同时，配合中药治疗9周，症状缓解。经CT扫描，两肺炎性状态有所改善，已能从事工作。

7. 胸痹

【案例】 胸痹（高血压伴心脏病、心肌梗死）

朱某某　男　58岁　农民

2002年1月9日初诊　胸痛一天。因胸前区疼痛而急入南昌大学第一附属院就诊，检查心电图提示：异常心电图（ST段改变），可疑前壁中隔心肌梗死，左心室肥厚。血压：150/90mmHg，给服丽珠欣乐（单硝酸异山梨酯片），每日3次，每次1片；硝苯地平控释片，症状缓解，停药复发，故而就诊。刻诊，胸痛，血压140/70mmHg，舌红苔白、舌面龟裂，脉细弦软。

证属　痰浊胶结，瘀血内停。

治法　通阳散结，行气宽胸，化瘀通络；西药：扩张冠脉血管，改善心肌缺血。

①中药：栝楼薤白半夏汤合失笑散加减。全栝楼12g、薤白10g、法半夏10g、生蒲黄10g、五灵脂10g、丹参30g、北山楂30g、川芎10g，7剂，日一剂，水煎服；

②西药：10mg硝苯地平片，每日一次，晨服。以扩张冠脉血管，改善心肌缺血区血流；选择性扩张小

动脉，使心脏后负荷减轻，血压降低，减少心肌耗氧量，减弱心肌收缩力；促进侧支循环建立等。

2002年1月16日二诊　胸痛已减，但今日行走后又出现胸痛。血压140/80mmHg，舌脉如前。①中药守方加重川芎5g，以增行气活血之力，再服14剂；②西药：加服速效救心丸，每日3次，每次6粒。

随访　降压药硝苯地平片仍在续服，胸痛止。

按　前壁心肌梗死是急性心肌梗死的一种类型，心电图主要提示V3~V5导联st段的抬高，胸痛是最先出现的症状。含服硝酸甘油，若不能缓解伴有烦躁不安、出汗、恐惧、胸闷或有濒死感，必须要尽快进行急救，行再灌注治疗。虽经丽珠欣乐（单硝酸异山梨酯片）和硝苯地平控释片治疗缓解，但停药则发。中医认为将这种胸痛称之为胸痹，正如《金匮要略·胸痹心痛短气病脉证治》云："今阳虚知在上焦，所以胸痛心痹者，以其阴弦故也。"《素问·脏气法时论》则云："心痹者，胸中痛。"本病乃胸阳不足，阴寒阻滞而发。本案既有胸阳不足，阴寒阻滞，又有痰浊胶结，瘀血内停。故治与栝楼薤白半夏汤合失笑散以通阳散结，行气宽胸，化瘀通络；同时用西药硝苯地平片以扩张冠脉血管，改善心肌缺血区血流；选择性扩张小动脉，使心脏后负荷减轻，血压降低，减少心肌耗氧量，减弱心肌收缩力；促进侧支循环建立等。由于中西结合，选药合理，搭配恰当，其效如桴鼓之应。

8. 眩晕

【案例1】 头眩（高血压病）

万某某　女　50岁　居民

2013年10月10日初诊　头眩、失眠已数月。因其丈夫熊先生腰腿痛，邀余出诊。之后患者诉：近数个月来头晕眼花，行动晕乎飘忽伴失眠。诊其脉细弦应指。当即为其测量血压为180/84mmHg。纳可，二便调。舌红苔薄白，脉细弦。

证属　脾虚湿盛，风痰上扰。

治法　疏风豁痰，育阴宁神；西药：扩张血管。

方药　①中药：半夏白术天麻汤合酸枣仁汤加味。天麻12g、法半夏15g、白术30g、茯苓15g、陈皮10g、炙甘草6g、生枣仁15g、炒枣仁15g、知母15g、川芎10g、丹参30g、北山楂20g、桃仁泥10g、

夏枯草30g、双钩藤15g、红枣5枚、生姜3片，7剂，日一剂，水煎服；

②西药：尼群地平片，每日10mg，晨服。以扩张冠状动脉和外周血管，及改善心肌代谢。

2013年10月14日，药3天后，测血压为125/70mmHg。头眩睡眠均已改善。

2013年10月17日，头晕已愈，睡眠已安。血压：148/85mmHg。

嘱其按时服用降压药，定期测量血压。

随访 症情稳定，无有不适。

按 眩晕，乃头晕眼花，如坐舟车，旋转不定。只觉头晕眼花，称之为眩；若是感觉自身及景物旋转，站立不稳，伴恶心呕吐，称之为晕；但两者往往同时并见，所以统称之为眩晕。本案只眩不晕，乃脏腑功能失调，脾失健运，痰湿内生，凝结为痰，上扰清窍所致。西医学则认为本案属高血压病导致的头眩。高血压的发生与多种因素相关，而本案则是以钙通道阻滞剂尼群地平片，阻止钙离子进入细胞内，选择性作用于血管平滑肌，以扩张外周血管和降低血压；中医则以半夏白术天麻汤疏风豁痰，酸枣仁汤育阴宁神。这样中西合璧，使血压很快得到控制，头眩亦愈。

【案例2】 头眩（窦性心动过缓）

王某某 男 47岁 农民

2011年2月24日初诊 突发性头晕眼花伴心悸，甚则昏仆，前后已发作3次。经检查24小时动态心电图：①24小时心率变异不正常；最快心率86次/分，最慢39次/分，平均49次/分；②偶发房性期前收缩，成对房早；③偶发室性期前收缩。西医诊断：1.心律失常；2.偶发房早、室早。刻下，头眩，神疲乏力，纳食尚可，眠差易醒，但又嗜睡，并有腰痛史。舌红苔白、舌边有齿痕，脉迟缓而结涩。

证属 心气不足，中阳不振。

治法 温中益气，滋阴复脉。

方药 炙甘草汤合附子理中汤加减。炙甘草20g、党参30g、桂枝20g、生地黄15g、麦冬10g、火麻仁10g、生姜3片、红枣10枚、阿胶10g（烊服）、炒白术10g、黑附片10g、干姜10g、炒枳壳10g、川芎15g、炙黄芪50g、白芍30g，7剂，日一剂，水煎服。

2011年3月3日二诊 头眩已减，心率为：58次/分，腰痛未减。舌红苔淡黄，脉细弦缓。守方加百节藕30g、徐长卿20g，以益肾通络，再进7剂。

2011年3月10日三诊 头眩缓解，腰痛也已好转。检测心率为：60次/分。舌红苔白、舌边有齿痕，脉缓弦软。守上方再投7剂。

2011年3月17日四诊 症状稳定，心率60次/分。舌红苔淡黄，脉细弦缓。守上方再投7剂。

2011年3月24日五诊 复查心电图报告：窦性心动过缓，大致正常心电图。舌红苔白，脉弦缓、重按少力。心脏听诊：心率60次/分，律齐，未闻及收缩期杂音。守方再服7剂告愈。

按 西医的心律失常病因，分为遗传性和后天获得性，其中后天获得性包括生理性因素（如运动、情绪变化等）和病理性因素（如心血管疾病、全身性原因），心脏以外的器官发生结构或功能改变时亦可诱发心律失常。本案根据现代医学的实验室检查，应属于后天获得性。再据其临床症状及脉证予以辨证论治，则如《伤寒论·辨太阳病脉证并治下》所云："伤寒脉结代、心动悸，炙甘草汤主之。"《金匮要略·血痹虚劳病脉证并治》亦云："炙甘草汤治虚劳不足，汗出而闷，脉结代。"故治与炙甘草汤合附子理中汤温中益气，滋阴复脉而获愈。

【案例3】 头眩（高脂血症）

彭某某 女 58岁 毛笔工

2012年8月14日初诊 头晕眼花时作已数个月。半年来头胀痛导致不寐，既不易入睡，又易惊醒。必须间断地涂抹2~3次清凉油，方可睡上一阵。白昼则神疲乏力。经检查血脂、血糖均高。血脂：甘油三酯5.43mmol/L（参考值<1.70mmol/L）、总胆固醇6.84mmol/L（参考值3~5.2mmol/L）、低密度脂蛋白4.42mmol/L（参考值<3.12mmol/L）；空腹血糖6.40mmol/L（参考值3.89~6.1mmol/L）；尿常规检查无异常；心、脑电图亦无异常；血压130/80mmHg。舌红苔黄稍腻，脉微弦略滑。

证属 痰热内阻，上扰清窍。

治法 清热化痰，温胆宁神。

方药 黄连温胆汤合白金丸加味化裁。川黄连10g、法半夏15g、胆南星10g、炙甘草6g、竹茹15g、枳实10g、茯神15g、茯苓10g、生姜3片、陈皮10g、红枣5枚、郁金15g、明矾1.5g（后冲入）、僵蚕10g、丹参30g、山楂根30g，7剂，日一剂，水煎服。

2012年8月20日其子电话告：药后诸症缓解，要求续服7剂。

2012年8月28日二诊　头痛已止，头部仍有空虚感，天气变化或环境嘈杂会加重。纳香，便调。血压130/80mmHg。舌红苔薄白、根淡黄，脉细关弦。守方加生黄芪15g、当归10g、鸡血藤15g，以增补益气血之力，再投15剂。

2012年9月17日电话　复查结果：血糖、血脂均复常，头晕也除。守上方再服10剂以善后。

2012年10月6日随访　睡眠安稳，头眩未作。

按　本案为痰热内扰，胆胃不和，借助现代医学检查，发现血脂、血糖异常并偏高。经燥湿化痰，清胆和胃治疗，血脂、血糖复常，头眩愈。

【案例4】头眩（缺血脱髓鞘脑改变）
史某某　女　54岁　退休职工

2014年3月10日初诊　头眩、健忘已1个多月。一个月来，头晕眼花并健忘，同时失眠，既不易入睡，又易惊醒；阵发性心慌、心烦、烦热、自汗及肢体麻木。以往曾有2~3次昏仆病史。纳可，二便调。舌红苔薄白，脉细数。

证属　脾虚血弱，阴亏脏躁。

治法　育阴潜阳，清心除烦。

方药　①中药：甘草小麦大枣汤合酸枣汤加味。炙甘草10g、淮小麦50g、大红枣5枚、炒枣仁15g、生枣仁15g、知母15g、川芎10g、茯神15g、五味子10g、麦冬15g、党参20g、北柴胡6g，7剂，日一剂，水煎服；

②建议：申请颅内CT检查。

2014年3月19日二诊　睡眠改善，心慌也减轻，口内时有甜味。舌红苔薄白，脉细弦软而微数。守方加生栀子10g、淡豆豉10g，以助清心除烦，再投7剂。

2014年5月16日电话　失眠、头眩、心慌已缓解。因在申请检查，故暂停服药。

2014年5月27日三诊　南昌大学第一附属医院头颅磁共振结果报告：双侧侧脑室前后角旁及半卵圆中心区可见多发斑片状稍长T2信号影。诊断意见：①缺血脱髓鞘脑改变；②头颅磁共振血管造影未见明显异常。刻下，头仍晕，纳香，眠已可，但梦多，晚

上睡眠流口水。血压90/60mmHg。舌红苔薄白，脉细而少力。

观其脉证，参考MRI报告，证属脾胃失健，中气不足，故拟健脾益胃，补中益气调治；辅以运动康复——练太极拳。

方用补中益气汤加减。党参15g、炙黄芪30g、炒苍术10g、漂白术10g、炙甘草6g、当归身10g、陈皮10g、北柴胡10g、升麻10g、淮小麦30g、红枣5枚、生姜3片，日一剂，水煎服，共服19剂，诸症悉除。血压95/70mmHg。

2014年6月4日四诊　服药+练太极拳，自我感觉良好，头眩基本缓解。血压92/65mmHg。舌红苔白、舌边有齿痕，脉细弦、按之无力。守方加重炙黄芪20g，以提益气升清之力，再投7剂。

2016年7月5日，两年来安康。今日南昌大学第一附属医院磁共振复查报告：双侧侧脑室前后角旁及半卵圆中心区，可见少许斑片状稍长T2信号影。

按　脱髓鞘疾病是一类病因不相同、临床表现各异，但有类同特征的获得性疾患，其特征的病理变化是神经纤维的髓鞘脱失而神经细胞相对保持完整。髓鞘的脱失会使神经冲动的传送受到影响。本案则表现头眩、甚或昏仆。经中药治疗MRI复查虽病灶尚未痊愈，但临床症状消失并获康复。

【案例5】眩晕（高血压并耳源性眩晕）
李某某　女　65岁　居民

2013年11月23日初诊　头晕目眩，反复发作已五年。发作时每在早晨起床如厕时，天旋地转伴呕吐痰涎。5年前是2个月发一次，现在只要2晚没睡好觉或劳累则会发作，无规律。在当地医院诊为高血压并耳源性眩晕，药用甘露醇、丹参针、天麻针静脉滴注，可以缓解，但一直不愈。近期又出现头顶发胀，下肢乏力。而于上月13日在抚州市第一人民医院颅脑CT扫描：未发现明显异常。查甲状腺功能：T4 11.3ug/dL（参考值4.5~10.9ug/dL）偏高，余项无明显异常；钾钠氯钙无异常；血脂偏高：总胆固醇6.6mmol/L（参考值3.5~5.2mmol/L）、甘油三酯1.99mmol/L（参考值<1.7mmol/L）、低密度脂蛋白4.45mmol/L（参考值<3.12mmol/L）。血压150/85mmHg。故赴省城转投中医。舌深红苔薄微黄、舌尖红甚，脉细弦。

证属 脾虚湿盛，痰饮上犯。

治法 燥湿健脾，化痰止眩；西药：扩张血管。

方药 ①中药：半夏白术天麻汤加味。天麻12g、白术10g、茯苓15g、陈皮10g、法半夏15g、炙甘草6g、竹茹15g、地龙20g、钩藤15g、川芎15g、丹参30g、白芷10g、红枣5枚、生姜3片、当归尾10g、淮小麦30g，10剂，日一剂，水煎服；

②西药：10mg尼群地平片，晨服，每日1片。以阻止钙离子进入细胞内、扩张冠状动脉和外周血管，并改善心肌代谢。

2013年12月5日二诊 眩晕偶尔出现，睡眠改善，夜间自汗也缓解，精神大增。血压145/90mmHg，舌红苔薄白，脉细而关微弦。守方再投10剂。

2013年12月19日，电话告知，眩晕愈。

按 高血压是体内循环动脉血压升高为主的综合征，若以高血压为主要临床表现而病因不明者，称原发性高血压或高血压病。本病属于中医的眩晕、头痛、中风等范畴。高脂血症是血浆脂质总量或部分超过正常高限时称之为高脂血症。本病属于中医的眩晕、痰证范畴。中医认为高血压病是肝、脾、肾三脏功能失调的疾病，与思虑过度，精神恼怒，忧思过极，以及过食肥甘厚味等因素密切相关；高脂血症亦以饮食不节，嗜食肥甘厚味为主要原因。两者均以痰湿而致病，故治疗以中药半夏白术天麻汤燥湿健脾，化痰止晕；用西药尼群地平片以阻止钙离子进入细胞内、扩张冠状动脉和外周血管，并改善心肌代谢而获效。

【案例6】 眩晕（妊娠期眩晕）

陈某某 女 33岁 职工

2006年12月26日初诊 妊娠7个多月，眩晕2天。一个月前发作过一次，发作时如坐舟车，并呕吐饭食及酸水。经医院查体未发现明显异常。血压118/70mmHg，刻诊，眩晕，景物旋转，伴呕吐痰涎。舌红苔白滑而腻，脉滑。

证属 脾运失健，痰饮上逆。

治法 健脾和胃，降逆止呕；西药：降低颅内压，促进代谢。

方药 ①中药：半夏白术天麻汤加味。法半夏10g、炒白术10g、天麻10g、茯苓30g、陈皮10g、炙甘草6g、大红枣5枚、生姜3片、车前子10g，4剂，日一剂，水煎服；

②西药：50%的葡萄糖注射液20mg×2支、100mg维生素B_6针剂，静脉注射。以高渗葡萄糖液利尿脱水、以B_6促进氨基酸和脂肪代谢，改善妊娠呕吐。

2007年1月23日随访 药后眩晕止。

按 妊娠眩晕，临床罕见。西医学无此病名，中医也很少记载。宋·陈素庵《素庵医要》，明·陈文昭补解，辑成《陈素庵妇科补解》中载有："妊娠头旋目晕……皆系膏粱富贵之家，过于护惜身体，厚衣暖阁，恣食热辣之物，加以性情执拗，不时暴怒，肝脏壅热风充入脑……风火相搏，伤血动胎，热甚则头旋（旋转）目晕（晕黑）……"而本案并无肝脏壅热，风充入脑。而是脾运失健，痰饮阻滞，逆而为犯。皆与过食膏粱厚味相关，故治与半夏白术天麻汤健脾和胃，降逆止呕；运用西药50%的葡萄糖注射液+维生素B_6针静脉注射，以利尿脱水，促进氨基酸和脂肪代谢，改善妊娠呕吐。

【案例7】 眩晕（高血压病）

邹某某 女 56岁 农民

2002年1月19日初诊 眩晕反复发作1个月。头晕时如坐舟车伴恶心，因发作频繁，曾昏迷数次。经当地医院静脉滴注药物治疗可缓解，何药不详，但停药则发。刻下，眩晕、恶心、纳呆，晚间口干而不欲饮。血压：160/90mmHg，舌红苔薄淡黄、舌面呈梯形样横裂，脉细关弦。

证属 脾虚饮停，痰迷心窍。

治法 燥湿健脾，化痰宁心；西药：扩张血管。

方药 ①中药：半夏白术天麻汤加减。法半夏10g、天麻10g、白术10g、茯苓15g、生甘草6g、陈皮10g、红枣5枚、生姜3片、车前子15g（包煎），14剂，日一剂，水煎服；

②西药：尼群地平片，每次10mg，每日2次，早晚各一服。以选择性作用于血管平滑肌，阻止钙离子进入细胞内、扩张冠状动脉和外周血管及改善心肌代谢。

2002年2月2日二诊 药后头晕显然缓解，血压125/75mmHg。舌红苔薄黄，脉细弦。①中药守方再投7剂；②尼群地平片减为每日1片。

2002年2月27日三诊 血压130/85mmHg，舌红苔黄、舌面短横细裂，脉沉细弦。守方加炒麦芽30g、炒谷芽30g、丹参30g，以助健脾助运、活血化瘀，再投7剂。

2008年4月28日随访 头晕愈，自行停服尼群地平片。

2016年4月来门诊就诊随访 至今安好，未眩晕，血压也一直正常稳定，未再服过降压药。

按 高血压是体内循环动脉血压升高为主的综合征，若以高血压为主要临床表现而病因不明者，称原发性高血压或高血压病。本案为继发性高血压病，因其他疾病所致。故治与半夏白术天麻汤燥湿健脾，化痰宁心；西药尼群地平以选择性作用于血管平滑肌，阻止钙离子进入细胞内、扩张冠状动脉和外周血管及改善心肌代谢。中西联合，收到药至病除之功。

【案例8】 耳眩晕（梅尼埃病）
辛某 女 34岁 教工

1994年3月17日初诊 眩晕伴呕吐3天。缘于15日出现颈项拘急不适，中午则左耳耳鸣并胀闷，晚上则出现眩晕，睁眼则天旋地转如坐舟车并呕吐。这两天头晕较前轻些，但头（太阳穴）胀痛。今日虽不恶心，但纳呆，嗳气、有嗳而不出之憋闷感，四肢发麻，口不干，眠尚可。血压100/70mmHg，舌红苔薄黄，脉虚弦关滑。

证属 胆虚胃热，痰热上逆。

治法 温胆清胃，化痰降逆；西药：降低颅内压。

方药 ①中药：黄连温胆汤加味。黄连5g、法半夏10g、陈皮10g、茯苓20g、甘草10g、生姜3片、胆南星10g、枳实10g、竹茹10g、天麻10g、白术10g，5剂，日一剂，水煎服；

②西药：50%葡萄糖60ml、100mg维生素B6针，静脉注射。以高渗葡萄糖液利尿脱水，维生素B6促进氨基酸和脂肪代谢，缓解呕吐。

1994年3月31日随访 药尽眩晕止。

按 梅尼埃病是一种耳源性眩晕疾病，发作时会出现波动性听力下降，患者常感觉到耳鸣或耳内有胀满感。其基本病因迄今尚不十分明确，其病理表现为膜迷路积水膨大。其发病与多种因素相关，通常认为原因可能与内淋巴产生和吸收失衡有关。中医认为这种眩晕属于耳眩晕，其病因《素问·至真要大论》有云："诸风掉眩，皆属于肝。"故《备急千金要方》有肝风眩晕之说。而《金匮要略》对眩晕多从痰饮论治。本案据其脉证，辨为胃热胆寒，痰热上犯。故治

与黄连温胆汤温胆清胃，化痰降逆；西药用50%葡萄糖、维生素B6，以高渗葡萄糖液利尿脱水，B6促进氨基酸和脂肪代谢，缓解呕吐。中西结合，眩晕获愈。

9. 头痛

【案例1】 头痛（高血压病）
万某某 男 42岁 农民

2007年11月7日初诊 头顶隐隐作痛2~3年。头痛一般睡后起床时出现，劳动后可自行缓解。南昌大学第一附属医院脑电图报告：无明显异常。血压135/85mmHg。诊断为高血压病，就诊于中医。刻诊，头痛隐隐并胀闷，纳、眠尚可。舌红苔淡黄厚、舌中呈梯状裂纹，脉弦软数。

证属 肝风上扰，清窍失养。

治法 滋阴清热，平肝熄风；西药：扩张血管，降低心肌耗氧量。

方药 ①中药：天麻钩藤饮加减。钩藤20g、夏枯草30g、天麻10g、全蝎6g、羌活10g、黄芩10g、生地黄15g、杭菊花10g、浙贝母10g、竹茹10g、生甘草10g、赤芍10g、白芍10g、蜈蚣1条，7剂，日一剂，水煎服；

②西药：10mg尼群地平片，每日一片；倍他乐克，每日12.5mg，早晨服。前者以阻止钙离子进入细胞内、扩张冠状动脉和外周血管；后者可减缓心率，减低心排出量和心肌耗氧量，以及降低血压。

2007年11月14日二诊 头痛缓解。血压：110/80mmHg。舌红苔白，脉细弦软。守方再投7剂。

随访 头痛已愈，并嘱：仍以尼群地平片控制血压。

按 头痛是高血压典型症状之一，根据本案脉证属于气虚血亏，清窍失养；血虚生风，风邪上犯，导致头痛。故属于内伤头痛或称之为虚头痛。故治与天麻钩藤饮滋阴清热，平肝熄风；用西药尼群地平片以阻止钙离子进入细胞内、扩张冠状动脉和外周血管，倍他乐克以减缓心率、减低心排出量和心肌耗氧量及降低血压。中西合璧，仅服药两周头痛即愈。

【案例2】 头痛（风湿性头痛）
李某某 女 51岁 农民

2003年12月31日初诊 头痛及四肢关节疼痛1

个月。始因右腕肿痛，在当地打针、服中药（何药不详）后，病情未减，反而出现头痛，呈掣痛状，伴四肢疼痛，局部发热，故赴省城就诊。舌红苔白，脉细数。

证属　风湿上犯，清窍郁闭。

治法　清热利湿，祛风通络。

方药　桂枝石膏汤合豨桐丸加减化裁。桂枝6g、生石膏25g、知母10g、白芍15g、防风10g、羌活10g、海桐皮15g、豨莶草15g、炙甘草5g，暂服2剂，日一剂，水煎服。

申请检查：红细胞沉降率、抗O及类风湿因子。

2004年1月2日二诊　药两剂后头掣痛已缓解，脉舌如前。实验室检查报告：抗O：641IU/ml（0-223）；类风湿因子：484IU/ml（23.5-53）；红细胞沉降率：87mm/h（0-20）。

根据检查结果，从西医角度诊断，当属风湿（类风湿）性头痛和关节炎无疑。守方加蕲蛇10g，以增强祛风通络之力，再投14剂。

2004年1月16日三诊　头痛及上肢肿痛基本缓解，但双下肢仍胀痛，右足甚。15日实验室复查：抗O：479IU/ml；类风湿因子：46.20IU/ml；红细胞沉降率：104mm/h。舌红苔白，脉濡数。

据其脉证及实验室检查结果看，症状虽显见缓解，但是湿邪未清，故守方加独活10g，汉防己10g，以助祛风除湿，再服14剂以善后。

二个月后随访　已愈。

按　头痛，首先要确定病因、以及头痛的性质。如考虑为风湿性疾病引起的，要查看是哪一种风湿性疾病，如抗核抗体谱、血管炎相关抗体谱、补体、类风湿因子、抗磷脂抗体等。本案通过实验室检查，发现抗O、类风湿因子、红细胞沉降率等，均严重超高。从而确定为风湿性头痛，为辨病提供了可信的依据，也为辨证立法和治疗提供了参考依据。因此，治与桂枝石膏汤合豨桐丸以清热利湿，祛风通络。其疗效，竟然如桴鼓之应。

【案例3】　头痛（颈椎病、高血压病）

章某某　男　34岁　农民

1997年12月10日初诊　头痛头晕1月余。江西省中医院X线报告：颈椎排列稍变直，C4后缘及C5前缘可见骨质增生，后缘处椎间隙变窄，椎小关节增生、变尖。诊断：颈椎病。某医院8日测血压：

170/100mmHg，给服硝苯地平10mg/片，每日3次，每次1片，药后头痛头晕改善不明显，同时双手颤抖，不能下地干活。刻诊血压：105/70mmHg。舌红尖甚苔淡黄，脉弦、左细弦软。

证属　风邪上犯，痰郁清窍。

治法　滋肝定风，豁痰通络；西药：扩张血管，松解颈椎。

方药　①中药：天麻钩藤饮加减。天麻10g、钩藤20g、茯神20g、地龙10g、桑白皮15g、生地20g、浙贝母15g、竹茹10g、生甘草6g、赤芍20g、夏枯草20g，7剂，日一剂，水煎服；

②西药：续用硝苯地平片10mg，每日1次，每次1片。本品为钙通道阻滞剂，能松弛血管平滑肌，扩张周围小动脉，降低外周血管阻力，从而使血压下降；

③用充气颈椎牵引器，进行颈椎牵引，每日一次，以缓解颈椎的压迫症状。

1997年12月17日二诊　头痛大减，头不致力旋转，已不眩晕，上肢仍微颤。血压140/90mmHg。舌红苔黄，脉细弦。守方再服7剂；硝苯地平仍每日一片；继续颈椎牵引。

1997年12月26日三诊　已能从事体力活动，头不痛亦不晕，血压140/90mmHg。已停服硝苯地平2天。上肢微颤再见减轻，纳差，眠可。舌红苔黄，脉细弦。守方加川红花5g，以助活血化瘀，再投14剂告愈并能从事劳作，血压稳定。

按　临床有一种颈椎病，称之为交感神经型颈椎病，可引起血压升高。本案即因颈椎病引起血压升高致使头痛。而中医则认为，据本案脉证属于气虚血亏，清窍失养；血虚生风，风邪上犯所致的头痛。故属于内伤头痛。故治与天麻钩藤饮滋肝定风，豁痰通络；西药则用钙通道阻滞剂硝苯地平片，以松弛血管平滑肌、扩张周围小动脉、降低外周血管阻力，使血压下降；同时使用充气颈椎牵引器，进行颈椎牵引以直接缓解颈椎的压迫症状，中西医三法联用，从而达到治愈头痛的目的。

【案例4】　头痛（中耳炎术后）

许某某　男　41岁　工人

2009年12月23日初诊　头胀痛反复14年，加重1年。缘于1995年右中耳炎手术治疗，之后出现头胀痛，伴鼻塞及咽痛，经西药治疗可缓解，但一直未愈并反复发作，右耳现已失听。故就治于中医。刻诊，纳香，眠可，大便增多，日 1~3 解。血压 130/85mmHg。观其咽暗红。舌红尖甚、苔浅黄，脉细弦软数。

证属　肝郁化火，风热上扰。

治法　养血柔肝，疏风通络；西药：扩张血管，降低血压。

方药　①中药：羚角钩藤汤加减。钩藤 30g、夏枯草 30g、杭白菊 15g、桑白皮 15g、茯神 15g、生地黄 15g、浙贝母 15g、生甘草 10g、竹茹 20g、白芍 15g、天麻 10g、刺蒺藜 30g、全蝎 6g，7 剂，日一剂，水煎服；

②西药：10mg 尼群地平片，每日 1 片，以阻止钙离子进入细胞内，选择性作用于血管平滑肌，具有明显扩张外周血管和降低血压作用。

2009 年 12 月 31 日二诊　头胀及咽痛均明显减轻。血压 122/80mmHg。舌红尖甚、苔浅黄，脉细弦软数。守方再投 7 剂；尼群地平片照服。

2010 年 1 月 7 日三诊　有时头脑稍有发胀，午休后则可缓解。舌红尖边甚、苔白，脉细弦软。守方加川芎 15g，以行气开郁，再投 7 剂。

2010 年 9 月 21 日专程面告　共续服 2 周。血压：120/80mmHg。头痛愈，血压稳定。

按　本案头痛乃术后产生，从西医的角度考虑应为五官病变影响，尤其是手术后所致，属于牵涉性头痛。加上患者或多或少出现心理紧张，甚至焦虑妄想，并出现血压偏高，使相应部位的血管无序的紧张与扩张，导致头痛反复发作。中医的前贤有云："头痛自内而致者，气血、痰饮、五脏气郁之病。"故在心理宽慰的基础上，治与羚角钩藤汤以养血柔肝，疏风通络；同时使用西药尼群地平片以扩张血管，降低血压。从而使 14 年之痼疾，两周获愈。

10. 类中风

【案例】　类中风（高血压脑病、脑血管痉挛、心搏骤停）

王某某　女　70 岁　农民

1979 年 9 月 8 日初诊　家人代述：下午筛米劳动后，5 时许突然自觉眩晕，随即出现言语蹇涩不清，右侧上下肢不能活动。当即请当地乡村医生诊治，诊为高血压、脑血管意外，由于病情危重，不敢贸然采取任何措施，晚 10 时许邀余出诊。

症见　患者神志不清，言语蹇涩朦胧，答非所问。血压 190/110mmHg，右侧偏瘫，下肢有时能够伸动，口唇向左歪斜，鼻唇沟变浅，瞳孔等大对称，对光反射存在，呼吸均匀。心脏听诊：心尖冲动在锁骨中线外 2.5cm 处，心尖部可闻及Ⅱ°收缩期杂音，主动脉瓣后第二心音增强，两肺未闻及干涩啰音，肝、脾触及不满意。当即采取镇静止痉，舒张周围血管及降低血压。给予 50% 葡萄糖液 40ml、10% 硫酸镁液 10ml，静脉缓注，并口服复方降压片 2 片，利血平针 0.5mg，肌内注射。之后病情稳，嘱家属守护。

1979 年 9 月 9 日二诊　家人述：一般情况尚好，血压 110/80mmHg，并能坐起，右侧上下肢稍能活动。中午 11 时许，患者执意要下床大便，便后即出现呕吐，随之牙关紧闭，双手握拳而抽搐，神志再度昏迷，小便失禁，右侧完全瘫痪，当时血压不详。下午 4 时，家属要求余出诊。刻诊：患者平卧位，鼻有鼾声，呼吸尚匀，神志昏迷，左侧瞳孔较右侧小，对光反射存在。为防止颅内出血加重，当即肌内注射卡巴克洛 2 支。20 分钟后，患者又出现抽搐，牙关紧闭，心跳加快，心率 170 次 / 分，脉细而疾，至数不清。2 分钟后，面色潮红，汗出，呼吸微弱，心搏骤停。必须立即兴奋呼吸中枢和血管运动中枢。当即在胸前区皮下注射尼可刹米 75mg，心脏复跳，频发期前收缩，结脉，神志渐复。

急拟益气复脉。

方用炙甘草汤加减化裁。炙甘草 12g、生地黄 10g、麦冬 10g、党参 10g、桂枝 5g、生姜 3 片、火麻仁 10g、阿胶 10g（另烊兑服）。

1979 年 9 月 11 日三诊　服药两剂后，血压 110/70mmHg，脉沉迟（心率 48 次 / 分，律尚齐），右侧又稍能活动，答话切题。自述：精神极差，疲乏无力。守原方加炙黄芪 15g、地龙 10g、赤芍 10g、川芎 10g，以益气、平肝、凉血、活血，再投 3 剂。

1999 年 9 月 14 日四诊　精神仍欠佳，已能进面食，手足较前灵活，搀扶能下床活动。心率 55 次 / 分，律齐。舌质淡红，舌苔薄白，脉沉迟。守上方加黑附片 5g，以温阳复脉，再投 3 剂。

1979 年 9 月 17 日五诊　精神好转，舌淡红、舌白。守方再投 3 剂。

1979 年 9 月 23 日六诊　血压 140/85mmHg，纳可，二便调，心率 52 次 / 分，律齐。舌淡红苔薄白，脉右细弦、左弦、均缓。

治拟益气活血善后。

方用补阳还五汤加味化裁。炙黄芪 15g、川芎 8g、赤芍 12g、地龙 10g、当归 10g、熟地黄 12g、川红花 3g、桃仁 3g、怀牛膝 10g、田七粉 3g（冲服）、生甘草 6g，再服 4 剂。

随访　右侧活动稍欠灵活，生活已能基本自理。

按　本案首诊为内因所致的类中风，如《灵枢·刺节真邪》云："营卫稍衰，则真气去，邪气独留，发为偏枯。"《临证指南医案·中风》亦云："因精血衰耗，水不涵木，木少滋荣，故肝阳偏亢，内风时起。"近代医家张山雷氏则明确指出："昏瞀猝仆之中风，无一非内因之风。"经西医药之镇静止痉、舒张血管、降低血压，病势缓解。二诊复作并加重，出现汗出、面色潮红、牙关紧闭而抽搐等一系列脱阴之征，旋即心搏骤停，阴阳离决。经西医药之尼可刹米之兴奋呼吸中枢及血管运动中枢，心脏复跳；次以炙甘草汤益气复脉而转危为安。此乃中西医结合成功抢救濒死之危重案。

11. 癫疾

【案例】　癫疾（躁狂抑郁症）

肖某某　男　54 岁　农民

1998 年 4 月 29 日初诊　家属代述：失眠梦多 3 个多月，肢颤语速不清 3 天。十年前曾患过精神病。3 个月来一直失眠并自述梦多，近日出现不自主的全身阵发性剧烈颤抖，伴神情抑郁，语言低微而急迫。同时自述，头脑昏涨、忘事。口苦口干，纳呆，恶心，乏力。舌质暗红苔淡黄，脉细弦。

证属　痰火扰心，肝郁风动。

治法　清热泻火，豁痰熄风；西药：镇静安眠。

方药　①中药：黄连温胆汤合礞石滚痰丸加减化裁。川黄连 10g、法半夏 10g、茯苓 15g、枳实 10g、竹茹 10g、陈皮 10g、青礞石 30g、胆南星 10g、郁金 12g、石菖蒲 10g、甘草 6g，7 剂，日一剂，水煎服；

②西药：2mg 艾司唑仑片，每日 2 次。

1998 年 5 月 6 日二诊　睡眠改善，服 2 剂药后抖动已除，自述大脑仍不清晰。舌红苔白，脉细弦

软。中药守上方再投 7 剂，安定片 1 片睡前服。

随访　2015 年清明节相遇，药后至今安康。

按　癫疾一证，以精神抑郁，表情淡漠，沉默痴呆，语无伦次为其临床特征。本病多由情志所伤，痰气郁结，或思虑太过，心脾亏虚，乃至气滞津聚，结而为痰，痰气上逆，心神被蒙所致。西医则认为本病病因不明，多与遗传因素、生化代谢异常、神经内分泌功能失调、心理因素和躯体因素以及性格基础相关。中医则认为本案乃痰火扰心，肝郁风动所致，故治与黄连温胆汤合礞石滚痰丸以清热泻火，豁痰熄风；西药：艾司唑仑片以镇静安眠，中西药有效地控制病情并愈。

12. 不寐

【案例 1】　不寐（慢性顽固性失眠）

刘某某　男　43 岁　建筑管理

2001 年 10 月 31 日初诊　失眠反复发作已数年，加重半年。经常失眠不易入睡或梦多，白昼则哈欠不断、乏力。近期几乎天天失眠，而且伴耳鸣、牙龈出血。纳可，便调。舌红苔白、舌边有齿印，脉细弦软数。

证属　阴虚火旺，心神不宁。

治法　滋阴清热，交泰心肾。

方药　朱砂安神丸合交泰丸加减化裁。生地黄 25g、白芍 15g、赤芍 15g、当归 10g、川黄连 10g、肉桂 3g、牡丹皮 15g、生甘草 6g、生龙骨 30g、生牡蛎 30g，7 剂，日一剂，水煎服。

2001 年 11 月 7 日二诊　药后睡眠改善，但慢性胃炎发作，恶心，吐酸，大便稀，日 3~4 行。舌红苔白，脉细弦微数。药物过于滋腻，从而诱发胃病，有犯虚虚、实实之戒。

治拟和胃降逆，豁痰宁神。

方用黄连温胆汤加味。法半夏 10g、茯苓 30g、陈皮 10g、炙甘草 6g、竹茹 10g、枳实 10g、川黄连 6g、藿香 10g、苏叶 10g、生姜 5 片，7 剂，日一剂，水煎服。

2002 年 1 月 2 日带小孩就诊并告，药后失眠愈。

2004 年 3 月 3 日再诊　从初诊至今 2 年 5 个月，失眠反复 3 次，经滋阴清热，交泰心肾，或豁痰宁神，均能缓解一段时间。但每遇工作压力过大，情

绪不佳时，又易诱发失眠复作。刻下，失眠，两肋胀痛，心烦焦虑，口苦口干，喜冷饮，夜尿频。舌红边甚、苔薄少淡黄，脉细弦数。

据其脉证，应为肝郁脾虚，心肾不交。由于反复不愈，当采取中西药结合治疗。故拟：清心宁神，交泰心肾；西药：镇静安眠，抗焦虑、宁心神。

①中药：朱砂安神丸合交泰丸加减化裁。川黄连10g、肉桂3g、生地黄30g、当归15g、白芍15g、生甘草5g、北柴胡10g、茯神15g、丹皮10g、浮小麦30g、栀子10g、红枣4枚、豆豉1匙，10剂，日一剂，水煎服；

②西药：2.5mg安定片，每次1片，睡前服，以镇静安眠，抗焦虑。

2004年3月19日三诊　失眠减，仍耳鸣，有时盗汗，大便稀软，日2~3行。舌红苔白，脉细弦数。守方加焦山楂30g、煅龙骨30g、煅牡蛎30g，以助运消食、敛阳宁神，再投6剂。

2004年4月5日四诊　睡眠已改善，汗止。每晚能睡上6~7小时。刻下又出现头痛，以后脑及右耳为主，伴两肋灼热不适，晚上口干。血压105/80mmHg，舌红苔薄淡黄、舌面有波浪样细裂纹，脉细弦微数。

鉴于睡眠已获改善，情绪渐趋稳定。据其脉证，仍有肝郁气滞之象。故拟疏肝解郁；头痛乃风中经络，佐以疏风通络以善后。

方用四逆散加味。北柴胡10g、白芍15g、枳实10g、生甘草5g、延胡索15g、钩藤10g、僵蚕10g、山栀子10g、决明子25g、丹参30g、珍珠粉1g（冲服），上药连服7剂而愈。

按　本案慢性顽固性失眠，虽经治疗仍反复发作。本病的发作频率每周大于五次以上，发作时间在三个月以上，称之为慢性顽固性失眠。其病因较为复杂，病程较长，症状较重。很多合并精神障碍、躯体障碍、药物或者物质依赖。现代医学表明：下丘脑－垂体－肾上腺轴的活化，可表明失眠涉或源于应激反应的慢性激活，促性区（包括网状上行激活系统、下丘脑和丘脑）都与失眠有关。失眠的认知模型表明，失眠的发生与觉醒有关，并且觉醒与睡眠是相互排斥的。认知觉醒以思虑和担忧的形式，导致个体易于失眠。诱发因素包括心理、生理、环境、药物、生活行为、个性、精神及全身疾病等。中医称之为不

寐，并分实证、虚证两类。虚证不寐皆因正气亏虚，有血、气、阴、阳之别；实证不寐是因邪扰心神，有火、痰、食滞、饮、瘀之异，故予以辨证施治。本案虚实夹杂，首诊治与朱砂安神丸合交泰丸以滋阴清热，交泰心肾；次诊治与黄连温胆汤以和胃降逆，豁痰宁神。同时使用西药安定片，利用其有安眠速睡之长，以镇静安眠，抗焦虑、宁心神，有利树立治疗信心。这样分段辨治，联用西药，收效甚佳。

【案例2】　不寐（高血压病 失眠）

潘某某　男　43岁　职工

2015年6月21日初诊　失眠。醒后难入睡，每2个小时必醒一次，全身疲痛不安。纳虽香，但餐后饱胀，二便调。有血压高史，正在服用苯磺酸氨氯地平片。刻下：失眠，血压150/120mmHg居高不下。舌鲜红，苔淡黄，脉弦软微数。

证属　胆胃失和，痰热扰神。

治法　清胃温胆，豁痰宁神；西药：扩张血管，降低血压。

①中药：温胆汤合半夏白术天麻汤加味。法半夏15g、陈皮10g、茯苓15g、茯神15g、炙甘草6g、竹茹20g、枳实10g、白术10g、天麻10g、川黄连10g、生栀子15g、淡豆豉10g、红枣6枚、生姜3片、夏枯草30g、煅龙骨30g、煅牡蛎30g，10剂，日一剂，水煎服；

②在日服1片5mg苯磺酸氨氯地平片的基础上，加服1片10mg依那普利片，傍晚服用，钙通道阻滞剂与血管紧张素转化酶抑制剂，联合使用，可有效降低外周血管阻力和血压。

随访　睡眠已好，身疲痛愈，血压130/80mmHg，而且一直稳定。

按　本案应是高血压引起，高血压引起的失眠，可能是由于患者的血压出现波动和变化，影响全身血管的灌注进而诱发加重睡眠障碍。反过来，睡眠本身又会使血压进一步波动变化，两者形成一个恶性循环。中医认为本案乃实证不寐，为胆胃失和，痰热扰神所致。故治与温胆汤合半夏白术天麻汤以清胃温胆，豁痰宁神；同时使用西药苯磺酸氨氯地平片＋依那普利片，钙通道阻滞剂与血管紧张素转化酶抑制剂，联合使用，可有效降低外周血管阻力和血压，从而改善睡眠。中西结合，各抒己长，其病自愈。

13. 呃逆、呕吐

【案例】呃逆、呕吐（神经性呕吐）

田某某　男　79岁　退休干部

2005年7月22日初诊　呃逆反复1个月。呃逆每以餐中出现，呃逆并呕吐出白色黏液后，可继续进食，不返酸，不胀不痛。舌红、舌尖白苔、中根部苔黄而稍腻，脉弦软。

证属　中焦虚寒，胃气上逆。

治法　温中散寒，和胃降逆；西药：促进胃蠕动、止呃止呕。

方药　①中药：丁香柿蒂汤合小半夏汤加味。公丁香10g、党参12g、干姜5g、柿蒂10g、炙甘草5g、苏叶10g、黄芩10g、法半夏10g、茯苓10g、陈皮10g，3剂，日一剂，水煎服。

②西药：5mg甲氧氯普胺，口服，每日3次，每次1~2片，以促进胃蠕动，加快胃内容物排空，改善胃功能，止呃止呕。

2005年7月26日二诊　药两天后未效，而且呕吐出痰涎呈蛋清样，病情有加重之趋势。故于24日改用黄连温胆汤2剂，并静脉滴注林格液＋氨基酸＋左氧氟沙星2天。刻下，呕吐痰涎已止，但口味仍差，纳食不香。舌红苔黄腻，脉细软微数、左细弦软微数。

按　首诊辨证，忽略了吐后能食，舌脉均显现痰热蕴积，胃失和降。反治以温中降逆，不仅无效，而且呕吐蛋清样黏液，若不是静脉滴注治疗及时，恐生变证。据其脉证，当燥湿蠲饮，和胃降逆。

①中药：黄连温胆汤加味。黄柏10g、苍术10g、川黄连6g、法半夏10g、陈皮10g、甘草6g、茯苓15g、竹茹10g、枳实10g、炒谷芽30g、炒麦芽30g、炒鸡金15g、生姜3片，4剂，日一剂，水煎服；

②静脉滴注林格液＋氨基酸＋左氧氟沙星针，再施用2天，以补充液体、供给能量、抗菌消炎。

2005年7月30日三诊　呕吐痰涎已止，眠可，纳食仍差，食后饱胀，大便稀软，日一解。血压110/60mmHg。舌红苔黄腻，脉弦软微数。

按　误治之后，酿成痰湿内蕴，胃气未复。治拟清热化湿调治。

方用四妙丸合六一散加味。黄柏12g、苍术12g、薏苡仁30g、川牛膝10g、法半夏10g、通草10g、生甘草6g、茯苓15g、陈皮10g、滑石粉15g（包煎）、

川黄连6g、佩兰10g、竹茹10g、枳实10g，上药加减进退共服4周而愈。

按　本为常见病、多发病，首诊辨证认为患者高龄、痰为阴邪，忽略了呕吐，吐后能食，而误为中焦虚寒，胃气上逆，治之未效；据其脉证，辨证当为痰热蕴积，胃失和降，故治与黄连温胆汤燥湿蠲饮，和胃降逆；配合静脉滴注林格液＋氨基酸＋左氧氟沙星针以补充液体、供给能量、抗菌消炎。中西结合则效如桴鼓！

14. 噎膈

【案例】噎膈（食道中段癌症）

胡某某　男　53岁　农民

2007年2月9日初诊　饮食哽噎吞咽困难，诊断为食管中段癌症已4个月余。安徽医科大学一附院CT检查报告：肝顶近膈面多发类圆形低密度长位，大小0.3cm×0.2cm，0.2cm×0.2cm，腹腔平前及胃小弯侧可见类圆形软结节影，大小约2.0cm×2.0cm。诊断意见：①肝内多发小囊肿；②腹腔淋巴结肿大，考虑食管癌转移可能；胃镜报告：（食道）鳞状上皮下见小细胞巢浸润，免疫标记LCA（−）、CK（−）、CEA（＋），考虑为小细胞未分化癌。诊断：食管中段癌。经同乡患者举荐来江西南昌求诊。

刻诊，喉中有压迫梗塞感，纳食尚好，大便日一解，小便亦调。经化疗一个疗程后（7天），头发渐脱，口腔黏膜溃疡，口唇干燥。舌红苔薄黄、中根黄厚，脉弦而见滑、重按少力。

证属　痰瘀凝聚，气结痰阻。

治法　豁痰散结，利膈宽胸，化瘀通络；西药：化疗以抗肿瘤。

方法　①心理疏导：认识病症成因，诸如有害物质，霉菌侵害，饮食不洁，过嗜烟酒，冷热失度；中医认为"必以忧愁、思虑、积郁而成。"忧思而伤脾，脾伤则气结，气结则津液不得输布，聚而为痰；肝郁气机不条达，致血行不畅，而成瘀血。痰瘀互结，进而形成块垒，阻于食道。从而使其了解疾病，树立与疾病作斗争的信心，解除忧思及恐惧心理，以条畅气机；然后辨证地使用中药以豁痰散结，化瘀通络。

②中药：温胆汤合三棱散加减化裁。法半夏10g、川黄连10g、浙贝母15g、茯苓15g、陈皮10g、炙甘

草 6g、三棱 10g、莪术 10g、猫爪草 20g、山慈姑 15g、重楼 15g、青木香 10g、鸡内金 15g、川芎 10g、制香附 10g、苍术 10g、栀子 10g、炮穿山甲 10g（打碎）、炒麦芽 30g、炒麦芽 30g、漂白术 15g、枳实 15g，15剂，日一剂，水煎服；

③西药：同步接受当地医院的常规化疗。

2007年3月9日二诊　脸色较前红润，近期仍感乏力、疲惫，纳食可，大便1~2日一解。血压110/70mmHg。舌红苔薄而淡黄、舌中根部黄，脉弦、重按无力。守方加当归尾 10g，以助养血活血，再投30剂。

2007年4月19日三诊　电话：纳食增加，大便通调。经当地医院钡餐透视，食道较前通畅，下肢仍无力。守方再投30剂。

2007年5月27日四诊　26日其女婿曹某来电话：通过化疗+中药治疗，肿瘤已见缩小。食道进食尚通畅。但餐后腹胀、消化不良。守方去黄连之苦寒，加黄芪 15g、菝葜 20g，以益气消肿散结，再投30剂。

2007年7月7日五诊　共服中药105剂，同时在安徽医科大一附院化疗5个疗程。医院检查结果：肿瘤已缩小。医院再建议实施放疗，患者未接受放疗，而继续前来要求中草药调理。刻诊，有些干咳，饮食通畅，食量一般。餐后腹胀，药后缓解，矢气仍多，大便软而成形，日一解，小便黄而长。血压110/75mmHg。舌红苔黄而稍腻、根部苔略厚，脉细弦软数。守方加桃仁 10g、川红花 10g，以增活血化瘀之力，再投30剂。

2007年9月14日六诊　上月当地医院食道钡餐摄片示：食道通畅，肿块消失。但在进食时有灼热感，并有向咽喉部位上冲的感觉，偶有干咳和胸闷胸痛。当地医院给服丽珠得乐，症状有所缓解。仍纳呆食少，食后胃脘胀满，故再次赴昌求诊。经查白细胞 4.4×10^9/L。舌深红苔薄白、中根部苔厚灰黑（注：应是服丽珠得乐所致）、舌边有齿印，脉微浮而细弦软。

患者较长时间罹患重病，加上药物的副作用，导致肝胃不和。故在原益气养阴、解毒消肿、化瘀散结的治疗原则上，在原方药的基础上，合以越鞠丸化裁再投30剂以善后。

2008年春节其女婿小曹从北京来电话喜告：岳父之病，症状消除，经当地医院摄影复查：食道通畅，

肿瘤已消失。

按　本案在治疗过程中，首先解决思想顾虑，树立与疾病作斗争的良好心态，是疾病的治疗关键；在使用常规化疗的基础上，运用中医的辨证施治，一则利用中药扶正以减轻化疗的副作用；二则审证求因，以豁痰散结，化瘀通络以驱除病邪。从而达到康复之目的。

15. 胃冷

【案例】　胃冷（胃窦溃疡、药物性肝炎）

胡某某　男　45岁　建筑工

2010年5月5日初诊　胃脘冰凉与灼热、痞塞交替发作11个月。白昼症状轻微，晚上睡卧时症状突出，近期加重。曾在抚州地区医院就诊并检查，诊为：心肌缺血，服药无效。今年3月30日在南昌市第九医院电子胃镜报告：胃底，胃角黏膜充血，肿胀，胃窦可见约0.6cm×0.6cm溃疡，表覆白苔，周边黏膜充血水肿。诊断：胃窦溃疡（活动期）。给服雷尼替丁，丽珠得乐，阿莫西林一周无效。故赴南昌大学第一附属医院就诊，给服雷贝拉唑钠肠溶片、盐酸伊托必利一个月，症状加重。又改服香砂养胃丸3天，亦无效。现复入南昌市第九医院接受治疗，同时经友人荐诊中医而就诊。

刻诊，胃冷、胃灼、胃痞交替出现。由于睡下则加重而影响睡眠，半夜必须坐起或下床活动方觉舒适一些。纳呆，不食则饥饿，食则胀满。导致坐卧难安，虽正在南昌市第九医院接受栀黄口服液、双环醇片口服，及静脉滴注异甘草酸酶注射液和还原型谷胱甘肽注射液等治疗，疗效尚不显著。观其颜面晦暗，眼眶黧黑，眼结膜轻度黄染。纳呆，大便尚调，服西药时则便结，小便黄。舌质微暗红、苔白润，脉细软。

证属　中焦虚寒，胃气失和。

治法　温中健脾，行气和胃；西药：护肝降酶。

方药　桂枝汤合厚朴温中汤加减。桂枝 10g、炒白芍 15g、炙甘草 10g、红枣 6枚、生姜 5g、炒厚朴 15g、茯苓 15g、陈皮 10g、炒苍术 12g、炒白术 12g、黑附片 10g、党参 15g、大腹皮 10g、煅蛤壳 30g、细辛 3g、广木香 15g，7剂，日一剂，水煎服。

建议　在服药的同时，申请肝功能等生化检查及

B超肝、胆、脾、胰。

2010年5月13日二诊　按建议复入南昌市第九医院检查结果发现肝功能异常：谷丙转氨酶1152U/L、谷草转氨酶429U/L、总胆红素45.2μmol/L、直接胆红素24.2μmol/L、间接胆红素21μmol/L；蛋白电泳正常；肝纤四项及AFP无明显异常；B超：肝脏呈炎症样改变，胆囊壁毛糙，脾轻度肿大。7剂尽后，胃冷、灼、痞减轻，故夜间起床走动也减少，稍可安睡，大便尚调，小便黄。舌红苔黄，脉细弦。

按　患者因胃病症状复杂，经服雷尼替丁、丽珠得乐后，致使肝功能严重异常。参考生产厂家对雷尼替丁的说明：少数患者服药后引起轻度肝功能损伤；雷贝拉唑亦有肝功能障碍者慎用的提示。盐酸伊托必利及丽珠得乐对消化系统均有一定的副作用。

据其肝功能检查结果，应属药物所致的重度性肝炎。肝郁、脾虚、湿困之标证，已十分突出，故以健脾渗湿，疏肝活血为治。

方用茵陈四苓汤合越鞠丸加味。绵茵陈15g、土茵陈15g、猪苓30g、炒白术15g、茯苓15g、茯神15g、泽泻25g、川芎10g、制香附10g、神曲20g、炒苍术15g、生栀子10g、黄柏10g、生谷芽30g、生麦芽30g、炒鸡内金15g、铁扫帚15g、檵木15g、生甘草6g、野灵芝10g、广金钱草30g，7剂，一日一剂，水煎服。

2010年5月26日三诊　同时服用茵栀黄口服液、双环醇片及静脉滴注异甘草酸镁注射液及还原型谷胱甘肽针以护肝降酶。7天后复查肝功能：谷丙转氨酶157U/L、胆总红素25.3μmol/L、直接胆红素15.7μmol/L、谷氨酰转肽酶（GGT）177U/L。纳香，便调。舌红苔薄黄，脉细软数。药已中的，守方再投7剂并停用西药。

2010年6月5日四诊　夜间睡眠已安稳，胃脘冷、灼、痞及压抑感等已除。复查肝功能：谷草转氨酶48u/L、谷氨酰转肽酶（GGT）94U/L、总胆红素21.9μmol/L、直接胆红素8.0μmol/L、余项无明显异常，乙肝两对半2+。舌红苔白，脉细软。守方加白茅根30g，以助清热利尿，再服2周。

2010年7月14日复查结果　肝功能已复常。

按　本案因胃病前后服雷尼替丁、丽珠得乐、雷贝拉唑、盐酸伊托必利等药，既复杂又欠规范，导致肝细胞损害、肝功能损害。经医院使用茵栀黄口服

液、双环醇片并静脉滴注异甘草酸镁注射液及还原型谷胱甘肽针以护肝降酶；中医首诊则据证与桂枝汤合厚朴温中汤以温中健脾，行气和胃；次诊用茵陈四苓汤合越鞠丸健脾渗湿，疏肝活血为治；西医护肝降酶。中西合璧，肝功能迅速获得复常并康复。

16. 食泻

【案例】　食泻（直肠乙状结肠炎）

袁某某　女　60岁　农民

2009年7月4日初诊　泄泻1个多月。缘于端午节后泄泻水样便，日10余次。急诊入丰城市人民医院静脉滴注克林霉素等药，口服炎可宁片5天，水样便止，但仍溏泄。再经B超检查：肝、胆、脾、胰无明显异常；肝功能未见明显异常；乙肝表面抗体阳性。电子肠镜：直肠和乙状结肠黏膜呈斑点状充血，水肿，血管纹理模糊，有少量点状糜烂，未见溃疡及新生物。诊断：直肠，乙状结肠炎。刻下，食油荤则肠鸣腹响、泄泻，仅昨日下午拉3次。胃脘嘈杂，腹部闷痛，时时呕吐苦水及白痰。因便泄次数过多，致肛门疼痛。舌红尖边甚、苔黄厚，脉细弦软。

证属　寒热中阻，胃气不和。

治法　辛开苦降，和胃降逆；西药：调节肠道菌群、固肠止泻。

方药　①半夏泻心汤加味。法半夏15g、黄芩10g、川黄连10g、炮干姜10g、炙甘草6g、党参15g、炒白术10g、茯苓15g、藿香15g、煨葛根30g、地锦草30g、红枣4枚、焦山楂30g、炒谷芽30g、炒麦芽30g、煨肉蔻10g，7剂，一日一剂，水煎服；

②同时服用蒙脱石散（肯特令）、双岐三联活菌胶囊以固肠止泻、调节肠道菌群。

2009年7月12日二诊　泄泻次数虽减少，日仍5~6次。体汗凉，颜面苍白，纳呆食少。舌红苔灰黑，脉细弦软。

虽中西药合用，由于久泻不止，几成滑泄之势。半夏泻心汤虽略显辛开苦降，调理肠胃之力，终未形成截流之功。据其舌脉，阴寒内盛，脾肾阳虚凸显，如不扶阳匡正，将成坏证。故拟温肾扶阳，暖脾助运，涩肠止泻；西药以助扩充血容量，补充能量、抗菌消炎。

①方用真人养脏汤加减。党参20g、炒白术10g、

茯苓 15g、茯神 15g、桔梗 10g、莲子肉 15g、肉桂 5g、砂仁 10g、地锦草 30g、炙甘草 6g、炒扁豆 12g、山药 30g、薏苡仁 50g、红枣 3 枚、生姜 3 片、醋炙粟壳 10g、炒谷芽 30g、炒麦芽 30g，3 剂，日一剂，水煎服；

②静脉滴注：林格液 500ml，5% 葡萄糖液 500ml，18A 氨基酸注射液 250ml，0.2% 左氧氟沙星 100ml×2 瓶，静脉滴注，每日一次。

2009 年 7 月 15 日三诊　泄泻减至每日 3 次，便质已浓，挟有不消化物。已能进食稀饭。舌苔由灰黑转为黄苔，脉细而微弦。中药守方加焦山楂 30g，以助消食助运，再投 3 剂；同时按原方法再静脉滴注＋抗生素配合治疗 3 天。

2009 年 7 月 16 日四诊　泄泻止，今日只解一次，质浓稠。面色已红润。舌红苔淡黄，脉细软。守方再服 3 剂以善后。

2009 年 7 月 24 日五诊　久泄之后急欲调补而进食肉、蛋等，大便又溏稀，日 3~4 解，挟不消化物。纳食口味尚好，多食则胀满，同时还头晕，眼花。舌中根又出现灰黄色苔，脉细而微弦无力。此乃脾虚食复，中药守方去党参，加煨葛根 30g，老边条红参 10g，以增益气升清之力，再投 7 剂。

2009 年 8 月 2 日六诊　泄泻止，大便已浓稠。舌红苔白而中根部苔厚，脉细弦软数。守方再服 7 剂告愈。

按　本案泄泻，由于治疗与饮食欠当，几成滑脱。中医按病情不同阶段予以辨证论治；同步使用西药，扩充血容量、补充能量、抗菌消炎而收效。

17. 久痢

【案例】 久痢（溃疡性结肠炎、钩虫病）
吴某某　男　46 岁　毛笔工

2010 年 5 月 11 日初诊　解夹白色黏液便数月。南昌大学第一附属医院肠镜检查报告：①大肠各段可见散在浅溃疡；②乙状结肠见一钩虫。诊断为：①溃疡性结肠炎（轻度）；②钩虫感染。刻下，胃脘及腹部受凉则胀闷痛，大便日 2~3 解，质稀，解后轻松。劳累或食油腻则泄泻，并夹白色黏液。神疲乏力，白天嗜睡，面部淡黄少华，纳尚可。舌红尖甚、苔黄而微厚，脉虚数。

证属　湿毒蕴结，肠胃失调。

治法　燮理阴阳，清热除湿，调理肠胃；西药：驱除钩虫。

方药　①中药：燮理汤合白头翁汤加减。川黄连 10g、山药 30g、槐花 10g、肉桂 5g、鸦胆子 10 粒（去壳装胶囊，分二次吞服）、煨葛根 15g、炒白术 10g、地锦草 30g、白头翁 10g、黄柏 10g、秦皮 10g、党参 12g、炙甘草 6g、煨肉蔻 10g，7 剂，日一剂，水煎服；

②西药：25 mg 盐酸左旋咪唑片，每次 6 片，每日一次，晚饭后顿服，连服 2 天，以驱除钩虫。

2010 年 5 月 25 日二诊　大便日一解，先成形后稀软，黏液逐天减少，纳渐香，眠好，白天嗜睡已除。舌红苔白而稍腻，脉细而微弦。守方加生麦芽 30g，以健脾助运，再投 7 剂。

2010 年 6 月 1 日四诊　大便先硬后软，便后有少量黏液，纳香、眠好。近两日时时喷嚏。舌红尖边甚苔白，脉细而微弦。守方加辛夷花 10g，以宣肺利窍，再投 14 剂。

2010 年 6 月 14 日五诊　大便黏液近两日已净，腹部稍胀气。舌红苔白、舌边稍腻，脉细软微数。

观其脉证，寒湿渐化，肠胃未健。故拟健脾益气，和胃渗湿调治。

方用　参苓白术散加减。生晒参 10g（切片同煎）、炒苍术 12g、桔梗 10g、山药 30g、茯苓 30g、莲子肉 15g、广木香 10g、炙甘草 6g、砂仁 6g、痱积草 30g、地锦草 30g、生麦芽 30g、北山楂 15g、陈皮 10g，日一剂，水煎服。之后按方共服 52 剂告愈。

2013 年 10 月 25 日因左膝关节骨折赴南昌就诊告　钩虫已除，肠腑安康。

按　久痢，类似于西医之溃疡性结肠炎。而溃疡性结肠炎病因尚未明确，目前认为是由多种因素相互作用所致。主要包括环境、遗传、肠道微生态和免疫等因素。其中肠道黏膜免疫系统失衡，所导致的炎症过程在溃疡性结肠炎的发病中起重要作用。中医认为久痢多由暴痢治疗不当，或饮食不节，过用寒凉，脾胃损伤，运化失健，阴阳失调，湿热蕴结所致，而且本案兼有钩虫感染。故治与燮理汤合白头翁汤以燮理阴阳，清热除湿，调理肠胃；用西药盐酸左旋咪唑片以驱除钩虫。治疗后期与参苓白术散健脾益气，和胃渗湿调治而愈。

18. 便血

【案例】 便血（远血、胃出血）

万某某　男　50岁　职工

2006年8月23日初诊　胃痛肢凉，大便紫黯成柏油样4~5天。昨晚开始出现头晕、乏力，胃脘痞满烧灼。面黄少华，舌红苔白腻，脉细软无力。

证属　阴寒内结，血气无宗。

治法　温中散寒，益脾止血；西药：补充体液，供给能量。

方法　①中药：黄土汤加减。赤石脂25g、阿胶珠10g（烊服）、子黄芩12g、生地黄15g、黑附片10g、青木香10g、延胡索10g、炒白术10g、炙甘草6g，3剂，日一剂，水煎服；

②西药：10%葡萄糖500ml、0.9%氯化钠500ml、林格液500ml、氨基酸18R 250ml、维生素C 2g，静脉滴注，配合中药，一日1次，以补充体液，供给能量，增强机体抗病和修复能力。

病程录　服中药3天及点滴3天后，血止，大便色黄。以田七粉每日3g，早晚分2次，开水冲服，善后。一个月后随访，已愈。

2013年7月某日小万告　七年来，身体健康如前。

按　本案胃出血，经中药黄土汤温中散寒，益脾止血；以西药补充液体、供给能量、增强机体抗病和修复能力，配合治疗，仅3天即收血止症瘥之效。此外，缺灶心土（伏龙肝），而以赤石脂之味甘、涩、性温以涩肠、止血，取而代之，临床收效亦佳。

19. 大便秘结

【案例】 大便秘结（慢性胃炎、慢性胆囊炎）

郑某某　男　59岁　职工

2003年11月19日初诊　长期习惯性大便秘结。刻下，大便秘结，每十天一解，量少而结，排解艰难，伴纳呆胃胀、嗳气频作。B超检查报告：①肝左外侧叶小囊肿（1.0cm×0.7cm）；②胆囊壁毛糙；③慢性胃炎（胃壁不厚，层次欠清，黏膜面毛糙，回声增强）；④脾、胰及双肾未见明显异常。舌淡红苔白薄、舌边有齿印，脉沉细、左细。

证属　脾虚失运，气郁肠滞。

治法　健脾助运，行气开郁，化滞通腑；西药：增强胃蠕动。

方药　①中药：越鞠丸加减。川芎10g、苍术10g、栀子10g、制香附10g、法半夏10g、绵茵陈15g、炒莱菔子25g、火麻仁12g、炒枳壳10g、当归10g、谷芽30g、麦芽30g、炒鸡内金10g、生姜3片，7剂，日一剂，水煎服；

②西药：吗丁啉片，口服，每日3次，每次1片。拮抗多巴胺受体，使胃肠道上部的蠕动和张力恢复正常，促进胃排空，增强胃窦和十二指肠蠕动，协调幽门收缩。

2003年11月26日二诊　药后嗳气、胃胀减，纳增，但餐后仍嗳气。大便秘结也缓解，2~3天可有一解。近2日咳嗽。舌红苔薄白，脉细。守方加炙冬花10g，以宣通肺气，化痰止咳，再投7剂；吗丁啉片照服。

2003年12月2日三诊　大便2日一解。餐后也不嗳气，停药稍嗳。舌红苔薄白、舌尖中仍有一纵粗裂，脉细。守方再服7剂以善后。

随访　已愈。

按　本案纳呆、腹胀、便秘，十天一解，尚属罕见。中医辨证为脾虚失运，气郁肠滞所致。由于西医诊断为慢性胃炎，因此借助胃动力药吗丁啉配合中药越鞠丸之健脾助运，行气开郁，化滞通腑而迅速获效。

20. 肝痈

【案例】 肝痈（肝脓肿）

袁某某　男　31岁　农民

1995年7月1日初诊　持续发热伴胃脘处稍闷痛50多天。经中药（清热解毒）、西药（抗菌消炎）治疗未效，而先后易医5处，自觉病情日趋严重而赴昌求治。实验室检查：血常规，白细胞10.1×10⁹/L、中性粒细胞百分比73%、淋巴细胞百分比27%；肝功能及尿检未见异常。B超报告：右肝前叶探及一8.8×7.8cm低回声光团，边缘清楚，内部颗粒粗，有侧边效应和后部加强效应；脾肋下2.8cm。诊断：①右肝占位性病变（初步怀疑肝脓肿）；②脾增大。根据B超提示，左肝内脓肿形成。因患者拒绝而未能行肝内脓肿穿刺。

现症　发热，体温37.7~39℃，伴乏力、纳呆、大便干结数日1解。近几天发热前恶寒，除胃脘处稍闷痛外，并出现右上腹隐痛。否认在近2年内患过痢疾。急性病容，神志清楚，颈侧及其他浅表淋巴结未见明显肿大，咽喉（－），腹软，右肋下拒按、压痛（＋），故肝脏未能扪及，脾肋下2指，舌红苔淡黄厚而稍腻，脉细数。

辨证　湿热蕴肝，久灼成痈。

病机　外感湿热，久稽不解，壅滞于肝，积聚腐变成痈。

治法　清肝利胆，托毒排脓；西药：抗厌氧菌、抗阿米巴原虫。

方法　①中药：四妙勇安汤加味。玄参10g、当归10g、金银花30g、生甘草15g、北柴胡10g、赤芍药30g、连翘10g、黄芩10g、地骨皮15g、太子参15g、生黄芪15g、浙贝母10g、薏苡仁30g，10剂，日一剂，水煎服；

②西药：0.2g甲硝唑片，每次3片，每日3次，连续服10天为1疗程，以抗厌氧菌、抗阿米巴原虫。

病程记录

治疗到第四天，右上腹疼痛已获缓解，体温恢复正常。血常规：白细胞$8.6×10^9$/L，中性粒细胞百分比72%，淋巴细胞百分比28%。

在停用甲硝唑的第五天，即7月15日查血常规除白细胞分类中性偏高外，未见明显异常；B超复查肝脏：肝右叶探及一6.0cm×5.4cm低无回声区，边界清晰，边缘欠光滑，其内可见少量光点回声，后方无增强反应。肝右叶脓肿范围已见缩小，但部分已液化（成脓）。

药已中病，为了促使脓液内消，避免肝内脓肿破溃酿成不良后果。故在原清热解毒，托毒排脓的基础上，加大清热解毒、凉血、活血、化瘀的力度，促进被破坏的肝组织的恢复。因此，方药仍以四妙勇安汤为基础，加蒲公英15g，连翘10g，浙贝母10g，生黄芪30g，薏苡仁30g，赤芍药30g，丹参30g，田七粉3g，（冲服）。以此方加减进退共服至百剂后，诸羔平，已能正常从事田间劳作。

于1996年3月22日B超复查报告　左肝内探及一约3.4cm×2.7cm低回声光团，边界清，后方有加强效应。据此提示，肝内脓肿范围较前虽已缩小60%多，但未完全康复。为此，嘱其避免过度劳累。同时，为加快肝内脓肿的吸收和康复，而在上方的基础

上去连翘、浙贝母，加三棱、莪术、皂角刺各10g，以增强活血、化瘀、散结之力以善后。后服药30余剂告停。

1997年5月9日追访，体健如常，同时B超复查提示　右肝脓肿恢复后钙化影。

按　本案除持续性发热，伴胃脘处稍有闷痛外，无胁肋下肿痛之特征。因而在诊疗上前医均造成误诊，致使早中期诊断不明而失治，使病情缠绵50余天。接诊后，西药选用，因未行肝内穿刺，在病因尚不十分明确的情况下，采用既可抗厌氧菌、又能杀灭阿米巴原虫，具有双向作用的甲硝唑；中药始终以清热解毒、凉血活血的四妙勇安汤为基础并随证加减。中西药联合治疗，终获痊愈。

21. 水肿

水肿，乃体内水液潴留，泛溢肌肤，引起头面、目窠、四肢、胸腹甚至全身浮肿的疾病。西医学中的急、慢性肾小球肾炎，肾病综合征，属于本病范畴。水肿的发生，《内经》就认为与外邪侵袭有关。故《素问·水热穴论》云："勇而劳甚则肾汗出，肾汗出逢于风，内不得入于脏腑，外不得越于皮肤，客于玄府，行于皮里，传为胕肿，本之于肾，名曰风水。"又云："肾者，胃之关也，关门不利，故聚水而从其类也。"《素问·阴阳别论》亦云："三阴结谓之水。"三阴是指手足太阴肺、脾两经。因此，认为水肿之病，与肺脾肾三脏功能失调相关。西医学认为急、慢性肾炎系感染后的免疫反应；肾病综合征，其致病原因则更多，最常见的病因有急、慢性肾炎，类脂性肾病，系统性红斑狼疮，糖尿病肾病，过敏性紫癜，肾淀粉样变性及多发性骨髓瘤等，当各种病变引起的病理过程损害了肾脏所致。中医药对水肿的治疗有其独到之处，通过辨证分清阳水和阴水，部位和虚实，予以施治；同时使用西药以抗菌消炎、调节免疫协同治疗，收效可见。

【案例1】　水肿（急性肾小球肾炎）[1]
徐某某　男　18岁　职工

1985年9月30日初诊　面目浮肿。以面目周身浮肿，颜面为甚而就诊。经查尿常规：尿蛋白（3+），白细胞（＋），红细胞（＋），管型（＋），白细胞管型

0~2个/HP。舌红苔白、舌尖有裂纹、右侧舌苔剥脱、舌体胖，脉细弦少力。

证属　风热犯肺，湿毒内蕴。

治法　疏风泄热，发汗利水；西药：抗菌消炎。

方药　①中药：越婢汤合麻黄连翘赤小豆汤加减。生麻黄6g、焦白术10g、苍术5g、生石膏20g（先煎）、杏仁10g、白茅根20g、赤小豆20g、连翘10g、桔梗10g、大腹皮10g、薏米15g，4剂，日一剂，水煎服；

②西药：混悬青霉素40万单位，肌内注射，每日2次，以杀菌抗感染；

③注意休息调养并忌高盐食品。

1985年10月4日二诊　周身浮肿减，复查尿常规：尿蛋白（++）、白细胞1~2个/HP，红细胞2~3个/HP，上皮细胞0~2个/HP，血压110/70mmHg。舌脉如前。药已中的，守方再投4剂；青霉素再肌内注射4天。

1985年10月8日三诊　复查尿常规：尿蛋白（+），白细胞2~4个/HP，红细胞2~4个/HP，上皮细胞少许。刻下，乏力，舌如前，脉濡细。守方去苍术、杏仁、白术，加黄芪20g、茯苓皮12g、桑白皮10g、赤小豆加重10g，以加大活血利水之力，再投7剂。

1985年10月22日四诊　浮肿已除。15日复查尿常规：尿蛋白（+），红细胞0~2个/HP，白细胞2~4个/HP，上皮细胞少许。小便常规稳定在上述范围，纳可，口干而不欲饮。大便稀软，日一行，小便调。舌红苔薄白，脉细弦偏数。守方加减再服5剂以善后。

随访　愈，复查尿常规无明显异常。

按　急性肾小球肾炎，西医学认为通常是由于β-溶血性链球菌致肾炎株感染所导致，菌株常见的是A组12型，常继发于上呼吸道感染，猩红热，皮肤感染等链球菌感染之后发病。中医认为风淫外袭，肺失宣降，导致通调水道障碍，不能下输膀胱，小便不利，乃至风遏水阻，风水相搏，流溢肌肤，发为水肿；或疮疡湿毒，侵淫皮肤，内侵肺肾，致津液气化失常；或冒雨涉水，居住潮湿，水湿内侵，脾为湿困；或湿热内壅，三焦气机阻滞；或风热内侵，热注下焦等。因此，本病的发生是由于肺、脾、肾功能失调，水湿泛滥，精微下注，络伤血溢。故发生水肿、蛋白尿、血尿等。本案据其脉证应是风热犯肺，湿毒内蕴。故治与越婢汤合麻黄连翘赤小豆汤以疏风泄热，发汗利水；同时使用西药青霉素肌内注射以抗菌消炎。中西联合，收效迅捷而无后遗症。

【案例2】 水肿（急性肾小球肾炎）[2]

宋某某　女　10岁　学生

1998年1月7日初诊　颜面浮肿2天。家长述：缘于半个月前患扁桃体炎，及10天前因右手背划破，错用涂改液擦后发炎。观其扁桃体肿大Ⅱ度，咽部充血，不发热。检查尿常规：蛋白（3+），红细胞（++），白细胞2~3个/HP，管型0~2个/HP。舌红尖甚苔白，脉细滑、右略滑。

证属　湿热内蕴，复感外邪。

治法　清热利湿，发汗解表，活血利水；西药：抗菌消炎。

①中药：麻黄连翘赤小豆汤加减。生麻黄3g、连翘6g、大腹皮10g、光杏仁5g、贯仲6g、蝉衣10g、赤小豆10g、蒲公英10g、茯苓皮10g、葫芦壳15g、当归10g，2剂，日一剂，水煎服；

②西药：青霉素，40万单位，肌内注射，每日2次，以杀菌抗感染。

嘱　饮食清淡、低盐。

1998年1月9日二诊　家长诉：复查尿常规：蛋白（++），红细胞（++），白细胞（+）。舌红苔薄黄稍腻，脉细濡。中药守方加鸡内金10g，以健脾助运，再投7剂；青霉素续肌内注射一周。

1998年1月16日三诊　尿常规：蛋白阴性，红细胞（++），白细胞3~4个/HP。舌红苔薄白，脉细略弦少力。

观患儿脉证，表证已解，脾虚与湿毒仍盛，故拟健脾除湿，凉血解毒为治。

中药方用四苓汤加味。茯苓15g、泽泻6g、白术6g、猪苓6g、蒲公英10g、蝉衣10g、赤芍10g、赤小豆10g、鸡内金10g、小蓟10g，再投5剂。

1998年1月21日四诊　因感冒昨晚发热，38℃。今日已退。检查尿常规：尿蛋白阴性，红细胞（++），白细胞0~1个/HP，上皮细胞0~4个/HP。观舌红苔薄淡黄，脉细弦微数。守方加减进退续服10剂而愈。

1998年2月11日随访　尿常规已无明显异常，学习、生活正常。

2014年感冒就诊告：儿时患肾炎，药后已愈，至今安康，并已结婚生子。

按 本案为风淫外袭，肺失宣降，导致通调水道障碍，不能下输膀胱，小便不利，乃至风遏水阻，风水相搏，流溢肌肤，发为水肿。西医学认为急性肾小球肾炎，通常是由于β-溶血性链球菌致肾炎株感染所导致，常继发于上呼吸道感染，猩红热，皮肤感染等链球菌感染之后发病，与中医的风淫外袭，肺失宣降的认识是吻合的。故治与麻黄连翘赤小豆汤以清热利湿，发汗解表，活血利水；同时使用青霉素肌肉注射以抗菌消炎。仅治疗两天，病情迅速获得控制，共使用青霉素9天，服中药24剂水肿痊愈。

【案例3】 水肿（急性肾小球肾炎）[3]

袁某某 男 27岁 建筑工

1992年11月18日初诊 浮肿4天。缘于24天前自服田七、血竭三次，一周后出现，全身红疹、搔痒。11月2日左偏头痛，继之右偏头痛，4天后左腰疼痛。13日晨起发现眼睑浮肿。15日又出现下肢浮肿，不发热。因此，入江西医学院检查并建议中草药治疗。16日：血常规：血红蛋白109g/L，白细胞73×10⁹/L，中性粒细胞61%，淋巴细胞33%；尿常规：色黄，蛋白（++），颗粒管型0~1个/HP，红细胞0~3个/HP。血压：100/70mmHg。17日：心电图：窦性心动过缓伴不齐；B超：脾大，胆囊壁水肿；血液生化：钾3.0mmol/L、钠100mmol/L、氯87mmol/L、钙2.0mmol/L、肌酐98mmol/L、尿素氮3.0mmol/L。刻下，尿短少，色黄，口干饮少，喜热饮，大便软，日一行，纳尚可。舌红苔薄白、舌中略黄，脉缓软。

证属 脾肾亏虚，外邪侵袭，水湿泛滥。

治法 益肾化气，疏风利水。西药：抗菌消炎。

方药 ①五苓散合五皮散加减。猪苓10g、白术10g、泽泻10g、茯苓30g、桂枝6g、生姜皮10g、大腹皮15g、陈皮10g、蝉衣10g、益母草10g，3剂，日一剂，水煎服；

②青霉素混旋剂，先皮试，肌内注射，后每次80万单位，每日2次，以抗菌消炎。

1992年11月20日二诊 服药3剂，同时肌内注射青霉素，今日尿常规：色淡黄，蛋白（+），白细胞3~6个/HP，黏液丝（++）；医院检查报告：二氧化碳结合力21mmol/L；全胸正位片：两肺无实变，心

影不大，两膈影正常；红细胞沉降率7mm/h。刻下，浮肿已减三分之二，有时头痛，尿量明显增加，口不干，大便量少，干结，1~2日一行。舌红苔薄白根稍厚，脉缓软、略现弦象。守方加桔梗6g，以助开宣肺气，再投3剂；同时肌内注射青霉素。

1992年11月23日三诊 浮肿已消。现腰部稍麻木不适，双膝劳累后痠软乏力，纳食香，大便尚调。舌红苔薄微黄、中间及根部稍厚腻，脉细弦软。守方加赤小豆20g、薏苡仁30g，以助和血除湿，再投9剂。

1992年11月30日四诊 今日尿常规：蛋白阴性，红细胞0~1个/HP，白细胞0~2个/HP，黏液丝（++）。刻下，头晕，腰膝乏力。舌红苔薄白、中根厚腻，脉弦软。守方加生黄芪15g、川草薢10g，以助分清别浊，共服21剂而愈。

2017年7月19日陪友就诊告 水肿愈后，至今22年，安康无恙。

按 急性肾小球肾炎。西医认为本病是由于β-溶血性链球菌致肾炎菌株感染所致。肾炎菌株常见的是A组12型，常继发于上呼吸道感染，猩红热，皮肤感染之后发病；其他的细菌、病毒以及寄生虫也可感染发生。肾炎患者90%有水肿，双睑和下肢水肿常见；严重者可导致急性肾功能损伤的发生。中医则认为与外邪侵袭有关，《素问·水热穴论》云："勇而劳甚则汗出，肾汗出逢于风，内不得入于脏腑，外不得越于皮肤，客于玄府，行于皮里，传为胕肿，本之于肾，名曰风水。"《素问·至真要大论》云："太阴司天，湿淫所胜，胕肿……"而内因则认为与肺、脾、肾三脏功能障碍相关。《素问·阴阳别论》云："三阴结谓之水。"《素问·水热穴论》则云："肾者，胃之关也，关门不利，故聚水而从其类也。"因此说风寒湿气，或冒雨涉水，饥饱劳役；或久病，产后；或饮入毒水，罹患疮毒等，皆为水肿之因素。故治与五苓散加味以益肾化气，健脾渗湿；联合注射青霉素以杀灭细菌，控制感染。中西医药，一益一控，相得益彰。故仅注射青霉素6天，服药21剂而愈。本案是否与自服田七粉+血竭相关而致病，其因果关系，难以判定。但其遇上了一位尊重中医药的西医，及时地推荐中医药治疗，在中西医药的协同治疗下，迅速获得康复，并未遗下后遗症。

【案例4】 水肿（慢性肾小球肾炎）

张某某 女 31岁 农民

2007年7月5日初诊 慢性肾炎，经服中西药近1年（2006年8月8日开始治疗）。药物：泼尼松、复方氢氧化铝、双嘧达莫片。现泼尼松仍维持在每日3.5片。今日尿常规：白细胞2~4个/HP，红细胞（++）125ce11s/UL。刻诊，微浮肿，满月脸，有时腰痠。月经每月滞后4~5天，经量较病前少，色暗红，夹有瘀块。睡眠尚可，舌红苔白、舌体偏胖、舌边有齿痕，脉细弦数。

证属 脾肾双亏，水湿内停。

治法 补养肝肾，健脾利湿；西药：抗炎及抑制免疫作用。

方药 ①中药：地黄丸合四苓散加味。山茱萸10g、山药30g、牡丹皮10g、茯苓15g、泽泻10g、熟地黄12g、猪苓15g、白术10g、芡实30g、金樱子30g、桃仁泥10g、川红花10g、蝉衣10g、北黄芪15g、当归10g、蒲公英30g、贯众10g、肉苁蓉10g、生甘草5g、紫河车10g，30剂，日一剂，水煎服；

②西药：5mg泼尼松片，每日3.5片，服中药后，每二周递减1/2片，以抗炎及抑制免疫作用。

2007年8月7日二诊 尿液清亮，尿常规无异常。现日服泼尼松1.5片。本次月经无异常。舌红苔微黄、舌边有齿印，脉细软。中药守方再投30剂；泼尼松片递减为日服1片。

2007年9月6日三诊 服中药60剂，激素由日3.5片，减为1片。尿常规无明显异常。纳香，眠安，月经按期，经量略少，色稍暗。舌红苔薄黄，脉细寸浮。守方再投30剂。

2007年10月9日四诊 电话复诊：9月23日查尿常规无明显异常，今日尿常规：白细胞镜检0~1个/HP，红细胞（+）。脉舌如前。①泼尼松日服0.25片，再维持一周停药；②中药守方加蛇舌草15g，以助清热解毒，再投30剂。

2007年11月13日电话 要求续服，故守方再投30剂。

2007年11月25日电话 激素已停服2周，检查尿常规：无明显异常。

2007年12月25日五诊 纳香，眠好，大便调。尿常规无明显异常。舌红苔白，脉细。湿去脾健，肝肾健旺。故拟方熬成糖浆缓图善后。即守原方10剂，

熬汤浓缩，加蜂蜜再熬，然后加入田七粉100g，每日3次，每次20ml。

2008年6月3日随访 身体安康，并已怀孕。

按 慢性肾小球肾炎，是以血尿、蛋白尿、水肿、高血压为其临床的基础表现。其起病方式不一样，可由急性肾小球肾炎迁延不愈，转变而成。但大部分患者起病隐匿，常因劳累、感冒后出现水肿、腰痠、乏力等就医检查时发现。其发病机理是一种自身免疫反应性疾病。中医认为是脏腑功能虚损失调的情况下，通过风、寒、湿、热等外邪侵袭而发病。其病机特点为本虚标实，虚实夹杂。本虚责之于肺、脾、肾三脏，尤以脾肾虚损为著；标证则以血瘀和湿热影响最大。近来有关研究表明，瘀血和湿热是本病日久难愈并进行性加重的重要因素。本案则是脾肾亏虚，水湿为患的本虚标实证，故治与地黄丸合四苓散以补养肝肾，健脾利湿，加芪、归、桃、红以益气活血，加紫河车以补元益气，以收标本兼顾之效；同时使用泼尼松片以抗炎及抑制免疫作用。中西并举，治疗五个月，使迁延难愈之疾获愈并妊娠。

【案例5】 水肿（肾病综合征）

黄某某 男 7岁 学生

2009年7月20日初诊 患肾病综合征1年9个月。始于2007年10月28日眼睑浮肿，入当地镇卫生院检查而诊断，故当即赴省城南昌大学第一附属医院治疗二个月，一直在服用醋酸泼尼松。2007年12月8日B超曾提示双肾肿大，腹腔少量积液又入赣州市中医院就诊服中药一年余。刻下，满月脸，头发枯黄，尿蛋白质（++），每遇感冒则症状加重。5mg醋酸泼尼松仍一日7片，若停激素则口味极差。亦曾到上海儿童医院求诊。最近在当地医院检查血常规，肝功能尚无明显异常，肾功能：肌酐低于正常值。舌红苔白、中根部苔淡黄，脉细少力。

证属 脾肾不足，水湿蕴积。

治法 益元健脾，温肾化气。

方药 ①中药：补中益气汤合水陆二仙丹、四苓汤加减。生黄芪12g、西党参8g、炒白术7g、茯苓10g、茯神10g、升麻7g、北柴胡7g、防风7g、陈皮7g、葛根10g、砂仁3g、苍术7g、金樱子10g、芡实10g、猪苓10g、泽泻7g、菟丝子10g、肉苁蓉6g、巴戟天6g、黄柏8g、炙甘草5g、蝉衣7g、柿叶10g、布

渣叶 10g，15 剂，日一剂，水煎服；

②鲜紫河车每月一具，分三次炖服；

③西药：5mg 醋酸泼尼松，每日 7 片，分 3 次服。

2009 年 7 月 24 日上午家长电话　药仅二剂，尿蛋白减少为（+），今日测尿蛋白为微量，但是眼眵多。

2009 年 8 月 5 日二诊　按嘱激素在服完一周药后，递减 1/2 片，第二周再减 1/2 片。今日尿蛋白阴性。舌红苔白，脉细。中药守方续服。

2009 年 9 月 22 日三诊　中药共服 45 剂，两个月来已炖服鲜紫河车 6 具。经在当地查肝功能、肾功能、尿常规均无异常。醋酸泼尼松已减至一日三片。舌红苔薄白，脉细而微数。中药守方加益母草 12g，以助活血化瘀，再投 30 剂。

2009 年 10 月 24 日四诊　脾气由原暴躁而逐渐缓和，头发也由黄转黑。每日尿测试（试纸）：尿蛋白阴性。23 日在当地医院尿检常规：黄清，蛋白阴性，镜检也阴性。醋酸泼尼松现在一日 5mg 的维持量。舌红苔白，脉细。①中药守方再服 30 剂；②散剂：种西洋参 250g，冬虫夏草 5g，研粉，每日 2 次，每次 1.5g，温开水冲服；③醋酸泼尼松减至为每日 1/2 片维持量，二周后停服。

随访　已愈。

按　肾病综合征为一棘手之慢性病，患儿在多所医院就诊不愈。在中医药的益气健脾、温肾化气；西药激素的抗炎和抑制免疫作用；药食疗的益元扶正等作用下，从而迅速地获得了康复。余临证认识到：紫河车的益元扶正不亚于人工激素制剂，而且优于其无副作用。

【案例 6】 水肿 咳喘（急支并哮喘）

饶某某　男　65 岁　居民

2015 年 3 月 24 日初诊　感冒后浮肿、咳喘一周。刻下，颜面浮肿，口唇发绀，稍咳而喘，迎风流泪。两肺听诊：可闻及哮鸣音。舌暗红苔白润，脉细微弦。

证属　风邪袭肺，肺失宣肃，水湿泛滥。

治法　发汗逐水，宣肺平喘，健脾利湿；西药：止痉挛、平喘息。

方药①中药：三拗汤合泽泻汤、五皮散加味。炙麻黄 5g、光杏仁 10g、甘草 5g、白术 10g、泽泻 25g、茯苓皮 15g、陈皮 10g、生姜皮 10g、桑白皮 10g、大腹皮 10g、苏叶 10g、蝉衣 10g，4 剂，日一剂，水煎服；

②西药：0.1g 氨茶碱片，每日 2 次，每次 0.1g，以缓解支气管平滑肌痉挛而平喘。

2005 年 3 月 29 日二诊　肿退，唇绀已明显改善。纳可，二便通畅。舌红苔白，脉略滑。守方再进 3 剂而肿消喘愈。

按　水肿与咳喘是两个病症，现代医学认为哮喘是不会引起水肿的。若是哮喘合并水肿，往往是合并心功能不全，或是肝脏、肾脏病的原因。中医学则认为肺为诸脏华盖，水之上源；又主一身之表，外合皮毛。故风邪犯肺，肺失宣肃，不能通调水道，下输膀胱，致使风遏水阻，溢于肌肤，发为水肿；又由于肺卫受邪，风水相搏，阻遏肺气，致邪壅于肺，肺气上逆，又可发为喘促。本案水肿伴咳，乃故水肿先发为本，咳喘后发为标。正如《金匮要略·水气病脉证并治》中云："正水其脉沉迟，外证自喘……咳而喘，不渴者，此为肺胀（原文为'脾胀'），其状如肿，发汗即愈。"故治与三拗汤合泽泻汤、五皮散以发汗逐水，宣肺平喘，健脾利湿；同时使用西药氨茶碱片以缓解支气管平滑肌痉挛而平喘。中西药合用，收效迅速而未留下后遗症。

【案例 7】 水肿（特发性水肿）

邹某某　女　44 岁　农民

1974 年 2 月 10 日初诊　眼睑肿胀 10 多天。开始是肚子发胀，矢气多，食欲无味，继则面目浮肿，伴困倦乏力。大便软，小便短。由于当时医疗条件受限，尚无法找到水肿原因。舌红苔薄白，脉弦滑少力、左稍大。

证属　脾虚肾亏，风热犯肺，水湿外溢。

治疗　清肺温肾，健脾利水；西药：利水消肿。

方药　①中药：干姜黄连黄芩人参汤加味。黄芩五 g、黄柏五 g、黄连三 g、党参三 g、干姜三 g，2 剂，日一剂，水煎服；

②西药：双氯噻嗪片 0.1g×6 片，每日 3 次，每次 2 片，以助抑制髓袢升支对 Cl⁻ 的主动吸收，而使水、Na⁺ 的重吸收减少，Na⁺、K⁺、Cl⁻ 排出增加。达到消除水肿之目的。

1974 年 2 月 12 日二诊　肿胀已除，脉微弦，尺弱。水除肿消，观其脉，肾虚为本，故拟温补肾气以杜复水之患。

方用金匮肾气丸加减化裁。山药三钱、熟地三钱、山萸三钱、丹皮三钱、茯苓三钱、泽泻三钱、黑附片二钱、肉桂一钱半、陈皮三钱、大腹皮三钱、五加皮三钱，服3剂之后告愈。

2011年夏余返乡随访　至今安康。

按　特发性水肿，就是目前无法找到具体原因的水肿。患者羸疾，正值早春，由于脾虚湿困，又复风邪犯肺，发为水肿。据其脉证，寒热虚实夹杂，正如《素问·至真要大论》所云："诸湿肿满，皆属于脾……诸胀腹大，皆属于热。"故本案是一个本虚标实之证。故治与干姜黄连黄芩人参汤以清肺温肾、健脾利水；本方是《伤寒论·辨厥阴病脉证并治》中为上热下寒，寒热格拒之呕吐频作而设。本处借其清肺、温肾、健脾，以芩、连泻肺热以除腹胀，以党参健脾除湿，以干姜暖胃温肾。同时以西药双氯噻嗪片利水消肿，初战告捷后，以金匮肾气丸加减化裁温肾化气，仅治疗五天而痊愈。37年后随访安康。

22. 关格

【案例】 关格（胆结石并发化脓性胆囊炎术后危症）

胡某　男　77岁　退休职工

2015年10月28日初诊　胆囊术后八天水米难进，食或饮则吐，小便极少已数天。缘于右上腹痛伴眼黄、尿深黄，急诊入住江西省中西医结合医院，检查发现：心房颤动；ST-T段改变；右胸腔积液，彩超考虑肝脓肿，而行腹腔镜胆囊切除术。术中发现胆囊结石伴急性化脓性胆囊炎；弥漫性腹膜炎；梗阻性黄疸；肝脓肿；右胸腔积液；心房颤动。由于术后又出现水米难进，食或饮则吐，小便极少。病情复杂危殆，生命垂危，医院已下病危通知书。家属力邀会诊。

刻诊，术后8天。口干不欲饮，无食欲，水饮不进，饮水即吐，吞服的西药丸或胶囊，原样排出。小便频短、极少，色深黄，仍在静脉输液。观其周身肿胀，腹部膨隆，拒按，创口渗水，身凉，少气微声。舌红苔灰黑、手指触摸舌苔滑腻，脉虚无力微数。

证属　阳气衰微，水道瘀阻。

治法　益肾化气，通利三焦；西药：抗感染、静脉滴注。

方药　①中药：五苓散加味。猪苓15g、漂白术10g、茯苓15g、炒泽泻25g、桂枝5g、滑石粉35g（包煎）、生甘草5g、绵茵陈15g、生谷芽30g、生麦芽30g，3剂，日一剂，水煎服；

特别医嘱　做好汤药的保温，采取点滴慢餵、频餵，防止格拒；

②西药：仍由江西省中西医结合医院住院部，予以营养液静脉滴注及抗感染治疗。

2015年10月31日二诊　女儿述：3日来不分昼夜按嘱频频餵饮，一剂症状改善，三剂服完。刻下，轻按腹部稍软，疼痛减。饮水量见增，可少量进食米汤、蒸蛋、乌鱼汤，大便已排、成糊状。舌红灰黄、手指触抚其舌面较前软稍滑腻，脉细微弦无力仍微数。①中药守方加白茅根30g、薏米30g，再投4剂；②西药照前。

2015年11月4日三诊　女儿电话述：已可进食一两大米稀饭，大便日3次为糊状。舌淡红苔黄、舌中一线黑厚（手机照片）。彩超：胸腔、腹部积液明显减少，已能坐起。守方再投4剂。

2015年11月7日四诊　女儿述：口干，仍纳差，腹胀已基本缓解。创口渗水已止。静脉滴注及营养液已停止。舌淡红、舌苔黄而浅灰较前减薄，脉细微弦少力。

患者水道已通，胃气渐复，当以温阳建中，佐以益元通利。

方用建中汤合六一散加味。生黄芪15g、桂枝6g、白芍12g、炙甘草5g、红枣3枚、生姜3片、茯苓15g、炒厚朴10g、滑石粉30g（包煎）、生麦芽30g、炒鸡金15g、饴糖2匙，3剂，日一剂，水煎服。

2015年11月10日五诊　家属电话代述：饮食增，精神渐增。手机照片示：舌红、苔浅灰黄。守方加减再进4剂。

2015年11月13日六诊　自诉口干频频少饮，有些头晕，故尚未下床走动，每天已能半卧位躺坐。各种针剂已停用，可进食半碗（约1.5两）米饭或面食。大便尚未成形，但通调。舌红苔黄白相间、中根部苔稍厚、稍粗糙少津，脉细、关微弦。守上方加栝楼根10g、山药15g，以养阴扶脾，再投4剂。

嘱　定时下床走动，以利于康复。

2015年12月2日七诊　六诊后续服12剂。刻下，已可端坐2小时左右，头仍稍晕，中度贫血外貌。纳可，大便调。今日彩超报告：肝前区膈肌下方可见一 54mm×16mm 回声暗区，暗区内可见分隔光带回声；右侧胸腔可探及前后径约 73mm 的液性暗区。诊断提示：右侧膈下脓肿，右侧胸腔大量积液。

患者正气仍虚，余邪未尽。现阶段拟益气扶正，化痰祛邪，托毒排脓调治。

方用异功散合二陈汤加减。漂白术 10g、党参 12g、茯苓 15g、陈皮 10g、法半夏 10g、生黄芪 30g、薏米 50g、栝楼皮 10g、炒厚朴 10g、炒谷芽 30g、炒麦芽 30g、当归尾 10g、北山楂 10g、鸡血藤 15g、炙甘草 5g，再服 7 剂。

2010 年 1 月 25 日八诊　家属代述：能吃能睡。活动、说话时仍气短，小便调，大便 2~3 日一解，通畅。出院将息。

按　关格，为小便不通与呕吐并见的病证。《证治汇补·癃闭附关格》："既关且格，必小便不通，旦夕之间，陡增呕恶，此因浊邪壅塞三焦，正气不得升降，所以关应下而小便闭，格应上而生呕吐，阴阳闭绝，一日即死，最为危候。"本案身患多种疾病，又因胆石症化脓而急诊手术。术后口干不能饮，饮则吐，并下利，所食丸药，完整排出。同时小便极少，全身浮肿。浊邪壅盛，阴阳乖戾，病情危殆。正如《景岳全书·杂证谟·关格》所云："关格一证，在《内经》本宫脉体，以明阴阳离决之危证也……"本案在西医抗炎、补液及对症支持治疗的基础上，运用五苓散，以温肾化气，益元利水，通利三焦，转危为安。五苓散乃《伤寒论》方，治太阳经腑同病。外有表邪，内有蓄水。水气内停，不得输布而成水逆。五苓散的用量极小，原剂量换算为：二苓 2.3g、泽泻 3.8g、白术 2.3g、桂枝 1.5g。余在原方用量的基础上，君药二苓、臣药泽泻均增 6.5 倍，以直达膀胱，通利水道；白术增 4 倍，取其健脾助运；桂枝增 3 倍，一则解其表邪，二则以其辛热引入膀胱，以化其气。中西并举，转危为安！

23. 淋病

中医的淋证与西医淋病的区别：淋病是由于淋病奈瑟菌感染，为性传播性疾病；而淋证只是普通的泌尿系统感染，但临床很容易混淆。由于发病机制不同、疾病本质不同、发病原因不同、疾病症状不同，故治疗各异。

【案例 1】　淋病（支原体、衣原体感染）[1]

许某某　男　40 岁　自由职业

2002 年 3 月 15 日初诊　尿急、尿频、尿痛伴滴沥不净 6 个月。在新疆某医院诊为淋病，曾经阿奇霉素、交沙霉素、阿莫西林、呋喃妥因、甲氧苄啶等治疗无效，故返赣求治。经江西医学院微生物室对尿道分泌物培养为解脲支原体、衣原体感染。药敏试验：敏感：头孢菌素Ⅴ、头孢拉啶；中敏：头孢哌酮、呋喃妥因、环丙沙星、诺氟沙星；耐药：阿奇霉素。故求治于中医药。刻下，尿急、尿频、尿痛，纳可，大便调。舌红尖甚、苔淡黄稍腻、舌中有一纵粗裂纹（呈两瓣舌），脉微数、左细弦微数。

证属　湿热蕴结，下注膀胱。

治法　清热泻火，利尿通淋；西药：抗厌氧菌，抗微生物。

方药　①加味八正散合三妙散加减。漂苍术 15g、黄柏 15g、川牛膝 15g、木通 10g、车前子 15g（包煎）、萹蓄 50g、生大黄 10g（后下）、滑石粉 25g（包煎）、生甘草 10g、生栀子 10g、生地黄 15g，10 剂，日一剂，水煎服；

②西药：0.2g 甲硝唑片，每日 2 次，每次 2 片，饭后服，连续服 10 天，用以抗厌氧菌及微生物感染。

2002 年 3 月 27 日二诊　药后症如前，大便干结。舌红尖甚、苔淡黄稍厚腻，脉细弦。①守方加玄明粉 10g（冲服），以增泄热之力，再投 10 剂；②甲硝唑片再服 10 天。

2002 年 4 月 6 日三诊　入玄明粉后便泄，故嘱隔日用。尿痛显减，但仍时重时轻。舌红尖仍甚、苔淡黄根腻，脉弦。守方再投 10 剂。

2002 年 4 月 17 日四诊　偶有尿急、尿频。近日咽喉痛。舌红尖甚、苔淡黄根腻，脉弦。

据其脉证，湿热未清，故拟清肺利咽，利湿通淋。

方用桔梗汤合四苓散加味。桔梗 10g、生甘草 5g、猪苓 15g、白术 10g、泽泻 25g、茯苓 30g、萹蓄 30g、浙贝母 20g、黄柏 10g、薏苡仁 30g、蒲公英 30g，14 剂，日一剂，水煎服。

2002 年 5 月 11 日复查报告　衣原体、支原体（-）；前列腺液：白细胞（++）、卵磷脂小体少量。纳香，便调。舌红尖甚、苔黄根稍腻，脉弦微数。守方带药 20 剂返新疆善后。

随访　其妻告：已愈。

按　患者之淋病，属中医之热淋范畴。检查和分泌物培养，确定为衣、支原体感染。虽经抗生素阿奇霉素等治疗，由于耐药，未能奏效。而在中药八正散合三妙散清心泻火，利湿通淋的基础上，辅以抗厌氧菌和微生物感染的甲硝唑片，疗效卓著。

【案例2】淋病（支原体、衣原体感染）[2]

张某某　女　40岁　自由职业

2002年3月27日初诊　尿灼尿短、尿痛2周。小腹胀痛，阴道内瘙痒并伴胸闷气短，纳尚香，大便调。曾在新疆某医院诊治未效而回赣治之。经宫颈分泌物检查报告：白细胞（++）、杆菌（++）；分泌物培养：解脲支原体（+）、衣原体（+）。舌红苔薄白、舌中至根部有粗短横裂，脉细。

证属　心经受邪，湿热下注。

治法　清心泻火，利湿通淋；西药：抗厌氧菌，抗微生物。

方药　①中药：八正散加味。木通10g、车前子15g（包煎）、萹蓄30g、生大黄10g、滑石35g（包煎）、生甘草6g、生地黄20g、黄柏10g、苍术10g、栀子10g，14剂，日一剂，水煎服；

②西药：0.2g甲硝唑片，每日2次，每次2片，口服，10天为一疗程。

2002年4月17日二诊　药后尿量增加，有时小腹胀痛，大便稍稀、日2~3解。偶有阴道瘙痒。纳香。舌红苔薄白，脉沉细微弦。

①据其脉证，心火渐平，湿热留恋。故拟健脾燥湿以善后。

方用四妙丸加味。黄柏10g、炒苍术10g、薏苡仁30g、怀牛膝10g、地肤子10g、萹蓄30g、蒲公英15g、生甘草5g，再投20剂；

②0.2g甲硝唑片，每日2次，再服一疗程。

2002年5月11日告：诸症悉除。宫颈分泌物复查报告：培养结果支原体、衣原体阴性。

按　本案淋病，属中医之热淋范畴。检查和分泌物培养，确定为支、衣原体感染。虽经抗生素治疗，未能奏效。而在中药八正散清心泻火，利湿通淋的基础上，辅以抗厌氧菌和微生物感染的甲硝唑片，疗效卓著。

【案例3】淋病（淋球菌感染）

邹某某　男　36岁　职工

1996年6月25日初诊　小便灼热、刺痛，甚至尿道瘙痒难受已8个月。缘于去年10月广东某医院诊断发现患有淋病，之前有不洁性生化史。经多方治疗，曾用青霉素针每日8g静滴4天；同时淋必治针肌内注射，第一日2支，之后一日1支，亦未见效。刻诊，小便时尿道奇痒、热灼、刺痛，并挟有白色黏液，尿道口红肿。舌暗红、苔淡黄腻，脉弦小数。

证属　湿热蕴结，热毒下注。

治法　清热利湿，解毒扶正；西药：抗菌消炎。

方药　①中药：干姜黄芩黄连人参汤合赤小豆当归散加味。干姜10g、黄芩10g、党参15g、黄连10g、黄柏10g、赤小豆30g、连翘10g、当归6g、蒲公英30g，14剂，日一剂，水煎服；

②西药：普鲁卡因青霉素注射剂80万U，肌内注射，每日2次，连续两周，以抗菌消炎。

1996年7月14日二诊　药后，尿道红热疼痛减，分泌物已除，但服至第13剂时反胃，腹胀。大便尚调，小便黄而长。药已中的，但过于苦寒而伤胃，故药后即吐，并出现腹胀。舌红尖甚，脉小数。故守方①加重干姜5g，再投15剂；②普鲁卡因青霉素针剂，再肌内注射一周；③中药渣加苍术15g、胡黄连30g再煎，熏洗阴茎并坐浴。

1996年8月10日三诊　停药12天后，尿时仍有刺痛灼热，但分泌物已除。尿道口仍轻度红肿，小便黄。舌红尖甚、苔黄根厚，脉滑。

据其脉证，余毒未清。拟清热泻火，利尿通淋。

方用①八正散加味。木通12g、车前草30g、萹蓄10g、生大黄10g、瞿麦10g、生甘草15g、滑石15g、栀子15g、蝉衣15g、蒲公英30g，15剂；②西药：抗菌药，为防止青霉素耐药，改用环丙沙星口服，每日3次，每次0.2g。

电话告　药尽诸症已愈。

按　本案淋病，亦属中医之热淋范畴。在广东某医院检查诊断发现患有淋病，确定为淋球菌感染。虽经抗生素青霉素针和淋必治针治疗，未能奏效。其原因可能是用药断续而不正规，故反复不愈。经在中药干姜黄芩黄连人参汤合赤小豆当归散，以清热利湿，解毒扶正的基础上，辅以按时、按量使用抗菌消炎的青霉素针而获愈。

【案例4】 淋病（支原体感染）

高某　男　19岁　农民工

2002年7月27日初诊　少腹伴睾丸胀痛反复半年。在河南某医院检查诊断为淋病，给服病毒干扰因子，肌内注射抗生素5天未效。返赣求治。刻诊，尿灼伴少腹及睾丸胀痛。查尿常规：未见明显异常。江西医院病原学检查报告：支原体阳性。药敏：敏感：多西环素、泰利必妥、美瑞霉素；泛耐药：螺旋霉素、红霉素、罗红霉素；耐药：诺氟沙星、交沙霉素、阿奇霉素。乙肝表面抗原阳性。舌红苔淡黄、舌中薄苔，脉数。

证属　肝经气郁，寒热蕴结。

治法　温肝行气，清热利湿；西药：抗厌氧菌、抗微生物。

方药　①中药：导气汤合六一散、四苓散加减。小茴香10g、川楝子10g、炒荔核15g、猪苓10g、白术10g、泽泻10g、土茯苓20g、青黛10g（包煎）、黄柏10g、青皮10g、赤芍15g、蒲公英15g、蛇舌草15g、生甘草5g、滑石粉15g（包煎），7剂，日一剂，水煎服；

②西药：0.2g甲硝唑片，每日2次，每次2片，口服，10天为一疗程，以抗厌氧菌及微生物感染。

2002年8月7日二诊　少腹痛减。舌红苔薄黄，脉细弦数。守方再投14剂。

2002年8月24日三诊　睾丸胀痛减轻。舌红苔薄黄，脉微弦而滑。①中药守方再投7剂；②甲硝唑片，再服10天。

2002年8月31日四诊　腹痛已愈，但睾丸仍胀痛。B超检查报告：右侧输精管略增粗，压痛阳性。舌红苔黄，脉弦微数。加服0.1g环丙沙星，每日3次，每次2片。

2002年9月7日五诊　睾丸胀痛缓解。舌红、舌尖苔薄白、中根部苔淡黄稍腻，脉弦软。守方加减进退再投10剂。

2002年9月18日六诊　昨日开始左侧睾丸稍胀痛。舌红苔白，脉细弦。①中药守上方再投10剂；②甲硝唑片，再服10天。

2002年11月13日七诊　复查衣、支原体转阴。舌红苔白稍腻、舌中少苔，脉细弦数。守方加减再服7剂以善后。

随访　少腹及睾丸胀痛治疗后愈。而且乙肝表面抗体由阴性转为阳性。

按　本案淋病，因其少腹伴睾丸胀痛，属中医之气淋范畴。在河南某医院检查诊断发现诊断为淋病，确定为支原体感染。虽经给服病毒干扰因子，肌内注射抗生素治疗，未能奏效。其原因可能是用药断续而不正规或有耐药性，故反复不愈。经用导气汤合六一散、四苓散温肝行气，清热利湿的基础上，辅以按时、按量使用抗厌氧菌及微生物感染的甲硝唑片、治疗后期加服环丙沙星以抗菌消炎。这样中西结合、综合治疗，淋病迅速获愈。而且，乙肝表面抗原阳性阴转并获得表面抗体阳性，这一现象值得探讨。

24. 淋证

【案例1】 热淋（尿路感染）

黄某某　女　37岁　职工

2002年7月24日初诊　尿灼痛伴周身灼热不适、右上腹闷痛及胸闷，腰痛。检查尿常规：蛋白质（+-）、红细胞0~1个/HP、白细胞1~3个/HP、上皮细胞（4+）、PH8.0、亚硝酸盐（+）。B超报告：肝胆未见明显异常；观其眼睑浮肿，触其腹软，肝脾未扪及，墨菲征阴性，心肺未见明显异常。体温正常。舌红苔薄白，脉细。

证属　湿热蕴积，下注膀胱。

治法　清热解毒，利尿通淋；西药：抗菌消炎。

方药　①中药：八正散加减。木通10g、车前草15g、萹蓄10g、生大黄6g、滑石粉15g（包煎）、生栀子10g、瞿麦10g、生甘草5g、生地黄15g，3剂，日一剂，水煎服；

②西药：0.1g呋喃妥因片，每日3次，每次1片，口服，广谱抗菌，以消除尿道炎症。

2002年7月27日二诊　复查尿常规无异常，但身灼烦热现象未减。询及饮食状况，告知正在饮用风湿骨痛药酒。舌红苔白，脉细弦。嘱其停服药酒。并拟逍遥散加白薇、地骨皮，服7剂而愈。

按　本案究其因，乃饮药酒所致，酒类多为温燥之品，发为热淋，中西药联合使用，效果甚佳，虽身灼烦热羁留，乃病后虚热及肝郁之象或药酒之辛燥所致。嘱其速停饮药酒，并拟逍遥散加白薇、地骨皮，服7剂而愈。本案提示：药酒亦应根据个人体质，辨证施用。而且必须中病即止，不可滥用。

【案例2】 血淋（腺性膀胱炎、盆腔脂肪增多症、左肾积水）

王某 男 43岁 公务员

2014年12月23日初诊 尿赤、尿频、尿急，甚则肉眼血尿，伴腰痠胀难受反复已9年余。始于2007年1月23日入住江西省人民医院，诊断为腺性膀胱炎，并行经尿道双极等离子新生物切除术及0.9%生理盐水＋吡柔比星30mg，进行膀胱灌注；2007年7月2日再次入住江西省人民医院泌尿外科，并再次进行尿道双极等离子术对新生物切除；2009年7月3日膀胱镜、尿道镜检查记录：后尿道及膀胱区充满滤泡状新生物，双侧输尿管口附近充满滤泡状新生物，双侧输尿管口窥视不清。诊断仍为腺性膀胱炎。2014年4月22日入北京大学第一医院泌尿外科研究所检查结论：腺性膀胱炎、盆腔脂肪增多症、双肾及输尿管扩张积水（轻度）、前列腺增生。于4月25日入住北京协和医院泌尿外科，行膀胱镜检查＋双侧D-J管置入术，复查尿路积水明显缓解；同年7月23日入江西省人民医院行双侧输尿管检查术＋双侧D-J管更换术。术中检查发现：膀胱腔内双侧输尿管口周围大量滤泡状新生物、右侧输尿管多处迂曲。出院诊断：盆腔脂肪增多症、肾盂积水伴输尿管狭窄（双肾积水）、腺性膀胱炎。同年11月20日再入住北京协和医院泌尿外科，行双侧输尿管支架管置换术，并经尿道膀胱新生物电切除术，及静脉抗感染治疗。2015年7月5日入住江西省人民医院泌尿外科，泌尿系彩超示：左肾结石，双肾积水，膀胱形状改变，膀胱后方脂肪增厚，前列腺未见明显异常；双肾＋盆腔CT平扫：双肾积水，双侧输尿管引流术后改变，左侧双J管脱落、移位。而行双J管重置术。9年来，在北京、江西共进行电切、置换双J管手术治疗各6次，共12次。尿急、尿频伴腰痠胀痛未获痊愈。而且必须每隔半年至一年做一次双J管置换及膀胱、尿道口之新生物切除术。故仍在泌尿外科的定期手术前提下，试就诊于中医药。刻诊，查血脂：甘油三酯2.31mmol/L、全血黏度偏高。少寐，不易入睡，纳尚可，大便调。血压140/90mmHg。舌红苔白、舌边有齿印、左舌边有瘀点，脉细弦软而微涩。

证属 肾虚湿阻，气化失权，瘀血闭络。

治法 益肾化气，养血宁神，化瘀通络。

方药 五苓散合桃红四物汤加味。猪苓15g、漂白术10g、茯苓10g、泽泻25g、桂枝6g、生黄芪50g、当归尾15g、川芎10g、生地黄15g、赤芍30g、川红花10g、桃仁泥10g、北山楂30g、三棱10g、莪术10g，7剂，日一剂，水煎服。

2015年1月28日二诊 服7剂药后，睡眠已明显改善，故再诊。舌红苔黄、舌边有齿印，脉细弦数、重按少力。据其脉象，守方加知母15g、黄柏15g，以益肾坚阴，再进7剂。

2015年4月29日三诊 全血黏度复查改善，但活动后有血尿出现。心率每分钟80次，节律齐。舌红苔白、舌尖红甚、舌边瘀点消失，脉弦软微数。守方加旱莲草15g、女贞子15g、小蓟15g、炒藕节15g，以提高养阴、凉血止血之力，再进7剂。

2015年5月22日四诊 近日腰痠胀伴小便灼涩不畅。尿常规：隐血（＋＋＋）、蛋白质（＋）、白细胞（＋＋）。镜检：红细胞3~5个/HP、白细胞（＋）。B超提示：左肾积水；查肾功能无明显异常。纳香，睡眠中途易醒，而且再入睡难，并心烦不安。心率每分钟88次，节律齐。舌红舌尖中央红甚、苔淡黄，脉细弦软数。

据刻下脉证，乃心经之热，蕴结下焦。导致血尿，心烦不宁。故应清心泻火，利尿通淋，而且久病入络，虚实夹杂，试杂合以治，故采取：

①方用小蓟饮子合八正散加味。小蓟15g、生蒲黄15g、炒藕节10g、生地黄15g、车前子15g、车前草15g、木通10g、萹蓄20g、瞿麦20g、生甘草6g、生大黄10g、滑石粉35g、玄参10g、焦栀子15g、淡豆豉10g、当归尾10g、金银花30g，7剂，日一剂，水煎服；

②速汗法（汗蒸疗法）。通过汗蒸疗法，借以开鬼门，洁净府，以达发汗利尿。即应用时下纳米汗蒸房，温度40~42℃，取大汗，并频频饮温水以补充体液以助透汗。首周每日一蒸，之后每2~3日一蒸；

③按时复诊，持续服药，饮食清淡，忌辛辣，少肉食。

2015年5月29日五诊 精神增，腰胀已明显缓解，但睡眠仍不好，既不易入睡又容易醒，情绪不安。心率每分钟84次，节律齐。舌红苔白、舌边有齿痕，脉弦软微数。守方加川红花10g、桃仁泥10g、夜交藤30g，以行血宁神，再进7剂。

2015年6月5日六诊 连续服药三周后，腰痛已基本缓解，从而坚定服中药的信心。但睡眠虽改善，有时仍难入睡，或易醒。舌红苔微黄，脉弦软微数。守方加黄柏15g、知母15g、炒枣仁15g，以滋阴潜阳，再进2周。

2015年6月19日七诊 B超复查报告：积水已消失。查尿常规潜血（++）。舌红苔薄黄，脉细弦软而微数。守方加刺猬皮10g，以增凉血止血之功，再进10剂。

2015年6月30日八诊 血尿止，查尿常规无明显异常。舌红苔微黄，脉细弦微数。守方再进7剂。

2015年7月14日九诊 5日按约入江西省人民医院住院，更换输尿管支架，经治医生告之有三个惊奇：一是过去七次手术，膀胱有滤泡不光滑（慢性炎症），现在已光滑；二是支架有结晶，现在没有；三是输尿管与膀胱交接处没有原来压迫得厉害。13日出院。刻诊，除睡眠不易入睡外，尚无不适之虞。舌红苔黄、舌尖中间微红甚，脉弦寸浮。服药＋汗疗，已获疗效。按方加减进退再服。

2016年1月27日续诊至三十六诊 共服中药172剂，复查结果，彩超报告：左肾集合系统分离11×12mm；尿镜检：白细胞（+）、红细胞（++）；肾功能：尿微量白蛋白40.4mg/L、CA24-2（肿瘤相关抗原）4.02kIU/L；血脂：总胆固醇5.7mmol/L、低密度脂蛋白3.52mmol/L。血流变：治疗前多次检查全血黏度指标均超高，这次全复常。睡眠已改善。舌红苔白、舌边有齿痕，脉细弦软。

按 腺性膀胱炎、盆腔脂肪增多症、输尿管狭窄扭曲，均属疑难疾病，经过安装D-J管、行尿道双极等离子术对新生物的电切除术的基础上，采取中药＋汗疗，经过一年又一个月的治疗，根据复查结果及临床症情记录，已获满意疗效。故仍坚持发汗利尿，滋阴益肾，清热凉血之法。

方药则由八正散合小蓟饮子、滋肾通关丸加减而成：生地黄25g、知母20g、黄柏20g、滑石粉35g、生甘草6g、萹蓄20g、瞿麦20g、焦栀子15g、小蓟15g、炒藕节10g、生蒲黄10g、车前子15g、车前草30g、白茅根30g、生大黄6g、刺猬皮10g，按方再续至56剂。

2016年5月7日复查彩超 肾积水消除，左肾见4mm×4mm强光团，后伴声影。诊断为：左肾小结石。舌红苔淡黄、舌中部苔略厚，脉弦软、左细弦软均微数。守方加威灵仙15g、炒枳壳15g、川牛膝

15g、炮穿山甲6g（打碎），以增益肾通络、利水排石之功，再进14剂。

2016年6月3日体格复查，CT报告 盆腔脂肪稳定，较前缩小2mm。同时更换导尿管支架（D-J管），支架更换时所见：支架处（输尿管口）仍腺性增生（少量滤泡），膀胱已修复而光滑；双肾功能复常，结石消失，结晶少量，积水已除。纳香，眠可，精神亦好，已能正常工作。舌红苔淡黄、舌中部苔稍厚，脉弦软稍细。

拟活血行血以善后。

①方用田七红花散（自拟）。田七、西红花，两药比例10：1，打粉，每次2.5g，每日早晚各一次，温开水送服；

②汗疗。隔1~2天汗蒸一次。

2018年8月3日复查，彩超报告 输尿管上段、膀胱壁间断无扩张。膀胱充盈良好，壁光整；左肾形态大小正常，包膜光整，实质回声均匀，于肾中下极可见一个强回声，大小约6mm×4mm，后方伴声影。诊断：双肾结石。

体会 腺性膀胱炎及盆腔脂肪增多症，在临床中是颇为棘手的疑难疾病。本案通过泌外行尿道双极等离子术对新生物的电切除术；双侧D-J管置入术及抗感染治疗，配以中医的辨证施治，予汤、散剂的内服，尤其是经过速汗法（汗蒸疗法），达到了开鬼门，洁净府的目的，使输尿管狭窄之肾盂积水，腺性膀胱炎膀胱内滤泡状新生物迅速地获得了控制并向好，血液黏度及血脂偏高也获得了改善。在中西医的密切配合治疗下，病情迅速获得缓解并向愈。由此看来，临床上一些尚无特殊医疗手段治愈的疾病，中西医两个学科彼此配合，各施己长，临床前景是光明的。

[案例3] 血淋（肾结核）

王某某 男 30岁 农民

1989年3月2日初诊 血尿3个月。缘于1988年12月因尿急、尿频，并出现血尿，就诊于抚州地区人民医院，摄腹平片排除尿路结石；胸部X线片排除肺结核；经肾静脉造影等检查，诊断为早期右肾下盏结核。经抗结核等治疗3个月，尿急、尿频缓解，但血尿一直未愈。

刻诊 形体消瘦，慢性病容，纳差，潮热盗汗。小便仍时有尿频、尿急不适，伴轻微的头晕乏力，尿

常规：蛋白质微量，红细胞（++），白细胞0~2个/HP。家族中父亲有肺结核病史。舌红苔薄白、舌中少苔，脉细弦微数。

证属　肺肾阴虚，热伤血络。

治法　滋肺益肾，凉血止血；西药：抗结核菌。

方药　①中药：百合地黄汤合二至丸加减。百合15g、生地黄20g、百部12g、旱莲草15g、女贞子12g、白茅根30g、炒蒲黄10g、生黄芪15g、升麻6g、阿胶10g（烊服），日一剂，水煎服；

②西药：链霉素针0.75g/d，肌内注射，连续注射一个月；异烟肼0.3g/d，口服；利福平0.45g/d，口服；吡嗪酰胺间歇服用1.5g/d，每周用1~2次，以助抗结核菌；

③食疗，交替服用银耳莲子汤、老鸭汤、山药排骨汤及每1~2个月炖服甲鱼汤1次。

中西医药和食疗综合治疗115天，6月26日静脉肾盂造影复查，除右肾下盏杯口欠光整略模糊外，余各盏及双肾盂、输尿管均未见明显异常；检查尿常规：蛋白质（－），红细胞0，白细胞0~1个/HP；检查肝功能未见明显异常。病情已经稳定，中药守方隔日1剂，再服1个月以善后；西药服足1年，并避免重体力劳动，注意劳逸结合，饮食宜营养而清淡，切忌温燥。

2001年7月20日随访　12年多来未出现任何不适，已康复如初，并可正常劳作。

按　本例早期肾结核患者，在全程规范应用抗结核药治疗的基础上，配合中医辨证论治，取得较好疗效。中医辨证属肺肾阴虚，热伤血络，故治以滋肺益肾，凉血止血。方用百合地黄汤（《金匮要略》）合二至丸（《医方集解》）化裁（按　百合地黄汤中百合入肺清气中之热、地黄入肾除血中之热，气血俱治，百脉俱清；二至丸补益肝肾，滋阴止血）。中西医结合，各抒己长。在辨证的基础上，整体调整，提高机体的抗病能力，从而达到见效快、不易复发之目的。

肾结核病患者，首先是正气亏虚（机体免疫功能下降），邪气（结核菌）方能乘虚而入而发病，故其主要矛盾应是正虚。故在采取西药抗结核（祛邪）治疗同时，运用中医的扶正抗病（扶正），即根据临床各阶段的证型，进行施治。通过中医的补虚既提高抗病能力，增强西药的杀虫效力，又可以减少使用西药的耐药性及拮抗，以及对耳、肝、肾的毒副作用。这样，祛邪以固本，扶正以逐邪，两者相兼，相得益彰。

药食同源已为世人所知。在药物治疗的时，《周礼》有云："以五味、五谷、五药养其病。"这是中药养生及治疗疾病的一大特色。故在临床上，针对患者病变过程中出现的潮热盗汗、食欲缺乏、倦怠乏力或形体消瘦等表现，以及病情迁延日久的特点，辅之以养阴清热、益气健脾、滋水益肾的食疗。诸如：山药排骨汤（山药500g，猪排骨250g炖汤），老鸭、乌龟或甲鱼煲汤等。适宜的食疗对慢性疾病既有祛除病邪的功能，又有促进机体康复的重要作用。当然，饮食调养并不是多多益善，不可太过，过之则伤及脾胃，不利康复。此外，似这类多为阴虚内热的病患应忌食辛辣温燥之品。

25. 发热

【案例1】　发热（流行性感冒）

胡某某　女　47岁　教师

1998年3月24日初诊　低热伴失眠半个月。之前高热（体温：40℃），经静脉滴注＋抗生素（先锋5号）后，遗下每日下午低热，体温：37.5~38℃。在当地多方治疗，发热始终不退，故赴昌求诊。经江西省中医院检查血常规及生化无明显异常；胸部X线片提示：排外肺结核、两肺纹理增粗，有点状密影。素有失眠史。刻下，心烦少寐，既不易入睡、又易惊醒。面容憔悴、枯槁，声低气短。口干不欲饮，纳减食少，小便黄，大便干结如羊屎、日2~3解、量少。舌红、舌尖中剥苔、根部苔薄白，脉细数。

证属　热伤气阴，营血亏虚，血不养心。

治法　滋阴养血，清热除烦；西药：镇静安眠。

方药　①中药：黄连阿胶汤合沙参麦门冬汤加减化裁。川黄连6g、阿胶10g（烊）、白芍12g、生地黄30g、北沙参30g、当归10g、麦冬10g、知母12g、怀牛膝10g、牡丹皮15g、地骨皮15g、青蒿12g、生甘草10g，3剂，日一剂，水煎服；

②西药：阿普唑仑片2.5mg，睡前服，以助镇静、安眠、抗焦虑。

1998年3月27日二诊　药后热减，上午体温37.2℃。第一天服了一片安定已能入睡，其后不服亦可入睡。大便已软，精神增，面红润，纳食稍增。舌红苔薄白（剥苔已生），脉细弦偏数。守方再投2剂。

1998年3月29日三诊　昨晚又发热，体温：

38.5℃，今日恶风，稍有恶心。舌红苔薄白，脉浮略弦而数。

观其脉证，津液已回，热虽反弹，应为邪复出表之故。故拟和解表里为治。

方用小柴胡汤加味。北柴胡12g、党参12g、黄芩10g、法半夏10g、甘草10g、红枣5枚、生姜3片、木贼草20g，2剂，日一剂，水煎服。

1998年4月1日电话告 热退症除，今日回乡。

按 本案低热不退，因外感发热，治疗失当，损伤正气，形成内伤发热。据其脉证，久热伤阴。故《素问·调经论》云："阴虚生内热。"由于热伤营阴，血不养心而出现心中烦，不得眠。故治与黄连阿胶汤合沙参麦门冬汤滋阴养血，清热除烦；为了迅速解除睡眠障碍及心理负担，故使用阿普唑仑片以镇静安眠。中西联合，药仅7剂热退体安，诸症悉除。

【案例2】 发热（温病伤阴、流行性感冒）

卢某某 女 76岁 农民

1993年5月22日初诊 发热，体温39℃，神昏。缘于月初感冒，随之高热，入丰城市人民医院住院治疗。经用静脉滴注先锋20来天，高热不退。摄胸片、B超肝、胆、胰、脾均未见明显异常。继而请中医会诊，给服安宫牛黄丸及中药：西洋参5g、麦冬30g、粉干葛20g、玄参12g、生地黄25g、金石斛15g、天冬15g、川贝母8g、五味子3g、生牡蛎20g，药后疗效不显。进而出现神昏、躁扰。因其高龄，家人商定，急送回家，准备后事。同时邀余回乡为其最后一诊，时值傍晚。

刻诊，患者神昏谵语，躁动不安。测体温：39℃。反复询及，则呻吟谵语。稍清醒时，则称腹内难受、颈项疼痛。触诊：皮肤干燥；观其神志不清，喂少量茶水尚可吞咽；听诊：心脏未闻见异常，两肺呼吸音稍粗糙。诊见舌绛红如杨梅、无苔、舌面如镜、无津，用竹筷探压出沙沙响声，脉数略有洪象、重按无力。

证属 表邪入里，热邪内炽，津液耗伤。

治法 辛寒清热，益气生津；西药：补液抗炎，调节免疫。

方药 时值20：00，治疗与给药：①首先针刺。取穴：足三里（双），捻转后留针，以补益脾胃，扶

助正气；

②西药：5%葡萄糖500ml+生理盐水500ml+地塞米松针10mg静脉滴注，以补充体液，供给热量，纠正脱水，并抗炎及调节抑制免疫作用；

③中药：白虎汤合生脉散加减化裁。生石膏30g（先煎）、知母10g、种洋参10g（切片同煎）、炙甘草10g、五味子10g、麦冬10g、玄参10g、生地黄30g，1剂，水煎后徐徐喂服。

子夜23：00时许，热退身凉，周身絷絷出汗，神志渐清，自述舒服多了。

1993年5月23日二诊 下午体温：36℃。热净身凉，神志清醒，已进食半碗稀粥及少量青菜叶。舌红尖甚、已微见薄苔、舌面略潮润，脉虚数。①静脉给药照原；②中药守方再投1剂。

病情已趋稳定，余返昌，临别授方善后：①5%葡萄糖500ml+地塞米松5mg静脉滴注，一天1次，续用3天；②中药：北沙参10g、麦冬10g、扁豆10g、炒谷芽20g、炒麦芽20g、西洋参5g、五味子5g、桑白皮10g、甘草6g、山药10g、地骨皮10g，上药连服3天。

1993年5月26日电话 当地医院建议注射17种复合氨基酸后，出现脘腹胀痛，食则甚，口苦。舌红尖甚根白苔，脉濡小数。根据脉证，建议停止注射氨基酸针，中西药调治：

①中药：半夏泻心汤加减。法半夏10g、川黄连6g、黄芩10g、北沙参15g、炙甘草6g、青木香10g、生姜15g（5片）、炒神曲10g，2剂，日一剂，水煎服；

②西药：5%葡萄糖500ml、维生素C0.5g静脉滴注，每天1次，续用2天。

1993年5月29日电话告 诸症缓解。嘱其停药，并分析脘腹胀痛原因：据了解并非注射复合氨基酸之过，乃家人急欲其康复，过食及食荤腥过早所致。故提醒家属，控制饮食，量少多餐，少荤多素，以利康复。

追访 患者康复后，直至1996年老年性痴呆症病故，享年79岁。

按 本案高热神昏，属高热危证。虽经静脉用药20余天，热势不退，病情危笃。幸好家人尚存崇信中医药之心，临危延医。审其病情，正如《伤寒论·辨阳明病脉证并治》第219条云："三阳合病，腹满、身重、难以转侧、口不仁、面垢（又作枯，一云向经）、谵语、遗尿。……白虎汤主之。"第222条

又云："若渴欲饮水，口干舌燥者，白虎加人参汤主之。"抓住表里俱热这个主要矛盾，用白虎汤合生脉散加味，取生石膏之辛寒透表以祛邪，伍以麦冬、五味子生脉，并用玄参、生地黄甘寒养阴之品以益化源。在益气生津，扶正祛邪的基础上，取西药直接静脉用药之便速，而同步使用盐、糖+激素针，以补充液体、供给能量、调节抑制免疫功能。中西合璧，力挽危殆。

【案例 3】 发热（扁桃体发炎）

许某某　男　4 岁

2005 年 5 月 11 日初诊　家长述：发热 2 天，晚间体温高至 39.3℃。服了红药水（江西省儿童医院配制退热药水）后热退。今又复热，稍咳，气促。观其咽喉：扁桃体肿大Ⅱ度，色红；听诊：两肺呼吸音稍粗糙。患孩有扁桃体炎史舌红苔白、舌中脱苔，脉浮数。

证属　风热犯肺，上壅咽窍。

治法　清肺利咽，解毒散结；西药：抗菌消炎。

方药　①中药：银翘马勃散加味。金银花 12g、连翘 6g、马勃 6g、牛蒡子 4g、射干 4g、桔梗 4g、桑白皮 5g、地骨皮 5g、知母 5g、浙贝母 6g、生甘草 4g，4 剂，日一剂，水煎服；

②西药：普鲁卡因青霉素，先皮试，后肌内注射，每日 2 次，每次 40 万 U，以助抗菌消炎。

家长告。热退咽愈。

2008 年秋季再访　家长告：孩子已上学，基本上未再发作。

按　扁桃体炎，其形成原因与多种因素有关，诸如感染因素、免疫因素、邻近器官的急性炎症等。主要致病菌为 A 组乙型溶血性链球菌，其他还有非溶血性链球菌、葡萄球菌、肺炎链球菌，及一些腺病毒、流感病毒，寄生虫（弓形虫），也可引起该病。中医则称之为乳蛾或喉蛾，乃儿科常见病。主要是由于风热上犯，侵及肺系，肺失宣肃，上壅咽窍，结为乳蛾。或因外感风热失治，邪热传里，由肺及胃，肺胃热盛，上攻咽窍，搏结于喉，灼腐肌膜，喉核溢脓融合成伪膜，发为本病。

故治与银翘马勃散以清肺利咽，解毒散结；同时注射青霉素以杀菌消炎。中西结合，各展己长，收效甚佳。

【案例 4】 潮热（左肺门淋巴结炎）

陈某某　男　14 岁　学生

2003 年 7 月 9 日初诊　家长述：孩子经常下午低热，体温 37.6℃左右。颈侧可触及淋巴结数枚。胸部 X 线片提示：左肺门结构影稍增大；诊断：左肺门淋巴结炎。经治疗未效。刻下，低热，神疲，纳呆，大便 2 日一解，结而质硬，小便黄而短。自述下午头晕。舌红苔白，脉数。

证属　痰气郁结，阴虚内热。

治法　滋阴清热，化痰散结；西药：抗菌消炎。

方药　①中药：白薇汤合小半夏加茯苓汤加减。白薇 10g、生地黄 12g、地骨皮 10g、法半夏 5g、茯苓 10g、白术 6g、太子参 6g、炙甘草 3g、鱼腥草 10g、浙贝母 10g、黄芩 6g，7 剂，日一剂，水煎服；

②西药：0.25g 头孢拉定片，每日 3 次，每次 1 片，以助抗耐药性金葡萄球菌和肺炎杆菌。

2003 年 7 月 18 日二诊　热退，头晕止，纳增。大便已日一行，尿微黄而长。舌红苔淡黄，脉微数。①中药守方再投 7 剂；②西药再服 2 天。

2003 年 7 月 30 日三诊　今日复查胸部 X 线片报告：左肺门结构影稍增大（较前已明显改善），两肺纹理增粗紊乱。舌红苔薄白、中根白厚，脉细数。

观其体温正常，但患孩体质稍羸弱。故拟健脾益肺、化痰散结，并继续抗菌消炎调治。

①中药：异功散加味。党参 10g、白术 6g、茯苓 10g、陈皮 6g、炙甘草 3g、浙贝母 10g、熟地黄 10g、谷芽 15g、麦芽 15g、地龙 6g、当归 3g，7 剂，日一剂，水煎服；

②西药：新癀片，每日 2 次，每次 1 片；0.25g 头孢拉定片，每日 3 次，每次 1 片。

2003 年 8 月 8 日复诊　药后纳香，便调。X 线片复查：两肺未见明显异常。舌红苔薄淡黄，脉细微数。

按　肺门淋巴结肿大的原因比较多，一般是因免疫力下降受到了病毒和细菌感染，导致肺部出现了严重的炎症反应。从而引起了肺门部位的淋巴结发生炎症，致使淋巴结肿大。中医则认为发热有作有止，若潮水而来，不失其时者，称之为潮热。多由外邪侵袭，或饮食所伤，或气血虚弱所致。本案为本虚，复受外邪所犯。故治疗首诊治与白薇汤合小半夏加茯苓汤以滋阴清热，化痰散结；次诊治与异功散加味以培土生金。同时使用西药抗菌消炎而获显效。

【案例6】 足心发热
甘某某 女 64岁 居民

2010年11月19日初诊 足心发热反复发作已7~8年。足心发热，除少数下午发作外，大多是夜间发作。故睡眠时只能放在被子外面，若放置过久则又觉得冷的发麻，致使心烦，曾经治疗及服中药未效。舌红边甚苔黄，脉细弦软而微数。

证属 肝肾不足，阴虚脏躁。

治法 育阴潜阳，滋肾清热；西药：改善代谢。

方药 ①中药：甘草小麦大枣汤合玉女煎加味。炙甘草10g、淮小麦50g、大红枣6枚、知母20g、生地黄15g、麦冬10g、怀牛膝15g、生石膏30g、北沙参15g、当归10g、川楝子10g、枸杞15g，7剂，日一剂，水煎服；②维生素B$_1$，每日3次，每次2片，以助参与代谢，防治中枢神经系统损伤、营养不良。

2010年11月29日二诊 药二剂后未再出现足心发热。舌红苔白，脉细弦软。①守方再投14剂；②维生素B$_1$，仍按每日3次，每次2片。

2011年3月7日再诊 足心发热，缓解4个多月。而且体质明显改善，过去易感，今春感冒未再。现有时微咳。纳香，眠可，舌红苔薄黄，脉细弦数。守方去石膏，加西洋参10g（切片同煎）、百合15g，以助益气润肺，再进10剂。

托女婿葛某告：已愈。

按 西医未见有其病名，只认为是衣服、鞋子过厚，或是病毒、细菌感染；小儿则认为是饮食过多，消化不良所致。中医认为手足心发热，若伴胸中烦热称之为五心烦热，也有双手、双足单独发热的。此皆为阴血不足，内热烦扰所致。即《素问·调经论》所云："阴虚生内热。"本案年过花甲，类似于脏躁。故治与甘草小麦大枣汤合玉女煎以育阴潜阳，滋肾清热；同时运用维生素B$_1$以助参与代谢，防治中枢神经系统损伤、营养不良。

26. 盗汗

【案例】 盗汗
刘某某 男 44岁 个体

2012年3月14日初诊 盗汗2年余。夜间睡眠出汗，以上半身为主，下部无汗，同时下肢麻木不仁。去年发现血糖偏高而诊断为糖尿病，并在服降糖药，自觉血糖尚稳定。测今日空腹外周血，血糖9.75mmol/L。舌红苔白、舌中有纵裂，脉细弦微数。

证属 阴虚内热，表虚不固。

治法 滋阴清热，固表敛汗；西药：改善代谢。

方药 ①中药：当归六黄汤合牡蛎散加味。当归10g、生黄芪50g、川黄连10g、黄柏10g、黄芩10g、生地黄15g、熟地15g、浮小麦30g、麻黄根10g、凤凰衣6g、煅龙骨30g、煅牡蛎30g，10剂，日一剂，水煎服；②西药：维生素B$_1$，口服，每日3次，每次2片，以助改善代谢，维持神经功能。

嘱 按医嘱服降糖药。

2012年3月27日二诊 药后汗减，复查空腹血糖两次，分别为6.98和7.06mmol/L。刻诊，下肢麻木。舌红苔白，脉细弦微数。①中药守方加北沙参20g、枸杞15g、川楝子10g、麦冬10g，以助滋阴养血，再投10剂以善后；②维生素B$_1$，仍按每日3次，每次2片，口服。

随访 药后汗止，下肢麻木愈。

按 盗汗一证，其名出自《金匮要略·血痹虚劳病脉证并治》："脉虚弱细微者，喜盗汗也。"盗汗，是入睡后汗泄，醒后即止的病证。多由虚劳肾伤，肾邪攻肺，卫气不固，心气内微，心液不能敛藏所致。西医则无此病名，只是作为一些疾病，尤其是肺结核的伴生症状。本案据其脉证，乃阴虚内热，表虚不固。故治疗主要是与中药当归六黄汤合牡蛎散滋阴清热，固表敛汗；同时使用西药维生素B$_1$，以助改善代谢，维持神经功能。中西配合，以收药到病除之功。

27. 虚损

【案例1】 虚损（白细胞减少症）
罗某 男 15岁 学生

2006年8月4日初诊 头晕乏力，记忆力差。家长述：孩子睡眠不安，故常说头晕乏力、记忆力不好。夜间有时小腿肚转筋。纳食尚可，二便尚调。某医院检查血常规：白细胞3.8×10^9/L，其余项无明显异常；检查乙肝两对半及肝功能亦无明显异常。诊断为白细胞减少症而就诊于中医。舌红苔薄白，脉细弦软。

证属 思伤心脾，气血亏耗。

治法　调补心脾，益气生血。

方药　八珍汤加味。高丽红参10g、白术10g、茯苓15g、炙甘草6g、当归10g、鸡血藤15g、乌韭15g、北山楂15g、川芎10g、炒白芍10g、熟地黄12g、生麦芽30g、陈皮10g、红枣4枚、生姜4片，4剂，日一剂，水煎服。

2006年8月7日二诊　家长述，诸症略有改善，要求再服。守方再投7剂。

2006年8月18日三诊　除睡眠尚不安稳外，余无不适。复查血常规：白细胞已升为5.3×10^9/L，其余项无明显异常。舌红苔薄白，脉弦软而微数。守方加炒枣仁10g，以滋阴宁神，再投7剂。

2006年10月4日告　9月2日及今日一个月来血常规检查，白细胞均在5.3×10^9/L以上、红细胞4.61×10^{12}/L、血小板205×10^9/L。头晕已愈。

按　本案借助现代医学检查，认识到为白细胞减少，辨证为虚损，运用辨证施治，故治与八珍汤调补心脾，益气生血而收效。

【案例2】　虚损（甲状腺功能减退）

蔡某　女　27岁　居民

2013年3月9日初诊　怕冷乏力，月经量极少已3个月。缘于去年5月患甲亢。经省中医院中药、西药甲巯咪唑等综合治疗。于去年12月，检查FT3、FT4、TSH复常。不久又出现怕冷、乏力、经少，而于今年1月16日查血，TSH上升为13.86uIU/ml，医生又给服左甲状腺素纳治疗。症状虽有改善，但由于尚未结婚生子，恐惧长期服药而就诊。刻诊，怕冷、乏力、经极少，舌红苔白，脉微弦而少力。

证属　禀赋不足，脾肾阳虚。

治法　温阳补肾，健脾益气；西药：补充甲状腺素

方药　①中药：金匮肾气丸加味化裁。山茱萸10g、肉桂3g、巴戟天10g、黑附片6g、生地黄12g、熟地12g、牡丹皮10g、泽泻10g、茯苓15g、当归15g、益母草15g、茜草15g、鸡血藤30g、生黄芪15g、白术10g，7剂，日一剂，水煎服；

②西药：50μg优甲乐片（左甲状腺素纳），每日半片，以补充人体甲状腺素。

2013年3月15日二诊　症情无甚波动，但怕冷、乏力有所改善。舌红苔薄白，脉细弦软。守方再投7剂；优甲乐减半维持。

2013年4月1日三诊　舌脉如上。守方再投10剂。

2013年4月18日四诊　舌红苔白，脉细弦软而微数。4月22日复查结果：TSH6.5uIU/ml。守方加重肉桂3g、附片4g、生黄芪15g，再加巴戟天10g、肉苁蓉10g、淫羊藿15g、胡芦巴10g，以助温阳益气，再服7剂；西药停服。

2015年7月14日电话　诸症悉除，TSH指标已在正常范围，并已结婚、备孕。

按　甲状腺功能减退，是由于自身免疫性疾病、药物、手术等各种原因造成的甲状腺产生激素过少，或者甲状腺激素利用障碍而导致的低代谢性疾病。由于甲状腺功能减退进展缓慢，不少患者很长时间内缺乏特异性的症状。随着病情进展可出现进行性加重，出现全身症状，如畏寒、乏力、表情呆滞、反应迟钝、情绪低落、记忆力减退等，累及心脏的可出现心包积液和心力衰竭。故中医学认为属虚损范畴，病因为饮食不节、过食生冷，寒积胃脘，损伤脾阳；先天禀赋不足，或后天调养不当，化源不足，脾肾双亏；久病或新疾，用药不当，苦寒太过，或吐泻过久，损伤脾胃，耗损阳气；或过度劳累，房事不节，损伤肾气。本病主要病机为脾肾阳虚，脏腑功能衰退，从而导致虚劳、水肿。本案因甲亢而服甲巯咪唑等药治疗，不久出现怕冷、乏力、经少，检查后发现血清促甲状腺激素升高，而诊为甲减而服优甲乐片。患者为未婚女性，为避免药物的不良副作用。而以中药为主治疗，同时在低剂量的优甲乐协同治疗的基础上，待症状有所改善后并减量维持直至停服。中西药配合，在短暂治疗后而获康复。

28. 紫癜

【案例1】　肌衄（过敏性紫癜）

陈某某　男　9岁　学生

2011年4月14日初诊　四肢紫斑反复发作4次。本次在江西省儿童医院诊断为：过敏性紫癜而住院20天。一直静脉滴注头孢菌素＋泼尼松，并口服雷公藤总苷片。刻下，皮下（以足为主）仍时时出现小红斑，四肢关节微痛。血常规无明显异常。有慢性咽炎史。纳尚可，眠差易醒，大便结、有时3~4日一解。舌红尖甚苔微黄、舌面布满红色小点，脉细弦而

微浮数。

证属　阴虚血热，心脾两虚，气不摄血。

治法　清热凉血，益脾统血；西药：调制免疫。

方药　①中药：犀角地黄汤合归脾汤加减。赤芍15g、生地黄12g、水牛角粉15g、牡丹皮10g、生黄芪15g、太子参10g、漂白术15g、茯神10g、炒枣仁10g、广木香6g、生远志6g、当归6g、炙甘草4g、铁苋15g、仙鹤草15g、红枣3枚、生姜1片，7剂，日一剂，水煎服；

②西药（按江西省儿童医院给药）：5mg波尼松片，6片/日；雷公藤总甙片，以抗炎和抑制免疫作用。

2011年4月23日二诊　复查尿常规无异常，四肢仍出小红点，眼角稍充血，咽红。大便仍稍结，可每日一解。舌红尖甚苔白，脉细而数。守方减白术5g，加黄芩10g、紫草10g，以助泻火凉血，再投10剂。

2011年5月3日三诊　母代述：尿常规无异常。症情稳定，睡眠易醒，有时仍会有少量红点出现。守方再投10剂。

嘱　停雷公藤总甙片，波尼松片每10天递减1片。

2011年5月14日四诊　母代述：皮下出血点已基本消除，据述肛门瘙痒，裆部有小疹。守方再投10剂。

2011年5月24日五诊　母代述：激素已降至3片/日，下肢有时有1~2个出血点，睡眠稍差。

①守首方减白术5g，去太子参，加紫草10g、西洋参6g、桃仁泥6g、川红花6g，加重生黄芪10g，以加大补气扶正，活血化瘀之功，再投15剂；

②激素按上法递减。

2011年6月13日六诊　母代述：10日尿、血常规：均无明显异常。双下肢有时偶尔有1~2散发小出血点，激素已减至2片/日。小孩有时叫胃疼，纳食尚可，盗汗自汗。

①守首方减白术5g，去牛角粉，加浮小麦15g、生龙骨15g、生牡蛎15g、凤凰衣6g、焦栀子6g、紫河车10g，以养阴益元，再投14剂；

②治疗至第7周，波尼松递减为1片/日。

2011年7月26日再诊　母代述：复查尿常规无异常，下肢仍偶有小红点出现。中药加减进退共服86剂，第9周激素递减为1/4片，维持一周后停服，症

情稳定。故守方再服10剂以善后。

2012年2月5日随访　已愈。

按　紫癜，亦称之为紫斑，以血液溢于皮肤、黏膜之下，出现瘀点瘀斑，压之不褪色为其临床特征，是小儿常见的出血性疾病之一。常伴鼻衄、齿衄，甚则呕血、便血、尿血。类似于中医古籍中的肌衄、发斑、斑毒等证，本病包括西医学的过敏性紫癜、血小板减少性紫癜。过敏性紫癜发病年龄多为3~14岁，男性多于女性，春季发病较多；血小板减少性紫癜发病年龄多为2~5岁，男女发病无差异。其病因西医认为与链球菌感染相关，此外，还与免疫因素、环境因素有关。中医认为脾肾虚损，阴阳失调，或正虚感邪，热入营血，或心肝郁火，迫血妄行，致使离经之血渗溢于肌腠而成。治疗上当辨有邪无邪，证之虚实。有邪为实，治以祛邪为主；无邪为虚，治以扶正为主。本案为虚，故治与犀角地黄汤合归脾汤以清热凉血，益脾统血；同时用西药波尼松片＋雷公藤总甙片以抗炎和抑制免疫作用。中西联合，收效迅速。

【案例2】　肌衄（过敏性紫癜性肾炎）

刘某某　男　10岁　学生

2010年3月19日初诊　家长述：四肢发斑1年余。去年入江西省儿童医院住院诊断为：过敏性紫癜性肾炎，经治疗缓解，现又复发。尿常规：潜血、微量蛋白。已在省儿童医院门诊治疗，给服：波尼松片每日6片、及黄葵胶囊、西米地丁片、马尾酸氯苯那敏片、复方芦丁片、牡蛎碳酸钙咀嚼片、维生素D滴剂（胶囊型）。下肢仍出现小斑点，故求诊于中医。刻诊，尿中潜血、微量蛋白，下肢小紫癜，睡眠经常做噩梦。纳尚香，大便调，舌红苔淡黄微厚，脉数。

证属　热伏营血，元气亏虚。

治法　清热解毒，益气扶正，凉血消斑；西药：抗过敏，抑制免疫。

方药　①中药：犀角地黄汤合二至丸加减。水牛角粉15g（包煎）、赤芍12g、生地黄12g、牡丹皮10g、紫河车10g、紫浮萍10g、炒枣仁8g、知母8g、川芎8g、茯苓10g、茯神10g、生甘草6g、乌韭15g、女贞子10g、旱莲草10g、羊蹄根15g、小蓟8g、小蓟炭6g、玄参8g、淮小麦20g，15剂，日一剂，水煎服；

②西药：仍服波尼松片，但每周递减1片半，以

助抗过敏，抑制免疫作用。

2010年4月3日二诊　家长述：4月1日泼尼松片已减至每日3片。噩梦已除。今日尿常规：尿蛋白（2+）1.0g/L。舌红苔淡黄，脉微弦数，重按少力。

①中药守方去知母、枣仁、川芎，加莲须6g、白术8g、太子参8g，以健脾固精，再投15剂；②泼尼松片4天后再递减1片。

2010年4月18三诊　24小时尿常规：尿蛋白（+）、0.3g/L，隐血（2+），激素已减至2片/日。周身已无出血点。舌红苔白，脉细。守方再投15剂。

2010年5月3日四诊　泼尼松片，已在上周减为每日1/2片。今日尿常规：pH5.5、蛋白质（+）、0.3g/L、潜血（3+）（镜检+）。舌红苔淡黄，脉微浮。

患儿营血之热渐清，脉象及尿常规显示气虚仍存，故拟益气统血，健脾摄精调治。

方用归脾汤加味。生地黄12g、赤芍15g、丹皮10g、水牛角粉15g（包煎）、紫河车10g、紫浮萍15g、党参8g、白术8g、莲须6g、茯苓10g、生黄芪10g、当归6g、炙远志5g、小蓟10g、小蓟炭6g、生蒲黄8g、炒枣仁8g、仙鹤草15g、女贞子8g、旱莲草15g，再投15剂。

2010年5月26日五诊　今日尿常规：蛋白质（+-）、0.15g/L，隐血（2+）；镜检：红细胞（+），泼尼松片，现维持每日一片。咽红，舌红苔淡黄，脉细。守方再投15剂。

2010年6月10日六诊　尿常规：蛋白质（+-）、0.15g/L，红细胞3~6个/HP。舌红苔微黄，脉细。停服激素，中药守方加减进退共服45剂。

2010年7月27日再诊　尿常规中隐血徘徊在2~5个/HP，蛋白质仍为（+-）、0.15g/L。舌红苔薄黄，脉细而微弦。

出现久治不愈之窘境，细忖必为后天失养之故，拟补中益气，健脾涩精，佐以凉血止血调治。

方用补中益气汤合小蓟饮子加减。当归尾7g、党参8g、白术7g、生黄芪25g、升麻10g、柴胡10g、陈皮7g、炙甘草5g、葛根10g、紫河车10g、小蓟10g、生蒲黄8g、生地黄12g、赤芍15g、牡丹皮8g、木馒头10g、莲须6g、仙鹤草15g，上方加减进退共服至百剂。

2010年12月31日查晨尿常规　已无明显异常。

2011年5月1日因烫伤就诊，家长告　连续复查尿常规，已无明显异常。

按　过敏性紫癜性肾炎，多为病毒感染常见的有EB病毒、腺病毒、风疹病毒等，此外，也可能有细菌、寄生虫感染；过敏导致免疫系统异常，也是发病原因之一，如抗生素、海鲜、植物花粉、虫卵、动物羽毛、油漆等过敏。过敏性紫癜的典型四联症为皮肤、胃肠道、关节和肾脏受累。肾脏受累多表现为血尿和蛋白尿，严重者可出现肾功能损伤，本案则是肾脏受累而出现血尿和蛋白尿。中医认为风热毒邪侵淫腠理深入营血，燔灼营阴，脉络损伤，血溢脉外，；饮食不节，脾胃损伤，内热聚生，热发于外，迫血妄行而发斑。此外，瘀血阻络，久病血虚均会造成斯疾。

本案本虚标实，病情复杂。故治与犀角地黄汤合二至九以清热解毒，益气扶正，凉血消斑；联合西药泼尼松片以助抗过敏，抑制免疫作用。中西合璧，降伏难症。

【案例3】肌衄（特发性血小板减少性紫癜）

张某某　男　8岁　学生

1991年6月11日初诊　家长述：全身紫癜50余天。曾于40天前因鼻出血而入江西省儿童医院住院40天，血常规：红细胞$3.6×10^9$/L，血小板计数$20×10^9$/L，白细胞$8.2×10^9$/L，粒细胞百分比60%，淋巴细胞百分比40%。住院期间西药（不详）并用0.75mg地塞米松片，每日3次，每次3片。一个月后每天中午减1片，现为每日8片。由于治疗40天病情反复两次，而就诊于中医。今日查血小板计数$10×10^9$/L，网织红细胞0.5%，白细胞$6.7×10^9$/L。刻下，满月脸，腹部膨隆，颜面周身均有大小不规则紫斑，双膝有10mm×10mm之大块紫斑。口不干，精神、睡眠均可，纳食量大，二便调。家族史：父母为表兄妹近亲结婚。入院前曾行骨穿证实为ITP（特发性血小板减少性紫癜）。舌质正红、苔薄白而少、舌左边尖有一斑点，脉细弦而弱、左稍细。

证属　热伏营血，肾水不足。

治法　清热解毒，滋肾凉血；西药：调制免疫。

方药　①中药：犀角地黄汤加减。水牛角粉50g、生地黄15g、赤芍15g、牡丹皮10g、菟丝子10g、旱莲草10g、血竭3g（冲）、山茱萸6g、丹参10g、紫草10g，7剂，日一剂，水煎服；

②西药：0.75mg地塞米松片，按原量服，每日8

片，每周递减 1 片，以抗炎和抑制免疫作用。

1991 年 6 月 24 日二诊　药后原紫癜已消退，右大腿上部因摔跤又出现一新紫癜斑，上肢有分散小片瘀斑。血生化检查：CT8（参考值 8）、PT（凝血酶原时间）：15.5（参考值 14）、APTT（活化部分凝血活酶时间）：34.8（参考值 33）。舌脉如前。①中药守方再进 10 剂；②西药：0.75mg 地塞米松片，递减为每日 2 次，每次 2 片。

1991 年 7 月 2 日三诊　血小板今日检查为 78×10^9/L，上下肢仍有小片散在瘀斑。手心发热，舌红苔斑剥，脉微数。①中药守方去血竭，加女贞子 6g，阿胶 5g，当归 3g，以滋阴养血，再投 7 剂；② 0.75mg 地塞米松片，递减为每日 2 次，每次 1 片；0.2g 氨肽素，每日 3 次，每次 4 片，以助调节机体免疫功能，并利于机体营养代谢。

1991 年 7 月 9 日四诊　背部仍有 3~4 个针尖大小的出血点。纳果，大便干结。舌红苔斑剥，脉细弦小数。中药守方再投 7 剂，地塞米松片，递减停服。

1991 年 7 月 16 日五诊　停服激素后，今日血小板计数仍维持在 60×10^9/L。舌红、剥苔已转为薄白苔，脉细弦软小数。①守方加田七粉 2g，以助养血、活血、化瘀，再投 10 剂；②氨肽素亦停服。

1991 年 8 月 6 日六诊　3 日检查血常规，血小板数 80×10^9/L，周身未再出现瘀点。手足心热。舌红苔薄白，脉细弦小数。守方再投 14 剂。

1991 年 8 月 29 日七诊　周身上下已未见瘀点瘀斑。纳可，二便调。舌质红，舌苔略呈浅小斑剥，脉细弦小数。守方再投 7 剂，隔日一剂以善后。

1991 年 9 月 24 日随访　紫癜未再出现，复查血小板计数：122×10^9/L，已获痊愈。

按　特发性血小板减少性紫癜，是一种获得性自身免疫性出血性疾病，其病因与发病机制目前尚未完全明确。感染、免疫因素、脾脏作用、遗传等因素可能是诱发的原因。此外，其发病机制可涉及 T 细胞、B 细胞、巨核细胞、细胞因子等方面。治疗上，目前尚无根治的方法，主要治疗原则为对患者进行个体化治疗，以提高患者血小板计数至 50×10^9/L 以上；病情危急的给予血小板输注，或使用甲泼尼龙和促血小板生成的药物。中医则认为本病是由热毒内伏营血或脏腑气血亏虚所致，前者多表现为急性型，后者多表现为慢性型。本案在西药治疗出现反复的情况下，形

成慢性疾病。而以中药配合治疗，治与犀角地黄汤以清热解毒，滋肾凉血获得痊愈，十分可喜。

【案例 4】肌衄（血小板减少性紫癜）

赵某某　男　6 岁

2006 年 6 月 1 日初诊　家长述：血小板减少性紫癜 3 周余。经在江西省儿童医院及江西省中医院治疗并服中药 3 周。5 月 29 日血常规：血小板计数 56×10^9/L。刻诊，以四肢皮下瘀斑为主，纳可，大便尚调。舌红尖甚、苔薄白少苔、舌面针尖样红点，脉细微数。

证属　热蕴伤阴，血不循经。

治法　清热滋阴，凉血化瘀；西药：抑制免疫。

①中药：犀角地黄汤加味。水牛角粉 12g（包煎）、生地黄 10g、赤芍 8g、白芍 8g、牡丹皮 7g、当归尾 7g、川芎 6g、牛西西 12g、丹参 10g、茜草 7g、仙鹤草 12g、紫浮萍 10g、阿胶珠 5g（冲服）、菟丝子 10g，7 剂，日一剂，水煎服；

②西药：醋酸泼尼松片按省儿童医院处方量服，每日 8 片，以助抗过敏、抑制免疫。

2006 年 6 月 6 日二诊　家长述：5 日查血小板计数 32×10^9/L，纳可，大便夹黏液。舌红尖甚苔薄白，脉数。守方加焦山楂 10g、生麦芽 15g、焦栀子 6g，以助消食助运、清热解毒，再投 7 剂。

2006 年 6 月 26 日再诊　家长述：共 5 诊，续服药 28 剂。5mg 醋酸泼尼松片，已递减为每日 3.5 片。今日儿童医院血常规报告：白细胞 11.2×10^9/L，红细胞 4.64×10^{12}/L，血小板计数 55×10^9/L。四肢未出现新瘀斑，舌红苔薄白，脉细数。守方加减进退再投 14 剂。

2006 年 7 月 3 日六诊　今日激素递减为每日 2.5 片。上肢有小的新瘀斑。舌红苔白，脉细数。守方再投 7 剂。

2006 年 7 月 10 日七诊　瘀斑消退。纳可，大便尚调。舌红苔薄白、中根淡黄，脉细弦软微数。守方加田七粉 3g（包煎）以助养血、活血、化瘀，再投 5 剂。激素再减 1/2 片。

2006 年 7 月 14 日八诊　家长述：查血小板 80×10^9/L。舌红尖微甚苔白，脉细数。中药守方加减进退再服；激素按每周递减 1/2 片，直至停服。

2006 年 10 月 12 日随访　至今共续服中药 88

剂，紫癜愈。

2010年7月9日家长来告　患儿紫癜愈后四年余，未复发。

按　血小板减少性紫癜，有原发性的，主要是因为过敏或免疫因素所引起；而继发性的，可继发于骨髓增生异常综合征等，还有一些特殊原因引起来的，如化疗后引起骨髓异质所引起的血小板减少。本案为原发性血小板减少性紫癜，在西药治疗未果的情况下，按中医辨证乃属热蕴伤阴，血不循经。在配合西药继续治疗的基础上，治与犀角地黄汤以清热滋阴，凉血化瘀而获痊愈。药中虽无犀角，而以水牛角粉代之，获得了同样的效果。

29. 经期泄泻

【案例】　经期泄泻（慢性肠炎）

陈某　女　30岁　职工

2008年9月18日初诊　泄泻4天。正逢月经期，月经量多，并有小血块，胃隐痛，伴经行左腹痛。贫血外貌，皮肤弹性差。血常规：红细胞 $3.34 \times 10^{12}/L$，血红蛋白51g/L。2002年曾因巧克力囊肿而手术切除术，每次月经均大量出血，甚则每月2次行经。舌淡红苔白、舌中呈纵向人字裂纹，脉细弦软。

证属　内伤湿滞，外感风寒。

治法　西药：补液抗炎，以防脱水；中药：芳香化湿，行气止痛。

方药　患者体虚，采取中西药结合治疗，先拟补液抗炎，预防脱水：

①林格液500ml+5%葡萄糖液500ml，静脉滴注；左氧氟沙星0.3支+5%葡萄糖液100ml，静脉滴注，以补液抗炎，预防脱水。

②次拟芳香化湿，行气止痛调治。

③藿香正气散合加味乌沉汤加减。藿香10g、大腹皮10g、桔梗10g、茯苓15g、陈皮10g、炒白术10g、炒厚朴10g、紫苏叶10g、法半夏10g、白芷10g、台乌药10g、砂仁10g、生甘草6g、炒谷芽30g、炒麦芽30g、制香附10g、广木香10g，日一剂，水煎服，上药连续使用3天泄止经调。

按　患者脾虚，经期经血盈于冲任，脾气愈虚，不能运化水谷精微。加上外感风寒，内伤饮食，发为泄泻。由于体虚（严重贫血），故首先使用西药林格液+5%葡萄糖液、左氧氟沙星+5%葡萄糖液，均静脉注射，以补液抗炎，预防脱水固其本；再用中药藿香正气散合加味乌沉汤以芳香化湿，行气止痛治其标。此为本标兼顾，绝妙配合。

30. 崩证

【案例】　崩证（功能性子宫出血）

肖某某　女　50岁　药剂师

2007年7月10日初诊　经行量多1天。昨日月经至，量较以往增多。今日早晨经量大增，上午九时左右稍动则血下如注，并出现头晕乏力，起卧艰难，电话求助时少气无力，话语欠清。嘱其家属速护送至江西省中西医结合医院就诊。下车时行走摇晃，面色惨白，扶上诊床后，处于半昏迷状态，脉沉细无力。

证属　气虚血弱，气不摄血。

治法　益气复脉，固本摄血；西药：扩充血容量，补充热能；促使血小板循环增加，增强血小板功能及粘附性，减少血管渗透性。

①在急则治其标的原则下，急用西药：酚磺乙胺针+葡萄糖生理盐水1000ml，静脉滴注；

②中药：温经汤加味。老边条红参10g、法半夏10g、牡丹皮10g、麦冬10g、肉桂6g、当归10g、白芍15g、吴茱萸5g、炮干姜5g、大红枣6枚、炙甘草6g、血余炭10g、阿胶10g（烊服），一剂，水煎服。

病程记录

中午12时许，静脉用药后，经血渐少，但仍少气无力，处于似睡非睡状态。

下午1点，中药煎就，温服一小碗（190ml左右），约30分钟后，患者睁目呻吟并告知，下精神见增，可以坐起说话。

之后，按上方加减进退4剂而愈。自此之后，月经断，身体安康。

2014年10月14日追访　安康，并仍从事中药工作。

按　功能性子宫出血，可能是子宫内膜息肉和子宫腺肌病所引起，还有可能是排卵障碍或子宫内膜局部异常的因素。本案年龄50岁，正值更年期。可能是卵巢内分泌功能失调而致子宫出血。本病属于中医学崩证范畴，但有寒、热、虚、瘀之别。固治疗亦有温而止之、清而止之、补而止之、泻而止之之分。本案据其脉证应为气虚血弱，气不摄血所致，并有虚脱之危。故急用西药酚磺乙胺针＋葡萄糖生理盐水静脉滴注以扩充血容量，补充热能；促使血小板循环增加，增强血小板功能及粘附性，减少血管渗透性；同时治与温经汤以益气复脉，固本摄血。中西并举，标本兼顾而挽危殆。

31. 产后焦虑

【案例】 产后焦虑（产褥期抑郁症）

邹某某 女 21岁 农民

1994年11月16日初诊 分娩12天（第1胎）。产后出现焦虑伴心烦失眠，既难以入睡，又易惊醒，只能睡上1~2小时则醒。因此心情压抑，甚则焦虑烦躁，失去生活信心，故自吞金耳环，以求解脱。家人急来求医，嘱：速炒熟韭菜一碗让其食下，第二天排出并就诊。刻诊，闷闷不乐，自述头胀不适，自汗盗汗，四肢麻木不仁，口干不欲饮；恶露未尽，量少色红；大便尚软，日可一解。观其颜面㿠白。舌淡红苔白、根微厚略淡黄，脉细弦软。

证属 气血俱虚，心失所养。

治法 平补阴阳，泻火宁心。

方药 ①桂枝加龙骨牡蛎汤合黄连阿胶汤加减。桂枝10g、白芍15g、煅龙骨30g、煅牡蛎30g、炙甘草10g、川黄连3g、阿胶5g（烊后兑服）、黄芪15g、当归10g、炮干姜3g、红枣5枚、鲜鸡蛋黄1枚（捣碎，药汁冲服），4剂，日一剂，水煎服；

②睡前按摩神门穴15分钟。

1994年11月20日二诊 四肢麻木、自汗已愈，睡眠仍少，醒后心烦，晚间咽干，稍恶心。舌红苔淡黄厚，脉数。

据其脉证，药已获效，兼证缓解，主证未愈。为焦虑不寐计，须采用中西药结合，以安心守神。

方药 ①中药：守方加川芎10g、生地黄15g，以增养血宁神之力，再投7剂；

②西药：2.5mg安定片，每晚睡前半小时服1片，以镇静催眠。

1994年12月3日三诊 已能入睡，可正常哺乳，仍轻度盗汗。产后已一个月，恶露尚未尽，色暗有瘀块。纳香，小便调，大便两日未解。舌红苔薄

白、边有齿痕，脉细。

据其脉证，心火已除，肝气已疏。但仍血虚内燥，故拟滋阴养血以善后。

方用甘麦大枣汤合四物汤加味。赤芍20g、当归10g、川芎10g、熟地黄15g、青皮10g、郁李仁10g、淮小麦50g、大红枣6枚、炙甘草10g、北柴胡10g、煅龙骨15g、煅牡蛎15g、田七粉（冲服），再服7剂而愈。

按 西医学认为产褥期抑郁症患者会出现三低症状：闷闷不乐、兴趣减退、精力不足。同时伴有焦虑紧张、失眠、食欲下降、精神病性症状等，严重者甚至自杀或伤婴的倾向。中医学对本病的认识是由于肝气郁结、情志内伤、痰火内扰、心神失养等因素所致。本案据其脉证乃为阴阳两虚，心神失养而发。故治与桂枝加龙骨牡蛎汤合黄连阿胶汤以平补阴阳，泻火宁心；标证缓解后，与西药安定片以镇静催眠，配合中药共奏调和阴阳，镇静宁心之功。

32. 黄带

【案例1】 黄带（慢性子宫颈炎）

罗某某 女 36岁 居民

2007年3月8日初诊 带下伴腰酸胀痛反复半年余。带下量多，色黄白相间，以黄为主，腥臭。江西省中医院B超检查报告：子宫无明显异常，双侧附件光点回声稍强（附件炎），双肾输尿管未见异常。纳香，眠少，大便有时2~3天一解，小便调。舌红苔薄白、边有齿印，脉濡数。

证属 脾胃虚弱，湿热下注。

治法 清热利湿，健脾止带；西药：灭菌、抗感染。

方药 ①中药：易黄汤合蒲公英汤加减。白果12g（打碎）、车前子15g（包煎）、山药30g、黄柏12g、芡实30g、苍术10g、北柴胡10g、茯苓15g、怀牛膝10g、土茯苓30g、生甘草10g、蒲公英30g，7剂，日一剂，水煎服；

②西药：达克宁栓。阴道内塞用，每日1次，每次1粒。

2007年3月15日二诊 腰痛明显改善，经至，纳香。血压：100/80mmHg，舌红苔白，脉濡细微数。守方加当归10g、赤芍10g，以养血活血，再服7剂

而愈。

按 慢性子宫颈炎症可由急性子宫颈炎症迁延而来；也可为病原体持续感染所致。其病因病理一般认为由于子宫颈管黏膜皱襞较多，感染后容易形成持续性子宫颈黏膜炎，表现为子宫颈管黏液增多及脓性分泌物并反复发作。本病属中医带下病范畴。其形成主要是脾虚肝郁，湿热下注；或肾气不足，下元亏损所致；亦有感染湿毒而引起者。本案则属脾胃虚弱，湿热下注而致黄带病。故治与易黄汤合蒲公英汤以清热利湿，健脾止带；同时使用西药达克宁栓以灭菌、抗感染。这样中西结合，内外兼治，仅两周获愈。

【案例2】 黄带（霉菌性阴道炎）

杨某某 女 36岁 居民

2003年7月30日初诊 黄带反复发作伴外阴瘙痒4~5年，加重2年。初始发现滴虫，治疗后又出现霉菌，辗转于上海及南昌治疗未愈。刻诊，燥热不安，外阴瘙痒，带下黄而如豆腐渣样伴小便频急。舌红苔薄淡黄、舌中舌尖红甚而少苔，脉细软而微数。

证属 脾虚失运，湿热下注。

治法 清热解毒，利湿止带；西药：灭菌、抗感染。

方药 ①中药：易黄汤合蒲公英汤加减。黄柏15g、山药30g、车前仁15g、白果仁15g、芡实30g、牡丹皮10g、苦参12g、生地黄15g、赤芍15g、蒲公英30g，7剂，日一剂，水煎服；

②外用方：二妙散合苦参汤加减。苍术15g、黄柏15g、苦参15g、胡黄连30g、蛇床子10g、地肤子10g、白藓皮15g、黄芩15g、枯矾10g，7剂，日一剂，水煎熏洗。

2003年9月10日再诊 内服外用4周，白带虽除，但阴道灼痒仍时止时发，一直不愈。舌红苔薄少而淡黄、舌中少苔，脉细弦微数。

据其临床症状，尚未痊愈。考虑必须联合使用西药以收痊功。

①中药内服守方，再投10剂；

②西药：0.2g甲硝唑，每日2次，每次2片，连服10天，以抗厌氧菌感染。

随访 药尽症去。

按 霉菌性阴道炎，又称之为外阴阴道假丝酵母菌病，念珠菌性阴道炎。假丝酵母菌是一种条件致病

菌，在健康状态下病原菌多存在于人体阴道内不致病，免疫力下降后才会侵犯组织，引起炎症反应。此外，长期使用广谱抗生素，或糖尿病等也会促进该病的发生。本病属于中医带下病范畴。本案其形成主要是脾虚失运，湿热下注而致病。经易黄汤合蒲公英汤清热解毒，利湿止带，虽有疗效，但一直不愈。当联合西药甲硝唑治疗后，则药到病除。甲硝唑对各型阿米巴原虫有杀灭作用，为抗阿米巴首选药物，亦可用于厌氧菌感染、滴虫病等。本案阴道霉菌感染，在使用中药清热、解毒、利湿的基础上，配用甲硝唑而显效。故录于此，以供同道探究。

33. 阴痒

【案例】 阴痒（阴道滴虫症）

徐某某 女 36岁 居民

2016年7月13日初诊 阴痒，白带多。在市某医院检查发现白带中滴虫感染，经治疗反复未愈，故就诊于中医。刻下，寐少而易惊，同时伴经前头痛，膝冷，纳可，便调。舌红苔薄而淡黄，脉细而微弦数。

证属 湿热下注，痰热内扰。

治法 清热燥湿，杀虫止痒，豁痰宁神；西药：灭滴杀菌、抗感染。

方药 ①中药：三物黄芩汤合黄连温胆汤。苦参15g、黄芩12g、生地黄15g、川黄连10g、法半夏15g、茯苓15g、茯神15g、炙甘草6g、竹茹20g、枳实10g、红枣5枚、生姜3片、川芎15g，7剂，日一剂，水煎服；

②外洗方：苦参汤。苦参30g、白藓皮30g、黄芩30g、炒苍术30g、川牛膝30g、黄柏30g、蛇床子15g、枯矾6g，7剂，日一剂，水煎去渣熏洗外阴，早晚各一次；

③西药：0.2g甲硝唑，口服，每日2次，每次2片，连服10天；

④忌辛辣食品。

2016年8月19日二诊 阴痒减轻，经前的偏头痛、或左或右，较药前轻微。经行外阴又瘙痒如前，经检查发现"念珠菌感染"。面部痤疮也稀发，主要以右颧及下巴为主。舌红苔白，脉细弦数。

治拟清热疏风，凉血解毒。

方用三物黄芩汤合清胃散加减化裁。枯黄芩10g、

生地黄15g、苦参15g、升麻15g、赤芍15g、白芍15g、生石膏25g、川黄连6g、牡丹皮15g、蛇床子5g、川芎10g、生甘草6g、土茯苓30g、当归10g，再投7剂，日一剂，水煎服；甲硝唑按疗程服足量。

2017年3月13日随访 药后诸症悉除，至今安康。

按 滴虫性阴道炎主要是由于阴道毛滴虫感染所致，造成感染的高危因素是经过性传播。此外，可通过公共浴池、浴盆、浴巾、游泳池、坐式便器、衣物等，或者是污染的医疗器械等间接传播。本病属于中医的阴痒、阴蜃范畴。其病机主要是以肝经湿热，肝肾阴虚为多。肝郁脾虚，肝郁化火，脾虚生湿，湿热蕴郁生虫，虫蚀阴中而阴痒。故治与清热燥湿，杀虫止痒，方用三物黄芩汤为主方，据患者脉证，首诊兼失眠则合黄连温胆汤；后期兼发痤疮则合清胃散。西药则用甲硝唑以灭滴杀菌、抗感染。中西结合，中药灵活加减，收效甚妙。

34. 经期头痛

[案例] 经期头痛

郑某某 女 35岁 职工

2012年1月21日初诊 月经期头痛已9年，加重2年。每月行经，经前经后均会头痛。经厦门某医院西医诊为血压偏高；中医拟气血同亏治疗，均未见效。纳尚可，冬季则便秘，而且失眠。血压：140/90mmHg。舌红苔滑而稍腻，脉细弦软而微数。

证属 肝旺脾虚，痰湿上扰。

治法 疏风平肝，豁痰通络；西药：扩张血管，降低血压。

方药 ①中药：天麻钩藤饮合半夏白术天麻汤加减化裁。天麻12g、双钩15g 全蝎6g、白术10g、法半夏15g、陈皮12g、炙甘草6g、茯苓15g、茯神15g、夏枯草30g、大蜈蚣1条、刺蒺藜30g、红枣5枚、生姜3片、生麦芽30g、葛根30g，14剂，日一剂，水煎服；

②西药：20mg硝苯地平控释片，每日一片，晨服。以扩张冠脉血管，改善心肌缺血区血流；选择性扩张小动脉，使心脏后负荷减轻，血压降低。

2012年2月9日二诊 1月29日行经只头痛半天（下午至晚上），睡眠已安稳，大便已调。血压

130/90mmHg。守方加川芎15g，以行气开郁，再进15剂；降压药照服，带药回厦门。

2012年3月7日三诊电话述 血压已趋正常，为120/82mmHg，行经头已不痛。

嘱 若不头痛，血压稳定后可停服中药；西药仍须坚持服用。

2012年6月5日四诊电话述 停服中药后，本次行经不仅头痛而且伴恶心欲吐。按方再加生姜3片、羌活10g，以温胃止呕、疏风通络，再进15剂。

2012年7月12日电话述 头痛已止，诸症悉除。

2013年8月22日电话告 头痛除，已怀孕。怀孕后血压尚稳定。在当地医生指导下已减半服降压药。

按 经行头痛，是指每次经期或行经前后，出现头痛为主要症状，经后消失，称为经行头痛。本病属于西医学经前期紧张综合征范畴。中医认为本病的病因常见有情志内伤，肝郁化火，上扰清窍；或瘀血内阻，脉络不通；或素体血虚，经行时阴血更加不足，脑失所养。本案据其血压和脉证辨为肝旺脾虚，痰湿上扰。故治与天麻钩藤饮合半夏白术天麻汤加减以疏风平肝，豁痰通络；并与西药硝苯地平控释片以扩张冠脉血管，改善心肌缺血区血流；选择性扩张小动脉，使心脏后负荷减轻，血压降低。这样中西并举，辨病与辨证相结合，治疗则中药疏风平肝，豁痰通络；西药扩张血管，降低血压。辨证准确，用药合理，使迁延九年的经行头痛获愈。

35. 月经先后无定期

[案例] 月经先后无定期（月经不调）

夏某某 女 24岁 农民

1973年4月27日初诊 半年多来月经先后不定期。半年来月经时有时无，毫无规律，但无不适感。本次停经两个月后至，经量淡而极少，经来一天即断。以前也是如此，若注射黄体酮针，经水可至，但一直不愈。体胖，纳香，眠可。舌红舌苔略黄，脉沉细。

证属 肾气亏虚，气血不足。

治法 滋肾温经，补血调冲；西药：调整月经周期。

方药 ①中药：温经汤加减。当归三钱、川芎二钱、酒白芍三钱、肉桂一钱、吴茱萸二钱、益母草五钱、干姜一钱、半夏二钱、丹皮三钱、麦冬三钱、党参

四钱、甘草一钱、赤芍三钱、阿胶三钱（烊服），5剂，日一剂，水煎服；

②西药：黄体酮10mg/支，每日一支，肌肉注射，连续注射5天，以调整月经周期。

1973年5月5日二诊 月经似有似无，点滴而出，淡红色。舌质红苔薄微黄，脉细数。中药守方再投5剂。

1973年5月15日三诊 13日月经至，经水较前多，色也较前红，腰稍有酸疼，其他无不适感。舌质红苔薄滑腻，脉细略滑。守方（待经净第二天）再服3剂以善后。

两个月后随访 月经复常。

按 月经先后不定期，属西医学中的月经不调或月经不规律，其原因很多，通常分为两大类：一是功能性的，如内分泌失常；二是器质性病变，如盆腔炎、子宫内膜炎，以及子宫内膜异位症等病变等，可引起月经不调。中医则认为其主要原因是气血不调，冲任功能紊乱，血海蓄溢失常所致。而引起月经先后不定期的这些原因与肝肾关系密切，临证以肝郁、肾虚为多。本案据其脉证，辨为肾虚证，肾主闭藏，肾虚则闭藏失职，冲任功能紊乱，乃至月经周期错乱。故治与温经汤以滋肾温经，补血调冲；同时使用西药黄体酮针肌内注射，以支持正常的女性功能，调整月经周期。中西结合，竟收殊功。

36. 经断前后诸症

【案例】经断前后诸症（围绝经期综合征）

袁某某　女　58岁　农民

2011年3月31日初诊 心烦失眠已10余年，加重2个多月。缘于十余年前经断期间出现心烦失眠，并逐渐演变成焦虑不安伴有头重，全身疼痛，手足掌心灼热不适并伴胃痛。曾在省市多家医院及本地医院、某地区医院就诊，各个医院均拟焦虑、忧郁症治疗。曾服多利平5年；至今仍在服盐酸帕罗西汀片、劳拉西泮片、宁神胶囊也已5年。过去尚可缓解症状，如今服药已无甚效果，而且近两个月来有加重之趋势。刻诊，不但焦虑、心烦不寐，而且纳呆，晨起口苦，白昼口酸并微咳，喉中有痰鸣，吐白色浓稠痰，胸闷，睡觉必须服劳拉西泮片。大便两天一解，

结而不畅，神情呆滞。在当地镇医院又发现高血压，血压160/110mmHg，故每日服一片尼群地平片。舌红尖甚、苔白稍腻，脉略滑。

证属 肝郁脾虚，痰热闭阻，心神不宁。

治法 顺气化痰，疏肝和脾，镇静安神；西药：镇静催眠，抗焦虑。

方药 ①中药：四逆散合顺气化痰汤加减化裁。北柴胡15g、白芍10g、枳实10g、法半夏15g、陈皮12g、茯苓15g、茯神15g、炙甘草6g、胆南星10g、炒莱菔子10g、葛根15g、生麦芽3g、淮小麦50g、红枣6枚、川黄连10g、郁金15g、生铁落50g、石菖蒲10g、浙贝母10g、生姜3片，7剂，日一剂，水煎服；

②西药：2.0mg劳拉西泮片，睡前服1片，以镇静、催眠、抗焦虑，还可产生顺行性记忆缺乏，减少不愉快的记忆。

2011年4月7日二诊 睡眠已有改善，心烦不安减轻，身躯自觉轻松，但药后大便拉稀，日3~4次，精神状态较初诊有大有改观，初诊显呆滞，现自述病情，表情丰富自然。舌红苔薄黄，脉细弦软。药已中的，守方再投14天。

2011年5月2日三诊 仍觉手足心热，头重顶灼，眉心沉重，口干少饮，鼻塞不畅，身躯如裹。纳食一般，大便日一解，便质稀软。思路尚清，应对询问流利。舌红苔淡黄、舌边稍厚腻，脉细而微弦。

据其脉证，肝郁渐疏，痰热未清。故拟滋阴润燥，清心豁痰调治。

①中药：方用甘麦大枣汤合黄连温胆汤加味。炙甘草6g、淮小麦50g、大红枣6枚、川黄连10g、法半夏15g、茯苓15g、茯神15g、生栀子15g、淡豆豉15g、胆南星10g、竹茹15g、枳实10g、煅龙骨30g、煅牡蛎30g、生姜3片、丹参30g，再投14剂；

②西药：2.0mg劳拉西泮片续服（睡前服）以镇静催眠。

2011年5月16日四诊 手足心热已除，头顶仍重，胃脘稍胀并时嗳气，血压：110/80mmHg。舌红苔淡黄、左舌边稍厚，脉细弦。守方加磁石50g，以重镇宁神，再服14剂；劳拉西泮片减量，隔日一服，若能入睡则停服。

一个月后电话随访 无须服药，睡眠已安，已能从事劳作。

按 经断前后诸证，西医称之为更年期综合征。

皆因年近五旬时肾气渐衰，冲任亏虚，精血不足，脏腑失养，阴阳偏盛偏衰而出现诸般症状。正如《素问·上古天真论》所云："女子七七任脉虚，太冲脉衰少，天癸竭，地道不通，故形坏而无子也。"本案始因肝肾阴虚，心烦不寐。因一味注重治忧郁、抗焦虑，导致迁延不愈并演变成肝郁脾虚，痰热闭阻，心神不宁。通过中药四逆散合顺气化痰汤以顺气化痰，疏肝和脾，镇静安神；后期与甘麦大枣汤合黄连温胆汤以滋阴润燥，清心豁痰；西药劳拉西泮片以镇静、催眠、抗焦虑，还可产生顺行性记忆缺乏，减少不愉快的记忆。中西结合以收痊功。

37. 阴茎丘疹

【案例】 **阴茎丘疹（生殖器疱疹）**

邹某某　男　20岁　木工

2008年9月4日初诊　阴茎潮红、水肿，满布小丘疹，融合成片伴瘙痒并小便频急5天。有不洁性生活史。尿常规：蛋白质（+-）0.1g/L，余项无明显异常。纳香，大便调。舌红苔白，脉弦而少力。

证属　外感秽毒，湿热下注。

治法　清热利湿，疏风解毒；西药：抗疱疹病毒、抗感染。

方药　①外涂。5-氟尿嘧啶稀释液，每日一次。用5-氟尿嘧啶针剂＋注射用水，配制成为25%的稀释液外涂患处；

②蒲公英汤合八正散加味。蒲公英30g、车前子30g、木通10g、萹蓄20g、瞿麦20g、生大黄6g、滑石粉30g、生甘草6g、栀子10g、蝉衣10g、黄柏15g、苍术10g，7剂，日一剂，水煎服；

③马勃散。用马勃粉扑洒于患处，每日一次。

2008年9月11日二诊　经中药内服、氟尿嘧啶液外涂、外扑马勃粉，阴茎及阴囊红肿、瘙痒、尿频均减轻。刻下，龟头出现一两处溃疡，阴囊感染皮损渗水。因急于工作原因，要求静脉滴注抗生素，提高治疗速度。当时给予：头孢哌酮钠舒巴坦钠2g，5%葡萄糖250ml静脉滴注，一天二次，以抗菌消炎。连续使用3天；同时口服阿奇霉素。

2008年9月23日三诊　溃疡面缩小，红肿消退。舌红苔白，脉弦软数。

按　中西药合治，热毒渐清，为善后以收痊功。

①方用五味消毒饮合二妙丸加减化裁，以清热利湿、解毒除秽。紫花地丁30g、大活血50g、蒲公英30g、苍术10g、黄柏10g、野菊花15g、金银花30g、连翘20g、川牛膝10g，日一剂，水煎服，以清热解毒；

②复方新诺明片，研粉外用（洒于溃疡处）。

随访　连用一周后愈。

2018年10月9日再访　乃父告知：患者病愈后，已结婚生子，十年来无任何不适。

按　生殖器疱疹，是由单纯疱疹病毒感染泌尿生殖器及肛门周围皮肤黏膜，而引起的一种常见的性传播疾病。临床主要表现为生殖器部位出现水疱、疼痛、瘙痒或溃疡。在最初感染后，病毒会在身体中处于休眠状态，可以因抵抗力下降而被激活。生殖器疱疹可引起疱疹性脑膜炎、传播性HSV感染、盆腔炎等一系列并发症。因此说，感染这种病病毒是十分棘手和麻烦的。常呈慢性、反复发作的过程，通常难以治愈。中医学认为由于性生活不洁而感染单纯疱疹病毒致病，属阴疮或热疮之列。为房室不洁，相火内炽，淫毒蕴热，上蒸下迫致病。本属难治之症，但采用西药5-氟尿嘧啶针剂＋注射用水，制成25%稀释液外涂，以抑制与杀灭疱疹病毒；同时用中药汤剂蒲公英汤合八正散以清热解毒，利湿疏风；外用马勃粉以解毒疗疮；中途使用头孢抗感染。后期之阴茎溃疡点，为取药和使用方便，故用复方新诺明研粉撒于患处，以收痊功。此乃中西结合，杂合以治，共同建功于疑难。

注　5-氟尿嘧啶，抗肿瘤谱比较广的注射剂，主要用于消化道的肿瘤和大剂量治疗绒毛膜上皮癌等。但对生殖器疱疹病毒的杀灭作用，其机理尚不明确。故录于此供同道探索。

38. 耳聋

【案例】 **耳聋（左耳突发性耳聋）**

丁某某　女　51岁　居民

2017年5月24日初诊　左耳聋一个多月。缘于用左耳打电话数分钟后，突发不适，听力逐渐减退，乃至耳聋并眩晕。于4月10日入南大二附院耳鼻咽喉科就诊，检查并拟突发性耳聋（左）和良性阵发性位置性眩晕，收住院治疗7天未效。从住院到现在均失眠，难以入睡，并一直在服甲钴胺、维生素B$_1$、银杏叶滴丸。刻下又增服右佐匹克隆、舒眠胶囊、安神补脑颗粒及氟哌噻吨美利曲辛胶囊。刻诊，左耳聋并失眠，每晚只可睡上2个小时。纳果，吐酸，烦热出汗，汗后又冷，大便尚调。血压：140/92mmHg。舌红苔白稍腻，脉数、关滑。

证属　痰热内蕴，风痰上扰。

治法　清胃温胆，疏风化痰；西药：镇静安眠。

方药　①中药：温胆汤合半夏白术天麻汤加味化裁。法半夏15g、白术10g、茯苓15g、茯神15g、陈皮10g、竹茹20g、枳实10g、天麻10g、川黄连10g、桂枝5g、赤芍30g、煅龙骨25g、煅牡蛎25g、炮穿山甲6g、生姜3片、红枣8枚、牛蒡子30g、芦根50g，7剂，日一剂，水煎服；

②刺络（耳尖）放血一次，并针刺听宫穴，留针15分钟；

③西药：3mg右佐匹克隆，睡前半小时服，以助镇静安眠。

2017年5月31日二诊　头晕显减，左耳聋已见改善。捂住右耳，已可由左耳交谈，但自觉左耳内仍有堵塞感；每晚服1片右佐匹克隆片，可睡上3个小时，怕噪声，坐电动车也觉外在噪声难受；纳果，反胃，甚则吐酸，大便正常。舌红苔白，脉细而微弦。按前针＋刺络一次。

2017年6月2日三诊　症又减，已可远距离谈话，头微晕，纳食少味。舌红苔白，脉微弦。①中药守方加生麦芽30g，以疏肝健脾，再投7剂；②针刺＋脉冲电疗＋刺络一次。针刺穴位：养老、曲池、肩井、风池、足三里、丰隆（双），针刺电疗留针15分钟。

2017年6月9日四诊　左耳听力已复常，头晕止。仍烦热出汗，左侧汗少；失眠，不易入睡，两颧潮红。纳少，有时吐酸。舌红尖甚、苔淡黄厚，脉细弦软数。

患者痰热渐清，肝风平熄。故拟疏肝和脾，平补阴阳以善后。方用四逆散合桂枝加龙骨牡蛎汤加味。北柴胡6g、赤芍10g、白芍10g、枳实10g、炙甘草6g、桂枝3g、煅龙骨5g、煅牡蛎5g、淮小麦50g、红枣6枚、生姜3片、川黄连10g、吴茱萸4g、海螵蛸15g、生栀子10g、淡豆豉10g、茯苓15g，7剂，日一剂，水煎服。

2017年9月22日随访　续服药3周。左耳听力复常，纳如前。未服任何降压药物，血压已稳定在118/88mmHg。心烦不寐，烦热汗出等诸症获愈。

按　患者年逾五十，绝经前后，肾气渐衰，冲任亏虚，诸症繁生。治疗前期与温胆汤合半夏白术天麻汤以清胃温胆，疏风化痰的基础上，配合使用西药右佐匹克隆片以镇静安神；后期与四逆散合桂枝加龙骨牡蛎汤以疏肝和脾，平补阴阳以善后而获愈。

39. 面瘫

【案例】　面瘫（面神经麻痹）

黄某　女　10个月

1978年8月9日初诊　母述：前天发现孩子哭闹时，嘴唇向右歪斜，鼻尖也向右歪斜，左眼不能闭合，余未发现异常。检查：哭时嘴角㖞斜，左眼不能闭合，眼泪多，左鼻唇沟消失。舌红苔白，指纹暗红、伏于风关。诊断为：风中脉络；面部神经麻痹。

证属　气血未充，风邪入中。

治法　调和气血，疏风通络；西药：防治神经炎。

方法　针刺治疗。取穴：人中、地仓、颊车、合谷（双）、内庭（双）。每日一次，以泻法捻转后拔针。

1978年8月10日二诊　母述：尚未见疗效。拟增加针刺，即早晨、黄昏各针刺1次，一天2次。第二次取穴：下关、颊车、地仓、合谷（双）、太冲（双）。

1978年8月11日三诊　针刺取穴：承浆、地仓、迎香、合谷（双）、听会。今日针刺第三次后已见效。哭时嘴唇歪斜较前减轻，尤其刚针完听会时，针后比针前嘴唇歪斜明显进步。

1978年8月12日四诊　口眼㖞斜已愈五成，眼睛闭合略有改善。昨晚发热，体温38.2℃。

①针刺。取穴：人中、下关、鱼腰、瞳子髎、听会、四白、合谷（双），因发烧加曲池（双）、风池（双），仍一日2次；

②加1mL维生素B_1注射液，穴位注射（左听会），因听会穴针刺数次后微肿，改为注射足三里（双）。

1978年8月13日五诊　已愈七成，维生素B_1注射穴位增加了疗效，用1mL维生素B_1注射听会穴。针刺：地仓（双）、牵正、列缺（双）、听宫、人中、内庭（双），仍一日2次。

嘱　回去后用热敷，局部微红为度。

1978年8月14日六诊　哭闹时嘴角微向右斜，

眼睛尚不能完全闭合。①针刺：牵正、颊车、地仓（双）；人中、鱼腰、四白、合谷（双），一日2次；②0.5mL维生素B_1注射听宫穴，0.5mL维生素B_1注射牵正穴。

1978年8月15日七诊　愈九成，下唇微微右斜，左眼微微闭合不拢。①针刺：地仓（双）、听宫、牵正、合谷（双）；②方用牵正散加味。全蝎1条、白附子3g、炒僵蚕3g、生姜3片、防风3g、当归3g、川芎3g、白芍3g、甘草2g，3剂，日一剂，水煎服。以巩固疗效。

一月后随访　已愈。

按　本案面瘫，在针刺后期无进展的情况下，运用维生素B_1能参与机体内糖代谢过程、维持神经和心脏功能的特点，可防治神经炎。用作穴位注射，既有穴位刺激效果，又收药物疗效，一举两得；并配合针刺治疗以获简速之效，尤其是本案为年龄最小的面瘫患者。

40. 头面肿胀

【案例】 头面肿胀（头孢替唑钠过敏）

刘某某　男　66岁　退休干部

2011年8月1日初诊　头面肿胀1天。缘于发热3天，经静脉滴注头孢替唑钠及羚角注射液与利巴韦林口服3天后热退。昨日突然出现左颞（太阳穴处）及前额肿胀，不痛不痒，只是有拘急紧张感。曾使用头孢有过类似过敏史。纳可，便调。观其咽红。血压110/76mmHg。舌红苔白，脉弦而少力。

证属　湿热蕴结，药毒上犯。

治法　清热解毒，疏风消肿；西药：抗皮肤过敏。

①中药：银翘马勃散加味。金银花30g、连翘30g、赤小豆30g、马勃15g、射干10g、桔梗10g、生甘草10g、牛蒡子10g、生石膏35g、玄参15g、当归6g、知母15g、蝉衣6g，4剂，日一剂，水煎服；

②外洗方。千里光150g，煎水熏洗肿胀处；

③西药：4mg维福佳（马来酸氯苯那敏片），每日3次，每次1片，以抗皮肤过敏症。

随访　药后即愈。

按　注射头孢后致使头面部过敏肿胀，临床甚是少见。本案两次使用则两次头面部过敏肿胀。按中医辨证应为湿热蕴结，药毒上犯所致，故治与银翘马勃散以清热解毒，疏风消肿；配合服用维福佳以抗皮肤过敏获愈。

41. 烂喉风

【案例】 烂喉风（耐药性扁桃体溃疡）

姜某某　男　56岁　职工

2013年2月24日初诊　喉蛾溃烂疼痛1个多月。正在南昌大学第二附属医院耳鼻喉科住院治疗20余天。一直在用头孢类药静脉滴注，因效果不佳，而加用喜炎平针静脉滴注，病情仍未改善，又改用万古霉素针，症情加重。主管医生建议兼用中药治疗。故来门诊求诊。现症：咽喉疼，吞咽困难，发热，体温：37.8℃。观其咽喉，咽上方两侧各有一蚕豆大小黄色溃疡面，由于进食困难，故静脉滴注营养液体及进食流汁维持生理需要。有慢性扁桃体炎史，十余年来，每年均发作一次；2010年因左肺囊肿，行手术切除左上肺五分之二。舌红苔厚，脉细弦数、重按无力。

证属　风热外侵，火毒壅盛。

治法　清热解毒，托毒排脓；西药：静脉滴注、支持疗法。

方药　①中药：银翘马勃散合四妙勇安汤加味。马勃15g（包煎）、金银花30g、连翘20g、牛蒡子15g、桔梗10g、生甘草15g、浙贝母20g、射干15g、玄参15g、当归10g、生黄芪25g、赤芍30g、防风10g、皂角刺20g、白芷10g、陈皮10g、竹茹20g、千里光15g、冬凌草30g、炮穿山甲1.5g（打粉冲服），4剂，日一剂，水煎服；

②西药：仍由住院医院静脉滴注液体及营养液以支持疗法。

2013年3月1日二诊　溃疡面稍缩小，部分黄苔脱落并露出肉芽，体温复常。舌红苔微黄，脉细弦软而微数。①守方再投7剂；②外用三金西瓜霜喷剂，每日3次，喷患处；③继续静脉补充液体及营养液。

2013年3月6日三诊　左侧溃疡面基本脱落，露出生长红润的肉芽组织；右侧仍被溃疡苔覆盖，但面积已缩小。已可进食。舌红苔微黄，脉细弦软数。守方加野菊花10g、紫花地丁15g，以助清热解毒，再投7剂；喷剂照用；静脉补液。

2013年3月13日四诊　已办理出院。刻下，吞咽仍稍困难，尤其是刚进食时。南昌大学第二附属医院出院检查：喉头有水肿，咽喉溃疡已明显缩小变薄，中间已有肉芽组织。舌红苔微黄，脉细而微弦、少力微数。①守方去甲珠，加赤小豆15g、连翘10g、大活血30g、紫花地丁15g，以助凉血活血、解毒生肌，再投7剂；②加服0.1g维生素C片，每日3次，每次2片，口服，以增加机体对感染的抵抗力；③继续在社区医疗站静脉滴注氨基酸＋维生素C等药进行支持疗法；

2013年3月20日五诊　精神见增，疼痛减轻，半夜稍干咳。观其喉右侧溃疡面已脱落干净，左侧缩小为小黄豆大小。舌红苔微黄，脉细弦微数。守方加鱼腥草30g，以增清热解毒之功，再服2周。

2013年4月3日六诊　溃疡处已基本平复，精神状态复常。本周已可进食干饭及菜蔬，咽喉已无疼痛。舌红尖微甚，脉细弦软。①守上方加减再进；②食疗。每天配服现榨鲜果汁（胡萝卜、苹果、西红柿、黄瓜汁、橙子汁等，任选一种）一杯。

5月随访　续服3周后痊愈。

按　烂喉风，以咽喉溃烂、疼痛为特征的喉风。本病属于西医学的化脓性扁桃体炎，认为其致病菌主要是链球菌或者葡萄球菌。而中医认为烂喉风的辨证上分虚实二证，虚证称虚烂喉风，实证称肿烂喉风。肿烂喉风多为肺胃素有蕴热，火毒炽盛，加之风热之邪外犯致使火毒上循，熏灼咽喉，筋膜被灼所致。本案在更换使用抗生素而无效（耐药）的前提下转投中药治疗。由于患者咽喉溃烂不能进食，故在西药静脉滴注和营养液保障生理需要的基础上；治与银翘马勃散合四妙勇安汤以清热解毒，托毒排脓。中西结合，各抒己长，共奏痊功。

42. 齿齘

【案例】 齿齘（磨牙、蛔虫病）

李某　男　5岁6个月

2002年1月9日初诊　母述：夜间磨牙，纳呆，消瘦，个小。观其巩膜布满蓝斑，口唇下层黏膜布满虫斑，咽喉扁桃体肥大Ⅰ度。大便尚调。舌红苔白，脉细。

证属　蛔虫扰动，胃气上逆。

治法　驱虫安蛔，和胃健脾；西药：祛除蛔虫。

方药　①西药：25mg左旋咪唑片，一次3片，睡前服。二周后加服一次，服药时忌油；

②中药：健脾丸化裁。党参5g、生黄芪10g、白术5g、陈皮5g、北山楂10g、炒麦芽15g、枳实5g、神曲5g，14剂，日一剂，水煎服。

2002年1月23日二诊　母述：磨牙症已止。刻诊，孩子经常感冒，要求调理。舌红苔白，脉细弦。守方加防风5g，配合方中黄芪、白术，仿玉屏风散意以益气固表，服5剂而愈。

按　磨牙，中医称之为齿齘。其病因较多，诸如嗜食辛辣厚味，胃腑积热，热盛化火，火热循经上冲，牙关经脉受火熏灼而磨动者；有气血不足，肌肤筋脉失调风邪乘虚而袭者；或心火过旺，上扰神明所致者等。此外，临床实践证明蛔虫症之扰动，亦可引起磨牙。故本案先与西药左旋咪唑片驱蛔，再用中药健脾丸化裁以和胃健脾而愈。

43. 蛔厥

【案例】 蛔厥（胆道蛔虫症）

邹某某　女　54岁　农民

1974年2月27日初诊　上午突然腹痛，痛区：肝区上方右肋骨下，痛如锥刺，大汗淋漓，四肢厥冷，呕吐，脸色㿠白，舌质淡苔白滑，脉沉细。

证属　脏寒蛔厥（胆道蛔虫）。

治法　祛寒温脏，安蛔止痛；西药：解除痉挛，驱除蛔虫。

①针刺。取穴：胆囊穴、足三里、期门、胆俞穴，强捻转，留针15分钟；

②食用醋15ml顿服；

③西药：0.5mg阿托品1支（皮下注射），0.3mg阿托品片，口服一日三次，一次两片，以解除平滑肌痉挛；

④中药：乌梅汤加味。乌梅四钱、细辛七分、肉桂二钱五分、党参三钱、黑附片二钱、炒川椒七分、黄连三钱、黄柏三钱、干姜三钱、制半夏三钱，一剂，水煎服。

1974年2月28日二诊　腹痛已止，稍觉头晕。驱虫：25mg驱虫净片12片，早晚各服6片，以驱蛔虫善后。

按　本案蛔厥，采取中西医结合治疗，用西药阿托品以解除平滑肌痉挛，立收止痛之效；中药温胆安蚴，针刺通络镇痛。用驱虫药善后，以防复作。中西并举，诸法合用，疗效迅速，一天即愈。

44. 瘿瘤

【案例】 瘿瘤（甲状腺肿伴甲亢）

熊某某 女 35岁 农民

2003年5月21日初诊 颈脖逐渐增大已有时日。颈脖子肿大而伴心慌，汗多，失眠，双手微颤，神疲乏力，无力从事农田劳作大约半年。B超报告：肝脏回声光点较粗强，胆囊壁稍毛糙，诊断：慢性胆囊炎；血清甲状腺激素：FT3>46.08Pmol/L、FT4>76.98PmmoL/L、TSH0.01uIU/mL。纳香，便调。舌红苔薄白、舌中少苔、并有细短不规则裂纹，脉弦滑。

证属 心肝热炽，化燥生风，痰热郁结。

治法 清热泻火，育阴潜阳，化痰开郁；西药：抑制甲状腺激素合成。

方药 温胆汤合当归六黄汤加减。生地黄15g、熟地黄15g、当归10g、黄连15g、黄柏10g、生黄芪12g、黄芩10g、秦皮10g、夏枯草15g、陈皮10g、法半夏10g、茯神15g、枳实10g、竹茹10g、炙甘草6g、浮小麦50g、红枣3枚、生姜3片，7剂，日一剂，水煎服。

2003年6月6日三诊 乏力、肢颤、心慌已缓解。舌红苔白，脉细弦数。

据其脉证，痰消风息，阴虚脏躁为当下之证，治拟滋阴润燥，益气生脉为治。

方用甘麦大枣汤合生脉饮、四逆散加减。夏枯草30g、陈皮10g、生栀子10g、北柴胡10g、五味子10g、白芍15g、炒枳壳10g、生甘草5g、当归6g、浮小麦50g、麦冬10g、北沙参20g、红枣5枚，再进14剂。

嘱 药后复查血清甲状腺激素。

2003年7月2日三诊 查血结果：T3: 27.19Pmol/L，T4: 58.10Pmol/L, TSH: 0.03uIU/mL。药后心慌、肢颤、乏力进一步减轻。舌红苔白、舌中有不规则裂纹，脉数、寸浮。

诸症虽有改善，但甲状腺激素虽有所降低，但仍居高不下，故拟配合西药以抑制甲状腺激素合成作用。①中药守方再投2周；②西药：5mg甲巯咪唑，每日3次，每次2片，口服。

2003年7月23日四诊 诸症缓解，纳香，便调，已能正常从事田间劳作。近胆囊处胀痛不适（有慢性炎症史）。舌红苔白、不规则裂纹存，脉微数。中药守方再进2周；西药照服。

2003年8月20日五诊 自觉已安康如常。而且服甲巯咪唑后，出现嗜睡乏力，自行试着减量停服。刻下，大便次数增多，量少，不稀。舌红尖甚苔白，脉微数。中药守方再投2周。

2004年6月25日再诊 停药后10个月。复查结果：T3: 27.60Pmol/L, T4: 67.18Pmol/L, TSH: 0.04uIU/mL；B超报告：胆囊壁稍毛糙。舌红苔白，脉微数。

按 T3、T4及TSH结果，符合甲亢诊断，但并无明显症状。故仍续服甲巯咪唑，同时服中药，方用四逆散加减。北柴胡10g、橘红10g、栀子15g、炒枳壳15g、白芍15g、生甘草5g、黄芩10g、夏枯草30g、生地黄15g、牡丹皮10g、青皮10g，再投14剂。

2004年8月4日七诊 复查结果：T3: 32.52Pmol/L；T4: 57.28Pmol/L, TSH: 0.05uIU/mL。纳香，二便调。舌红尖微甚苔白，脉微弦。按上法再服4周。

2013年夏随访 甲亢已无症状，未再服药，也没检查，现安康。

按 本案甲亢，中西药结合治疗，临床症状消失，并能恢复田间劳动。甲巯咪唑未坚持维持量。在10个月的断续治疗中，除甲状腺激素波动外，症情稳定。时隔9年，患者安康。虽是个案，也充分说明中西医结合对这一疾病的治疗与控制值得探讨。

45. 石瘿

【案例】 石瘿（亚急性甲状腺炎）

夏某某 女 49岁 职工

2012年11月2日初诊 颈脖肿胀疼痛两个半月。始有发热，按之颈脖胀痛，经当地医院诊断为：亚急性甲状腺炎（热结节）。经泼尼松激素类药物治疗缓解，停药则痛，故仍在服5mg泼尼松片维持量，每日1片。面部浮胖呈轻度激素脸。纳、眠尚可。舌暗红苔白、边稍腻，脉细弦软而微数。

证属 痰热气结，瘀毒流注。

治法 清热解毒，化痰散结。

方法 ①中药：黄连温胆汤加味，川黄连10g、法半夏15g、茯苓15g、茯神15g、陈皮10g、竹茹20g、枳实10g、白花蛇舌草30g、重楼10g、炙甘草

6g、黄药子10g、生栀子10g、淡豆豉10g、土茯苓50g，7剂，日一剂，水煎服；

②西药：5mg泼尼松片减服，即每日1/2片维持量。

2012年11月12日二诊　症情稳定，颈痛无反弹。舌红边微甚、苔淡黄、舌边有齿痕，脉细微弦少力。药已中的，守方加夏枯草15g，以助化痰散结，再投7剂；泼尼松递减为1/4片，维持3天后停服。

2012年11月19日三诊　停服泼尼松片后，前天颈脖痛一天，自行恢复服泼尼松1/2片痛止。舌红苔白，脉细而微弦。守方加浙贝母15g，以助化痰散结之力，再投7剂。

并嘱　泼尼松1/4片维持三天后应停服，避免药物依赖。

2012年11月26日四诊　泼尼松已停服。刻下，口干舌苦，自觉咽喉疼痛不适。观其咽喉稍红。舌红苔薄黄，脉细而微弦。守方再加冬凌草30g，以清肺利咽，再投7剂。

2012年12月4日五诊　咽疼痛止，面浮也逐渐消退。舌红苔薄黄，脉细弦。守方续进12剂后，肿消而愈。

2017年3月11日随访　至今安康。

按　本案石瘿，西医为热结节，经泼尼松等药抗炎与抑制免疫作用，症状缓解。由于依赖于泼尼松的小剂量维持，停药则复发。经中医的辨证施治，治与黄连温胆汤清热解毒，化瘀散结，顺利地递减并停服泼尼松，病去体安。

46. 疖肿

【案例】 疖肿（急性化脓性感染）

黎某某　男　14岁　学生

2014年9月19日初诊　母述：右鼻孔下长疖肿3天。自行抠破后肿胀加剧，体温37.3℃，平时口臭，喜肉食，大便尚调。舌红苔薄白、中根部苔黄稍厚，脉浮而微数。

证属　暑热外受，血气壅结。

治法　清热解毒，散结消肿；西药：抗菌消炎。

方药　①中药：五味消毒饮合仙方活命饮加减。金银花25g、防风7g、白芷6g、当归6g、陈皮6g、赤芍15g、皂角刺10g、蒲公英15g、浙贝母10g、生甘草5g、野菊花10g、紫花地丁10g、大活血12g、天葵子6g，4剂，日一剂，水煎服；

②西药：静脉滴注抗生素头孢呋辛钠，以抗革兰氏阴性菌，防止颅内感染。

2014年9月22日二诊　服中药的同时，静脉滴注2天头孢后，小疖已破溃并流出浓水，之后肿消痛止。舌红苔白，脉细。守方再服3剂以善后。

按　西医学认为疖的致病菌为金色葡萄球菌和白色葡萄球菌，在全身及局部抵抗力降低时才会引起感染形成疖。中医认为本病多因夏秋季节，气候炎热，感受暑毒而成，或因天气闷热，汗泄不畅，遂使热不能外泄，暑湿热毒蕴蒸肌肤成疖。本案疖生于鼻孔下之危险三角区。故治与五味消毒饮合仙方活命饮清热解毒，散结消肿的同时，配以西药静脉滴注抗生素头孢呋辛钠，以抗革兰氏阴性菌，并防止颅内感染。两天见效，四天疖愈。

47. 无名肿毒

【案例】 无名肿毒（小圆细胞恶性肿瘤）

伍某某　男　50岁　职工

2015年2月26日初诊　颈部左下颌和左颈中下，分别有一10cm×5cm和5cm×5cm大小肿块已五个月。从去年9月出现肿块并逐渐增大，于12月入南昌大学第一附属医院住院二天，检查：肺部X线片、CT均未发现明显异常；江西省肿瘤医院细胞学检查报告：淋巴细胞、组织细胞、中性粒细胞及坏死，结论：感染性淋巴结炎；江西省肺科医院排外结核。血常规、肝肾动能、血脂均无明显异常。经抗感染治疗，症状有所缓解，因食了狗肉而加重。由于诊断尚不明确和统一，故求诊于中医。刻下：左侧颈及面部肿胀并连及下巴肿大，按之坚硬。观其眼结膜充血，口腔溃疡伴舌痛，双手掌焮红。纳、眠尚可。舌红苔白、舌底两侧有深红色静脉轻度怒张，脉细弦软数。

证属　热毒流注，气血壅结。

治法　清热解毒，化瘀散结。

方药　仙方活命饮加味。金银花50g、生甘草10g、当归尾15g、皂角刺20g、浙贝母20g、山慈姑15g、一见喜15g、北防风15g、白芷10g、陈皮10g、赤芍30g、竹茹20g、玄参15g、炮穿山甲3g（打粉，冲服），7剂，日一剂，水煎服。

嘱 饮食宜清淡，多食蔬菜，或凉拌食用。

2015年3月16日二诊 2月28日上海复旦大学附属肿瘤医院细胞病理报告：（左上颈肿块穿刺）见恶性肿瘤细胞，肿瘤细胞分化差，诊断：小圆细胞恶性肿瘤；3月6日江西省人民医院PET/CT诊断：双侧颈部，左侧咽喉间隙，左侧颌下、双侧锁骨上下窝、双侧腋窝、左侧腹股沟多发淋巴结肿大，代谢增高；脾脏体积增大，代谢增高；考虑淋巴可能性大。刻诊，服2月26日中药方至7剂，肿块缩小三分之二，眼结膜充血消退，舌痛及口腔溃疡愈，手掌焮红也消退。舌红苔微黄、舌中有一纵细裂纹，脉细而微弦。药已中的，守方加三叶青10g、重楼10g，以助解毒散结之力，再投7剂。

2015年3月31日三诊 3月20日按上海方案已行第一次化疗（利妥昔单抗600mg，d0+环磷酰胺1200mg，d1+长寿新碱2mg>d1+吡柔比星60mg，d1+泼尼松100mg，d1-5。）每3周一次。肿胀已消，只是触及有硬结。纳可，便调。舌红苔白，脉弦而微数，按之少力。中药守上方再投7剂。

2015年4月8日四诊 硬块已缩小，化疗后白细胞降至1.9×10^9/L，用升白针后复常。舌红苔白、舌中有一纵细裂纹，脉弦软微数。守方再投7剂。

2015年4月22日五诊 肿块已缩小至黄豆大。白细胞前3天3.6×10^9/L，再次用了升白针。纳可，二便调，眠好。舌红苔白，脉细弦软而微数。守方再投7剂。

2015年4月30日六诊 结节尚未完全消失，面色稍苍白。舌红苔白，脉弦软、左细弦软。守方加太子参15g、白术10g、鸡血藤30g，以益气补虚，再投7剂。

2015年5月30日七诊 病情稳定，刚才检查血常规：白细胞4.0×10^9/L。舌红苔白，脉弦、按之少力。守方再投7剂。

2015年6月10日八诊 进食了一些炒花生仁及蚕豆则致左牙龈肿痛，牙齿松动。舌红苔白，脉细弦软数。中药守首方加生地黄15g、知母15g、黄柏15g，以滋阴泻火，再投7剂；加服0.1g维生素C，每日3次，每次2片，以增加毛细血管致密性和机体抗感染力。

2015年5月12日九诊 CT复查报告：原肿块已消失，但淋巴结仍有1cm大小。舌红苔薄少，脉细弦软。仍守方再投7剂。

2015年7月15日十诊 已进行第6次化疗，白细胞掉至1.8×10^9/L，已注射升白针，面色淡黄少华。纳可，大便干结。舌红苔淡黄、舌中有一纵裂纹，脉弦软、左细弦软。

按 共服中药63剂，化疗6次。肿块消失，但元气已亏，面色无华，白细胞降至1.8×10^9/L，虽用升白针，难以持久。故拟益气生血调治。

①中药：十全大补汤加味。炙黄芪30g、党参15g、白术10g、当归15g、桑椹子15g、炙甘草6g、白芍15g、鸡血藤30g、紫河车10g、枸杞15g、川芎10g、茯苓15g、陈皮10g、红枣5枚、生姜3片、北山楂15g、熟地黄15g、肉桂5g，日一剂，水煎服；

②西药：0.1g维生素C，每日3次，每次2片。

2016年1月9日电话询访 共续服14剂，白细胞已升至3.4×10^9/L。

按 本案左颈下5个月之久的肿块，性质未确定之前，试服中药，肿块缩小显著。待确定为小圆细胞恶性肿瘤后，在服中药的同时进行化疗，第四次化疗后，肿块已消失。化疗导致的白细胞减少，又在使用升白针的同时，运用中药益气补虚，养血生血获效。可见中西医药结合在治疗恶性肿瘤上，收效显著，前景广阔。

48. 浸淫疮

【案例】浸淫疮（急性湿疹）

王某某 女 17岁 学生

2008年10月11日初诊 左侧颈项及胸、腹部出现丘疹、色红，瘙痒，抓破后少量渗出并结痂已3天。纳可，便调。舌红苔白，脉细、关弦微数。

证属 风邪浸淫，湿热蕴蒸。

治法 清热燥湿，疏风止痒；西药：消毒洁肤，消炎止痒

方法 ①中药：二妙丸合苦参丸加味化裁。苍术10g、黄柏10g、龙衣10g、苦参10g、桑白皮15g、地肤子10g、黄连片10g、白鲜皮15g、防风10g、生甘草6g、鱼腥草30g，7剂，日一剂，水煎服；

②西药：海洋洁肤液外涂，以消毒洁肤，消炎止痒。并具有抗细菌和真菌效果。

随访 其母邹某面告：药后已愈。

按 浸淫疮，其皮疹多形，瘙痒渗出，广泛浸淫的皮肤病。本证可见丘疹、斑疹、水疱、糜烂、瘙痒、渗液等，类似于现今的湿疹，由于起病快，故称之为急性湿疹。其病因中医认为与风、湿、热邪阻肌肤所致。因此，心火炽盛，脾湿内生，湿热相合，浸淫成疮。此外，尚有因饮食过敏或感染而诱发。故治与二妙丸合苦参丸以清热燥湿，疏风止痒；同时使用西药海洋洁肤液外涂，以消毒洁肤，消炎止痒。一内一外，相得益彰。仅用药一周而湿疹愈。

49. 黑斑病

【案例】 黑斑病（免疫性疾病）

彭某某 女 33岁 农民工

2013年6月20日初诊 头面部黑斑3年余，低热月余。鼻尖、上唇中、两颧下方、右耳内形成黝黑色瘀斑。曾于2012年6月13日在深圳市宝安区人民医院检查：免疫球蛋白测定3次：G：21.480g/L，A：5.770g/L，M：1.050g/L，超敏C-反应蛋白1.2mg/L，肝肾功能无异常，经治疗无效。曾在湖南老家一老中医处方：菊花10g、生地黄25g、紫花地丁15g、条苓12g、金银花14g、赤芍10g、连翘15g、丹皮10g、蒲公英15g、遥竹逍12g、牵牛子12g、紫草根12g、枝仁13g、生甘草8g、知母10g，共服19剂，疗效不显。每天下午低热，一般在37.3~37.4℃。心烦易怒。月经一贯超前3~4天，有时颜色暗黑，已生育一男孩（12岁）。纳可，便秘，服芦荟胶囊可解。舌红苔薄黄，脉细弦软而微数。

证属 脾虚肾弱，水湿上犯。

治法 益气扶正，化瘀祛斑；西药：抗炎、调节免疫

①中药：当归黄芪汤合桃仁四物汤、二妙丸加味。当归尾10g、生黄芪20g、川芎10g、赤芍30g、生地黄15g、桃仁泥10g、川红花10g、苍术10g、黄柏10g、紫河车10g、海桐皮20g、晚蚕砂15g、豨莶草20g、汉防己10g、威灵仙10g、地骨皮50g、山药15g、薏米30g、生甘草5g，7剂，日一剂，水煎服；

②雷公藤总甙片，每日3次，每次2片，以发挥其抗炎、细胞免疫及体液免疫的抑制作用。

2013年6月27日二诊 体温正常，鼻尖处转浅，两颧黝黑斑也缩小，左侧明显淡化。舌红苔白，脉细而软、左微弦。守方加仙鹤草30g，以增活血化斑之力，再投7剂。

2013年7月5日三诊 脐周有灼热感，故夜睡喜趴着睡，肚皮贴竹席取凉！手足心热。右耳内黝黑斑已明显淡化。舌红苔薄而微黄，脉微弦。据其脉证，阴虚内热凸显。故守方去黄芪之温，加玄参12g、金银花15g、内红消15g、南五味子根15g，以提升凉血活血之力，再投7剂。

2013年7月13日四诊 心烦已除，淡黑斑未再有明显改善。舌红苔薄而淡黄，脉细而微弦。守方带药7剂回广东上班。

2014年7月15日电话随访 黑斑较前浅淡，但未痊愈。嘱：保持乐观情绪，不能过度劳累，条件允许，继续治疗。

按 黑斑病，刻下尚未找到确切的致病因素。按照中医学的认识与辨证。皆由过劳、起居失常、饮食不节等。导致脾虚失健，土不制水，水湿泛于肌肤；而且脾虚则气滞，血脉瘀阻，肌肤失荣，从而形成黑斑。本案仅服益气扶正，化瘀祛斑之中药当归黄芪汤合桃仁四物汤、二妙丸3周；同时服用雷公藤总甙片以抗炎、调节免疫。虽未痊愈，但有明显改善。由于在外地打工而未能续诊，故录于此，以飨同道，共同探讨。

50. 右腹肿块

【案例】 右腹肿块（阑尾炎术后）

邹某某 男 20岁 木工

2009年7月17日初诊 阑尾炎术后10天。右下腹内创口下仍有一硬肿块，伴身重，恶寒，腹痛，腹胀，食则加重。大便尚调。颜面萎黄。舌红苔黄厚，脉细弦软数。

证属 寒湿蕴结，瘀毒闭阻。

治法 解毒散寒，化瘀散结；西药：抗菌消炎。

方药 藿朴夏苓汤加味。炒厚朴15g、苍术10g、白术15g、炒枳壳10g、川芎15g、神曲20g、白花蛇舌草15g、败酱草15g、制香附10g、黄柏10g、生麦芽30g、北山楂30g、台乌药10g、广木香10g、薏苡仁30g、藿香10g、茯苓15g、法半夏10g、炙甘草6g、内红消30g，7剂，日一剂，水煎服。

2009年7月29日二诊　肿块缩小，腹痛腹胀已缓解，纳食亦大增。昨日上午食冰西瓜，晚上创口下硬结连及右肋下疼痛。纳食无味，又微恶风。刻下，体温37.5℃。舌红苔白、舌边有齿印，脉浮。

患者湿毒未散，饮冰食复。并有化热之势，故拟凉血活血，佐以西药抗菌消炎。①守方加四妙勇安汤（金银花50g、玄参10g、当归尾10g、生甘草10g）；②西药静脉滴注0.4g左氧氟沙星针+5%葡萄糖溶液500ml+林格液500ml。

2009年8月6日　中药续服4剂；静脉滴注左氧氟沙星针4天，诸症悉除，腹中肿块消失。

按　本案阑尾炎术后形成肿块，并伴有身重，恶寒，腹痛，腹胀。此乃寒湿蕴结，瘀毒闭阻所致，也说明炎症尚未消除。故首诊与藿朴夏苓汤以解毒散寒，化湿除胀；次诊患者饮食不当而有复发之势，故在中药解毒散寒，化瘀散结的基础上加入凉血活血之品，以增化瘀散结之力；同时使用西药左氧氟沙星针以抗菌消炎，而迅速获效。

51. 身痛

【案例】身痛（韦格纳肉芽肿、雷诺氏病）

赖某某　男　46岁　农民

2011年2月20日初诊　身痛不愈已7年。缘于2004年发病，低热不退，而到江西省胸科医院、南昌大学第一附属医院、上海瑞金医院直至北京协和医院就诊治疗。长期服用泼尼松龙及复方环磷酰胺、雷公藤等免疫抑制剂治疗。因服用激素而导致糖尿病，减量后有些好转。北京协和医院2010年11月3日出院诊断：韦格纳肉芽肿，左乳腺增生，严重骨质疏松。刻下，只要红细胞沉降率及C反应蛋白一增高则全身疼痛。春节前又突然出现右食指紫暗，冰冷疼痛，其妻告：因怕冷每天以烤木炭火度日。舌红苔白而粗糙，脉滑而少力。

证属　肾阳亏虚，风寒湿痹。

治法　温肾壮阳，益气疏风，温经通络；西药：抗炎、抑制免疫及抗骨质疏松。

①中药：麻黄细辛附子汤合黄芪桂枝五物汤加减。北黄芪50g、桂枝10g、白芍30g、炙甘草6g、细辛3g、木通10g、黑附片10g、川续断15g、黄芩10g、生

麻黄6g、海桐皮15g、豨莶草15g、汉防己10g、紫河车20g、乌梢蛇15g、防风15g、苍术10g、白术10g、陈皮10g、党参15g、茯苓30g、红枣5枚、生姜3片，10剂，日一剂，水煎服，第三煎用以熏泡手足；

②西药：按协和给药：泼尼松龙，一次2.5片，一日1次；骨化三醇胶囊，一次0.5μg，一日1次；阿仑膦酸钠片，一日70mg；维生素B_1，一次10mg，一日3次；弥可保，一次0.5mg，一日3次；硫唑嘌呤，一次100mg，一日2次；碳酸钙片，一日1000mg，一日3次。

2011年3月4日二诊　精神好转，右食指紫黑已转浅黑，冰冷也减轻。舌红苔淡黄，粗糙厚苔已缩小在舌根中央，脉微弦。守方加重桂枝5g，以助温阳通经，再投15剂。

2011年4月6日三诊　3月22日到北京协和医院复查肝功能等生化指标均无明显异常，尿酸略微偏高424μmol/L；超敏C反应蛋白45.65mg/L；血、尿常规无异常，红细胞沉降率63mm/h。刻下，右食指红润温暖基本复常，仍盗汗。腰痠胀痛，走路或久坐均会加重，膝软无力，怕冷。舌红苔微黄、舌中不规则短细裂，脉软而数。

观其脉证，风寒已散，脉络渐通。目前应重在补肾，固护先天。故予原方去麻黄、海桐皮、豨莶草、黄芩，加补骨脂10g、杜仲10g、枸杞10g、黄柏10g、怀牛膝15g，以助益肾坚阴，再投10剂。

2011年6月28日四诊　4月6日方共服30剂，并同时递减激素半片，现每日2片；期间按嘱服用山里人遗下虎头骨近50g（剉粉，20天服完）。刻下，足背疼，足底麻木，双手小指侧麻木不仁见减，右食指天冷时仍紫暗冰凉。纳香，便调。舌红苔黄少津、舌中梯形横裂，脉细弦。守方去乌梢蛇、汉防己，加淫羊藿15g、当归10g、山药30g，以助补益脾肾，再投10剂。

2011年9月19日五诊　现每日以泼尼松龙1片为维持量。刻下，眠差不易入睡，心烦多梦，腰每以坐久（一个小时左右）则痛，站立则觉腰痠。纳食尚可，大小便尚调，同时在服用碳酸钙片。舌红苔黄，脉细弦软。①守方加减进退再服15剂；②鲜紫河车，每月一具，炖服，以益元扶正。

2011年12月14日六诊　共续服用中药30剂，食用鲜紫河车3具，体力见增，已恢复一般劳作，并

于今日从洛市自驾汽车百余公里来就诊。刻下，腰沉，坐久仍觉劳累，半夜3点后背冷，手足心又出汗，白昼四肢凉。半个月前，朋友再次弄得遗存虎骨30g（按嘱剉粉7天服完）。泼尼松龙已递减为每日5mg，作为维持量。纳香，舌红苔白、舌中不规则碎裂，脉细弦软。守方再投15剂。

2012年3月17日七诊 从去年12月份后，坚持每月服一具鲜紫河车，中药停服至今，现仍稍怕冷。同时仍坚持每日服5mg泼尼松龙片1片。头发较前增多，面色红润。纳香，便调。舌红苔白，脉弦而微数。守方再投15剂。

2012年5月21日八诊 4月17日赴北京协和医院复查：白细胞16.8/ml、EC（上皮细胞）9.8/ml、IF-ANCA抗中性粒细胞质体（IgG型）115Ru/mL、hscrp（超敏C反应蛋白）1.39mg/L。劳累后有些腰疲背痛，半夜醒后不易再入睡。西药按协和医院配给：泼尼松5mg，每日一次；甲氧喋呤10mg，每周一次；拜阿司匹林每日0.1g等。症情尚稳定。舌红苔淡黄，脉细弦软。中药守方再服15剂。

按 韦格纳肉芽肿，是一种原因不明的、罕见的，临床表现复杂、预后不良的系统性坏死性肉芽肿性血管炎，其可累及多个系统的疾病。典型的韦格纳氏肉芽肿有三联征，即上呼吸道、肺部和肾脏的病变。此外，可累及其他脏器小动脉和小静脉炎症、坏死伴肉芽肿，急性和愈合并存。本案西医长期予以免疫抑制剂和激素对症治疗。在治疗中因近期出现身痛加重、右食指紫暗、冰冷疼痛（雷诺氏病）而就诊中医。据其脉证，证属肾阳亏虚，风寒湿痹。治拟温肾壮阳，益气疏风，温经通络，取得了较好效果，稳定了病情。2018年底随访，在使用小剂量的激素1片/日，予以维持，目前仍能从事劳作和正常生活。近期检查肝、肾功能及钾、钠、氯、钙均无明显异常，血常规只是淋巴细胞百分比偏低外，余项无明显异常。

2019年9月25日再访 9月2日赴北京协和医院复查：血常规除淋巴细胞百分比17.7%低于正常值外，余项无明显异常；肝、肾功能，钾、钠、氯、钙、红细胞沉降率均无明显异常。泼尼松片，仍每日服1片维持量。因此看来，任何疑难疾病，恰到好处地运用中西医结合进行治疗，其前景是值得期待的。

52. 痉病

【案例】 痉病（小腿抽筋、腓肠肌痉挛、高血压）

康某某 男 59岁 职工

2002年10月25日初诊 双小腿肚每在半晚后痉挛疼痛。有高血压史，刻下血压：180/105mmHg，时时头晕。纳香，眠可，二便调。舌红边甚、舌边有浅齿印，脉细弦。

证属 肝血不足，瘀血闭阻。

治法 调和肝脾，化瘀止痉；西药：减少水钠潴留，降低血容量。

方药 ①中药：萸瓜汤合芍药甘草汤。吴茱萸5g、宣木瓜15g、怀牛膝15g、白芍30g、生甘草5g，5剂，日一剂，水煎服；

②西药："北京降压0号"，每日一片，晨服，以减少水钠潴留，降低血容量，降低血压。

2002年10月30日二诊 药后腿肚转筋已未发作。血压150/105mmHg。舌红苔薄黄、舌边有浅齿印，脉细弦。守方加生龙骨30g、生牡蛎30g，以平肝潜阳，再投5剂；降压药续服。

2011年3月14日再诊 代述，凌晨时分有时小腿转筋疼痛。守方再服4剂而愈。

2013年随访 愈而未发。

按 小腿抽筋的因素，主要包括生活因素、疾病因素、药物因素等，如肌肉过度疲劳、寒冷刺激、下肢动脉硬化闭塞症（合并高血压等）、腰椎间盘突出、药物的不良反应等。小腿抽筋属中医学痉病病范畴，辨证一般分为寒滞经脉、寒湿阻络、肝郁血虚、气血两虚、阴血亏虚等。而本案则属于肝郁血虚、瘀血闭阻所致，故治与萸瓜汤合芍药甘草汤以调和肝脾，化瘀止痉；同时使用西药"北京降压0号"以减少水钠潴留，降低血容量，降低血压。中西相伍，气血调和，脉络通畅，其痉自止。

53. 痛痹

【案例】 痛痹（坐骨神经炎）

王某某 男 36岁 建筑工

1989年9月26日初诊 左腰及臀部疼痛一晚。近日在工地晚上露天睡眠，昨晚左腰、臀及大腿部疼痛状如刀割，痛苦难忍。今晨不能起立，不发热。素有坐骨神经炎病史。舌红苔白，脉浮而紧。

证属　脾肾阳虚，风寒相搏。

治法　温经散寒，舒筋通络；西药：解热镇痛。

①中药：麻黄细辛附子汤加减。生麻黄10g、细辛3g、黑附子10g、制川乌10g、金毛狗脊15g、干姜5g、甘草6g，3剂，日一剂，水煎服；

②针刺。取穴：肾俞（双）、环跳（右）、承山、绝骨、左阳陵泉透阴陵泉，留针20分钟，以扶正固本；

③西药：索米痛片，每天3次，每次1片，以解热镇痛治其标；

④留住观察。

1989年9月27日二诊　腰臀部疼痛虽见缓解，但左小腿（承山处）仍疼痛难忍，不能站立，仍需卧床。脉舌如前。①中药方早晚各一剂；②针刺＋艾灸＋脉冲电疗，针刺按经络流注时间施针，故半夜丑时（3点）取穴：右环跳、风市、阳陵泉透阴陵泉、承山、绝骨，加灸肾俞、环跳；③西药：索米痛片，每天3次，每次1片。

1989年9月28日三诊　疼痛已愈五成。舌红苔白，脉缓。①拟调补肝肾，祛风通络。

方药　三痹汤加减。独活10g、川续断10g、麻黄10g、北细辛3g、白芍15g、桂枝10g、制川乌15g、生黄芪30g、甘草6g、金毛狗脊15g、苍术10g、黄柏10g、川牛膝10g，4剂，日一剂，水煎服；②针刺。中午12点：针刺＋脉冲电疗，按原穴；晚2：40~3：00，针刺＋脉冲电疗，按原穴以疏调肝气，濡养筋脉。

1989年9月29日四诊　晚上睡眠已安稳，晨起已能自行到户外活动，疼痛已愈八成。

1989年9月30日五诊　已能坚持上班，中午11时前仍针上穴以振脾阳、散风寒。

1990年5月22日随访　愈而未复发。

按　本案在中西药及电针治疗下，进展缓慢。但遵循《伤寒论》论的时间而用针，疗效突出。正如第328条文云："厥阴病欲解时，从丑至卯上。"因为丑时正是足厥阴肝经经气旺盛的时间，易助正气促使本经病证向愈。

54. 全身麻木

【案例】 全身麻木（乌头中毒）

袁某某　女　57岁　居民

2008年12月3日初诊　口、舌、头皮、四肢麻木3个小时。缘于右手麻木冰冷疼痛4年，曾于2006年10月在南昌大学第一附属医院就诊，检查诊断为颈椎病并牵引治疗一个月未效。刻下，右手麻木冰冷疼痛加重而就诊。舌红苔薄黄，脉细软。

证属　风寒相搏，脉络痹阻。

治法　温经散寒，和血通络。

方药　桂枝汤合乌头汤加味。桂枝10g、白芍15g、炙甘草10g、红枣5枚、生姜3片、生麻黄5g、北黄芪30g、制川乌6g、制草乌6g、茯苓10g、白术10g、防风15g、黑附片10g、细辛3g，7剂，每日一剂，水煎服。

2008年12月10日复诊　7剂后，右手麻木冷痛减轻。舌红苔薄白，脉细弦软。守方再投7剂。

中午12时许电话急诉　服上方后不出一刻钟即出现口舌麻木，继之头皮、四肢麻木。嘱其火速将中药捎来并入院急诊处理。经检查药物乃市面药店购买，发现其中川乌、草乌炮制不到位，中心色白，嚼之麻口。立即使用西药硫酸阿托品针，静脉注射并静脉滴注。2个小时后，呈现阿托品化后，中毒症状获得缓解并停用阿托品。刻下，头顶及上、下肢仍麻木不仁，怕冷，心烦胸闷。舌红苔淡黄而厚，脉细软微数。

证属　外邪内袭，表里不和，营卫失调。

治拟　清热疏风，和解表里，燮理阴阳。

中药　小柴胡汤合桂枝汤加减。北柴胡15g、法半夏10g、党参15g、炙甘草6g、黄芩10g、桂枝10g、白芍15g、红枣5枚、生姜3片、苍术10g、川芎15g、制香附10g、神曲20g、麦芽30g、小叶凤尾草30g，服7剂而愈。

按　本案为川乌、草乌未能规范炮制，而致乌头碱中毒。乌头碱中毒对迷走神经有强烈的兴奋作用，对其他中枢神经及末梢神经有先兴奋后麻痹的作用。中毒时，皮肤黏膜先有异常感觉，最后麻木。其中枢作用表现为：呼吸先稍加快，以后进行性减慢直至呼吸中枢麻痹。因中枢性麻痹，可有体温与血压下降，肢体不能运动，言语不清等。迷走中枢兴奋可致流涎、出汗、呕吐、心率缓慢及房室传导阻滞，或期前收缩、室性心动过速、心室颤动等心律失常。甚者严重心律失常及呼吸中枢麻痹致死。

本案及时救治，经阿托品针静脉注射，并静脉滴注以补充液体及热量，之后中药调治而迅速获安。

55. 步履失稳

【案例】 **步履失稳（共济失调、高血压病）**

邹某某　女　42岁　居民

2008年11月6日初诊　身体向后倾斜，难以平衡已四个月。下肢乏力，形体消瘦，体重锐减10公斤。同时伴失眠，胃脘嘈杂。经CT、胸部X线片、血生化检查均未发现明显异常。刻诊，步态不稳，血压148/80mmHg。舌红苔白稍腻，脉细弦软。

证属　肺脾亏虚，痰饮上逆。

治法　燥湿扶脾，温胆化饮；西药：扩张血管，降低血压。

方药　①西药；5mg苯磺酸氨氯地平片，隔日一片，晨起服。以抑制钙离子跨膜进入血管平滑肌和心肌细胞，扩张血管，降低血压；

②半夏白术天麻汤合温胆汤加味。白术15g、法半夏15g、天麻12g、茯苓30g、陈皮12g、炙甘草6g、竹茹12g、枳实12g、车前子30g（包煎）、红枣5枚、生姜3片，7剂，日一剂，水煎服。

2008年11月13日二诊　胃脘嘈杂已缓解，行走时仍有如脚踩棉花样感，头微晕，血压135/75mmHg。舌红苔白，脉细弦软。守方加钩藤15g，以助平肝熄风，再投7剂以善后；苯磺酸氨氯地平片，隔日一次，以稳定血压。

2013年9月5日电话随访　药尽诸症悉除，现一直健康。

按　共济失调，是控制肌肉协调部分的神经组织损伤、变性、功能丧失可能导致共济失调；小脑、脊髓等神经组织与肌肉之间的联系出现问题，也会导致共济失调。其与外伤、脑供血不足、脑瘫、自身免疫性疾病、病毒感染、脑组织肿瘤等疾病相关。本案的步履失稳，并发现血压偏高，其发病应与高血压相关，高血压本身就会引起脑供血不足，从而导致共济失调，步履失稳。基于这一思路，首先用西药苯磺酸氨氯地平片以抑制钙离子跨膜进入血管平滑肌和心肌细胞，扩张血管，降低血压。中医则根据患者下肢乏力，形体消瘦，舌苔白而稍腻，脉细弦软。辨证为肺脾亏虚，痰饮上逆为患。故同时治与半夏白术天麻汤合温胆汤以燥湿扶脾，温胆化饮。由此，中西结合，控制血压，化痰逐饮，是治疗本病简约而有效的选择。

56. 腰背痛

【案例】 **腰背痛（腰椎退行性病、骨质疏松症、第12胸椎压缩性改变）**

钟某某　女　75岁　居民

2002年12月12日初诊　腰背痛活动受限3天。X线片提示：腰椎退变伴骨质疏松；胸12椎压缩性改变。现卧床不起，口干。舌红苔白，脉弦而少力。

证属　肾虚骨弱，脉络闭阻。

证属　补肾壮骨，活血通络；西药：镇痛。

①中药：加味四物汤化裁。当归10g、川芎10g、生地黄12g、熟地黄12g、白芍10g、枸杞15g、淫羊藿10g、骨碎补10g、山茱萸15g、徐长卿12g、炒杜仲12g、制伏水1g、延胡索12g、伸筋草12g、台乌12g、生甘草5g，7剂，日一剂，水煎服；

②西药：500mg对乙酰氨基酚缓释片，每次2片，每12小时1次，以助镇痛。

2002年11月18日二诊　疼痛减轻，守方加田七粉3g（冲服），以助活血化瘀。再投10剂；西药停服。

2002年11月29日三诊　家人代述：现能短暂坐立，能自行如厕。纳可，便调。守方加减进退共服21剂而愈。

按　高龄骨质疏松导致胸12椎压缩性改变，按照常规必须卧床三个月。而本案治与加味四物汤以补肾壮骨，活血通络；用西药对乙酰氨基酚缓释片以镇痛，缓解疼痛有利康复。治疗仅三周而愈。

六、守正创新

守正乃恪守正道也，创新则是敢于探索新的思想与方法。

纵观中医学的发展史，黄帝内经的问世，确立了中医学的思想、原则和方法。两汉至隋唐，宋元至明清，历代医家各有持论，甚至是激烈的学术争鸣，大大地丰富了中医的学术体系，并积累了丰硕的临证经验与方法。近百年来，随着西方文化与科学技术的输入，否定中医学的杂音此起彼伏。中医学再无过去那种从容发展的自然环境，而是进入奋图存的尴尬境地。新中国成立后，党和政府的中医政策有力地保护了中医学术的继承和发展。尤其是进入 21 世纪后，『非典』『新冠』疫情的相继出现，人们也真

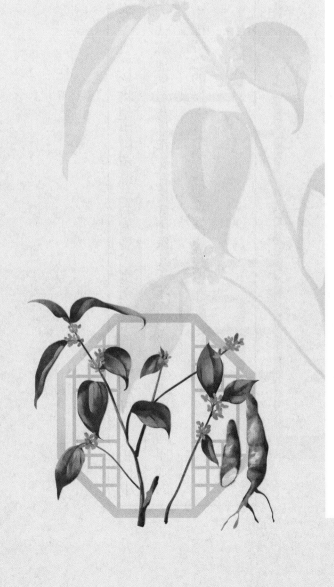

正地认识到中医药的科学性和实用性，或许这将是中医药继承与发展、真正走出低谷的转折点。我们中医药工作者必须抓住这一大好机遇，认真地学习与继承，在恪守中医几千年来形成的学术思想和原则的同时，努力地探索和创新这门具有中国特色的传统医学，让她焕发出新的光芒。

一、速汗法（汗蒸疗法）

速汗法，即汗蒸疗法，是在中医治疗八法中，继承传统的汗法的基础上，结合现代以电和高科技材料远红外线电热膜组成的供热系统，而进行并达到迅速的致汗疗法，名之为速汗法，亦称之为汗蒸疗法。目前市面的汗蒸房，是我国学者在韩式汗蒸房的基础上，改造并提高为纳米汗蒸房。其作用是为保健群体及某些慢性疾病患者康复的一种方法。电热汗蒸房，便于控制时间、温度及汗出度，使用安全，效果可靠。我们则利用这一科技优势，运用于临床一些单纯使用药物难以达到发汗目的病证，收到了较好的治疗效果。至于速汗法（汗蒸疗法），早在《灵枢·痈疽篇》就有"锉陵翘草根各一升，以水一斗六升煮之，竭为取三升，则强饮厚衣，坐于釜上，令汗出至足已"以治败疵的记载。此乃最早的速汗法（汗蒸疗法）矣。经过对汗蒸的体验与实践，发现其不仅可以保健，而且对多种疾病有治疗和辅助治疗作用。正如《素问·汤液醪醴论》云："开鬼门，洁净府，精以时服，五阳已布，疏涤五藏。故精自生，形自盛，骨肉相保，巨气乃平。"唐·王冰在《黄帝内经素问》的注释中云："开鬼门，是启玄府遣气也。"这与《素问·至真要大论》中"开发腠里，致津液通气也"的论述颇为一致。也就是说开鬼门，启玄府遣气，一是改善微循环，使阴阳互济，气阴通达，汗透邪出；二是改变皮损，使精生形盛，骨肉相保，正气复常。

1. 癣疾

【案例1】 牛皮癣（神经性皮炎）[1]

黄某某　男　48岁　公务员

2014年12月1日初诊　牛皮癣散发于周身已数年。近期又新发瘾疹，即肩颈、腰部、肘部、大腿内侧一抓则起斑疹而瘙痒。检查过敏原：花生、尘、螨、芒果、羽毛、蟑螂、大蚂蚁等。刻下，全身燥热瘙痒不适。纳香，眠可，二便调。舌红苔淡黄，脉微浮。

证属　肺卫失固，风邪外犯，郁而化燥。

治法　益气扶正，清热疏风，润燥养肤。

方药　玉屏风散合三物黄芩汤加味。防风15g、漂白术10g、生黄芪25g、黄柏15g、知母15g、生地黄15g、苦参15g、黄芩10g、紫河车30g、路路通30g、郁金15g、蝉衣6g，7剂，日一剂，水煎服。

2014年12月8日二诊　未见寸效，诸症如前。舌红苔薄黄，脉微浮微数。

药至不应。细忖并复习《内经》所云："其在皮者，汗而发之。"故当以宣透祛邪为主，辅以凉血疏风。故在原方基础上合用麻杏甘石汤加味。

①中药守方即守方加生麻黄10g、生石膏35g、光杏仁10g、炙甘草6g、桂枝10g、白芍10g，以清宣肺邪，凉血和营，再投2周；

②速汗疗法。入汗蒸房汗蒸，温度41~43℃，时间35~45分钟，取大汗，汗蒸时须频饮温开水，以助胃气并补充体液，每3天一次。

2014年12月15日三诊　斑疹退，皮癣亦见消退。舌红苔微黄，脉微浮。仍按上方、上法继续治疗一周。

2015年1月4日四诊　皮癣已脱落，皮肤淡红、低平，大腿内侧已消退，已不瘙痒。舌红苔薄白，脉细而微弦。再续治一周。

2015年1月19日五诊　皮癣患处已接近正常肤色，略见晕痕。舌红苔白，脉细弦。守方再投7剂以善后。

随访　2017年暑期陪女儿就诊，观其周身，皮肤光滑，癣愈未发。

按　患者肺气虚弱，风燥内生，累及皮毛，致生皮癣。又复感外风为患，斑疹丛生。首治以固表益气，养阴凉血，恰如关门留寇。二诊在《内经》"其在皮者，汗而发之"（《素问·阴阳应象大论》）的启示下，在原方的基础上合用麻杏甘石汤加桂枝、芍药，以清宣肺邪，凉血和营；同时采用速汗法，透汗祛邪。如此内宣外透，其效彰显。治病不癣之说，迎刃破解。

【案例2】 牛皮癣（神经性皮炎）[2]

胡某某　男　36岁　职工

2015年6月4日初诊　双侧颈肩部及右食指根部呈圆形和三角形成片粟粒状丘疹，顶部扁平，皮肤隆起如苔藓样淡红色斑片并脱屑，瘙痒无度，历时数年。有饮酒史。刻下，局部皮肤僵硬脱屑。舌红苔微黄、舌中细碎裂纹，脉微弦。

证属　风热交阻，脉络失疏。

治法　发汗透表，养血疏风。

①方药：大青龙汤加味。生麻黄6g、桂枝10g、白

芍15g、炙甘草6g、百部15g、生石膏30g、龙衣10g、防风15g、白术10g、生黄芪30g、当归10g、川红花10g、桃仁泥10g、红枣5枚、生姜3片、路路通30g、白鲜皮15g、桑白皮15g，7剂，日一剂，水煎服；

②速汗法。入汗蒸房进行汗蒸，温度39~41℃，时间35~45分钟，取大汗，汗蒸时须频饮温开水1000mL左右，以补充体液并助透汗。隔1~2日一次。

2015年6月11日二诊　本周因出差未持续汗蒸，但表面已柔软，癣有缩小之趋向。舌脉如前。守方再投7剂，同时汗疗。

2015年6月19日三诊　右手食指根部癣已消退，留下浅斑疹痕，肩颈处缩小，皮屑显减。舌脉仍如前。守方与法续治。

2015年8月13日再诊　共服药63剂，汗蒸10余次。癣色转为浅红色，瘙痒显减，范围缩小，右手食指根部癣已消退。汗蒸时身大汗，而头与头顶部一直无汗或微汗。舌红苔微黄，脉细弦软而微数。①守方再进；②针刺。取穴：头维、风池、大椎、肩井、百会，疏通经脉，以助发汗。每日1次，留针15分钟；③继续汗蒸。

2015年10月16日五诊　再续服中药42剂，仅针刺4次后，头顶汗出，癣疹消失。舌脉如前。守方加紫河车15g，以助扶正祛邪，再投7剂以善后。

2018年12月9日随访　患处皮肤光泽无痕，至今安康。

按　本案中药汤剂内宣，速汗法外透，但收效较慢。究其原因，一是因故未能按期汗疗；二是采用速汗法，汗蒸时发现通体汗透不协调，即头以上至巅顶微汗或无汗。《灵枢·邪气藏府病形》云："诸阳之会，皆在于面。"所以精阳之气，皆上于面。皮肤血气，与经络相通。故头以上微汗或无汗，则说明患者气血不足，经络失疏，滞留于皮肤之风邪，难以从汗中透出。故运用针刺重在调气，疏通经脉。血脉和利，汗出通透，其癣自愈。临证中的个体差异，须随证治之。

【案例3】　体癣（玫瑰糠疹）
范某某　男　35岁　自由职业

2015年9月28日初诊　胸部以上皮癣瘙痒已近半年。大约今年3月份胸部以上出现皮癣并瘙痒，逐渐增多，姆指大小，或圆或椭圆，色红，瘙痒难受，

抓后起白屑。今年5月份在江西省皮肤病医院诊为玫瑰糠疹，外涂了一些药物，有所缓解。因吃猪蹄而皮癣复作、瘙痒加剧，刻诊：皮癣色红，状如桃花，全身瘙痒，烦躁难受。纳香，二便调。舌鲜红、尖边红甚、苔黄，脉细弦软数。

证属　风湿凝聚，闭阻腠理，血虚生风。

治法　辛温透表，开闭祛邪，养血疏风。

①方药：三拗汤合愈风四物汤加减。生麻黄6g、光杏仁10g、炙甘草6g、北防风15g、荆芥15g、蝉衣10g、僵蚕15g、生地黄25g、片姜黄15g、川黄连10g、升麻15g、龙衣10g、当归尾10g、牡丹皮15g、赤芍15g、白芍15g，7剂，日一剂，水煎服；

②速汗法：隔日一次，入汗蒸房进行汗蒸，温度41~43℃，时间35~45分钟，取大汗，同时须频饮温开水1000mL左右，补充体液，以助透汗；

③饮食以蔬果素食为主，忌辛辣荤腥。

2010年10月8日二诊　癣色已褪，呈白色，表皮细微脱屑，夜间痒。舌鲜红苔微黄，脉细弦微数。守方再投7剂，按时汗蒸。

2015年10月23日三诊　稍痒，颈脖下疹色红，症状较前大减。舌深红苔白，脉细弦微数。守方加紫河车10g、生大黄6g，以补益元气、泻火解毒，再投7剂。

2015年11月24日其妻孔某告　共服中药21剂，因工作故，只汗蒸4次，癣已消失并愈。

按　体癣，古称钱癣。《诸病源候论·圆癣候》云："圆癣之状，作圆文隐起，四畔赤，亦痒痛是也。其里亦生虫。"一般采取药物外治。本案经外治缓解，食猪蹄而复作并加剧，故治疗癣证必须忌口。治与三拗汤合愈风四物汤辛温透表，开闭祛邪，养血疏风；同时运用速汗法透汗祛邪而获痊愈。

2. 外感

【案例】　外感（病毒性感冒）
袁某某　男　45岁　建筑商

2015年5月17日初诊　感冒、鼻塞流涕、咳嗽近一周。缘于在巴布亚新几内亚工作回国后，因温差过大而感冒，并发咳嗽。刻下，恶风，怕冷，周身疲痛，咽痒而咳，咳吐黄色浓痰，纳食稍减。舌红苔黄，脉滑、右脉稍软。

证属　外感风寒，痰热互结。

治法　疏风散寒，化痰散结，宣肺止咳。

①方药：三拗汤合小陷胸汤加减。炙麻黄 3g、光杏仁 10g、炙甘草 5g、川黄连 10g、法半夏 15g、栝楼皮 15g、炙款冬花 15g、川贝母 10g、当归尾 10g、鱼腥草 30g、肺形草 15g、牛蒡子 15g，5 剂，日一剂，水煎服。

②速汗法+刮痧一次。方法：置身于 38~39℃汗蒸房内，待汗出后，施以刮痧术。部位：肩颈、足太阳膀胱经循行部位。汗蒸+刮痧后，当即告周身已轻松，鼻塞除。

2015 年 5 月 25 日随访　药后愈并告月底再次出国巴布亚新几内亚。

按　本案为外寒里热并见的感冒。素有痰热内蕴，复感风寒外束，乃至于内外俱实。故治与三拗汤合小陷胸汤疏风散寒，化痰散结，宣肺止咳；更与速汗法+刮痧，透邪外出，以收内外兼治之效。仅药 5 剂、汗蒸+刮痧一次而诸症悉除。

3. 足胫胀痛

【案例】 足胫胀痛（腓总神经卡压综合征）

王某某　男　73 岁　退休干部

2015 年 6 月 30 日初诊　双下肢小腿麻木酸胀、疼痛沉重已 10 余年。每晚睡眠时由于胀痛及麻木难受，故必须放置枕头架高双腿，并由家人按摩片刻，否则难以入睡，白昼坐下也喜架起双腿。上楼爬梯疼痛艰难。检查血脂：甘油三酯 1.9mmol/L；B 超报告：中度以上脂肪肝；X 线提示：腰椎轻度增生突出；腹部隆起，偏胖。身高 1.65m，体重 74kg。舌淡红苔黄、舌根厚，脉细弦软、关尤弱。

证属　寒客经脉，肝血不足，筋脉失养。

治法　散寒透邪，温经通痹，益肾柔肝。

①速汗法（汗蒸疗法）。方法：入汗蒸房，温度 40℃，取大汗，同时频饮温开水，补充体液以助透汗。每日一次，每次 30~45 分钟；

②刮痧疗法。部位：足太阳膀胱经（从颈至腰骶部，至大腿后侧加足少阳胆经、足阳明胃经、足厥阴肝经等循行部位出痧即可。一个小时后喜告：上楼小腿疼痛感消失，腿沉减轻；

③中药：黄芪桂枝五物汤加味。炙黄芪 30g、白芍 15g、炙甘草 6g、桂枝 10g、川牛膝 15g、吴茱萸 5g、当归 15g、木瓜 30g、巴戟天 15g、肉苁蓉 15g、煅龙骨 15g、煅牡蛎 15g，7 剂，日一剂，水煎服。

2015 年 7 月 6 日二诊　通过汗蒸、刮痧每日 1 次，双足酸胀疼痛、沉重显减。夜卧已无须高架双腿及按摩。舌红苔淡黄、根部苔微厚，脉弦软。守方加减进退共续进 22 剂后愈。

按　腓总神经卡压综合征是指腓总神经经过腓骨颈部位时，受到压力所引起的一系列神经受压症状。诸如感觉异常，睡前神经麻痹，以及疼痛等。本案虽未进行系列检查确诊。但据其临床症状应该符合这一诊断。从中医辨证当为寒滞经脉，肝血不足，筋脉失养之痹证。经汗疗速汗驱寒、刮痧通络、中药温肝柔筋而愈。

4. 不寐

【案例】 不寐（忧郁症并失眠）

陈某某　女　59 岁　退休职工

2016 年 5 月 5 日初诊　不寐已 53 天。缘于 2 月 25 日母亲去世，胡思乱想，不能自己。夜眠既难以入寐，一睡则梦见母亲。而且，10 年来开办网店，每天晚上必须工作到凌晨四五点，白天睡觉。母亲病后，停止网店工作而恢复夜间睡眠。由于昼夜颠覆时间过长，兼之母逝，故而失眠逐渐加重并伴头晕耳鸣。因而入江西省中医院住院治疗，一方面用单唾液酸四己糖神经节苷脂钠、甲钴胺、天麻素注射液治疗。同时运用针灸、中药颗粒剂等治疗一个月，耳鸣头晕虽见减轻，但失眠未效，若欲睡则须服安定片。心情郁闷或思母时，以唱歌排解。纳可，二便调。舌红苔白，脉细弦软、左寸浮微数。

证属　肝郁脾虚，阴虚脏躁，阴火扰神。

治法　疏肝和脾，养阴润燥，泻火宁神。

方法　①速汗法：汗疗+刮痧，隔二日 1 次汗疗，入汗蒸房，温度 40℃左右，时间 30~45 分钟，取大汗；同时须频饮温开水，补充体液以助透汗；汗出后施以刮痧术。施刮部位：足太阴脾经（重复施刮时间，待痧退后）；汗疗+刮痧以扶正祛邪，益脾化痰。

②方药：四逆散合甘草小麦大枣汤、黄连温胆汤加减化裁。醋柴胡 10g、炒枳壳 10g、白芍 15g、炙甘

草6g、淮小麦50g、红枣8枚、煅龙骨30g、煅牡蛎30g、川黄连10g、法半夏15g、茯苓15g、陈皮10g、竹茹10g、生姜3片，7剂，日一剂，水煎服。以疏肝和脾，泻火宁神；

③食疗。药后用籼米50g，熬粥喝，以养胃润燥；

④泡足法。睡前半小时泡足，取微汗，以引火归元；

⑤晨练（6：30）30~60分钟，以修身养性。

2016年5月11日二诊　5日开始服药，刮痧期间汗疗2次，尤其是汗疗后睡眠显著改善，每晚可达6~7个小时。第1次汗疗、刮痧后，睡了8个小时。刻下入睡虽难。但已弃服安定片。纳香，二便调。舌红苔白，脉细、左细而微弦。方药已中的。①坚持每周3~4次汗疗、1次刮痧；②守方再投7剂；③籼米粥照喝。

2016年6月6日三诊　刻下，只是入睡难些，每晚可睡上7~8个小时。偶有突然短暂头晕。舌红苔白，脉细而微弦。守方加当归身10g、炙黄芪15g，以养血宁神，再投7剂而愈。

按　本案不寐，既有痰热的一面，又有肝郁脾虚、阴虚脏躁的一面。其病因乃长期昼夜颠倒，因母病突然转换，兼之母故思虑过度。肝气郁滞，脾胃损伤，运化失健，痰湿内生，痰郁化火，扰动心神，故而不寐；患者年近花甲，由于劳倦过度伤脾，精血化源不足；加上忧愁悲思伤心，致阴血亏虚而形成脏躁。其病机复杂，非不施以杂合以治则难以获效，故而以速汗法（汗蒸）+刮痧术以扶脾化痰；中药疏肝和脾，泻火宁神；食疗养胃润燥；睡前泡足以引火归元；加上晨练以修身养性。诸法配合，可收疏涤五脏，正复体安之效果。

5. 痛痹

【案例1】 痛痹（房劳复、坐骨神经炎）

刘某某　男　41岁　个体

2015年12月27日初诊　腰腿酸胀痛数天。几天来从左尾骨至臀部及大腿后并放射至承山穴处，酸胀疼痛难受。站立时也觉得较右脚短些。睡眠因疼痛而难以入睡。血压140/98mmHg，纳可，大便调，小便清长。舌红苔白、舌边有齿痕，脉细弦软。

证属　肝肾亏虚，风寒外袭，寒滞经脉。

治法　补益肝肾，祛风散寒，疏经通络。

①速汗法（汗蒸疗法）：入汗蒸房汗蒸，温度41~43℃，时间：40分钟，取大汗，汗蒸时频饮温开水，补充体液，以助透汗；汗出后施刮痧术，刮痧部位：足太阳膀胱经、足少阳胆经循行部位。当即告：酸痛显减，一身轻松。

②方药：独活寄生汤加减。羌活10g、独活10g、秦艽10g、防风15g、细辛4g、当归10g、川芎10g、生地黄15g、白芍15g、桂枝10g、茯苓15g、杜仲20g、党参15g、炙甘草6g、生黄芪30g、川续断15g、制川乌6g、制草乌6g、生石膏25g，4剂，日一剂，水煎服；

2015年12月30日药未尽，中途复诊　治疗后缓解并正常上班，于29日突然加重，酸胀疼痛似刀绞，状如转筋。昨日凌晨侧身时疼痛导致左小腿肚抽筋样痛。余诧异，追询得知诊治后下午喝酒吃肉，晚上行了房事！刻下，疼痛剧烈，心率84次/分，律齐。血压130/98mmHg。舌红苔薄而淡黄，脉细弦软而数。

汗蒸+针刺。立即入汗蒸房汗蒸，温度41~43℃，时间40分钟；汗后针刺，取穴：肾俞（双）、环跳（左环跳穴采取"围刺法"）、承扶（左）、委中（双）、承山（左），留针15分钟。汗及针后痛大减而渐安。

2016年1月1日电话　告愈。

按　劳复证，本为时气、热病、温病以及其他疾病的病后养护不慎，均能发生劳复。《伤寒论·辨阴阳易差后劳复病脉证并治》中云："大病差后劳复者，枳实栀子豉汤主之。"本案因疼痛刚刚缓解则酒肉、房事不忌，导致病势复发并加重。当时急以汗蒸+针刺，祛邪安正，缓急止痛，若无汗蒸则难以收此速效。本处之围刺法，即是在疼痛点，用毫针4-6枚，围着穴位之中心点直刺提插捻转，可收通络止痛之效。

【案例2】 痛痹（左髋关节炎）

吴某某　女　27岁　职工

2015年8月4日初诊　左大腿根部疼痛一周。昨天逛街后回来呈掣痛状。躺下更难受，辗转不安，怕风。体格偏胖，身高1.6m，体重65kg。纳香，入眠可，由于腿疼会致醒而影响睡眠。舌红苔薄黄，脉弦软、左细弦软。

证属　气虚表弱，寒邪侵袭。

治法　益气固表，温经散寒。

①速汗法（汗蒸）：入汗蒸房汗蒸，温度41~43℃，每日一次，每次35~45分钟，取中汗。同时须频饮温开水补充体液，以助透汗；刮痧：在汗蒸过程中待汗出施以刮痧术，部位：背、腰、下肢，足太阳膀胱经、足少阳胆经循行部位，每2日施刮一次（待痧消退后）；

②方药：黄芪桂枝五物汤加味。炙黄芪30g、桂枝10g、白芍20g、炙甘草6g、独活10g、羌活10g、防风15g、红枣5枚、生姜3片、当归10g、桃仁10g、川红花10g、川芎10g、生地黄15g，5剂，日一剂，水煎服；

2015年9月1日电话随访　服药5剂，汗蒸4次，刮痧2次，诸证悉除。

按　本案气虚卫外不固，受风寒湿邪侵袭，寒邪偏胜，发为痛痹。正如《灵枢·寿夭刚柔》云："寒痹之为病，留而不去，时痛而皮不仁。"故治与速汗法以温经散寒；刮痧以疏通经络；中药以益气固表。诸法联合，汗透邪出，表固体安。

【案例3】　痛痹（左坐骨神经炎）
管某　男　59岁　公务员

2015年6月1日初诊　左侧腰腿疼痛3天。三天来因左腰腿痛致卧床不起，起则胀痛剧烈而难以忍受，呈酸、胀、麻、痛，状如刀绞，有时状如闪电。由腰、臀向大腿前，经胫骨前直至足底。如厕小便，必须背负，否则难于移步。诉说话语低沉，卧床即使翻身也十分艰难，有苦不堪言之状。由于身体偏胖，血糖偏高，故平时喜凉，尤其夜间是窗、门洞开，以乘风凉。家居六楼，夜风颇劲（穿堂风）。舌红苔白、舌边有齿痕，脉细弦软。

证属　卫外不固，风寒凝闭。

治法　温经发汗，散寒通络。

①当即施以白酒＋姜（燃烧加温），推拿按摩腰臀痛处，15分钟后可坐起，疼痛稍见缓解。根据病情，必须迅速采取速汗法。故急挽之下楼驱车前往汗蒸房，一路疼痛又逐渐加剧，上下车十分艰难痛楚，面色㿠白并冒冷汗，故由人背负其入汗蒸房；

②速汗法（汗蒸）。入汗蒸房后，温度调节至41℃，出汗后施以刮痧术，刮痧部位：足太阳膀胱经、足阳明胃经、手太阴肺经及背部督脉，出痧后疼痛当即缓解；

③方药：乌头汤合三痹汤加减。生麻黄6g、白芍15g、炙黄芪35g、制川乌6g、制草乌6g、炙甘草6g、独活10g、羌活10g、秦艽15g、北防风15g、细辛3g、桂枝10g、茯苓30g、杜仲20g、川牛膝15g、党参15g、当归10g、川芎10g、徐长卿15g，5剂，日一剂，水煎服。

2015年6月2日下午二诊　第二天下午步行进入汗蒸房继续汗蒸疗法，汗出后仍施以刮痧术，经络部位照上。术后疼痛显减，汗蒸后辅之按摩30分钟，并服中药一袋。当即疼痛又再减轻，患者不由啧啧称汗疗神奇。

2015年6月6日三诊　中药、汗疗及隔日刮痧一次，现已能自主上下楼，疼痛已去之八、九。舌红苔白，脉细弦。守方再投5剂而愈。

按　患者痰湿体质，复感风寒湿邪，以寒邪偏胜引起左侧腰腿剧痛而形成急症。正如《素问·痹论》所云："风寒湿三气杂至，合而为痹也……寒气胜者为痛痹。"为达到迅速祛寒止痛之目的，故首先与姜酒加温推拿疼痛部位；待缓解后进行汗蒸，以速汗祛寒；汗出后施以刮痧术，以舒经活血，通络止痛；最后处以汤药乌头汤合三痹汤，以温经散寒，祛风化湿。诸法配合，使剧痛之急症迎刃而解。

【案例4】　痛痹（骨质疏松症）
刘某某　女　80岁　居民

2015年7月14日初诊　右脚疼痛反复已40年，加重3年。刻下，行走不便，怕冷喜温，下肢浮肿、按压凹陷如泥，步履维艰，行动必须拐杖加搀扶。纳、眠尚可，二便调。血压145/75mmHg，有高血压史。正在服用络活喜。经解放军425医院检查报告：丘脑腔隙脑梗；双下肢动脉内中膜厚并斑块形成；左下肢明显肿胀，左侧胫前动脉显示极不满意；心电图报告：不完全性右束支传导阻滞，电轴左偏。曾在北京武警总院X线检查诊为：骨质疏松症。观其双膝关节肿胀向内斜，行走呈X腿形。舌红苔白、舌边有齿痕，脉浮。

证属　肝肾亏损，脾虚湿盛，寒邪内蕴。

治法　益肾化气，健脾渗湿，温经祛寒。

方药　①速汗法（汗疗）。隔日入汗蒸房汗蒸，温度39~41℃，每次时间30~45分钟，取大汗为度，同时频饮温开水补充体液，以助透汗，收温经散寒之目的；

②刮痧+按摩。部位：足太阳膀胱经，足厥阴肝经，足阳明胃经及手太阴肺经循行部位。汗疗透汗后，即可施行刮痧术。结束汗疗后，予以局部按摩。以舒筋活络；

③五苓散合五皮散加味。猪苓15g、炒白术10g、泽泻30g、桂枝10g、生姜皮10g、茯苓皮10g、茯苓块10g、大腹皮10g、陈皮10g、白芍15g、五加皮10g、炙黄芪25g、炙甘草3g，7剂，日一剂，水煎服。以益肾化气，健脾渗湿。

2015年7月21日二诊　服药、隔日汗蒸30~45分钟加按摩。下肢浮肿减轻七成。按之微凹陷，膝关节痛减轻。精神增，行动改善。血压125/70mmHg，舌红苔白，脉弦软。守方加当归身10g、野灵芝15g、薏苡仁30g，以健脾养血，再投7剂。

2015年7月27日三诊　下肢肿已消除，膝关节痛缓解。汗蒸时，全身通透，但四肢稍差一些。心率76次/分，律齐。舌红苔白、舌边有齿痕，脉弦软微数。守上方再投7剂以善后。

按　患者高龄，罹患足痛。经检查诊为骨质疏松。但骨质疏松症，在骨量丢失大于20％时，才会出现疼痛，以腰背为主。而患者疼痛已达40年之久，而且是以右足疼痛为主要表现。乃风寒内蕴，失于治疗所致。故治与汗疗"开鬼门"而透表祛寒；配合刮痧按摩，以助舒经活络，温经散寒；再与五苓散合五皮饮益肾化气，健脾渗湿；诸法杂合，使沉疴痼疾也获得较满意的疗效。

6.腰痛

【案例】 腰痛（急性腰扭伤）

陈某某　男　73岁　个体

2015年6月30日初诊　腰痛一周。一周前突然腰痛，不能下蹲，故解大便时十分艰难，若蹲下去又不易站起。虽经按摩治疗一周，疼痛略有减轻，仍俯仰不利，痛苦不堪。恰逢友人告知腰痛，经汗蒸加刮痧，当即豁然。故亦求治。刻诊，腰痛、腹部（脐周）胀痛，耳鸣，有时头昏。纳尚可，睡后口干，二便调。舌红苔白，脉弦软、关尤无力。

证属　肝肾亏虚，劳伤经脉。

治法　补益肝肾，温经通络。

方法　①速汗法。当即汗蒸+刮痧。入汗蒸房汗蒸，温度40℃左右，时间30分钟；刮痧部位：足太阳膀胱经、足厥阴肝经、足少阳胆经，并按压双侧腰伤穴。术后约一个小时告：腰部显然轻松，活动已基本自如。辅以中药调治：

②方药：温肾通络饮加味。肉桂6g、巴戟天12g、白芍15g、胡芦巴10g、肉苁蓉12g、炒杜仲20g、当归15g、黑附片10g、川续断15g、川牛膝15g、炙甘草5g，7剂，日一剂，水煎服。

2015年7月3日随访　告愈。

按　本案之腰痛，为风寒之邪客于太阳、少阴经脉，复不慎扭伤乃至气血受阻所致。故治与汗蒸+刮痧，以速汗法直接透汗祛邪；汗出则循经刮痧以疏经通络；内服温肾通络饮益肾通络。收效迅捷。

7.皮痹

【案例】 皮痹（皮肌炎）

章某某　男　21岁　大学生

2015年2月6日初诊　四肢外侧皮肤增厚、干燥脱屑、肌肉僵硬已一年半。2014年秋季入大学就读后，出现四肢外侧皮肤增厚、干燥脱屑、肌肉逐渐变为僵硬，活动受限。由于症状逐渐加重，皮下形成小结节，肌肉逐渐僵硬，致四肢屈伸不利，手指不能握拢而无抓力，已影响正常的学习与生活。曾于2014年7月3日先后入江西省人民医院和南昌大学第一附属医院检查并治疗。超声诊断：双前臂可见筋膜层稍增厚；双侧颈前区、腋窝区、腹股沟区异常回声，考虑淋巴结；血生化：尿酸478mmol/L。诊为：筋膜炎。给服泼尼松每日45mg，同时服用福善美、MTX、芬诺、叶酸片、仙灵骨葆等5个月。泼尼松从今年1月递减，现每日服2片作为维持量。疗效并不十分显著，四肢皮肤僵硬还逐渐加重，已不能参与学校体育活动，用餐端碗用筷也觉艰难。而且出现脸部臃肿（满月脸），并满脸痤疮，并形成鲜红疙瘩（皮脂腺增生）。故求诊于中医药。家族史：堂祖父患麻风病于50岁后去世。舌红尖甚、舌面满布红色小点、苔黄稍厚，脉细弦数。

证属　肺肾亏虚，脾虚血弱，热毒炽盛。

治法　益肺滋肾，养血和营，凉血活血。

方药　①中药：黄芪桂枝五物汤合四妙勇安汤加减。生黄芪30g、桂枝10g、赤芍15g、白芍15g、生甘草10g、当归尾15g、玄参12g、金银花30g、黄柏30g、知母12g、炒苍术10g、川牛膝10g、川芎10g、生地黄15g、桃仁10g、川红花10g、巴戟天10g、肉苁蓉10g、女贞子15g、旱莲草15g、紫河车15g、白蒺藜15g，7剂，日一剂，水煎服；

②西药：泼尼松片递减，每日维持量1片5mg；其他西药停服。

2015年2月13日二诊　诸症尚未有明显改善，近日咳嗽。舌红苔白、舌面小红点已减退淡化，脉细弦微数。守方再投14剂；泼尼松片再递减为每日半片2.5 mg。

2015年2月26日三诊　四肢皮肤僵硬已见松软。面部痤疮已渐消退，遗下浅褐色斑，仍咳嗽。舌红苔白、舌面仍有浅红小圆点、舌中少苔，脉细弦微数。守方加炙款冬花10g、百部15g，以润肺止咳，再投7剂。

2015年3月6日四诊　双手肌肤已软，双足胫前内侧抚之仍稍硬，双手握力稍差，咳止。舌红苔黄略厚，脉细弦软微数。守方再加海桐皮15g、豨莶草15g，以助祛风除湿、舒筋活络，再投8剂。

2015年3月14日五诊　双手握力增，泼尼松片仍以维持量，每日服半片2.5 mg。入南昌大学第一附属医院复查，红细胞沉降率：4mm/h，血、尿常规，肝、肾功能及血脂未见明显异常。舌红尖甚、苔黄而略滑，脉细弦软微数。守方加红景天20g，以助活血通络，再进2周；泼尼松片递减为每日1/4片1.25mg，维持一周后停服。

2015年3月27日六诊　手臂外侧皮下结节已消失，但皮肤仍粗糙僵硬，握力仍差。双足胫前外侧皮肤仍僵硬粗糙。胫前皮肤下仍有小结节。面部仍有新的痤疮出现。舌红尖微甚，脉细弦软微数。

观其外证及舌脉，热毒渐退，脉络瘀阻未通。养血活血，化瘀通络，乃刻下康复之需，故采取汤剂＋散剂相结合：①汤剂用当归补血汤合桃红四物汤加味。生黄芪30g、当归尾15g、川芎10g、生地黄15g、赤芍5g、白芍5g、黄柏15g、炒苍术15g、知母15g、桃仁泥10g、川红花10g、川牛膝15g、大活血30g、巴戟天10g、肉苁蓉10g、紫河车15g、生甘草6g、丹皮15g、三棱10g、莪术10g、红景天15g，再进7剂；②

水蛭散（自拟）。炙水蛭21g、炒山药21g，打粉，每日2次，每次3g，早晚用温开水冲服，以增强化瘀通络之力。

2015年5月13日再诊　共11诊，续服养血活血汤剂42剂；化瘀通络散剂6料。面部痤疮及疣瘰（皮脂腺增生）消退；手臂已能活动自如，但手臂外侧及双足胫前皮肤紫褐，仍粗糙、僵硬、缺乏弹性、表面干燥、少量脱屑，手指仍难握拢。舌红苔薄黄，脉弦软。

据其脉证，邪客肌肤，留恋不去。脉络闭阻，津血难以达表而濡养肌肤。细忖之，治疗后期，药物已是强弩之末。必须改善这一状态。苦索之后，悟及《素问·汤液醪醴论》"开鬼门，洁净府"之说。患处乃汗孔闭塞，玄府不通。当开鬼门，启玄府。因此，在继续使用汤药散剂的基础上，配以速汗法，利用汗蒸疗法以冀痊功。安排定期进入汗蒸房汗疗，温度41~43℃，每次30~45分钟，取大汗，汗蒸时频饮温开水补充体液，以助透汗。从而达到开鬼门，启玄府，收濡养肌肤之目的。

2015年5月20日十三诊　因读书上课，只能是每周利用双休日汗蒸二次。刻下，共汗蒸12次，手臂及足胫前皮肤，抚之已有湿润感。手指逐渐松软，握力也随之增加。舌红苔淡黄，脉细弦软。守方再投7剂，坚持每周汗蒸2次。

2015年5月29日十四诊　手足患处皮肤已湿润、柔软，活动较以前自如。而且体重显减。舌红苔淡黄，脉细弦软。

业已收效，拟用散剂及汗蒸善后。

①散剂。水蛭散加味：当归尾25g、炮穿山甲15g、炙水蛭45g、西红花15g，打粉，每日2次，每次3g，早晚空腹温开水送服；

②汗蒸。每周二次。

2015年6月12日十五诊　双手活动及握力复常，皮肤抚之湿润。汗蒸10次后体重减3kg，原激素所致的满月脸，已获改观。舌红苔黄略厚，脉细弦软。停药观察，继续汗疗。

2015年8月7日十六诊　从5月13日开始，每周坚持汗蒸二次，共汗蒸31次。刻下：双上肢外侧皮肤湿润微汗，皮肤松软，颜色略浅暗（有如太阳晒后之色），面目清秀，已能正常参加体育课运动。纳香，眠可，二便调。舌红苔白，脉微弦。

2016年1月27日陪胞姐前来就诊，告知诸症悉除，身体安康，大学如期毕业，并已在深圳受聘并工作。

按 皮肌炎乃西医之结缔组织病，其病因尚不明确，发病与自身免疫有关。中医文献尚无明确记载。根据临床表现和病因病机的分析，类似于痹症、痿证。本案根据《素问·痹论》谓：以秋遇此者为皮痹，故称其为皮痹。故治以益肺滋肾，养血和营而见效；由于本病之复杂性，久治难于痊可，中西医均公认为疑难疾病。而《内经》开鬼门之论，给我们指出了正确的治疗方向。故在传统治疗基础上，开创汗蒸疗法即速汗法。以启玄府而祛邪；温肌肤以扶正气。从而改善微循环，使之得于康复。

8. 冷痹

【案例】 冷痹（交感神经链综合征、双侧腘动脉多发细小斑块）

吴某某 男 60岁 职工

2014年12月11日初诊 四肢酸胀麻木，吹风后冰冷、刺痛已10余年。去年下半年冬季开始加重。现在，一坐下则下肢冷痛不安，冬季还伴有睡眠极差，既不易入睡，睡后又梦多；夏天可略缓解。南昌大学第二附属医院检查：免疫球蛋白G14.6/L，余无异常；类风湿因子<20.10 IU/ML、红细胞沉降率3mm/h；风湿免疫阴性；抗核抗体阴性；肾功能：尿酸469 μmol/l，余项无异常；彩超报告：双侧腘动脉多发细小斑块。肢体神经、肌肉检查印象：①所查肢体周围神经－肌电图未见特征性改变；②四肢肌电图无异常。南昌大学第一附属医院检查诊断：交感神经链综合征。给服草乌甲素片及谷维素片未效。故就诊于中医，刻诊，四肢冰冷疼痛，双小腿肚僵硬并经常转筋。纳尚香，大便日二解、质软，小便尚调。观其面色萎黄，满面愁容。舌红苔黄，脉细弦软而微数。

证属 阳虚气弱，寒邪郁闭。

治法 温经散寒，益气通阳。

方药 黄芪桂枝五物汤合麻黄细辛附子汤加味。炙黄芪30g、桂枝15g、白芍30g、大红枣6枚、生姜3片、生麻黄6g、黑附片10g、细辛3g、制川乌6g、制草乌6g、北防风15g、羌活10g、独活10g、生石膏30g、徐长卿15g、乌梢蛇15g、当归10g、炙甘草6g，

日一剂，水煎服。

2014年12月18日二诊 上药连服7剂后四肢，尤其下肢冰冷及刺痛已见减轻，双小腿肚仍僵硬未减。舌红苔白，脉细关微弦。药已中的，守方加木瓜15g、吴茱萸6g、川牛膝15g，以助温经散寒，再投10剂。

2014年12月29日三诊 小腿肚见松，有时仍会转筋。眼胀流泪。舌红苔淡白，脉细弦。守上方去乌梢蛇，加巴戟天15g、肉苁蓉15g、炒白术10g、陈皮10g，以温肾健脾，再投14剂。

2015年1月10日四诊 小腿肚僵硬减轻，转筋已未发作，眼胀流泪也愈。舌红苔白，脉沉细软。守方再投14剂。

2015年1月23日电话 症状逐渐减轻，身体已在康复，但小腿肚仍然有些僵硬。守上方并以炮姜5g易生姜，加减进退共服76剂。于2015年4月12日改用散剂善后：丹参320g、田七160g、老边条红参70g、肉桂32g，打粉，每日3次，每次3g；同时配合汗蒸疗法，每周三次。入汗蒸房汗蒸，温度41℃左右，时间35~45分钟。

2016年5月27日随访 散剂共服2料（4个月），并配合汗蒸十余次，现已康复如初。

按 本案现代医学诊为交感神经链综合征，认为是多病因导致长期隐性存在的临床综合征。从而产生疼痛感觉障碍、血管功能障碍等，往往被延误治疗。中医学则删繁就简地诊为痹证。痹之从何得之？《金匮要略·血痹虚劳病脉证并治》云："夫尊荣人骨弱肌肤盛，重因疲劳汗出，卧不时动摇，加被微风遂得之。"故经文有画龙点睛之妙！据其四肢麻木、冰冷、刺痛。得知既有"邪在于络"（《金匮要略·中风历节病脉证并治》），又有"风寒湿三气杂至，合而为痹也。……寒气胜者为痛痹"（《素问·痹论》）。故《灵枢·寿夭刚柔》云："寒痹之为病也，留而不去，时痛而皮不仁。"兼之治疗失当，终成顽症。斯病总因营气不足，卫外不固也。故治与黄芪桂枝五物汤益气通阳，养血和营；伍以麻黄细辛附子汤助阳解表，温经散寒而收效。后期治疗结合速汗法汗蒸疗法，以达开鬼门，启玄府，祛余邪之目的。方证相得，其病若失。

9. 尾骶奇冷

【案例】 尾骶奇冷（盆腔炎并盆腔积液）

罗某某　女　35岁　职工

2016年12月28日初诊　尾骶骨空虚并奇冷、怕风，伴下肢冰冷已数月。刻下，由于尾骶骨空虚并怕冷，夜间睡眠需要在腰部绑衣物并用暖水袋。否则即使全身暖和，但尾骶仍冷。而且夜尿多，每晚2~3次。已生育二胎，药流一次。彩超诊断为：盆腔炎并积液。纳香，大便调。舌红苔黄而厚稍腻，脉细弦而少力。

证属　肾阳亏虚，湿邪郁遏。

治法　温肾通络，化气除湿。

①速汗法（汗疗）。每两日汗蒸一次，即入汗蒸房汗疗，温度41~43℃，时间30~45分钟，汗出为度，汗蒸时须频饮温开水，补充体液，以助透汗除湿；

②方药：温肾通络饮加味。补骨脂10g、巴戟天10g、肉苁蓉10g、淫羊藿15g、葫芦巴10g、炒杜仲20g、羌活10g、独活10g、防风15g、炒苍术15g、黄柏15g、怀牛膝15g、黑附片10g、肉桂3g，7剂，日一剂，水煎服。

2017年1月12日二诊　服药7剂、汗疗3次，尾骶冷显减，已无须绑衣物睡眠了。舌红苔淡黄，脉弦软。守方再投7剂告愈。

按　《素问·骨空论》云："督脉者，起于少腹，以下骨中央，女子入系廷孔，其孔，溺孔之端也，其络循阴器，合篡间，绕篡后，别绕臀至少阴。"故本案尾骶奇冷，与少腹内病变（盆腔炎并积液）密切相关，并导致督脉虚损所致。因此，治与速汗法（汗疗）以温阳透汗；与汤药温肾通络饮温督通络，化气除湿而获愈。

10. 虚火喉痹

【案例】 虚火喉痹（慢性咽炎）

田某　女　60岁　居民

2016年5月20日初诊　咽痛、喉梗、声嘶伴微咳，痰少色白、咳吐不爽，反复发作10余年。每次发作必须服用地红霉素肠溶片才有效。否则，必须静脉滴注抗生素二周以上。因有胃炎史，饮食一贯清淡，二便尚调。观其咽两侧深红。舌红苔白、舌面显横向梯状细裂，脉细弦软而微数。

证属　风邪外袭，肺虚蕴热，虚火上灼。

治法　透汗疏风，益肺利咽，清宣润燥。

①速汗法（汗疗）：即定期在汗蒸房进行汗疗，每周二次，或隔日一次。每次30~45分钟，温度40~43℃为宜，取大汗，并及时频饮温开水，补充体液，以助透汗祛邪；

②方药：桔梗汤合桑杏饮加减。桔梗10g、生甘草5g、桑白皮15g、光杏仁10g、生栀子10g、北沙参15g、麦冬10g、冬凌草30g、毛冬青叶10g、川贝母3g（打粉冲服）、栝楼皮10g、苏叶6g，7剂，日一剂，水煎服；

2016年5月27日二诊　诸症减轻，夜间微咳。服中药时已停服地红霉素。舌红苔白、舌面横裂已细浅，脉弦软和缓。守方加木蝴蝶6g，以助润肺利咽，再投7剂。

2016年6月6日三诊　咳止，咽喉仍有痰梗且咽红。舌红苔白，脉细弦软。

肺热未清，拟清宣肺热，辅以行气化痰。

方用银翘马勃散加味。金银花25g、连翘15g、马勃10g、射干10g、牛蒡子15g、毛冬青叶10g、炙款冬花10g、桔梗10g、生甘草6g、黄芩10g、炒厚朴10g、冬凌草30g，上药进7剂后愈。

按　《素问·阴阳别论》有云："一阴一阳结，谓之喉痹"。王冰注解云："一阴谓心主之脉，一阳谓三焦之脉，三焦心主，脉并络喉，气热内结，故为喉痹。"患者年逾花甲，喉痹久患不愈，当为虚火喉痹，又复感风寒而咳，此乃虚实夹杂。故治与速汗法，以透汗疏风；汤药与桔梗汤合桑杏饮加减清宣肺火，润燥利咽而获愈。

11. 大便梗阻

【案例】 大便梗阻（出口梗阻型便秘）

曹某某　女　48岁　居民

2017年1月16日初诊　大便频而不净，肛门梗塞不适10个月。经广东省胃肠肛门医院检查诊断：①出口梗塞型便秘；②直肠前突；③直肠黏膜脱垂。住院并行肛门探查术＋吻合钉取术＋选择性吻合器直肠黏膜环切术＋混合痔外剥内扎术＋肛周美兰布比注射术＋内括约肌部分切除术。术后50天，症状未见减轻，肛门如物堵胀，日解多次，便后肛门难受并挟黏液，心烦不安。有长期的失眠史，已服用启维10年。2016年12月30日南大一附院肠镜提示：直肠炎、直肠黏膜脱垂术后，并未发现明显异常。因无特殊治疗而就诊中医。舌红苔薄而淡黄，脉细弦软数、右关无力。

证属　肺气失宣，肝郁脾虚，脏腑失调。

治法　宣通肺气，燮理阴阳，疏肝益脾。

方药　①汗疗＋刮痧。汗疗，即每天到汗蒸房汗蒸一次，时间45分钟左右，温度40~42℃，以汗出为度，汗蒸时频饮温开水补充体液，以助透汗。同时每3天进行一次刮痧疗法，部位：腿内侧、前面及脊背腰处（足太阴脾经、手阳明大肠经、足太阳膀胱经循行部位），以助宣通肺气；

②燮理汤合四逆散加减化裁。川黄连6g、肉桂3g、法半夏15g、山药30g、炙甘草6g、地锦草30g、北柴胡10g、白芍10g、炒枳壳20g、鸦旦子16粒（去外壳并装入胶囊吞服）、子黄芩12g、茯神15g，7剂，日一剂，水煎服；

2017年1月23日二诊　服药7剂、汗蒸7天、配合刮痧2次，肛门如物堵胀症状减轻，大便次数减少。舌红苔薄白，脉细弦软而微数、右关少力。①中药守方再投14剂；

②停药后坚持每天做一次腹式呼吸、提肛运动，以助康复。

随访　治疗后好转，症状明显减轻。嘱其坚持腹式呼吸及提肛运动。

按　出口梗塞型便秘是由直肠、肛门功能异常引起的便秘。排便次数减少、排便困难、粪便干结为其特征。本病虽对生命没有重大影响，但影响健康与生活，而且难以治愈。虽经多项手术联合治疗，并未取得疗效。

本案为肝郁脾虚，肺失宣肃，脏腑阴阳失调所致。通过中药燮理汤合四逆散舒肝益脾，燮理阴阳；汗疗＋刮痧以宣通肺气；腹式呼吸＋提肛运动以改善直肠与肛门的排便功能。通过速汗法＋刮痧疗法＋中药调理之杂合以治获得了明显的好转与康复。

12. 脏躁

【案例】　脏躁（郁证、焦虑症）

付美莲　女　66岁　居民　南昌市青山湖怡兰苑

2016年11月2日初诊　心烦不寐反复十余年。西医多次诊断为：焦虑症。刻下，郁闷，喜叹息，少兴趣，甚则泣息、伤心，有时又出现短暂惊恐，夜不入寐。有手汗史。纳食口味差，一般是强迫自己进食。曾住院多方检查治疗及心理咨询，服抗焦虑药等。虽可缓解，但一直不愈。目前，睡前必须服1片安定片2.5mg。舌红苔白，脉数微弦、按之无力。

证属　肝旺脾虚，痰热交织，心神不宁。

治法　育阴潜阳，疏肝解郁，疏涤五藏。

方药　①速汗法（汗疗）＋刮痧。汗疗，每周2次进入汗蒸房，温度40~43℃，时间45分钟左右，汗蒸时频饮温开水，补充体液，以助透汗；汗出后施以刮痧术，部位：足少阳胆经、足太阳膀胱经循行部位，以及神门、安眠穴。以助舒筋活络，和畅气机；

②甘麦大枣汤合四逆散、黄连温胆汤加减化裁。淮小麦50g、炙甘草6g、红枣6枚、北柴胡15g、白芍15g、炒枳壳10g、煅龙骨25g、煅牡蛎25g、川黄连10g、法半夏15g、茯神15g、陈皮10g、竹茹10g、生姜3片，7剂，日一剂，水煎服；

③服中药及汗疗时，安定片减为睡前1/2片1.25mg。

2016年11月9日二诊　减服1/2片安眠药，睡眠尚好；2天后再减去半片之1/2片，睡亦安。舌红苔白，脉细弦软。药已中的，守方再投7剂。

据"爱龄汗疗馆"记录　共汗蒸两次。自诉：睡眠已安，之后未再继续汗疗。

按　本案之焦虑，类似于神经症，是由心理社会因素和个性的基础上而引起的。由于失治，或治法过于单纯，从而形成屡治不愈的慢性顽症。因此，采取综合治疗方法：一方面运用中药疏肝解郁，育阴潜阳，并清心涤痰；另一方面运用速汗疗法（汗蒸）＋刮痧术，以舒筋活络，和畅气机，并疏涤五藏。以达到精自生，形自盛的效果。而且，这一疗法能使人通过汗疗、刮痧，立刻获得轻松、愉悦之感，有利于患者增强治愈疾病的信心和希冀。此外，借助于小剂量的安定片，以助达到立竿见影的最佳疗效。

13. 湿毒疹

【案例】 **湿毒疹（特异性皮炎）**

李某某 男 16岁 学生

2015年12月14日初诊 母述：湿毒疹反复发作已4年。湿疹成片，以四肢为主，其过程为：红斑、丘疹、水疱、渗出、糜烂、皮肤增厚。刻下，瘙痒难忍，以夜间重并影响睡眠，必须帮其抓挠，抓后流渗血水，然后结痂。面部两颧、额头皮肤粗糙、脱皮，色黑而灰暗。某医院诊断为特异性皮炎。曾用过激素治疗。纳可，大便结。孩子出生时缺母乳，而以牛奶粉喂养。心率：100次/分，律齐。唇赤如朱，舌嫩红苔薄少，脉弦软数。

证属 积热化火，伤阴生风。

治法 清热泻火，解毒疏风。

方药 ①泻心汤合升降散加味。川黄连10g、黄芩10g、黄柏19g、生大黄10g、炒僵蚕15g、蝉衣15g、片姜黄10g、苦参12g、白鲜皮12g、桑白皮15g、炒苍术10g、蛇床子10g、龙衣10g，7剂，日一剂，水煎服；

②外洗方。千里光1000g，每次一剂，煎水熏洗，每日熏洗一次，可重复使用2次（即煮沸重复使用），以助清热解毒，疏风止痒。

2015年12月26日二诊 内服、外洗共2周。刻诊，皮疹表面湿润，仍痒，夜间加剧，大便仍结。仍唇赤如朱，舌嫩红苔白，脉细濡微数。心率已降至80次/分，律齐。守方加川牛膝15g、防风15g，以增补养肝肾、疏散风邪之力，再投7剂。

2016年1月8日三诊 唇赤转浅，面色黑色斑片已渐见红润。舌嫩红尖仍甚、苔微黄，脉微弦软而微数。心率76次/分，律齐。守上方再加生地黄15g、桃仁泥10g、川红花10g，以提升活血化瘀之力，再投7剂。

嘱 多做户外运动，多食蔬菜，少肉食。

2016年1月18日四诊 下肢皮损结痂脱落减少。舌嫩红苔薄白，脉细弦软微数。守上方去龙衣、蛇床子，加玄参12g、金银花12g、当归尾10g，仿四妙勇安汤意，以凉血活血，再进。

2016年1月25日五诊 老皮痂已脱，显露红色皮肤，痒也减轻，唇红。舌鲜红苔白，脉细弦。守上方再服，并外用散痒拔毒膏。

2016年3月3日六诊 按嘱外加用散痒拔毒膏，皮疹渐退。唇已正红，面部已红润，但仍有皮疹散发。舌仍鲜红苔薄白，脉细弦软而微数。守上方再进。

2016年3月14日七诊 停药后两眼下方又出现新皮疹，色红，表皮稍有屑。舌红尖甚苔白，脉微弦软而微数。守方再进。

2016年3月19日八诊 母述：患儿饮食不当（食辛辣肉食），下肢有反复之势。舌质也又嫩红、苔薄白少苔，脉细弦软而微数。

中药内服、外洗，虽已收效，尚未痊可。此乃玄府开而不透，余邪不尽之故。采取：①速汗法（汗蒸疗法）。利用课余时间之双休日汗疗。即入汗蒸房汗蒸，温度41~43℃，时间35~45分钟，取大汗，并频饮温开水1000mL左右，补充体液，以助透汗。真正地开鬼门，启玄府以宣透肌腠，立达祛邪之目的。②中药守方加减进退再投。

2016年11月4日母述 共续服49剂，汗蒸10余次。湿疹已无新发，皮损尚未痊愈。睡眠已安稳。

2018年8月14日和12月29日，先后因外出旅游等原因而出现双手肘关节外侧、膝关节后部及面部等区域有湿疹复发，黄豆或鸡蛋大小，均以升清降浊，疏风除湿之法，守上方加减进退再服2周而愈。

按 湿毒疹，其特征为皮疹多形，易于渗出，瘙痒无度，分布对称，缠绵难愈。西医的异位性皮炎类似本病，其认为本病是具有遗传倾向的过敏反应性皮肤病。中医则认为乃禀赋不足，脾肾亏虚，湿热内生，感受外邪而发病。故罹患湿毒者，一时很难治愈，极易复发。本案治疗，采取中药内服、外洗，后期以速汗法（汗蒸疗法）等综合治疗；实践证明，必须调整饮食，以素食为主，防止湿热内生；同时坚持户外运动，增强抗病能力；诸法并举，共成痊功。

14. 腿游风

【案例】 **腿游风（丹毒）**

张某某 女 33岁 职工

2015年5月27日初诊 膝关节以下斑块，红肿热痛，此起彼伏，之后逐渐转为黑色瘀斑，皮下形成小结节。每在夏季5月或6月发作已10余年。经多方治疗，曾打胸腺素、服激素等均未治愈。刻下，偶尔手臂也有小块红斑出现。纳香，眠好。已生育一胎，在怀胎时一年中，未发作红斑。舌红苔白，脉细而微弦。

证属　肺胃蓄热，痰瘀蕴结。

治法　清热解毒，凉血化斑。

方药　①四妙勇安汤合托里举斑汤加减。金银花35g、当归10g、玄参12g、生甘草10g、防风15g、白芷10g、陈皮10g、升麻10g、赤芍30g、皂角刺15g、炮穿山甲3g（打粉冲服）、浙贝母15g、竹茹20g，7剂，日一剂，水煎服；

②速汗法（汗疗）。入汗蒸房汗蒸，温度40~43℃，时间30~45分钟，取大汗，并注意饮温开水以及时补充液体。

2015年6月3日二诊　服药7剂，汗蒸6次，尚有新肿胀斑块出现，肿块表面呈紫黑色。月经后期色黑，经行迁延半个月才净。血压90/60mmHg。舌红苔淡黄，脉细软。守方加三棱10g、莪术10g、桃仁泥10g、川红花10g，以助活血化瘀，再投7剂。

2015年6月10日三诊　斑块颜色由紫黑转淡为紫红，但局部仍有胀痛。舌红苔白，脉细弦软。守方加减进退再服14剂。

2016年1月24日电话询　下肢红斑已渐消退，当时虽未痊愈，但随着当时秋凉后也逐渐向愈。是否彻底要观察今年5~6月份是否复发？建议：保持联系。

2016年6月12日电话再访　今年腿部红斑未再发作。

按　丹毒的发生，多由乙型溶血性链球菌引起，其次是G组、B组、C组或D组金黄色葡萄球菌。此外，还有肺炎球菌等。病原菌通过皮肤或黏膜细微的损伤处侵入致病。而每在5、6月份反复发作十余年，实属罕见，乃机体抵抗力低下之故。中医按肺胃蓄热，痰瘀蕴结之腿游风论治。方用四妙勇安汤合托里举斑汤协同以清热解毒，凉血化斑；并通过速汗法以宣透肌腠，祛除痰热之目的。诸法协同，经年痼疾获愈。

二、小针刀术妙用

小针刀疗法，乃朱汉章先生在继承传统的针刺疗法的基础上，结合现代医疗方法而创立的一种行之有效的治疗方法。其既有针灸针一样的穴位刺激效应，又有医学对局部病变组织进行不切开皮肤微小的切割、剖剥、疏通、松解粘连组织，从而达到穴位刺激、微创疗法的综合治疗效应。临证中，根据患者的不同症状，施以针刀术，并在微创操作上不断完善。同时配以药物治疗，收获了创伤小、见效快的效果。典型医案录记以飨同道。

1. 右手麻木

【案例】　右手麻木（右肘肱骨内外髁炎）

刘某某　男　57岁　农民

2018年6月5日初诊　右手胀痛、麻木、乏力、畏寒半年余。半年前开始右手胀痛，并逐渐加重致麻木，握物无力，且手指畏寒不热。触其右肘肱骨内外髁压痛阳性，局部可触及硬结节并有放射至前臂及手指胀痛的症状。

诊断　右肘肱骨内外髁炎。

治拟小针刀松解术　①取右肘平放位；②严格遵守外科无菌操作，取4#—0.8×50小针刀，针刺至内外髁肱骨面，横向铲、撬、拨深层组织2-3次，纵向上下滑动疏通筋膜3~5次。术后嘱：半个月内避免右上肢提、握用力。始术1次而愈。

2. 头晕

【案例】　头晕（颈椎病）

高某某　女　65岁　农民

2015年8月20日初诊　头晕、右手不能上抬，而在深圳市某人民医院X线（DR）诊断：①颈椎退行性改变；②双肩关节轻度退行性变。刻下，右手不仅抬不起，而且有右肩肌肉萎缩并逐渐加重的趋势。怕冷，纳呆，口舌发麻无味，失眠不易入睡，二便尚调。舌红苔白，脉细弦软。

证属　气血亏虚，营卫失和，脉络闭阻。

治法　疏通脉络，益气和营，养血除痹。

方法　①小针刀。取坐姿、低头位；严格遵守外科无菌操作标准。用4#-0.8×50号小针刀，针刺左右侧风池、天柱穴及风府穴，纵向疏通、横向铲剥

2~3 针。C5~6、C6~7 棘间左侧椎旁旁开 1 寸，针刺直至骨面，纵向疏通，横向铲剥 2~3 针；肩井、肩峰针刺疏通；

②方药：黄芪桂枝五物汤合乌头汤加味。炙黄芪30g、桂枝 10g、白芍 15g、红参 15g、当归 10g、制川乌 6g、制草乌 6g、黑附片 10g、生麻黄 5g、防风10g、细辛 3g、羌活 10g、片姜黄 10g、川芎 10g、红枣 6 枚、生姜 3 片、炙甘草 6g，7 剂，日一剂，水煎，饭后服，早晚餐后各一服。

2015 年 8 月 30 日二诊　颈椎小针刀配合内服中药治疗，两手已可自由上抬，并有力气，自觉高兴，血压也由偏低而复常。服药后，头皮出现短暂轻微的麻木感。舌红苔白，脉微缓、微弦。因药后头皮微麻木，故守方加蜂蜜 2 匙同煎，以解毒和药，再投 7 剂。

2015 年 9 月 6 日三诊　头晕及右手症状基本解除，但仍神疲乏力，右手气力仍较正常时弱。而且这一时期腹痛、大便稀，日解 2~3 次。舌红苔微黄，脉微浮而细弦软。

观其脉证，乃肝旺脾虚，气血仍亏。故拟泻肝补脾，益气健脾调治。

方用痛泻要方合香砂六君子汤加减。炒白术 10g、白芍 15g、防风 10g、陈皮 10g、砂仁 6g、炙黄芪 25g、党参 15g、茯苓 15g、白芷 10g、山药 15g、炙甘草 6g、当归 15g、焦山楂 15g、红枣 6 枚、桂枝 10g、醋延胡索 15g、枳壳 10g、生姜 3 片、川芎 10g、川红花 10g，14 剂，日一剂，水煎服。

2015 年 9 月 19 日四诊　腹痛便稀缓解。舌红苔白，脉细微浮。守方再投 14 剂。

2015 年 10 月 21 日电话告　右手症状基本解除，但又出现少寐，入睡 3 小时左右即醒，醒后不易再入睡。故白昼则太阳穴发紧，头晕，精神差。

拟补益心脾善后。

方用归脾汤加减。炙黄芪 30g、炒枣仁 15g、龙眼肉 10g、红参 10g、当归 15g、茯神 15g、生远志 10g、广木香 10g、白术 10g、煅龙骨 30g、煅牡蛎 30g、鸡血藤 30g、红枣 6 枚、生姜 3 片、桂枝 10g、白芍20g、炙甘草 6g，上药连服 14 剂而愈。

2017 年 7 月 10 日随访　其子聂某告，母亲已康复并能从事家务劳动。

3. 痿证

痿证（颈髓型颈椎病改变）

聂某某　男　50 岁　司机

2014 年 6 月 17 日初诊　左肩痛二年。而于去年6、7 月份发现左臂肌肉萎缩，臂力减退，而且冰冷不温。经新干县人民医院 CT 扫描提示：C3/4、C4/5、C5/6、C6/7 椎间盘局部突出，硬膜囊及脊髓受压明显。诊断为：颈髓型颈椎病改变。南昌大学第二附属医院检查肌电图：异常，C5 水平损害累及左上肢周围神经损害；X 线报告：左肩关节未见异常。病前从事司机职业，长期在外从事运输工作。查体：左臂围23.2cm，右臂围 25cm。血压 100/70mmHg。纳香，眠可。舌红苔白，脉细弦软、关尤弱。

证属　脾虚气弱，瘀血阻络，血不养筋。

治法　剔瘀除痹，益气通络，活血壮筋。

方法　①先拟用小针刀局部松解。取坐姿、低头位；常规无菌操作。用 4#–0.8×50 小针刀，针刺C5~6、C6~7 左侧棘突旁开 1 寸左右，至椎体骨面，纵向疏通，横向铲剥 2~3 针；左侧肩井穴、肩髃穴、曲池穴，针刺疏通；

②方药：黄芪桂枝五物汤加味。生黄芪 50g、桂枝 10g、白芍 20g、炙甘草 6g、黑附片 10g、红枣 8枚、石南藤 30g、党参 20g、当归 15g、白术 10g、生姜 3 片、千年健 30g、川芎 10g、香加皮 15g、五加皮15g，5 剂，日一剂，水煎服。

2014 年 6 月 24 日二诊　左手已有热感，左肩及背部坐久后仍痛，并僵硬如板状，躺下休息则缓解。纳可，大便习惯性干结。血压 105/80mmHg。舌红苔白，脉弦软。①守方加羌活 10g，以祛风除湿，再投7 剂；②加服维生素 B1，每日 3 次，每次 2 片，以提高糖代谢及营养神经。

2014 年 6 月 30 日三诊　今日进行第 2 次小针刀术，板结僵硬及疼痛有所减轻。舌红苔白、舌中微黄，脉细弦、重按少力，左手力度有所增大。守上方加重川芎 5g，并加熟地 15g、肉桂 5g，以增加温经通络和养血舒筋之力，再投 10 剂。

2014 年 7 月 14 日四诊　今日又进行第 3 次小针刀术，肩颈尚有一些拘急感。查体：左臂围 23.3cm，略有改善。舌红苔白，脉细弦、重按少力。守上方加鸡血藤 30g、制伏水 1.5g，以助养血通络，再投 14 剂。

2014年8月5日五诊 今日再次重复做了一次小针刀，左肩部仍有一点板结（拘急）不适，已不痛。左臂围23.4cm，右臂围25cm。服药期间，大便泄泻每日2~3次，停药又干结。舌红苔白，脉细软。守方再投14剂。

2014年8月27日六诊 小针刀共做4次，肩颈僵痛已基本缓解。左臂围24cm，身体已增重。现因病长期在家休息。血压110/76mmHg。舌红苔白，脉细弦软微数。①守上方加巴戟天10g、肉苁蓉10g，以助益肾壮骨，再投14剂；②嘱：坚持晨练运动。

2014年11月2日再诊 症情稳定。舌红苔淡黄，脉细弦软。拟用龟胶250g、鹿胶250g、冰糖适量，熬成糖浆调理。

2015年4月23日：来门诊咨询，测其左臂围24.5cm，右臂围25.5cm。嘱其坚持运动调养，并防止疲劳。

2015年11月10日随访 左臂已康复，僵硬疼痛未再复发。

4.痹证

【案例1】 痛痹（腰椎间盘膨出）
万某某 男 67岁 居民

1998年4月12日初诊 左臀至下肢后侧疼痛1个月。在社区医疗站治疗未效。经南昌市第九医院X线诊断：腰椎5-6椎间盘膨出。刻诊，腰痠痛伴左臀至下肢痠胀痛，坐立不安而喜温。按诊：环跳、承扶、委中、承山处均有压痛。舌暗红苔薄淡黄，脉略弦。

证属 风寒外袭，经络闭阻。

治法 祛风散寒，化瘀通络。

方法 ①小针刀松解术。取俯卧位；严格遵守外科无菌操作。用4#-0.8×50小针刀，针对L4~5、L5~S1棘上韧带，棘间韧带，作纵向及横向针刺、铲剥疏通；用3#-1.0×80小针刀，针刺左侧椎旁L4、L5横突尖部及根部上下缘；用4#-0.8×50小针刀，针刺铲剥、疏通左侧竖脊肌起点2~3针。

②方药：豨桐丸加减。海桐皮20g、豨莶草20g、独活10g、制伏水1.5g、台乌药12g、千斤拔30g、桃荷梨30g、汉防己12g，7剂，日一剂，水煎服；

③盐包热敷。方法：食盐1斤，炒热至65~70℃，布袋包装，敷于臀腿。

1998年4月22日二诊 小针刀术后及汤药并热敷后，痠胀疼痛减轻并缓解。

随访 已愈。

【案例2】 腰痛（腰椎病）
王某某 女 51岁 居民

2010年5月28日初诊 椎间盘突出而腰腿痛。刻下，腰痛并牵扯致腿臀处疼痛，行走不利。久坐、久站症状明显。左侧L4-L5、L5-S1椎旁指压痛阳性。舌红苔白，脉细软、左细弦软。

证属 肝血不足，筋脉失养。

治法 养血柔肝，舒筋通络。

方法 ①小针刀松解术：（1）取俯卧位；（2）严格遵守外科无菌操作。用3#-0.8×70小针刀，针刺左侧椎旁L4、L5横突尖部及根部上下缘；用4#-0.8×50小针刀，针刺铲剥、疏通左侧竖脊肌起点2~3针。

②方药：芍药甘草汤加味。白芍15g、炙甘草6g、葫芦巴10g、巴戟天10g、大云10g、山茱萸10g、川断10g、熟地15g、杜仲20g、独活10g、怀牛膝15g、夏天无10g，7剂，日一剂，水煎服。

面告 药后腰痛愈，行动自如。

【案例3】 痛痹（颈肩综合征）
罗某某 男 22岁 厨师

1998年10月16日初诊 颈枕部麻木、痠胀，肩井处及手臂冷痛感已数月。因从事厨师工作，长期从事低头切菜。近数月工作下来，颈枕部及肩井穴处痠胀难受，并逐渐加重而出现冷痛。纳香，眠可，面色淡黄。舌红苔稍腻，脉略浮。

证属 气滞血瘀，风寒相搏。

治法 疏风活络，温经止痛。

方药 ①九味羌活汤。羌活10g、防风10g、细辛5g、苍术10g、白芷10g、川芎10g、黄芩10g、生甘草6g、生地黄15g，7剂，日一剂，水煎服；

②砂包热敷。炒粗砂至70℃左右，棉布包裹，敷患处。以助温经散寒，通络止痛。

1998年11月28日二诊 症状未见明显改善。舌红苔白，脉浮而弦。

按 颈肩综合征和颈椎病的区别是，前者是颈部、肩部、手臂等多处筋膜发生炎症，导致酸软、乏力、麻木、胀痛及活动受限；后者则是颈椎出现病变，诸如颈椎间盘突出、退变、颈椎曲度变直等，并导致颈活动受限、手麻木、头晕耳鸣等症状。故颈肩综合征病情重而复杂，虽治与九味羌活汤祛风通络，温经止痛；配合热敷以温经散寒，通络止痛。在疗效尚不十分明显情况下，果断施之以小针刀术直接松解。

小针刀术 取坐姿，头颈前倾伏案低头位；严格按照外科无菌操作。取 4#-0.8×50 小针刀，在颈 4/5、颈 5/6 棘突旁开一指左右处，用 4 号针针刺至骨面两次；同时中药 + 砂包热敷一周。

三个月后随访 已愈。

【案例 4】 **左肩臂麻痹（颈椎病）**
裴某某 女 49 岁 居民

2013 年 10 月 8 日初诊 左肩臂麻痹、疼痛羁困数年。经摄 x 线诊断为颈椎病。心情郁闷。纳香，便调。舌红苔淡黄略厚，脉细弦软微数。

证属 营血不和，脉络闭阻。

治法 舒筋活络，祛瘀通痹

方法 ①小针刀松解术。取坐姿、低头位；严格遵守外科无菌操作。用 4#-0.8×50 小针刀，针刺 C5~6、C6~7 左侧棘间旁开 1 寸，至椎体骨面，纵向及横向疏通、铲剥 2~3 针；针刺肩井、肩髃、曲池、肩髎穴以疏通经络。

随访 小针刀松解术后，左肩臂麻痹、疼痛愈，但出现下肢怕冷。经心理疏导及服黄芪桂枝五物汤 5 剂而愈。

5. 姜璧

【案例】 **姜璧（腰椎间盘突出症）**
熊某某 男 61 岁 居民

2013 年 10 月 17 日初诊 右腰腿痛伴双手麻木、卧床 4 个多月。缘于腰腿疼痛，以右侧为甚，由于逐渐加重并卧床而入南昌大学第二附属医院住院治疗。检查诊断为"腰椎间盘突出"，经治疗后，毫无起色，带药出院回家康复！故转投中医。刻诊，卧床不起，右腰腿疼痛，并右下肢麻木胀痛、肌肉萎缩明显（中度），伴双手麻木。纳、眠尚可，二便如厕不便，需人扶持，但尚通畅。舌红苔白，脉细微数。

证属 肝肾亏虚，气血凝滞，经络闭阻。

治法 补益肝肾，活血化瘀，疏通经脉。

方药 ①小针刀术治疗：取俯卧位腰部放松；严格按照外科无菌操作；用 3#-1.0×80 小针刀，针对 L4-5、L5-S1 棘上旁开 2 指针刺，纵向疏通上下关节突内外侧缘；右臀区跳针刺松解；委中穴针刺；术后，注意卫生防护、避免劳作、饮食清淡。

②三痹汤合桃红饮加减。独活 10g、川续断 15g、北防风 10g、秦艽 10g、细辛 3g、当归尾 10g、当归身 10g、川芎 10g、白芍 30g、生地黄 15g、桂枝 10g、茯苓 15g、杜仲 20g、川牛膝 10g、怀牛膝 10g、党参 15g、炙甘草 6g、北黄芪 30g、桃仁泥 10g、川红花 10g、徐长卿 15g、千斤拔 50g、西红花 1.5g（分两次泡服），7 剂，日一剂，水煎服。

2013 年 10 月 25 日二诊 妻代述：服药时当即有些头晕，同时出现身痒烦躁。但针、药后已能起床、站立，仍不能持久。守方加知母 15g、生石膏 25g，以助辛凉润燥，再投 7 剂。

2013 年 11 月 1 日告 身痒已除。行、坐、站均已无碍。

2019 年 5 月 11 日相聚时喜告 已完全康复。

三、燔灸巧治蛇串疮

蛇串疮见于《外科大成》。由于缠腰而发，故名缠腰火丹。又名甄带疮、火腰带毒、火带疮、缠腰龙、蛇丹、蜘蛛疮。呈带状多分布于腰肋部的疱疹性皮肤病，西医故称之为带状疱疹，并认为是水痘病毒所致。好发于春、秋季节，成人为多。

本病可因情志内伤致肝胆火盛，或脾失健运，湿浊内蕴，郁久化热，湿热搏结，兼之外感毒邪致病。皮疹发生前常有轻度发热、倦怠乏力、食欲缺乏等。发疹部位的皮肤灼热及针刺样疼痛（沿神经分布而发生），1~3 日出现不规则红斑，继而出现多数成群的粟粒至绿豆大小的丘疱疹，迅即形成水疱，疱液透明清澈，疱壁紧张发亮，周围有红晕，累累如串珠，聚集一处或数处，排列成带状。数日后水疱混浊化脓，或部分破裂、糜烂，最后干燥结痂。病程 2 周左右，但有的皮疹消退后，疼痛持续数周或数月，甚或数年。若失治或治疗失当，则长期不愈，给病人造成极大的痛苦。鉴于此，缩短病程，阻断疼痛，是临证必须穷究的问题。余在九十年代；罹患斯疾，疼痛致夜不能寐。情急之下，悟及《内经》中"得炅则痛立止"。从而就近取材：用脱脂药棉，手撕成蝉翼状，覆于疱疹上，点燃，使其瞬间燔烬，高温过后，疼痛立减并渐入静，之后不药而愈。自此，沿用此法，命名燔灸。燔灸的形成，是在《内经》思想方法指导下的大胆尝试。正如《素问·至真要大论》所云："调气之方，必别阴阳，定其中外，各守其乡。""从外之内者，治其外。"《灵枢·寿夭刚柔》亦云："刺布衣者，以火焠之。"《素问·举痛论》则云："故卒然而痛，得炅则痛立止。"从而，根据这些论述的原则与方法，临证创立了燔灸这一治疗方法。共治疗并收集到的病案43例（不包括随时随地施灸案例），治愈41例，占总95.3%、有效2例，不仅疗效迅速，治愈期短，而且无疼痛后遗症。临证不失为简、便、廉、验之法。

【案例1】 左手臂蛇串疮（带状疱疹）

邹某 男 56岁 职工

1999年9月12日初诊 左手臂外侧带状疱疹2天。疱疹位于手三里穴至肩髃处，绿豆、黄豆大小不等，灼热刺痛。当日因故到军山湖，中餐食了虾蟹及饮酒（乃有意为之），意欲证实疱疹的忌口问题。食前疼痛尚可耐受，食后当晚果然疼痛加剧并辗转难安。舌红苔黄而稍腻，脉濡数。晚9时许，施燔灸。一刻钟后疼痛减轻，10时许安然入睡。

1999年9月13日晚再次燔灸。

1999年9月15疱疹结痂，疼痛缓解，一周后愈。

【案例2】 右前胸、肩胛蛇串疮（带状疱疹）

聂某某 女 77岁 居民

2018年8月6日初诊 带状疱疹20天，在南昌大学第一附属医院做理疗及外涂药2周余，疼痛未减。故求治于中医。前胸至右肩胛处，疱疹仍色红成片。右背部及胁肋处疼痛不安，故失眠，纳无味。舌红边甚、苔黄而略厚，脉濡而微数。

证属 肝经湿热，邪毒瘀阻。

治法 清肝利湿，温经通络。

方法 ①燔灸：当即在疱疹上施以燔灸。隔日一灸；

②方药：龙胆泻肝汤加味。龙胆草5g、黄芩10g、生栀子10g、北柴胡10g、车前子15g、木通10g、泽泻10g、生地黄15g、生甘草5g、当归尾10g、炒苍术10g、醋粟壳6g，5剂，日一剂，水煎服；

2018年8月10日二诊 6日燔灸后，无新生疱疹。右肩下及胁窝处仍疼痛。口干、口苦，入睡难，大便调，小便灼。舌红边甚、苔黄略厚，脉微弦。①守方加淡豆豉10g、滑石粉30g、竹叶10g、醋元胡15g，以助清解利湿、散瘀通络，再投7剂；②再燔灸一次。

2018年8月17日三诊 右肩胛下方至胁窝有时掣痛，抚之麻木。舌红苔黄而稍腻，脉细而微弦。守方加减再投7剂以善后。

随访 其女胡某告，药尽而愈。

【案例3】 左臂、乳房下蛇串疮（带状疱疹）

焦某 女 23岁 职工

2013年6月8日初诊 左臂内侧至左乳房下方带状疱疹3天。刻诊，疱疹已成片，形成黄豆或蚕豆大小水疱，色黯红，灼热刺痛。舌红苔黄而稍腻，脉细弦数、按之无力。

证属 肝经湿热，邪毒瘀阻。

治法 清肝利湿，温经通络。

方法 ①燔灸。当即分段施以燔灸；

②方药：龙胆泻肝汤加味。龙胆草5g、黄芩10g、生栀子10g、生地黄15g、木通10g、车前子15g、泽泻10g、当归10g、生甘草5g、北柴胡10g，3剂，日一剂，水煎服。

2017年6月11日告 燔灸一次则痛大减，药3剂后而愈。

【案例4】 右手腕、肩背蛇串疮（带状疱疹）

林某某 女 50岁 居民

2018年11月16日初诊 右手腕至肩背部疱疹烧灼样疼痛4天。疹红有小疱，经医院静滴阿昔洛韦针，口服加巴喷丁、甲钴胺及维生素B₁，疗效不显，仍疼痛难忍。故就诊于中医。刻诊，右手腕内外侧至右肩背部位疱疹成片，色红而刺痛。因疼痛而导致精神萎靡，而且右手僵硬握拢障碍。舌红苔微黄厚，脉濡微数。

证属 肝经湿热，邪毒瘀阻。

治法　清肝利湿，温经通络。

方法　①燔灸。由于疱疹范围大，采取分步进行。每日一燔灸，先燔灸腕臂，次日燔灸肩背；

②方药：龙胆泻肝汤加味。龙胆草 5g、黄芩 10g、生栀子 10g、生甘草 5g、北柴胡 10g、车前子 15g、木通 10g、泽泻 10g、生地黄 15g、当归尾 10g、醋果壳 10g，3 剂，日一剂，水煎服；

③调整饮食：以五谷、蔬果为主，暂忌食肉及鱼虾。

2018 年 11 月 19 日二诊　治疗 3 次后疼痛缓解 1/3 以上，疱疹已消退 50% 以上。舌红苔黄微厚，脉细弦软而微数。①守方再投 4 剂；②燔灸同上。

2018 年 11 月 23 日三诊　刻下，右肩部位仍遗下痠胀痛。舌红苔白，脉细弦软。守方再投 4 剂。

2018 年 11 月 28 日四诊　右手指痠胀，手指握筷困难并稍颤。舌红尖甚、苔微黄厚，脉濡。①内服守方加野灵芝 12g、羌活 10g，以益气疏风，再投 7 剂；②局部熏洗方：徐长卿 15g、制川乌 15g、制草乌 15g、制南星 15g、法半夏 15g、北细辛 10g、当归尾 15g、桂枝 15g、白芍 15g，2 剂，每 3 日一剂，煎水熏洗右臂患处。

2018 年 12 月 5 日五诊　手僵硬微颤显减，但仍痠胀，夜晚加重。舌红苔白，脉细弦软。①内服方：四妙丸加味。川牛膝 15g、炒苍术 12g、黄柏 12g、薏苡仁 30g、汉防己 10g、白术 10g、生黄芪 25g、炙甘草 5g、野灵芝 12g、醋果壳 6g，7 剂，日一剂，水煎服；②外洗守方。

随访　药尽告愈。

【案例5】左乳房、背部蛇串疮（带状疱疹）

周某　男　27 岁　演员

2009 年 10 月 3 日初诊　左乳房左侧至背部患小水泡疹、色红、成串成片并疼痛一周余。而且逐渐加重。舌红苔淡黄，脉细弦。

证属　血虚肝旺，湿热蕴蒸。

治法　清肝利湿，泻火解毒。

方法　①燔灸。当即在疱疹上施以燔灸，隔日一次；

②方药：龙胆泻肝汤加减。龙胆草 12g、黄芩 12g、北柴胡 15g、车前子 15g、木通 10g、泽泻 10g、生栀子 10g、生甘草 10g、大青叶 20g，5 剂，日一剂，水煎服。

2009 年 10 月 7 日　燔灸共做 3 次，次日回京。

2009 年 10 月 31 日在泰州来电话告知　疱疹已愈。

【案例6】右颈、锁骨蛇串疮（带状疱疹）

罗某某　女　33 岁　某栏目主播

2016 年 4 月 22 日初诊　右侧颈、锁骨前及颈后出现小疱疹、色红痒并刺痛 8 天。某医院诊为带状疱疹，由于妊娠 5 个月，被告知不适宜打针服药，故求治。舌红苔黄，脉细弦数。

证属　肝胆实火，湿毒蕴蒸。

治法　温经疏风，扶正解毒。

方法　燔灸。当即在疱疹上施以燔灸。

2016 年 4 月 25 日二诊　22 日燔灸一次后，颈、锁骨处疱疹已结痂，红褪痒痛止。原颈后发际内疱疹，因碍于头发，故未燔灸，观发内疱疹已自行消退。颈后疱疹，基部仍稍红。舌红苔微黄，脉细弦微数。燔灸后显效，故再燔灸一次。

一周后电话喜告　经 2 次燔灸已愈。

四、石淋的综合治疗

石淋，证名出自《诸病源候论》，早在《金匮要略·五脏风寒积聚病脉证并治》称淋秘。《金匮要略·消渴小便利淋病脉证并治》云："淋之为病，小便如粟状，小腹弦急，痛引脐中。"淋证又分为石、劳、气、血、膏、寒、热七种。石淋只是其中之一，为临证常见病，多发病。罹患斯疾者，多数均需体外震石，或手术取石。在临证探索中，发现运用综合治疗，效果简便、可靠。方法：一是口服中药以通调水道，利尿排石。凡结石小于 0.5cm 者，方用通调利水排石饮（自拟）；二是结石大于 0.5cm，不超出 1.0cm，采取中药＋西药之利尿、解除平滑肌痉挛，达到排石效果；三是不同部位的结石，在药物治疗的同时，采取不同的运动排石法，①原地跳跃法。结石处于输尿管、膀胱，即在服中、西药 15~30 分钟后，原地跳跃，足跟着地，每日运动 3~5 分钟；②倒挂捶腰法。结石处于肾中下盏的，即在服中、西药 15~30 分钟后，倒挂于运动器材之肋木架上（或固定好的木梯上），做捶震腰部的运动，使肾内结石逐渐移向尿道口，以利于进入输尿管而排出体外。诸法相互作用，将极大发挥利尿排石效应。

临证治疗收集的病案 36 例，治愈 20 例，占总 55.5%、好转 13 例（症状消失，尚有残石），占总 36.1%、有效 3 例（症状缓解，或排出部分结石）占总 8.4%。

【案例 1】 石淋（左肾中极结石）

袁某 男 22 岁 职工

2007 年 11 月 5 日初诊　尿血伴腰痛 3 天。平时有腰痛史。B 超检查报告：左肾中极探及 2 枚大小为 0.7cm×0.2cm、0.8cm×0.4cm 强光团，后伴声影。诊断：左肾中极结石。舌红尖甚苔白、舌面散布小红点，脉细弦软。

证属　小肠热盛，水道积热，血失常道。

治法　通调三焦，解痉止痛，利尿排石。

方法　①中药：通调利水排石饮加味。金钱草 30g、海金沙 15g（包煎）、鸡内金 20g、郁金 15g、威灵仙 15g、怀牛膝 10g、炒枳壳 20g、白茅根 30g、猫须草 20g、玉米须 30g、金毛狗脊 10g，10 剂，日一剂，水煎服；

②西药：25mg 氢氯噻嗪片 +0.3mg 硫酸阿托品片，每日各 1 片，口服；

③运动排石法：倒挂捶腰法。服西药 30 分钟后，进行运动。

2007 年 11 月 28 日二诊　腰痛已止。B 超复查，又发现右肾小结石。舌红苔白，脉细弦小数。守方加炮穿山甲 4g（打碎），以化瘀通经，再投 14 剂。

2008 年 1 月 23 日三诊　B 超复查：右肾结石已消失，左肾仍有小结石。舌红苔白，脉细微弦。守方再投 7 剂，同时实施运动排石。

2015 年就诊告　药后结石消失，血尿、腰痛未作，至今安康。

【案例 2】 石淋（右肾上下极结石）

周某某 女 42 岁 农民

2006 年 10 月 14 日初诊　腰痛并发热 3 天。三天前始呈阵发性绞痛并发热。在当地医院静脉滴注抗生素等药（何药不详）后，获得缓解，但夜间仍发热。B 超提示：右肾上、下极结石。舌红苔白，脉数。

证属　下焦积热，煎熬成石，水道梗阻。

治法　清利下焦，解痉止痛，利尿排石。

方法　①中药：八正散加减。金钱草 30g、车前草 30g、鸡内金 20g、木通 10g、萹蓄 20g、生大黄 10g（后下）、车前子 15g（包煎）、瞿麦 20g、生甘草 10g、滑石粉 25g（包煎）、生栀子 10g、通草 10g、猫须草 30g，10 剂，日一剂，水煎服；

②西药：25mg 氢氯噻嗪片 +0.3mg 硫酸阿托品片，每日各 1 片，口服；

③运动排石法：药后 15~30 分钟，倒挂捶振腰部 3~5 分钟。

2006 年 10 月 25 日二诊　药后 B 超复查报告：右肾中极见一个米粒大小强回声，略伴声影。舌红苔白，脉细。守方再投 14 剂。

2006 年 11 月 26 日三诊　B 超复查报告：结石已移至中上盏。仍腰痛。守方加威灵仙 20g、炒枳壳 20g、怀牛膝 12g、金毛狗脊 15g，以行气通络，益肾壮腰，再投 14 剂，同时实施运动排石。

2007 年 4 月 24 日再诊　站立过久后腰痛，伴眼干涩。B 超复查报告：右肾中极及中下极各见 1 绿豆大小强光团，略带声影。舌红苔黄，脉细弦软数。扣击腰部，疼痛呈阳性。拟通调水道，利尿排石。

方用通调利水排石饮加减。金钱草 30g、郁金 12g、鸡内金 30g、海金沙 15g（包煎）、威灵仙 15g、炒枳壳 15g、怀牛膝 15g、杭菊花 12g、枸杞 15g、石斛 15g、夜明砂 15g、金毛狗脊 15g、滑石粉 30g、生甘草 5g、炮穿山甲 3g（打粉冲服），日一剂，水煎服。

2007 年 7 月 6 日四诊　上药共服 60 剂，间断实施运动排石，腰痛缓解，扣击腰部已无疼痛。守方再投 30 剂。

2008 年 3 月 26 日告知，结石排出，B 超证实结石影消失。

【案例 3】 石淋（右肾上极结石）

邹某某 女 32 岁 农民

2005 年 10 月 12 日初诊　尿频尿灼伴腰痛反复发作。B 超报告：右肾上极见一 0.4cm 光点。刻下，腰痛腹痛伴尿频尿灼。舌红苔淡黄，脉细微数。

证属　湿热下注，煎熬成石，水道瘀阻。

治法　通调三焦，解痉止痛，利尿排石。

方药　通调利水排石饮加味。威灵仙 15g、炒枳壳15g、金钱草20g、海金沙10g、怀牛膝10g、鸡内金15g、金毛狗脊12g、郁金12g、炮穿山甲6g（打碎）、六月雪15g、冬葵子12g，14剂，日一剂，水煎服。

2005年10月25日二诊　腰痛虽减，但近二日腰痛且放射至小腹。舌红苔淡黄，脉细弦软微数。①中药：守方加车前子15g，以助利尿通淋，再投14剂；②西药：25mg氢氯噻嗪片+0.3mg硫酸阿托品片，每日各1片，口服；③运动排石法：倒挂捶腰法。服西药30分钟后，进行运动。

随访告　药尽诸症愈，B超证实结石消失。

【案例4】　石淋（右输尿管上段结石并积水）

吴某某　男　43岁　自由职业

2015年3月16日初诊　腰痛伴右腹疼痛，有时尿频尿急并灼热，反复发作1年余。省某医院B超报告：右侧输尿管上段结石，并轻度积水。同时，经常头痛，尤其饮了酒（无论何种酒）；胃时时胀痛，大便呈黑色，查大便潜血，无明显异常。血压115/82mmHg。舌红苔白，脉细而微弦。

证属　下焦湿热，水道瘀阻。

治法　通调三焦，化瘀排石。

方药　通调利水排石饮加味。小叶金钱草30g、郁金30g、鸡内金30g、生黄芪30g、除红花10g、海金沙15g、炒枳壳20g、威灵仙20g、炮穿山甲3g（打粉冲服）、川牛膝15g、刺蒺藜30g、川芎10g、羌活10g，7剂，日一剂，水煎服；

②运动排石法。每次药后，原地跳跃运动3~5分钟。

2015年4月27日面告　排出绿豆大小结石一粒，头痛已愈。

2018年10月30日再访　至今安康。

【案例5】　石淋（右输尿管上段结石并扩张）

袁某某　男　38岁　自由职业

2013年9月7日初诊　右侧腰痛并放射至右下腹疼痛4天。经赣州市民生医院摄腹部平片报告：右侧输尿管上段结石高疑。B超报告：①右肾盂分离，不除外右输尿管扩张；②左肾未见明显异常；尿常规：隐血（+）。舌红苔薄白，脉细弦。

证属　下焦湿热，煎熬成石，水道瘀阻。

治法　通调三焦，解痉止痛，利尿排石。

①中药：通调利水排石饮加味。金钱草30g、海金沙15g、炮穿山甲1.5g（打粉冲服）、郁金15g、鸡内金30g、金毛狗脊15g、威灵仙20g、炒枳壳20g、川牛膝20g、石苇15g、琥珀15g、车前草15g、车前子15g，7剂，日一剂，水煎服。

②西药：25mg氢氯噻嗪片+0.3mg硫酸阿托品片，每日各1片，口服；

③运动排石法。服西药后15分钟做跳跃运动。方法：原地跳跃3~5分钟，足跟着地，以振动冲击输尿管结石。

2013年10月14日二诊　腰痛已解除。昨日南昌第五医院彩超复查报告：双肾、输尿管、膀胱、前列腺未见明显异常。刻下，但右胁肋及腹部总觉得胀闷。舌红苔薄黄，脉细弦软。

患者水道已通，胁肋胀闷，乃病后肝气失疏。故拟疏肝健脾善后。

方用四逆散合越鞠丸加减。北柴胡6g、赤芍10g、白芍10g、川芎10g、炒苍术10g、神曲10g、青皮10g、陈皮10g、鸡内金15g、海金沙15g、威灵仙15g、炒枳壳15g、川牛膝10g、生甘草5g、郁金15g、栀子10g、金钱草15g、石苇15g，7剂，日一剂，水煎服。

2015年12月15日告　腰腹、胁肋痛已愈，B超复查报告：结石消失。

【案例6】　石淋（左肾结石）

于某某　女　55岁　农民

2009年3月12初诊　腰痠伴颜面浮肿已2年。每劳累及稍食咸则浮肿，经常头晕，曾因此昏仆过。当地医院拟肾炎治疗，最近尿常规：红细胞（++）、尿酸盐（+），经多方检查血液生化检查：只是尿酸447.8μmol/L，偏高，其余项目无明显异常；B超报告：双肾、膀胱无异常。曾在当地服了二年中药无效，改服金水宝时出现尿痛，故赴省求治。今日尿常规无明显异常；B超报告：左肾中下极可见大小约0.3cm×0.3cm细小强回声光团，略伴声影。纳尚可，大便稍干燥，日一行，并有痔疮史。舌红苔黄、舌尖部少苔，脉细弦。

证属　下焦湿热，水道瘀阻。

治法　通调三焦，利尿排石。

方法　①中药：通调利水排石饮加味。金钱草30g、鸡内金30g、郁金15g、海金沙15g（包煎）、金毛狗脊15g、威灵仙20g、炒枳壳20g、川牛膝10g、炮穿山甲6g、蛇舌草30g、蒲公英30g、玉米须30g、冬葵子10g、滑石粉30g（包煎）、生甘草5g、生黄芪30g、白茅根50g，15剂，一日一剂，水煎服；

②运动排石法：倒挂捶振腰部，每日1次。

2016年1月24日电话询　其夫曾先生告：妻子腰酸面浮已愈，B超复查报告：双肾无异常。头晕、昏仆也愈，身体安康。

【案例7】　石淋（双输尿管下段结石）

邹某某　女　25岁　农民

1991年5月1日初诊　右腰阵发性绞痛持续约半小时，伴尿急窘迫及恶心呕吐。除腰痛、尿急窘迫外，近期大便也干结难解。南昌市第三医院检查尿常规：蛋白质（+-）、白细胞0~2个/HP、红细胞3+，诊为：肾结石并肾绞痛。舌红苔白，脉细弦。

证属　下焦积热，煎熬成石，水道瘀阻。

治法　通调三焦，解肌通络，利尿排石。

方药　①通调利水排石饮加减。郁金12g、金钱草20g、鸡内金20g、金毛狗脊15g、海金沙10g、威灵仙20g、白茅根40g、冬葵子10g、生大黄6g、车前子20g、川牛膝15g、炒枳壳20g，7剂，一日一剂，水煎服；②运动排石法。药后原地跳跃3~5分钟。

1991年8月13日再诊　上次服药及跳跃运动后，右腹持续作痛并尿中带血块，药尽血止痛去。刻下，左侧腰腹复痛。8月9日在市三医院摄片提示：盆腔左下方垂骨嵴内见芝麻大小不规则钙密影。诊为：左输尿管下段结石。舌红苔薄白，脉细弦。之前右输尿管结石愈后，左侧又出现结石，乃为漏诊。症状基本相似，故守方去大黄、车前子，加重威灵仙10g、海金沙10g，加赤小豆30g、当归6g，以助和血通淋，再投10剂。

1991年8月25日三诊　腰腹痛减轻。刻下，左侧腰疲痛伴腹部仍闷疼。舌红苔薄白，脉细弦。守方再投10剂，药后进行跳跃运动。

1991年9月8日四诊　排出芝麻大小砂粒多个，腰痛愈。舌红苔薄白，脉细弦。守方再投7剂以善后。

2021年5月21日胃病就诊询及　结石愈后未再发作。直至2014年出现过尿时排出小结石，之后间断性的排出小结石，但从无有疼痛症状。

【案例8】　石淋（尿路结石）

彭某某　男　36岁　农民工

2000年7月12日初诊　右侧腰腹胀痛反复发作1年余。厦门市中山医院B超报告：右输尿管下段膀胱入口处，小结石（7mm×4mm大小）伴扩张。诊断：尿路结石。舌红苔白、舌体稍胖、舌根部苔淡黄而厚，脉沉细弦。

证属　下焦湿热，煎熬成石，水道瘀阻。

治法　通调三焦，解痉止痛，利尿排石。

方法　①中药：通调利水排石饮加减。鸡内金15g、郁金10g、海金沙10g、金毛狗脊15g、金钱草15g、威灵仙15g、炒枳壳30g、怀牛膝10g，14剂，日一剂，水煎服；

②西药：0.3mg阿托品片+25mg氢氯噻嗪片，每日各一片，口服；

③运动排石法：服西药30分钟后，原地跳跃运动3~5分钟。

2000年10月从福建来电话　腰腹痛已愈，结石已排出。

【案例9】　石淋（左肾上盏结石）

王某某　男　36岁　木工

2007年6月4日初诊　腰疲胀1年，1月前左腰阵发性刺痛。B超报告：左肾上盏结石4mm×4mm。纳香，眠可，大便尚调。舌红苔白，脉沉细弦数。

证属　肾虚湿热，煎熬成石，水道瘀阻。

治法　通调三焦，化瘀通络，利尿排石。

方法　①中药：通调利水排石饮合六一散。金钱草30g、郁金15g、海金沙15g、鸡内金20g、金毛狗脊15g、威灵仙20g、炒枳壳20g、怀牛膝15g、炮穿山甲6g（打粉冲服）、滑石粉25g（包煎）、生甘草5g，7剂，一日一剂，水煎服；

②西药：0.3mg阿托品片+25mg氢氯噻嗪片，每日各一片，口服；

③运动排石法：倒挂捶腰运动，每日一次，每次3~5分钟。

2007年6月11日二诊　昨日下午，腰痛伴小腹胀痛加剧，睡后缓解。舌红苔白，脉细弦软。守方再投 7 剂。嘱：氢氯噻嗪片、阿托品片照服，同时坚持倒挂捶腰运动。

2007 年 6 月 21 日三诊　腰痠胀痛已除，自觉轻松，劳动无碍。舌红苔薄白、中根部苔淡黄，脉细弦软。守方再投 12 剂。

2007 年 7 月 3 日四诊　药至第 7 剂时，小便时尿道口突然刺痛、尿断，瞬间通畅，如释重负。B超复查报告：双肾及输尿管未见明显异常。

五、针灸新知

1. 自创新穴：腰伤穴

腰扭伤—腰部急性软组织损伤的病机，主要是体虚，风寒客滞经脉（寒主收引，导致经脉不利），又因突然闪挫、剧烈活动或起卧时体位不当等，使肌肉无准备地强烈收缩和牵拉，导致局部肌肉、韧带等组织的部分损伤或撕裂所致。在长期临证中，发现人体上肢，手阳明大肠经的循行部位，曲池穴下方二横指，桡骨外侧上方，屈腕肌上方的凹陷处，发现一敏感点—腰伤穴，通过按压或针刺，可取住痛移痛之效。

取穴方法：术者用拇指腹点按穴位，若出现强烈的酸、胀、麻感为得气，亦即为取穴准确的表征；

治疗方法：采取穴位点按术，同时与局部按摩相结合。施术方法：术者找准腰伤穴后，以顺、反时针方向分别点按旋转按摩，使穴位出现强烈的酸、胀、麻感。之后局部按摩：术者用手掌的大小鱼际按摩阿是穴和疼痛部位，使局部组织充血红润发热，并出现轻度的酸、胀、麻感。同时配以捏拿弹拨配穴的经筋，以提高温经散寒、舒筋活血、通络止痛的功效。若是穴位按摩疗效不十分满意，可采取针刺治疗。临证共治疗 31 例，在 1~2 次治疗后获愈，疗效突出。

［注］自创腰伤穴已发表于 1999 年《针灸世界》（英文版）。

【案例 1】腰痛（急性腰扭伤）[1]
陈某某　58 岁　教授

1997 年 9 月 10 日就诊　腰痛 1 天。缘于昨晚扛自行车扭伤腰部，突然疼痛剧烈。今日行动困难，俯仰转侧不利。正值全国医药学报会议今日在学院召开，

身为东道主故十分着急而求诊。舌红苔白，脉弦。

证属　劳伤经筋，脉络闭阻。

治法　舒筋活血，散瘀通络。

方法　点穴按摩法。当即：点按腰伤穴（双）10 分钟，嘱其活动腰部即感疼痛减半；继而按摩阿是穴 10 分钟，局部发热后，自述疼痛大减，已能转动腰部。高兴轻松地去准备会议事务。

同年 12 月 16 日再诊　昨日又不慎闪了腰，刻下疼痛，活动受限。当即按前法点按施术。第二天喜告：腰痛已愈。

【案例 2】腰痛（急性腰扭伤）[2]
李某某　男　80 岁

2017 年 8 月 21 日就诊　突发左腰痛。缘于昨晚搬物，突然左侧腰痛。今日赴公园晨练，难于俯仰，走路艰难。舌红苔白，脉细弦。

证属　肝肾亏虚，寒客经脉。

治法　舒筋活血，散寒通络。

方法　点穴按摩法。当即：点按腰伤穴（双）5 分钟后，获得缓解；继之，推按阿是穴及背部，局部出现热感后，自觉已愈 80%。次日喜告：腰痛愈。

【案例 3】腰痛（急性腰扭伤）[3]
胡某某　男　68 岁　居民

2019 年 6 月 15 日就诊　右侧腰痛一天。昨日搬重物扭伤腰部，疼痛难受。刻下，双手叉腰前来公园练拳处求诊。自诉扭了腰，不能转动俯仰。舌红苔白，脉细弦。

证属　肝肾亏损，劳伤筋脉。

治法　舒筋活血，散瘀通络。

方法　点穴按摩法。当即：点按腰伤穴（双）5 分钟，即感疼痛减轻；再推按右侧阿是穴及双侧腰部令其局部发热后，已能俯仰弯腰。

【案例 4】腰痛（急性腰扭伤）[4]
邹某某　男　57 岁

1999 年 5 月 5 日就诊　右侧腰部（髂脊上方）扭伤二周。曾注射阿尼利定、夏天无 5 天，疗效不显。舌红边甚、苔黄稍厚腻，脉细弦软偏数。

证属　肝肾亏损，劳伤筋脉。

治法　补益肝肾，舒筋活络。

方法　①点穴按摩法。点按腰伤穴（双）10分钟，局部按摩5分钟后，当即自述疼痛已减七成，俯仰轻松；

②方药：六味地黄汤加味。山茱萸10g、熟地黄15g、山药15g、牡丹皮10g、泽泻10g、茯苓15g、骨碎补10g、大活血15g、伸筋藤15g，日一剂，水煎服。药4剂而愈。

【案例5】　腰痛（急性腰扭伤）[5]
项某某　女　74岁　居民

1999年8月28日就诊　腰2-3椎处，晨起劳动扭伤，俯仰不利，腰背难以转动。舌红边甚、苔薄淡黄，脉细略弦。

证属　肝肾亏虚，经脉失养。

治法　养血疏肝，散瘀通络。

方法　①点穴按摩法。当即点按腰伤穴（双）及按摩局部疼痛处15分钟后，自述疼痛减轻；

②方药：血府逐瘀汤加味。北柴胡10g、当归10g、川芎10g、生地黄15g、赤芍10g、川红花10g、桃仁10g、炒枳壳15g、桔梗10g、怀牛膝10g、炙甘草6g、金毛狗脊10g，日一剂，水煎服。药7剂而愈。

【案例6】　腰痛（急性腰扭伤）[6]
陈某某　男　61岁　职工

2015年1月19日初诊　腰痛一周余。因履职于浙江宁波市，突发腰扭伤，故从宁波乘飞机前来就诊。刻下，腰痛不能转动俯仰，双手叉腰，卧起均十分艰难痛苦。舌红苔白，脉细弦。

证属　肝肾亏虚，动伤经脉。

治法　宣通任督，舒筋活络。

方药　针刺+低频脉冲电疗。取穴：腰伤穴（双）、阳溪（双）、人中（水沟）、承浆，留针15分钟，拔针后，当时可自行从治疗床上坐起并下床。

2015年1月20日二诊　昨晚睡眠翻身已基本无碍。按上法再针一次，并告愈，不日返回宁波。

【案例7】　腰痛（急性腰扭伤）[7]
张某某　女　37岁　个体

2011年5月9日初诊　突然腰痛2天。前天不慎扭伤腰部，疼痛难受，不能俯仰，卧下缓解，纳食如常。X线报告：腰椎无明显异常。舌红苔白，脉细弦软。

证属　肝肾亏虚，动伤经脉。

治法　祛风活络，疏通经气。

方药　针刺+低频脉冲电疗。取穴：腰伤穴、阳溪、委中、悬钟（双），留针15分钟。拔针后当即松解，腰部已可轻度俯仰转动。两天后告愈。

【案例8】　腰痛（急性腰扭伤）[8]
李某某　男　58岁　医生

1996年7月21日　腰痛，不能俯仰、转侧两天。21日不期同一卧铺车厢出差，发现其起坐全赖双手支撑或牵拉，十分痛楚。询及因两天前不慎扭伤腰部，曾经南昌某医院按摩治疗未见明显好转。因赶赴北京参加防痨学术会议，而终止治疗。观其舌红苔白，脉象弦软。

证属　肾虚感寒，筋脉挫闪，经络闭阻。

治法　温经散寒，舒筋活血，通络止痛。

方法　当即施以点穴推拿法。取穴：主穴：腰伤穴（双）。取穴部位：手小臂外侧，屈腕肌上方（曲池穴下方）凹陷处即是，按之酸、胀、麻；配穴：阿是穴、肝俞（双）、肾俞（双）、委中（双），同时配以捏拿昆仑、太溪穴数次。

手法与步骤　按照先泻后补，先局部（按摩配穴并弹拨肝、肾俞经筋和捏拿跟腱即昆仑、太溪穴数次）；后主穴以点按的方法进行。

效果　施术后，大约不及30分钟，患者即能用双手稍作扶撑坐起和站立，腰部能缓慢俯仰转动，回赣后来电话致谢并告知：治疗后顺利圆满地完成了会议任务。

【案例9】　腰痛（腰椎病）
李某某　女　60岁　居民

2009年7月30日就诊　腰痛一天。今晨入公园晨练，双手扶叉着腰部，呈痛苦状，走上十几步，需歇一歇。素有慢性腰痛，医院多次诊断为腰椎病，昨日加重。舌红苔白，脉细弦。

证属　肝肾亏虚，脉络瘀阻。

治法　舒筋活血，散瘀通络。

方法　点穴按摩法。当即点按腰伤穴（双）五分钟，推按肾俞、夹脊穴局部发热后，腰痛缓解。

2. 围针消瘿

甲状腺结节并囊性变，西医手术治疗是唯一方法。该病为中医瘿的范畴，中医学认为此乃由忧患气结所生（《诸病源候论》）。其形成乃痰瘀胶结所致。细究：痰瘀乃阴邪，其又伏于筋骨，处于阴之阴。《灵枢·寿夭刚柔》云："审之阴阳，刺之有方。"又云："刺营者出血，刺卫者出气，刺寒痹者内热。"刺寒痹"以熨寒痹所刺之处，令热入至于病所。""每刺必熨，如此痛已矣。"为达内热之目的，在传统的十二节刺中的齐刺与旁针刺的基础上，故创制围刺法，即围绕结节与囊肿，用毫针上下左右直刺，并用艾条灸之；同时配以穴位刺灸，以调神治气，疏通经脉。同时运用汤药行气散结，化痰软坚。针、灸、药杂合以治，竟获殊效。

【案例】 肉瘿（右侧叶甲状腺结节）

史某某 女 56岁 退休职工

2016年7月6日初诊 甲状腺囊肿并结节。颈部右侧喉结偏下方，有一肿块，逐渐增大、突出表皮并感觉有挤压感。昨日南昌大学第一附属医院超声报告：右侧叶甲状腺内可见多个、大者约 2.6cm×1.4cm 囊性为主混杂回声结节，边界清晰，形态规则，内未见钙化。诊断：右侧叶甲状腺结节，考虑结甲并部分囊性变可能（TI-RADS3级），并建议手术治疗。

因惧于手术，故就诊于中医。触摸肿块质硬，边界清晰，可移动。观其甲结似蚕茧大小，突出于外，皮肤无改变。舌尖灼痛，纳、眠尚可，二便调。舌红尖微甚、舌苔薄而淡黄，脉弦软。

证属 脾虚气滞，痰瘀互结，经脉瘀阻。

治法 行气散结，疏经通络，化痰软坚。

方法 ①围针+温针疗法。围针与穴位温针：在肿块上下左右针刺，然后用艾条温灸针柄，表面皮肤潮红发热为度；穴位针灸：中脘、神阙、三阴交、足三里、丰隆（双），针刺后，各灸三壮，隔日一次，每周2~3次；

②方药：海藻玉壶汤加减。海藻10g、昆布10g、法半夏10g、浙贝母10g、龙胆草6g、陈皮10g、炮穿山甲3g（打碎）、黄药子10g、郁金15g、莪术10g、山慈菇15g、茯苓10g、生地黄12g、生麦芽30g，7剂，日一剂，水煎服。

2016年9月16日再诊 70天来，共针25次、服中药56剂，肿块已见缩小，喉中压迫感减轻。舌尖灼痛已除。舌红苔薄白，脉细弦软、寸微浮。守方加柴胡10g、白芍10g、枳实10g、夏枯草30g、猫爪草15g，以助疏肝健脾、消肿散结，再进。

2017年1月18日三诊 再诊后，间断服药33剂，肿块既未缩小，亦未增大。纳、眠均可，二便调。舌红苔薄白、舌尖微红甚，脉细弦软、寸微浮。

痰瘀久凝不散，一时难以奏疼功。经云："故圣人杂合以治，各得其所宜，故治所以异而病皆愈者，得病之情，知治之大体也"（《素问·异法方宣论》）。遵经旨当灵活变通，杂合以治。故除继续围针+温灸外，汤药改为膏方缓图。①围针+温灸，按前法；②膏方：守原方加减：胆南星10g、法半夏15g、青皮10g、陈皮10g、枳实10g、白术10g、茯苓15g、竹茹10g、炙甘草6g、内红消30g、猫爪草15g、山慈菇15g、浙贝母15g、夏枯草30g、炮穿山甲5g、三棱10g、莪术10g、生麦芽30g、北山楂15g、炒莱菔子10g、赤小豆15g、重楼10g、当归尾10g、白芍10g、北柴胡10g、红枣6枚、生姜3片，7剂，水煎后，兑蜂蜜熬成糖浆，每日3次，每次15ml，温开水送服。

2017年4月12日四诊 在服膏方的同时，再针灸27次，肿块已明显缩小。舌红尖微甚、苔薄白、舌中有一纵细浅裂纹，脉细弦、寸浮。按上述方法继续治疗。

2017年9月29日五诊 膏方未间断，按上法续围针与温针21次。肿块（甲结并囊肿）已平复。停药、停针观察。

2018年10月2日超声检查报告 甲状腺右侧叶可见一个椭圆形混合回声结节，大小约 14mm×11mm。较之首次超声报告，数量由多个减为一个，体量也大大缩小，表面平复。

六、医方新创

医方，自秦汉之际的《黄帝内经》载方12首；东汉·张仲景《伤寒论》载方113首、《金匮要略》载方262首，医方就开始有了方剂名，故称其为方书之祖，又称为经方。后世依此，方书层出不穷。至近代《中医方剂大辞典》载方13万之多。但是，临证中人们仍在不断地认识和探索，新的、屡用不爽的验方亦不断地被发现和创制。余在学用前贤方剂的基础上，经随证加减记录筛选，总结了几首行之有效的方剂。

1.通调利水排石饮

通调利水排石饮，方组：威灵仙15~30g、小金钱草15~30g、炒枳壳15~30g、海金沙10~15g、鸡内金15~30g、郁金10~15g、金毛狗脊15~30g、川牛膝10~15g、炮穿山甲3~5g。本方用于治疗肾虚瘀滞，湿热下注之尿路结石证。方义：威灵仙宣通五脏，去膀胱恶水，通络止痛。小金钱草清热利湿，同为主药；海金沙利水通淋，鸡内金消癥化石，郁金行气活血，为辅药；枳壳顺气除壅，金毛狗脊强腰补肾，牛膝引药下行，炮山甲其性走窜，通经利窍，共为佐使，共奏通调三焦，利水排石之功。临证可随症状的异同而加减用之。临床共治154例，治愈68例，占总44.2%、好转33例（症状消失，尚有残石），占总21.4%、有效47例（症状缓解，或排出部分结石），占总30.5%、无效6例，占总3.9%，总有效率96.1%。

【案例1】 石淋（右肾结石）[1]

章某某　女　9岁　学生

2007年7月16日初诊　家长代述：经常尿频尿急，或血尿。经南昌大学第二附属医院B超报告：右肾小结石（约5mm×4mm）大小。形体消瘦，纳差，大便日1~2行。舌红苔白，脉细。

证属　气机不畅，水道瘀结。

治法　通调三焦，利水排石。

方药　通调利水排石饮加味。金钱草12g、海金沙10g（包煎）、郁金8g、金毛狗脊8g、鸭内金15g、威灵仙10g、怀牛膝8g、炒枳壳10g、炮穿山甲5g（打碎）、北黄芪12g、太子参10g、白术8g、陈皮8g、北山楂10g、生麦芽15g，14剂，日一剂，水煎服

2007年8月1日二诊　小便已畅，饮食增，大便日一行。今日在南昌大学第二附属医院复查B超报告：尿路未见异常，结石消失。舌红苔微黄，脉细。

患孩结石虽去，但脾虚肾亏，水道不畅，尚待调治。故拟健脾益肾，利尿通淋以善后。

方用健脾丸化裁。北黄芪15g、太子参10g、白术7g、生麦芽20g、枳实6g、北山楂12g、神曲10g、鸭内金15g、野生紫芝10g、陈皮7g、生甘草3g、威灵

仙10g、红枣2枚、生姜1片，再进两周以善后。

【案例2】 石淋（右肾结石）[2]

王某　男　72岁　退休工人

2008年7月12日初诊　腰痛伴小便艰涩反复发作。B超提示：右肾结石（6mm×5mm、5mm×4mm）。有高血压病史，正在服用圣通平片。舌红苔黄、舌尖红甚，脉弦而略滑。

证属　气机不畅，水道瘀结。

治法　通调三焦，利尿排石。

方药　通调利水排石饮加减。金钱草30g、金毛狗脊15g、郁金15g、鸡内金15g、海金沙15g、炒枳壳30g、威灵仙30g、怀牛膝15g、白茅根30g、猫须草15g、石斛15g，7剂，一日一剂，水煎服。

2008年7月21日二诊　药后腰痛、小便艰涩缓解。舌红苔黄，脉弦、重按少力。守方再投14剂。

2008年8月11日三诊　已排出结石一颗，腰仍瘀痛。南昌市第三医院B超复查报告：右肾中极0.5cm×0.3cm，伴声影强回声光团。血压118/64mmHg。舌红苔薄黄、舌中黄厚，脉弦软。守方再投14剂。

2008年8月25日四诊　腰仍瘀痛，脉舌如前。守方加山茱萸10g，以提高补养肝肾之力，再投14剂。

2016年1月4日随访　腰痛及小便艰涩至今未再发作，超声检查已未发现结石。

【案例3】 石淋（右肾结石）[3]

陈某某　女　63岁　居民

2015年2月18日初诊　腰瘀胀伴颜面浮肿已数月之久。刻下，浮肿漫及下肢，腰瘀以右侧为甚，同时出现尿灼不适。纳食尚可，大便调。彩超检查报告：右肾肾盂局部扩张；右肾集合系统局部分离约10×8mm。诊断：①右肾结石？②右输尿管扩张并右肾积水。尿常规：隐血（+-）10cell/ul，蛋白质（+-）0.15g/L。镜检：红细胞2~5个/HP，白细胞0~5个/HP。观其面部及下肢微肿。舌红苔薄而淡黄，脉细软。

证属　湿热下注，脾虚水泛，水道瘀阻。

治法　清利下焦，健脾渗湿，利尿排石。

方药　小蓟饮子合五皮饮加减。小蓟20g、生蒲黄10g、焦栀子10g、炒藕节10g、桑白皮15g、生姜皮6g、大腹皮10g、茯苓10g、茯苓皮10g、陈皮10g、车前草30g、竹叶10g、田七粉3g（分2次冲服），7

剂，日一剂，水煎服。

2015年2月26日二诊　腰痛缓解，下肢肿除。舌红苔薄白，脉微弦而少力。药已中的，守方加海金沙15g、鸡内金15g，以增强健脾利水之力，再服7剂。

2015年4月17日三诊　南昌大学第二附属医院复查彩超诊断：右肾结石，5mm×4mm大小。余无明显异常。舌红苔白、舌边有齿痕，脉细弦软。

按　积水已去，右肾结石诊断明确，故拟通调利水之法。

①方用通调利水排石饮加味。小叶金钱草30g、海金沙15g、郁金30g、鸡内金15g、金毛狗脊15g、炒枳壳15g、威灵仙15g、川牛膝15g、玉米须50g、炮穿山甲3g（打粉冲服），再投14剂；

②运动排石。每天做原地跳跃运动1次，3~5分钟。

2015年9月11日告　腰痠浮肿愈。复查彩超报告：双肾及尿路无异常。

2018年11月19日再访　至今安康。

【案例4】　石淋（右肾结石）[4]

胡某某　女　38岁　个体

2013年4月19日初诊　左侧腰痛5天。五天来腰痛阵发性发作，睡后因痛致醒。经深圳宝安区沙井某医院彩超报告：右肾囊肿并囊内结石。经打点滴3天，腰痛未见减轻，故返赣就治。刻下：左侧腰部持续性胀痛，伴恶心欲吐。之前在深圳某医院检查报告：左附件区囊肿，盆腔积液。1998年曾患肾结石。舌略淡红苔白润，脉细微弦无力。

证属　肾气不足，湿热下注。

治法　通调利水，益肾通淋。

方药　通调利水排石饮加减。小叶金钱草30g、鸡内金30g、海金砂15g、金毛狗脊15g、郁金30g、炒枳壳15g、威灵仙20g、川牛膝15g、生大黄6g、蝉衣6g、僵蚕10g、巴戟天10g、黑附片10g、肉苁蓉10g、肉桂4g、炒杜仲20g、川断续15g、葫芦巴10g，7剂，日一剂，水煎服。

2013年4月26日二诊　药后腰痛即止。刻下，腰部稍有一些胀闷。舌红苔薄白，脉细而微弦。守方加田七粉5g（冲服），再投10剂（带药回深圳）。

随访　已愈。

【案例5】　石淋（左肾钙盐结晶）

邹某某　女　46岁　居民

2013年4月17日初诊　腹痛，每以下午发作已1月余。腹痛时全身乏力伴头痛。纳可，眠亦可，大便调，小便灼涩。查尿常规：隐血（++）。B超报告：左肾钙盐结晶。血压：105/75mmHg。舌红苔白，脉弦而无力。

证属　下焦湿热，煎熬成瘀，水道阻塞。

主治　清解积热，通调水道，利尿通淋。

方药　通调利水排石饮加减。金钱草30g、郁金15g、赤芍15g、白芍15g、生甘草6g、鸡内金30g、海金沙15g、威灵仙20g、炒枳壳15g、川牛膝15g、醋柴胡10g、仙鹤草30g、琥珀30g、车前子15g、车前草15g、广木香10g，7剂，日一剂，水煎服。

2013年4月24日二诊　腹痛转为隐隐作痛。小便增多，但胃脘及乳房有短暂胀痛。纳食香，大便调。舌红苔薄黄，脉弦而少力。守方加青皮10g、陈皮10g，以增疏肝行气之力，再投7剂。

2013年5月8日三诊　腹痛已基本缓解，5月6日查尿常规：葡萄糖（+）、红细胞（+）。7日查空腹血糖为6.1mmol/L。舌红苔薄白，脉弦而少力。守方再投7剂。

2013年5月15日四诊　昨日南昌大学第一附属医院复查彩超报告：双肾、双输尿管上段、膀胱未见明显异常（钙盐结晶已清除）；子宫、双附件未见明显异常。舌红苔白，脉细弦软。守方再服7剂以善后。

【案例6】　石淋（左输尿管下段结石）

邹某某　男　24岁　农民

1986年6月2日初诊　经常尿急尿频，甚至肉眼血尿。江西医学院第二附属医院摄X线腹平片显示：绿豆大小不规则密影。诊为：左输尿管下端结石。舌红苔薄黄，脉滑微数。

证属　湿热相搏，湿热下注，水道瘀阻。

主治　通调三焦，清热凉血，利尿排石。

方药　通调利水排石饮加减。金钱草20g、郁金15g、鸡内金10g、海金沙15g、赤芍15g、当归10g、冬葵子10g、琥珀末3g（冲服）、威灵仙15g、炒枳壳15g、川牛膝10g，10剂，日一剂，水煎服。

1986年6月13日二诊家长代告　尿急尿频减

轻，要求续服。故守方再投5剂。

1986年8月20日患者欣喜来告 服药10余剂后，已排出一绿豆大小结石。诸症悉除。

【案例7】 石淋（右肾下极结石）

王某某 女 43岁 教师

1993年2月6日初诊 腰时常痠痛1年，加剧2个月。缘于一年前双侧肾区均时时痠胀疼痛，未予介意。到去年11月份加剧，并出现胃肠症状，如呕吐、纳减等。经省级公共医疗门诊部检查发现：右肾下极有绿豆大小结石。经服结石通及在江西中医学院附属医院门诊服中药12剂，胃脘不适及腰痠减轻。停药后又出现腰痠难受，易医再服中药19剂，未见疗效。刻下，腰仍痠痛。查尿常规：尿蛋白（−）、红细胞（−）、白细胞0~2个/HP。舌淡红、苔薄白润，脉细软。

证属 肾气亏虚，水道瘀滞。

治法 通调三焦，利尿排石。

①中药：通调利水排石饮加减。金钱草30g、金毛狗脊15g、海金沙10g、炒鸡内金30g、郁金10g、威灵仙20g、川牛膝20g、炒枳壳30g、川续断10g、北枸杞15g，7剂，日一剂，水煎服；

②运动排石：配合做倒挂捶腰运动。方法：药后15~30分钟，倒垂于肋木架上，捶拍腰部3~5分钟，利用外部震动，使结石移入输尿管口，以利排出。

1993年2月13日二诊 饮食已增，精神状态改善。每日早晨作倒挂运动，约10分钟。舌红苔薄白，脉细弦软。守方再投7剂。

1993年3月6日三诊 守方共服21剂，上周二右侧腰部隐痛半个小时。舌红苔薄白、中根淡黄，脉细软。查尿常规：蛋白质（−）、红细胞（−）、白细胞0~3个/HP、上皮细胞（+）。①守方加丹参30g，以活血通络，再投7剂；②继续做倒挂捶腰运动。

1993年3月12日四诊 11日江西中医学院附属医院B超复查：右肾集合系统光点稍粗、增强，未见明显结石光团回声，左肾未见明显异常。根据B超提示：右肾结石已可排除，但结石是否落入尿路中下段，建议摄腹平片。

1993年3月27日随访 3月20日江西中医学院附属医院X线腹部平片报告：未见明显不透X线阳性结石。

随访 药后诸症悉除。

【案例8】 石淋（右输尿管下段结石）

彭某某 男 24岁 农民

1994年10月18日初诊 昨日半夜2时突然小腹部疼痛难忍，伴尿频涩。经查尿常规：红细胞（+）；摄X线片提示：右输尿管下段膀胱入口处有个米粒大不透X线阳性结石。舌红苔薄白，脉细弦。

证属 湿热下注，水道瘀阻。

治法 通利三焦，利尿排石。

方药 通调利水排石饮加减。金钱草30g、海金沙10g、郁金10g、鸡内金20g、金毛狗脊15g、炒枳壳30g、威灵仙30g、怀牛膝10g、白茅根30g，10剂，日一剂，水煎服。

随访 结石排出，诸症悉除。

【案例9】 石淋（左肾结石）[1]

柴某某 女 21岁 学生

2009年9月11日初诊 左腹痛伴尿频急2天。检查尿常规：隐血（+）、白细胞（+−）；镜检：白细胞0~2个/HP、红细胞0~3个/HP。B超报告：左肾小结石。刻下，腹痛难忍。舌红苔薄白，脉细弦微数。当即按压足三里等穴，腹痛缓解。

证属 下焦湿热，水道瘀阻。

治法 通调三焦，利尿排石。

①中药：通调利水排石饮加味。金钱草30g、郁金12g、海金沙15g、炮穿山甲3g（打碎）、鸡内金15g、蒲公英15g、滑石粉30g（包煎）、生甘草6g、威灵仙15g、川牛膝15g、炒枳壳15g，10剂，日一剂，水煎服；

②运动排石：药后15~30分钟，倒挂捶腰运动3~5分钟。

2009年9月17日二诊 腹痛已止。舌红苔黄，脉细弦数而少力。守方加石苇15g、冬葵子10g，以增清热通利之力，再投7剂。

2009年9月22日告 昨日上厕所时尿急腹痛剧烈，几乎晕倒，之后尿中有物从尿内排出。经南昌大学第二附属医院B超检查：肾石已消失。

【案例10】 石淋（左肾结石）[2]

李某某 男 54岁 职工

1999年5月29日初诊 左侧腰痠痛。X线腹平片提示：左肾（中盏开口处）一黄豆大结石影，膀胱入口处有粟粒大小密影。诊断：左肾及膀胱小结石。刻下，左腰酸胀痛，自我发现舌面不规则并花剥，故求诊。观其舌红苔白、右根边有一大片舌苔剥脱（长约5cm、宽2cm），脉细弦、尺弱。

证属　肾阴亏虚，水道瘀阻。

治法　滋阴益肾，利尿排石。

方药　通调利水排石饮加减。小叶金钱草15g、鸡内金15g、郁金12g、海金沙10g、炒枳壳30g、怀牛膝15g、威灵仙15g、何首乌15g、生地黄15g、山茱萸10g，7剂，日一剂，水煎服。

1999年6月5日二诊　右舌根边剥苔已缩小，腰痛亦减，脉细弦、尺仍弱。守方再进7剂。

1999年6月12日三诊　检查空腹血糖无异常。右舌根中部剥苔已长、舌边仍有小剥脱，脉细。守方加麦冬10g，以助养阴益肾，再投7剂。

1999年6月26日四诊　停药一周后，剥苔处亦未进展和复常并有凉感。舌红苔薄白，脉细偏数。

患者停药则苔长止，据其脉证，乃肝肾不足之征。故拟补益肝肾调治。

方用一贯煎加味。北沙参15g、麦冬10g、生地黄10g、熟地黄10g、当归6g、葛根30g、枸杞10g、桑椹子10g、川楝子10g，再投7剂。

嘱　忌辛辣、酒及油炸食品。

1999年7月3日五诊　苔剥见长，脉细偏数。守方再加山萸肉10g、西洋参5g、茯苓10g、牡丹皮12g、泽泻10g、山药30g，仿参麦地黄汤意，以助益肾固本，再服7剂后，苔复症愈。

2002年3月18日随访　观其舌苔白润平整，检查报告：结石消失。

2019年12月21日再访　至今安康！

【案例11】石淋（右肾下盏结石伴右侧输尿管上段扩张）

傅某某　女　63岁　农民

2000年9月6日初诊　经常右腰痛伴小便频急。赴丰城市人民医院检查，B超报告：右肾下盏见一0.3cm强光团伴声影，右输尿管上段扩张。诊断：①右肾积水并结石；②右输尿管中下段结石。纳呆，大便尚调。舌红苔白、舌体胖润，脉细弦、关弱。

证属　湿热下注，煎熬成石，水道瘀阻。

治法　通调三焦，利尿解痉，排石通淋。

①中药：通调利水排石饮加减。小叶金钱草15g、鸡内金15g、郁金10g、海金沙10g、金毛狗脊10g、威灵仙15g、炒枳壳15g、怀牛膝10g、台乌药10g，10剂，日一剂，水煎服；

②西药：0.3mg阿托品片+25mg氢氯噻嗪片，每日各一片，口服；

③运动排石：倒挂捶振腰部。药后15~30分钟，依木梯倒挂，捶拍腰部3~5分钟。

2000年9月16日二诊　纳食增加，右腰痛消失。小便可，肛门有坠胀感，大便每日一行、质溏。舌淡红苔薄白，脉细略弦。按上法再治疗2周。

2000年9月30日三诊　腰痛已愈。B超复查报告：右肾下盏见0.4×0.3cm强光团，双输尿管不扩张。诊断：右肾小结石。按上述方法去西药，再服中药14剂。嘱：每日药后坚持倒挂运动1次，并捶击右肾部位。

2001春节回乡随访　已愈。当地B超复查，右肾结石消失。

【案例12】石淋（左肾下盏结石）

章某某　女　62岁　居民

2013年9月27日初诊　左侧腰部瘘痛难受。同时伴头晕乏力，步履不稳。汗多，动则大汗。上海浦东北蔡社区医院超声报告：左肾下盏内见一强回声光团，大小约5mm×4mm后方伴声影。诊断为：左肾结石。给服金钱草颗粒未效，患有高血压病伴心动过速，在服安内真及盐酸阿罗洛尔片。刻下，血压145/80mmHg。大便结而难解。舌暗红苔薄黄、舌边小瘀斑，脉细弦软。

证属　湿热下注，水道瘀阻。

治法　通调水道，利尿排石。

方药　通调利水排石饮加味。小叶金钱草15g、郁金15g、鸡内金15g、金毛狗脊15g、海金沙15g（包煎）、威灵仙20g、枳壳20g、川牛膝15g、石菖蒲15g、车前子15g（包煎）、炮穿山甲2g（打粉冲服），10剂，日一剂，水煎服。

2013年10月9日二诊　头晕乏力及步履不稳，现已缓解并感轻松，但站立过久时，左腰仍瘘痛不适。舌质仍暗红、舌边瘀斑已淡退，脉细而微弦。守方再投5剂。

2013年10月28日电话告　药尽诸症悉除，尤其是大便已通调。嘱停药观察。

2015 年 7 月从上海返昌就医时告 超声复查左肾结石已愈。

【案例 13】 石淋（双肾结石）

王某 男 23 岁 职工

2005 年 11 月 22 日初诊 腰痛，小便频急，发热反复发作 1 年余。B 超报告：双肾结石，左输尿管下段结石并轻度扩张。舌红苔白，脉数。

证属 湿热下注，水道瘀积。

治法 通调三焦，利尿排石。

方药 通调利水排石饮加减。金钱草 20g、鸡内金 15g、郁金 12g、金毛狗脊 15g、海金沙 15g、威灵仙 15g、炒枳壳 15g、怀牛膝 12g、木通 10g、冬葵子 12g、车前仁 12g（包煎），7 剂，日一剂，水煎服。

2005 年 12 月 13 日二诊 代述：药后诸症缓解。守方再投 7 剂。

2007 年 7 月 24 日再诊 由于右肾结石尚未排出，而于省某医院行超声碎石，术后第二天就诊，服中药排石。小便淡红，大便两天未解。舌红苔淡黄，脉弦软。守原方加白茅根 30g、炮穿山甲 6g、生大黄 6g，再投 7 剂。

2018 年 8 月 26 日陪妻就诊告知 药后结石排出，至今安康。

【案例 14】 石淋（右肾结石、微创术后）

余某某 女 52 岁 居民

2015 年 10 月 9 日初诊 右肾结石。三年来由南昌大学第一附属医院已行微创取石术 2 次。刻下，又出现腰瘘腹痛，走路或劳动时，腰腹有下坠感。故于当地医院 B 超检查报告：右肾集合系统轻度分离，肾盂内可见多个绿豆大小强光团回声伴声影。诊断：右肾结石伴轻度积水。劳动或走路时则腰瘘胀并有下坠感。纳食尚可，大便 1~3 日一解、不规律。舌红苔白，脉细而微弦。

证属 下焦湿热，水道瘀阻。

治法 通调三焦，利水排石。

方药 通调利水排石饮加减。小叶金钱草 30g、鸡内金 30g、海金沙 15g（包煎）、郁金 15g、金毛狗脊 15g、炒枳壳 15g、川牛膝 15g、威灵仙 15g、滑石粉 15g（包煎）、生甘草 3g，10 剂，日一剂，水煎服。

2015 年 10 月 21 日二诊 药后无何响应，诸症如前。舌红苔白，脉细而微弦。守方加生黄芪 35g、巴戟天 15g、肉苁蓉 15g、当归尾 10g，以益气升提、温肾化气，再投 20 剂。

2015 年 11 月 13 日三诊 彩超复查报告：右肾区下极内有两个米粒大小强回声光点，其后有声影，集分带 0.8cm。诊断：右肾小结石伴集分带分离。舌红苔白稍腻，脉细弦。

本案共服中药 30 剂，结石尚未全部排下，仍有少量积水，未能痊愈。重新审视脉证。当知久病必虚，肾失气化所致。

故治与五苓散加味。猪苓 15g、白术 10g、泽泻 15g、茯苓 15g、桂枝 5g、鸡内金 30g、巴戟天 15g、肉苁蓉 15g、炒苍术 10g、枳壳 10g、威灵仙 10g、川牛膝 10g，再服 14 剂。

2015 年 12 月 15 日四诊 腰瘘腰痛缓解。彩超报告：右肾上极探及一大小约为 1.0×1.4cm 囊性暗区，壁光滑，集合部未见分离。舌红苔白，脉细软。守方加生黄芪 30g、川红花 10g，以助益气活血，再投 7 剂以善后。

2018 年 11 月 25 日随访 结石消失，至今安康。

【案例 15】 夜间多溺（右肾结石、盆腔积液）

舒某某 女 38 岁 居民

2015 年 5 月 2 日初诊 夜间多尿，伴右腰酸胀及腹部疼痛已有时日。夜尿频，每晚如厕 4 次左右，同时伴心烦易躁，失眠、不易入睡，白昼则神疲乏力。昨日在中国人民军区第九十四医院检查彩超报告：右肾中盏见强回声光团，大小约 4mm×3mm，右侧附件区见类圆形无回声暗区，大小约 56mm×42mm。诊断为：①右肾结石；②盆腔积液。舌红苔白，脉细弦微数。

证属 肾虚阴亏，温热下注，水道瘀阻。

治法 通调三焦，益肾坚阴，利水排石。

方药 通调利水排石饮加味。小叶金钱草 30g、海金沙 15g、郁金 30g、鸡内金 30g、炮穿山甲 3g（打碎）、威灵仙 20g、枳壳 20g、川牛膝 15g、川黄连 6g、肉桂 3g、肉苁蓉 12g、巴戟天 12g，7 剂，日一剂，水煎服。

2015 年 5 月 9 日二诊 心烦除，睡眠已好，夜尿仍 3~4 次，尿不长。血压 105/75mmHg。舌红苔白，脉细弦软。守方再投 7 剂。

2015 年 5 月 19 日彩超复查　结石如前，盆腔积液已消失。

按　盆腔积液乃女性盆腔炎症疾病的伴有症状；也可伴泌尿系感染，而出现尿频、尿急或尿痛症状。本案又罹患右肾结石，均与夜间尿频相关。经通调利水排石治疗而收效，实乃收歪打正着之效果。

2. 疏风泻火通络饮

牙痛是一种常见病，任何成年者均会发生。俗话说"牙痛不是病，痛时真要命"。因此，牙痛一症，虽算不上什么疑难大病，但发作时令人痛苦，影响生活、工作。根据临床表现进行辨证，及时治疗十分重要。由于牙痛的病因病理的不同，临床大致分为风火牙痛、胃火牙痛、虚火牙痛等类型。故疏风清热、解毒消肿；清胃泻热、凉血止痛；滋阴益肾、降火止痛等，是常用的治疗法则。其共同的病因是火与热，主要症状是痛。

因而，余临床创制一方：疏风泻火通络饮。方组：生大黄 5~10g、黄芩 5~10g、北柴胡 5~10g、羌活 5~10g、细辛 3~5g、桑白皮 10~15g、夏枯草 15~30g、生甘草 4~6g。方义：大黄苦寒，泄热解毒，行滞化瘀。黄芩苦寒，泻上焦火，除下焦热，共为主药；柴胡苦凉，和解表里、疏肝升阳、羌活辛苦温，祛风散寒，除湿通络。细辛辛温，祛风散寒，善治齿痛。羌活、细辛与大黄、黄芩形成寒热互用，反从其病。柴胡伍以羌活、细辛，一和一散，共为辅药；桑皮甘寒，泻肺降气，行水消肿。夏枯草苦辛寒，清肝散结，与桑皮相伍清肝散结，行水消肿，共为佐药；甘草甘平，和中缓急，调和诸药为使。诸药配合，共成泻火解毒，消肿散结，通络止痛之功。只要是痛，虚实可用，疗效确切。临证收到删繁就简之功，亦可根据不同性质的病情，以此方为基础，加减用之。共治 12 例，治愈 9 例，占总 75%，；好转 3 例（症状缓解），占总 25%。病例较少，仅供同道一并探索。

【案例1】 牙痛 [1]
陆某某　女　53岁　职工

2011 年 5 月 31 日初诊　右上白齿疼痛伴牙龈肿胀 2 天。睡眠、纳食尚可。舌红苔淡黄，脉细弦微数。

证属　胃中蕴热，火毒上蒸。

治法　清胃疏风，泻火解毒。

方药　疏风泻火通络饮。生大黄 10g、黄芩 10g、北柴胡 10g、羌活 10g、细辛 3g、桑白皮 15g、夏枯草 30g、生甘草 6g，3 剂，日一剂，水煎服。

2011 年 6 月 20 日二诊　牙痛止，牙龈仍肿胀。舌红苔薄黄，脉濡而微数。守方再投 3 剂而愈。

【案例2】 牙痛 [2]
刘某某　男　60岁　居民

2006 年 12 月 4 日初诊　牙痛数天。因牙痛而血压持续升高至 180/100mmHg。刻下，牙痛伴头部胀痛，今晨服用了络活喜及倍他乐克后，现在血压 160/90mmHg。纳可，大便结，日二解。舌红苔白，脉细弦微数。

证属　胃中蕴热，挟风上犯。

治法　清热疏风，泻火通络。

方药　疏风泻火通络饮加味。生大黄 10g、黄芩 10g、北柴胡 10g、羌活 10g、细辛 3g、桑白皮 15g、夏枯草 20g、天麻 10g（另包）、钩藤 20g、法半夏 10g、漂白术 15g、陈皮 10g、生甘草 6g，4 剂，日一剂，水煎服。

2006 年 12 月 8 日二诊　药后牙痛止，大便通畅。血压降为 158/80mmHg。舌红苔淡黄稍厚，脉细弦软。守方加僵蚕 10g，以助和脾祛风，再投 7 剂而愈。

3. 顺气化痰汤

人们随着生活、工作、环境及饮食习惯的改变，胸痛、胸闷、痰结证日趋增多。《金匮要略·胸痹心痛短气病脉证并治》中云："阳微阴弦，即胸痹而痛。""平人，无寒热，短气不足以息者，实也。""胸痹，心中痞气，气结在胸，胸满，胁下逆抢心。"其病因为外邪、痰饮、瘀血等闭阻气机所致，而且以痰饮者居多。诸如饮食不节，嗜食膏粱厚味，生冷酒食，损伤脾胃，脾失健运，痰湿内生，上犯于胸。或水饮停聚于胸胁，气机不畅；久处污浊之气中，肺气失于宣肃，气机壅塞，乃致胸痛胸闷。余认为：闷为痛之始，痛乃闷之渐。故在顺气消食化痰丸及清气化痰丸的基础上，经反复临证，创制本方。方组：制半夏 10~15g、胆南星 10~12g、炒枳壳 10~15g、栝楼皮

10~15g、葛根15~30g、竹茹10~15g、广木香6~10g、生麦芽15~30g、北山楂10~15g、生甘草3~5g、红枣3~5枚、生姜3片。本方主要用于肺脾气郁，痰浊胶结之胸闷、胸痛。同时，还可用于因痰引起的恶心、呕吐、胃脘不适等证。方义：半夏辛温有毒，善燥湿化痰、胆南星苦凉，燥而不热，化痰散结，祛风止痉，二药相伍，燥湿和胃，化痰散结为主药；栝楼皮苦寒，利气宽胸、枳壳苦辛凉，行气消积、广木香辛温，调中导滞、葛根甘辛平，升阳益胃，共为辅药；竹茹甘凉，善扫瘀浊、莱菔子降气化痰、山楂、麦芽消食化积，甘草调和诸药，生姜、大枣和药益脾，共为佐使。诸药配伍，燥湿不伤正，清热不碍脾，具有最佳的顺气化痰，宽胸理气之功。临床共治65例，治愈37例，占总56.9%；好转15例（症状缓解，有时小发作）占总23.1%；有效13例（症状减轻，未能痊愈），占总20%。总有效率80%。

【案例1】 胸闷（流行性感冒）

卢某某　男　47岁　建筑工

2013年11月1日初诊　怕冷、易感，并喉中痰多伴胸闷胸痛、乏力已近半年。经体检，又未发现明显异常。血压125/85mmHg。纳香，眠可，二便调。舌红苔白，脉弦、重按少力。

证属　脾虚痰盛，卫外不固。

治法　健脾益气，顺气豁痰。

方药　顺气化痰汤加减。法半夏15g、胆南星10g、炒枳壳10g、栝楼皮12g、葛根15g、炒莱菔子10g、生麦芽3g、北山楂15g、茯苓10g、陈皮10g、炙甘草6g、防风10g、白术10g、生黄芪15g、野灵芝15g，7剂，日一剂，水煎服。

2013年11月11日二诊　药后诸症见减，精神见增。舌红苔白，脉细弦、仍重按少力。守方再投7剂而愈。

【案例2】 胸痛（食道炎伴胃炎）

张某某　男　57岁　职工

2013年4月17日初诊　胸痛伴胸闷。每在酒后的第二天发作，已二十余年。发作时用手捶打稍缓解，嗳气频作。查心电图、24小时动态心电图跟踪，均无明显异常。有高血压史，长期使用鬼针草泡水代茶饮，每日30g，目前血压尚稳定。纳香，眠可，二

便调。舌红苔白，脉细弦。

证属　痰气郁结，胃气上逆。

治法　顺气化痰，和中降逆。

方药　顺气化痰汤加减。法半夏15g、胆南星10g、炒枳壳12g、栝楼皮15g、葛根30g、竹茹20g、广木香10g、生麦芽50g、炒莱菔子15g、北山楂15g、炙甘草6g、薤白15g、降香10g、神曲10g，7剂，日一剂，水煎服。

2013年4月26日二诊　服药7剂后，昨天喝酒一试，今天未出现胸痛。舌红苔白，脉细。守方再投14剂。

2013年6月2日三诊　近期未出现胸痛、胸闷，前天多喝大约400ml白酒，昨日上午出现胸闷。舌红苔淡黄略厚、舌边有齿痕，脉细而微弦。守方加炒厚朴15g、浙贝母15g、炒白术10g，以助宽胸化痰，再投7剂。

2013年10月4日四诊　胸痛、胸闷，药后5个多月来未发作。近连日饮酒而作，并时有嗳气。舌红苔淡黄略厚，脉细关弦、少力。守上方再投4剂，并嘱饮食清淡，不饮酒。每日自我按摩内关穴一次。

2019年9月29日随访　胸痛愈后，六年来安康。

【案例3】 胸痛（间质性肺炎伴双侧胸膜增厚）

张某某　男　55岁　船工

2014年9月27日初诊　胸闷2年。胸闷加重致胸痛，而入江西省人民医院住院12天。诊断为：间质性肺病。经头孢硫脒抗感染、氨溴索祛痰、甲强龙抗炎、乙酰半胱氨酸泡腾片抗氧化及护胃、补钙、营养支持等治疗，自觉胸痛止，但胸闷未解决，并出现四肢无力。近一周出现周身微浮肿（满月脸），纳呆，脘腹胀满，大便结而难解。舌红苔黄、稍厚，脉弦而滑、右稍细。

证属　痰浊瘀结，肺失宣肃。

治法　顺气化痰，益肺利水。

方药　顺气化痰汤加味。法半夏15g、胆南星10g、炒枳壳12g、栝楼皮15g、葛根30g、竹茹20g、广木香10g、北山楂15g、生麦芽30g、生甘草5g、红枣5枚、生姜3片、浙贝母15g、茯苓块15g、茯苓皮15g、大腹皮15g、桑白皮15g，7剂，日一剂，水煎服。

嘱　醋酸泼尼松片一日8片，至今已服（7月17

日入院）2个月，建议递减。

2014年10月3日二诊　醋酸泼尼松片已递减为一日4片。昨日下午及晚上胸闷减轻，浮肿也显著消退（眼角及面部皱纹已清晰），精神增，纳香，但多食则胀满，大便已调。舌红苔微黄，脉仍弦略滑、右仍细弦而略滑。守方加炒鸡内金15g，以助消食健运，再投14剂。

2014年10月15日三诊　胃胀缓解，故硫糖铝片已停服；醋酸泼尼松片一日4片，同时服用金水宝胶囊、乙酰半胱氨酸泡腾片。刻下，下肢乏力。舌红苔黄、左舌边稍厚，脉弦而略滑、尺脉稍细。①守方加菟丝子15g、红景天15g，以温肾益肺，再投14剂；②醋酸泼尼松片递减：每日2次，每次1.5片；第二周后：每日2次，每次1片。

2014年10月30日四诊　因感冒每到下午胸闷，喉中有痰梗，咳不出痰，下肢乏力，若情绪不好则加重，并胸闷气憋。不发作则轻松如常人。浮肿已消。纳香，但多食仍饱胀，大便昨天开始又秘结。舌红苔黄，脉滑。

①守方去茯苓块、茯苓皮，加胡秃子根15g、双蝴蝶15g，以助清肺化痰，再投7剂；②醋酸泼尼松片递减为一日1片。

2014年11月5日五诊　症状见减，大便仍硬但可解。舌红苔微黄，脉关微弦。①守方再服；②醋酸泼尼松片，每日0.5片，作为维持量，一周后停服。

2014年11月21日六诊　刻下，背冷，胸闷。肠鸣腹响，大便有急胀感。体温36.3℃，纳食不香。舌红苔淡黄、舌中有浅人字裂纹，脉浮而微数。观其舌脉，当知复感风寒，郁遏胸阳，故拟宣肺散寒，温化痰饮为治。

方用苓桂术甘汤合定喘汤加减。茯苓30g、桂枝10g、炒白术10g、桃仁泥10g、川红花10g、炙甘草6g、双蝴蝶30g、胡秃子根30g、七叶一枝花15g、炙款冬花10g、法半夏10g、白果10g、炙麻黄3g、桑白皮15g、苏子6g、光杏仁10g，7剂，日一剂，水煎服。

2014年11月29日七诊　胸闷症状已基本缓解。昨日在江西省人民医院复查CT示：两肺纹理清晰，两肺胸膜下可见斑片、网格状密度增高影，境界不清。诊断：①两肺间质性炎症；②双肺胸膜增厚，右

侧胸膜钙化。血压140/95mmHg，舌红苔白、舌中仍纵裂，脉细弦软。①守11月21日方，加当归尾10g、田七粉5g（分二次冲服），以助化瘀通络，再投7剂；②安内真，一日1片，以降压稳定血压。

按　本案间质性肺炎伴胸膜增厚，当属难症。经顺气化痰调治，成功地递减和停服激素，临床症状胸闷获得了缓解。

【案例4】　胸闷（支气管炎）
万某某　男　57岁　居民

2014年3月13日初诊　胸闷、胸胀伴微痛1年余。腹部不任衣物，睡眠时腹部不能有衣物，否则不能入睡。长期吸烟，而且遇事则不断吸烟。稍咳，口中痰多而黏腻。纳尚可，大便次数增多，经常日解3次（晨起、早餐后及半上午各一次），不稀而成形。舌红苔黄而稍腻，脉弦软而微数。

证属　脾虚失运，痰气郁滞。

治法　燥湿豁痰，顺气宽胸。

方药　顺气化痰汤加减。法半夏20g、胆南星10g、炒枳壳10g、栝楼皮15g、竹茹15g、葛根15g、北山楂15g、炒莱菔子10g、生麦芽30g、茯苓15g、生甘草3g、炒厚朴10g，7剂，日一剂，水煎服。

2014年3月19日二诊　药后胸闷减轻，痰减咳止。有长期痔疮史，近日大便夹血，口苦。舌红苔稍黄、左舌边稍腻，脉仍弦软微数。守方加川黄连5g、苍术10g，以清热燥湿，再服7剂而愈。

【案例5】　胸闷（围绝经期综合征）
饶某某　女　51岁　居民

2009年5月18日初诊　胸闷，头晕反复已3年。从2006年12月2日发生胸闷伴头晕，并时时发作，数次药后可缓解。刻下，胸闷伴头晕发作，怕冷，喉中黏痰梗塞，咳吐白色黏痰。睡眠差，喜叹息，心烦少寐，纳可，大便量少稍结。舌红苔薄白，脉细弦软。

证属　肝郁脾虚，痰气结聚。

治法　疏肝健脾，顺气化痰。

方药　顺气化痰汤合四逆散加减。法半夏12g、胆南星10g、葛根15g、炒枳壳10g、栝楼皮12g、广木香6g、生麦芽30g、炒莱菔子15g、北柴胡15g、炒白芍10g、生甘草6g、漂白术20g、茯苓15g、陈皮

10g，5剂，日一剂，水煎服。

2009年6月1日二诊　胸闷症减，喉中黏痰已去，纳增，仍喜叹息。舌红苔薄白，脉细弦软。守方再投7剂。

2009年6月12日三诊　喜叹息已大大缓解，大便通调。周身仍稍怕冷，下肢尤甚。舌红苔薄而微黄，脉细弦软。守方加玫瑰花10g，以增疏肝理气，再服5剂后告愈。

【案例6】胸闷（自主神经功能紊乱）
赵某某　男　52岁　教师

2007年5月7日初诊　半夜胸闷致醒持续2月余。缘于3月5日因睡眠打呼，而在睡眠前自行使用脉冲电治疗仪对天突、膻中穴处进行通电治疗，9天后于14日出现半夜胸闷。发作时测血压收缩压160~170mmHg，经江西省中医院心电图检查，未发现明显异常。呼吸仪测为呼吸暂停综合征（中度）。住院治疗罔效。刻下，每以夜间胸闷，同时伴腹部胀气，整个腹腔气体攻撑不适。纳尚可，二便调。舌红苔白而黏腻，脉细弦软而微数。

证属　痰浊胶结，肺失宣肃。

治法　健脾益肺，理气化痰。

方药　顺气化痰汤加减。法半夏10g、胆南星10g、炒枳壳10g、栝楼皮10g、竹茹10g、广木香10g、葛根12g、炒莱菔子15g、炙甘草6g、枯黄芩10g、陈皮10g、茯苓10g、北柴胡10g、生姜3片、红枣4枚，7剂，日一剂，水煎服。

2007年5月14日二诊　胸闷缓解。昨晚出现左乳房下短暂隐痛。舌红苔淡黄稍厚。守方加降香10g，以助理气行瘀，再投7剂而愈。

2007年11月19日再诊　六个月来，半夜中未再胸闷。近日因工作压力过大又出现微胸闷，故速来复诊。刻下，血压118/80mmHg，舌红苔白稍腻、舌边有齿痕，脉略滑。观其舌脉，痰饮之兆，守原方再服7剂而愈。

【案例7】胸闷胸痛（化学品吸入伤害）
陈某某　男　35岁　农民

2013年9月17日初诊　胸闷心慌伴胸微痛已3年。曾在上饶市医院就诊，B超、CT、验血及甲状腺功能检查，均无明显异常。曾有肺结核史，经多

次检查已钙化。刻诊，胸闷微痛，纳呆，汗多，易感，睡眠易醒或不易入睡。害怕空调电扇。中西药治疗（江西省中医院门诊给予补中益气汤等）总不见效。病前为美发师，因病改行种地。舌红苔薄黄，脉滑而少力。患者长时间从事美发工作，接触和吸入染发水等化学品，其内含对苯二胺，对呼吸道有一定的伤害。

证属　肺脾气虚，痰浊胶结。

治法　顺气化痰，理气宽胸。

方药　顺气化痰汤加味。法半夏15g、胆南星10g、炒枳壳12g、栝楼皮15g、葛根15g、竹茹15g、广木香10g、炒莱菔子10g、北山楂15g、生麦芽30g、薤白15g、生姜3片、红枣5枚、炙甘草6g，5剂，日一剂，水煎服。

2013年9月21日二诊　药4剂后胸闷、胸痛大减，有如解锁之状，胸部已豁然开朗。舌红苔黄而微厚，脉略滑。带药回乡，守方再服10剂而愈。

【案例8】胸闷胸痛（慢性支气管炎、支气管扩张）
王某某　男　50岁　建筑工

2013年12月3日初诊　胸闷伴胸微痛1月余。一个月来胸闷、微痛，2天前食油炸鱼后加重，一般以左侧胸部闷痛为主。若鼻塞，或到娱乐场所闻及烟味必致发作，用手拍打会感觉轻松些。经江西省胸科医院摄X线胸片及CT扫描均未见明显异常。曾有右支气管扩张史，于2001年12月19日入住江西省胸科医院住院治疗缓解。舌红苔薄白，脉细弦、寸弱。

证属　肺脾气虚，痰浊瘀结。

治法　理气宣肺，顺气化痰。

方药　顺气化痰汤加减。法半夏15g、胆南星10g、栝楼皮10g、炒枳壳10g、葛根12g、北山楂15g、炒莱菔子10g、生麦芽30g、生甘草5g、白果10g、炙麻黄3g、光杏仁10g、炙冬花10g、桑白皮15g、苏子6g、黄芩10g、地龙15g，4剂，日一剂，水煎服。

2013年12月7日二诊　药后症状缓解。舌红苔薄白，脉细弦软。守方加桃仁泥10g、川红花6g、当归尾10g，以助化瘀通络，再投7剂。

2017年6月17日随访　愈后未再发作，至今安康。

【案例9】 胸闷（冠状动脉心肌桥、慢支并肺气肿）

喻某某　男　55岁　职工

2013年8月12日初诊　胸闷反复发作7~8年。近年来有加重趋势，每以冬季下午及晚间发作。胸闷状态为顶压感或拘急感，按摩可缓解，胸闷时向右侧卧也可缓解。因有加重之势而入南昌大学第二附属医院住院8天。CT扫描报告：双肺气肿，右肺尖大泡形成，右肺下叶及左肺下叶节段性支扩，左肺斜裂胸膜结节，双肺尖纤维灶；肺功能报告：肺活量在正常范围内，最大通气量不减退，1秒量轻度降低，1秒率值正常，流速-容量曲线PEF正常，余峰值均降低。使用支气管舒张剂后，通气无改善。心脏彩超：二尖瓣、三尖瓣、肺动脉瓣轻度反流；冠状动脉造影诊断：冠状动脉心肌桥；血生化无明显异常；血压偏低，85/55mmHg，出院诊断：①冠状动脉心肌桥；②慢性支气管炎，肺气肿，支气管扩张，肺大疱。刻诊，胸闷，长期阶段性心烦失眠。纳尚可，大便干结如羊屎。有吸烟史。舌红苔淡黄，脉细。

证属　痰浊胶结，胸阳不振。

治法　通阳散结，理气宽胸。

方药　顺气化痰汤合栝楼薤白半夏汤加减。法半夏15g、胆南星10g、炒枳壳15g、全栝楼20g、薤白20g、竹茹20g、葛根20g、炒莱菔子15g、生麦芽30g、炒厚朴15g、炙甘草6g、茯苓15g、茯神15g、生黄芪30g、桃仁泥10g、漂白术30g、川红花10g，7剂，日一剂，水煎服；

嘱　坚持晨练，运动量由小加大；兑减戒烟。

2013年8月20日二诊　服至第3剂时，咯出一团黑色浓痰，后又咳出少量灰色浓痰；服至第6剂时，始见胸闷减轻。近2日痰色由灰黑转白。吸烟已减量（每日1包减至每日4~5支）。血压100/65mmHg，纳香，便调。舌红苔薄白，脉细关微弦。守方加浙贝母15g，以助化痰散结之力，再投7剂。

2013年11月19日三诊　3个月来症情一直稳定，近因工作压力过大而又出现胸闷，但症状较过去轻。血压118/80mmHg，舌红苔白稍腻、舌边有齿痕，脉略滑。

观舌脉，知痰浊未尽，仍拟顺气化痰为治，方用顺气化痰汤加减以善后。法半夏10g、胆南星10g、炒枳壳10g、栝楼皮10g、葛根15g、降香10g、广木香

10g、炒莱菔子15g、炙甘草6g、黄芩10g、陈皮10g、茯苓15g、北柴胡10g、生姜3片、红枣4枚，上药连服7剂，诸症缓解并能正常工作。

【案例10】 胸痛（化学气体污染、慢性支气管炎、窦性心动过缓）

吴某某　男　27岁　职工

2010年3月22日初诊　胸痛一周。缘于16日晚入住新装修房子后出现胸痛，痛剧时导致颜面煞白伴咳嗽。经某医院CT扫描：无明显异常；心电图：窦性心动过缓。服西药（具体药物不详）无效。刻下，胸痛，便结，纳眠尚可。舌红苔黄，脉细关弦。

证属　肺脾气虚，秽浊郁阻。

治法　顺气泄秽，祛痰宽胸。

方药　顺气化痰汤加减。法半夏15g、胆南星10g、炒枳壳12g、全栝楼20g、薤白15g、竹茹15g、葛根15g、广木香10g、炒莱菔子15g、浙贝母15g、炙甘草6g、生麦芽30g、红枣3枚、生姜3片，7剂，日一剂，水煎服。

2014年7月17日电话随访　药后胸痛愈，至今安康。

【案例11】 胸痛（不明原因胸痛）

谭某某　男　15岁　学生

2014年4月12日初诊　胸痛伴腕关节痛2周。纳香，便调，眠可。身高183cm，仅一年内长高20多厘米。舌红苔白，脉细弦。

证属　脾肾不足，痰湿郁结。

治法　健脾益肾，顺气化痰。

方药　顺气化痰汤加减。法半夏15g、胆南星10g、枳实10g、栝楼皮15g、竹茹10g、葛根30g、北山楂15g、生麦芽30g、炙甘草6g、白术10g、补骨脂10g、金毛狗脊15g、菟丝子15g、延胡索20g、太子参20g，7剂，日一剂，水煎服。

2014年4月20日随访　其父告：胸痛，药7剂而愈。

【案例12】 胸痛（化学气体吸入伤害）

黄某某　男　43岁　木工

2008年6月7日初诊　胸痛胸闷已有数月。近半年胸痛胸闷，并有加重之势。不仅胸痛胸闷，而且

喉中痰多，色白黏稠，神疲乏力，纳食少味。虽经服药，均未见效。细究原因，长期从事室内装饰，与各种建材接触和操作，又无防护条件。故每日均吸入大量化学气味，与此相关。由于防护失当，秽气外袭，肺失清肃，痰浊壅滞，乃至胸痛。刻诊，胸痛胸闷，大便后肛灼。舌红苔黄、舌中有一纵裂，脉弦软。

证属　脾虚痰结，肺气壅滞。

治法　健脾燥湿，化痰宽胸。

方药　顺气化痰汤加味。法半夏10g、胆南星10g、炒枳壳10g、栝楼皮15g、葛根30g、广木香10g、北山楂15g、炒莱菔子15g、生麦芽50g、生甘草10g、浙贝母10g、生姜3片、红枣4枚，7剂，日一剂，水煎服。

2008年6月14日二诊　服第2剂时效果极佳，胸痛即缓解，但口中仍有痰而黏，纳已香，大便调。舌红苔黄，脉细弦软。守上方再投7剂。

2013年10月22日随访　五年前胸痛胸闷愈后，至今未发。

【案例13】　痰嗽（急性支气管炎）
吴某某　男　82岁　居民

2012年5月24日初诊　痰嗽、咳吐白色黏稠痰伴胸闷一周。缘于一周前感冒发热，经吊针后热退，但遗下咳嗽，喉中痰鸣漉漉并痰梗，但又不易咳出，或咳吐不爽，咳出则为白色痰涎，伴胸闷不适。经服中西药及中成药（具体何药不详）均未效。纳食减，大便尚调。有前列腺肥大史。舌红、舌尖微红甚、舌苔白，脉弦而有滑象、重按少力。

证属　风热外犯，痰湿内聚。

治法　宽胸理气，顺气化痰。

方药　顺气化痰汤加减。法半夏15g、胆南星10g、炒枳壳12g、栝楼皮30g、葛根30g、竹茹20g、广木香10g、炒莱菔子15g、生甘草6g、南沙参15g、麦冬10g、鱼腥草15g，4剂，日一剂，水煎服。

2013年7月10日来门诊告　去年痰嗽，药后豁然。

【案例14】　咳嗽（慢性支气管炎）
郭某某　男　45岁　个体

2011年3月28日初诊　咳嗽前后已6个月，加重2个来月。每天早晨持续咳嗽达20多分钟之久，痰白而稠，不易咳出，咳剧时胸闷胸痛。口干、口甜，纳食尚可，若进餐时饮了白酒则口中痰多而时时唾吐。曾经CT扫描及摄胸部X线片，均未发现明显异常。舌红苔微黄、舌边有齿印，脉弦而略滑。

证属　脾虚气逆，痰湿壅肺。

治法　醒脾顺气，燥湿消痰。

方药　顺气化痰汤加减。法半夏15g、胆南星10g、炒枳壳10g、栝楼皮15g、竹茹20g、葛根20g、北山楂10g、生麦芽30g、炒莱菔子15g、生甘草5g、浙贝母15g、黄芩15g、炙麻黄3g、光杏仁10g、茯苓15g、当归6g、神曲20g、生姜3片、红枣5枚、胡秃子根15g，7剂，日一剂，水煎服。

2011年4月7日二诊　咳及胸闷大减，痰也减少，因故停药4天，今日早晨又微咳一阵。舌红苔白，脉细弦而微滑。守方再投7剂。

2011年4月24日随访　药尚未服完，咳唾已愈。

【案例15】　青痰（右乳腺癌术后）
章某某　女　66岁　居民

2012年7月20日初诊　咳唾青色浓稠痰伴胸闷已2年余。缘于2年半以前右乳腺癌手术后，致喉中痰多，每天傍晚咳吐青灰色浓稠痰，伴心烦，少寐，胸闷。舌深红苔薄白，脉细弦软。

证属　肝热脾虚，气滞痰结。

治法　清肝健脾，顺气化痰。

方药　顺气化痰汤加味。法半夏15g、胆南星10g、炒枳壳10g、栝楼皮15g、炙甘草6g、竹茹15g、广木香10g、炒莱菔子10g、生麦芽30g、北山楂15g、陈皮10g、赤茯苓15g、栀子10g、红枣5枚、生姜3片，5剂，日一剂，水煎服。

2012年8月2日二诊　药仅5剂，青痰已除。舌仍深红苔薄白，脉细而微弦。拟用田七粉散瘀化痰以善后，每日5g，分两次，早晚温开水冲服，并坚持运动。

一年后随访　愈而未发。

【案例16】　胸闷（自发性气胸术后）
熊某某　男　48岁　营业员

2014年8月7日初诊　胸闷伴身困重并乏力一个月。上月因自发性气胸入住江西省胸科医院住院6天，经封闭引流术治疗。术后出院出现胸闷伴全身困重乏力。纳可，睡眠稍差，大便调。舌红苔白、右舌边中间有一绿豆大瘀斑，脉弦、关少力。

证属　脾虚湿困，气机不畅。

治法　宽胸理气，顺气化痰。

方药　顺气化痰汤加减。法半夏15g、炒枳壳10g、栝楼皮10g、葛根15g、竹茹10g、炒莱菔子10g、生麦芽30g、北山楂10g、炒厚朴10g、陈皮10g、太子参15g、漂白术10g、川红花10g、桃仁泥10g、当归尾10g、川芎10g、木蝴蝶15g、胡颓子根15g、炙甘草5g，7剂，日一剂，水煎服。

2014年8月19日二诊　药后胸闷困重明显改善。今日江西省胸科医院复查胸片：两肺未见明显异常。现仍有些乏力，纳食一般，大便尚调。右舌边瘀斑已淡化、舌红苔白，脉微浮而仍弦、关稍软。守方加茯苓15g，以淡渗利湿，再投7剂。

2014年9月9日三诊　已恢复工作，面色也已红润。舌红苔白、右舌边中浅淡瘀斑，脉浮弦、按之少力。守方再投7剂。

2014年10月13日再诊　胸闷已除，体重增加2.5kg，大便也趋通调。创口仍麻木、拘急。舌红苔白，舌边瘀斑消失，脉浮弦。守方再投7剂以善后。

2014年10月31日随访　已康复。

【案例17】　息鼾（呼吸暂停综合征）[1]

周某某　男　23岁　学生

2014年8月15日初诊　鼾声如雷。母代述：睡眠严重打呼，鼾声如雷，甚则有憋气窒息状态出现，家人闻之惶恐。入南昌大学第一附属医院就诊，血氧检测，无明显异常；血脂：高密度脂蛋白胆固醇1.05mmol/L、脂蛋白a798mg/L；睡眠监测：中度阻塞性睡眠呼吸暂停低通气综合征，AHI指数20.2。身体偏胖，身高1.79m，体重86kg。空气不良的环境中易致咳嗽。纳可，便调。舌红舌边红甚、苔黄白相间、舌中部苔黄而稍厚，脉细弦无力。

证属　痰气胶结，喉隘壅塞。

治法　顺其化痰，宣通利咽。

方药　顺气化痰汤加减。法半夏15g、胆南星10g、炒枳壳12g、栝楼皮15g、竹茹15g、葛根15g、生麦芽30g、北山楂15g、炒莱菔子10g、陈皮10g、茯苓15g、红枣3枚、生姜3片、浙贝母15g，7剂，日一剂，水煎服。

嘱　①饮食忌油腻、烧烤，宜清淡；

②右侧卧式睡眠，睡好子午觉（午时小憩，子时大睡）；

③坚持晨练，增强体质及提高肺活量。

2014年8月23日二诊　按嘱调整饮食，按时睡眠，坚持运动。服药一周后，喉中痰鸣大大减少。母插述：鼾声明显减小，侧卧时打呼声音不明显也匀称，若仰睡则仍出现短暂憋气。舌红苔白，脉微弦。守方再投7剂。

2014年9月6日三诊　母述：睡着以后打呼时，喉中有些痰鸣音。舌红苔薄而微黄、右舌边有一米粒大小溃疡点，脉细弦软而微数。守方加川黄连6g、千里光15g，以助清热泻火，再服7剂以善后。

随访　其母告：患者睡眠、鼾声已安稳！

按　《内经》云："诸气膹郁，皆属于肺。"鼾声不畅伴胸闷气憋，乃肺气不和，痰涎壅塞喉隘。故健脾益肺，顺气化痰，宣通气道为其要务。

【案例18】　息鼾（呼吸暂停综合征）[2]

刘某某　男　35岁　职工

2015年8月30日初诊　睡眠鼾声大作，大致每分钟出现暂停一次。入南昌大学第二附属医院神经内科就诊，睡眠监测室监测：总睡眠时间461.5分钟，占总记录时间82.12%，呼吸暂停467次及低通气事件62次。诊断为呼吸暂停综合征，并在睡眠时佩戴呼吸机。不戴呼吸机则白昼易瞌睡，头昏沉，睡觉则流口水。故此，求治于中医药。刻下，除睡眠鼾声不断外，睡时流口水，睡眠质量差，白昼头昏脑涨，纳尚可，大便黏腻，不易冲干净。身材偏胖，身高1.65m，体重71kg。舌红苔微黄润，脉细关弦。

证属　痰气胶结，喉隘壅塞。

治法　顺气化痰，宣通利咽。

方药　顺气化痰汤加减。法半夏15g、胆南星10g、炒枳壳12g、栝楼皮15g、竹茹20g、葛根15g、北山楂15g、生麦芽30g、炒莱菔子10g、浙贝母20g、神曲20g、生姜3片、红枣5枚、荷叶20g、炙甘草6g、化红10g，7剂，日一剂，水煎服。

嘱　坚持晨练，饮食清淡。

2015年9月5日二诊　症状减轻。舌红苔微黄，脉弦软。守方加茯苓15g，以助渗湿化痰，再投14剂。

2015年9月21日三诊　昨日睡眠未戴呼吸机，也未流口水，睡眠呼吸也通畅了。家人告知，鼾声减小。舌红苔黄，脉弦软、右脉稍细。守方再投14剂以善后。

【案例19】 胸闷肛堵（郁证、焦虑症）

黄某某 女 72岁 居民

2013年7月16日初诊 夏季夜间胸闷，喉梗肛堵，心虚胆怯，烦躁不寐已40年。季节性发作，夏至后复发，立秋后缓解，冬季安。刻诊，夜间突然心悸胸闷，喉中梗塞，肛门堵塞，烦躁不安，必须外出走动后逐渐缓解。而且，心虚胆怯，惶惶不安，甚则冒汗，不敢入睡，俟到午夜心静后才可上床安睡。多方检查治疗未效，有高血压史，正在服用安内真。7月3日心电图：窦性心律；S-T异常，U波异常；胸X线片报告：心、肺、膈未见明显异常；彩超：血管，左侧颈动脉粥样硬化并斑块形成（软斑）；右侧颈总动脉血流阻力指数偏高；右侧颈外动脉血流速度偏快；心脏：主动脉血流速度稍快；左室舒张功能减退；三尖瓣少量、二尖瓣微量反流；胃镜报告：浅表性胃炎。纳食尚可，为增加营养，有食肉饼汤之嗜好，二便尚调。刻下，血压125/78mmHg。舌红苔白、舌中有短细串状横裂，脉略滑、按之少力。

证属 脾虚痰聚，中焦不运，气机郁滞。

治法 燥湿醒脾，顺气开郁，化痰宁神。

方药 顺气化痰汤。法半夏15g、胆南星10g、炒枳壳10g、栝楼皮15g、葛根15g、竹茹15g、广木香10g、北山楂15g、炒莱菔子10g、生麦芽30g、红枣5枚、生姜3片、生甘草5g，7剂，日一剂，水煎服。

嘱 肉饼汤间断食用，饮食清淡为主。

2013年7月23日二诊 药后，那种夜间突然悸动而胸闷、喉梗、肛塞的现象有所减轻，冒汗已止，流眼泪后也会获得短暂轻松。舌红苔白、舌苔横裂仍无变化，脉右仍略滑、左细弦软。守方加郁金15g，以助行气解郁，凉血化瘀，再投7剂。

2013年7月30日三诊 症状又见减，本周只发作2次，而且症状较前轻，血压115/75mmHg，舌红苔薄黄、舌中裂纹已浅，脉细、关微弦。症情稳定，守方再服7剂后停药观察。

2014年夏季随访 本季未出现类似症状的发作。

【案例20】 恶心（浅表性胃炎）

饶某 男 17岁 学生

2011年3月27日初诊 餐后恶心发作2个多月。不仅餐后恶心，而且运动后也恶心。曾于10岁时因此而在本门诊服中药顺气化痰汤缓解至今。刻诊，餐后恶心，或运动后恶心，口苦，有时呕出的痰涎中挟有黄色小颗粒状物，似痰非痰。舌红尖甚、苔白、舌尖脱苔，脉细弦、左尤细。

证属 饮食失节，痰浊上逆。

治法 理气降逆，顺气化痰。

方药 顺气化痰汤加味。法半夏15g、胆南星10g、炒枳壳10g、栝楼皮15g、葛根15g、竹茹20g、广木香10g、生麦芽30g、北山楂10g、炒莱菔子10g、茯苓15g、陈皮10g、炙甘草5g、川黄连10g、代赭石30g、生姜5片、红枣6枚、山药30g、石斛30g，7剂，日一剂，水煎服。

2011年4月10日二诊 恶心大减，痰中黄粒已除，但食肉后仍会恶心。舌红尖微甚苔白、舌尖脱苔已长，脉弦少力。守方加白术10g，以助健脾助运，再服7剂以善后。

其父饶先生专告 药后症愈。

【案例21】 嗳气（慢性浅表性胃炎）

余某某 男 70岁 居民

2016年1月20日初诊 频频嗳气伴腹胀。素体痰多并有饮酒史。近期频频嗳气、腹胀，纳尚可，二便调。舌红苔白，脉滑。

证属 痰湿困脾，胃气上逆。

治法 顺气化痰，和胃降逆。

方药 顺气化痰汤加减。法半夏15g、胆南星10g、枳实10g、炒厚朴10g、竹茹10g、葛根10g、广木香10g、生麦芽30g、北山楂10g、生姜3片、红枣5枚、炙甘草6g、化红10g、炒白术10g、炒苍术10g、茯苓30g、藿香梗10g，7剂，日一剂，水煎服。

随访 药尽则愈。

【案例22】 噎膈（食管鳞状上皮乳头瘤）

夏某某 男 59岁 木工

2015年1月19日初诊 经常呕吐出少量血水并大便色黑已半年。南昌市第三医院胃镜报告：食道：黏膜光滑，距门齿29cm左右见多发扁平白色隆起，直径0.2~0.4cm，表面光滑。诊为：①食道乳头状瘤（多发）；②非萎缩性胃炎。病理报告：（食管）鳞状上皮乳头状瘤样增生，小血管扩张、充血。诊断：食管鳞状上皮乳头状瘤服药未效而停止工作，就治于中医。刻诊，喉中时时呕吐出少量血水，大便呈黑色而干结，头皮瘙痒，纳食尚可，小便调。家族史：父亲喉癌去世41年，大哥胃癌术后，二哥肺癌转为淋巴肉瘤去世，四弟舌癌、亦在治疗中。舌红、舌边红甚、舌苔黄厚，脉细弦、按之少力。

证属　痰湿流注，气滞血瘀。

治法　顺气化痰，凉血化瘀。

方药　顺气化痰汤合四妙勇安汤加减。法半夏10g、胆南星10g、枳实10g、葛根10g、广木香10g、竹茹10g、炒莱菔子10g、北山楂15g、生麦芽30g、生甘草6g、玄参10g、当归尾10g、金银花25g、川黄连6g、茯苓15g、重楼15g、蛇舌草30g、山慈菇15g、土贝母10g，7剂，日一剂，水煎服。

嘱　饮食宜清淡，以五谷蔬果为食，忌麻辣、煎炸、油腻食品。

2015年1月26日二诊　呕吐血水样液体减，头皮痒止，大便仍结。舌红苔白，脉细弦软。守方加漂白术30g，以益气通腑，再投7剂。

2015年2月2日三诊　进食野猪肉后，又出现呕吐血水样液体。舌红苔白，脉弦软。守方再加内红消30g，以散瘀止血，再投7剂。

2015年2月9日四诊　已未再呕吐血水，胃胀也减，饮食增，大便二日一次、不结、色略黑。舌红苔薄黄，脉细而微弦。守方再投7剂。

2015年2月16日五诊　血水已止，精神增，大便仍结。舌红苔白，脉细而微弦。守方加重莱菔子5g，再加桃仁泥10g，以助润肠化瘀，再投14剂。

2015年3月2日六诊　刷牙时牙龈出血，食仍以软食为主，大便已调。舌红苔薄而微黄，脉细弦、按之少力。守方加重黄连4g，再加南五味子根30g，以增加化瘀、泻火之力，再投7剂。

2015年4月9日七诊　守上方加减进退共续服28剂，大便可解，诸症悉除。舌红苔薄而淡黄，脉细弦。申请胃镜复查。

2015年4月15日复查胃镜报告　食道黏膜光滑，未见静脉曲张及新生物，贲门黏膜光滑，胃底壁未见黏膜明显肿胀；胃窦黏膜潮红。诊断：非萎缩性胃炎。舌红苔白，脉弦软微数。

2015年11月9日告　已康复，并且恢复工作。

按　本案时时呕吐血水状物，虽无《灵枢·四时气》中谓："饮食不下，膈塞不通"的征象。但据胃镜及病理报告食管鳞状上皮乳头瘤之诊断；根据该病的发展趋势及其家族史，当为癌前病变，类于中医的噎膈一证。其呕吐当为膈塞不通之前奏，兼之有出血之征，治疗中当应防微杜渐！经化痰散瘀而收效。治疗期间，未遵医嘱，食野猪肉而呕吐复作，险因食复而功亏一篑。当引以为戒！

4. 温肾通络饮

腰痛为常见病、多发病。《素问·刺腰痛》专题讨论了腰痛，认为人体十二经脉和奇经八脉有了病变，都将使人腰痛。并不是一般地认为肾虚才会腰痛。由于其病因复杂，故临证中有"病人腰痛，医生头疼"之说。余在农村从医时，获一口传之方，经临证试用并调整方组，凡寒湿腰痛、肾气亏虚之腰痛，屡有效验。命其名为温肾通络饮。方组：黑附片6~12g、肉桂3~5g、胡芦巴6~10g、巴戟天10~15g、肉苁蓉10~15g、炒杜仲15~20g、川续断10~15g、牛膝10~15g。方义：黑附片、肉桂均能补火助阳，黑附片散寒除湿。肉桂温经通脉为主药；胡芦巴温肾祛寒，能治肾虚腰痛。巴戟天补肾助阳，强筋壮骨。肉苁蓉补肾益精，能治腰痛足弱。续断补养肝肾，能除肢节萎痹。杜仲补益肝肾，强筋壮骨，诸药为辅；牛膝强筋健骨、活血通络，其味厚气薄，引诸药下行而为佐使。诸药相伍，能温肾助阳、补肝养血、散瘀通络。专治肾气亏虚，腰膝酸痛，或筋骨损伤之腰痛。临证可根据症状及风寒湿气的盛弱，而随证加减。共治疗113例，治愈41例，占总36.3%；好转51例（药后症状消失，有时仍会发作），占总45.2%；有效17例（疼痛减轻），占总15%；无效4例，占总3.5%，总有效率96.5%。

【案例1】　尾骶骨痛（骶椎压缩性骨折）
袁某某　女　54岁　居民

2012年7月16日初诊　尾骶骨痛已8天。缘于摔跤跌坐后，X线提示：骶椎1压缩性骨折。刻下，尾骶骨痛，咳嗽亦痛。舌质略暗、苔薄白，脉细弦软。

证属　筋骨损伤，脉络闭阻。

治法　益肾壮骨，和营通络。

方药　①温肾通络饮加减。黑附片10g、桂枝10g、胡芦巴10g、巴戟天10g、肉苁蓉10g、川续断

15g、炒杜仲20g、川牛膝10g、怀牛膝10g、补骨脂10g、金毛犬15g、当归10g、山茱萸10g、丹参30g、炒枳壳10g、细辛3g、独活10g、制香附10g、川芎15g、白芍15g、炙甘草6g，10剂，日一剂，水煎服；

②卧床休息。

2012年7月26日二诊　痛减。脉舌如前。守方加生黄芪30g、桃仁泥10g、川红花10g，以助益气活血，再投14剂。

2012年8月9日三诊　腰痛减60%，仍不能久坐久站，否则有胀坠感。舌红苔淡黄，脉细软。守方加田七粉3g，以养血活血，再服15剂以善后。

两个月后其家人告：尾骶骨痛已愈，行动劳作如常。

【案例2】　足跟痛（跟垫炎）

汤某某　女　65岁　退休药工

2015年2月4日初诊　双足跟及足掌心疼痛。每在晨起足跟疼痛不能着地，起床活动后逐渐缓解；下午又开始疼痛而不能行走。以左足为甚并伴小腿肚麻木。纳尚可，舌体经常发麻，故喜喝烫汤。舌红苔白，脉细弦无力。

证属　脾肾阳虚，督脉失养。

治法　养血柔肝，温肾通络。

方药　温肾通络饮合当归芍药散加减。黑附片6g、肉桂3g、胡芦巴10g、巴戟天10g、肉苁蓉10g、川续断10g、炒杜仲15g、川牛膝10g、山茱萸10g、炙黄芪5g、当归10g、白芍10g、红枣5枚、生姜3片、木瓜10g、吴茱萸3g、炒白术10g，14剂，日一剂，水煎服。

2015年2月26日二诊　双足跟痛已止，晨起仍有些麻木，舌麻也显轻。纳香，眠可，大便调。每天早晚已能各走8400步。舌红苔白而淡黄，脉微弦。守方再服14剂而诸症悉除。

按　引起足跟痛的因素很多，有的是单一的，或是复合因素。本案睡后静止性足跟痛，是缺血性神经炎的表现。辨证当属肝肾阳虚、督脉失养，治以温肾通络而收效。

【案例3】　腰痛（急性腰扭伤）

陈某某　男　73岁　个体

2015年6月30日初诊　腰痛一周。扭伤后腰痛，转测疼痛，俯仰不利。尤其不能下蹲，故解大便时十分艰难，若蹲下去又不易站起。虽经按摩治疗一

周，疼痛略有减轻，仍俯仰不利，下蹲困难，痛苦不堪。恰逢友人告知腰痛，服药＋汗蒸＋刮痧，当即豁然。故亦求治。刻诊，腰痛、腹部（脐周）胀痛，耳鸣，有时头昏。纳尚可，睡后口干，二便调。舌红苔白，脉弦软、关尺无力。

当即汗蒸＋刮痧。汗蒸30分钟；刮痧部位：足太阳膀胱经、足厥阴肝经、足少阳胆经，并按压双侧腰伤穴。术后约一个小时告：腰部显然轻松，活动已基本自如。

证属　肝肾亏虚，劳伤经脉。

治拟　补益肝肾，温经通络。

方药　温肾通络饮加味。黑附片10g、肉桂6g、胡芦巴10g、巴戟天12g、肉苁蓉12g、川续断15g、炒杜仲20g、川牛膝15g、当归15g、白芍15g、炙甘草5g，7剂，日一剂，水煎服。

2015年7月3日随访　汗疗＋刮痧，服药4剂，腰痛告愈。

【案例4】　腰痛（腰椎病）

徐某　男　41岁　司机

2014年4月30日初诊　腰痛20多天，向右腿放射痛。江西省中医院腰椎CT报告：L3-4、L4-5、L5-S1椎间盘膨出。诊断：腰椎退行性变。舌红苔白，脉弦软。

证属　肝肾亏虚，脉络瘀阻。

治法　温补肾气，散瘀通络。

方药　温肾通络饮加味。黑附片10g、肉桂6g、胡芦巴10g、巴戟天10g、肉苁蓉10g、川续断15g、炒杜仲15g、川牛膝15g、金毛狗脊15g、桑寄生30g、醋延胡索15g、千年健15g、制乳香5g、制没药5g、枸杞15g，7剂，日一剂，水煎服。

2014年5月7日告　药尽7剂，腰及向右腿放射痛止。

【案例5】　腰痛（慢性腰肌劳损）

王某某　男　40岁　个体

2014年7月22日初诊　腰痠胀痛，每以劳作或房事后发作已半年。腰痛若捶打后舒服。同时双肩痠胀，左肩尤甚，性欲随之减退。纳香，眠可，二便调。舌红苔白、舌中有黄厚苔，脉弦而少力、尺微沉而弱。

证属　肾精亏虚，脉络瘀阻。

治法 温补肾气，散瘀通络。

方药 温肾通络饮加味。黑附片10g、肉桂5g、胡芦巴10g、巴戟天10g、肉苁蓉10g、川续断15g、炒杜仲15g、川牛膝15g、怀牛膝15g、北枸杞15g，7剂，日一剂，水煎服。

2014年8月5日二诊 腰痠痛已止，而且双肩酸痛也显然缓解。舌红苔淡黄，脉略弦、左稍细、均重按少力。守方再服7剂而愈。

【案例6】 腰痛（腰椎病、第3腰椎轻度滑脱）

柯某某 女 56岁 农民

2014年6月3日初诊 腰痛伴足麻痛反复4年。曾于20年前上山砍柴摔伤过。经南昌大学第二附属医院X线检查报告：腰椎退行性改变，腰3椎体I度向里滑脱，腰椎失稳。刻下，走路时，足下犹如被石头绊住一样，沉重艰难，同时伴全身骨节疼痛。纳香，眠可，大便日2~3次、不稀。舌红苔白，脉细弦软、右弦软。

证属 肝肾亏虚，腰软骨弱，经脉瘀阻。

治法 温补肾气，健腰壮骨，散瘀通络。

方药 温肾通络饮加味。黑附片10g、肉桂5g、胡芦巴10g、巴戟天10g、肉苁蓉10g、川续断15g、杜仲20g、川牛膝15g、当归尾10g、三白草根30g，10剂，日一剂，水煎服。

2014年6月16日二诊 服至第四剂后，全身骨节痛、腰痛显减，但足麻痛未减轻。守方加枸杞15g、补骨脂10g，以补肾壮骨，再服10剂而愈。

【案例7】 腰痛（腰椎病）

刘某某 男 48岁 自由职业

2014年6月9日初诊 腰酸胀痛发作10余天，伴左足肿痛，站立可缓解，坐则加重。因此，入某医院就诊，腰椎CT报告：腰椎骨质增生，L4-5椎间盘膨出，双侧神经根受压，椎管变窄。数年前，曾因腰痛服中药后缓解至今。纳香，眠可。舌红苔白，脉细弦、重按少力。

证属 肝肾亏虚，脉络瘀阻。

治法 温补肾气，壮腰通络。

①方药：温肾通络饮加味。黑附片10g、正肉桂6g、胡芦巴10g、巴戟天15g、肉苁蓉15g、川续断

15g、炒杜仲20g、川牛膝15g、徐长卿15g、大活血30g、独活10g、当归尾15g、制乳香5g、制没药5g，7剂，日一剂，水煎服；

②运动康复：坚持早晚吊杠一次，5-10分钟。

2014年6月18日二诊 诸症显减。舌红苔白、舌边有齿痕，脉弦少力。守方加醋延胡索15g、羌活10g，以助化瘀疏风，再投21剂，同时配合吊杠运动，药尽而愈。

【案例8】 腰痛（腰骶椎病）

徐某某 男 47岁 居民

2013年10月21日初诊 左侧腰腿痛1年4个月。曾经某医院打针、吃药后缓解，何药不详。今年6月又复发。仍打针骨肽、甘露醇，吃药（何药不详），尚未见效。因出差在外，宜兴市某中医院检查报告：肌电图/诱发电位报告：①右侧神经运动神经传导速度减慢；②左侧股神经、胫神经、腓总神经、右侧腓总神经经传导未见明显异常；③双侧足底内侧神经、腓浅神经感觉神经传导未见明显异常。腰椎磁共振平扫：L5~S1椎间盘膨隆（轻度）、腰椎退行性变。用药：加巴喷丁胶囊、甲钴胺、逐瘀通脉胶囊。刻下，仍腰痛，稍站久则加重，腿痛从臀部外侧向下放射至外踝处，并上下走窜。纳可，眠差、易惊醒、不安稳。舌红苔白、舌中及舌边薄而微黄，脉弦、左细弦、重按无力。

证属 肝肾亏虚，筋脉失养。

治法 柔肝濡筋，温肾通络。

方药 温肾通络饮合芍药甘草汤加味。黑附片10g、肉桂5g、胡芦巴10g、巴戟天12g、肉苁蓉12g、川续断15g、炒杜仲20g、川牛膝10g、怀牛膝10g、白芍15g、生甘草5g、北防风10g、羌活6g、独活6g、徐长卿15g、千斤拔30g，7剂，日一剂，水煎二次、分二服，餐前30分钟温服。

2013年10月29日二诊 电话告知，药后疼痛减轻，仍怕冷，睡眠亦改善，要求续服。守方加生黄芪30g、当归尾10g、干姜3g，以助益气温经、养血活血，再投15剂，药尽告愈。

【案例9】 腰背痛（肩胛关节炎）

田某 女 60岁 居民

2013年3月5日初诊 右肩胛、背部伴腰部疼

痛不适1月余。近一个月，右肩胛、背部伴腰部疼痛不安，稍事劳动则加剧。由于疼痛而失眠，既入睡难、中途又易醒。因此，经常半夜起床看电视，否则心烦转侧。血压125/75mmHg，舌红苔薄白，脉细弦。

证属　肝血亏虚，经脉失养，水火不济。

治法　温肾通络，养血宁神，交通心肾。

方药　温肾通络饮合酸枣仁汤加味。黑附片6g、肉桂6g、胡芦巴10g、巴戟天10g、肉苁蓉10g、川续断10g、炒杜仲20g、川牛膝10g、炒酸枣仁15g、知母15g、川芎15g、炙甘草6g、茯苓15g、茯神15g、五味子10g、刺五加30g、川黄连10g、煅龙骨30g、煅牡蛎30g，4剂，日一剂，水煎二次、分二服，食前温服。

随访　药尽痛止，病愈。

【案例10】　腰痛（风湿性腰痛）
甘某某　女　82岁　居民

2011年2月25日初诊　腰痛反复多年，加重一个多月。同时伴左膝关节痛，每到天气变化发作并加重，尤其春季腰痛必然加重。右足在11年前有摔伤史。纳食、睡眠尚好。舌红苔淡黄，脉软而微数。

证属　肝肾不足，风湿犯络。

治法　温肾通络，祛风除湿。

方药　温肾通络饮加味。黑附片6g、桂枝10g、胡芦巴10g、巴戟天10g、肉苁蓉10g、川续断10g、炒杜仲15g、怀牛膝10g、白芍15g、炙甘草6g、枸杞10g、独活10g，7剂，日一剂，水煎二次、分二服，食后温服。

2011年3月3日二诊　腰痛显著减轻，下肢仍无力。舌红苔薄而微黄，脉细弦软。守方加生黄芪15g，以助益气通络，再投7剂。

2011年3月11日三诊　腰痛减轻的同时，精神、足力均增，行动轻松。舌红苔薄黄，脉微弦少力。守上方加减进退再服7剂而愈。

【案例11】　腰痛（宫外孕术后）
张某　女　26岁　职工

2011年6月23日初诊　腰痛一个来月。因宫外孕，经江西省妇幼保健院手术治疗后至今已35天。术后出现腰痠痛，久坐加剧；夜间睡眠若憋尿

腰部也痠痛；行走时腰尤痠痛。纳可，大便尚调。彩超报告：子宫小肌瘤，余无明显异常。舌红苔白，脉细弦软。

证属　肾气不足，营亏瘀阻。

治法　温肾壮腰，和营通络。

方药　温肾通络饮加味。黑附片6g、桂枝6g、胡芦巴10g、巴戟天10g、肉苁蓉10g、炒杜仲15g、川续断10g、怀牛膝10g、制乳香5g、制没药5g、桑寄生15g、白芍10g、炙甘草5g，7剂，日一剂，水煎二次、分二服，食前温服。

2011年10月7日再诊　药后腰痛减轻，但未愈。因故未来复诊。舌红苔白、舌边有齿痕，脉细而微弦。守原方加徐长卿15g、三白草根15g，以助化瘀通络止痛，再服7剂而愈。

【案例12】　腰痛（人工流产术后）[1]
熊某某　女　23岁　农民

1997年9月29日初诊　腰背痛已4个月。缘于刮宫术后（人流）出现腰痛，每在劳动后加重。纳食、睡眠及月经均正常。舌质淡红、舌苔薄白润，脉细。

证属　血虚肾亏，冲任失固。

治法　补气养血，温肾通络。

方药　温肾通络饮合四物汤加味。黑附片5g、桂枝5g、胡芦巴10g、巴戟天10g、肉苁蓉10g、川续断10g、炒杜仲10g、怀牛膝10g、生黄芪30g、当归10g、白芍10g、山茱萸10g、川芎10g、熟地黄15g，日一剂，水煎二次、分二次服，上下午各一次，食前温服。服至第七剂，腰痛愈。

【案例13】　腰痛（人工流产术后）[2]
汪某某　女　37岁　职工

2014年12月24日初诊　腰痛2个月。缘于人工流产术后出现腰痛，站、躺、立、坐、睡，稍久则痛。同时月经量也减少，经色暗红，经期3天。生育第一胎后，15年来人流3次。刻诊，腰痛，少寐，纳呆，二便尚调。舌红苔白，脉细软、左细弦软。

证属　肾气不足，营亏瘀阻。

治法　温肾壮腰，活血通络。

方药　温肾通络饮加味。黑附片10g、肉桂5g、胡芦巴10g、巴戟天10g、肉苁蓉10g、川续断10g、炒杜仲15g、川牛膝10g、当归10g、炙黄芪30g、川红花

10g、桃仁泥 10g、川芎 10g、北山楂 15g，7 剂，日一剂，水煎二次、分二服，上下午各一次，食前温服。

托同事专告：药后腰痛愈，诸症悉除。

【案例 14】 腰痛（人工流产术后）[3]

邹某某　女　38 岁　居民

2012 年 9 月 17 日初诊　腰痛伴双膝冷痛近一年。从去年入冬前做了人流术开始，出现腰痛膝冷，并逐渐加重，尤其是劳作后。在当地医院也断断续续服过中、西药，毫无起色。故赴省城就诊。已生育 4 胎（包括剖宫产 2 胎），人流 5 胎。月经调，欲再孕一胎。纳少，腹胀，二便尚调。舌红苔薄黄、根稍厚，脉细弦右弱。

证属　肾阳不足，任督亏虚。

治法　温肾壮阳，滋水填精。

方药　温肾通络饮加味。黑附片 6g、肉桂 6g、胡芦巴 10g、巴戟天 10g、肉苁蓉 10g、川续断 15g、炒杜仲 15g、怀牛膝 15g、熟地 15g、淫羊藿 15g、鹿角片 10g、枸杞 15g、菟丝子 15g、覆盆子 10g、五味子 10g、韭菜子 10g，10 剂，日一剂，水煎服。

2012 年 10 月 18 日二诊　药后周身轻松，腰痛膝冷减，纳增，矢气通畅而腹胀除。舌红苔淡黄、根部苔稍厚，脉细而微弦。守方再投 10 剂，

药尽告：腰痛、膝冷愈。

5. 三伏贴治不孕

【案例】 王某某　女　31 岁　职工

2019 年 6 月 1 日欣诉　结婚七年，不孕五年。缘于婚后第二年，即 2013 年底受孕并流产，之后 5 年未孕。家人焦急，颇感压力。由于素有慢性咳喘之疾，故经常咳嗽并微喘。而于 2018 年 7 月 17 日就诊，时正值初伏，在服咳嗽中药的同时。于 2018 年 7 月 17 日、7 月 27 日（润伏）、8 月 16 日、8 月 26 日，共接受三伏贴治疗 4 次。竟然在接受第 4 次治疗后意外怀孕，距今 10 个多月，不仅咳喘未作，而且在今年 5 月上旬顺产一女婴。

按　三伏贴在临床中对慢性咳嗽、支气管哮喘等确有疗效。但能助孕种子尚无报道。本案流产后 5 年未孕，因咳喘而接受三伏贴治疗，竟然顺利受孕。虽为偶然，仔细分析，实为必然。患者肺有夙疾，导致子脏肾水的亏虚不足。肾经亏虚，命火衰微，何能受孕？故临证治肺而益肺，肺壮则肾强。正如《素问·阴阳应象大论》所云："辛生肺，肺生皮毛，皮毛生肾。"故此，三伏贴内用药 8 味，辛味药就占 6 位。正是这诸多的辛味药同用，从而达到了益肺生肾之目的。

治疗取穴：大椎、定喘、肺俞（双）、肾俞（双）、膻中、命门。

三伏贴方药组成　白芥子 10g、巴豆 10g、胆南星 10g、吴茱萸 10g、桃仁 10g、延胡索 10g、冰片 3g，上药研末，生姜汁适量，调敷。

方解　白芥子利气豁痰以益肺，巴豆逐痰行水治咳喘，二药相伍为主药；胆南星清火化痰以止咳，吴茱萸温中燥湿以健运，二药一凉一温，共建健脾益肺，补土生金之功为辅；桃仁破血行瘀，延胡索活血散瘀，二者合用能活血化瘀，以祛痰瘀胶结为佐；生姜汁辛温发散，祛寒豁痰，利窍解毒，冰片善行走窜而通诸窍，与姜汁同用而为使。诸药合用，共建发散风寒，降逆止咳，逐痰利水，化饮平喘之功。而且，三伏贴循经络穴位用之，通过经络使药直达病所，以增强治疗效果。

[注] 仅此个案，录与同道共同探索。

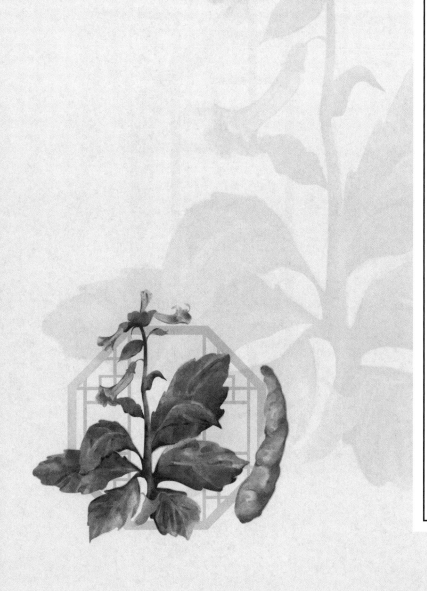

七、简易一得

简、便、廉、验是中医文化特色，中医是中华民族在历史长河中与疾病作斗争的智慧结晶，也是中华民族优秀传统文化的组成部分。中医以简便质朴、方便合宜、成本低廉、效验确切彰显了其优秀特色。

本节整理了临证中遇到的通过运用简便手段治疗一些常见疾病、疑难杂症迅速获得疗效的病案，以就正于同道。

1. 发热

【案例1】 发热（泌尿系统感染）

王某 男 44岁 公务员

2016年7月14日初诊 发热1天。刚从抗洪一线返回，上午10时许会议结束，感觉周身疲痛，回家测体温38℃。中午用餐时出了些汗，觉得轻松了一些，之后睡了一觉，下午又浑身疲痛，并伴恶风，尿频尿急。按西医嘱：中午急服左氧氟沙星胶囊，6点左右又再服了一次，症状未见减轻而于7点电话求诊。观其面红耳赤，舌红苔白，脉浮数。体温38.6℃，按急则治其标运用汗疗＋针刺。随之入汗疗房。先取坐位，取穴：风池、肩井、大椎，留针至5分钟，从头到足大汗，尤其是背部，汗出如珠伏背，再10分钟后拔针；取仰卧位，取穴：关元、水道、三阴交，留针15分钟。拔针后出汗疗房，以棉纱浴巾覆盖胸背，在通风室内，令其收汗（不可吹电扇）。片刻之后，面色已复常，自觉周身轻松。嘱其回家啜稀粥一碗以助养胃气。

2016年7月15日上午短信告知 热退身凉，尿频亦愈，已正常上班。

2016年7月18日电话询访 14日热退后，至今一切如常。

按 患者参与抗洪，冒雨涉水，外感寒湿致发热并尿路感染。经服抗生素未效。秉着急则治其标之原则，采取汗疗＋针刺的简便方法，发汗祛邪。正如《素问·至真要大论》所云："开发腠理，致津液通气也。"《素问·汤液醪醴论》亦云："开鬼门，洁净府，精以时服，五阳已布，疏涤五藏。故精自生，形自盛，骨肉相保，巨气乃平。"唐·王冰在《黄帝内经素问》的注释中云："开鬼门，是启玄府遣气也。"也就是说"开鬼门，启玄府遣气"，一是改善微循环，使阴阳互济，气阴通达，汗透邪出；二是改变体质，使精生形盛，骨肉相保，正气复常。

【案例2】 发热（夏季热）

吴某某 女 3岁8个月

2014年7月11日其母电话求诊 女儿反复发热，体温：37.5~39.5℃，今日38.5℃。经服药阿莫西林克拉维酸钾干混剂、清开灵、小儿肺热咳喘口服液、盐酸克林霉素、棕榈酸酯分散片等5天，未效。血常规：淋巴细胞50.9％，余项无明显异常。精神萎靡，纳呆，尿频尿清。

处方 用西瓜翠衣（西瓜一个，重2~3斤，刨其绿色翠衣）煎水调蜂蜜频饮。

2014年7月12日携女童复诊 母述：昨日下午从6时开始饮用至7点半，体温下降为37.9℃，睡前体温正常。刻诊，观其咽喉红。听诊：两肺呼吸音清晰；体温36.7℃。按昨日方：西瓜翠衣煎水再饮。

一周后，其母喜告 女儿热退体安。

按 西瓜翠衣，"甘寒。入手太阴、足太阳、阳明经"（《萃金裘本草述录》）。其功能与主治在《中华本草》中载："清热，解渴，利尿。"故主治暑热烦渴。患儿发热时间，正值小暑季节并即将进入初伏，故为夏季发热。从其发热，精神萎靡，纳呆，尿频尿清症状辨证，当为小儿暑热无疑。而且，只是单纯发热无并发症。故以西瓜翠衣煎水，调入少许蜂蜜频频喂饮，其有单刀直入之势，故收效甚捷。

2. 中暑

【案例】 中暑（休克）

史某某 女 54岁 退休职工

2014年7月22日初诊 突然头晕乏力伴恶心，继而面色苍白，肢冷大汗。早晨7时许，练习太极拳后，出现大汗不止，脸色骤变，面色苍白、口唇无华，语微自述头晕乏力，恶心，继而眼睛微闭，切其脉沉细而虚。

措施 扶其躺下，并抬起双足，取足高头低的姿势，点按曲池（双）、内关（双）、郄门（双）、足三里穴（双）；取温水饮至350mL左右。15分钟后，口唇及面色逐渐红润，汗止，脉虽细但有力。

2014年7月24日电话告知 休息一天后，已康复如常。

按 本案属暑热外袭，气阴两虚，脉络闭阻，腠理开泄而成脱势。正如《灵枢·决气》云："津脱者，腠理开，汗大泄。"急以点穴按之以扶正解暑，疏通脉络；辅以温水救阴扶阳，敛阴固脱而收效立竿见影。

3. 鼻衄

鼻腔出血，称之为鼻衄，鼻衄是多种疾病的常见症状之一。本证的主要病因多为脏腑蕴热，与肺、胃、肝等脏腑密切相关。正如《诸病源候论·鼻衄不止候》云："脏腑有热，热乘血气，血性得热即流溢妄行，发于鼻者为鼻衄。"按经络之始终，以清泻血热，引血归经以止衄。正如《灵枢·本输》云："膀胱出于至阴……行于昆仑。""肾出于涌泉……注于太溪。"《难经》云："阳跷脉者，起于跟中，循外踝，上行入风池。阴跷脉者，亦起于跟中，循内踝，上行至咽喉，交贯冲脉。"循此经络走向，故治与拿捏双足左右跟腱昆仑、太溪穴，或配以单方以收泻火清热，引血归经之效。

【案例1】 急性鼻衄（鼻腔出血）[1]

王某 女 19岁 知青

1975年10月9日初诊 间断鼻出血2天。昨日开始出鼻血少许，今日上午田间劳动后加剧，鼻血直淌，色红量多，躺着即往口里逆流。冷敷无效。舌红苔薄白，脉虚弦数。

证属 燥热犯肺，上灼鼻窍。

治法 泻火清热，引血归经。

方法 掐跟腱法。患者平躺，术者当即急以双手拇、食指拿捏其双足跟腱昆仑、太溪穴，2分钟后血止。嘱其回宿舍休息，并多次频饮常温糖盐水。

随访 1979年返城，4年中未再出现鼻衄。

按 本案鼻衄，乃风热上犯，田间劳作时发作。故拿捏双足左右跟腱昆仑、太溪穴，有除血热、引火归元之效；饮常温糖盐水有助于胃气，利于康复。

【案例2】 慢性鼻衄（鼻腔出血）[2]

邓某某 女 14岁

2013年8月18日初诊 母述：孩子发育良好，体检虽未发现明显异常，但经常流鼻血。纳食如常，就是喜食辣味及味重食品。刻诊，鼻出血。舌红苔薄黄，脉细。

证属 胃热炽盛，热灼肺窍。

治法 清泄胃火，凉血止衄。

方药 ①掐跟腱法。患者取坐位，术者双手拇、食指拿捏患者双足跟腱凹陷处的昆仑、太溪穴，2分钟后血止。以疫胀麻感取效；

②白鸡冠花25g，水煎取汁，取鸡蛋去壳抽碎，用药汁煮成蛋花汤食用，连服两天；

③晨起饮20℃左右凉开水250ml。

2013年11月11日电话询访 母告，坚持饮凉开水一个多月后，女儿鼻衄已愈。

2021年8月26日再访 现在美国留学，八年来鼻腔未再出血。

按 患者少年，慢性鼻出血，由于嗜辛辣厚味。导致胃火炽盛，久之上灼于肺窍，故而鼻衄。在掐跟腱法的基础上，配以白鸡冠花煮鸡蛋以滋阴润燥，凉血止血；血止后，坚持晨起饮20℃左右凉开水养阴润燥以善后。

【案例3】 慢性鼻衄（高血压鼻腔出血）

邹某某 男 62岁 农民

1998年3月16日初诊 右鼻衄1天。素有鼻衄史，衄后可自行缓解，本次衄而不止。在南昌市三院门诊拟冷冻治疗，患者不愿接受，故求治于中医药。纳食可，二便调。望其面色潮红，测其血压185/120mmHg。舌鲜红、苔薄少，脉弦而数。

证属 肝阳上亢，火热上灼。

治法 平肝潜阳，引火下行。

方药 ①掐跟腱法。患者端坐，术者当即以双手拇、食指拿捏其双足跟腱昆仑、太溪穴，15分钟后血止；②急服硝苯地平10mg以降低血压；③热水泡脚。睡前取43℃温水浸泡双足，取微汗，以引火归元。

血止后返乡，嘱其按常规治疗高血压病。

1998年4月5日随访 治疗及服药后，鼻衄已止，感觉良好。

2006年秋相遇，按时服降压药，八年来鼻衄未再，至今安康。

4. 足跟痛

足跟痛，《诸病源候论》称之为脚跟颓，颓，颓败之意，《诸病源候论·脚跟颓候》云："脚跟颓者，脚跟忽痛，不得着地，世呼为脚跟颓。"《诸病源候论·腰脚疼痛候》则云："肾气不足，受风邪之所为也。劳伤则肾虚，虚则受于风冷，风冷与真气交争，故腰脚疼痛。"其证或双脚跟痛或脚掌痛，故是疾应为本虚标实之疾，遵《素问·标本病传论》之旨，"谨察间甚，以意调之。间者并行，甚者独行。"而拟一温经透络镇痛煎煎水熏洗，简便，实用，既温阳散寒治其本，又祛风通络治其标，标本同治，其痛豁然。

【案例1】 脚跟痛（跟骨炎）
王某 男 28岁 理发师

2014年10月21日初诊 脚跟痛已数月之久。因从事理发工作而长期站立，近几个月每日早晨起床后，脚跟着地则痛，平时按压脚跟也痛。体格微胖。纳食、睡眠尚好。舌红苔薄白，脉细弦软。

证属 脾肾阳虚，督脉失养。

治法 温经疏风，通络止痛。

熏洗方：温经透络镇痛煎（自拟）。桂枝15g、白芍15g、制川乌15g、制草乌15g、北细辛6g、制南星15g、制半夏15g、徐长卿15g、食用醋100ml（煎后兑入），每日1剂，煎水，睡前熏洗浸泡双足。经用3剂后，痛减五成以上。

2015年1月3日随访，仅用药3剂，竟然已愈。

按 跟骨炎，一般为跟骨刺或者跟腱的无菌性的炎症性疾病。从而导致跟骨的疼痛，尤其是长时间的站立、行走以及过度劳累的情况下，疼痛发作或加重。中医则认为是肾虚受风冷所致，故治与温经透络镇痛煎温阳散寒，祛风通络而收效。

【案例2】 左脚跟痛（跟痛症）
刘某某 女 72岁 居民

2015年12月15日初诊 左脚跟痛已一个多月。左脚跟痛，并逐渐加重行走不利。舌红尖甚苔白，脉微弦。

证属 脾肾阳虚，督脉失养。

治法 温脾益肾，散寒通络。

熏洗方 温经透络镇痛煎（自拟）。桂枝15g、白芍15g、制草乌30g、制川乌30g、北细辛10g、制南星30g、法半夏30g、徐长卿30g、食用醋200ml，共3剂，每3日一剂，煎水并兑入食用醋熏洗足，可加热重复使用2天。

2016年3月其女告 药尽脚跟痛愈。

按 本案跟痛，患者高龄乃腱膜炎症、跟骨脂肪垫萎缩所致。中医则认为患者高龄肾虚，复受风寒，导致经脉闭阻，不通则痛。故治与温经透络镇痛煎温阳散寒，祛风通络而愈。

5. 脚前掌痛

【案例】 右脚前掌痛（筋膜炎）
陈某某 女 60岁 居民

2015年12月3日初诊 左脚前掌痛一个多月。左脚掌痛，起于一月之前，并逐渐加重，不红不肿。坐下缓解，行走疼痛。舌红苔白，脉细弦软。

证属 脾肾阳虚，筋脉失养。

治法 温经散寒，和营通络。

方药 温经透络镇痛煎（自拟）加味。桂枝20g、白芍20g、制川乌20g、制草乌20g、细辛6g、制胆南星20g、法半夏30g、徐长卿30g，5剂，每3日一剂，水煎后兑入食用醋100ml，趁热浸泡患处。第二天加热后，可重复使用。

2015年12月11日二诊 诸症减轻，舌脉如上。守方再用5剂而愈。

按 脚前掌疼痛，现代医学认为：由于脚前掌部位过度受力，会引起脚前掌部位的筋膜炎的发生，从而引起脚前掌部位的疼痛。经治与温经透络镇痛煎温经散寒，和营通络，仅熏洗两周痛止病除。

6. 硝酸烧伤

【案例】 右脚硝酸烧伤
魏某某 男 73岁 印刷技工

2013年9月17日初诊 右踝关节上方被48℃硝酸液溅泼烧伤约3.5cm×2.5cm大小，伤处形成红肿热痛之溃烂斑块，上方覆有黄色分泌物并结痂；稍下有一2.0cm×1.5cm红肿溃烂斑块，足背内侧有2~3个黄豆大烧伤，并红肿热痛。舌红苔薄黄，脉弦而微数。

证属 毒液外渍，火热蕴结，肌肉腐败。

治法 清热解毒，凉血消肿，去腐生肌。

方药 栀子赤豆散（自拟）。生栀子50g、赤小豆50g，打粉，分3等份，每天1份，加蜂蜜、食用油少许调敷患处。

2013年9月18日早晨在公园面告 敷一次红肿热痛减半，第二次后则基本不红不肿，微痛，现皮损溃烂处结痂。

2013年9月24日二诊 结痂处干爽，结痂处已缩小为2.5cm×2.0cm和1.5cm×1.0cm，足背内侧散在小结痂点。

2013年10月26日面告 烧伤处除有一小块结

痂未脱，均基本痊愈。喜告：曾经被硝酸烧伤过，均外用他药，康复过程很长。这次仅外敷 3 次，前后不出 3 周而愈。较过去烧伤愈好过程大大缩短。

按　本案不慎被硝酸液烧伤，硝酸腐蚀性极强，使肌肉组织形成溃烂腐败。经用栀子赤豆散清热解毒，凉血消肿，去腐生肌，使溃烂组织迅速愈合。《神农本草经》将栀子列为中品，并云："栀子，味苦寒，主五内邪气，胃中热气，面赤……创伤。"《中华本草》则云："栀子，味苦，性寒。"凉血解毒，主治扭伤肿痛；赤小豆，《神农本草经》亦将其列为中品，并云："主下水，排痈肿脓血。"《中华本草》则云："味甘、酸，性微寒。"清热解毒消痈，主治肿毒疮疡。二药合用，有清热解毒，凉血消肿，祛腐生肌之功。加上蜜、醋、食油，能润肤生肌，缓急止痛。故用之而速效。

7. 脚背肿痛

【案例】　**左脚背肿痛（足背软组织挫伤）**

刘某某　女　46 岁　职工

2015 年 11 月 14 日初诊　左足背外侧肿胀疼痛两周。缘于被车轧伤足背，经摄 X 线片报告，尚未造成骨折。刻诊，足背肿胀疼痛、瘀血色黑。舌红苔白，脉细弦。

证属　筋脉损伤，气滞血瘀。

治法　清热解毒，散瘀消肿。

外敷散　栀子赤豆散（自拟）加味。赤小豆 50g、生栀子 30g、桃仁 30g、当归尾 15g，打粉，分三次，每日每次取粉 40g，用蜂蜜、食用醋、食用油少许调和外敷患处。

随访　外敷 3 次后，瘀散肿消。告愈。

按　本案被车轧伤，脚背软组织挫伤瘀血严重，使用栀子赤豆散清热解毒，散瘀消肿；加入当归、桃仁以助活血化瘀。药敷三日而告愈。

8. 产后失语

【案例】　**产后失语（癔症、分离性运动障碍）**

无名氏　女　30 岁　农民

1979 年夏季，余于某日下午 7 点许到达丰城县白土中心卫生院，探望远亲长辈王道隆先生。先生乃部队退休医生，被聘用于白土中心卫生院从事内科临床医疗工作。见面寒暄后，夜幕降临，适逢正值农村双抢季节，电力供应不足而挑灯对坐，突然 4 人抬来一急诊病人，女性，产后 3 天，年龄约 30 岁，家属代述产后突然出现失语，僵木，昏迷，饮食不进，而求急诊。由于停电，只是用手电筒观察了一下瞳孔，无异常，呼吸稍有急促，喉中有痰鸣，无法做一些必要的实验检查。王老先生焦急不安。余提议先运用针刺一试，待供电后再做处理，患者家属与先生均同意。余取出随身携带针灸针。取穴：足三里、内关、合谷、天突，在穴位上消毒后，予以针刺，运用泻法的强刺激捻转，当针刺入天突，强捻转数下后，患者大叫一声"哎哟"随即苏醒。稍喂几口温水后，神志恢复，未用任何药物回家调养。

按　本证乃产后亡血，风中于阴。因而气机闭阻，乃致昏迷，舌强，失语。正如《诸病源候论·风癔候》中云："风邪之气，若先中于阴，病发于五脏者，其状奄忽不知人，喉里噫噫然有声，舌强不能言。"当即遵《灵枢·忧恚无言》中示："人卒然无音者，寒气客于厌，则厌不能发，发不能下，至其开阖不致，故无音。……会厌之脉，上络任脉，取之天突，其厌乃发也。"故治与扶正祛邪，通络开闭。取天突穴后，应针而出音。

9. 酒后心烦

【案例】　**酒后心烦**

尹某　女　28 岁　职工

2015 年 6 月 29 日初诊　电话述饮酒心烦易怒已 1 年余。去年回赣因饮干红酒，出现情绪不宁，心烦易怒，承蒙授药茶方调理效好，故要求再服。

方药　醒酒除烦饮（自拟）。金银花 3g、贡菊 3g、绿萼梅 3g、玳玳花 3g、薄荷 3g、玄参 3g、麦冬 5g、北山楂 10g、生甘草 2g，20 剂，日一剂，开水冲泡代茶饮。

随访　药尽症愈。

按　酒后心烦不宁，乃为脾虚湿郁，湿热熏蒸所致。故立法：行气开郁，健脾除湿。方义：金银花、菊花甘寒疏风，清热解毒；绿萼梅、玳玳花甘苦疏肝和胃，开胃生津；薄荷辛凉，散热辟秽；玄参、麦冬甘苦寒滋阴润肺、清热除烦；山楂酸甘化饮、消食助运；甘草调和诸药、和中缓急。诸药相伍，共奏清热解毒、滋阴除烦之功。为了避免煎汤药困难，方便工作、生活之需，故改为茶饮。

10. 耳内奇痒

【案例】 右耳奇痒

丁某某 男 74岁 退休职工

2014年9月12日初诊 右耳内奇痒近二个月。因痒难忍，时时用手指抠挖，导致耳内焮红。有饮酒史。舌红苔薄黄，脉弦、按之少力。

证属 肝胆火旺，风毒上攻。

治法 清肝利胆，泻火解毒。

方法 络刺法。针刺双耳尖放血1~2滴。

2014年9月13日晨练告 耳痒大减，耳内焮红已褪，微暗红。

2014年9月14日二诊 耳痒基本缓解，再刺一次，以巩固疗效。

2014年9月16日三诊 因耳痒止，兼之有亲人自西安来，陪餐食肉、饮酒后，今天又耳痒。舌红苔薄黄，脉弦少力。仍按原法刺络。

2014年9月17日喜告，痒止。

按 经云："诸痛痒疮，皆属于心。"（《素问·至真要大论》）本案耳内奇痒，乃长期食肉饮酒，湿热内蕴，热盛风动，风毒上攻所致。治疗则遵"菀陈则除之者，出恶血也"（《素问·针解篇》）。故治与刺络，以简便之法祛除恶血。恶血除，郁热去，风自灭，痒自止也。

11. 手足皲裂

手足皲裂，现代医学认为，其病因一是生理因素，掌（跖）部位皮肤较厚，没有皮脂腺导致干燥季节或局部动作、皮肤牵拉而产生皲裂；二是环境因素，局部皮肤摩擦、接触酸碱或有机溶剂而出现皲裂；三是疾病所致，诸如慢性湿疹、手足癣、掌跖角化症、鱼鳞病、干燥性皮炎等所致。《素问·阳明应象大论》："热胜则肿，燥胜则干。"治疗遵《素问·至真要大论》所云："燥者润之。"皲裂，乃燥胜，皮肤干燥所致。故拟取六仁（核桃仁15g、杏仁15g、栝楼仁15g、桃仁15g、火麻仁15g、柏子仁

15g）滋阴润肤，合桂枝汤弃姜枣名为和营润肤煎医养血和营以收养血润肤，润燥弥裂之效。

【案例1】 双手皲裂 [1]

刘某某 女 14岁 学生

2017年11月24日初诊 母述惠儿双手掌干燥开裂1个月。在念初中三年级，并未做家务及接触有害物质。纳、眠均好，二便调。舌红苔白，脉细。

证属 阴虚血燥，血虚不营。

治法 养血疏风，滋阴润肤。

方药 和营润肤煎（自拟）。核桃仁15g、杏仁15g、栝楼仁15g、桃仁15g、火麻仁15g、柏子仁15g（上药捣碎成泥）、当归身15g、桂枝30g、白芍30g、炙甘草10g，7剂，一日一剂，水煎成后兑入食用醋75mL，熏洗双手，早晚各一次。

2019年4月8日电话访 其母罗某喜告：用药一周，双掌复常，至今安好。

【案例2】 双手皲裂 [2]

黄某某 男 12岁 学生

2012年11月27日初诊 母述双手每到秋季脱皮、粗糙，手指出现皲裂已4~5年。每年均到江西省皮肤病院就诊一次，未愈，每到春天则逐渐向愈。

证属 脾虚阳弱，血亏化燥。

治法 温通和营，行血润燥。

方药 和营润肤煎（自拟）加味。核桃仁15g、杏仁10g、栝楼仁10g、桃仁15g、火麻仁10g、柏子仁10g（上药捣碎成泥）、当归10g、桂枝15g、白芍20g、川芎10g、生麻黄10g、乌梅15g，14剂，一日一剂，水煎成后兑入食用醋75mL，熏洗浸泡双手，每日二次（早晚）。

2012年12月11日二诊 药后双手脱皮止，但皮肤过于薄嫩，易干裂。守方加麦冬10g，再投14剂。

2014年5月26日告手皲裂已愈。

2016年7月10日因便秘就诊，观其双手光滑滋润。

按 本案病程长，而且每在秋季复发。《灵枢·五变》云："秋霜疾风，则刚脆之木，根摇而叶落。"《素问·阴阳应象大论》云："其在皮者，汗而发之。"故在和营润肤煎的基础上加入麻黄以发汗遣气，加入乌梅酸甘敛阴以防伤阴。

【案例 3】 足跟皲裂

陈某 男 48岁 自由职业

2015年9月2日初诊 长期双足跟皲裂，夏天也开裂，足跟周围皮肤角化脱屑。父亲也罹患斯疾，家人戏称患者是五十岁的人、八十岁的脚。纳香，眠可，二便调。舌红苔淡黄，脉弦滑数。

证属 肺虚不宣，阳弱失荣。

治法 疏风宣透，温阳润燥。

方药 和营润肤煎（自拟）加味。核桃仁30g、杏仁20g、栝楼仁20g、桃仁20g、火麻仁20g、柏子仁20g（上药捣碎成泥）、当归身20g、桂枝30g、白芍30g、生麻黄10g、川红花10g、炙甘草10g，10剂，日一剂，水煎，煎成后兑入150~200mL食用醋，早晚各一次，熏洗浸泡患处。

2015年12月19日告知 双足皲裂已愈合。用药至第5剂辄老皮脱，裂口渐愈合。

2018年冬至随访 愈后未复发，并索方为家乡友人治疗。

按 本案病程长，一年四季发作。故在和营润肤煎的基础上，重用桂枝、白芍、当归以养血和营，加入麻黄以疏风遣气，直达皮毛。

12. 鹅掌风

【案例】 鹅掌风（手掌皲裂）

邹某某 男 23岁 铁匠

1980年4月30日初诊 双手掌皲裂，脱屑已10个月。缘于去年农历六月，双手掌（从腕横纹上至手指）皲裂，经某医生指导用茶油涂抹数次而愈。今年夏季又复发。症见：双手掌皮肤粗糙皲裂，裂纹处疼痛，不能劳作，尤其无法提锤打铁，甚感苦楚。

治法 10%硼酸软膏。睡前温水浸洗后，用以涂抹双手，然后用干净纱布包裹，两晚后即老皮脱落，5天后愈。

嘱 工作时用手套以保护手掌。

按 鹅掌风乃胃经血燥，外感寒邪凝结，导致皮肤失荣而枯槁。患者职业为铁匠，全是手上功夫，保养失当而致。某医荐用植物茶油涂抹有效，未能痊可。因乡村为方便起见，取硼酸软膏外用，以其抑菌护肤之功用而收效。可谓简便价廉效好。

13. 无名肿毒

【案例】 左脚肿痛

万某某 男 18岁 知青

1975年11月9日初诊 左脚外踝关节上方红肿疼痛，局部烧灼2天。舌红苔黄，脉数。

证属 湿热流注，瘀毒蕴结。

治法 清热解毒，散瘀消肿。

方药 鲜草药外敷。路边黄三两、珍珠菜（全草）三两、野芋兜一枚、紫花地丁一两，捣烂外敷，每日一次。敷二次热退肿消、痛止而愈。

按 《江西草药》载：路边黄又名仙鹤草，其性凉，味苦涩；功能：收敛止血；珍珠菜又名金鸡土下黄，其性平，味辛微涩；功能：活血调经，消肿散瘀；野芋，其性寒，味辛涩，有毒；功能：解毒、消肿、止痛。诸药合用，有清热解毒，凉血消肿之功。鲜药既易采挖又见效迅速。

14. 跌打损伤

【案例】 跌打损伤（软组织损伤）

邹某某 男 30岁 干部

1975年8月9日初诊 左腿（踝关节至膝关节）撞击伤并红肿热痛已五六天。观其皮下有紫色瘀斑，胀痛，局部有烧灼感。行走时疼痛加剧，曾服中药四剂无效后又用五虎散（南星、半夏、川乌、草乌、细辛各等分，打粉）1两，白酒调敷。肿胀虽有所减退，亦收效不显。舌红苔薄黄，脉浮弦软微数。

证属 皮肉外伤，气血相搏。

治法 清热解毒，散瘀消肿。

方药 野芋兜一枚、路边黄适量、金腰带叶适量、五爪金龙全草适量（上述均为鲜药）、白酒少许，共捣外敷。

1975年8月13日二诊 肿胀消退，药物已干，加少量白酒再调外敷。

1975年8月15日随访 肿消痛止而愈。

按 本案左腿肌肉组织撞击伤致气血相搏，红肿热痛。治与鲜草药外敷，方法简便，疗效确切，收效迅速。《江西草药》载：野芋，其性寒，味辛涩，有毒；功能：解毒、消肿、止痛；路边黄又名仙鹤草，其性凉，味苦涩；功能：收敛止血；金腰带叶，金腰带又名南蛇藤，性温，味辛；功能：活血祛瘀；五爪金龙，又名蛇含，性微寒，味苦；功能：解毒、止痛、消肿。诸药捣烂外敷，共奏清热解毒，散瘀消肿之功。

15. 胃痛（消化性溃疡）

胃溃疡，即消化性溃疡病。其病因病理为胃酸和胃蛋白酶对上消化道黏膜的消化而形成的溃疡，95%在胃和（或）十二指肠。故又称胃、十二指肠溃疡病。基于胃黏膜产生炎症之考虑，自1983年发现了幽门螺杆菌后，人们进一步认识到胃溃疡、胃炎乃至胃癌均与幽门螺杆菌致病相关。充分证明了当时使用呋喃唑酮（呋喃唑酮）的思路是可取的。故在辨证治疗用药的同时，使用呋喃唑酮以抗菌消炎为目的地治疗胃溃疡病，这也是70年代部分医疗界人士的共识，余用之并合用自拟胃痛蒸散，方药特点：枳实（炒，小者最佳），《神农本草经》将其列为中品，并云："味苦寒，主大风在皮肤中……除寒热结，止利，长肌肉，利五脏，益气轻身。"《中华本草》云："破气消积，化痰消痞。"白及，《神农本草经》将其列为下品，并云："味苦平，主痈肿、恶疮、败疽、伤阴、死肌，胃中邪气。"《中华本草》云："收敛止血，消肿生肌。"青木香，《神农本草经》将其列为上品，并云："味辛，主邪气，辟毒疫温鬼，强志，主淋露。"《中华本草》云："行气止痛，解毒消肿，平肝降压。"三药配伍，共奏行气散滞，化瘀通络之效。同时使用呋喃唑酮抗炎杀菌，中西药相伍，可算是最佳搭配，药物简便，疗效确切，临床获愈者，逾百余例。

【案例1】 胃溃疡

王某某 男 32岁 农民

1974年3月28日初诊 餐前胃疼两个多月。食后痛止，痛时畏寒。二便尚调。丰城市人民医院钡餐检查诊为：胃溃疡。舌质红苔白滑，脉细数、关弦。

证属 脾虚气滞，胃络瘀阻。

治法 行气散滞，化瘀通络，抗菌消炎。

方药 ①胃痛蒸散（自拟）。炒小枳实一两、白及一两，青木香五钱。研细末为20包，每包1.25钱，每日2次，每次1包，用温水调匀，置锅内蒸熟服，其有活血化瘀，行气通络之功；

②10mg呋喃唑酮片，每日2次，每次2片，以助抗菌消炎。

1974年4月14日相告 胃痛已愈八、九成，仍按上方继服一料（10天）。

1974年6月8日再告 续服至第四天后胃痛已止。

1994年11月30日追访 胃痛愈后，一直安康。

【案例2】 十二指肠球部溃疡

李某某 男 26岁 职工

1974年6月4日初诊 胃痛已六年。逐渐加重，早晚痛时较多，食则缓解，多食又胀闷，并呕吐酸水。丰城县人民医院钡餐透视诊为：十二指肠球部溃疡，呈现绿豆大阴影。舌红苔薄白，脉弦。

证属 肝郁气滞，瘀阻胃络。

治法 疏肝行气，活血生肌

方药 ①胃痛蒸散。炒小枳实二两、白及二两、青木香一两，碾粉，每日3次，每次一钱，水调后蒸熟，餐前服，15天服完为一疗程；

②10mg呋喃唑酮片，每日2次，每次2片，早晚餐后30分钟服，10天为一疗程。

中药蒸散共服2个疗程，西药1个疗程。

1994年11月30日追访 胃痛已愈，至今安康。

16. 胃脘拘挛

【案例】 胃脘拘挛（胃神经症）

尚某某 男 27岁 职工

1998年2月12日初诊 胃脘拘急不适并纳呆1个月。近一个月来，总觉得脘腹部紧张挛缩及压迫感，伴心烦气躁。纳食无味，大便无规律、一天或两天一次。舌红苔白，脉细弦。

证属 肝郁气滞，胃络挛急。

治法 疏肝解郁，柔肝缓急。

方药 逍遥丸（浓缩），每日3次，每次16粒。

1998年2月22日复诊 九天服完2瓶（200粒/瓶）诸症悉除，纳食显增，二便亦调。舌红苔白，脉弦软。因惧复发，要求服中药继续调理以防复作。为安其心志，而应其求。故守方加味改为汤剂。

方药 逍遥丸加味。北柴胡10g、当归10g、白芍10g、茯苓15g、白术10g、生甘草5g、生姜3片、薄荷6g、川芎6g、制香附10g，再进7剂。药尽而安。

按 本案胃脘拘挛不适，虽未诉及情志波动，但从脉证可知乃情志悱郁，肝失条达，气机不畅，胃络失和，导致胃脘挛急不适。故治与成药逍遥丸疏肝解郁，柔肝缓急而收效。正所谓方证相符，可收药到病除之功。

17. 肥风

【案例】 肥风（接触性皮炎）

张某某 女 46岁 居民

2014年8月13日初诊 双肘关节内侧红斑、丘疹、瘙痒、肿胀3天。缘于8月11日到先人墓地扫墓并拔草后出现红斑、丘疹、瘙痒。舌红苔白，脉细而微弦。

证属 风邪外袭，湿热蕴蒸。

治法 清热解毒，凉血疏风。

方药 ①千里光洗剂。千里光150g，煎水熏洗患处；

②丹皮酚膏外涂。

随访 连续熏洗3天而愈。

2014年8月28日再诊 右颈外侧斑疹成片，红肿瘙痒6天。上周熏洗后愈。22日周末食虾后，右颈侧又出现斯症。舌红苔白，脉细而微弦。此乃余毒未清，食虾复作。守原法原方再用3天而愈。

按 肥风一证，乃民间之称谓。其病因是田间劳作，接触了某种植物，或在施肥后之沃土上，经烈日暴晒，地湿上蒸之湿毒所侵，导致红斑、肿胀、丘疹、瘙痒，现今称之为接触性皮炎。本案用千里光煎水熏洗显效。千里光，为东风草之异名。《中华本草》载："药性：味苦、微辛，性凉。功能与主治：清热明目，祛风止痒，解毒消肿。主治目赤肿痛，翳膜遮睛，风疹，疥疮，皮肤瘙痒，痈肿疮疖，跌打红肿。"丹皮酚膏有消炎止痒作用，两药搭配，共奏清热解毒，凉血疏风之效。

18. 瘾疹

【案例】 瘾疹（荨麻疹）

彭某某 男 2岁2个月

2014年6月14日初诊 家长述：患荨麻疹3天。全身红斑团散发，因痒，局部自行挠破。舌红苔白，脉浮，指纹紫暗隐伏风关。

证属 风温外袭，热邪袭表。

治法 清热解毒，疏风止痒。

方药 千里光煎。千里光100g，日一剂，煎水熏洗，连洗3天而愈。

2014年6月30日二诊 上次熏洗，加上空调控制25℃温度，风团逐渐消失。这两天又有小片发作。舌红苔白，脉浮，指纹仍紫暗隐伏风关。仍用千里光煎，再熏洗3天。

2014年7月8日三诊 荨麻疹一直有小片发作。因暑天昨日给饮了银花露反而加重，胸腹部鸽蛋大小风团成片。舌红苔白根稍厚，指纹紫暗隐伏于风关。

按 根据小儿不易接受口服中药的特点。故而两诊均以外洗为治。虽能收效，毕竟小儿禀赋不足，气血未充。故而风毒难清。拟治：益气败毒，疏风止痒。

方用玉屏风散合紫浮萍丸加减化裁。紫浮萍10g、白鲜皮6g、苦参6g、防风6g、漂白术6g、陈皮6g、生黄芪10g、紫河车10g、路路通10g、煅龙骨10g、煅牡蛎10g、蝉衣3g，2剂，日一剂，水煎2次，分多次喂服。

2016年7月21日随访 荨麻疹愈，二年来未再复发。

按 实践证明千里光有清热明目，祛风止痒，解毒消肿的功效。不仅能治疗痈肿疮疖，跌打红肿。而且对风疹，疥疮，皮肤瘙痒，均有较好的治疗作用。既可外洗，亦宜内服。

19. 妊娠蛇串疮

蛇串疮一病，乃内伤肝胆火盛，或脾失健运，湿浊内蕴，郁久化热，湿热搏结，兼之外感毒邪而致病。其疱疹灼热、刺痛。由于是沿神经分布而发生，其痛剧烈。即使皮疹消退后，疼痛亦可持续数周或数月、甚或数年，少数甚则长期不愈。鉴于妊娠罹患斯疾之诸多禁忌，临证仅使用燔灸（自创）、或艾条灸，即使孕妇均收显效，尚无持续疼痛者。正如《灵枢·九针十二原》谓："通其经脉。""调其血气。"以达"血脉和利，精神乃居"（《灵枢·平人绝谷》）。

【案例1】 蛇串疮（妊娠期、带状疱疹）[1]

董某某　女　25岁　职工

2012年5月28日初诊　右手腕至臂内侧出现小水泡疹，色红而疼痛6天。因妊娠20周，右手腕至臂内侧小水泡疹，虽确诊为带状疱疹，某医院只给外涂阿昔洛韦软膏，未效，故转投中医。刻诊，右手腕至臂疼痛不安。舌红苔薄白，脉滑。

证属　血虚肝旺，湿毒外侵。

治法　温经疏风，扶正解毒。

考虑为妊娠期，采取针对疱疹局部艾条灸，一日3次。

2012年6月26日其父喜告　艾灸2天后疱疹愈，未留下任何后遗症。

【案例2】 蛇串疮（妊娠期、带状疱疹）[2]

罗某某　女　33岁　主播

2016年4月22日初诊　右侧颈、锁骨前及颈后出现小水泡疹、色红痒并刺痛8天。由于妊娠5个月，故求治。舌红苔黄，脉细弦数。

证属　血虚肝旺，湿毒蕴蒸。

治法　温经疏风，扶正解毒。

方药　燔灸。

方法　取药棉，撕成薄片，状如蝉翼，覆于疱疹之上，以火点燃，取其瞬间高温以灸之。

2016年4月25日二诊　颈、锁骨处疱疹已结痂，红褪痒痛止。原颈后发际内，若燔灸则美发不保，故第一次未灸，今日也已自行消退。颈后疱疹，发际部仍稍红，故再燔灸一次。舌红苔微黄，脉细弦微数。

一周后电话告　已愈。

【案例3】 蛇串疮（妊娠期、带状疱疹）[3]

张某　女　37岁　职工

2014年11月26日初诊　右大腿根部出现绿豆大小水泡疹，瘙痒，触之则痛，表面嫩红。已妊娠6个半月，为避用西药而求诊于中医。舌红尖微甚、苔白、舌中根部苔微黄，脉滑。

证属　血虚肝旺，湿热蕴结。

治法　温经祛邪，扶正解毒。

方药　燔灸。

方法　取药棉，撕成薄片，状如蝉翼，覆于疱疹之上，以火点燃，取其瞬间高温以灸之。

2014年11月28日随访　仅燔灸一次则疱疹结痂，未见新疹。

一周后再访　愈后，无任何不适。

20. 腰背痛

在针刺的基础上，加上低频脉冲电疗，是现代发展起来的新型疗法。即在针刺通其经脉，调其气血的同时，再给予电脉冲刺激，可引起肌肉随电脉冲的频率而跳动，以加强局部的血液循环，促进局部组织血液循环和新陈代谢，有利于神经肌肉功能的恢复，并达到疏通经脉而止痛之目的。针刺＋电疗用之于腰、背痛治疗，重症加上刺络，简便易行，收效立竿。

【案例1】 腰痛（外感腰痛）

刘某某　男　39岁　警察

2014年4月29日初诊　腰痛，躺着则加剧5天。由于躺下加重，故睡而不安，怕入夜。以酸胀痛为主，经拔火罐治疗，当时减轻之后又如初。舌红苔白，脉浮。

证属　气滞血瘀，风寒犯络。

治法　舒筋活络，泻血祛邪。

方药　①针刺＋低频脉冲电疗。取穴：肾俞、委中（双），留针15分钟；

②刺络放血，取委中穴周围络脉，用三棱针点刺。黑色血尽，转为红色时，消毒棉球压迫止血。

2014年5月1日二诊　治疗后疼痛减七成，已可安睡。舌红苔白，脉细而微弦。再刺络一次而告愈。

按　本案在针刺＋低频脉冲电疗的基础上，以刺络放血泻血祛邪，其效如桴鼓之应。

【案例2】 腰痛（急性腰扭伤）[1]

陈某某　男　61岁　职工

2015年1月19日初诊　腰痛一周余。因履职于浙江宁波市，突发腰扭伤，故从宁波飞来就诊。刻下，腰痛不能转动俯仰，双手叉腰，起卧均十分艰难痛苦。舌红苔白,脉细弦。

证属　肝肾亏虚,动伤经脉。

治法　宣通任督,舒筋活络。

方药　针刺＋低频脉冲电疗。取穴:人中、腰伤穴(双)、阳溪(双),留针15分钟后,当时可自行从治疗床上坐起并下来。

2015年1月20日二诊　昨晚睡眠翻身已基本无碍。按上法再针一次,并告愈,不日返回宁波。

【案例3】　腰痛(急性腰扭伤)[2]

张某某　女　37岁　个体

2011年5月9日初诊　突然腰痛2天。不能俯仰,卧下缓解,纳食如常。X线报告:腰椎无明显异常。舌红苔白,脉细弦软。

证属　肝肾亏虚,动伤经脉。

治法　祛风活络,疏通经气。

方药　针刺＋低频脉冲电疗。取穴:腰伤穴、委中、悬钟(双),留针15分钟。针后当即松解,腰部已可轻度俯仰转动。两天后告愈。

【案例4】　背痛(慢性腰背筋膜炎)

项某某　女　68岁　退休教师

2013年8月22日初诊　背痛发作3天。怕风,每以夏末秋初之季发作已20年。纳香,眠可。近期又出现右膝关节疼痛。舌红苔白,脉微浮而弦软。

证属　肝肾亏虚,风寒犯络。

治法　温经散寒,疏风通络。

方药　针刺＋低频脉冲电疗。取穴:风池、肾俞、天宗、督俞、肩井(双)、内膝眼(右)、外膝眼(右)、伏兔,留针30分钟,隔日一针。

2013年9月15日面告　隔日一针,两次背痛已止。

2016年12月12日随访　背痛至今3年未再发作。

按　本案背痛均发生于夏末秋初,乃肾虚受邪。正如《灵枢·五癃津液别论》云:"虚,故腰背痛而胫酸。"其症状类似于现代医学的慢性腰背筋膜炎,认为劳累、着凉、久坐,从而导致腰背肌筋膜慢性无菌性炎症。经针刺＋低频脉冲电疗治疗两次,20年的背痛豁然而愈。

【案例5】　腰痛(软组织损伤)

卢某某　男　41岁　农民

2013年4月10日初诊　右侧腰疼经常发作已数年。自贴止痛膏可缓解,受凉、劳累后均可致复发。舌红苔白,脉弦软。

证属　肝肾不足,经脉瘀滞。

治法　舒筋活络,化瘀止痛。

方药　小活络丸,每日3次,每次1丸。

随访　药一周后愈。

按　小活络丸出自宋《太平惠民和剂局方》,由胆南星、草乌(制)、地龙、乳香(制)、没药(制)组成。其功能:祛风除湿,活络通痹。主治:风寒湿痹,肢体疼痛,麻木拘挛。临证用于软组织损伤之慢性腰痛,获良效。

21. 颈脖痛

【案例】　甩鞭伤(颈脖痛、颈部伤筋)

董某某　男　24岁　学生

2009年5月8日初诊　颈肩部疼痛二周。始于打篮球甩头之后,出现颈脖、肩上正中部位疼痛。昨天打篮球,甩头后加重,头转动受限。舌红尖甚、苔薄黄,脉细弦。

证属　气滞血瘀,脉络闭阻。

治法　疏风活络,舒筋止痛。

方药　针刺＋脉冲电疗。取穴:风池(双)、肩井(双)、外劳宫(双),留针15分钟,当即疼痛缓解。隔周随访:针一次而愈。

22. 湿脚气

【案例】　湿脚气(全身性水肿)

邹某某　男　16岁　木工

1980年10月5日初诊　下肢及全身浮肿已5个月。患者5个月前下肢微肿,继之遍及眼睑及周身,稍伴头晕。在丰城市某医院门诊治疗,检查记录:眼睑轻度浮肿,心肺检查无异常;腹软,肝脾未扪及,两下肢轻度凹陷性浮肿,余无明显异常。小便常规:尿黄、清,尿蛋白阴性,白细胞0~3个/HP,余项无明显异常。血压120/85mmHg。给肌内注射维生素 B_1,好转,但停药后又复发。在公社医院服中药(何药不详）+金匮肾气丸，每日 3 次，每次 1 丸，也无疗效。刻诊，微头晕，下肢软弱乏力，眼睑及四肢微浮，下肢按之凹陷，小便清长。舌质红苔薄白，脉沉细少力。

证属　脾虚水泛，痰饮内停。

治法　培土制水，利水逐饮。

方药　泽泻汤。炒白术 30g、泽泻 40g，3 剂，日一剂，水煎服。

1980 年 10 月 8 日二诊　肿减，守方再投 3 剂。

1980 年 12 月 25 日随访　已痊愈，未再复发。

按　脚气一病，以病从脚起，两脚软弱无力，或肿或不肿，或挛急麻木，行动不便，甚至心胸筑筑悸动，进而危及生命。《太平圣惠方》谓："然脚气有干有湿。""脚膝不肿，故名干脚气也。""脚膝浮肿，故名湿脚气也。"究其病因，皆风毒湿气所致。《金匮要略》云："心下有支饮，其人若冒眩，泽泻汤主之。"故用泽泻汤培土制水，健脾渗湿收效。

23. 腹痛

【案例】　**腹痛**

秦某　女　45 岁　职工

2011 年 7 月 4 日初诊　腹痛 1 天。缘于昨日下午泳池游泳后，脐周冰凉，如凉水注入，随之腹痛喜按并逐渐加重。舌红苔白、舌边齿痕，脉细而微弦、少力。

证属　寒湿侵袭，腹中急痛。

治法　温经驱寒，通络行滞。

方法　隔姜灸。取穴：神阙、肾俞，各灸七壮。冰凉疼痛当即缓解。3 天后随访　痊愈。

按　隔姜灸，又称隔物灸、间接灸。本案以鲜姜片作为间隔物施灸。生姜辛温无毒，升发宣散，祛寒发表。取穴神阙，直达胃肠，散其寒邪；灸肾俞而固护元阳，而收立效。

24. 指趾麻木

"荣气虚则不仁，卫气虚则不用，荣卫俱虚，则不仁且不用"（《素问·逆调论》）。手指或足趾麻木不仁，或不用，乃荣、卫气虚故。尤其青少年，肾气未充，营血不足；饮食不调，后天失养，易罹斯疾。遵经义，用针刺"通其经脉""调其血气"（《灵枢·九针十二原》）。"血脉和，则精神乃居"（《灵枢·平人绝

谷》），不仁、不用则愈。

【案例 1】　**右足趾麻木（末梢神经炎）**

王某某　男　15 岁　学生

1973 年 6 月 6 日初诊　右脚大姆趾麻木，毫无知觉一周余。纳食可，二便调。舌红苔白，脉细。

证属　气血不足，筋脉失养。

治法　益气养血，舒筋活络。

方法　治用针刺，取穴：右三阴交、解溪、大都、八风。针用补法，捻转得气后，留针 15 分钟，连针五天而愈。

【案例 2】　**筋痹（左手指麻木歪斜）**

王某某　女　10 岁　学生

1973 年 6 月 11 日初诊　母代述：患儿左手麻木迟钝不痛，手心触动无甚感觉，五指向外歪斜已经三年，经多方医治无效。纳食、睡眠均好，二便调。舌红苔白，脉细弦软。

《素问·痹论》篇中明确指出："其不痛，不仁者，病久入深，荣卫之行涩，经络时疏，故不通，皮肤不营，故为不仁。"观其脉证，为肝血不足，荣卫失和，筋脉失养之筋痹，即所谓痹"在于筋则屈不伸。"

证属　脾虚失运，气血亏虚，筋脉失养。

方药　疏肝健脾，养血柔肝，营脉濡筋。

方法　针刺。取穴：取足三里（双侧）为主穴，配三阴交、合谷（左侧），并以曲池透少海，外关透内关（左侧），作为两组配穴轮换使用，进针得气后施以偏向前捻转之补法，然后留针 15 分钟。

1973 年 7 月 17 日二诊　休息二周后，恢复治疗。取穴：肩髎、曲池透少海、合谷，均取左侧，针法如前。

治疗经过　针至第十五天，手指外斜已基本得到矫正，手掌已恢复触觉。守原法以收痊功。

按　筋痹为痹症之一种，出《素问·长刺节论》，亦见于《素问·痹论》篇中。本证乃肝血亏虚，荣卫失和，不能营濡筋脉，而使筋脉挛急所致。此即肝主身之筋膜之谓。故取足三里为主穴，以健后天之本，摄水谷精悍之气以充之，使其和调予五脏，洒陈于六腑，循行于脉中，濡养于分肉筋膜；配合谷、由池透少海，外关透内关等穴以舒筋活络。辨证确切，施针得法，故其病霍然。

25. 偏瘫

【案例】 偏瘫（病毒脑后遗症）

邹某某　女　12 岁　学生

1978 年 2 月 4 日初诊　其母代述患儿于去年 12 月 8 日发热，头痛，继之神志不清，多次抽搐而入江西省儿童医院诊为病毒性脑炎住院治疗。经抗病毒等治疗后，基本康复。但遗下左侧上下肢萎软无力，活动欠佳。出院改为门诊治疗。经服地巴唑、维生素 B 类等药两个多月周效，而邀余针刺治疗。

症见　步履向左倾，迈步易摔跤，左手握力较差，神志清楚，形体稍胖，饮食、睡眠均可，二便调。舌质红苔薄白，脉细弦。

综观病史、病证，患儿前患病毒性脑炎，虽经治疗，病却正复。但因湿毒所损，脏腑失调，正气尚虚，肝肾亏损，经络不通而遗下半边瘫痪、行走颠跛之疾。正如《素问·萎论》篇所云："筋萎者，生于肝。""肾者水脏也，今水不胜火，则骨枯而髓虚，故足不任身，发为骨萎。"本证虽不及骨萎之深，但肝肾已损矣。

证属　肝肾亏损，痰风内阻。

治则　补肾养肝、舒筋通络。

方法　针刺。取穴：肾俞（双侧），辅以风池（双侧）、承山（左侧）、三阴交（左侧）为一组；另一组则以绝骨（双侧），辅以环跳（双侧）、风市（左侧），长强。两组穴位每日针刺一次，交替使用。进针得气后，施以上下同等量的提插捻转的平补平泻手法，不留针。

治疗经过，针刺至三天后，步履较前隐，行走不摔跤，初见疗效。针至七次而自行中断治疗。余感惶惑，于一个月后追访，而获知患儿已能往返四里之外捡柴拾煤矣。

按　本案患儿为大病之后，肾水受戕，精髓之源受损，血脉不荣，筋脉失养，经络时疏不通所至。根据《内经》"肾主骨"，"肾生骨髓"之经旨，取肾俞和髓会之绝骨穴为主，以固先天之本，以收壮腰健肾、坚骨健步之力，并配以风池、环跳、承山、三阴交、长强等穴，以祛邪通络，共奏养正祛邪，舒筋活络之功。裨正气一复，脉络自通，偏瘫之疾焉能不除乎。

26. 着痹

【案例】 着痹（风湿性关节炎）

王某某　男　59 岁　手工人

1973 年 6 月 12 日初诊　双手肘关节重着疼痛数日，不能上提，左手为甚。舌红苔薄白而滑，脉濡。

辨证　患者仅以双肘关节重着疼痛为主症，乃风湿之邪阻络所致；不能上提，湿浊之邪重着之故也。舌苔白滑、脉濡均为一派湿象。

证属　湿邪外袭，经脉闭阻。

治拟　祛湿止痛，疏经通络。

方法　针刺。取穴：曲池透少海（双侧）、肩髃（双侧），每天针一次，得气后施以偏重向后捻转之泻法，然后留针 15 分钟。

治疗经过：针二次后疼痛大减，但左手上提仍觉困难。故加肩井（左侧）。共针刺七次而获愈。

按　《素问·痹论》云："风寒湿三气杂至，合而为痹也。……湿气胜者为着痹也。"时近长夏，暑湿横生，患者已逾天命之年，腠理疏松，兼之乘风贪凉，致起斯疾。根据患者素体尚可，仅见上肢重着疼痛，无全身症状，故拟局部取穴法，取曲池、少海、肩髃等穴，施以泻法以祛邪通络而收效。

27. 妊娠少寐

【案例】 妊娠少寐（妊娠失眠）

陈某某　女　25 岁　职工

2015 年 7 月 4 日初诊　母钱氏代述：女儿妊娠失眠，心烦难以入睡，睡后又易惊醒，白昼则神疲乏力。由于是初次妊娠，而且执意不服药，故求助于中医。

证属　痰热内阻，胃气失和。

治法　和胃化痰，养阴宁神。

方药　食疗。秫米 50g、淮小麦 50g。每日一剂，熬粥服食。

2015 年 8 月 25 日其父面告　食疗后少寐逐渐缓解，服食一个月后，失眠愈。

按　患者素有痰饮，停滞于胸，孕后阳气偏盛，阳盛则热，痰热相搏，上干心神，故而不寐。《灵枢·邪客》："阳气盛则阳跷陷，不得入于阴，阴虚，故目不瞑。"故阳盛又致阴虚。故取其半夏秫米汤之秫米、甘麦大枣汤之小麦，熬粥作为食疗。一则和胃化痰，二则养阴宁神而取效。

28. 经行腹痛

【案例】 经行腹痛（继发性痛经）
殷某 女 34岁 职工

2010年6月30日初诊 经行腹痛4年。刻诊，颜面苍白，捧腹呻吟，极为痛苦状。缘于4年前宫外孕术后，导致每月均经行腹痛，服药可缓解，4年未愈。不知何故本次疼痛十分剧烈。舌红苔白，脉细。

证属 寒凝气滞，经络瘀阻。

治法 温经通络，化瘀止痛。

方法 ①针刺。取穴：双侧关元、血海、足三里，针用泻法，向左右捻转，得气后，留针15分钟；

②艾条灸。取穴：神阙、天枢、关元、中极、血海。

疗效 当即痛减，15分钟后痛止。

按 本案为继发性痛经，迁延不愈。经针刺＋艾条灸一次而愈。正如明代医学家龚居中云："火有拔山之力"，"若病欲除其根，则一灸胜于药力多矣。"

29. 喉痹

虚火喉痹（慢性咽炎）为临床喉痹类中最为常见，也称之为阴虚喉痹。常由素体肺肾阴虚，或湿热病耗伤阴液，或风热喉痹反复发作，余邪不尽，或过食辛辣之品，损伤阴液，或情志过极，郁而化火伤阴。总之，病因虽复杂，均为经脉阻滞、气机不利、虚火内蒸，灼肺耗阴。对此，拟饮水法、玄参甘桔茶，配以肉桂、或吴茱萸研末调敷涌泉穴（肾虚者用肉桂、肝旺肺虚者用吴茱萸）。既简练而易坚持，而收效颇佳。

【案例1】 虚火喉痹（慢性咽炎）[1]
邹某某 女 40岁

2007年10月1日初诊 数年来，咽喉干燥、咽痒，有时疼痛，反复发作不愈。纳食、睡眠尚好，二便调。观其咽微红。舌红苔白，脉细微弦软。

证属 阴虚肺燥，虚火上灼。

治法 清肺润燥，滋阴降火。

方法 饮水法。每日早晨饮20℃左右凉开水，350~500ml。

随访 2008年4月11日尿频急就诊告：饮20℃左右凉开水已半年余，咽燥、咽痒已愈，半年咽喉也未疼痛过，1年后再访：每天早晨饮500mL凉开水（20℃左右），诸症悉除，痊愈。

按 饮水一法，屡见于养生者提及。用其治疗虚火喉痹（慢性咽炎）确有疗效。正如《素问·至真要大论》中"燥者濡之"之谓。

【案例2】 虚火喉痹（慢性咽炎）[2]
徐某某 50岁 职工

1992年7月6日初诊 咽燥，咽痛已数月。铁路职工医院诊为慢性咽炎。经抗生素内服、喷喉等药均无疗效。舌红苔薄黄，脉细微数。试用肉桂末，醋、蜜调敷涌泉5晚后缓解，故再就诊。

证属 阴虚内燥，虚火上炎。

治法 滋阴降火，润肺利咽。

方药 ①玄麦甘桔茶。金银花3g、生地黄5g、玄参3g、麦冬3g、桔梗3g、薄荷3g、生甘草3g，7剂，日一剂，开水冲泡代茶饮；

②肉桂散外敷。肉桂研末每次3~5g，醋、蜜调，夜间敷涌泉穴。

药后症状逐渐缓解并愈。

【案例3】 虚火喉痹（慢性咽炎）[3]
王某某 女 47岁 职工

1999年3月13日初诊 慢性咽炎10年余，加重一年。刻诊，咽喉干燥梗塞，口干喜冷饮。舌红苔淡黄、舌边有齿痕，脉弦、左细弦、均软而少力。

证属 阴虚内燥，虚火上炎。

治法 滋阴降火，润肺利咽。

方药 ①玄麦甘桔茶加味。玄参5g、金银花6g、麦冬6g、生地黄6g、桔梗5g、甘草5g、薄荷3g，14剂，日一剂，代茶饮；

②肉桂散外敷。肉桂研末，每次3~5g，醋、蜜调，夜间敷涌泉穴。

1999年4月14日电话告 已基本愈好。嘱其再进2周以巩固疗效。

1999年5月21日电话再告 咽炎已愈，故未再服。

【案例4】 虚火喉痹（慢性咽炎）[4]

严某某　女　36岁　服装商

1999年11月10日初诊　咽干、咽疼伴眼痒、昏朦多时。屡屡服药不愈。观其咽红。纳、眠尚可，二便亦调。舌红苔薄黄、舌根部苔灰黄，脉细。

证属　肝血不足，肺火灼咽。

治法　滋阴降火，清肺利咽。

方药　①玄麦甘桔茶（自拟）。桔梗3g、麦冬3g、生地黄5g、玄参3g、金银花5g、生甘草3g、薄荷3g，14剂，日一剂，开水冲泡，代茶饮；

②吴茱萸散外敷。吴茱萸研末，蜜、醋调，夜间敷涌泉穴。

2000年春节告　饮药茶及外敷两周后，诸症已缓解并向愈。

30. 口干口苦

【案例】 口干口苦（过服保健药品）

吴某某　女　64岁　居民

2013年7月11日初诊　口干伴口苦10余天。为了养生保健而服用"古汉养生精"两周后，出现"上火"现象：口苦，口干，喜冷饮，大便偏黑。纳、眠尚好。舌红尖甚、舌苔薄白少苔，脉略滑。

证属　肝胆火旺，阴精亏耗。

治法　滋阴泻火，凉血生津。

方药　玄麦甘桔茶加味（自拟）。桔梗3g、金银花5g、麦冬3g、生地黄5g、薄荷3g、玄参3g、生甘草2g、人参叶3g、玫瑰花2g、绿萼梅3g，10剂，日一剂，开水冲泡代茶饮。

2016年7月1日喜告　饮药茶10天，诸症愈。

按　古汉养生精乃补气、滋肾、益精之品。其不良反应尚不明确。本案服用2周后出现上火。故服此必须在医生指导下，辨明体质，切忌盲目服用。

31. 羸弱

【案例】 羸弱（营养性锌缺乏病）

孙某某　男　12岁　学生

1999年3月6日初诊　纳呆食少，形体羸瘦。江西省儿童医院检查诊断：缺锌（低于正常值）。刻诊，纳呆，形态稍瘦，毛发枯槁，眼巩膜淡蓝。舌淡红、苔薄白，脉细弦。

证属　脾胃虚弱，运化失常。

治法　益气健脾，养胃助运。

方药　食疗。健脾养胃羹（自拟）。面粉500g（炒）、黑大豆250g（炒、研）、鸡蛋25枚（煮熟、去白、入面粉同炒）、炒鸡内金100g（研），炒后混匀制成冲剂，加糖适量，沸水冲调，作为早餐主食。

2000年6月17日其母沈某告　食疗坚持1月余，纳食改善，体重见增。经查血：锌已达标。

按　疳病，多为小儿（六岁以下儿童）所患。本案已至少年期，出现纳少，运化失常，形体羸瘦，气血不荣，毛发枯槁。应为禀赋不足，后天失调，学习压力过重所致。检查微量元素，锌低于正常值。经用食疗调养而愈。此法简便易行，患儿乐于接受。

32. 水花

【案例】 水花（水痘）

熊某某　男　1岁

2011年8月9日初诊　母述：小儿左臀部红色斑疹，随之形成水疱，状如豆粒。刻下，左侧颞部及嘴角也各有一小水痘。纳尚可。舌红苔白，指纹紫红浮于风关。

证属　外感时邪，湿热蕴肺。

治法　清热解毒，疏风祛湿。

方药　马勃三黄散（自拟）。马勃5g、黄连5g、黄柏5g、黄芩5g、冰片1g，研末，麻油调，涂抹患处。

嘱　注意护理，勿使搔破。

随访　母告，涂药后第2天水痘消退，3~4天结痂。一周后告愈。

按　水痘，中医亦称水痘、水花、水疱、水疮等，为感染水痘—带状疱疹病毒引起的急性疱疹性皮肤病。多见于儿童，好发于冬春季节。病程2周，愈后一般不再发。用中药马勃三黄散研末外涂，疗效迅速，简练易行。

33. 脑鸣

【案例】 脑鸣

邵某某　女　78岁　居民

2015年9月1日初诊　脑内间歇性啪啪作响，

导致心烦不宁，睡眠不安，纳食少味，二便尚调。舌红苔薄白，脉弦软少力。

证属　气虚血亏，髓海失养。

治法　健脾益气，补血养髓。

方药　归脾丸（浓缩），每日3次，每次8粒，温开水送服。

2015年10月26日晨练时喜告，服归脾丸50天后，脑内作响痊愈。

按　脑鸣一证，以虚为多，皆因肝肾亏虚，脑海失养所致。本案患者年近八十，其虚显然。故与归脾丸健脾益气，补血养髓而收效。此乃补后天、壮先天之治。

34.颈、肩、腰痛

落枕、颈扭伤、腰扭伤，均为急性软组织损伤之疾，临床多见。多由寒气客于经脉所致。正如《素问·举痛论》云："经脉流行不止、环周不休。寒气入经而稽迟，泣而不行，客于脉外则血少，客于脉中则气不通，故卒然而痛。"在"镵石、针艾治其外"（《素问·汤液醪醴论》）的外治思维下，以经络学为基础，采取穴位点按治疗。达到"用针之类，在于调气"（《灵枢·刺节真邪》），"血脉和，则精神乃居"（《灵枢·平人绝谷》），以达到住痛移痛之目的。因用针，多数患者不乐意接受。以穴位点按，手法得当，得气后，亦可住痛移痛。而且简、便、廉、效。

【案例1】落枕（颈项急性软组织损伤）

孙某　男　42岁　教师

1996年9月23日出差江西参加会议，来赣前因睡眠后左侧颈项突发疼痛，并经当地医院按摩治疗，后又因旅途劳累，症状加重。刻下，颈项僵硬，疼痛苦楚，转动艰难。舌红苔白，脉弦。

证属　风寒外袭，经脉闭阻。

治法　温经散寒，舒筋活络。

方法　点穴按摩法。取穴：主穴，落枕穴（患侧）；配穴：阿是穴、肩井穴（双）。

手法和步骤　按照先泻后补，先局部（配以捏拿肩井穴数次）后主穴点按的方法进行。

效果　术后患者如释重负，顿感轻松，颈项强直、胀痛大减，头能活动，次日告知已基本痊愈并顺利与会。

【案例2】颈部扭伤（颈项急性软组织损伤）

邹某　男　53岁　教师

1997年3月11日晨起打篮球而突然扭伤颈项右侧，强直疼痛，头前倾时牵拉至背部疼痛，转侧不利。舌红苔白，脉细弦。

证属　筋脉损伤，气滞血瘀。

治法　舒筋活络，消瘀止痛。

方法　点穴按摩法。取穴：主穴，落枕穴（患侧）；配穴：阿是穴、曲池穴（双）、肩井穴（双）、风池穴（双）。

手法和步骤　按照先泻后补，先局部（配以捏拿肩井穴数次）后主穴点按的方法进行。

效果　术后疼痛减半，头能转侧。第二天按上穴再施术一次后痊愈。

【案例3】腰扭伤（腰部急性软组织损伤）

李某某　男　58岁　医生

1996年7月21日与余不期同一卧铺车厢出差北京，因两天前不慎扭伤腰部，现起坐全赖双手支撑或牵拉，十分痛楚，曾经南昌某医院按摩治疗未见明显好转，因赶赴北京参加防痨学术会议，而终止治疗。刻下，躺卧起坐十分艰难。故主动自荐为其治疗。

证属　肾虚腰弱，筋脉挫闪，经络闭阻。

治法　温经散寒，舒筋活血，通络止痛。

方法　点穴推拿：取穴：主穴：腰伤穴（双）。为自创穴位，取穴部位：手小臂外侧，屈腕肌上方（曲池穴下方）凹陷处即是，按之酸、胀、麻；配穴：阿是穴、肝俞（双）、肾俞（双）、委中（双），同时配以捏拿昆仑、太溪穴数次。

手法和步骤　按照先泻后补，先局部（按摩配穴并弹拨肝、肾俞经筋和捏拿跟腱即昆仑、太溪穴数次），后主穴以点按的方法进行。

效果　施术后，当即能用双手稍作扶撑坐起和站立，腰部能俯仰转动，回赣后来电话告知，治疗后顺利圆满地完成了会议任务。

35. 泄泻

【案例】 泄泻（细菌性食物中毒）

姜某　女　22岁　学生

2008年4月16日初诊　腹痛腹泻半日。缘于早晨进食米粉后，9时左右出现腹痛，腹泻2次，伴恶心欲吐，捧腹呈痛苦状，颜面萎黄。舌红苔薄白，脉细软。辨证：《伤寒论·辨太阳病脉证并治下》第173条文有云："伤寒……胃中有邪气，腹中痛，欲呕吐者。"此处"胃中有邪气"，指饮食不当，进食了不洁之品。致使胃中湿气横生，形成腹痛泄泻之暴病，治与芳香化湿，温中散寒为要：

当即　给服藿香正气水1支；随即隔姜灸：取穴神阙，灸三壮，并按揉内关穴5分钟，痛止而离诊。嘱其2小时后再服一支藿香正气水，下午再服一支。

2008年7月7日实习时陪同事就诊告　治疗后即愈。

36. 目疾

【案例】 目干涩（眼干燥症）

孟某某　女　53岁　居民

2009年8月8日初诊　眼干涩并充血。近一时期眼睛干涩并充血，严重时眼角刺痛。纳香，眠可，二便调。舌红苔白，脉细弦软而微数。

证属　燥热伤阴，虚火上炎。

治法　滋阴润燥，清心泻火。

方药　人参麦冬茶。西洋参片3g、生甘草2g、麦冬3g、银花3g、杭白菊3g、薄荷3g、玄参3g、枸杞5g，15剂，日一剂，开水冲泡代茶饮。

随访　药尽眼疾愈。

按　目干涩，亦称之为干眼昏花。自觉两眼干涩不适，视物昏花。多因劳瞻竭视，精血亏损，致精血不能上呈以滋养目窍，形成神水亏虚，虚火上炎，故而出现斯症。治与人参麦冬茶补气生津，滋阴降火而收效。

37. 耳疾

【案例1】 耳鸣

易某某　女　38岁　职工

2010年9月23日初诊　左耳轰鸣一周余。近期妇科疾病致使心烦欠安，一周来突然出现左耳轰鸣，并有逐渐加重之势。纳、眠均可。舌红苔白，脉细弦软。

证属　肝郁化火，上扰耳窍。

治法　刺络泻火，熄风利窍。

方药　络刺法。左右耳尖针刺放血。

2010年9月29日面告　耳鸣，一针即愈。

按　现代医学认为耳鸣是大脑对耳部、听觉系统损伤的感觉神经反应。耳鸣通常和听力损失有关，有数百种疾病可以产生耳鸣的症状。诸如血管性疾病、听力损失引发、中耳堵塞或咽鼓管功能障碍、头颈部外伤、颞下颌关节紊乱、鼻窦压力和气压伤、耳毒性药物导致、其他系统疾病所致，凡此种种，十分复杂。

中医对耳鸣的认识是分实证和虚证两大类，实证多由邪气壅实，扰动耳窍所致。诸如风热耳鸣，肝火耳鸣，痰火耳鸣；虚证多由脏腑虚损而致。诸如肾虚耳鸣，心血虚耳鸣，脾虚耳鸣等。故治疗原则是辨清虚实和病因，予以立法选方。本案乃是肝郁化火所致，正如《素问·六元正纪大论》所谓："木郁之发……甚则耳鸣眩转。"为何独以左耳轰鸣？皆因左气右血，以应气郁化火耳。故与刺络法刺络泻火，熄风利窍，一针而愈。

【案例2】 耳闭塞（耳闭症）

全某　男　61岁　退休职工

2015年5月29日初诊　两耳闭塞胀闷伴听力减退2周。缘于二周前感冒鼻塞后，而遗下斯疾。刻下，感冒已愈，耳闭不减。纳、眠均好。舌红苔白，脉略弦。

证属　风寒上犯，邪滞清窍。

治法　疏风泄热，活络通窍。

方法　刺络法。针刺双耳尖放血一滴；之后针刺听宫穴，泻法捻转后，不留针。

2015年5月30日二诊　已轻松多了，再按上法施术一次。

2015年6月8日三诊 右耳已愈，左耳仍有些闭塞，擤鼻涕时，左耳膜有鼓动并有响声。舌红苔白，脉细弦。再用刺络法，刺双耳尖一次；针刺左耳听宫、听会穴，强刺激捻转后不留针。

2015年6月9日继续按上法、上穴，再针刺一次。

随访 6月10日喜告：两耳闭塞已愈。

按 耳闭，耳内胀闷如物阻塞，日久可致失听。《素问·生气通天论》就有"耳闭不可以听"的记载。现代医学认为耳闭症与咽鼓管炎引起的咽鼓管阻塞有关，故与鼻炎、鼻窦炎、外耳道炎、中耳炎、内耳炎、鼓膜炎、乳突炎等相关。中医认为邪毒滞留，郁闭清窍；气血瘀阻，清窍久闭；精气不足，窍闭失用，都是导致耳闭塞的重要原因。临证中以感冒风寒，清窍郁闭者居多。本案则是感冒风寒所致，故治与刺络法疏风泄热，活络通窍；同时配以针刺听宫、听会，治仅四次，其病豁然。

38. 阳痿

【案例】 **阳痿（性功能障碍）**

王某某 男 25岁 农民

1982年5月2日初诊 结婚2年，去年4月因夫妻口角而分居并负气外出学徒。今年春节回家后无性欲要求，并不能行房事。经服草药（何药不详）后性欲渐复，但交接则阴茎迅速萎软、无精液。经常腰痠胀，下肢乏力，怕冷，食欲可，二便尚调。舌质红尖甚，苔薄白稍滑、边有齿痕，脉弦细而虚。

证属 真元亏虚，命门火衰。

治法 培元固本，补肾填精。

方药 ①参茸散。鹿茸15g、边条红参25g，研末，每日1次，每次3g，温开水送服；

②五子衍宗丸合地黄丸加味化裁合。韭菜子10g、枸杞子15g、五味子7g、覆盆子10g、菟丝子10g、大熟地黄12g、淮山药15g、茯苓10g、牡丹皮7g、泽泻7g、山茱萸10g、怀牛膝10g，日一剂，水煎服。

随访 共服汤剂15剂，散剂1料，康复如初，并已育子。

按 性功能障碍，现代医学归纳为生理障碍和心理障碍两类，性生理障碍常见，这种障碍多由心理社会因素引起；性心理障碍少见，但症状较为突出，其病因大多不明。中医认为阳痿的产生"思想无穷，所愿不得，意淫于外，入房太甚，宗筋弛纵，发为筋痿，及为白淫"（《素问·痿论》）。本案则因负气外出，致使"思想无穷，所愿不得，意淫于外"，久之耗伤太过，肾气亏虚，命门火衰，宗筋弛纵，终致阳事不举。病虽复杂，辨清脉络，删繁就简。故治与参茸散培元固本；合五子衍宗丸及地黄丸化裁补肾填精而收痊功。

八、误诊误治

『人非圣贤，孰能无过』。医者临证，有诸多因素影响而导致误诊误治。诸如医生个人的悟性与修为；医疗认识水平的局限性和不足，以及疾病谱的改变；疾病发生的内因、外因复杂性；还有疾病的变化莫测和患者自身造成的失治与劳复。凡此种种，让医生难以避免出现误诊及误治。难怪当今医学界专门研究『误诊』，并形成『误诊学』。也正如先贤在《灵枢·邪气藏府病形中云：『上工十全九……中工十全七……下工十全六。』既然高明的医生只能十全九，那么误诊就难以避免，但医者必须实事求是，发现误诊，及时纠正，不可巧言饰非！真正做到胆大、心细、行方、智圆。故将误诊、误治及失治的典型案例列举于后。自己引以为戒，并供同道参考。

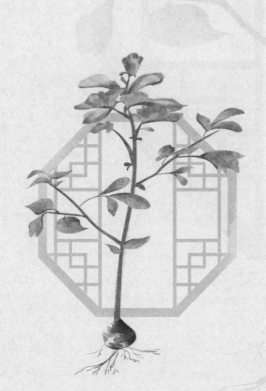

【案例1】 外感（病毒性感冒）失治

钟某某　男　29岁　职工

2004年5月12日初诊　低热10天。缘于20天前淋雨之后，自觉白天潮热，体温37.2~37.5℃，晚上热退。身重足软，动则心慌。经查血、尿、大便常规，红细胞沉降率，血清三碘甲状腺原氨酸、血清甲状腺素、血清促甲状腺素、抗O均未见明显异常；肝肾功能亦无异常；胸X线片未见明显病灶。服药未效。纳尚可，大便日1~2解。舌红苔黄而厚腻，脉浮细弦。

证属　外感寒湿，湿遏卫气。

治法　清利除湿，宣畅气机。

方药　三仁汤加味。光杏仁10g、白蔻仁10g、薏苡仁30g、炒厚朴10g、通草10g、法半夏10g、竹叶10g、滑石粉15g（包煎）、黄芩15g、生甘草5g、苍术10g，2剂，日一剂，水煎服。

2004年5月14日二诊　药后症减，有矢气后更觉轻松。舌红尖甚、苔微黄根稍厚，脉细弦软。守方再投4剂。

2004年5月28日再诊　药6剂后诸症缓解，因故未能续诊。停药十天后下午又低热，神疲乏力，口黏，晨起咯吐少量黏痰，晚上睡眠时，头、胸、背出汗。查血常规：白细胞3.4×10^9/L，余项无明显异常；尿常规：葡萄糖弱阳性（进食冰糖过多），余项无明显异常。舌红苔淡黄、中根部苔厚稍腻，脉细弦软数、左弦数。

观其脉证，湿邪未尽，微而复渐，故拟芳香化浊调治。方用藿香正气散加味。藿香10g、大腹皮10g、苏叶10g、桔梗10g、茯苓30g、陈皮10g、苍术10g、炒厚朴10g、法半夏10g、白芷10g、甘草5g、黄芩15g、白蔻仁5g、薏米50g、木贼草15g、制香附10g、炒谷芽30g、炒麦芽30g，7剂，日一剂，水煎服。

2004年6月4日四诊　电话诉：热退症减，痰多。守上方加白矾1.5g（研末后下），再进7剂而愈。

按　本案感湿而化热，湿为阴邪，其性重浊腻滞，与热相合，蕴蒸不化，胶着难解，故病势缠绵。正如《温病条辨·湿温》云："湿为阴邪，自长夏而来，其来有渐，且其性氤氲黏腻……故难速已。"本案误在余邪未尽而停药，致缠绵不休。随证治与藿香正气散加味芳香化浊而收痊功。

【案例2】 外感服温药变证（病毒性感冒）

查某某　女　50岁　医生

2014年1月2日初诊　全身痠痛乏力不适。缘于去年12月28日因全身痠痛，乏力，自以为肾阳不足，而服桂附地黄丸2天，出现全身灼热（有从骨缝内发热之感），胸闷闭塞，心慌心悸、心跳有停止的感觉，腰膝痠软沉重，肤干，尿灼，气力不支，欲昏仆而急用参麦针+氨基酸点滴一天，并服归脾汤+熟地黄、丹参、玄参、杜仲、黄芩、白芍诸药后，大便又日泄三次伴全身酸痛。对此又服风寒感冒颗粒，则又出现心悸，恶心，口干，纳食无味，微咳，喉中梗塞，时时畏风烦热。舌红尖甚，苔薄黄，脉浮而细弦。

证属　外感时气，误补致变，邪羁少阳。

治法　清解邪热，和解表里，疏利枢机。

方药　小柴胡汤加味。北柴胡10g、党参15g、法半夏15g、黄芩10g、炙甘草6g、红枣5枚、生姜3片、木贼草30g、炙款冬花10g、神曲10g，2剂，日一剂，水煎服。

2014年1月4日二诊　药2剂诸症缓解，全身痠疼除。查验血常规无明显异常。刻下，体虚，下肢无力，腹稍胀，纳呆。舌红尖微甚、苔微黄，脉细、左细弦。守方加生麦芽30g、炒谷芽30g、白术10g、枳实10g、北山楂15g，以燥湿健脾，消食和中，再进3剂；同时晚餐用大米熬稀粥，取其米油进食，以助胃气。

2014年1月7日三诊　诸症悉除，已上班工作。舌红苔薄黄，脉细。嘱其少动静养。随访告愈。

按　患者对中医理论知之甚少或一知半解。感冒之初，误以温补，从而出现全身灼热、胸闷闭塞、心慌心悸之变证。之后又不辨寒热虚实，旋即用参麦针+滋阴之品，致使邪羁于内，表里失和。正如《伤寒论·辨少阳病脉证并治》第266条文所云："本太阳病不解，转入少阳者，胁下鞕满，干呕不能食，往来寒热……与小柴胡汤。"通过小柴胡汤加味清解邪热，和解表里，疏利枢机而收效。

【案例3】 外感（病毒性感冒并发肠胃炎）误治

王某某　女　55岁　居民

2013年9月29日初诊　头痛头晕，恶心呕吐

5天。始患感冒，之前又食用了糯米酒酿导致恶心呕吐。就诊于丰城市中医院静脉滴注参麦针+5%葡萄糖液2天，之后出现泄泻。刻诊，头痛头晕伴呕吐酸水，大便拉稀。舌红苔黄厚，脉细弦数。

证属　外感风寒，饮食失节，脾虚湿滞。

治法　清利湿热，芳化除湿，和胃止呕。

方药　藿香正气散加减化裁。藿香10g、苏叶10g、法半夏15g、白芷10g、大腹皮10g、茯苓15g、炒苍术10g、炒厚朴10g、陈皮10g、生甘草5g、红枣5枚、生姜3片、北柴胡10g、竹茹10g、子黄芩10g、炒谷芽30g、炒麦芽30g，3剂，日一剂，水煎服。

2013年10月5日二诊　泄泻、恶心呕吐止，但夜间盗汗，白昼则自汗，怕风，微咳无痰，口苦，纳呆。舌红苔微黄厚、舌中少苔，脉细弦软数、左脉虚。

寒湿渐化，邪趋向外，而出现表里不和，故拟和解少阳，育阴敛汗调治。

方用小柴胡汤合牡蛎散加味。北柴胡15g、法半夏15g、党参15g、枯黄芩10g、炙甘草6g、红枣5枚、生姜3片、浮小麦30g、煅牡蛎15g、煅龙骨15g、凤凰衣6g、炙款冬花10g、川贝母10g，4剂，日一剂，水煎服。

2013年10月9日四诊　刻诊以盗汗为主，白昼则汗多，每日换衣3次以上。纳已香，舌红苔薄黄，脉细而无力。

患者外证已解，表里已和。但外感误治后体虚，卫外不固而自汗、盗汗。刻下拟和营敛汗及育阴敛汗并举，同时镇潜固摄调治。

方用桂枝加龙骨牡蛎汤合牡蛎散加味。桂枝10g、白芍30g、红枣5枚、生姜3片、煅龙骨30g、煅牡蛎30g、炙甘草6g、浮小麦30g、麻黄根10g、党参15g、凤凰衣10g、炙黄芪30g，4剂，日一剂，水煎服。

2013年10月19日随访　4剂药后，汗止体安。

按　感冒之初而饮糯米酒酿致头晕呕吐，酒酿甘辛、温，其性黏腻助湿，一错也；医者不辨虚实表里，以益气养阴针剂治疗，致使湿滞中焦，致使三焦湿郁，升降失司，大便泄泻，二错也，致生变证。至于治疗则随证治之，故首诊治与藿香正气散加减化裁芳化除湿，和胃止呕；次诊治与小柴胡汤清利湿热，和解表里；三诊则治与桂枝加龙骨牡蛎汤调和营卫，平补阴阳而收痊功。

【案例4】咳嗽（急性支气管炎）误治

马某某　女　38岁　职工

2011年12月18日初诊　感冒咳嗽9天。自服阿莫西林无效。经某医院检查血常规：白细胞$11.9×10^9/L$，中性粒细胞77.9%。某医给服麻黄汤加桔梗、紫菀、百部、荆介、陈皮、白前，服一剂，则汗出，咳剧。昨晚持续干咳无痰，一夜无眠，伴咽喉痛，口干喜温饮。昨日又行经。舌红尖边甚、左舌边有1.5cm之溃疡面，苔淡黄，脉右滑、左细而微弦。

证属　风温犯肺，误汗伤阴，风热内蕴。

治法　滋阴润宣，疏散郁热，清热化痰。

方药　沙参麦冬汤合小柴胡汤、小陷胸汤加减。南沙参15g、北沙参15g、麦冬10g、玉竹10g、川黄连10g、法半夏15g、栝楼皮30g、川贝母10g、炙麻黄5g、光杏仁10g、当归尾10g、地龙15g、桔梗10g、北柴胡15g、党参15g、黄芩10g、红枣5枚、生姜3片、炙甘草6g、鱼腥草30g，3剂，日一剂，水煎服。

2011年12月21日二诊　咽痛、舌边溃疡已愈，剧咳已减七成，痰白量多，有清涕，经行如常。舌红苔白、舌中灰黄（刚刚服金嗓子喉片），脉细而微弦。守方去小柴胡汤，加炙款冬花15g、桑叶10g、桑皮10g，再进4剂而愈。

按　麻黄汤乃《伤寒论》中发汗解表，宣肺平喘之剂。表虚自汗，外感风热，体虚外感均忌用。医者不辨寒热虚实，孟浪用之，致劫阴伤津、虚烦不寐、口干咽痛、口舌生疮。故治与沙参麦冬汤滋阴润宣以救肺燥；小柴胡汤和解枢机以疏散郁热；小陷胸汤清热化痰，降逆止咳而获愈。

【案例5】咳嗽（咳嗽变异性哮喘）误治

胡某某　女　8岁　学生

2015年1月17日初诊　母述：咳嗽8天。咳吐白色挟黄色浓稠痰，纳食如常，二便尚调。听诊：两肺未闻及明显异常；观其咽喉：咽微红。舌红苔淡黄，脉浮细。据家长叙述及脉证，误辨为：

证属　燥邪犯肺，肺失清肃。

治拟　清宣燥热，润肺止咳。

方用　桑杏汤加减。桑叶8g、桑白皮8g、光杏仁5g、栀子5g、川贝母4g、鱼腥草10g、南沙参8g、麦冬5g、炙甘草4g、炙款冬花6g、法半夏6g、黄芩

6g、当归 4g，4 剂，日一剂，水煎服。

2015 年 1 月 21 日二诊　母述：4 剂药尽，咳嗽未减，咳痰仍然白中挟黄稠痰。舌红苔淡黄，脉仍微浮。守方再进 4 剂。

2015 年 1 月 26 日三诊　母述：8 剂中药未能减轻咳嗽。两肺听诊未闻及明显异常。舌红苔白，脉细。

询及小孩素有咳嗽史；家族史：祖母及父亲均有咳喘史。故改弦易辙，按咳嗽变异性哮喘，治以宣肺平喘。

方用定喘汤加味。白果仁 5g、炙麻黄 1.5g、炙款冬花 8g、法半夏 6g、桑白皮 8g、苏子 3g、黄芩 6g、炒莱菔子 6g、当归尾 6g、地龙 8g、浙贝母 6g，4 剂，日一剂，水煎服。

2015 年 2 月 6 日四诊　母述：咳大减，有时偶咳，可咳吐出少许稀痰。舌红苔薄黄，脉细。药已中的，守方再进 4 剂告愈。

按　本案按感冒咳嗽论治，忽略了个人史及家族史，从而辨证失治，治疗罔效。按喘论治，其咳霍然。

【案例6】内伤头痛（脑动脉供血不足）误治

付某某　男　55 岁　职工

2003 年 4 月 2 日　头痛 10 个月。去年 6 月开始出现头痛，每以下午为甚，时重时轻。入北京市神经外科研究所就诊，经多普勒检查报告：脑底动脉血流速度减慢；双侧大脑中动脉、左椎动脉、基底动脉血流速度低于正常。服药未效（何药不详）。刻诊，头痛、时重时轻，睡眠尚可，纳食一般，二便尚调。舌红尖甚苔白、舌中有一纵粗裂纹，脉软少力。根据多普勒诊断报告及症状误以为：

证属　风邪上犯，清阳阻遏。

治法　疏散风邪，升阳通络。

方药　川芎茶调散加减化裁。川芎 15g、荆芥 10g、防风 10g、羌活 10g、白芷 10g、细辛 3g、生地黄 15g、苍术 10g、僵蚕 10g、绿茶 3g，5 剂，日一剂，水煎服。

2003 年 4 月 9 日二诊　诸症如前，痛未见减。血压 100/75mmHg。舌红苔薄白，脉细弦软缓。

药无起色，细忖之，首诊受头痛以下午为甚之束缚，误为阳气受风邪之遏，阴寒上犯所致。故而用川芎茶调散疏散风邪，温经通络治之。忽略了久病及脉

虚之像，参考血压当为气虚血瘀，遵"高者抑之，下者举之，有余折之，不足补之，佐以所利，和以所宜"（《素问·至真要大论》）之提示，应为气虚头痛，故治与补中益气，活血通络调治。方用补中益气汤合补阳还五汤加减化裁。炙黄芪 30g、种洋参 5g、炙甘草 5g、白术 10g、当归 10g、陈皮 10g、升麻 10g、北柴胡 10g、地龙 10g、桃仁 10g、川红花 10g、赤芍 15g、川芎 10g，7 剂，日一剂，水煎服。

2003 年 4 月 16 日三诊　药后头痛时间缩短，但肠鸣腹响，大便稀。血压 110/80mmHg。舌红苔薄白，脉细弦软。守方以炒白术 10g 易白术，加黑附片 10g、干姜 3g，以增温中助阳之力，再进 7 剂。

2003 年 4 月 23 日四诊　药二剂则头痛基本缓解，因过度劳累后又突发头痛，舌脉如前。守方加减进退再投，共服至 70 剂告愈。

按　首诊审因有误，辨证不明，乃至方不对证，毫无寸效。遵经旨而"下者举之"，治以益气升提而收效。

【案例7】头痛伴短暂失忆（精神性头痛、失神发作）误治

邹某　男　24 岁　农民

2006 年 3 月 15 日初诊　头痛头晕，伴短暂失忆并欲昏仆已 1 年余。刻诊，除头痛头晕及短暂失忆外，经常心烦不安，易于生气。纳尚香，睡眠亦可，大便调。血压 110/70mmHg。舌红苔白、舌面碎裂，脉细弦数。误辨为：

证属　肝郁脾虚，气阴两虚。

治法　疏肝健脾，益气升清。

方药　逍遥散合生脉散加味。北柴胡 10g、白术 10g、白芍 15g、全当归 10g、茯神 15g、薄荷 10g、川芎 10g、炙香附 10g、栀子 15g、建菖蒲 10g、五味子 10g、麦冬 10g、种洋参 10g、生甘草 10g、生姜 3 片，7 剂，日一剂，水煎服。

2006 年 3 月 22 日二诊　自觉症状虽有所缓解，但观其脉舌如前，其舌面碎裂，脉细弦数，实乃痰热郁闭所致。首诊在疏肝健脾的基础上，加入益气生脉之品，谬矣！故仍以疏肝健脾之法，以杜生痰之源，辅以温胆清胃、豁痰利窍。

方用逍遥散合黄连温胆汤加减。北柴胡 10g、白术 10g、白芍 15g、全当归 10g、茯神 15g、薄荷 10g、

川芎 10g、炙香附 10g、栀子 15g、建菖蒲 10g、生甘草 10g、生姜 3 片、法半夏 10g、黄连 10g、竹茹 10g、郁金 10g、枳实 10g、陈皮 10g、淡豆豉 12g、青礞石 50g，14 剂，日一剂，水煎服。

2006 年 4 月 6 日三诊　心烦不安已缓解，大便稀，日 1~2 解。舌红苔淡黄，舌中有不规则细短裂纹。守方再加淮小麦 30g 以助滋养之力，再进 14 剂而愈。

按　本案头痛伴短暂失忆，从现代医学角度认为精神性头痛，即神经症性头痛，或功能性头痛。由精神心理因素所致失神发作，又称为癫痫小发作，一种发作性的短暂意识障碍。首诊误在凭脉证及临床表现，而误认为肝郁脾虚，气阴两虚所致，故治与逍遥散合生脉散加味以疏肝健脾，益气升清。未抓住气逆于上，胆虚痰热，风痰上扰之象，乃至出现谬误。正如《素问·脉要精微论》所云"厥成为巅疾"，"厥"即为气逆。从而，二诊则治与逍遥散合黄连温胆汤疏肝行气，温胆清胃，豁痰宁神，化痰利窍而收效。

【案例8】　脾泄（腹泻、乙肝）误诊

彭某　男　19岁　职工

1998 年 6 月 11 日初诊　大便泄泻 20 余天。自服抗生素及止泻药无效（何药不详）。一周前趁相遇之便叙及，余授其一方，即七味白术散（改汤剂），6 剂后泄止。停药后大便又稀软，日 2~3 解，并伴神疲乏力，肠鸣腹响，纳减，食则腹胀。有乙肝史，从而要求申请实验室检查，江西省中医院检验报告：乙肝：1，3，5 阳性；肝功能：ALT148U/L，AST74U/L，其余各项指标尚正常。舌红苔薄白、舌中淡黄，脉细弦略滑、右较左细。根据乙肝病史及检验报告，误辨为：

证属　肝郁脾虚，运化失司。

治拟　清肝健脾，理气助运。

方药　茵陈蒿汤合越鞠丸加减。绵茵陈 15g、陆英 15g、北柴胡 10g、川芎 10g、生栀子 10g、炒白术 10g、砂仁 10g、神曲 20g、陈皮 10g、制香附 10g、生甘草 6g、焦山楂 15g，7 剂，日一剂，水煎服。

1998 年 6 月 15 日二诊　药 4 剂后，大便泄泻不减反增，日泄 4~5 次。大便常规：除白细胞 0~4 个 /HP 外，余无明显异常。舌红苔薄黄而滑腻，脉细弦软。

药不对症，反助其湿。观其舌脉，当属脾虚湿盛，守原方用七味白术散。党参 10g、焦白术 10g、茯苓 30g、炙甘草 6g、藿香 10g、葛根 15g、煨肉蔻 10g，

再投 7 剂而愈。

按　本案之泄泻，本为脾虚失运，服七味白术散有效。患者因有乙肝史而申请检查。由于两项指标失常，从而落入辨病思维窠臼，改为清肝健脾，泄泻加重。反思后复以辨证论治，治与七味白术散化裁益气健脾，化湿止泻，疗效卓著。

【案例9】　小便不利（右肾囊肿）误治

吴某某　女　56岁　居民

2014 年 2 月 26 日初诊　小便不利已 1 个多月。年初入南昌大学第一附属医院就诊，彩超检查报告：右肾内可见一个大小约 0.5cm×0.6cm 无回声团，边清壁薄。诊断：右肾囊肿。经用西药（何药不详）2 周未见改善。刻下，尿道每到下午则如有物梗塞，尿时不畅。憋尿后则不易解出，并有解而不净感。舌红苔淡黄，脉细弦软数。误辨为：

证属　湿邪内蕴，热结膀胱。

治法　清热解毒，利尿通淋。

方药　玉米须 30g、白茅根 30g、鱼腥草 30g、白花蛇舌草 30g、败酱草 30g、土茯苓 30g、山慈姑 15g、蛇六谷 15g，7 剂，日一剂，水煎服。

2014 年 3 月 11 日二诊　药后症状尚未改善。夜尿虽增而灼热，尿道口出现黏腻潮湿，梗塞不畅加剧，并解而不净。由此，初诊犯了"虚虚"之戒，尿虽增，梗塞剧。正如《素问·五常政大论》云："无盛盛，无虚虚，而遗人天殃。"张景岳解释云："盛其盛，是致邪也。虚其虚，是失正也。""膀胱者，州都之官，津液藏焉，气化则能出焉"（《素问·灵兰秘典论》）。患者小便不利，梗塞不畅，乃膀胱气化失职，热结并非主要矛盾。故治拟滋阴补肾，温化通关；方用滋肾通关丸化裁，即在原方基础上加黄柏 10g、知母 15g、肉桂 2g。黄柏、知母滋阴补肾，清热燥湿；肉桂温经化气。使气化得行，小便得通，湿邪可导，邪火则去，水府清利，梗塞自去。故再投 7 剂而愈。

2015 年 5 月就诊时随访　愈后安康。

【案例10】　发热（支气管炎、营养不良症、夏季热）误治

范某某　男　8个月

2002 年 7 月 10 日初诊　发热不退一个多月。因发热入住江西省儿童医院一个月余，体温一直在 39℃

左右。诊断：①败血症；②慢性肠炎；③支气管炎；④鹅口疮；⑤营养不良症；⑥夏季热。经治疗发热一直未退，而投诊于中医。刻诊，身热，汗多，体温一直徘徊在39℃左右，精神萎靡，睡时易惊。能吃奶，大便先硬后软、呈褐色，小便时清时黄。指纹淡红隐伏透过风关。观其体征，患儿赢弱，而且久治发热不退，推断患儿禀赋不足，喂养不当而发热，即气虚发热。故误辨为：

证属　禀赋不足，脾虚气弱。

治拟　补中益气，甘温除热。

方用　补中益气汤加味。生黄芪6g、党参3g、白术3g、北柴胡3g、升麻3g、当归3g、陈皮3g、法半夏3g、黄芩3g、木贼草5g、炙甘草3g，3剂，日一剂，水煎分多次喂服。

2002年7月12日二诊　体温未退，尚无寸效。两肺听诊：呼吸音粗糙。舌红苔黄而少津；指纹仍淡红隐伏透过风关。患儿体质虽然赢弱，服补中益气之剂毫无动静。细忖悟之，发热始于初夏（夏至之前），而且稽而不退。当为暑温发热，耗伤正气所致。急拟清暑益气，辛凉透表。

方用①清暑益气汤加味。种洋参3g、石斛3g、麦冬3g、川黄连3g、竹叶5g、荷梗5g、知母3g、生甘草3g、粳米15g、西瓜翠衣10g、生石膏10g、鲜荷叶1/2张，2剂，日一剂，水煎服；

②同步按西医嘱输液以支持疗法。

2002年7月17日三诊　2剂服完，体温已降至38~38.3℃。精神转好，汗仍少，稍咳。两肺听诊：呼吸音稍粗糙并可闻及干、湿啰音。大便已成形，矢气多。指纹如前。守上方去知母，加生麻黄1g、光杏仁2g，以宣肺化痰，再进2剂。

2002年7月20日四诊　药后体温37.2~38℃。精神再增，但大便转呈蛋花样，日数次。两肺呼吸音粗糙，可闻及痰鸣音。指纹淡红隐伏。守方加炒谷芽12g、炒麦芽12g、炒鸡金6g、焦山楂5g，以健脾助运，再投5剂，药尽热退症除。

按　本案单纯地看到了赢弱的一面，而忽略了气候对疾病的影响。故误以为气虚发热而误治！首诊投补中益气汤2剂竟无反响，促而反省。正如《素问·五常政大论》云："暑郁蒸，其变炎热沸腾……其藏心肺。"因此，暑气郁蒸，身热汗多，则耗伤肺气，汗多津伤，则耗伤心阴；致使精神萎靡，睡时易惊。故治与清暑益气，其证豁然。临证既要注意症状，又要考虑季节气候，方保无虞。

【案例11】　**肠痈（阑尾炎）误诊**
胡某某　女　52岁　居民

2015年10月1日初诊　腹痛2天。缘于昨日中午食芝麻、核桃粉及绿豆汤之后，突发腹痛。入南昌大学第一附属医院就诊，检查血常规：白细胞12.24×10⁹/L，嗜酸性粒细胞百分比87.8%；B超报告：双肾及输尿管未发现明显异常。阑尾炎切除术后20年。经静脉滴注左氧氟沙星针一天，未见减轻。故转投诊于中医。刻诊，腹部疼痛喜按伴恶心，脐眼有如风吹，脐右侧痛剧，解泡沫大便。时汗，时热，时烦，口淡，纳呆。舌红苔白，脉浮细而弦。据其怕风、烦热、恶心、纳呆等脉证。误辨为：

辨证　中焦寒阻，表里失和。

治法　温中散寒，和解表里。

方药　建中汤合小柴胡汤加减。桂枝10g、炒白芍15g、炙甘草6g、炮姜6g、红枣5枚、北柴胡15g、法半夏15g、黄芩10g、党参10g、炒谷芽30g、炒麦芽30g，3剂，日一剂，水煎服。

当日夜间电话　药后症状未减，疼痛加剧。嘱其速以急诊复入南昌大学第一附属医院住院治疗。一个月后来告：住院后检查诊断，腹痛乃为阑尾炎所致。20年前虽已手术，刻下为残端炎症。再经手术切除，现已康复。

按　本案误诊，一是由于阑尾已经切除未行触诊；二是临床怕风、烦热、恶心、纳呆，误以为是少阳证；三是忽略了便泡沫，实乃便秘，腑气不通。有此三误。故而误辨为寒中伤食，兼外感表里失和，故药而无效，当引以为戒。

【案例12】　**妊娠腰腹痛（早孕）误诊**
刘某某　女　26岁　职工

1994年4月4日初诊　停经2个月，腰腹痛数日。某中医门诊部经奎克秀早孕测试卡两次均显示为阴性，而拟瘀血月经不调，治以活血、化瘀，药后腹痛加剧。急来求诊。切其脉滑，触其中指及天突穴处脉动昭然。询及月经状况：末次经期为2月3日；饮食状况：近日喜食酸。舌红苔黄，脉滑。据其脉证，当为早孕，嘱其速停药。

证属　肝郁气滞，脾虚湿胜。

治法　疏肝健脾，调和气血。

方药　当归芍药散加减化裁。当归10g、白芍10g、川芎6g、白术10g、茯苓10g、炙甘草6g、广木香10g、炒麦芽30g、砂仁3g、陈皮10g、黄芩10g、桑寄生10g、太子参15g，共服4剂而安。半个月后确诊妊娠，后足月顺产一女婴。

按　育龄女性，月经正常而停经，首当考虑受孕，而且脉象及饮食异常，更应警惕，即便是早孕测试阴性，也须慎重，不可孟浪。临证中脉滑及中指脉和天突穴脉动明显者，当是妊娠之象。腰腹痛者，可按《金匮要略·妇人妊娠病脉证并治》中谓："妇人怀娠腹中疞痛，当归芍药散主之。"

【案例13】 气虚发热（尿路结石术后）误治

许某某　女　40岁　农民

2002年8月7日初诊　右尿路结石术后低热40天。缘于6月下旬因右尿路结石术后，一直低热不退。体温37.2~37.6℃，经抗感染治疗20多天未愈，而就诊于中医。刻诊，发热，怕风，皮肤燥热。纳食少味，大便尚调。舌淡红苔淡黄、舌边有齿痕，脉细弦数。误辨为：

证属　邪入阴分，复感外邪，表里失和。

治法　滋阴清热，疏解外邪，和畅枢机。

方药　青蒿鳖甲汤合小柴胡汤加减。青蒿10g、生地黄15g、地骨皮10g、知母10g、牡丹皮10g、北柴胡10g、党参10g、黄芩10g、法半夏10g、牛蒡子10g、红枣5枚、生姜2片、生甘草3g、木贼草30g，5剂，日一剂，水煎服。

2002年9月11日二诊　药无寸效。复入南大二附院查血常规报告：全血偏低，血清铁蛋白1.3ng/ml；检查肾功能未见异常；肾X线片报告：右肾已处恢复期。给服富马酸亚铁、阿胶口服液等药亦不见效。刻诊，低热、头晕、健忘，眠尚可。纳食一般，食后口酸，大便尚调。舌红略暗苔淡黄、舌边有齿印，脉弦软。

据其脉证，当为术后损伤气血，即劳倦内伤，气虚发热。

治拟　补中益气，甘温除热。

方用：补中益气汤。党参12g、生黄芪30g、白术10g、炙甘草5g、当归10g、陈皮10g、北柴胡10g、升麻10g、苍术10g、广木香10g、茯苓30g、谷芽30g、麦芽30g，7剂，日一剂，水煎服，药尽热退症除，之后按贫血中西医调治后康复。

按　本案术后低热不退，因其发热、恶风、纳少、脉象细弦数而误为表里失和。忽略了术后内伤体虚之实质，参照血常规，施以补中益气、甘温除热，而收桴鼓之应。

【案例14】 腰痛（风湿性腰痛）误治

吴某某　男　36岁　农民

2004年9月22日初诊　腰痛反复发作已一年。曾在丰城市人民医院X线等检查诊断为：腰肌劳损。经治疗无效。刻诊，腰痛，劳作后加重。今日查尿常规未见明显异常。舌红苔薄黄，脉微滑而弦软。据其长年农田劳作，兼之X线诊为腰肌劳损，初觉无误，故辨为：

证属　肾气亏虚，气滞血瘀。

治法　益肾壮腰，活血通经。

方药　四物汤合六味地黄丸加味。当归12g、川芎10g、赤芍15g、熟地黄15g、山药15g、牡丹皮10g、山茱萸10g、泽泻10g、茯苓30g、制乳香10g、制没药10g、桑寄生15g，7剂，日一剂，水煎服。

2004年10月13日二诊　药后症状未见明显改善。舌红苔薄黄，脉弦。守上方加大活血30g，以助活血通络，再进14剂。

2004年11月5日三诊　药服3周，仍无寸效。舌红苔淡黄，脉弦。

"腰肌劳损"，服药3周，竟无寸效。细忖，其脉象始滑而弦，《濒湖脉学》云："弦脉主饮，病属肝胆，弦数多热，弦迟多寒。"时值秋燥，其脉弦而不数，故此弦脉应主寒。故悟及腰痛应为寒湿所致，急拟温经散寒，祛风活络。方用乌头汤加减。制川乌6g、制草乌6g、生麻黄5g、黑附片10g、川续断10g、炙甘草10g、独活10g、防风12g、炒白芍10g、茯苓30g、生姜5片、蜜糖1勺，7剂，日一剂，水煎服。

2004年11月17日四诊　药后症状缓解。舌红苔薄淡黄，脉弦软。守上方加细辛3g，以助温经散寒，再进4周而愈。

按　本案接手治疗，未予细审，临证未能脉证互参，盲目信其X线诊断而误治，不知不觉地落入了仪器指挥人的窠臼之中。药3周而无反响，细究脉理方才醒悟，脉弦软不数，腰痛乃寒湿所致。故治与乌头汤温经散寒，祛风活络而收效，实乃临证之戒。

【案例15】 腰痛（腰部软组织劳损）失治

熊某某　女　41岁　职工

2010年11月4日初诊　腰痛反复发作7~8年，加重8个月。经广州某职工医院拍腰椎片报告：无明显异常。腰痛以痠胀为主，有时下肢麻木不仁。已生育两胎。舌红苔白，脉细弦软。

证属　气血不足，脉络闭阻。

治法　益气通络，养血除痹。

方药　黄芪桂枝五物汤合乌头汤加减化裁。防风15g、羌活10g、独活10g、川续断15g、生黄芪30g、桂枝10g、白芍30g、炙甘草6g、葫芦巴10g、大云10g、巴戟天10g、山茱萸10g、熟地黄15g、怀牛膝15g、制川乌5g、制草乌5g、当归10g，7剂，日一剂，水煎服。

2010年11月18日二诊　药2周后疗效不著。昨日洗衣服三小时后，腰痛加重。舌红苔黄，脉细软、左微弦。

经云："腰者，肾之府，转摇不能，肾将惫矣。"（《素问·脉要精微论》）"当今之世，必齐毒药攻其中，镵石、针艾治其外也。"（《素问·汤液醪醴论》）故采用在汤药基础上，施之于针刺＋脉冲电疗，每日一次。取穴：飞扬、委中、环跳、上髎、肾俞。针药一周腰痛愈。

2011年5月26日随访　多年腰痛，愈后未复。

按　本案慢性腰痛，首诊未予重视，而以内服汤药求效而不达。反思之后配针艾治其外而收效。足证久病入络，应以针刺调其气血，正如《灵枢·九针十二原》云："微针通其经脉，调其血气。"以达住痛移疼之效。

【案例16】 伤寒误治辨（流行性感冒）

姚某　男　21岁　大学生

2009年4月23日初诊　阵发性头痛，全身乏力，怕风，时时烦热，手足多汗一周。某医拟气虚发热，而给服补中益气汤3剂，罔效。上证未解，又出现夜间口干口苦，白昼又口淡乏味。故易医再诊。观

其舌，舌红尖甚苔白；切其脉，脉细弦、右寸浮。

《伤寒论·辨太阳病脉证并治中》第96条文云："伤寒五六日中风，往来寒热，胸胁苦满，嘿嘿不欲饮食，心烦喜呕……小柴胡汤主之。"《伤寒论·辨少阳病脉证并治》第266条文又云："本太阳病不解，转入少阳者。"按照经文，当属少阳证。治拟和解少阳。方用小柴胡汤加味：北柴胡15g、黄芩12g、法半夏15g、党参15g、炙甘草6g、红枣5枚、生姜3片、木贼草30g、大青叶20g、谷芽30g、麦芽30g，3剂，日一剂，水煎服。

2009年4月28日二诊　药后头痛、乏力、多汗均愈，停药2天，今天中午稍有不适，体温37.2℃。怕风，动则手足自汗。喉中有痰，可咯出白色泡沫痰，口干。二便调。舌红尖甚、苔微黄，脉细而微弦。守上方加栝楼皮12g、玉竹10g、煅龙骨30g、煅牡蛎30g，以润燥化痰、镇潜固摄，再进3剂而愈。

按　本案伤寒致病一周，仍烦热，怕风，有本太阳病不解，转入少阳之势。前医竟投以补中益气汤，岂不是形成关门留寇？接诊后谨遵"伤寒中风，有柴胡证，但见一证便是，不必悉具"（《伤寒论·辨太阳病脉证并治中》第101条文）。故抓住口干口苦，饮食无味一证，投以小柴胡汤3剂获效。

【案例17】 自汗（流行性感冒、药物性汗症）误治

熊某某　男　36岁　职工

1998年3月18日初诊　感冒发热7天，大汗、乏力3天。初服感冒灵后热退，第四天因头痛服索米痛片后汗出淋漓。刻诊，汗出潆潆，头晕乏力，面色㿠白，汗出恶风。夜间则大汗，衣被皆湿。舌红苔薄白，脉浮微数无力。

证属　营卫不和，阴阳俱虚。

治法　平补阴阳，镇潜敛汗。

方药　桂枝加龙骨牡蛎汤。桂枝10g、白芍15g、炙甘草10g、生姜3片、红枣7枚、煅龙骨20g、煅牡蛎20g，2剂，日一剂，水煎服，药尽汗止。

按　本案外感7天头痛，本为行其经尽，药后热退，适当将息，即将可愈，因再服索米痛片，虽能止痛，但发汗力强，致使营卫不和而大汗淋漓，几近虚脱。治疗上本可按《伤寒论》第12条："太阳中风，阳浮而阴弱。阳浮者，热自发；阴弱者，汗自出。啬

恶恶寒，渐渐恶风，翕翕发热，鼻鸣干呕者，桂枝汤主之。"由于患者脉证过于虚弱，阴阳失调。故用桂枝加龙骨牡蛎汤，以平补阴阳，镇潜固摄。药仅2剂而收药到病除之功。

【案例18】 气淋（膀胱括约肌松弛）失治

余某某　女　30岁　职工

1993年8月14日初诊　小便点滴淋漓不尽一年余。缘于去年下半年出现小便滴沥不净并尿频，历经治疗不愈。刻诊，尿频，少腹微胀。首次排尿后不到1～2分钟又欲小便，有时竟失禁。稍激动则心悸心慌，伴头晕眼花。口干，喜热饮。夜间少寐。舌红尖甚少苔，脉细数。据其脉证，误辨为：

证属　肝肾阴虚，关阖不固。

治法　滋养肝肾，益脬固关。

方药　六味地黄丸加味。山茱萸10g、枸杞15g、山药15g、茯苓30g、泽泻10g、生地黄15g、炒枳壳30g、牡丹皮10g、沙苑蒺藜20g，7剂，日一剂，水煎服。

1994年9月19日再诊　服药2周，药后症减，停药症复。观其颜面萎黄，神疲倦怠。询其小便虽频，但无灼热不适。舌红苔薄黄，脉细数无力。据其症状，当属脾气亏虚，而舌脉又为阴虚，仔细思忖，当辨其源，脾虚运化失健，化源不足，累及肝肾之充养。故形成气阴两亏，关阖失固。故此应拟气阴双补，以补中益气汤加味补脾益气；以六味地黄丸补肾固阖。

方用①补中益气汤加味。炙黄芪30g、党参20g、白术10g、当归15g、陈皮10g、北柴胡10g、升麻10g、枸杞15g、炙甘草10g、炒枳壳30g，7剂，日一剂，水煎服；

②六味地黄丸（浓缩），每日3次，每次8粒，温水送服；

③自我按摩关元、膀胱俞，每日睡前按摩一次。

1994年9月26日三诊　乏力倦怠显然改善，小便频而滴沥减，未再出现尿失禁。舌红苔薄白，脉仍细数。守方加减续服17剂而愈。

按　本案首诊辨证失之偏颇，气淋之形成，一是肾虚下焦客热；二是脾虚中气下陷。而本案口干喜饮、舌红尖甚、脉象细数，似乎一派阴虚之象。但尿频滴沥、甚则失禁、少腹微胀，乃中气不足，气虚下陷之证。故治与补中益气汤合六味地黄丸气阴双补而

获效。本案前后两诊均重用枳壳，意在利气升陷。实践证明，的确有效。

【案例19】 盗汗（感冒药致盗汗）失治

饶某某　男　56岁　职工

1993年12月5日初诊　鼻塞、盗汗伴后脑勺时时作痛一周。始因感冒，药后（何药不详）感冒缓解，但遗下盗汗。纳可，便调。舌红苔薄白，脉浮弦少力。据其临床症状：鼻塞后头痛，盗汗，脉浮弦无力，误辨为：

证属　体虚外感，表虚盗汗。

治法　益气扶正，固表敛汗。

方药　人参败毒散加减。北柴胡10g、北沙参20g、炙甘草10g、茯苓10g、川芎6g、独活6g、羌活6g、前胡6g、炒枳壳10g、葛根10g、芦根20g、桔梗10g、薄荷10g，3剂，日一剂，水煎服。

1994年1月9日二诊　药服3剂，盗汗不减，晨起口苦。舌红苔淡黄，脉浮弦软数。仔细观其面红耳赤，脉数而软。究其缘由，当为汗后伤阴，阴虚内热，气虚阳浮所致。当应滋阴清热，益气固表为治。方用当归六黄汤加味。当归15g、生地黄15g、熟地黄15g、黄柏10g、黄芩10g、黄芪30g、黄连3g、防风10g、白术10g，5剂，日一剂，水煎服。

随访　药未尽而汗止。

按　本案患者年近花甲，《素问·上古天真论》云："丈夫八岁肾气实，发长齿更……七八肝气衰，筋不能动，天癸竭，精少，肾脏衰，形体皆极；八八则齿发去。"本已体虚，复感伤寒，服感冒药（何药不详）又致体虚盗汗。故首诊以体虚外感论治罔效，反思并复习经文"阴平阳秘，精神乃治"（《素问·生气通天论》）之义，故治与当归六黄汤泻火滋阴，益气固表而药到病除。

【案例20】 阴蚀误辨（慢性外阴炎）

卢某某　女　6岁

2013年11月25日初诊　父述：外阴红肿，小便时痛已有半年余。曾在江西省儿童医院就诊，彩超报告：子宫、双侧卵巢未见明显异常。磁共振扫描时外阴有出血，腹内扫描未见异常；分泌物培养呈阴性；尿常规无异常；血清检查：促人绒毛膜性腺0.0mIU/ml；卵泡生成素2.25mIU/ml；黄体生成素

0.01mIU/ml；孕酮 6.32ng/ml；雌二醇 <11.8pg/ml。诊断为急性外阴炎。经头孢噻肟钠静脉滴注未效，改服用阿奇霉素症状减轻，但一直不愈。故转就诊于中医。观其外阴红肿，阴道有白色分泌物。父述：喜啃食指甲，喜食水煮、棒棒糖、旺旺雪饼，口角经常溃疡。舌红尖甚苔白、舌面有红色圆点分布均匀，脉细数。据其病史，观其舌脉，误辨为阴灼：

证属　热毒郁遏，湿热下注。

治法　清热燥湿，泻火解毒。

方药　①二妙丸合八正散加味化裁。木通 3g、车前草 10g、萹蓄 5g、瞿麦 5g、生大黄 3g、栀子 6g、滑石粉 15g（包煎）、生甘草 3g、黄柏 8g、苍术 6g、川牛膝 6g、生地黄 10g、苦参 8g、黄芩 8g、青黛 8g（包煎）、竹叶 10g、赤芍 10g，7 剂，日一剂，水煎服；

②中药外洗。三物黄芩汤合泻心汤加减。苦参 15g、黄芩 15g、生地黄 15g、黄柏 15g、一见喜 15g、黄连 10g、栀子 10g，7 剂，日一剂，水煎熏洗患处。

嘱　戒食水煮、油炸食品及糖果；多食蔬菜、水果；鱼虾暂不食。

2013 年 12 月 7 日二诊　父述：服至第二剂时症状加重，加用头孢静脉滴注后，症状又逐渐缓解。现内裤上仍有黄色分泌液。口角溃疡较以前好。外阴微红，检查尿常规及血常规均无异常。舌红尖甚、苔微黄，脉细弦微数。

根据症情，中药内服、外洗均疗效不佳，几乎难以脱离抗生素。察其舌脉及患处部位，再按肝经湿热一治，方用①龙胆泻肝汤加减。龙胆草 5g、黄芩 6g、生栀子 5g、北柴胡 5g、车前仁 10g、木通 4g、泽泻 8g、生地黄 8g、百合 10g、百部 8g、苦参 8g、生甘草 4g，7 剂，日一剂，水煎服；

②外洗守方。

嘱　若症状未能控制，建议住院观察。

2014 年 3 月 10 日电话询访，其父告知　治疗未效，携女赴浙江省儿童医院就诊，竟在阴道口上方取出一纤维小团，医生告知：乃内衣不洁所致。后不药而愈。

按　本案阴道口红肿热痛，使用抗生素抗炎则症状缓解，停药则复发，中西医久治不效。无奈赴外省求治，取出纤维团，不药而愈。内衣（据访并证实乃化纤织品）纤维脱落，积聚成团，造成斯疾，实属罕见，医者及家长均应引以为鉴。

【案例 21】　耳闭（传音性耳聋）失治

王某　女　46 岁　职工

2011 年 8 月 12 日初诊　两耳闭塞一天。缘于天热，近期使用空调，今晨起床四肢肘、腘弯处出现小丘疹，伴两耳胀闷闭塞，如物阻塞。头晕头痛，心烦，纳呆。舌红苔薄黄，脉细而关弦。

证属　风寒外袭，表里不和。

治法　疏风解表，和解少阳。

方药　小柴胡汤合人参败毒散加味。北柴胡 15g、法半夏 15g、党参 15g、黄芩 10g、炙甘草 6g、红枣 5 枚、生姜 3 片、芦根 50g、蝉衣 6g、路路通 15g、茯苓 15g、川芎 10g、羌活 6g、独活 6g、前胡 10g、枳壳 10g、桔梗 10g、薄荷 10g、煅龙骨 30g、煅牡蛎 30g，5 剂，日一剂，水煎服。

2011 年 8 月 18 日二诊　头晕头痛止，丘疹隐退，两耳闭塞尚未见减。舌红苔黄、舌中有纵细裂，脉细弦软。两耳仍闭塞，余认为仍为外邪滞留少阳经，故仍以小柴胡汤加减再进，并嘱早晚搓耳以助活络耳窍。

2011 年 9 月 9 日三诊　共复诊二次，服药 2 周。耳闭未见效。昨晚又致失眠，并致眼珠胀痛。舌红苔薄黄、舌中有二条纵裂，脉细、左细弦、均短。据其舌脉，其疾在血。《素问·调经论》云："病在脉，调之血；病在血，调之络。"《灵枢·阴阳二十五人》则云："其结络者，脉结血不和，决之乃行。"《针灸大成》有云："在血脉，非针刺不能以及。"故在汤剂治疗基础上，加用针刺，每日一次。取穴：风池、耳门、听宫、太冲，得气后留针 30 分钟。

2011 年 9 月 20 日五诊　双耳闭塞已除。右耳听力稍微减弱。舌红苔白，脉细而微弦。守方再进 7 剂并配合针灸治疗一周而愈。

按　本案虽为外感所致，辨证明确，治疗上失于周全。在服药的同时，理应及早配合针刺，以免病邪久羁。

【案例 22】　身痛（围绝经期综合征）误治

龚某某　女　50 岁　居民

2014 年 5 月 5 日初诊　全身拘紧，手肘关节、肩颈疲胀疼痛已数月之久。每周 2 次按摩仍无济于事。刻诊，身痛，伴失眠、心烦，半夜 2 点醒后须起床走动，疲倦之后方能上床。且需开着电视伴睡，否则不能入睡。舌红苔白，脉细弦微数、重按无力。误辨为：

证属　风中经络，肝郁气滞。

治法　疏肝理气，祛风通络。

方药　小续命汤合逍遥散加减。北柴胡10g、郁金15g、白芍15g、当归10g、茯苓15g、白术10g、肉苁蓉10g、羌活10g、生麻黄5g、黄芩10g、生地黄15g、川牛膝15g、薄荷10g、煅龙骨30g、煅牡蛎30g、生姜3片、青皮10g、陈皮10g、川芎10g，5剂，日一剂，水煎服。

2014年5月12日二诊　诸症如前，心神不安。舌脉亦如前。

细究病情与病史，获知绝经一年余。主症虽为拘紧疼痛，实为绝经前后之症。仅按症状辨为身痛，实乃误诊误治。故改弦易辙，拟滋阴潜阳，养血宁神。方用甘麦大枣汤合酸枣汤加味。淮小麦30g、大红枣5枚、炙甘草6g、炒酸枣仁12g、生酸枣仁12g、知母20g、川芎10g、茯苓15g、茯神15g、生栀子12g、淡豆豉10g、生龙骨30g，7剂，日一剂，水煎服。药后诸症显减，睡眠已安稳。因不愿喝中药，嘱其饮食起居调养，坚持晨练。

按　本案首诊由于采取病史不全，忽略了患者正处经断之后出现身痛，故而误诊并致误治。进而改弦易辙，治与甘麦大枣汤合酸枣汤滋阴潜阳，养血宁神，收效如桴鼓之应。

【案例23】　外感（流行性感冒）失治

王某某　女　35岁　农民工

2007年9月5日初诊　低热一个多月。在厦门市三院经CT扫描头颅、B超双侧卵巢及肝、胆，检查血常规均未见明显异常。胸部X线片报告：两肺纹理粗乱，遂诊断为两肺感染，经静脉注射抗生素（头孢）未效，故返赣诊治。刻诊，每日早餐后至上午10点及夜间发热，并有乍热乍寒之象，体温在38.0℃左右。纳呆，口苦，恶心，二便尚调。舌红苔白，脉细弦软而微数。

患者低热虽一个多月，细究其证，病邪仍在半表半里之间。

证属　表证失治，邪羁少阳。

治法　和解少阳，清热透邪。

方药　小柴胡汤加味。北柴胡12g、法半夏10g、红参10g、炙甘草6g、黄芩12g、红枣5枚、生姜3片、木贼草30g、鱼腥草15g、蒲公英15g、大青叶15g，7剂，日一剂，水煎服。药后热退症除，并返厦门工作。

按　本案为一普通感冒失治。前医郁于各种医疗仪器的检查诊断而行抗菌消炎。孰不知流感并非抗生素所能，致使外感失治。《伤寒论·辨少阳病脉证并治》第266条文云："本太阳病不解，转入少阳者……与小柴胡汤。"仅服药一周，热退病除。

【案例24】　咳嗽（左肺癌）误诊

饶某某　女　54岁　居民

2013年6月6日初诊　咳嗽，咽痒欲咳，咳吐黄色浓痰，伴胸闷气憋，并微喘恶风，微发热。舌红苔黄，脉略滑。

证属　风寒外束，痰热壅肺。

治法　清宣定喘，化痰止咳。

方药　定喘汤加减。炙麻黄5g、光杏仁10g、炙甘草5g、白果10g、炙款冬花10g、桑白皮15g、蛇床子5g、黄芩12g、苏子10g、当归10g、毛冬青叶10g、法半夏15g、栝楼皮10g，4剂，日一剂，水煎服。

2013年6月13日二诊　药后体温37.0℃，仍怕风，有时又手足心烦热。咳吐黄浓稠痰，并有浓涕，牙胀。舌红苔微黄，脉弦而略滑。守方加重栝楼皮15g，再加川黄连10g，以清肺化痰、宽胸理气，再进4剂。

2013年6月17日三诊　微咳，痰已转为白色，鼻涕减少但稍稠。舌红苔薄黄、舌中根部苔稍厚，脉微弦。守方再进4剂。

2013年6月26日再诊　喘止，仍稍咳。舌红苔薄黄、舌中部苔黄厚，脉微弦。建议摄胸片。

经南昌大学第一附属医院检查报告：发现为左肺癌，遂入院治疗。

按　本案临证治疗有效，但凡高龄患者，久咳不愈并有发热倾向者，当警惕肺部占位性病变。应结合使用影像手段早期发现，予以辨证施治或中西医结合治疗。

【案例25】　泄泻（急性肠炎）误治

张某某　女　64岁　退休工人

2003年9月10日初诊　泄泻伴腹痛10余天。

因食冰棒后泄泻，虽经服药，至今不愈。而且每日早晨4~5点即开始腹痛而泻。刻诊，泄泻伴腹痛、肠鸣。神疲乏力，口黏，下肢发热。舌红尖甚、苔黄厚，脉微数。据其脉证及舌象，辨为：

证属　寒热中阻，胃气不和。

治法　辛开苦降，健脾燥湿。

方药　半夏泻心汤加减。法半夏10g、川黄连10g、黄芩10g、干姜5g、党参10g、炙甘草5g、地锦草15g、炒麦芽15g、炒谷芽15g，日一剂，水煎服。

2005年9月11日二诊　药后泄泻次数增多，昨日共5次，今日晨起水泄伴不消化食物。纳呆，口苦，口干喜饮。舌红苔黄厚，脉细濡微数。《温病条辨·湿温》云："湿郁三焦，脘闷，便溏，身痛，舌白，脉象模糊，二加减正气散主之。"首诊寒热中阻有误，故急拟芳香化湿，解表和中为治。方用藿香正气散合六一散加减。藿香10g、大腹皮10g、苏叶10g、桔梗10g、茯苓15g、陈皮10g、白术10g、炒厚朴10g、白芷10g、法半夏10g、红枣5枚、生姜3片、黄芩10g、滑石粉15g、生甘草5g，2剂，日一剂，水煎服。药后泄止。

按　首诊，据其食冰致泄，寒伤中焦，兼有肠鸣、舌苔黄厚，断为寒热中阻，而用半夏泻心汤并重用了黄连；忽略了神疲乏力、身困重、下肢发热，湿邪外困，表邪未解，三焦湿郁，故而药后泄剧。治与藿香正气散合六一散加减，芳化湿郁，宣通三焦，药仅2剂而泻止症除。

【案例26】发热（亚急性感染心内膜炎、先天性主动脉瓣二叶瓣畸形、主动脉瓣关闭不全）误辨

朱某某　男　35岁　职工

2014年7月18日初诊　反复发热2个月，经静脉注射头孢1天，可缓解1~2天。经南昌大学第一附属医院查肝功能无明显异常；血常规：中性粒细胞百分比82.1%、淋巴细胞百分比13.3%、中性粒细胞数7.71×10⁹；血吸虫检查阴性；B超报告：脾大、肝囊肿、胆囊息肉；动态心电图报告：①窦性心律；②一度房室阻滞，间歇性二度Ⅰ型房室阻滞；③偶发房性期前收缩；风湿四项为阴性；甲状腺功能正常。白昼体温37.3~38℃，夜间体温复常。

刻诊，发热，口干，神疲乏力。右偏头痛，少寐，下半夜醒后不易再入睡，纳香，二便调。舌红苔微黄根厚，脉沉细弦而微数。时值盛夏，据其脉证按《素问·刺热》所云："心热病者，先不乐，数日乃热，热争则卒心痛，烦闷善呕，头痛面赤。"辨证：

证属　心脾不足，气虚发热。

治法　益气升清，甘温除热。

方用补中益气汤加味。太子参20g、升麻15g、北柴胡15g、陈皮10g、白术10g、炙黄芪35g、当归10g、炙甘草6g、鲜西瓜翠衣1握（约35g）、羌活10g、香薷10g、川黄连5g，日一剂，水煎服。患者应属重症，故嘱每2天复诊一次。

2014年7月20日二诊　昨日体温38.2℃，在服中药的同时加用头孢、炎琥宁静脉滴注。今晨体温37.5℃，血压95/75mmHg，右偏头痛缓解。舌红苔黄、根稍厚，脉细微弦。嘱继服上药并刮痧一次。施刮部位：肩井、夹脊。

2014年7月23日三诊　20日上午刮痧后，汗出，热退，下午体温又升高。凌晨1点仍是38.5℃。共服药5剂，刮痧1次。刻下，头痛已止，仍发热，口干喜冷饮，二便调。晨起恶心，发热时怕风，心烦少寐。舌红尖微甚、苔微黄根厚，脉细弦数。

据其脉证，邪郁半表半里，并出现胸中郁热之证，故拟和解少阳，清心除烦。

方用小柴胡汤合栀子豉汤加味。北柴胡10g、法半夏15g、黄芩12g、炙甘草6g、党参15g、生栀子12g、淡豆豉10g、红枣6枚、生姜3片、木贼草30g、麦冬12g、南沙参15g，3剂，日一剂，水煎服。

发热服药可缓解，但反复不愈，而于8月4日再次就医于南昌大学第一附属医院，经胸部CT、血液结核分枝杆菌、血常规、尿常规检查均未发现明显异常。经抗感染治疗仍不愈。直至9月11日收住院，并确诊为亚急性感染心内膜炎，先天性主动脉瓣二叶瓣畸形，主动脉瓣关闭不全，心功能Ⅲ级。经主动脉瓣置换术治疗后热退出院。

按　本案为亚急性感染心内膜炎，现代医学认为：常发生于风湿性心脏瓣膜病，室间隔缺损，动脉导管未闭等心脏病的基础上，原无心脏病者也可发生。病原体主要为细菌，其次为真菌，立克次体，衣原体及病毒。主要表现为低中度发热。中医无此病记载，因此，对本病无有足够的认识。首诊按内伤发热

辨治；二诊则按伤寒六经辨证，均未取得良好的治疗效果。说明辨证尚不明确而失治，故录此以飨同道，并共同探讨。

【案例27】 湿温（重感冒、急性肾盂肾炎）误治

夏某某　女　60岁　农民

1998年4月7日初诊　发热、恶风40余天。经当地卫生院实验室及X线等检查诊断为重感冒、急性胃炎。用中药（具体不详）、西药静脉滴注先锋3天周效。查尿常规：发现尿蛋白（＋）、红细胞5~8个/HP、白细胞（＋）。故转赴省城就医。刻诊，恶风、发热，周身紧重，体温39.0℃。胃脘胀痛，不能进食，食则胀甚，并呕吐酸苦水。小便少而黄，大便结、2~3天一解。舌红苔白厚润，脉濡数。

证属　外感风寒，表里失和。

治法　解表化湿，和解枢机。

方药　藿香正气散合小柴胡汤加减。藿香12g、大腹皮15g、苏叶10g、桔梗10g、茯苓30g、陈皮10g、白术10g、厚朴15g、白芷10g、佩兰10g、北柴胡10g、黄芩10g、生姜3片、甘草5g，2剂，日一剂，水煎服。

1998年4月8日二诊　药后恶风、发热显减。舌红苔白厚，脉濡数。守方再进4剂。

1998年4月15日三诊　药后恶寒发热已除，但停药2天后，昨日下午又恶风，身困之力，口干喜冷饮，大便量少而干结，小便黄。今日尿常规示：尿蛋白（＋）、白细胞3~4个/HP、上皮细胞（＋）。舌暗红苔白腻，脉细弦软微数。余邪未尽，守方再进3剂。

1998年4月22日四诊　恶风，身困之力虽除，但出现下肢微浮肿。今日尿常规：尿蛋白（＋）、白细胞0~2个/HP、红细胞0~2个/HP。舌红苔白，脉沉细。据其脉证，考虑发热反复已60余天，正气耗伤，脾胃虚弱。故健脾益气，宣肺利湿为治。方用四君子汤合桔梗甘草汤加味。党参10g、白术10g、茯苓15g、炙甘草5g、桔梗10g、生黄芪15g、薏苡仁15g、蝉衣10g、炒谷芽30g，日一剂，水煎服。

1998年4月27日告之　服至5剂，下肢浮肿加重，转赴南昌大学第一附属医院诊查治疗。经利尿、抗感染一周而愈。

按　本案反复发热近2个月，经解表化湿，和解枢机热退，下肢出现浮肿，误以为久病脾虚，而以健脾益气为治，浮肿加重。湿邪未尽，复以盛盛致邪。正如《素问·五常政大论》所云："无盛盛，无虚虚，而遗人夭殃。"实乃犯了实实之戒，若利水渗湿调治，定无浮肿之虞。

【案例28】 腹胀（肠梗阻？）失治

徐某某　女　72岁　居民

1996年8月25日初诊　经常腹胀，大便不爽。本次腹胀近半个月，加剧3~4天。腹满气粗兼喘，坐卧不安，躺下不易翻身及起床，起后不易躺下。大便量少不爽。触诊腹部膨隆，拒按，敲之如鼓。舌红苔薄白、舌中多苔而红，脉右略弦、左细略弦。

证属　阳明腑实，气滞腹胀。

治法　轻下热结，除满消胀。

方药　小承气汤加味。生大黄10g、炒厚朴30g、枳实10g、广木香10g、炙甘草10g、桃仁10g、大腹皮15g，2剂，日一剂，水煎服。

1996年8月27日二诊　家人告，药后大便二次，矢气连作，病势大减。刻下，腹胀减，腹已软，但仍膨隆，叩诊呈鼓音。舌中苔已长，脉软缓。守方加炒莱菔子10g、沉香末6g，以助下气除胀，再进3剂。

1996年8月30日三诊　腹胀未见再减，舌脉如前。

观其脉证，患者高龄，前期虽有腑实，轻下后，复诊时当护其脾阳。因循首诊之获，而续用下剂。小承气汤虽是通腑泄热之轻剂，但久服会导致损伤阳气，内酿冷积，从而形成气滞腹隆。故急拟温阳健脾，通下积滞。方用温脾汤加味。生大黄10g、党参15g、黑附片10g、干姜5g、白术20g、枳实15g、广木香10g、炙甘草5g、炒厚朴15g、大腹皮10g，上药连服5剂腹胀除并愈。

1997年2月6日追访　至今安康。

按　本案腹胀拒按，鼓之如鼓，矢气不通，应为腑实证，首诊拟轻下热结，并无不当，但善后欠当。未能依脉辨证，而继续轻下，致使损伤阳气，腹胀不愈。正如《素问·五常政大论》所云："无盛盛，无虚虚，而遗人夭殃。"故犯下虚虚之戒。

【案例 29】 经行腹痛（继发性痛经）失治

邹某某　女　36岁　个体

2008年5月5日初诊　经行腹痛及腰痛反复发作4年。缘于2005年初出现经行腹、腰痛，痛剧时头晕，伴两眼昏黑。服加味乌沉汤可缓解而不愈。刻诊，月经超前3天，今晨经至腹痛难忍。痛经前已生育二胎。舌红苔白、中根部苔淡黄，脉细弦无力。

证属　血虚寒凝，气滞血瘀。

治法　行气活血，温经通络。

方药　加味乌沉汤加减。台乌药12g、延胡索10g、制香附10g、炙甘草6g、广木香10g、砂仁6g、生姜3片，日一剂，水煎服。

2008年5月9日二诊　药4剂痛经止。B超诊断：盆腔炎。本次行经不仅腹胀痛，而且有下坠感，经量少，一天半至两天即净。舌红苔白，脉细软。

患者痛经，数年来每服加味乌沉汤可缓解，终不痊可。据脉细忖：随着年龄的增长，冲任不足，寒凝瘀滞突显。故拟温经散寒，养血祛瘀调治。方用温经汤加减。当归身10g、当归尾10g、白芍15g、川芎15g、正肉桂5g、吴茱萸4g、牡丹皮10g、麦冬10g、生姜4片、法半夏10g、党参20g、炙甘草6g、阿胶珠10g（研末冲服）、菝葜30g、蒲公英30g、台乌药10g、北黄芪25g，日一剂，水煎服，上药连服3周后痛经止，经量亦增。

2015年暑期随访　痛经止，月经调。

按　继发性痛经，现代医学认为与器质性疾病有关的经期腹痛。常由子宫内膜异位症和子宫肌腺症引起，多见于育龄妇女。中医则认为，若气滞血瘀或气虚血少，致使经行不畅，不通则痛。引起气血不畅的原因，有气滞血瘀、寒湿凝阻、气血虚弱、肝肾亏损等。本案则为血虚寒凝所致，前数次均以加味乌沉汤只治其标，未顾其本。《素问·标本病传论》有云："知逆与从，正行无问；知标本者，万举万当；不知标本，是谓妄行。"标证去后，必应固本。故治与温经汤温经散寒，养血祛瘀，补益冲任治其本而收痊功。

【案例 30】 月经后期（月经不调）失治

邓某　女　30岁　职工

2009年12月10日初诊　月经后期10余天，已近1年、月经始黯后红。怕冷，胃脘受凉则闷胀不适，尤其腰部怕冷并瘦痛，头部受风则疼痛。少寐，纳香，大便通调。舌红苔薄白、舌中呈梯状裂，脉细弦软。

证属　肾经虚寒，冲任失调。

治法　温肾扶阳，养血调经。

方药　温经汤加味。当归15g、炒白芍15g、肉桂10g、吴茱萸6g、川芎15g、法半夏10g、牡丹皮15g、麦冬15g、红参10g（切，同煎）、炙甘草10g、黑附片10g、炮姜10g、益母草30g、阿胶10g（烊服），7剂，日一剂，水煎服。

2009年12月17日二诊　药后肠鸣腹痛，喉微痒，余症无变化。舌红苔薄而浅黄，脉细弦微数。

按　首诊虽与温经汤温肾扶阳，养血调经，收效甚微，并出现肠鸣腹痛，咽喉微痒。先贤云："善补阳者，必当阴中求阳。"细忖当用肾气丸加减。

方药　黑附片10g、肉桂6g、山茱萸10g、当归10g、白芍15g、牡丹皮10g、茯苓15g、熟地15g、巴戟天15g、肉苁蓉15g、山药30g、泽泻10g、益母草30g、淫羊藿15g、阿胶10g（烊服），再投7剂。

2009年12月24日三诊　腰冷瘦痛显减。舌红苔薄白，脉细弦软而微数。守方加葫芦巴10g，再进7剂。

2009年12月31日四诊　冬至已过，天气转寒，又有些怕冷，睡眠已好。舌红苔薄而浅黄，脉微弦。守方加川芎10g、鹿角10g，去阿胶，以温肾行气，再投7剂。

2010年1月12日五诊　感觉良好，要求续服。舌红苔薄黄，脉细弦软。守方再投14剂。

2010年3月16日六诊　怕冷已除，仍易疲劳，下肢瘦胀不适。舌红苔白，脉细软。

据其脉证，气血仍弱，故拟气血双补以善后。

方用十全大补汤加减。益母草30g、当归15g、川芎15g、熟地黄15g、白芍15g、茜草15g、肉桂6g、党参15g、白术10g、茯苓15g、炙黄芪30g、炙甘草10g、鸡血藤30g、阿胶珠10g（冲服）、红枣5枚、生姜3片，再服7剂。

2010年5月10日来门诊专告　经调，体重增加，纳食、睡眠均好。舌红苔白，脉细弦软。嘱其按时作息，坚持体育运动。

【案例 31】 呃逆 呕吐（神经性呕吐）误治

田某某 男 79岁 退休干部

2005年7月22日初诊 呃逆反复1个月。呃逆每以餐中出现，呃逆并呕吐出白色黏液后，可继续进食，不返酸，不胀不痛。舌红、舌尖白苔、中根部苔黄而稍腻，脉弦软。误辨为：

证属 中焦虚寒，胃气上逆。

治法 温中散寒，和胃降逆。

①中药：丁香柿蒂汤合小半夏汤加味。公丁香10g、党参12g、干姜5g、柿蒂10g、炙甘草5g、法半夏10g、茯苓10g、苏叶10g、黄芩10g、陈皮10g，3剂，日一剂，水煎服；

②西药：5mg甲氧氯普胺，口服，每日3次，每次1~2片，以促进胃蠕动，加快胃内容物排空，改善胃功能；止呕。

2005年7月26日二诊 22日因呕吐痰涎，服丁香柿蒂汤，同时服5mg甲氧氯普胺，每日3次，每次2片，治无疗效。而且，呕吐出痰涎呈蛋清样，并有病情加重之趋势。中途于24日改用黄连温胆汤2剂，并静脉滴注林格液＋氨基酸＋左氧氟沙星2天。刻下，呕吐痰涎已止，但口味仍差，纳食不香。舌红苔黄腻，脉细软微数、左细弦软微数。

按 首诊辨证，忽略了吐后能食，舌脉均显现痰热蕴积，胃失和降。反治以温中降逆，不仅无效，而且呕吐蛋清样黏液，若不是静脉滴注药物及时，恐生变证。据其脉证，当燥湿蠲饮，和胃降逆。

①中药：黄连温胆汤加减。川黄连6g、法半夏10g、陈皮10g、甘草6g、茯苓15g、竹茹10g、枳实10g、黄柏10g、苍术10g、炒谷芽30g、炒麦芽30g、炒鸡金15g、生姜3片，4剂，日一剂，水煎服；

②静脉滴注林格液＋氨基酸＋左氧氟沙星针，再施用2天，以补充液体、供给能量、抗菌消炎。

2005年7月30日三诊 呕吐痰涎已止，眠可，纳食仍差，食后饱胀，大便稀软，日一解。血压110/60mmHg。舌红苔黄腻，脉弦软微数。

按 误治之后，酿成痰湿内蕴，胃气未复。治拟清热化湿善后。

方用四妙丸合六一散加味。黄柏12g、苍术12g、薏苡仁30g、川牛膝10g、法半夏10g、滑石粉15g（包煎）、生甘草6g、茯苓15g、陈皮10g、川黄连6g、

通草10g、佩兰10g、竹茹10g、枳实10g，上药加减进退共服4周而愈。

按 呕吐，本为常见病、多发病，首诊辨证认为患者高龄、痰为阴邪，忽略了吐后能食。而误为中焦虚寒，胃气上逆，治之未效；二诊之后投以黄连温胆汤燥湿蠲饮，和胃降逆；并配以西药以补充液体、供给能量、抗菌消炎。治疗后期与四妙丸合六一散加味清热化湿善后获愈。

【案例 32】 感冒通误服成瘾

杨某 女 64岁 农民

1998年5月25日初诊 感冒通成瘾近两年。缘于1995年9月某日，因下肢疼痛不适而自行试服感冒通2片后，顿感身轻痛止。因此，每日服用2~3次，每次2片，停药则身痛不适。直至今年3月因心脏病（心房纤颤）前来就诊。

诊见 周身浮肿，以下肢为甚，按之凹陷，气短稍喘促，面容晦暗，口唇发绀；触诊：腹部膨隆，肝肋下2指，质中，脾未扪及；听诊：心律不齐。患者否认有关节炎病史。舌紫暗、苔淡黄稍厚腻，脉短、结、涩无力。

证属 肾虚水泛，水气凌心，湿滞经络。

治法 温阳化气，利水除湿，通络止痛。

方药 肾着汤加味。黑附片6g、干姜3g、茯苓30g、炒白术10g、炒白芍10g、泽泻30g、桂枝6g，日一剂，水煎服。

1998年5月29日二诊 服药4剂，浮肿显减。患者喜告：身痛止，已不需服感冒通片了。舌苔由黄厚腻转为白稍腻，脉仍短、结、涩、软。患者胸闷、心慌仍存。要求回乡，故采用中西医结合治疗。①给静脉滴注毛花苷C0.4mg＋50%葡萄糖40mL，并给地高辛0.125mg，2次/日，带药1周；②中药守方去桂枝，加大腹皮15g、陈皮12g，以助利水除湿，再投7剂。

追访 心脏病症情稳定，身痛已除。

按 通过这一病例的治疗，有2点值得探讨：①感冒通属解热镇痛抗炎药。其主要成分为双氯芬酸、人工牛黄、氯苯那敏。而双氯芬酸属强效消炎镇痛药，其副作用可引起胃肠反应，如腹痛、恶心、腹泻，以及喘气、头晕或头痛，个别病人可发生过敏反应或皮疹、水肿和肝功能不良等反应，这就明确提示

个别病人服用后可导致水肿。本例患者不仅水肿，而且还出现心房纤颤。由于病史尚不十分清楚，故无法判断水肿与房颤的因果关系，有待临床中进一步探索；②感冒通一药无成瘾的记载，而本例患者初次服药后，随之每日必用，并逐渐形成停用则身痛不安之瘾，有待学者们进一步观察研究。

【案例33】 瘾疹、牛皮癣（荨麻疹、神经性皮炎）误治

黄某某　男　48岁　公务员

2014年12月1日初诊　牛皮癣散发于周身已数年。近期又新发瘾疹，即肩颈、腰部、肘部、大腿内侧一抓则起斑疹而瘙痒。经查过敏原：花生、尘、螨、芒果、羽毛、蟑螂、大蚂蚁。刻下，全身燥热瘙痒不适。纳香，眠可，二便调。舌红苔淡黄，脉微浮。

证属　肺卫失固，风邪外犯，郁而化燥。

治法　益气扶正，清热疏风，育阴润燥。

方药　玉屏风散合三物黄芩汤加味。防风15g、漂白术10g、生黄芪25g、生地黄15g、黄芩10g、苦参15g、紫河车30g、路路通30g、黄柏15g、知母15g、蝉衣6g、郁金15g，7剂，日一剂，水煎服。

2014年12月8日二诊　未见寸效，诸症如前。舌红苔薄黄，脉微浮微数。

按　患者肺气虚弱，风燥内生，累及皮毛，致生皮癣。又复感外风为患，斑疹丛生。首治以固表益气，养阴凉血，恰如关门留寇，致药至不应。《内经》云："其在皮者，汗而发之。"（《素问·阴阳应象大论》）故细忖当以宣透祛邪为主，辅以凉血疏风。故在原方基础上合用麻杏甘石汤。即守方加生麻黄10g、生石膏35g、光杏仁10g、炙甘草6g、桂枝10g、白芍10g，再进7剂。

2014年12月15日三诊　瘾疹退，皮癣亦见消退。舌红苔微黄，脉微浮。宣透见效，故而助以汗疗，以期透汗祛邪。

①中药守方再进2周；

②汗疗。入汗蒸房汗蒸，温度41~43℃，时间35~45分钟，取大汗，并及时频饮温开水。每3天一次。

2015年1月4日四诊　药两周，汗疗六次，皮癣已脱屑，皮肤淡红、低平、大腿内侧已退，已不瘙痒。舌红苔薄白，脉细而微弦。

2015年1月19日五诊　皮癣患处已接近肤色，略见晕痕。舌红苔白，脉细弦。守方再进一周以善后。

随访　2017年暑期陪女儿就诊，观其周身，癣愈未发。

按　本案素有牛皮癣，尔后患瘾疹。牛皮癣又称之为银屑病，是一种常见的慢性红斑鳞屑性皮肤病；瘾疹又称之为荨麻疹，是一种常见的血管反应性过敏性皮肤病。病因，前者为风湿邪气客于腠理，与气血相搏则气血痞塞发为此病。"若其风毒气多，湿气少，故风沉入深，故无汗，为干癣也"（《诸病源候论·干癣候》）；后者为"阳气虚则多汗，汗出当风，风气搏于肌肉，共热气并，则生瘖瘟"（《诸病源候论·风瘖瘟候》）；《金匮要略·中风历节病脉证并治》亦云："邪气中经，则身痒而瘾疹。"两者均为风湿邪气搏于肌肤而发。故首诊益气固表，清热疏风，育阴润燥未收寸效；二诊遵经训"其在皮者，汗而发之"，故采用"开鬼门"（《素问·汤液醪醴论》）之法。内治与麻杏甘石汤为主宣透祛邪，外治与汗疗直接发汗以收启玄府遣气之效。

【案例34】 脾约误治致溏泄（慢性腹泻）

范某某　男　30岁　农民

1993年12月4日初诊　大便溏泄不爽3年余。缘于1990年病始，肚脐及对应腰背部隐痛，并大便秘结。经当地中西医治疗未效后，转赴江西省中医院断续治疗，服中药百余剂。腹痛止，但大便出现溏泄并稀溏不爽，日数次而无规律。颜面及皮肤枯槁而憔悴，怕冷。睡眠差，纳尚可，喜热食，矢气多，小便频急。舌暗红苔薄略黄、舌右边有瘀点瘀斑，脉弦软无力。

证属　虚劳里急，传导失司。

治法　温中补虚，健脾助运。

方药　小建中汤合理中丸加味化裁。桂枝10g、赤芍15g、白芍15g、炙甘草10g、米糖饼1个（代饴糖，烊服）、红枣6枚、党参15g、焦白术10g、炮干姜5g、茯苓30g、炒厚朴10g、大腹皮15g、煨肉豆蔻10g、焦山楂20g，5剂，日一剂，水煎服。

1993年12月11日二诊　矢气减，大便见浓稠，次数减少。舌红苔薄白，脉弦软。守方再进7剂。

1993年12月18日三诊　大便已成形，但进食

后胃脘仍有饱胀感，食仍喜热，自觉颜面较前滋润。舌边瘀斑见淡、苔薄黄，脉弦软。守方加减进退再投7剂。

1994年1月3日四诊　刻下，除过食则腹胀外，纳香，便调。舌红苔白，脉细弦软。

脉证显示，脾虚运弱，故拟健脾助运调治。

方用健脾丸加减。生黄芪30g、西党参15g、白术10g、焦山楂30g、炒麦芽30g、枳实15g、神曲10g、炒鸡内金10g、广木香10g、川芎5g，7剂，日一剂，水煎服。

1994年1月3日五诊　腹胀除，大便日一解或两日一解、通调无不适。舌红苔薄白、瘀斑较前缩小，脉弦软。予以中成药健脾丸再服一周善后。

按　本案始病腹背隐痛并便秘，当为伤寒后所致，《伤寒论·辨阳明病脉证并治》第179条文云："太阳阳明者，脾约是也。"脾约一证，乃脾虚津少，肠液干燥所致。应以润燥通便。因治疗失当，始以中西药久攻不下，乃使脾胃阳气受损，后虽服中药百余剂，致使便溏不爽，怕冷喜热，方虽不明，可想而知，用的是攻结之品，形成沉疴痼疾，一病三年。通过小建中汤合理中丸化裁，温中补虚，而力挽沉危。方中米糖饼（糯米＋麦芽糖熬制而成），乃饴糖之代用品，因当时缺乏饴糖，可收饴糖之效。

【案例 35】　热淋（下尿路感染）失治

王某某　女　46岁　农民

1974年1月6日初诊　小便频数、急胀、灼热，纳呆，食则恶心呕吐，并口苦咽干。大便结。舌红苔微黄，脉数有力。

证属　湿热胶结，下注膀胱。

治法　清热燥湿，利尿通淋。

方药　干姜黄芩黄连人参汤加减。黄芩五g、黄连三g、黄柏五g、干姜二g、滑石五g、甘草一g，3剂，日一剂，水煎服。注：本方未用人参，是为防其益气助热。

1974年1月9日二诊　尿频、尿急、灼热缓解，但纳呆，恶心、便结疗效不显。舌红苔薄白滑，仍脉数有力。守方加党参三钱、生大黄三钱，以助益气、通腑、泄热之力，再进2剂，药尽诸症竟豁然而愈。

按　本案以小便频急、灼热就诊，同时伴食则恶心呕吐。首诊将小便症状作为主证，同时也惧人参益气助热，故弃人参而加黄柏、滑石、甘草，重在清热利尿。虽尿频灼减轻，但恶心呕吐及便结未效。由于本案之疾乃寒热错杂，中焦气虚不运。二诊加上党参，并辅以大黄，竟效如桴鼓。实乃中焦气复，转输复常之故。

【案例 36】　呃逆（膈肌痉挛）失治

王某某　男　77岁　乡村伤科医生

1986年10月22日诊　呃逆不止五天。患者缘于五天前来昌探亲，突然感冒发热，当时口干而进食柿子多枚，然即出现胃脘不适并呃逆，呃逆逐日加重。刻下，呃声频频，不能自制。因呃逆频作而不能进食，乃至体倦，卧床不起。舌红苔白稍腻，脉濡细。

此乃高龄脾胃虚弱，外感风寒，又过食寒凉之物，则寒气蕴蓄于胃，并循手太阴之脉上膈、袭肺。胃气失于和降，气逆而上，复因膈间不利所致。

证属　寒气相感，胃气上逆。

治法　温中降逆，下气止呃。

方药　旋覆代赭汤合丁香柿蒂汤加减。旋覆花10g（包煎）、代赭石20g（先煎）、干姜6g、法半夏12g、红参5g（另煎兑服）、大枣5枚、生甘草5g、公丁香10g、柿蒂10g、白茯苓10g、炒苍术10g，2剂，每日一剂。

两个月后，患者复遇告知，两剂药后症状有所缓解，但仍间断呃逆，未能痊可。自觉无奈，随即服黑胡椒一撮（约30粒），呃逆渐止。

按　本案呃逆，治与旋覆代赭汤合丁香柿蒂汤温中和胃，化痰降逆；虽以干姜、丁香温中散寒，旋覆花、代赭石、柿蒂下气化痰，降逆止呃，红参、大枣、甘草益气和胃，苍术、茯苓以健脾化痰，以增强平胃止呃之功。药后未获痊可，幸患者尚懂医道，自服辛热之黑胡椒以温中散寒而获愈。余仔细思忖，前方用旋覆代赭汤合丁香柿蒂汤加减化裁施治，虽无不当。但收效不显，其主要原因是忽略了患者已年近耄期，脾胃虚弱，阳气已衰。加上外感风寒，内食寒凉，中阳受伤，导致寒气相感，阻遏胃阳，致脾胃升降失常，故膈间及胃脘不利之气，上冲喉间而频频呃逆。《素问·宣明五气》云："胃为气逆为哕。"此症以温中散寒轻剂，似乎杯水车薪，一时难收痊功。当时如加桂、附以温阳理中，可望收立竿见影之功，可见医道之妙。记录于此，以飨同道。

八、误诊误治

【案例 37】 大便秘结（胆石症术后）失治

邓某某　女　80岁　居民

2004年7月16日初诊　大便秘结已3年。缘于2001年胆石症术后遗下大便秘结，3~4日一解，不易解出，必服肠清茶以助排便。有痔疮史、高血压史，正在服用硝苯地平片。纳少，小便尚调。舌红苔薄白、舌尖边有瘀点，脉细弦。

证属　脾虚胃燥，肠失濡润。

治法　滋胃益脾，润肠通腑。

方药　麻子仁丸加减化裁。炒枳壳10g、当归10g、生地黄15g、火麻仁15g、炒莱菔子15g、光杏仁10g、生大黄6g、栝楼仁6g、炙甘草5g、槐花10g、炒厚朴10g，5剂，日一剂，水煎服。

嘱　停服肠清茶。

2004年7月21日二诊　服至2剂时大便已通，之后3天又未解。询其饮食：纳可，畏冷喜热食。舌红苔薄白，脉弦软左细弦软。

据其脉证，当为脾阳不振。首诊虑其痔疮，而治以滋阴润下，虽见效于一时，数剂后则不响应。据证辨治，当温其阳。故拟温脾通腑调治。方用温脾汤加味。黑附片6g、党参10g、生大黄6g、漂白术10g、炙甘草5g、枳实10g、干姜3g，再投7剂。

2004年8月4日三诊　大便1~2日一解，稍硬。纳香。舌红苔白，脉微弦。守上方加当归10g、火麻仁10g，以养血润肠，再进7剂以善后。

随访　家人告：便秘愈。

按　患者因胆石症术后，腑气戕伤，传导失职，致使大便秘结不解，长期又依赖于肠清茶，损及脾胃阳气。首诊，虑其痔疮而以麻子仁丸润下，初服见效，再服不应，实乃舍本求末之举。《素问·标本病传论》云："小大不利治其标；小大利治其本。"故治与温脾汤温脾通腑而收痊功。

【案例 38】 腹中急痛证（阳明腑实、不全性肠梗阻？）失治

袁某　女　80岁　农民

1973年4月4日初诊　腹痛恶心半天。2个月来感冒缠绵，近几日有所缓解，但大便几日未解，腹部胀闷。午餐后脐周胀痛突然加重，伴恶心、烦躁，口干而不思饮。诊见腹部膨隆而拒按，舌红、苔黄厚干燥，脉洪大兼弦。

证属　阳明腑实，燥热腹痛。

治法　轻下热结，微和胃气。

方药　小承气汤加味。生大黄10g、厚朴10g、枳实10g、广木香10g、陈皮10g，2剂，每日1剂，水煎服。

1973年4月6日复诊　腹痛未减，腹膨隆及胀痛逐渐加剧，烦躁呻吟不安，腹胀坚实而拒按，虽针刺足三里、天枢、合谷穴等，均收效不佳。再三思忖，辨证阳明腑实无疑，必须遵循《伤寒论·辨阳明病脉证并治》第181条文云："太阳病，若发汗、若下、若利小便，此亡津液，胃中干燥，因转属阳明。"第255条文则提示："腹满不减，减不足言，当下之，宜大承气汤。"旋即投以大承气汤加味：生大黄10g、厚朴15g、枳实10g、芒硝12g（冲服）、广木香10g、炒莱菔子10g、代赭石20g，1剂，水煎服。

药尽2小时左右，腹内如雷鸣，当即泄下粪水半便桶，诸症顷刻大减，嘱其稀粥调养。数日后康复。

按　本案因外感后肠道传道失职，腑实不通。据其症状，类似于现代医学的不全性肠梗阻。考虑患者80高龄，故治与小承气汤轻下热结，微和胃气。由于惧其高龄而重证投轻药，貌似谨慎，实乃贻误病机。经复习《伤寒论》239、255条原文："病人不大便五六日，绕脐痛，烦躁、发作有时者，此有燥屎，故不大便也。""腹满不减，减不足言，当下之，宜大承气汤。"而悟及应以法统方，有是证、用是法，方为上策。方证相符，仅投药1剂而奏效。方中加入代赭石、广木香、炒莱菔子，以助下气降痰，尤其是代赭石性味甘平，能重镇逆气。

【案例 39】 郁证（尿道综合征）误治

袁某某　女　44岁　农民

1999年5月5日初诊　心烦、尿急频5个月。近5个月来，每遇心烦事则尿频急，伴腰痠痛。在当地及赴丰城市医院多方检查，尤其是尿常规未见明显异常。纳可，少寐。舌红苔白，脉细数。误辨为：

证属　肾水不足，膀胱失约。

治法　益肾壮腰，滋阴降火。

方药　知柏地黄丸加味。生地黄15g、山茱萸

777

10g、山药10g、牡丹皮10g、茯苓15g、泽泻10g、黄柏10g、知母10g、升麻10g，7剂，日一剂，水煎服。

1999年5月12日二诊　家属代述：尿急频虽见缓解，但心烦不安，腰酸痛未减，而且又出现手腕关节疼痛。守方再进14剂。

1999年5月26日三诊　由于症情时进时退，反复不愈。申请B超检查，报告：子宫前壁肌层见2.1cm×1.6cm×1.7cm低回声区并向外隆起，余无明显异常。刻下，腰酸痛，阴道有灼热感及下坠感。舌红苔白，脉略滑。仍用六味地黄丸缓图。

1999年6月23日四诊　尿频急，心烦始终不愈，而出现怕冷、神疲乏力。舌红苔白稍腻，脉细弦。

按　首诊只针对尿频急。忽略了心烦及心烦时加重之实质。加上患者年已44岁，又处于围绝经期。据其脉证，应为情志怫郁，气机郁结致病，当行气开郁为治。

①方用越鞠丸加减化裁。川芎10g、苍术10g、制香附10g、神曲10g、栀子5g、炒谷、麦芽各30g、生黄芪30g、枸杞10g、北山楂15g、红枣4枚、生姜3片，14剂，日一剂，水煎服；

②局部热敷：同时辅以炒砂袋之，热敷腰腹部以温通任、带之经脉。

1999年7月7日五诊　诸症悉除，感觉良好，纳食增加，体重也见增。血压120/85mmHg。舌红苔白，脉细弦软。守方再进14剂。

2018年3月18日因泄泻就诊告知　19年前尿频急药尽而愈，至今安康，从未再发作。

按　首诊未理清病机，抓住主要矛盾，而是舍本逐末，只针对尿频急。忽略了心烦及心烦时加重之实质。加上患者年已44岁，处于围绝经期。据其脉证，其尿频急应为情志怫郁，气机郁结所致。故治与越鞠丸行气开郁，并辅以局部热敷而收痊功。

【案例40】痛痹（下肢周围神经卡压症）失治

吴某某　男　60岁　清洁工人

2012年3月8日初诊　右足外侧（踝上）疼痛

20天。因从事清洁工作，20天前右足踝外侧上部疼痛。刻下，行走受限，走不到30米之距，必须休息一阵。否则，疼痛难忍。局部怕冷，无外伤史。曾自试服"颈腰康胶囊"3天，无效。因痛而病休。舌深红苔薄白，脉细软。

证属　营血亏虚，寒湿闭阻。

治法　养血和营，祛湿通络。

方药　黄芪桂枝五物汤合防己黄芪汤加味。生黄芪30g、桂枝10g、白芍15g、大红枣5枚、生姜3片、汉防己10g、白术10g、炙甘草6g、徐长卿20g、威灵仙15g、当归10g、川芎10g、熟地黄12g、木瓜10g，4剂，日一剂，水煎服。

2012年3月12日二诊　痛减，行走距离延长。舌深红苔薄白，脉细弦。守方加制川乌6g、制草乌6g，以助温经通络，再投4剂。

2012年3月17日三诊　只见轻，未见好。还自行加服了止痛药二天（何药不详），也未见效而停服。舌红尖甚，苔略黄，脉细弦软。

根据患者自诉，疗效并不理想。观其舌、脉，其疼痛部位乃为足少阳胆经循行处。肝胆互为表里，肝胆气血亏虚，必招致风寒侵袭。当助阳解表，散寒通络，温阳通痹。故治用麻黄细辛附子汤配合黄芪桂枝五物汤加减化裁。方药　生麻黄6g、细辛3g、制川乌6g、制草乌6g、生黄芪30g、桂枝15g、白芍30g、炙甘草10g、大红枣5枚、生姜3片、徐长卿20g、当归10g、防风10g、木通10g、独活10g，5剂，日一剂，水煎服。

2012年3月21日四诊　疼痛已减轻1/3以上，时间也大大缩短，疼痛一分钟左右可自行缓解。舌红苔薄而微黄，脉弦而少力。守方加汉防己10g，以助利水除湿，再投10剂。

随访　足痛已愈，已恢复上班。

按　本案右外踝上方疼痛，固定不移。从现代医学看当为下肢神经牵张性损害所致。据其证候属痛痹。初诊用黄芪桂枝五物汤合防己黄芪汤，虽有效，但进展缓慢。据其脉证，改用麻黄细辛附子汤配合以助阳解表，散寒通络，温阳通痹而获效。

附、药后瞑眩

瞑眩，是指头昏目眩，眼睛怕光难于睁开或发烦等症状。先辈们往往把瞑眩和药物所致的反应联系在一起。尚书·说命篇上有『若药不瞑眩，厥疾弗瘳』之记载；东汉·张仲景伤寒论·辨太阳病脉证并治中第46条：『太阳病，脉浮紧、无汗、发热、身疼痛，八九日不解，表证仍在，此当发汗。服药已微除，其人发烦目眩，剧者必衄，衄乃解。』余认为这也是指服药后的反应，即轻者心中发烦并合目畏光；重者致衄血，衄血则解。临证中也确实遇上了一些患者，服药后出现瞑眩，疾病也迅速获愈。

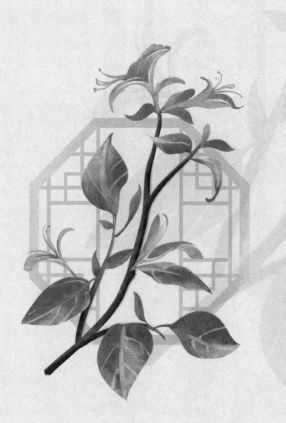

【案例1】 胃痛（十二指肠球炎、慢性浅表性胃炎）

邓某某　女　57岁　居民

2009年6月6日初诊　胃痛1个多月。市某医院胃镜诊断报告：十二指肠球炎，浅表性胃炎，幽门螺杆菌感染（轻）。刻下，胃痛伴时时嗳气，喜温喜按，纳食少，二便尚调。面色淡黄。舌质略暗而淡红、苔白，脉细而微弦、重按无力。

证属　脾虚气滞，胃络瘀阻。

治法　补气通阳，温中和胃。

方药　黄芪桂枝五物汤加味。生黄芪30g、桂枝10g、白芍15g、红枣3枚、生姜3片、细辛3g、制香附10g、高良姜10g、醋延胡索10g、蒲公英15g，7剂，日一剂，水煎服。

2009年6月13日二诊　自觉疗效不显，夜间仍胃痛呈针刺样。而且药后出现短暂头晕，片刻缓解。舌红苔淡黄，脉细弦软。据其舌质，已由暗淡转红，痛虽未减，但胃络渐通，仍守方加海螵蛸25g、煅瓦楞30g，以和胃散瘀；加甘松10g，以健胃醒脾，再投7剂。

2009年6月22日三诊　开始服药时仍会突然出现短暂头晕，胃痛显然缓解。舌质红、苔淡黄，脉细弦。守方再服7剂。药尽胃痛愈。

按　本案胃痛乃脾阳不振，血络瘀阻所致，喜温喜按为其征。故治与黄芪桂枝五物汤以补气通阳，温中止痛。三次服药，三次头晕，药尽病瘳。

【案例2】 恶心呕吐（农药中毒）

王某某　男　66岁　农民

1997年7月7日初诊　头晕，恶心，食则呕伴泄泻4天。缘于六天前喷洒农药乐果等后，第三天发病，经当地医院静脉滴注药物及时，并用解磷定后周效，转赴南昌就诊。刻下，头晕恶心伴上腹痞塞，大便泄泻，日三解、质稀溏。血压：110/80mmHg。舌红苔淡黄厚，脉滑。

证属　外感毒邪，内伤湿滞。

治法　解表化湿，理气和中。

方药　藿香正气散加味化裁。藿香10g、大腹皮10g、苏叶10g、桔梗10g、炒白术10g、法半夏10g（打碎）、白芷10g、生姜5片、茯苓30g、陈皮10g、神曲20g、甘草3g，2剂，日一剂，水煎服。

17：00时来电告知，上午服第一煎后，烦躁不安，周身不适，下午仍泄泻三次。答勿惧，此乃瞑眩，病将解时。并嘱其频频少饮糖盐开水，以助胃气。

翌日7：30电话告知，晨起解一次较大量的小便，泄泻已止，头晕恶心除，周身已轻松如常。

按　患者素体健康，因喷洒有机磷农药后，慢性中毒。出现头晕恶心、泄泻等症状。辨证为外感毒邪，内伤湿滞。故治与藿香正气散以解表化湿，理气和中。服药一次则发烦不安，当为瞑眩。而且药仅一剂病瘳。

【案例3】 月经过少（月经不调）

杨某某　女　26岁　教师

2009年11月30日初诊　月经极少，点滴而出，色黯。第二天稍多，经期2~3天即净，已数月之久。上月就诊药后，月经量增多。但服药数分钟后，总觉胃脘不适并头晕恶心。曾经医院检查血液，告知血糖偏低，其余项目并未发现明显异常。舌红苔白，脉细弦无力。仍按上月证、法、方治之。

证属　肝肾亏虚，冲任失调。

治法　滋肾健脾，养血调冲。

方药　温经汤加味。当归10g、白芍15g、川芎15g、肉桂6g、吴茱萸4g、法半夏10g、生姜3片、牡丹皮10g、麦冬10g、党参15g、炙黄芪30g、炙甘草6g、肉苁蓉10g、阿胶（打粉烊服）10g、鸡血藤30g、枸杞20g、桑椹20g，7剂，日一剂，水煎服。

2010年春节随访　药后月经复常，但前两诊服药时，均会出现头晕、恶心不适，片刻之后自行缓解。

按　因月经过少治与温经汤以温经健脾，养血调经后。出现短暂头晕恶心，符合瞑眩之征，药后经调。

【案例4】 滑精

邹某某　男　24岁　教师

1989年9月24日初诊　频繁遗精伴头晕、腰脊酸楚已6年。缘于1983年在高安师范读书时，因体育锻炼劳累后出现梦遗，有时竟一晚遗精2~3次，无梦而遗。之后或隔数日、或一周内连续出现梦遗。遗精后即感头晕、腰脊酸楚疼痛。数年来累服中药无效；亦在南昌市二院用氯丙嗪等镇静药治疗5个月无效。近觉大脑迟钝健忘，腰膝酸软，睡眠梦多，接触异性又十分敏感。纳呆食少，大便正常，小便黄。舌红少苔、舌中有纵形裂纹，脉细数无力。

证属　肾阴亏虚，相火妄动。

治法　滋阴益肾，固精止遗。

方药　①金锁固精丸合水陆二仙丹加减化裁。芡实20g、莲须10g、煅龙骨30g、煅牡蛎30g、沙苑子15g、莲子心10g、黄柏10g、知母10g、鹿含草20g、五味子6g、丹皮10g、白芍15g、金樱子20g、地龙10g，7剂，日一剂，水煎服；

②自我按摩法。睡前、晨起自我按摩肾俞、关元、会阴穴。方法：肾俞穴处，以双手掌按抚，上下搓揉；关元穴以双手叠掌按揉；中指点按会阴穴各100次，以培元固本。

嘱　停服氯丙嗪。

1989年10月6日二诊　服至第二剂时头晕呕吐，三剂后正常。共服11剂，梦遗已止，腰脊酸痛亦基本愈好。停服氯丙嗪后睡眠欠佳，每晚睡一觉醒后即不易再入睡。舌红尖甚、苔薄少，脉仍细数。药后瞑眩，头晕呕吐，药已中的，守方加酸枣仁10g，以宁心安神，再投7剂而愈。

按　睡中精液外泄，称为遗精。有梦称作梦遗，无梦而遗则称作滑精。两者发病机制一致，但有轻重之别，滑者为重。正如《景岳全书·杂证谟·遗精》云："梦遗滑精，总皆失精之病，虽其证有不同，而所致之本则一。"本案先由阴虚火旺，多思妄想而失精；逐渐发展为脾肾亏虚，下元不固，精失封藏之滑精。在治疗上，前贤有"有梦治心，无梦治肾"之说。故治与金锁固精丸合水陆二仙丹加减以益肾固精（汤药＋按摩）治之。服药瞑眩，使6年之沉疴仅两周而收痊功。

【案例5】　痿躄（腰椎间盘突出症）
熊某某　男　61岁　居民

2013年10月17日初诊　右腰腿痛伴双手麻木、卧床4个多月。缘于腰腿疼痛，以右侧为甚，由于逐渐加重并卧床而入南昌大学第二附属医院住院治疗。检查诊断为腰椎间盘突出，经治疗后，毫无起色，从而带药回家康复。刻诊，卧床不起，右腰腿疼痛。并右下肢麻木胀痛、肌肉有明显萎缩（中度），伴双手麻木。纳、眠尚可，因腰腿疼痛二便如厕艰难，但尚通畅。舌红苔白，脉细微数。

证属　肝肾亏虚，气血凝滞，经脉闭阻。

治法　补益肝肾，除湿化瘀，疏经通络。

方药　①针刀治疗：取俯卧位，腰部放松；严格按照外科无菌操作；用3#-1.0×80小针刀，针对L4~5、L5~S1棘上旁开2指针刺，纵向疏通上下关节突内外侧缘；右臀区环跳穴针刺松解；委中穴针刺；术后，注意卫生防护、避免劳作、饮食清淡。

②三痹汤合桃红饮加减。独活10g、川断15g、北防风10g、秦艽10g、细辛3g、当归尾10g、当归身10g、川芎10g、白芍30g、生地黄15g、桂枝10g、茯苓15g、杜仲20g、川牛膝10g、怀牛膝10g、党参15g、炙甘草6g、北黄芪30g、桃仁泥10g、川红花10g、徐长卿15g、千斤拔50g、西红花1.5g（分两次泡服），7剂，日一剂，水煎服。

2013年10月25日二诊　妻代述：服药时当即出现头晕，同时出现身痒烦躁。针、药后仅一周已能起床、站立，但仍不能持久。守方加知母15g、生石膏25g，以助润燥疏风，再投7剂。

2013年11月1日告　身痒已除。行、坐、站均已无碍。

2019年5月11日相聚喜时告　小针刀治疗及服药两周，已完全康复。

按　本案腰4、5间盘突出压迫腰5神经根；腰5骶1间盘突出压迫骶1神经根。由于神经压迫过度，导致实质性损害，下肢相应神经支配肌肉萎缩，皮肤感觉减退，甚则消失。辨其证乃湿邪浸淫，经络气血运行壅塞痹阻，使经脉肌肉疼痛，甚则弛缓，形成痿躄。正如《素问·痿论》所云："有渐于湿，以水为事，若有所留，居处相湿，肌肉濡渍，痹而不仁，发为肉痿。"故治与小针刀术，疏经通络；三痹汤合桃红饮补益肝肾，除湿化瘀。药后当即出现瞑眩、头晕、身痒烦躁，并迅即获得疗效。

【案例6】　经期腹痛（盆腔积液、阴道炎）
任某　女　26岁　职工

2010年8月6日初诊　经行腹痛半年余。一月份经江西省妇幼保健院B超检查报告：子宫直肠窝见16mm×15mm液暗区。诊断为盆腔积液；阴道镜诊断：阴道炎。纳香，眠可，二便调。舌红苔薄白，脉细弦软。

证属　气滞血瘀，寒凝脉络。

治法　理气活血，散寒通络。

方药　加味乌沉汤加味。砂仁5g、广木香12g、延胡索15g、制香附10g、台乌药15g、炙甘草10g、猫爪草15g、菝葜30g、小茴香10g、路路通20g、王不留行籽6g、生姜3片，7剂，日一剂，水煎服。

2010年8月16日二诊　服药后头眩晕，片刻缓解。舌红苔薄而淡黄，脉细软。守方再进7剂。

2012年6月其母陈氏告　药后痛经愈，已妊娠并足月分娩。

按　本案盆腔积液，经行腹痛，服药瞑眩。药仅7剂腹痛愈，并受孕分娩，可谓药到病除。

【案例7】　外伤头痛（轻度脑震荡）

王某某　女　38岁　农民

2009年7月21日初诊　头痛5年。近五年来，数日或数月发作一次头痛，休息后可自行缓解。江西省中医院经颅多普勒检查报告：无明显异常，给服银杏叶滴丸、双丹胶囊、心脑欣胶囊一周，并服中药蜈蚣、僵蚕、全蝎、薄荷等药后，症状加重。刻诊，头痛头晕，痛剧时恶心呕吐，神疲乏力，纳眠尚可。追忆发病前被硬物撞伤头顶部后出现斯疾，并进行性加重。血压90/60mmHg。舌淡红苔薄白，脉沉细而微弦、重按无力。

证属　血瘀络阻，风邪上扰。

治法　益气活血，祛风通络。

方药　当归补血汤合川芎茶调散加减化裁。当归尾15g、北黄芪30g、川芎15g、荆芥6g、防风15g、白芷10g、细辛3g、羌活10g、薄荷10g、炙甘草6g、苍术10g、卷柏30g、刺蒺藜30g、醋炙粟壳6g、绿茶3g（先泡备用），7剂，日一剂，水煎成后，茶水调服。

2009年7月29日二诊　药第四剂之前，每天服第一次药后，均出现头微晕眩不适；第五剂后才渐无感觉。舌红苔白，脉细弦软。守方加赤芍15g、白芍15g、红景天15g、去粟壳，并加葱白1束，以助通阳活血，再投10剂。

2011年8月1日就诊告　两年前头痛药尽即愈，未再发作。

按　本案属瘀血头痛，因外伤致脉络损伤，气血闭阻；头为诸阳之首，位高气清。久治不愈，清阳不升，又形成内伤，致使虚实夹杂，久痛不愈。经用当

归补血汤合川芎茶调散益气活血，祛风通络。服药前四剂均出现头晕、瞑眩，五年沉疴，药尽痛止。

【案例8】　热痹（风湿性关节炎）

罗某某　女　28岁　职工

2006年12月12日初诊　双手指关节及膝关节疼痛并红肿胀痛、僵硬重着，尤其晨僵已2年。历经治疗不愈。近查类风湿因子、抗O均为阴性，红细胞沉降率偏高为26mm/h，血检排外甲亢。纳、眠尚可，大便经常泄泻。舌红尖甚苔薄白、舌边有齿印，脉细弦数、重按少力。

证属　风湿侵袭，郁久化热。

治法　清热除湿，疏风通络。

方药　①桂枝芍药知母汤合豨桐丸加味。桂枝10g、白芍15g、防风10g、生麻黄5g、知母12g、白术10g、黑附子5g、豨莶草15g、海桐皮15g、生石膏30g、生甘草6g、鹿含草15g、晚蚕砂15g、制马钱子1.5g、蕲蛇10g，7剂，日一剂，水煎服；

②外洗方。制草乌10g、制川乌10g、细辛5g、防风10g、当归10g、法半夏10g、制南星10g，7剂，日一剂，水煎，煎成后兑入食用醋100mL。熏洗患处，以助祛风除湿，温经散寒。

2006年12月19日二诊　服第一剂药时出现头晕、怕冷（瞑眩）不适，片刻则自行缓解，疼痛显减。复查红细胞沉降率19mm/h。舌红尖甚，苔白，脉细弦软数。①药已中的，内服守上方再投14剂；②外用守上方4剂，每3天一剂，重复使用熏洗3天。

2007年1月4日三诊　指关节晨僵已解除。舌红尖甚苔白，脉细微数。①内服守方，加汉防己10g，以助行水除湿，再投20剂；②外用按上方、上法。

2007年1月25日再诊　双手指关节及膝关节肿痛愈，睡眠已好，体重增加，面色红润。血压105/85mmHg。舌红苔薄白，脉细弦、左细。嘱：停药观察。

随访　已愈。

按　本案之痹，正如《素问·四时刺逆从论》所云："厥阴有余，病阴痹；不足，病生热痹。"《素问·痹论》亦云："其热者，阳气多，阴气少，病气胜，阳遭阴，故为热痹。"故治与桂枝芍药知母汤合豨桐丸化裁之汤药，以清热除湿，疏风通络；配合外用方熏洗患处，以祛风除湿，温经散寒；为制桂枝、附

子、麻黄之温燥而加用生石膏，以期共奏痊功。服第一剂则出现头晕、怕冷之瞑眩，旋即收药到病除之效

【案例9】 月经后期 经行腹痛（巧克力囊肿、继发性痛经）

胡某某　女　35岁　居民

2015年6月6日初诊　月经后期并经行腹痛。近年来，每次经迟均在10余天，经行时腹痛。进贤县人民医院超声检查报告：双侧卵巢囊性包块，考虑巧克力囊肿可能（左侧4.3cm×4.6cm、右侧2.8cm×2.9cm）。失眠，既不易入睡、睡后又梦多。纳香，小便尚调，大便日2次，量少不净。已生育二胎。舌红苔微黄，脉细而微弦少力。

证属　肾经虚寒，冲任失调。

治法　温经散寒，理气通络。

方药　温经汤合加味乌沉汤加减化裁。当归尾15g、白芍15g、川芎10g、吴茱萸5g、桂枝10g、麦冬15g、牡丹皮15g、党参15g、法半夏15g、炮姜5g、泽兰15g、刘寄奴15g、醋延胡15g、制香附10g、台乌药12g、广木香10g、砂仁5g、炙甘草6g、炮穿山甲3g（打粉冲服），7剂，日一剂，水煎服。

2015年6月12日二诊　药后微有头晕（瞑眩），半小时后自行缓解。舌红苔薄而微黄，脉细弦软而微数。守方加蛇六谷15g，以助化瘀散结，再投7剂。

2015年7月1日随访　月经已按时至，经行腹痛基本缓解。

按　巧克力囊肿，现代医学认为异位子宫内膜在卵巢内生长，形成囊肿，并会导致月经异常及痛经。中医认为经迟乃胞寒气冷，血不运行所致。《诸病源候论·月水来腹痛候》云："妇人月水来腹痛者，由劳伤血气，以致体虚，受风冷之气，客于胞络，损冲任之脉……风冷与血气相击，故令痛也。"本案不仅为胞寒气冷，还兼有瘀血。故以温经汤温经散寒；加泽兰、刘寄奴、延胡、甲珠以活血调经，散结除癥。寒去瘀散，经水自调，诸症悉除。服药瞑眩，其效立竿。